临床罕见肿瘤学

总 主 编　廖子君
副总主编　师建国　赵　征

·第一部·

骨肿瘤和软组织肿瘤

主　编　张红梅　史　健　丁彩霞

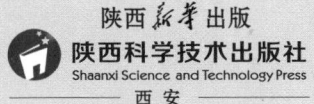

陕西新华出版

陕西科学技术出版社
Shaanxi Science and Technology Press

西安

图书在版编目(CIP)数据

骨肿瘤和软组织肿瘤 / 张红梅，史健，丁彩霞主编.
西安：陕西科学技术出版社，2024.10. --（临床罕见
肿瘤学 / 廖子君总主编）. -- ISBN 978 - 7 - 5369 - 9052 - 4

Ⅰ. R738.1；R738.6

中国国家版本馆 CIP 数据核字第 2024BA3253 号

临床罕见肿瘤学·骨肿瘤和软组织肿瘤
LINCHUANG HANJIAN ZHONGLIUXUE·
GUZHONGLIU HE RUANZUZHI ZHONGLIU

总主编　廖子君

本部主编　张红梅　史　健　丁彩霞

策划编辑	付　琨
责任编辑	潘晓洁
责任校对	刘亚梅
封面设计	曾　珂

出 版 者	陕西科学技术出版社
	西安市曲江新区登高路 1388 号陕西新华出版传媒产业大厦 B 座
	电话(029)81205187　传真(029)81205155　邮编710061
	http://www.snstp.com
发 行 者	陕西科学技术出版社
	电话(029)81205180　81205178
印　　刷	陕西金和印务有限公司
规　　格	889mm×1194mm　16 开本
印　　张	68
字　　数	1872 千字
版　　次	2024 年 10 月第 1 版
	2024 年 10 月第 1 次印刷
书　　号	ISBN 978 - 7 - 5369 - 9052 - 4
定　　价	688.00 元

临床罕见肿瘤学·骨肿瘤和软组织肿瘤

总 主 编 廖子君

副总主编 师建国 赵 征

主 编 张红梅 史 健 丁彩霞

副 主 编 吴剑秋 张彦兵 朱栋元 王颖栋

编 者（按姓氏拼音排序）

丁彩霞（西安交通大学医学院附属陕西省肿瘤医院）

丁富强（西安医学院附属宝鸡医院）

韩国梁（空军军医大学唐都医院）

胡 欣（四川省南充市中心医院）

惠广盈（陕西省安康市人民医院）

李 琳（北京医院）

李索妮（西安交通大学医学院附属陕西省肿瘤医院）

李祥攀（武汉大学人民医院）

廖 娟（西安交通大学医学院附属陕西省肿瘤医院）

廖子君（西安交通大学医学院附属陕西省肿瘤医院）

刘 冬（空军军医大学唐都医院）

刘 娟（兵器工业五二一医院）

刘跃辉（四川省南充市中心医院）

卢凯华（江苏省人民医院）

罗治彬（重庆市人民医院）

马婕群（西安交通大学医学院附属陕西省肿瘤医院）

邵 军（湖北省肿瘤医院）

师建国（空军军医大学）

史 健（河北医科大学第四医院）

田 珊（通用三二〇一医院）

汪　华（陕西省宝鸡市中心医院）

王启鸣（河南省肿瘤医院）

王颖栋（西安交通大学医学院附属陕西省肿瘤医院）

王育生（山西省肿瘤医院）

吴剑秋（江苏省肿瘤医院）

薛　辉（陕西省汉中市中心医院）

闫庆国（西北大学医学院）

严　丽（陕西省安康市中医医院）

杨　丽（空军军医大学西京医院）

袁胜利（山东省青岛市立医院）

张　兵（江西中医药大学附属医院）

张红梅（空军军医大学西京医院）

张彦兵（西安交通大学医学院附属陕西省肿瘤医院）

赵　征（西安交通大学医学院附属陕西省肿瘤医院）

赵新亮（兵器工业五二一医院）

赵亚宁（陕西省宝鸡市中心医院）

郑　琪（西安交通大学医学院附属陕西省肿瘤医院）

周　菁（西安交通大学医学院附属陕西省肿瘤医院）

朱栋元（山东省肿瘤医院）

临床罕见肿瘤学

序

中国抗癌协会组织 13000 余位专家创研成功首部《中国肿瘤整合诊治指南（CACA）》，CACA 指南包括 53 个常见瘤种和 60 种诊疗技术，可谓鸿篇巨制。正愁对罕见肿瘤重视不够，幸运收到这套由廖子君主编的《临床罕见肿瘤学》，十分欣慰。

罕见肿瘤属于罕见疾病中的一大类，目前对罕见肿瘤比较公认的定义是年发病率低于 6/10 万的恶性肿瘤，约占全部恶性肿瘤的 10%。据世界卫生组织和国际癌症研究机构（International Agency for Research on Cancer，IARC）统计，2020 年全球有 1930 万肿瘤新发病例，中国为 457 万，约占全球的 23.7%。以罕见肿瘤占全部肿瘤的 10% 计算，中国每年新发罕见肿瘤有 40 余万例，从绝对数看，罕见肿瘤并不"罕见"。

从临床及病理学看，罕见肿瘤种类繁多而复杂。欧洲七国（比利时、保加利亚、芬兰、爱尔兰、荷兰、斯洛文尼亚和西班牙纳瓦拉地区）94 个癌症登记中心统计了 2000—2007 年 198 种罕见肿瘤，其中美国有 184 种，日本有 195 种。我国尚无具体数据，但从中国知网、万方、维普收录的罕见肿瘤达 200 余种。

一个多世纪以来，人类在乳腺癌、肺癌、食管癌、胃癌、原发性肝癌、胰腺癌、结直肠癌、宫颈癌、卵巢癌、肾癌、膀胱癌、前列腺癌、淋巴瘤等常见恶性肿瘤诊断、治疗方面进行了广泛而深入的研究与探索，取得了一系列重大进展和突破，使恶性肿瘤患者 5 年总生存率显著提高，即使是晚期患者，生活质量亦得到了明显改善。

然而，因罕见肿瘤发病率极低，从事其基础研究学者极少，亦难开展多中心、大样本的临床前瞻性研究，所以文献多为个案报道或小样本、单中心回顾性研究。

罕见肿瘤患者与常见肿瘤患者的生命同等重要、同样尊贵，不应被忽视，医务工作者应努力探索，并提供科学、规范、合理的诊断、治疗方案，才能推动整个肿瘤学事业的进步与发展。

查阅大量文献发现，目前全球尚未见全面系统介绍的、临床极为实用的罕见肿瘤相关专著，而无论是从事肿瘤基础研究的工作者，还是从事肿瘤临床工作的医生，皆需此类专著。

中国抗癌协会多原发和不明原发肿瘤整合康复专业委员会、陕西省抗癌协会罕见肿瘤专业委员会、西安市癌症康复协会组织全国百余名长期从事肿瘤临床工作的学者编写了这套《临床罕见肿瘤学》，共分为《骨肿瘤和软组织肿瘤》《器官罕见肿瘤》《神经内分泌肿瘤 – 生殖细胞肿瘤 – 母细胞肿瘤》及《其他罕见肿瘤》4 部，总计 500 余万字，涉及 200 余种罕见肿瘤，查阅参考国际、国内文献 3 万余篇。书中对每一种罕见肿瘤的基本概念、命名沿革、流行病学、分子遗传学、临床表现、影像学检查、组织病理、免疫组化、分子基因检测、诊断、鉴别诊断、治疗及总体预后、预后相关因素等进行了系统、全面阐述，并列出了详细的参考文献、中文名词索引与英文名词索引。

　　总之，《临床罕见肿瘤学》具有较高的学术价值和临床实用性，是目前最系统、最全面、最实用的一套罕见肿瘤学专著，可供广大从事罕见肿瘤基础研究者和临床工作者参考。真诚希望，随着罕见肿瘤研究的不断深入、新的研究成果不断问世，在未来再版时进行修订和补充。

中国抗癌协会理事长
中国工程院院士
美国医学科学院外籍院士
法国医学科学院外籍院士
2024 年 4 月 30 日

临床罕见肿瘤学

前　言

　　罕见肿瘤属于罕见疾病中的一大类，目前比较公认的罕见肿瘤定义是年发病率低于6/10万的恶性肿瘤，占全部恶性肿瘤的10%左右。

　　罕见肿瘤虽然罕见，但全球年发病总人数并不低，尤其是中国人口基数较大，罕见肿瘤并非"罕见"。

　　目前，人们对于常见肿瘤的诊疗技术在不断进步，但对罕见肿瘤的临床研究还比较滞后，主要是因为罕见肿瘤发病率极低，从事其基础研究的学者极少，亦很难开展多中心、大样本的临床前瞻性研究，其文献多为个案报道或小样本、单中心的回顾性研究；更值得一提的是，迄今为止，绝大多数罕见肿瘤既无临床实践指南，亦无诊疗规范或专家共识。因此，就从事肿瘤临床工作的所有医生而言，当遇见病理报告非临床常见肿瘤时，往往不知所措，十分茫然，很难对其治疗做出正确的选择、对其预后做出客观的判断，亦很难对患者家属做出令人信服的解释。

　　毋庸置疑，对于发生罕见肿瘤的患者个体而言，他们与常见肿瘤患者的生命同等重要、同样尊贵，我们不应该忽视，而应努力探索，为他们提供科学、规范、合理的诊断、治疗方案；同时亦应推动整个肿瘤学事业的进步与发展。

　　通过多渠道大量信息资料的查阅，目前全球尚未见全面系统介绍的、临床极为实用的罕见肿瘤相关专著。但无论是从事肿瘤基础研究的学者，还是从事肿瘤临床工作的医生，皆需此类专著。

　　中国抗癌协会多原发和不明原发肿瘤整合康复专业委员会、陕西省抗癌协会罕见肿瘤专业委员会、西安市癌症康复协会组织中国百余名有长期肿瘤临床工作经验的教授、主任医师编写了《临床罕见肿瘤学》，分《骨肿瘤和软组织肿瘤》《器官罕见肿瘤》《神经内分泌肿瘤－生殖细胞肿瘤－母细胞肿瘤》及《其他罕见肿瘤》4部，总计500余万字，涉及200余种罕见肿瘤，查阅国际、国内文献3万余篇；对每一种罕见肿瘤的基本概念、命名沿革、流行病学、分子遗传学、临床表现、影像学检查、组织病理、免疫组化、分子基因检测、诊断、鉴别诊断、治疗及总体预后、预后相关因素等进行了系统、全面阐述，并于每章或每节后面罗列了详细的参考文献，每部书后还附录了中文名词索引与英文名词索引。

第一部《骨肿瘤和软组织肿瘤》分为14章、42节，重点介绍了恶性骨与软组织肿瘤及中间型骨与软组织肿瘤，在查阅全球9500余篇中外文献的基础上，对130余个恶性、中间型骨与软组织肿瘤亚型进行了全面、系统阐述，如骨肉瘤、软骨肉瘤、骨外骨肉瘤、骨巨细胞瘤、骨间叶性软骨肉瘤、脊索瘤、脂肪肉瘤、横纹肌肉瘤、骨尤因肉瘤/原始神经外胚层肿瘤、骨外尤文肉瘤、上皮样血管内皮瘤、血管肉瘤、血管球瘤、平滑肌肉瘤、腱鞘巨细胞瘤、软组织巨细胞肿瘤、孤立性纤维性肿瘤、纤维肉瘤、纤维黏液样肉瘤、隆突性皮肤纤维肉瘤、肌纤维母细胞瘤、婴儿肌纤维瘤病、炎性肌纤维母细胞瘤、肌纤维母细胞肉瘤、血管肌纤维母细胞瘤、神经鞘瘤、神经束膜瘤、胃肠间质瘤、胃肠外间质瘤、子宫内膜间质肉瘤、侵袭性血管黏液瘤、磷酸盐尿性间叶性肿瘤、肌上皮瘤－肌上皮癌、滑膜肉瘤、上皮样肉瘤、腺泡状软组织肉瘤、透明细胞肉瘤、促纤维增生性小圆细胞肿瘤、血管周上皮样细胞分化肿瘤、未分化多形性肉瘤、横纹肌样瘤、骨外黏液样软骨肉瘤、原发性肺动脉肉瘤，等等。

第二部《器官罕见肿瘤》预计分为8章、45节，第一章为甲状腺罕见肿瘤，包括甲状腺未分化癌、甲状腺髓样癌、原发性甲状腺鳞状细胞癌、甲状旁腺癌；第二章为乳腺罕见肿瘤，包括炎性乳腺癌、乳腺派杰氏病、乳腺叶状肿瘤、乳腺黏液癌、乳腺腺样囊性癌、乳腺髓样癌、乳腺浸润性筛状癌、乳腺分泌性癌、乳腺大汗腺癌、乳腺富糖原透明细胞癌、乳腺富脂质癌、化生性乳腺癌，这些乳腺罕见肿瘤为特殊性乳腺癌；第三章为胸腺肿瘤，包括胸腺瘤、胸腺癌及异位胸腺瘤；第四章为胰腺罕见肿瘤，主要介绍了胰腺囊腺癌与胰腺实性假乳头状瘤；第五章为肾脏罕见肿瘤，首先对肾脏罕见肿瘤基本概念、发病因素、分子遗传学、临床表现、影像学检查、组织学分类、诊断、治疗、预后等进行了总体阐述，并对Xp11.2易位TFE3基因融合相关性肾癌、肾嫌色细胞癌及肾集合管癌3种罕见癌进行了系统介绍；第六章为卵巢罕见肿瘤，包括卵巢Brenner瘤、卵巢Sertoli－Leydig细胞瘤、卵巢移行细胞癌、卵巢硬化性间质瘤；第七章为皮肤罕见肿瘤，包括皮肤汗腺癌、毛母质瘤与毛母质癌、非典型纤维黄色瘤；第八章为罕见器官肿瘤，包括心脏肿瘤、原发性气管肿瘤、原发性胃鳞状细胞癌、纤维板层型肝细胞癌、原发性脾脏肿瘤、原发性小肠肿瘤、脐尿管癌、输尿管癌、原发性输卵管癌、原发性阴道癌、肾上腺皮质癌等11种。

第三部《神经内分泌肿瘤－生殖细胞肿瘤－母细胞肿瘤》预计分为3章、29节，第一章首先对神经内分泌肿瘤命名沿革、分类方法、分子遗传学、流行病学、临床表现、影像学检查、血清标志物、组织病理学、免疫组化、诊断、治疗方法、预后等进行了总体阐述；其次重点介绍了消化系神经内分泌肿瘤、胰腺神经内分泌肿瘤、各部位类癌（10种）、喉神经内分泌癌、乳腺神经内分泌癌、消化系神经内分泌癌、肺外小细胞癌（10种）、肺大细胞癌与肺大细胞神经内分泌癌、嗜铬细胞瘤－副神经节瘤、默克尔细胞癌，等等。第二章首先介绍了生殖细胞肿瘤基本概念、流行病学、发生机制、治疗及预后相关因素，其次对精原细胞瘤、无性细胞瘤、原发性绒毛膜上皮癌、畸胎瘤、卵黄囊瘤、颅内生殖细胞肿瘤、纵隔生殖细胞肿瘤等进行了详尽叙述。第三章为母细胞肿瘤，包括视网膜母细胞瘤、神经母细胞瘤、嗅神经母细胞瘤、髓母细胞瘤、胸膜－肺母细胞瘤、肝母细胞瘤、胰母细胞瘤、肾母细胞瘤、骨母细胞瘤、脂肪母细胞瘤等。

第四部《其他罕见肿瘤》预计分为4章、33节，第一章为间皮瘤，包括恶性心包间皮瘤、恶性胸膜间皮瘤、恶性腹膜间皮瘤；第二章为淋巴上皮瘤样癌，包括原发性乳腺淋巴上皮瘤样癌、原发性肺淋巴上皮瘤样癌、原发性食管淋巴上皮瘤样癌、原发性胃淋巴上皮瘤样癌、原发性肝脏淋巴上皮瘤样癌、泌尿生殖系淋巴上皮瘤样癌；第三章为黑色素瘤，包括肢端皮肤黑色素瘤、原发性中枢神经系统黑色素瘤、头颈部黑色素瘤、原发性肺黑色素瘤、消化系统黑色素瘤、泌尿生殖系统黑色素瘤等；第四章为其他未分类罕见肿瘤，主要有异位甲状腺肿－异位甲状腺癌、肝样腺癌、胃外印戒细胞癌、肾外透明细胞癌、腹膜假性黏液瘤、黏液表皮样癌、腺样囊性癌、肉瘤样癌、癌肉瘤等。

《临床罕见肿瘤学》内容丰富，资料翔实，语言精练流畅，逻辑性强，从基本概念开端到预后结尾，层层推进；其编辑设计更是匠心独运，令人耳目一新，实为一套目前不可多得的肿瘤专业领域中的重要工具书籍，可广泛适用于临床及教学，尤其对肿瘤临床所有医生，以及在读的肿瘤学硕士、博士有较大裨益。

然而，罕见肿瘤种类繁多，病理极其复杂、多样，且大多数罕见肿瘤目前尚无诊疗指南或规范，仍处于探索阶段，加之资料浩瀚、时间仓促，编者水平有限，故该套书定有瑕疵，诚望读者批评指正、不吝赐教；随着人们对罕见肿瘤研究的不断深入及新的研究成果问世，我们将在今后再版中进一步补充与完善。

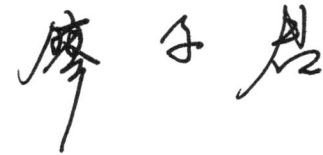

2024年1月

骨肿瘤和软组织肿瘤

前　言

　　骨肿瘤是指发生于骨或起源于各种骨组织成分的肿瘤。原发性骨肿瘤的年标化发病率为（2～3）/10万，约占全部肿瘤的2%，为临床罕见肿瘤。

　　原发性良性骨肿瘤发病率明显高于原发性恶性骨肿瘤，骨继发性肿瘤的发生率是原发性恶性骨肿瘤的30～40倍。

　　除原发性良、恶性骨肿瘤外，还有一种组织病理学呈良性而生物学行为表现为局部侵袭甚至发生转移的中间型骨肿瘤，如软骨瘤病、滑膜软骨瘤、非典型软骨肿瘤、骨母细胞瘤、骨巨细胞瘤等。

　　本书重点介绍原发性恶性骨肿瘤及中间型骨巨细胞瘤，骨继发性肿瘤不在本书介绍之列。原发性恶性骨肿瘤主要包括高度恶性的骨肉瘤、骨外骨肉瘤、间叶性软骨肉瘤及低度恶性的脊索瘤。

　　软组织肿瘤是一组高度异质性肿瘤，起源于非上皮骨外组织，主要包括肌肉、脂肪、纤维组织、血管及外周神经等。

　　良性软组织肿瘤最常见，年发病率约为30/10万；恶性软组织肿瘤发病率低，年标化发病率约为3/10万，约占所有恶性肿瘤的1%，属于罕见肿瘤。恶性软组织肿瘤中最常见的是软组织肉瘤（soft tissue sarcoma，STS）。

　　软组织肉瘤是源于间叶组织和交织生长的外胚层神经组织的恶性肿瘤，包括淋巴造血组织外的非上皮组织，即纤维、脂肪、肌肉、间皮以及分布于这些组织中的血管、淋巴管和外周神经，年发病率为（2.4～5）/10万，约占成人恶性肿瘤的1%、儿童恶性肿瘤的10%。软组织肉瘤常见亚型包括多形性未分化肉瘤（undifferentiated pleomorphic sarcoma，UPS）、脂肪肉瘤（liposarcoma，LPS）、平滑肌肉瘤（leiomyosarcoma，LMS）、滑膜肉瘤（synovial sarcoma，SS）、恶性周围神经鞘膜瘤（malignant peripheral nerve sheath tumor，MPNST）等。

　　2020年，WHO第五版软组织肿瘤分类根据生物学行为的不同，将骨肿瘤分为良性、中间型和恶性；根据组织起源，分为脂肪细胞肿瘤（良性、中间型、恶性24个亚型）、纤维母细胞与肌纤维母细胞肿瘤（良性、中间型、恶性51个亚型）、纤维组织细胞性肿瘤、脉管肿瘤（良性、中间型、恶性32个亚型）、平滑肌肿瘤（良性、中间型、恶性3个亚型）、骨骼肌肿瘤（良性、中间型、恶性10个亚型）、胃肠道间质瘤、软骨–骨肿瘤（良性、恶性2个亚型）、周围神经鞘膜肿瘤（良性、恶性25个亚型）、分化不确定的肿瘤（良性、中间型、恶性34个亚型）、骨与软组织小圆细胞肉瘤（4个亚型）、骨与软组织遗传性肿瘤综合征（7个亚型），共12大类，192个亚型。

中国抗癌协会多原发和不明原发肿瘤整合康复专业委员会、陕西省抗癌协会罕见肿瘤专业委员会、西安市癌症康复协会组织中国30余名临床专家，编写了《临床罕见肿瘤学》第一部《骨肿瘤和软组织肿瘤》，共分上下2篇、14章，重点介绍了恶性骨与软组织肿瘤及中间型骨与软组织肿瘤，在查阅全球9500余篇中英文文献的基础上，对130余个恶性及中间型骨与软组织肿瘤亚型进行了全面、系统阐述，涵盖其基本概念、命名及分类演变、流行病学、分子遗传学、临床表现、影像学检查、组织病理学、免疫组织化学、分子基因检测、诊断与鉴别诊断、治疗方法（外科手术、放射治疗、药物治疗）、总体预后及预后相关因素等，是全球目前最系统、最全面介绍且紧密结合临床实践的骨肿瘤和软组织肿瘤方面的专著，可供广大从事骨与软组织肿瘤的临床医生参考。

然而，因骨肿瘤和软组织肿瘤发病率很低，大样本、前瞻性、多中心的随机对照临床研究较少，多为小样本、单中心研究，甚至个案报道，且仅有极少数肿瘤有相关指南或专家共识。罕见肿瘤近年来虽已引起肿瘤学者关注，但目前尚缺乏广泛、深入探索，加之作者水平有限，书中难免存在缺陷与瑕疵，诚望广大读者不吝赐教。我们坚信，随着时间的推移及众多专家的积极参与，骨肿瘤和软组织肿瘤的基础、转化研究与临床试验必将广泛而深入开展，亦将取得一系列重大突破，最终服务于骨肿瘤和软组织肿瘤患者。

张红梅　史　健　丁彩霞

2023 年 9 月

目 录
contents

上篇　骨肿瘤

第一章　骨肿瘤总论 ………………………………………………………………… 3
 一、病理学分类及临床特点 …………………………………………………… 3
 二、流行病学 …………………………………………………………………… 7
 三、影像学表现特点 …………………………………………………………… 7
 四、组织活检 …………………………………………………………………… 10
 五、治疗 ………………………………………………………………………… 11
 六、预后 ………………………………………………………………………… 18
 参考文献 ………………………………………………………………………… 19

第二章　骨肉瘤 …………………………………………………………………… 26
 一、概述 ………………………………………………………………………… 26
 二、临床表现 …………………………………………………………………… 28
 三、影像学检查 ………………………………………………………………… 29
 四、组织活检 …………………………………………………………………… 31
 五、组织病理学 ………………………………………………………………… 31
 六、诊断 ………………………………………………………………………… 32
 七、治疗 ………………………………………………………………………… 33
 八、预后 ………………………………………………………………………… 59
 参考文献 ………………………………………………………………………… 60

第三章　骨外骨肉瘤 ……………………………………………………………… 90
 一、概述 ………………………………………………………………………… 90
 二、临床表现 …………………………………………………………………… 91
 三、影像学检查 ………………………………………………………………… 92
 四、组织病理 …………………………………………………………………… 93

五、免疫组化 ……………………………………………………………………………… 95

六、诊断 …………………………………………………………………………………… 95

七、鉴别诊断 ……………………………………………………………………………… 95

八、治疗 …………………………………………………………………………………… 97

九、预后 …………………………………………………………………………………… 98

参考文献 …………………………………………………………………………………… 99

第四章　骨巨细胞瘤 ……………………………………………………………………… 105

一、概述 …………………………………………………………………………………… 105

二、临床表现 ……………………………………………………………………………… 107

三、影像学检查 …………………………………………………………………………… 109

四、组织病理 ……………………………………………………………………………… 112

五、诊断 …………………………………………………………………………………… 114

六、鉴别诊断 ……………………………………………………………………………… 115

七、治疗 …………………………………………………………………………………… 116

八、预后 …………………………………………………………………………………… 131

参考文献 …………………………………………………………………………………… 132

第五章　间叶性软骨肉瘤 ………………………………………………………………… 150

一、概述 …………………………………………………………………………………… 150

二、临床表现 ……………………………………………………………………………… 151

三、影像学检查 …………………………………………………………………………… 152

四、组织病理 ……………………………………………………………………………… 154

五、免疫组化 ……………………………………………………………………………… 156

六、诊断 …………………………………………………………………………………… 156

七、鉴别诊断 ……………………………………………………………………………… 157

八、治疗 …………………………………………………………………………………… 159

九、预后 …………………………………………………………………………………… 160

参考文献 …………………………………………………………………………………… 160

第六章　脊索瘤 …………………………………………………………………………… 168

一、概述 …………………………………………………………………………………… 168

二、临床表现 ……………………………………………………………………………… 171

三、影像学检查 …………………………………………………………………………… 172

四、组织病理 ……………………………………………………………………………… 174

五、免疫组化 ……………………………………………………………………………… 175

六、诊断 …………………………………………………………………………………… 176

七、鉴别诊断 ……………………………………………………………………………… 178

八、治疗 ……………………………………………………………………………… 180

九、预后 ……………………………………………………………………………… 188

参考文献 …………………………………………………………………………… 191

下篇 软组织肿瘤

第七章 软组织肿瘤总论 ……………………………………………………………… 207

第一节 组织病理学分类 ……………………………………………………………… 207

一、基本概念 ……………………………………………………………………… 207

二、组织病理学分类 ……………………………………………………………… 208

参考文献 …………………………………………………………………………… 213

第二节 分子遗传学 …………………………………………………………………… 213

一、EWSR1 基因断裂 ……………………………………………………………… 214

二、ALK 基因断裂 ………………………………………………………………… 215

三、FUS 基因断裂 ………………………………………………………………… 215

四、FOXO1 基因断裂 ……………………………………………………………… 215

五、SS18 基因断裂 ………………………………………………………………… 216

六、TFE3 基因断裂 ………………………………………………………………… 216

七、ETV6 基因断裂 ………………………………………………………………… 216

八、c - Kit 基因突变 ……………………………………………………………… 217

九、SMARCB1 纯合子缺失 ………………………………………………………… 217

参考文献 …………………………………………………………………………… 218

第三节 检查与诊断 …………………………………………………………………… 219

一、临床表现 ……………………………………………………………………… 219

二、影像学检查 …………………………………………………………………… 219

三、穿刺活检 ……………………………………………………………………… 221

四、组织病理学诊断 ……………………………………………………………… 221

五、免疫组化 ……………………………………………………………………… 221

六、诊断 …………………………………………………………………………… 222

参考文献 …………………………………………………………………………… 224

第四节 治疗与预后 …………………………………………………………………… 227

一、治疗原则 ……………………………………………………………………… 227

二、手术治疗 ……………………………………………………………………… 227

三、化学治疗 ……………………………………………………………………… 229

四、放射治疗 ……………………………………………………………………… 231

五、冷冻消融 ……………………………………………………………………… 232

六、介入栓塞 ……………………………………………………………………… 234

七、分子靶向治疗 ·· 235

八、免疫检查点抑制剂 ······································ 242

九、预后 ·· 242

参考文献 ·· 242

第八章　脂肪细胞肿瘤与骨骼肌肿瘤 ·························· 250

第一节　脂肪肉瘤 ·· 250

一、概述 ·· 250

二、原发性腹膜后脂肪肉瘤 ·································· 259

三、肢体脂肪肉瘤 ·· 268

四、乳腺脂肪肉瘤 ·· 270

五、结肠系膜脂肪肉瘤 ······································ 271

六、胃脂肪肉瘤 ·· 271

七、肾原发性脂肪肉瘤 ······································ 274

参考文献 ·· 277

第二节　横纹肌肉瘤 ·· 292

一、概述 ·· 292

二、临床表现 ·· 294

三、影像学检查 ·· 297

四、组织病理 ·· 298

五、免疫组化 ·· 300

六、诊断 ·· 301

七、鉴别诊断 ·· 302

八、治疗 ·· 304

九、预后 ·· 309

参考文献 ·· 311

第三节　尤因肉瘤肿瘤家族 ·································· 320

一、概述 ·· 320

二、骨尤因肉瘤 ·· 321

三、骨外尤因肉瘤 ·· 333

四、原始神经外胚层肿瘤 ···································· 341

参考文献 ·· 359

第九章　脉管肿瘤与平滑肌肿瘤 ······························ 380

第一节　上皮样血管内皮瘤 ·································· 380

一、概述 ·· 380

二、颅内上皮样血管内皮瘤 ·································· 386

三、肺上皮样血管内皮瘤 ···································· 387

四、肝上皮样血管内皮瘤 ···································· 390

　　五、骨上皮样血管内皮瘤 ……………………………………………………… 398
　　参考文献 ……………………………………………………………………… 399

第二节　血管肉瘤 …………………………………………………………………… 409
　　一、概论 ……………………………………………………………………… 409
　　二、原发性心脏血管肉瘤 ……………………………………………………… 422
　　三、原发性肺血管肉瘤 ………………………………………………………… 424
　　四、原发性肝血管肉瘤 ………………………………………………………… 426
　　参考文献 ……………………………………………………………………… 429

第三节　血管球瘤 …………………………………………………………………… 438
　　一、概述 ……………………………………………………………………… 438
　　二、临床表现 ………………………………………………………………… 439
　　三、影像学检查 ……………………………………………………………… 441
　　四、组织病理 ………………………………………………………………… 443
　　五、免疫组化 ………………………………………………………………… 445
　　六、诊断 ……………………………………………………………………… 446
　　七、鉴别诊断 ………………………………………………………………… 447
　　八、治疗 ……………………………………………………………………… 449
　　九、预后 ……………………………………………………………………… 451
　　参考文献 ……………………………………………………………………… 451

第四节　平滑肌肉瘤 ………………………………………………………………… 459
　　一、概述 ……………………………………………………………………… 459
　　二、皮肤平滑肌肉瘤 ………………………………………………………… 460
　　三、原发性头颈部平滑肌肉瘤 ………………………………………………… 465
　　四、腹膜后平滑肌肉瘤 ………………………………………………………… 468
　　五、泌尿生殖系平滑肌肉瘤 …………………………………………………… 471
　　六、其他部位平滑肌肉瘤 ……………………………………………………… 482
　　参考文献 ……………………………………………………………………… 485

第十章　纤维组织细胞性肿瘤 …………………………………………………… 497

第一节　腱鞘巨细胞瘤 ……………………………………………………………… 497
　　一、概述 ……………………………………………………………………… 497
　　二、临床表现 ………………………………………………………………… 499
　　三、影像学检查 ……………………………………………………………… 499
　　四、组织病理 ………………………………………………………………… 501
　　五、诊断与鉴别诊断 ………………………………………………………… 502
　　六、治疗与预后 ……………………………………………………………… 503
　　参考文献 ……………………………………………………………………… 504

第二节　软组织巨细胞肿瘤 ………………………………………………………… 508
　　一、概述 ……………………………………………………………………… 508

二、临床表现 ……………………………………………………………………………………… 509

三、影像学检查 …………………………………………………………………………………… 510

四、组织病理与免疫组化 ………………………………………………………………………… 510

五、诊断与鉴别诊断 ……………………………………………………………………………… 511

六、治疗与预后 …………………………………………………………………………………… 512

参考文献 …………………………………………………………………………………………… 513

第十一章　纤维母细胞－肌纤维母细胞肿瘤 ……………………………………………………… 516

第一节　孤立性纤维性肿瘤 ……………………………………………………………………… 516

一、概述 …………………………………………………………………………………………… 516

二、临床表现 ……………………………………………………………………………………… 519

三、影像学检查 …………………………………………………………………………………… 520

四、组织病理 ……………………………………………………………………………………… 522

五、免疫组化 ……………………………………………………………………………………… 523

六、诊断 …………………………………………………………………………………………… 525

七、鉴别诊断 ……………………………………………………………………………………… 526

八、治疗与预后 …………………………………………………………………………………… 528

参考文献 …………………………………………………………………………………………… 530

第二节　纤维肉瘤 ………………………………………………………………………………… 539

一、概述 …………………………………………………………………………………………… 539

二、临床表现 ……………………………………………………………………………………… 541

三、影像学检查 …………………………………………………………………………………… 543

四、组织病理学 …………………………………………………………………………………… 545

五、免疫组化 ……………………………………………………………………………………… 547

六、诊断与鉴别诊断 ……………………………………………………………………………… 548

七、治疗与预后 …………………………………………………………………………………… 551

八、婴儿型纤维肉瘤 ……………………………………………………………………………… 552

参考文献 …………………………………………………………………………………………… 556

第三节　纤维黏液样肉瘤 ………………………………………………………………………… 565

一、概述 …………………………………………………………………………………………… 565

二、临床表现与影像学特点 ……………………………………………………………………… 566

三、组织病理与免疫组化 ………………………………………………………………………… 566

四、诊断与鉴别诊断 ……………………………………………………………………………… 567

五、治疗与预后 …………………………………………………………………………………… 568

参考文献 …………………………………………………………………………………………… 569

第四节　隆突性皮肤纤维肉瘤 …………………………………………………………………… 571

一、概述 …………………………………………………………………………………………… 571

二、临床表现 ……………………………………………………………………………………… 572

三、影像学检查 …………………………………………………………………………………… 574

四、组织病理 ··· 574

五、免疫组化 ··· 577

六、诊断 ··· 577

七、鉴别诊断 ··· 578

八、治疗 ··· 579

九、预后 ··· 583

参考文献 ··· 583

第五节　肌纤维母细胞瘤 ··· 593

一、肌纤维母细胞 ··· 593

二、肌纤维母细胞瘤 ··· 594

三、栅状肌纤维母细胞瘤 ··· 595

四、血管肌纤维母细胞瘤 ··· 597

五、浅表宫颈阴道肌纤维母细胞瘤 ····································· 599

六、婴儿肌纤维瘤病 ··· 601

参考文献 ··· 602

第六节　炎性肌纤维母细胞瘤 ··· 604

一、概述 ··· 604

二、肺炎性肌纤维母细胞瘤 ··· 613

三、乳腺炎性肌纤维母细胞瘤 ··· 616

四、胃肠道炎性肌纤维母细胞瘤 ······································· 618

五、膀胱炎性肌纤维母细胞瘤 ··· 619

六、肾炎性肌纤维母细胞瘤 ··· 621

参考文献 ··· 623

第七节　肌纤维母细胞肉瘤 ··· 630

一、概述 ··· 630

二、临床表现 ··· 632

三、影像学检查 ·· 632

四、组织病理 ··· 633

五、免疫组化 ··· 635

六、诊断 ··· 636

七、鉴别诊断 ··· 637

八、治疗 ··· 639

九、预后 ··· 639

参考文献 ··· 640

第八节　血管肌纤维母细胞瘤 ··· 644

一、概述 ··· 644

二、临床表现 ··· 645

三、影像学检查 ·· 646

四、组织病理与免疫组化 ··· 646

　　五、诊断与鉴别诊断 ………………………………………………………………… 647

　　六、治疗与预后 …………………………………………………………………… 649

　　参考文献 ………………………………………………………………………… 649

第十二章　周围神经鞘膜肿瘤 …………………………………………………… 653

第一节　神经鞘瘤 …………………………………………………………………… 653

　　一、概述 …………………………………………………………………………… 653

　　二、面神经鞘瘤 …………………………………………………………………… 663

　　三、腹膜后神经鞘瘤 ……………………………………………………………… 667

　　四、肾上腺神经鞘瘤 ……………………………………………………………… 671

　　参考文献 ………………………………………………………………………… 674

第二节　神经束膜瘤 ………………………………………………………………… 683

　　一、概述 …………………………………………………………………………… 683

　　二、临床表现 ……………………………………………………………………… 685

　　三、影像学检查 …………………………………………………………………… 685

　　四、组织病理 ……………………………………………………………………… 686

　　五、免疫组化 ……………………………………………………………………… 687

　　六、诊断与鉴别诊断 ……………………………………………………………… 688

　　七、治疗与预后 …………………………………………………………………… 689

　　参考文献 ………………………………………………………………………… 690

第三节　颗粒细胞瘤 ………………………………………………………………… 692

　　一、概述 …………………………………………………………………………… 692

　　二、垂体颗粒细胞瘤 ……………………………………………………………… 698

　　三、乳腺颗粒细胞瘤 ……………………………………………………………… 700

　　四、食管颗粒细胞瘤 ……………………………………………………………… 702

　　五、卵巢颗粒细胞瘤 ……………………………………………………………… 706

　　参考文献 ………………………………………………………………………… 714

第四节　恶性蝾螈瘤 ………………………………………………………………… 727

　　一、概述 …………………………………………………………………………… 727

　　二、临床表现 ……………………………………………………………………… 728

　　三、影像学检查 …………………………………………………………………… 729

　　四、组织病理学 …………………………………………………………………… 730

　　五、免疫组化 ……………………………………………………………………… 731

　　六、诊断 …………………………………………………………………………… 731

　　七、鉴别诊断 ……………………………………………………………………… 732

　　八、治疗与预后 …………………………………………………………………… 733

　　参考文献 ………………………………………………………………………… 733

第五节　异位脑膜瘤 ………………………………………………………………… 736

　　一、概述 …………………………………………………………………………… 736

二、临床表现 ………………………………………………………………………………… 739

三、影像学检查 ……………………………………………………………………………… 739

四、组织病理与免疫组化 …………………………………………………………………… 741

五、诊断与鉴别诊断 ………………………………………………………………………… 742

六、治疗与预后 ……………………………………………………………………………… 744

参考文献 ……………………………………………………………………………………… 745

第十三章　间质瘤 …………………………………………………………………………… 750

第一节　胃肠间质瘤 ………………………………………………………………………… 750

一、概述 ……………………………………………………………………………………… 750

二、胃间质瘤 ………………………………………………………………………………… 768

三、小肠间质瘤 ……………………………………………………………………………… 773

四、结直肠间质瘤 …………………………………………………………………………… 778

参考文献 ……………………………………………………………………………………… 780

第二节　胃肠外间质瘤 ……………………………………………………………………… 790

一、概述 ……………………………………………………………………………………… 790

二、食管间质瘤 ……………………………………………………………………………… 794

三、胰腺间质瘤 ……………………………………………………………………………… 800

参考文献 ……………………………………………………………………………………… 801

第十四章　其他罕见软组织肿瘤 …………………………………………………………… 807

第一节　侵袭性血管黏液瘤 ………………………………………………………………… 807

一、概述 ……………………………………………………………………………………… 807

二、临床表现 ………………………………………………………………………………… 808

三、影像学检查 ……………………………………………………………………………… 809

四、组织病理与免疫组化 …………………………………………………………………… 809

五、诊断与鉴别诊断 ………………………………………………………………………… 811

六、治疗 ……………………………………………………………………………………… 813

七、预后 ……………………………………………………………………………………… 814

参考文献 ……………………………………………………………………………………… 815

第二节　磷酸盐尿性间叶性肿瘤 …………………………………………………………… 819

一、概述 ……………………………………………………………………………………… 819

二、临床表现 ………………………………………………………………………………… 820

三、影像学检查 ……………………………………………………………………………… 821

四、实验室检查 ……………………………………………………………………………… 821

五、组织病理学与免疫组化 ………………………………………………………………… 822

六、诊断 ……………………………………………………………………………………… 823

七、鉴别诊断 ………………………………………………………………………………… 824

八、治疗与预后 ……………………………………………………………………………… 825

参考文献 …… 826
第三节 肌上皮瘤与肌上皮癌 …… 831
　一、肌上皮瘤 …… 832
　二、肌上皮癌 …… 838
　参考文献 …… 851
第四节 滑膜肉瘤 …… 858
　一、概述 …… 858
　二、原发性头颈部滑膜肉瘤 …… 867
　三、原发性心脏滑膜肉瘤 …… 871
　四、原发性纵隔滑膜肉瘤 …… 873
　五、原发性肺滑膜肉瘤 …… 875
　六、原发性肾脏滑膜肉瘤 …… 878
　参考文献 …… 882
第五节 上皮样肉瘤 …… 892
　一、概述 …… 892
　二、临床表现 …… 894
　三、影像学检查 …… 895
　四、组织病理 …… 895
　五、免疫组化 …… 896
　六、诊断与鉴别诊断 …… 897
　七、治疗 …… 898
　八、预后 …… 900
　参考文献 …… 901
第六节 腺泡状软组织肉瘤 …… 905
　一、概述 …… 905
　二、临床表现 …… 907
　三、影像学检查 …… 908
　四、组织病理 …… 908
　五、免疫组化 …… 909
　六、诊断 …… 909
　七、鉴别诊断 …… 910
　八、治疗 …… 912
　九、预后 …… 913
　参考文献 …… 914
第七节 透明细胞肉瘤 …… 920
　一、软组织透明细胞肉瘤 …… 920
　二、儿童肾透明细胞肉瘤 …… 924
　三、胃肠道透明细胞肉瘤 …… 930
　参考文献 …… 932

第八节　促纤维增生性小圆细胞瘤 ··· 938
　　一、概述 ··· 938
　　二、临床表现 ·· 939
　　三、影像学检查 ··· 939
　　四、组织病理 ·· 940
　　五、免疫组化 ·· 942
　　六、诊断 ··· 942
　　七、鉴别诊断 ·· 942
　　八、治疗 ··· 943
　　九、预后 ··· 946
　　参考文献 ··· 947
第九节　血管周上皮样细胞分化肿瘤 ··· 951
　　一、概述 ··· 951
　　二、临床表现 ·· 953
　　三、影像学检查 ··· 954
　　四、组织病理学 ··· 955
　　五、免疫组化 ·· 956
　　六、诊断 ··· 956
　　七、鉴别诊断 ·· 957
　　八、治疗与预后 ··· 959
　　参考文献 ··· 960
第十节　未分化多形性肉瘤 ·· 967
　　一、概述 ··· 967
　　二、临床表现 ·· 969
　　三、影像学检查 ··· 971
　　四、组织病理 ·· 974
　　五、免疫组化 ·· 975
　　六、诊断 ··· 976
　　七、鉴别诊断 ·· 976
　　八、治疗 ··· 979
　　九、预后 ··· 982
　　参考文献 ··· 984
第十一节　横纹肌样瘤 ··· 994
　　一、概述 ··· 994
　　二、临床表现 ·· 996
　　三、影像学检查 ··· 997
　　四、组织病理学 ··· 998
　　五、免疫组化 ·· 998
　　六、诊断 ··· 999

　　七、鉴别诊断 …………………………………………………………………… 1000

　　八、治疗 ………………………………………………………………………… 1002

　　九、预后 ………………………………………………………………………… 1004

　　参考文献 ………………………………………………………………………… 1005

第十二节　骨外黏液样软骨肉瘤 ………………………………………………… 1013

　　一、概述 ………………………………………………………………………… 1013

　　二、临床表现 …………………………………………………………………… 1014

　　三、影像学检查 ………………………………………………………………… 1015

　　四、组织病理 …………………………………………………………………… 1015

　　五、免疫组化 …………………………………………………………………… 1016

　　六、诊断 ………………………………………………………………………… 1017

　　七、鉴别诊断 …………………………………………………………………… 1017

　　八、治疗与预后 ………………………………………………………………… 1018

　　参考文献 ………………………………………………………………………… 1019

第十三节　原发性肺动脉肉瘤 …………………………………………………… 1023

　　一、概述 ………………………………………………………………………… 1023

　　二、临床表现 …………………………………………………………………… 1024

　　三、影像学检查 ………………………………………………………………… 1024

　　四、组织病理学 ………………………………………………………………… 1025

　　五、免疫组化 …………………………………………………………………… 1027

　　六、诊断 ………………………………………………………………………… 1027

　　七、鉴别诊断 …………………………………………………………………… 1028

　　八、治疗与预后 ………………………………………………………………… 1029

　　参考文献 ………………………………………………………………………… 1030

第十四节　子宫内膜间质肉瘤 …………………………………………………… 1034

　　一、概述 ………………………………………………………………………… 1034

　　二、临床表现 …………………………………………………………………… 1036

　　三、影像学检查 ………………………………………………………………… 1037

　　四、组织病理 …………………………………………………………………… 1037

　　五、免疫组化 …………………………………………………………………… 1040

　　六、诊断 ………………………………………………………………………… 1040

　　七、鉴别诊断 …………………………………………………………………… 1043

　　八、治疗 ………………………………………………………………………… 1044

　　九、预后 ………………………………………………………………………… 1046

　　参考文献 ………………………………………………………………………… 1046

中文名词索引 ……………………………………………………………………… 1052

英文名词索引 ……………………………………………………………………… 1058

上篇

骨肿瘤

第一章 骨肿瘤总论
Introduction to Bone Tumors

骨肿瘤是指发生于骨组织及周围附属组织的肿瘤。[1] 原发性骨肿瘤（Primary bone tumor）的发生率为(2~3)/10 万，约占全部肿瘤的 2%，为临床罕见肿瘤。原发性良性肿瘤以软骨瘤和骨软骨瘤较为多见，原发性恶性骨肿瘤以软骨肉瘤、骨肉瘤、纤维肉瘤较为常见；原发性良性骨肿瘤明显高于恶性，骨继发性转移瘤的发生率是原发性恶性骨肿瘤的 30~40 倍。

一、病理学分类及临床特点

最新骨肿瘤分类为 2020 年第五版 WHO 分类，即将骨肿瘤分为软骨源性肿瘤（chondrogenic tumours）、骨源性肿瘤（osteogenic tumours）、纤维源性肿瘤（fibrogenic tumours）、骨血管肿瘤（vascular tumours of bone）、富含破骨性巨细胞的肿瘤（osteoclastic giant cell – rich tumours）、脊索源性肿瘤（notochordal tumours）、骨的其他间叶性肿瘤（other mesenchymal tumours of bone）、骨的造血系统肿瘤（haematopoietic neoplasms of bone）八大类，几乎每大类又分为良性、中间型及恶性，良性有 20 余个亚型（表 1 – 1）。

表 1 – 1 2020 版 WHO 骨肿瘤分类

来源	良性	中间型 （局部侵袭性）	恶性
软骨源性肿瘤 （chondrogenic tumours）	甲下骨疣 （subungual exostosis）	软骨瘤病 （chondromatosis）NOS	软骨肉瘤Ⅰ级 （chondrosarcoma, grade 1）
	奇异性骨旁 骨软骨瘤样增生 （bizarre parosteal osteochondromatous proliferation） 滑膜软骨瘤 （periosteal chondroma）		软骨肉瘤Ⅱ级 （chondrosarcoma, grade 2）
	内生软骨瘤 （enchondroma）	滑膜软骨瘤病 （syrovial chondromatosis）	软骨肉瘤Ⅲ级 （chondrosarcoma, grade 3）

表 1 - 1(续)

来源	良性	中间型 (局部侵袭性)	恶性
软骨源性肿瘤 (chondrogenic tumor)	骨软骨瘤 (osteochondroma)	非典型软骨肿瘤 (atypical cartilaginous tumour)	骨膜软骨肉瘤 (periosteal chondrosarcoma)
	软骨母细胞瘤 (chondroblastoma) NOS		透明细胞软骨肉瘤 (clear cell chondrosarcoma)
	软骨黏液样纤维瘤 (chondromyxiod fibroma)		间叶性软骨肉瘤 (mesenchymal chondrosarcoma)
	骨软骨黏液瘤 (osteochondromyxoma)		去分化软骨肉瘤 (dedifferantiated chondrosarcoma)
骨源性肿瘤 (osteogenic tumours)	骨瘤 (osteoma) NOS	骨母细胞瘤 (osteoblastoma) NOS	低级别中心性骨肉瘤 (low-grade central osteosarcoma)
	骨样骨瘤 (osteoid osteoma) NOS		骨肉瘤 (osteosarcoma) NOS
			普通型骨肉瘤 (conventionalosteosarcoma)
			毛细血管扩张型骨肉瘤 (telangiectaticosteosarcoma)
			小细胞骨肉瘤 (small cell osteosarcoma)
			骨旁骨肉瘤 (parosteal osteosarcoma)
			骨膜骨肉瘤 (periosteal osteosarcoma)
			高级别表面骨肉瘤 (high-grade surface osteosarcoma)
			继发性骨肉瘤 (secondary osteosarcoma)
纤维源性肿瘤 (fibrogenic tumours)	—	促结缔组织增生性纤 维瘤/韧带样纤维瘤 (desmoplastic fibroma)	纤维肉瘤 (fibrosarcoma) NOS
骨血管肿瘤 (vascular tumours of bone)	血管瘤(haemangioma) NOS	上皮样血管瘤 (epithelioid haemangioma)	上皮样血管内皮瘤 (epithelioid haemangioendothelioma)
			血管肉瘤 (angiosarcoma)
富含破骨性 巨细胞的肿瘤 (osteoclastic giant cell-rich tumours)	动脉瘤样骨囊肿 (aneurysmal bone cyst)	骨巨细胞瘤 (giant cell tumour of bone) NOS	恶性骨巨细胞瘤 (giant cell tumour of bone,malignant)
	非骨化性纤维瘤 (none-ossifying fibroma)		

表 1 - 1（续）

来源	良性	中间性 （局部侵袭性）	恶性
脊索源性肿瘤 （notochordal tumours）	良性脊索样肿瘤 （benign notochordal tumour）	—	脊索瘤 （chordoma）NOS
			软骨样脊索瘤 （chondroidchordoma）
			分化差的脊索瘤 （poorly differentiated chordoma）
			退分化脊索瘤 （dedifferentiated chordoma）
骨的其他 间叶性肿瘤 （other mesenchymal tumours of bone）	胸壁软骨间叶性错构瘤 （chondromesenchymal hamartoma of chest wall）	骨性纤维结构不良样釉质瘤（OFD 样釉质瘤） （osteofibrous dysplasia-like adamantinoma）	长骨的釉质瘤 （adamantinoma of long bones）
			退分化釉质瘤 （dififerentianted adamantinoma）
	单纯性骨囊肿 （simple bone cyst）	间质瘤 （mesenchymoma）NOS	平滑肌肉瘤 （leiomyosarcoma）NOS
	纤维结构不良 （fibrous dysplasia）		未分化多形性肉瘤 （pleomorphic sarcoma, undifferentiated）
	骨性纤维结构不良 （osteofibrous dysplasia）		
	脂肪瘤（lipoma）		骨转移瘤 （bone metastases）
	冬眠瘤（hibernoma）		

来源	恶性
骨的造血系统 肿瘤 （haematopoietic neoplasms of bone）	骨的浆细胞瘤（plasmacytoma of bone）
	非霍奇金淋巴瘤（non-hodgkin lymphoma）NOS
	霍奇金淋巴瘤（hodgkin lymphoma）NOS
	弥漫性大 B 细胞淋巴瘤（diffuse large B-cell lymphoma）
	滤泡性淋巴瘤（follicular lymphoma）NOS
	边缘带 B 细胞淋巴瘤（marginal zone B-cell lymphoma）
	T 细胞淋巴瘤（T-cell lymphoma）NOS
	间变性大细胞淋巴瘤（anaplastic large cell lymphoma）NOS
	淋巴母细胞性淋巴瘤（lymphoblastic lymphoma）NOS
	Burkitt 淋巴瘤（Burkitt lymphoma）NOS
	朗格汉斯细胞组织细胞增生症（langerhans cell histiocytosis）NOS
	播散性朗格汉斯细胞组织细胞增生症（langerhans cell histiocytosis, disseminated）
	Erdheim-Chester 病（erdheim-chester disease）
	罗道病（rosai-dorfman disease）

原发性骨肿瘤的发病部位非常广泛，几乎可发生于全身骨骼。申一鸣等[2]报道了100例原发性骨肿瘤，其中肱骨14例、桡骨3例、尺骨2例、脊柱17例、骨盆4例、股骨51例、胫骨9例。

脊柱是人体中轴骨，承担负重、减震、运动等功能，包括颈段、胸段、腰段、骶段，为骨肿瘤好发部位，发病率约占全身骨肿瘤的6.5%，其中转移瘤所占比例超过50%。[3]李锋等[4]报道了62例脊柱骨肿瘤患者，其中良性骨肿瘤13例，主要分布于腰椎，其次为颈椎、胸椎，以血管瘤、纤维结构不良常见；中间性骨肿瘤15例，主要分布于胸椎、腰椎，以骨母细胞瘤、骨巨细胞瘤、朗格汉斯细胞组织细胞增多症多见；恶性骨肿瘤34例，主要分布于胸椎，其次为腰椎，以浆细胞骨髓瘤、非霍奇金淋巴瘤常见。

原发性骨肿瘤常表现为非特异性的临床症状[5-6]，患者早期常出现疼痛、肿胀、功能障碍，骨骼急性、病理性骨折等表现。

一般大部分良性脊柱骨肿瘤或肿瘤样病变患者其临床表现较轻微，局部症状不明显，且无特异性全身症状，以青少年多见，病程较长；恶性脊柱骨肿瘤患者其发病年龄较大，成人多发，局部症状严重，且呈进行性加重特点，部分伴全身症状，患者病程短，病情严重。[7]

病理上，对骨纤维结构不良型釉质瘤和经典釉质瘤的鉴别主要依靠上皮细胞成分的范围。在骨纤维结构不良型釉质瘤中，以骨纤维结构不良样成分为主，上皮细胞分布较少，呈小巢状排列；在经典釉质瘤中，以上皮细胞成分为主，骨纤维结构不良样成分分布较少。上皮样细胞呈管状、鳞状、基底细胞样或梭形；而去分化型釉质瘤中上皮细胞分化特征变得不典型，取而代之的是多形性细胞，核分裂亦明显增多。

（一）骨肉瘤

骨肉瘤是一种主要来源于骨样组织的恶性肿瘤，虽然年发病率仅为3/100万，属于罕见肿瘤，占所有恶性肿瘤的1%[8]，但多发生于15～20岁的青少年，是儿童和青少年最常见的原发性恶性骨肿瘤，具有生长迅速、早期转移的特点。[9]

骨肉瘤包括许多病理类型，其中最常见的病理类型是高级别普通型骨肉瘤。骨肉瘤是一种遗传异质性很强的恶性肿瘤[10]，在迄今为止最大的骨肉瘤基因测序研究中发现，10%的骨肉瘤患者具有特定生长因子信号转导基因突变。

（二）软骨肉瘤

软骨肉瘤（chondrosarcoma）是发生于软骨细胞的恶性肿瘤，分为原发性与继发性软骨肉瘤2种，继发性软骨肉瘤是指在原有软骨良性病变的基础上恶性变而来，如内生软骨瘤、骨软骨瘤等。

软骨肉瘤是较常见的恶性骨肿瘤，是继骨肉瘤之后第二高发的骨恶性肿瘤，占全部恶性骨肿瘤的10%～15%。[11]但在骨盆恶性肿瘤中，软骨肉瘤发生率最高，约占20%以上，中青年多见。

对软骨肉瘤的基因组分析发现[12]，部分软骨肉瘤有COL2A1、IDH1、IDH2的突变，50%的软骨肉瘤中存在IDH1基因的突变，可根据有无IDH1的突变而区分软骨肉瘤和成骨性骨肉瘤。[13]研究发现[14]，在软骨肉瘤中，IDH2的突变可引起细胞中DNA超甲基化，从而抑制间叶组织分化。使用去甲基化药物可逆转这种抑制作用，提示IDH可能成为软骨肉瘤的一个治疗靶点。

Boeuf等[15]的研究发现，骨形态发生蛋白（bmp）通路在软骨肉瘤中呈激活状态，且活性程度与软骨肉瘤的分级相关。去分化软骨肉瘤恶性程度相对较高，其发生可能与TCF-1的过度表达有关。[16]

（三）骨巨细胞瘤

骨巨细胞瘤（giant cell tumor, GCT）是一种临床常见的原发骨肿瘤，核转录因子κB受体活化因子配体（RANKL）的过度表达是 GCT 特征性发病机制。

原发性胸骨 GCT 最早由 Astley Cooper 等于 1818 年报道，罕见。[17]截至 2020 年，只有 11 例原发性胸骨 GCT 病例报道。[18]

（四）冬眠瘤

冬眠瘤内富含毛细血管，脂肪细胞内含有许多散在的脂滴，线粒体较大，富含铁，因为棕色脂肪多存在于冬眠动物内，故称为冬眠瘤。

二、流行病学

原发恶性骨肿瘤发病率极低，属于罕见肿瘤，但原发良性骨肿瘤的发病率较原发恶性肿瘤更高。[19]美国原发恶性骨肿瘤的年龄调整后，发病率为 0.9/10 万，占所有恶性肿瘤的 0.2%。[20]2012年，中国肿瘤登记中心年度报告显示，原发恶性骨肿瘤的年龄调整后发病率为 1.44/10 万，占中国所有恶性肿瘤的 0.7%。[21]

多个研究表明[22-26]，骨肉瘤、软骨肉瘤、尤因肉瘤、多发性骨髓瘤和淋巴瘤是最常见的 5 种原发恶性骨肿瘤。徐海荣等[27]对作者医院原发骨肿瘤 9200 例临床资料进行分析发现，最常见的组织学类型是骨肉瘤，占所有骨肿瘤的 22.8%，其次是巨细胞瘤占 16.7%，骨软骨瘤占 9.1%，原发软骨肉瘤占 5.6%，单纯骨囊肿占 4.9%，骨纤维结构不良占 4.2%，软骨母细胞瘤占 3.1%，骨样骨瘤占 2.6%，恶性纤维组织细胞瘤占 2.2%，多发性骨髓瘤占 2.1%，内生软骨瘤占 2.0%，尤因肉瘤占 1.9%，脊索瘤占 1.8%，其他占 21.1%；淋巴瘤仅 108 例，占 1.2%。

脊柱骨肿瘤是人体常见肿瘤之一，占全身骨肿瘤的 6%～10%。[28]

骨肿瘤主要发病群体为青少年，高峰年龄为 15～19 岁。[29]骨转移瘤、孤立性浆细胞瘤、淋巴瘤、脊索瘤、未分化高级别多形性肉瘤以及骨软骨瘤、纤维结构不良、骨巨细胞瘤等良性、中间型骨肿瘤，平均发病年龄多在 40 岁以后。[30-35]骨肉瘤和尤因肉瘤主要发生在儿童和青年人，软骨肉瘤多见于中老年人，脊索瘤则在 50～60 岁的男性中更为常见。[36]

申一鸣等[2]报道了 100 例原发性骨肿瘤，男 62 例，女 38 例，年龄为 22～54 岁，平均年龄为（33.8±14.6）岁；王筱璇等[37]报道了单椎体 116 例良、恶性骨肿瘤，男 62 例，女 54 例，年龄为 8～75 岁，平均为（48.6±8.3）岁；李锋等[4]报道了 52 例脊柱骨肿瘤患者，男 32 例，女 20 例，年龄 13～76 岁，平均为（47.5±5.6）岁。

大多数骨肿瘤的发病机制和病因目前尚不清楚。有报道指出[38]，骨肉瘤是最常见的放射线诱导的骨肿瘤类型之一。骨肉瘤的发病可能与某些特定的基因突变有关，如在 Li - Fraumeni 综合征中，TP53 基因突变导致骨肉瘤发病风险明显增高。[39]另外，在有视网膜母细胞瘤病史的患者中，视网膜母细胞瘤基因 RB1 的突变，导致骨肉瘤是第二常见的伴发恶性肿瘤。

韧带样纤维瘤（desmoid - typefibromatosis，DF）的发病机制尚不清楚，但已经提出内分泌、创伤和遗传等原因。[40]

胸骨骨肉瘤很少见，仅占所有骨肉瘤的 0.08%。[41]青少年和青壮年多发，只有少数超过 40 岁发病，患者多有放射史、纤维异常增生、慢性骨髓炎、软骨瘤、良性软骨瘤或中枢性骨髓炎。[42]

三、影像学表现特点

骨肿瘤影像学检查，主要包括 X 线、CT、MRI、SPECT，PET - CT 为非必要检查方法。

（一）不同影像学检查之优劣

X线拍片是骨肿瘤检查的基本方法，操作方便，价格低廉，可对肿瘤病灶的大小、部位以及肿瘤性质做出基本的推测和判断。但X线分辨率不高，对肿瘤病变不能进行准确细微的观察，导致其诊断正确率较低，具有一定局限性，可作为初筛检查项目。[43-44]

CT具有较高的密度分辨率，对骨化、钙化、骨膜反应及成骨性、混合性骨质破坏的诊断较准确，其强大的后处理技术提高了肿瘤的诊断价值。[45-47]

MRI具有良好的软组织分辨率，可较好地区分脂肪组织、不同时期出血等；MRI多方位成像的特点使其可直接显示肿瘤对附件、椎管、硬膜囊及脊髓的累及情况，以及其与周围肌肉、神经、血管的关系，有利于手术方案的制定。MRI对骨肿瘤检查，常采用T1WI、T2WI、脂肪抑制序列、梯度横波序列进行扫描，可对患者病灶的解剖结构及病灶与周围组织侵犯情况进行良好的显示。[48]

SPECT/CT全身骨显像对患者骨代谢、肿瘤是否发生骨转移具有良好的提示作用，检查方式较简便，加大扫描范围、通过三维图像可为手术病灶定位提供参考[49-50]。申一鸣等[2]报道了100例原发性骨肿瘤，SPECT/CT对恶性原发性骨肿瘤诊断灵敏度为94.12%，特异度为87.50%，准确度为92%，阳性预测值为94.12%，阴性预测值为87.50%。作者认为，SPECT/CT对恶性原发性骨肿瘤诊断具有良好的诊断效能。

李锋等[4]报道了52例脊柱骨肿瘤患者，MRI诊断不同病理类型脊柱骨肿瘤准确率最高，分别为76.92%、80.00%、83.33%；其次为CT，分别为61.54%、73.33%、75.00%，MRI诊断整体准确率高于X线。段舒怀等[51]报道了86例骨肿瘤或软组织肿瘤，结合MRI常规扫描及动态增强扫描，并通过图像后处理手段，以病理结果为对照，MRI诊断骨肿瘤的准确率为90.16%、特异度为85.18%、灵敏度为94.12%、一致性为0.79%，诊断软组织肿瘤的准确率为91.42%、特异度为83.33%、灵敏度为95.65%、一致性为0.805，提示MRI及其成像技术、图像后处理技术综合应用于骨肿瘤、软组织肿瘤均具较好的诊断鉴别价值，一致性较好。申一鸣等[2]报道了100例原发性骨肿瘤，MRI对恶性原发性骨肿瘤诊断灵敏度为88.24%、特异度为90.63%、准确度为89%、阳性预测值为95.24%、阴性预测值为78.38%，提示MRI对恶性原发性骨肿瘤诊断价值较好，准确度较高。

（二）不同类型骨肿瘤影像学特点

1. 良、恶性表现差异

根据原发性骨肿瘤生物学行为，可将其分为良性骨肿瘤、中间性骨肿瘤与恶性骨肿瘤，它们之间的影像学表现有显著不同。

良性骨肿瘤病灶直径相对较小，且肿块生长速度慢，预后通常较好。X线常伴栅栏状改变，MRI见低信号，部分并发病理性骨折患者可见脊髓压迫症状，边缘较清晰。[52-53]

血管肉瘤、骨巨细胞瘤、骨肉瘤、孤立性浆细胞瘤等恶性骨肿瘤均可见不同程度的骨质破坏表现，而中间性骨肿瘤常突破骨质形成软组织肿块。

恶性脊柱骨肿瘤，其影像学常可见溶骨性破坏，边缘模糊，T1WI序列常见异常骨髓信号影，肿瘤常呈浸润性生长，但极少累及椎间盘，部分伴椎弓根侵犯者可见骨膨胀性改变，而肿瘤累及周围软组织者常见非规则软组织肿块，增强扫描通常可见非均匀斑片状强化征，且随恶性肿瘤进展，其信号、密度改变更为明显。

中间性骨肿瘤其病灶与软组织常可见高密度分隔，CT上多可见膨胀性骨质破坏，少见硬化边及钙化灶，病灶内可见残留破坏性骨质。[54]

曾钊等[55]指出，不同病理类型脊柱骨肿瘤其发病部位存在差异。有研究报道[56]，良性骨肿瘤主要分布于腰椎、颈椎及胸椎，中间性骨肿瘤及恶性骨肿瘤多分布于胸椎、腰椎。

2. 骨膜软骨肉瘤

骨膜软骨肉瘤是一种罕见的软骨来源肿瘤，约占软骨肉瘤的 2.5%，好发于 30 岁以前，临床表现为局部疼痛性质硬肿块。

好发于长骨，多位于干骺或骨干 – 干骺交界处；发生于骨皮质表面与骨膜有关，侵犯其下方骨皮质，但骨髓不易受累。

影像学上，表现为皮质旁大于 5cm 的分叶状肿块，局部皮质增生或变薄，髓质较少，受累肿瘤表面可见钙化的包壳。

3. 脊索瘤

脊索瘤起源于原始的脊索，任何年龄均可发生，临床表现取决于病变区域。

影像学表现为溶骨性病变和软组织肿块，偶见营养不良性钙化。MRI T1WI 呈低信号、T2WI 上可呈高信号。组织学上显示病变内大量黏液基质，phisalifera 细胞和软骨病灶，易于形成条带或假腺泡结构，故 T2WI 和扩散加权成像上呈现出高信号。[57]

退分化脊索瘤是一种双相脊索瘤，以常见脊索瘤和高级别肉瘤为特征。发病部位及临床症状与传统的脊索瘤相似，X 线平片和 CT 上不能将二者区分，MR 上退分化的部分在 T2WI 上往往信号较低，不同于常规脊索瘤的高信号特征。

低分化脊索瘤是一种具有脊索分化的低分化肿瘤，通常发生于中轴骨，主要是斜坡和颈椎，以 SMARCB1 表达缺失为特征。这是一种罕见的脊索瘤，主要发生于儿童，偶见于年轻人，影像上和其他类型的脊索瘤不能鉴别，预后较差。

4. 促结缔组织增生性纤维瘤

促结缔组织增生性纤维瘤又称韧带样纤维瘤，是一种局部侵袭性骨肿瘤，由富含胶原的梭形细胞组成。

影像表现为边界清晰、分叶状肿块，常可见骨小梁形成；较大的病灶可破坏骨皮质并延伸至周围软组织；纤维组织在 T1WI 和 T2WI 上均表现为低信号，骨显像或 FDG – PET 显示核素摄取增高。

5. 非骨化纤维瘤

非骨化纤维瘤是一种良性自限性疾病，病变可随时间消退，其原因尚不清楚。组织学上由梭形细胞构成，其中散在分布破骨巨细胞。儿童多发，成人少见。

X 线平片，表现为骨皮质内的病变，与骨长轴方向相同，边缘硬化；MRI T1WI 为低信号、T2WI 为不均匀高信号。

6. 上皮样血管瘤

上皮样血管瘤是一种发生在骨的局部侵袭性血管肿瘤，由具有上皮样形态和内皮分化的细胞组成，常发生在 30~60 岁，男女比例相似。

长骨多见，可累及干骺端或骨干。X 线表现为透亮的骨质破坏并伴有硬化边，钙化少见，一般无骨膜反应。MRI 上信号变化较大，T2WI 上多呈高信号，类似其他血管类肿瘤，T1WI 呈等或稍高信号，增强后可明显强化，周围可见骨髓水肿。

7. 胸壁软骨间叶性错构瘤

胸壁软骨间叶性错构瘤是一种起源于肋骨的良性骨肿瘤，由透明软骨、编织骨、梭形细胞和充满血液的囊性间隙组成。起源于髓腔或肋骨表面，并可同时累及多根肋骨，最常累及肋骨外侧或后侧面，多数单发，亦可多发。

X 线和 CT 通常显示为肋骨的膨胀性病变，有清楚的硬化缘，病变内有钙化和囊性改变。钙化主要为软骨样，也可能表现为骨样或混合特征；MR 能较好地显示实性和囊性成分[58-59]，T1WI 和 T2WI 上信号不均匀。

8. 釉质瘤

釉质瘤是具有局部侵袭性和恶性特征的肿瘤，包括数量不等的上皮样和骨纤维样成分，有 3 个亚型，分别是骨纤维结构不良样釉质瘤（中间型）、经典的釉质瘤（恶性）和退分化釉质瘤（恶性）。

骨纤维结构不良、釉质瘤和骨纤维结构不良样釉质瘤在影像上表现相似，X 线平片上表现为胫骨前方骨皮质内溶骨性、膨胀性骨质破坏，伴有骨硬化，可见"肥皂泡"样改变，在 T1WI 上呈低信号、在 T2WI 上呈高信号。但这种外观是大多数肿瘤的典型特征，诊断价值有限。

9. 骨平滑肌肉瘤

骨平滑肌肉瘤是起源于骨的原发恶性肿瘤，显示平滑肌分化方向。

好发于下肢膝关节周围，如股骨远端和胫骨近端的干骺部，其次是颅面骨。影像学上无明显特征，通常呈溶骨性骨质破坏，可有软组织肿块形成；部分患者与既往的放疗或骨内梗死有关，免疫低下的患者与 EBV 感染有关；组织学上类似于其他部位的平滑肌肉瘤。

10. 单椎体主要骨肿瘤

（1）骨软骨瘤：病灶常起源于椎板、椎弓根、关节突等后柱结构，典型表现为病灶与邻近骨质"皮相连、髓相通"。[60]

（2）纤维结构不良：病变常累及椎体，附件较少受累，表现为边界清楚的均匀低密度影，骨皮质变薄，但无破坏或软组织肿块。

（3）骨巨细胞瘤：肿瘤主体常位于椎体，呈偏心性、膨胀性、溶骨性骨质破坏，其内可见粗短骨嵴，多数无硬化边、钙化及骨膜反应，典型者可呈皂泡样改变，部分可突破骨皮质形成椎旁软组织肿块。

（4）侵袭性血管瘤：常造成椎体、椎弓根或椎板的膨胀性改变，或形成椎旁软组织肿块，CT 呈典型的"蜂窝征、栅栏状"改变。

（5）孤立性浆细胞瘤：CT 表现为骨质疏松基础上的穿凿样骨质破坏，边界清晰，无骨膜反应，当正常髓质被完全取代时，出现"中空样"改变。

MRI 可显示围绕椎管生长的软组织肿块呈"围管征"，以及骨质破坏内残存的椎体终板、增生硬化的骨小梁形成的"微脑回征"。

11. 原发性骨淋巴瘤

原发性骨淋巴瘤最常发生在股骨，其次是骨盆、脊柱和肱骨，通常起源于骨的骨干 - 干骺区域。[61]10% ~40% 的病例是多灶性的，一骨多灶或同时累及多骨。

临床表现为局部疼痛，但很少有全身性的症状。影像学无特异性，常表现为较大的溶骨性骨质破坏，侵犯骨皮质并形成软组织肿块，病灶边缘常呈虫噬状或穿凿状改变，并可出现洋葱皮骨膜反应。在某些情况下，肿瘤可引起广泛的骨髓硬化。[62-63]

四、组织活检

尽管骨肿瘤的发病年龄、性别、部位及影像学表现有一定特点，但多数骨肿瘤的诊断及鉴别诊断仍存在较大困难[64]，而肿瘤组织学检查及免疫组化检查是诊断的金标准[65-66]。因此，组织活检是明确诊断的前提。

骨肿瘤组织活检可分为切开活检和经皮穿刺活检，是目前常用的2种肌肉骨骼病变诊断技术。[67]

切开活检是在肉眼直视下取材，有经验的临床医生可根据组织性状选取最有可能的病灶进行病理学检查。

切开活检可获得较大尺寸、足够的肿瘤样本，能同时进行免疫组织化学或细胞遗传学等分析。

但是，切开活检需要在全身麻醉或区域麻醉的条件下，在手术室层流房间内进行。

一般而言，对于特定部位的骨肿瘤，若评估穿刺活检可取到足够的样本量时，仍建议行穿刺活检。

有研究报道，当获得的样本量足够时，穿刺活检准确率为88%～96%。[68]值得注意的是，不论切开或穿刺活检，皆有可能导致肿瘤溢出或肿瘤沿活检通道植入，导致肿瘤局部复发风险升高，因此活检部位应视为肿瘤的一部分，需要整体切除。相对而言，采用穿刺活检，肿瘤种植的风险较小。[69]

对于一些骨盆内病灶，切开活检往往会需要很大的切口才能到达病灶，甚至一些部位无法到达；穿刺活检，通过活检前影像学资料仔细定位，或在相关影像引导下经皮穿刺活检能达到病灶。[70]通常情况下，活检的位置应该在下次手术切口的范围内，保证下次手术能将活检部位连同肿瘤一起完整切除。[71]

五、治疗

目前，骨肿瘤无论良、恶性，其治疗均以外科切除治疗为主，恶性骨肿瘤尚需辅以放疗、化疗、靶向治疗、生物治疗等治疗手段。[72-73]

（一）手术治疗

良性骨肿瘤易根治，预后好；恶性骨肿瘤易局部复发和远处转移，预后差。因此，原发性恶性骨肿瘤手术治疗原则为肿瘤完整切除、硬组织的重建和软组织的覆盖修复。

对大多数骨与软组织肉瘤而言，外科手术是唯一的治愈手段。[74-75]

肢体恶性骨肿瘤多见于胫骨上端和股骨远端，近年来，得益于新辅助化疗的广泛应用，此类肿瘤保肢治疗与截肢治疗在局部复发率和总生存率方面已无明显差异，保肢已成为一种趋势。[76-77]

手术是大部分胸骨肿瘤的首选治疗方案，目的是切除所有边界清晰的肿瘤。切除时应距离胸骨肿瘤边缘至少3cm[78-79]，除非肿瘤累及整个胸骨，否则均应尽力保留部分胸骨及其附着物至剩余的肋骨。如果肿瘤位于胸骨下部，通常可保留全部或部分胸骨柄；累及胸骨上段的肿瘤通常需要切除胸骨柄、胸骨体以及邻近的肋软骨。[80]

胸骨肿瘤切除后，需要对切除后的胸壁缺损进行修补重建，若缺损面积小，如少部分胸骨体或胸骨柄的切除，在不影响胸廓稳定性的情况下，直接缝合或软组织覆盖就可获得较好疗效；若缺损面积超过5cm×5cm，则需要自体或人工材料修补。[81]理想的重建材料应满足以下要求[82]：硬度和稳定性高，防止胸壁漂浮；良好的组织相容性，在体内保存时间长，无免疫排斥反应；容易切割、成形和固定，易消毒，X线可透射。

目前重建材料主要分为自体、异体组织和人工材料3类，自体胸壁重建材料包括肋骨、髂骨、腓骨、筋膜、肌瓣和乳房（女性）。[83]肌肉是覆盖全层胸壁缺损的首选软组织，肌瓣可通过带蒂肌肉或游离肌肉修补胸壁缺损，背阔肌、胸大肌、腹直肌、前锯肌、外斜肌、下腹壁穿支皮瓣、膈肌、大网膜股外侧肌皮瓣等均可选择。[84]

异体胸壁重建材料主要指同种异体骨（异体胸骨、髂骨等）和异种组织（猪肠黏膜下层、牛心包等）[85]，前者更为常用。

1. 骨肉瘤

20 世纪 70 年代以前，骨肉瘤根治性手术治疗，即使是长骨骨肉瘤接受了标准的损毁性截肢术，仍然难以避免局部复发、远处转移和死亡，骨肉瘤单纯手术后的 5 年生存率仅为 20%。

骨肉瘤治疗通常采用术前化疗 - 外科手术 - 术后化疗的综合治疗模式。目前，骨肉瘤患者的 5 年生存率已达到 50% ~ 80%。

骨肿瘤瘤段切除联合肿瘤型关节假体置换术已成为一种普遍的保肢术式，虽然该术式可能面临着术后感染、远期松动及翻修等并发症。[86]

（1）有研究报道[87]，对高级别非转移性的骨肉瘤患者，分别行保肢和截肢手术，2 组患者在生存率和局部复发率方面没有任何显著差异。

（2）对于低级别骨肉瘤未发生转移患者，建议行广泛切除手术治疗，该级别骨肉瘤不推荐辅助化疗；高级别骨肉瘤，建议辅助化疗。[88]

（3）对于高级别骨肉瘤患者，首选新辅助化疗 + 广泛切除手术进行治疗；对于手术切缘阳性者，可考虑再次手术切除 ± 放疗。

术后病检，对于组织学反应良好（活瘤量小于肿瘤面积 10%）的患者，应继续接受同一化疗方案；对于组织学反应较差（活瘤量 ≥10% 肿瘤面积）的患者，可考虑更改化疗方案。[89]

（4）对于发生转移的患者，化疗结局很差，故对于出现可切除转移灶（肺转移、内脏转移或骨转移）的患者，应术前化疗 + 广泛切除原发肿瘤和转移灶；对于出现不可切除的转移灶患者，应化疗 ± 放疗进行治疗。

2. 软骨肉瘤

根据软骨肉瘤的恶性程度及细胞分化程度，可分为 Ⅰ ~ Ⅲ 级。软骨肉瘤的主要治疗方法是手术切除，其对放疗和化疗均不敏感。[90]

对于低级别软骨肉瘤的手术方式目前仍存争议，有学者认为应该整块切除，另有学者认为通过囊内刮除辅以液氮、电灼等方法已经足够。[91]

软骨肉瘤即使多次复发，仍有手术治愈的可能。复发性软骨肉瘤和再次复发性软骨肉瘤的 10 年生存率分别是 65% 和 60%。

（1）对于低级别、可切除的四肢间室内软骨肉瘤患者，主要治疗选择是广泛切除或病灶内切除手术。

（2）对于低级别、盆腔软骨肉瘤病人，首选治疗方案是广泛切除[92]，但广泛切除很具有挑战性，术中对于盆腔脏器的保护、骨盆功能的重建都是值得重视的问题。

（3）对于高级别、透明细胞性，或间室外软骨肉瘤患者，若可切除，应采用广泛切除（保肢或截肢手术），争取获得阴性的手术切缘。发生在四肢的低级别软骨肉瘤可考虑行病灶内切除手术，而高级别软骨肉瘤为了获得好的预后必要时可行截肢手术。

（4）对于肿瘤位置不利（颅底和中轴骨软骨肉瘤），或不能切除的高、低级别软骨肉瘤患者，均可考虑放疗。[93]

3. 骨巨细胞瘤

骨巨细胞瘤是一种交界性骨肿瘤，占我国骨肿瘤的 10% ~ 15%，好发于长骨的干骺端，多数为

良性病变，但具有局部侵袭性，术后容易复发，恶变率约为5%，少数病例可出现肺转移，在治疗上仍存在一定争议。[94-95]

骨巨细胞瘤的外科治疗原则是在降低术后局部复发率的基础上最大限度地保留肢体的关节功能，对于局部破坏严重的病例可采用瘤段切除联合大段异体骨或人工关节修复重建，但这种方法术后局部复发率仍可高达16%，且术后容易出现排斥反应、骨折、关节返修等并发症。

目前广泛应用的外科治疗方法是病灶内切除联合有效的辅助治疗处理瘤腔，手术难点在于彻底刮除肿瘤后如何处理残腔以减少术后局部复发，以及刮除术后如何修复骨缺损以保留关节功能；辅助治疗药物主要有地舒单抗、栓塞、干扰素等。

（1）对于可切除的骨巨细胞瘤患者，病灶内切除是主要治疗方法。第一次病灶内切除可在充分刮除病灶的基础上，用磨钻对整个瘤壁磨去1~2mm的骨质，再用低渗盐水、过氧化氢反复浸泡冲洗，以减少肿瘤复发。

（2）对于有大范围骨皮质缺损或关节受累的骨巨细胞瘤，以及巨大骶骨骨巨细胞瘤患者，可考虑连续动脉栓塞治疗。[96]

（3）对于反复复发、可切除的骨巨细胞瘤，或不可切除的中轴骨骨巨细胞瘤患者，地舒单抗±栓塞作为首选方案。干扰素亦是一种有效的治疗方法。

（4）对于不能接受地舒单抗、栓塞或干扰素的骨巨细胞瘤患者，可适当应用放疗，但放疗可能会增加肿瘤恶化的风险。

（5）对于发生转移的患者，如果转移灶可切除，建议对原发部位肿瘤进行手术切除，同时对转移部位进行病灶内切除；[97]对于转移灶不可切除患者，则建议使用地舒单抗、干扰素和放疗作为治疗选择。

4. 脊索瘤

脊索瘤的治疗主要有手术切除与放射治疗，一般根据发病部位进行选择。

（1）对于脊柱和骶骨可切除的脊索瘤患者，可行广泛切除±术后放疗。[98]

（2）对于颅底可切除的脊索瘤患者，可行病灶内切除±术后放疗。在适当的情况下，最大限度的安全切除。

（3）对于巨大的间室外脊索瘤或切除后手术切缘阳性的脊索瘤，可考虑采用放疗辅助治疗。

（4）对于手术切缘阳性的颅底脊索瘤，如有必要可考虑再次手术切除。

（5）对于不能切除的脊索瘤，无论肿瘤的位置如何，主要应用放疗进行治疗。

（二）微波消融治疗

微波消融是一种局部热消融技术，具有热效率高、升温速度快、凝固区坏死彻底等特点，广泛适用于良、恶性骨肿瘤。

1. 禁忌证

微波消融禁忌证主要包括肿瘤多发转移，尤其是无法保留大关节功能者，重要血管及神经无法与肿瘤分离者，身体条件差无法耐受手术治疗者。

2. 并发症

（1）皮肤烫伤：经皮穿刺微波消融治疗骨肿瘤最常见的并发症为皮肤烫伤，发生率大约为5%，大多在术后1个月自愈。[99]通过在消融病灶的皮下注射1%利多卡因10~20mL来预防，除可隔离皮肤与消融区外，还可起到缓解疼痛的作用。[100]

（2）术后肿瘤局部复发：因微波消融技术在治疗骨肿瘤方面尚未实现术中精确监控消融范围及

适应证选择过宽等原因，术后局部复发率较高。[101]

（3）术后病理性骨折：因微波消融术后骨组织的修复重建是一个漫长过程，术后常因过早进行肢体负重，造成术后手术部位病理性骨折。

术中加强内固定、探讨最优化的康复方案，可降低术后病理性骨折发生率。[102]

（4）术后深部感染：消融术后坏死组织未清除干净、肿瘤患者接受放化疗后免疫力低下，是术后发生深部感染的主要潜在因素，预防措施主要包括术中加强创面的无菌处理及提高患者的免疫力等。

3. 骨样骨瘤微波消融治疗

骨样骨瘤是一种良性的成骨性肿瘤，好发于儿童和青少年。传统的外科治疗为开放性手术切除瘤巢，常因瘤巢较小，术中定位不准确导致手术创伤大，术后易出现骨折等并发症。

Rosenthal 等[103]于 1992 年首先尝试使用射频消融术治疗 4 例骨样骨瘤患者，效果良好，最长随访 1 年无复发。

目前，CT 引导下实施经皮射频消融术是治疗骨样骨瘤最常用的方法，与射频消融相比，微波消融具有消融范围广、效率高等优点。有学者[104-105]进行了探索，Prud'homme 等[106]在 CT 引导下经皮应用微波消融技术对 13 例四肢骨样骨瘤进行治疗，术后随访 1 个月，疼痛均消失，其中 1 例出现局部神经麻木及皮肤烧灼，成功率为 92%，与射频消融治疗骨样骨瘤的成功率相似。

4. 骨巨细胞瘤微波消融治疗

中国应用微波原位灭活技术治疗肢体骨巨细胞瘤已超过 30 年，取得了较满意的疗效。张余等[107]报道 1 例微波灭活治疗胫骨巨细胞瘤，术后 1 年瘤段病理分析证实，微波原位灭活肿瘤残腔的方法、方式是确实可行的，术后 1 年行瘤段病理分析未发现肿瘤生长，同时瘤段的骨再生及再血管化在术后 1 年仍在进行。

周勇等[108]报道了 46 例长骨巨细胞瘤微波消融治疗效果，平均随访 7.6 年，局部复发率为 4.3%，关节功能优良率为 95.7%。姚雨等[109]采取自体髂骨块联合骨水泥修复骨巨细胞瘤微波灭活术后骨缺损，自体髂骨块促进近关节软骨下骨愈合，骨水泥充填残腔防止发生关节软骨面塌陷，术后患者可早期负重活动，缩短疗程，平均随访 32 个月，局部复发率为 6.3%，关节功能优良率为 87.5%。韦兴等[110]对比了 2 种不同微波灭活技术对肢体骨巨细胞瘤的疗效，发现相对于先行肿瘤原位微波灭活后刮除肿瘤，采用先常规刮除肿瘤再辅以微波灭活残腔的方法可在保持局部低复发率的基础上，进一步降低术后骨折的发生率。

5. 肢体恶性骨肿瘤微波消融治疗

微波消融技术应用于肢体恶性骨肿瘤的治疗，可避免关节置换。陈秉耀等[111]报道了微波消融治疗 15 例（Enneking 分期为 Ⅱ b 期）下肢骨肉瘤的随访情况，术中微波消融骨肿瘤后清除坏死组织，行自体或异体骨或骨水泥联合钢板内固定，平均随访 51 个月，局部复发率为 26.7%，5 年总生存率为 53%，骨折率为 40%。张余等[112]对比了原位微波消融与假体置换治疗肢体骨肿瘤的临床疗效，该研究纳入了微波消融组 30 例、关节置换组 10 例，术后 1 年 2 组的总体生存率为 85%，微波消融组的局部复发率、术后并发症均高于假体置换组，而肢体功能评分低于假体置换组，微波消融在胫骨远端骨肉瘤方面似乎显示了不错的疗效。

韩康等[113-114]报道了微波射频保肢术及截肢术治疗胫骨远端骨肉瘤的临床疗效对比，27 例给予截肢治疗（截肢组），52 例给予微波射频保肢和重建治疗（保守治疗组）。截肢组经膝下或小腿中段截肢，保守组利用微波射频彻底原位灭活骨肿瘤，再予脱钙骨基质骨粒复合骨水泥结合自体或异体骨完成骨的重建，平均随访58个月，2组患者的总生存率、局部复发率和术后并发症比较均无明显差异，保守治疗组的关节功能显著优于截肢组，与截肢术相比，微波射频保肢术治疗胫骨远端骨肉瘤显著提高了患者的关节功能。Li 等[115]报道了微波消融治疗 11 例胫骨远端骨肉瘤，平均随访 48个月均无局部复发。

6. 骨盆恶性骨肿瘤微波消融治疗

骨盆区域解剖复杂，部位深在，当发生肿瘤时，不易发现，患者就诊时肿瘤体积往往较大。

骨盆肿瘤的治疗首选外科治疗，完整切除肿瘤达到局部控制。但手术完整切除肿瘤的创伤极大，并发症高，肢体关节功能丧失严重，患者往往难以接受，常用的手术方式有半骨盆切除或 1/4切除等。[116 - 117]

范清宇等[118]自 1994 年起将原位分离插入式微波天线阵列诱导高温灭活治疗骨肿瘤技术应用于骨盆肿瘤的外科治疗，截至 2005 年，已有 152 例骨盆恶性肿瘤患者接受了治疗，术后随访 3 ~ 11年，是目前微波消融技术治疗骨盆肿瘤纳入样本量最大、随访时间最长的报道。随访期间，局部复发率为 11%，6 例出现感染，2 例出现坐骨大孔骨折，4 例出现髋关节退行性变。肢体功能方面，除去 39 例死亡，剩余病例的髋关节功能评价为：77 例优，15 例良，11 例差，优良率达到 89%。

纪经涛等[119]应用原位微波消融灭活术治疗 18 例骨盆恶性肿瘤，平均随访 3.5 年，局部复发率为 5.5%，术后 1 年按 ISLOS 功能评分，7 例死亡，余 11 例为 27 ~ 29 分。袁振超等[120]报道了 15 例骨盆肿瘤患者应用原位微波消融术的临床疗效，平均随访 14 个月，随访期间无骨盆肿瘤局部复发，术后疼痛明显缓解，肢体功能优良率为 86.7%。

7. 脊柱恶性骨肿瘤微波消融治疗

手术彻底切除病灶是脊柱恶性骨肿瘤减少复发及转移的关键所在，但因脊柱结构复杂，周围毗邻大血管及脊髓，手术难度及风险极大。[121 - 122]

脊柱肿瘤 Enbloc 切除术为根治性手术，可获得满意的肿瘤局部控制率，但该术式创伤大，手术时间长，失血多，肿瘤切除后脊柱重建复杂，且不适合非连续多椎体病变及转移瘤的患者。[123 - 125]单纯后路椎管减压 + 脊椎肿瘤部分切除 + 内固定术，虽可达到快速稳定脊柱及神经减压的目的，但术后局部复发率较高。

2007 年，沈万安等[126]首次报道了微波消融技术应用于 2 例胸腰椎肿瘤患者治疗，术后随访1 ~4 个月，无肿瘤局部复发、无神经损伤症状。其后有陆续的相关报道，如朱方正等[127]在 2008 年报道了微波消融治疗 12 例脊柱原发性或转移性骨肿瘤，围手术期 1 例出现单侧下肢感觉、运动功能消失，3 周后恢复，术后随访 3 个月至 1 年，Frankel 神经功能分级较术前改善，1 例局部复发，复发率为 8%。陈秉耀等[128]报道了开放式微波消融结合减压内固定治疗 76 例椎体转移瘤的 2 年随访结果，有 70 例患者的 Tomita 评分≤分，适合手术治疗，术后疼痛明显缓解，术前神经功能障碍 55例，术后恢复行走能力 49 例，术后肿瘤局部复发率 12%，平均复发时间 9 个月。

（三）骨肉瘤化学治疗

骨肉瘤治疗的基本策略是综合治疗，而化疗是骨肉瘤综合治疗的重要手段。辅助化疗有利于提高骨肉瘤患者的生存率，新辅助化疗有利于提高保肢率。

骨肉瘤化疗的一线用药是大剂量甲氨蝶呤、异环磷酰胺、多柔比星、顺铂，足量用药是骨肉瘤化疗疗效的基本保障；二线可选择化疗药物是吉西他滨、多西他赛、依托泊苷、索拉非尼等。

一项入组了 674 例Ⅲ期肢体软组织肉瘤患者的研究结果显示，不超过 1 年的以蒽环类为基础的术前或术后化疗可使患者取得生存获益。[129]

多项临床试验结果显示，吉西他滨、多西他赛、紫杉醇和长春瑞滨等可用于进展期以及特定组织学类型的骨与软组织肿瘤的治疗。

目前，胸骨骨肉瘤的化疗方案 NCCN 指南推荐为顺铂和阿霉素的短期强化治疗。[130]

骨肉瘤化疗的大剂量足疗程用药及青少年患者化疗等特殊问题，应注重化疗用药的安全用药管理，积极防治化疗所致的恶心呕吐，骨髓抑制及心脏毒性等近期和远期不良反应。

1. 新辅助化疗

自 20 世纪 70 年代开始，术前化疗 + 手术 + 术后化疗应用于骨肉瘤治疗后，5 年生存率获得了显著提高，由原来的 10% ~ 20% 提高到 60% ~ 80%，但近 30 年来进入了平台期。

对于经典型骨肉瘤 ⅡB 期和 Ⅲ 期的患者，术前化疗的证据级别是 1A 类证据，Ⅰ 级推荐。

新辅助化疗推荐药物为大剂量甲氨蝶呤、异环磷酰胺、多柔比星、顺铂（1A／Ⅰ 级推荐），给药方式可考虑序贯用药或联合用药。选用 2 种或 2 种以上药物联合化疗，并保证足够的剂量强度。

用药剂量参考范围：甲氨蝶呤 $8 ~ 12g/m^2$（MTX 化疗需行血药浓度监测），异环磷酰胺 $12 ~ 15g/m^2$，多柔比星 $90mg/m^2$，顺铂 $120 ~ 140mg/m^2$。此为单药应用推荐剂量，若联合用药则需酌情减量，用药时间达 2 ~ 3 个月。

新辅助化疗后的病理反应常用来作为判断预后的指标，肿瘤坏死率 < 90% 常作为反应较差的节点值。通常认为，病理反应越差，预后越差。但近期有研究显示，病理反应作为预后指标并不完全可靠[131]，在不同的化疗方案下，单纯用病理反应判断预后甚至会得到相反的结果。

2. 辅助化疗

辅助化疗选择的总体原则是未进行术前化疗的患者，术后应常规进行一线化疗方案。接受过术前化疗的患者，术前化疗疗效好，维持原化疗方案；术前化疗疗效不佳，应调整化疗方案，包括考虑增加新药。

对于术前化疗效果差的患者，术后是否需要加强辅助化疗，研究者设计了 EURAMOS - 1 试验，以观察对于术前化疗疗效差（存活肿瘤 ≥ 10%）的高级别骨肉瘤患者，术后行强化辅助化疗是否可改善无事件生存率。[90]该试验是一项开放标签、国际性、Ⅲ 期随机对照试验，纳入年龄 ≤ 40 岁、新诊断、可手术切除的高级别骨肉瘤患者，按 1:1 随机分为术后顺铂、阿霉素和甲氨蝶呤方案化疗组（MAP 组），或术后 MAP + 异环磷酰胺 + 依托泊苷方案化疗组（MAPIE 组）。入组了 618 例患者，MAP 方案组和 MAPIE 方案组分别为 310 例、308 例，共有 307 例无事件生存（MAP 组 153 例，MAPIE 组 154 例）、193 例死亡（MAP 组 101 例，MAPIE 组 92 例），无事件生存率在 2 组间无差异；最常见的 3 ~ 4 级不良反应为中性粒细胞减少，MAP 组 268 例（89%）、MAPIE 组 268 例（90%）；血小板减少，MAP 组 231 例（78%）、MAPIE 组 248 例（83%）；发热性中性粒细胞减少症不伴感染，MAP 组 149 例（50%）、MAPIE 组 217 例（73%）。4 级非血液毒性不良事件的比例在 MAPIE 组更高（24% vs 12%）；术后治疗期间死亡 2 例，1 例死于与 MAP 方案治疗（尤其是阿霉素和顺铂）相关感染，1 例死于左心室收缩功能障碍。对于术前化疗疗效差的高级别骨肉瘤患者，EURAMOS - 1 试验结果并不支持其进行术后强化辅助化疗，因不仅不会改善无事件生存率，反而会增加毒性。

3. 舒缓化疗

舒缓化疗主要是针对复发、转移性晚期骨肉瘤的治疗，而肺转移是骨肉瘤最常见的转移部位。

对化疗过程中出现的肺转移或化疗结束 1 年内出现的肺转移，可选择二线药物。目前应用较多的二线方案为吉西他滨联合多西他赛、依托泊苷联合异环磷酰胺、索拉非尼等方案，但循证医学证据力度较弱。对于结束治疗 1 年以后出现的肺转移，推荐基于术前化疗方案的一线化疗药物治疗。

骨肉瘤一旦发生远处转移（骨或肺转移），则预后往往很差。[132]

（四）靶向治疗

恶性骨肿瘤的靶向治疗主要是抗肿瘤新生血管生成治疗及 mTOR 抑制剂，如索拉非尼、帕唑帕尼、依维莫司、西罗莫司和地磷莫司等。

分子靶向治疗药物对高级别肉瘤的疗效很差，如依维莫司治疗高级别骨肉瘤并未取得良好的疗效。[133-136] 目前靶向药物主要作为无法手术切除的局部晚期，或转移性骨与软组织肉瘤的二、三线治疗选择。

1. mTOR 抑制剂

有研究证实，在许多恶性肿瘤（包括肉瘤）中，PI3K – Akt – mTOR 信号通路均发生异常调节。[137] mTOR 通路位于 PI3K – Akt – mTOR 信号通路 Akt 的下游，控制着蛋白质合成、血管新生和细胞周期的进程，因此抑制 mTOR 通路可能成为晚期骨肉瘤和软组织肉瘤的治疗策略。

依维莫司是一种口服的 mTOR 抑制剂[138]，其作为 40 – O – (2 – 羟乙基) – 雷帕霉素衍生物，能够抑制 MG63 骨肉瘤细胞株增殖[139]，且通过阻滞细胞周期 G1 期，使骨肉瘤细胞的增殖能力受损。[140]

一项多中心的骨和软组织肉瘤 Ⅱ 期临床试验结果表明[141]，13% 的骨和软组织肉瘤患者口服依维莫司 10mg/d 可达到 16 周的中位 PFS 时间。韩国的一项针对蒽环类和异环磷酰胺化疗失败的转移和复发性骨和软组织肿瘤患者的 Ⅱ 期临床试验[142]发现，接受过多次化疗的骨和软组织肉瘤患者，对依维莫司治疗表现出较高的疗效，且不良反应较轻。

2015 年，意大利的一项 Ⅱ 期临床试验[143]评价了索拉非尼联合依维莫司治疗不可切除的高级别骨肉瘤的疗效，共入组 38 例年龄 >18 岁、接受过骨肉瘤标准化疗（甲氨蝶呤、顺铂、多西他赛、异环磷酰胺）后的患者，口服索拉非尼 800mg/d 和依维莫司 5mg/d 直至疾病进展或发生不可耐受的不良反应。结果表明，27% 的服用索拉非尼的高级别骨肉瘤患者的中位 PFS 时间达 6 个月，45% 的服用索拉非尼联合依维莫司的患者达到 6 个月的中位 PFS 时间，提示索拉非尼联合依维莫司治疗的生存获益优于索拉非尼单药治疗。王雅灵等[144]报道了 20 例复发难治性骨肉瘤与软组织肉瘤，骨肉瘤 10 例，软组织肉瘤 10 例（腺泡状软组织肉瘤 2 例、上皮样肉瘤 2 例、黏液纤维肉瘤 1 例、滑膜肉瘤 1 例、梭形细胞肉瘤 1 例、尤因肉瘤 1 例、恶性神经鞘瘤 2 例），使用依维莫司治疗，PR5 例，SD10 例，PD4 例，DCR 为 75%，中位 PFS 为 46d，中位生存时间为 56d。

因此，对于进展期或不可切除的骨肉瘤患者，索拉非尼联合依维莫司可作为二线治疗。

地磷莫司（ridaforolimus）亦是一种选择性的哺乳动物雷帕霉素靶蛋白（mammalian target of rapamycin，mTOR）抑制剂。一项 Ⅲ 期临床研究将 711 例既往接受过化疗的转移性软组织肉瘤和骨肉瘤患者随机分入地磷莫司组和对照组，结果显示，地磷莫司可显著改善患者生存，地磷莫司组和对照组的无进展生存（progression – free survival，PFS）时间分别为 17.7 周和 14.6 周（$P < 0.0001$）。[141]

另外，MLN0128 是一种与 ATP 竞争的 mTOR 抑制剂，可同时作用于 mTORC1 和 mTORC2 基因（mTORC1 和 mTORC2 基因均表达 mTOR），无论是在体内实验还是体外实验中，均显示出强大的抗肉瘤能力。在体内实验中，MLN0128 较 mTOR 能够更加有效地抑制肿瘤的生长，可被作为潜在的骨肉瘤和软组织肉瘤的治疗药物。[145]

2. RANKL 抑制剂

地舒单抗可特异性地抑制 RANKL 活性，作为 RANKL 的靶向药，已被 FDA 批准用于治疗不可切除或切除导致严重并发症的 GCT 患者。

Traub 等[146]对于关节附近的保留关节困难的 GCT 患者，术前用地舒单抗治疗 6 ~ 11 个月，所有患者疼痛减轻，影像学表现亦有改善，病理显示巨细胞较少，90% 的患者可行保留关节的手术。

但有研究报道[147]，术前使用地舒单抗不能降低复发率。有研究发现[148-149]，一些未经放射治疗的 GCT 患者在用了地舒单抗后发生肉瘤变，其原因可能是因为 RANKL 通路在 T 细胞和 B 细胞的分化过程中起重要作用，RANKL 抑制后使得机体免疫功能抑制从而发生肉瘤变。[150]因此，有学者提出，对于可以简单刮除的患者，不建议使用地舒单抗。[151]

六、预后

一般而言，不同的骨肿瘤类型预后差异很大，有的类型骨肿瘤通过适当的治疗可达到治愈，有的则预后不佳。

良性骨肿瘤一般很易根治且治疗和预后均具有较好的疗效，而恶性骨肿瘤病情发展较快，治疗疗效和预后均不佳，具有较高的死亡率。[152]

软骨母细胞瘤在 2020 版 WHO 分类中被归为良性，80% 以上的软骨母细胞瘤可通过手术刮除而治愈；有 10% ~ 18% 的病例可复发，发生于长管状骨者复发率低，发生于扁骨或颅面骨者复发率高，并无特异的组织学征象能预测局部复发；偶见良性肺转移瘤发生的报道。[153]

滑膜软骨瘤病是由间充质细胞增殖并在滑膜下结缔组织中软骨化生，放射学和组织病理学检查中均发现具有侵袭关节外组织和骨组织的特征，但没有引起转移。[154]2013 版 WHO 分类中的滑膜软骨瘤病归为良性，而 2020 版中将其归为中间型（局部侵袭性），是因其具有局部侵袭性的生物学行为，易局部复发，有 5% ~ 10% 的病例多次复发可发生恶性变。

发生于四肢骨的软骨肉瘤，如长短管状者应被称为非典型软骨肿瘤，而发生于中轴骨者，如骨盆、肩胛骨和颅底骨者应被称为软骨肉瘤 I 级，因后者预后更差，尤其是发生于颅底的软骨肉瘤 I 级，死亡率达 5%。软骨肉瘤 I 级局部复发率为 7.5% ~ 11%，约 10% 复发的中心型病灶可进展至更高级别的软骨肉瘤。

肿瘤直径 >5cm、切缘阳性以及高级别软骨肉瘤的患者更易复发。[155]影响软骨肉瘤预后的因素主要有转移、肿瘤分级、年龄是否超过 40 岁，以及肿瘤部位，如中枢部位的软骨肉瘤预后较四肢差。[156]

无阳性切缘的完全切除肿瘤是目前治疗韧带样纤维瘤（desmoid - typefibromatosis，DF）的主要方法，但复发率很高，为 29% ~ 54%。[41]

原发性胸骨肿瘤患者在接受完全切除术后 5 年总生存率为 49% ~ 98%。[157]Burt 等[158]最早在 1992 报道了 126 例胸壁原发性骨和软骨肉瘤患者的生存预测因素，包括肿瘤分级、有无肺转移、切除不充分或无手术切除、局部复发等，其中 2 个主要因素是肿瘤的分级和切除的完备性，高级别肿瘤和不完全切除是影响患者长期生存的不利因素，治疗失败的最常见原因是局部复发和肺转移。虽然广泛的手术切除被认为是一个重要的预后因素，但 Gross 等[159]却认为手术切除的类型（广泛性或边缘性）对 OS 没有显著的影响。Gonfiotti 等[160]遵循切缘距肿瘤 3cm 边际原则，患者 5 年生存率为 61%，平均随访 60.5 个月，2 例复发。

胸骨骨肉瘤预后较差，Vieweg 等[161]报道手术和化疗后的 5 年生存率仅为 15%。

原发性胸骨 Ewing 肉瘤极为少见，目前文献报道的病例数总共不超过 10 例。[162]化疗后手术切除或放疗是主要的治疗方法，治疗后 5 年生存率为 60% ~ 80%。[163]

（田　珊）

参考文献

[1]　孟亮. CT 检查对原发性骨肿瘤或肿瘤样病变的诊断分析[J]. 影像研究与医学应用，2019，3(4)：167 – 168.

[2]　申一鸣，贾强男. SPECT/CT、MRI 及 X 线对良恶性原发性骨肿瘤诊断价值研究[J]. 中国实验诊断学，2018，22(6)：943 – 946.

[3]　陈峥，司徒祖超，余权新，等. 脊柱外骨孤立性浆细胞瘤的影像表现及误诊分析[J]. 影像诊断与介入放射学，2015，24(1)：64 – 67.

[4]　李锋，程天明. 不同病理类型脊柱骨肿瘤的 X 线、CT 及 MRI 的影像征象特点及诊断价值[J]. 中国 CT 和 MRI 杂志，2018，16(4)：138 – 142.

[5]　Limb D, Dreghorn C, Murphy JK, et al. Primary lymphoma of bone[J]. Int Orthop, 1994, 18(3)：180 – 183.

[6]　Widhe B, Widhe T. Initial symptoms and clinical features in osteosarcoma and Ewing sarcoma[J]. J Bone Joint Surg Am, 2000, 82(5)：667 – 674.

[7]　戴西件，龚洪翰，纪玉强，等. 脊柱淋巴瘤的影像学诊断与鉴别诊断[J]. 实用医学杂志，2014，30(24)：4003 – 4006.

[8]　Anderson ME. Update on survival in osteosarcoma[J]. Orthop Clin North Am, 2016, 47(1)：283 – 292.

[9]　Simpson S, Dunning MD, de Brot S, et al. Comparative review of human and canine osteosarcoma：morphology, epidemiology, prognosis, treatment and genetics[J]. Acta Vet Scand, 2017, 59(1)：71 – 75.

[10]　Brown HK, Tellez – Gabriel M, Heymann D. Cancer stem cells in osteosarcoma[J]. Cancer Lett, 2017, 386：189 – 195.

[11]　Samuel AM, Costa J, Lindskog DM. Genetic alterations in chondrosarcomas – keys to targeted therapies[J]. Cell Oncol (Dordr), 2014, 37(2)：95 – 105.

[12]　Tarpey PS, Behjati S, Cooke SL, et al. Frequent mutation of the major cartilage collagen gene COL2A1 in chondrosarcoma[J]. Nat Genet, 2013, 45(8)：923 – 926.

[13]　Kerr DA, Lopez HU, Deshpande V, et al. Molecular distinction of chondrosarcoma from chondroblastic osteosarcoma through IDH1/2 mutations[J]. Am J Surg Pathol, 2013, 37(6)：787 – 795.

[14]　Suijker J, Oosting J, Koornneef A, et al. Inhibition of mutant IDH1 decreases D – 2 – HG levels without affecting tumorigenic properties of chondrosarcoma cell lines[J]. Oncotarget, 2015, 6(14)：12505 – 12519.

[15]　Boeuf S, Bovee JV, Lehner B, et al. BMP and TGF – beta pathways in human central chondrosarcoma：enhanced endoglin and Smad 1 signaling in high grade tumors[J]. BMC Cancer, 2012, 12：488.

[16]　Xu X, Tang X, Guo W, et al. TCF – 1 participates in the occurrence of dedifferentiated chondrosarcoma[J]. Tumour Biol, 2016, 37(10)：14129 – 14140.

[17]　Faria RA, Silva CM, Miziara JE, et al. Giant cell tumor of the sternum[J]. J Bras Pneumol, 2010, 36(4)：517 – 520.

[18]　Muramatsu K, Tani Y, Seto T, et al. Two cases with giant cell tumor arising from the sternum：Diagnosis and options for treatment[J]. J Orthop Sci, 2020, DOI：10.1016/j.jos.2019.10.014.

[19]　Franchi A. Epidemiology and classification of bone tumors[J]. Clin Cases Miner Bone Metab, 2012, 9(2)：92 – 95.

[20]　Xu HR, Niu XH, Zhang Q, et al. Subchondral bone grafting reduces degenerative change of knee joint in patients of giant cell tumor of bone[J]. Chin Med J(Engl), 2013, 126(16)：3053 – 3056.

[21]　Center MM, Jemal A, Lortet – Tieulent J, et al. International variation in prostate cancer incidence and mortality rates[J]. Eur Urol, 2012, 61(6)：1079 – 1092.

[22]　Glass AG, Fraumeni JF Jr. Epidemiology of bone cancer in children[J]. J Natl Cancer Inst, 1970, 44(1)：187 – 199.

[23]　Oyemade GA, Abioye AA. Primary malignant tumors of bone：incidence in Ibadan, Nigeria[J]. JNatl Med Assoc, 1982, 74(1)：65 – 68.

[24]　Eyre R, Feltbower RG, Mubwandarikwa E, et al. Epidemiology of bone tumours in children and young adults[J]. Pediatr Blood Cancer, 2009, 53(6)：941 – 952.

[25]　Bhurgri Y, Usman A, Bhurgri H, et al. Primary malignancies of bone and cartilage in Karachi[J]. Asian Pac J Cancer Prev, 2009, 10(5)：891 – 894.

[26]　Baena – Ocampo Ldel C, Ramirez – Perez E, Linares – Gonzalez LM, et al. Epidemiology of bone tumors in Mexico City：retrospective clinicopathologic study of 566 patients at a referral institution[J]. Ann Diagn Pathol, 2009, 13

（1）：16 - 21.

[27] 徐海荣，牛晓辉，李远，等.北京积水潭医院原发骨肿瘤9200例分析[J].骨科临床与研究杂志，2016，1（1）：51 - 54.

[28] 张小军，王臻，郭征，等.640例脊柱肿瘤及瘤样病变的临床流行病学分析[J].临床肿瘤学杂志，2012，17（6）：543 - 548.

[29] 单华超，徐海荣，李远，等.原发骨肿瘤流行病学数据库的建立与使用[J].中国骨与关节杂志，2015，4（9）：693 - 696.

[30] Wang CS, Feng SW, Huang LJ, et al. A typical mycobacterial spon dylitis as a challenging differential diagnosis to metastatic disease of the spine：A case report[J]. Eur J Orthop Surg Traumatol, 2013, 23(2)：S135 - 139.

[31] Bernard SA, Brian PL, Flemming DJ. Primary osseous tumors of the spine[J]. Semin Musculoskelet Radiol, 2013, 17(2)：203 - 220.

[32] 刘婧慧，李丽琴，王争明，等.淋巴瘤单发骨病变的^{18}F - FDG PET/CT影像学分析[J].现代肿瘤医学，2016，24(9)：1452 - 1457.

[33] Chargari C, Vennarini S, Servois V, et al. Place of modern imaging modalities for solitary plasmacytoma：toward improved primary staging treatment monitoring[J]. Crit Rev Oncoll Hematol, 2012, 82(2)：150 - 158.

[34] Park SK, Lee IS, Chol JY, et al. CT and MRI of fibrous dysplasia of the spine[J]. Br J Radiol, 2012, 85(1015)：996 - 1001.

[35] Si MJ, Wang CS, Ding XY, et al. Differentiation of primary chordoma, giant cell tumor and schwannoma of the sacrum by CT and MRI[J]. Eur J Radiol, 2013, 82(12)：2309 - 2315.

[36] McMaster ML, Goldstein AM, Bromley CM, et al. Chordoma：incidence and survival patterns in the United States, 1973 - 1995[J]. Cancer Causes Control, 2001, 12(1)：1 - 11.

[37] 王筱璇，马晓文，潘历波，等.单椎体116例良恶性骨肿瘤临床及影像学分析[J].现代肿瘤医学，2019，27（4）：660 - 664.

[38] Mavrogenis AF, Pala E, Guerra G, et al. Post - radiattion sarcomas. Clinical outcome of 52 patents[J]. J Surg Oncol, 2012, 105(6)：570 - 576.

[39] Malkin D, Li FP, Strong LC, et al. Germ line p53 mutations in a familial syndrome of breast cancer, sarcoma, and other neoplasms[J]. Science, 1990, 250(4985)：1233 - 1238.

[40] Saw E, Yu GS, Mell M. Desmoid tumor of the sternum presenting as an anterior mediastinal mass[J]. Eur J Cardiothorac Surg, 1997, 11(2)：384 - 386.

[41] Briccoli A, Giacomini S, Rocca M, et al. Osteosarcoma of the sternum two case reports[J]. Tumori, 2002, 88(2)：160 - 162.

[42] Rad MP, FattahiMasoum SH, Layegh P, et al. Primary Osteosarcoma of the Sternum：A case Report and Review of the Literature[J]. Arch Bone Jt Surg, 2014, 2(4)：272 - 275.

[43] 蒋蕾，贾西中，郭朝堂，等.四肢长骨感染性炎症和骨肿瘤的影像学改变及鉴别诊断[J].中华医院感染学杂志，2016，26(18)：258 - 260.

[44] 朱朝选，李文举.DR、CT和MRI对原发性良、恶性骨肿瘤的诊断价值比较[J].现代医药卫生，2017，33（13）：2043 - 2047.

[45] 杜涛.多层螺旋CT三维重建后处理在骨肿瘤影像诊断中的应用[J].甘肃医药，2016，35(9)：689 - 690.

[46] 孔令懿，于爱红，钱占华，等.股骨颈常见骨肿瘤和肿瘤样病变的CT诊断[J].医学影像学杂志，2013，23（5）：773 - 776.

[47] 张振杰，占娜.CT检查对良恶性骨肿瘤和肿瘤样病变的鉴别诊断价值[J].河南医学研究，2017，26(1)：61 - 62.

[48] 刘露，李光明，熊娟，等.DR、CT、MRI在原发性良、恶性骨肿瘤中的诊断价值比较[J].川北医学院学报，2014，29(6)：557 - 560.

[49] 刘洁，李彪.SPECT/CT在骨肿瘤性病变诊断与鉴别诊断中的增益价值[J].诊断学理论与实践，2016，15（3）：326 - 329.

[50] 潘石宏，陈凯，覃晨斌，等.CT联合SPECT骨显像对脊柱肿瘤和肿瘤样病变良恶性鉴别诊断的价值[J].现代医用影像学，2016，25(4)：717 - 720.

[51] 段舒怀，任翠萍.MRI对骨肿瘤及软组织肿瘤的诊断价值[J].中国CT和MRI杂志，2018，16(5)：131.

[52]　李晓，郭卫，杨荣利，等. 多中心骨巨细胞瘤影像学特点与治疗[J]. 中华医学杂志，2013，93(45)：3602 - 3605.

[53]　张森，奚级梅，庞华，等. SPECT/CT 对脊柱转移性骨肿瘤与骨质退行性病变的诊断价值[J]. 医学临床研究，2015，32(7)：1327 - 1330.

[54]　王小清，刘贺国. 骨肿瘤影像学与病理学的相关性研究[J]. 实用癌症杂志，2017，32(1)：156 - 158.

[55]　曾钊，周春芳. 经皮椎体成形术对脊柱转移瘤患者临床效果观察及安全性评价[J]. 湖南师范大学学报(医学版)，2015，12(3)：73 - 75.

[56]　秦文，胡杨. 影像学检查在骨肿瘤诊治中的应用价值[J]. 实用癌症杂志，2016，31(3)：509 - 512.

[57]　Sun HI, Guduk M, Gucyetmez B, et al. Chordoma: Immunohistochemical analysis of brachury[J]. Turk Neurosurg, 2018, 28(2): 174 - 178.

[58]　Groom KR, Murphey MD, Howard LM, et al. Mesenchymal hamartoma of the chest wall: radiologic manifestations with emphasis on crosssectional imaging and histopathologic comparison[J]. Radiology, 2002, 222(1): 205 - 211.

[59]　Kim JY, Jung WH, Yoon CS, et al. Mesenchymal hamartomas of the chest wall in infancy: radiologic and pathologic correlation[J]. Yonsei Med J, 2000, 41(5): 615 - 622.

[60]　Canete AN, Bloen HL, Kroon HM. Promary bone tumors of the spine[J]. Radiologia, 2016, 58(4): 68 - 80.

[61]　Bhagavathi S, Micale MA, Les K, et al. Primary bone diffuse large B - cell lymphoma: clinicopathologic study of 21 cases and review of literature[J]. Am J Surg Pathol, 2009, 33(10): 1463 - 1469.

[62]　Behzadi AH, Raza SI, Carrino JA, et al. Applications of PET/CT and PET/MR imaging in primary bone malignancies[J]. PET Clin, 2018, 13(4): 623 - 634.

[63]　El - Galaly TC, Jakobsen LH, Hutchings M, et al. Routine imaging for diffuse large B - cell lymphoma in first complete remission does not improve post - treatment survival: A danish - swedish populationbased study[J]. J Clin Oncol, 2015, 33(34): 3993 - 3998.

[64]　李海燕，马晓文，张明，等. 股骨近段 91 例骨肿瘤临床及影像学分析[J]. 现代肿瘤医学，2017，25(24)：4062 - 4605.

[65]　Hogendoorn PC, ESMO/EUROBONET Working Group, Athanasou N, et al. Bone sarcomas: ESMO clinical practice guidelines for diagnosis, treatment and follow - up[J]. Ann Oncol, 2010, 21(suppl 5): v204 - v213.

[66]　Skeet RG. Cancer registration: principles and methods. Quality and quality control[J]. IARC Sci Publ, 1991(95): 101 - 107.

[67]　Huang AJ, Kattapuram SV. Musculoskeletal neoplasms: biopsy and intervention[J]. Radiol Clin North Am, 2011, 49(6): 1287 - 1305.

[68]　Adams SC, Potter BK, Pitcher DJ, et al. Office - based core needle biopsy of bone and soft tissue malignancies: an accurate alternative to open biopsy with infrequent complication[J]. Clin Orthop Relat Res, 2010, 468(10): 2774 - 2780.

[69]　Saghieh S, Masrouha KZ, Musallam KM, et al. The risk of local recurrence along the core - needle biopsy tract in patients with bone sarcoma[J]. Iowa Orthop J, 2010, 30: 80 - 83.

[70]　Gogna A, Peh WC, Munk PL. Image - guiedd musculoskeletal biopsy[J]. Radiol Clin North Am, 2008, 46(3): 455 - 473.

[71]　Liu PT, Valadez SD, Chivers FS, et al. Beauchamp, Anatomically based guied lines for core needle biopsy of bone tumors: implications for limb - sparing surgery[J]. Radiographics, 2007, 27(1): 189 - 205.

[72]　覃康，朱斌，缪语，等. 肢体恶性骨肿瘤生物学重建外科治疗进展[J]. 国际骨科学杂志，2017，38(3)：158 - 161.

[73]　Ogura K, Sakuraba M, Miyamoto S, et al. Pelvic ring reconstruction with a double - barreled free vascularized fbula graft after resection of malignant pelvic bone tumor[J]. Arch Orthop Trauma Surg, 2015, 135(5): 619 - 625.

[74]　Calvo FA, Sole CV, Mauricio C, et al. Prognostic value of external beam radiation therapy in patients treated with surgical resection and intraoperative electron beam radiation therapy for locally recurrent soft tissue sarcoma: a multicentric long - term outcome analysis[J]. Int J Radiat Oncol Biol Phys, 2014, 88(1): 143 - 150.

[75]　Sampath S, Hitchcock YJ, Shrieve DC, et al. Radiotherapy and extent of surgical resection in retroperitoneal soft - tissue sarcoma: multi - institutional analysis of 261 patients[J]. J Surg Oncol, 2010, 101(5): 345 - 350.

[76]　Simon MA, Aschliman MA, Thomas N, et al. Limb - salvage Utcatmcnl versll Samputation for osteesancoma of the distal end of the femur[J]. J Bone Joint Surg Am, 2005, 87(12): 2822.

[77]　Kamal AF, Widyawarman H, Husodo K, et al. Clinical outcome and survival of osteosarcoma patients in ciptoman-gunkusumo hospital：limb salvage surgery versus amputation[J]. Acta Med Indones, 2016, 48(3)：175 – 183.

[78]　Gao E, Li Y, Zhao T, et al. Reconstruction of anterior chest wall：a clinical analysis[J]. J Cardiothorac Surg, 2018, 13(1)：124 – 128.

[79]　中国医师协会胸外科医师分会. 胸壁肿瘤切除及胸壁重建手术中国专家共识(2018 版)[J]. 中国胸心血管外科临床杂志, 2019, 26(1)：1 – 7.

[80]　Zhao Y, Peng C, Liu Y, et al. Clinical Study of Allogeneic Graft Reconstruction for Sternum Tumor[J]. Exp Clin Transplant, 2016, 14(3)：353 – 357.

[81]　Xiao G. Repair and Reconstruction of Chest Wall Defect[J]. Zhongguo Fei Ai Za Zhi, 2018, 21(4)：277 – 278.

[82]　Yang H, Tantai J, Zhao H. Clinical experience with titanium mesh in reconstruction of massive chest wall defects fol-lowing oncological resection[J]. J Thorac Dis, 2015, 7(7)：1227 – 1232.

[83]　Zhang Y, Li JZ, Hao YJ, et al. Sternal tumor resection and reconstruction with titanium mesh：a preliminary study [J]. Orthop Surg, 2015, 7(2)：155 – 160.

[84]　Merritt RE. Chest Wall Reconstruction Without Prosthetic Material[J]. Thorac Surg Clin, 2017, 27(2)：165 – 169.

[85]　Sandler G, Hayes – Jordan A. Chest wall reconstruction after tumor resection[J]. Semin Pediatr Surg, 2018, 27 (3)：200 – 206.

[86]　Ruggieri P, Pala E, Angelini A, et al. Prosthetic reconstruction for the osteosarcoma of the extremities：The Rizzoli Institute experience[J]. J Orthop Traumatol, 2014, 15(Suppl 1)：s42 – s43.

[87]　Bacci G, Ferrari S, Lari S, et al. Osteosarcoma of the limb. Amputation on or limb salvage in patients treated by neoadjuvant chemothery[J]. J Bone Joint Surg Br, 2002, 84(1)：88 – 92.

[88]　Cesari M, Alberghini M, Vanel D, et al. Periosteal osteosarcoma：a single – institution experience[J]. Cancer, 2011, 117(8)：1731 – 1735.

[89]　Marina NM, Smeland S, Bielack SS, et al. Comparison of MAPIE versus MAP in patients with a poor response to preoperative chemotherapy for newly diagnosed high – gread osteosarcoma(EURAMOS – 1)：an open – lable, interna-tional, randomised controlled trial[J]. Lancet Oncol, 2016, 17(10)：1396 – 1408.

[90]　Chang LE, Shrestha S, LaChaud G, et al. Review of microRNA in osteosarcoma and chondrosarcoma[J]. Med On-col, 2015, 32(6)：613 – 620.

[91]　Angelini A, Guerra G, Mavrogenis AF, et al. Clinical outcome of central conventional chondrosarcoma[J]. J Surg Oncol, 2012, 106(8)：929 – 937.

[92]　Sheth DS, Yasko AW, Johnson ME, et al. Chondrosarcoma of the pelvis. Prognostic factors for 67 patients treated with definitive surgery[J]. Cancer, 1996, 78(4)：745 – 750.

[93]　Gelderblom H, Hogendoorn PC, Dijkstra SD, et al. The clinical approach towards chondrosarcoma[J]. Oncologist, 2008, 13(3)：320 – 329.

[94]　马庆军. 骨巨细胞瘤诊断与治疗研究现状[J]. 中华外科杂志, 2005, 43(12)：819 – 821.

[95]　郭卫, 杨毅. 骨巨细胞瘤的外科治疗方法[J]. 中国骨与关节杂志, 2016, 5(1)：1 – 3.

[96]　Lin PP, Guzel VB, Moura MF, et al. Long – term follow – up of patients with giant cell tumor of the sacrum treated with selective arterial embolization[J]. Cancer, 2002, 95(6)：1317 – 1325.

[97]　Dominkus M, Ruggieri P, Bertoni F, et al. Histoloically verified lung metastases in benign giant cell tumors – 14 ca-ses from a single institution[J]. Int Orthop, 2006, 30(6)：499 – 504.

[98]　Ferraresi V, Nuzzo C, Zoccali C, et al. Chordoma：clinical characteristics, management and prognosis of a case se-ries of 25 patients[J]. BMC Cancer, 2010, 10：22 – 28.

[99]　何文, 邬冬芳, 胡向东, 等. 超声引导经皮穿刺微波治疗恶性肿瘤的临床研究[J]. 中国医学影像技术, 2006, (12)：1860 – 1865.

[100]　Tsoumakidou G, Buy X, Garnon J, et al. Percutaneous thermal ablation：how to protect the surrounding organs[J]. Tech Vasc Interv Radiol, 2011, 14(3)：170 – 176.

[101]　Fan QY, Ma BA, Zhou Y, et al. Bone tumors of the extremities or pelvis treated by microwave – induced hyperther-mia[J]. Clin Orthop Relat Res, 2003, (406)：165 – 175.

[102]　杨小明, 张余, 张涛, 等. 原位微波消融术治疗骨肿瘤的常见并发症及防治策略[J]. 中国修复重建外科杂

志，2012，26(12)：1473-1476.

[103] Rosenthal DI, Alexander A, Rosenberg AE, et al. Ablation of osteoid osteomas with a percutaneously placed electrode: a new procedure[J]. Radiology, 1992, 183(1)：29-33.

[104] Kostrzewa M, Diezler P, Michaely H, et al. Microwave ablation of osteoid osteomas using dynamic MR imaging for early treatment assessment: preliminary experience[J]. J Vasc Interv Radiol, 2014, 25(1)：106-111.

[105] Basile A, Failla G, Reforgiato A, et al. The use of microwaves ablation in the treatment of epiphyseal osteoid osteomas[J]. Cardiovasc Intervent Radiol, 2014, 37(3)：737-742.

[106] Prud'homme C, Nueffer JP, Runge M, et al. Prospective pilot study of CT-guided microwave ablation in the treatment of osteoid osteomas[J]. Skeletal Radiol, 2017, 46(3)：315-323.

[107] 张余，柯晋，陈炳旭，等. 微波灭活治疗胫骨巨细胞瘤一年后瘤段病理分析(附一例报告并文献复习)[J]. 中国骨与关节杂志，2012，1(3)：246-252.

[108] 周勇，范清宇，马保安，等. 长骨骨巨细胞瘤微波高温治疗肢体关节功能观察评定[J]. 中国临床康复，2002，6(22)：3338-3339.

[109] 姚雨，鹿洪辉，任刚，等. 自体髂骨块联合骨水泥修复骨巨细胞瘤微波灭活术后骨缺损[J]. 中华损伤与修复杂志(电子版)，2017，12(1)：52-55.

[110] 韦兴，李南，陈秉耀，等. 两种不同微波灭活技术在肢体骨巨细胞瘤治疗中的比较[J]. 中国骨与关节杂志，2012，1(3)：268-271.

[111] 陈秉耀，韦兴，李南，等. 微波消融治疗下肢长骨骨肉瘤15例随访报告[J]. 中国骨与关节杂志，2014，3(4)：272-276.

[112] 张余，杨小明，柯晋，等. 原位微波消融与假体置换治疗四肢骨肿瘤近期临床效果比较[J]. 实用医学杂志，2013，29(20)：3336-3338.

[113] 韩康，赵廷宝，卞娜，等. 微波射频保肢技术及截肢术治疗胫骨远端骨肉瘤的临床疗效比较[J]. 现代生物医学进展，2014，14(33)：6483-6486.

[114] Han K, Dang P, Bian N, et al. Is limb salvage with microwaveinduced hyperthermia better than amputation for osteosarcoma of the distal tibia? [J]. Clin Orthop Relat Res, 2017, 475(6)：1668-1677.

[115] Li J, Guo Z, Wang Z, et al. Does microwave ablation of the tumor edge allow for joint-sparing surgery in patients with osteosarcoma of the proximal tibia[J]. Clin Orthop Relat Res, 2015, 473(10)：3204-3211.

[116] Bus MP, Szafranski A, Sellevold S, et al. LUMiC(R) endoprosthetic reconstruction after periacetabular tumor resection: short-term results[J]. Clin Orthop Relat Res, 2017, 475(3)：686-695.

[117] Zang J, Guo W, Yang Y, et al. Reconstruction of the hemipelvis with a modular prosthesis after resection of a primary malignant periacetabular tumor involving the sacroiliac joint[J]. Bone Joint J, 2014, 96(3)：399-405.

[118] 范清宇，马保安，周勇，等. 骨盆恶性或高度侵袭性骨肿瘤微波高温灭活保肢术[J]. 中国矫形外科杂志，2009，17(13)：961-964.

[119] 纪经涛，胡永成，黄洪超，等. 原位微波灭活术治疗骨盆恶性骨肿瘤的临床研究[J]. 中华骨科杂志，2011，31(6)：629-634.

[120] 袁振超，刘斌，莫立根，等. 原位微波灭活术治疗骨盆肿瘤的临床疗效观察[J]. 广西医学，2017，39(7)：1085-1087.

[121] Kato S, Murakami H, Demura S, et al. More than 10-year follow-up after total enbloc spondylectomy for spinal tumors[J]. Ann Surg Oncol, 2014, 21(4)：1330-1336.

[122] 董健，李熙雷. 正确认识脊柱转移性肿瘤的外科治疗[J]. 中国脊柱脊髓杂志，2017，27(9)：769-771.

[123] Boriani S, Biagini R, De Iure F, et al. Enbloc resections of bone tumors of the thoracolumbar spine. A preliminary report on 29 patients[J]. Spine, 1996, 21(16)：1927-1931.

[124] Mazel CH, Grunenwald D, Laudrin P, et al. Radical excision in the management of thoracic and cervicothoracic tumors involving the spine: results in a series of 36 cases[J]. Spine, 2003, 28(8)：782-792.

[125] 刘忠军，党耕町，马庆军，等. 脊柱肿瘤的全脊椎切除术及脊柱稳定性重建[J]. 中华骨科杂志，2001，21(11)：646-649.

[126] 沈万安，范清宇，张明华，等. 微波诱导高温原位灭活技术治疗椎体肿瘤[J]. 现代肿瘤医学，2007，15(3)：401-404.

[127] 朱方正，韦兴，史亚民，等. 微波诱导高温原位灭活治疗脊柱恶性肿瘤的临床初步观察[J]. 中国骨肿瘤骨病，2008，7(2)：96 – 99.

[128] 陈秉耀，韦兴，史亚民，等. 开放式微波消融结合减压内固定治疗椎体转移瘤的随访报告[J]. 中国骨与关节杂志，2014，4(5)：346 – 350.

[129] Cormier JN, Huang X, Xing Y, et al. Cohort analysis of patients with localized, high – risk, extremity soft tissue sarcoma treated at two cancer centers: chemotherapy associated outcomes[J]. J Clin Oncol, 2004, 22(22): 4567 – 4574.

[130] Biermann JS, Chow W, Reed DR, et al. NCCN Guidelines Insights: Bone Cancer, Version 2. 2017[J]. J Natl Compr Canc Netw, 2017, 15(2): 155 – 167.

[131] Bishop MW, Chang YC, Krailo MD, et al. Assessing the prognostic signifcance of histologic response in osteosarcoma: a comparison of outcomes on CCG – 782 and INT0133 – a report from the children's oncology group bone tumor committee[J]. Pediatr Blood Cancer, 2016, 63(10): 1737 – 1743.

[132] Meyer WH, Pratt CB, Poquette CA, et al. Carboplatin/ifosfamide window therapy for osteosarcoma: results of the St Jude Children's Research Hospital OS – 91 trial[J]. J Clin Oncol, 2001, 19(1): 171 – 182.

[133] Richter S, Pink D, Hohenberger P, et al. Multicenter, triple – arm, single – stage, phase Ⅱ trial to determine the efficacy and safety of everolimus (RAD001) in patients with refractory bone or soft tissue sarcomas including GIST[J]. J Clin Oncol, 2010, 28(suppl 15): 10038.

[134] Demetri GD, Oosterom AT, Garrett CR, et al. Efficacy and safety of sunitinib in patients with advanced gastrointestinal stromal tumour after failure of imatinib: a randomised controlled trial[J]. Lancet, 2006, 368(9544): 1329 – 1338.

[135] Horie R, Nakamura O, Yamagami Y, et al. Apoptosis and antitumor effects induced by the combination of an mTOR inhibitor and an autophagy inhibitor in human osteosarcoma MG63 cells[J]. Int J Oncol, 2016, 48(1): 37 – 44.

[136] Zhao S, Lu N, Chai Y, et al. Rapamycin inhibits tumor growth of human osteosarcomas[J]. J BUON, 2015, 20(2): 588 – 594.

[137] Faivre S, Kroemer G, Raymond E. Current development of mTOR inhibitors as anticancer agents[J]. Nat Rev Drug Discov, 2006, 5(8): 671 – 688.

[138] 叶荆，王蓓，陈建彬，等. PI3K/Akt/mTOR 通路抑制剂依维莫司治疗晚期乳腺癌的研究进展[J]. 肿瘤，2015，35(2)：221 – 224.

[139] Sampson VB, Gorlick R, Kamara D, et al. A review of targeted therapies evaluated by the pediatric preclinical testing program for osteosarcoma[J]. Front Oncol, 2013(3): 132 – 140.

[140] Schwartz GK, Tap WD, Qin LX, et al. Cixutumumab and temsirolimus for patients with bone and soft – tissue sarcoma: a multicentre, open – label, phase 2 trial[J]. Lancet Oncol, 2013, 14(4): 371 – 382.

[141] Demetri GD, Chawla SP, Ray – Coquard I, et al. Results of an inter-national randomized phase Ⅲ trial of the mammalian target of rapa – mycin inhibitor ridaforolimus versus placebo to control metastatic sarcomas in patients after benefit from prior chemotherapy[J]. J Clin Oncol, 2013, 31(19): 2485 – 2492.

[142] Yoo C, Lee J, Sun YR, et al. Multicenter phase Ⅱ study of everolimus in patients with metastatic or recurrent bone and soft – tissue sarcomas after failure of anthracycline and ifosfamide[J]. Invest New Drugs, 2013, 31(6): 1602 – 1608.

[143] Grignani G, Palmerini E, Ferraresi V, et al. Sorafenib and everolimus for patients with unresectable high – grade osteosarcoma progressing after standard treatment: a nonrandomised phase 2 clinical trial[J]. Lancet Oncol, 2015, 16(1): 98 – 107.

[144] 王雅灵，周琰，吴大鹏，等. 依维莫司治疗复发难治性骨肉瘤与软组织肉瘤的疗效评估[J]. 肿瘤，2016，36(9)：994 – 999.

[145] Slotkin EK, Patwardhan PP, Vasudeva SD, et al. MLN0128, an ATP – competitive mTOR kinase inhibitor with potent in vitro and in vivo antitumor activity, as potential therapy for bone and softtissue sarcoma[J]. Mol Cancer Ther, 2015, 14(2): 395 – 406.

[146] Traub F, Singh J, Dickson BC, et al. Efficacy of denosumab in joint preservation for patients with giant cell tumour of the bone[J]. Eur J Cancer, 2016, 59: 1 – 12.

[147] Müller DA, Beltrami G, Scoccianti G, et al. Risks and benefits of combining denosumab and surgery in giant cell tumor of bone – a case series[J]. World J Surg Oncol, 2016, 14(1): 281 – 288.

[148] Chawla S, Henshaw R, Seeger L, et al. Safety and effcacy of denosumab for adults and skeletally mature adolescents with giant cell tumour of bone: interim analysis of an open – label, parallel – group, phase 2 study[J]. Lancet Oncol, 2013, 14(9): 901 – 908.

[149] Rutkowski P, Ferrari S, Grimer RJ, et al. Surgical downstaging in an open – label phase II trial of denosumab in patients with giant cell tumor of bone[J]. Ann Surg Oncol, 2015, 22(9): 2860 – 2868.

[150] Criscitiello C, Viale G, Gelao L, et al. Crosstalk between bone niche and immune system: osteoimmunology signaling as a potential target for cancer treatment[J]. Cancer Treat Rev, 2015, 41(2): 61 – 68.

[151] Errani C, Tsukamoto S, Mavrogenis AF. How safe and effective is denosumab for bone giant cell tumour[J]. Int Orthop, 2017, 41(11): 2397 – 2400.

[152] 周安政, 张克燕, 廖和平, 等. 2015 年重庆市奉节县常住居民主要死因及潜在寿命损失分析[J]. 保健医学研究与实践, 2017, 14(5): 23 – 27.

[153] Ozkoc G, Gonlusen G, Ozalay M, et al. Giant chondroblastoma of the scapula with pulmonary metastases[J]. Skeletal Radiol, 2006, 35(1): 42 – 48.

[154] McCarthy C, Anderson WJ, Vlychou M, et al. Primary synovial chondromatosis: a reassessment of malignant potential in 155 cases[J]. Skeletal Radiol, 2016, 45(6): 755 – 762.

[155] Roos E, Van CF, Verhoef C, et al. Prognosis of primary and recurrent chondrosarcoma of the rib[J]. Ann Surg Oncol, 2016, 23(3): 811 – 817.

[156] Mavrogenis AF, Angelini A, Drago G, et al. Survival analysis of patients with chondrosarcomas of the pelvis[J]. J Surg Oncol, 2013, 108(1): 19 – 27.

[157] Ahmad U, Yang H, Sima C, et al. Resection of Primary and Secondary Tumors of the Sternum: An Analysis of Prognostic Variables[J]. Ann Thorac Surg, 2015, 100(1): 215 – 222.

[158] Burt M, Fulton M, Wessner – Dunlap S, et al. Primary bony and cartilaginous sarcomas of chest wall: results of therapy[J]. Ann Thorac Surg, 1992, 54(2): 226 – 232.

[159] Gross JL, Younes RN, Haddad FJ, et al. Soft – tissue sarcomas of the chest wall: prognostic factors[J]. Chest, 2005, 127(3): 902 – 908.

[160] Gonfiotti A, Santini PF, Campanacci D, et al. Malignant primary chest – wall tumours: techniques of reconstruction and survival[J]. Eur J Cardiothorac Surg, 2010, 38(1): 39 – 45.

[161] Vieweg J, Whitmore WF Jr, Herr HW, et al. The role of pelvic lymphadenectomy and radical cystectomy for lymph node positive bladder cancer. The Memorial Sloan – Kettering Cancer Center experience[J]. Cancer, 1994, 73(12): 3020 – 3028.

[162] Ravindran D, Alamri Y, Gerrie S, et al. Ewing sarcoma of the sternal manubrium: first report of a case in Australasia and review of the literature[J]. ANZ J Surg, 2018, 88(12): E863 – E865.

第二章 骨 肉 瘤

Osteosarcoma

一、概述

"肉瘤(sarcoma)"一词早在2000多年前即已出现,但"骨肉瘤(osteosarcoma)"一词直到1807年才由法国的 Boyer 首先提出。

骨肉瘤是起源于原始成骨间充质干细胞(mesenchymal stem cells, MSCs)或更具可塑性的成骨细胞前体的原发恶性骨肿瘤[1-2],在肿瘤生长过程中,肿瘤经软骨阶段可快速形成肿瘤骨样组织及骨组织。[3]

(一)流行病学

骨肉瘤为罕见肿瘤,其年发病率为(2~3)/100万,发病总数占所有恶性肿瘤的0.2%[4-6],但却是最常见的原发性恶性骨肿瘤,占原发骨肿瘤的11.7%,约占恶性骨肿瘤的60%,在儿童及青少年中高发。[7-14]发病年龄有2个高峰,第一个高峰为儿童和青少年期(<24岁),年发病率为4.4/100万;第二个高峰为>59岁,年发病率为4.2/100万。[15-30]男性多于女性,比例约为1.4:1,这种差异在20岁前尤为明显。蓝瑞隆等[31]报道了72例骨肉瘤,年龄为11~75岁,中位年龄为20岁,<18岁者为37.5%,58.3%为男性。王文剑等[32]及 Min 等[33]报道的32例及69例中轴骨骨肉瘤患者平均年龄分别为39.7岁、39岁,唐白杰等[22]报道了39例非长骨骨肉瘤患者平均年龄为41.6岁。

(二)发病原因

骨肉瘤的发病病因目前仍不明确[34-36],动物实验研究证明,病毒可诱发骨肉瘤发生。

尽管骨肉瘤患者常有创伤史,但创伤事件与骨肉瘤的发生之间是否存在因果关系目前还不确定。

一般而言,骨肉瘤高危风险因素包括暴露于辐射或化疗和 Paget 病、遗传性癌症易感综合征。[37]目前多数学者认为,骨肉瘤是最常见的放射诱导的骨起源恶性肿瘤。[38-45]65岁以上的骨肉瘤患者常继发于 Paget 病[46];以 TP53 基因突变为特征的 Li-Fraumeni 综合征患者继发骨肉瘤的风险较高[47-49];对有视网膜母细胞瘤病史的患者,骨肉瘤是常见继发恶性肿瘤,这类患者的特征是视网膜母细胞瘤基因 RB1 突变。[50-52]

研究发现[53],一系列的染色体遗传综合征均与骨肉瘤发生相关,如布卢姆综合征(Bloom syndrome)、罗特穆德-汤普森综合征(Rothmund-Thompson syndrome)、维尔纳综合征(Werner Syndrome)、李弗劳明综合征(Li-Fraumeni syndrome)和遗传型视网膜母细胞瘤,其中 Bloom、Rothmund Thompson 和 Werner 综合征以 RecQue 解旋酶家族基因缺失为特点。DNA 复制前,双螺旋地解开依赖 DNA 解旋酶,这些基因突变增加了多发恶性肿瘤的风险。Ta 等[19]的研究证实,同源染色体6p21、8q24、12q14扩增以及10q21.1杂合子丢失是骨肉瘤最常见的基因突变类型,染色体9、10、13和17丢失亦与骨肉瘤发生有关。

(三)分子遗传学

骨肉瘤的分子特征是核型复杂、基因组广泛不稳定，蛋白和信号通路间相互作用复杂。[54] 遗传学分析证实，骨肉瘤具有高度异质性[55-57]，超过 80 多的点突变和多于 80 个基因的缺失突变。赵亚恒等[58]认为，骨肉瘤发生机制与抗癌基因、染色体、生长因子、转录因子、微 RNA(miRNAs，miRNAs)、14q32miRNAs - cMYC 相互作用等因素有关。

1. p53 基因突变

众所周知，p53 是重要的抑癌基因，p53 通过激活促凋亡基因 Bax 和 p21 而发挥抑癌作用，一旦发生突变，可使突变的体细胞分裂失控。

有研究发现[19]，22% 的骨肉瘤中存在 p53 基因突变；在高度恶性的骨肉瘤中，p53 突变较在低度恶性的骨肉瘤中更普遍。[59-60] Ganjavi 等[61]用缺失 p53 基因的骨肉瘤 SaOS - 2 细胞系观察发现，野生型 p53 基因经腺病毒介导转染骨肉瘤细胞后可降低细胞活性，并增加对化疗药物的敏感度。

2. Rb 基因突变

Rb 基因(视网膜母细胞瘤基因)是控制细胞周期的关键基因，Rb 蛋白通过结合转录因子 E2F 调节细胞周期。Rb 基因突变或缺失使细胞异常增殖，从而导致肿瘤发生。[62] 无论是胚系细胞还是体细胞的 Rb 基因突变皆可促进骨肉瘤的发生，丢失 Rb 基因是骨肉瘤的高危家族因素。[63] Kansara 等[64]报道，20% ~40% 骨肉瘤标本中检测到了 Rb1 基因的失活，且 Rb1 基因的失活与预后不良相关。

Iida 等[65]研究发现，缺乏 Rb 基因的骨肉瘤 SaOS - 2 细胞系对甲氨蝶呤的敏感度低。

3. 原癌基因

原癌基因可促进细胞生长和分裂。原癌基因扩增与骨肉瘤的发病及耐药性有关，在骨髓基质细胞中过量表达原癌基因可促进骨肉瘤发生发展。[66] Arvanitis 等[67]发现，原癌基因失活可引起骨肉瘤细胞增殖停滞并促进其分化。

在 U2OS 骨肉瘤细胞系变异种中，原癌基因扩增可最大限度地抵制阿霉素，且发现在 SaOS - 2 耐甲氨蝶呤的变异种中亦存在原癌基因扩增现象[68]，下调原癌基因可增强治疗耐甲氨蝶呤骨肉瘤的疗效。

在 MG - 63 骨肉瘤细胞系中，将反义原癌基因片段经腺病毒介导转染骨肉瘤细胞后可导致细胞周期停滞和细胞凋亡。[69]

活化蛋白 - 1(AP - 1)是转录的调节者，调节骨细胞增殖、分化和代谢。AP - 1 包含 Fos 和 Jun 蛋白，它们分别是原癌基因 c - fos 和 c - jun 编码的产物。

与良性成骨细胞的损伤或低度恶性的骨肉瘤相比，在高度恶性的骨肉瘤中 Fos 和 Jun 显著上调，此与远处转移有关。

实验观察发现[70]，c - fos 和 c - jun 双转基因小鼠发展成为骨肉瘤的概率要比 c - fos 单转基因小鼠高。Leaner 等[71]的研究发现，在鼠类骨肉瘤模型中抑制 AP - 1 介导的转录可减少骨肉瘤细胞浸润和转移。

c - myc 原癌基因是骨肉瘤发病的重要机制，约 30% 的骨肉瘤 c - myc 基因扩增，c - myc 过量表达的原因是 miRNAs 和相关的基因调控网络失调。[72] Shimizu 等[66]认为，转录因子 Myc 可刺激细胞生长和有丝分裂，在骨髓基质细胞中 Myc 的高表达将导致脂肪生成障碍，进而转化成为骨肉瘤；在耐药骨肉瘤细胞系中，Myc 表达上调。[68]

4. 生长因子

骨肉瘤细胞可通过自分泌和旁分泌产生一系列的生长因子并发挥作用，生长因子表达失调可加速细胞增殖,如转化生长因子(TGF)、胰岛素样生长因子(IGF)和结缔组织生长因子(CTGF)失调,同时生长因子受体亦会过量表达并激活。

转化生长因子β(TGF-β)蛋白是一种细胞分泌的二聚体蛋白大家族,与其他许多生长因子一样,广泛影响着细胞的生长代谢,如分化、增殖、凋亡和基质产生等。骨形态发生蛋白(BMPs)的形成需大量 TGF-β 家族蛋白。

高度恶性的骨肉瘤表达 TGF-β1 明显高于低度恶性的骨肉瘤,Navid 等[73]发现,当骨肉瘤细胞种植到存在 TGF-β 封闭抗体的细胞系后生长减缓30%~50%。

Hu 等[74]发现,骨肉瘤易感和转移与 TGFR1 变异有关。骨肉瘤中 IGF(胰岛素样生长因子)-I 和 IGF-II 过量表达,它们结合相应的受体发挥特定的作用,如结合 IGF-1R,导致 PI3K(磷脂酰肌醇-3激酶)和 MAPK(丝裂原活化蛋白激酶)信号转导通路激活,促进细胞增殖、抑制细胞凋亡。

慢病毒介导的胰岛素样生长因子受体(IGFR)-1 的特异 shRNA(short hairpin RNA)可提高骨肉瘤细胞对多西他赛和顺铂的敏感度[75],用 IGFR-1 的单克隆抗体亦可增强抗肿瘤效应。[76-79]

结缔组织生长因子(CTGF)和 CCN(CTGF/Cyr61/Cef10/NOVH)家族的多种蛋白相关联,并通过整合蛋白信号通路发挥作用,促进骨肉瘤的黏附、转移、增殖和血管生成等。研究表明[80],CTGF 是 SaOS-2 细胞系增殖的刺激因子,可促进 I 型胶原、碱性磷酸酶和骨桥蛋白表达;CCN3 过量表达和骨肉瘤不良预后相关。

甲状旁腺激素(PTH)、甲状旁腺激素相关肽(PTHrP)和甲状旁腺激素受体(PTHR1)与骨肉瘤的进展及转移有关。

PTHrP 是骨肉瘤转移和高钙血症的体液因素,PTHrP 和 PTHR1 在破骨活动的信号转导方面有一定作用,当 HOS 骨肉瘤细胞系过量表达 PTHR1 时可直接促进骨肉瘤细胞增殖、活力和浸润。有研究发现[81],PTHrP 可通过阻断 p53 和线粒体的细胞凋亡机制来提高骨肉瘤的耐药性,还可下调促凋亡基因 Bax 和 PUMA,并上调抑凋亡基因 Bcl-2 和 Bcl-xl。Berdiaki 等[82]用 MG-63 和 SaOS-2 骨肉瘤细胞系发现,PTH 通过调节透明质酸酶代谢促进骨肉瘤细胞转移。

血小板衍生生长因子/受体(PDGF/PDGFR)是成骨细胞和破骨细胞中在细胞增殖和分化中起重要作用的信号分子。[83]Bozzi 等[84]认为,PDGFR 的过表达与疾病进展和不良预后相关。Takagi 等[85]指出,在体内骨肉瘤与血小板发生接触时,可能引起血小板聚集并刺激 PDGF 的释放。

甲磺酸伊马替尼是针对 PDGFR 信号转导的有效酪氨酸激酶抑制剂,Gobin 等[86]研究报道,在未分化和混合的成骨细胞/溶骨形式的骨肉瘤小鼠动物模型中,甲磺酸伊马替尼可抑制肿瘤的生长。

关于 HER-2 在骨肉瘤中的表达存在争议,有学者[87]认为,在40%的骨肉瘤标本中存在 HER-2 的高表达,其表达水平与骨肉瘤的转移、复发及不良预后相关;另有学者[88]认为,HER-2 在骨肉瘤中的表达与患者的预后之间没有联系。

在骨肉瘤等多种肿瘤中,VEGF 均存在过表达的现象。Yu 等[89]报道,VEGFR-3 的表达水平与骨肉瘤转移患者的肺转移发展和总生存率相关,特异性靶向 VEGF 配体或其受体可能是治疗骨肉瘤的有效策略。[90]目前,可选择性靶向抑制 VEGF 受体家族包括安罗替尼、舒尼替尼、索拉非尼和 Cediranib。[91-92]

二、临床表现

(一)好发部位

80%~90%的骨肉瘤发生在长管状骨,最常见的发病部位是股骨远端和胫骨近端,其次是肱骨

近端，这3个部位大约占到所有肢体骨肉瘤的85%。[6,53,93-94]

经典型骨肉瘤即普通骨肉瘤，是最常见的骨肉瘤亚型，发生率占所有骨肉瘤的80%，好发于股骨远端和胫骨近端，少见于脊柱、骨盆和骶骨，且单发病灶患者占大多数。[95-98]

何军等[99]报道了89例四肢骨肉瘤，上肢7例、下肢82例。蓝瑞隆等[31]报道了72例骨肉瘤，66.7%的肿瘤（48例）位于股骨或胫骨，其他部位（股骨、肱骨、颌骨等）占33.3%（24例）。

少数骨肉瘤可发生于非长骨，非长骨骨肉瘤与传统长骨骨肉瘤在发病年龄、恶性程度、临床病程及预后等方面均有差异。非长骨骨肉瘤发病部位以颌骨（54%）最多见，临床症状多为局部包块伴疼痛，活动受限。唐白杰等[34]报道了39例非长骨骨肉瘤，颌骨21例，其中下颌骨15例，上颌骨6例；盆骨8例，颅骨3例，肋骨2例，足跟骨2例，椎骨1例（2.5%），髌骨1例，肩胛骨1例。

（二）一般表现

骨肉瘤的病史常为1~3个月，生长迅速，就诊时病灶通常较大。[100]周灵等[101]报道的119例骨肉瘤患者中，就诊时原发灶最大直径<5cm有45人（37.8%），>10cm者有27人（22.7%）。

疼痛和肿胀是骨肉瘤早期最常见的症状，前者发生要早于后者，约90%的患者在影像学上有软组织肿块，但不是都表现为局部肿胀。

局部疼痛为早期症状，起初为间断性疼痛，逐渐转为持续性剧烈疼痛，尤以夜间为甚。患者早期可因患肢疼痛而出现跛行，晚期则被迫卧床休息。

骨端近关节处肿块大，硬度不一，有压痛，局部温度高，静脉扩张，有时可触及搏动；偶尔伴关节功能障碍，极少数因病理性骨折就诊。[102]

肺是骨肉瘤最常见的转移部位[103]，早期极有可能发生肺转移[104-105]，转移率超过85%；其次为骨转移。[106]

骨肉瘤脑转移（brain metastasis in osteosarcoma，BMO）罕见，发生率为1.8%~6.5%[107-112]，但在骨肉瘤肺转移患者中，脑转移发生率增高至10%~15%。因此，有必要对骨肉瘤肺转移或进展期的患者进行定期脑部影像学检查。[113-114]

目前，普遍认为骨肉瘤扩散入脑的机制是通过血行转移，因大脑没有淋巴系统，与其他脑转移瘤一样，肿瘤细胞或瘤栓先经过前循环血管，故大部分脑转移灶位于灰白质交界的前循环处，如额叶、顶叶、枕叶等。[115-116]朱岩等[117]报道了7例骨肉瘤脑转移，均为儿童及青年，男6例，女1例，中位年龄18岁（9~23岁）；单发脑转移瘤6例，多发性脑转移瘤1例；5例脑转移灶位于额叶；常见症状是头痛、恶心和呕吐，2例出现偏瘫、癫痫等运动症状，1例出现视力模糊、眼球突出等眼部症状。

三、影像学检查

（一）X线、CT、MRI表现

X线、CT、MRI等影像学检查是诊断原发性骨肉瘤的主要方法，其诊断价值已逐渐被认可。[118-121]

骨肉瘤的X线，主要表现为骨肉瘤部位有成骨性、溶骨性或混合性骨破坏，有特征性"Codman三角"和日光照射状骨膜反应。

研究表明，X线检查在显示"Codman三角"等肿瘤整体表现方面优于CT和MRI检查，但因有图像重叠，软组织肿块、微小骨瘤及骨质破坏难以清晰显示。

非长骨骨肉瘤影像学特征与长骨骨肉瘤类似，均有不同程度的骨质破坏，且表现多变，取决于正常骨的破坏程度和新生骨的矿化程度，可表现为溶骨性、成骨性或边缘不规则的混合性病变，部分病例可见日光放射状骨膜反应，常有显著的软组织肿块影。

CT可显示骨破坏状况和肿瘤内部矿化程度，强化后可显示肿瘤的血运状况、肿瘤与血管的关系及在骨与软组织中的范围，以及评估骨肉瘤的肺部转移情况。[122-125]

与CT相比，MRI在显示肿瘤软组织侵犯方面更具优势，能精确显示肿瘤与邻近肌肉、皮下脂肪、关节以及主要神经血管束的关系。另外，MRI可很好地显示病变远近端的髓腔情况，以及发现有无跳跃转移。[126-129]

骨肉瘤在MRI上的具体表现，主要取决于肿瘤组织的分化类型和肿瘤内部的生长情况，在T1WI上呈不均匀低信号、在T2WI上呈不均匀高信号，表现为骨质破坏和骨膜反应，与CT检查表现相似。[118]

（二）不同病理分型骨肉瘤的影像学表现

潘献伟等[130]报道了82例原发性骨肉瘤患者，男46例，女36例，年龄22~74岁；普通型67例、小细胞型6例、髓内高分化型2例、毛细血管扩张型2例、高级别骨表面型1例、骨膜型2例、骨旁型2例。作者指出，不同病理分型的原发性骨肉瘤X线、CT、MRI等影像学表现均存在差异。

1. 普通型骨肉瘤

普通型骨肉瘤临床上最常见，由肿瘤细胞形成的骨基质侵犯骨骼[131-132]，多发于青少年和男性，好发于长骨干骺端，临床表现复杂多样。

骨皮质限制且软骨小叶相对较慢的生长方式影响普通型骨肉瘤生长，导致其异常快速生长的方式发生改变，常与骨皮质、软骨发生冲突而出现溶骨与硬化混合的混合性骨质破坏、高密度成骨灶，并可表现为完全成骨至完全溶骨，MRI表现为T1WI呈等或低信号、T2WI呈高信号。

2. 小细胞型骨肉瘤

小细胞型骨肉瘤起源于骨或软组织，好发于女性或高龄者，以骨盆较为常见。影像学多表现为髓内病变、溶骨性，可伴絮状成骨样改变、钙化、骨皮质侵蚀或穿透，MRI见T2WI呈高、低混杂信号。

3. 髓内高分化型骨肉瘤

髓内高分化型骨肉瘤主要起源于骨髓内，当肿瘤细胞形成的骨基质侵犯骨髓引起骨髓内组织的变性坏死而导致骨质破坏及异常成骨，常表现为髓腔内局灶破坏或成骨，可见髓腔内局灶高密度成骨灶，T1WI、T2WI呈低信号。

4. 毛细血管扩张型骨肉瘤

主要是由肿瘤细胞形成的骨基质侵犯毛细血管并使其扩张，对骨组织损伤较小，故多见于多囊样及类似动脉瘤样骨囊肿，成骨不明显，多囊样高密度成骨灶，T1WI和T2WI呈低信号。

5. 高级别骨表面型骨肉瘤

主要起源于骨皮质，肿瘤细胞形成的骨基质主要以骨皮质为中心向周围组织侵犯而引起组织的变性坏死，多表现为以骨皮质为中心的成骨病变及高密度成骨灶，T1WI呈等、低混杂信号，T2WI呈略高、略低混杂信号。

6. 骨膜型原发性骨肉瘤

主要起源于骨表面，肿瘤细胞形成的骨基质侵犯骨膜引起骨膜及其周围组织的变性坏死而引起组织钙化，且受骨皮质限制，可出现分叶状异常生长[133-134]，常表现为骨膜周围高密度成骨灶、分叶状外形生长及边缘、间隔强化等影像学特征。

7. 骨旁型原发性骨肉瘤

其发病部位为骨旁，肿瘤细胞形成的骨基质主要侵犯骨旁及骨表面[135-136]，常可见骨旁周围高密度成骨灶、软组织内成骨病变、与相邻骨可见线状间隙、T2WI呈低信号等影像学表现。

四、组织活检

组织活检是确诊骨肉瘤的金标准，切开活检和穿刺活检（粗针或针吸）是骨肿瘤诊断中的2种方法[137-138]。

切开活检是最正确的方法，因它可提供较多的标本来进行免疫组化或细胞遗传学检查[139-142]，但切开活检需要在手术室进行全身麻醉或区域麻醉。

随着影像学技术的发展，影像学定位下的穿刺活检越来越多地在诊断原发和继发骨肿瘤中得到应用。[143]因此，当获得的标本充分时，穿刺活检可作为切开活检的另一种选择，诊断准确率为88%~96%。[144-146]当病变的临床和影像学表现均提示为比较典型的骨肉瘤时，常用穿刺活检确诊[147-150]。

穿刺活检失败后可行切开活检，但应尽量避免切除活检，不推荐冰冻活检。

如果活检瘢痕在肿瘤切除时没有整块切除，切开活检和穿刺活检有导致肿瘤局部复发的可能，这与活检道的肿瘤播散有关。穿刺活检的肿瘤播散风险低。[151-152]

在计划活检路径时，应保证活检位置在计划切除的范围内，确保手术时切除范围与原发肿瘤达到足够的外科边界。

五、组织病理学

骨肉瘤为原发于髓腔内的高度恶性肿瘤，组织学上以梭形纤维母细胞为主，肿瘤细胞可产生骨样基质或不成熟骨。

骨肉瘤有多种亚型，包括经典型骨肉瘤、骨膜骨肉瘤、骨旁骨肉瘤、小细胞骨肉瘤和毛细血管扩张型骨肉瘤等；骨肉瘤根据起源部位不同，又可分为髓内、表面、骨外3种类型。

髓内高级别骨肉瘤是经典病理类型，占全部骨肉瘤的80%[153]；低级别髓内骨肉瘤占全部骨肉瘤的2%，发病部位与经典骨肉瘤类似。

皮质旁骨肉瘤为低度恶性，约占全部骨肉瘤的5%。[154]24%~43%的低级别骨旁骨肉瘤可能转变为高级别骨肉瘤。[155-156]

骨膜骨肉瘤为中度恶性肿瘤，好发于股骨及胫骨；高级别表面型骨肉瘤十分罕见，占骨表面骨肉瘤的10%。[157-158]

小细胞骨肉瘤由各个分化阶段的骨样组织组成，并间夹着小细胞，小细胞主要分散于髓内、骨周围血管，其多呈压迫性、散点型生长。[159-160]

普通型骨肉瘤，肿瘤细胞异型性明显，核分裂象易见，可分为成骨细胞型骨肉瘤、成软骨细胞型骨肉瘤和成纤维细胞型骨肉瘤3种基本类型。

低级别中央型骨肉瘤肿瘤细胞呈梭形，无明显异型性；核分裂象少于4个/10HPF，肿瘤细胞间形成平行排列、粗大且相互连接的肿瘤性骨，可呈现纤维结构不良样形态，由于缺乏普通型骨肉瘤明显的异型性，常常单靠病理形态学难以诊断，需结合影像学综合判断。[161-163]

大部分低级别骨肉瘤与部分普通型骨肉瘤可检测到MDM2和CDK4基因扩增，可被作为低级别骨肉瘤与良性纤维性肿瘤的鉴别诊断。[164-165]

文献报道[166-167]，头骨及颌骨等非长骨肉瘤以成软骨细胞型为主。Joo 等[168] 报道了 29 例脊柱和骨盆骨肉瘤，成骨细胞型为主。

六、诊断

（一）诊断思路

骨肉瘤的诊断主要依据临床表现、影像学检查、组织活检等，40 岁以下患者出现进行性的骨痛及骨病变，X 线平片上显示骨破坏、病灶边缘不清，提示恶性原发性骨肿瘤的可能性很大；40 岁以上患者，即使既往有恶性肿瘤病史，亦不能排除原发骨肉瘤的可能。[169]

所有疑似骨肉瘤患者的标准诊断步骤，应包括体格检查、原发病灶影像学检查[X 线片、局部 MRI 和（或）增强 CT 扫描]、骨扫描、胸部 CT，实验室检查（血常规、乳酸脱氢酶、碱性磷酸酶），活检获得病理学诊断，最后完成骨肉瘤分期诊断。

有条件者，可考虑应用 PET - CT 对肿瘤进行分期及疗效评估。[170-171]

（二）临床分期

目前，骨肉瘤临床上使用最为广泛的分期系统是 Enneking 外科分期系统[172]，此分期系统与肿瘤预后有很好的相关性，被美国骨骼肌肉系统肿瘤协会（Muscul oskeletal Tumor Society，MSTS）及国际保肢协会采纳，又称 MSTS 外科分期。

临床上，肿瘤内科医生更为熟悉的分期系统是 2010 年美国癌症联合委员会提出的 TNM 分期系统[173]。

1. Enneking 外科分期

表 2 - 1 Enneking 外科分期

分期	分级	部位	转移
Ⅰ A	G1（低级别）	T1（局限性）	M0
Ⅰ B	G1	T2（侵犯性）	M0
Ⅱ A	G2（高级别）	T1	M0
Ⅱ B	G2	T2	M0
Ⅲ A	G1 ~ 2	T1	M1
Ⅲ B	G1 ~ 2	T2	M1

局部累及范围分间室内与间室外，肿瘤的间室状态取决于肿瘤是否突破骨皮质。

2. AJCC 骨肉瘤 TNM 分期

表 2 - 2 AJCC 骨肉瘤 TNM 分期

原发肿瘤（T）	区域淋巴结（N）	远处转移（M）	病理学分级（G）
TX：原发肿瘤无法评估	NX：区域淋巴结不能评价		GX：不能估价病理学分级
T0：无原发肿瘤证据	N0：无区域淋巴结转移	M0：无远处转移	G1：高分化
T1：肿瘤最大径 ≤8cm	N1：区域淋巴结转移	M1：远处转移	G2：中分化
T2：肿瘤最大径 >8cm		M1a：肺转移	G3：低分化
T3：原发部位的不连续肿瘤		M1b：其他远处转移	G4：未分化

续表

分期	
ⅠA 期	Gx，G1、2，T1，N0，M0
ⅠB 期	GX，G1、2，T2，N0，M0；GX，G1、2，T3，N0，M0
ⅡA 期	G3、4，T1，N0，M0
ⅡB 期	G3、4，T2，N0，M0
Ⅲ 期	G3、4，T3，N0，M0
ⅣA 期	任何 G，任何 T，N0，M1a
ⅣB 期	任何 G，任何 T，N1，任何 M；任何 G，任何 T，任何 N，M1b

（三）鉴别诊断

1. 软骨肉瘤

软骨肉瘤常伴软骨基质的黏液变性、钙化、骨化等改变，且肿瘤内无肿瘤性骨样组织。

2. 去分化软骨肉瘤

去分化软骨肉瘤，软骨成分均为低级别软骨，且与高级别肉瘤成分分界清楚，而成软骨细胞型骨肉瘤中软骨成分为高级别透明软骨，与非软骨肉瘤成分相互混杂，分界不清。

3. 纤维肉瘤

纤维肉瘤缺乏肿瘤性骨样组织。低级别骨肉瘤常需与良性或中间型病变鉴别，如纤维结构不良、骨化性纤维瘤、骨母细胞瘤及骨促结缔组织增生性纤维瘤等，其中最易误诊的是纤维结构不良。[174]

低级别骨肉瘤呈浸润性生长，部分细胞有轻度非典型性，可见核分裂象，且肿瘤骨往往粗大相互连接，有平行排列倾向。有时仅靠组织学难以诊断，尤其是活检病例，肿瘤的影像学表现尤为重要。

对鉴别诊断困难病例，需加做 MDM2（12q15）基因扩增 FISH 检测。

七、治疗

目前，骨肉瘤以外科手术和化学药物治疗为主，其中根治性手术切除是治疗骨肉瘤的首选方法，切缘阴性是防止肿瘤复发的重要条件。

手术切除后再进行局部放疗和全身化疗是目前骨肉瘤治疗的标准方法，治疗上应强调多学科协作[175-178]，因单纯手术治疗骨肉瘤的患者 5 年生存率仅为 15%～17%。[179-180] 通过目前的综合治疗，接近 2/3 的骨肉瘤患者可治愈，保肢率达到 90%～95%[179]，5 年生存率可提高至 50%～75%。[180-186]

介入治疗、消融治疗、靶向治疗及免疫治疗等在不可切除的骨肉瘤治疗中有一定价值，但需更多的临床试验加以验证。

对于复发、转移以及不能完整手术切除的骨肉瘤患者，多数患者预后不良，生存期较短，5 年生存率一直在 20% 以下。[187-188]

（一）治疗原则

1. 总体治疗原则

（1）多学科参与的综合治疗是骨肉瘤治疗的基本原则。

（2）治疗前的影像学基线检查必须全面、系统，组织病理学明确诊断是治疗的前提。

（3）对于低级别骨肉瘤（包括髓内型和表面型），可直接广泛切除（1B级）。

（4）对于骨膜骨肉瘤，可先考虑化疗，再行广泛切除（2B级）。

（5）对于高级别骨肉瘤（包括髓内型和表面型），均建议先行术前化疗（1A级），化疗后通过胸部CT、局部MRI、PET－CT或骨扫描等进行重新评估及再分期。

（6）对于可切除的肿瘤，应予广泛切除。当切缘阴性、新辅助化疗反应良好时，继续化疗；新辅助化疗反应差时，可考虑更改化疗方案。当切缘阳性、化疗反应良好时，则继续化疗，同时考虑其他局部治疗（手术、放疗等）；化疗反应差时，可考虑更改化疗方案，同时考虑其他局部治疗（手术、放疗等）。

（7）当肿瘤无法切除时，考虑放疗、化疗，治疗后对患者持续监测（1B级）。

（8）对于就诊时已有转移的患者，若肺部或其他内脏的转移灶可切除，则建议切除转移灶，并辅以化疗；当转移灶无法切除时，可行放、化疗，同时重新评估原发病灶，选择合适的局部控制手段，治疗后对患者持续监测（1B级）。

2. 无转移骨肉瘤的治疗原则

NCCN指南推荐，对低级别骨肉瘤（包括髓内型和表面型）及骨膜骨肉瘤，首选广泛切除（1B级）。骨膜骨肉瘤患者可考术前化疗（2B级）。

尽管新辅助化疗及辅助化疗已被应用于骨膜骨肉瘤，但实际上并没有证据支持其与单纯广泛切除相比能改善预后。[189-190]欧洲骨骼肌肉肿瘤学会（European Musculosk-eletal Oncology Society，EM-OS）报道了119例骨膜骨肉瘤患者的研究，大部分患者接受新辅助化疗并未改善预后[191]。Cesari等[189]亦有类似的报道，辅助化疗＋手术与仅接受手术的患者相比较，10年整体生存率分别为86%及83%（$P=0.73$）。

高级别无转移骨肉瘤，推荐广泛切除术前化疗（1A级）。长期随访显示，无瘤生存率和总生存率显著得益于辅助化疗，部分年龄较大的患者可能受益于即刻手术。

广泛切除术后，肿瘤对术前化疗组织学反应有效（残余存活肿瘤小于10%）的患者应继续接受相同方案的化疗；术后组织学反应不佳（残余存活肿瘤大于或等于10%）的患者可考虑更改方案化疗，然而改变化疗方案并未改善这部分患者的预后。[192-195]

如果术前化疗后肿瘤仍不可切除，推荐进行放疗或化疗。对部分不可切除或无法完整切除的骨肉瘤患者，光子/质子联合放疗及质子束放疗对局部病灶控制显示有效[196-197]（1B级）。

3. 有转移骨肉瘤的治疗原则

据报道[198]，10%~20%的患者初次诊断时即发现有转移。

对于就诊时即存在转移的高级别骨肉瘤患者，化疗疗效很有限，远低于无转移的患者。[199-200]Bacci等[201]对一组病例采用顺铂＋柔红霉素＋大剂量甲氨蝶呤＋异环磷酰胺方案，57例就诊时即存在转移者，其2年无病生存率和整体生存率分别为21%和55%，而就诊时无转移者分别为75%和94%。

有研究报道[202]，在就诊时即存在转移的接受联合治疗的骨肉瘤患者中，通过化疗和外科治疗后切除转移灶的患者的长期生存率高于无法切除转移灶者，分别为48%和5%。

1）肺转移

骨肉瘤血行转移最常见部位为肺，一旦发生肺转移，患者预后较差，5年生存率为19%~30%。

Okiror等[203]研究报道，即使发生肺部转移，有手术条件仍建议做肺部转移病灶切除，可提高患者生存率及生存质量。因此，针对患者肺部转移灶的治疗，应以局部病灶外科切除为主，转移瘤切除术前、术后需常规化疗，尽可能延长生存期。[204-205]Bacci 等[206]认为，积极化疗联合外科切除原发灶和转移灶，可改善四肢原发骨肉瘤肺转移患者的预后。

手术指征是原发灶已切除或可一并切除，仅见肺转移，影像学提示转移灶大小较一致；患者一般情况允许，可耐受手术。

对于不能满足手术适应证或不愿意手术的肺转移患者，立体定向放疗是一项重要的补充治疗手段。[52]

Bacci 等[38]报道，在肺转移患者中，单侧转移、肺部结节数量较少与预后良好相关，只有 1~2 处转移灶的患者 2 年无瘤生存率显著高于 3 处及以上转移灶者，分别为 78%、28%。

2）脑转移

骨肉瘤脑转移（BM）罕见，发生率仅为 1.8%~6.5%。一项 112 例包括骨肉瘤在内的肉瘤脑转移患者回顾性研究发现，从诊断肺转移到脑转移的中位时间为 1.1 年。[207]

目前，尚无关于 BMO 的治疗指南，但普遍认为手术和放疗是治疗 BMO 的主要手段[208-209]。

手术切除被证明对 BMO 患者预后有明显相关性，但单纯手术治疗只能缓解脑转移症状，减轻肿瘤负担，并不能减缓或阻止肿瘤进展，故建议术后辅助放疗或化疗。

通常而言，在症状或体征出现之前及早发现脑转移灶[210-212]，有助于提高患者转移灶切除率，减轻脑肿瘤负荷，提高化疗或放射治疗的疗效。Yonemoto 等[113]报道，1 例肺转移后 4 个月影像学检查出脑转移的患者，经过早期手术切除转移灶后接受放疗，患者 6 年后依然存活。

放疗在 BMO 中作用广泛，但因骨肉瘤对放疗不敏感，放疗作用较为有限。立体定向放射治疗或全脑放射治疗的应用取决于患者脑内病变的数目[213]，BMO 脑转移灶多数为单个[207]，立体定向放射治疗具有很大的应用空间。

因血脑屏障的存在，化疗在 BMO 治疗中的作用存在争议，但文献报道中相当一部分 BMO 患者仍采取了化疗。作者认为，化疗是与脑转移患者生存改善相关的独立因素，其原因可能与骨肉瘤的化疗敏感性与肿瘤脑转移时血脑屏障破坏有关。[214-215]

4. 复发、难治性骨肉瘤治疗原则

无转移骨肉瘤患者中约 30%、诊断时即存在转移者中约 80% 会复发，单一转移灶、初次复发时间、初次复发时病变可完整切除是最重要的预后因素，而无法耐受手术、二次以上复发者预后不佳[216-220]，多次复发患者的预后与其外科切除情况相关。[221]

1）化学治疗

法国儿童肿瘤学会（French Society of Pediatric Oncology，FSPO）的一项 II 期临床试验表明，异环磷酰胺联合依托泊苷在复发性或难治性骨肉瘤患者中取得了 48% 的应答率。[222]Berger 等[223]报道的一项 II 期临床试验显示，环磷酰胺或异环磷酰胺联合依托泊苷在复发性高危型骨肉瘤患者中获得了 19% 的应答率、35% 的疾病稳定率，4 个月后无进展生存率为 42%。

吉西他滨单药或联合方案，如多西他赛联合吉西他滨、环磷酰胺联合托泊替康、异环磷酰胺 + 卡铂 + 依托泊苷等，在复发或难治性骨肉瘤患者中均有效。[224-227]

2）放射性同位素治疗

钐 – 153 乙烯二胺四亚甲基膦酸（^{153}Sm – EDTMP）是一类亲骨性放射性治疗物，可用于局部复发或转移性骨肉瘤及骨转移癌患者。Anderson 等[228]报道了 ^{153}Sm – EDTMP 联合外周血造血干细胞，对骨肉瘤局部复发或远处转移患者的疼痛缓解有效。另一项试验亦表明，^{153}Sm – EDTMP 对高危型骨肉瘤患者有效[229]。

3）其他治疗

意大利软组织肉瘤联合组进行的一项Ⅱ期临床试验中（$n=30$），在复发或无法切除的高级别骨肉瘤患者经标准多方案联合治疗失败后，索拉非尼表现出一定疗效[230]，4个月无进展生存率为46%，中位无进展生存时间和中位整体生存时间分别为4个月和7个月，临床受益率（定义为6个月无进展）为29%，部分缓率和疾病稳定率分别为8%和34%，17%的患者可耐受6个月以上治疗。

大剂量化疗/干细胞移植（HDT/SCT）在局部进展、转移及复发骨肉瘤患者中的安全性和有效性已经有一些初步结论。[231]在意大利肉瘤协作组的研究中，对术后化疗敏感病例，采用卡铂联合依托泊苷化疗后进行干细胞治疗[232]，移植相关死亡率为3.1%，3年整体生存率和无瘤生存率分别为20%和12%。

（二）手术治疗原则

最早的骨肉瘤外科治疗是1882年Weinlechner对1例肋骨骨肉瘤患者进行的局部外科切除和肺转移瘤切除。

1883年，Eve最先报道了骨肉瘤的流行病学特征和肺转移特征。

1898年，Parham首先报道了46例骨肉瘤的手术治疗疗效分析。

1980年，Carter[233]回顾了1946—1971年骨肉瘤治疗相关文献，结果显示，1286例患者5年生存率平均为19.7%（16%~23%），其中约80%的患者发生肿瘤肺转移。

自20世纪90年代开始，新辅助化疗与辅助化疗的引入，骨肉瘤的治疗模式发生了根本变化。目前，骨肉瘤的治疗模式是术前新辅助化疗+手术切除+术后辅助化疗[234]，这种治疗模式既能保留肢体关节功能，又能有效降低骨肉瘤的转移和复发。[235]

手术治疗是传统治疗方法，目前术式包括截肢术、瘤段切除+瘤段骨灭活再植术和瘤段切除+异体骨移植术。[236]

手术切除的原则仍然是以最大限度减少局部复发为首要目标，其次是最大限度地减少对功能的影响。[237]

针对肿瘤切除，目前更倾向于广泛切除而非全间室切除，当涉及神经组织时，更倾向于保留重要组织，以最大限度保留肢体功能。[238]

广泛切除意味着手术切缘为组织学阴性，以达到最佳的局部控制效果。对部分患者而言，截肢可能是达到这一目标的最适当的选择。能够合理保全功能时，应首选保肢手术。[239-240]

对于无转移的高级别骨肉瘤，研究表明，截肢术与保肢手术在复发率以及生存率上无显著差异[241-245]，而保肢手术往往能带来更好的功能。[246]因此，对于新辅助化疗反应较好的高级别骨肉瘤患者，如果能达到广泛的外科边界，应首选保肢治疗。[247]

（三）肢体骨肉瘤的手术治疗

肢体骨肉瘤的手术治疗包括截肢手术、保肢手术、肢体重建技术、瘤段灭活再植术等，不同手术方式有不同的适应证与禁忌证。

肢体功能评价推荐使用美国骨骼肌肉系统肿瘤协会保肢手术疗效评分系统（MSTS）[248-249]，该评分系统使用简便，可较全面地反映患肢和患者整体的功能水平，结果有可重复性和可信性。

1．截肢术

截肢术是治疗骨肉瘤的传统方法，20世纪70年代前，对于未发生转移的肢体骨肉瘤，一般采取截肢手术进行治疗，包括经骨截肢和关节离断术。

截肢的优点在于能够最大限度地切除原发病灶，手术操作简单，无须特别技术及设备，且费用低廉，术后并发症少，术后可尽快进行化疗以及其他辅助治疗控制和杀灭原发病灶以外的转移。

截肢的适应证包括患者要求截肢、化疗无效的ⅡB期肿瘤、重要血管神经束受累、缺乏保肢后骨或软组织重建条件和预计义肢功能优于保肢。[250-255]

虽然截肢手术对控制患者的病情起到了一定的作用，但术后患者长期生存率（>5年）仅20%，且创伤较大，大部分患者存在严重的肢体功能障碍，对患者身心健康及生活质量的影响显著。[256-259]

2. 保肢手术

1）目的与意义

保肢治疗是肢体长骨经典型骨肉瘤在多学科团队医生共同努力下完成的新辅助化疗、肿瘤广泛切除后并经过重建技术恢复骨与关节功能和辅助化疗等一系列治疗的总称。

保肢手术所追求的外科切除是以损失正常组织最小，且获得安全无瘤的外科边缘、减少局部复发为目的，以期保留肢体最佳功能。[180,237,260-263]

目前，保肢治疗已成为肢体骨肉瘤的标准治疗方法之一，90%的患者可实施保肢术治疗，其保肢成功率可达到60%~80%[264-267]；广泛切除后，肿瘤局部控制率可达到90%以上。

研究表明[268]，保肢术后患者的肢体功能明显好于已截肢的患者，且2种术式的预后差异有统计学意义。对于远端小腿肉瘤患者而言，保肢手术是一个有效的临床治疗选择，在一定程度上对骨肉瘤的疗效优于截肢手术治疗。[269]

保肢手术相对复杂，对术者要求高，且可能有肿瘤细胞的残留，因而会出现复发、切口感染及神经损伤等并发症；保肢手术费用昂贵，患者经济负担较重。

2）适应证

肢体骨肉瘤手术能够合理保全肢体功能时，则应首选保肢手术[239-240]，其保肢适应证如下。[270-272]

（1）Enneking ⅡA期、对化疗敏感的ⅡB期骨肉瘤及对化疗敏感、转移灶可控的Ⅲ期骨肉瘤。

（2）化疗反应好的有病理骨折的四肢骨肉瘤。

（3）可以或预期达到广泛切除的外科边缘。

（4）主要血管神经未受累。

（5）有良好的软组织覆盖条件，预计保留肢体功能优于义肢。

（6）全身情况良好，体能状态评分（Karnofsky评分）>60。

（7）有保留肢体及肢体功能的强烈愿望。

远处转移不是保肢的禁忌证，因此对于Ⅲ期肿瘤可以进行保肢治疗，甚至可行舒缓性保肢治疗。

值得注意的是，化疗反应好仍然是保肢治疗的前提。[273]化疗反应较好的高级别骨肉瘤患者，若能达到广泛的外科边界，应首选保肢治疗。

保肢术前化疗一般为3周期，如果化疗期间肿瘤进展超过30%最大径、肿瘤突破假包膜时，应停止化疗而接受手术。化疗结束后3周以上，可进行保肢手术。[274]

3）安全边界

肿瘤边界指肿瘤及反应区以外相邻的连续完整的正常组织，肿瘤的外科边界指恶性肿瘤切除标本的实际范围。外科边界主要分根治性边界、广泛性边界、边缘性边界和囊内边界4种。

外科边界的设计取决于肿瘤边缘，该边界具有阻止肿瘤局部侵袭的屏障作用，是判定预后的关键因素[275]；广泛切除指切除环绕肿瘤反应层以外的正常组织区域。

安全边界指纵向和（或）横向膜内、髓腔内距离肿瘤边缘3~5cm的正常骨组织，以及未被肿瘤侵犯的筋膜、肌腱、关节囊、关节软骨、血管神经鞘膜和外膜，镜下无肿瘤组织。[276]

虽然认为截骨边界距离肿瘤至 3cm 以上才能保证切除边缘无肿瘤残留。但 Andreou 等[277]统计了 1355 例接受保肢治疗的骨肉瘤患者治疗结果后，否定了截骨范围大于 3cm 的必要性，认为在广泛切除肿瘤的前提下，截骨量与局部复发率并没有关系。相反，截骨量越少，保肢后的关节功能相对越好。[278-279]

4）肿瘤切除原则

（1）避免局部复发是保肢手术成功的关键[280]，因此必须将活检切口与活检道周围正常组织与肿瘤作为一个整体整块切除，即完整的正常肌肉软组织袖套、术中肉眼可见厚度不小于 1cm（基于 MRI，有争议），骨的安全边界距离在 MRI 显示的肿瘤边界以远 3cm[281-282]；主要神经血管束须分离保护，邻近重要血管神经束的手术切缘必须是无瘤切缘（R0，镜下阴性）。总之，需严格遵循肿瘤外科学无瘤原则。

（2）骨与关节重建是在安全边界基础上的外科治疗，允许多种重建技术联合应用。肿瘤侵犯骨骺或邻近关节时，关节及关节囊需要切除。通常需要考虑局部肌瓣转移重建，以及足够的正常软组织对伤口进行覆盖。

（3）儿童下肢可一次性延长 1~1.5cm，尽量顾及儿童生长发育潜能。[283-285]

（4）推荐应用基于数字化技术的术前设计，有助于肿瘤的精准切除。[286-291]

5）保肢手术重建方法

保肢手术的重建方法包括骨重建与软组织重建，骨重建即重建支撑及关节功能，软组织重建则是为了修复动力、提供良好的软组织覆盖。[292-293]

（1）肿瘤型人工假体：近年来，人工假体优良材质、个性化设计及 3D 打印技术的飞速发展，为骨肉瘤切除后骨及关节缺损患者提供了全新机遇，可提供足够的稳定性和强度，早期稳定、早期活动和早期承重，即刻恢复患肢功能，对髋和膝关节的功能恢复最为明显，并发症少，假体功能良好，易于操作，是目前最常用的保肢手术重建方法。[294-295]但仍然存在远期假体松动及感染等问题。[296-297]

对于发育成熟的青少年及成人膝关节周围肿瘤切除后，建议选用旋转铰链型定制假体或组配假体。

另外，应根据患者骨骼基本情况选择骨水泥或非骨水泥固定方式。股骨上端假体原则上选择双动半髋置换；对于肱骨上端肿瘤，Malawer Ⅰ型切除是较常见的外科切除方式，重建假体建议选用半肩假体；其他少见部位选择个体化设计的假体。[286-287]

文献报道[298-299]，肿瘤型人工假体 5 年生存率，上肢为 85%~89.7%，下肢为 69%~78.0%，翻修率为 34%~40%。

异体骨或灭活骨+人工关节复合体，可减少异体骨关节移植带来的关节软骨退变的并发症，并有利于软组织附着，在肱骨上端、股骨上端、胫骨上端的保肢重建中具有优势，其并发症发生率为 23%。[300-303]

半关节假体置换，适用于年龄不足 11 岁患儿的股骨下端和胫骨上端骨肉瘤切除后的缺损重建，具有双轴运动轨迹的半膝关节假体，理论上可减少金属假体对于患儿胫骨关节软骨的磨损。

Masquelet 膜诱导技术，在临床治疗骨感染及慢性骨髓炎应用较多，该技术较为成熟，为瘤段切除骨缺损区域通过膜诱导成骨提供了可能。[304]

可延长肿瘤型人工关节假体，适用于发育期儿童股骨下端或胫骨上端骨肉瘤切除后的骨缺损，预期残余生长能力 <4cm。肢体预期生长能力参照 Anderson 和 Paley 方法计算。Aponte-Tinao 等[305]

报道，该方法有较高的并发症，最常见的是软组织并发症（46%），其次是假体结构故障（28%）、感染和无菌松动分别是17%和8%，平均延长4.4次，相关并发症的处理平均2.5次。

（2）骨移植：骨移植分自体骨移植、异体骨移植，自体骨移植可取自体腓骨、锁骨等，必要时连带血管或其他组织结构一起对缺损区域进行修复重建；异体骨目前临床比较有价值的是同种异体结构性骨移植，提供移植骨局部骨结构完整性，但须有骨库基础条件方可实施。[306]

利用自体和（或）同种异体骨重建肿瘤切除后的骨缺损，依靠骨与骨之间的愈合可达到长期可靠的骨重建，包括保留关节的重建和关节融合术。

长节段异体骨移植保肢率可达90%，重建成功率与重建部位相关，节段移植重建成功率可达82%~84%。

值得一提的是，异体骨移植存在排斥反应、异体骨骨折、感染、骨不愈合等风险，54%的患者可因为并发症再次手术。Fox等[307]报道，股骨下端、胫骨上端的异体骨关节移植可产生更多的并发症（60%），而下肢负重骨骨段移植更有优势。

对于下肢长骨切除长度超过15cm、年龄超过18岁的患者，采用异体骨或其他生物材料节段移植时，使用复合带血管游离腓骨移植可明显减少并发症发生率[308]；异体骨复合带血管游离腓骨成功率为93.5%，但该方法存在供区手术并发症、异体骨不愈合、异体骨骨折等风险。

（3）保留骨骺保肢术：保留骨骺保肢术适用于儿童骨干或干骺端骨肉瘤，且新辅助化疗有效，骺板和骨骺未被肿瘤累及的患儿。

术前应基于MRI评估肿瘤边缘与骺板和骨骺的关系。目前普遍采用SanJulian影像学方法判断儿童干骺端骨肿瘤的侵袭情况，其中Ⅰ型为肿瘤与骺板相邻，肿瘤边缘与骺板距离超过2cm，为绝对适应证；Ⅱ型为肿瘤与骺板距离不足2cm或相邻；Ⅲ型为骺板与肿瘤部分接触，距离关节端软骨下骨超过2cm，Ⅱ、Ⅲ型是相对适应证。[305,309]

经过严格选择适应证实施的保留骨骺保肢术10年保肢率达到90%~97%，保留骨骺术后应用美国骨骼肌肉系统肿瘤协会保肢手术疗效评分（musculo skeletal tumor society，MSTS），膝关节功能可达90%以上，局部复发率约为7%。[310-311]

（4）瘤段骨灭活再植术：瘤段骨灭活再植术是取骨肉瘤组织并对其进行灭活处理后再植入原来的部位，主要应用于四肢骨，其从广义上被认为是自体骨移植。

常见的瘤段骨灭活方法有煮沸灭活、高温水浴灭活、液氮冷冻灭活、辐射灭活和乙醇灭活等，灭活方法虽然很多，但多数无高级别证据；放射灭活和冷冻灭活，其治疗后骨端愈合率为88%，高于同种异体骨移植，在解剖学匹配、软组织附着方面具有优势。[312]

与其他保肢治疗方法相比，该方法具有费用低廉、易推广、可保留关节、瘤段骨与宿主匹配良好无排斥反应等优点。[313-314]

但因肿瘤灭活不确切、复发率高，无法进行术后化疗评估，且并发症发生率高[315]，如骨折、钢板螺钉断裂、骨不愈合及关节活动差等。单中心报告[316-317]，感染率为13%，局部复发率为9.6%，放射瘤骨灭活再植的骨折发生率为20%。目前，该方法已被基本弃用。

6）肿瘤局部复发

保肢治疗存在肿瘤局部复发的风险，局部复发率为5.4%~10%。保肢术后，局部复发对患者总体生存率有影响，经典型高级别骨肉瘤术后2年内复发的预后不佳，5年无瘤存活率仅为10%~40%。

临床观察发现，局部未达到安全的外科边界、化疗组织学反应不良和化疗期间肿瘤增大是骨肉瘤局部复发的高危因素；未彻底切除病灶，局部复发率可达25%，甚至更高[318]；复发病灶>5cm

同时伴有转移病灶是预后不佳的独立因素。

对于经验丰富的术者而言，保肢手术的局部复发率并不高于截肢术[236]。Li 等[319]对 560 例骨肉瘤患者的研究发现，截肢与保肢手术患者之间的局部复发率无差异。

截肢和再次保肢手术均可作为保肢手术局部复发的治疗选择，两者长期生存率比较差异无统计学意义[320-321]，建议复发病灶切除范围至少超过肿瘤边缘正常组织 1cm。

7）术后并发症处理与防治

任何类型的保肢重建术并发症均不少见，总体发生率可达 20%～30%[299]；而慢性疾病、系统化疗、营养不良、凝血功能异常等均可增加并发症的发生率。同时，重建假体或异体骨等机械或生物学因素亦会给保肢治疗带来较高的局部并发症发生率，严重的假体周围感染及肿瘤局部复发，将导致保肢治疗失败。

（1）感染：保肢术后局部感染风险可长期存在，术后感染率为 8%～15%，最常见的是葡萄球菌感染。新辅助化疗、广泛切除手术、长节段肿瘤型金属假体植入等是造成保肢术后感染的高危因素。

异体骨感染率为 9%～25%。长期临床研究显示[322]，经清创和抗生素治疗后的有效率为 18%，72% 的病例取出异体骨后使用人工假体重建，再次感染率为 12%。

下肢肿瘤型人工假体重建后的感染率为 8%～10%，大多数的感染发生在术后 2 年以内，70% 的深部感染发生在术后 12 个月内。一旦发生感染，截肢率为 23.5%～87%。[323]

（2）异体骨不愈合及骨折：据报道[324]，保肢术后，异体骨不愈合及骨折的发生率分别是12%～63%、17%～34%，年龄超过 18 岁、异体骨长度超过 15cm、放射灭菌、单纯髓内针或锁定髓内针固定、骨干部位移植等为其高危因素，复合自体带血管腓骨移植是减少和预防异体骨不愈合及骨折的有效解决途径。

（3）假体松动与假体机械故障：假体髓针的无菌性松动是股骨下端肿瘤型人工关节置换的主要并发症，发生率为 5%～11%，形成原因复杂。

假体部件断裂、铰链装置脱位、垫片损坏等均定义为假体机械故障，其发生率较低，为 3%～6%。[325-326]

新型的可旋转轴心假体、股骨髓针矢状位弧度、髓针生物固定、生物涂层等技术的应用，使肿瘤型人工假体的髓内固定松动率较单纯铰链型明显减少。

（四）骨盆骨肉瘤手术治疗

1. 保肢治疗的适应证

（1）保肢手术能够达到满意的切除边界，且半骨盆截肢术并不能提供更好的切除边界；
（2）预计保肢治疗后的结果优于截肢治疗。[327-329]

2. 保肢治疗禁忌证

（1）无法达到满意的切除边界。
（2）肿瘤侵及坐骨神经及髂血管致使无法保留有功能的肢体。
（3）术中无法切除的广泛转移瘤。[330]

3. Ⅰ区骨肉瘤切除后重建

单纯累及Ⅰ区的肿瘤，如不侵及骶髂关节和髋臼区，切除后骨盆连续性仍能得到保留。使用带或不带血管蒂的自体游离腓骨重建骨缺损是目前最常用的方法[331]，骨愈合后可达到生物重建的效果，结合内固定可降低植骨段骨折风险，使患者早期负重活动。

4. Ⅱ区骨肉瘤切除后重建

髋臼周围肿瘤切除后必须进行重建，如不重建会导致骨盆不稳。[332] 较多文献显示，重建后的患者 MSTS 功能评分更高。[333-335]

由于Ⅱ区的解剖结构较复杂，累及Ⅱ区（髋臼周围）的骨肉瘤切除重建术后功能损失较大，并发症发生率亦较高[336-340]，手术相关的并发症发生率可达 30% ~ 90%。[341-342]

虽然Ⅱ区切除后的重建方法较多，包括关节融合、髋关节移位、异体骨重建、假关节重建、加强环重建和假体重建等，但至今仍没有一种理想的重建方法。[343-346]

（1）髋关节融合是以牺牲髋关节活动度来重建骨盆稳定性，后常伴随发生步态异常和长期疼痛，治疗效果通常较差。Gradinger 等[346]建议可建立髂股骨假关节来取代关节融合，因愈合更快，技术要求更低，且并发症发生率亦更低。

（2）异体骨结合或不结合假体重建可恢复假体长度，术后获得较好的功能结果。但全部由异体骨重建时，要求与宿主骨的贴合以提高骨愈合率和减少术后骨折发生，间接地延长了手术时间并提高了手术技术要求，且术后可能发生感染、排异等并发症。

（3）Hoffmann 等[338]尝试在切除Ⅱ区骨肉瘤后，利用铆钉和缝线将股骨头移位至髂骨残端；虽然术后肢体会有 5 ~ 12cm 的缩短，但患者身体、社会和情感功能恢复良好，疼痛和肢体残疾等并发症发生率较异体骨或假体重建低。

（4）髋关节置换的假体重建是目前最常使用的重建术方法，假体远端置换髋关节，近端针对不同的肿瘤切除边缘有不同的固定设计，包括鞍状假体、定制型半骨盆假体和组配式假体，重建时可结合异体骨移植填补过大的骨缺损。

虽然亦发现有较高的并发症发生率，但假体重建髋关节后的功能结果较假关节和半骨盆截肢好得多。

5. Ⅲ区骨肉瘤切除后不用重建

Ⅲ区包括位于坐骨与耻骨的骨肉瘤在切除后不要求重建。Ham 等[347]研究显示，术后患者肢体功能较满意，利用自体带血管蒂腓骨或异体骨重建骨盆连续性，亦是可供选择的治疗方案。

6. Ⅳ区骨肉瘤切除后使用脊柱钉棒系统重建

Ⅳ区肿瘤位于骶骨翼，在保证满意的切除边缘的前提下，常需要切除骶髂关节，因此肿瘤切除术后需要重建骨盆的连续性，避免肢体短缩畸形、疼痛和耻骨联合分离等并发症。[348]

钉棒系统是常用的方法，内固定周围的软组织瘢痕有助于维持钉棒内固定系统的长期稳定性。常可在内固定周围辅以骨水泥或植骨提升稳定性，降低术后内固定失败的发生率。

Guo 等[349]在治疗骨盆Ⅰ+Ⅳ区骨肉瘤患者时，广泛切除肿瘤后用椎弓根钉棒系统重建后达到满意的治疗效果，患者在术后 2 周内行走，且没有发生任何与重建相关的并发症。

7. 半骨盆截肢术

适用于瘤体过大、侵犯范围较广、不符合保肢指征的病例，作为针对涉及大腿、腹股沟及髋臼周围区域的巨大骨盆肿瘤的标准治疗手段已有数十年之久。

骨盆的切除范围可根据肿瘤范围进行调整。为达到满意的切除边界，扩大的半骨盆切除范围可达到骶骨神经裂孔。

半骨盆截骨后可用标准的前侧或后侧肌瓣覆盖残端，如果肿瘤从后方侵犯臀部及大腿上段，股管未受侵，建议优先使用前侧股直肌肌瓣覆盖。

8. 局部复发

局部复发的骨盆骨肉瘤需根据远处是否转移、化疗是否敏感等因素决定是否进行手术，因骨盆解剖结构较特殊，达到满意切除边界难度较大，局部复发率高达 30% ~ 60%，较四肢骨肉瘤高。[350 - 351]

Fuchs 等[352]回顾性分析了单中心骨盆骨肉瘤患者的治疗疗效，发现局部复发和远处转移均为降低生存率的风险因素，且对局部复发病例是否进行手术和进行何种手术对生存率没有明显影响。

（五）骶骨骨肉瘤的外科治疗

1. 手术方式的选择

骶骨肿瘤手术风险大，并发症多，因此选择合适的手术方式不仅可减少术中、术后并发症的发生，且可提高患者术后生活质量。

北京大学人民医院骨与软组织肿瘤中心根据 Ennecking 骨盆分区制定了如下不同手术方式，可供同道参考。

（1）累及Ⅰ+Ⅳ区：采用钉棒系统内固定、自体腓骨或髂骨植骨或采用钉棒系统联合骨水泥重建骨盆环稳定性。

（2）累及Ⅰ+Ⅱ+Ⅳ区：采用半盆离断、钉棒联合半骨盆假体重建或自体股骨头植骨联合半骨盆假体重建。

（3）累及Ⅰ+Ⅱ+Ⅲ+Ⅳ区：采用半盆离断、钉棒联合半骨盆假体重建或自体股骨头联合半骨盆假体重建。

高分化的骶骨骨肉瘤与良性骨肿瘤难以区分，若采取局部切除术可能会导致局部复发；若为高分化骶骨骨肉瘤，亦应采取较广的手术边界。[353]

2. 手术入路的选择

目前采用的手术入路主要有单纯前方入路、单纯后方入路和前后方联合入路等，单纯前方入路较为常用途径是腹膜外途径，亦可经腹腔途径。

一般认为，前方入路适用于 S3 及其以上高位的肿瘤，尤其适用于肿瘤向骶前生长的情况。

单纯后方入路适用于对病变局限的骶骨肿瘤进行较为彻底的切除术。

对于累及 S2 及以上的肿瘤或瘤体明显向前突入盆腔的肿瘤采用前后联合入路手术，可充分暴露骶骨的前后侧及其边缘，易达到肿瘤广泛边界切除，并能减少出血、盆腔脏器损伤等并发症。[354]

前后方联合入路是目前临床上最常采用的方式，当遇到骶骨固定的巨大肿瘤时可考虑采用会阴部联合入路。[355 - 356]

对病灶累及较高骶椎节段或全骶骨受累者，宜采用前后方联合入路。

3. 骨盆Ⅰ+Ⅳ区切除重建

骶骨不仅是骨盆环的重要组成部分，且有支撑脊椎的功能，因此重建缺损与切除肿瘤一样重要。Simpson 等[356]认为，只要保持 1/2 的 S1 节段的完整性即可保持骨盆环稳定。

在肿瘤累及骨盆Ⅰ+Ⅳ区的病例中，可应用钉棒系统重建髂骨肿瘤切除后的缺损。

钉棒系统周围的软组织瘢痕有助于维持钉棒内固定系统的长期稳定性，对于年轻患者应进行植骨，可根据缺损的大小选择 2 段腓骨植于 L5 和髂骨之间，或植于骶骨和髂骨之间。

腓骨要插入骶骨和髂骨的松质骨中，且与固定棒平行；移植的腓骨逐渐与骶骨和髂骨融合。

也可在对侧髂骨取骨或取切下髂骨翼上的残存骨，应用钢丝或螺钉固定于骨缺损区。

单纯应用带血管蒂或不带血管蒂的游离自体腓骨移植是髂骨 I 区肿瘤切除后重建骨盆环连续性最常用的方法，骨愈合后可达到生物重建的效果，但有固定不牢靠、不能早期下地、植骨端不愈合、移植的腓骨骨折等缺陷。

对于骶髂骨肿瘤切除后的骨缺损，术中游离移植自体腓骨后，同时行钉棒系统内固定，术后骨盆稳定性好、无须额外支持即可获得满意的步态。

（六）脊柱骨肉瘤的外科治疗

脊柱骨肉瘤发生率极低，占所有骨肉瘤 3% 左右[357-359]，常见于胸腰椎，亦可见于颈椎。[360]

1. 手术边界

发生于脊柱活动节段的原发或继发骨肉瘤，在可能的情况下均应选择边界阴性的全脊椎肿瘤整块切除术。[361-367]但因脊柱解剖的特殊性，早期手术只能做到肿瘤刮除、囊内切除及肿瘤分块切除等病灶内切除方法，这些方法可导致肿瘤切除不彻底，易出现肿瘤术后复发及远处转移，导致预后不良。[368-369]

目前，边缘阴性的全脊椎肿瘤整块切除已成为脊柱肿瘤的治疗金标准。几个相对大样本的临床研究显示[370-374]，在全脊椎切除的基础上对骨肉瘤进行广泛切除或至少边缘切除，能最大限度地避免因手术操作带来的瘤细胞污染，对降低术后肿瘤局部复发率、提高患者生存率有显著的积极作用。

脊柱骨肉瘤的切除过程中，全脊椎切除、整块切除和边缘阴性切除是并行的概念，其肿瘤发生部位、侵及范围的大小及周围的解剖结构在一定程度上限制了手术方法的选择。

发生于胸椎及腰椎部位的骨肉瘤，Tomita 脊柱肿瘤外科分期中的 1～3 型可采用全脊椎肿瘤整块切除术并获得边缘阴性，而 Tomita 4～7 型的患者多需采用囊内切除。

对于颈椎骨肉瘤而言，因椎动脉系统以及参与臂丛形成的颈神经根等因素存在，几乎难以实现肿瘤边缘阴性的整块切除。目前关于颈椎骨肉瘤的整块切除偶见个案报道[375-376]，常采用矢状切除、椎体切除及全脊椎切除等方式对肿瘤实行全切除，但切除方式仍然属于病灶内分块切除，肿瘤污染、种植难以避免，术后肿瘤复发率高。[377]

2. 稳定性重建

脊柱作为人体的中轴骨骼，在受到肿瘤破坏及外科切除后，重建稳定性是必须完成的手术步骤。

几乎所有的脊柱骨肉瘤在切除后均应进行脊柱稳定性的重建，包括前中柱重建及后柱的重建。[378]

后柱的重建使用椎弓根螺钉与钛网支撑，考虑到骨肉瘤的高复发性及转移性，钛网内很少使用瘤骨灭活再植、自体腓骨移植或异体骨等生物重建方式，而是填充骨水泥等化合物材料。

3. 复发及转移的治疗

脊柱骨肉瘤具有较高的复发率及转移率，复发灶及转移灶的处理需依据患者的具体情况和病灶的具体位置来决定。

对于复发病灶需要进行局部 X 线、MRI 和胸腹部 CT 评估，以及全身骨扫描排除多发转移病灶。

目前的多个系列脊柱骨肉瘤病例报道均指出，脊柱骨肉瘤外科术后的复发率与初次手术的手术方式密切相关，总体复发率为 27%～60%，而边缘阴性术后的肿瘤复发率为小于 6%。[376]

在个体情况许可的情况下，即使是多次复发，亦应尝试切除所有可切除的转移灶，部分患者可获得更多的治疗选择及更长的生存期。[379]

（七）放射治疗

众多学者认为，骨肉瘤对放射治疗不敏感，一些有关放射增敏剂的报道亦仅限于体外实验[380-382]，临床研究未取得明显进展。

对于不能手术切除的病变或切除时切缘有肿瘤残留，或肿瘤对化疗反应差的骨肉瘤患者，局部放疗具有一定的作用。目前，临床上主要用于减轻骨肉瘤患者的疼痛以及无法进行切除的骨肉瘤患者。[383-384]

有研究报道[385-386]，术前、术后给予高能量射线辅助放疗，可取得较好的临床疗效。Anacak等[387]通过重新植入被高剂量射线照射过的骨段来治疗恶性骨肿瘤，优良率达52%，平均随访期为22个月。Ozaki等[388]报道，进行放射治疗的骨肉瘤患者近期疗效优于未进行放疗的患者。

（八）消融治疗

骨肉瘤的消融治疗包括高强度聚焦超声消融（HIFU）、射频消融（RFA）、冷冻消融、微波消融等，主要用于失去手术机会的患者。[389]

高强度聚焦超声是一种将低能量超声转换后作用于肿瘤组织，瞬间产生高温消融无创性治疗肿瘤的技术。[390]Li等[391]通过HIFU治疗25例恶性骨肿瘤患者，结果发现，HIFU能安全、无创地消融恶性骨肿瘤并缓解患者疼痛。Chen等[392]将60例Ⅱb期原发骨肿瘤患者（骨肉瘤57例）纳入研究，接受HIFU联合化疗30例患者5年生存率为86.4%。

射频消融（REA）通过交替的高频电流使射频区域加热，产生凝固性坏死达到杀灭肿瘤的目的[393]，可用于骨肉瘤的肺转移灶。[394]Saumet等[395]对10例25岁以下骨肉瘤肺转移患者行RFA治疗，结果7例患者完全缓解，且RFA治疗部位未再发生复发（时间范围为19~51个月）。

（九）化学治疗

1. 化疗在骨肉瘤治疗中的地位

骨肉瘤是一种高度恶性骨原发肿瘤，20世纪70年代以前，对无转移的肢体骨肉瘤患者而言，截肢是标准治疗方案，部分患者亦同时进行局部放射治疗。然而5年以上总生存期（OS）仅为16%（9%~23%），85%的患者因肺转移死亡，且近半数肺转移发生在术后6~8个月。

随着细胞毒性药物的不断发展，骨肉瘤保肢治疗成为可能，并逐渐在临床取代大部分的截肢术，达到80%以上，且使骨肉瘤肺转移得到有效控制，5年总体生存率提高到65%~70%。[17,205,396-399]

目前，骨肉瘤标准治疗方案主要为新辅助化疗，后进行局部手术，再进行术后辅助化疗。"术前化疗－手术－术后化疗"的"三明治"治疗方案，使骨肉瘤肺转移发生的时间明显延迟，已成为高级别骨肉瘤的标准治疗方案。

2. 化疗药物研究历史

恶性肿瘤的化疗始于20世纪40年代，骨肉瘤的化疗则始于60年代。

1961年，Evans[400]最早将丝裂霉素C用于转移性骨肉瘤的治疗，结果显示，17例中4例获得了一定疗效。

1963年，Sullivan等[401]报道，苯丙氨酸氮芥对骨肉瘤有一定的治疗作用，14例患者中2例获得了一定疗效。

1968年，美国M.D Anderson医院开始使用长春新碱、放线菌素D及环磷酰胺三药联合治疗非转移性骨肉瘤，结果表明，12例患者中有4例获得了54个月以上的长期生存。[402]

1972年，Cores等[403]报道，应用多柔比星治疗13例骨肉瘤患者，其中4例获得了较好的疗效。

同年，Jaffe[404]报道，应用大剂量甲氨蝶呤和四氢叶酸解救方案治疗骨肉瘤肺转移患者，10例患者中2例获得完全缓解（CR），2例部分缓解（PR）。

目前，多柔比星（ADM）、大剂量甲氨蝶呤（HD-MTX）、顺铂（DDP）和异环磷酰胺（IFO）是骨肉瘤化疗中最常用的药物[405-406]，被称为"骨肉瘤化疗四大经典药物"，具有较好的抗肿瘤活性，其单药客观缓解率（ORR）分别为43%、33%、32%、26%。[396]

当今，国内外均以顺铂、多柔比星和甲氨蝶呤等作为基础化疗药物治疗骨肉瘤，且甲氨蝶呤、阿霉素和顺铂已成为北美洲和欧洲的标准化疗药物。[407]

近年来，陆续有新型紫杉醇（白蛋白结合型紫杉醇）治疗骨肉瘤的报道。[408]牛晓辉等[409]对19例伴有肺转移骨肉瘤一线化疗治疗失败患者的研究表明，白蛋白结合型紫杉醇对于伴有肺转移骨肉瘤1/3的患者病情得到控制，远处转移病灶得到控制，且化疗过程中患者无3~4级不良反应发生，19例患者中仅有2例患者在化疗过程中出现白细胞降低。

1）多柔比星

多柔比星是最早的、亦是疗效最为肯定的骨肉瘤化疗药物。研究发现[253,410-411]，多柔比星是ORR最高的单药，目前所有骨肉瘤一线化疗方案中均包括ADM，多项研究结果均强调，多柔比星需剂量充分，推荐累积剂量达到$390 \sim 450 \text{mg/m}^2$。

多柔比星常见毒性为骨髓抑制、黏膜炎、恶心呕吐、脱发和心脏毒性等，其心脏毒性与总累积剂量有关，当累积剂量达到550mg/m^2后，心力衰竭发生率显著增加。

有文献报道，接受蒽环类药物治疗的患儿尽管暂时无任何临床症状，亦属远期慢性心力衰竭高危人群，其远期充血性心力衰竭、心包疾病和瓣膜异常的相对危害增加2~5倍。

2）表柔比星

表柔比星（Epi-ADM）亦属于蒽环类药物，但心脏毒性明显低于多柔比星。

Basaran等[412]进行了顺铂、异环磷酰胺和表柔比星（90mg/m^2）联合治疗骨肉瘤的Ⅱ期临床研究，45例患者中位随访64个月，5年无疾病生存率和总生存率仅为41.9%和48.2%。表柔比星和多柔比星的研究结果并未证实其应有的优势，故不推荐用于骨肉瘤的常规化疗。[405]

3）脂质体多柔比星

脂质体是一种类似生物膜结构的双分子层微小囊泡，将药物包封于类脂质双分子层内，形成的微型泡囊，是一种相对新型的靶向药物载体，可增加药物疗效，减少不良反应。

聚乙二醇脂质体多柔比星（PLD）通过独特的、隐匿性的脂质体技术，可延长药物半衰期，使阿霉素缓慢释放；普通多柔比星的半衰期仅为10min，而PLD达62.3h，可维持较高的血药浓度。

完整血管内皮细胞间的间隙<40nm，而肿瘤血管内皮细胞间隙>500nm，PLD的脂质体大小（80~100nm）可通过大间隙肿瘤新生血管内皮细胞，特异性向肿瘤组织富集，使药物滞留其中，形成被动靶向富集，这种作用被称为高通透性和滞留效应，即EPR效应。

PLD在毛细血管紧密结合处不易被释放，聚乙二醇化可保护PLD，减少其被心肌细胞吸收，从而降低其对心脏的毒性。

目前，PLD已经被广泛应用于多种肿瘤治疗，既具有抗肿瘤疗效，又具有更高的安全性。[413-419]

Nielsen等[420]报道了PLD联合IFO治疗晚期转移性软组织肉瘤的Ⅰ期临床研究，PLD推荐剂量为30mg/m^2，其剂量限制毒性主要为骨髓抑制和过敏反应。

EORTC软组织和骨肉瘤组的一项Ⅱ期临床试验结果显示，治疗晚期软组织肉瘤的2组患者中，一组使用PLD 50mg/m^2，每4周重复；另一组使用ADM 75mg/m^2，每3周重复，2组有效率差异无统计学意义，但PLD组严重不良反应发生率相对较低。[421]

4）甲氨蝶呤

最初，采用大剂量甲氨蝶呤化疗和甲酰四氢叶酸钙解救治疗骨肉瘤因药物剂量和解救方式不一致，多个研究报道其单药疗效不确切，难以重复。[422-423]

2008 年，骨肉瘤化疗的前驱者 Jaffe 等[424]指出，经过长达 30 年的临床实践，大剂量甲氨蝶呤的疗效不应再受到质疑，术后进行甲氨蝶呤单药治疗可将生存率提高到 40%，联合应用其他药物可将生存率提高到 65%~75%，甚至是否采用甲氨蝶呤治疗可作为评估预后的独立危险因素。[412]

大剂量甲氨蝶呤的疗效确切。为了维持血药浓度，药物剂量应达到 $8~12g/m^2$，药物在 $4~6h$ 内给完，给药后 0h 药物峰浓度应达到或超过 $700~1000\mu mol/L$[425-426]，需进行甲氨蝶呤浓度监测，不应过度水化使尿量超过 $1400~mL/m^2$。

5）顺铂

顺铂对骨肉瘤有良好的治疗疗效。Abe 等[427]报道，术前单独使用的临床反应率和组织学反应率分别为 56.8%、47.6%。

有学者提出使用卡铂代替顺铂，以减少肾脏毒性和耳的毒性。但研究表明[428-429]，与顺铂相比，骨髓抑制发生率和严重程度明显增高，且疗效明显降低，因此目前不推荐用卡铂代替顺铂治疗骨肉瘤。

6）异环磷酰胺

异环磷酰胺治疗骨肉瘤的临床疗效确切，且联合用药可提高骨肉瘤的治疗疗效。[430]

意大利肉瘤协作组（Italian Sarcoma Group，ISG）[431]和德奥瑞骨肉瘤协作组（The Cooperative Osteosarcoma Study Group，COSS）[432]采用异环磷酰胺联合多柔比星、顺铂和甲氨蝶呤治疗骨肉瘤均取得了显著疗效，其研究结果得到国内外学者普遍认可。

美国儿童骨肉瘤协作组（The Children's Oncology Group，COG）在应用 MTP 治疗骨肉瘤的研究结果显示，在多柔比星、顺铂和甲氨蝶呤中加入异环磷酰胺并不提高无病生存率和总生存率。[405]异环磷酰胺化疗反应与剂量相关[433]，一般要求每疗程剂量达到 $12~18g/m^2$，而该协作组采用的异环磷酰胺剂量为 $9g/m^2$，异环磷酰胺治疗组与对照组相比缺少了顺铂，因此缺乏可比性。

3. 化疗方案研究历史

骨肉瘤单药化疗有效率不高，各临床研究均采用了不同的多药联合化疗方案，大剂量甲氨蝶呤、阿霉素、顺铂和异环磷酰胺是骨肉瘤化疗方案中常规药物，其他报道的药物还有博来霉素、环磷酰胺、放线菌素 D、依托泊苷、紫杉类、吉西他滨等。[180,434-436]另外，顺铂、多柔比星的短期、密集化疗方案（含或不含大剂量甲氨蝶呤和异环磷酰胺）亦可获得非常好的远期疗效，与多药联合方案疗效大致相同。[437-441]

联合化疗，尤其是大剂量化疗，具有明显的髓系细胞抑制性、肾毒性、肝毒性和心毒性等化疗毒副作用。[442-446]因此，化疗前，体能状态、骨髓功能、肝肾功能的充分评估尤为重要，否则可发生严重不良事件。

Grimer 等[447]认为，通过外科手术和化疗，中老年骨肉瘤患者同样可获得很好的疗效。ISG、斯堪的纳维亚肉瘤协作组（Scandinavian Sarcoma Group，SSG）及 COSS 联合提出了一套针对 41~65 岁骨肉瘤患者的化疗方案[448]，药物主要包括多柔比星、顺铂和异环磷酰胺，不建议使用甲氨蝶呤，除非以上 3 药联合肿瘤坏死率极低，但即使如此，甲氨蝶呤剂量亦不宜超过 $8g/m^2$。

国外研究报道的方案主要有以下几种：

（1）T 方案（T4/T5、T7、T10、T12、T19）：主要依据术前化疗敏感度与化疗后肿瘤坏死率（tumor necrosis rate，TNR）指标修正或更改化疗方案。

由 Rosen 提出的 T 系列方案是在全球范围内具有代表性的骨肉瘤化疗方案，T 方案相对较复杂，主要包括 T4/5、T7、T10、T12、T19 和 T20 系列方案。[449]

T 方案较常用药物包括甲氨蝶呤、长春新碱、阿霉素、环磷酰胺，保肢概率大大获得提高。

早期 Rosen T5 方案中，MTX 为常规剂量（200mg/m²）未带来 ORR 和 OS 的提高，后在 T7 和 T10 方案中被提高到 8~12g/m² 才显著改善疗效，大剂量 MTX 的化疗方案亦因此沿用至今。

（2）Bacci 方案（IOR/OS2、IOR/OS3、IOR/OS4）：即术前甲氨蝶呤静脉滴注，48h 后阿霉素滴注，根据 TNR 调整，动、静脉联合给药可提高患者的保肢率及 5 年生存率。

（3）COSS 方案：顺铂静脉滴注，增加瘤体局部用药，提高患者保肢率及生存率。

（4）TIOS 方案：术前顺铂静脉滴注，术后再用大剂量甲氨蝶呤静脉滴注，可明显提高患者临床疗效。

我国在 50 余年的临床实践中，逐渐形成了如下化疗方案：

（1）术前化学治疗 4~6 个周期，甲氨蝶呤 8~12g/m²、异环磷酰胺 3g/m²（连续 5d）、阿霉素 30mg/m²（连续 3d）、顺铂 120mg/m²，如果治疗期间白细胞 <3×10⁹/L，则给予粒细胞集落刺激因子治疗。

（2）术后化学治疗，6 个疗程为 1 个周期，进行 2~3 个周期，周期间隔 1~3 个月，持续 1~1.5 年，仍以甲氨蝶呤、异环磷酰胺为主单药，交替使用阿霉素和顺铂。

2005 年，牛晓辉等[450]报道了一项病例数较大的骨肉瘤治疗回顾性研究，共纳入 189 例患者，将完成上述化疗方案定义为规律化学治疗，因各种原因不能完成化学治疗或未行化学治疗为非规律化学治疗。结果显示，接受规律化学治疗的患者 5 年生存率为 78.5%，非规律化学治疗患者 5 年生存率仅为 35.2%，所有病例总保肢率为 69.8%，接受规律化学治疗的骨肉瘤患者 5 年生存率和保肢率均达到国际先进水平。

目前，推荐的初始/新辅助/辅助治疗或转移治疗一线方案如下：

（1）顺铂联合阿霉素/脂质体阿霉素。

（2）MAP（大剂量甲氨蝶呤、顺铂、阿霉素）。

（3）阿霉素/脂质体阿霉素、顺铂、异环磷酰胺，联合大剂量甲氨蝶呤。

（4）异环磷酰胺、顺铂。

针对复发/难治或转移性骨肉瘤的二线治疗方案如下：

（1）多西他赛和吉西他滨。

（2）环磷酰胺、依托泊苷。

（3）环磷酰胺、拓扑替康。

（4）吉西他滨。

（5）异环磷酰胺、依托泊苷。

（6）异环磷酰胺、顺铂、依托泊苷。

（7）大剂量甲氨蝶呤、依托泊苷、异环磷酰胺。

（8）¹⁵³Sm – EDTMP 用于难治或复发的二线治疗。

（9）索拉非尼。

1）甲氨蝶呤、阿霉素联合顺铂（MAP 方案）

当前比较常用的方案为大剂量甲氨蝶呤、阿霉素联合顺铂（MAP 方案）。甲氨蝶呤需每周 1 次连续应用 2 周，单次用药剂量为 12g/m²，而阿霉素和顺铂的应用则在甲氨蝶呤之后。[451]

在术前进行 2 个周期的 MAP 方案治疗可使肿瘤原发病灶缩小，从而使保肢成为可能。Ferrari

等[452]研究表明，MAP方案术前化疗可使不伴有转移肢体骨肉瘤患者的保肢率超过90%。

Le Deley等[453]报道，联合使用异环磷酰胺、依托泊苷与联用大剂量甲氨蝶呤、多柔比星的方案相比，可获得较高的组织学反应率（56%：39%），但2组病例5年OS相似，5年EFS无显著差异。

在INT-0133试验中[405]，针对非转移性可切除的骨肉瘤患者，研究者对比三药联合方案（顺铂、多柔比星、甲氨蝶呤）和四药联合方案（顺铂、多柔比星、异环磷酰胺、甲氨蝶呤），6年无事件生存率（event-free survival，EFS）和OS二者无差别，分别为63%：64%，以及74%：70%。

MAP方案可产生较强的毒副作用，如血液毒性、心力衰竭、肾衰竭、肝衰竭及胃肠道反应。[454]

另外，使用大剂量甲氨蝶呤，应密切监测血药浓度，注意肝肾功能变化，同时使用四氢叶酸钙解救。甲氨蝶呤化疗过程中，给予充分的水化及碱化尿液治疗可减少患者的不良反应。[455]

2）顺铂、异环磷酰胺联合阿霉素（DIA方案）

DIA方案的用药是先给予顺铂$120mg/m^2$，随后1周给予异环磷酰胺$2.0g/m^2$，连续应用5d，阿霉素$30mg/m^2$，连续应用3d，此为1个周期，随后第5周的第2个周期应重复之前疗程用药方案。

应用异环磷酰胺，推荐使用美司钠以降低出血性膀胱炎风险。当出现出血性膀胱炎时，应停止使用异环磷酰胺。

徐明等[456]通过51例病例研究表明，DIA方案并未降低患者的无瘤生存率，且该方案的优点是化疗时间较短，用药较方便，患者易接受，具有良好的治疗依从性。

3）阿霉素和顺铂（AP方案）

AP方案具体用药，即阿霉素剂量为$90mg/m^2$，顺铂剂量为$100mg/m^2$。

AP方案有效率高，手术切除肿瘤组织坏死率>90%，为NCCN指南推荐方案之一。[457]在欧洲骨肉瘤协作组实施的随机临床试验中，对于可手术切除的、非转移性骨肉瘤患者，多柔比星和顺铂的联合用药方案较多药联合方案耐受性更好，生存率无显著差异[458]，前者的3年和5年总生存期（overall survival，OS）分别为65%和55%，5年无进展生存率（progerssion free survival，PFS）为44%。

AP方案主要不良反应包括心律失常、心力衰竭、肾毒性、血液毒性及胃肠道等毒副反应；大剂量阿霉素和顺铂联用时，骨髓抑制明显，易继发感染。化疗药物所产生的恶心、呕吐等胃肠道反应程度，个体差异较大，与个体行为习惯关系密切。[459]

4）顺铂、异环磷酰胺和表柔比星（DIE方案）

Basaran等[412]进行的顺铂、异环磷酰胺和表柔比星（$90mg/m^2$）联合治疗骨肉瘤的Ⅱ期研究中，虽然化疗期间患者并未出现明显的毒副作用而终止化疗，但45例患者中位随访64个月，5年无疾病生存率仅为41.9%，总生存率为48.2%。

5）多西他赛联合吉西他滨（DG方案）

多西他赛与吉西他滨两者之间具有协同抗肿瘤效应，二者联合为晚期骨肉瘤二线方案。[460-461]Leu等[462]报道，80%的患者接受吉西他滨联合多西他赛作为晚期骨肉瘤二线治疗，患者中位总生存为13个月，中位无进展生存期为7个月。

Maki等[463]研究报道，多西他赛与吉西他滨联合用于转移性肉瘤治疗，其有效率为17%，不良反应较低。朱皓东等[464]通过11病例研究表明，多西他赛与吉西他滨联合用药方案用于一期化疗失败的伴有肺转移骨肉瘤晚期患者有较好的近期疗效，且不良反应可耐受。

4. 新辅助化疗

近年来，新辅助化疗在肺癌、乳腺癌、胃癌、直肠癌等肿瘤综合治疗中得到了广泛应用，并取得了令人满意的临床结局。

1982 年，Rosen 即提出了骨肉瘤术前新辅助化疗的概念。骨肉瘤新辅助化疗是指骨肉瘤在明确的病理学诊断后，术前所进行的系统化疗。[434,458,465 – 466]

1）新辅助化疗的价值与意义

骨肉瘤新辅助化疗的目的主要在于缩小原发肿瘤，尽早杀灭远处微小转移灶，缩小肿瘤周围炎性水肿反应区，以利于保肢手术，且可观察肿瘤对化疗的敏感性，为进一步制定个体化的术后化疗方案奠定基础。[466 – 467]

随着新辅助化疗的出现，中国骨肉瘤患者保肢率较前大幅度升高，可达 90% 以上。[468]喻紫晨等[469]分析了 182 例四肢骨肉瘤患者的临床资料，92 例行保肢手术，行广泛或根治性肿瘤病灶切除术，化疗方案以甲氨蝶呤、顺铂、多柔比星及异环磷酰胺为主，随访时间为 34 ~ 62 个月，3 年存活率为 58.8%。作者认为，新辅助化疗联合保肢手术不仅可延长四肢骨肉瘤患者的生存期，充分切除肿瘤，还可改善患者预后。高强等[470]报道了 132 例四肢骨肉瘤患者，根据治疗方法的不同分为观察组（68 例）和对照组（64 例），对照组患者采用保肢手术加术后辅助化疗，观察组患者在对照组的基础上行新辅助化疗，结果显示，治疗组肢体功能 Enneking 评分高于对照组，化疗期间不良反应发生率低于对照组，且 3 年存活率显著高于对照组。

国际上，目前骨肉瘤患者 5 年生存率从单纯手术治疗的 15% ~ 17%，提高至手术联合新辅助化疗的 70%。[451,471 – 473]新辅助化疗延迟了肺内转移灶出现，使 2 年无复发生存率（PFS）由 17% 提高至 66%。[180]1988 年公布的 COSS – 82 研究[193]结果表明，对照组中对术前化疗具有良好组织学反应的局限性骨肉瘤患者的 4 年无转移生存率为 77%。

目前，新辅助化疗已成为骨肉瘤的标准治疗方式。总结文献报道[201,474 – 492]，骨肉瘤新辅助化疗具有以下优点：

（1）可对患者术前的化疗敏感性进行评估，有利于调整术后化疗方案。

（2）可早期进行系统化疗，尽早杀灭微小的亚临床转移病灶。

（3）可控制原发病灶，有利于保肢术的开展。

（4）可根据术前化疗疗效对患者的预后进行判断。

（5）可借助肿瘤滋养动脉给药、高温隔离肢体灌注等方法提高肿瘤细胞的坏死率，从而提高保肢术的安全性。

（6）可有效降低术后复发率及远处转移率。

（7）人工假体的个体化设计和生产在当时需要 2 ~ 3 个月的时间，新辅助化疗期间有足够的时间进行保肢手术设计。

但亦有学者对骨肉瘤新辅助化疗持不同观点，如美国儿童肿瘤协作组（Pediatric Oncology Group，POG）设计了一项随机对照研究[436]，一组为诊断后立即手术，另一组患者术前接受新辅助化疗，结果显示 2 组患者生存率没有差异。德奥肉瘤协作组（The Cooperative Osteosarcoma Study Group，COSS）[493]和纪念斯隆 – 凯特琳癌症中心（Memorial Sloan Kettering Cancer Center）[494]的回顾性分析亦获得同样的结论，是否进行新辅助化疗并不影响生存率。Goorin 等[495]报道，新辅助化疗并未提高转移性骨肉瘤患者的远期生存率。

值得注意的是，随着大剂量化疗药物的使用，其副作用明显增多，部分患者接受新辅助化疗后体能状态明显下降，使肿瘤根治术难以实施。[496]

2）新辅助化疗药物与方案

目前，临床使用的新辅助化疗主要药物有大剂量甲氨蝶呤（HD – MTX – CF）、多柔比星

（ADM）、盐酸多柔比星脂质体（PLD）、顺铂（DDP）、异环磷酰胺（IFO）、长春新碱（VCR）、环磷酰胺（CTX）和依托泊苷（VP-16）等，其中以 MTX、ADM、DDP、IFO 最为常用。[452,497-499]

Rosen 等[500]为避免患者在等待手术这段时间无治疗，于 1973 年设计了一个术前化疗方案 T5，即给予甲氨蝶呤（200mg/kg）、长春新碱（15mg/m²）和多柔比星（45mg/m²）化疗，每种药物循环 1 次后手术。这就是最早的新辅助化疗方案，使得保肢率由 13% 提高至 83%。[501]

欧洲骨肉瘤协作组（European Osteosarcoma Intergroup，EOI）采用顺铂和多柔比星两药联合（6 个疗程，共 18 周）与纪念斯隆-凯特琳癌症中心（Memorial Sloan Kettering Cancer Center）的改良 T10 方案（8 药联合，共 44 周）比较，发现 2 组患者的生存率差异无统计学意义，5 年无疾病生存率和总生存率分别为 44% 和 55%。[458]

目前，大剂量 MTX（HD-MTX）、ADM、DDP 联合应用组成的 MAP 方案是欧美大部分治疗中心的标准方案。[451,502]

牛晓辉等[503-504]采用的新辅助化疗方案是甲氨蝶呤 8～10g/m²（2 周），异环磷酰胺 15g/m²（3 周），阿霉素 90mg/m²（3 周），顺铂 120～140mg/m²（2 周），用药时间达 4～6 周期（2～3 个月）。

脂质体多柔比星心脏毒性远比多柔比星低，而疗效相当，近年来逐渐用于骨肉瘤的化疗中。李远等[505]报道了北京积水潭医院骨肿瘤科新辅助治疗肢体经典型骨肉瘤患者 157 例，非随机分为多柔比星（ADM）组（n=93）和脂质体多柔比星（PLD）组（n=64），ADM 组给予大剂量甲氨蝶呤（HD-MTX）、异环磷酰胺（IFO）、顺铂（DDP）和 ADM 联合化疗，PLD 组给予 HD-MTX、IFO、DDP 和 PLD 联合化疗。术后肿瘤标本根据 Huvos 法进行肿瘤坏死率检查，应用肿瘤坏死率是否 ≥90% 评估新辅助化疗疗效，结果显示疗效相当，但 ADM 组 Ⅲ～Ⅳ 度粒细胞减少发生率为 71.0%，PLD 组为 26.6%，差异有统计学意义。

一般而言，初次用药应按照标准方案的药物剂量计算给药剂量，尽量维持总的药物剂量强度。在严密观察化疗疗效的前提下，建议至少使用 2 个周期。国际上大多数医院术前化疗 2～6 个疗程，共 6～18 周。[451]

常用新辅助化疗方案组成及剂量、周期时间如下：
（1）AP：ADM 75mg/m²、d1，DDP 75mg/m²，q3W。
（2）MAP：HD-MTX 8～10g/m²、d1，ADM 60mg/m²、d1，DDP 75mg/m²，q3W。
（3）APIM：ADM 60mg/m²、d1，DDP 75mg/m²，IFO 1.8g/m²、d1～d4，HD-MTX 8～10g/m²、d1，q3W。
（4）IEP：EPI 90mg/m²、d1，DDP 100mg/m²、d1，IFO 2.0g/m²、d2～d4，q3W。

3）新辅助动脉灌注化疗/栓塞

目前报道的新辅助化疗给药途径较多，主要包括静脉给药、动脉给药、双途径给药、高温局部隔离灌注、面部动脉给药灌注等[506]，静脉给药是最常用和最主要的给药途径。

采取动脉灌注化疗药物及微球栓塞手段治疗骨肉瘤，具有全身剂量小而局部药物浓度高的特点，其不良反应相对较少、疗效较高，可重复操作性强、损伤小且痛苦少。[507-508]

（1）单纯动脉灌注化疗：Katagiri 等[509]对 1 例巨大骨肉瘤患者实施重复动脉内化疗联合放射治疗，其效果良好，随访时间内未见复发。Hugate 等[510]采用动脉给药、静脉给药联合化疗的方法对高级别骨肉瘤进行治疗，结果发现，患者的无瘤生存率为 79%。

亦有学者认为，动脉灌注化疗不能改善骨肉瘤患者的无瘤生存，且费用较高。李昕等[511]报道了 24 例 ⅡB 期膝关节周围骨肉瘤，12 例患者进行顺铂动脉灌注联合表柔比星静脉化疗，12 例患者实施单纯静脉化疗，结果显示，2 组患者的无瘤生存率比较，差异无统计学意义。该作者指出，多药联合静脉化疗仍是骨肉瘤的首选治疗方法。

（2）动脉灌注化疗加栓塞：动脉栓塞治疗作为一种骨肉瘤的舒缓治疗手段，在缓解疼痛、促进肿瘤坏死等方面发挥着一定的作用，临床上以选择性动脉栓塞治疗和经导管动脉化疗栓塞术（TA-CE）最为常见。

TACE 更多被应用于保肢手术或根治性手术前的新辅助治疗，以促进肿瘤坏死，提高手术成功率，减少并发症。[512-513]

选择性动脉栓塞术，即利用弹簧圈或不同类型的明胶微球形成的栓子切断肿瘤的血液供应，从而造成肿瘤细胞缺血性坏死。[514]Mavrogenis 等[515]利用动脉栓塞治疗了 19 例晚期骨肉瘤患者，栓塞后 3d 所有患者疼痛均缓解，其中 5 例患者重复栓塞获得了持续缓解。

（3）高温隔离灌注化疗：高温隔离灌注化疗作为骨肉瘤新辅助化疗的重要组成部分，可明显提高肿瘤原发灶的局部药物浓度，同时还可在高温的作用下尽可能地杀灭肿瘤细胞，且全身不良反应较小，安全性较高。

孙平等[516]对 52 例 Ⅱ b 期肢体软组织恶性肿瘤患者给予了高温动脉隔离灌注化疗，结果发现，局部复发率为 46.2%。作者认为，高温动脉隔离灌注化疗可导致肢体恶性肿瘤瘤体坏死，肿瘤侵犯区域缩小，从而达到提高保肢率、降低复发率的目的。

4）新辅助化疗疗效评价

（1）一般评价：骨肉瘤患者在新辅助化疗后，术前需评估新辅助化疗疗效，一般从临床表现、肢体周径变化可获取化疗疗效好坏的初步判断，再通过影像学检查进一步评估，如 X 线肿瘤的表现及累及范围变化，CT 显示骨破坏程度变化，MRI 观察肿瘤局部累及范围、卫星灶、跳跃转移变化，骨扫描显示范围及浓集度变化，PET – CT 可明确肿瘤局部累及范围及骨外病灶变化。

术前化疗反应好者，一般表现为症状减轻、影像学上肿瘤界限变清晰、骨化更完全、肿块缩小和核素浓集减低。

（2）肿瘤坏死率评估：新辅助化疗可诱导原发肿瘤坏死，有利于根治性手术切除，为可能的微转移提供早期治疗。

无论何种方案的化疗，在新辅助化疗后好的组织病理学反应率（坏死率是否大于 90%）是判断预后的重要因素[51,451-417]，且可根据新辅助化疗后肿瘤坏死率调整术后联合化疗方案，是评估新辅助化疗疗效的重要指标。

广泛切除术后病理证实疗效好的患者，术后应继续术前化疗方案；广泛切除术后病理证实疗效不好的患者，术后应改变化疗方案或增加剂量强度。[490]

手术切除后，术前化疗组织学反应良好（肿瘤坏死率≥90%）的患者通常可获得 67% 生存率，远高于化疗反应不好（肿瘤坏死率 <90%）患者的 48%。Bramwell 等[437]的研究证实，骨肉瘤组织对术前化疗的反应越强，患者的预后越好。

Bacci 等[518]进行了一项包括 881 例患者的非转移性肢体骨肉瘤的新辅助化疗研究，结果表明，5 年 DFS 和 OS 与化疗的组织学坏死率相关；在反应好和反应差的患者中，5 年 DFS 和 OS 分别为 67.9%、51.3%（$P<0.0001$），以及 78.4%、63.7%（$P<0.0001$）。儿童癌症组的报告也确认了上述发现，反应好者 8 年术后 EFS 和 OS 分别为 81% 和 87%，反应差者 8 年 EFS 和 OS 分别为 46% 和 52%。

Rosen 等[500]的研究结果显示，接受异环磷酰胺、甲氨蝶呤（T7）方案进行化疗后，骨肉瘤患者的无瘤生存率约为 74%；肿瘤细胞坏死率大于 90% 的骨肉瘤患者的骨肉瘤组织对术前化疗的反应良好，预后较佳。

多数学者认为[519-520]，肿瘤坏死率是评价骨肉瘤化疗疗效和预后的金标准。关于肿瘤坏死率评估的具体技术方法和标准，文献报道各个中心不尽相同[521-522]，其中 Huvos 评级系统是至今应用最为广泛的方法[523]，具体判断标准如下：

Ⅰ级：几乎未见化疗所致的肿瘤坏死。

Ⅱ级：化疗获轻度有效，肿瘤组织坏死率＞50%，尚存有肿瘤活组织。

Ⅲ级：化疗获部分有效，肿瘤组织坏死率＞90%，部分组织切片上可见残留的肿瘤活组织。

Ⅳ级：所有组织切片未见肿瘤活组织。

肿瘤坏死率Ⅲ～Ⅳ级：化疗反应好，推荐术后化疗采用与术前相同的化疗方案。

肿瘤坏死率Ⅰ～Ⅱ级：化疗反应差，提示远期预后差，术后应改变术前的化疗方案。

5. 辅助化疗

20 世纪 70 年代前，单纯手术治疗骨肉瘤的 5 年生存率＜20%。Carter 等[233]回顾了 1946—1971 年的文献，结果显示，1286 例患者的 5 年生存率平均为 19.7%（16%～23%），约 80% 的患者发生肺转移。

20 世纪 70 年代后，辅助化疗开始进入骨肉瘤综合治疗之中[524]，Norman 等[525]和 Rosen 等[500]率先开展了骨肉瘤的术后辅助化疗，非对照的辅助化疗获得的无事件生存率（EFS）在 35%～60%。1984 年，Carter 报道[423]，Mayo 医院的骨肉瘤辅助化疗的无事件生存率已经从 60 年代的 13% 提高到 20 世纪 70 年代的 42%。但 1985 年美国 Mayo 医院（Mayo Clinic）报道了一项随机对照研究[182]，一组给予手术及术后中等剂量的甲氨蝶呤化疗组，另一组为单独手术治疗组，结果显示，单独手术治疗组的 6 年无瘤生存率为 44%，化疗组为 40%，差异无统计学意义。

20 世纪 80 年代，美国多中心骨肉瘤协作组（Multi - Institutional Osteosarcoma Study，MIOS）和加州大学洛杉矶医院（University of California，Los Angeles，UCLA）首先进行了前瞻性的随机对照研究，才进一步证实了辅助化疗的确切疗效，辅助化疗组和单纯手术组的 2 年生存率分别为 63% 和 12%（$P < 0.01$）。[526]随后的相关研究陆续开展，众多研究数据均显示了辅助化疗可显著提高骨肉瘤患者远期生存率。[396,434,527-542] 在 2008 年中国化疗学组举办的骨肉瘤高峰论坛中，汇总分析了全国 2 015 例骨肉瘤患者，接受新辅助化疗占 64.7%～100%，平均为 77%；接受辅助化疗占 8%～35.3%，平均为 18%。5 年生存率为 37.5%～77.6%，平均为 64%；5 年无疾病生存率为 34.8%～69.7%，平均为 56.0%。[169]

目前一致认为，保肢手术后的辅助化疗是骨肉瘤治疗的重要组成部分，化疗可杀灭肺微小转移灶或延迟肺转移灶出现的时间[180]，提高经典型骨肉瘤患者的临床疗效。[441,543]

1）辅助化疗原则

（1）术后辅助化疗一般在伤口充分愈合后且符合化疗条件时开始，术后感染急性期、伤口不愈合者不应给予化疗。但研究显示[198,379,474,544-545]，拖延术后化疗时间，尤其是对于新辅助化疗后组织学反应不好的患者，会增加局部复发的风险。

标准的辅助化疗开始时间，主要是指骨肉瘤患者行截肢术后 1 周左右、行保肢术后 2～3 周开始接受的预定方案化疗。[546]

（2）术前化疗疗效好的患者，术后可维持原化疗方案（包括药物种类、剂量强度）。

（3）术前化疗疗效不好的患者，则需更换药物或加大剂量强度。

（4）术后辅助化疗一般不少于 3 个周期，有推荐术后化疗用药时间为 8～12 个月（12～18 个周期）。

需要强调的是，肿瘤坏死率和影像学评估的结果并不完全一致，对肿瘤坏死率为Ⅲ～Ⅳ级（坏死面积≥90%）的患者，术后辅助化疗可沿用新辅助化疗方案，而对坏死率为Ⅰ～Ⅱ级（坏死面积＜90%）的患者，术后辅助化疗需要调整方案，但是否有助于提高总生存率并无定论。

2）辅助化疗药物与方案

若新辅助化疗疗效较好，辅助化疗药物与方案基本与新辅助化疗相同；若新辅助疗效欠佳，则需更换方案。

20世纪70年代初，应用大剂量甲氨蝶呤、长春新碱和亚叶酸作为手术的辅助化疗，将患者的存活率提高了3倍；多柔比星、顺铂亦是常用辅助治疗药物。

国际上有多个骨肉瘤的辅助化疗方案，如T方案[500]、COSS方案[448]、Rizzoli方案[439,547]等，可根据患者体能状态、病理类型进行选择。

6. 舒缓化疗

研究显示，对于复发或转移时间间隔在1年以内的患者，化疗仍占有很重要的地位。[548]

舒缓化疗主要是针对术后复发、转移及首次就诊即多发转移而无法手术的患者，其化疗方案有一线、二线化疗选择。

对于辅助化疗1年后才发生复发和转移的患者，临床可考虑重新启用一线方案，但一线化疗方案耐药后并无标准的二线化疗方案。

目前，应用较多的二线方案为吉西他滨联合多西他赛、依托泊苷联合环磷酰胺或异环磷酰胺以及索拉非尼等。[225,463]

值得一提的是，Mctiernan等[549]报道了一项Ⅰ/Ⅱ期研究，将异环磷酰胺、多柔比星及依托泊苷联合用于转移性骨肉瘤和中轴骨骨肉瘤的治疗，结果显示，化疗反应率高达43%，但患者的预后并没有因化疗反应率的改善而提高。

1）VP－16＋CTX

20世纪80年代，有学者采用以依托泊苷（VP－16）为基础的联合化疗治疗复发性骨肉瘤。1979年，Thomas[550]报道了一项Ⅱ期研究结果，依托泊苷联合大剂量环磷酰胺（CTX）治疗8例复发性骨肉瘤，其ORR为37.5%。2009年，另一项Ⅱ期研究入组了26例患者，亦采用该方案化疗2个周期，5例患者达到客观缓解，9例患者病情稳定（SD），4个月PFS为42%，1年OS为50%。[223]

2）VP－16＋IFO

2002年，Goorin等[495]报道了一项依托泊苷联合大剂量IFO（17.5g/m^2）治疗初始转移性骨肉瘤患者的Ⅱ/Ⅲ临床研究，入选了39例患者，4例达到完全缓解（CR），19例部分缓解（PR），ORR达到59%，其中仅有肺转移者2年PFS为39%，骨转移伴或不伴肺转移者为58%。作者认为，该方案疗效显著。

3）Gem＋Doce

吉西他滨联合多西他赛常作为晚期骨肉瘤二线治疗方案。2008年，Navid等[225]回顾性分析了22例儿童复发性肉瘤，采用吉西他滨联合多西他赛（GD方案）治疗，其中17例骨肉瘤患者中有3例患者PR，1例患者SD，总体中位缓解时间为4.8个月，有2例骨肉瘤患者复发后带瘤生存达到52个和69个月，亦获得了较满意的疗效。

4）THP＋IFO

2013年，He等[461]报道了吡柔比星（THP）联合IFO或CDP方案对比GD方案二线治疗骨肉瘤的回顾性研究结果，GD组23例患者和THP联合组52例患者的ORR分别为13%和25%，OS分别为9个和14个月，THP联合CDP略高于联合IFO组（15个比14个月），THP联合组3~4级中性粒细胞减少的发生率明显低于GD组（5.8%：43.5%），其他3~4级不良反应2组相当。研究者认为，THP为基础的二线化疗方案显示了较GD更优的疗效和安全性。

5）IFO + CBP + VP - 16（ICE 方案）

2005 年，美国儿童肿瘤协作组报道了采用 IFO、CBP 和依托泊苷治疗儿童复发肉瘤研究结果[224]，34 例骨肉瘤的 ORR 达到 36%，1 年和 2 年 OS 率分别为 41% 和 26%，但Ⅲ~Ⅳ级血液学毒性发生率为 100%。

在一项单中心研究中[551]，研究者将转移性骨肉瘤分为 2 组，一组给予异环磷酰胺、顺铂、多柔比星及大剂量甲氨蝶呤（OS - 86），另一组使用卡铂代替顺铂（OS - 91）。结果显示，5 年生存率分别为（45.5 ± 13.7）% OS - 86 和（8.3 ± 5.6）% OS - 91，表明卡铂代替顺铂，不仅不能改善预后，相反患者预后更差。

7. 化疗耐药

转移性或复发性骨肉瘤患者的生存率在过去 30 年中几乎没有明显变化，总体 5 年存活率约为 20%[552]；对于晚期患者，多种治疗手段治疗失败以后，中位无进展生存期（PFS）仅 4 周，总生存期（OS）仅 5.9 个月。

另外，异环磷酰胺、顺铂、多柔比星、甲氨蝶呤、阿霉素、长春新碱等化疗药物对约 30% 的骨肉瘤患者疗效不佳，吉西他滨、多西他赛等二线药物亦难以获得理想疗效。

众多学者认为，化疗耐药是造成骨肉瘤患者化疗失败的主要原因。但骨肉瘤化疗耐药的机制目前尚不十分明确，可能与 DNA 拓扑异构酶的活性改变、谷胱甘肽转移酶（GST）的活性增高、膜运输功能障碍、自噬激活以及 DNA 损伤修复增强等相关。

1）多药耐药相关基因

多药耐药（multidrug resistance，MDR）主要是指肿瘤细胞长期接触某一种化疗药物后，不仅对此种化疗药物产生耐药性，且对其他化学结构和作用机制完全不同的多种抗肿瘤药物亦产生交叉耐药的现象[553]，是肿瘤细胞免受化疗药物攻击的主要防御机制，亦是影响骨肉瘤患者化疗疗效的重要因素。[554]

肿瘤 MDR 的产生是一个多阶段、多因素参与的复杂过程，肿瘤细胞可通过多种途径导致 MDR 的产生，如化疗药物在细胞内有效蓄积量的减少、机体内药物代谢酶含量或活性的改变、细胞凋亡相关调控基因的异常表达等均为目前已经明确的 MDR 现象发生的作用机制。

MDR 蛋白亦称多药耐药相关蛋白，MDR 蛋白通过将细胞内的化疗药物转运至细胞外，使细胞内药物浓度降低，从而导致多药耐药的发生。MDR 蛋白还可通过增加促凋亡蛋白的活性，间接抑制化疗药物所致的细胞凋亡。

MDR1 称为 P 糖蛋白（P - gp）或 ABCB1 蛋白，是最先发现的 MDR 蛋白，作为一种依赖 ATP 的膜转运体，可直接将药物从细胞内转运至细胞外，使细胞内药物浓度降低，导致耐药性的产生。[555]

研究表明[556]，P - gp 的过表达与骨肉瘤产生多药耐药密切相关。Baldini 等[557]研究发现，P - gp（p - 糖蛋白）高表达骨肉瘤患者的生存率低于 P - gp 低表达骨肉瘤患者。有研究指出[558]，骨肉瘤细胞对化疗药物的敏感性与 MDR1 蛋白的表达水平呈负相关，即 MDR1 蛋白的表达水平越高，骨肉瘤细胞对化疗药物的敏感性越低、耐药性越强。

此外，很多基因可通过调节 MDR1 基因的表达间接导致骨肉瘤多药耐药的产生，这些基因包括 Notch1、P28GANK、Trps1 等。[559-561]有研究报道[562-563]，吡格列酮、粉防己碱以及碱性磷酸酶抑制剂 NVP - TAE684 等可下调或抑制 MDR1 基因的表达。

2）药物转运相关基因

甲氨蝶呤为二氢叶酸还原酶（DHFR）抑制剂，与叶酸结构相似，通过抑制二氢叶酸还原成有生理活性的四氢叶酸，从而使嘌呤核苷酸和嘧啶核苷酸的生物合成过程中一碳基团的转移作用受阻，导致 DNA 的生物合成受到抑制。[564]

还原性叶酸载体(RFC)是介导甲氨蝶转运至细胞内的重要物质,在骨肉瘤细胞中,当 RFC 出现功能障碍或表达下降时,均可导致 MTX 耐药。

叶酰聚谷氨酸合酶(FPGS)是 MTX 和叶酸相互作用的关键酶,催化 MTX 形成具有活性的甲氨蝶呤多聚谷氨酸复合物(MTX - PG),从而发挥 MTX 的细胞毒作用。[565]Yu 等[566]的研究发现,在骨肉瘤细胞系中,纺锤体和动粒关联蛋白 - 1(SKA1)的过表达通过与 RNA 聚合酶Ⅱ亚单位 RPB3 的相互作用可使 FPGS 下调,从而导致甲氨蝶呤耐药,抑制 SKA1 的表达能够恢复药物敏感性。

FOLT 基因是一种叶酸转运基因,研究表明,FOLT 活性增强时可明显促进 MTX 转运至细胞内,从而提高 MTX 的细胞毒作用。[567]赵志刚等[568]的研究进一步证明了在骨肉瘤细胞中,FOLT 的下调表达是引起骨肉瘤 MTX 耐药的重要原因之一。

3)自噬相关基因

自噬是溶酶体蛋白水解的一种机制,可通过分解细胞成分,产生细胞存活所需的代谢物质,从而促进细胞存活,对化疗产生耐药。[569]

Wu 等[570]报道,通过抑制 beclin1 基因(一种自噬基因)的表达,可使自噬抑制,从而增加骨肉瘤细胞对顺铂的敏感性。研究表明[571],ATG4B(一种自噬基因)的过表达可促进顺铂诱导的自噬并抑制细胞凋亡,从而增强骨肉瘤细胞系中的顺铂耐药性。

PTEN 是一种抑癌基因,可抑制 PI3K/AKT/mTOR 信号通路,PTEN 可通过促进细胞自噬而降低化疗敏感性。研究表明[572],miR - 155 通过抑制 PTEN 表达,增强 PI3K/AKT/mTOR 信号通路,从而抑制阿霉素诱导的细胞凋亡和自噬,并降低对阿霉素的敏感性。

HMGB1 是炎症标志物,可持续促进炎症因子的释放,不断触发炎症反应,导致细胞损伤或坏死而改变自噬及凋亡水平。研究发现[573],阿霉素、顺铂和甲氨蝶呤均可上调骨肉瘤细胞 MG - 63、Saos - 2 和 U2 - OS 中 HMGB1mRNA 的表达,抑制 HMGB1 基因表达时,可恢复细胞系 MG - 63、Saos - 2 的化学敏感性。

4)DNA 损伤修复相关基因

诸多抗肿瘤药物的作用机制皆是通过破坏 DNA 的结构来促进细胞凋亡,因此,DNA 损伤修复增强可能是肿瘤产生耐药性的重要原因之一。

目前与化疗耐药相关的 DNA 修复机制主要包括核苷酸切除修复(NER)、碱基切除修复(BER)以及同源重组修复(HRR)。

PARP1、SIRT6 是 DNA 损伤修复相关基因,PARP1 蛋白和 SIRT6 蛋白皆为 BER 途径的重要蛋白,已经证明在骨肉瘤细胞系中应用 PARP1 抑制剂奥拉帕利下调 PARP1 表达时,骨肉瘤细胞对阿霉素的敏感性明显提高。[574]

有研究发现[575],SIRT6 可通过激活 PARP1 来介导 DNA 损伤修复途径,抑制 SIRT6 时,可增强阿霉素对骨肉瘤细胞的敏感性,同样应用 PARP1 抑制剂奥拉帕利可减轻 SIRT6 过表达导致的阿霉素耐药。

(十)靶向治疗

目前,临床使用的骨肉瘤分子靶向治疗药物主要是针对肿瘤血管生成,如贝伐单抗、索拉非尼、培唑帕尼和安罗替尼等,但疗效均差强人意。Umeda 等[576]报道,使用培唑帕尼每日 400 ~ 800mg,挽救治疗经化疗失败的晚期多发转移骨肉瘤患者,PFS 时间仅为 3 ~ 12 个月。

2018 年,一项随机、对照、双盲研究纳入 38 例化疗失败的转移性骨肉瘤[577],试验组 26 例采用瑞戈非尼治疗,对照组 12 例采用安慰剂。结果显示,实验组中 2 例达到 PR,8 周 PFS 为 65%,

中位 PFS 为 16.4 周，中位 OS 为 11.3 个月；对照组 ORR 为 0，中位 PFS 为 4.1 周，中位 OS 为 5.9 个月。

Gobin 等[86]的体外实验研究发现，伊马替尼可通过 M - CSFR 途径抑制骨肉瘤破骨细胞分化，通过 PDGFR 途径激活骨肉瘤成骨细胞分化，诱导骨肉瘤细胞死亡，且具有强烈抑制骨肉瘤细胞迁移的能力。

另外，大多数骨肉瘤表达 HER - 2。HER - 2 高表达的骨肉瘤与骨肉瘤患者生存率降低相关[578]，曲妥珠单抗可提高 HER - 2 阳性骨肉瘤患者的生存率。[579 - 580]有将抗 HER - 2 抗体嵌合到 T 细胞表面形成 HER2 - CAR - T 来治疗 HER2 阳性肉瘤的探索性研究[581]，纳入 19 例患者中有 16 例为骨肉瘤，17 例可评价患者中有 4 例为 SD，在接受手术治疗的 3 例患者中有 1 例(33%)肿瘤坏死率超过 90%，19 例患者总体中位 OS 为 10.3 个月，显示出一定的疗效。

1. 贝伐单抗

贝伐单抗是重组人抗血管内皮生长因子单克隆抗体，可抑制多种肿瘤细胞生长，与化疗起到协同作用。[582]贝伐单抗联合化疗治疗骨肉瘤的 Ⅱ 期临床研究显示[583]，肿瘤坏死率、4 年 EFS 和 OS 均有较好疗效，但伤口并发症高达 52%。

2. 索拉非尼

索拉非尼是一种口服的多靶点治疗药物，既可阻断 RAF/MEK/ERK 信号传导通路，直接抑制骨肉瘤细胞的生长增殖，还可作用血管内皮生长因子受体来抑制新生血管的形成，阻断供给骨肉瘤细胞的营养物质而起到抑制骨肉瘤的作用。

2012 年，意大利肉瘤协作组的一项 Ⅱ 期临床研究[230]，采用索拉非尼治疗一线失败的复发及不可切除的 35 例骨肉瘤患者，4 个月 PFS 为 46%，临床获益率为 29%，17% 患者临床获益时间超过 6 个月，中位 PFS 和 OS 分为 4 个和 7 个月，3 例患者达到 PR，2 例患者肿瘤缩小但未达 PR，12 例患者疗效 SD。研究显示，索拉非尼较以往二线化疗并未提升疗效，且 46% 患者因毒性反应减量或暂停，1 例患者永久停药。

2015 年，一项 Ⅱ 期临床研究采用 mTOR 抑制剂依维莫司联合索拉非尼二线治疗晚期骨肉瘤[584]，38 例患者的 6 个月 PFS 达到 45%，25 例(66%)因毒性反应减量或停药，2 例(5%)永久停药。联合治疗虽然提高了 PFS，但 6 个月 PFS 未达到预计 50% 的目标，且毒性反应也明显升高。因此，NCCN 指南仅推荐索拉非尼单药用于二线治疗。

(十一) 免疫治疗

免疫疗法在骨肉瘤治疗中有着悠久的历史，100 多年前，外科医生 William Coley 使用热灭活的化脓链球菌和黏质沙雷氏菌(Coley'stoxin)混合物来治疗骨骼和软组织肉瘤患者。[585 - 586]

1975 年，Eilber 等[587]报道了用卡介苗(BCG)联合同种异体肿瘤细胞疫苗治疗可切除的 29 例骨肉瘤患者，结果显示，接受免疫治疗的 17 例患者中有 3 例治愈或存活，而 12 例未接受免疫治疗的患者均有复发。

Jeys 等[588]临床观察发现，发生术后感染的骨肉瘤患者的存活率与没有感染的患者相比显著提高。Zitvogel 等[589]指出，多柔比星、顺铂和烷化剂等细胞毒性药物可通过杀死免疫抑制调节性 T 细胞和骨髓来源的抑制细胞(MDSC)，来激活免疫效应细胞而产生免疫抗肿瘤活性。Moore 等[590]发现，在骨肉瘤儿童患者中，化疗后淋巴细胞数量与预后恢复呈正相关。

1. 细胞因子

目前用于骨肉瘤主动免疫治疗的细胞因子主要有干扰素(IFN)和白介素 - 2(IL - 2)。

1) IFN - α

1 型干扰素(IFN - α 和 IFN - β)已经在一系列恶性肿瘤中显示出抗肿瘤活性[591],IFN - α 具有抗增殖、抗分化、促肿瘤细胞凋亡和抗血管生成作用。[592 - 593]

20 世纪 70 年代,即有在体外实验中 IFN - α 抑制骨肉瘤细胞生长的报道[594];80 年代,有报道称[595 - 596],在骨肉瘤的小鼠模型实验中,IFN - α 可阻止肿瘤生长。

Strander[597]进行的 INF - α 的小型临床试验表明,似乎改善了存活率,并导致转移性骨肉瘤患者的部分肿瘤消退。Whelan 等[598]认为,在骨肉瘤切除手术后作为唯一的辅助治疗,INF - α 可维持比较高的肉瘤特异性存活率和无转移生存率。Pollack 等[599]报道,非转移性骨肉瘤患者使用 IFN - α 治疗 3~5 年后,其 5 年无病生存率可达 63%;高分化骨肉瘤患者使用 IFN - α 治疗 3~5 后,其 10 年无病生存率为 43%。[600]

2015 年,Bielack 等[593]报道了一项聚乙二醇化的 IFN - α - 2b 在骨肉瘤患者中作用的随机对照研究结果,入组了术前化疗效果较好的 1400 例骨肉瘤患者,单独使用 MAP 方案(甲氨蝶呤、阿霉素、顺铂)与 MAP 联用 IFN - α - 2b 方案,其 5 年生存率分别为 81%、84%,提示 IFN - α - 2b 的疗效甚微。

2) IL - 2

在一项使用大剂量的 IL - 2 治疗复发的儿童肉瘤研究中,4 例骨肉瘤患儿中有 2 例对治疗有完全反应,但同时观察到有白细胞、肌酐、C - 反应蛋白、血糖升高和红细胞、血小板、白蛋白降低等严重不良反应。[601]

Meazza 等[602]报道,在转移性骨肉瘤患者中除常规手术治疗及化疗外,使用 IL - 2 或联合 LAK 治疗,3 年无症状生存率及总生存率分别为 34% 和 45%。

2. 免疫检查点抑制剂

近年来,通过解除免疫细胞表面抑制性共刺激信号,从而激活人体免疫细胞杀伤肿瘤细胞,在多种肿瘤中可获得持久疗效,但在骨肉瘤治疗中疗效却不尽如人意。

目前,骨肉瘤与 PD - 1/PD - L1 相关研究正在不断深入。[603]

Lussie 等[604]指出,PD - L1 单抗主要表达于转移性骨肉瘤样本中,而不是在原发骨肉瘤样本中。Chen 等[605]在 15 例骨肉瘤患者的研究中发现,PD - 1 和 PDL1 表达存在于活检样本中,分别为 47% 和 53%;在切除物中不存在,而在转移灶中存在,分别为 40% 和 47%。因此,作者认为,活检或转移标本可能在评估 PD - 1 和 PD - L1 的表达中最有价值。

Zheng 等[606]报道,PD - 1、PD - L1 在骨肉瘤组织中阳性表达率为 27.4%、35.5%。Huang 等[607]在对 413 例患者的汇总分析中发现,PD - L1/PD - 1 过表达与骨肉瘤转移密切相关,PD - L1/PD - 1 过表达的骨肉瘤患者显示出了更高的总死亡风险。

近年来,有关免疫检查点抑制剂治疗骨肉瘤的体外实验研究开展得较多,结果均较理想,但临床研究结果却不令人满意。

1) 体外实验

Shimizu 等[608]将 200μg 抗 PD - 1/PD - L1 抗体注射于实验大鼠腹腔中,发现其可明显延长大鼠的生存时间($P = 0.002$),50% 的大鼠在肿瘤移植后存活超过 16 周,并无肺部转移。Zheng 等[606]给骨肉瘤大鼠腹腔注射 nivolumab 纳武利尤单抗,每日 1 次,每次 10mg/kg,连续 5d,结果发现 nivolumab 可明显抑制骨肉瘤的转移潜能。

Yoshida 等[609]的研究发现,将抗 PD - 1 抗体用于 LM8 系骨肉瘤大鼠,骨肉瘤生长不仅得到了较好的控制，且明显延长了大鼠的生存时间[（35.2±3.7）d：（25.4±1.6）d，有统计学差异]。

Shimizu 等[610]将早期减瘤手术与抗 PD-L1 抗体联合应用发现，该治疗方式可明显延长实验骨肉瘤大鼠的生存期，且约 50% 的实验大鼠存活超过 16 周。

在转移性骨肉瘤小鼠模型的临床前研究中，联合单克隆抗 PD-1 抗体治疗与单独应用 T 细胞激动剂 CD137 蛋白抗体相比，联合方案增强了 T 细胞功能，并且显示出比单独用抗 PD-1 治疗时更大的抗肿瘤作用。[611] 有研究报道[604,612]，在转移性骨肉瘤小鼠模型中，通过单克隆抗体阻断抑制 PD-L1 的小鼠的中位生存时间与对照组相比，其存活率明显提高。

有学者研究发现[613-614]，放疗联合抗 PD-1 抗体可明显改善骨肉瘤实验大鼠外周血 CD4+T 细胞、CD8+T 细胞比例，减少 MDSCs，增强抗肿瘤效应，降低脑转移风险。Wang 等[615]进行阿霉素联合抗 PD-L1 抗体治疗实验大鼠，发现该方法可逆转骨肉瘤免疫抑制微环境状态，使 CD4+T 细胞、CD8+T 细胞比例增加，并降低 Tregs 细胞比例。另有研究报道[616]，联合应用抗 PD-L1 抗体亦可增强顺铂的抗骨肉瘤疗效。

2）临床研究

一项 2 队列、单臂、开放性 II 期临床研究共纳入 86 例转移或局部不可切除的肉瘤患者[617]，其中 40 例为骨肉瘤患者，每 3 周静脉输注 200mg Pembrolizumab 帕博利珠单抗进行治疗，中位随访时间为 17.8 个月。在可评估的 22 例骨肉瘤患者中，1 例出现 PR、6 例 SD，其余 15 例患者则出现 PD，结果不甚理想。

Le Cesne 等[618]开展了一项开放性、多中心、II 期临床研究，即晚期骨肉瘤患者给予口服环磷酰胺，50mg/次，2 次/d，静脉注射 200mg Pembrolizumab，每 3 周 1 次，中位随访时间为 18.9 个月，发现 2 例 6 个月内无进展，无进展率为 13.3%，1 例 PR，且骨肉瘤 PD-L1 表达呈阴性，4 例肿瘤体积缩小。结果表明，哌姆单抗联合低剂量环磷酰胺对晚期骨肉瘤的治疗显示出中等活性。

一项多中心、开放标签、单臂 I~II 期针对儿童实体肿瘤的临床试验中[619]，儿童每 14d 服用 3mg/kg 纳武单抗治疗，中位随访时间为 30d，发现患儿对纳武单抗治疗耐受性良好，但在扩大的 2 期队列中并未观察到骨肉瘤对单药纳武单抗治疗的客观反映。

3. 米伐木肽

米伐木肽（muramyl tri-peptide phosphatidyl ethanolamine，MTP-PE）即微脂粒包裹的胞壁酰三肽磷脂酰乙醇胺，是一种分枝杆菌胞壁成分[620]，可激活先天免疫系统，如其激活的单核细胞和巨噬细胞与 TNF-α、IL1α、IL-1β、IL-6、IL-8 的血清水平升高，以及其他免疫细胞的衔接有关。[621-622]

有实验表明[623]，IL-6 可限制小鼠模型中骨肉瘤的生长以及发展速度，当这些具有免疫效应的分子被包裹在类似于脂质体这一载体中时，可被递送到肺部、肿瘤组织或其他转移灶中，进而激活免疫细胞，使其对骨肉瘤细胞产生杀伤作用[624]，从而清除肺内微小转移灶，降低骨肉瘤肺转移的发生风险。

米伐木肽首先在狗的骨肉瘤模型中显示出抗肿瘤活性，其中位生存期为 222d，而对照组仅为 77d。[625]

2008 年，Meyers 等[405]对术前接受顺铂、甲氨蝶呤和多柔比星治疗的 662 例局部骨肉瘤患者，随机分配接受异环磷酰胺和（或）米伐木肽进行治疗。结果显示，联合米伐木肽后 6 年总体生存从 70%~78% 显著改善，有显著性差异。使用米伐木肽联合化疗的患者与单独接受化疗的患者相比，平均寿命额外增加 2.58 年，质量调整寿命额外增加 2.2 年。[626-627]

2017 年，Jimmy 等[628]荟萃分析了 2 项米伐木肽治疗 802 例骨肉瘤的临床研究，发现标准化疗联合米法木肽虽不能改变肺转移者的 5 年 EFS 和 OS，但能降低 29% 的死亡风险。

八、预后

（一）总体预后

骨肉瘤是最为常见的骨恶性肿瘤，其特点为好发于长骨干骺端，进展迅速，且存在高度转移性，如脑转移、肺转移。[629-630]

在新辅助化疗、辅助化疗出现之前，单纯手术骨肉瘤患者的预后极差，5 年生存率低于 20%，80% 患者因肺转移死亡，青少年和儿童中病死率更高。[198,407,631-635]

目前对于新诊断的骨肉瘤的治疗包括术前化疗、手术和术后化疗，通过实施足够切除范围的手术联合甲氨蝶呤、阿霉素、顺铂及环磷酰胺的新辅助化疗，已经将骨肉瘤的生存率提高至 60% ~ 70%，保肢率达到 80% 以上。[636-643] 何军等[99] 报道了综合治疗 89 例四肢骨肉瘤患者，随访 3 年结束时，89 例四肢骨肉瘤患者中，生存 71 例，生存率为 79.78%，但晚期或多药耐药患者的 5 年生存率则很低。[198,644]

（二）预后相关因素

目前认为，影响骨肉瘤预后的主要因素有肿瘤部位与大小、患者年龄、是否存在转移及转移部位、对化疗的组织学反应、外科边界等。[645-649] 多数学者认为[650-659]，发生于脊柱、骨盆等中轴骨部位的骨肉瘤预后明显差于肢体骨肉瘤，发生肺转移或其他部位转移的患者预后差，肿瘤坏死率评估结果为对化疗反应差的患者预后差。

王倩荣等[660] 对 82 例骨肉瘤患者性别、年龄、肿瘤原发部位、临床分期、病理学分型、肺转移数目、肺转移治疗等方面进行了预后分析，临床分期、肺转移数目、肺转移治疗方式对患者生存率有显著影响，肿瘤临床分期、肺转移治疗方式是影响生存的独立预后因素。

1. 年龄与预后

骨肉瘤最常见于青少年，恶性程度高，病情进展快，预后差。[661] 一项 Meta 分析显示[153]，儿童患者的预后优于青少年和成年人，女性患者的生存预后优于男性。

另一项有关 4838 例骨肉瘤患者新辅助化疗荟萃分析表明[52]，女性患者接受化疗后的肿瘤坏死率较高，总体生存率较高，儿童患者较青少年及成年患者疗效更好。

2. 是否发生转移

骨肉瘤为高度恶性肿瘤，早期即易发生血行转移，如肺转移、脑转移[629-630]，且约 80% 的骨肉瘤患者术后最终发展为远处转移。[662]

在出现转移的骨肉瘤患者中，转移灶数目以及是否可以彻底切除是影响预后的因素；对于肺部有 1 个或少量可切除病灶的患者，其预后与无转移的患者接近。[551]

肺转移是骨肉瘤患者死亡的主要原因[491,663]，Ward 等[664] 研究发现，肺转移灶数目少于 3 个者预后较好。

目前报道的骨肉瘤肺转移患者的中位生存期在 20 ~ 33 个月，远超过脑转移（BMO）患者的中位生存期。[665-667]

Kebudi 等[668] 报道的 5 例 BMO 患者生存期均 <6 个月。Marina 等[114] 报道的 14 例 BMO 患者中，11 例未接受治疗者均在 3 个月内死亡。朱岩等[117] 报道了 7 例骨肉瘤脑转移，7 例均在 13 个月内死亡，中位生存期为 4 个月（范围为 1 ~ 13 个月）。

3. 病理类型与预后

普通型骨肉瘤最为常见，占所有骨肉瘤类型的 75%[669]，普通型骨肉瘤中各个亚型（成骨型、成软骨型、成纤维型）的预后相近[670]，其他病理类型如巨细胞型、毛细血管扩张型、小细胞型等的预后相似。[671]

4. 肿瘤部位与预后

骨肉瘤患者预后与其发生的部位有关，但相关文献报道较少，肋骨骨肉瘤预后差，5 年生存率仅为 15%；其次为腰椎和盆骨骨肉瘤、肩胛骨骨肉瘤、长骨骨肉瘤，而颌骨骨肉瘤预后佳。[672-673]

5. PD - 1/PD - L1 表达水平与预后

PD - 1 和 PD - L1 在骨肉瘤细胞中的表达被认为与预后负相关，在出现转移的骨肉瘤细胞中表达量明显高于未转移的骨肉瘤细胞。[674] Shen 等[675] 报道了 PD - L1 低表达病例的平均生存期是 89 个月，而高表达病例的平均生存期是 28 个月。

2 项 Meta 分析显示[607,676]，PD - 1/PD - L1 在骨肉瘤中高表达，与骨肉瘤的转移密切相关，常提示预后较差。

蓝瑞隆等[31] 报道了 72 例骨肉瘤，30.6% 的患者呈 PD - L1，PD - L1 的表达与患者年龄、性别、肿瘤位置以及肿瘤大小无相关性，PD - L1 阳性骨肉瘤患者 PFS 中位时间（10 个月）和 OS 中位时间（28 个月）均短于 PD - L1 阴性患者（44 个月）。

6. 其他因素

Bacci 等[47] 报道了有转移的 1421 例肢体骨肉瘤患者 LDH 水平较无转移患者高（36.6% : 18.8%，$P < 0.0001$），5 年无病生存率亦与 LDH 水平相关（LDH 升高者为 39.5%，LDH 正常者为 60%）。Bacci 等[48] 对 789 例肢体骨肉瘤患者回顾性分析中发现，ALP 水平对于无事件生存率有显著影响，对于 ALP 水平升高 4 倍以上的患者 5 年无事件生存率为 24%，而 ALP 低于此水平的患者 5 年无事件生存率为 46%（$P < 0.001$）。

Fox 等[677] 进行的一项 Meta 分析发现，BMI 指数较高的骨肉瘤患者总生存率低于体质量指数正常的患者。

（张红梅）

参考文献

[1] Gaebler M, Silvestri A, Haybaeck J, et al. Three - dimensional patient - derived in vitro sarcoma models: promising tools for improving clinical tumor management[J]. Front Oncol, 2017, 7: 203.

[2] Mutsaers AJ, Walkley CR. Cells of origin in osteosarcoma: mesenchymal stem cells or osteoblast committed cells? [J]. Bone, 2014, 62: 56 - 63.

[3] Jo VY, Fletcher CD. WHO classification of soft tissue tumours: an update based on the 2013 (4th) edition[J]. Pathology, 2014, 46(2): 95 - 104.

[4] Picci P. Osteosarcoma (osteogenic sarcoma)[J]. Orphanet J Rare Dis, 2007, 2(1): 6.

[5] 杨湘越. 骨肉瘤实验室诊断研究现状及对策[J]. 中华临床医师杂志（电子版），2012, 6(21): 6841 - 6842.

[6] Ritter J, Bielack SS. Osteosarcoma[J]. Ann Oncol, 2010, 21(Suppl 7): 320 - 325.

[7] Damron TA, Ward WG, Stewart A. Osteosarcoma, chondrosarcoma, and Ewing's sarcoma: National Cancer Data Base Report[J]. Clinical Orthopaedics and Related Research, 2007, 459: 40 - 47.

[8] Sadykova LR, Ntekim AI, Muyangwa - Semenova M, et al. Epidemiology and Risk Factors of Osteosarcoma[J]. Cancer Invest, 2020, 38(5): 259 - 269.

［9］ 陈泉池，华莹奇，左冬青，等. 趋化因子及趋化因子受体在骨肉瘤中的研究进展［J］. 中国骨与关节杂志，
2014，3（7）：544－547.

［10］ 熊焰，向理科. 骨粘连蛋白、碱性磷酸酶在骨肉瘤瘤骨形成中的作用及意义［J］. 重庆医学，2001，30（4）：
360－361.

［11］ Longhi A，Pasini A，Cicognani A，et al. Height as a risk factor for osteosarcoma［J］. J Pediatr Hematol Oncol，
2005，27（6）：314－318.

［12］ He M，Wang G，Jiang L，et al. MiR－486 suppresses the deelopement of osteosarcoma by regulating PKC－6 path-
way［J］. Int J Oncol，2017，50（5）：1590－1600.

［13］ Lin BC，Huang D，Yu CQ，et al. Micro RNA·184 modulates doxombicin resistance inosteosarcoma cells by targe-
ting BCL2L1［J］. Med Sci Monit，2016，22：1761－1765.

［14］ Avnet S，Chano T，Massa A，et al. Acid microenvironment promote cell survival of human bone sarcoma through the
activation of clap proteins and NF－r B pathway［J］. Am J Cancer Res，2019，9（6）：1127－1144.

［15］ Kumar R，Kumar M，Malhotra K，et al. Primary osteosarcoma in the elderly revisited：current concepts in diagnosis
and treatment［J］. Curr Oncol Rep，2018，20（2）：13－20.

［16］ 杨永昆，牛晓辉. 骨肉瘤诊断、治疗、随访的 ESMO 临床指南［J］. 中国骨肿瘤骨病，2010，9（2）：110－111.

［17］ Chou AJ，Geller DS，Gorlick R. Therapy for osteosarcoma：where do we go from here？［J］. Pediatr Drugs，2008，
10（5）：315－327.

［18］ Meyers PA，Gorlick R. Osteosarcoma［J］. Pediatr Clin North Am，1997，44（4）：973－989.

［19］ Ta HT，Dass CR，Choong PFM，et al. Osteosarcoma treatment：state of the art［J］. Cancer Metastasis Rev，2009，
28（1－2）：247－263.

［20］ 李昕，李建民，杨志平. ⅡB 期骨肉瘤临床预后相关因素分析（附 40 例报告）［J］. 山东医药，2006，46（3）：
6－8.

［21］ 谭平先，雍碧城，沈靖南，等. 413 例骨肉瘤化疗、手术和预后的 10 年随访研究［J］. 中国骨科临床与基础
研究杂志，2011，3（4）：256－262.

［22］ 唐白杰，杨旭丹，肖雪，等. 非长骨骨肉瘤 39 例临床病理学分析［J］. 临床与实验病理学杂志，2020，36
（11）：1296－1300.

［23］ Mirabello L，Troisi RJ，Savage SA. Osteosarcoma incidence and survival rates from 1973 to 2004：Data from the sur-
veillance，epidemiology，and end results program［J］. Cancer，2009，115（7）：1531－1543.

［24］ Singh R，Shirali R，Chatterjee S，et al. Epidemiology of cancers among adolescents and young adults from atertiary
cancer center in Delhi［J］. Indian Journal of Medical & Paediatric Oncology，2016，37（2）：90－94.

［25］ WHO. WHO classification of tumours of soft tissue and bone［M］. International Agency for Research on Cancer. 4ed.
2013：281－295.

［26］ 王骏，武壮壮，吕智. 四肢骨肉瘤 44 例预后分析［J］. 肿瘤研究与临床，2019，3l（10）：684－689.

［27］ 徐明，许宋锋，于秀淳. 骨肉瘤不含大剂量甲氨蝶呤新辅助化疗的疗效观察［J］. 中华肿瘤防治杂志，2015，
22（2）：138－142.

［28］ 柳昌全，赵广雷，陈康明，等. 基于 SEER 数据库的四肢骨肉瘤预后相关列线图的构建［J］. 中国骨与关节杂
志，2020，9（8）：563－571.

［29］ 刘晓凯，周志慧，王楠，等. 四肢骨肉瘤的治疗进展［J］. 癌症进展，2019，17（14）：1637－1666.

［30］ 任杰，吕智，李立志，等. 肿瘤假体置换术与瘤段灭活再植术治疗四肢骨肉瘤效果观察［J］. 肿瘤研究与临
床，2019，31（5）：327－330.

［31］ 蓝瑞隆，傅冷西，陈瑞庆，等. 骨肉瘤程序性死亡因子配体 1 的表达及临床意义［J］. 国际骨科学杂志，
2018，39（4）：245－249.

［32］ 王文剑，于秀淳，韩加，等. 1593 例骨肉瘤流行病及治疗的回顾性分析［J］. 中华骨科杂志，2018，38（18）：
1097－1107.

［33］ Min D，Lin F，Shen Z，et al. Analysis of prognostic factors an 333 Chinese patients with high－grade osteosarcoma
treated by multidisciplinary combined therapy［J］. Asia Pac J Clin Oncol，2013，9（1）：71－79.

［34］ Kansara M，Thomas DM. Molecular pathogenesis of osteosarcoma［J］. DNA Cell Biol，2007，26（1）：1－18.

［35］ Wang LL. Biology of osteogenic sarcoma［J］. Cancer J，2005，11（4）：294－305.

[36] Fuchs B, Pritchard DJ. Etiology of osteosarcom[J]. Clin Orthop Relat Res, 2002, 397: 40 – 52.

[37] Ferrari S, Bertoni F, Mercuri M, et al. Predictive factors of disease – free survival for non – metastatic osteosarcoma of the extremity: an analysis of 300 patients treated at the Rizzoli Institute[J]. Ann Oncol, 2001, 12(8): 1145 – 1150.

[38] Bacci G, Briccoli A, Ferrari S, et al. Neoadjuvant chemotherapy for osteosarcoma of the extremities with synchronous lung metastases: treatment with cisplatin, adriamycin and high dose of methotrexate and ifosfamide[J]. Oncol Rep, 2000, 7(2): 339 – 346.

[39] Heck RK Jr, Peabody TD, Simon MA. Staging of primary malignancies of bone[J]. CA Cancer J Clin, 2006, 56 (6): 366 – 375.

[40] Tinkel MP Jr, Reilly CA, Biskis BO. Pathogenesis of radiation and virus – induced bone tumors[J]. Recent Results Cancer Res, 1976, 54: 92 – 103.

[41] Ziewacz JE, Song JW, Blaivas M, et al. Radiation – induced meningeal osteosarcoma of tentorium cerebelli with intradural spinal metastases[J]. Surg Neuro Int, 2010, 1: 14 – 21.

[42] Mavrogenis AF, Pala E, Guerra G, et al. Post – radiation sarcomas. Clinical outcome of 52 patients[J]. J Surg Oncol, 2012, 105(6): 570 – 576.

[43] Patel AJ, Rao VY, Fox BD, et al. Radiation – induced osteosarcomas of the calvarium and skull base[J]. Cancer, 2011, 117(10): 2120 – 2126.

[44] Kadota Y, Utsumi T, Inoue M, et al. Radiation – induced osteosarcoma 17 years after mediastinal irradiation following surgical removal of thymoma[J]. Gen Thorac Cardiovasc Surg, 2010, 58(12): 651 – 653.

[45] Franco Gutiérrez V, Llorente Pend JL, Coca Pelaz A, et al. Radiation – induced sarcomas of the head and neck[J]. J Craniofac Surg, 2008, 19(5): 1287 – 1291.

[46] Youn P, Milano MT, Constine LS, et al. Long – term cause specific mortality in survivors of adolescent and young adult bone and soft tissue sarcoma: a population – based study of 28, 844 patients[J]. Cancer, 2014, 120(15): 2334 – 2342.

[47] Bacci G, Longhi A, Ferrari S, et al. Prognostic significance of serum lactate dehydrogenase in osteosarcoma of the extremity: experience at Rizzoli on 1421 patients treated over the last 30 years[J]. Tumori, 2004, 90(5): 478 – 484.

[48] Bacci G, Longhi A, Versari M, et al. Prognostic factors for osteosarcoma of the extremity treated with neoadjuvant chemotherapy: 15 – year experience in 789 patients treated at a single institution[J]. Cancer, 2006, 106(5): 1154 – 1161.

[49] Whelan JS, Jinks RC, McTiernan A, et al. Survival from high – grade localised extremity osteosarcoma: combined results and prognostic factors from three European Osteosarcoma Intergroup randomised controlled trials[J]. Ann Oncol, 2012, 23(6): 1607 – 1616.

[50] Altaf S, Enders F, Jeavons E, et al. High – BMI at diagnosis is associated with inferior survival in patients with osteosarcoma: a report from the Children's Oncology Group[J]. Pediatr Blood Cancer, 2013, 60(12): 2042 – 2046.

[51] Collins M, Wilhelm M, Conyers R, et al. Benefits and adverse events in younger versus older patients receiving neoadjuvant chemotherapy for osteosarcoma: findings from a meta – analysis[J]. J Clin Oncol, 2013, 31(18): 2303 – 2312.

[52] Geller DS, Gorlick R. Osteosarcoma: a review of diagnosis, management, and treatment strategies[J]. Clin Adv Hematol Oncol, 2010, 8(10): 705 – 718.

[53] Tan ML, Choong PF, Dass CR. Osteosarcoma: conventional treatment vs. gene therapy[J]. Cancer Biol Ther, 2009, 8(2): 106 – 117.

[54] Chen X, Bahrami A, Pappo A, et al. Recurrent somatic structural variations contribute to tumorigenesis in pediatric osteosarcoma[J]. Cell Reports, 2014, 7(1): 104 – 112.

[55] Kovac M, Blattmann C, Ribi S, et al. Exome sequencing of osteosarcoma reveals mutation signatures reminiscent of BRCA deficiency[J]. Nat Commun, 2015, 6(12): 8940 – 8949.

[56] Kresse SH, Rydbeck H, Skarn M, et al. Integrative analysis reveals relationships of genetic and epigenetic alterations in osteosarcoma[J]. PLoS One, 2012, 7(11): e48262.

[57] Rickel K, Fang F, Tao J. Molecular genetics of osteosarcoma[J]. Bone, 2017, 9(102): 69 – 79.

[58] 赵亚恒, 冯和林, 郑丽华, 等. 骨肉瘤发病机制的研究进展[J]. 肿瘤防治研究, 2014, 41(3): 283 – 286.

[59] Park HR, Jung WW, Bertoni F, et al. Molecular analysis of p53, MDM2 and H – ras genes in low – grade central

osteosarcoma[J]. Pathol Res Pract, 2004, 200(6): 439 - 45.

[60] Chandar N, Billig B, Mcmaster J, et al. Inactivation of p53 gene in human and murine osteosarcoma cells[J]. British Journal of Cancer, 1992, 65(2): 208 - 214.

[61] Ganjavi H, Gee M, Narendran A, et al. Adenovirus - mediated p53 gene therapy in osteosarcoma cell lines: sensitization to cisplatin and doxorubicin[J]. Cancer Gene Ther, 2006, 13(4): 415 - 419.

[62] 李世德, 张向敏, 卓祥龙. Rb 基因、Rb2/p130 基因在骨肉瘤中的表达与相关性[J]. 肿瘤防治研究, 2008, 35(9): 643 - 647.

[63] Morrow JJ, Khanna C. Osteosarcoma genetics and epigenetics: emerging biology and candidate therapies[J]. Critical Reviews in Oncogenesis, 2015, 20(3/4): 173 - 197.

[64] Kansara M, Leong HS, Lin DM, et al. Immune response to RB1 - regulated senescence limits radiation induced osteosarcoma formation[J]. The Journal of Clinical Investigation, 2013, 123(12): 5351 - 5360.

[65] Iida K, Nobori T, Matsumine A, et al. Effect of retinoblastoma tumor suppressor gene expression on chemosensitivity of human osteosarcoma cell lines[J]. Oncol Rep, 2003, 10(6): 1961 - 1965.

[66] Shimizu T, Ishikawa T, Sugihara E, et al. c - MYC overexpression with loss of Ink4a/Arf transforms bone marrow stromal cells into osteosarcoma accompanied by loss of adipogenesis[J]. Oncogene, 2010, 29(42): 5687 - 5699.

[67] Arvanitis C, Bendapudi PK, Tseng JR, et al. (18)F and (18)FDG PET imaging of osteosarcoma to non - invasively monitor in situ changes in cellular proliferation and bone differentiation upon MYC inactivation[J]. Cancer Biol Ther, 2008, 7(12): 1947 - 1951.

[68] Hattinger CM, Stoico G, Michelacci F, et al. Mechanisms of gene amplification and evidence of coamplification in drug - resistant human osteosarcoma cell lines[J]. Genes Chromosomes Cancer, 2009, 48(4): 289 - 309.

[69] Xie XK, Yang DS, Ye ZM, et al. Enhancement effect of adenovirus - mediated antisense c - myc and caffeine on the cytotoxicity of cisplatin in osteosarcoma cell lines[J]. Chemotherapy, 2009, 55(6): 433 - 440.

[70] Wang ZQ, Liang J, Schellander K, et al. c - fos - induced osteosarcoma formation in transgenic mice: cooperativity with c - jun and the role of endogenous c - fos[J]. Cancer Res, 1995, 55(24): 6244 - 6251.

[71] Leaner VD, Chick JF, Donninger H, et al. Inhibition of AP - 1 transcriptional activity blocks the migration, invasion, and experimental metastasis of murine osteosarcoma[J]. Am J Pathol, 2009, 174(1): 265 - 275.

[72] Thayanithy V, Sarver AL, Kartha RV, et al. Perturbation of 14q32 miRNAs - cMYC gene network in osteosarcoma [J]. Bone, 2012, 50(1): 171 - 181.

[73] Navid F, Letterio JJ, Yeung CL, et al. Autocrine transforming growth factor - β growth pathway in murine osteosarcoma cell lines associated with inability to affect phosphorylation of retinoblastoma protein[J]. Sarcoma, 2000, 4 (3): 93 - 102.

[74] Hu YS, Pan Y, Li WH, et al. Int7G24A variant of transforming growth factor - beta receptor 1 is associated with osteosarcoma susceptibility in a Chinese population[J]. Med Oncol, 2011, 28(2): 622 - 625.

[75] Wang YH, Xiong J, Wang SF, et al. Lentivirus - mediated shRNA targeting insulin - like growth factor - 1 receptor (IGF - 1R) enhances chemosensitivity of osteosarcoma cells in vitro and in vivo[J]. Mol Cell Biochem, 2010, 341 (1 - 2): 225 - 233.

[76] Dong J, Demarest SJ, Sereno A, et al. Combination of two insulinlike growth factor - I receptor inhibitory antibodies targeting distinct epitopes leads to an enhanced antitumor response[J]. Mol Cancer Ther, 2010, 9(9): 2593 - 2604.

[77] Kolb EA, Kamara D, Zhang W, et al. R1507, a fully human monoclonal antibody targeting IGF - 1R, is effective alone and in combination with rapamycin in inhibiting growth of osteosarcoma xenografts[J]. Pediatric Blood Cancer, 2010, 55(1): 67 - 75.

[78] Malempati S, Weigel B, Ingle AM, et al. Phase I/II trial and pharmacokinetic study of cixutumumab in pediatric patients with refractory solid tumors and Ewing sarcoma: a report from the Children's Oncology Group[J]. ClinOncol, 2012, 30(3): 256 - 262.

[79] Weigel B, Malempati S, Reid JM, et al. Phase 2 trial of cixutumumab in children, adolescents, and young adults with refractory solid tumors: a report from the Children's Oncology Group[J]. Pediatric Blood And Cancer, 2014, 61 (3): 452 - 456.

[80] Nishida T, Nakanishi T, Asano M, et al. Effects of CTGF/Hcs 24, a hypertrophic chondrocyte - specific gene prod-

uct, on the proliferation and differentiation of osteoblastic cells in vitro[J]. J Cell Physiol, 2000, 184(2): 197 – 206.

[81] Gagiannis S, Müller M, Uhlemann S, et al. Parathyroid hormonerelated protein confers chemoresistance by blocking apoptosis signaling via death receptors and mitochondria[J]. Int J Cancer, 2009, 125(7): 1551 – 1557.

[82] Berdiaki A, Datsis GA, Nikitovic D, et al. Parathyroid hormone (PTH) peptides through the regulation of hyaluronan metabolism affect osteosarcoma cell migration[J]. IUBMB Life, 2010, 62(5): 377 – 386.

[83] Zhang L, Leeman E, Carnes DC, et al. Human osteoblasts synthesize and respond to platelet – derived growth factor [J]. The American Journal of Physiology, 1991, 261(21): 348 – 354.

[84] Bozzi F, Tamborini E, Negri T, et al. Evidence for activation of KIT, PDGFR alpha, and PDGFR beta receptors in the Ewing sarcoma family of tumors[J]. Cancer, 2007, 109(8): 1638 – 1645.

[85] Takagi S, Takemoto A, Takami M, et al. Platelets promote osteosarcoma cell growth through activation of the platelet – derived growth factor receptorAkt signaling axis[J]. Cancer Sci, 2014, 105(8): 983 – 988.

[86] Gobin B, Moriceau G, Ory B, et al. Imatinib mesylate exerts anti – proliferative effects on osteosarcoma cells and inhibits the tumour growth in immunocompetent murine models[J]. PloS One, 2014, 9(3): 907 – 915.

[87] Scotlandi K, Manara MC, Hattinger CM, et al. Prognostic and therapeutic relevance of HER2 expression in osteosarcoma and Ewing's sarcoma[J]. Eur J Cancer, 2005, 41(9): 1349 – 1361.

[88] Thomas DG, Giordano TJ, Sanders D, et al. Absence of HER2/neu gene expression in osteosarcoma and skeletal Ewing's sarcoma[J]. Clinical Cancer Research, 2002, 8(3): 788 – 793.

[89] Yu XW, Wu TY, Yi X, et al. Prognostic significance of VEGF expression in osteosarcoma: a meta – analysis[J]. Tumour biology, 2014, 35(1): 155 – 160.

[90] Niswander LM, Kim SY. Stratifying osteosarcoma: minimizing and maximizing therapy [J]. Current Oncology Reports, 2010, 12(4): 266 – 270.

[91] Lamoureux F, Richard P, Wittrant Y, et al. Therapeutic relevance of osteoprotegerin gene therapy in osteosarcoma. Blockade of the vicious cycle between tumor cell proliferation and bone resorption[J]. Cancer Res, 2007, 67(15): 7308 – 7318.

[92] Heymann D. Anti – RANKL therapy for bone tumours basic, pre – clinical and clinical evidences[J]. J Bone Oncol, 2012, 1(1): 2 – 11.

[93] Messerschmitt PJ, Garcia RM, Abdul – Karim FW, et al. Osteosarcoma[J]. J Am Acad Orthop Surg, 2009, 17(8): 515 – 527.

[94] Saeter G. Osteosarcoma: ESMO clinical recommendations for diagnosis, treatment and follow – up[J]. Ann Oncol, 2007, 18(Suppl 2): 77 – 78.

[95] 中国临床肿瘤学会(CSCO)骨肉瘤专家委员会, 中国抗癌协会肉瘤专业委员会. 经典型骨肉瘤临床诊疗专家共识[J]. 临床肿瘤学杂志, 2012, 17(10): 931 – 933.

[96] 仇志强, 廖琦. 骨肉瘤治疗的研究进展[J]. 中国修复重建外科杂志, 2010, 24(12): 1469 – 1475.

[97] 姜大为, 何卓依, 陈江涛, 等. 四肢骨肉瘤保肢治疗体会[J]. 实用骨科杂志, 2018, 24(11): 1043 – 1046.

[98] 敖泽飞, 唐际存, 王梨明, 等. 新辅助化疗联合保肢手术治疗四肢骨肉瘤的临床研究[J]. 广州医药, 2018, 49(6): 75 – 78.

[99] 何军, 王明海, 柴宇啸. 四肢骨肉瘤保肢治疗与预后影响因素分析[J]. 癌症进展, 2021, 19(2): 157 – 159.

[100] Kim MS, Lee SY, Cho WH, et al. Initial tumor size predicts histologic response and survival in localized osteosarcoma patients[J]. Journal of Surgical Oncology, 2008, 97(5): 456 – 461.

[101] 周灵, 胡凤娣, 李蓉, 等. 预测骨肉瘤化疗耐药的临床评分系统[J]. 昆明医科大学学报, 2021, 42(1): 29 – 37.

[102] Craft AW. Osteosarcoma: the European Osteosarcoma Intergroup(EOI) perspective[J]. Cancer Treat Res, 2009, 152: 263 – 274.

[103] Marcove RC, Martini N, Rosen G. The treatment of pulmonary metastasis in osteogenic sarcoma[J]. Clin Orthop Relat Res, 1975, 111: 65 – 70.

[104] 燕太强, 梁伟民, 郭卫. 骨肉瘤的诊疗和研究进展[J/CD]. 中华临床医师杂志(电子版), 2012, 6(17): 4988 – 4990.

[105] 易生辉, 秦刚, 黄肖华, 等. 骨肉瘤的治疗进展[J]. 医学综述, 2017, 23(8): 1529 – 1532.

[106] Ahmed G, Zamzam M, Kamel A, et al. Effect of timing of pulmonary metastasis occurrence on the outcome of me-

tastasectomy in osteosarcoma patients[J]. J Pediatr Surg, 2019, 54(4): 775 – 779.

[107] Doval DC, Chacko M, Sinha R, et al. A rare case of brain metastasis in a patient with osteosarcoma[J]. South Asian J Cancer, 2017, 6(1): 36 – 37.

[108] Nieto – Coronel MT, López – Vásquez AD, Marroquín – Flores D, et al. Central nervous system metastasis from osteosarcoma: case report and literature review[J]. Rep Pract Oncol Radiother, 2018, 23(4): 266 – 269.

[109] Salvati M, Elia AD, Frati A, et al. Sarcoma metastatic to the brain: a series of 35 cases and considerations from 27 years of experience[J]. J Neuro Oncol, 2010, 98(3): 373 – 377.

[110] Fox BD, Patel A, Suki D, et al. Surgical management of metastatic sarcoma to the brain[J]. J Neuro Surg, 2009, 110(1): 181 – 186.

[111] Chua C, Raaj J, Pan S, et al. Brain metastasis in sarcoma: does metastasectomy or aggressive multi – disciplinary treatment improve survival outcomes[J]. Asia Pac J Clin Oncol, 2016, 12(1): e16 – e22.

[112] Chaigneau L, Patrikidou A, Ray – Coquard I, et al. Brain metastases from adult sarcoma: prognostic factors and impact of treatment. A retrospective analysis from the french sarcoma group (GSF/GETO)[J]. Oncologist, 2018, 23(8): 948 – 955.

[113] Yonemoto T, Tatezaki S, Ishii T, et al. Longterm survival after surgical removal of solitary brain metastasis from osteosarcoma[J]. Int J Clin Oncol, 2003, 8(5): 340 – 342.

[114] Marina NM, Pratt CB, Shema SJ, et al. Brain metastases in osteosarcoma. Report of a long – term survivor and review of the St. Jude Children's Research Hospital experience[J]. Cancer, 1993, 71(11): 3656 – 3660.

[115] Postovsky S, Ash S, Ramu IN, et al. Central nervous system involvement in children with sarcoma[J]. Oncology, 2003, 65(2): 118 – 124.

[116] 王天宇, 季楠. 颅内转移瘤的临床研究及治疗进展[J]. 中华神经外科杂志, 2016, 32(9): 952 – 955.

[117] 朱岩, 樊根涛, 华晓烽, 等. 骨肉瘤脑转移七例报道[J]. 中国骨与关节杂志, 2021, 10(2): 117 – 121.

[118] 汪文章, 徐绍春. CT 征象和 MRI 在原发骨肉瘤诊断中的应用价值研究[J]. 实用癌症杂志, 2016, 31(2): 303 – 305.

[119] 邓磊, 邹玉坚, 曾雪伟, 等. 颅面骨骨肉瘤的 CT 和 MRI 诊断及鉴别[J]. 中国医学计算机成像杂志, 2019, 25(1): 53 – 57.

[120] Al – Ibraheem A, Yacoub B, Barakat A, et al. Case report of epithelioid osteoblastoma of the mandible: findings on positron emission tomography/computed tomography and review of the literature[J]. Oral Surg Oral Med Oral Pathol Oral Radiol, 2019, 128(1): e16 – e20.

[121] 赵育英, 毛新峰, 李雄峰. 少见型软骨肉瘤的 CT 和 MRI 表现[J]. 中华全科医学, 2018, 16(4): 611 – 614.

[122] Guo J, Reddick WE, Glass JO, et al. Dynamic contrast – enhanced magnetic resonance imaging as a prognostic factor in predicting event – free and overall survival in pediatric patients with osteosarcoma[J]. Cancer, 2012, 118(15): 3776 – 3785.

[123] Wetzel LH, Levine E, Murphey MD. A comparison of MR imaging and CT in the evaluation of musculoskeletal masses[J]. Radiographics, 1987, 7(5): 851 – 874.

[124] Sundaram M, McGuire MH, Herbold DR. Magnetic resonance imaging of osteosarcoma[J]. Skeletal Radiol, 1987, 16(1): 23 – 29.

[125] Aisen AM, Martel W, Braunstein EM, et al. MRI and CT evaluation of primary bone and soft – tissue tumors[J]. AJR Am J Roentgenol, 1986, 146(4): 749 – 756.

[126] Meyer JS, Nadel HR, Marina N, et al. Imaging guidelines for children with Ewing sarcoma and osteosarcoma: a report from the Children's Oncology Group Bone Tumor Committee[J]. Pediatr Blood Cancer, 2008, 51(2): 163 – 170.

[127] Reddick WE, Wang S, Xiong X, et al. Dynamic magnetic resonance imaging of regional contrast access as an additional prognostic factor in pediatric osteosarcoma[J]. Cancer, 2001, 91(12): 2230 – 2237.

[128] Sundaram M, McGuire MH, Herbold DR, et al. Magnetic resonance imaging in planning limb – salvage surgery for primary malignant tumors of bone[J]. J Bone Joint Surg Am, 1986, 68(6): 809 – 819.

[129] Wallack ST, Wisner ER, Werner JA, et al. Accuracy of magnetic resonance imaging for estimating intramedullary osteosarcoma extent in pre – operative planning of canine limb – salvage procedures[J]. Vet Radiol Ultrasound, 2002, 43(5): 432 – 441.

［130］ 潘献伟，刘泳坚. 原发性骨肉瘤影像学表现与病理分型的关系［J］. 临床骨科杂志，2021，24（1）：51 - 54.

［131］ 周俊，赵亮，蔡裕兴，等. 骨原发性少见病理亚型软骨肉瘤的病理与影像学特征［J］. 疑难病杂志，2019，18（5）：515 - 518.

［132］ Talbottj L, Bostons E, MILNERR J, et al. Retrospective evaluation of whole body computed tomography for tumor staging in dogs with primary appendicular osteosarcoma［J］. Vet Surg, 2017, 46（1）：75 - 80.

［133］ 陈婧，韩星敏. 17 例股骨骨肉瘤患者 CT 与 MRI 影像学特征及诊断价值研究［J］. 中国 CT 和 MRI 杂志，2018，16（12）：129 - 132.

［134］ Tamam C, Tamam M. Prognostic significance of maximum standardized uptake value on 18F - fluoro - 2 - deoxy glucose positron emission tomography/computed to mography in bone sarcomas［J］. Eklem Hastalik Cerrahisi, 2018, 29（3）：184 - 188.

［135］ 农翠珍，余阶洋. 软骨肉瘤的影像学诊断特点分析［J］. 中国医药，2015，10（11）：1638 - 1641.

［136］ Linh Y, Hondarwuh T, Wup K, et al. Can imaging distinguish between low - grade and dedifferentiated parosteal osteosarcoma? ［J］. JChin Med Assoc, 2018, 81（10）：912 - 919.

［137］ Liu PT, Valadez SD, Chivers FS, et al. Anatomically based guidelines for core needle biopsy of bone tumors: implications for limb - sparing surgery［J］. Radiographics, 2007, 27（1）：189 - 205.

［138］ Huang AJ, Kattapuram SV. Musculoskeletal neoplasms: biopsy and intervention［J］. Radiol Clin North Am, 2011, 49（6）：1287 - 1305.

［139］ Ashford RU, McCarthy SW, Scolyer RA, et al. Surgical biopsy with intra - operative frozen section. An accurate and cost - effective method for diagnosis of musculoskeletal sarcomas［J］. J Bone Joint Surg Br, 2006, 88（9）：1207 - 1211.

［140］ Raymond AK, Simms W, Ayala AG. Osteosarcoma specimen management following primary chemotherapy［J］. Hematol Oncol Clin North Am, 1995, 9（4）：841 - 867.

［141］ Hudson TM, Schiebler M, Springfield DS, et al. Radiologic imaging of osteosarcoma: role in planning surgical treatment［J］. Skeletal Radiol, 1983, 10（3）：137 - 146.

［142］ Delling G, Krumme H, Salzer - Kuntschik M. Morphological changes in osteosarcoma after chemotherapy - COSS 80［J］. J Cancer Res Clin Oncol, 1983, 106（Suppl）：32 - 37.

［143］ Adams SC, Potter BK, Pitcher DJ, et al. Office - based core needle biopsy of bone and soft tissue malignancies: an accurate alternative to open biopsy with infrequent complications［J］. Clin Orthop Relat Res, 2010, 468（10）：2774 - 2780.

［144］ Skrzynski MC, Biermann JS, Montag A, et al. Diagnostic accuracy and charge - savings of outpatient core needle biopsy compared with open biopsy of musculoskeletal tumors［J］. J Bone Joint Surg Am, 1996, 78（5）：644 - 649.

［145］ Welker JA, Henshaw RM, Jelinek J, et al. The percutaneous needle biopsy is safe and recommended in the diagnosis of musculoskeletal masses［J］. Cancer, 2000, 89（12）：2677 - 2686.

［146］ Mitsuyoshi G, Naito N, Kawai A, et al. Accurate diagnosis of musculoskeletal lesions by core needle biopsy［J］. J Surg Oncol, 2006, 94（1）：21 - 27.

［147］ Kilpatrick SE, Ward WG, Bos GD, et al. The role of fine needle aspiration biopsy in the diagnosis and management of osteosarcoma［J］. Pediatr Pathol Mol Med, 2001, 20（3）：175 - 187.

［148］ Agarwal S, Agarwal T, Agarwal R, et al. Fine needle aspiration of bone tumors［J］. Cancer Detect Prev, 2000, 24（6）：602 - 609.

［149］ Ward WG Sr, Kilpatrick S. Fine needle aspiration biopsy of primary bone tumors［J］. Clin Orthop Relat Res, 2000, 373：80 - 87.

［150］ Nanda M, Rao ES, Behera KC, et al. Fine needle aspiration cytology（FNAC）in malignant bone tumours［J］. Indian J Pathol Microbiol, 1994, 37（3）：247 - 253.

［151］ Davies NM, Livesley PJ, Cannon SR. Recurrence of an osteosarcoma in a needle biopsy track［J］. J Bone Joint Surg Br, 1993, 75（6）：977 - 978.

［152］ Saghieh S, Masrouha KZ, Musallam KM, et al. The risk of local recurrence along the core - needle biopsy tract in patients with bone sarcomas［J］. Iowa Orthop J, 2010, 30：80 - 83.

［153］ Klein MJ, Siegal GP. Osteosarcoma: anatomic and histologic variants［J］. Am J Clin Pathol, 2006, 125（4）：555 - 581.

[154] Antonescu CR, Huvos AG. Low – grade osteogenic sarcoma arising in medullary and surface osseous locations[J]. Am J Clin Pathol, 2000, 114 Suppl: s90 – s103.

[155] Sheth DS, Yasko AW, Raymond AK, et al. Conventional and dedifferentiated parosteal osteosarcoma. Diagnosis, treatment, and outcome[J]. Cancer, 1996, 78(10): 2136 – 2145.

[156] Bertoni F, Bacchini P, Staals EL, et al. Dedifferentiated parosteal osteosarcoma: the experience of the Rizzoli Institute[J]. Cancer, 2005, 103(11): 2373 – 2382.

[157] Staals EL, Bacchini P, Bertoni F. High – grade surface osteosarcoma: a review of 25 cases from the Rizzoli Institute[J]. Cancer, 2008, 112(7): 1592 – 1599.

[158] Winkler K, Beron G, Kotz R, et al. Neoadjuvant chemotherapy for osteogenic sarcoma: results of a Cooperative German/Austrian study[J]. J Clin Oncol, 1984, 2(6): 617 – 624.

[159] 彭泽学, 刘广保, 聂玉霞. 颅底软骨肉瘤影像征象分析[J]. 实用放射学杂志, 2018, 34(10): 1509 – 1511.

[160] Parihara S, Mittalb R, Vadis K, et al. ^{18}F – FDGPET/CT in isolated primary extra skeletal osteosarcoma[J]. Clin Nucl Med, 2018, 43(12): e463 – e464.

[161] Mohamed AE, Tarek SE, Hisham IE, et al. Osteosarcoma of the jaw: challenges in the diagnosis and treatment[J]. J Egypt Natl Canc Inst, 2018, 30(1): 7 – 11.

[162] Tabatabaei SH, Jahanshahi G, Dehghan MF. Diagnostic challenges of low – grade central osteosarcoma of jaw: a literature review[J]. Dent(Shiraz), 2015, 16(2): 62 – 67.

[163] 陈春燕, 张惠箴, 周隽, 等. 低级别骨肉瘤的临床病理诊断[J]. 临床与实验病理学杂志, 2015, 32(11): 1271 – 1274.

[164] Yoshida A, Ushiku T, Motoi T, et al. Immunohistochemical analysis of MDM2 and CDK4 distinguishes low – grade osteosarcoma from benign mimics[J]. Mod Pathol, 2010, 23(9): 1279 – 1288.

[165] 陈春燕, 张惠箴, 蒋智铭, 等. MDM2、CDK4 和 SATB2 对诊断低级别骨肉瘤的价值[J]. 中华病理学杂志, 2016, 45(6): 387 – 392.

[166] Paparella ML, OlviL G, Brandizzi D, et al. Osteosarcoma of the jaw: an analysis of a series of 74 cases[J]. Histopathology, 2013, 63(4): 551 – 557.

[167] Mardinger O, Givol N, Talmi YP, et al. Osteosarcoma of the jaw – the chaim sheba medical center experience[J]. Oral Surg Oral Med Oral Path Oral Radiol Endod, 2001, 91: 445 – 451.

[168] Joo MW, Shin SH, Kang KY, et al. Osteosarcoma in Asian populations over the age of 40 years: a multicenter study[[J]. Ann Surg Oncol, 2015, 22(11): 3557 – 3564.

[169] 张清, 徐万鹏, 郭卫, 等. 我国骨肉瘤治疗现状及改进建议——17 家骨肿瘤治疗中心 1992—2008 年资料分析[J]. 中国骨肿瘤骨病, 2009, 8(3): 129 – 132.

[170] Nagarajan R, Weigel BJ, Thompson RC, et al. Osteosarcoma in the first decade of life[J]. Med Pediatric Oncol, 2003, 41(5): 480 – 483.

[171] Eftekhari F. Imaging assessment of osteosarcoma in childhood and adolescence: diagnosis, staging, and evaluating response to chemotherapy[J]. Cancer Treat Res, 2009, 152: 33 – 62.

[172] Wolf RE, Enneking WF. The staging and surgery of musculoskeletal neoplasms[J]. Orthop Clin North Am, 1996, 27(3): 473 – 481.

[173] Wunder JS, Healey JH, Davis AM, et al. A comparison of staging systems for localized extremity soft tissue sarcoma[J]. Cancer, 2000, 88(12): 2721 – 2730.

[174] 赵红叶, 张惠箴, 蒋智铭. 骨的纤维结构不良临床病理学和分子遗传学研究进展[J]. 临床与实验病理学杂志, 2008, 24(3): 358 – 361.

[175] Machak GN, Tkachev SI, Solovyev YN, et al. Neoadjuvant chemotherapy and local radiotherapy for high – grade osteosarcoma of the extremities[J]. Mayo Clin Proc, 2003, 78(2): 147 – 155.

[176] Lowery MA, Cadoo K, Treacy A, et al. Neoadjuvant chemotherapy for adult osteosarcoma: Results of long term follow – up[J]. J Clin Oncol, 2008, 26(Suppl 15): al0543.

[177] 胡永成. 全国骨肉瘤化疗座谈会纪要[J]. 中华骨科杂志, 1999, 19(1): 7 – 10.

[178] 蔡栖伯, 牛晓辉, 张清, 等. 肢体原发成骨肉瘤综合治疗的远期结果[J]. 中华外科杂志, 2000, 38(5): 329 – 331.

[179]　Bernthal NM, Federman N, Eilber FR, et al. Long – term results (> 25 years) of a randomized, prospectiveclini-caltrial evaluating chemotherapy in patients with high – grade, operableosteosarcoma[J]. Cancer, 2012, 118(23): 5888 – 5893.

[180]　Link MP, Goorin AM, Miser AW, et al. The effect of adjuvant chemotherapy on relapse – free survival in patients with osteosarcoma of the extremity[J]. N Engl J Med, 1986, 314(25): 1600 – 1606.

[181]　Bacci G, Longhi A, Fagioli F, et al. Adjuvant and neoadjuvant chemotherapy for osteosarcoma of the extremities: 27 year experience at Rizzoli Institute, Italy[J]. Eur J Cancer, 2005, 41(18): 2836 – 2845.

[182]　Taylor WF, Ivins JC, Pritchard DJ, et al. Trends and variability in survival among patients with osteosarcoma: a 7 – year update[J]. Mayo Clin Proc, 1985, 60(2): 91 – 104.

[183]　Taylor WF, Ivins JC, Dahlin DC, et al. Trends and variability in survival from osteosarcoma[J]. Mayo Clin Proc, 1978, 53(11): 695 – 700.

[184]　Pan KL, Chan WH, Ong GB, et al. Limb salvage in osteosarcoma using autoclaved tumor – bearing bone[J]. World J Surg Oncol, 2012, 10(1): 105.

[185]　Dunham WK. Osteogenic sarcoma treated with limb salvage[J]. Ala Med, 1983, 53(5): 29 – 35.

[186]　Pochanugool L, Nontasut S, Subhadharaphandou T, et al. Multidisciplinary "limb salvage" treatment of osteosarco-ma[J]. J Med Assoc Thai, 1991, 74(9): 404 – 411.

[187]　Meyers PA. Addition of pamidronate to chemotherapy for the treatment of osteosarcoma[J]. Cancer, 2011, 117(8): 1736 – 1744.

[188]　Lin K. The effect of adjuvant chemotherapy on relapse – free survival in patients with osteosarcoma of the extremity[J]. N Engl J Med, 1986, 314(25): 1600 – 1606.

[189]　Cesari M, Alberghini M, Vanel D, et al. Periosteal osteosarcoma: a single – institution experience[J]. Cancer, 2011, 117(8): 1731 – 1735.

[190]　Grimer RJ, Bielack S, Flege S, et al. Periosteal osteosarcoma – a European review of outcome[J]. Eur J Cancer, 2005, 41(18): 2806 – 2811.

[191]　Bacci G, Ferrari S, Tienghi A, et al. A comparison of methods of loco – regional chemotherapy combined with sys-temic chemotherapy as neo – adjuvant treatment of osteosarcoma of the extremity[J]. Eur J Surg Oncol, 2001, 27(1): 98 – 104.

[192]　Smeland S, Müller C, Alvegard TA, et al. Scandinavian Sarcoma Group Osteosarcoma Study SSG VIII: prognostic factors for outcome and the role of replacement salvage chemotherapy for poor histological responders[J]. Eur J Canc-er, 2003, 39(4): 488 – 494.

[193]　Winkler K, Beron G, Delling G, et al. Neoadjuvant chemotherapy of osteosarcoma: results of a randomized cooper-ative trial (COSS – 82) with salvage chemotherapy based on histological tumor response[J]. J Clin Oncol, 1988, 6(2): 329 – 337.

[194]　Smeland S, Bruland OS, Hjorth L, et al. Results of the Scandinavian Sarcoma Group XIV protocol for classical os-teosarcoma: 63 patients with a minimum follow – up of 4 years[J]. Acta Orthop, 2011, 82(2): 211 – 216.

[195]　Ferrari S, Ruggieri P, Cefalo G, et al. Neoadjuvant chemotherapy with methotrexate, cisplatin, and doxorubicin with or without ifosfamide in nonmetastatic osteosarcoma of the extremity: an Italian sarcoma group trial ISG/OS – 1[J]. J Clin Oncol, 2012, 30(17): 2112 – 2118.

[196]　Ciernik IF, Niemierko A, Harmon DC, et al. Proton – based radiotherapy for unresectable or incompletely resected osteosarcoma[J]. Cancer, 2011, 117(19): 4522 – 4530.

[197]　DeLaney TF, Park L, Goldberg SI, et al. Radiotherapy for local control of osteosarcoma[J]. Int J Radiat Oncol Bi-ol Phys, 2005, 61(2): 492 – 498.

[198]　Kager L, Zoubek A, Pötschger U, et al. Primary metastatic osteosarcoma: presentation and outcome of patients treated on neoadjuvant Cooperative Osteosarcoma Study Group protocols[J]. J Clin Oncol, 2003, 21(10): 2011 – 2018.

[199]　Meyers PA, Heller G, Healey JH, et al. Osteogenic sarcoma with clinically detectable metastasis at initial presenta-tion[J]. J Clin Oncol, 1993, 11(3): 449 – 453.

[200]　Bacci G, Briccoli A, Mercuri M, et al. Osteosarcoma of the extremities with synchronous lung metastases: long – term results in 44 patients treated with neoadjuvant chemotherapy[J]. J Chemother, 1998, 10(1): 69 – 76.

[201] Bacci G, Briccoli A, Rocca M, et al. Neoadjuvant chemotherapy for osteosarcoma of the extremities with metastases at presentation: recent experience at the Rizzoli Institute in 57 patients treated with cisplatin, doxorubicin, and a high dose of methotrexate and ifosfamide[J]. Ann Oncol, 2003, 14(7): 1126 – 1134.

[202] Winkler K, Torggler S, Beron G, et al. Results of treatment in primary disseminated osteosarcoma. Analysis of the follow – up of patients in the cooperative osteosarcoma studies COSS – 80 and COSS – 82[J]. Onkologie, 1989, 12 (2): 92 – 96.

[203] Okiror L, Peleki A, Moffat D, et al. Survival following pulmonary metastasectomy for sarcoma[J]. Thorac Cardiovasc Surg, 2016, 64(2): 146 – 149.

[204] Borasio P, Gisabella M, Bille A, et al. Role of surgical resection in colorectal lung metastases: analysis of 137 patients[J]. Int J Colorectal Dis, 2011, 26(2): 183 – 190.

[205] Bishop MW, Janeway KA, Gorlick R. Future directions in the treatment of osteosarcoma[J]. Curr Opin Pediatr, 2016, 28(1): 26 – 33.

[206] Bacci G, Mercuri M, Briccoli A, et al. Osteogenic sarcoma of the extremity with detectable lung metastases at presentation. Results of treatment of 23 patients with chemotherapy followed by simultaneous resection of primary and metastatic lesions[J]. Cancer, 1997, 79(2): 245 – 254.

[207] Al Sannaa G, Watson KL, Olar A, et al. Sarcoma brain metastases: 28 years of experience at a single institution[J]. Ann Surg Oncol, 2016, 23(Suppl 5): 962 – 967.

[208] Salvati M, D'Elia A, Frati A, et al. Sarcoma metastatic to the brain: a series of 35 cases and considerations from 27 years of experience[J]. J Neurooncol, 2010, 98(3): 373 – 377.

[209] Wroński M, Arbit E, Burt M, et al. Resection of brain metastases from sarcoma[J]. Ann Surg Oncol, 1995, 2 (5): 392 – 399.

[210] Taşdemiroglu E, Ayan I, Kebudi R. Extracranial neuroblastomas and neurological complications[J]. Childs Nerv Syst, 1998, 14(12): 713 – 718.

[211] 张宗银, 黄志敏, 徐红, 等. MRI 与 CT 检查对颅内肿瘤的鉴别诊断价值[J]. 中国 CT 和 MRI 杂志, 2020, 18(9): 47 – 49.

[212] 欧阳效枨, 王晨, 曾剑兵, 等. CT 和 MRI 在脑转移瘤鉴别诊断中的应用及比较[J]. 中国数字医学, 2019, 14(9): 42 – 44.

[213] Flannery T, Kano H, Niranjan A, et al. Gamma knife radiosurgery as a therapeutic strategy for intracranial sarcomatous metastases[J]. Int J Radiat Oncol Biol Phys, 2010, 76(2): 513 – 519.

[214] Hettmer S, Fleischhack G, Hasan C, et al. Intracranial manifestation of osteosarcoma[J]. Pediatr Hematol Oncol, 2002, 19(5): 347 – 354.

[215] Porto L, Jarisch A, Zanella F, et al. The role of magnetic resonance imaging in children with hematogenous brain metastases from primary solid tumors[J]. Pediatr Hematol Oncol, 2010, 27(2): 103 – 111.

[216] Tabone MD, Kalifa C, Rodary C, et al. Osteosarcoma recurrences in pediatric patients previously treated with intensive chemotherapy[J]. J Clin Oncol, 1994, 12(12): 2614 – 2620.

[217] Saeter G, Hoie J, Stenwig AE, et al. Systemic relapse of patients with osteogenic sarcoma. Prognostic factors for long term survival[J]. Cancer, 1995, 75(5): 1084 – 1093.

[218] Ferrari S, Briccoli A, Mercuri M, et al. Postrelapse survival in osteosarcoma of the extremities: prognostic factors for long – term survival[J]. J Clin Oncol, 2003, 21(4): 710 – 715.

[219] Buddingh EP, Anninga JK, Versteegh MI, et al. Prognostic factors in pulmonary metastasized high – grade osteosarcoma[J]. Pediatr Blood Cancer, 2010, 54(2): 216 – 221.

[220] Briccoli A, Rocca M, Salone M, et al. High grade osteosarcoma of the extremities metastatic to the lung: long – term results in 323 patients treated combining surgery and chemotherapy, 1985—2005[J]. Surg Oncol, 2010, 19(4): 193 – 199.

[221] Bielack SS, Kempf – Bielack B, Branscheid D, et al. Second and subsequent recurrences of osteosarcoma: presentation, treatment, and outcomes of 249 consecutive cooperative osteosarcoma study group patients[J]. J Clin Oncol, 2009, 27(4): 557 – 565.

[222] Gentet JC, Brunat – Mentigny M, Demaille MC, et al. Ifosfamide and etoposide in childhood osteosarcoma. A

phase II study of the French Society of Paediatric Oncology[J]. Eur J Cancer, 1997, 33(2): 232-237.

[223] Berger M, Grignani G, Ferrari S, et al. Phase 2 trial of two courses of cyclophosphamide and etoposide for relapsed high-risk osteosarcoma patients[J]. Cancer, 2009, 115(13): 2980-2987.

[224] Van Winkle P, Angiolillo A, Krailo M, et al. Ifosfamide, carboplatin, and etoposide (ICE) reinduction chemotherapy in a large cohort of children and adolescents with recurrent/refractory sarcoma: the Children's Cancer Group (CCG) experience[J]. Pediatr Blood Cancer, 2005, 44(4): 338-347.

[225] Navid F, Willert JR, McCarville MB, et al. Combination of gemcitabine and docetaxel in the treatment of children and young adults with refractory bone sarcoma[J]. Cancer, 2008, 113(2): 419-425.

[226] Saylors RL, Stine KC, Sullivan J, et al. Cyclophosphamide plus topotecan in children with recurrent or refractory solid tumors: a Pediatric Oncology Group phase II study[J]. J Clin Oncol, 2001, 19(15): 3463-3469.

[227] Merimsky O, Meller I, Flusser G, et al. Gemcitabine in soft tissue or bone sarcoma resistant to standard chemotherapy: a phase II study[J]. Cancer Chemother Pharmacol, 2000, 45(2): 177-181.

[228] Anderson PM, Wiseman GA, Dispenzieri A, et al. Highdose samarium-153 ethylene diamine tetramethylene phosphonate: low toxicity of skeletal irradiation in patients with osteosarcoma and bone metastases[J]. J Clin Oncol, 2002, 20(1): 189-196.

[229] Loeb DM, Garrett-Mayer E, Hobbs RF, et al. Dose-finding study of^{153}Sm-EDTMP in patients with poor-prognosis osteosarcoma[J]. Cancer, 2009, 115(11): 2514-2522.

[230] Grignani G, Palmerini E, Dileo P, et al. A phase II trial of sorafenib in relapsed and unresectable high-grade osteosarcoma after failure of standard multimodal therapy: an Italian Sarcoma Group study[J]. Ann Oncol, 2012, 23 (2): 508-516.

[231] Lashkari A, Chow WA, Valdes F, et al. Tandem high-dose chemotherapy followed by autologous transplantation in patients with locally advanced or metastatic sarcoma[J]. Anticancer Res, 2009, 29(8): 3281-3288.

[232] Fagioli F, Aglietta M, Tienghi A, et al. High-dose chemotherapy in the treatment of relapsed osteosarcoma: an Italian sarcoma group study[J]. J Clin Oncol, 2002, 20(8): 2150-2156.

[233] Carter SK. The dilemma of adjuvant chemotherapy for osteogenic sarcoma[J]. Cancer Clin Trials, 1980, 3(1): 29-36.

[234] Biazzo A, De PM. Multidisciplinary approach to osteosarcoma[J]. Acta Orthop Belg, 2016, 82(4): 690-698.

[235] 贾斌, 李朝旭, 孔祥芸, 等. 骨肉瘤的治疗进展[J]. 中国临床新医学, 2016, 9(10): 941-944.

[236] Marulanda GA, Henderson ER, Johnson DA, et al. Orthopedic surgery options for the treatment of primary osteosarcoma. Cancer Control, 2008, 15(1): 13-20.

[237] 牛晓辉. 恶性骨肿瘤外科治疗的术前计划及术后评估[J]. 中华外科杂志, 2007, 45(10): 699-701.

[238] 耿磊, 陈继营, 许猛, 等. 骨肉瘤的治疗进展[J]. 中国矫形外科杂志, 2015, 23(21): 1975-1978.

[239] Lascelles BD, Dernell WS, Correa MT, et al. Improved survival associated with postoperative wound infection in dogs treated with limb-salvage surgery for osteosarcoma[J]. Ann Surg Oncol, 2005, 12(12): 1073-1083.

[240] Li J, Wang Z, Guo Z, et al. Irregular osteotomy in limb salvage for juxta-articular osteosarcoma under computer-assisted navigation[J]. J Surg Oncol, 2012, 106(4): 411-416.

[241] Bacci G, Ferrari S, Lari S, et al. Osteosarcoma of the limb. Amputation or limb salvage in patients treated by neoadjuvant chemotherapy[J]. J Bone Joint Surg Br, 2002, 84(1): 88-92.

[242] Mavrogenis AF, Abati CN, Romagnoli C, et al. Similar survival but better function for patients after limb salvage versus amputation for distal tibia osteosarcoma[J]. Clin Orthop Relat Res, 2012, 470(6): 1735-1748.

[243] Simon MA, Aschliman MA, Thomas N, et al. Limb-salvage treatment versus amputation for osteosarcoma of the distal end of the femur[J]. J Bone Joint Surg Am, 1986, 68(9): 1331-1337.

[244] Goorin AM, Perez-Atayde A, Gebhardt M, et al. Weekly high-dose methotrexate and doxorubicin for osteosarcoma: the Dana-Farber Cancer Institute/the Children's Hospital-study III[J]. J Clin Oncol, 1987, 5(8): 1178-1184.

[245] Rougraff BT, Simon MA, Kneisl JS, et al. Limb salvage compared with amputation for osteosarcoma of the distal end of the femur. A long-term oncological, functional, and quality of-life study[J]. J Bone Joint SurgAm, 1994, 76(5): 649-656.

［246］ Aksnes LH，Bauer HC，Jebsen NL，et al. Limb－sparing surgery preserves more function than amputation：a Scandinavian sarcoma group study of 118 patients［J］. J Bone Joint Surg Br，2008，90（6）：786－794.

［247］ Nagarajan R，Neglia JP，Clohisy DR，et al. Limb salvage and amputation in survivors of pediatric lower－extremity bone tumors：what are the long－term implications？［J］. J Clin Oncol，2002，20（22）：4493－4501.

［248］ Guarch R，Cortés JM，Lawrie CH，et al. Multi-site tumor sampling（MSTS）improves the performance of histological detection of in-tratumor heterogeneity in clear cell renal cell carcinoma（CCRCC）［J］. Version 2. F1000Res，2016，5：2020.

［249］ Mortaud S，Donsez-Darcel E，Roubertoux PL，et al. Murine steroid sulfatase（mSTS）：purification，characterization and measurement by ELISA［J］. J Steroid Biochem Mol Biol，1995，52（1）：91－96.

［250］ Mei J，Zhu XZ，Wang ZY，et al. Functional outcomes and quality of life in patients with osteosarcoma treated with amputation versus limb－salvage surgery：a systematic review and meta－analysis［J］. Arch Orthop Trauma Surg，2014，134（11）：1507－1516.

［251］ Wittig JC，Bickels J，Priebat D，et al. Osteosarcoma：a multidisciplinary approach to diagnosis and treatment［J］. Am Fam Physician，2002，65（6）：1123－1132.

［252］ Bielack S，Jürgens H，Jundt G，et al. Pediatric and adolescent osteosarcoma［M］. Springer US，2010：125－145.

［253］ Bacci G，Picci P，Ruggieri P，et al. Primary chemotherapy and delayed surgery（neoadjuvant chemotherapy）for osteosarcoma of the extremities. The Istituto Rizzoli Experience in 127 patients treated preoperatively with intravenous methotrexate（high versus moderate doses）and intraarterial cisplatin［J］. Cancer，1990，65（11）：2539－2553.

［254］ Scully SP，Temple HT，O'Keefe RJ，et al. The surgical treatment of patients with osteosarcoma who sustain a pathologic fracture［J］. Clin Orthop Relat Res，1996，324：227－232.

［255］ Ferrari S，Palmerini E，Staals EL，et al. The treatment of nonmetastatic high grade osteosarcoma of the extremity：review of the Italian Rizzoli experience. Impact on the future［J］. Cancer Treat Res，2009，152：275－287.

［256］ Chou AJ，Gorlick R. Chemotherapy resistance in osteosarcoma：current challenges and future directions［J］. Expert Rev Anticancer Ther，2006，6（7）：1075－1085.

［257］ Fidler MM，Frobisher C，Guha J，et al. Long－trem adverse outcomes in survivors of childhood bone sarcoma：the British Childhood Cancer Survivor Study［J］. Br J Cancer，2015，112（12）：1857－1865.

［258］ 黄飞，王显勋，罗小江. 新辅助化疗结合保肢手术治疗骨肉瘤的临床研究［J］. 现代肿瘤医学，2015，23（13）：1911－1913.

［259］ 中国医师协会骨科医师分会骨肿瘤专业委员会. 骨肉瘤临床循证诊疗指标［J］. 中华骨与关节外科杂志，2018，11（4）：288－301.

［260］ Frisch S，Timmermann B. The Evolving Role of Proton Beam Therapy for Sarcomas［J］. Clin Oncol（R Coll Radiol），2017，29（8）：500－506.

［261］ Bacci G，Forni C，Longhi A，et al. Local recurrence and local control of non-metastatic osteosarcoma of the extremities：a 27-year experience in a single institution［J］. J Surg Oncol，2007，96（2）：118－123.

［262］ Bacci G，Longhi A，Cesari M，et al. Influence of local recurrence on survival in patients with extremity osteosarcoma treated with neoadjuvant chemotherapy：the experience of a single institution with 44 patients［J］. Cancer，2006，106（12）：2701－2706.

［263］ Takeuchi A，Lewis VO，Satcher RL，et al. What are the factors that affect survival and relapse after local recurrence of osteosar- coma？［J］. Clin Orthop Relat Res，2014，472（10）：3188－3195.

［264］ Reddy KI，Wafa H，Gaston CL，et al. Does amputation offer any survival benefit over limb salvage in osteosarcoma patients with poor chemonecrosis and close margins？［J］. Bone Joint J，2015，97－B（1）：115－120.

［265］ Picci P，Vanel D，Briccoli A，et al. Computed tomography of pul- monary metastases from osteosarcoma：the less poor technique. A study of 51 patients with histological correlation［J］. Ann Oncol，2001，12（11）：1601－1604.

［266］ Benz MR，Tchekmedyian N，Eilber FC，et al. Utilization of posi-tron emission tomography in the management of patients with sarcoma［J］. Curr Opin Oncol，2009，21（4）：345－351.

［267］ 黄毓婧，何爱娜，祁伟祥，等. 肢体骨肉瘤合并病理性骨折 39 例患者的临床特征及预后相关因素分析［J］. 肿瘤，2012，32（12）：1015－1020.

［268］ Ferguson WS，Goorin AM. Current treatment of osteosarcoma［J］. Cancer Invest，2001，19（3）：292－315.

[269] 周宏斌，秦小容，屈万明，等. 保肢手术治疗四肢骨肉瘤的疗效及预后因素分析[J]. 实用癌症杂志，2015，30(7)：1095 - 1098.

[270] Bramer JA, Abudu AA, Grimer RJ, et al. Do pathological frac- tures influence survival and local recurrence rate in bony sarcomas？[J]. Eur J Cancer, 2007, 43(13): 1944 - 1951.

[271] Jeys LM, Kulkarni A, Grimer RJ, et al. Endoprosthetic reconstruction for the treatment of musculoskeletal tumors of the appendicu- lar skeleton and pelvis[J]. J Bone Joint Surg Am, 2008, 90(6): 1265 - 1271.

[272] Li Y, Liao F, Xu HR, et al. Is There a Reliable Method to Predict the Limb Length Discrepancy after Chemotherapy and Limb Salvage Surgery in Children with Osteosarcoma？[J]. Chin Med J (Engl), 2016, 129(16): 1912 - 1921.

[273] Vijayakumar V, Lowery R, Zhang X, et al. Pediatric osteosarcoma: a single institution's experience[J]. South Med J, 2014, 107(11): 671 - 675.

[274] Manfrini M, Gasbarrini A, Malaguti C, et al. Intraepiphyseal resection of the proximal tibia and its impact on lower limb growth [J]. Clin Orthop Relat Res, 1999(358): 111 - 119.

[275] Farid Y, Lin PP, Lewis VO, et al. Endoprosthetic and allograft-prosthetic composite reconstruction of the proximal femur for bone neoplasms[J]. Clin Orthop Relat Res, 2006, 442: 223 - 229.

[276] Kawaguchi N, Ahmed AR, Matsumoto S, et al. The concept of curative margin in surgery for bone and soft tissue sarcoma[J]. Clin Orthop Relat Res, 2004(419): 165 - 172.

[277] Andreou D, Bielack SS, Carrle D, et al. The influence of tumor - and treatment - related factors on the develop- ment of local recurrence in osteosarcoma after adequate surgery. An analysis of 1355 patients treated on neoadjuvant Cooperative Osteosarcoma Study Group protocols[J]. Ann Oncol, 2011, 22(5): 1228 - 1235.

[278] Cho HS, Oh JH, Han I, et al. Joint - preserving limb salvage surgery under navigation guidance[J]. J Surg Oncol, 2009, 100(3): 227 - 232.

[279] Kumta SM, Chow TC, Griffith J, et al. Classifying the location of osteosarcoma with reference to the epiphyseal plate helps determine the optimal skeletal resection in limb salvage procedures[J]. Arch Orthop Trauma Surg, 1999, 119(5/6): 327 - 331.

[280] Loh AHP, Navid F, Wang C, et al. Management of local recurrence of pediatric osteosarcoma following limb-spar- ing surgery[J]. Ann Surg Oncol, 2014, 21(6): 1948 - 1955.

[281] Li X, Moretti VM, Ashana AO, et al. Impact of close surgical mar- gin on local recurrence and survival in osteosar- coma[J]. Int Orthop, 2012, 36(1): 131 - 137.

[282] Jeys LM, Thorne CJ, Parry M, et al. A Novel System for the Surgi cal Staging of Primary High-grade Osteosarcoma: The Birming-ham Classification[J]. Clin Orthop Relat Res, 2017, 475(3): 842 - 850.

[283] Muscolo DL, Ayerza MA, Aponte -Tinao L, et al. Allograft recon struction after sarcoma resection in children youn- ger than 10 years old[J]. Clin Orthop Relat Res, 2008, 466(8): 1856 - 1862.

[284] Schinhan M, Tiefenboeck T, Funovics P, et al. Extendible Prostheses for Children After Resection of Primary Ma- lignant Bone Tumor: Twenty-seven Years of Experience[J]. J Bone Joint Surg Am, 2015, 97(19): 1585 - 1591.

[285] Anderson M, Green WT, Messner MB. Growth and predictions of growth in the lower extremities[J]. J Bone Joint Surg Am, 1963, 45: 1 - 14.

[286] 付军，郭征，范宏斌，等. 应用3D打印假体重建下肢肿瘤性长节段骨缺损[J]. 中华骨科杂志，2017，37(7)：433 - 440.

[287] 中华医学会医学工程学分会数字骨科学组. 3D打印骨科模型技术标准专家共识[J]. 中华创伤骨科杂志，2017，19(1)：61 - 64.

[288] Cho HS, Oh JH, Han I, et al. The outcomes of navigation-assisted bone tumour surgery: minimum three-year follow - up[J]. J Bone Joint Surg Br, 2012, 94(10): 1414 - 1420.

[289] Muscolo DL, Ayerza MA, Aponte-Tinao LA, et al. Partial epiphy-seal preservation and intercalary allograft recon- struction in high-grade metaphyseal osteosarcoma of the knee[J]. J Bone Joint Surg Am, 2004, 86(12): 2686 - 2693.

[290] Li J, Guo Z, Wang Z, et al. Does Microwave Ablation of the Tumor Edge Allow for Joint-sparing Surgery in Patients With Osteosarcoma of the Proximal Tibia？[J]. Clin Orthop Relat Res, 2015, 473(10): 3204 - 3211.

[291] Rosenberg AE. WHO Classification of Soft Tissue and Bone, fourth edition: summary and commentary[J]. Curr

Opin Oncol, 2013, 25(5): 571 - 573.

[292] Bacci G, Ferrari S, Longhi A, et al. Pattern of relapse in patients with osteosarcoma of the extremities treated with neoadjuvant chemotherapy[J]. Eur J Cancer, 2001, 37(1): 32 - 38.

[293] Dinba FO, Koca S, Mandel NM, et al. The role of preoperative radiotherapy in nonmetastatic high - grade osteosarcoma of the extremities for limb - sparing surgery[J]. Int J Radiat Oncol Biol Phys, 2005, 62(3): 820 - 828.

[294] Houdek MT, Wagner ER, Wilke BK, et al. Long term outcomes of cemented endoprosthetic reconstruction for periarticular tumors of the distal femur[J]. Knee, 2016, 23(1): 167 - 172.

[295] Chen TH, Chen WM, Huang CK. Reconstruction after intercalary resection of malignant bone tumours: comparison between seg- mental allograft and extracorporeally-irradiated autograft[J]. J Bone Joint Surg Br, 2005, 87(5): 704 - 709.

[296] Tsauo JY, Li WC, Yang RS. Functional outcomes after endoprosthetic knee reconstruction following resection of steosarcoma near the knee[J]. Disabil Rehabil, 2006, 28(1): 61 - 66.

[297] 范顺武, 严世贵, 杨迪生, 等. 保肢术结合辅助化疗治疗肢体Ⅲ期骨肉瘤[J]. 中华骨科杂志, 2000, 3: 393.

[298] Mangat KS, Jeys LM, Carter SR. Latest developments in limb-sal- vage surgery in osteosarcoma[J]. Expert Rev Anticancer Ther, 2011, 11(2): 205 - 215.

[299] Pala E, Henderson ER, Calabrò T, et al. Survival of current pro- duction tumor endoprostheses: complications, functional results, and a comparative statistical analysis[J]. J Surg Oncol, 2013, 8(6): 403 - 408.

[300] Benedetti MG, Bonatti E, Malfitano C, et al. Comparison of al- lograft-prosthetic composite reconstruction and modular prosthetic replacement in proximal femur bone tumors: functional assess- ment by gait analysis in 20 patients[J]. Acta Orthop, 2013, 84(2): 218 - 223.

[301] King JJ, Nystrom LM, Reimer NB, et al. Allograft-prosthetic composite reverse total shoulder arthroplasty for reconstruction of proximal humerus tumor resections[J]. J Shoulder Elbow Surg, 2016, 25(1): 45 - 54.

[302] Hejna MJ, Gitelis S. Allograft prosthetic composite replacement for bone tumors[J]. Semin Surg Oncol, 1997, 13(1): 18 - 24.

[303] Ahlmann ER, Menendez LR, Kermani C, et al. Survivorship and clinical outcome of modular endoprosthetic reconstruction for neoplastic disease of the lower limb[J]. J Bone Joint Surg Br, 2006, 88(6): 790 - 795.

[304] Accadbled F, Mazeau P, Chotel F, et al. Induced - membrane femur reconstruction after resection of bone malignancies: three cases of massive graft resorption in children[J]. Orthop Traumatol Surg Res, 2013, 99(4): 479 - 483.

[305] Aponte-Tinao L, Ayerza MA, Muscolo DL, et al. Survival, recurrence, and function after epiphyseal preservation and allograft reconstruction in osteosarcoma of the knee[J]. Clin Orthop Relat Res, 2015, 473(5): 1789 - 1796.

[306] Cernat E, Docquier PL, Paul L, et al. Patient specific instruments for complex tumor resection - reconstruction surgery within the pelvis: A series of 4 cases[J]. Chirurgia (Bucur), 2016, 111(5): 439 - 444.

[307] Fox EJ, Hau MA, Gebhardt MC, et al. Long-term followup of proximal femoral allografts[J]. Clin Orthop Relat Res, 2002, (397): 106 - 113.

[308] Capanna R, Campanacci DA, Belot N, et al. A new reconstructive technique for intercalary defects of long bones: the association of massive allograft with vascularized fibular autograft. Long-term results and comparison with alternative techniques[J]. Orthop Clin North Am, 2007, 38(1): 51 - 60.

[309] San-Julian M, Aquerreta JD, Benito A, et al. Indications for epiphyseal preservation in metaphyseal malignant bone tumors of children: relationship between image methods and histological findings[J]. J Pediatr Orthop, 1999, 19(4): 543 - 548.

[310] Janeway KA, Barkauskas DA, Krailo MD, et al. Outcome for adolescent and young adult patients with osteosarcoma: a report from the Children's Oncology Group[J]. Cancer, 2012, 118(18): 4597 - 4605.

[311] Aponte-Tinao LA, Ayerza MA, Muscolo DL, et al. What Are the Risk Factors and Management Options for Infection After Recon-struction With Massive Bone Allografts? [J]. Clin Orthop Relat Res, 2016, 474(3): 669 - 673.

[312] Paley D, Bhave A, Herzenberg JE, et al. Multiplier method for predicting limb-length discrepancy[J]. J Bone Joint Surg Am, 2000, 82(10): 1432 - 1446.

[313] 张耀, 赵德伟, 王卫明, 等. 瘤段骨灭活回植术在骨干部恶性骨肿瘤保肢治疗中的应用[J]. 中国骨与关节杂志, 2012, 1(4): 340 - 343.

[314] 任晔，龚大伟，陈歌. 瘤段骨酒精灭活再植在恶性骨肿瘤保肢治疗中的临床疗效分析[J]. 西南医科大学学报，2018，1(14)：63-66.

[315] 于秀淳，许宋锋，徐明，等. 保留关节的瘤段切除酒精灭活再植术治疗股骨远端骨肉瘤的临床疗效[J]. 中国骨与关节杂志，2014，3(2)：120-125.

[316] Puri A, Gulia A, Jambhekar N, et al. The outcome of the treatment of diaphyseal primary bone sarcoma by resection, irradiation and re-implantation of the host bone: extracorporeal irradiation as an option for reconstruction in diaphyseal bone sarcomas[J]. J Bone Joint Surg Br, 2012, 94(7): 98-988.

[317] Ritacco LE, Milano FE, Farfalli GL, et al. Accuracy of 3-D planning and navigation in bone tumor resection[J]. Orthopedics, 2013, 36(7): e942-950.

[318] Kim HJ, Chalmers PN, Morris CD. Pediatric osteogenic sarcoma[J]. CurrOpin Pediatr, 2010, 22(1): 61-66.

[319] Li X, Zhang Y, Wan S, et al. A comparative study between limb-salvage and amputation for treating osteosarcoma[J]. J Bone Oncol, 2016, 5(1): 15-21.

[320] Gordon N, Kleinerman ES. Aerosol therapy for the treatment of osteosarcoma lung metastases: targeting the Fas/FasL pathway and rationale for the use of gemcitabine[J]. J Aerosol Med Pulm Drug Deli, 2010, 23(4): 189-196.

[321] Gordon N, Kleinerman ES. The role of Fas/FasL in the metastatic potential of osteosarcoma and targeting this pathway for the treatment of osteosarcoma lung metastases[J]. Cancer Treat Res, 2009, 152: 497-508.

[322] Wong KC, Kumta SM, Sze KY, et al. Use of a patient-specific CAD/CAM surgical jig in extremity bone tumor resection and custom prosthetic reconstruction[J]. Comput Aided Surg, 2012, 17(6): 284-293.

[323] Flint MN, Griffin AM, Bell RS, et al. Two-stage revision of infected uncemented lower extremity tumor endoprostheses[J]. J Arthroplasty, 2007, 22(6): 859-865.

[324] Aponte-Tinao L, Farfalli GL, Ritacco LE, et al. Intercalary femur allografts are an acceptable alternative after tumor resection[J]. Clin Orthop Relat Res, 2012, 470(3): 728-734.

[325] Myers GJ, Abudu AT, Carter SR, et al. Endoprosthetic replace- ment of the distal femur for bone tumours: long-term results[J]. J Bone Joint Surg Br, 2007, 89(4): 521-526.

[326] Kinkel S, Lehner B, Kleinhans JA, et al. Medium to long-term results after reconstruction of bone defects at the knee with tumor endoprostheses[J]. J Surg Oncol, 2010, 101(2): 166-169.

[327] O'Connor MI. Malignant pelvic tumors: limb-sparing resection and reconstruction[J]. Semin Surg Oncol, 1997, 13(1): 49-54.

[328] O'Connor MI, Sim FH. Salvage of the limb in the treatment of malignant pelvic tumors[J]. J Bone Joint Surg Am, 1989, 71(4): 481-494.

[329] Pring ME, Weber KL, Unni KK, et al. Chondrosarcoma of the pelvis. A review of sixty-four cases[J]. J Bone Joint Surg Am, 2001, 83-A(11): 1630-1642.

[330] Sherman CE, O'Connor MI, Sim FH. Survival, local recurrence, and function after pelvic limb salvage at 23 to 38 years of followup[J]. Clin Orthop Relat Res, 2012, 470(3): 712-727.

[331] Sakuraba M, Kimata Y, Iida H, et al. Pelvic ring reconstruction with the double-barreled vascularized fibular free flap[J]. Plast Reconstr Surg, 2005, 116(5): 1340-1345.

[332] Gerrand CH, Wunder JS, Kandel RA, et al. Classification of positive margins after resection of soft-tissue sarcoma of the limb predicts the risk of local recurrence[J]. J Bone Joint Surg Br, 2001, 83(8): 1149-1155.

[333] Hillmann A, Hoffmann C, Gosheger G, et al. Tumors of the pelvis: complications after reconstruction[J]. Arch Orthop Trauma Surg, 2003, 123(7): 340-344.

[334] Ozaki T, Hillmann A, Bettin D, et al. High complication rates with pelvic allografts. Experience of 22 sarcoma resections[J]. Acta Orthop Scand, 1996, 67(4): 333-338.

[335] Yuen A, Ek ET, Choong PF. Research: Is resection of tumours involving the pelvic ring justified? A review of 49 consecutive cases[J]. Int Semin Surg Oncol, 2005, 2(1): 9-15.

[336] Bell RS, Davis AM, Wunder JS, et al. Allograft reconstruction of the acetabulum after resection of stage-IIB sarcoma. Intermediate-term results[J]. J Bone Joint Surg Am, 1997, 79(11): 1663-1674.

[337] Frassica FJ, Chao EY, Sim FH. Special problems in limbsalvage surgery[J]. Semin Surg Oncol, 1997, 13(1): 55-63.

[338] Hoffmann C, Gosheger G, Gebert C, et al. Functional results and quality of life after treatment of pelvic sarcomas involving the acetabulum[J]. J Bone Joint Surg Am, 2006, 88(3): 575 – 582.

[339] Hugate RJ, Sim FH. Pelvic reconstruction techniques[J]. Orthop Clin North Am, 2006, 37(1): 85 – 97.

[340] Satcher RL Jr, O'Donnell RJ, Johnston JO. Reconstruction of the pelvis after resection of tumors about the acetabulum[J]. Clin Orthop Relat Res, 2003, (409): 209 – 217.

[341] Schwameis E, Dominkus M, Krepler P, et al. Reconstruction of the pelvis after tumor resection in children and adolescents[J]. Clin Orthop Relat Res, 2002, (402): 220 – 235.

[342] Sys G, Uyttendaele D, Poffyn B, et al. Extracorporeally irradiated autografts in pelvic reconstruction after malignant tumour resection[J]. Int Orthop, 2002, 26(3): 174 – 178.

[343] Grimer RJ, Carter SR, Tillman RM, et al. Osteosarcoma of the pelvis[J]. J Bone Joint Surg Br, 1999, 81(5): 796 – 802.

[344] Abudu A, Grimer RJ, Cannon SR, et al. Reconstruction of the hemipelvis after the excision of malignant tumours. Complications and functional outcome of prostheses[J]. J Bone Joint Surg Br, 1997, 79(5): 773 – 779.

[345] Wirbel RJ, Schulte M, Mutschler WE. Surgical treatment of pelvic sarcomas: oncologic and functional outcome[J]. Clin Orthop Relat Res, 2001, 390: 190 – 205.

[346] Gradinger R, Rechl H, Hipp E. Pelvic osteosarcoma. Resection, reconstruction, local control, and survival statistics[J]. Clin Orthop Relat Res, 1991(270): 149 – 158.

[347] Ham SJ, Schraffordt Koops H, Veth RP, et al. External and internal hemipelvectomy for sarcomas of the pelvic girdle: consequences of limb – salvage treatment[J]. Eur J Surg Oncol, 1997, 23(6): 540 – 546.

[348] Campanacci M, Capanna R. Pelvic resections: the Rizzoli Institute experience. Orthop Clin North Am, 1991, 22(1): 65 – 86.

[349] Guo W, Sun X, Ji T, et al. Outcome of surgical treatment of pelvic osteosarcoma[J]. J Surg Oncol, 2012, 106(4): 406 – 410.

[350] Ham SJ, Kroon HM, Koops HS, et al. Osteosarcoma of the pelvis – oncological results of 40 patients registered by The Netherlands Committee on Bone Tumours[J]. Eur J Surg Oncol, 2000, 26(1): 53 – 60.

[341] Matsuo T, Sugita T, Sato K, et al. Clinical outcomes of 54 pelvic osteosarcomas registered by Japanese musculoskeletal oncology group. Oncology, 2005, 68(4/6): 375 – 381.

[342] Fuchs B, Hoekzema N, Larson DR, et al. Osteosarcoma of the pelvis: outcome analysis of surgical treatment[J]. Clin Or – thop Relat Res, 2009, 467(2): 510 – 518.

[343] Liuhong W, Minming Z. Well – differentiated intraosseous osteosarcoma in the sacrum: a case report. Iran J Radiol, 2013, 10(3): 175 – 178.

[344] 陈晓亮, 胡有谷, 陈伯华. 原发性骶骨肿瘤的手术治疗[J]. 中国脊柱脊髓杂志, 1998, 8(2): 75 – 77.

[345] Gitsch G, Jensen DN, Hacker NF. A combined abdominoperineal approach for the resection of a large giant cell tumor of the sacrum[J]. Gynecol Oncol, 1995, 57(1): 113 – 116.

[346] Simpson AH, Porter A, Davis A, et al. Cephalad sacral resection with a combined extended ilioinguinal and posterior approach[J]. J Bone Joint Surg Am, 1995, 77(3): 405 – 411.

[347] Shives TC, Dahlin DC, Sim FH, et al. Osteosarcoma of the spine[J]. J Bone Joint Surg Am, 1986, 68(5): 660 – 668.

[348] Barwick KW, Huvos AG, Smith J. Primary osteogenic sarcoma of the vertebral column: a clinicopathologic correlation of ten patients[J]. Cancer, 1980, 46(3): 595 – 604.

[349] Tigani D, Pignatti G, Picci P, et al. Vertebral osteosarcoma[J]. Ital J Orthop Traumatol, 1988, 14(1): 5 – 13.

[360] Picci P, Mercuri M, Ferrari S, et al. Survival in high – grade osteosarcoma: improvement over 21 years at a single institution[J]. Ann Oncol, 2010, 21(6): 1366 – 1373.

[361] Boriani S, Biagini R, De Iure F, et al. En bloc resections of bone tumors of the thoracolumbar spine. A preliminary report on 29 patients[J]. Spine (Phila Pa 1976), 1996, 21(16): 1927 – 1931.

[362] Boriani S, Weinstein JN, Biagini R. Primary bone tumors of the spine. Terminology and surgical staging[J]. Spine (Phila Pa 1976), 1997, 22(9): 1036 – 1044.

[363] Fisher CG, Keynan O, Boyd MC, et al. The surgical management of primary tumors of the spine: initial results of

an ongoing prospective cohort study[J]. Spine (Phila Pa 1976), 2005, 30(16): 1899 - 1908.

[364] Krepler P, Windhager R, Bretschneider W, et al. Total vertebrectomy for primary malignant tumours of the spine[J]. J Bone Joint Surg Br, 2002, 84(5): 712 - 715.

[365] Liljenqvist U, Lerner T, Halm H, et al. En bloc spondylectomy in malignant tumors of the spine[J]. Eur Spine J, 2008, 17(4): 600 - 609.

[366] Mazel Ch, Grunenwald D, Laudrin P, et al. Radical excision in the management of thoracic and cervicothoracic tumors involving the spine: results in a series of 36 cases[J]. Spine (Phila Pa 1976), 2003, 28(8): 782 - 792.

[367] Tomita K, Kawahara N, Baba H, et al. Total enbloc spondylectomy. A new surgical technique for primary malignant vertebral tumors[J]. Spine (Phila Pa 1976), 1997, 22(3): 324 - 333.

[368] Fujita T, Ueda Y, Kawahara N, et al. Local spread of metastatic vertebral tumors[J]. A histologic study. Spine (Phila Pa 1976), 1997, 22(16): 1905 - 1912.

[369] Ozaki T, Flege S, Liljenqvist U, et al. Osteosarcoma of the spine: experience of the Cooperative Osteosarcoma Study Group[J]. Cancer, 2002, 94(4): 1069 - 1077.

[370] Feng D, Yang X, Liu T, et al. Osteosarcoma of the spine: surgical treatment and outcomes[J]. World J Surg Oncol, 2013, 11(1): 89.

[371] Lim JB, Sharma H, MacDuff E, et al. Primary osteosarcoma of the spine: a review of 10 cases[J]. Acta Orthop Belg, 2013, 79(4): 457 - 462.

[372] Schoenfeld AJ, Hornicek FJ, Pedlow FX, et al. Osteosarcoma of the spine: experience in 26 patients treated at the Massachusetts General Hospital[J]. Spine J, 2010, 10(8): 708 - 714.

[373] Schwab J, Gasbarrini A, Bandiera S, et al. Osteosarcoma of the mobile spine[J]. Spine, 2012, 37(6): E381 - E386.

[374] Zils K, Bielack S, Wilhelm M, et al. Osteosarcoma of the mobile spine[J]. Ann Oncol, 2013, 24(8): 2190 - 2195.

[375] Chou D, Wang V. Two - level enbloc spondylectomy for osteosarcoma at the cervicothoracic junction[J]. J Clin Neurosci, 2009, 16(5): 698 - 700.

[376] Cohen ZR, Fourney DR, Marco RA, et al. Total cervical spondylectomy for primary osteogenic sarcoma. Case report and description of operative technique[J]. J Neurosurg, 2002, 97(3 Suppl): 386 - 392.

[377] 肖建如, 袁文, 滕红林, 等. 前、后联合入路全脊椎切除附加内固定治疗颈椎骨肿瘤 39 例报告[J]. 中华外科杂志, 2005, 43(12): 795 - 798.

[378] Abe E, Kobayashi T, Murai H, et al. Total spondylectomy for primary malignant, aggressive benign, and solitary metastatic bone tumors of the thoracolumbar spine[J]. J Spinal Disord, 2001, 14(3): 237 - 246.

[379] Kempf - Bielack B, Bielack SS, Jürgens H, et al. Osteosarcoma relapse after combined modality therapy: an analysis of unselected patients in the Cooperative Osteosarcoma Study Group (COSS)[J]. J Clin Oncol, 2005, 23(3): 559 - 568.

[380] 许新明, 王莉, 刘明, 等. 吡柔比星在骨肉瘤细胞放射增敏中的作用研究[J]. 河北医药, 2014, 36(2): 173 - 176.

[381] 许新明, 王莉, 刘明, 等. 紫杉醇对骨肉瘤细胞放射增敏作用的研究[J]. 中华肿瘤防治杂志, 2014, 21(23): 1881 - 1884.

[382] Zhang XY, Sun K, Zhu Q, et al. Ginseng polysaccharide serves as a potential radiosensitizer through inducing apoptosis and autophagy in the treatment of osteosarcoma[J]. Kaohsiung J Med Sci, 2017, 33(11): 533 - 542.

[383] Deutsch M, Tersak JM. Radiotherapy for symptomatic metastases to bone in children[J]. Am J Clin Oncol, 2004, 27(2): 128 - 131.

[384] Philip W, Peter H, David G, et al. Combining targeted agents with modern radiotherapy in soft tissue sarcomas[J]. J Natl Cancer Inst, 2014, 106(11): 2 - 15.

[385] Ando K, Heymann MF, Stresing V, et al. Current therapeutic strategies and novel approaches in osteosarcoma[J]. Cancers (Basel), 2013, 5(2): 591 - 616.

[386] Hamit B, Timur K, Sibel K, et al. Treatment of massive low - grade chondrosarcoma of nasal septum with helical tomotherapy: a case report[J]. Int J Med Phys Clin Eng Radiat Oncol, 2016, 5(4): 263 - 269.

[387] Anacak Y, Sabah D, Demirci S, et al. Intraoperative extracorporeal irradiation and re - implantation of involved bone for the treatment of musculoskeletal tumors[J]. J Exp Clin Cancer Res, 2007, 26(4): 571 - 574.

[388] Ozaki T，Flege S，Kevric M，et al. Osteosarcoma of the pelvis：experience of the Cooperative Osteosarcoma Study Group[J]. J Clin Oncol，2003，21(2)：334－341.

[389] 王会，胡继红，赵卫. 骨肿瘤的消融治疗[J]. 介入放射学杂志，2012，21（10）：879－883.

[390] Hoogenboom M，Eikelenboom D，Brok MH，et al. Mechanical high－intensity focused ultrasound destruction of soft tissue：working mechanisms and physiologic effects[J]. Ultrasound Med Biol，2015，41(6)：1500－1517.

[391] Li C，Zhang W，Fan W，et al. Noninvasive treatment of malignant bone tumors using high－intensity focused ultrasound[J]. Cancer，2010，116(16)：3934－3942.

[392] Chen W，Zhu H，Zhang L，et al. Primary bone malignancy：effective treatment with high－intensity focused ultrasound ablation[J]. Radiology，2010，255(3)：967－978.

[393] Groetz SF，Birnbaum K，Meyer C，et al. Thermometry during coblation and radiofrequency ablation of vertebral metastases：a cadaver study[J]. Eur Spine J，2013，22(6)：1389－1393.

[394] Shintaro I，Tsukasa Y，Hiroto K，et al. Treatment of osteosarcoma patients with pulmonary metastasis[J]. Osteosarcoma，2016，20(2)：245－253.

[395] Saumet L，Deschamps F，Marec－Berard P，et al. Radiofrequency ablation of metastases from osteosarcoma in patients under 25 years：the SCFE experience [J]. Pediatr Hematol Oncol，2015，32（1）：41－49.

[396] Anninga JK，Gelderblom H，Fiocco M，et al. Chemotherapeutic adjuvant treatment for osteosarcoma：where do we stand？[J]. Eur J Cancer，2011，47(16)：2431－2445.

[397] Enneking WF，Spanier SS，Goodman MA，et al. A system for the surgical staging of musculoskelet sarcoma[J]. Clin Orthop Relat Res，1980，153：106－120.

[398] Daw NC，Neel MD，Rao BN，et al. Front line treatment of localized osteosarcoma without methotreate：results of the St. Jude Children's Research Hospital OS99 trial[J]. Cancer，2011，117(12)：2770－2778.

[399] Zhang C，Hu，Zhu K，et al. Survival，complications and functional outcomes of cemented megapros these for high－grade osteosarcoma aroud the knee[J]. Int Orthop，2018，42(4)：927－938.

[400] Evans AE. Mitomycin C[J]. Cancer Chemother Rep，1961，14：1－9.

[401] Sullivan MP，Sutow WW，Taylor G. L－phenylalanine mustard as a treatment for metastatic osteogenic sarcoma in children[J]. J Pediatr，1963，63：227－237.

[402] Sutow WW，Sullivan MP，Wilbur JR，et al. Study of adjuvant chemotherapy in osteogenic sarcoma[J]. J Clin Pharmacol，1975，15(7)：530－533.

[403] Cores EP，Holland JF，Wang JJ，et al. Doxorubicin in disseminated osteosarcoma[J]. JAMA，1972，221(10)：1132－1138.

[404] Jaffe N. Recent advances in the chemotherapy of metastatic osteogenic sarcoma[J]. Cancer，1972，30(6)：1627－1631.

[405] Meyers PA，Schwartz CL，Krailo MD，et al. Osteosarcoma：the addition of muramyl tripeptide to chemotherapy improves overall survival－a report from the Children's Oncology Group[J]. J Clin Oncol，2008，26(4)：633－638.

[406] Longhi A，Ferrari S，Bacci G，et al. Long－term followup of patients with doxorubicin－induced cardiac toxicity after chemotherapy for osteosarcoma[J]. Anticancer Drugs，2007，18(6)：737－744.

[407] Isakoff MS，Bielack SS，Meltzer P，et al. Osteosarcoma：current treatment and a collaborative pathway to success[J]. J Clin Oncol，2015，33(27)：3029－3035.

[408] Yang Y，Niu X，Zhang Q，et al. The efficacy of abraxane on osteosarcoma xenografts in nude mice and expression of secreted protein，acidic and rich in cysteine[J]. Am J Med Sci，2012，344(3)：199－205.

[409] 牛晓辉，杨勇昆，黄真，等. 白蛋白结合型紫杉醇二线治疗骨肉瘤肺转移的临床观察[J]. 临床肿瘤学杂志，2013，18(2)：114－116.

[410] Winkler K，Bielack SS，Delling G，et al. Treatment of osteosarcoma：experience of the Cooperative Osteosarcoma Study Group（COSS）[J]. Cancer Treat Res，1993，62：269－277.

[411] Ferrari S，Mercuri M，Picci P，et al. Nonmetastatic osteosarcoma of the extremity：results of a neoadjuvant chemotherapy protocol（IOR/OS－3）with high－dose methotrexate，intraarterial or intravenous cisplatin，doxorubicin，and salvage chemotherapy based on histologic tumor response[J]. Tumori，1999，85(6)：458－464.

[412] Basaran M，Bavbek ES，Saglam S，et al. A phase II study of cisplatin，ifosfamide and epirubicin combination chemotherapy in adults with non－metastatic and extremity osteosarcomas[J]. Oncology，2007，72(3/4)：255－260.

[413] Jehn CF, Hemmati P, Lehenbauer-Dehm S, et al. Biweekly pegy-lated liposomal doxorubicin(Caelyx)in heavily pretreated meta-static breast cancer: a phase 2 study[J]. Clin Breast Cancer, 2016, 16(6): 514-519.

[414] 李志慧, 邢朋涛, 张彦平, 等. 含PLD的CHOP方案用于高龄晚期DLBCL一线化疗的疗效及安全性[J]. 中国实验血液学杂志, 2016, 24(3): 744-748.

[415] Blank N, Laskov I, Kessous R, et al. Absence of cardiotoxicity with prolonged treatment and large ccumulating doses of pegylated liposomal doxorubicin[J]. Cancer Chemother Pharmacol, 2017, 80(4): 737-743.

[416] Dong M, Luo L, Ying X, et al. Comparable efficacy and less toxicity of pegylated liposomal doxorubicin versus epirubicin for neoadjuvant chemotherapy of breast cancer: a case-control study[J]. Onco Targets Ther, 2018, 11: 4247-4252.

[417] 吴启权, 吴剑秋, 汤唯艳, 等. 多柔比星脂质体对DLBCL化疗致手足综合征的危险因素分析及防治措施[J]. 药学与临床研究, 2017, 25(3): 217-220.

[418] Monk BJ, Brady MF, Aghajanian C, et al. A phase 2, randomized, double-blind, placebo-controlled study of chemo-immunotherapy combination using motolimod with pegylated liposomal doxorubicin in recurrent or persistent ovarian cancer: a gynecologiconology group partners study[J]. An Oncol, 2017, 28(5): 996-1004.

[419] Rifkin RM, Gregory SA, Mohrbacher A, et al. Pegylated liposomal doxorubicin, vincristine, and dexamethasone provide significant reduction in toxicity compared with doxorubicin, vincristine, and dexamethasone in patients with newly diagnosed multiple myeloma: a Phase III multi center randomized trial[J]. Cancer, 2006, 106(4): 848-858.

[420] Nielsen OS, Reichardt P, Christensen TB, et al. Phase 1 european organization for research and treatment of cancer study determing safty of pegylated liposomal doxorubicin(Caelvx)in combination with ifosfamide in previously untreated adult patients with advanced or metastatics of tissue sarcomas[J]. Eur J Cancer, 2006, 42(14): 2303-2309.

[421] Judson I, Radford JA, Harris M, et al. Randomised phase II trial of pegylated liposoma doxorubicin(DOXIL/CAELYX)versus doxorubicin in the treatment of advanced or metastatics of tissue sarcoma: a study by the EORTC Soft Tissue and Bone Sarcoma Group[J]. Eur J Cancer, 2001, 37(7): 870-877.

[422] Muggia FM, Louie AC. Five years of adjuvant treatment of osteosarcoma: more questions than answers[J]. Cancer Treat Rep, 1978, 62(2): 301-305.

[423] Carter SK. Adjuvant chemotherapy in osteogenic sarcoma: the triumph that isn't? [J]. J Clin Oncol, 1984, 2(3): 147-148.

[424] Jaffe N, Gorlick R. High-dose methotrexate in osteosarcoma: let the questions surcease-time for final acceptance[J]. J Clin Oncol, 2008, 26(27): 4365-4366.

[425] Delepine N, Delepine G, Jasmin C, et al. Importance of age and methotrexate dosage: prognosis in children and young adults with high-grade osteosarcomas[J]. Biomed Pharmacother, 1988, 42(4): 257-262.

[426] Graf N, Winkler K, Betlemovic M, et al. Methotrexate pharmacokinetics and prognosis in osteosarcoma[J]. J Clin Oncol, 1994, 12(7): 1443-1451.

[427] Abe S, Nishimoto Y, Isu K, et al. Preoperative cisplatin for initial treatment of limb osteosarcoma: its local effect and impact on prognosis[J]. Cancer Chemother Pharmacol, 2002, 50(4): 320-324.

[428] Bailey D, Erb H, Williams L, et al. Carboplatin and doxorubicin combination chemotherapy for the treatment of appendicular osteosarcoma in the dog[J]. J Vet Intern Med, 2003, 17(2): 199-205.

[429] Ferguson WS, Harris MB, Goorin AM, et al. Presurgical window of carboplatin and surgery and multidrug chemotherapy for the treatment of newly diagnosed metastatic or unresectable osteosarcoma: Pediatric Oncology Group Trial[J]. J Pediatr Hematol Oncol, 2001, 23(6): 340-348.

[430] Aznab M, Hematti M. Evaluation of clinical process in osteosarcoma patients treated with chemotherapy including cisplatin, adriamycin, ifosfamide, and etoposide and determination of the treatment sequels in a long-term 11-year follow-up[J]. J Cancer Res Ther, 2017, 13(2): 291-296.

[431] Bacci G, Ferrari S, Longhi A, et al. High dose ifosfamide in combination with high dose methotrexate, adriamycin and cisplatin in the neoadjuvant treatment of extremity osteosarcoma: preliminary results of an Italian Sarcoma Group/Scandinavian Sarcoma Group pilot study[J]. J Chemother, 2002, 14(2): 198-206.

[432] Fuchs N, Bielack SS, Epler D, et al. Long-term results of the co-operative German-Austrian-Swiss osteosarcoma study group's protocol COSS-86 of intensive multidrug chemotherapy and surgery for osteosarcoma of the limbs[J].

Ann Oncol, 1998, 9(8): 893 - 899.

[433] Patel SR, Vadhan - Raj S, Papadopolous N, et al. High - dose ifosfamide in bone and soft tissue sarcomas: results of phase II and pilot studies - dose - response and schedule dependence[J]. J Clin Oncol, 1997, 15(6): 2378 - 2384.

[434] Eilber F, Giuliano A, Eckardt J, et al. Adjuvant chemotherapy for osteosarcoma: a randomized prospective trial[J]. J Clin Oncol, 1987, 5(1): 21 - 26.

[435] Meyers PA, Heller G, Healey J, et al. Chemotherapy for nonmetastatic osteogenic sarcoma: the Memorial Sloan - Kettering experience[J]. J Clin Oncol, 1992, 10(1): 5 - 15.

[436] Goorin AM, Schwartzentruber DJ, Devidas M, et al. Presurgical chemotherapy compared with immediate surgery and adjuvant chemotherapy for nonmetastatic osteosarcoma: Pediatric Oncology Group Study POG - 8651[J]. J Clin Oncol, 2003, 21(8): 1574 - 1580.

[437] Bramwell VH, Burgers M, Sneath R, et al. A comparison of two short intensive adjuvant chemotherapy regimens in operable osteosarcoma of limbs in children and young adults: the first study of the European Osteosarcoma Intergroup[J]. J Clin Oncol, 1992, 10(10): 1579 - 1591.

[438] Bacci G, Ferrari S, Bertoni F, et al. Long - term outcome for patients with nonmetastatic osteosarcoma of the extremity treated at the istituto ortopedicorizzoli according to the istituto ortopedicorizzoli/osteosarcoma - 2 protocol: an updated report[J]. J Clin Oncol, 2000, 18(24): 4016 - 4027.

[439] Bacci G, Briccoli A, Ferrari S, et al. Neoadjuvant chemotherapy for osteosarcoma of the extremity: long - term results of the Rizzoli's 4th protocol[J]. Eur J Cancer, 2001, 37(16): 2030 - 2039.

[440] Ferrari S, Smeland S, Mercuri M, et al. Neoadjuvant chemotherapy with high - dose Ifosfamide, high - dose methotrexate, isplatin, and doxorubicin for patients with localized osteosarcoma of the extremity: a joint study by the Italian and Scandinavian Sarcoma Groups[J]. J Clin Oncol, 2005, 23(34): 8845 - 8852.

[441] Lewis IJ, Nooij MA, Whelan J, et al. Improvement in histologic response but not survival in osteosarcoma patients treated with intensified chemotherapy: a randomized phase III trial of the European Osteosarcoma Intergroup[J]. J Natl Cancer Inst, 2007, 99(2): 112 - 128.

[442] Ségaliny A, Tellez - Gabriel M, Heymann MF, et al. Receptor tyrosine kinases: Characterisation, mechanism of action and therapeutic interests for bone cancers[J]. J Bone Oncol, 2015, 4(1): 1 - 12.

[443] Chugh R, Wathen JK, Maki RG, et al. Phase II multicenter trial of imatinib in 10 histologic subtypes of sarcoma using a bayesian hierarchical statistical model[J]. J Clin Oncol, 2009, 27(19): 3148 - 3153.

[444] Bond M, Bernstein ML, Pappo A, et al. A phase II study of imatinib mesylate in children with refractory or relapsed solid tumors: a Children's Oncology Group study[J]. Pediatr Blood Cancer, 2008, 50(2): 254 - 258.

[445] Aplenc R, Blaney SM, Strauss LC, et al. Pediatric phase I trial and pharmacokinetic study of dasatinib: a report from the Children's oncology group phase I consortium[J]. J Clin Oncol, 2011, 29(7): 839 - 844.

[446] Maris JM, Courtright J, Houghton PJ, et al. Initial testing (stage 1) of sunitinib by the pediatric preclinical testing program[J]. Pediatr Blood Cancer, 2008, 51(1): 424 - 428.

[447] Grimer RJ, Cannon SR, Taminiau AM, et al. Osteosarcoma over the age of forty[J]. Eur J Cancer, 2003, 39(2): 157 - 163.

[448] Bielack SS, Kempf - Bielack B, Heise U, et al. Combined modality treatment for osteosarcoma occurring as a second malignant disease. Cooperative German - AustrianSwiss Osteosarcoma Study Group[J]. J Clin Oncol, 1999, 17(4): 1164.

[449] Meyers PA, Gorlick R, Heller G, et al. Intensification of preoperative chemotherapy for osteogenic sarcoma: results of the Memorial Sloan - Kettering(T12) protocol[J]. J Clin Oncol, 1998, 16(7): 2452 - 2458.

[450] 牛晓辉, 蔡槚伯, 张清, 等. ⅡB期肢体骨肉瘤189例综合治疗临床分析[J]. 中华外科杂志, 2005, 43(24): 1576 - 1579.

[451] Luetke A, Meyers PA, Lewis I, et al. Osteosarcoma treatment - Where do we stand? A state of the art review[J]. Cancer Treat Rev, 2014, 40(4): 523 - 532.

[452] Ferrari S, Meazza C, Palmerini E, et al. Nonmetastatic osteosarcoma of the extremity. Neoadjuvant chemotherapy with methotrexate, cisplatin, doxorubicin and ifosfamide. An Italian Sarcoma Group study(ISG/OS - Oss)[J]. Tumori, 2014, 100(6): 612 - 619.

[453] Le Deley MC, Guinebretière JM, Gentet JC, et al. SFOP OS94: a randomised trial comparing preoperative high – dose methotrexate plus doxorubicin to high – dose methotrexate plus etoposide and ifosfamide in osteosarcoma patients[J]. Eur J Cancer, 2007, 43(4): 752 – 761.

[454] 卢佳姝, 李杰. 临床药师参与1例骨肉瘤患者MAP方案化疗致严重肝损的案例分析[J]. 临床药物治疗杂志, 2017, 15(8): 72 – 75.

[455] 吴薇, 姚迪霏, 许青. 临床药师参与处理1例大剂量甲氨蝶呤给药后期排泄延迟的案例分析[J]. 中国医院用药评价与分析, 2014, (8): 741 – 743.

[456] 徐明, 许宋锋, 于秀淳. 顺铂、异环磷酰胺与阿霉素联合化疗治疗骨肉瘤的疗效观察[J]. 中华骨与关节外科杂志, 2013(3): 230 – 234.

[457] 张程亮, 桂玲, 刘东. 骨肉瘤患者手术后AP化疗方案的药学监护[J]. 医药导报, 2010, 29(10): 1363 – 1365.

[458] Souhami RL, Craft AW, Van der Eijken JW, et al. Randomised trial of two regimens of chemotherapy in operable osteosarcoma: a study of the European Osteosarcoma Intergroup. Lancet, 1997, 350(9082): 911 – 917.

[459] Baker PD, Morzorati SL, Ellett ML. The pathophysiology of chemotherapy – induced nausea and vomiting[J]. Gastroenterol Nurs, 2005, 28(6): 469 – 480.

[460] Bay JO, Cabrespine A, Gilliot O, et al. Docetaxel and gemcitabine combination in soft – tissue sarcomas treatment[J]. Bull Cancer, 2007(Special): S122 – 126.

[461] He A, Qi W, Huang Y, et al. Comparison of pirarubicin – based versus gemcitabine – docetaxel chemotherapy for relapsed and refractory osteosarcoma: a single institution experience[J]. Int J Clin Oncol, 2013, 18(3): 498 – 505.

[462] Leu KM, Ostruszka LJ, Shewach D, et al. Laboratory and clinical evidence of synergistic cytotoxicity of sequential treatment with gemcitabine followed by docetaxel in the treatment of sarcoma[J]. J Clin Oncol, 2004, 22(9): 1706 – 1712.

[463] Maki RG, Wathen JK, Patel SR, et al. Randomized phase II study of gemcitabine and docetaxel compared with gemcitabine alone in patients with metastatic soft tissue sarcomas: results of sarcoma alliance for research through collaboration study[corrected][J]. J Clin Oncol, 2007, 25(19): 2755 – 2763.

[464] 朱皓东, 吴智钢, 王臻, 等. 含多西他赛方案作为骨肉瘤二线化疗的疗效观察[J]. 临床肿瘤学杂志, 2015, (2): 155 – 159.

[465] Whelan JS, Bielack SS, Marina N, et al. EURAMOS-1, an international randomised study for osteosarcoma: results from pre-randomisation treatment[J]. Ann Oncol, 2015, 26(2): 407 – 414.

[466] Rosen G, Murphy ML, Huvos AG, et al. Chemotherapy, enbloc resection, and prosthetic bone replacement in the treatment of osteogenic sarcoma[J]. Cancer, 1976, 37(1): 1 – 11.

[467] Andreopoulou E, Gaiotti D, Kim E, et al. Pegylated liposomal doxorubicin HCL (PLD, Caelyx/Doxil): experience with long-term maintenance in responding patients with recurrent epithelial ovar- ian cancer[J]. Ann Oncol, 2007, 18(4): 716 – 721.

[468] 孙燕. 中国骨肉瘤事业的传承和发展[J]. 中国骨与关节杂志, 2012, 1(1): 1 – 3.

[469] 喻紫晨, 肖兢, 徐海. 四肢骨肉瘤患者的治疗及预后分析[J]. 实用癌症杂志, 2014, 29(2): 199 – 201.

[470] 高强, 李晓锋. 新辅助化疗联合保肢手术治疗四肢骨肉瘤患者的疗效研究[J]. 实用癌症杂志, 2015, 30(6): 821 – 823.

[471] 黄涛. 新辅助化疗治疗骨肉瘤最新进展[J]. 临床军医杂志, 2016, 44(3): 221 – 223.

[472] Allison DC, Carney SC, Ahlmann ER, et al. A Meta – Analysis of Osteosarcoma Outcomes in the Modern Medical Era[J]. Sarcoma, 2012(1): 704872.

[473] Ferrari S, Serra M. An update on chemotherapy for osteosarcoma[J]. Expert Opin Pharmacother, 2015, 16(18): 2727 – 2736.

[474] Bacci G, Balladelli A, Palmerini E, et al. Neoadjuvant chemotherapy for osteosarcoma of the extremities in preadolescent patients: the Rizzoli Institute experience[J]. J Pediatr Hematol Oncol, 2008, 30(12): 908 – 912.

[475] Bacci G, Bertoni F, Longhi A, et al. Neoadjuvant chemotherapy for high – grade central osteosarcoma of the extremity. Histologic response to preoperative chemotherapy correlates with histologic subtype of the tumor[J]. Cancer, 2003, 97(12): 3068 – 3075.

[476] Bacci G, Ferrari S, Bertoni F, et al. Neoadjuvant chemotherapy for peripheral malignant neuroectodermal tumor of

bone: recent experience at the istitutorizzoli[J]. J Clin Oncol, 2000, 18(4): 885 – 892.

[477] Bacci G, Ferrari S, Bertoni F, et al. Neoadjuvant chemotherapy for osseous malignant fibrous histiocytoma of the extremity: results in 18 cases and comparison with 112 contemporary osteosarcoma patients treated with the same chemotherapy regimen[J]. J Chemother, 1997, 9(4): 293 – 299.

[478] Bacci G, Ferrari S, Longhi A, et al. Relationship between doseintensity of treatment and outcome for patients with osteosarcoma of the extremity treated with neoadjuvant chemotherapy[J]. Oncol Rep, 2001, 8(4): 883 – 888.

[479] Bacci G, Forni C, Ferrari S, et al. Neoadjuvant chemotherapy for osteosarcoma of the extremity: intensification of preoperative treatment does not increase the rate of good histologic response to the primary tumor or improve the final outcome[J]. J Pediatr Hematol Oncol, 2003, 25(11): 845 – 853.

[480] Bacci G, Lari S. Adjuvant and neoadjuvant chemotherapy in osteosarcoma[J]. Chir Organi Mov, 2001, 86(4): 253 – 268.

[481] Bacci G, Longhi A, Forni C, et al. Neoadjuvant chemotherapy for radioinduced osteosarcoma of the extremity: The Rizzoli experience in 20 cases[J]. Int J Radiat Oncol Biol Phys, 2007, 67(2): 505 – 511.

[482] Bacci G, Mercuri M, Longhi A, et al. Neoadjuvant chemotherapy for the treatment of osteosarcoma of the extremities: a comparison of results obtained in single – institution and multicenter trials[J]. Chir Organi Mov, 2004, 89(4): 283 – 292.

[483] Bacci G, Mercuri M, Ruggieri P, et al. Neoadjuvant chemotherapy for malignant fibrous histiocytoma of bone and for osteosarcoma of the limbs: a comparison between the results obtained for 21 and 144 patients, respectively, treated during the same period with the same chemotherapy protocol[J]. Chir Organi Mov, 1996, 81(2): 139 – 153.

[484] Bacci G, Picci P, Ferrari S, et al. Neoadjuvant chemotherapy for nonmetastatic osteosarcoma of the extremities: the recent experience at the Rizzoli Institute[J]. Cancer Treat Res, 1993, 62: 299 – 308.

[485] Bacci G, Picci P, Ferrari S, et al. Neoadjuvant chemotherapy for the treatment of osteosarcoma of the extremities: excellent response of the primary tumor to preoperative treatment with methotrexate, cisplatin, adriamycin, and ifosfamide. Preliminary results[J]. Chir Organi Mov, 1995, 80(1): 1 – 10.

[486] Bacci G, Picci P, Ruggieri P, et al. Neoadjuvant chemotherapy for the treatment of osteosarcoma of the limbs. Preliminary results in 100 patients treated preoperatively with high doses of methotrexate i. v. followed by cisplatin (i. a.) and adriamycin[J]. Chir Organi Mov, 1991, 76(1): 1 – 16.

[487] Cassano WF, Graham – Pole J, Dickson N. Etoposide, cyclophosphamide, cisplatin, and doxorubicin as neoadjuvant chemotherapy for osteosarcoma[J]. Cancer, 1991, 68(9): 1899 – 1902.

[488] Graham – Pole J, Ayass M, Cassano W, et al. Neoadjuvant chemotherapy for patients with osteosarcoma: University of Florida studies[J]. Cancer Treat Res, 1993, 62: 339 – 346.

[489] Nakano H, Tateishi A, Imamura T, et al. Intensive preoperative chemotherapy for osteosarcoma in the lower extremity[J]. Anticancer Res, 1998, 18(4B): 2859 – 2864.

[490] Uchida A, Myoui A, Araki N, et al. Neoadjuvant chemotherapy for pediatric osteosarcoma patients[J]. Cancer, 1997, 79(2): 411 – 415.

[491] Wada T, Isu K, Takeda N, et al. A preliminary report of neoadjuvant chemotherapy NSH – 7 study in osteosarcoma: preoperative salvage chemotherapy based on clinical tumor response and the use of granulocyte colony – stimulating factor[J]. Oncology, 1996, 53(3): 221 – 227.

[492] Wynendaele W, van Oosterom AT. Neoadjuvant/primary chemotherapy in cancer treatment: what advantage? [J]. Forum(Genova), 1999, 9(3): 212 – 221.

[493] Kielack SS, Kempf – Bielack B, Heise U, et al. Combined modality treatment for osteosarcoma occurring as a second malignant disease. Cooperative German – Austrian – Swiss Osteosarcoma Study Group[J]. J Clin Oncol, 1999, 17(4): 1164 – 1175.

[494] Meyers P A, Heller G, Healey J, et al. Chemotherapy for nonmetastatic osteogenic sarcoma: the Memorial Sloan-Kettering experience[J]. J Clin Oncol, 1992, 10(1): 5 – 15.

[495] Goorin AM, Harris MB, Bernstein M, et al. Phase II/III trial of etoposide and high – dose ifosfamide in newly diagnosed metastatic osteosarcoma: a pediatric oncology group trial[J]. J Clin Oncol, 2002, 20(2): 426 – 433.

[496] Wachtel M, Schafer BW. Targets for cancer therapy in childhood sarcomas[J]. Cancer Treatment Reviews, 2010,

36(4)：318－327.

[497] 郭卫，杨荣利，汤小东，等.成骨肉瘤新辅助化学药物治疗的疗效分析[J].中华医学杂志，2004，84(14)：1186－1190.

[498] 王臻，黄耀添，黄鲁豫，等.高危骨肉瘤的临床特点及治疗对策[J].第四军医大学学报，2002，23(5)：465－468.

[499] Hogendoorn PCW, Athanasou N, Bielack S, et al. Bonesarcomas：ESMO Clinical Practice Guidelines for diagnosis, treatment and follow－up[J]. Ann Oncol, 2010, 21(5)：21－26.

[500] Rosen G, Marcove RC, Caparros B, et al. Primary osteogenic sarcoma：the rationale for preoperative chemotherapy and delayed surgery[J]. Cancer, 1979, 43(6)：2163－2177.

[501] Bacci G, Ferrari S, Donati D, et al. Neoadjuvant chemotherapy for osteosarcoma of the extremity in patients in the fourth and fifth decade of life[J]. Oncol Rep, 1998, 5(5)：1259－1263.

[502] Assi H, Missenard G, Terrier P, et al. Intensive induction chemo- therapy without methotrexate in adult patients with localized osteosarcoma：results of the Institut Gustave -Roussy phase Ⅱ trial[J]. Curr Oncol, 2010, 17(6)：23－31.

[503] Hogendoorn PCW, Athanasol N, Bielacks, et al. ESM clinical practice Guidelines for diagnosis, treatment and follow－up [J]. Ann Oncol, 2010, 21(5)：21－26.

[504] 牛晓辉，徐海荣，张清.骨肉瘤的综合治疗[J].中国骨肿瘤骨病，2008，7(1)：36－39.

[505] 李远，黄真，单华超，等.骨肉瘤脂质体多柔比星与多柔比星新辅助化疗单中心非随机对照研究[J].中华肿瘤防治杂志，2019，26(15)：1124－1128.

[506] 王家骐，梅炯，蔡宣松.骨肉瘤化疗的现状和研究进展[J].同济大学学报(医学版)，2004，25(6)：538－540.

[507] Yu W, Tang L, Lin F, et al. Pirarubicin versus doxorubicin in neoadjuvant/adjuvant chemotherapy for stage Ⅱ B limb high－grade osteosarcoma：does the analog matter[J]. Med Oncol, 2015, 32(1)：307－312.

[508] Long XH, Zhong ZH, Peng AF, et al. LY294002 suppresses the malignant phenotype and sensitizes osteosarcoma cells to pirarubicin chemotherapy[J]. Mol Med Rep, 2014, 10(6)：2967－2972.

[509] Katagiri H, Sugiyama H, Takahashi M, et al. Osteosarcoma of the pelvis treated successfully with repetitive intraarterial chemotherapy and radiation therapy：a report of a case with a 21－year follow－up[J]. J Orthop Sci, 2015, 20(3)：568－573.

[510] Hugate RR, Wilkins RM, Kelly CM, et al. Intraarterial chemotherapy for extremity osteosarcoma and MFH in adults [J]. Clin Orthop Relat Res, 2008, 466(6)：1292－1301.

[511] 李昕，杨志平，李建民.动静脉联合化疗与单纯静脉化疗对骨肉瘤疗效的比较[J].中国骨肿瘤骨病，2006，5(6)：330－332.

[512] Zhang HJ, Yang JJ, Lu JP, et al. Use of intra－arterial chemotherapy and embolization before limb salvage surgery for osteosarcoma of the lower extremity[J]. Cardiovasc Intervent Radiol, 2009, 32(4)：672－678.

[513] 吴艳梅，胡显良，王珊，等.经导管动脉化疗栓塞术治疗41例儿童实体肿瘤的临床研究[J].重庆医学，2013，42(22)：2599－2602.

[514] Krauel L, Albert A, Mora J, et al. Use of angioembolization as an effective technique for the management of pediatric solid tumors [J]. J Pediatr Surg, 2009, 44(9)：1848－1855.

[515] Mavrogenis AF, Rossi G, Rimondi E, et al. Palliative embolization for osteosarcoma [J]. Eur J Orthop Surg Traumatol, 2014, 24(8)：1351－1356.

[516] 孙平，郑柯，商冠宁，等.高温动脉隔离灌注化疗治疗肢体软组织恶性肿瘤疗效评估[J].生物骨科材料与临床研究，2009，6(1)：44－45.

[517] Provisor AJ, Ettinger LJ, Nachman JB, et al. Treatment of nonmetastatic osteosarcoma of the extremity with preoperative and postoperative chemotherapy：a report from the Children's Cancer Group[J]. J Clin Oncol, 1997, 15(1)：76－84.

[518] Bacci G, Mercuri M, Longhi A, et al. Grade of chemotherapy－induced necrosis as a predictor of local and systemic control in 881 patients with non－metastatic osteosarcoma of the extremities treated with neoadjuvant chemotherapy in a single institution[J]. Eur J Cancer, 2005, 41(14)：2079－2085.

[519] Sami SH, Rafati AH, Hodjat P. Tissue necrosis after chemotherapy in osteosarcoma as the important prognostic fac-

tor[J]. Saudi Med J, 2008, 29(8): 1124 – 1129.

[520] Li X, Ashna AO, Moretti VM, et al. There lation of tumor necrosis and survival in patients with osteosarcoma[J]. Int Orthop, 2011, 35(12): 1847 – 1853.

[521] 黎承军, 吴苏稼, 施鑫. 骨肉瘤患者化疗后肿瘤坏死率与预后的相关性研究[J]. 临床肿瘤学杂志, 2011, 16(11): 1001 – 1005.

[522] Puri A, Byregowda S, Gulia A, et al. A study of 853 high grade osteosarcoma from a single institution – Ara outcomes in Indian patients different[J]. J Surg Oncol, 2018, 117(2): 299 – 306.

[523] Rosen G, Marcove RC, Huvos AG, et al. Primary osteogenic sarcoma: eight – year experience with adjuvant chemotherapy[J]. J Cancer Res Clin Oncol, 1983, 106 (Suppl): 55 – 67.

[524] Rosenburg SA, Flye MW, Conkle D, et al. Treatment of osteogenic sarcoma. Ⅱ. Aggressive resection of pulmonary metastases[J]. Cancer treatment reports, 1979, 63(5): 753 – 756.

[525] Norman J. Recent advances in the chemotherapy of metastatic osteogenic sarcoma[J]. Cancer, 1972, 30(6): 1627 – 1631.

[526] Link MP, Goorin AM, Horowitz M, et al. Adjuvant chemotherapy of high – grade osteosarcoma of the extremity. Updated results of the Multi – Institutional Osteosarcoma Study[J]. Clin Orthop Relat Res, 1991, 270: 8 – 14.

[527] Zalupski MM, Rankin C, Ryan JR, et al. Adjuvant therapy of osteosarcoma – A Phase II trial: Southwest Oncology Group study 9139[J]. Cancer, 2004, 100(4): 818 – 825.

[528] Bacci G, Longhi A, Ferrari S, et al. Prognostic factors in nonmetastatic Ewing's sarcoma tumor of bone: an analysis of 579 patients treated at a single institution with adjuvant or neoadjuvant chemotherapy between 1972 and 1998[J]. Acta Oncol, 2006, 45(4): 469 – 475.

[529] Bacci G, Picci P, Ferrari S, et al. Primary chemotherapy and delayed surgery for non – metastatic telangiectatic osteosarcoma of the extremities. Results in 28 patients[J]. Eur J Cancer, 1994, 30A(5): 620 – 626.

[530] Bramwell VH. The role of chemotherapy in the management of non – metastatic operable extremity osteosarcoma[J]. Semin Oncol, 1997, 24(5): 561 – 571.

[531] Bush H. Adjuvant chemotherapy: an approach to the management of malignant disease[J]. BriJHospMed, 1978, 20 (3): 260 – 275.

[532] Campanacci M, Bacci G, Bertoni F, et al. The treatment of osteosarcoma of the extremities: twenty year's experience at the Istituto Ortopedico Rizzoli[J]. Cancer, 1981, 48(7): 1569 – 1581.

[533] Cortes EP, Holland JF. Adjuvant chemotherapy for primary osteogenic sarcoma[J]. Surg Clin North Am, 1981, 61 (6): 1391 – 1404.

[534] Craft AW, Machin D, Souhami RL. Adjuvant chemotherapy for non – metastatic osteosarcoma of the extremities in two New Zealand cancer centres[J]. Aust N Z J Med, 1996, 26(2): 230.

[535] Donaldson SS. The value of adjuvant chemotherapy in the management of sarcomas in children[J]. Cancer, 1985, 55 (Suppl 9): 2184 – 2197.

[536] Eilber FR, Rosen G. Adjuvant chemotherapy for osteosarcoma[J]. Semin Oncol, 1989, 16(4): 312 – 322.

[537] Frei E 3rd, Jaffe N, Gero M, et al. Adjuvant chemotherapy of osteogenic sarcoma: progress and perspectives[J]. J Natl Cancer Inst, 1978, 60(1): 3 – 10.

[538] Goorin AM, Frei E 3rd, Abelson HT. Adjuvant chemotherapy for osteosarcoma: a decade of experience[J]. Surg Clin North Am, 1981, 61(6): 1379 – 1389.

[539] Hazan EJ, Hornicek FJ, Tomford W, et al. The effect of adjuvant chemotherapy on osteoarticular allografts[J]. Clin Orthop Relat Res, 2001, 385: 176 – 181.

[540] Jaffe N. Adjuvant chemotherapy in osteosarcoma: an odyssey of rejection and vindication[J]. Cancer Treat Res, 2009, 152: 219 – 237.

[541] Jaffe N, Smith D, Jaffe MR, et al. Intraarterial cisplatin in the management of stageIIB osteosarcoma in the pediatric and adolescent age group[J]. Clin Orthop Relat Res, 1991, 270: 15 – 21.

[542] Winkler K, Beron G, Kotz R, et al. Adjuvant chemotherapy in osteosarcoma – effects of cisplatinum, BCD, and fibroblast interferon in sequential combination with HD – MTX and adriamycin. Preliminary results of the COSS 80 study[J]. J Cancer Res Clin Oncol, 1983, 106 (Suppl 2): 1 – 7.

［543］ 曹亮，张寿，邓建超，等. 骨肉瘤化疗现状及新进展［J］. 海南医学，2015，26（16）：2407 - 2409.

［544］ Harris MB, Gieser P, Goorin AM, et al. Treatment of metastatic os- teosarcoma at diagnosis: a Pediatric Oncology Group Study［J］. J Clin Oncol, 1998, 16（11）: 3641 - 3648.

［545］ Lagmay JP, Krailo MD, Dang H, et al. Outcome of Patients With Recurrent Osteosarcoma Enrolled in Seven Phase II Trials Through Children's Cancer Group, Pediatric Oncology Group, and Children's Oncology Group: Learning From the Past to Move Forward［J］. J Clin Oncol, 2016, 34（25）: 3031 - 3038.

［546］ 汪新媛，田京. 骨肉瘤化疗研究进展［J］. 国际骨科学杂志，2010，31（3）：159 - 161.

［547］ Bacci G, Ferrari S, Mercuri M, et al. Neoadjuvant chemotherapy for extremity osteosarcoma - preliminary results of the Rizzoli's 4th study［J］. Acta Oncol, 1998, 37（1）: 41 - 48.

［548］ Chou AJ, Merola PR, Wexler LH, et al. Treatment of osteosarcoma at first recurrence after contemporary therapy: the Memorial Sloan - Kettering Cancer Center experience［J］. Cancer, 2005, 104（10）: 2214 - 2221.

［549］ Mctiernan A, Meyer T, Michelagnoli MP, et al. A phase Ⅰ/Ⅱ study of doxorubicin, ifosfamide, etoposide and interval methotrexate in patients with poor prognosis osteosarcoma［J］. Pediatr Blood Cancer, 2006, 46（3）: 345 - 350.

［550］ Thomas M. Control of infection, sterilisation and bacteriology: the role of the microbiologist［J］. NATNEWS, 1979, 16（2）: 6 - 8.

［551］ Daw NC, Billups CA, Rodriguez - Galindo C, et al. Metastatic osteosarcoma［J］. Cancer, 2006, 106（2）: 403 - 412.

［552］ Meyers PA, Healey JH, Chou AJ, et al. Addition of pamidronate to chemotherapy for the treatment of osteosarcoma［J］. Cancer, 2011, 117（8）: 1736 - 1744.

［553］ 戢太阳，王燕秋，张仲林，等. 鼻咽癌多药耐药发生机制的研究进展［J］. 成都医学院学报，2015，10（5）：604 - 607.

［554］ 胡蓓蓓，林峰. 多药耐药相关蛋白与骨肉瘤化疗耐药相关性［J］. 国际骨科学杂志，2013，34（1）：61 - 63.

［555］ 范璐，臧俊亭，冯娜，等. 骨肉瘤化疗及耐药分子机制的研究进展［J］. 癌症进展，2019，17（21）：2495 - 2497.

［556］ Chen Y, Zhang K, Li Y, et al. Oestrogen - related receptor alpha mediates chemotherapy resistance of osteosarcoma cells via regulation of ABCB1［J］. J Cell Mol Med, 2019, 23（3）: 2115 - 2124.

［557］ Baldini N, Scotlandi K, Barbanti - Bròdano G, et al. Expression of P - glycoprotein in high - grade osteosarcomas in relation to clinical outcome［J］. N Engl J Med, 1995, 333（21）: 1380 - 1385.

［558］ 黄纲，李佛保，韩士英，等. 骨肉瘤组织中多药耐药基因 mdr - 1mRNA 和 p - 糖蛋白的表达及其与临床病理特点关系的研究［J］. 中华骨科杂志，2000，20（1）：21 - 25.

［559］ Li C, Guo D, Tang B, et al. Notch1 is associated with the multidrug resistance of hypoxic osteosarcoma by regulating MRP1 gene expression［J］. Neoplasma, 2016, 63（5）: 734 - 742.

［560］ Jia M, Hu J, Li W, et al. Trps1 is associated with the multidrug resistance of osteosarcoma by regulating MDR1 gene expression［J］. FEBS Lett, 2014, 588（5）: 801 - 810.

［561］ Wang G, Rong J, Zhou Z, et al. Novel gene P28GANK confers multidrug resistance by modulating the expression of MDR - 1, Bcl - 2 and Bax in osteosarcoma cells［J］. Mol Biol（Mosk）, 2010, 44（6）: 1010 - 1017.

［562］ Ye S, Zhang J, Shen J, et al. NVP - TAE684 reverses multidrug resistance（MDR）in human osteosarcoma by inhibiting P - glycoprotein（PGP1）function［J］. Br J Pharmacol, 2016, 173（3）: 613 - 626.

［563］ Lu Y, Li F, Xu T, et al. Tetrandrine prevents multidrug resistance in the osteosarcoma cell line, U - 2OS, by preventing Pgp overexpression through the inhibition of NF - kappaB signaling［J］. Int J Mol Med, 2017, 39（4）: 993 - 1000.

［564］ Maksimovic V, Pavlovic - Popovic Z, Vukmirovic S, et al. Molecular mechanism of action and pharmacokinetic properties of methotrexate［J］. Mol Biol Rep, 2020, 47（6）: 4699 - 4708.

［565］ 胡椿艳，岳丽杰，陈小文. 叶酰多聚谷氨酸合成酶与甲氨蝶呤敏感性的关系［J］. 国际儿科学杂志，2012，（2）：183 - 186.

［566］ Yu W, Min D, Lin F, et al. SKA1 induces de novo MTXresistance in osteosarcoma through inhibiting FPGS transcription［J］. FEBS J, 2019, 286（12）: 2399 - 2414.

［567］ Zhao R, Seither R, Brigle KE, et al. Impact of overexpression of the reduced folate carrier（RFC1）, an anion exchanger, on concentrative transport in murine L1210 leukemia cells［J］. J Biol Chem, 1997, 272（34）: 21207 - 21212.

［568］ 赵志刚，马德彰，丁凡，等. 甲氨蝶呤耐受型骨肉瘤细胞中给药剂量与叶酸转运基因表达的相关性研究［J］. 中华实验外科杂志，2016，33（1）：171－174.

［569］ Nawrocki ST, Wang W, Carew JS. Autophagy: new insights into its roles in cancer progression and drug resistance［J］. Cancers (Basel), 2020, 12(10): 297－318.

［570］ Wu W, Li W, Zhou Y, et al. Inhibition of beclin1 affects the chemotherapeutic sensitivity of osteosarcoma［J］. Int J Clin Exp Pathol, 2014, 7(10): 7114－7122.

［571］ Liu Y, Gu S, Li H, et al. SNHG16 promotes osteosarcoma progression and enhances cisplatin resistance by sponging miR－16 to upregulate ATG4B expression［J］. Biochem Biophys Res Commun, 2019, 518(1): 127－133.

［572］ Wang L, Tang B, Han H, et al. miR－155 affects osteosarcoma MG－63 cell autophagy induced by adriamycin through regulating PTEN－PI3K/AKT/mTOR signaling pathway［J］. Cancer Biother Radiopharm, 2018, 33(1): 32－38.

［573］ 梁运轩，覃月秋. HMGB1 与细胞自噬、凋亡关系的研究进展［J］. 世界最新医学信息文摘，2020，20（8）：51－52.

［574］ Park HJ, Bae JS, Kim KM, et al. The PARP inhibitor olaparib potentiates the effect of the DNA damaging agent doxorubicin in osteosarcoma［J］. J Exp Clin Cancer Res, 2018, 37(1): 107－114.

［575］ Zhang Z, Ha SH, Moon YJ, et al. Inhibition of SIRT6 potentiates the anti－tumor effect of doxorubicin through suppression of the DNA damage repair pathway in osteosarcoma［J］. J Exp Clin Cancer Res, 2020, 39(1): 247.

［576］ Umeda K, Kato I, Saida S, et al. Pazopanib for second recurrence of osteosarcoma in pediatric patients［J］. Pediatr Int, 2017, 59(8): 937－938.

［577］ Duffaud F, Mir O, Boudou－Rouquette P, et al. Efficacy and safety of regorafenib in adult patients with metastatic osteosarcoma: a non－comparativ, randomised, double－blind, placebo－controlled, phase 2 study［J］. Lancet Oncol, 2019, 20(1): 120－133.

［578］ Mardanpour K, Rahbar M, Mardanpour S. Coexistence of HER2, Ki67 and p53 in Osteosarcoma: A Strong Prognostic Factor［J］. N Am J Med Sci, 2016, 8(5): 210－214.

［579］ Mason NJ, Gnanandarajah JS, Engiles JB, et al. Immuno- therapy with a HER2－targeting listeria Induces HER2－specific immunity and demonstrates potential therapeutic effects in a phase I trial in canine osteosarcoma［J］. Clin Cancer Res, 2016, 22(17): 4380－4390.

［580］ Gill J, Geller D, Gorlick R. HER－2 involvement in osteosarcoma［J］. Adv Exp Med Biol, 2014, 804: 161－177.

［581］ Ahmed N, Brawley VS, Hegde M, et al. Human epidermal growth factor receptor 2 (HER2)－specific chimeric antigen receptor－modified t cells for the immunotherapy of HER2－positive sarcoma［J］. J Clin Oncol, 2015, 33 (15): 1688－1696.

［582］ Krill LS, Tewari KS. Integration of bevacizumab with chemotherapy doublets for advanced cervical cancer［J］. Expert Opin Pharmacother, 2015, 16(5): 675－683.

［583］ Navid F, Santana VM, Neel M, et al. A phase Ⅱ trial evaluating the feasibility of adding bevacizumab to standard osteosarcoma therapy［J］. Int J Cancer, 2017, 141(7): 1469－1477.

［584］ Grignani G, Palmerini E, Ferraresi V, et al. Sorafenib and everolimus for patients with unresectable high－grade osteosarcoma progressing after standard treatment: a non－randomised phase 2 clinical trial［J］. Lancet Oncol, 2015, 16(1): 98－107.

［585］ Coley WB. Contribution to the knowledge of sarcoma［J］. Ann Surg, 1891, 14(3): 199－220.

［586］ Coley WB. The treatment of inoperable sarcoma by bacterial toxins (the mixed toxins of the Streptococcus erysipelas and the Bacillus prodigiosus)［J］. Proc R Soc Med, 1910, 3(Surg Sect): 1－48.

［587］ Eilber FR, Townsend C, Morton DL, et al. Osteosarcoma. Results of treatment employing adjuvant immunotherapy［J］. Clin Orthop Relat Res, 1975, 111: 94－100.

［588］ Jeys LM, Grimer RJ, Carter SR, et al. Postoperative infection and increased survival in osteosarcoma patients: are they associated? ［J］. Ann Surg Oncol, 2007, 14(10): 2887－2895.

［589］ Zitvogel L, Tesniere A, Apetoh L, et al. Immunological aspects of anticancer chemotherapy［J］. Bull Acad Natl Med, 2008, 192(7): 1469－1489.

［590］ Moore C, Eslin D, Levy A, et al. Prognostic significance of early lymphocyte recovery in pediatric osteosarcoma［J］. Pediatr Blood Cancer, 2010, 55(6): 1096－1102.

[591] Kosmidis PA, Baxevanis CN, Tsavaris N, et al. The prognostic significance of immune changes in patients with renal cell carcinoma treated with interferon alfa - 2b[J]. J Clin Oncol, 1992, 10(7): 1153 - 1157.

[592] Tarhini AA, Kirkwood JM. How much of a good thing? What duration for interferon alfa - 2b adjuvant therapy? [J]. J Clin Oncol, 2012, 30(31): 3773 - 3776.

[593] Bielack SS, Smeland S, Whelan JS, et al. Methotrexate, doxorubicin, and cisplatin (MAP) plus maintenance pegylated interferon alfa - 2b versus MAP alone in patients with resectable high - grade osteosarcoma and good histologic response to preoperative MAP: first results of the EURAMOS - 1 good response randomized controlled trial[J]. J Clin Oncol, 2015, 33(20): 2279 - 2287.

[594] Strander H, Einhorn S. Effect of human leukocyte interferon on the growth of human osteosarcoma cells in tissue culture[J]. Int J Cancer, 1977, 19(4): 468 - 473.

[595] Masuda S, Fukuma H, Beppu Y. Antitumor effect of human leukocyte interferon on human osteosarcoma transplanted into nude mice[J]. Eur J Cancer Clin Oncol, 1983, 19(11): 1521 - 1528.

[596] Strander H, Aparisi T, Blomgren H. Adjuvant interferon treatment of human osteosarcoma[J]. Recent Results Cancer Res, 1982, 80: 103 - 107.

[597] Strander H. Interferons and osteosarcoma[J]. Cytokine Growth Factor Rev, 2007, 18(5/6): 373 - 380.

[598] Whelan J, Patterson D, Perisoglou M, et al. The role of interferons in the treatment of osteosarcoma[J]. Pediatr Blood Cancer, 2010, 54(3): 350 - 354.

[599] Pollack SM, Loggers ET, Rodler ET, et al. Immune - based therapies for sarcoma [J]. Sarcoma, 2011, 11(5): 438 - 452.

[600] Muller CR, Smeland S, Bauer HCF, et al. Interferon - alpha as the only adjuvant treatment in highgrade osteosarcoma: Long term results of the Karolinska Hospital series[J]. Acta Oncol, 2005, 44(5): 475 - 480.

[601] Schwinger W, Klass V, Benesch M, et al. Feasibility of highdose interleukin - 2 in heavily pretreated pediatric cancer patients[J]. Ann Oncol, 2005, 16(7): 1199 - 1206.

[602] Meazza C, Cefalo G, Massimino M, et al. Primary metastatic osteosarcoma: results of a prospective study in children given chemotherapy and interleukin - 2[J]. Med Oncol, 2017, 34(12): 191 - 195.

[603] 李奕縣, 常君丽, 施杞, 等. 骨肉瘤免疫治疗的研究现状[J]. 癌症进展, 2017, 15(6): 605 - 613.

[604] Lussier DM, O'Neill L, Nieves LM, et al. Enhanced T - cell immunity to osteosarcoma through antibody blockade of PD - 1/PD - L1 interactions[J]. J Immunother, 2015, 38(3): 96 - 106.

[605] Chen S, Guenther LM, Aronhalt A, et al. PD - 1 and PD - L1 expression in osteosarcoma: which specimen to evaluate? [J]. J Pediatr Hematol Oncol, 2019, 34(11): 2234 - 2242.

[606] Zheng B, Ren T, Huang Y, et al. PD - 1 axis expression in musculoskeletal tumors and antitumor effect of nivolumab in osteosarcoma model of humanized mouse[J]. J Hematol Oncol, 2018, 11(1): 16 - 21.

[607] Huang X, Zhang W, Zhang Z, et al. Prognostic value of programmed cell death 1 ligand - 1 (PD - L1) or PD - 1 expression in patients with osteosarcoma: a meta - analysis[J]. J Cancer, 2018, 9(14): 2525 - 2531.

[608] Shimizu T, Fuchimoto Y, Fukuda K, et al. The effect of immune checkpoint inhibitors on lung metastases of osteosarcoma[J]. J Pediatr Surg, 2017, 52(12): 2047 - 2050.

[609] Yoshida K, Okamoto M, Sasaki J, et al. Anti - PD - 1 antibody decreases tumour - infiltrating regulatory T cells[J]. BMC Cancer, 2020, 20(1): 25 - 30.

[610] Shimizu T, Fuchimoto Y, Okita H, et al. A curative treatment strategy using tumor debulking surgery combined with immune checkpoint inhibitors for advanced pediatric solid tumors: An in vivo study using a murine model of osteosarcoma[J]. J Pediatr Surg, 2018, 53(12): 2460 - 2464.

[611] Paget C, Duret H, Ngiow SF, et al. Studying the role of the immune system on the antitumor activity of a Hedgehog inhibitor against murine osteosarcoma[J]. Oncoimmunology, 2012, 1(8): 1313 - 1322.

[612] Shen JK, Cote GM, Choy E, et al. Targeting programmed cell death ligand 1 in osteosarcoma: an auto - commentary on therapeutic potential[J]. Oncoimmunology, 2014, 3(8): e954467.

[613] Takahashi Y, Yasui T, Minami K, et al. Carbon ion irradiation enhances the antitumor efficacy of dual immune checkpoint blockade therapy both for local and distant sites in murine osteosarcoma[J]. Oncotarget, 2019, 10(6): 633 - 646.

［614］ Xia L, Wu H, Qian W. Irradiation enhanced the effects of PD－1 blockade in brain metastatic osteosarcoma［J］. J Bone Oncol, 2018, 12: 61－64.

［615］ Wang J, Hu C, Wang J, et al. Checkpoint block ade in combination with doxorubicin augments tumor cell apoptosis in osteosarcoma［J］. J Immunother, 2019, 42(9): 321－330.

［616］ Liu X, He S, Wu H, et al. Blocking the PD－1/PD－L1 axis enhanced cisplatin chemotherapy in osteosarcoma in vitro and in vivo［J］. Environ Health Prev Med, 2019, 24(1): 79－84.

［617］ Tawbi HA, Burgess M, Bolejack V, et al. Pembrolizumab in advanced soft－tissue sarcoma and bone sarcoma (SARC028): a multicentre, two－cohort, single－arm, open－label, phase 2 trial［J］. Lancet Oncol, 2017, 18 (11): 1493－1501.

［618］ Le Cesne A, Marec－Berard P, Blay JY, et al. Programmed cell death 1(PD－1) targeting in patients with advanced osteosarcomas: results from the PEMBROSARC study［J］. Eur J Cancer, 2019, 119: 151－157.

［619］ Davis KL, Fox E, Merchant MS, et al. Nivolumab in children and young adults with relapsed or refractory solid tumours or lymphoma (ADVL1412): a multicentre, open－label, single－arm, phase 1－2 trial［J］. Lancet Oncol, 2020, 21(4): 541－550.

［620］ Schroit AJ, Fidler IJ. Effects of liposome structure and lipid composition on the activation of the tumoricidal properties of macrophages by liposomes containing muramyl dipeptide［J］. Cancer Res, 1982, 42(1): 161－167.

［621］ Kleinerman ES, Jia SF, Griffin J, et al. Phase II study of liposomal muramyl tripeptide in osteosarcoma: the cytokine cascade and monocyte activation following administration［J］. J Clin Oncol, 1992, 10(8): 1310－1316.

［622］ Sone S, Mutsuura S, Ogawara M, et al. Potentiating effect of muramyl dipeptide and its lipophilic analog encapsulated in liposomes on tumor cell killing by human monocytes［J］. J Immunol, 1984, 132(4): 2105－2110.

［623］ Kansara M, Leong HS, Lin DM, et al. Immune response to RB1 regulated senescence limits radiation－induced osteosarcoma formation［J］. J Clin Invest, 2013, 123(12): 5351－5360.

［624］ Marina NM, Smeland S, Bielack SS, et al. Comparison of MAPIE versus MAP in patients with a poor response to preoperative chemotherapy for newly diagnosed highgrade osteosarcoma(EURAMOS－1): an open－label, international, randomized controlled trial［J］. Lancet Oncol, 2016, 17(10): 1396－1408.

［625］ MacEwen EG, Kurzman ID, Rosenthal RC, et al. Therapy for osteosarcoma in dogs with intravenousinjection of liposomeencapsulated muramyltripeptide［J］. J Natl Cancer Inst, 1989, 81(12): 935－938.

［626］ Chou AJ, Kleinerman ES, Krailo MD, et al. Addition of muramyl tripeptide to chemotherapy for patients with newly diagnosed metastatic osteosarcoma: a report from the Children's Oncology Group［J］. Cancer, 2009, 115(22): 5339－5348.

［627］ Johal S, Ralston S, Knight C. Mifamurtide for high－grade, resectable, nonmetastatic osteosarcoma following surgical resection: a cost－effectiveness analysis［J］. Value Health, 2013, 16(8): 1123－1132.

［628］ Jimmy R, Stern C, Lisy K, et al. Effectiveness of mifamurtide in addition to standard chemotherapy for high－grade osteosarcoma: a systematic review［J］. JBI Database System Rev Implement Rep, 2017, 15(8): 2113－2152.

［629］ Gill J, Ahluwalia MK, Geller D, et al. New targets and approaches in osteosarcoma［J］. Pharmacol Ther, 2013, 137(1): 89－99.

［630］ Ahmad O, Chan M, Savage P, et al. Biology and treatment of metastasis of sarcoma to the brain［J］. Front Biosci (Elite Ed), 2016, 8: 233－244.

［631］ Brown HK, Tellez－Gabriel M, Heymann D. Cancer stem cells in osteosarcoma［J］. Cancer Lett, 2017, 386: 189－195.

［632］ Wu PK, Chen WM, CHen CF, et al. Primary osteogenic sarcoma with pulmonary metastasis: clinical results and prognostic factors in 91 patients［J］. Japanese Journal of Clinical Oncology, 2009, 39(8): 514－522.

［633］ Botter SM, Neri D, Fuchs B. Recent advances in osteosarcoma［J］. Curr Opin Pharmacol, 2014, 16(1): 15－23.

［634］ 李建民. 中国骨肿瘤专业 70 年主要成果［J］. 中国骨与关节杂志, 2019, 8(9): 641－643.

［635］ 刘彧, 刘水涛, 扈文海, 等. 伴病理性骨折的原发恶性骨肿瘤保肢手术疗效评价［J］. 临床外科杂志, 2016, 24(1): 65－67.

［636］ Longhi A, Errani C, De Paolis M, et al. Primary bone osteosarcoma in the pediatric age: state of the art［J］. Cancer Treat Rev, 2006, 32(6): 423－436.

［637］ Smeland S, Bielack SS, Whelan J, et al. Survival and prognosis with osteosarcoma: outcomes in more than 2000 patients in the EURAMOS - 1 (European and American Osteosarcoma Study) cohort[J]. Eur J Cancer, 2019, 109: 36 - 50.

［638］ Dong J, Wang M, Ni D, et al. MicroRNA - 217 functions as a tumor suppressor in cervical cancer cells through targeting Rho - associated protein kinase 1[J]. Oncol Lett, 2018, 16(5): 5535 - 5542.

［639］ Anderson PM. Radiopharmaceuticals for Treatment of Osteosarcoma[J]. Adv Exp Med Biol, 2020, 1257: 45 - 53.

［640］ 汪勇刚. 骨肉瘤中 miR - 194 的表达水平及其与临床病理参数的关系[J]. 临床骨科杂志, 2020, 23(2): 280 - 283.

［641］ Griffinl R, Thammd H, Brody A, et al. Prognostic value of fluorine 18 flourodeoxy glucose positron emission tomography/computed tomography in dogs with appendicular osteosarcoma[J]. J Vet Intern Med, 2019, 33(2): 820 - 826.

［642］ Bielack SS, Kempf-Bielack B, Delling G, et al. Prognostic factors in high-grade osteosarcoma of the extremities or trunk: an analysis of 1 702 patients treated on neoadjuvant cooperative osteosarcoma study group protocols[J]. J Clin Oncol, 2002, 20(3): 776 - 790.

［643］ Meyers PA, Schwartz CL, Krailo M, et al. Osteosarcoma: a randomized, prospective trial of the addition of ifosfamide and/or muramyl tripeptide to cisplatin, doxorubicin, and high-dose methotrexate[J]. J Clin Oncol, 2005, 23(9): 2004 - 2011.

［644］ Kasinski AL, Slack FJ. Epigenetics and genetics. MicroRNAs en route to the clinic: progress in validating and targeting microRNAs for cancer therapy[J]. Nat Rev Cancer, 2011, 11(12): 849 - 864.

［645］ Bentzen SM. Prognostic factor studies in oncology: osteosarcoma as a clinical example[J]. Int J Radiat Oncol Biol Phys, 2001, 49(2): 513 - 518.

［646］ Raymond AK, Chawla SP, Carrasco CH, et al. Osteosarcoma chemotherapy effect: a prognostic factor[J]. Semin Diagn Pathol, 1987, 4(3): 212 - 236.

［647］ Juergens H, Kosloff C, Nirenberg A, et al. Prognostic factors in the response of primary osteogenic sarcoma to preoperative chemotherapy (high - dose methotrexate with citrovorum factor) [J]. Natl Cancer Inst Monogr, 1981, 56: 221 - 226.

［648］ Harting MT, Lally KP, Andrassy RJ, et al. Age as a prognostic factor for patients with osteosarcoma: an analysis of 438 patients[J]. J Cancer Res Clin Oncol, 2010, 136(4): 561 - 570.

［649］ Hagleitner MM, Hoogerbrugge PM, van der Graaf WT, et al. Age as prognostic factor in patients with osteosarcoma[J]. Bone, 2011, 49(6): 1173 - 1177.

［650］ 牛晓辉, 王涛, 李远, 等. 骨肉瘤区域淋巴结检查的临床意义[J]. 中国骨肿瘤骨病, 2005, 4(3): 131 - 132.

［651］ Bakhshi S, Radhakrishnan V. Prognostic markers in osteosarcoma[J]. Expert Rev Anticancer Ther, 2010, 10(2): 271 - 287.

［652］ Bramer JAM, van Linge JH, Grimer RJ, et al. Prognostic factors in localized extremity osteosarcoma: a systematic review[J]. Eur J Surg Oncol, 2009, 35(10): 1030 - 1036.

［653］ Arceci RJ. Response in osteosarcoma. Information you can't use yet? [J]. J Pediatr Hematol Oncol, 2003, 25 (11): 837 - 838.

［654］ Bousquet M, Noirot C, Accadbled F, et al. Whole - exome sequencing in osteosarcoma reveals important heterogeneity of genetic alterations[J]. Ann Oncol, 2016, 27(4): 738 - 744.

［655］ 种阳, 李国军, 张世谦, 等. EMT 与骨肉瘤转移相关性的研究进展[J]. 医学综述, 2015, 6(12): 2185 - 2188.

［656］ Vasquez L, Tarrillo F, Oscanoa M, et al. Analysis of prognostic factors in high - grade osteosarcoma of the extremities in children: A 15 - year single - institution experience[J]. Front Oncol, 2016, 6(2): 22 - 28.

［657］ Pochanugool L, Subhadharaphandou T, Dhanachai M, et al. Prognostic factors among 130 patients with osteosarcoma[J]. Clin Orthop Relat Res, 1997, (345): 206 - 214.

［658］ Tomer G, Cohen IJ, Kidron D, et al. Prognostic factors in non - metastatic limb osteosarcoma: A 20 - year experience of one center[J]. Int J Oncol, 1999, 15(1): 179 - 185.

［659］ Davis AM, Bell RS, Goodwin PJ. Prognostic factors in osteosarcoma: a critical review[J]. J Clin Oncol, 1994, 12 (2): 423 - 431.

［660］ 王倩荣，刘文超，张红梅. 骨肉瘤患者预后的影响因素分析［J］. 现代肿瘤医学，2021，29（11）：1934 - 1937.

［661］ Hogendoorn N，Athanasou S，Bielack E，et al. Bone sarcomas：ESMO clinical practice guidelines for diagnosis, treatment and follow - up［J］. Ann Oncol，2012，23（Suppl 7）：i100 - i109.

［662］ Marina N，Gebhardt M，Teot L，et al. Biology and therapeutic advances for pediatric osteosarcoma［J］. Oncologist，2004，9（4）：422 - 441.

［663］ Sarf AJ，Fenger JM，Roberts RD. Osteosarcoma：Accelerating progress makes for a hopeful future［J］. Front Oncol，2018，8（1）：4 - 11.

［664］ Ward WG，Mikaelian K，Dorey F，et al. Pulmonary metastases of stage IIb extremity osteosarcoma and subsequent pulmonary metastases［J］. J Clin Oncol，1994，12（9）：1849 - 1855.

［665］ 任娟，徐叶峰，匡唐洪，等. 104 例骨肉瘤肺转移患者的预后及其影响因素［J］. 中华肿瘤杂志，2017，39（4）：263 - 268.

［666］ 黄少兵，吴宏伟，周张孜. 骨肉瘤肺转移诊治的研究进展［J］. 医学临床研究，2020，37（1）：108 - 110.

［667］ 林峰，汤丽娜，姚阳. 骨肉瘤肺转移 71 例生存分析［J］. 肿瘤，2009，29（5）：471 - 474.

［668］ Kebudi R，Ayan I，Görgün O，et al. Brain metastasis in pediatric extracranial solid tumors：survey and literature review［J］. J Neuro Oncol，2005，71（1）：43 - 48.

［669］ 韩康，赵廷宝，卞娜，等. 影响骨肉瘤治疗预后效果的临床因素的研究进展［J］. 现代生物医学进展，2014，14（29）：5783 - 5786.

［670］ 牛晓辉. 经典型骨肉瘤临床诊疗专家共识的解读［J］. 临床肿瘤学杂志，2018，17（10）：934 - 945.

［671］ Spina V，Montanari N，Romagnoli R. Malignant tumors of the osteogenic matrix［J］. Eur J Radiol，1998，27（Suppl 1）：S98 - S109.

［672］ Mankin HJ，Hornicek FJ，Rosenberg AE，et al. Survival data for 648 patients with osteosarcoma treated at one institution［J］. Clin Orthop Relat Res，2004，1：286 - 291.

［673］ Burt M. Primary malignant tumors of the chest wall. The memorial sloan - kettering cancer center experience［J］. Chest Surg Clin N Am，1994，4：137 - 154.

［674］ Zheng W，Xiao H，Liu H，et al. Expression of programmed death 1 is correlated with progression of osteosarcoma［J］. APMIS，2015，123（2）：102 - 107.

［675］ Shen JK，Cote GM，Choy E，et al. Programmed cell death ligand 1 expression in osteosarcoma［J］. Cancer Immunol Res，2014，2（7）：690 - 698.

［676］ Zhu Z，Jin Z，Zhang M，et al. Prognostic value of programmed death - ligand 1 in sarcoma：a meta - analysis［J］. Oncotarget，2017，8（35）：59570 - 59580.

［677］ Fox MG，Trotta BM. Osteosarcoma：review of the various types with emphasis on recent advancements in imaging［J］. Semin Musculoskelet Radiol，2013，17（2）：123 - 136.

第三章　骨外骨肉瘤

Extra – skeletal Osteosarcoma

一、概述

骨外骨肉瘤(extra – skeletal osteosarcoma，ESOS)是一种恶性间充质软组织肿瘤，指发生于骨外软组织内的原发性骨肉瘤，其不附着于骨骼，可产生类骨质或软骨基质，病理改变与成骨肉瘤相似[1-2]，又称软组织骨肉瘤，不包括骨肉瘤骨外转移瘤。

1941 年，Wilson[3]首先描述了骨外骨肉瘤。但 1956 年 Fine[4]认为，它可能表现出类似于骨肉瘤的行为，即原发骨生成的过程。

(一)发病情况

骨外骨肉瘤是一种极为罕见的发生在骨外的高度恶性肿瘤，发病率仅占软组织肉瘤的 1%、骨肉瘤的 4%[5-14]。

骨外骨肉瘤的发病年龄在 40~70 岁，好发年龄 >50 岁，平均发病年龄为 50.7~54.6 岁，男性稍多于女性，男女比为(1.6~1.9):1[15-17]。在 Chung 等[18]的大型研究中发现，88 例 ESOS 患者中仅有 2 例为儿童患者，诊断的中位年龄约为 40~60 岁，男性患者相对多见。但亦有高龄患者报道，杨先春等[19]报道的 7 例原发性骨外骨肉瘤患者中，最高年龄达 83 岁；杜补林等[20]报道 1 例女性，80 岁，发现左侧腋窝包块进行性增大伴左上肢疼痛，胸部 CT 示左侧腋窝见团状密度增高影，其内见多发条状钙化影，大小约 3.8cm×3.3cm(内侧)及 4.0cm×3.4cm(外侧)，病理诊断(左腋窝肿物穿刺条)为分化好的骨外骨肉瘤。

骨外骨肉瘤的发生部位十分广泛，主要发生在上、下肢(下肢、臀部最易发生)[21-24]，其次为腹膜后、胸腔(心脏、肺、胸膜)和腹腔[25-27]。大腿最常见，约占 48%，上肢占 8%~23%、腹膜后占 17%，以及发生在松果体、颈部[28]、胸腔[29]、食管、肺、心[30]、膈肌、肾[31]、乳腺[32-33]、膀胱、甲状腺、子宫、肝脏、胆囊、大网膜、皮肤、阑尾[34-45]等。

原发性心脏肿瘤罕见，据国外尸检材料报道，其发生率仅为 0.001%~0.03%，其中 75% 为黏液瘤[46]。肿瘤可发生于任何年龄，但以 30~50 岁多见，平均年龄 41 岁[47]。原发性心骨肉瘤更罕见，占所有心脏肉瘤的 3%~9%。陈丹等[48]统计文献报道的 41 例原发性心脏骨肉瘤[49-55]，患者年龄最小者 14 岁，最大者 77 岁；有确切发生部位的 25 例，其中发生于左心房者 11 例，右心室 5例，房间隔、二尖瓣及右室流出道各 2 例，下腔静脉、右心房、肺静脉各 1 例。

乳腺原发骨肉瘤(primary osteosarcoma of the breast，POB)是一种起源于软组织的罕见骨外骨肉瘤，属恶性间叶性肿瘤，发病率不到乳腺恶性肿瘤的 1%，占乳腺肉瘤的 12.5%~17.0%[56-62]。截至 2012年，国内外文献共约 130 例乳腺骨外骨肉瘤病例报道[63]。原发性乳腺骨外骨肉瘤，好发于 >40 岁的中老年女性，偶有男性报道，起病年龄 27 ~ 89 岁，平均年龄 64.5 岁[63]。罗扬等[64]汇总了 2003—2016 年国内外公开发表的 24 例关于 POB 的个案报道，患者年龄 24 ~ 87 岁，中位年龄 62 岁。郭玉萍等[65]统计分析了 1985—2012 年我国报道的 38 例乳腺骨肉瘤女性患者，年龄 21 ~ 80 岁，中位发病年龄 50 岁。

腹膜后 ESOS 是指原发于腹膜后、与骨及骨膜均无关的骨肉瘤，约占 ESOS 的 17%，近 10 年国内报道不超过 10 例[66-68]。

(二)发生机制

骨外骨肉瘤的发病原因目前尚不明确，局部外伤和放疗被认为是本病的主要危险因素。研究报道[69-72]，5% ~ 10% 的患者于放疗后出现 ESOS，12% ~ 13% 的患者有创伤史；骨化性肌炎亦与其发生相关[73-74]。

组织来源目前亦属未知，但多数学者认为是由多潜能的原始间叶细胞转变为异生的骨母细胞，并产生肿瘤性的软骨、类骨和骨组织而形成[75]的。

有关骨外骨肉瘤的发生机制，目前有如下两种学说[76]：

(1)组织残留学说，是指胚胎发育期中胚叶成分残留，形成骨质并发生骨肉瘤。

(2)化生学说，是指肌组织间质内纤维母细胞受到内在或外来刺激，组织化生成骨细胞和成软骨细胞，从而演变为骨肉瘤[42]，多数学者支持此观点。

关于 POB 的来源，目前尚无定论，可能是由乳腺间质中的多能间质细胞分化而来，抑或由乳腺间质的纤维母细胞在外部或内部因素刺激下骨化形成，乳腺放疗、外伤或假体植入也可诱导发生软组织肉瘤，主要为血管肉瘤和骨肉瘤[77-82]。目前已有多项研究报道[83-84]，该病可能由乳腺纤维腺瘤或叶状囊肉瘤纤维成分骨化恶性变而成。

Jour 等[85]使用 Affymetrix OncoScan FFPE 测定法通过单核苷酸多态性阵列分析了 32 例 ESOS 患者的基因组 DNA 拷贝数(CN)改变和等位基因不平衡，结果显示，一个高度复杂的基因组谱，包含影响染色体的 13qn = 16(60%)、17pn = 11(40%)、9pn = 14(52%)、11pn = 10(37%)的 CN 丢失和 8qn = 8(30%)，19pn = 9(33%)的 CN 增加；进一步对候选的抑癌基因及癌基因 15、16、17 的分析发现，CDKN2A(70%)、TP53(56%)、RB1(49%)、PTEN(37%)、NF1(27%)、LSAMP(19%)发生 CN 丢失，包括许多双等位 CN 损失、单等位 CN 损失和 CN – LOH，这些候选基因亦常见于发生于骨的骨肉瘤，可见两者有遗传相似性。

二、临床表现

原发性骨外骨肉瘤临床表现缺乏特异性，一般起病隐匿，早期多无明显症状。ESOS 的症状发作和诊断的中位时长为 6 个月，与传统骨肉瘤的 2 个月相比明显较长[86]。

骨外骨肉瘤发病部位不同，临床表现和体征各有不同。发生于四肢或皮下组织者，多表现为软组织内进行性增大的肿块，位置较深而固定，肿块质硬，表面多不光整；以局部肿块及疼痛为主要症状，20% ~ 40% 的患者伴有自发性的疼痛，约 15% 的病例发生于先前遭受创伤或射线照射的部位；病程可为数周或数月不等。

心脏肉瘤患者的症状与肿瘤的位置及大小有关，通常表现为血流受阻引起的心功能衰竭或肺动脉高压、栓塞局部缺血引起的胸痛。陈丹等[48]报道了 1 例男性，41 岁，活动后出现喘憋 1 个月，超声心动图示左房大，左房内有边界清楚的高回声团块，大小约 4.3cm × 3.4cm，堵塞二尖瓣口，术后病理诊断为原发性心脏骨肉瘤。郭小芳等[33]报道了 1 例男性，57 岁，因"咳嗽、胸闷 3 周"就诊，CT 检查发现，后下纵隔软组织肿块影，密度欠均匀，与右肺下叶分界不清，右中叶支气管稍受压，大小约 44mm × 42mm，邻近胸椎未见骨质破坏；右侧胸壁肿块，大小约 41mm × 16mm，肿块呈分叶状；后纵隔及右侧胸壁肿块术后病检及免疫组织化学结果为骨外骨肉瘤。韩秀娟等[8]报道了 1 例女性，53 岁，活动后出现胸闷、气喘，胸部 CT 示左侧大量胸腔积液并局部肺不张伴有占位；手术所见左肺上叶近胸膜处可触及一质硬包块，大小约 5.0cm × 5.0cm × 4.0cm，边界尚清。术后病理诊断为左侧肺内骨外骨肉瘤。

乳腺骨外骨肉瘤，病史较长，最长报道可达 10 年，往往表现为缓慢增长的乳腺肿块突然快速增大。通常表现为体积大而无痛的肿物；肿瘤直径为 1.4cm ~25.0cm，中位直径为 5.0cm，质地坚硬，可有压痛，边界清，活动好，与皮肤无粘连，通常不伴有乳头溢液和腋窝淋巴结转移[64-65]。

腹腔骨外骨肉瘤，起病隐匿，肿瘤体积较大，最大径可达 30cm，可压迫邻近脏器，引起相应的临床症状。

发生于泌尿系统者，可出现无痛性肉眼血尿，腹部可扪及包块。

骨外骨肉瘤极易发生局部复发和远处转移，Lee 等[25]报道，复发率为 45%，转移率为 65%，最常见的转移部位是肺，其次是淋巴结、骨、肝脏及心脏等。陶海波等[45]报道了 1 例前下腹壁骨外骨肉瘤，合并颈部淋巴结、纵隔淋巴结、双肺、甲状腺及（颈部、胸腹部、臀部）肌群、肌间隙、阴茎海绵体、椎体、双侧股骨等多发转移。

实验室检查，可有血清碱性磷酸酶（ALP）、CA199、神经特异性烯醇化酶升高[87-88]，但不具有特异性。

三、影像学检查

骨外骨肉瘤影像检查主要包括超声心动图、X 线、CT 及 MRI 检查，具有一定的特征性，可为临床诊断及手术方案制定提供参考依据。

乳腺骨外骨肉瘤影像学表现与其他骨外骨肉瘤相似，X 射线检查可见边界清楚的软组织肿块，内有点状或大片状钙化灶，肿块与周围组织骨骼不相连。

超声心动图是诊断心脏肿瘤最简单、敏感的方法，但要了解肿瘤的特点及与周围组织的关系还需行 MR 和 CT 检查[89]。

骨 ECT 扫描可发现骨外骨肉瘤病变中的成骨改变，表现为显像剂的骨外浓聚[90]，具有一定的独特价值。

^{18}F-FDGPET 能从糖代谢的角度对疾病进行辅助诊断。Gulia 等[91]报道的膝盖及 Cao 等[92]报道的腰椎棘突旁骨外骨肉瘤 PET 显像均表现为较高的 ^{18}F-FDG 摄取，杜补林等[20]报道了 1 例腋窝骨外骨肉瘤，病灶亦有较高的 FDG 的摄取，但可见病变钙化处 FDG 摄取呈稀疏改变。

（一）X 线

X 线检查虽然缺乏特征性，但对骨外骨肉瘤初始判断有一定帮助。

早期 X 线表现为软组织肿块影，不一定靠近骨骼，随后软组织中出现斑点状钙化，以后有瘤骨形成，呈斑片状或颗粒状，分布不均，形态不整。据统计，钙化或瘤骨形成发生在 50% 左右的病例中，但高达 50% 的肿瘤在 X 线平片上看不到钙化。

X 线上，骨外骨肉瘤软组织肿块内肿瘤骨骨化程度的高低可反映出肿瘤的恶性程度的高低，而与其肿瘤的大小无明显关系。

X 线对腹膜后骨外骨肉瘤的诊断价值有限，表现为软组织肿块伴或不伴有钙化[93]。

（二）CT 检查

CT 具有很高的诊断价值，可显示出肿瘤与附近正常组织器官和骨骼的横断面层次关系，明确肿瘤对邻近组织的浸润、压迫及转移情况。

CT 影像中，ESOS 存在假包膜，并与相邻的骨结构分离，且能更清晰地显示基质矿化的范围；其特征表现有以下几点。

（1）肿瘤体积常较大，单发多见。

（2）多为圆形或类圆形，易侵犯周围组织。

（3）CT 平扫呈非均质肿块，内均可见瘤骨；增强扫描呈不均匀中度至明显强化，延迟期密度明显减低。

（4）骨外骨肉瘤易发生远处转移，远处转移率为 37% ~ 80%，以肺部转移最常见，CT 检查有助于肺部转移灶的检出[94-95]。

（三）MRI 检查

MRI 对鉴别肿块软组织成分、确定边界及与周围组织的关系优于 X 线及 CT[96]，对钙化和瘤骨的显示逊于 CT。

骨外骨肉瘤，MRI 扫描肿瘤实质在 T1WI 上呈低、中等混杂信号，T2WI 上呈不均匀等、高信号，增强扫描可有明显的强化，坏死囊变区若含较多蛋白，则在 T1WI 和 T2WI 上均呈高信号。

骨外骨肉瘤属于高度恶性肿瘤且血供丰富，DWI 上多表现为不均匀扩散受限。

四、组织病理

成骨骨肉瘤是骨中最常见的原发性恶性肿瘤，骨外骨肉瘤在组织学上与其极其相似[4]，但其骨样骨软骨和纤维组织的比例却不同[97]。

骨外骨肉以高度间变的肿瘤细胞及其产生的肿瘤性骨样基质和骨质或肿瘤性软骨基质为特征，肿瘤性骨样基质由瘤细胞直接分泌产生，最初在瘤细胞间呈不规则点滴状，随着分泌量的增加，相互连接成花边状或网格状，进而增多融合成片块状，边缘可有肿瘤性骨母细胞附着；其诊断要点在于找到肿瘤性成骨及骨样组织，但不具有特异性[98]。

乳腺骨外骨肉瘤，组织病理学和免疫组织化学与身体其他部位发生的骨外骨肉瘤相似，肿物与周围组织边界模糊并存在局灶浸润性特征[82]，肿块呈椭圆形，质地坚硬，切面灰白。肿瘤由梭形和卵圆形细胞群组成，伴有不同比例的骨样或骨组织，1/3 以上的病例有软骨存在，但无其他分化的组织。

乳腺骨外骨肉瘤病理学特征为肿瘤性骨样组织、骨组织及软骨为主要肿瘤成分，没有乳腺上皮成分，但是基于获取肿瘤细胞和组织的局限性，针吸细胞学、小组织活组织检查或冷冻切片检查有时难以确诊。

（一）大体观

大体肉眼观察，肿瘤多为孤立性，直径 5 ~ 10cm，表面光滑或不规则，有包膜，切面灰白色（致密组织和骨质）或灰红色，常有钙化或骨化，中央常伴有出血、坏死及囊性变，或有胶样变区和分叶状结构。

腹膜后 ESOS 由于部位特殊，体积通常较大，直径多 >5cm，甚至可达 50cm。肉眼观，界限清楚，可有假包膜，切面由于血供的差异或出血坏死可呈灰白色、黄褐色及棕红色，质地软硬不均，有沙砾感，可见钙化、骨化和囊性变，部分亦可呈胶胨状。

（二）镜下观

除少部分文献报道的低度恶性骨外骨肉瘤病例外，骨外骨肉瘤通常是高度恶性的梭形细胞肿瘤[99]。

镜下主要表现为肿瘤组织中含有恶性、原始的异型细胞，伴有不等量的肿瘤性骨质和类骨质或肿瘤性软骨组织[100]。

光镜下，瘤细胞可呈梭形、圆形或椭圆形、三角形等，大小不一，形态各异。

部分瘤细胞呈团状增生，核大深染，有丝分裂多见；多核巨细胞较多，核大呈畸形，核膜厚，核染色质粗，核仁数目多[101-102]。

（三）病理亚型

根据瘤细胞形态，可分为骨母细胞型、纤维母细胞型、类恶性纤维组织型、软骨母细胞型、毛细血管扩张型和小细胞型6种类型[103]。所有类型的共同特点是含有肿瘤性骨样基质和骨偶尔伴有肿瘤性软骨形成，瘤细胞呈梭形或多边形，具有异型性，核分裂活跃，可见病理性核分裂象；骨样基质均质粉染呈纤细、分枝、花边状或呈粗大骨小梁样；常见逆分带现象，即中心为骨质沉积，外周非典型梭形细胞增生。

成骨细胞性亚型的肿瘤细胞类似恶性骨母细胞，并有丰富的骨基质。梭形细胞排列成鱼骨或编席状结构是纤维母细胞性亚型的特征，软骨样型以恶性软骨为主要成分。

毛细血管扩张性亚型含有大量肿瘤细胞衬附的充满血液的大腔隙。与Ewing肉瘤或淋巴瘤类似的、由小圆形细胞构成的片状结构是小细胞亚型的典型结构。

（四）组织学分级

1998年的一项25例ESOS病例的研究报道首次提出了骨外骨肉瘤的组织学分级标准，该标准根据有丝分裂、细胞性、间变性的数目将肿瘤分为低级（1级）、中级（2级）和高级（3级）[104]。

Kyoko等[105]提出用"肿瘤非典型分数"替换"法国国家癌症研究联盟组织学分级系统"的"肿瘤分化分数"。

肿瘤非典型性评分，按1-3的等级对肿瘤进行评分，即：

评分1：用于轻度非典型或平滑梭形细胞形态，模拟良性或低度成纤维细胞瘤（如纤维瘤病样）。

评分2：用于具有中等程度非典型性的肿瘤（如黏纤维肉瘤样）或仅伴有散在的大型多形性细胞的温和梭形细胞形态的肿瘤。

评分3：用于与多形性细胞相关的严重异型性（如未分化的多形性肉瘤样）的肿瘤。

有丝分裂计数评分为：

1分：0~12个有丝分裂/10个HPF。

2分：13~26个有丝分裂/10个HPF。

3分：>26个有丝分裂/10个HPF。

1个HPF，测量0.2376mm^2，22mm视野；10个HPF指10个高倍视野。

肿瘤坏死评分为：

0分：肿瘤无坏死。

1分：肿瘤坏死面积小于50%。

2分：肿瘤坏死超过50%。

五、免疫组化

原发性骨外骨肉瘤的免疫表型与起源于骨的骨肉瘤相似，vimentin 和 CD99 一致阳性，68% 表达 SMA，20% 表达 S-100，52% 表达上皮膜抗原（epithelialm embrane antigen，EMA），8% 表达 CK。

免疫组化骨样组织可表达 vimentin、骨形成蛋白（bone morphogenetic protein）、骨钙素（osteocalcin）和骨连结蛋白（osteonectin）；碱性磷酸酶染色也具一定帮助作用。

目前文献报道，多形性未分化肉瘤和骨肉瘤 SMA 均呈不同程度阳性，前者表达率较高[106]，而后者呈局灶性弱阳性[107]。

免疫组化对确诊乳腺骨外骨肉瘤十分重要，骨母样肿瘤细胞 Vim 强阳性表达，而低分子和高分子 CK、EMA 等上皮细胞标志均不表达，而 CD34、p63、ER、PR、C-erbB-2 亦不表达，多核巨细胞 CD68、Vim、S-100 在软骨分化区表达。

六、诊断

原发性骨外骨肉瘤临床表现缺乏特异性，其影像特点表现为骨外的不规则软组织肿块伴有钙化或瘤骨成分，但诊断特异性低，确诊主要依靠病理活检及免疫组化。

多数学者指出[33,42,108]，ESOS 的诊断必须符合下列条件。

（1）发生于软组织而不附着于骨或骨膜。

（2）具有一致的骨肉瘤构象（排除混合性恶性间叶肿瘤）。

（3）瘤细胞能产生骨样和（或）软骨样基质。

骨外骨肉瘤的分期，可采用美国癌症联合委员会（AJCC，American Joint Committee on Cancer）的 TNM 分期系统。T 为肿瘤原发灶的情况，随着肿瘤体积的增加和邻近组织受累范围的增加；N 指区域淋巴结（regional lymph node）受累情况；M 为远处转移。

也可采用 Enneking 分期系统，即骨与软组织外科分期系统（G 为肿瘤病理分级，T 为肿瘤解剖定位，M 为远处转移）。

七、鉴别诊断

鉴别诊断应首先排除转移到软组织的骨原发性成骨肉瘤，其次需要同软组织的某些伴有成骨的肿瘤或瘤样病变相鉴别。另外，不同部位的骨肉瘤亦需与相应部位的其他肿瘤相鉴别。

（一）骨外软骨肉瘤

骨外软骨肉瘤，好发于 20~30 岁的青年人，影像上亦表现为骨外软组织肿块伴密集簇状、块状钙化，影像表现与骨外骨肉瘤十分相似，影像鉴别十分困难[109-111]。

（二）骨旁骨肉瘤

骨旁骨肉瘤，瘤细胞分化好且异型性不显著，内多见成熟的骨小梁，好发于四肢长骨，肿瘤多与骨干紧密相连或环绕骨干生长，而骨外骨肉瘤是不依附于骨和骨膜的软组织肿瘤，此有助于与骨外骨肉瘤鉴别[112]。

（三）骨原发性骨肉瘤

ESOS 与发生于骨的骨肉瘤组织学形态基本相似，鉴别主要依靠影像学检查。

鉴别要点是骨原发性骨肉瘤病变发生于骨组织，肿块与骨或骨膜相连，而 ESOS 发生于软组织，与骨无关。

（四）恶性间叶源性肿瘤

恶性间叶源性肿瘤，如横纹肌肉瘤、脂肪肉瘤、未分化肉瘤等，其内不仅含有间叶成分，也可含有成骨肉瘤成分，影像上鉴别困难，主要依靠组织活检[113]。

（五）骨肉瘤骨外转移

骨肉瘤骨外转移属于继发型骨外骨肉瘤，主要鉴别点在于有无起源于骨的原发骨肉瘤病史，且病变多发[114 - 115]。

（六）骨化性肌炎

骨化性肌炎常有外伤史，伤后肿块迅速增大，伴有疼痛，随后肿块不再增大，疼痛减轻或消失。

同样是软组织内伴有骨化的包块，而当骨化性肌炎局部纤维母细胞及骨母细胞增生活跃伴有核分裂象时，与软组织骨肉瘤鉴别困难。X 线表现为边界清楚的钙化影，其肿块长轴多与骨干平行，一般不侵犯骨干，但骨化性肌炎有转化为骨外骨肉瘤的风险。

组织学上，骨化性肌炎往往形成特征性的三带结构，即含有最不成熟的骨质及大量纤维母细胞的中心带、中等成熟的类骨组织带和外周成熟的骨质带，骨组织及骨小梁排列规则，细胞无明显异型，无病理性核分裂象；而 ESOS 类骨小梁排列紊乱，有的呈逆分带现象，且肿瘤细胞异型性明显，并可见病理性核分裂象。

（七）肿瘤样钙盐沉积

肿瘤样钙盐沉积，多发生于大关节附近，好发于 10 ~ 20 岁的青年人，女性多于男性。

影像上主要以形态各异的钙化为主，软组织成分相对较少且没有侵袭性，MRI 上 T2WI 部分可见钙乳液平面，有助于与骨外骨肉瘤相鉴别。

（八）心脏骨肉瘤鉴别诊断

1. 心脏黏液瘤

心脏黏液瘤为心脏最常见的肿瘤，且最常发生在左心房，黏液瘤细胞为梭形或星状，散在、条索状或呈血管形成的指环样排列，细胞无异型，核分裂罕见；可有钙化和骨化生，但无肿瘤性成骨。

骨肉瘤有时可见黏液样区，但细胞异型明显，有肿瘤性成骨。

2. 滑膜肉瘤

典型滑膜肉瘤为双相型，但单相型在心脏特别常见。

少数滑膜肉瘤病例可见明显骨化，骨样组织可呈花边样结构，类似骨肉瘤，但其组织学上有双向性和单向性，上皮成分表达 CK 和 EMA，这些标志物在梭形细胞呈部分局灶性阳性具有鉴别诊断意义。

3. 肉瘤样间皮瘤

肉瘤样间皮瘤，瘤细胞排列成束状或杂乱分布，少部分病例可存在类似骨肉瘤、软骨肉瘤或其他肉瘤的区域；肉瘤样间皮瘤细胞广谱细胞角蛋白呈典型的阳性，vimentin、actin、desmin 和 S -100 亦可能阳性。

（九）腹膜后骨外骨肉瘤鉴别诊断

腹膜后肿瘤种类繁多，发病部位隐蔽，肿瘤可生长到很大才被发现，CT 对于病理类型的诊断，区分肿瘤的组织特性价值有限。

腹膜后骨外骨肉瘤主要需与发生于胃肠道间质瘤、胃肠道的巨大平滑肌瘤伴钙化、肾脏肿瘤及腹腔内畸胎瘤等相鉴别。

胃肠道、肾源性肿瘤通过正确的定位对诊断有一定帮助；畸胎瘤常以瘤内脂肪、骨骼、牙齿成分为特点，成熟性畸胎瘤还可出现液体密度、液体－脂肪平面和钙化，亦具有一定特异性。

1. 恶性间叶瘤

恶性间叶瘤是由 2 种及 2 种以上不同的和有明确分化倾向的间叶组织细胞组成的肿瘤，可含有纤维肉瘤、脂肪肉瘤、横纹肌肉瘤、骨肉瘤、软骨肉瘤、平滑肌肉瘤以及原始未分化肉瘤；可见出血、坏死、囊变及钙化。

2. 脂肪肉瘤伴骨化

脂肪肉瘤是腹膜后肿瘤中较为常见的软组织肿瘤，当其伴有骨化时需要与骨外骨肉瘤相鉴别。

脂肪肉瘤常密度不均匀，脂肪成分和软组织肿块交错分布，分隔广泛，伴弧形钙化，实质与间隔成分可强化，边缘模糊，周围脂肪间隙呈条索状浸润。

病理中，脂肪肉瘤中可以找见脂肪母细胞，这是脂肪肉瘤的特异性诊断指标；而脂肪肉瘤中的骨化并非肿瘤性成骨，无恶性特征。

3. 恶性外周神经鞘膜瘤

恶性外周神经鞘膜瘤，20～50 岁多见，此瘤可发生于腹膜后，体积可达 20cm，可出现异源性成分，如分化成熟的横纹肌、骨及软骨组织、横纹肌肉瘤、骨肉瘤及软骨肉瘤，少数肿瘤以上皮样细胞为主。

此瘤一般与神经干关系密切，细胞排列疏密不均，有的区域呈波浪状或栅栏状。

免疫组化标记，瘤细胞通常 S－100 阳性，另外 Leu7 及 MBP 亦可呈阳性。

4. 神经母细胞瘤

神经母细胞瘤为 5 岁以下小儿常见的实体性肿瘤，常易发生骨转移。

发生于腹膜后的神经母细胞瘤可以体积较大，大部分无包膜，易黏液变性，常位于脊柱中线两旁和肾上腺。

病理中，可出现软骨分化，但同时可见神经微丝、基质或假菊形团等神经分化的成分，免疫组化标记有助于区别。

八、治疗

ESOS 的主要治疗手段仍为手术治疗，完整切除肿瘤组织及周围正常组织以达到阴性切缘对 ESOS 患者的预后极为重要；但目前临床上其标准治疗方案是以手术为主联合放化疗的综合治疗[116-117]。

（一）手术治疗

原发性骨外骨肉瘤手术治疗包括广泛切除或根治性切除，手术方式应根据病变进展情况、部位和范围的不同，可采取广泛切除术、根治术或单纯切除术，但首选治疗方式是广泛切除或根治性切除。

心脏骨肉瘤与其他部位的骨肉瘤一样，一旦明确诊断，应尽早手术治疗，肿瘤的位置决定其是否可被切除，因此术前影像学检查对治疗方案的选择尤为重要。尽管心脏肉瘤完整切除率不高且存在其他危险因素，但文献认为手术广泛切除仍是治疗的根本方法[46]。

目前，原发性乳腺骨肉瘤尚无普遍认可的治疗原则，首先乳房切除术并腋窝淋巴结清扫仍是多数外科医生的选择，但其以局部生长为主。很少出现淋巴转移，因此常规不需清扫淋巴结，主张行单纯乳房切除[118]。罗扬等[64]报道了24例乳腺原发骨肉瘤，24例POB患者中，6例患者接受了肿块完整切除，18例患者接受了全乳切除；8例腋窝临床检查阴性的患者接受了腋窝淋巴结解剖，病理均未发现转移。

（二）放化疗

尽管放射治疗可能导致ESOS的发生，且包括ESOS在内的软组织肉瘤对放疗的敏感度不高，单纯放疗难以取得满意的疗效，但术前放疗有利于提高手术切除率和降低局部复发率。

术后放疗适合局部残留的微量肿瘤组织或体积较小的肿瘤，有助于提高手术治疗疗效，延长中位生存期。

虽然阿霉素的化疗方案治疗反应率低，但化疗有助于延长生存期[5]。一项对55例ESOS患者的研究报道显示，接受包括顺铂在内的化疗患者对比不接受顺铂治疗的患者在总体生存率和无进展生存期方面具有优势[119]。Lee等[25]运用骨肉瘤型化疗（多柔比星，顺铂，异环磷酰胺，甲氨蝶呤）方案后ESOS患者的3年无进展生存期为77%。

Ahmad等[120]报道，27例ESOS患者接受阿霉素为主的化疗方案，总有效率为19%。Longhi等[69]发现，接受骨肉瘤型方案的患者的中位DFS为31.2个月，而接受软组织肉瘤（STS）型化疗的患者DFS为14.9个月；用新辅助骨肉瘤化疗治疗的患者5年DFS率为62%，而STS化疗5年DFS率为48%。

乳腺骨肉瘤对放化疗均不敏感，但部分学者仍主张乳腺骨外骨肉瘤术后行辅助化疗，一般仍沿用骨肉瘤的治疗经验，即术后宜行阿霉素、顺铂、博来霉素、环磷酰胺或异环磷酰胺、大剂量甲氨蝶呤等药物联合化疗。刘彬彬[121]认为，手术治疗后选用大剂量甲氨蝶呤、异环磷酰胺、顺铂等药物联合方案进行术后辅助化疗，可消除残存肉瘤细胞，延长无病生存期。Rao等[122]在总结除乳腺骨肉瘤外的骨外骨肉瘤时，亦持相同观点。Ritter等[123]推荐使用多柔比星、顺铂、高剂量的甲氨蝶呤联合甲酰四氢叶酸及异环磷酰胺行术后辅助化疗。

乳腺骨外骨肉瘤，如果肿瘤被完整切除，不推荐进行术后放疗[124-135]，放疗可作为局部治疗手段可缓解骨转移所致的骨痛。

九、预后

骨外骨肉瘤通常是高度恶性肿瘤，极易局部复发与远处转移，据文献报道，其复发率高达50%~75%[136]，远处转移率约为20%；复发和（或）转移多发生在诊断后3年内，最常见的转移部位是肺（81%），其次为肝脏、局部淋巴结、骨和软组织[137]。

多数文献报道[14,67]，ESOS预后较骨肉瘤更差，5年生存率约为25%~37%；一旦发生转移，患者中位生存期仅为8个月[120]。

原发性心脏骨肉瘤患者的整体生存率非常低，中位数为6个月，平均为11个月[46]。

乳腺骨外骨肉瘤患者5年生存率约为38%[32,77]，多数患者在2年内死亡；易发生局部复发和血行转移，常见转移部位为肺（80%）、骨（25%）和肝（17%），发生转移的患者病情进展快，预后极差[64]。郭玉萍等[65]统计文献报道的38例POB患者中，有19例术后继续随访，14例无病生存时间超过6个月，10例超过1年，2例超过5年，最长达12年。罗扬等[64]报道了24例乳腺原发骨肉瘤，单因素分析结果显示，肿块直径>10cm、组织学高级别和初诊Ⅳ期是POB患者生存的不良预后因素。

Silver 等[32]分析了 50 例乳腺骨外骨肉瘤，5 年生存率为 33%，42% 的患者发生了远处转移，最常见的转移部位是肺，肿块直径 <4.6cm 的患者生存率明显高于肿块直径 >4.6cm 的患者，并将乳腺骨肉瘤分为成纤维细胞型、成骨细胞型和破骨细胞型，其中成纤维细胞型患者最多（56%），成骨细胞型最少（16%），而成纤维细胞型患者的 5 年生存率（67%）要明显高于其他两型。

ESOS 预后不良因素包括远处转移、肿瘤 >10cm、位于身体中轴部位，以及老年患者[138]。Ahmad 等[120]报道，肿瘤大小 >10cm，显微镜下阳性的手术切缘和 TNM 分期 >2 是 ESOS 的不良预后因素。Thampi 等[138]研究发现，肿瘤远处转移、肿瘤大小（≥10cm）、肿瘤部位（轴位）和年龄（>45 岁）是 ESOS 的不良预后因素。

Pobirci 等[139]认为，骨外骨肉瘤预后与肿瘤大小及分化程度有关。Bane 等[70]认为，肿瘤大小是预后的关键性因素，肿瘤越小预后越好。Lee 等[25]在单变量分析中发现，ESOS 伴软骨母细胞亚型的患者存活的时间比成骨细胞亚型患者长。

（李　琳）

参考文献

[1] Allan C J, Soule E H. Osteogenic sarcoma of the somatic soft tissues: clinic opathologic study of 26 cases and review of literature[J]. Cancer, 1971, 27(5): 1121 – 1133.

[2] Mangham D C, Athanasou N A. Guidelines for histopathological specimen examination and diagnostic reporting of primary bone tumours[J]. Clinical Sarcoma Research, 2011, 1(1): 6.

[3] Wilson H. Extraskeletal ossifying tumors[J]. Ann Surg, 1941, 113(1): 95 – 112

[4] Fine G, Stout A P. Osteogenic sarcoma of the extraskeletal soft tissues[J]. Cancer, 1956, 9(5): 1027 – 1043.

[5] Nystrom L M, Reimer N B, Reith J D, et al. The treatment and outcomes of extraskeletal osteosarcoma: institutional experience and review of the literature[J]. Iowa Orthop J, 2016, 36: 98 – 103.

[6] Rosenberg A E, Heim S. Extraskeletal osteosarcoma. In: DM Fletcher C, Unni KK, Mertens F, editors. WHO Classification of tumors. Pathology and genetics of tumors of soft tissue and bone. Lyon: IARC press, 2002: 182 – 183.

[7] Olgyai G, Horváth V, Banga P, et al. Extraskeletal osteosarcoma located to the gall bladder[J]. HPB, 2006, 8(1): 65 – 66.

[8] 韩秀娟, 李艳红, 刘小艳, 等. 肺内骨外骨肉瘤 1 例病案报道及文献回顾[J]. 现代肿瘤医学, 2010, 18(7): 1326 – 1328.

[9] Hu B, Liu Y, Cheng L, et al. SPECT/CT imaging of retroperitoneal extraskeletal osteosarcoma[J]. Clin Nucl Med, 2014, 39(2): 200 – 202.

[10] Kajihara M, Sugawara Y, Hirata M, et al. Extraskeletal osteosarcoma in the thigh: a case report[J]. Radiat Med, 2005, 23(2): 142 – 146.

[11] 成官迅, 张刚, 刘婷. 腹腔内骨外骨肉瘤 CT 诊断 1 例[J]. 罕少疾病杂志, 2008, 15(4): 58 – 59.

[12] 梁丽宁, 成官迅, 黎蕾, 等. 骨肉瘤的 X 线、CT 和 MRI 诊断分析[J]. 中国 CT 和 MRI 杂志, 2009, 7(3): 64 – 67.

[13] 吴春, 王小红, 杨邦杰. 腹腔内骨外骨肉瘤[J]. 世界健康文摘, 2008, 5(8): 1197 – 1199.

[14] 穆炳阁. 腹膜后骨外骨肉瘤误诊为肾癌 1 例[J]. 中国误诊学杂志, 2006, 6(10): 2031.

[15] Huo – Jun Zhang, Ji – Jin Yang, Jian – Ping Lu, et al. Retroperitoneal Extraskeletal Osteosarcoma: Imaging Findings and Transarterial Chemoembolization[J]. Cardiovasc Intervent Radiol, 2010, 33(2): 430 – 434.

[16] Choi L E, Healey J H, Kuk D, et al. Analysis of outcomes in extraskeletal osteosarcoma: a review of fifty – three cases[J]. J Bone Joint Surg Am, 2014, 96: e2 – e6.

[17] 杨伯君, 常青, 闫玉虎. 骨外骨肉瘤病理特征与鉴别诊断 4 例报道并文献复习[J]. 肿瘤防治研究, 2010, 37(9): 1058 – 1061.

[18] Chung E B, Enzinger F M. Extraskeletal osteosarcoma[J]. Cancer, 1987, 60(5): 1132 – 1142.

[19] 杨先春, 左敏, 吴汉斌, 等. 原发性骨外骨肉瘤的影像诊断(附7例报道及文献复习)[J]. 影像诊断与介入放射学, 2018, 27(3): 226 – 231.

[20] 杜补林, 李雪娜, 李娜, 等. 腋窝骨外骨肉瘤^{18}F – FDGPET/CT 显像1例[J]. 中国临床医学影像杂志, 2015, 26(10): 758 – 759.

[21] 宝荣, 王旭东, 施晓庄. 骨外骨肉瘤1例报道及文献复习[J]. 重庆医学, 2010, 39(12): 1630 – 1631.

[22] Saito Y, Miyajima C, Nakao K, et al. Highly malignant submandibular extraskeletal osteosarcoma in a young patient[J]. Auris Nasus Larynx, 2008, 35(4): 576 – 578.

[23] Treglia G, Ceriani L, Giovanella L. An unusual case of extraskeletal retroperitoneal osteosarcoma incidentally detected by (18)F – FDG PET/CT[J]. Nucl Med Mol Imaging, 2014, 48(3): 249 – 250.

[24] Liu Y, Hu B, Li J X, et al. Gastric wall implantation metastasis of retroperitoneal extraskeletal osteosarcoma: a case report and review of the literature[J]. Oncol Lett, 2014, 8(6): 2431 – 2435.

[25] Lee J S, Fetsch J F, Wasdhal D A, et al. A review of 40 patients with extraskeletal osteosarcoma[J]. Cancer, 1995, 76(11): 2253 – 2259.

[26] Wu Z, Chu X, Meng X, et al. An abdominal extraskeletal osteosarcoma: a case report[J]. Oncol Lett, 2013, 6(4): 990 – 992.

[27] Higgins J A, Slam K, Agko M, et al. Retroperitoneal extraskeletal osteosarcomas[J]. Am Surg, 2010, 76(12): 1440 – 1442.

[28] 张金山, 温戈. 颈部骨外骨肉瘤1例[J]. 中国肿瘤临床, 2017, 44(23): 1219 – 1220.

[29] 王巍, 全昌斌, 宁芳, 等. 胸膜腔内骨外骨肉瘤一例并文献复习[J]. 中华结核和呼吸杂志, 2010, 33(3): 202 – 205.

[30] Trimble C R, Burke A, Kligerman S. Primary cardiac osteosarcoma: AIRP best cases in radiologic – pathologic correlation[J]. Radiographics, 2015, 35: 1352 – 1357.

[31] 张成虎, 杨文增, 安丰, 等. 肾原发性骨肉瘤一例[J]. 中华腔镜泌尿外科杂志(电子版), 2016, 10(2): 62 – 63.

[32] Silver S A, Tavassoli F A. Primary osteogenic sarcoma of the breast: a clinicopathologic analysis of 50 cases[J]. Am J Surg Pathol 1998, 22(8): 925 – 933.

[33] 郭小芳, 刘玉林, 陈宪. 胸腔多发骨外骨肉瘤一例[J]. 临床放射学杂志, 2011, 30(9): 1405.

[34] Tao S X, Tian G Q, Ge M H, et al. Primary extraskeletal osteosarcoma of omentum majus[J]. World J Surg Oncol, 2011, 9(9): 25.

[35] Khan S, Griffiths E A, Shah N, et al. Primary osteogenic sarcoma of the breast: A case report[J]. Cases J, 2008, 1(1): 148.

[36] Chapman A D, Pritchard S C, Yap W W, et al. Primary pulmonary osteosarcoma: case report and molecular analysis[J]. Cancer, 2001, 91(4): 779.

[37] Sabloff B, Munden R F, Melhem A I, et al. Extraskeletal osteosarcoma of the pleura[J]. Am J Roentgenol, 2003, 180(4): 972.

[38] Lee K H, Joo J K, Kim D Y, et al. Mesenteric extraseletal osteosarcoma with telangiectatic features: a case report[J]. BMC Cancer, 2007, 7: 82.

[39] Jacob R, Abraham E, Jyothirmayi R, et al. Extraseletal osteosarcoma of the orbit[J]. Sarcoma, 1998, 2(2): 121.

[40] 姜颖超, 谢留海, 王炳杰. 骨外骨肉瘤的X线诊断(附4例报告)[J]. 现代医用影像学, 2010, 19(1): 40 – 42.

[41] 王晓涛. 腰背部骨外骨肉瘤1例[J]. 中国超声医学杂志, 2018, 34(4): 299.

[42] 李华明, 吕淑华, 罗彦英, 等. 多形性未分化肉瘤复发为骨外骨肉瘤临床病理观察[J]. 诊断病理学杂志, 2016, 23(5): 365 – 368

[43] 康锶鹏, 陈远钦, 邱建龙. 罕见部位的骨外骨肉瘤2例[J]. 临床与实验病理学杂志, 2013, 29(11): 1265 – 1266.

[44] Watanabe D, Inoue H, Akiyoshi T. Extraskeletal osteosarcoma in the axilla associated with breast carcinoma[J]. Eur J Surg Oncol, 1991, 17(3): 319 – 322.

[45] 陶海波, 李鸥, 丁莹莹. 前下腹壁骨外骨肉瘤并全身广泛转移1例[J]. 中国临床医学影像杂志, 2015, 26(2): 149 – 151.

[46] Neragi-Miandoab S, Kim J, Vlahakes GJ. Malignant tumors of the heart：a review of tumor type，diagnosis and therapy[J]. Clin Oncol (R Coll Radiol)，2007，19(10)：748-756.

[47] Parwani A V, Esposito N, Rao U N. Primary cardiac osteosarcoma with recurrent episodes and unusual patterns of metastatic spread[J]. Cardiovasc Pathol，2008，17(6)：413-417.

[48] 陈丹，贾崇富，张秋萍，等. 原发性心骨肉瘤临床病理观察[J]. 诊断病理学杂志，2009，16(3)：204-206.

[49] Zhang P J, Brooks J S, Goldblum J R, et al. Primary cardiac sarcomas：a clinicopathologic analysis of a series with follow-up information in 17 patients and emphasis on long-term survival[J]. Hum Pathol，2008，39(9)：1385-1395.

[50] Lurito KJ, Martin T, Cordes T. Right atrial primary cardiac osteosarcoma[J]. Pediatr Cardiol，2002，23(4)：462-465.

[51] Takeuchi I, Kawaguchi T, Kimura Y, et al. Primary cardiac osteosarcoma in a young man with severe congestive heart failure[J]. Intern Med，2007，46(10)：649-651.

[52] Zhang L, Ellis J, Kumar D, et al. Primary right ventricular osteosarcoma[J]. Can J Cardiol，2008，24(3)：225-226.

[53] Shao L, Willard MJ, Lowe LH, et al. Fatal pulmonary tumor embolism in a child with chondroblastic osteosarcoma[J]. Pediatr Dev Pathol，2008，11(2)：156-159.

[54] Sogabe O, Ohya T. Right ventricular failure due to primary right ventricle osteosarcoma[J]. Gen Thorac Cardiovasc Surg，2007，55(1)19-22.

[55] Shuhaiber J, Cabrera J, Nemeh H. Treatment of a case of primary osteosarcoma of the left heart：a case report[J]. Heart Surg Forum，2007，10(1)：E30-32.

[56] 邱莎莎，邓晓. 原发性乳腺骨肉瘤1例报告并文献复习[J]. 中国普通外科杂志，2013，22(11)：1498-1500.

[57] Bahrami A, Resetkova E, Ro JY, et al. Primary osteosarcoma of the breast：report of 2 cases[J]. Arch Pathol Lab Med，2007，131(5)：792-795.

[58] Khaldi L, Athanasiou ET, Hadjitheofilou CT. Primary mammary osteogenic sarcoma[J]. Histol Histopathol，2007，22(4)：373-377.

[59] Sarkar S, Kapur N, Mukri H M, et al. Chondroblastic osteosarcoma of breast in a case of phyllodes tumour with recurrence, a rare case report[J]. Int J Surg Case Rep，2016，27(3)：189-191.

[60] 杨丽萍. 乳腺骨肉瘤伴导管癌一例报告[J]. 实用临床医学，2004，5(3)：66.

[61] 余汉凤，周睿. 乳腺骨肉瘤伴浸润性导管癌的临床病理观察[J]. 当代医学，2010，6：91-92.

[62] 李印，何海生，张涛，等. 以骨肉瘤和软骨肉瘤成分为主的乳腺恶性叶状肿瘤1例并文献复习[J]. 临床与实验病理学杂志，2011，27(2)：201-204.

[63] 董良，李海金，赵建刚. 原发性乳腺骨外骨肉瘤一例并文献复习. 中华肿瘤防治杂志，2012，19(13)：1029-1030.

[64] 罗扬，徐兵河. 乳腺原发骨肉瘤24例个案汇总分析[J]. 癌症进展，2017，15(10)：1196-1199.

[65] 郭玉萍，程显魁，孙雅萌，等. 原发性乳腺骨肉瘤1例[J]. 山东大学学报(医学版)，2014，52(5)：109-110.

[66] Yan L, Bin H U, Jingxia L, et al. Gastric wall implantation metastasis of retroperitoneal extraskeletal osteosarcoma：a case report and review of the literature[J]. Oncol Lett，2014，8：2431-2435.

[67] 刘维帅，郭晓宁，董炜疆，等. 腹膜后骨外骨肉瘤临床病理特征和鉴别诊断[J]. 中国肿瘤临床与康复，2017，24(2)：197-199.

[68] 卢琦，李传富，张春芸. 腹膜后骨外骨肉瘤CT诊断(1例报道及文献复习)[J]. 罕少疾病杂志，2011，18(6)：21-25.

[69] A. Longhi SS, Bielack R, Grimer J, et al. Extraskeletal osteosarcoma：A European Musculoskeletal Oncology Society study on 266 patients[J]. European Journal of Cancer，2017，74：9-16.

[70] Bane BL, Evans HL, Ro JY, et al. Extraskeletal osteosarcoma, a clinicopathologic review of 26 cases[J]. Cancer，1990，65(12)：2762-2770.

[71] Sordillo PP, Hajdu SI, Magill GB, et al. Extraosseous osteogenic sarcoma：a review of 48 patients[J]. Cancer，1983，51(4)：727-734.

[72] Konishi E, Kusuzaki K, Murata H, et al. Extraskeletal osteosarcoma arising in myositis ossificans[J]. Skeletal Radiol，2001，30(1)：39-43.

[73] Shanoff LB, Spira M, Hardy SB. Myositis ossificans：evolution to osteogenic sarcoma. Report of a histologically verified case[J]. Am J Surg，1967，113：537-541.

［74］ Asenov Y, Stefanov B, Korukov B, et al. Extraskeletal osteosarcoma of the omentum with aggressive development［J］. Chirurgia（Bucur）, 2015, 110: 384 - 386.

［75］ 熊玉霞. 软组织骨肉瘤二例［J］. 中华病理学杂志, 2004, 33(6): 584 - 585.

［76］ Iannaci G, Luise R, Sapere P, et al. Extraskeletal osteosarcoma: a very rare case report of primarytumor of the colon - rectum and review of the literature［J］. Pathol Res Prac, 2013, 209: 393 - 396.

［77］ Szajewski M, Kruszewski W J, Ciesielski M, et al. Primary osteosarcoma of the breast: a case report［J］. Oncol Lett, 2014, 7(6): 1962 - 1964.

［78］ Saber B, Nawal A, Mohamed F, et al. Primary osteosarcoma of the breast: case report［J］. Cases J, 2008, 1(1): 1 - 2.

［79］ Cho Ee N, Nithia A, Tarannum F. Rare breast malignancies and review of literature: a single centres experience［J］. Int J Surg Case Rep, 2015, 11(5): 11 - 17.

［80］ Middela S, Jones M, Maxwell W. Primary osteosarcoma of the breast - a case report and review of literature［J］. Indian J Surg, 2011, 73(5): 363 - 365.

［81］ Rizzi A, Soregaroli A, Zambelli C, et al. Primary osteosarcoma of the breast: a case report［J］. Case Rep Oncol Med, 2013, 2013(5): 858705.

［82］ Krishnamurthy A. Primary breast osteosarcoma: A diagnostic challenge［J］. Indian J Nucl Med, 2015, 30(1): 39 - 41.

［83］ Momoi H, Wada Y, Sarumaru S, et al. Primary osteosarcoma of the breast［J］. Breast Cancer, 2004, 11(4): 396 - 400.

［84］ 董玮, 芈如珊, 郭文君, 等. 乳腺原发性血管肉瘤一例报道并文献复习［J］. 中华肿瘤防治杂志, 2009, 16(18): 1422 - 1423.

［85］ Jour G, Wang L, Middha S, et al. The molecular landscape of extraskeletal osteosarcoma: A clinicopathological and molecular biomarker study［J］. The Journal of Pathology: Clinical Research, 2016, 2(1): 9 - 20.

［86］ Bacci G, Ferrari S, Longhi A, et al. Delay in diagnosis of high - grade osteosarcoma of the extremities. Has it any effect on the stage of disease? ［J］. Tumori, 2000, 86: 204 - 206.

［87］ Van Rijswijk CS, Lieng JG, Kroon HM, et al. Retroperitoneal extraskeletal osteosarcoma［J］. J Clin Pathol, 2001, 54(1): 77 - 78.

［88］ Secil M, Mungan U, Yorukoglu K, et al. Case 89: rtroperitoneal extraskeletal osteosarcoma［J］. Radiology, 2005, 237(3): 880 - 883.

［89］ Burke A. Primary malignant cardiac tumors［J］. Semin Diagn Pathol, 2008, 25(1): 39 - 46.

［90］ 岳明纲, 张彩群, 王玉. 骨外骨肉瘤复发1例［J］. 中国医学影像学杂志, 2007, 15(2): 155 - 156.

［91］ Gulia A, Puri A, Jain S, et al. Extraskeletal osteosarcoma with synchronous regional lymph node and soft tissue metastasis: a rare presentation of an uncommon tumour［J］. Eur J Orthop Surg Traumatol, 2013, 23 (Suppl 2): S317 - 321.

［92］ Cao Q, Lu M, Huebner T, et al. [18]F - FDG PET/CT in a rare malignant extraskeletal osteosarcoma［J］. Clin Nucl Med, 2013, 38(9): e367 - 369.

［93］ 杨秀兰, 杨继金, 江旭, 等. 腹膜后骨外骨肉瘤的影像诊断与治疗（附1例报告及文献复习）［J］. 实用放射学杂志, 2009, 25: 43 - 45.

［94］ Baydar DE, Himmetoglu C, Yazici S, et al. Primary osteosarcoma of the urinary bladder following cyclophosphamide therapy for systemic lupus erythematosus: a case report［J］. J Med Case Rep, 2009, 3: 39 - 43.

［95］ 陈望, 陈殿森, 张璇, 等. 腹膜后骨外骨肉瘤的CT和临床表现［J］. 中国医学影像技术, 2015, 31: 1442 - 1443.

［96］ Nishino M, Hayakawa K, Minami M, et al. Primary retroperitoneal neoplasms: CT and MR imaging findings with anatomic and pathologic diagnostic clues［J］. Radiographics, 2003, 23 (1): 45 - 57.

［97］ Huvos AG. Osteogenic sarcoma of bones and soft tissues in older persons. A clinicopathological analysis of 117 patients older than 60 years［J］. Cancer, 1986, 57: 1442 - 1449.

［98］ Hamdan A, Toman J, Taylor S, et al. Nuclear imaging of an extraskeletal retroperitoneal osteosarcoma: respective contribution of (18) FDG - PET and Tc - 99m oxidronate (2005: 1b)［J］. European Radiology, 2005, 15(4): 840 - 844.

［99］ Okada K, Ito H, Miyakoshi N, et al. A low - grade extraskeletal osteosarcoma［J］. Skeletal Radiol, 2003, 32: 165 - 169.

［100］ Wesseling FJ, Tjon A, Tham RT, et al. Retroperitoneal extraskeletal osteosarcoma［J］. AJR, 1990, 155(5):

1139 – 1140.

[101] 郭亮，李小林，王颖，等. 骨外骨肉瘤的影像学诊断[J]. 实用医技杂志，2006，13：2194 – 2196.

[102] 陈天水. 骨外骨性和软骨性肿瘤的病理诊断[J]. 临床与实验病理学杂志，1999，15：341 – 344.

[103] Murphey MD, Robbin MR, McRae GA, et al. The many faces of osteosarcoma[J]. Radiographics, 1997, 17: 1205 – 1231.

[104] LidangJensen M, Schumacher B, MyhreJensen O, et al. Extraskeletal osteosarcomas: a clinicopathologic study of 25 cases[J]. Am J Surg Pathol. 1998, 22: 588 – 594.

[105] Kyoko Yamashita, Kenichi Kohashi, Yuichi Yamada, et al. Primary extraskeletal osteosarcoma: a clinicopathological study of 18 cases focusing on MDM2 amplification status[J]. Human Pathology, 2017, 48(2): 1911 – 1922.

[106] Hasegawa T, Hasegawa F, Hirose T, et al. Expression of smooth muscle markers in so called malignant fibrous histiocytomas[J]. Clin Pathol, 2003, 56(9): 666 – 671.

[107] Hemingway F, Kashima TG, Mahendra G, et al. Smooth muscle actin expression in primary bone tumours[J]. Virchows Arch, 2012, 460(5): 525 – 534.

[108] 刘洪涛，赵荣国，李丽萍，等. 原发性腹腔内骨外骨肉瘤二例[J]. 中华放射学杂志，2003，37(2)：187 – 188.

[109] Jakovljevic SD, Spasic MB, Milosavljevic MZ, et al. Pure primary case report and review of literature[J]. Scott Med J, 2014, 59(4): e1 – 4.

[110] Chen Y, Wang X, Guo L, et al. Radiological features and pathology of extraskeletal mesenchymal chondrosarcoma[J]. Clin Imaging, 2012, 36: 365 – 370.

[111] 贺召焕，刘雷雷，卢晓倩，等. 后纵隔间叶性软骨肉瘤一例[J]. 临床放射学杂志，2017，36：503 – 504.

[112] 方三高，李艳青，马强，等. 骨旁骨肉瘤5例临床病理分析[J]. 诊断病理学杂志，2016，23：247 – 251.

[113] Mc Auley G, Jagannathan J, O'Regan K, et al. Extraskeletal osteosarcoma: spectrum of imaging findings[J]. Am J Roentgenol, 2012, 198: W31 – W37.

[114] 侯高峰，陈秀，王道喜，等. 胸腔内巨大转移性骨肉瘤二例[J]. 中国胸心血管外科临床杂志，2011，18：386.

[115] 樊俊威，阿克拜尔·苏来曼，边毅，等. 骨肉瘤皮肤转移一例[J]. 中华皮肤科杂志，2016，49：482 – 484.

[116] Sio TT, Vu CC, Sohawon S, et al. EXTRaskeletal osteosarcoma: an international rare cancer network study[J]. Am J Clin Oncol, 2016, 39(1): 32 – 36.

[117] 陆轶民. 骨外骨肉瘤诊断进展[J]. 国外医学·肿瘤学分册，2004，31(8)：632 – 635.

[118] 王子函，伍海锐，屈翔，等. 原发性乳腺骨外骨肉瘤临床病例讨论[J]. 中华乳腺病杂志(电子版)，2016，10(6)：375 – 377.

[119] Goldstein – Jackson SY, Gosheger G, Delling G, et al. Extraskeletal osteosarcoma has a favourable prognosis when treated like conventional osteosarcoma[J]. J Cancer Res Clin Oncol, 2005, 131: 520 – 526.

[120] Ahmad SA, Patel SR, Ballo MT, et al. Extraosseous osteosarcoma: response to treatment and long – term outcome[J]. J Clin Oncol, 2002, 20(2): 521 – 527.

[121] 刘彬彬. 原发性乳腺骨肉瘤一例报道及文献复习[J]. 中国卫生产业，2011，8(5 – 6)：66，68.

[122] Rao U, Chait A. Extraosseous osteogenic sarcoma[J]. Cancer, 1978, 41(4): 1488.

[123] Ritter J, Bielack SS. Osteosarcoma[J]. Ann Oncol, 2010, 21(Suppl 7): 320 – 325.

[124] Zhao J, Zhang X, Liu J, et al. Primary osteosarcoma of the breast with abundant chondroid matrix and fibroblasts has a good prognosis: a case report and review of the literature[J]. Oncol Lett, 2013, 6(3): 745 – 747.

[125] Nwankwo N, Barbaryan A, Ali AM, et al. Breast osteosarcoma 29 years after radiation therapy for epithelial breast cancer[J]. Case Rep Oncol, 2013, 6(2): 367 – 372.

[126] Ogundiran TO, Ademola SA, Oluwatosin OM, et al. Primary osteogenic sarcoma of the breast[J]. World J Surg Oncol, 2006, 4(1): 1 – 4.

[127] Dragoumis D, Bimpa K, Assimaki A, et al. Primary osteogenic sarcoma of the Breast[J]. Singapore Med J, 2008, 49(11): 315 – 317.

[128] Kallianpur AA, Gupta R, Muduly DK, et al. Osteosarcoma of breast: A rare case of extraskeletal osteosarcoma[J]. J Can Res Ther, 2013, 9(2): 292 – 294.

[129] Murakami S, Isozaki H, Shou T, et al. Primary osteosarcoma of the breast[J]. Pathol Int, 2009, 59(2): 111 – 115.

［130］ Brustugun OT, Reed W, Poulsen JP, et al. Primary osteosarcoma of the breast［J］. Acta Oncol, 2005, 44(7)：767 - 770.

［131］ Irshad K, Mann B S, Campbell H. Primary osteosarcoma of the breast［J］. Breast, 2003, 12(1)：72 - 74.

［132］ Gafumbegete E, Fahl U, Weinhardt R, et al. Primary osteosarcoma of the breast after complete resection of a meta-plasticossification：a case report［J］. J Med Case Rep, 2016, 10(1)：231.

［133］ El Ochi MR, Zouaidia F, Kabaj R, et al. Primary chondroblastic osteosarcoma of the breast［J］. Turk Patoloji Derg, 2014, 30(3)：225 - 227.

［134］ Singhal V, Chintamani, Cosgrove JM. Osteogenic sarcoma of the breast arising in acystosarcoma phyllodes：a case report and review of the literature［J］. J Med Case Rep, 2011, 5(1)：293.

［135］ Al Samaraee A, Angamuthu N, Fasih T. Primary breast osteosarcoma：a case report and review of literature［J］. Scott Med J, 2014, 59(4)：e1 - e4.

［136］ Rangarajan V, Puranik A, Purandare N, et al. Extraskeletal osteosarcoma：An uncommon variant with rare meta-static sites detected with FDG PET/CT. Indian J Med Paediatr Oncol, 2014, 35(1)：96 - 100.

［137］ Terence T, Charles C, Schoeb S, et al. Extraskeletal Osteosarcoma An International Rare Cancer Network Study［J］. Am J Clin Oncol, 2016, 39：32 - 36.

［138］ Thampi S, Matthay K K, Boscardin W J, et al. Clinical features and outcomes differ between skeletal and extraskel-etal osteosarcoma［J］. Sarcoma, 2014, 2014：902620.

［139］ Pobirci DD, Bogdan F, Pobirci O, et al. Study of malignant fibrous histiocytoma：clinical, statistic and histopato-logical interrelation［J］. Rom J Morphol Embryol, 2011, 52(1)：385 - 388.

第四章　骨巨细胞瘤
Giant Cell Tumor of Bone

一、概述

(一)基本概念

骨巨细胞瘤(giant cell tumor of bone，GCTB)由 Astlay Cooper 于 1818 年首次描述，1919 年 Bloodgood 正式命名为骨巨细胞瘤，并沿用至今[1-2]。

骨巨细胞瘤又称破骨细胞瘤(osteoclastoma)，是一种局部侵袭骨质、具有溶骨活性的肿瘤，约 80% 的骨巨细胞瘤属于良性肿瘤[3-4]，但存在潜在恶性变的可能[5]，且 3% ~5% 的良性骨巨细胞瘤亦可能发生肺转移[6]，故 WHO 骨肿瘤分类中骨巨细胞被定性为侵袭性或潜在恶性病变，是一种生物学行为不可预测的肿瘤[7-12]。

从组织学上而言，恶性骨巨细胞瘤(malignant giant cell tumor，M - GCT)是指一种在肿瘤病变中同时可看到高度恶性肉瘤成分和良性骨巨细胞瘤成分的肿瘤。

恶性骨巨细胞瘤，最初是指骨巨细胞瘤伴有不同程度的恶性间变，目前应用的恶性骨巨细胞瘤的概念来源于 Dahlin 等[13]对于原发及继发恶性骨巨细胞瘤的定义。

原发性恶性骨巨细胞瘤(primary malignant giant cell tumor，PM - GCT)是与骨巨细胞瘤相平行的一种高度恶性肉瘤，继发恶性骨巨细胞瘤(secondary malignant giant cell tumor，SM - GCT)是另一种高度恶性的骨巨细胞瘤，来自原有良性骨巨细胞瘤基础上经过手术或放射治疗后继发恶性变的肉瘤。

(二)发病情况

骨巨细胞瘤占所有原发骨肿瘤的 4% ~10%[13-15]，占所有良性骨肿瘤的 20%[16-21]，仅次于骨软骨瘤。

骨巨细胞瘤在原发骨肿瘤中占的比例，美国仅为 4% ~5%，而亚洲地区在 20% 以上[22-25]，中国可达 13.7%[26-28]。

恶性骨巨细胞瘤则属于罕见，占 GCTB 总数的 1% ~5%，北美地区发病率为每年 1.6/1000 万[29-32]，原发恶性骨巨细胞瘤更少见，多为个案报道；继发恶性骨巨细胞瘤相对多见。

多中心病灶者称为多中心骨巨细胞瘤(Multicentric giant cell tumor of bone，MC - GCTB)[33]，占所有骨巨细胞瘤的比例 <1%[28]，偶见于个案报道[34]。

骨巨细胞瘤可发生于任何年龄，但通常发生在骨骺闭合后的青年人，少见于骨骼未成熟患者，好发年龄为 20 ~40 岁，约占所有病例的 80%[35]；50 岁以上的患者骨巨细胞瘤占 9% ~13%，20 岁以下患者骨巨细胞瘤很少见，14 岁以下的患者仅占 1% ~3%；骨骺未闭的患者更加少见，只有 1.8%，许多学者甚至认为，骨骺闭合前的溶骨性病变无须与骨巨细胞瘤鉴别诊断，但也不乏此类的个案报道[36]。Errani 等[37]报道的平均就诊年龄为 32 岁。

骨巨细胞瘤,男女发生比例接近[38],无明显性别差异[39];有报道[40]称,女性较男性更常见。欧美地区的几项研究表明,女性的发生率高于男性[21,39,41]。童小鹏等[42]报道了 64 例骨巨细胞瘤,男 28 例,女 36 例;年龄 16 ~ 59 岁,平均 31.6 岁。闫明等[43]报道了 44 例原发性骨巨细胞瘤,男 18 例,女 26 例,年龄 15 ~ 67 岁,平均(35.62 ± 7.47)岁。曹莉莉等[44]报道了 120 例长骨骨巨细胞瘤,男 66 例,女 54 例,首诊时年龄为 15 ~ 66 岁。

MC - GCTB 的发病年龄较 GCT 小,平均年龄 21 岁,59% 的患者小于 20 岁,男女发病比例为 1:2[45]。Hoch 等[46]报道的 30 例多中心骨巨细胞瘤患者中,17 例的首诊年龄 < 20 岁。张庆宇等[47]报道的 135 例多中心骨巨细胞瘤患者中,首诊年龄最小为 9 岁,最大 62 岁,平均 23.1 岁;其中 20 岁以下者 57 例,占所有患者的 42.2%。

唐顺等[48]报道了 26 例 PM - GCTB 和 18 例 SM - GCTB 患者,PM - GCTB 患者年龄 1 ~ 66 岁,平均 40.6 岁;SM - GCT 患者年龄 22 ~ 67 岁,平均 39.9 岁。臧玉伟等[49]报道了 12 例经手术病理证实的恶性骨巨细胞瘤,年龄为 16 ~ 57 岁,其中 20 ~ 45 岁年龄段 8 例,平均年龄为 35 岁,男 5 例,女 7 例。张立云等[50]报道了 21 例经手术病理证实为骨巨细胞瘤,男性 9 例,女性 12 例,年龄 18 ~ 69 岁,平均年龄 31.7 岁。

(三)发病原因

目前,GCTB 发生原因尚不清楚[51-53]。多中心骨巨细胞瘤发生机制,目前有多中心独立起源、邻近侵袭、沿血管轴向转移、医源性肿瘤细胞种植等观点[54]。当多个发病中心位于同一个肢体时,沿血管轴向扩散的可能性较大。有些病例病变表现出易发生于相邻骨骼的特点,尤其是膝关节周围、邻近的手足骨[55-56],这种情况下通过正常解剖学结构或软组织肿块扩散的可能性高。孙成良等[57]报道的 9 例病例显示各病灶有独立的特征,而非表现为转移瘤的破坏方式。

部分异时性骨巨细胞瘤表现为首次手术时取骨部位的发病,则高度怀疑为医源性种植。另外,Paget 骨病亦会继发性引起多中心骨巨细胞瘤。

原发恶性骨巨细胞(PM - GCTB)发生机制目前知之甚少,在相关文献中,恶性骨巨细胞瘤恶变为骨肉瘤、纤维肉瘤及未分化多形性肉瘤等均有报道。Rock 等[58]报道在继发恶变的病例中,最常见恶变为未分化多形性肉瘤,而原发恶变的病例中,恶性成分为骨肉瘤的病例更多见。

继发恶性骨巨细胞瘤(SM - GCTB)恶变机制,多数学者认为,手术或放疗是造成 GCTB 恶变的诱因[48,59];单纯术后恶变时间为 1.8 ~ 36 年,放疗后恶变时间 4 ~ 42 年[60-64]。唐顺等[48]报道了 26 例 PM - GCTB 和 18 例 SM - GCTB 患者,8 例 SM - GCTB 为放疗后肉瘤变患者;从诊断骨巨细胞瘤到诊断 SM - GCT 的平均时间间隔,放疗后 SM - GCTB 组为 12.8 年(4 ~ 22 年),术后 SM - GCTB 组为 9.8 年(2 ~ 28 年)。

在术后 SM - GCTB 的病例中,手术清除病灶不彻底、反复刺激可能是导致良性 GCTB 恶变的原因,在接受病灶刮除手术治疗的患者中,病灶周围骨和病灶刮除后填充的生物材料在周围微环境的作用下,刺激间叶干细胞和细胞生长因子生成,局部出现炎性增生修复变化,这些变化亦可能成为恶性肿瘤的根源。

(四)分子机制

骨巨细胞瘤是起源于骨结缔组织之间充质,组织病理学上主要由 3 种细胞构成,即纺锤形基质细胞(肿瘤细胞)、破骨样多核巨细胞(效应细胞)、单核/巨噬细胞(前体细胞)。

纺锤形基质细胞是真正意义上的肿瘤细胞,通过分泌特异性靶向核因子 κB 受体活化因子配体

(receptor activator of nuclear factor kappa B ligand，RANKL)，招募血液系统中的单核细胞进入组织间成为巨噬细胞(前体细胞)，并与其表面的 RANKL 受体(RANK)特异性结合，激活 NF - κB 信号，使前体细胞转化形成破骨样细胞并活化，最终融合成多核巨细胞，发挥破骨细胞样效应，对骨质过度重吸收，造成 GCTB 溶骨性破坏[65-66]。

研究发现[52]，基质细胞具有 H3.3 组蛋白基因 H3F3A 特异的 G34W 位点突变，超过 90% 的骨巨细胞瘤具有此特异突变，是骨巨细胞瘤基质细胞的驱动基因。

转化生长因子 β(TGF - β)通路在许多恶性肿瘤发生发展中发挥重要作用。在骨巨细胞瘤中，破骨细胞诱导骨吸收而形成的 TGF - β 可提高血管生成素样蛋白 4(ANGPTL - 4)和蛋白酶激活受体 1(PAR - 1)的表达。TGF - β 的下游组件 Smad3、Smad4 能直接活化 ANGPTL - 4 和 PAR - 1 的启动子，ANGPTL - 4 在体外能调控破骨细胞分化并促进肿瘤血管生成，在体内能促进肿瘤细胞增殖；它可刺激肿瘤坏死因子配体超家族成员 14(TNFSF14)的表达水平增加，从而使破骨细胞增多、成骨细胞减少；PAR - 1 亦能促进肿瘤生长、血管生成及破骨细胞的形成，促进肿瘤细胞的发生与增殖。

Lau 等[67]发现，TGF - β 与核因子 κB 受体活化因子配体(RANKL)和骨保护蛋白(OPG)的表达水平有关，通过小干扰 RNA 敲除 SPP1 后发现，骨巨细胞瘤细胞中 Runx2 和 OPG 的表达水平显著上升，而增加 SPP1 表达水平时，Runx2 和 OPG 的表达水平下降，推测 SPP1 与骨巨细胞瘤基质细胞的分化有关。

BMPs(骨形成蛋白)是 TGF - β 超家族成员之一，具有诱导骨和软骨形成及调控肿瘤细胞的分化、增殖、形态发生的作用。BMP2 与其受体 BMPR2 结合，诱导 BMPR1A 磷酸化，并募集下游信号分子 Smad1、Smad5、Smad8，与 Smad4 形成复合体，转移至细胞核中，调控靶基因的转录。

二、临床表现

骨巨细胞瘤是常见的侵袭性原发骨肿瘤。Salerno 等[68]报道，80% 左右的骨巨细胞瘤表现为良性骨肿瘤，但具有局部侵袭性和潜在恶性，25% ~50% 的患者治疗后会复发；少数患者会出现"良性肺转移"，极少数患者则在多次复发或放疗后发生恶变。

(一)好发部位

多数骨巨细胞瘤发生于膝关节周围，占所有病例的 50% ~65%，其总体好发部位发病率从高到低依次为股骨远端(23% ~30%)、胫骨近端(20% ~25%)、桡骨远端(10% ~12%)、骶骨(4% ~9%)、肱骨近端(4% ~8%)[69-72]，一般累及长骨干骺端[73]。

骶骨是骨巨细胞瘤第三大好发部位，亦是脊柱巨细胞瘤最常见的发生部位，占骨巨细胞瘤的 2% ~8%，而脊柱其他部位(椎、胸椎和颈椎)较少见(2% ~4%)[74-75]，病变可侵犯单一或多个椎体；约 5% 发生于手足短骨[76-77]。

曹莉莉等[44]报道了 120 例长骨骨巨细胞瘤，股骨上端 10 例，股骨下端 41 例，胫骨上端 38 例，胫骨下端 4 例，腓骨上端 7 例，肱骨上端 7 例，桡骨上端 3 例，桡骨下端 9 例，尺骨下端 1 例；生长在膝关节周围的病例则有 69 例。童小鹏等[42]报道了 64 例骨巨细胞瘤，股骨远端 26 例，胫骨近端 17 例，股骨近端 8 例，肱骨近端 10 例，距骨 2 例，跟骨 1 例。闫明等[43]报道了 44 例原发性骨巨细胞瘤，发生于股骨远端 13 例，胫骨近端 14 例，占比 61.36%，其他各发病部位较分散。张立云等[50]报道了 21 例骨巨细胞瘤，发生于长骨骨端 17 例(80.9%)，胫骨近端 6 例，股骨远端 5 例，股骨近端 3 例，桡骨远端 2 例，肱骨头 1 例，短骨 1 例；另外椎体 2 例及肋骨各 1 例。

多中心骨巨细胞瘤指同一患者的多于一处的，并被组织病理学证实的骨巨细胞瘤；病变可位于不同骨骼，也可位于同一骨骼的不相邻部位；可同时发生，也可在较长的随访期内发生。若第二处骨巨细胞瘤病变确诊时间在第一处确诊 6 个月以后，称为异时性多发，否则称为同时性多发[46,78]。多中心病灶可能是直接蔓延到相邻骨或转移，也可能多中心起源[79]。

多中心骨巨细胞瘤的发病情况与单发者类似，亦以膝关节周围多见，但在手足骨的发病率要高于单中心骨巨细胞瘤，占所有病灶数的约 8%[80-82]。张庆宇等[47]回顾性分析了 110 例多中心骨巨细胞瘤，异时性多中心骨巨细胞瘤 68 例，同时性 42 例。异时性多中心骨巨细胞瘤第二处病变的确诊时间距首次病变多在 4 年内[83]，Park 等[84]的数据中平均为 5.3 年，时间最长者可达 24 年。

（二）一般表现

GCTB 是一种由单核细胞及类破骨细胞多核细胞组成的原发性骨肿瘤，以局部侵袭性强、复发率高为主要临床特征[85-86]。

1. 不同发生部位的临床表现

骨巨细胞瘤因发生部位不同，临床表现亦有所差异。如发生于关节者，以病变位置或邻近关节的疼痛最为常见，症状逐渐加重，可伴有关节肿胀畸形、活动度减低甚至严重的功能障碍等表现[87-89]。

临床表现早期症状多不明显，部分出现局部轻度疼痛，活动后明显，休息后可缓解，随着肿瘤不断进展，骨皮质膨胀性扩张、破坏，侵犯软组织时可形成较大的肿块，触之有捏乒乓球样感觉和压痛。部分症状轻微，多为局部麻木、酸胀或间歇隐痛；部分患者出现局部肿块或肿胀、皮温升高，邻近关节活动受限；骨巨细胞瘤呈溶骨性骨质破坏，故易发生病理性骨折。

桡骨远端为人体骨巨细胞瘤的第三大好发部位，但相较于股骨、胫骨（负重骨），桡骨的骨巨细胞瘤临床症状易被忽视，与股骨远端、胫骨近端的骨巨细胞瘤相比，桡骨远端确诊时为 Campanacci Ⅲ级的比例更高[90-91]。

发生于脊柱的骨巨细胞瘤可发生脊神经或脊髓受压，引起神经根支配区域的疼痛或截瘫。与脊柱其他部位相比，骶骨巨细胞瘤具有特殊性，如解剖部位复杂、病灶前方含有极其丰富的血管丛和直肠、骶管内走行骶神经，且起病隐匿，生长缓慢，生物学行为具有侵袭性，症状具有非特异性，临床上首诊往往以疼痛、骶尾部肿块及便秘或性功能障碍为主诉，上位骶骨巨细胞瘤还可压迫 S1 神经根而引起足跟外侧感觉障碍和足跖屈肌麻痹。若肿瘤较大，压迫直肠，可引起排便困难；压迫骶丛神经，可以引起刺痛。

高志翔等[92]报道了 18 例脊柱骨巨细胞瘤，临床表现为颈、胸、腰、骶部疼痛，部分患者伴下肢无力、酸胀、疼痛，腹部包块，足部运动障碍或大小便困难等。

2. 良恶性骨巨细胞瘤表现

良性巨细胞瘤病程缓慢，早期症状轻微，局部间歇隐痛及肿胀，病变进展者有局部肿胀变形、关节活动受限等。生长活跃的巨细胞瘤，初期同良性巨细胞瘤类似，但可自发地或于外伤后生长迅速，间歇性痛转变为持续性。

恶性巨细胞瘤可有 2 种情况，一种为初期即生长迅速，症状出现早，疼痛剧烈；另一种为肿瘤已存在数年，生长缓慢，近期突然生长迅速，由隐痛转为持续性剧痛。故当疼痛性质改变，由间歇转为持续时要警惕恶性变可能。

恶性巨细胞瘤全身症状明显，贫血、消瘦，很快出现恶病质。臧玉伟等[49]报道了 12 例经手术病理证实的恶性骨巨细胞瘤，均出现患处疼痛及肿胀、包块，其中存在神经功能缺失症状如排尿困难、大小便失禁者 3 例。

3%~4% 的良性骨巨细胞瘤患者可发生肺转移，一般认为这些远处转移与局部复发相关[93-94]，转移灶表现为与原发灶类似的良性肿瘤表现。

张庆宇等[47]在报道的多中心骨巨细胞瘤中，除1例放疗后肉瘤变，恶性肿瘤肺转移和1例腹膜后转移的患者，其余8例均为肺转移，发生率为5.83%；单中心骨巨细胞瘤肺转移的发生率在不同研究中波动为1%~9%。

三、影像学检查

骨巨细胞瘤最典型的影像学特征是长骨骨端边界清晰的膨胀性、溶骨性病变，病变多位于软骨下骨，呈偏心性，骨皮质变薄，周围无硬化边、无骨膜反应，侵袭性表现亦可见，有时存在液-液平面，与其病理基础，尤其是否合并动脉瘤样骨囊肿等密切相关[95-96]。

GCTB在X线平片和CT均表现为病灶呈偏心性骨质破坏，分界清楚，单房或多房均可见，骨皮质因膨胀生长变薄，可表现为"皂泡样"，一般不发生骨膜反应[97]；病灶处骨质破坏严重者，可致骨皮质连续性中断，病灶侵犯周围软组织可形成软组织包块。

一般情况下，骨巨细胞瘤通过X线平片及CT即能做出诊断，MR检查并非常规；但对于成分复杂的骨巨细胞瘤，MRI图像可清晰地分辨病变内成分，如伴有出血、继发性动脉瘤样骨囊肿、软组织肿块，与及其病理基础相关性强[98]。

ECT全身骨显及SPECT/CT断层图像上，骨巨细胞瘤多表现为环状放射性摄取增加，即病灶周围放射性浓聚，中央摄取稀疏或缺损，亦可表现为均匀性放射性浓聚，病灶边缘较规则，形态以圆形或椭圆形为多见。若合并病理性骨折，可见到强烈的放射性摄取。

病灶位于长骨骨端主要表现为环状异常放射性浓聚，位于解剖位置重叠较多时SPECT/CT断层图像更易显示环形异常摄取，呈"炸面圈征"[99]。

核素显像主要用于评价肿瘤范围，还可发现少见的多中心骨巨细胞瘤或转移病灶[27]。

(一)X线表现

骨巨细胞瘤是起源于骨骼非成骨性结缔组织的骨肿瘤，主要由富含圆形或卵圆形实质细胞及分布其间的多核巨细胞构成[100]。

大多数骨巨细胞瘤具有特征性X线表现，尤其是发生在长骨的病变，X线片多为膨胀性溶骨性偏心性骨质破坏区，破坏区可达关节软骨下，有横向发展趋势，破坏区边缘因膨胀形成1层很薄的骨包壳，当出现骨包壳连续性中断及周围软组织肿块时，提示有侵袭性，但一般不穿破关节软骨[101]。

大多数破坏区内可见数量不等的纤细骨嵴，将破坏区分隔成多房样或皂泡样改变，与正常骨分界清楚，无硬化边，破坏区内无钙化及骨化。一般无骨膜反应，但有报道[102-103]，在发生病理性骨折的情况下X线平片下方可见骨膜反应。

溶骨性病变往往具有偏心性和膨胀性的特点，且溶骨区内有类似囊状或皂泡状的阴影，但其破骨区和正常骨质的边界清晰，在正常骨质的边缘和骨皮质膨胀处还可形成筛孔样的改变；同时，溶骨区的骨皮质可明显变薄。

值得注意的是，手部病变病灶主要集中在近节指骨基底部或掌骨头基底位置，相较于长管骨而言，手部病灶在膨胀性改变方面更加明显；而对于扁平骨及不规则骨来说，骨巨细胞瘤病灶侵袭下主要表现为溶骨性改变，膨胀程度的较长管骨而言不显著。

部分病变显示侵袭性特征，如较宽的过渡带、骨皮质变薄、膨胀性骨重构，甚至是皮质骨破坏、软组织肿块形成；有时亦可见液-液平面等征象[104]。

多中心骨巨细胞瘤单个中心的影像学表现与普通骨巨细胞瘤相似，X线表现为偏心性、膨胀性、皂泡样溶骨样表现，边界清楚，无或很少硬化边，可形成软组织肿块[47]。

（二）CT 表现

CT 是横断扫描，克服了 X 线影像重叠的缺点，更易显示病灶内部结构、骨皮质改变及周围软组织情况；CT 发现骨膜反应高达 30%，与病理性骨折或骨皮质穿破有关。

CT 图像上，骨巨细胞瘤表现为囊性偏心性骨质破坏区，与正常骨分界清晰，部分可见硬化边；骨皮质变薄，骨壳可完整或连续性中断，破坏区可见形态不一的条状骨嵴。

但 CT 图像上，皂泡样改变不如 X 线明显，因为 X 线片前后重叠，"皂泡征"是骨嵴重叠造成的分房样的假象[105]。

影像学检查是目前诊断脊柱 GCTB 的重要手段之一，CT 具有较高的密度分辨力，能清晰显示肿瘤的破坏范围、内部骨性分隔及细微的皮质中断和周围软组织肿块情况等，CT 常见椎体以中心性及偏心性骨质破坏。发生于脊柱的 GCT 较易出现累及椎管的软组织肿块，骨破坏区可累及附件及椎间盘等结构，与正常骨分界清楚，极少有硬化缘。

有研究者报道[106]瘤内骨嵴分隔对诊断有一定价值。此征象在 GCTB 常见但并不具有特异性，血管瘤、浆细胞瘤及神经鞘瘤也可见到此征象；骨破坏区内钙化罕见[107]。

张立云等[50]根据文献报道[108-116]，总结了如下骨巨细胞瘤的 CT 表现特点，可供读者参考。

（1）GCTB 多位于骨端，以股骨远端、胫骨近端及桡骨远端最为多见，肿瘤常直达骨性关节面下，以致骨性关节面就是肿瘤的部分骨性包壳。

（2）GCTB 呈膨胀性生长，发生比例为 70%~85%，呈溶型或多房型骨质吸收，典型者呈"皂泡样"改变，骨皮质明显变薄，部分骨皮质连续性中断。

（3）GCTB 多为偏心性生长。

（4）肿瘤有横向膨胀倾向，其最大径线常与骨干垂直。

（5）病灶边界清晰，多无硬化边，但有 25%~50% 的研究报道存在完整或不完整、程度不等的硬化边，可能是病灶生长缓慢，或是由于 CT 分辨率较高，显示了 X 线不能显示的细节。

（6）病变与正常骨组织相交处可有骨膜增厚，但多无骨膜反应。

（7）瘤壁或瘤内可见残留骨嵴，是骨巨细胞瘤的常见表现，发生概率为 86%~95.2%，骨嵴多为 <5mm 的短小骨嵴，且骨嵴不贯穿整个病变，此可与常出现长骨嵴的动脉瘤样骨囊肿、骨囊肿、骨化性纤维瘤等病变鉴别。

（8）既往报道，X 线报道骨皮质连续中断，较为少见，但 CT 上此征象出现的概率明显增加。

（9）软组织肿块，部分病灶可突破骨皮质形成软组织肿块，此时需考虑到恶性的 GCTB。

（10）在脊柱者多位于椎体，侵犯附件较少见，肿瘤可引起椎体塌陷，侵犯到椎间盘、邻近的椎体、椎管和周围的软组织。

钟穗兴等[78]报道了一男性，19 岁时发生左胫骨上段及左股骨下段 GCTB（见图），双侧肱骨外科颈发生 GCTB（见图）；22 岁时发生左肩胛骨 GCTB。该患者为异时性多中心骨巨细胞瘤。

（三）MRI 表现

MRI 作为诊断 GCTB 的最有效手段，其优势主要在于显示肿瘤周围的软组织，与周围神经、血管的关系，表现为关节软骨下骨质破坏、关节腔受累、骨髓组织的侵犯。

MRI 对骨巨细胞瘤进行影像学诊断的敏感性为 92%~95%，诊断特异性则在 99% 以上，对于侵犯血管的敏感性可达 92% 以上，特异性则在 98% 以上，该数据明显高于 CT 检查下的敏感性及特异性。

GCTB，在 T1WI 上多数呈均匀的低信号或中等信号，如出现明显高信号区，提示亚急性出血；T2WI 上常信号不均，呈低、中等或高信号混杂，形成"卵石征"，病变的边缘显示比较清楚；正常瘤组织一般呈相对高信号，肿瘤坏死及陈旧出血形成明显高信号的囊变区，少数可见液 – 液平面，含铁血黄素沉着则为低信号[117 – 118]。

骨化、钙化、纤维化和含铁血黄素沉积可导致肿瘤信号减低，伴发的囊变、出血、坏死则导致肿瘤信号混杂。

液 – 液平面及 T1WI、T2WI 高信号的出现率较 CT 而言更高；病灶在 Gd – DTPA 增强后表现多变，取决于病灶血供，可呈轻度强化到明显不规则强化等形式，出血、坏死无强化显示更清楚。

对于有病理性骨折病史或病史较长的患者而言，肿瘤组织内部常见铁血黄素沉着，其在骨巨细胞瘤中的所占比例达 63% ~ 65%，在肿瘤组织内部铁血黄素大量沉着的情况下可提示肿瘤分化程度高。在 MRI 诊断下，对肿瘤组织内铁血黄素有非常敏感的显示价值，主要表现为 T2WI 的低信号区分布(同时具有结节状、带状，以及弥漫分布状的特点)。

(四)恶性骨巨细胞瘤影像学表现

臧玉伟等[49]指出，M – GCTB 保留有良性骨巨细胞瘤的部分特点，如典型的发病部位、皂泡状外观、肿瘤内部骨嵴及周边骨壳、膨胀性溶骨性骨质破坏等，但 M – GCTB 的骨嵴排列杂乱，形态不规则，骨壳不完整且见软组织突出，X 线可见骨膜反应，MRI 可见低信号索条影。该作者根据文献报道[119 – 123]，总结了 M – GCTB 的 X 线、CT 和 MRI 如下主要表现特征。

(1)发生于长骨者多累及骨端，横向生长，发生于脊柱者呈偏心性生长，累及一侧附件。

(2)肿瘤周围骨质呈膨胀性溶骨性骨质破坏，无钙化及硬化变。

(3)肿瘤周边可见不完整骨壳，边界不清，内部骨嵴排列杂乱，形态不规则，呈卷曲状。

(4)软组织包块突出于骨壳之外，病变邻近软组织受累范围较广。

(5)T1WI、T2WI 上均呈混杂信号，内部可见短 T1WI、长 T2WI 出血信号。

(6)MRI 增强扫描呈明显的不均匀强化。

(7)病变在 X 线检查中可以见到骨膜反应，在 MRI 检查中亦可表现为肿瘤内部多发 T1WI、T2WI 低信号索条影。

(五)良、恶性骨巨细胞瘤的影像学表现差异

M – GCTB 在 X 线上很难与良性 GCTB 区分，在影像学上，M – GCTB 表现为溶骨性骨质严重破坏，骨皮质连续性中断，边界不清，形态不规则，可有骨膜反应。病灶累及软组织，可形成巨大的软组织肿块，其内可见瘤骨或钙化灶[124]。刘鹏等[125]认为，如出现以下征象，则高度怀疑恶性。

(1)出现疼痛明显加重，为持续性，软组织肿块迅速增大等临床症状。

(2)出现明显骨膜反应。

(3)病变侵袭范围广，骨质破坏面积大，与周围正常骨组织边界不清，呈虫蚀样或筛孔状破坏区。

臧玉伟等[49]对良、恶性骨巨细胞瘤影像学表现差异进行了如下总结，可供参考。

(1)肿瘤周边的骨壳：良性骨巨细胞瘤多边界清楚，而 M – GCTB 者多表现为边界不清。

(2)肿瘤内部的骨嵴：良性者多排列有序、形态规整，而恶性者排列杂乱、形态不规则。

(3)骨膜反应：良性者皮质外骨膜反应极少见，恶性者多见。

(4)软组织包块：良性者多局限于骨壳内，范围较小，而恶性者多突出于骨壳之外，范围较广。

(5)MRI 信号：恶性者混杂出血、坏死信号较良性者更为多见，强化更不均匀。

1. 良性骨巨细胞瘤影像学特点

良性骨巨细胞瘤，在影像上主要表现为骨端的囊性溶骨性破坏，有时病变表现为"分叶状"或"皂泡状"，可累及干骺端并向关节侧延伸，侵及关节软骨下的骨皮质，在骨端的周围可见明显的骨皮质变薄、膨胀。

良性骨巨细胞瘤的病变内部为不同程度的溶骨性骨质破坏，皮质外骨膜反应极少见，骨膜保持完整，病变的松质骨边缘部分有明显的界线[126-127]。

（1）溶骨性骨质破坏：在 X 线、CT 检查中可见周围骨质呈明显溶骨性骨质破坏，内见不规则残留骨质，无钙化、骨化及硬化变。

（2）皂泡状外观：在 CT 上可见本组病变内含骨嵴影，将肿瘤分隔成多房区域，整体外观呈现肥皂泡状。

（3）肿瘤内"亮斑"：病变在 MRI 上可见混杂的 T2WI 中伴有 1 处或多处更高信号区，即所谓的"亮斑"[128]，在病理上考虑为肿瘤内部出血或部分囊变坏死。

2. 恶性骨巨细胞瘤影像学特点

M－GCTB 在发生部位、生长方式、大体形态上与良性骨巨细胞瘤基本无异，且病变内部也是以溶骨性破坏为主[129-130]。

但与良性骨巨细胞瘤不同的是，M－GCTB 在 CT 上均显示骨壳不完整、残缺不齐、边界不清楚；软组织包块突出于骨性包壳之外，形态不规则，内含不均匀分布的低密度区；肿瘤内部的骨嵴排列杂乱，形态不规则，呈卷曲状，边缘毛糙。

在 MRI 检查中，部分病例软组织包块信号较高，在 T2WI 上表现尤为显著；此外，包块邻近软组织侵犯范围较大，病变邻近肌肉、皮下组织可见多发条索状、片状异常信号影浸润。

（六）肿瘤影像分期

Enneking 和 Campanacci 根据临床、X 线表现和病理学检查提出了临床分期，即 Enneking 分期[131-132]。

（1）Ⅰ期（静止期，潜伏期）：有临床症状，X 线表现为边界明显和完整的局限性骨肿瘤，对周围骨组织无明显侵犯，病理变化呈良性。

（2）Ⅱ期（活跃期）：有临床症状，X 线表现明显，病灶呈膨胀性，肿瘤边界仍清晰，但骨皮质尚完整未穿破，周围骨皮质变薄，病理变化呈良性。

（3）Ⅲ期（侵蚀期）：有临床症状，X 线表现明显，边界已难以分辨，病灶呈侵袭性，伴骨皮质缺损，形成软组织肿块甚至发生病理骨折，病灶可伸展至软骨下，甚至侵犯关节，病理变化良性、侵袭性或恶性。

Ⅲ期骨巨细胞瘤虽然在病理学上还属于良性肿瘤，但其已经具有发生恶性变的可能，且其对正常骨组织的"侵蚀性"使得临床上更易将其视为恶性肿瘤[133]。

通常而言，临床分级越高，其局部复发可能性越大。

四、组织病理

（一）组织病理特点

GCTB 主要由 2 种细胞成分组成，一是均匀一致的单核基质细胞，包括卵圆形和梭形细胞；二是混杂其间的破骨细胞样多核巨细胞。其构成方式为单核细胞的融合、基质细胞的无丝分裂和基质细胞的核分裂(但没有相应的胞质分裂)等。

1. 单核基质细胞

Kito 等[134]的研究表明,骨巨细胞瘤内的单核基质细胞可分为 2 类,一类是单核的圆形细胞,这种细胞属于非肿瘤性细胞,可表达单核 - 巨噬细胞中的一些标志物(如抗酒石酸性磷酸酶、萘基 α - 酯酶),且能与 CD13 和 CD68 发生单抗反应,说明部分骨巨细胞瘤起源于单核 - 巨噬细胞;另一类是单核梭形基质细胞,该细胞增殖的速度较快,可表达 I 型胶原、II 型胶原、ALP 和 PTH 受体。

目前观点认为[135],梭形基质细胞才是骨巨细胞瘤真正意义上的肿瘤细胞,是骨巨细胞瘤的肿瘤细胞,具有增殖潜能,它起源于间充质干细胞,具有成骨活性,其发病机制是具有肿瘤活性的梭形基质细胞吸引血液系统的单核细胞,在局部形成破骨细胞样的多核细胞,产生溶骨性破坏,形成骨巨细胞瘤的临床生物学特点。

2. 破骨细胞样多核巨细胞

单核巨噬细胞样细胞是破骨细胞样细胞的前体,它们聚集融合成为破骨细胞样多核巨细胞。骨巨细胞瘤是在单核细胞背景中包含有大量弥漫分布式巨细胞的病变,多个单核细胞通过融合反应的方式形成巨细胞。

Olivera 等[136]研究认为,骨巨细胞瘤主要是由多核巨细胞、组织单核细胞及巨噬细胞组成,而多核巨细胞、组织单核细胞属于非增生活跃的肿瘤细胞,增生活跃的细胞被称为骨巨细胞瘤基质细胞,这些基质细胞决定了肿瘤的性质,它们产生骨保护素配体等物质,刺激多核破骨细胞的形成和吸收,因此富含巨细胞的肿瘤多会发生骨溶解[137]。

因此,多核破骨样细胞和单核细胞皆为骨巨细胞瘤的反应成分,骨巨细胞瘤基质细胞才是代表肿瘤的新生物成分,表达骨巨细胞瘤的特征,多核巨细胞的出现仅提示骨巨细胞瘤,而不是其特有的组织学表现。

通过对骨、骨软组织骨巨细胞瘤标本内多核巨细胞及单核细胞化学功能,以及和分子表型的分析发现,单核细胞表型多为骨母细胞,而多核细胞表型则多为破骨细胞。

在骨母细胞样单核细胞中,基质细胞会分泌一定比例的核因子 κB 受体活化因子配体(RANKL: Receptor Activator for Nuclear Factor - κ B Ligand),可刺激破骨细胞的形成与吸收,此为巨细胞肿瘤出现骨溶解反应的最主要原因。

绝大部分骨巨细胞瘤基质具有血管性特点,可见大量薄壁毛细血管,同时多数情况下合并存在小面积出血表现。

(二)组织学分级

在 WHO 骨肿瘤分类中将 GCTB 划分为低度恶性肿瘤[5],Jaffe 等于 1940 年根据骨巨细胞瘤组织学上基质细胞的分化程度、巨细胞形态及数目多少等表现将其分为如下 3 级。

I 级:良性肿瘤。

II 级:中间型,介于 I、III 级之间。

III 级:为恶性肿瘤,多核巨细胞数量少,体积小,细胞核数少,单核细胞核大,有间变现象,排列紊乱。

但组织学的分级不完全代表其生物学特性,有的镜下分化成熟的肿瘤,在临床上却表现为恶性。

（三）恶性骨巨细胞瘤

临床上，常将恶性骨巨细胞瘤（M‑GCTB）分为原发性恶性骨巨细胞瘤（PM‑GCTB）与继发性恶性骨巨细胞瘤（SM‑GCTB）；组织学上，M‑GCTB是以良性的骨巨细胞瘤组织中包含有高度恶性的肉瘤样变为其特征[138‑139]。

M‑GCTB可恶性变为骨肉瘤、未分化多形性肉瘤、纤维肉瘤或平滑肌肉瘤等；恶性变后的骨巨细胞瘤，在组织形态上主要接近于骨肉瘤及纤维肉瘤，但病变仍保留有良性骨巨细胞瘤的特征，仍可见到多核巨细胞，但巨细胞的数量和体积、单核基质细胞的异型性均发生了明显变化。

Hachisuka等[140]指出，虽然恶性变后的骨巨细胞瘤在病理组织形态上与肉瘤样病变相近，但它具备自身的特点，恶性变为骨肉瘤者细胞核排列不规则，细胞核内含假包涵体，缺乏促进基质钙化的能力；恶性变为纤维肉瘤者细胞核内亦含假包涵体，以及合成细胞基质的细胞类脂质，具有成纤维细胞的功能，能合成成胶基质。

另外，M‑GCTB在病灶内还可见到骨样组织、骨基质和胶原纤维等结构，这些结构在良性的骨巨细胞瘤中是很少见的。

在组织学上，PM‑GCTB主要表现为病灶中有良性的GCTB组织和高度恶性的肉瘤样变，二者可同时存在、同时生长[141]。PM‑GCTB最易恶性变为骨肉瘤，唐顺等[48]分析了44例M‑GCTB患者，其中PM‑GCTB 26例、SM‑GCTB 18例，在26例PM‑GCTB中，发生骨肉瘤的恶性变率为50%；在18例SM‑GCTB中，发生恶性纤维组织细胞瘤的恶性变率为72.2%。

SM‑GCTB最常见的恶性变类型为未分化多形性肉瘤。

五、诊断

（一）临床辅助诊断

典型部位骨巨细胞瘤有特征性影像表现，易于诊断，少见部位缺乏特征表现，容易误诊。因此，全面初始基线检查对骨巨细胞瘤临床诊断具有重要意义，通常应包括病史、体格检查、原发病灶影像学检查。

X线平片结合CT、MRI及ECT全身骨显像可提高骨巨细胞瘤诊断准确率，大多数骨巨细胞瘤根据发病年龄、部位、X线片特征表现可作出诊断，CT和MRI能显示骨巨细胞瘤内部结构，MRI显示周围软组织、关节腔受累情况及骨髓侵犯有优势，ECT全身骨显像对骨巨细胞瘤范围进行评估，可发现多中心骨巨细胞瘤或转移病灶[142]。

（二）多中心性骨巨细胞瘤的诊断

MC‑GCTB的诊断与单发性GCTB相同，临床诊断时需结合病史、临床体征、影像和组织病理[143]。

MC‑GCTB的诊断应在排除具有类似影像学表现的疾病，如甲状旁腺功能亢进引起的棕色瘤、原发性血管瘤、多发性骨髓瘤及转移性肿瘤等，测量血中甲状旁腺激素、血钙、血磷及碱性磷酸酶浓度对甲状旁腺亢进引起的棕色瘤有特殊诊断价值。

当确诊或高度怀疑多中心骨巨细胞瘤可能时，进行全身的影像学检查或PET/CT及骨扫描等有利于发现全身其他部位的病灶及肺转移灶。

多中心骨巨细胞瘤可表现为Paget骨病的一种罕见并发症，这种情况下患者的年龄相对较大[144]，确诊需要病理组织学检查。

（三）组织活检

组织活检是明确骨巨细胞瘤诊断的最重要手段，组织病理学诊断为其金标准。

切开活检和穿刺活检（粗针或针吸）是骨与软组织肿瘤诊断的 2 种方法[145-146]，切开活检是最准确的方法，它可提供较多的标本来进行免疫组织化学或细胞遗传学检查[147]，但切开活检需在手术室进行全身麻醉或区域麻醉。

随着影像学技术的发展，影像学定位下的穿刺活检越来越多地在诊断原发性和继发性骨肿瘤中得到应用[148]。当获得标本充分的时候，穿刺活检可作为切开活检的另一种选择，其诊断准确率为88%～96%[149-151]。

值得注意的是，活检时应妥善固定病变骨，采取适当的措施防止病理骨折的发生。活检的实施对于保肢手术非常重要，若活检不当将会影响患者预后，如活检瘢痕在肿瘤切除时没有整块切除，切开活检和穿刺活检有可能导致肿瘤局部复发，这与活检通道的肿瘤播散有关。一般而言，穿刺活检的肿瘤播散风险低[152-153]。

六、鉴别诊断

（一）良性 GCTB 鉴别诊断

从临床体征、影像学表现而言，良性 GCTB 主要与动脉瘤样骨囊肿、软骨母细胞瘤、骨囊肿、软骨黏液样纤维瘤等鉴别。

1. 动脉瘤样骨囊肿

动脉瘤样骨囊肿好发于 10～20 岁青少年，发病部位主要集中在干骺端及骨干（骨巨细胞瘤发病部位则以关节面常见），很少累及骨骺，常有硬化边，无明显膨胀；在 CT 及 MRI 增强扫描过程当中具有多囊状改变的特点，可同时显示多个液平面，囊壁有强化趋势，在无强化实质性成分时可以倾向于诊断为动脉瘤样骨囊肿。

发生于扁骨或不规则骨者与骨巨细胞瘤鉴别比较困难，前者为含液囊腔，液－液平面较多见，且 CT 可显示囊壁有钙化或骨化影，可有硬化边。

2. 软骨母细胞瘤

软骨母细胞瘤好发于骨骺，影像学可见边缘清晰的囊状骨质密度减低破坏区，骨皮质膨胀变薄，周围见硬化边。肿瘤与周围骨组织分界清楚，肿瘤内见不同程度的成骨或钙化阴影。骨巨细胞瘤内部多为短条状的骨嵴。

3. 脊索瘤

脊索瘤可发生于相似部位及年龄，多位于骶尾中央，边界不清楚，周围软组织肿块明显，溶骨破坏，其内见残存骨组织及钙化，粗大且边缘不光整；无新骨反应；骶尾部脊索瘤未完全破坏椎间盘时，可形成较为典型的"横板征"。

4. 软骨黏液样纤维瘤

软骨黏液样纤维瘤好发于 20～30 岁，以胫骨上段最为多见，其次为股骨、腓骨近端和远端，多位于干骺端，可呈单囊型或多囊型骨质破坏，但与 GCTB 的位置不相符，可作鉴别。

5. 巨细胞修复肉芽肿

巨细胞修复肉芽肿并非肿瘤病灶，是一种机体反应。因此，巨细胞修复肉芽肿无论是在病理表现还是临床反应上均与骨巨细胞瘤存在明显差异。

相较于骨巨细胞瘤而言，巨细胞修复肉芽肿的发病年龄集中在 10 ~ 30 岁，且男性发病率略高于女性，主要发病部位集中在上下颌骨、手足短骨。

在 X 线平片检查下，巨细胞修复肉芽肿与骨巨细胞瘤无特异性表现，骨病变表现为骨的膨胀性和分叶破坏，皮质常完整。

（二）恶性 GCTB 的鉴别诊断

1. 未分化多形性肉瘤

未分化多形性肉瘤好发于老年人，多累及四肢深部软组织或腹膜后，发生于骨者以四肢长骨为主，累及干骺端。

CT 上以不规则状溶骨性骨质破坏为主，与 M - GCTB 相比膨胀性较轻，骨膜反应少见，瘤体内部可见钙化，边缘可见骨质硬化；T1WI、T2WI 上信号混杂，亦可见出血信号，但 T2WI 上可见低信号的分隔样结构，为胶原纤维成分[154]。

2. 腺泡状软组织肉瘤

该肿瘤以 15 ~ 35 岁多见，可发生于全身任何部位，最常见于下肢软组织，也可发生于骨。

CT 上瘤体内低密度影范围较大，为肿瘤的出血坏死；MRI 上则以条索状的血管流空影及肿瘤周围延迟强化的血管为特征性表现[155]。

3. 滑膜肉瘤

该肿瘤好发年龄为 20 ~ 40 岁，多累及四肢，尤以下肢膝关节旁多见。

CT 上亦可见偏心性生长，但瘤体内部常见钙化灶，骨质破坏类型多变，可出现骨膜反应、虫蚀状骨质破坏以及压迫性骨质吸收，且边界较为清楚；T2WI 上可见低信号分隔带，较小的肿瘤常呈现均匀信号[156]。

七、治疗

目前，骨巨细胞瘤的治疗主要包括手术、放疗、介入栓塞、药物治疗等，其中外科手术是最主要的治疗手段，手术方式包括单纯病灶内刮除、联合辅助措施的扩大刮除及整块切除。

（一）治疗原则

根据相关文献报道及专家共识，将骨巨细胞瘤的治疗原则总结如下。

（1）手术彻底切除是目前治愈该病的最佳方法，手术方式包括囊内病灶刮除植骨或骨水泥填充、边缘切除、广泛切除、截肢术等[157-158]。

目前，对于 Ⅰ ~ Ⅱ级骨巨细胞瘤推荐刮除术；广泛切除主要应用于Ⅲ级或其他方式无法切除的肿瘤，亦适用于腓骨近端、桡骨和尺骨远端的骨巨细胞瘤及其他非承重骨的骨巨细胞瘤；对于恶性骨巨细胞瘤，广泛切除亦是比较适宜的方法。

（2）对于局部复发的四肢骨巨细胞瘤，若未侵犯关节面，骨皮质仍然完整，周围无明显软组织肿块，可考虑进行病灶刮除、联合局部辅助处理、骨水泥填充[159]，否则应进行广泛切除及重建手术。

（3）对于切除但可导致严重并发症或不可切除的中轴骨肿瘤，推荐连续选择性动脉栓塞、Denosumab、干扰素或长效干扰素作为首选治疗方式。

（4）在全部骨巨细胞瘤患者中，1%～3%的患者可出现肺转移，而在局部复发病例中，肺转移比例约6%[160]。

对于伴有肺转移的骨巨细胞瘤，在切除原发病灶同时，如果转移灶可切除，则考虑手术切除，并联合一种有效的辅助治疗，之后进行随访监测。Tubbs等[160]对13例肺转移的四肢骨巨细胞瘤患者回顾性分析，发现对转移灶行手术切除可获得长期无瘤生存。

（5）对于局部复发或转移的患者，如果病灶无法切除或切除后有严重功能缺失，Denosumab、干扰素及长效干扰素、观察及放疗等均可考虑使用[161-163]。

（6）放疗有导致肿瘤恶性变的风险，故当患者无法接受栓塞、Denosumab及干扰素治疗时方可采取放疗。

（7）骨巨细胞瘤对化疗不敏感，除非病理明确诊断为原发性或继发性恶性骨巨细胞瘤，其他骨巨细胞瘤均不推荐化疗。

（二）外科治疗

目前，外科手术仍是骨巨细胞瘤主要治疗手段，术前对于肿瘤全面评估，依据肿瘤发生部位、侵袭范围、功能结果、复发概率等综合判断，决定治疗方案，采取何种手术方式的关键是完整清除肿瘤组织，防止肿瘤残留、复发，并保留良好功能。

1. 手术方式

目前，骨巨细胞瘤的手术方式主要包括肿瘤局部刮除术、病灶扩大刮除辅以骨水泥填充、肿瘤瘤段切除，以及假体重建术[164-167]。

骨巨细胞瘤临床特征及影像学分级是手术方式选择的重要依据，一般而言，Campanacci分期对具体手术方式的选择有指导意义，Ⅰ～Ⅱ期可选择单纯病灶刮除术，Ⅱ期及以上可依据患者具体病情选择扩大切除术或假体重建术；但也有研究认为，术前Campanacci分期越高，复发率不一定越高[168-169]。

1）病灶刮除术

病灶刮除是骨巨细胞瘤最常用的手术治疗方式，在四肢骨巨细胞瘤的应用较为广泛[170]。

目前，建议对于Enneking Ⅰ、Ⅱ期或Campanacci Ⅰ、Ⅱ期的四肢骨巨细胞瘤通常实行病灶内刮除手术，对于Enneking Ⅲ期或Campanacci Ⅲ期的四肢骨巨细胞瘤则考虑广泛切除手术[171-173]。

因该手术方式仅适合瘤体尚未突破正常骨皮质的骨巨细胞瘤患者使用，且患者在治疗后局部复发率较高。故临床上很少单独使用，而是将其与冷冻疗法、骨水泥填充疗法、过氧化氢烧灼疗法和高速磨钻疗法等联合使用[174]，既能彻底地清除骨巨细胞瘤的瘤体，又能扩大适用的范围，且可减少患者病情的复发率。

在肿瘤刮除术同时，常辅以几种物理或化学局部处理，来消灭瘤腔壁残存的瘤细胞，包括高速磨钻、苯酚、液氮、氯化锌、过氧化氢等[175-176]。这些措施可使病灶边缘产生近似广泛刮除的坏死区域，达到彻底刮除的目的[177]。Eckardt等[178]研究发现，行单纯的囊内刮除、自体或异体骨填充，可将约90%的Campanacci Ⅰ、Ⅱ级骨巨细胞瘤患者治愈。

病灶刮除联合植骨适用于病骨最大破坏横截面在50%以下或受累关节面的破坏在25%以下时，给予病灶刮除、植骨填充即可；对于病骨最大破坏横截面达到50%～80%或受累关节面的破坏达到25%～50%时，因发生病理骨折的风险加大，应联合应用内固定。

随着冷冻技术不断发展，氩氦刀可有效提高肿瘤切除精度，实现彻底的病理边界切除，提高患者长期生存率。陈国奋等[179]使用氩氦刀联合手术治疗3例骨巨细胞瘤，术中伴行同种异体骨植入术、骨水泥填充术或钢板内固定术，术后随访 4 个月显示，肿瘤复查无复发，术后 3 个月可正常下地行走，关节活动度正常。贾一鑫等[180]报道了 23 例胫骨近段骨巨细胞瘤，分为 2 组，单纯手术组 11 例，行肿瘤病灶刮除植骨内固定术；氩氦刀联合手术组 12 例，行氩氦刀联合肿瘤病灶刮除植骨内固定术。氩氦刀联合肿瘤病灶刮除、植骨内固定术治疗胫骨近段骨巨细胞瘤肿瘤可改善术后第 3、第 6 和第 12 个月的膝关节功能。

2）节段性切除术

研究发现[172]，使用节段性切除术治疗骨巨细胞瘤可将病变部位节段性地切除，从而可减少对患者正常骨组织的破坏。

节段性切除术非常适合 Campanacci 分期处于 Ⅲ 期（侵蚀期）、骨皮质破坏严重、伴有巨大软组织肿块的骨巨细胞瘤患者使用。

对于病骨破坏较大、关节面破坏超过 50%、桡骨和尺骨远端和其他非承重骨的骨巨细胞瘤，以及恶性骨巨细胞瘤，节段性广泛切除是比较适宜的方法。

对于掌、指（趾）骨的骨巨细胞瘤，因手术操作较困难、复发率较高，故也推荐截指（趾）治疗。

瘤段切除联合假体重建亦存在明显不足。首先，相对于退变性疾病，骨巨细胞瘤患者年龄较轻，切除了瘤体周围的自然关节后，由金属假体置换代替原关节功能，随着使用年限的推移，不可避免地会进行二次及多次翻修等，给患者造成较大的经济及心理负担；其次，使用肿瘤型假体重建后，后期的并发症多而复杂，如假体感染、松动、周围断裂等[181-182]。

2. 肢体骨巨细胞瘤手术治疗

手术是肢体骨巨细胞瘤主要治疗手段，手术主要方式包括病灶内刮除、边缘或广泛切除，若原发病灶在掌、指（趾）骨，保留骨骼的手术操作难度大，复发率较高，可考虑截指（趾）治疗[183]。

病灶刮除术是肢体骨巨细胞瘤最常用的手术方式，该术式在清除肿瘤的同时，最大限度地保全了骨关节结构和功能。

1）下肢骨巨细胞瘤

GCTB 好发于长骨干骺端，对关节软骨下骨影响较大，而软骨下骨对膝关节运动有很大影响。

Chen 等[184]对 38 例膝关节 GCTB 患者进行研究，28 例行病灶刮除术和植骨治疗，10 例行广泛切除治疗。行刮除术和植骨治疗患者初始软骨下骨的平均面积为 18.6%，受影响软骨下骨面积越大，功能评分越差；首次行广泛切除患者，受影响的软骨下骨平均面积为 68.2%。作者认为，软骨下骨平均面积越小，越适合采用广泛切除及假体重建；当软骨下骨平均面积保留较多时，应尽量选择病灶刮除术；对功能影响较小的发病部位，可单纯采用整段切除术。因此，广泛切除可能仍是良性肿瘤手术治疗的首选方式，采用局部手术进行修复可能会导致更严重的并发症，如骨骼完整性不能维持或术后恢复较差，从而导致功能性损伤[24]。

2）桡骨远端骨巨细胞瘤

桡骨远端骨巨细胞瘤，病灶较小（Campanacci Ⅰ级）时，可单纯病灶刮除、骨水泥填充；病灶较大（Campanacci Ⅲ级）时，则需截骨、植骨及关节融合术，使关节得以良好重建[185]。

自体髂骨植骨腕关节融合术，其植骨材料不带血管蒂，取用方便，髂骨强度较高，可取松质骨用于骨端处接骨植骨，自体骨可形成牢固愈合；规避了术后下尺桡关节、桡腕关节不稳、关节退变，以及供体部位可能出现的顽固性局部疼痛、肌肉疝等并发症的情况[186]。王涛等[187]认为，对于截骨长度超过 8cm 的患者，可用带或不带血管蒂的自体腓骨近端进行植骨重建。

大范围瘤段切除后髂骨植骨融合可明显降低 Campanacci Ⅲ级骨巨细胞瘤的复发率，Kumar[188]报道，桡骨远端骨巨细胞瘤行植骨后，腕关节融合术可保留患侧约 75% 的功能。

栾海龙等[189]报道了6例桡骨远端骨巨细胞瘤，行桡骨远端骨肿瘤瘤段切除、取自体骨植骨、腕关节融合内固定术进行治疗，术中瘤段切除完整、固定良好，术后患者患侧肘部、手部感觉及运动功能良好，4~24个月随访，均未复发。

3. 脊柱骨巨细胞瘤外科治疗

因脊柱骨巨细胞瘤有着较高的复发风险，而降低肿瘤局部复发风险的主要方法是行全脊椎整块切除术（Enblok 切除）[190-193]，但即使全脊椎切除，其局部复发率仍较高[194]；且有些部位，如颈椎的骨巨细胞瘤往往仅能做到瘤内刮除或次全切除，其复发率可高达40%以上[195]。

一般术前需根据影像学表现按照WBB外科分期系统设计手术方案[196-197]，当肿瘤主体位于椎体内且至少一侧椎弓根未受到侵犯时（4~8区或5~9区），可采取Ⅰ期后路全脊椎切除术（Tomita 方法[198]）或前后路联合全脊椎切除术（Boriani 方法），可大幅降低脊椎肿瘤切除后的局部复发率；当肿瘤呈偏心性生长而累及一侧椎弓根或（和）横突时（3~5区或8~10区），为获得良好手术边界，应进行病椎的矢状切除；对于单纯后方附件结构的病变（3~10区），可行单纯后弓切除；在可能的情况下，行椎体切除时尽量避免分块切除。

对于行病灶刮除术的患者，局部应用乙醇、苯酚或过氧化氢处理后填充骨水泥可一定程度上降低局部复发率[199]。许炜等[40]研究发现，全脊椎切除并长期应用双膦酸盐可显著降低脊柱骨巨细胞瘤的复发率，年龄<40岁的患者预后更好[200]。

4. 骨盆、骶骨巨细胞瘤的外科治疗

骨巨细胞瘤是骨盆及骶骨较常见的原发性骨肿瘤之一，骶骨、骨盆GCTB分别占全身GCTB的4%~5%[201-203]、1.5%~6.1%。

骨盆及骶骨周围解剖结构复杂，比邻盆腔大血管，其巨细胞瘤侵袭性较高，症状隐匿，术中出血量大，术后易复发；因此，骨盆及骶骨GCTB的外科治疗仍是一个临床难题[206-207]。

骨盆及骶骨GCTB手术方式多种，对于初发骶骨GCTB外科治疗而言，保守手术治疗（刮除或部分切除）在充分的术中控制出血情况下，可达到术后较低的复发率及良好的术后功能[208]。

1）骨盆骨巨细胞瘤外科治疗

骨盆GCTB的治疗方式包括放疗、囊内刮除和广泛切除等[209-210]，但无论Campanacci任何分级，首选初始治疗方案为切缘阴性的广泛切除。

据报道[211]，未行广泛切除的骨盆GCTB局部复发率约43%；囊内刮除的复发率达41%[212-213]，广泛切除有助于控制局部复发。

根据经典的骨盆肿瘤Enneking分区法，可将骨盆分为4个区，其中Ⅰ区和Ⅲ区为非负重区，Ⅱ区和Ⅳ区为负重区[214]。因此，对于骨盆巨细胞瘤，应依据肿瘤位置，选择不同的手术方法。

（1）髂骨区肿瘤的切除（Ⅰ区）：肿瘤侵犯外侧髂骨翼时，需根据后髋臼上方那部分骨质是否保留来决定需不需要骨盆重建，因为髂骨后内部分骨质是负重骨，承担应力传导。

如该部分骨质被保留，则无须重建骨盆，只需行单纯病灶切除术；如不能保留，骨盆环完整被破坏，需要病灶切除的基础上行骨盆重建，采用自体骨或异体骨植入，并用螺钉固定，还可用骨水泥包裹克氏针来重塑骨盆的完整性[215]。

（2）髋臼周围肿瘤切除（Ⅱ区）：单发于髋臼周围肿瘤较少见，往往联合其他区域同时存在，髂骨肿瘤侵犯髋臼（Ⅰ区+Ⅱ区）或耻骨及坐骨肿瘤侵犯髋臼（Ⅱ区+Ⅲ区）。

骨盆Ⅱ区肿瘤的外科治疗难度极高，主要难点是肿瘤切除术后维持髋关节的功能和骨盆的稳定性，目前肿瘤行广泛切除后有假关节形成、瘤段骨壳灭活再植、异体半骨盆、人工半骨盆移植或人

工关节置换等方法进行重建[216]。

　　1978 年，Enneking[214]提出对于髋臼周围肿瘤行肿瘤切除后将股骨头旷置，然后利用周围瘢痕组织固定股骨头，此方法的不良后果是双下肢不等长，术后患者跛行明显。Harrington[217]报道，髋臼肿瘤切除后，将自体瘤段骨壳灭活后再植或异体骨植入重塑骨缺损；该方式术后并发症较多。Nieder 等[218]最先将马鞍式假体应用于髋臼部肿瘤切除后的重建中，但术后患者髋关节活动受限明显。

　　目前，3D 打印技术个体化假体已应用于骨盆肿瘤手术治疗中，其组配式人工假体半骨盆置换术在骨盆 Ⅱ 区肿瘤切除中的应用越来越广泛。该方法安装操作简单，可随意调整假体位置及角度，尽可能恢复正常的髋臼旋转中心，术后效果满意。

2）骶骨骨巨细胞瘤外科治疗

　　尽管 GCTB 组织学为良性，但其呈膨胀性、溶骨性骨质破坏，具有明显的侵袭性，局部复发率高，尤其是位于骶骨的 GCTB，术后复发率高于四肢 GCTB。

　　目前，骶骨巨细胞瘤手术方式包括病灶内刮除术和整块切除术，整块切除术又可根据切除范围进一步分为病灶内切除术、病灶边缘切除术及扩大切除术。

　　单纯病灶内刮除术损伤最小，但局部复发率较高[219]。Vander Heijiden 等[72]报道了 26 例接受病灶内刮除术的骶骨巨细胞瘤患者，在中位 13 个月的随访期内，有 14 例出现局部复发（53.8%），其中单纯病灶刮除术后复发率最高（4/5），提示单纯病灶刮除术后复发率极高。Chen 等[220]认为，在病灶刮除术后应用氩气刀、唑来膦酸骨水泥固定已被证实能有效保护患者神经功能，降低局部复发率。

　　整块切除术可明显降低肿瘤局部复发率而长期保持无瘤生存状态，且远期效果明显优于病灶内刮除术。Leggon 等[212]回顾性分析了接受手术及放疗的 239 例骶骨巨细胞瘤患者，结果显示，实施整块扩大切除者均未出现复发及围手术期死亡，而实施单纯病灶内刮除者复发率高达 47%，病灶内刮除联合术后放疗者复发率也高达 46%。Sar 等[221]报道了 7 例接受手术治疗的骶骨巨细胞瘤患者，其中 1 例由于复发且肿瘤位置较高而施行前后联合入路全骶骨切除、脊柱骨盆融合固定术，其余 6 例经后路骶骨次全切除达到肿瘤广泛切除，术中所有病例均行单侧或双侧神经根切除，且均未接受术后辅助放疗，除 1 例全骶骨切除患者外，其余患者术后均未出现持续性神经功能障碍。Goncalves 等[222]报道了对 1 例骶尾部及肛周感觉异常的巨大骶骨巨细胞瘤患者进行整块切除术，5 年随访显示神经功能恢复，影像学检查显示肿瘤未复发。

　　就骶骨 GCTB 而言，因位置深在、瘤体大、术中出血多，分离瘤体时还要保护骶神经根，且多数肿瘤常侵犯高位骶椎及骶髂关节，整块切除术可增加手术的复杂性，可引起神经功能及骨盆稳定性丧失等，大大增加了术后死亡率或极大降低了术后生活质量。因此，广泛切除难以实施。

　　囊内刮除虽可充分保留神经根、保护盆腔脏器和维持骨盆环的稳定，但会增加肿瘤术后复发风险。有研究显示[223-226]，其复发率可超过 50%。

　　1994 年，Marcove 等[227]提出了保守外科治疗切除方案，即高位骶椎（S1 和 S2）首选刮除术，病灶刮除后辅以高速磨钻磨除，达到近似病灶内边缘切除的效果；低位骶椎（S3 及以下）首选广泛切除或边缘切除，根据情况，尽量保留 S3 神经根；对于同时侵犯高位和低位骶骨的病例，将 S3 及以下部分行广泛切除或边缘切除，而 S2 及以上部分采用刮除术。

　　该手术方法的优点在于保持脊柱及骨盆的连续性，手术操作较易实现且快速，降低了潜在的出血风险和影响患者生命的威胁；同时也确保瘤壁处理彻底，降低了医源性神经根损害和手术相关疾病及并发症的发生。因此，得到了较多学者的认同[212,228-229]。

目前，对于首诊骶骨骨巨细胞瘤病例，任何 Campanacci 分级，高位骶椎（S1 和 S2）均推荐刮除术，低位骶椎（S3 及以下）均推荐广泛切除或边缘切除[230]。

通常认为，实施整块切除的过程中尽可能保留 S1 神经根，可保护患者下肢尤其是小腿的感觉和运动功能；保留双侧 S2 神经根，可保证大部分患者大小便功能正常，而仅保留单侧 S2 神经根可明显影响患者泌尿排便功能；至少保留单侧 S3 神经根才能维持男性性功能，且前方入路很可能损伤相关神经而导致性功能障碍，而保留双侧 S1、S2 神经根方可维持女性性功能。

5. 功能重建

功能重建是肢体、脊柱、骨盆巨细胞瘤手术中不可忽视的重要组成部分，它关系到对患者功能恢复、生活质量及心理状态等的影响。

1）肢体功能重建

肢体骨巨细胞瘤病灶刮除灭活后，应进行瘤腔内填充，填充物可选择自体骨、人工骨、异体骨及骨水泥等[231-232]。

囊内刮除术后可进行骨组织重建，主要有 2 种方法，一是填充性植骨，可采用人工骨及颗粒性异骨填充骨质缺损区，以促进瘤区骨组织的重新生长；二是结构性支撑植骨，常用材料有游离腓骨或骨水泥等，植入后可增强术区稳定性，恢复肢体功能。

扩大刮除辅以骨水泥填充，既可保留骨或关节功能，又可降低复发风险，目前已成为首选方案。

肢体骨巨细胞瘤广泛切除术常涉及关节，术后患肢功能受限，应常规进行功能重建，常用的功能重建方法包括关节融合术、异体半关节或大段异体骨移植术、人工关节置换术、复合体置换术[233-235]。目前，人工关节置换使用最为广泛[236]。陆万青等[237]采用瘤段矿大切除加人工假体置换术治疗 7 例肱骨近端 Ⅱ~Ⅲ 级骨巨细胞瘤患者，手术前后辅以功能训练，达到了切除肿瘤与保肢的双重目的。马小军等[238]对比桡骨远端骨巨细胞瘤切除术后自体腓骨移植与异体骨移植腕关节重建，结果发现，自体腓骨移植的优势在于功能恢复良好，无排斥反应；异体骨的优势在于实现解剖重建，力学生物学稳定，无供区并发症。

对于骨破坏范围大、关节面破坏超过 50%、肿瘤邻近关节面无法保留，桡骨和尺骨远端、腓骨及其他非承重骨的骨巨细胞瘤，广泛节段截除是比较适宜的方法，可选择关节融合术、异体骨、肿瘤假体、异体骨－肿瘤假体复合物进行重建。

但对于术后有很高复发率或不能完整切除、复发性或骨破坏严重伴随病理性骨折的患者，包括恶性骨巨细胞瘤，截肢后佩戴假肢可能是更好的选择。

2）脊柱骨功能重建

在行椎体的全切或次全切除术后应当行脊柱功能重建，常见功能重建材料有自体骨、同种异体骨、骨水泥、钛网、前路钛板和后路椎弓根螺钉，可根据手术方式的不同选择重建材料组合使用[239-240]。

3）骶骨功能重建

关于骶骨切除程度以及是否重建，一直以来皆是争论的焦点[241-242]。既往临床研究显示[243]，手术保留至少 1/2 S1 的患者术后并不会出现腰骶髂不稳定。Stener 等[244]报道，S1 以下切除者，其骨盆环稳定性降低 30%，骶骨岬下 1cm 以远切除者降低 50%，并认为骶骨次全切除术后早期患者站立时可完全负重。Gunterberg 等[245]认为，经 S1 神经孔下缘水平切除骶骨者，能够承受术后活动而不发生骨折，而经上缘水平切除者则难以承受。

但亦有研究发现[246]，经 S1 椎体以下平面切除骶骨时，骨盆环的稳定性受到一定影响，但不是行腰骶局部重建的绝对指征，可根据患者的年龄、体重、骨质条件等综合考虑，决定是否进行重建。

一般而言，当切除平面涉及 S1 椎体（下 1/4 ~ 1/2 S1 平面）切除后，骶髂关节应力过度集中，整个骨盆稳定性大幅下降，极易发生残留骶骨骨折或脊椎下沉，需进行腰骶髂局部重建，以增强骶髂关节的稳定性。

目前，骨盆肿瘤行肿瘤切除后骨盆重建的术式较多，有骨关节融合、股骨头旷置、假关节成形、同种异体或自体骨移植、半骨盆假体、人工假体置换等[247-249]。

6. 术后局部复发

1）复发概率

骨巨细胞瘤具有易复发性及较强的侵袭性，据报道[250-254]，骨巨细胞瘤的总体复发率为 15% ~ 45%[255-256]，以手术治疗为主的复发率为 15% ~ 25%[257]。难治性的骨巨细胞瘤通过地舒单抗的新辅助治疗后，局部复发仍高达 15%（四肢）~ 30%（脊柱骶骨）[258]。

GCTB 局部复发时间一般在首次治疗后 2 年内，如复发时间超过 3 年，则应怀疑发生恶性变的可能[259]。

Sim 等[82]报道的 11 例病例涉及 36 处病变，其中复发 5 处，复发率为 13.9%。Hoch 等[46]报道的复发率则为 26%，平均复发时间为 2.5 年；所分析的 403 处病变复发 82 处，复发率为 20%，与单中心骨巨细胞瘤复发率类似。李晓等[27]报道了 9 例共 29 处病变，复发 10 处，复发率为 34%，平均复发时间 2.5 年。

多中心骨巨细胞瘤，复发时间最短者仅 6 个月，最长可达 23 年[260]。

骨巨细胞瘤术后复发的相关因素目前尚不十分明确，文献报道的主要有病变大小、发病位置、Campanacci 分级、病理性骨折、填充物、发病年龄、是否辅助治疗等[21,37,261]。

有学者认为[262]，GCT 的复发与 Campanacci 分级、肿瘤分期有关，认为分级越高，对周围软组织侵及范围越大，越易发生局部复发。Prosser 等[263]报道了 137 例以刮除术为主要治疗方式的患者，局部复发率为 19%，其中 Campanacci Ⅰ ~ Ⅱ级肿瘤的复发率仅为 7%，而伴有骨外累及的 Campanacci Ⅲ级肿瘤的复发率为 29%。郭卫等[264]报道，使用病灶刮除治疗 Campanacci Ⅰ ~ Ⅱ级，Enneking 静止期或活跃期的 96 例四肢骨巨细胞瘤，局部复发率为 11.9% ~ 13.5%。童小鹏等[42]对 64 例 GCT 患者进行术后随访，多因素 Logistic 回归分析显示，只有 Campanacci 分期是影响复发的关键因素。

但亦有部分学者认为，Campanacci 分级与骨巨细胞瘤的局部复发无相关性[37]。吴朝阳等[25]报道，Ⅰ级骨巨细胞瘤行单纯刮除术后均无复发，行扩大刮除术及瘤段或分块切除术的Ⅱ级、Ⅲ级骨巨细胞瘤的复发率差异均无统计学意义，认为 Campanacci 分级不是骨巨细胞瘤的局部复发相关因素；但简单刮除术的Ⅱ级、Ⅲ级骨巨细胞瘤术后复发率显著高于Ⅰ级骨巨细胞瘤。

多数学者认为，手术方式与复发率高低密切相关[265]。大宗病例报道整块切除术后复发率为 1.6% ~ 12.0%[28]，原发肿瘤瘤段切除术的复发率为 20%。Blackley 等[266]报道了 1 项包含 59 例主要诊断为 Companacci 分级Ⅱ ~ Ⅲ级肿瘤患者的研究，采用刮除加高速磨钻及植骨的治疗方式，局部复发率为 12%；而简单的病灶刮除植骨的复发率高达 40% ~ 50%[267-268]。Li 等[269]对 179 例骨巨细胞瘤患者的研究表明，病灶内刮除（41.9%）、广泛刮除（19.0%）的局部复发率明显大于广泛切除（7.7%），软组织累及和病灶内刮除增加了复发率。王臻等[270]报道，Ⅲ级骨巨细胞瘤常突破软组织，在病灶外正常松质骨内可存在跳跃病灶，皮质内有"指状突起"的生长行为，但关节软骨一般未累及，故骨巨细胞瘤单纯刮除后复发率高。

肿瘤病灶开窗大小亦是影响肿瘤术后复发的重要因素[271]。Caoanna 等[272] 报道显示，肿瘤病灶开窗 <50% 瘤体长度，其术后复发率为 48%，而开窗 >50% 瘤体长度的术后复发率为 26%。目前，比较受到大家认可的经验是开大窗，将足够大的长径和纵径充分暴露，刮除后磨钻磨去皮质骨 1mm、松质骨 10mm，瘤腔再进行多种方式灭活，局部复发率在 7% 左右。

病理性骨折与复发的关系存在争议，Shehadeh 等[273] 观察发现，骨折和有过既往复发史会使得骨巨细胞瘤的复发显著增高；Turcotte 等[274] 认为，骨巨细胞瘤合并病理性骨折是引起术后复发的高危因素之一。McDonald 等[164] 分析了 221 例骨巨细胞瘤，并未发现肿瘤的大小、部位、外科分期等因素与复发之间的明显相关关系，病理性骨折也并未明显地增加复发率，最重要的影响因素是肿瘤切除方式。但 Kivioja 等[167] 报道的 1 组资料显示，223 例骨巨细胞瘤不伴病理性骨折的复发率为 20%，而 60 例骨巨细胞瘤伴病理性骨折的复发率为 28%。

不同的发病部位，其复发率亦存在一定差异。有研究报道[275]，相对于其他部位，桡骨远端的骨巨细胞瘤行刮除术后局部复发率较高。

研究发现[25,276]，骨盆骨巨细胞瘤的复发率高于其他部位，主要是因骨盆肿瘤位置较深，覆盖有丰富的肌肉组织，且骨盆内的血管、神经相毗邻，手术不易完整切除。

脊柱巨细胞瘤，因脊柱周围解剖结构复杂，且毗邻重要的神经及大血管，手术难度大，易残留肿瘤组织导致复发，复发率高达 30% ~50%，明显高于其他部位[277]。

2）降低复发率的方法

(1)扩大切除：相关文献报道[278-283]，边缘或广泛切除可明显减少骨巨细胞瘤复发，复发率可降至 0~12%；但常导致较差的术后功能以及更高的并发症发生率。Campanacci 等[39] 统计分析发现，病灶内刮出和边缘切除后的骨巨细胞瘤均有一定概率出现复发，广泛切除后基本不出现复发。吴朝阳等[25] 报道，脊柱骨盆骨巨细胞瘤行刮除术的复发率为 50%，而行整块切除的病例术后复发率仅为 13.3%，提示脊柱或骨盆的骨巨细胞瘤，如果切除足够广泛，可有效防止骨巨细胞瘤的复发。

椎体骨巨细胞瘤术后复发率和并发症的发生率远高于其他部位，反复多次手术最终会导致治疗失败，Enbloc 切除认为具有最低的局部复发率。因此，首次手术即做全椎体切除重建，可完整切除病椎防止肿瘤复发。

有学者报道[284-286]，掌、指(趾)骨的骨巨细胞瘤截指(趾)治疗后的病例均无复发。

(2)局部辅助处理：作为局部侵袭性肿瘤，局部控制率成为骨巨细胞瘤治疗最重要的疗效指标，病灶内刮除术中，根据肿瘤部位、侵犯情况等合理选择物理、化学等局部辅助治疗方法，这些辅助措施可使病灶边缘产生近似广泛刮除的坏死区域，但不会破坏周围骨性结构，达到广泛刮除与保存患肢功能的目的，最终可有效降低局部复发率[287-291]。

Vander Heijden 等[177] 报道，肿瘤刮除同时辅以其他物理或化学局部处理来消灭残存的瘤细胞，可明显降低复发率，局部复发率仅 10% ~25%。徐强等[157] 报道了 41 例四肢骨巨细胞瘤，比较了病灶刮除植骨术、病灶刮除骨水泥填充术、瘤段切除联合肿瘤假体重建术 3 种手术方式的临床疗效，术后复发率依次为 22.2%、30.8%、10.0%($P > 0.05$)。Balke 等[288] 对 42 例四肢骨巨细胞瘤患者进行病灶内刮除辅助高速磨钻、过氧化氢灭活、骨水泥填充后局部复发率为 11%，明显低于无辅助灭活的病例。

但亦有学者认为[292-293]，辅助治疗并不能降低局部复发率。

目前，局部辅助处理方法有刮除植骨，高速磨钻，苯酚烧灼、液氮冷冻、乙醇浸泡、高渗生理盐水浸泡以及骨水泥填充等措施，以及瘤段切除重建术。据文献报道，通过综合局部治疗，局部复发率由早期单纯刮除术65%降至局部辅助处理后12%～27%，而瘤段切除的局部复发率低至0%～12%[294]。曹莉莉等[44]指出，若长骨骨巨细胞瘤尚未浸润关节软骨时，进行包膜外肿瘤切除基底面、充分刮除肿瘤病灶，高速磨钻打磨瘤腔沟挫至正常松质骨，远端至软骨内侧面，石炭酸联合电刀对病灶边缘进行烧灼、适量骨水泥填充等可使复发率明显降低。Errani等[37]报道349例GCTB患者中，单纯刮除术后其复发率为16%，而刮除术后再辅以碘酊、苯酚、乙醇处理，以骨水泥填充的病例，复发率可降至12.5%。

①聚甲基丙烯酸甲酯：聚甲基丙烯酸甲酯，俗称"骨水泥"。骨水泥聚合过程中，因其本身材料细胞毒性以及聚合时释放的热量，可使骨皮质深部2～3mm产生坏死，能使肿瘤组织部分或全部变性、坏死，起到局部抗肿瘤作用[167,173,279]。Prosser等[263]报道的193例GCTB行扩大刮除术后，肿瘤复发率为19%；Klenke等[290]回顾性分析了46例局部复发细胞瘤病例，发现对局部复发病灶实行病灶内刮除后、骨水泥填充的再次复发率为14%，而骨材料填充的复发率为50%。

北京积水潭医院骨肿瘤科大数据分析报告显示[295]，扩大刮除、骨水泥填充治疗GCTB的患者术后的总体复发率仅为7.4%。相关Meta分析，同样证实了骨水泥填充可降低局部复发率[232]。童小鹏等[42]报道了64例骨巨细胞瘤，采用扩大刮除并骨水泥填充术式治疗方法，随访时间12～74个月，平均42.8个月；肿瘤复发8例，复发率为12.5%，术后无远处转移及恶变者。

杨正明等[296]指出，骨水泥单纯填充，适用于病骨最大破坏横截面在50%以下或受累关节面的破坏在25%以下的骨缺损；对于病骨最大破坏横截面达到50%～80%或受累关节面的破坏达到25%～50%时，病理骨折发生率较高，应联合应用内固定；对于病骨破坏较大、关节面破坏超过50%、桡骨和尺骨远端以及其他非承重骨的骨巨细胞瘤，广泛切除是比较适宜的方法。

曹武等[297]报道，采用关节软骨下植入厚度1cm的自体骨，再填充骨水泥可减少骨性关节炎发生。

总之，骨水泥填充具有术后即刻稳定、聚合热对肿瘤细胞的热杀灭作用、早期发现肿瘤复发及价格相对低廉等优势[298]；但骨水泥与正常骨组织间弹性模量不同，软骨下骨应力常常发生改变，抗扭力较差；且骨水泥并不能够重建，不能够与骨组织很好的相融，患肢存在疲劳骨折、骨水泥松动、骨水泥周围骨溶解、继发医源性关节炎等现象[299]。也有研究表明[207,262]，术后经甲基丙烯酸甲酯或苯酚辅助治疗GCT患者的复发率仍高达17%。

②其他辅助治疗：高速磨钻在骨巨细胞瘤的治疗中被广泛使用，Blackley等[266]报道，对59例骨巨细胞瘤患者行病灶刮除后用高速磨钻磨除瘤壁的方法，局部复发率仅为12%；高速磨钻＋辅助病灶内刮除＋骨水泥充填复发率为14%，两者复发率较为接近[300]。但高速磨钻肿瘤破坏后骨壁菲薄，残存的骨组织很少，磨钻联合辅助措施进一步降低复发率的同时将增加骨折风险，同时关节软骨下难以使用。

Zhen等[176]对92例四肢骨巨细胞瘤患者进行病灶内刮除及氯化锌处理，经过长达11年的随访，发现有13%病例出现局部复发。Capanna等[272]对138例骨巨细胞瘤进行局部刮除及苯酚处理，局部复发率为19%。但Trieb等[301]研究发现，术后使用或不使用苯酚，GCTB患者的局部复发率相似。

Malawer等[302]对86例骨巨细胞瘤患者进行局部刮除及液氮处理，局部复发率为8%。

辅助化疗及局部放疗在有效控制肿瘤的局部复发和转移中的作用仍未明确[48]；但Malone等[303]分析了使用局部放疗治疗13例局部复发骨巨细胞瘤患者，5年局部控制率达85%。

3）复发后的处理

Teixeira等[304]指出，肿瘤大小和Ⅲ级肿瘤是局部复发的高风险因素。有研究发现[305]，骨巨细胞瘤的初次手术后的短期复发率为 9%，局部复发后再次手术后的复发率为 16%。

对于局部复发的四肢骨巨细胞瘤，仍按照首发病例相同的原则选择手术[306]，但病灶刮除术后填充物倾向于骨水泥。

脊柱骨巨细胞瘤局部复发的病例仍可采用前后路联合全脊椎切除术，但脊柱骨巨细胞瘤手术后复发再次手术治愈的可能性大大减小。郭卫等[192]研究发现，二次手术后的复发率达 57.1%。但 Fidler[194]报告了 9 例胸腰椎的骨巨细胞瘤，均采用前、后联合入路全脊椎切除术，术后只有 1 例二次手术的患者局部复发。

对于骨盆骨巨细胞瘤复发病例，应根据肿瘤侵犯情况及患者需求个性化制定治疗策略，部分患者可能从手术中受益。若复发肿瘤未广泛浸润，主要神经血管、盆腔脏器等不受侵，可实现整块切除情况下，可充分控制术中出血予再次手术；当肿瘤广泛浸润周围血管及盆腔脏器时，完整切除已难以实现，手术势必导致严重的术后并发症及较差的肢体功能，结合放疗及药物等其他治疗方案，可能更适合患者[307]。

骶骨骨巨细胞瘤术后复发的患者，应根据肿瘤侵犯情况决定是否再行手术切除。如果手术，必须在充分控制术中出血和 De-nosumab 的保护下行二次刮除或整块切除。

对于侵及 S2 以上椎体的 GCT，切除后应行腰骶髂重建骨盆环的稳定，对于而 S2 椎体未受侵犯的病例，行单纯整块切除。

对于年轻患者，若肿瘤未广泛浸润，主要神经血管、盆腔脏器等不受侵，可考虑再次手术；当肿瘤完整切除可能导致严重并发症时，可考虑行保留神经根的切刮术，术后辅助放疗及药物等其他治疗方案。

对广泛浸润的难以切除的肿瘤，进一步刮除术可以减瘤，但常导致较差的术后功能及更高的并发症发生率，对于这部分病例，以及老年复发患者，可反复栓塞骶骨供瘤血管，一般在栓塞后 3～4 个月后疼痛减轻，数年后肿瘤体积可有不同程度的减小。

Lin 等[308]应用选择性动脉栓塞治疗骶骨 GCTB，认为可单独应用或联合其他方法应用，作为手术切除的一种替代治疗方法，从而达到局部控制的效果。

部分病例也可单纯放疗，剂量通常在 40～70Gy，其优势在于避免手术切除相关并发症的发生，但也会引起局部皮肤损害及纤维化[309-311]，以及与放射相关的恶性变或肉瘤变[312-313]。

（三）动脉栓塞

骨巨细胞瘤术前连续选择性动脉栓塞，可有效地降低术中出现大出血的风险，减小肿瘤体积，并可减轻疼痛，是其重要的手术辅助治疗手段[314-315]；有研究报道[308,316-318]，动脉栓塞对皮质破坏明显或关节受累的肢体巨大骨巨细胞瘤，以及较大的骨盆、脊柱（骶骨）巨细胞瘤有一定疗效。

动脉栓塞治疗可单独用于手术治疗困难的患者，也可与其他治疗方法联合使用。骶骨和一些脊柱的骨巨细胞瘤难以达到广泛切除，手术中易发生大出血，或造成周围重要结构损伤，连续动脉栓塞治疗可能是较好的治疗方法。一般在栓塞后 3～4 个月后疼痛减轻，数年后肿瘤体积有不同程度减小[194]。

骶骨 GCTB 动脉栓塞治疗有较多的临床报道，均获得了满意结果。Hosalkar 等[316]采用连续性动脉栓塞治疗 9 例骶骨 GCTB 患者并随访 8～9 年发现，7 例疾病无进展，故认为连续动脉栓塞是骶骨 GCTB 的有效治疗方式之一。Lackman 等[319]报道了 5 例接受反复动脉栓塞的骶骨巨细胞瘤患者，在 4～17 年的随访期内，有 4 例神经功能恢复良好，肿瘤体积明显缩小，且未出现复发或转移征象。于秀淳等[320]报道，对 7 例高位骶骨巨细胞瘤患者在术前进行反复动脉栓塞，结果表明，有效地减少了术中出血，在平均 8.8 年的随访期内，均未出现复发。Lin 等[308]对 18 例骶骨巨细胞瘤 GCTB

患者行选择性动脉内栓塞治疗，结果显示，14 例肿瘤得到控制，症状得到改善，CT 和磁共振成像显示肿瘤体积未增大，且局部出现钙化，动脉造影示血管减少。柳萌等[321]对 1 例巨大骶骨 GCTB 患者行 2 次动脉栓塞治疗后，经前后联合入路顺利切除了瘤体，术中发现瘤体变小且出血较少，完成了难治 GCT 病例的手术。

（四）放射治疗

放疗是一种简单、安全、有效的治疗，可作为复发及无法手术切除 GCTB 患者的主要治疗方式。放疗目的是控制残存微小病灶，使其得到长期的局部控制。

对于手术切缘阳性、不可切除、进展期或复发的 GCTB，可采用放疗或手术联合放疗的方式，以改善局部控制率及无病生存率[303,322-329]；有研究报道[330-331]，在手术完整切除难度较大的部位，三维适形调强放疗等技术可提高骨巨细胞瘤的局部控制率。Shi 等[309]对 34 例骨巨细胞瘤患者放疗后进行长期随访，5 年和 10 年的局部控制率分别是 85% 和 81%，5 年和 10 年无进展生存率为 78%。

Bhatia 等[328]在一项包含 58 例骨巨细胞瘤患者（45 例初治，13 例复发）的回顾性研究中，平均随访时间为 8 年，放疗后的 5 年局部控制率为 85%，总体生存率为 94%。Ruka 等[329]的研究显示，无法进行手术且连续接受放疗的 77 例 GCTB 患者的局部控制率为 84%，5 年和 10 年的局部无进展生存率分别为 83% 和 73%，照射剂量为 26~89Gy。Kriz 等[332]对来自 6 家德国机构的 35 例 GCTB 患者进行放疗，照射剂量为 35~60Gy，其 5 年总生存率、无病生存率、5 年局部控制、无远处转移生存率分别为 90%、59%、60%、89%，证实了放疗在非手术治疗中的重要价值。Caudell 等[326]报道了 M. D. Andreson 癌症中心的 25 例患者，4 例接受过放疗，11 例接受术前放疗，照射剂量为 25~65Gy，纳入患者的 5 年总体生存率、无瘤生存率、局部控制率、无远处转移生存率分别为 91%、58%、62% 和 81%；该研究认为，对于不能手术切除或切除将导致功能缺陷的 GCTB 患者，放疗应被视为手术的辅助治疗或替代治疗。Skubitz[333]对 35 例骶骨巨细胞瘤患者分别进行放疗（19 例）和切除术（16 例），在平均 65 个月的随访期内，放疗组 5 年生存率（90%）明显优于手术切除组（59%）。

一般而言，常规的放疗辐射剂量为 45Gy。研究发现[334]，肿瘤大于 4cm、复发病灶，以及放疗剂量小于 40Gy 是导致局部控制率降低的因素，但过高则会严重损伤神经系统[335]。

另外，放疗易引起恶性变，有继发骨肉瘤、未分化多形性肉瘤的风险。有学者认为，初次使用放疗，复发时再次放疗或刮除治疗，肿瘤恶性变概率会明显增加。刘刚等[64]随访研究显示，骨巨细胞瘤患者在初诊后 3 年以上复发，需要怀疑恶变的可能。

（五）内科治疗

对于手术无法切除、外科治疗后多次复发及发生转移的难治性 GCTB 患者，手术的作用十分有限，首选非手术治疗[200]。

非手术治疗主要指内科药物治疗，然而，对于骨巨细胞瘤，仅在体外实验中发现，化疗药物对体外培养的骨巨细胞瘤细胞的克隆增殖有明显的抑制[336]；多数学者认为，化疗不敏感、副反应大、免疫抑制、疗效差。目前，化疗主要应用于发生肺转移的骨巨细胞瘤及恶性巨细胞瘤患者的舒缓治疗，但疗效仍未取得较好的临床结果。

目前，骨巨细胞瘤药物治疗报道较多的有干扰素、双膦酸盐及针对 RANKL 的单克隆抗体（denosumab）。

1. 干扰素

根据抗原种类的不同，可将干扰素分为 α、β 及 γ3 种亚型[337]，α 干扰素主要由白细胞产生，

β干扰素主要由成纤维细胞产生，γ干扰素主要由T淋巴细胞产生；干扰素主要与特异细胞表面受体结合产生效应，即α、β干扰素和Ⅰ型受体结合，γ干扰素和Ⅱ型受体结合[338]。

体外研究证明[339-341]，重组细胞因子干扰素-α-2a可通过抑制内皮细胞运动，抑制肿瘤或异体淋巴细胞诱导的血管生成和促进对血管内皮的损伤，具有抗新生血管生成能力。

近年来的实验研究表明[342-343]，干扰素可抑制骨巨细胞瘤细胞的增殖活性，减少其S期细胞比例，降低DNA合成能力，抑制肿瘤细胞内增殖蛋白，诱导瘤细胞凋亡，直接发挥其抗肿瘤效应，可能成为骨巨细胞瘤的免疫治疗药物。

自20世纪80年代开始，陆续有干扰素用于骨巨细胞瘤的报道，均获得了较好的临床疗效。1987年，Strander等[344]最早报道了1例干扰素治疗骨巨细胞瘤合并远处转移的病例，每日干扰素-α 3×10^6 U，肌内注射，经过持续6年的治疗，患者肺转移肿瘤稳定。20世纪90年代后，不断有相关报道[345-348]。1991年，在MD安德森癌症中心将干扰素用于局部无法控制或出现转移的脊柱骨巨细胞瘤患者，12例患者行剂量递增的干扰素α-2b治疗3~12个月，观察到每周3次使用1000万 U/m^2 时，6例患者影像学缓解，停止治疗后随访6年，治疗效果仍满意[349]。1993年，Kaiser等[350]报道了1例髌骨骨巨细胞瘤术后复发并发生肺转移的患者对化疗不敏感，随后接受干扰素-α-2a治疗，当药物剂量从 4×10^6 U、每周3次增加到 9×10^6 U、每周3次后，肿瘤明显减小，经过13个月的治疗，肺部结节的体积缩小了50%，用药2年，患者肺部病情稳定。

1999年，Kaban等[345]报道了1例5岁患有下颌骨快速生长的巨大巨细胞瘤病例，在第1次手术切除后2个月和第2次手术切除后3个月复发；患儿接受干扰素-α-2a治疗1年，骨肿瘤消退并消失，下颌骨再生；直至停止治疗3年后，患儿仍处于无瘤状态。2017年，Kaban等研究小组报道了45例下颌骨骨巨细胞瘤患者接受干扰素治疗，这些患者首先进行手术治疗，术中刮除肿瘤组织，保留手术区域的牙齿和神经，术后使用干扰素-α-2a或干扰素-α-2b，每日1次皮下注射300万 U/m^2，平均治疗时间为(7.9±2.3)个月；在(4.8±3.9)年的随访中，仅6例患者疾病进展，被认为是复发，PFS率为82.6%；大多数患者具有轻度不良反应，可以耐受。

Wei等[351]对2例复发及转移的脊柱骨巨细胞瘤患者每天分别皮下注射300万 U/m^2 剂量的干扰素-α-2b，持续3.5年和3年，可观察到肿瘤缩小至消退。

通常干扰素耐受剂量为1万~300万 U/m^2；在所有报道中，干扰素没有发生严重不良反应，短期使用可能引起发热等不良反应，而长期使用可能出现疲乏、嗜睡、厌食、体重减轻、肌痛、关节痛、抑郁、脱发或胃肠道毒性；这些不良反应中的大多数是剂量和时间依赖性[352-353]反应，调整剂量或短期中断给药后消失。

2. 双膦酸盐

双膦酸盐是天然焦磷酸盐的类似物[354]，不含氮双膦酸盐可以在细胞内代谢为三磷酸腺苷(adenosine triphosphate，ATP)类似物而干扰细胞内能量转换，产生细胞毒作用[355]；而含氮双膦酸盐可抑制破骨细胞内甲羟戊酸代谢途径关键酶的合成，从而影响细胞膜和囊泡膜构成，并破坏信号转导，进而使细胞丧失功能或凋亡[356-357]。

双膦酸盐是一种骨吸收抑制剂，与骨组织结合后，可通过一系列分子通路抑制骨巨细胞瘤来源的破骨细胞形成、迁移及溶骨反应，并促进破骨细胞凋亡。Cheng等[358]报道，唑来膦酸盐、帕米膦酸盐或阿仑膦酸盐均可诱导巨细胞和肿瘤基质细胞凋亡。

已有研究证明[359-360]，在骨肉瘤、多发性骨髓瘤中，双膦酸盐可诱导肿瘤细胞凋亡并抑制肿瘤细胞生长。在体外实验中观察到，双膦酸盐类药物可减少骨骼中的破骨细胞数量，并降低成熟破骨细胞的骨吸收活性[361-363]。Nishisho等[364]报道，在骨巨细胞瘤病灶内局部使用唑来膦酸后行手术治疗，组织学检查显示，病变中基质细胞和破骨细胞样巨细胞均大量坏死。Dubey 等[365]报道了 1 项包含 30 例骨巨细胞瘤患者的随机对照试验，试验组 15 例患者术前接受 5mg 唑来膦酸注射，4 周 1 次，共 3 次。影像评估显示，接受唑来膦酸治疗后，平片矿化度显著增加，尤其是在病灶周边更明显；术后组织学评估，试验组和对照组的平均凋亡指数分别为 41.46 ± 12.74 和 6.06 ± 2.60，试验组平均凋亡指数显著提高($P < 0.0001$)其他一些研究也证实了术前使用双膦酸盐，可降低肿瘤进展速度和局部骨破坏的速度，可使病灶边缘出现矿化，肿瘤边界更清晰，刮除手术更容易[366-367]。因此，主张在术前开始使用双膦酸盐。Gille 等[368]报道了 1 例 C5 和 C6 椎体骨巨细胞瘤，单独使用静脉注射唑来膦酸每月 4mg，持续 8 个月，其后随访至 3 年，临床和影像学显示，病变明显消退。

有报道认为，双膦酸盐可降低骨巨细胞瘤术后复发率[220,368]。Pannu 等[369]报道了 13 例脊柱骨巨细胞瘤手术患者，6 例术后使用双膦酸盐，在 3 年以上的随访后，双膦酸盐组患者无肿瘤复发，而未接受双膦酸盐治疗的患者中有 2 例复发。Shi 等[370]对已发表的病例对照研究进行了荟萃分析，结果显示，双膦酸盐组患者术后复发率为 9.2%（15/163），对照组为 33.7%（57/169），两组比较差异有统计学意义。

Kundu 等[372]报道了 1 项前瞻性对照研究，有 37 例骨巨细胞瘤入组，18 例患者术前接受唑来膦酸输注共 3 次，每次 4m，每 3 周 1 次，最后一次输注后 2 周进行刮除术；19 例患者直接进行刮除术。结果显示，唑来膦酸组中有 1 例复发，对照组中有 4 例复发，刮除组织显示唑来膦酸组肿瘤基质细胞减少，钙化增加。Chaudhary 等[373]报道了 1 例 33 岁骶骨骨巨细胞瘤患者，在早期栓塞手术失败后接受了持续 3 年静脉唑来膦酸治疗（4mg/4 周），随访 3 年，无疼痛、无神经功能障碍，亦无局部复发。

值得注意的是，长期使用双膦酸盐除可引起骨骼系统的不良反应，如非典型骨折、下颌骨坏死等[374-375]。非典型骨折通常发生于粗隆下或股骨干外侧皮质，发生率约为 1.8×10^{-5}[376]。在 1 项中位随访时间 12.1 个月的研究中，每 4 周 1 次唑来膦酸静脉注射治疗的患者下颌骨坏死发生率为 1.3%[377]。另外，还可能引起骨外不良反应，如胃肠道反应[378]、心房颤动和食管癌[379]，但严重并发症发生率极低。

3. 地诺单抗

骨巨细胞瘤的病理基础是由分泌表达 RANKL 的梭形基质细胞诱导和促进表达 RANK 的类破骨前体细胞融合形成多核巨细胞，发挥溶骨作用，从而导致病理性骨质破坏。

组蛋白 H3.3 的突变可能是 GCTB 的驱动突变，GCTB 的恶性基质细胞分泌核因子 κB 受体活化因子配体，从而影响成骨细胞与破骨细胞间的相互作用。

Denosumab（地诺单抗/地舒单抗）是一种全人源化的、针对 RANKL 的单克隆抗体（IgG2）（即核因子 κB 受体活化因子配体的单克隆抗体），可特异性地阻断 RANKL 与 RANK 的结合，从而抑制破骨细胞的生成、分化及活化，减少骨质重吸收。

有研究发现[380]，Denosumab 治疗后骨巨细胞大量消亡，同时可诱导高度增殖的肿瘤基质细胞向非增殖的骨样骨基质、编织骨和成熟骨分化。

Roitman 等[381]采用明胶酶谱检测及免疫组化检测，比较 14 对 denosumab 治疗前后的 GCTB 组织，发现 13 种蛋白表达上调，19 种蛋白表达下调，大部分蛋白均为 RANKL – RANK 信号通路中的相关蛋白，其中 MMP9 蛋白在治疗后表达明显下调。类似的研究亦发现[382]，RANKL、RANK 表达在治疗前后无明显改变，但骨钙蛋白 Osteocalcin 表达升高，可能与诱导纺锤形基质细胞向成骨细胞分化有关[383]，而 SATB2、RUNX2 等成骨性相关蛋白治疗前后也无明显变化[382]。

1）适应证

2013 年 6 月，FDA 批准了 Denosumab 用于治疗骨发育成熟的未成年及成年患者中不可切除或切除后导致严重并发症和功能损失的骨巨细胞瘤；2017 年，NCCN 指南推荐 Denosumab 的适应证为手术可能造成严重功能丧失的 GCTB 患者、不可切除的中轴骨（如脊柱、骨盆、骶骨等）GCTB 及转移性 GCTB[384]；EMSO 指南也推荐不可切除或转移的 GCTB 患者使用 Denosumab。

Denosumab 用于 GCTB 的推荐剂量为皮下（上臂、大腿或腹部）注射，每 4 周 1 次，每次 120mg。

在 Denosumab 目前批准使用的疾病中，对于绝经后的骨质疏松患者，一般建议每次 60mg，每年 2 次，持续 3 年，可明显降低骨折风险[385]。对于实体瘤骨转移癌患者，一般建议每月 120mg，持续 2 年以上，可降低骨不良事件发生[386-387]。

但对于骨巨细胞瘤用药时间，尚无统一推荐，且存在争议。

GCTB 是一种具有侵袭性的交界性肿瘤，停药后易出现迅速复发问题[388-389]，但长时间用药则易出现下颌骨坏死、低钙血症等不良反应，如何确定最佳用药时间，减少不良反应的同时有效控制肿瘤，仍有待进一步进行临床研究。

对于一些高级别但尚可切除的 GCTB，如何确定术前用药时间、最佳手术时机，以及尽可能减少术后功能丧失等问题，亦是临床探索的方向。

意大利 Rizzoli 骨肿瘤与美国 SantaMonica 肉瘤研究中心针对 Denosumab 治疗 GCTB 的用药时间问题进行了系统回顾研究，2 个中心共纳入 97 例 GCTB 患者，使用 Denosumab 中位治疗时间为 20（6 ~115）个月，对于不可手术患者 54 例 Denosumab 治疗中位时间长达 54（9 ~ 115）个月，5 年无进展生存率高达 92%，但下颌骨坏死发生率仅 6%。因此，该研究认为，使用每 4 周 Denosumab120mg（第 1 个月的第 8、15d 给予负荷剂量），持续 2 年以上是安全且可靠的；病灶稳定后是否需要维持治疗及降低药量，需要进一步研究。

普遍认为[390]，术前使用时间推荐为 3 个月左右，而一旦超过 3 个月，GCTB 软组织肿瘤与正常组织分界的"橡皮样"界面消失，不利于手术中确定肿瘤边界及切除范围，尤其是对于脊柱 GCTB 及行囊内切刮手术患者。

2）术前新辅助治疗

有研究认为[391]，术前使用 Denosumab 可降低 GCTB 外科分期，以至于不需要手术或仅需较低级别手术治疗。有研究证实了使用 Denosumab 治疗后，部分 Campanacci Ⅲ级患者转变为Ⅱ级患者，最终全部患者行囊内切刮手术，术后中位随访 30 个月，复发率为 17%，Denosumab 使用后，有效缩小肿瘤，并在肿瘤的边缘部分形成明显的"硬化壳"，类似于一个限包裹肿瘤的间室，从而降低外科学分期。

1 项多中心非盲Ⅱ期临床试验纳入 222 例难治性 GCTB 患者[392]，经过 Denosumab 治疗后，外科分期下降，48% 的患者选择不手术，继续使用地诺单抗治疗；另外，选择手术治疗的患者中，96% 的患者自体关节得以保留。Ji 等[393]认为，Denosumab 是治疗骨盆、骶骨骨巨细胞瘤安全、有效的手段，对于体积巨大的肿瘤而言，术前用药可以降低手术难度，减少术中出血。

值得一提的是，对于计划采用手术治疗的患者术前过度用药，可能导致大量骨化、纤维增生和骨性分隔，给刮除造成困难，增加复发风险。有研究认为[394]，术前 3 ~ 4 次用药即可达到降低血供、抑制肿瘤的效果，同时不增加骨化和纤维化。

3）术后治疗

Denosumab 对手术治疗后 GCTB 患者复发率的影响存在争议[395]，现有报道认为[396]，骨巨细胞瘤根治性术后使用 Denosumab 并不能降低复发率。Errani 等[283]指出，目前尚无法客观评价 Denosumab 治疗与 GCT 低复发率的关系。Blackley 等[266]认为，GCTB 复发率取决于治疗过程中肿瘤的生物学行为和手术技术，不能证实 Denosumab 对局部复发的影响。

4）舒缓治疗

对于不可切除和转移性 GCTB 而言，Denosumab 可作为一线推荐药物，可有效地控制肿瘤进展[397]；在侵袭性、复发性 GCTB 中的疗效优于双膦酸盐[398]；在 1 项由 305 例确诊为患有复发、不能切除的 GCTB 患者参与的临床试验中[399]，平均用药后 3 个月，在 187 例肿瘤可测量的患者中，47 例肿瘤出现缩小。

Thomas 等[380]首次报道了 1 项 Denosumab 治疗 GCTB 的单中心非盲 Ⅱ 期临床试验结果，共纳入 37 例复发或不可切除的 GCTB 患者，对用药前后进行病理学或影像学评价，肿瘤总反应率达到 86%（巨细胞减少 90% 或靶病灶 25 周无进展）。1 项类似研究采用病理学评价，Denosumab 治疗后反应率达 100%，65% 的患者出现骨质修复改变。Chawla 等[397]报道了 1 项开放的 Ⅱ 期平行对照研究，将 282 例骨巨细胞瘤患者分为 3 组，组 1 为不可切除的骨巨细胞瘤患者，组 2 为切除可导致严重并发症的患者，组 3 为既往参与过 Denosumab 研究的患者，在中位随访时间为 13 个月的研究中，组 1 中 96% 的患者无疾病进展，组 2 的平均随访时间为 9.2 个月，74% 的患者未接受手术治疗，剩余患者中 62% 接受了低风险手术。Yamagishi 等[400]报道了 1 例利用 denosumab 治疗伴有肺转移的骶骨骨巨细胞瘤患者，在治疗 10 个月后，其肺部的转移灶明显缩小，采用胸腔镜完整切除了病灶，术后经过 6 个月随访，肺内无明显复发。

另外，Denosumab 还具有镇痛作用，Lewin 等[401]报道了手术无法切除的骨肿瘤患者（主要为骶骨 GCTB 及部分恶性肿瘤骨转移）和手术切除可能存在严重并发症的 GCTB 患者（如关节切除、截肢及半骨盆切除等）在接受 Denosumab 治疗前后分别进行疼痛评分。结果显示，治疗后 2 个月内，绝大多数患者临床相关的疼痛得到明显减轻，且在整个随访过程中没有 1 例需要镇痛药辅助治疗。

5）地诺单抗治疗后的影像学变化

GCTB 使用 denosumab 治疗后，肿瘤影像学改变，除肿瘤体积缩小、软组织肿物消失外，在不同的影像学检查中，还可出现一些特征性的改变。

X 线及 CT 发现病灶密度逐渐增高，在肿瘤周围出现明显的硬化带，大部分在患者治疗后 3 个月左右出现，如果病灶接近关节部，还会在关节周围出现环状硬化表现[402]。

MRI 变化不明显，部分患者出现"假象"，即肿瘤内部强化信号不均匀，周围界限不清楚，类似恶性肿瘤的表现[403]。

SPECT、PET - CT 会出现病灶局部代谢活性减低，SUV 摄取值下降至正常[404]。

值得注意的是，Boye 等[405]认为，术前使用 Denosumab 后，肿瘤细胞重新在新的硬化骨中分布，在施行囊内切刮手术时，无疑增加了打磨难度；Muller 等[406]亦指出，特别是在行脊柱肿瘤切除时，"硬化壳"这种不利于术者识别正常解剖标志，增加了损伤脊髓的风险。另外，denosumab 还可促进周围软组织纤维化，容易造成肿瘤周围血管神经的粘连，特别是对于骶 GCTB 的切除，局部分离血管及神经更加困难。

6）地诺单抗治疗后的病理学变化

使用 denosumab 治疗 GCTB 后，肿瘤周围出现骨化修复改变，血管增生减少，肿瘤组织变白变硬。

显微镜下观察发现，多核巨细胞基本消失，具有增殖活性的肿瘤细胞 - 纺锤形基质细胞向成骨细胞分化，变成长梭形纤维样细胞，散落在瘤巢内，细胞周围出现一些网格样纤维基质或蓝染的骨样基质，瘤灶周围逐渐骨化成熟，同时，细胞间的肿瘤血管明显减少，有学者认为这是一种成骨修复的表现[382-383]。

有研究[407]将 Denosumab 治疗后的 GCTB 标本与 GCTB 恶性变的肿瘤标本进行对比，发现两者细胞形态极为相似，且与地诺单抗用药持续时间相关，用药持续时间越长，相似程度越高；但 Denosumab 治疗后的细胞在细胞异型性、核分裂，较肉瘤恶性变细胞程度轻，且细胞不会出现浸润性生长，临床上不会出现恶性肿瘤的表现，如快速生长、远处转移等。

有报道[408]，接受 Denosumab 治疗的 GCTB 患者中，90% 出现肿瘤坏死。有研究报道 1 例 38 岁男性，患甲状软骨骨巨细胞瘤，接受 Denosumab 治疗 3 个月，CT 显示超过 50% 肿瘤体积多处钙化，术后病理见肿瘤内明显成骨、GCTB 完全消失。Vaishya 等[409]报道 3 例 GCTB 患者，因手术无法切除或者术后复发、疼痛明显而接受 denosumab 皮下注射治疗，随访 25 周，治疗后 6 个月出现良好的组织学和影像学反应，表现为病灶中出现纤维骨组织的沉积和钙化，受累骨皮质硬化，病灶中出现活性骨组织，影像学肿块无进展甚至缩小。

7) 不良事件

Denosumab 治疗 GCTB 不良反应较少，总体发生率仅为 1.7% ~5.0%。文献报道的不良反应有疲劳、贫血、恶心，皮疹，肌肉、关节、肢体疼痛，头痛，低磷血症，高钙血症、低钙血症，非典型骨折，下颌骨坏死(osteone-crosisofjaw，ONJ)等[410-411]。

ONJ 是 Denosumab 治疗相关的严重不良事件，发生率为 1% ~6%[411]，大部分患者在治疗后 2 年出现，表现为下颌骨死骨形成、疼痛、软组织肿胀、瘘管，严重者可影响患者生存质量。发病机制目前尚不明确，可能与 Denosumab 作用于 RANKLRANK 信号，抑制破骨样巨细胞功能，阻碍骨质吸收及血管生成减少有关，且 ONJ 发生的概率随着 Denosumab 使用的持续时间及剂量而增加。因此，Denosumab 用药期间应避免口腔手术，防止发生下颌骨坏死[412]。此外，孕妇也不宜服用 Denosumab。

Karras 等[413]报道了 1 例 10 岁女性 GCTB 转移患者，在接受 20 个月的 Denosumab 治疗后出现骨质过度硬化的状态，增加了骨折的风险。Silva 等[414]指出，长期 Denosumab 可增加泌尿系统感染的风险。

相关研究证实[283]，40% 的 GCTB 在 denosumab 长期治疗停药后出现复发情况，特别是针对用药后刮除的患者，中位复发时间 8(7 ~15)个月；而复发病灶可能来源于硬化壳中残余的单核基质细胞，这部分肿瘤在用药后在硬化骨中重新分布，单纯的囊内切刮手术很难将其彻底清除。

另有学者观察发现[367,415]，Denosumab 治疗后，GCTB 原发部位出现了更高级别的肉瘤，部分学者对用药的安全性质疑[416-417]，目前潜在的恶性变原因尚不清楚。

八、预后

尽管一般认为 GCTB 是一种良性肿瘤，但其易复发、可远处转移并具有恶性变的可能。对于一些难治性的部位，如骶骨、脊柱 GCTB，局部复发率则高得多，且复发后再次切除率亦很低，无法手术的局部进展期肿瘤可成为患者最后的致死原因。

骨巨细胞瘤生长活跃，术后易复发，可有淋巴结或肺内转移[418-419]。李孟泽等[420]报道的囊内刮除植骨联合辅助灭活措施，其总体复发率为 28%；肺转移率为 1% ~9%[163]。

极少数病例可转化为高度恶性骨肉瘤，则其预后差[276,421-423]。Nascimento 等[30]报道了原发恶性变有较好的预后，认为原发恶性变患者组的预后好于继发恶性变组的患者；但 Antract 等[424]认为，两者预后均不良。

相关文献报道[425]，影响骨盆骨巨细胞瘤患者预后的因素，主要有肿瘤类型、Campanacci分级、病灶部位、病灶的体积、合并病理性骨折、外科切除范围、远处转移、辅助治疗等，尤其是外科手术方式是最重要的影响因素。

（史　健）

参考文献

[1] Rosman D S, Phukan S, Huang C C, et al. TGFBR16A enhances the migration and invasion of MCF - 7 breast cancer cells through RhoA activation[J]. Cancer research, 2008, 68(5)：1319 - 1329.

[2] Cardone R A, Bagorda A, Bellizzi A, et al. Protein kinase A gating of a pseudopodial - located RhoA/ROCK/p38/NHE1 signal module regulates invasion in breast cancer cell lines[J]. Molecular biology of the cell, 2005, 16(7)：3117 - 3127.

[3] Szendri M. Giant cell tumour of bone[J]. J Bone Joint Surg Br, 2004, 86(1)：5 - 12.

[4] 汤文瑞, 张焱, 程敬亮, 等. DCE - MRI和DWI对骶骨脊索瘤与骨巨细胞瘤的鉴别诊断价值[J]. 放射学实践, 2018, 33(3)：280 - 284.

[5] Sobti A, Agrawal P, Agarwala S, et al. Giant cell tumor of bone - an overview[J]. Arch Bone Joint Surg, 2016, 4(1)：2 - 9.

[6] Setsu N. An update of classification and new molecular insights - 2013 world health organization classification of tumors of soft tissue and bone[J]. Gan To Kagaku Ryoho, 2015, 42(3)：291 - 295.

[7] Reid R, Banerjee S, Sciot R. Giant cell tumours//Fletcher CDM, Unni KK, Mertens F, eds. World Health Organization classification of tumors. Pathology and genetics of tumors of soft tissue and bone[M]. Lyon：IARC Press, 2002：309 - 313.

[8] Zambo I, Veselý K. WHO classification of tumours of soft tissue and bone 2013：the main changes compared to the 3rd edition[J]. Cesk Patol, 2014, 50(2)：64 - 70.

[9] 方三高, 周晓军. 解读新版WHO(2013)骨肿瘤分类[J]. 临床与实验病理学杂志, 2014, 30(2)：119 - 122.

[10] 管帅, 徐文坚. 2013年WHO骨肿瘤新分类探讨[J]. 临床放射学杂志, 2014, 33(10)：1612 - 1615.

[11] Balke M, Hardes J. Denosumab：a breakthrough in treatment of giant cell tumour of bone[J]. Lancet Oncol, 2010, 11(3)：218 - 219.

[12] Turcotte R E. Giant cell tumor of bone. Orthop Clin North Am, 2006, 37(1)：35 - 51.

[13] Dahlin D C, Cupps R E, Johnson E W. Giant cell tumors：a study of 195 cases[J]. Cancer, 1970, 25：1061 - 1070.

[14] 刘潭, 陈卫东, 商冠宁. 骨巨细胞瘤的临床治疗进展[J]. 中国肿瘤外科杂志, 2013, 5(6)：377 - 379.

[15] Murphey MD, Nomikos GC, Flemming DJ, et al. From the archives of AFIP. Imaging of giant cell tumor and giant cell reparative granuloma of bone：radiologic - pathologic correlation[J]. Radiographics, 2001, 21(5)：1283 - 1309.

[16] Raskin K A, Schwab H, Mankin H J, et al. Giant cell tumor of bone[J]. J Am Acad Orthop Surg, 2013, 21(2)：118 - 126.

[17] Zhang K, Chen K, Zhou M, et al. Extremely large giantcell tumor of sacrum with successful resection via posterior approach[J]. Spine J, 2015, 15(7)：1684 - 1685.

[18] Feigenberg S J, Marcusjrr B, Zlotecki R A, et al. Radiation therapy for giant cell tumors of bone[J]. Clin Orthop Relat Res, 2003, (411)：207 - 216.

[19] Haque AU, Moatasim A. Giant cell tumor of bone：a neoplasm or a reactive condition[J]. Int J Clin Exp Pathol, 2008, 1(6)：489 - 501.

[20] Wulling M, Engels C, Jesse N, et al. The nature of giant cell tumor of bone[J]. Journal of cancer research and clinical oncology, 2001, 127(8)：467 - 74.

[21] Klenke FM, Wenger DE, Inwards CY, et al. Giant cell tumor of bone：risk factors for recurrence[J]. Clin Orthop Relat Res, 2011, 469(2)：591 - 599.

[22] Amelio JM, Rockberg J, Hernandez RK, et al. Population - based study of giant cell tumor of bone in Sweden(1983 - 2011)[J]. Cancer Epidemiol, 2016, 6(42)：82 - 89.

[23] Júnior RC，Pereira MG，Garcia PB，et al. Epidemiological study on giant cell tumor recurrence at the Brazilian National Institute of Traumatology and Orthopedics[J]. Rev Bras Ortop，2016，51(4)：459－465.

[24] Ward WG，Li G. Customized treatment algorithm for giant cell tumor of bone：report of a series[J]. Clin Orthop Relat Res，2002，397：259－270.

[25] 吴朝阳，黄琳珊，王生淋，等. 骨巨细胞瘤术后复发原因分析[J]. 肿瘤防治研究，2019，46(4)：345－349.

[26] Reddy CR，Rao PS，Rajakumari K. Giant cell tumors of bone in South India[J]. J Bone Joint Surg Am，1974，56(3)：617－619.

[27] 李晓，郭卫，杨荣利，等. 多中心骨巨细胞瘤影像学特点与治疗[J]. 中华医学杂志，2013，93(45)：3602－3605.

[28] Niu X，Zhang Q，Hao L，et al. Giant cell tumor of the extremity：retrospective analysis of 621 Chinese patients from one institution[J]. J Bone Joint Surg Am，2012，94(5)：461－467.

[29] Bertoni F，Bacchini P，Staals EL. Malignancy in giant cell tumor of bone[J]. Cancer，2003，97(10)：2520－2529.

[30] Nascimento NG，Huvos AG，Marcove RC. Primary malignant giant cell tumor of bone：a study of 8 cases and review of the literature[J]. Cancer，1979，44：1393－1402.

[31] Kadowaki M，Yamamoto S，Uehio Y. Late malignant transformation of giant cell tumor of bone 41 years after primary surgery[J]. Orthopedics，2012，10：1566－1570.

[32] Gong L，Liu W，Sun X，et al. Histological and clinical characteristics of malignant giant cell tumor of bone[J]. Virchows Arch，2012，3：327－334.

[33] Poudel RR，Verma V，Tiwari A. Multicentric Giant Cell Tumor (GCT) of bone treated with denosumab alone：A report of two cases[J]. J Clin Orthop Trauma，2019，10(6)：1050－1053.

[34] Tornberg DN，Dick HM，Johnston AD. Multicentric giant cell tumors in the long bones. A case report[J]. J Bone Joint Surg Am，1975，57(3)：420－422.

[35] McGrath PJ. Giant－cell tumour of bone：an analysis of fiftytwo cases[J]. J Bone Joint Surg Br，1972，54(2)：216－229.

[36] Gardhe A，Sankhe A，Aeron G，et al. Epiphyseal giant cell tumour in an immature skeleton[J]. Br J Radiol，2008，81(963)：e75－e78.

[37] Errani C，Ruggieri P，Asenzio MA，et al. Giant cell tumor of the extremity：a review of 349 cases from a single institution[J]. Cancer Treatment Rev，2010，36(1)：1－7.

[38] 乔苏迟，肖磊，刘畅，等. 髋骨骨巨细胞瘤的外科治疗[J]. 中国骨与关节杂志，2018，7(1)：33－37.

[39] Campanacci M，Baldini N，Boriani S，et al. Giant－cell tumor of bone[J]. J Bone Joint Surg Am，1987，69(1)：106－114.

[40] 许炜，徐乐勤，李磊，等. 脊柱骨巨细胞瘤术后复发的预后因素[J]. 骨科杂志，2014，34(4)：487－493.

[41] Dahlin DC. Caldwell lecture. Giant cell tumor of bone：high lights of 407 Cases[J]. AJR Am J Roentgenol，1985，144(5)：955－960.

[42] 童小鹏，何洪波，刘擎，等. 扩大刮除并骨水泥填充治疗骨巨细胞瘤的临床诊疗分析[J]. 实用骨科杂志，2019，25(2)：123－126，130.

[43] 闫明，王保仓，李勇，等. 44 例原发性骨巨细胞瘤初次手术治疗临床研究[J]. 中国矫形外科杂志，2020，28(1)：82－84.

[44] 曹莉莉，樊根涛，周幸，等. 120 例长骨骨巨细胞瘤术式与术后复发风险因素分析[J]. 中国骨与关节杂志，2019，8(9)：656－660.

[45] Kito M，Matsumoto S，Ae K，et al. Multicentric giant cell tumor of bone：Case series of 4 patients[J]. J Orthop Sci，2017，22(6)：1107－1111.

[46] Hoch B，Inwards C，Sundaram M，et al. Multicentric giant cell tumor of bone. Clinicopathologic analysis of thirty cases[J]. J Bone Joint Surg Am，2006，88(9)：1998－2008.

[47] 张庆宇，李振峰，李建民，等. 关于多中心骨巨细胞瘤的系统回顾[J]. 中国矫形外科杂志，2015，23(23)：2163－2166.

[48] 唐顺，郭卫，杨荣利，等. 恶性骨巨细胞瘤的外科治疗及预后[J]. 中国矫形外科杂志，2015，23(5)：417－421.

［49］ 臧玉伟，娄和南，张亮，等. 恶性骨巨细胞瘤的影像学表现［J］. 青岛大学学报(医学版)，2021，57(1)：13 - 18.

［50］ 张立云，沈丽荣，黄聪. 骨巨细胞瘤的 X 线、CT 表现及临床意义［J］. 影像研究与医学应用，2020，4(14)：56 - 58.

［51］ Forsyth RG，Deboeck G，Bekaert S，et al. Telomere biology in giant cell tumour of bone［J］. J Pathol，2008，214(5)：555 - 563.

［52］ Behjati S，Tarpey PS，Presneau N，et al. Distinct H3F3A and H3F3B driver mutations define chondroblastoma and giant cell tumor of bone［J］. Nat Genet，2013，45(12)：1479 - 1482.

［53］ Rao UN，Goodman M，Chung WW，et al. Molecular analysis of primary and recurrent giant cell tumors of bone［J］. Cancer Genet Cytogenet，2005，158(2)：126 - 136.

［54］ Vangala N，Uppin SG，Ayesha SM，et al. Metachronous multicentric giant cell tumour of bone［J］. Skeletal Radiol，2018，47(11)：1559 - 1566.

［55］ Bacchini P，Bertoni F，Ruggieri P，et al. Multicentric giant cell tumor of skeleton［J］. Skeletal Radiology，1995，24(5)：371 - 374.

［56］ Macdonald D，Fornasier V，Cameron J. Multicentric giant cell tumour involving the patella［J］. Can J Surg，2001，44(3)：222 - 223.

［57］ 孙成良，董军，刘秀美，等. 多中心骨巨细胞瘤 9 例［J］. 中国矫形外科杂志，2011，19(14)：1155 - 1157.

［58］ Rock MG，Sim FH，Unni KK，et al. Secondary malignant giant cell tumor of bone. Clinicopathological assessment of nineteen patients［J］. J Bone Joint Surg Am，1986，68：1073 - 1079.

［59］ 丁晓毅，陆勇，颜凌，等. 骨巨细胞瘤常见和典型的 MRI 表现分析［J］. 临床放射学杂志，2008，27(1)：66 - 71.

［60］ Sanjay BK，Frassica FJ，Frassica DA，et al. Treatment of giant - cell tumor of the pelvis［J］. J Bone Joint Surg Am，1993，75：1466 - 1475.

［61］ Otiz - Cruz EJ，Quinn RH，Fanburg JC，et al. Late development of a malignant fibrous histiocytoma at the site of a giant cell tumor［J］. Clin Orthop，1995，318：199 - 204.

［62］ Saito T，Mitomi H，Suehara Y，et al. A case of de novo secondary malignant giant cell tumor of bone with loss of heterozygosity of p53 gene that transformed within a short - term follow - up［J］. Pathol Res Pract，2011，10：664 - 669.

［63］ Ozaki T，Ueda T，Wakamatsu T，et al. Intramedullary spinal cord metastasis following spontaneous malignant transformation from giant cell tumor of bone 16 years after pulmonary metastasis［J］. J Orthop Sci，2011，1：119 - 124.

［64］ 刘刚，蒋电明，郝杰，等. 恶性骨巨细胞瘤的诊治与随访［J］. 中国肿瘤外科杂志，2013，5(4)：205 - 208.

［65］ Dougall WC，Chaisson M. The RANK/RANKL/OPG triad in cancer - induced bone diseases［J］. Cancer Metastasis Rev，2006，25(4)：541 - 549.

［66］ López - Pousa A，Broto JM，Garrido T，et al. Giant cell tumour of bone：new treatments in development［J］. Clin Transl Oncol，2015，17(6)：419 - 430.

［67］ Lau CP，Kwok JS，Tsui JC，et al. Genome - wide transcriptome profiling of the neoplastic giant cell tumor of bone stromal cells by RNA sequencing［J］. J Cell Biochem，2017，118(6)：1349 - 1360.

［68］ Salerno M，Avnet S，Alberghini M，et al. Histogenetic characterization of giant cell tumor of bone［J］. Clin Orthop Res，2008，466(6)：2081 - 2091.

［69］ Werner M. Giant cell tumor of bone：morpgological，biological and histogeneical aspects［J］. International orthopaedics，2006，30(6)：484 - 489.

［70］ Kim Y，Nizami S，Goto H，et al. Modern Interpretation of Giant Cell Tumor of bone" Predominantly Osteoclastogenic Stromal Tumor［J］. Clinics in Orthopedic Surgery，2012，4(2)：107 - 116.

［71］ Riddle ND，Yamauchi H，Caracciolo JT，et al. Giant cell tumor of the anterior rib masquerading as a breast mass：a case report and review of current literature［J］. CasesJ，2010，3(1)：51 - 52.

［72］ Vander Heijden L，vande Sande MA，vander Geest IC，et al. Giant cell tumors of the sacrum：a nation wide study on midterm results in 26 patients after intralesional excision［J］. Eur Spine J，2014，23(9)：1949 - 1962.

［73］ Rdulescu R，Bdilǎ A，Nutiu O，et al. Giant - cell tumor of the bone(GCTOB)：Clinical case［J］. Rom J Morphol Embryol，2013，54(2)：433 - 436.

［74］ Sung HW，Kuo DP，Shu WP，et al. Giant - cell tumor of bone：analysis of two hundred and eight cases in Chinese patients［J］. J Bone Joint Surg Am，1982，64(5)：755 - 761.

［75］ Ansari MT, Kotwal PP, Machhindra MV. Wrist preserving surgery for multifocal giant cell tumor of carpal bones in a skeletally immature patient: a case report［J］. Orthop Surg, 2014, 6(4): 322－325.

［76］ 熊进, 王守丰, 王骏飞, 等. 肢体骨复发性骨巨细胞瘤的外科治疗［J］. 中国骨肿瘤骨病, 2010, 9(6): 484－487.

［77］ Kwon JW, Chung HW, Cho EY, et al. MRI findings of giant cell tumors of the spine［J］. AJR, 2007, 189(1): 246－250.

［78］ 钟穗兴, 张冬雪, 李鹍, 等. 多中心骨巨细胞瘤1例并文献复习［J］. 中国临床医学影像杂志, 2021, 32(8): 606－608.

［79］ Du H, Xu, Che G. Maligant giant cell tumor of the rib with lung metastasis in a man［J］. J Thorac Dis, 2014, 6(9): 1307－1310.

［80］ Cummins CA, Scarborough MT, Enneking WF. Multicentric giant cell tumor of bone［J］. Clin Orthop, 1996, 322(322): 245－252.

［81］ Peimer CA, Schiller AL, Mankin HJ, et al. Multicentric giant－cell tumor of bone［J］. J Bone Joint Surg Am, 1980, 62(4): 652－656.

［82］ Sim FH, Dahlin DC, Beabout JW. Multicentric giant－cell tumor of bone［J］. J Bone Joint Surg Am, 1977, 59(8): 1052－1060.

［83］ Dhillon MS, Prasad P. Multicentric giant cell tumour of bone［J］. Acta Orthop Belg, 2007, 73(3): 289－299.

［84］ Park IH, Jeon IH. Multicentric giant cell tumor of bone: ten lesions at presentation［J］. Skeletal Radiol, 2003, 32(9): 526－529.

［85］ 李荣锐, 胡永成. 四肢骨巨细胞瘤术后复发危险因素的荟萃分析［J］. 中华医学杂志, 2014, 100(47): 3778－3783.

［86］ Viswannthan S, Jambhekar NA. Metastatic giant cell tumor of bone: are there associated factors and best treatment modalities? ［J］. Clin Orthop Relat Res, 2010, 468(3): 827－833.

［87］ Kapoors K, Jain V, Agrwal M, et al. Primary malignant giant cell tumor of bone: a series of three rare cases［J］. J Surg OrthopAdv, 2007, 16(2): 89－92.

［88］ Aponte－Tinaol A, Piuzzin S, Roitman P, et al. A high－grade sarcoma arising in a patient with recurrent benign giant cell tumor of the proximal tibia while receiving treatment with denosumab［J］. Clinical Orthopaedics and Related Research, 2015, 473(9): 3050－3055.

［89］ Traub F, Singh J, Dicksonb C, et al. Efficacy of denosumab in joint preservation for patients with giant cell tumor of the bone［J］. European Journal of Cancer, 2016, 59(1): 1－12.

［90］ Wysocki RW, Soni E, Virkus WW, et al. Is intralesional treatment of giant cell tumor of the distal radius comparable to resection with respect to local control and functional outcome［J］. Clin Orthop Relat Res, 2015, 473(2): 706－715.

［91］ Hu Y, Zhao L, Zhang H, et al. Sex differences in the recurrence rate and risk factors for primary giant cell tumors around the knee in China［J］. Scientific Reports, 2016, 6(1): 28173－28173.

［92］ 高志翔, 周旭峰, 何莎莎, 等. 脊柱骨巨细胞瘤的CT及MRI表现［J］. 医学影像学杂志, 2018, 28(8): 1352－1354.

［93］ Yang Y, Huang Z, Niu X, et al. Clinical characteristics and risk factors analysis of lung metastasis of benign giant cell tumor of bone［J］. J Bone Oncol, 2017, 7: 23－28.

［94］ Gruenwald N, Demos TC, Lomasney LM, et al. The case. Giant－cell tumor［J］. Orthopedics, 2006, 29(2): 167－171.

［95］ 张敏. 骨巨细胞瘤的影像学特征与病理基础分析［J］. 继续医学教育, 2018, 32(11): 148－151.

［96］ 王晓玲, 李小明. 骨巨细胞瘤的MRI诊断分析［J］. 放射学实践, 2010, 25(3): 338－340.

［97］ 贾维维. 骨巨细胞瘤影像学表现特点分析［J］. 临床研究, 2018, 26(11): 135－137.

［98］ 权强, 汪秀玲, 胡春峰, 等. 非典型部位骨巨细胞瘤的影像学分析［J］. CT理论与应用研究, 2013, 22(2): 317－322.

［99］ 李原, 王茜, 岳明纲, 等. 核素骨显像在骶骨肿瘤术前诊断中的应用［J］. 中华核医学杂志, 2010, 30(4): 237－241.

［100］ 苏博, 闫振宇, 王欣欣. 骨巨细胞瘤患者的X线诊断及病理分析［J］. 系统学, 2017, 2(2): 104－106.

［101］ 罗文军, 郭伟, 殷富春. 骨巨细胞瘤影像学诊断与分析［J］. 现代医药卫生, 2013, 29(9): 1329－1330, 1332.

［102］ 徐明，张慧林，耿磊，等. 股骨近端骨巨细胞瘤治疗的多中心回顾性研究［J］. 中华骨科杂志，2014，34
　　　　（11）：1110 - 1118.

［103］ 于宝海，韩奕，刘记存，等. 膝关节周围骨巨细胞瘤与软骨母细胞瘤影像表现分析［J］. 实用放射学杂志，
　　　　2013，29（2）：250 - 253.

［104］ 李立，郭茂凤，倪才方. 骨巨细胞瘤 X 线、CT 征象比较分析及分级研究（附 53 例报告）［J］. 实用放射学杂
　　　　志，2003（12）：1101 - 1104.

［105］ 黄耀渠，房惠琼，樊长姝. 骨巨细胞瘤的 CT 和 MRI 常见表现分析［J］. 中国 CT 和 MRI 杂志，2013，11
　　　　（1）：90 - 93.

［106］ 杨海涛，王仁法，宋少辉，等. 脊椎骨巨细胞瘤的 CT、MRI 表现及临床研究［J］. 中国医学影像技术，
　　　　2008，24（7）：1096 - 1098.

［107］ 张立华，袁慧书，杨邵敏. 可动脊柱骨巨细胞瘤 MRI 表现与病理对照分析［J］. 临床放射学杂志，2013，32
　　　　（10）：1462 - 1466.

［108］ 刘德斌，崔学锋，梁文杰. 长管状骨骨巨细胞瘤的影像诊断分析［J］. 中国矫形外科杂志，2019，27（11）：
　　　　1050 - 1051.

［109］ 吴伟斌，彭涛，潘献伟，等. 骨巨细胞瘤影像学特征及误诊分析［J］. CT 理论与应用研究，2017，26（4）：
　　　　505 - 510.

［110］ 王希峰. 骨巨细胞瘤影像学诊断及进展［J］. 临床医药文献电子杂志，2016，3（23）：4709 - 4710.

［111］ 陈亚玲，刘玉珂，王平，等. CT 诊断骨巨细胞瘤的应用价值［J］. 中国临床医学影像杂志，2001，12（5）：
　　　　349 - 353.

［112］ 于洪存，孙立国，毕泗长，等. 骨巨细胞瘤 CT 表现（附 30 例报告）［J］. 医学影像学杂志，2003，13（2）：
　　　　139 - 140.

［113］ Afshar A，Tabrizi A，Aidenlou A，et al. Giant Cell Tumor of the Capitate［J］. J Hand Microsurg，2018，10（3）：
　　　　158 - 161.

［114］ 解非. 少见部位骨巨细胞瘤的影像分析［J］. 中外医学研究，2014，12（25）：72 - 74.

［115］ 马千里，李晓莉，邢杰，等. 骨巨细胞瘤硬化边征象的分析与病理基础讨论［J］. 医学影像学杂志，2018，
　　　　28（7）：1196 - 1198，1203.

［116］ 杜联军，丁晓毅，颜凌，等. 骨巨细胞瘤常见和典型的 CT 表现分析［J］. 实用放射学杂志，2007，23（8）：
　　　　1070 - 1073.

［117］ Amanatullah D F，Clark T R，Lopez M J，et al. Giant cell tumor of bone［J］. Orthopedics，2014，37（2）：112 -
　　　　20.

［118］ 赵晖，胡永成，王林森，等. 脊柱骨巨细胞瘤的影像学诊断及临床相关性研究［J］. 中国肿瘤临床，2013，
　　　　40（8）：466 - 470.

［119］ Branstetterd G，Nelsons D，Manivelj C，et al. Denosumab induces tumor reduction and bone for mation in patients
　　　　with giant - cell tumor of bone［J］. Clinical Cancer Research，2012，18（16）：4415 - 4424.

［120］ Mastboommj L，Verspoorfg M，Hanffd F，et al. Severity classificationof ten osynovial giant cell tumors on MRI ima-
　　　　ging［J］. Surg Oncol，2018，27（3）：544 - 550.

［121］ Lang N，Sum Y，Xing XY，et al. Morphological and dynamic contrast enhanced MR imaging features for the differ-
　　　　entiation of chordoma and giant cell tumors in the Axial Skeleton［J］. Journal of Magentic Resonance Imaging，2017，
　　　　45（4）：1068 - 1075.

［122］ Lee MY，Jee WH，Jung CK，et al. Giant cell tumor of soft ttisue：a case report with emphasis on MR imaging［J］.
　　　　Skeletal Radiol，2015，44（7）：1039 - 1043.

［123］ Wang CS，Duan Q，Xue YJ，et al. Giant cell tumor of tendons heat with bone invasion in extremities：analysis of
　　　　clinical and imaging findings［J］. La Radiol Med，2015，120（8）：745 - 752.

［124］ 马小军，董扬，鲍琨，等. 骨盆巨大恶性巨细胞瘤 1 例报告［J］. 国际骨科学杂志，2009，30（1）：64 - 65.

［125］ 刘鹏，曹国定，甄平，等. 巨大坐骨骨巨细胞瘤：1 例报道及文献综述［J］. 中国矫形外科杂志，2021，29
　　　　（5）：441 - 445.

［126］ Amary F，Berisha F，Ye H，et al. H3F3A（Histone3. 3）G34 Wimmunohistochemistry：a reliable marker defining
　　　　benign and malignant giant cell tumor of bone［J］. Am J Surg Pathol，2017，41（8）：1059 - 1068.

[127] Parks Y, Leem H, Leej S, et al. Ossified soft tissue recurrence of giant cell tumor of the bone: four case reports with follow - up radiographs, ultrasound, and MR images[J]. Skeletal Radiol, 2014, 43(10): 1457 - 1463.

[128] Tehranzadeh J, Murpphy BJ, Mnaymneh W. Giant cell tumor of the proximaltibia: MR and CT appearance[J]. J Comput Assist Tomogr, 1989, 13(2): 282 - 286.

[129] Pina S, Fernandez M, Maya S, et al. Recurrent temporal bone tenosynovial giant cell tumor with chondroid metaplasia: the use of imaging to assess recurrence[J]. Neuro - rdiol J, 2014, 27(1): 97 - 101.

[130] Yin HB, Cheng M, Li B, et al. Treatment and outcome of malignant giant cell tumor in the spine[J]. J Neuro - Oncol, 2015, 124(2): 275 - 281.

[131] Enneking WF. A system of staging musculoskeletal neoplasms[J]. Clin Orthop Relat Res, 1986, (204): 9 - 24.

[132] Thomas DM, Skubitz KM. Giant cell tumour of bone[J]. Curr Opin Oncol, 2009, 21(4): 338 - 344.

[133] 马庆军，党耕町. 骨巨细胞瘤诊断研究现状[J]. 中华外科杂志, 2005, 43(12): 819 - 821.

[134] Kito M. Moriya H. Mikata A. et al. Establishment of a cell line from a human giant cell tumor of bone. Clin Orthop, 1993, 294: 353 - 360.

[135] Wülling M, Delling G, Kaiser E. The origin of the neoplastic stromal cell in giant cell tumor of bone[J]. Hum Pathol, 2003, 34(10): 983 - 993.

[136] Olivera P, Perez E, Ortega A, et al. Estrogen receptor expression in giant cell tumors of the bone[J]. Hum Pathol, 2002, 33(2): 165 - 169.

[137] Huang L, Xu J, Wood DJ, et al. Gene expression of osteoprotegerin ligand, osteoprotegerin, and receptor activator of NF - kappaB in giant cell tumor of bone: possible involvement in tumor cell - induced osteoclast - like cell formatio[J]. Am J Pathol, 2000, 156(3): 761 - 767.

[138] Puri A, Agarwal M. Treatment of giant cell tumor of bone: current concepts[J]. Indian J Orthop, 2007, 41(2): 101 - 108.

[139] 李惊喜，廉宗激，王林森，等. CT灌注成像对骨巨细胞瘤潜恶性的识别[J]. 中国医学影像技术, 2008, 24(3): 419 - 423.

[140] Hachisuka Y, Ogino M, Asai H, et al. An electron microscopic study of malignant giant cell tumor of bone[J]. Nihon Seikeige Gakkai Zasshi, 1987, 61(5): 467 - 476.

[141] Beebe - Dimmer JL, Cetin K, Fryzek JP, et al. The epidemiology of malignant giant cell tumors of bone: an analysis of data from the Surveillance, Epidemiology and End Results Program (1975 - 2004)[J]. Rare Tumors, 2009, 1(2): e52 - e59.

[142] Purohit S, Pardiwala DN. Imaging of giant cell tumor of bone[J]. Indian J Orthop, 2007, 41(2): 91 - 96.

[143] Liu C, Tang Y, Li M, et al. Clinical characteristics and prognoses of six patients with multicentric giant cell tumor of the bone[J]. Oncotarget, 2016, 7(50): 83795 - 83805.

[144] Gebhart M, Vandeweyer E, Nemec E. Paget's disease of bone complicated by giant cell tumor[J]. Clin Orthop, 1998, 352(352): 187 - 193.

[145] Liu PT, Valadez SD, Chivers FS, et al. Anatomically based guidelines for core needle biopsy of bone tumors: implications for limb - sparing surgery[J]. Radiographics, 2007, 27(1): 189 - 205.

[146] Huang AJ, Kattapuram SV. Musculoskeletal neoplasms: biopsy and intervention[J]. Radiol Clin North Am, 2011, 49(6): 1287 - 1305.

[147] Ashford RU, McCarthy SW, Scolyer RA, t al. Surgical biopsy with intra - operative frozen section. An accurate and cost - effective method for diagnosis of musculoskeletal sarcomas[J]. J Bone Joint Surg Br, 2006, 88(9): 1207 - 1211.

[148] Adams SC, Potter BK, Pitcher DJ, et al. Office - based core needle biopsy of bone and soft tissue malignancies: an accurate alternative to open biopsy with infrequent complications[J]. Clin Orthop Relat Res, 2010, 468(10): 2774 - 2780.

[149] Skrzynski MC, Biermann JS, Montag A, et al. Diagnostic accuracy and charge - savings of outpatient core needle biopsy compared with open biopsy of musculoskeletal tumors[J]. J Bone Joint Surg Am, 1996, 78(5): 644 - 649.

[150] Welker JA, Henshaw RM, Jelinek J, et al. The percutaneous needle biopsy is safe and recommended in the diagnosis of musculoskeletal masses[J]. Cancer, 2000, 89(12): 2677 - 2686.

[151] Mitsuyoshi G, Naito N, Kawai A, et al. Accurate diagnosis of musculoskeletal lesions by core needle biopsy[J]. J

Surg Oncol, 2006, 94(1): 21 - 27.

[152] Davies NM, Livesley PJ, Cannon SR. Recurrence of an osteosarcoma in a needle biopsy track[J]. J Bone Joint Surg Br, 1993, 75(6): 977 - 978.

[153] Saghieh S, Masrouha KZ, Musallam KM, et al. The risk of local recurrence along the core - needle biopsy tract in patients with bone sarcomas[J]. Iowa Orthop J, 2010, 30: 80 - 83.

[154] 李玉清，丁建平，张泽坤，等. 骨恶性纤维组织细胞瘤的影像表现[J]. 临床放射学杂志，2008, 27(1): 77 - 80.

[155] 张灵艳，李绍林，魏清柱，等. 四肢腺泡状软组织肉瘤影像学表现与病理组织学研究[J]. 临床放射学杂志，2014, 33(9): 1404 - 1407.

[156] 张朝晖，孟悛非，张小玲. 四肢滑膜肉瘤的 MRI 诊断[J]. 临床放射学杂志，2006, 25(10): 941 - 944.

[157] 徐强，李家祥，吴晓东，等. 三种手术方式治疗四肢骨巨细胞瘤的临床疗效[J]. 江苏医药，2019, 45(1): 28 - 31.

[158] 付来华，李廷栋，宋建民，等. 四肢长骨骨巨细胞瘤刮除术后填充植入骨与骨水泥疗效对比研究[J]. 中国卫生标准管理，2017, 8(10): 59 - 62.

[159] Wojcik J, Rosenberg AE, Bredella MA, et al. Denosumabtreated giant cell tumor of bone exhibits morphologic o-verlap with malignant giant cell tumor of bone[J]. Am J Surg Pathol, 2016, 40(1): 72 - 80.

[160] Tubbs WS, Brown LR, Beabout JW, et al. Benign giantcell tumor of bone with pulmonary metastases: clinical findings and radiologic appearance of metastases in 13 cases[J]. AJR Am J Roentgenol, 1992, 158(2): 331 - 334.

[161] Cheng JC, Johnston JO. Giant cell tumor of bone. Prognosis and treatment of pulmonary metastases[J]. Clin Orthop Relat Res, 1997, 338: 205 - 214.

[162] Siebenrock KA, Unni KK, Rock MG. Giant - cell tumour of bone metastasising to the lungs. A long - term follow - up[J]. J Bone Joint Surg Br, 1998, 80(1): 43 - 47.

[163] Dominkus M, Ruggieri P, Bertoni F, et al. Histologically verified lung metastases in benign giant cell tumours - 14 cases from a single institution[J]. Int Orthop, 2006, 30(6): 499 - 504.

[164] McDonald DJ, Sim FH, McLeod RA, et al. Giant - cell tumor of bone. J Bone Joint Surg Am, 1986, 68(2): 235 - 242.

[165] Saiz P, Virkus W, Piasecki P, et al. Results of giant cell tumor of bone treated with intralesional excision[J]. Clin Orthop Relat Res, 2004, (424): 221 - 226.

[166] Malek F, Krueger P, Hatmi ZN, et al. Local control of long bone giant cell tumour using curettage, burring and bone grafting without adjuvant therapy. Int Orthop, 2006, 30(6): 495 - 498.

[167] Kivioja AH, Blomqvist C, Hietaniemi K, et al. Cement is recommended in intralesional surgery of giant cell tumors: a Scandinavian Sarcoma Group study of 294 patients followed for a median time of 5 years[J]. Acta Orthop, 2008, 79(1): 86 - 93.

[168] 卢炜，向阳. 刮除植骨与广泛切除肿瘤假体置换治疗四肢大关节骨巨细胞瘤[J]. 中国组织工程研究，2016, 20(A02): 193 - 193.

[169] 宋光泽，赵慧霞. 膝关节周围骨巨细胞瘤刮除术后填充骨水泥对关节功能影响[J]. 现代仪器与医疗，2018, 24(2): 53 - 55.

[170] 陈皓，吕智，李立志，等. 骨巨细胞瘤的治疗进展[J]. 实用骨科杂志，2017, 23(6): 522 - 525.

[171] Wang H, Wan N, Hu Y. Giant cell tumour of bone: a new evaluating system is necessary[J]. Int Orthop, 2012, 36(12): 2521 - 2527.

[172] Mendenhall WM, Zlotecki RA, Scarborough MT, et al. Giant cell tumor of bone[J]. Am J Clin Oncol, 2006, 29(1): 96 - 99.

[173] Fraquet N, Faizon G, Rosset P, et al. Long bones giant cells tumors: Treatment by curretage and cavity filling cementation[J]. Orthop Traumatol Surg Res, 2009, 95(6): 402 - 406.

[174] 张殿红，张怀栓，李甲振. 骨巨细胞瘤治疗进展[J]. 中国实用医刊，2011, 38(7): 98 - 99.

[175] Gouin F, Dumaine V. Local recurrence after curettage treatment of giant cell tumors in peripheral bones: retrospective study by the GSF - GETO (French Sarcoma and Bone Tumor Study Groups) [J]. Orthop Traumatol Surg Res, 2013, 99(Suppl 6): S313 - S318.

[176] Zhen W, Yaotian H, Songjian L, et al. Giant - cell tumour of bone. The long - term results of treatment by curet-

tage and bone graft. J Bone Joint Surg Br, 2004, 86(2)：212 - 216.

[177]　Vander Heijden L, Dijkstra PD, van de Sande MA, et al. The clinical approach toward giant cell tumor of bone [J]. Oncologist, 2014, 19(5)：550 - 561.

[178]　Eckardt JJ, Grogan TJ. Giant cell tumor of bone[J]. Clin Orthop Relat Res, 1986, 204：45 - 58.

[179]　陈国奋, 张会良, 兰天, 等. 氩氦刀冷冻消融辅助治疗骨巨细胞瘤三例早期临床报道[J]. 中国骨与关节杂志, 2012, 1(3)：277 - 279.

[180]　贾一鑫, 史占军, 陈国奋, 等. 氩氦刀联合肿瘤病灶刮除植骨内固定术治疗胫骨近段骨巨细胞瘤疗效分析 [J]. 中国现代医学杂志, 2018, 28(13)：67 - 73.

[181]　张长虹, 钱增杰, 许昌彬, 等. 大段同种异体骨移植治疗骨巨细胞瘤[J]. 江苏医药, 2009, 35(8)：974 - 975.

[182]　Henderson ER, Groundland JS, Pala E, et al. Failure mode classification for tumor endoprostheses：retrospective review of five institutions and literature review[J]. J Bone Joint Surg Am, 2011, 93(5)：418 - 429.

[183]　Oliveira VC, van der Heijden L, van der Geest IC, et al. Giant cell tumours of the small bones of the hands and feet：long - term results of 30 patients and a systematic literature review[J]. Bone Joint J, 2013, 95 - B(6)：838 - 845.

[184]　Chen TH, Su YP, Chen WM. Giant cell tumors of the knee：Subchondral bone integrity affects the outcome[J]. Int Orthop, 2005, 29(1)：30 - 34.

[185]　朱忠胜, 张春林, 何志敏, 等. 腓骨近端移植治疗桡骨远端骨巨细胞瘤：关节融合与成形的比较[J]. 中国矫形外科杂志, 2017, 25(17)：1577 - 1581.

[186]　Goto K, Naito K, Sugiyama Y, et al. Corrective osteotomy with autogenous bone graft with callus after malunion of distal radius fracture[J]. J Hand Surg Asian Pac Vol, 2018, 23(4)：571 - 576.

[187]　王涛, 郝林, 张清, 等. 自体髂骨移植融合在桡骨远端骨巨细胞瘤手术治疗中的应用[J]. 中华骨与关节外科杂志, 2018, 11(7)：508 - 511.

[188]　Kumar N. Limb preservation in recurrent giant cell tumour of distal end of radius with fibular graft fracture：role of ulnocarpal arthrodesis[J]. Hand Surg, 2015, 20(2)：307 - 309.

[189]　栾海龙, 纪振钢, 张昊, 等. 桡骨远端骨巨细胞瘤治疗体会并文献复习[J]. 创伤与急危重病医学, 2020, 8 (1)：54 - 55, 59.

[190]　Xu W, Li X, Huang W, et al. Factors affecting prognosis of patients with giant cell tumors of the mobile spine：retrospective analysis of 102 patients in a single center[J]. Ann Surg Oncol, 2013, 20(3)：804 - 810.

[191]　吴志鹏, 肖建如, 杨兴海, 等. 脊柱骨巨细胞瘤外科治疗复发相关因素的回顾性分析[J]. 国际骨科学杂志, 2010, 31(6)：387 - 389, 391.

[192]　郭卫, 李大森, 杨毅, 等. 脊柱骨巨细胞瘤的手术治疗策略[J]. 中国脊柱脊髓杂志, 2009, 19(12)：899 - 903.

[193]　石磊, 姜亮, 刘晓光, 等. 胸腰椎骨巨细胞瘤手术治疗后复发的原因分析[J]. 中国脊柱脊髓杂志, 2013, 23(9)：815 - 820.

[194]　Fidler MW. Surgical treatment of giant cell tumours of the thoracic and lumbar spine：report of nine patients[J]. Eur Spine J, 2001, 10(1)：69 - 77.

[195]　Hart RA, Boriani S, Biagini R, et al. A system for surgical staging and management of spine tumors. A clinical outcome study of giant cell tumors of the spine[J]. Spine (Phila Pa 1976), 1997, 22(15)：1773 - 1782.

[196]　Boriani S, Biagini R, De Iure F, et al. Enbloc resections of bone tumors of the thoracolumbar spine. A preliminary report on 29 patients[J]. Spine (Phila Pa 1976), 1996, 21(16)：1927 - 1931.

[197]　Boriani S, Weinstein JN, Biagini R. Primary bone tumors of the spine. Terminology and surgical staging[J]. Spine (Phila Pa 1976), 1997, 22(9)：1036 - 1044.

[198]　Tomita K, Kawahara N, Baba H, et al. Total en bloc spondylectomy. A new surgical technique for primary malignant vertebral tumors[J]. Spine (Phila Pa 1976), 1997, 22(3)：324 - 333.

[199]　Jones KB, DeYoung BR, Morcuende JA, et al. Ethanol as a local adjuvant for giant cell tumor of bone[J]. Iowa Orthop J, 2006, 26：69 - 76.

[200]　Yin H, Yang X, Xu W, et al. Treatment and outcome of primary aggressive giant cell tumor in the spine. Eur Spine J, 2015, 24(8)：1747 - 1753.

[201]　Teuscher J, Aeberhard P, Ganz R. Combined abdominosacral excision of a giant - cell tumor of the os sacrum[J].

Helv Chir Acta, 1980, 46(5-6): 751-753.

[202] 郭卫, 汤小东, 李晓, 等. 骨盆和骶骨骨巨细胞瘤的治疗策略[J]. 中华外科杂志, 2008, 46(7): 501-505.

[203] Guo W, Ji T, Tang X, et al. Outcome of conservative surgery for giant cell tumor of the sacrum[J]. Spine (Phila Pa 1976), 2009, 34(10): 1025-1031.

[204] Dawson GR Jr. Giant-cell tumor of the pelvis at the acetabulum, ilium, ischium, and pubis[J]. J Bone Joint Surg Am, 1955, 37-A(6): 1278-1280.

[205] Guo W, Sun X, Zang J, et al. Intralesional excision versus wide resection for giant cell tumor involving the acetabulum: which is better? [J]. Clin Orthop Relat Res, 2012, 470(4): 1213-1220.

[206] Luo Y, Duan H, Liu W, et al. Clinical evaluation for lower abdominal aorta balloon occluding in the pelvic and sacral tumor resection[J]. J Surg Oncol, 2013, 108(3): 148-151.

[207] Gitelis S, Mallin BA, Piasecki P, et al. Intralesional excision compared with en bloc resection for giant-cell tumors of bone[J]. J Bone Joint Surg Am, 1993, 75(11): 1648-1655.

[208] Mi C, Lu H, Liu H. Surgical excision of sacral tumors assisted by occluding the abdominal aorta with a balloon dilation catheter: a report of 3 cases[J]. Spine (Phila Pa 1976), 2005, 30(20): e614-e616.

[209] Kanamori M, Ohmori K. Curettage and radiotherapy of giant cell tumour of the sacrum: a case report with a 10-year follow-up[J]. J Orthop Surg (Hong Kong), 2005, 13(2): 171-173.

[210] Osaka S, Toriyama S. Surgical treatment of giant cell tumors of the pelvis[J]. Clin Orthop Relat Res, 1987, 222: 123-131.

[211] Kattapuram AS, O'Donnell RJ, Huszar M, et al. Surgical management of innominate giant cell tumor[J]. Clin Orthop Relat Res, 1996, 329: 281-287.

[212] Leggon RE, Zlotecki R, Reith J, et al. Giant cell tumor of the pelvis and sacrum: 17 cases and analysis of the literature[J]. Clin Orthop Relat Res, 2004, 423: 196-207.

[213] Clarke MJ, Zadnik PL, Groves ML, et al. Enbloc hemisacrectomy and internal hemipelvectomy via the posterior approach[J]. J Neurosurg Spine, 2014, 21(3): 458-467.

[214] Enneking WF, Dunham WK. Resection and reconstruction for primary neoplasms involving the innominate bone[J]. J Bone Joint Surg Am, 1978, 60(6): 731-746.

[215] 郭卫, 姬涛, 杨毅, 等. 骨盆转移瘤外科治疗的方法及疗效分析[J]. 中华骨与关节外科杂志, 2015, 8(1): 49-55.

[216] 郭征, 王臻, 李靖, 等. 骨盆Ⅱ区恶性肿瘤外科治疗建议[J]. 中国骨与关节外科, 2011, 4(1): 40-44.

[217] Harrington KD. The use of hemipelvic allografts of autoclaved grafts for reconstruction after wide resection of malignant tumors of the pelvis[J]. J Bone Joint Surg Am, 1992, 74(3): 331-341.

[218] Nieder E, Elson RA, Engelbrecht E, et al. The saddle prosthesis for salvage of the destroyed acetabulum[J]. J Bone Joint Surg Br, 1990, 72(6): 1014-1022.

[219] von Borstel D, Taguibao R, Strle N, et al. Giant cell tumor of the bone: aggressive case initially treated with denosumab and intralesional surgery[J]. Skeletal Radiol, 2017, 46(4): 571-578.

[220] Chen KH, Wu PK, Chen CF, et al. Zoledronicaciloaded bone cementasa local adjuvant therapy for giant cell tumor of the sacrum after intralesional curettage[J]. Eur Spine, 2015, 24(10): 2182-2188.

[221] Sar C, Eralp L. Surgical treatment of primary tumors of sacrum[J]. Arch Orthop Trauma Surg, 2002, 122(3): 148-155.

[222] Goncalves VM, Lima A, Giria J, et al. Modfied kraske procedure with midsacrectomy and coccygectomy for enbloc excision Of sacral giant cell tumors[J]. Case Rep Surg, 2014, 2014: 834537.

[223] Randall RL. Giant cell tumor of the sacrum[J]. Neurosurg Focus, 2003, 15(2): E13.

[224] Doita M, Harada T, Iguchi T, et al. Total sacrectomy and reconstruction for sacral tumors[J]. Spine (Phila Pa 1976), 2003, 28(15): e296-e301.

[225] Tomita K, Tsuchiya H. Total sacrectomy and reconstruction for huge sacral tumors. Spine (Phila Pa 1976), 1990, 15(11): 1223-1227.

[226] Wuisman P, Lieshout O, Sugihara S, et al. Total sacrectomy and reconstruction: oncologic and functional outcome[J]. Clin Orthop Relat Res, 2000, 381: 192-203.

[227] Marcove RC, Sheth DS, Brien EW, et al. Conservative surgery for giant cell tumors of the sacrum. The role of cryo-surgery as a supplement to curettage and partial excision[J]. Cancer, 1994, 74(4): 1253 - 1260.

[228] Ozaki T, Liljenqvist U, Halm H, et al. Giant cell tumor of the spine[J]. Clin Orthop Relat Res, 2002, 401: 194 - 201.

[229] Martin C, McCarthy EF. Giant cell tumor of the sacrum and spine: series of 23 cases and a review of the literature [J]. Iowa Orthop J, 2010, 30: 69 - 75.

[230] Althausen PL, Schneider PD, Bold RJ, et al. Multimodality management of a giant cell tumor arising in the proximal sacrum: case report[J]. Spine (Phila Pa 1976), 2002, 27(15): e361 - e365.

[231] Gao ZH, Yin JQ, Xie XB, et al. Local control of giant cell tumors of the long bone after aggressive curettage with and without bone cement[J]. BMC Musculoskelet Disord, 2014, 15: 330.

[232] Zuo D, Zheng L, Sun W, et al. Contemporary adjuvant polymethyl methacrylate cementation optimally limits recurrence in primary giant cell tumor of bone patients compared to bone grafting: a systematic review and meta - analysis [J]. World J Surg Oncol, 2013, 11: 156 - 163.

[233] Malhotra R, Kiran Kumar GN, K Digge V, et al. The clinical and radiological evaluation of the use of an allograft-prosthesis composite in the treatment of proximal femoral giant cell tumours[J]. Bone Joint J, 2014, 96 - B(8): 1106 - 1110.

[234] Taraz - Jamshidi MH, Gharadaghi M, Mazloumi SM, et al. Clinical outcome of enblock resection and reconstruction with nonvascularized fibular autograft for the treatment of giant cell tumor of distal radius[J]. J Res Med Sci, 2014, 19(2): 117 - 121.

[235] Bini SA, Gill K, Johnston JO. Giant cell tumor of bone. Curettage and cement reconstruction[J]. Clin Orthop Relat Res, 1995, 321: 245 - 250.

[236] Campanacci L, Alì N, Casanova JM, et al. Resurfaced allograft - prosthetic composite for proximal tibial reconstruction in children: intermediate - term results of an original technique[J]. J Bone Joint Surg Am, 2015, 97(3): 241 - 250.

[237] 陆万青, 向青天, 左红光, 等. 肱骨近端Ⅱ - Ⅲ级骨巨细胞瘤保肢手术与康复训练7例[J]. 中国骨伤, 2011, 24(12): 1032 - 1035.

[238] 马小军, 孙伟, 李国东, 等. 桡骨远端骨巨细胞瘤切除术后自体腓骨移植与异体骨移植腕关节重建的对比研究[J]. 肿瘤, 2012, 32(6): 480 - 482.

[239] Mestiri M, Bouabdellah M, Bouzidi R, et al. Giant cells tumor recurrence at the third lumbar vertebra[J]. Orthop Traumatol Surg Res, 2010, 96(8): 905 - 909.

[240] Michalowski MB, Pagnier - Clémence A, Chirossel JP, et al. Giant cell tumor of cervical spine in an adolescent [J]. Med Pediatr Oncol, 2003, 41(1): 58 - 62.

[241] Min K, Espinosa N, Bode B, et al. Total sacrectomy and reconstruction with structural allografts for neurofibrosarcoma of the sacrum. A case report[J]. J Bone Joint Surg Am, 2005, 87(4): 864 - 869.

[242] Nishizawa K, Mori K, Saruhashi Y, et al. Long - term clinical outcome of sacral chondrosarcoma treated by total en bloc sacrectomy and reconstruction of lumbosacral and pelvic ring using intraoperative extracorporeal irradiated autologous tumor - bearing sacrum: a case report with 10 years follow - up[J]. Spine J, 2014, 14(5): e1 - e8.

[243] Hays RP. Resection of the sacrum for benign giant cell tumor: a case report[J]. Ann Surg, 1953, 138(1): 115 - 120.

[244] Stener B, Gunterberg B. High amputation of the sacrum for extirpation of tumors[J]. Principles and technique. Spine (Phila Pa 1976), 1978, 3(4): 351 - 366.

[245] Gunterberg B, Romanus B, Stener B. Pelvic strength after major amputation of the sacrum. An exerimental study [J]. Acta Orthop Scand, 1976, 47(6): 635 - 642.

[246] 罗翼, 姜勇, 张学磊, 等. 骶骨高选择性分段切除对骨盆稳定性影响的生物力学研究[J]. 华西医学, 2013, 10: 1536 - 1540.

[247] 王威, 王岩, 毕文志, 等. 骨盆肿瘤切除后同种异体骨移植重建骨盆的近期疗效[J]. 中国修复重建外科杂志, 2014, 28(3): 331 - 334.

[248] Hu YC, Huang HC, Lun DX, et al. Resection hip arthroplasty as a feasible surgical procedure for periacetabular tumors of the pelvis[J]. Eur J Surg Oncol, 2012, 38(8): 692 - 699.

[249] 郭晓柠，刘倪，李晓阳，等. 髋臼周围恶性骨肿瘤切除后组配式假体重建的疗效分析[J]. 中南大学学报（医学版），2016，41（9）：962-968.

[250] Tiwari A, Vaishya R. Giant cell tumor of bones - An unsolved puzzle[J]. J Clin Orthop Trauma, 2019, 10(6): 1013-1014.

[251] Montgomery C, Couch C, Emory CL, et al. Giant Cell Tumor of Bone: Review of Current Literature, Evaluation, and Treatment Options[J]. J Knee Surg, 2019, 32(4): 331-336.

[252] Ooguro S, Okuda S, Sugiura H, et al. Giant Cell Tumors of the Bone: Changes in Image Features after Denosumab Administration[J]. Magn Reson Med Sci, 2018, 17(4): 325-330.

[253] Federman N, Brien EW, Narsimhan V, et al. Giant cell tumor of bone in childhood: clinical aspects and novel therapeutic targets[J]. Paediatr Drugs, 2014, 16(1): 21-28.

[254] Chang SS, Suratwala SJ, Jung KM, et al. Bisphosphonates may reduce recurrence in giant cell tumor by inducing apoptosis[J]. Clin Orthop Relat Res, 2004, 426): 103-109.

[255] Derbel O, Zrounba P, Chassagne - Clément C. An unusual giant cell tumor of the thyroid: case report and review of the literature[J]. J Clin Endocrinol Metab, 2013, 98(1): 1-6.

[256] Miller G, Bettelli G, Fabbri N. Curettage of giant cell tumor of bone. Introduction - material and methods[J]. Chir Organi Mov, 1990, 75(Suppl 1): S203.

[257] Kim SC, Cho W, Chang UK, et al. Clinical outcome of treatment for patients with giant cell tumor in spine[J]. J Korean Neurosurg Soc, 2015, 58(3): 248-253.

[258] Kato I, Furuya M, Matsuo K. Giant cell tumours of bone treated with denosumab: histological, immunohistochemical and H3F3A mutation analyses[J]. Histopathology, 2018, 72(6): 914-922.

[259] 刘刚，郭书权，郝杰，等. 6例恶性骨巨细胞瘤的临床分析并复习文献[J]. 重庆医科大学学报，2013，38（10）：1240-1244.

[260] Hindman BW, Seeger LL, Stanley P, et al. Multicentric giant cell tumor: report of five new cases[J]. Skeletal Radiol, 1994, 23(3): 187-190.

[261] Deheshi BM, Jaffer SN, Griffin AM, et al. Joint salvage for pathologic fracture of giant cell tumor of the lower extremity[J]. Clin Orthop Relat Res, 2007, 459: 96-104.

[262] O'Donnell RJ, Springfield DS, Motwani HK, et al. Recurrence of giant - cell tumors of the long bones after curettage and packing with cement[J]. J Bone Joint Surg Am, 1994, 76(12): 1827-1833.

[263] Prosser GH, Baloch KG, Tillman RM, et al. Does curettage without adjuvant therapy provide low recurrence rates in giant - cell tumors of bone? [J]. Clin Orthop Relat Res, 2005, 435: 211-218.

[264] 郭卫，杨毅，李晓，等. 四肢骨巨细胞瘤的外科治疗[J]. 中华骨科杂志，2007，27（3）：177-182.

[265] 侯海斌，史盛梅. 膝关节周围骨巨细胞瘤行瘤体刮除术与瘤大块切除术的比较[J]. 山西医科大学学报，2015，46（10）：1039-1041.

[266] Blackley HR, Wunder JS, Davis AM, et al. Treatment of giant - cell tumors of long bones with curettage and bone - grafting[J]. J Bone Joint Surg Am, 1999, 81(6): 811-820.

[267] Sheth DS, Healey JH, Sobel M, et al. Giant cell tumor of the distal radius[J]. Hand Surg Am, 1995, 20(3): 432-440.

[268] Mc Carthy EF. Giant cell tumor of bone: an historical perspective[J]. Clin Orthop Relat Res, 1980, 153: 14-25.

[269] Li D, Zhang J, Li Y, et al. Surgery methods and soft tissue extension are the potential risk facters of local recurrence in giant cell tumor of bone[J]. Word J Surg Oncol, 2016, 14(1): 114-120.

[270] 王臻，郭征，李松建，等. 骨巨细胞瘤组织周边生物学行为研究[J]. 中国骨科临床与基础研究杂志，2012，4（1）：36-41.

[271] Masui F, Ushigome S, Fujii K. Giant cell tumor of bone: a clinicpathologic study of prognostic factors[J]. Pathol Int. 1998, 48(9): 723-729.

[272] Capanna R, Fabbri N, Betteli G. Curettage of giant cell tumor of bone. The effect of surgical technique and adjuvants on local recurrence rate[J]. Chir Organi Mov, 1990, 75(Suppl 1): 206-213.

[273] Shehadeh A, Noveau J, Malawer M. Late complications and survival of endoprosthetic reconstruction after resection of bone tumors[J]. Clin Orthop Relat Res, 2010, 468(11): 2885-2895.

[274] Turcotte RE, Wunder JS, Isler MH. Giant cell tumor of long bone: a canadian sarcoma group study[J]. Clin Orthop Relat Res, 2002, (397): 248 – 258.

[275] Cheng CY, Shih HN, Hsu KY, et al. Treatment of giant cell tumor of the distal radius[J]. Clin Orthop Relat Res, 2001, 383: 221 – 228.

[276] 郭卫, 李建民, 沈靖南, 等. 骨巨细胞瘤临床循证诊疗指南[J]. 中华骨与关节外科杂志, 2018, 11(4): 276 – 287.

[277] Junming M, Cheng Y, Dong C, et al. Giant cell tumor of the cervical spine: a series of 22 cases and outcomes[J]. Spine (Phila Pa 1976), 2008, 33(2): 280 – 288.

[278] Boons HW, Keijser LC, Schreuder HW, et al. Oncologic and functional results after treatment of giant cell tumors of bone[J]. Arch Orthop Trauma Surg, 2002, 122(1): 17 – 23.

[279] Oda Y, Miura H, Tsuneyoshi M, et al. Giant cell tumor of bone: oncological and functional results of long – term follow – up[J]. Jpn J Clin Oncol, 1998, 28(5): 323 – 328.

[280] Rastogi S, Prashanth I, Khan SA, et al. Giant cell tumor of bone: Is curettage the answer? [J]. Indian J Orthop, 2007, 41(2): 109 – 114.

[281] Su YP, Chen WM, Chen TH. Giant – cell tumors of bone: an analysis of 87 cases[J]. Int Orthop, 2004, 28(4): 239 – 243.

[282] Chawla S, Blay JY, Rutkowski P, et al. Denosumab in patients with giant – cell tumour of bone: a multicentre, openlabel, phase 2 study[J]. Lancet Oncol, 2019, 20(12): 1719 – 1729.

[283] Errani C, Tsukamoto S, Leone G, et al. Denosumab May Increase the Risk of Local Recurrence in Patients with Giant – Cell Tumor of Bone Treated with Curettage[J]. J Bone Joint Surg Am, 2018, 100(6): 496 – 504.

[284] Yokouchi M, Arishima Y, Nagano S, et al. Giant cell tumor of the distal phalanx of the fourth toe: a case report [J]. J Foot Ankle Surg, 2016, 55(2): 306 – 309.

[285] Rajani R, Schaefer L, Scarborough MT, et al. Giant cell tumors of the foot and ankle bones: high recurrence rates after surgical treatment[J]. J Foot Ankle Surg, 2015, 54(6): 1141 – 1145.

[286] Henderson M, Neumeister MW, Bueno RA Jr. Hand tumors: Ⅱ. Benign and malignant bone tumors of the hand [J]. Plast Reconstr Surg, 2014, 133(6): e814 – e821.

[287] Arbeitsgemeinschaft Knochentumoren, Becker WT, Dohle J, et al. Local recurrence of giant cell tumor of bone after intralesional treatment with and without adjuvant therapy[J]. J Bone Joint Surg Am, 2008, 90(5): 1060 – 1067.

[288] Balke M, Schremper L, Gebert C, et al. Giant cell tumor of bone: treatment and outcome of 214 cases[J]. J Cancer Res Clin Oncol, 2008, 134(9): 969 – 978.

[289] Pietschmann MF, Dietz RA, Utzschneider S, et al. The influence of adjuvants on local recurrence rate in giant cell tumour of the bone[J]. Acta Chir Belg, 2010, 110(6): 584 – 589.

[290] Klenke FM, Wenger DE, Inwards CY, et al. Recurrent giant cell tumor of long bones: analysis of surgical management[J]. Clin Orthop Relat Res, 2011, 469(4): 1181 – 1187.

[291] Zwolak P, Manivel JC, Jasinski P, et al. Cytotoxic effect of zoledronic acid – loaded bone cement on giant cell tumor, multiple myeloma, and renal cell carcinoma cell lines[J]. J Bone Joint Surg Am, 2010, 92(1): 162 – 168.

[292] Trieb K, Bitzan P, Lang S, et al. Recurrence of curetted and bone – grafted giant – cell tumours with and without adjuvant phenol therapy[J]. Eur J Surg Oncol, 2001, 27(2): 200 – 202.

[293] Ruggieri P, Mavrogenis AF, Ussia G, et al. Recurrence after and complications associated with adjuvant treatments for sacral giant cell tumor[J]. Clin Orthop Relat Res, 2010, 468(11): 2954 – 2961.

[294] Arbeitsgemeinschaft K, Becker WT, Dohle J, et al. Local recurrence of giant cell tumor of bone after intralesional treatment with and without adjuvant therapy[J]. J Bone Joint Surg Am, 2008, 90(5): 1060 – 1067.

[295] 牛晓辉. 骨巨细胞瘤的诊断与治疗[J]. 癌症进展, 2005, 3(4): 316 – 319.

[296] 杨正明, 陶惠民, 杨迪生, 等. 邻膝关节骨巨细胞瘤外科治疗的选择[J]. 中华外科杂志, 2006, 44(24): 1693 – 1698.

[297] 曹武, 叶招明, 林秾, 等. 膝关节周围骨巨细胞瘤刮除后填充骨水泥对关节软骨影响的临床研究[J]. 中国修复重建外科杂志, 2014, 28(12): 1459 – 1463.

[298] Kafchitsas K, Habermann B, Proschek D, et al. Functional results after giant cell tumor operation near knee jint

and the cementradiolucent zone as indicator of recurrence[J]. Anticancer Res, 2010, 30(9): 3795 – 3799.

[299] 鱼锋, 张清, 郝林, 等. 股骨近端骨巨细胞瘤的刮除治疗[J]. 中国骨肿瘤骨病, 2007, 6(3): 133 – 135.

[300] Vultvon Steyern F, Bauer HC, Trovik C, et al. Treatment of local recurrences of giant cell tumour in long bones after curettage and cementing. A Scandinavian Sarcoma Group study[J]. J Bone Joint Surg Br, 2006, 88(4): 531 – 535.

[301] Trieb K, Bitzan P, Dominkus M, et al. Giant – cell tumors of long bones[J]. J Bone Joint Surg Am, 2000, 82(9): 1360 – 1361.

[302] Malawer MM, Bickels J, Meller I, et al. Cryosurgery in the treatment of giant cell tumor. A long – term followup study[J]. Clin Orthop Relat Res, 1999, (359): 176 – 188.

[303] Malone S, O'Sullivan B, Catton C, et al. Long – term followup of efficacy and safety of megavoltage radiotherapy in high – risk giant cell tumors of bone[J]. Int J Radiat Oncol BiolPhys, 1995, 33(3): 689 – 694.

[304] Teixeira LE, Vilela JC, Miranda RH, et al. Giant cell tumors of bone: nonsurgical factors associated with local recurrence[J]. Acta Orthop Traumatol Turc, 2014, 48(2): 136 – 140.

[305] Kremen TJ Jr, Bernthal NM, Eckardt MA, et al. Giant cell tumor of bone: are we stratifying results appropriately? [J]. Clin Orthop Relat Res, 2012, 470(3): 677 – 683.

[306] Balke M, Ahrens H, Streitbuerger A, et al. Treatment options for recurrent giant cell tumors of bone[J]. J Cancer Res Clin Oncol, 2009, 135(1): 149 – 158.

[307] Thangaraj R, Grimer RJ, Carter SR, et al. Giant cell tumour of the sacrum: a suggested algorithm for treatment [J]. Eur Spine J, 2010, 19(7): 1189 – 1194.

[308] Lin PP, Guzel VB, Moura MF, et al. Long – term follow – up of patients with giant cell tumor of the sacrum treated with selective arterial embolization[J]. Cancer, 2002, 95(6): 1317 – 1325.

[309] Shi W, Indelicato DJ, Reith J, et al. Radiotherapy in the management of giant cell tumor of bone[J]. Am J Clin Oncol, 2013, 36(5): 505 – 508.

[310] Chikiamco PS. Radiotherapy of benign giant – cell tumor of bone[J]. J Philipp Med Assoc, 1966, 42(7): 407 – 421.

[311] Khan DC, Malhotra S, Stevens RE, et al. Radiotherapy for the treatment of giant cell tumor of the spine: a report of six cases and review of the literature[J]. Cancer Invest, 1999, 17(2): 110 – 113.

[312] Gibbs IC, Chang SD. Radiosurgery and radiotherapy for sacral tumors[J]. Neurosurg Focus, 2003, 15(2): e8.

[313] Martins AN, Dean DF. Giant cell tumor of sphenoid bone: malignant transformation following radiotherapy[J]. Surg Neurol, 1974, 2(2): 105 – 107.

[314] Guzman R, Dubach – Schwizer S, Heini P, et al. Preoperative transarterial embolization of vertebral metastases [J]. Eur Spine J, 2005, 14(3): 263 – 268.

[315] Ming Z, Kangwu C, Huilin Y, et al. Analysis of risk factors for recurrence of giant cell tumor of the sacrum and mobile spine combined with preoperative embolization[J]. Turk Neurosurg, 2013, 23(5): 645 – 652.

[316] Hosalkar HS, Jones KJ, King JJ, et al. Serial arterial embolization for large sacral giant – cell tumors: mid – to long – term results[J]. Spine (Phila Pa 1976), 2007, 32(10): 1107 – 1115.

[317] Onishi H, Kaya M, Wada T, et al. Giant cell tumor of the sacrum treated with selective arterial embolization[J]. Int J Clin Oncol, 2010, 15(4): 416 – 419.

[318] Emori M, Kaya M, Sasaki M, et al. Pre – operative selective arterial embolization as a neoadjuvant therapy for proximal humerus giant cell tumor of bone: radiological and histological evaluation. Jpn J Clin Oncol, 2012, 42(9): 851 – 855.

[319] Lackman RD, Khoury LD, Esmail A, et al. The treatment of sacral giant cell tumors by serial arterial embolistation [J]. J Bone Jiont Surg Br, 2002, 84(6): 873 – 877.

[320] 于秀淳, 刘晓平, 付志厚. 反复选择性动脉栓塞及刮除术治疗高位骶骨骨巨细胞瘤的远期疗效[J]. 中华肿瘤杂志, 2013, 35(3): 233 – 235.

[321] 柳萌, 徐雷鸣, 董颖, 等. 巨大骶骨骨巨细胞瘤患者 MDT 诊治报道[J]. 实用肿瘤杂志, 2017, 32(5): 387 – 391.

[322] Dahlin DC, Caldwell Lecture. Giant cell tumor of bone: highlights of 407 cases[J]. AJR Am J Roentgenol, 1985, 144(5): 955 – 960.

[323] Bennett CJ Jr, Marcus RB Jr, Million RR, et al. Radiation therapy for giant cell tumor of bone[J]. Int J Radiat

Oncol Biol Phys, 1993, 26(2): 299 – 304.

[324] Chakravarti A, Spiro IJ, Hug EB, et al. Megavoltage radiation therapy for axial and inoperable giant – cell tumor of bone[J]. J Bone Joint Surg Am, 1999, 81(11): 1566 – 1573.

[325] Nair MK, Jyothirmayi R. Radiation therapy in the treatment of giant cell tumor of bone. Int J Radiat Oncol Biol Phys, 1999, 43(5): 1065 – 1069.

[326] Caudell JJ, Ballo MT, Zagars GK, et al. Radiotherapy in the managemnt of giant cell tumor of bone[J]. Int J Radiat Oncol Biol Phys, 2003, 57(1): 158 – 165.

[327] Miszczyk L, Wydmański J, Spindel J. Efficacy of radiotherapy for giant cell tumor of bone: given either postoperatively or as sole treatment[J]. Int J Radiat Oncol Biol Phys, 2001, 49(5): 1239 – 1242.

[328] Bhatia S, Miszczyk L, Roelandts M, et al. Radiotherapy for marginally resected, unresectable or recurrent giant cell tumor of the bone: a rare cancer network study[J]. Rare Tumors, 2011, 3(4): e48.

[329] Ruka W, Rutkowski P, Morysiński T, et al. The megavoltage radiation therapy in treatment of patients with advanced or difficult giant cell tumors of bone[J]. Int J Radiat Oncol Biol Phys, 2010, 78(2): 494 – 498.

[330] Hug EB, Muenter MW, Adams JA, et al. 3 – D – conformal radiation therapy for pediatric giant cell tumors of the skull base[J]. Strahlenther Onkol, 2002, 178(5): 239 – 244.

[331] Roeder F, Timke C, Zwicker F, et al. Intensity modulated radiotherapy (IMRT) in benign giant cell tumors – a single institution case series and a short review of the literature[J]. Radiat Oncol, 2010, 5: 18 – 23.

[332] Kriz J, Eich HT, Mücke R, et al. Radiotherapy for giant cell tumors of the bone: A safe and effective treatment modality[J]. Anticancer Res, 2012, 32(5): 2069 – 2073.

[333] Skubitz KM. Giant cell tumor of bone: current treatment options[J]. Curr Treat Options Oncol, 2014, 15(3): 507 – 518.

[334] Kantin AV, Shimanovskaia KB, Rokhlin GD. X – ray analysis of the results of radiation therapy for giant cell tumors [J]. Vopr Onkol, 1972, 18(12): 46 – 49.

[335] Ma Y, Xu W, Yin H, et al. Therapeutic radiotherapy for giant cell tumor of the spine: A systemic review[J]. Eur Spine J, 2015, 24(8): 1754 – 1760.

[336] 张志才, 邵增务. 骨巨细胞瘤辅助性化疗现代观点[J]. 国际骨科学杂志, 2007, 28(1): 5 – 7.

[337] Folkman J. Seminars in Medicine of the Beth Israel Hospital, Boston. Clinical applications of research on angiogenesis[J]. N Engl J Med, 1995, 333(26): 1757 – 1763.

[338] Holmgeren L, O'reilly MS, Folman J. Dormancy of micrometastases: balanced proliferation and apoptosis in the presence of angiogenesis suppression[J]. Nat Med, 1995, 1(2): 149 – 153.

[339] Brouty – boye D, Zetter BR. Inhibition of cell motility by interferon[J]. Science, 1980, 208(4443): 516 – 518.

[340] Sidkt YA, Borden EC. Inhibition of angiogenesis by interferons: effects on tumor – and lymphocyte – induced vascular responses[J]. Cancer Res, 1987, 47(19): 5155 – 5161.

[341] Dvorak HF, Gresser I. Microvascular injury in pathogenesis of interferon – induced necrosis of subcutaneous tumors in mice[J]. J Natl Cancer Inst, 1989, 81(7): 497 – 502.

[342] 郑小飞, 尹庆水, 杨传红, 等. 磷酸盐诱导骨巨细胞瘤细胞凋亡的实验研究[J]. 临床肿瘤学杂志, 2011, 16(3): 219 – 222.

[343] Luksanapruksa P, Buchowski JM, Singhatanadgige W, et al. Managemnt of spinal giant cell tumors[J]. Spine J, 2016, 16(2): 259 – 269.

[344] Strander H, Boethius J, Erhardt K, et al. Does successful interferon treatment of tumor patients require lifelong treatment? [J]. J Interferon Res, 1987, 7(5): 619 – 626.

[345] Kaban LB, Mulliken JB, Ezekowitz RA, et al. Antiangiogenic therapy of a recurrent giant cell tumor of the mandible with interferon alfa – 2a[J]. Pediatrics, 1999, 103(6 Pt 1): 1145 – 1149.

[346] Kaban LB, Troulis MJ, Ebb D, et al. Antiangiogenic therapy with interferon alpha for giant cell lesions of the jaws [J]. J Oral Maxillofac Surg, 2002, 60(10): 1103 – 1111.

[347] Kaban LB, Troulis MJ, Wilkinson MS, et al. Adjuvant antiangiogenic therapy for giant cell tumors of the jaws[J]. J Oral Maxillofac Surg, 2007, 65(10): 2018 – 2024.

[348] Schereuder WH, Peacock ZS, Ebb D, et al. Adjuvant Antiangiogenic Treatment for Aggressive Giant Cell Lesions

of the Jaw: A 20 - Year Experience at Massachusetts General Hospital[J]. J Oral Maxillofac Surg, 2017, 75(1): 105 - 118.

[349] Yasko AW. Interferon therapy for vascular tumors of bone[J]. Curr Opin Orthop, 2001, 12(6): 514 - 518.

[350] Kaiser U, Neumann K, Havemann K. Generalised giant - cell tumour of bone: successful treatment of pulmonary metastases with interferon alpha, a case report[J]. J Cancer Res Clin Oncol, 1993, 119(5): 301 - 303.

[351] Wei F, Liu X, Liu Z, et al. Interferon alfa - 2b for recurrent and metastatic giant cell tumor of the spine: report of two cases[J]. Spine (Phila Pa 1976), 2010, 35(24): E1418 - E1422.

[352] Tamayo L, Ortiz DM, Orozoco - covarrubias L, et al. Therapeutic efficacy of interferon alfa - 2b in infants with lifethreatening giant hemangiomas[J]. Arch Dermatol, 1997, 133(12): 1567 - 1571.

[353] Whitte CW, Wolf SJ, Korones DN, et al. Treatment of childhood angiomatous diseases with recombinant interferon alfa - 2a[J]. J Pediatr, 1991, 118(1): 59 - 66.

[354] Drake MT, Clarke BL, Khosla S. Bisphosphonates: mechanism of action and role in clinical practice[J]. Mayo ClinProc, 2008, 83(9): 1032 - 1045.

[355] Rogers MJ. New insights into the molecular mechanisms of action of bisphosphonates[J]. Curr Pharm Des, 2003, 9(32): 2643 - 2658.

[356] Reyes C, Hitz M, Prieto - alhambra D, et al. Risks and Benefits of Bisphosphonate Therapies[J]. J Cell Biochem, 2016, 117(1): 20 - 28.

[357] Luckman SP, Huhes DE, Coxon FP, et al. Nitrogencontaining bisphosphonatesinhibitthe mevalonate pathway and prevent post - translational prenylation of GTP - binding proteins, including Ras[J]. J Bone Miner Res, 1998, 13(4): 581 - 589.

[358] Cheng YY, Huang L, Lee KM, et al. Bisphosphonates induce apoptosis of stromal tumor cells in giant cell tumor of bone[J]. Calcif Tissue Int, 2004, 75(1): 71 - 77.

[359] Shipman CM, Croucher PI, Russell RG, et al. The bisphosphonate incadronate (YM175) causes apoptosis of human myeloma cells in vitro by inhibiting the mevalonate pathway[J]. Cancer Res, 1998, 58(23): 5294 - 5297.

[360] Mackie PS, Fisher JL, Zhou H, et al. Bisphosphonates regulate cell growth and gene expression in the UMR 106 - 01 clonal rat osteosarcoma cell line[J]. Br J Cancer, 2001, 84(7): 951 - 958.

[361] Balke M, Campancci L, Gebert C, et al. Bisphosphonate treatment of aggressive primary, recurrent and metastatic Giant Cell Tumour of Bone[J]. BMC Cancer, 2010, 10: 462.

[362] Shibuya I, Takami M, Miyamotoi A, et al. In Vitro Study of the Effects of Denosumab on Giant Cell Tumor of Bone: Comparison with Zoledronic Acid[J]. Pathol Oncol Res, 2019, 25(1): 409 - 419.

[363] Lau YS, Sabokbar A, Gibbons CL, et al. Phenotypic and molecular studies of giant - cell tumors of bone and soft tissue[J]. Hum Pathol, 2005, 36(9): 945 - 954.

[364] Nishisho T, Hanaoka N, Endo K, et al. Locally administered zoledronic Acid therapy for giant cell tumor of bone[J]. Orthopedics, 2011, 34(7): e312 - e315.

[365] Dubey S, Rastogi S, Sampath V, et al. Role of intravenous zoledronic acid in management of giant cell tumor of bone - A prospective, randomized, clinical, radiological and electron microscopic analysis[J]. J Clin Orthop Trauma, 2019, 10(6): 1021 - 1026.

[366] Gouin F, Rochwerger AR, Dimarco A, et al. Adjuvant treatment with zoledronic acid after extensive curettage for giant cell tumours of bone[J]. Eur J Cancer, 2014, 50(14): 2425 - 2431.

[367] Park A, Cipriano CA, Hill K, et al. Malignant Transformation of a Giant Cell Tumor of Bone Treated with Denosumab: A Case Report[J]. JBJS Case Connect, 2016, 6(3): e78.

[368] Gille O, Oliveirabde A, Guerin P, et al. Regression of giant cell tumor of the cervical spine with bisphosphonate as single therapy[J]. Spine (Phila Pa 1976), 2012, 37(6): e396 - e399.

[369] Greenberg DD, Lee FY. Bisphosphonate - loaded Bone Cement as a Local Adjuvant Therapy for Giant Cell Tumor of Bone: A 1 to 12 - Year Follow - up Study[J]. Am J Clin Oncol, 2019, 42(3): 231 - 237.

[370] Pannu CD, Kandhwal P, Raghavan V, et al. Role of Bisphosphonates as Adjuvants of Surgery in Giant Cell Tumor of Spine[J]. Int J Spine Surg, 2018, 12(6): 695 - 702.

[371] Shi M, Chen L, Wang Y, et al. Effect of bisphosphonates on local recurrence of giant cell tumor of bone: a meta -

analysis[J]. Cancer Manag Res, 2019, 11: 669 – 680.

[372] Kundu ZS, Sen R, Dhiman A, et al. Effect of Intravenous Zoledronic Acid on Histopathology and Recurrence after Extended Curettage in Giant Cell Tumors of Bone: A Comparative Prospective Study[J]. Indian J Orthop, 2018, 52 (1): 45 – 50.

[373] Chaudhary P, Khadim H, Gajra A, et al. Bisphosphonate therapy is effective in the treatment of sacral giant cell tumor[J]. Onkologie, 2011, 34(12): 702 – 704.

[374] Schilcher J, Koeppen V, Aspenberg P, et al. Risk of atypical femoral fracture during and after bisphosphonate use [J]. Acta Orthop, 2015, 86(1): 100 – 107.

[375] Reid IR, Cundy T. Osteonecrosis of the jaw[J]. Skeletal Radiol, 2009, 38(1): 5 – 9.

[376] Shane E, Burr D, Abrahamsen B, et al. Atypical subtrochanteric and diaphyseal femoral fractures: second report of a task force of the American Society for Bone and Mineral Research[J]. J Bone Miner Res, 2014, 29(1): 1 – 23.

[377] Saad F, Brown JE, Vanpoznak C, et al. Incidence, risk factors, and outcomes of osteonecrosis of the jaw: integrated analysis from three blinded active – controlled phase Ⅲ trials in cancer patients with bone metastases[J]. Ann Oncol, 2012, 23(5): 1341 – 1347.

[378] Kim SH, Jeong JB, Kim JW, et al. Clinical and endoscopic characteristics of drug – induced esophagitis[J]. World J Gastroenterol, 2014, 20(31): 10994 – 10999.

[379] Green J, Czanner G, Reeves G, et al. Oral bisphosphonates and risk of cancer of oesophagus, stomach, and colorectum: case – control analysis within a UK primary care cohort[J]. BMJ, 2010, 341: c4444.

[380] Thomas D, Henshaw R, Skubitz K, et al. Denosumab in patients with giant – cell tumour of bone: An open – label, phase 2 study[J]. Lancet Oncol, 2010, 11(3): 275 – 280.

[381] Roitman PD, Jauk F, Farfalli GL, et al. Denosumab – Treated Giant Cell Tumor of Bone Its Histologic Spectrum and Potential Diagnostic Pitfalls[J]. Hum Pathol, 2017, 63: 89 – 97.

[382] Yonezawa N, Murakami H, Kato S, et al. Giant cell tumor of the thoracic spine completely removed by total spondylectomy after neoadjuvant denosumab therapy[J]. Eur SpineJ, 2017, 26 (1): 236 – 242.

[383] Girolami I, Mancini I, Simoni A, et al. Denosumab treated giant cell tumour of bone: a orphological, immunohistochemical and molecular analysis of a series[J]. J Clin Pathol, 2016, 69(3): 240 – 247.

[384] Biermann JS, Chow W, Reed DR, et al. NCCN Guidelines Insights: Bone Cancer, Version 2. 2017[J]. J Natl Compr Canc Netw, 2017, 15(2): 155 – 167.

[385] Chow LT. Giant cell rich osteosarcoma revisited – diagnostic criteria and histopathologic patterns, Ki67, CDK4, and MDM2 expression, changes in response to bisphosphonate and denosumab treatment[J]. Virchows Arch, 2016, 468 (6): 741 – 755.

[386] Cummings SR, San Martin J, McClung MR, et al. Denosumab for prevention of fractures in postmenopausal women with osteoporosis[J]. N Engl J Med, 2009, 361(8): 756 – 765.

[387] Deveci MA, Payda S, Gnlüen G, et al. Clinical and pathological results of denosumab treatment for giant cell tumors of bone: Prospective study of 14 cases[J]. Acta Orthop Traumatol Turc, 2017, 51(1): 1 – 6.

[388] Stopeck AT, Fizazi K, Body JJ, et al. Safety of long – term denosumab therapy: results from the open label extension phase of two phase 3 studies in patients with metastatic breast and prostate cancer[J]. Support Care Cancer, 2016, 24(1): 447 – 455.

[389] Mak IW, Evaniew N, Popovic S, et al. A Translational Study of the Neoplastic Cells of Giant Cell Tumor of Bone Following Neoadjuvant Denosumab[J]. J Bone Joint Surg Am, 2014, 96(15): 127.

[390] Gerrand C, Athanasou N, Brennan B, et al. UK guidelines for the management of bone sarcomas[J]. Clin Sarcoma Res, 2016, 6: 7.

[391] Martin – Broto J, Cleeland CS, Glare PA, et al. Effects of denosumab on pain and analgesic use in giant cell tumor of bone: interim results from a phase Ⅱ study[J]. Acta Oncol, 2014, 53(9): 1173 – 1179.

[392] Rutkowski P, Ferrari S, Grimer RJ, et al. Surgical downstaging in an openlabel phase Ⅱ trial of denosumab in patients with giant cell tumor of bone[J]. Ann Surg Oncol, 2015, 22(9): 2860 – 2868.

[393] Ji T, Yang Y, Wang Y, et al. Combining of serial embolization and denosumab for large sacropelvic giant cell tumor: Case report of 3 cases. Medicine (Baltimore), 2017, 96(33): e7799 – e7815.

[394] 杨毅，郭卫，杨荣利，等.地诺单抗治疗复发或难治骨巨细胞瘤疗效和安全性的初步观察[J].中国骨与关节杂志，2016，5(1)：19－23.

[395] Cerrato E，Giacobbe F，Rolfo C，et al. Role ofinvasive and noninvasive imaging tools in the diagnosis and optimal treatment of patients with spontaneous coronary artery dissection[J]. Curr Cardiol Rep，2019，21(10)：122－131.

[396] Jamshidi K，Gharehdaghi M，Hajialiloo SS，et al. Denosumab in patients with giant cell tumor and its recurrence：A systematic review[J]. Arch Bone Jt Surg，2018，6(4)：260－268.

[397] Chawla S，Henshaw R，Seeger L，et al. Safety and efficacy of denosumab for adults and skeletally mature adolescents with giant cell tumour of bone：interim analysis of an openlabel，parallel－group，phase 2 study[J]. Lancet Oncol，2013，14(9)：901－908.

[398] Lau CP，Huang L，Wong KC，et al. Copmarison of the antitumor effects of denosumab and zoledronic acid on the neoplastic stromal cells of giant cell tumor of bone[J]. Connect Tissue Res，2013，54(6)：439－449.

[399] Muheremu A，Niu X. Pulmonary metastasis of giant cell tumor of bones[J]. World J Surg Oncol，2014，12：261－268.

[400] Yamagishi T，Kawashima H，Ogose A，et al. Disappearance of giant cells and presence of newly formed bone in the pulmonary metastasis of a sacral giant cell tumor following densumab treeatment：a case report[J]. Oncol Lett，2016，11(1)：243－346.

[401] Lewin J，Thomas D. Denosumab：a new treatment option for gaint cell tumor of bone[J]. Drugs Today(Barc)，2013，49(11)：693－900.

[402] van der Heijden L，Dijkstra PDS，Blay JY，et al. Giant cell tumour of bone in the denosumab era[J]. Eur J Cancer，2017，77：75－83.

[403] 宫丽华，刘巍峰，丁宜，等. denosumab 治疗后骨巨细胞瘤的临床影像学及病理学特征[J].中华病理学杂志，2018，47(6)：449－454.

[404] von Borstel D，A Taguibao R，A Strle N，et al. Giant cell tumor of the bone：aggressive case initially treated with denosumab and intralesional surgery[J]. Skeletal Radiol，2017，46(4)：571－578.

[405] Boye K，Jebsen NL，Zaikova O，et al. Denosumab in patients with giantcell tumor of bone in Norway：results from a nationwide cohort[J]. ActaOncol，2017，56(3)：479－483.

[406] Muller DA，Beltrami G，Scoccianti G，et al. Risks and benefits of combining denosumab and surgery in giant cell tumor of bone－a case series[J]. World J SurgOncol，2016，14(1)：281－286.

[407] Rosario M，Takeuchi A，Yamamoto N，et al. Pathogenesis of Osteosclerotic Change Following Treatment with an Antibody Against RANKL for Giant Cell Tumour of the Bone[J]. Anticancer Res，2017，37(2)：749－754.

[408] Chakarun CJ，Forrester DM，et al. Giant cell tumor of bone：review，mimics，and new developments in treatment[J]. Radiongraphics，2013，33(1)：197－211.

[409] Vaishya R，Agarwal AK，Vijay V. Salvage treatment of aggressive giant cell tumor of bone with denosumab[J]. Cureus，2015，7(7)：e291－e293.

[410] Palmerini E，Chawla NS，Ferrari S，et al. Denosumab in advanced/unresectable giant－cell tumour of bone(GCTB)：For how long[J]. Eur J Cancer，2017，76：118－124.

[411] Ueda T，Morioka H，Nishida Y，et al. Objective tumor response to denosumab in patients with giant cell tumor of bone：A multicenter phase Ⅱ trial[J]. Ann Oncol，2015，26(10)：2149－2154.

[412] Fusco V，Rossi M，De Martino I，et al. Incidence of osteonecrosis of the jaw(ONJ)in cancer patients with bone metastases treated with bisphosphonates and/or denosumab：some comments and questions[J]. Acta Clin Belg，2018，73(2)：163－164.

[413] Karras NA，Polgreen LE，Ogilvie C，et al. Denosumab treatment of metastatic giant cell tumor of bone in a 10－year old girl[J]. J Clin Oncol，2013，31(12)：e200－202.

[414] Silva－Fernandez L，Rosario MP，Martinez－Lopez JA，et al. Denosumab for the treatment of osteoporosis：a systematic literature review[J]. Reumatol Clin，2013，9(1)：42－52.

[415] Broehm CJ，Garbrecht EL，Wood J，et al. Two cases of sarcoma arising in giant cell tumor of bone treated with denosumab[J]. Case Rep Med，2015，2015：767198.

[416] Kajizono M，Sada H，Sugiura Y，et al. Incidence and risk factors of osteonecrosis of the jaw in advancedpatients after treatment with zoledronic acid or Denosumab：a retrospective cohort study[J]. Biol Pharm Bull，2015，38(12)：

1850 - 1855.

[417] Errani C, Tsukamoto S, Mavrogenis AF. et al. How safe and effective is denosumab for bone giant cell tumour[J]. Int Orthop, 2017, 41(11): 2397 - 2400.

[418] Sanerkin NG. Malignancy, aggressiveness, and recurrence in giant cell tumor of bone[J]. Cancer, 1980, 46(7): 1641 - 1649.

[419] 齐荣秀，方挺松. 骨巨细胞瘤的 MRI 诊断价值[J]. 临床放射学杂志，2004，11：972 - 975.

[420] 李孟泽，黄丛改，汪永泉，等. 116 例骨巨细胞瘤手术患者的临床特点及疗效分析[J]. 中国医刊，2017，52(4)：58 - 60.

[421] Anract P, De Pinieux G, Cottias P, et al. Malignant giantcell tumours of bone. Clinico - pathological types and prognosis: a review of 29 cases[J]. Int Orthop, 1998, 22(1): 19 - 26.

[422] 于秀淳，胡永成. 中国骨巨细胞瘤临床诊疗指南[J]. 中华骨科杂志，2018，38(14)：833 - 840.

[423] Gupta SP, Garg G. Curettage with cement augmentation of large-bone defects in giant cell tumors with pathological fractures in lower extremity long bones[J]. Orthop Traumatol, 2016, 17(3): 239 - 247.

[424] Antract P, De Pinieux G, Cottias P, et al. Malignant giant - cell tumours of bone. Clinicopathological types and prognosis: a review of 29 cases[J]. IntOrthop, 1998, 22: 19 - 26.

[425] Ilkyu H, Min LY, Seong CH, et al. Outcome after surgical treat- ment of pelvic sarcomas[J]. Clin Orthop Surg, 2010, 2(3): 160 - 166.

第五章 间叶性软骨肉瘤

Mesenchymal Chondrosarcoma

一、概述

间叶性软骨肉瘤(mesenchymal chondrosarcoma,MC)是一种罕见的由分化较好的透明软骨小岛和未分化的小圆细胞构成的高度恶性肿瘤,既可发生在骨组织,又可发生在骨以外的组织。

间叶性软骨肉瘤由 Lichtenstein 等[1]于 1959 年首先报道,而骨外 MC 则是在 1964 年由 Dowling[2]首先报道。2013 版、2020 版 WHO 骨肿瘤分类中,归为软骨源性恶性肿瘤[3],具有双向分化特征。

虽归属于软骨性肿瘤,但 MC 的起源仍存在争议[4]。一般认为,MC 起源于软骨或成软骨间叶组织,具有由未分化间叶细胞和分化较好的软骨组织构成的典型的双相分化特征。

颅内间叶性软骨肉瘤(intracranial mesenchymal chondrosarcoma,IMC)起源目前尚不明确,研究发现[5-7],其可能来源于颅骨或硬脑膜残留的胚胎软骨细胞、脑膜成纤维细胞、硬脑膜中的多能性间充质细胞、蛛网膜或大脑或间充质前软骨祖细胞。

有报道称[5],颅底的软骨肉瘤可能由颅底部软骨发生,可以始发即为软骨肉瘤,或由软骨瘤恶性变形成。据相关文献报道[8-10],颅底的软骨肉瘤可能来源于颅底部软骨,有的起始就是软骨肉瘤,有的由软骨瘤恶性变而来;极少数脑瘤患者术后放疗可诱发纤维软骨肉瘤或软骨肉瘤。

(一)流行病学

1. 骨间叶性软骨肉瘤

间叶性软骨肉瘤是一种罕见的、高度恶性的骨或软组织肿瘤,发病率仅为(0.2 ~ 0.7)/10万[11],约占骨恶性肿瘤的 1%,占原发性软骨肉瘤的 2% ~ 10%[12-16],自 Lightenstein 于 1959 年首先报道以来,全球报道的病例数 <500 例,且多为个案报道[17]。国内报道不足百例[18];蒋娜等[19]统计了作者所在医院 2005—2014 年的病理资料,MC 占软骨肉瘤的 7%。

间叶性软骨肉瘤,任何年龄均可发病,但好发于 15 ~ 35 岁女性,超过 60% 的患者发病年龄在10 ~ 30 岁[13],亦有报道发生于 6 岁的儿童;男女发病率在各研究中不一致,但总体上无明显差异[20-21]。杨莹等[22]报道了 6 例间叶性软骨肉瘤,男女各 3 例,年龄 21 ~ 74 岁,平均 38.8 岁。杨文博[23]总结了 81 篇文献报道的 156 例间叶性软骨肉瘤,男女比例为 1:1.26,年龄 11 个月至 72 岁,平均年龄 31.5 岁。

2. 骨外间叶性软骨肉瘤

1)中枢神经系统间叶性软骨肉瘤

20% ~ 33% 间叶性软骨肉瘤病例发生于骨外及实质器官,骨外 MC 发病率约占软骨肉瘤的1%[24]。Louvet 等[25]报道,骨骼外的 MC 有 2 个高峰发病率年龄:23.5 岁时,主要为中枢神经系统受累；43.9 岁时，主要为软组织或肌肉受累。

颅内间叶性软骨肉瘤（intracranial mesenchymal chondrosarcoma，IMC）罕见，占颅内原发肿瘤的比例为 0.16%[26-28]，多为个案报道[29-38]，文献报道病例总数 <100 例；Rushing 等[38]在 1996 年报道了 13 例颅内中枢神经系统 MC，是迄今为止病例数最多的文献报道。

发生在中枢神经系统的 MC，多与脑脊膜相连，且多位于颅底，其发生多与脑膜有关，亦可发生于脑实质内[13,39]；Rushing 等[38]认为，颅内间叶性软骨肉瘤似乎特别好发于骨外部位的硬脑膜；但发生于脊髓软膜和脑的病例也有个案报道[39-41]；有与放射相关的病例及来自软骨瘤的病例报道[42-43]。熊振芳等[7]报道了 2 例儿童颅内间叶性软骨肉瘤，男性患儿病变位于颅底（左舌下神经管区），女性患儿病变位于左侧桥小脑角。韩秀娟等[29]统计了国外报道 IMC15 例，发生于硬脑膜者为 7 例，发生于大脑 3 例、小脑 2 例；国内报道 3 例，多位于颅窝处[44]，其发生与脑膜及颅骨有关。发生于小脑幕的间叶性软骨肉瘤仅 1 例[30]。

赵沅杰等[45]分析文献，发现颅内 MC 可发生于 9~68 岁，好发年龄为 20~30 岁[46]，男女无差异。但熊振芳等[7]报道了 2 例儿童颅内间叶性软骨肉瘤，均为 9 岁，男、女各 1 例；全勇等[30]报道了 1 例右枕部小脑幕间叶性软骨肉瘤，男性，42 岁。

2）肾脏间叶性软骨肉瘤

原发性肾脏间叶性软骨肉瘤（renal mesenchymal chondrosarcoma，RMC）罕见，目前国内外报道仅 21 例[47-71]，发病年龄为 15~75 岁，女性略多于男性。

（二）分子遗传学

关于 MC 的遗传学说法不一，染色体变异的形式差异很大，可以为假二倍体染色体组型并伴有单一的易位[72-73]，也可以是多达 150 条染色体的高度复杂染色体组型以及多种多样的数量变异和结构重排[74]；如 MC 存在 t(1，20)（q21，q13)、t(4，9)（q23，q22)、t(11，22)（q24，q12)、t(6，10)（p21，q22)、t(4，19)（q35，q13.1）等多种染色体的易位[75-76]，其中 t(11，22)（q24，q12）提示可能与 Ewing/PNET 存在某种联系[74]。研究显示[77-78]，MC 的遗传分子生物学特征，主要的染色体异常有 t(11；22)（q24；q12)、t(4；19)（q35；q13.1）和 de(13；21)（q10；q10）及 8 号、11 号染色体的异常扩增。也有文献报道发现[79]，8 号染色体三体或是 8 号和 20 号染色体的缺失。

Fritchie 等[80]的发现，HEY1-NCOA2 融合基因仅在 MC 检测到，这有利于与脑膜血管外皮细胞瘤区别；Kumari 等[81]的研究发现，白血病/淋巴瘤相关因子（LRF）的表达与软骨肉瘤细胞恶性程度相关，当 RNA 干扰 LRF 表达可减少软骨肉瘤细胞增殖，使周期细胞在 G1 期阻滞，增加 p53 和 p21 的表达。Dejong 等[82]认为，BCL-2 家族可使软骨肉瘤细胞对化疗药物产生抗药性。

二、临床表现

（一）好发部位

间叶性软骨肉瘤多原发于骨骼，约占 2/3，其骨间叶性软骨肉瘤则好发于肋骨、脊柱、下颌骨、盆骨及股骨等，偶见于跟骨、锁骨等部位，肋骨、髂骨、椎骨是最常见的发病部位[83]。

约 1/3 间叶性软骨肉瘤发生于骨外软组织，好发于脑膜、脊膜及下肢软组织、鼻窦、胸壁、前臂，也可见于眼眶、后腹膜及内脏器官等少见部位[11,84]。

熊振芳等[85]报道了 5 例间叶性软骨肉瘤，女性 3 例，男性 2 例。1 例原发于左上颌骨；3 例原发于软组织，部位分别位于盆腔后腹膜、大阴唇和右大腿；1 例原发于左颅底近舌下神经管区。杨文博[23]总结了81篇文献报道的156例间叶性软骨肉瘤，病变原发于骨91例，颅骨、躯干骨、四肢骨病例均有报道；骨外软组织65例，发生部位有颅内、胸腔、盆腹腔、肌肉、神经、静脉内、肺、肾、甲状腺、乳腺、胰腺、前列腺等。

Nakashima等[13]分析了111例间叶性软骨肉瘤病例，38例为骨外来源，常见的骨发病部位为下颌骨、肋骨、椎骨、骨盆和股骨，最多见的骨外发生部位为脑脊膜，其次为下肢，在胰腺、肺、纵隔、乳腺等器官均有该病报道。

MC在颅内多发生于颅骨和脊椎，好发部位为颅面骨，尤其是颌骨、肋骨及椎骨等不规则骨或扁骨[85-87]。

MC原发于肺脏者罕见[88-91]，主要来自肺的间叶组织和支气管的软骨组织；蒋娜等[19]报道了2例MC分别位于胰腺和肺。前列腺间叶性软骨肉瘤临床亦罕见，恶性程度极高，近年来国内仅2例报道[92-93]；何振等[94]报道了1例前列腺恶性间叶性软骨肉瘤，男，59岁。

近年来，肾脏间叶性软骨肉瘤报道相对较多，目前国内外报道有21例[66,70]，刘宇飞等[70]总结了12例文献报道，发病年龄为16~67岁，男性发病率稍高于女性。侯君等[95]还报道了1例膀胱间叶性软骨肉瘤，女性，72岁。

（二）一般表现

MC缺乏特异性症状及体征，原发部位不同，临床表现亦多种多样，但基本上皆是以局部肿大包块及其引起压迫或疼痛症状为主[96-98]。

间叶性软骨肉瘤病程进展较缓慢，病程多较长，最长者达20年，临床上除肿块外，常因肿瘤压迫症状就诊，影像学检查常可发现病灶[99-100]；部分患者病灶部位在之前有外伤或手术史，亦有部分病例病程较短，肿瘤生长迅速，不能彻底切除者较容易复发转移。

方三高等[101]报道了3例间叶性软骨肉瘤，临床表现为肿块伴或不伴疼痛，局部肿胀，可有肿块压迫症状。熊振芳等[7]报道了5例间叶性软骨肉瘤，临床表现主要为疼痛、肿胀和局部肿块。

颅内间叶性软骨肉瘤，临床上通常表现为颅内压升高或肿瘤周围解剖结构受到直接压迫所引起的症状，如头晕、头痛、呕吐、视力下降、眼睑下垂、癫痫等，不具有特异性。因发生部位不同，表现各异，多数位于前、中颅底，可表现为慢性颅高压症状，即进行性头痛，逐渐增大可累及相应部位脑神经症状，如视力、视野改变，眼球运动受限等[102]。王军等[103]报道了8例颅内软骨肉瘤，5例头痛，6例脑神经麻痹。

纵隔、肺软骨肉瘤临床表现亦缺乏特异性，常表现为咳嗽、呼吸困难及胸痛，但其发病较隐匿，常常导致早期漏诊及误诊。陈立前等[104]报道了1例纵隔间叶性软骨肉瘤，女，16岁。左侧胸部钝痛，伴活动后胸闷、气促，休息后能缓解。胸部CT示，左侧胸腔大量积液（其内有血凝块），左肺压迫性肺不张。术中见出血灶位于后上纵隔肿瘤破裂处，肿瘤位于第4、第5肋间，距离主动脉弓约1cm；术后病理诊断为（纵隔）间叶性软骨肉瘤。

肾间叶性软骨肉瘤，其临床症状同样不具有特异性，包括疼痛、肿胀、软组织包块、血尿、发热等[50]。临床表现多样且病程较短，主要以患侧疼痛及明显肉眼血尿为主，部分伴有腹部包块、高热及乏力等不典型表现[67,71]。

三、影像学检查

影像学检查在间叶性软骨肉瘤的诊断、随访、治疗效果评估方面起着不可或缺的作用，根据部位可分为发生于骨、软组织与骨外的MC，发生于软组织的间叶性软骨肉瘤影像学表现与发生于骨的相似。

(一)骨、软组织影像学表现

间叶性软骨肉瘤的影像表现为软组织肿块内出现不同形态的钙化，常为点状、环状或片块状，其中环状钙化具有一定的特异性[105]。Ghafoor 等[106]报道 23 例间叶性软骨肉瘤，钙化概率约 65%。

熊振芳等[7]报道了 5 例间叶性软骨肉瘤，认为其主要影像学特点为溶骨性破坏或软组织肿块伴肿瘤内钙化和肿瘤边缘硬化。韩博等[65]认为，肿块内环形钙化可以作为其诊断的特征征象。杨本涛等[107]报道，间叶性软骨肉瘤的钙化更细小、浅淡，且发生于鼻眶部的软骨肉瘤与其余部位软骨肉瘤的钙化形态不同，少见环状及弓状钙化。陈琳等[108]研究发现，其影像学表现为进行性边界不清的侵袭性溶骨性破坏，多数肿瘤内有不规则的斑点样钙化颗粒，增强 MRI 可清楚地显示钙化和非钙化区 2 个区域的不均匀强化。

Gonzalez - Lois 等[109]认为，MC 内钙化的数量及形态与其恶性程度相关。钙化率越高，大片状钙化提示 MC 恶性度越低；钙化率越低，点状及簇状钙化提示 MC 恶性度越高。

发生于长骨骨端的 MC，早期表现为偏心性或扇形溶骨性破坏，骨皮质通常完整；后期病变向干骺端延伸，呈轻度膨胀性生长，可出现髓内浸润并破坏局部骨皮质，病变区出现斑点状或絮状钙化，周围可有硬化边，但骨膜反应少见。

发生于非长骨者，往往显示为溶骨性破坏，边界不清，可侵蚀或穿透骨皮质而向周围扩展，甚至形成软组织肿块。

超声多表现为不规则实性团块，边界欠清，内部回声不均匀、可见点片状强回声；一般不见区域淋巴结肿大。

1. X 线表现

发生于骨的间叶性软骨肉瘤 X 线主要表现为，骨骼的侵袭性溶骨性破坏和硬化性边缘，肿瘤往往很大，延伸至骨外，约 67% 病例可见到特征性的细密斑点状或颗粒状软骨样钙化[13]。

中心型软骨肉瘤表现为轻度肿胀，多叶型溶骨性病灶，还可见到散在的条状钙化影；外周型软骨肉瘤表现为骨软骨瘤的软骨帽增厚，软骨帽内散在钙化。

2. CT 表现

CT 常表现为肿瘤内低密度灶以及细密的斑点状或不规则条纹状钙化，伴有边缘硬化改变，增强后有强化，可造成周围骨质破坏[110]。

3. MRI 表现

MRI 显示，肿块在 T1WI 为低至中等强度信号，而 T2WI 为中等强度信号，同时其造影增强模式与普通软骨肉瘤不同，前者通常比较弥散，缺乏软骨间隔及周围增强，一些病变中可见蛇状的低信号血管影，这一特征在其他类型的软骨肉瘤中难以见到。造成这一影像学特征的原因，可能是小细胞区域、血管外皮瘤样区域与软骨区域相互混杂的结[50]。

(二)骨外间叶性软骨肉瘤

骨外间叶性软骨肉瘤 MRI 在 T1WI 多呈等或低信号，T2WI 呈等或高信号，增强后可见弥漫不均匀强化或结节状强化。

1. 颅内中枢神经系统间叶性软骨肉瘤

CT、MRI 和脑血管造影在明确 MC 的位置、范围，以及对周围组织的侵袭程度、是否有钙化等方面有重要价值，但颅内 MC 影像学检查无特异性[36,111]。

颅内 MC 发生多与脑膜有关，可发生于颅底，大脑镰旁及大脑凸面，一般为单发，也可多发，也可发生于脑实质内[112]。

解中福等[113]认为，颅内软骨肉瘤 CT 及 MRI 无明显特征性表现，好发于颅底软骨联合处，常伴瘤内钙化和局部颅骨侵蚀。

CT 平扫可表现为卵圆形或分叶状略低密度的软组织肿块，内有斑块钙化或骨化，钙化灶之间的组织表现为低、等密度，钙化是软骨源性肿瘤重要的影像学征象[114]；边界清楚，部分病例肿块以宽基底与颅底相连，可侵及颅内外，增强后无钙化区呈轻度不均匀强化；颅骨破坏不明显。

MRI 表现主要为 T1WI 呈不均匀稍低信号，偶可见点状高信号；T2WI 信号混杂，可有高、低、等信号肿瘤内钙化区域为无信号区，增强扫描后轻度不均匀强化，钙化区无强化。FLAIR 序列可呈高、低混杂信号；在 DWI 序列上，表现为周围稍高信号中心低信号，周围弥散稍受限与肿瘤分化程度低，增殖过快，细胞密度高相关[45]。

2. 其他骨外间叶性软骨肉瘤

Steurer 等[115]指出，肺原发性软骨肉瘤依据部位及形态特征分为气管支气管型与肺型，前者病灶局限，生长缓慢，多无淋巴结转移；后者病灶较大，易侵袭周围肺组织及淋巴结转移，预后差。

胰腺间叶性软骨肉瘤，CT 平扫胰腺巨大混合密度肿块，内见点状钙化及分隔，增强后肿块边缘实质部分明显强化[116-117]。Tsukamoto 等[118]报道，胰体不均匀强化软组织肿块，内未见明显钙化。李洁等[119]指出，胰腺 MC 主要表现，CT 示胰腺内明显强化且强化不均匀的软组织肿块，内见团状、片状钙化；MRI 示 T1WI 呈低或等信号，T2WI 为较高或混杂信号，DWI 钙化区呈低信号，肿瘤实质区呈高信号，增强后肿块呈不均匀显著强化。

肾脏 MC，CT 是其主要的检查手段，平扫时典型的表现为局部软组织肿块影伴密集或颗粒样钙化，增强扫描常提示明显不均匀强化[58]。

前列腺间叶性软骨肉瘤，B 超往往表现为前列腺体积较大、形状不规则，呈不均匀中等回声团块，包膜不整齐或有缺损，难见正常前列腺组织回声；血流极为丰富，阻力指数低，且声像图与囊肿容易区别，临床应用价值较大[120]。

前列腺间叶性软骨肉瘤的 MRI 表现，主要有 T1WI 信号不均匀，瘤体生长快，易坏死而出现低信号区，T2WI 信号高低混杂；前列腺体积肿大明显，周围叶和中央叶无法分辨，肿大的前列腺密度或信号明显不均匀，可见大片坏死液化区[121]。

前列腺肉瘤的骨转移主要为溶骨性破坏，而前列腺癌常为成骨性破坏表现。

四、组织病理

MC 具有典型的双相性组织学特性，由未分化小细胞和岛状透明软骨构成典型的双向分化结构。

（一）大体观

瘤体最大直径 3~30cm[122]；肿瘤呈灰白或灰红色，质硬韧至鱼肉状不等，常见钙化灶、出血、坏死灶，肉眼下肿瘤呈光滑的、边界清楚的灰色或红色实性团块[123]，质地硬韧至鱼肉状不等，常见钙化灶、骨化灶，可见出血、坏死灶，可显示清晰的软骨样外观。

（二）病理特点

1. 双相结构

间叶性软骨肉瘤显微镜下有一种二态性形态为特点，即软骨区域与未分化的间质交错分布[123]，二者之间的交界缘常泾渭分明。

MC 具有典型的双相组织学特性[124]，未分化细胞区域和不同分化程度的软骨岛相互移行，多数细胞密集区核分裂象少见，可呈现血管外皮瘤样结构，软骨岛可为分化完全的良性软骨，亦可为低分化的肉瘤性软骨。

未分化细胞伴有分化良好的软骨细胞和血管外皮瘤样结构是诊断 MC 的组织学特征[125]。

Aiger 等[126]认为，MC 源自前软骨生成细胞，这种细胞可由成纤维细胞转化而来，其分布范围较广，多发生于骨骼，软组织较少见。

以上 2 种成分的比例于不同病例中存在差异，同一病例中 2 种成分的分布也不均匀，但多数病例主要成分为小细胞样的未分化细胞，少数病例为广泛的软骨。

未分化原始间叶细胞逐渐向软骨区分化过渡混合在一起，或两者分界清楚，有时邻近有破骨细胞存在，有的区域细胞稀疏，细胞稀疏区与密集区交替出现，有的区域出现渐进性肿瘤坏死[127]。

2. 未分化原始间叶细胞

未分化区域主要表现为成片的小圆形或短梭形的未分化的小细胞（未分化的间叶细胞），该细胞可以弥漫分布，也可呈血管外皮瘤样排列（hemangiopericytoma，HPC），部分呈短梭形的小细胞也可排列呈鲱鱼骨样，成片时可似尤因肉瘤[128]。小细胞的密集程度在不同部位不尽相同，可见到相当密集、几乎不见间质的区域，也可见密集程度中等、间质粉染的区域。

Dabska 等[128]将小细胞分为干细胞、梭形细胞、圆形细胞及网状细胞，这有助于理解间叶性软骨肉瘤的发生。

未分化的间叶细胞多呈小圆形、短梭形，偶见长梭形，形态大小较为一致，细胞质极少，细胞核相对均匀，染色质致密，胞质模糊；细胞核呈多态性，圆形、椭圆形或扭曲样，核深染，核仁不明显，核分裂现象多少不一[34]。

3. 软骨区细胞

软骨成分分化程度可不一，可以是趋向良性、分化良好的软骨岛，也可以是不成熟的低级别软骨肉瘤。

软骨成分呈不同分化程度，从具有高级别核特征的未分化小灶到分化好的大范围软骨组织，多数软骨成分均分化较好，少见明显的异型性、双核或多核及坏死等恶性征象[22]。

软骨成分包括较为幼稚的软骨和较为成熟的软骨 2 种形态，一种是表现较为幼稚，基质均匀粉染，软骨陷窝不明显；另一种表现较为成熟，可见明显的软骨陷窝，基质为成熟蓝染的软骨样基质，中央可见钙化和骨化[22,101,129-130]。

在部分区域可见由未分化的小细胞过渡为幼稚软骨、再过渡为较成熟软骨并骨化和钙化的逐渐成熟现象，这些软骨成分均分化较好，少见明显的异型性、双核或多核及坏死等恶性征象。Fanburg-Smith 等[131]将其称为"良性或化生性透明软骨"，并认为这种软骨细胞由最初的静止状态到增生、肥大，到最后死亡、形成软骨内成骨的线性演进过程，类似于正常长骨的骺板、骨软骨瘤中的软骨帽以及胚胎的肢芽发生过程，这一特征为间叶性软骨肉瘤所特有，并可以此与其他具有恶性软骨成分的肿瘤鉴别。

庞宗国等[18]认为，软骨成分分化好、细胞形态温和，间质玻璃样变是软骨分化的表现，其过程为未分化小细胞→分化的小细胞→软骨母细胞→软骨细胞（静止→增生→肥大→死亡）→钙化和骨化，其中的软骨成分类似处于不同成熟阶段的软骨，而非软骨肉瘤。

Fanburg-Smit 等[132]观察到软骨岛周围的血管壁肌内膜增生、透明变性，因此推测血管壁多能间质细胞分化为软骨，并通过软骨内骨化形成骨。

五、免疫组化

原始间叶细胞表达 vimentin、CD99，可局灶性表达 NSE、SMA；软骨区域瘤细胞表达 S-100，不表达 EMA、GFAP、CKpan、desmin 和 Syn 等；部分病例可有 CgA、Ki-67、P53 及 Syn 的阳性表达[133-135]。

熊振芳等[7]道了 5 例间叶性软骨肉瘤，未分化小细胞 CD99、Syn、CgA、NSE、vimentin 和 bcl-2 表达阳性，软骨区 S-100 报道阳性，40% ~70% 的肿瘤细胞核 Ki-67、p53 报道阳性。

MC 可局灶表达 desmin、Myogenin 和 MyoDl[136]，推测 MC 中可能存在具有向横纹肌母细胞分化能力的干细胞，因此可具有横纹肌母细胞的免疫表型。

Sox-9 是一种调控软骨细胞分化和软骨形成的转录因子[131]，在 MC 中未分化间叶细胞及岛状软骨组织中的阳性表达率几乎达 100%，特异性较高[11,72]，借此可与其他小圆细胞肿瘤鉴别[11]。Michael 等[137]报道，Sox-9 在（19/20 例）间叶性软骨肉瘤中的梭形细胞核和软骨细胞核均呈阳性表达，而对照组中的神经母细胞瘤、横纹肌肉瘤、Ewing/PNET，促纤维结缔组织增生的小圆细胞肿瘤、小细胞癌、Merkel 细胞癌、小细胞性骨肉瘤、淋巴瘤等小细胞恶性肿瘤中均无阳性表达。

杨莹等[22]报道了 6 例间叶性软骨肉瘤，在小细胞及软骨区域均可见间质 collagen Ⅱ 阳性，即使在小细胞相当密集、几乎不见间质的区域。Müller 等[138]同样观察到了这一免疫组化特点，并且发现其他小细胞恶性肿瘤，如尤因肉瘤、滑膜肉瘤、血管外皮细胞瘤、小细胞骨肉瘤和促结缔组织增生性小圆细胞肿瘤等均不具有这一特征，因此认为，collagen Ⅱ 可作为一个特异而且敏感的指标用以鉴别间叶性软骨肉瘤和其他小细胞恶性肿瘤。

Brown 等[72]在对 3 例 MC 的研究中亦发现，未分化细胞 Bcl-2 阳性，推测与肿瘤细胞的抗凋亡有关。有研究证实[139]，Indianhedgehog(Ihh) 作为与软骨细胞分化密切相关的基因在所有软骨肉瘤中表达，并与肿瘤的分化程度有关，预示着这类相关基因有可能成为间叶性软骨肉瘤的诊断性标志物。

Toki 等[140]发现，HEY1-NCOA2 融合基因对 MC 诊断有一定特异性。

六、诊断

MC 临床表现复杂多样，无特异性，多以肿块压迫或疼痛就诊；影像学表现为实性不规则软组织肿块影，内可有钙化影，亦不具特异性，临床诊断困难。

中枢神经系统 MC 可能起源于脑膜内的多潜能原始间叶细胞，或是原始脑膜皮细胞向间叶性肿瘤异常分化，因此发生于颅内者，临床、影像学及初次病理检查易误诊为脑膜瘤；发生于左胸壁者，影像学显示肿块经第七肋与左胸内肿块相连，若不见低级别软骨肉瘤灶，易误诊为胸壁 Askin 瘤、恶性胸膜间皮瘤或单相型滑膜肉瘤；典型的前列腺间叶性软骨肉瘤诊断并不困难，组织病理学上根据其双向分化的特点可诊断，当活体组织标本有限时易出现误诊或漏诊；肾间叶性软骨肉瘤临床少见，诊断较困难。对于肾间叶性软骨肉瘤的诊断，B 型超声、CT、同位素肾扫描、肾动脉造影、尿液脱落细胞学及病理学、免疫组织化学是主要诊断方式[67]。

因此，MC 确诊通常需病理检查及免疫组化，其病理诊断依据为未分化原始间叶细胞和其间散在分布的小岛状高分化的透明软骨细胞构成的双相分化表现，免疫组化显示，未分化小细胞 vimen-tin、SOX9、CD99、Syn、CgA、NSE 阳性，软骨区细胞核 S-100 阳性。

七、鉴别诊断

（一）普通型软骨肉瘤

普通型软骨肉瘤多发于中老年男性，而间叶性软骨肉瘤多见于 10~30 岁的男性或女性；相比之下，软骨肉瘤生长更加惰性，而间叶性软骨肉瘤侵袭性更强，其 5 年生存率 42%~68%，10 年生存率 28%~32%。

普通型软骨肉瘤的软骨成分均较为幼稚，软骨陷窝内的肿瘤细胞常见双核、多核及明显的核异型，且缺乏间叶性软骨肉瘤中未分化小细胞→幼稚软骨→成熟软骨→钙化和骨化的逐渐成熟过程。

高级别普通型软骨肉瘤，间质黏液样变性显著，细胞普遍比 MC 的大，异型性及多形性明显，胞质透亮、丰富，常见双核细胞及多核瘤巨细胞；与 MC 相比，虽可出现小细胞，但细胞排列没有后者密集，往往表现为灶性，而软骨基质更丰富。

（二）去分化软骨肉瘤

去分化软骨肉瘤发病年龄偏大，临床有普通型软骨肉瘤多次复发的病史。

去分化软骨肉瘤是在软骨肉瘤的基础上出现明显异型的差分化肉瘤，如纤维肉瘤或未分化多形性肉瘤，或成骨肉瘤表现；而 MC 是由未分化的小细胞和分化较成熟的软骨岛组成。

去分化软骨肉瘤表现为明显异型的差分化肉瘤与不同分化程度的肿瘤性软骨并存或成骨肉瘤表现，无形态一致的小细胞区。

去分化软骨肉瘤含有 2 种分界清楚的成分，即高级别肉瘤区（即低分化间叶源性肉瘤成分、未分化高级别多形性肉瘤、纤维肉瘤、骨肉瘤等）与不同分化程度的大片而非岛状分布的肿瘤性软骨并存，低分化间叶源性肉瘤细胞一般为梭形，免疫组化有纤维肉瘤、骨肉瘤、横纹肌肉瘤等低分化标记阳性。

高分化的软骨肿瘤和高级别的非软骨肿瘤，两者界限清楚，泾渭分明，缺乏血管外皮瘤样结构；而 MC 的双向结构既可陡然分界，也可移行过渡[141]。

（三）黏液性软骨肉瘤

黏液性软骨肉瘤影像学特点与骨外间叶性软骨肉瘤相似，鉴别主要依靠组织学特点，黏液性软骨肉瘤组织学可见肿瘤内含有丰富的黏液样基质，细胞被埋于黏液之中，具有软骨母细胞分化倾向。

（四）胚胎性横纹肌肉瘤

胚胎性横纹肌肉瘤好发于儿童及青少年，常有特殊的发病部位；肿瘤细胞形态多样，从分化原始的星形细胞、小圆细胞到胞质红染的横纹肌母细胞。

组织学常见原始间叶细胞成熟，为典型横纹肌母细胞，免疫组化肌源性标记 desmin、myoglobin、myogenin 和 MyoD1 阳性，可供鉴别。

（五）孤立性纤维肿瘤

孤立性纤维肿瘤亦有"血管外皮瘤"样结构，但极少见软骨岛区及钙化、骨化，瘤细胞圆形、椭圆形或纺锤形，但缺乏软骨岛，网状纤维围绕单个细胞可与间叶性软骨肉瘤鉴别；且免疫组化表达

CD34、STAT6。

(六)小圆细胞恶性肿瘤

小圆细胞恶性肿瘤,如尤因肉瘤、小细胞骨肉瘤、促结缔组织增生性小圆细胞肿瘤等需与MC鉴别。

1. 尤因肉瘤

尤因肉瘤好发于11~20岁男性,影像学无钙化,但可见特征性的葱皮样多层骨膜反应。

尤因肉瘤,其肿瘤大部分由幼稚小圆细胞构成,核圆形,染色质细腻,细胞质较少;部分病例可见菊形团样结构和胞质内空泡,无软骨岛形成;瘤细胞胞质常含有PAS染色阳性的糖原物质。其与间叶性软骨肉瘤鉴别要点为肿瘤组织中是否存在软骨岛。

尤因肉瘤免疫组化也可表达CD99、Syn、CgA、NSE等,但染色体检查t(11;22)(q24;q12)或EWS – FLI1融合基因阳性可资鉴别[142]。

2. Ewing样肉瘤

CIC重排肉瘤、BCOR重排肉瘤等未分化小圆细胞肉瘤亦可发生于软组织,且形态上与Ewing肉瘤相似,均呈短梭形,间质黏液变,部分BCOR重排肉瘤可呈"血管外皮瘤"样结构,但一般无软骨岛和菊形团样结构,瘤细胞异质性更大,胞质偏丰富,且无EWSRI基因重排,故命名为Ewing样肉瘤;免疫表型上CD99可呈胞质或胞核旁点状着色,而胞膜表达较弱且常为局灶。

CIC重排肉瘤常表达WT – l和ETV4、BCOR重排肉瘤常表达BCOR,RT – PCR检测其特征性的融合基因可确诊。

3. 小细胞骨肉瘤

小细胞性骨肉瘤常见于青少年长骨干骺端,X线呈渗透性或虫蚀样骨质破坏,肿瘤产生特征性的花边状或金属丝状骨样组织,骨膜反应明显,软组织肿块内可见特征性肿瘤性成骨,但软骨岛罕见;而MC的影像学较温和,罕见骨膜反应,可见斑点状钙化灶但无成骨现象,组织学显示密集的短梭形小细胞区出现软骨岛,有别于小细胞性骨肉瘤。

4. 促纤维结缔组织增生型小圆细胞肿瘤

促结缔组织增生性小圆细胞肿瘤多见于儿童及青壮年,男性多见,好发于腹腔;肿瘤细胞为差分化小圆细胞,组织学特点为片状分布的小细胞周围形成宽大的结缔组织间质,呈片巢状分布,肿瘤性小细胞常形成菊形团结构;免疫组化显示,CK、EMA、NSE、desmin联合强阳性。

(七)梭形细胞肿瘤

1. 恶性血管外皮瘤

恶性血管外皮瘤常以持续性疼痛为首发症状;肿瘤组织内可见到鹿角样分枝血管,肿瘤内罕见软骨分化区,极少出现软骨小岛,钙化或骨化也很少见;免疫组化,肿瘤细胞CD34、CD99及Bcl – 2呈阳性,而S – 100蛋白呈阴性。

2. 滑膜肉瘤

滑膜肉瘤临床和放射学特征有时与骨外间叶性软骨肉瘤类似,镜下也可能显示血管外皮细胞瘤样改变,并见片状梭形细胞及区域性钙化;但瘤细胞呈上皮及梭形细胞两型细胞的双向分化是其特征[143],CK7、CK19、CK8/18、EMA和vimentin表达阳性;约90%的滑膜肉瘤与t(x:18)(p11.2:q11.2)的染色体易位有关,RT – PCR可检测出SYT – SSXl/X2融合性mRNA[144]。

八、治疗

MC 临床罕见，目前尚无治疗指南或治疗规范，但外科手术切除是其主要治疗方式，术前化疗可使肿瘤体积缩小、局限，术后放疗有助于延长患者生存期；对易复发和转移的高侵袭性肿瘤需辅以术后化疗。

Huvos 等[145]将间叶性软骨肉瘤患者的治疗方案依据病理诊断分为未分化小细胞型和血管周细胞乳头型，但治疗方案仅针对原发于骨的肿瘤，对于骨外软组织的间叶性软骨肉瘤无明确提及。

(一)局部治疗

手术广泛切除是为最有效的方法，彻底的手术是唯一可治愈的手段。有完整包膜切除者预后良好，包膜不完整、不能彻底切除或复发转移者预后不佳。

术后局部放疗可降低局部复发率[146]，如颅内间叶性软骨肉瘤主要治疗方法为手术切除及放疗，单纯手术者，术后 5 年复发率高达 44%，手术切除后辅以放疗可有效降低 5 年复发率及死亡率[147]。Salvati 等[8]统计了 55 例颅内间叶性软骨肉瘤，23 例曾接受过术后放疗，结果发现，这些患者的存活时间较长。Orin 等[148]统计分析了 560 例颅内软骨肉瘤患者，2.5 年死亡率为 11.5%，平均生存时间为 53.7 个月，联合放疗组生存率明显高于单独手术组。

颅内间叶性软骨肉瘤放射治疗可考虑在 2 种情况下进行。一是对不能完全手术切除的 IMC，最大程度地局部控制；二是对不可进行手术的 IMC 进行局部治疗。放射治疗剂量 >60Gy[149]。

质子放射治疗被认为是有益于颅底未完全切除的软骨肉瘤提高局部控制率[150]，而高能碳离子束放射治疗具有更高的放射生物学活性[151]。

(二)化学治疗

在治疗上，目前推荐的 MC 治疗方法是尽可能广泛地切除原发肿瘤，且可考虑术前新辅助化疗或术后辅助放化疗来控制局部肿瘤和降低复发风险[23]。

Italiano 等[152]对 180 例曾接受过化疗的进展期软骨肉瘤进行分析，接受联合化疗 98 例，131 例接受含蒽环类方案。客观反应率显示，间质软骨肉瘤为 31%，去分化软骨肉瘤为 20.5%，常规性软骨肉瘤为 11.5%，透明细胞软骨肉瘤为 0%；中位无进展生存期为 4.7 个月，中位总生存期为 18 个月。作者认为，软骨肉瘤常规化疗作用非常有限，并与软骨肉瘤组织学亚型相关，间质软骨肉瘤和去分化软骨肉瘤化疗获益率最高。

目前，虽然没有大宗病例报道证实术后辅助治疗对改善该病预后的有效性[153-154]，但 Herrera 等[155]认为，辅助化疗可用于快速发生复发与转移的病例，化疗结合放疗对低分化 MC 有效，且辅助化疗结合手术对分化好的肿瘤同样有效。Cesari 等[156]通过分析 28 例间叶性软骨肉瘤的患者单纯接受手术和同时辅以化疗患者的 10 年生存率和 10 年无病生存期，发现进行肿瘤根治性手术治疗的患者较没有手术治疗的患者提高了 10 年生存率，手术同时结合化疗的患者较单纯接受手术治疗的患者提高了 10 年无病生存期。Huvos 等[145]也进行了类似分析，35 例患者中绝大多数接受了新辅助化疗和辅助化疗，中位生存期为 37.9 个月，3、5 和 10 年的总生存率分别达到 50%、42% 和 28%。Mitchell 等[157]报道，在少数病例中根治性手术后辅以化疗（阿霉素和顺铂）可提高患者生存率。Aksoy等[158]报道，替莫唑胺对颅内 MC 治疗有效，与放疗有协同作用。

(三)靶向治疗

酪氨酸激酶受体(RTK)在软骨肉瘤通常是激活，但有相当大的异质性，PI3K/mTOR 途径的靶向抑制可能是合理的治疗策略[159]。Fukumoto 等[160]对不能手术切除治疗的复发性软骨肉瘤患者给予环磷酰胺联合 mTOR 抑制剂的治疗，中位 PFS 为 13.4 个月，没有明显不良反应；作者认为，靶向药物和环磷酰胺的组合耐受性良好。

Schuetze 等[161]在进体外软骨细胞培养时，发现 Src 的抑制剂达沙替尼可使软骨细胞活力下降，认为达沙替尼在治疗软骨肉瘤方面可作为一个潜在的药物选择。

Shakked 等[11]发现，在恶性间充质细胞中存在血小板衍生生长因子受体 α（PDGFR - α）的表达增加，提示伊马替尼、索拉非尼等抑制 PDGFR - α 功能的分子靶向药物可能在 MC 的治疗中有效。Van Oosterwijk 等[162]研究发现，Bcl - 2 家族和 TGFβ 在 MC 高表达，表明患者可能会从使用 Bcl - 2 家族抑制剂以及 TGFβ 靶向单克隆抗体治疗中而获益。

九、预后

尽管间叶性软骨肉瘤中少见坏死，核分裂象也少见，但鉴于其高度恶性的临床经过，仍将其归入 Ⅲ 级肉瘤，为高度恶性肿瘤[163]。

临床观察发现，MC 极易局部复发，复发率高达 70.6%；可经血液、淋巴转移，最常见的转移部位是肺，转移率为 23.5%[164]。肾间叶性软骨肉瘤进展迅速，主要转移部位包括股骨、甲状腺、输尿管和肺[67]。

MC 总体预后较差，骨内和骨外 MC 的 5 年和 10 年总生存率分别为 51% 和 43%，差异无显著性；但中线部位 MC 的 5 年总生存率仅 37%，远低于阑尾和颅骨的 50% 和 74%[165]。

但不同的文献所报道的远期生存率有所差异[7,108,156]，Nakashima 等[14]报道 MC 的 5 年生存率约 54.6%，10 年生存率约 27.3%；Frezza 等[166]的研究显示，间叶性软骨肉瘤 5 年生存率 <50%。Salvador 等[4]报道的 MC5 年存活率为 7% ~24%；Dantonello 等[163]对儿童及青少年 MC 患者的研究显示，10 年总生存率为 67%，作者认为年龄对于间叶性软骨肉瘤可能是一个有利的预后因素，年轻患者的预后比老年患者的预后更好。

何振等[94]报道了 1 例前列腺恶性间叶性软骨肉瘤，男，59 岁，因尿频、进行性排尿困难行 MRI 检查，显示盆腔内近盆底区可见多发结节状、团块状软组织信号影，术后病理诊断为前列腺恶性间叶性软骨肉瘤，术后 3 个月死亡。王志超等[167]报道了 1 例颅眶沟通间叶性软骨肉瘤，36 岁，女性，因自觉右眼突出就诊，第一次磁共振诊断右侧前颅窝底占位，向下侵袭眶内，开颅手术，术中见软骨样组织，质脆，术后病理为软骨肉瘤，术后仅 10 个月后复发；但文献中还有间隔 23 年后死于远处转移的病例报道[168]。

肾脏 MC 是一种高侵袭性肿瘤，大多数患者在就诊时已为局部晚期，侵犯肾盂或肾周脂肪组织，因此预后较差。然而，日本学者 Kaneko 等[51]报道了 1 例接受根治性手术切除且肿瘤大小仅为 2cm×2.5cm 的肾脏 MC 患者，通过长达 6 年的术后随访，仍未见肿瘤复发及转移的迹象。

（周　菁）

参考文献

[1] Lichtenstein L, Bernstein D. Unusual benign and malignant chondroid tumors of bone. A survey of some mesenchymal cartilage tumors and malignant chondrobla - stic tumors, including a few malticontric ones, as well as many atypical benign chondroblastomas and chondromyxold fibromas[J]. Cancer, 1959, 12(6): 1142 - 1157.

[2] Dowling EA. Mesenchymal chondrosarcoma[J]. J Bone Joint Surg Ame, 1964, 46(7): 747 - 754.

［3］　熊振芳，胡秀华，熊欣，等. 少见部位间叶性软骨肉瘤 5 例临床病理分析［J］. 诊断病理学杂志，2017，24（3）：166 - 169.

［4］　Salvador AH，Beabout JW，Dahlin DC. Mesenchymal chondrosarcoma observations on 30 new cases［J］. Cancer，1971，28（3）：605 - 615.

［5］　Harsh GR，Wilson CB. Central nervous system mesenchymal chondrosarcoma Case report［J］. J Neurosurg，1984，61（2）：375 - 381.

［6］　Steiner GC，Mirra JM，Bullough PG. Mesenchymal chondrosarcoma. A study of the ultrastructure［J］. Cancer，1973，32（4）：926 - 939.

［7］　熊振芳，熊秋迎，胡秀华，等. 儿童颅内间叶性软骨肉瘤 2 例临床病理观察［J］. 诊断病理学杂志，2015，22（15）：697 - 700.

［8］　Salvati M，Caroli E，Frati1 A，et al. Central nervous system mesenchymal chondrosarcoma［J］. J Exp Clin Cancer Res，2005，24（2）：317 - 324.

［9］　Knott PD，Gannon FH，Thompson LD. Mesenchymal chondrosarcoma of the sinonasal tract：a clinicopathological study of 13 cases with a review of the literature［J］. Laryngoscope，2003，113（5）：783 - 790.

［10］　Angiero F，Vinci R，Sidoni A，et al. Mesenchymal chondrosarcoma of the left coronoid process：report of a unique case with clinical，histopathologic，and immunohistochemical findings，and a review of the literature［J］. Quintessence Int，2007，38（4）：349 - 355.

［11］　Shakked RJ，Geller DS，Gorlick R，et al. Mesenchymal chondrosarcoma：clinicopathologic study of 20 cases［J］. Arch Pathol Lab Med，2012，136（1）：61 - 75.

［12］　Deng W，Zhou J，Liu x，et al. Robot·assisted radical nephrectomy for primary renal mesenchymal chondrosarcoma：case report and literature review［J］. Ren Fail，2019，41（1）：98 - 103.

［13］　Nakashima Y，Unni KK，Shives TC，et al. Mesenchymal chondrosarcoma of bone and soft tissue. A review of 111 cases［J］. Cancer，1986，57（12）：2444 - 2453.

［14］　Gatter KM，Olson S，Lawce H，et al. Trisomy 8 as the sole cytogenetic abnormality in a case of extraskeletal mesenchymal chondrosarcoma［J］. Cancer Genet Cytogenet，2005，159（2）：151 - 154.

［15］　El Beaino M，Roszik J，Livingston JA，et al. Mesenchymal chondrosarcoma：a review with emphasis on its fusion - driven biology［J］. Curr Oncol Rep，2018，20（5）：37 - 39.

［16］　Trembath DG，Dash R，Major NM，et al. Cytopathology of mesenchymal chondrosarcomas：a report and comparison of four patients［J］. Cancer，2003，99（4）：211 - 216.

［17］　Huvosa G，Rosen G，Dabska M，et al. Mesenchymal chondrosarcoma：A clinicopathologic analysis of 35 patients with emphasis on treatment［J］. Cancer，1983，51（7）：1230 - 1237.

［18］　庞宗国，何兴状，吴兰雁，等. 间叶性软骨肉瘤 23 例临床病理和免疫表型分析［J］. 中华病理学杂志，2011，40（6）：368 - 372.

［19］　蒋娜，曹培龙，王鸿雁，等. 骨外间叶性软骨肉瘤 2 例临床病理观察［J］. 诊断病理学杂志，2016，23（6）：420 - 422，427.

［20］　Fletcher CD，Unni KK，Mertens F. World Health Organization classification of tumors. Pathology and genetics of tumors of soft tissue and bone［M］. Lyon：IARC Press，2002：255 - 256.

［21］　Unni KK，Inwards CY，Bridge JA，et al. AFIP atlas of tumor pathology：tumors of the bone and joints［M］. Washington D. C. ：American registry of pathology，2005：99 - 104.

［22］　杨莹，边莉，潘国庆，等. 骨和软组织间叶性软骨肉瘤 6 例临床病理分析［J］. 诊断病理学杂志，2013，20（8）：449 - 453.

［23］　杨文博. 间叶性软骨肉瘤 156 例文献综合分析［J］. 中国实用内科杂志，2016，36（增刊 2）：214 - 215.

［24］　Amra K，Riddle ND. Extraskeletal mesenchymal chondmsareoma［J］. Arch Pathol Lab Med，2018，142（11）：1421 - 1424.

［25］　Louvet C，de Gramont A，Krulik M，et al. Extraskeletal mesenchymal chondrosarcoma：case report and review of the literature［J］. J Clin Oncol，1985，3（3）：858 - 863.

［26］　Lin L，Varikatt W，Dexter M，et al. Diagnostic pitfall in the diagnosis of mesenchymal chondrosarcoma arising in the central nervous system［J］. Neuropathology，2012，32（1）：82 - 90.

［27］ Hassounah M, Al - Mefty O, Akhtar M, et al. Primary cranial and intracranial chondrosarcoma. A survey［J］. Acta Neurochir(Wien), 1985, 78(3 - 4): 123 - 132.

［28］ Waga H, Tochio M, Yamagiwa H, et al. Chondrosarcoma of the ethmoid sinus extending to the anterior fossa［J］. Surg Neurol, 1981, 16(5): 324 - 328.

［29］ 韩秀娟, 巩丽, 张伟, 等. 颅内间叶性软骨肉瘤的临床病理分析及文献回顾［J］. 现代肿瘤医学, 2008, 16 (4): 545 - 547.

［30］ 全勇, 肖华亮, 吴晓华, 等. 小脑幕间叶性软骨肉瘤临床病理观察［J］. 诊断病理学杂志, 2008, 15(3): 184 - 187.

［31］ Chen JY, Hsu SS, Ho JT. Extraskeletal intracranial mesenchymal chondrosarcoma: case report and literature review ［J］. Kaohsiung J Med Sci, 2004, 20(5): 240 - 246.

［32］ Bingaman KD, Alleyne CH Jr, Olson JJ. Intracranial extraskeletal mesenchymal chondrosarcoma: case report［J］. Neurosurgery, 2000, 46(1): 207 - 211.

［33］ Crosswell H, Buchino JJ, Sweetman R, et al. Intracranial mesenchymal chondrosarcoma in an infant［J］. Med Pediatr Oncol, 2000, 34(5): 370 - 374.

［34］ Marshman LA, Gunasekera L, Rose PE, et al. Primary intracerebral mesenchymal chondrosarcoma with rhabdomyosarcomatous differentiation: case report and literature review［J］. Br J Neurosurg, 2001, 15(5): 419 - 424.

［35］ Wakabayashi Y, Kodama T, Yamashita M, et al. Intracranial mesenchymal chondrosarcoma arising from the cerebellar tentorium: case report［J］. No Shinkei Geka, 1998, 26(1): 59 - 64.

［36］ Cho BK, Chi JG, Wang KC, et al. Intracranial mesenchymal chondrosarcoma: a case report and literature review ［J］. Childs Nerv Syst, 1993, 9(5): 295 - 299.

［37］ Chhem RK, Bui BT, CalderonVillar H, et al. Case report: primary mesenchymal chondrosarcoma of the brain［J］. Clin Radiol, 1992, 45(6): 422 - 423.

［38］ Rushing EJ, Armonda RA, Ansari Q, et al. Mesenchymal chondrosarcoma: a clinicopathologic and flow cytometric study of 13 cases presenting in the central nervous system［J］. Cancer, 1996, 77(9): 1884 - 1891.

［39］ Korten AG, terBerg HJ, Spincemaille GH, et al. Intracranial chondrosarcoma. Review of the literature and report of 15 cases［J］. J Neurol Neurosurg Psychiatry, 1998, 65(1): 88 - 92.

［40］ Ranjan A, Chacko G, Jeseph T, et al. Intraspinal mesenchymal chondrosarcoma. Case report［J］. J Neurosurg, 1994, 80(5): 928 - 930.

［41］ Parker JR, Zarabi MC, Parker JC. Intracerebral mesenchymal chondrosarcoma［J］. Ann Clin Lab Sci, 1989, 19 (6): 401 - 409.

［42］ Bernstein M, Perrin RG, Platts ME, et al. Radiation - induced cerebellar chondrosarcoma. Case report［J］. J Neurosurg, 1984, 61(1): 174 - 177.

［43］ Miyamori T, Mizukoshi H, Yamano K, et al. Intracranial chondrosarcoma. Case report［J］. Neurol Med(Tokyo), 1990, 30(4): 263 - 267.

［44］ 陈珂. 颅后窝间叶性软骨肉瘤［J］. 临床与实验病理学杂志, 2003, 19(4): 431 - 433.

［45］ 赵沅杰, 李云, 王海洋. 颅内间叶性软骨肉瘤3例MRI表现并文献复习［J］. 河南医学研究, 2019, 28(10): 1875 - 1877.

［46］ Sadashiva N, Sharma A, Shukla D, et al. Intracranial extraskeletal mesenchymal chondrosarcoma［J］. World Neurosurg, 2016, 95: 618e1 - 618e6.

［47］ Pitfield J, Preston BJ, Smith PG, et al. A calcified renal mass: chondrosarcoma of kidney［J］. Br J Radiol, 1981, 54(639): 262.

［48］ Malhotra CM, Doolittle CH, Rodil JV, et al. Mesenchymal chondrosarcoma of the kidney［J］. Cancer, 1984, 54 (11): 2495 - 2499.

［49］ Gomez - Brouchet A, Soulie M, Delisle MB, et al. Mesenchymal chondrosarcoma of the kidney［J］. J Urol, 2001, 166(6): 2305.

［50］ Murphey MD, Walker EA, Wilson AJ, et al. From the archives of the AFIP: imaging of primary chondrosarcoma: radiologicpathologic correlation［J］. Radiographics, 2003, 23(5): 1275 - 1278.

［51］ Kaneko T, Suzuki Y, Takata R, et al. Extraskeletal mesenchymal chondrosarcoma of the kidney［J］. Int J Urol, 2006, 13(3): 285 - 286.

[52] Buse S, Behnisch W, Kulozik A, et al. Primary chondrosarcoma of the kidney: case report and review of the literature[J]. Urol Int, 2009, 83(1): 116 – 118.

[53] Xu H, Shao M, Sun H, et al. Primary mesenchymal chondrosarcoma of the kidney with synchronous implant and infiltrating urothelial carcinoma of the ureter[J]. Diagn Pathol, 2012, 7: 125.

[54] Tyagi R, Kakkar N, Vasishta RK, et al. Mesenchymal chondrosarcoma of kidney[J]. Indian J Urology, 2014, 30(30): 225 – 227.

[55] Gherman V, Tomuleasa C, Bungardean C, et al. Management of renal extraskeletal mesenchymal chondrosarcoma[J]. BMC Surgery, 2014, 14: 107.

[56] Rothberg MB, Bhalodi AA, Reda EF, et al. Primary Renal Mesenchymal Chondrosarcoma: A Case Report[J]. Urol, 2015, 85(3): 676 – 678.

[57] Frezza A M, Cesari M, Baumhoer D, et al. Mesenchymal chondm. sarcoma: prognostic factors and outcome in 113 patients. A cure·pean musculoskeletal oncology society study[J]. Eur J Cancer, 2015, 51(3): 374 – 381.

[58] Chen D, Ye ZI, Wu X, et al. Primary mesenchymal chondrosarcoma with bilateral kidney invasion and calcification in renal pelvis: A case report and review of the literature[J]. Oncol Lett, 2015, 10(2): 1075 – 1078.

[59] Salehipour M, Hosseinzadeh M, Sisakhti AM, et al. Renal extra skeletal mesenchymal chondrosarcoma: A case report[J]. Urol Case Rep, 2017, 12: 23 – 25.

[60] Valente P, Macedo – dias JA, Lobato C, et al. Primary mesenchymal chondrosarcoma of the kidney: A case report and review of literature[J]. J Cancer Res Ther, 2018, 14(3): 694 – 696.

[61] He T, Kou T, Chen X, et al. A rare and rapidly progressing renal chondrosarcoma: a case report[J]. Int J Clin Exp Pathol, 2020, 13(7): 1787 – 1790.

[62] 陈德理, 杜淮生, 余波, 等. 肾间叶性软骨肉瘤(附一例报告)[J]. 蚌埠医药, 1986, (3): 111 – 112.

[63] 袁鹏, 王佳, 石明, 等. 肾脏间叶性软骨肉瘤1例[J]. 临床泌尿外科杂志, 2002, 17(2): 55.

[64] 庞宗国, 徐泳, 张贤良. 肾原发间叶性软骨肉瘤1例[J]. 华西医学, 2003, 18(2): 267.

[65] 韩博, 何滨, 杨广夫, 等. 左肾巨大软骨肉瘤1例[J]. 中国医学影像学杂志, 2009, 17(5): 399.

[66] 王正位, 王磊, 单锋芝, 等. 肾脏间叶性软骨肉瘤一例并文献复习[J]. 中华肿瘤防治杂志, 2015, 22(19): 1578 – 1579.

[67] 冯雪松, 鲁明骞, 陈路. 肾间叶性软骨肉瘤1例报告并文献复习[J]. 肿瘤防治研究, 2017, 44(11): 779 – 782.

[68] 龚道静, 董自强, 刘宇飞. 肾脏间叶性软骨肉瘤1例[J]. 临床泌尿外科杂志, 2018, 33(11): 932 – 933, 936.

[69] 王梦珍, 傅斌, 程冰雪. 肾脏巨大间叶性软骨肉瘤伴胸椎转移1例[J]. 临床肿瘤学杂志, 2019, 24(4): 382 – 384.

[70] 刘宇飞, 尹为华, 晓璐, 等. 肾脏原发性间叶性软骨肉瘤2例并文献复习[J]. 临床与实验病理学杂志, 2020, 36(4): 461 – 463.

[71] 戴懿, 连纯, 朱熠成, 等. 肾脏原发性间叶性软骨肉瘤一例及文献复习[J]. 罕少疾病杂志, 2021, 28(4): 10 – 12.

[72] Brown RE, Boyle JL. Mesenchymal chondresarcoma: molecular characterization by a proteomic approach, with morphogenic and therapeutic implication[J]. Ann Clin Lab Sci, 2003, 33(2): 131 – 141.

[73] Richkind KE, Romansky SG, Finklestein JZ. t(4, 19)(q35, q13. 1): a recurrent change in primitive mesencymal tumors? [J]. Cancer Genet Cytogenet, 1996, 87(01): 71 – 74.

[74] Dobin SM, Donner LR, Speights VO, et al. Mesenchymal chondrosarcoma. A cytogenic immunohistochemical and ultrastructural study[J]. Cancer Genet Cytogenet, 1995, 83(1): 56 – 60.

[75] Grosswell H, Buchino JJ, Sweetman R, et al. Intracranial mesenchymal chondrosarcoma in an infant[J]. Med and Pediatr Oncol, 2000, 34(5): 370 – 374.

[76] Szymanska J, Tarkkanen M, Wiklund T, et al. Cytogenetic study of extraskeletal mesenchymal chondrosarcoma: A case report[J]. Cancer Genet Cytogenet, 1996, 86(2): 170 – 173.

[77] Jeong W, Kim HJ. Biomarkers of chondrosarcoma[J]. J Clin Pathol, 2018, 71(7): 579 – 583.

[78] Hallor KH, Staaf J, Bove JV, et al. Genomic profiling of chondrosarcoma: chromosomal patterns in central and peripheral tumors[J]. Clin Cancer Res, 2009, 15(8): 2685 – 2694.

[79] Naumann S, Krallman P A, Unni K K, et al. Translocation der(13; 21)(q10; q10) in skeletal and extraskeletal

mesenchymal chondrosarcoma[J]. Mod Pathol, 2002, 15(5): 572 - 576.

[80]　Fritchie KJ, Jin L, Ruano A, et al. Are meningeal hemangiopericytoma and mesenchymal chondrosarcoma the same?: a study of HEY1 - NCOA2 fusion[J]. Am J Clin Pathol, 2013, 140(5): 670 - 674.

[81]　Kumari R, Li H, Haudenschild DR, et al. The oncogene LRF is a survival factor in chondrosarcoma and contributes to tumor malignancy and drug resistance[J]. Carcinogenesis, 2012, 33(11): 2076 - 2083.

[82]　Dejong Y, Vanmaldegem AM, Marino - Enriquez A, et al. Inhibition of Bcl - 2 family members sensitizes mesenchymal chondrosarcoma to conventional chemotherapy: report on a novel mesenchymal chondrosarcoma cell line[J]. Lab Invest, 2016, 96(10): 1128 - 1137.

[83]　沈亚芝，方雄，葛祖峰，等. CT、MR 联合应用对软骨肉瘤诊断与鉴别诊断的价值[J]. 实用放射学杂志，2008，24(5): 667 - 670.

[84]　Odashiro AN, Leite LV, Oliveira RS, et al. Primary orbital mesenchymal chondrosarcoma: a case report and literature review[J]. Int Ophthalmol, 2009, 29(3): 173 - 177.

[85]　Ram H, Mohammad S, Husain N, et al. Huge mesenchymal chondrosarcoma of mandible[J]. J Maxillofac Oral Surg, 2011, 10(4): 340 - 343.

[86]　Glien A, Moser O, Gke F, et al. First description of mesenchymal chondrosarcoma of the lateral skull base in a 9 - year - oldboy[J]. HNO, 2012, 60(12): 1086 - 1090.

[87]　Zibis AH, Wade Shrader M, Segal LS. Case report: Mesenchymal chondrosarcoma of the lumbar spine in a child [J]. Clin Orthop Relat Res, 2010, 468(8): 2288 - 2294.

[88]　Cao D, Shah A, Liu Y. Extraskeletal chondrosarcoma between chest wall and liver[J]. Clin Gastroenterol Hepatol, 2011, 9(9): e92.

[89]　Huang HY, Hsieh MJ, Chen WJ, et al. Primary mesenchymal chondrosarcoma of the lung[J]. Ann Thorac Surg, 2002, 73(6): 1960.

[90]　Kalhor N, Suster S, Moran CA. Primary pulmonary chondrosarcomas: a clinicopathologic study of 4 cases[J]. Hum Pathol, 2011, 42(11): 1629.

[91]　Shukla K, Jetly D, Parikh B, et al. Primary chondrosarcoma of lung: case report and review of literature[J]. Indian J Pathol Microbiol, 2006, 49(4): 570.

[92]　杨林，刘润明，贺大林，等. 前列腺恶性间叶性软骨肉瘤 1 例[J]. 现代泌尿外科杂志，2007，15(2): 96.

[93]　郑璐滢，刘强，许雁萍. 前列腺间叶性软骨肉瘤 1 例[J]. 诊断病理学杂志，2004，6(6): 43, 99.

[94]　何振，徐勇，张志宏，等. 前列腺恶性间叶性软骨肉瘤 1 例并文献复习[J]. 山东医药，2015，55(48): 77 - 79.

[95]　侯君，纪元，谭云山，等. 膀胱间叶性软骨肉瘤 1 例[J]. 临床与实验病理学杂志，2010，26(3): 379 - 381.

[96]　蔡雷，高子芬，黄啸原，等. 15 例骨和软组织内间叶性软骨肉瘤临床病理分析[J]. 中国骨肿瘤骨病，2005，4(6): 325 - 330.

[97]　Hanakita S, Kawai K, Shibahara J, et al. Mesenchymal chondrosarcoma of the orbit - case report[J]. Neurol Med Chir (Tokyo), 2012, 52(10): 747 - 750.

[98]　巩潇，龙德云，张福刚. 骨外间叶性软骨肉瘤 1 例[J]. 医学影像学杂志，2015，25(4): 590, 594.

[99]　Tien N, Chaisuparat R, Fernandes R, et al. Mesenchymal chondrosarcoma of the maxilla: case report and literature review[J]. J Oral Maxillofac Surg, 2007, 65(6): 1260 - 1266.

[100]　Saito Y, Takemura S, Sakurada K, et al. Intracranial extraskeletal mesenchymal chondrosarcoma arising from falx: a case report and literature review[J]. No Shinkei Geka, 2010, 38(5): 441 - 448.

[101]　方三高，马强，林俐，等. 间叶性软骨肉瘤 3 例临床病理观察[J]. 现代肿瘤医学，2014，22(7): 1669 - 1673.

[102]　高爽，任秋华，侯慧，等. 颅内间叶性软骨肉瘤 1 例[J]. 诊断病理学杂志，2012，19(3): 237.

[103]　王军，王运杰，欧绍武. 颅内软骨肉瘤的综合治疗(附八例报告)[J]. 中华神经外科杂志，2009，25(5): 440 - 442.

[104]　陈立前，秦治明. 纵隔间叶性软骨肉瘤自发性破裂出血一例[J]. 中国胸心血管外科临床杂志，2013，20(5): 523.

[105]　Hashimoto N, Ueda T, Joyama S, et al. Extraskeletal mesenchymal chondrosarcoma: an imaging review of ten new patients[J]. Skeletal Radiol, 2005, 34(12): 785 - 792.

[106]　Ghafoor S, Hameed MR, TAPWD, et al. Mesenchymal chondrosarcoma: imaging features and clinical findings

［J］. Skeletal Radiol, 2021, 50(2)：333 - 341.

［107］ 杨本涛, 王振常, 刘莎, 等. 鼻眶部软骨肉瘤的CT和MRI诊断［J］. 中华放射学杂志, 2006, 40(6)：572 - 576.

［108］ 陈琳, 朱岩, 范钦和, 等. 间叶性软骨肉瘤6例临床病理分析［J］. 临床与实验病理学杂志, 2012, 28(4)：439 - 441.

［109］ Gonzalez - Lois C, Cuevas C, Abdullah O, et al. Intracranial extraskeletal myxoid chondrosarcoma：case report and review of the literature［J］. Acta Neurochir, 2002, 144(7)：735 - 740.

［110］ Khuroo MS, Bilal S, Khuroo NS, et al. Nasal osteogenic chondrosarcoma［J］. J Cytol, 2012, 29(3)：190 - 191.

［111］ Soldatos T, Mccarth Y, Efattar S, et al. Imaging features of chondosarcroma［J］. J Comput Assist Tomogr, 2011, 35(4)：504 - 511.

［112］ 徐春华, 周范民. 颅内幕上多发性软骨肉瘤一例［J］. 中华神经外科杂志, 2006, 22(7)：446.

［113］ 解中福, 杜金梁, 秦进喜, 等. 颅内软骨肉瘤的CT及MRI表现［J］. 实用放射学杂志, 2004, 2：112 - 114.

［114］ 王绛, 张梦梅, 邹春华. 颅内间叶性软骨肉瘤1例报告并文献复习［J］. 现代肿瘤医学, 2021, 29(8)：1426 - 1428.

［115］ Steurer S, Huber M, Lintner F. Dedifferentiated chondrosarcoma of the lung：case report and review of the literature［J］. Clin Lung Cancer, 2007, 8(7)：439.

［116］ Bu X, Dai X. Primary mesenchymal chondrosarcoma of the pancreas［J］. Ann R Coll Surg Engl, 2010, 92(3)：W10 - 12.

［117］ 胡军, 卜献民, 戴显伟. 胰腺间叶性软骨肉瘤一例［J］. 临床外科杂志, 2007, 15(3)：173.

［118］ Tsukamoto S, Honoki K, Kido A, et al. Chemotherapy Improved Prognosis of Mesenchymal. Chondrosarcoma with Rare Metastasis to the Pancreas［J］. Case Rep Oncol Med, 2014, 2014：249757.

［119］ 李洁, 倪军, 叶靖, 等. 胰腺转移性间叶性软骨肉瘤一例［J］. 中华消化病与影像杂志(电子版), 2017, 7(1)：43 - 44.

［120］ 张华, 任晓平. 彩色超声诊断前列腺肉瘤1例报告［J］. 实用放射学杂志, 2005, 13(6)：608.

［121］ 王微微, 陈燕, 郭晨光, 等. 前列腺肉瘤的CT及MRI表现(附4例报告及文献复习)［J］. 实用放射学杂志, 2007, 11(12)：1659 - 1661.

［122］ Pani KC, Yadav M, Priyaa PV, et al. Extraskeletal mesenehymal chondrosarcoma at unusual location involving spleen and kidney with review of literature［J］. Indian J Pathol Microbiol, 2017, 60(2)：262 - 264.

［123］ Bertoni F, Picci P, Capanna R, et al. Mesenchymal chondrosarcoma of bone and soft tissues［J］. Cancer, 1983, 52(3)：533 - 541.

［124］ Scheithauer BW, Rubinstein LJ. Meningeal mesenchymal chondrosarcoma：report of 8 cases with review of the literature［J］. Cancer, 1978, 42(6)：2744 - 2752.

［125］ 余明细, 强金伟, 叶宣光. 甲状腺间叶性软骨肉瘤一例［J］. 临床放射学杂志, 2006, 25(2)：129.

［126］ Aiger T, Loos S, Miiller S, et al. Cell differentiation and matrix gene expression in mesenchymal chondresarcomas［J］. Am J Pathol, 2000, 156(4)：1327 - 1335.

［127］ Zakkak TB, Flynn TR, Boguslaw B, et al. Mesenchymal chondrosarcoma of the Mandible：Case report and review of the literature［J］. J Oral Maxillofac Surg, 1998, 56(1)：84 - 91.

［128］ Dabska M, Huvos AG. Mesenchymal chondrosarcoma in the young［J］. Virchows Archi A Pathol Anat Histopathol, 1983, 399(1)：89 - 104.

［129］ 黄瑾, 张惠箴, 周隽, 等. 间叶软骨肉瘤10例临床病理分析［J］. 临床与实验病理学杂志, 2011, 27(2)：154 - 157.

［130］ 杨婷婷, 黄文涛, 张惠箴. 去分化软骨肉瘤40例临床病理特征与预后分析［J］. 临床与实验病理学杂志, 2018, 34(3)：278 - 283.

［131］ Fanburg - Smith JC, Auerbach A, Marwaha JS, et al. Reappraisal of mesenchymal chondrosarcoma：novel morphologic observations of the hyaline cartilage and endochondral ossification and β - catenin, Sox9, and osteocalcin immunostaining of 22 cases［J］. Hum Pathol, 2010, 41(5)：653 - 662.

［132］ Fanburg - Smith JC, Auerbach A, JMarwaha JS, et al. Immunoprofile of mesenchymal chondrosarcoma：aberrant desmin and EMA expression, retention of INI1, and negative estrogen receptor in 22 female - predominant central nervous system and musculoskeletal cases［J］. Ann Diagn Pathol, 2010, 14(1)：8 - 14.

［133］ 朱正龙, 宋小陵, 祁兵, 等. CD99阳性的间叶性软骨肉瘤5例并文献分析［J］. 诊断病理学杂志, 2002, 9

（1）：35－36.

［134］ Hoang MP, Suarez PA, Donner LR, et al. Mesenchymal chondrosarcoma: a small cell neoplasm with polyphenotypic differentiation[J]. Int J Surg Pathol, 2000, 8(4): 291－301.

［135］ 岳振营，董艳光，田昭俭，等. 甲状腺间叶性软骨肉瘤 2 例并临床病理学特征分析[J]. 临床与实验病理学杂志，2016，32(3)：328－330.

［136］ Folpe AL, Graham RP, Martinez A, et al. Mesenchymal chon·drosarcomas showing immunohistochemieal evidence of rhabdomyoblastic differentiation: a potential diagnostic pitfall[J]. Hum Pathol, 2018, 77: 28－34.

［137］ Wehrli BM, Huang W, De Crombrugghe B. Sox9, a master regulator of chondrogenesis, distinguishes mesenchymal chondrosarcoma from other small blue round cell tumors[J]. Hum Pathol, 2003, 34(3): 263－269.

［138］ Müller S, Sder S, Oliveira AM, et al. Type II collagen as specific marker for mesenchymal chondrosarcomas compared to other small cell sarcomas of the skeleton[J]. ModPathol, 2005, 18(8): 1088－1094.

［139］ Wang L, Motoi T, Khanin R, et al. Identification of a novel, recurrent HEY1－NCOA2 fusion in mesenchymal chondrosarcoma based on a genome－wide screen of exonlevel expression data[J]. Genes Chromosomes Cancer, 2012, 51(2): 127－139.

［140］ Toki S, Motoi T, Miyake M, et al. Minute mesenchymal chondrosarcoma within osteochondroma: an unexpected diagnosis confirmed by HEY1－NCOA2 fusion[J]. Hum Pathol, 2018, 81: 255－260.

［141］ Meijer D, de Jong D, Pansuriya TC, et al. Genetic characterization of mesenchymal, clear cell, and dedifferentiated chondrosarcoma[J]. Genes Chromosomes Cancer, 2012, 51(10): 899－909.

［142］ Bridge RS1, Rajaram V, Dehner LP, et al. Molecular diagnosis of Ewing sarcoma/primitive neuroectodermal tumor in routinely processed tissue: a comparison of two FISH strategies and RT－PCR in malignant round cell tumors[J]. Mod Pathol, 2006, 19(1): 1－8.

［143］ 赖日权，陈晓东. 具有上皮－间叶性分化恶性肿瘤的病理诊断[J]. 临床与实验病理学杂志，2001，17(4)：348－351.

［144］ Miura Y, Keira Y, Ogino J, et al. Detection of specific genetic abnormalities by fluorescence in situ hybridization in soft tissue tumors[J]. Pathol Int, 2012, 62(1): 16－27.

［145］ Huvos AG, Rosen G, Dabska M, et al. Mesenchymal chondrosarcoma. A clinicopathologic analysis of 35 patients with emphasis on treatment[J]. Cancer, 1983, 51(7): 1230－1237.

［146］ Kawaguchi S, Weiss I, Lin PP, et al. Radiation therapy is associated with fewer recurrences in mesenchymal chondrosarcoma[J]. Clin Orthop Relat Res, 2014, 472(3): 856－864.

［147］ Bloch OG, Jian BJ, Yang I, et al. Cranial chondrosarcoma and recurrence[J]. Skull Base, 2010, 20(3): 149－156.

［148］ Orin G, Bloch Brian J, Jian Isaac Yang, et al. A systematic review of intracranial chondrosarcoma and survival[J]. Journal of Clinical Neuroscience, 2009, 1547－1551.

［149］ Wang K, Ma XJ, Guo TX, et al. Intracranial mesenchymal chondrosarcoma: report of 16 cases[J]. World Neurosurg, 2018, 116: e691－e698.

［150］ Stieb S, Snider JW, Placidi L, et al. Long－term clinical safety of high－dose proton radiation therapy delivered with pencil beam scanning technique for extracranial chordomas and chondrosarcomas in adult patients: clinical evidence of spinal cord tolerance[J]. Int J Radiat Oncol Biol Phys, 2018, 100(1): 218－225.

［151］ Imai R, Kamada T, Araki N, et al. Clinical efficacy of carbon ion radiotherapy for unresectable chondrosarcomas[J]. Anticancer Res, 2017, 37(12): 6959－6964.

［152］ Italiano A, Mir O, Cioffi A, et al. Advanced chondrosarcomas: role of chemotherapy and survival[J]. Ann Oncol, 2013, 24(11): 2916－2922.

［153］ 唐顺，郭卫，汤小东，等. 间叶性软骨肉瘤的外科治疗及预后分析[J]. 中国肿瘤临床，2013，40(16)：984－987.

［154］ Chiang CJ, Fong YC, Hsu HC. E x traskeletal mesenchy mal chondrosarcoma[J]. J Chin Med Assoc, 2003, 66(5): 307－310.

［155］ Herrera A, Ortega C, Reyes G, et al. Primary orbital mesenchy－mal chondrosarcoma: case report and review of the literature[J]. Case Rep Med, 2012: 292147.

［156］ Cesari M, Bertoni F, Bacchini P, et al. Mesenchymal chondrosarcoma. An analysis of patients treated at a single institution[J]. Tumori, 2007, 93(5): 423－427.

[157] Mitchell AD, Ayoub K, Mangham DC, et al. Experience in the treatment of dedifferentiated chondrosarcoma[J]. J Bone Joint Surg Br, 2000, 82(1): 55 – 61.

[158] Aksoy S, Abali H, Kilickap S, et al. Successful treatment of a chemoresistant tumor with temozolomide in an adult patient: report of a recurrent intracranial mesenchymal chondrosarcoma[J]. Neurooncol, 2005, 71(3): 333 – 334.

[159] Polychronidou G, Karavasilis V, Pollack SM, et al. Novel therapeutic approaches in chondrosarcoma[J]. Future Oncol, 2017, 13(7): 637 – 648.

[160] Fukumoto S, Kanbara K, Neo M. Synergistic anti – proliferative effects of mTOR and MEK inhibitors in high – grade chondrosarcoma cell line OUMS – 27[J]. ActaHistochem, 2018, 120(2): 142 – 150.

[161] Schuetze SM, Bolejack V, Choy E, et al. Phase 2 study of dasatinib in patients with alveolar soft part sarcoma, chondrosarcoma, chordoma, epithelioid sarcoma, or solitary fibrous tumor[J]. Cancer, 2017, 123(1): 90 – 97.

[162] Van Oosterwijk JG, Meijer D, van Ruler MA, et al. Screening for potential targets for therapy in mesenchymal, clear cell, and dedifferentiated chondrosarcoma reveals Bcl – 2 family members and TGFβ as potential targets[J]. Am J Pathol, 2013, 182(4): 1347 – 1356.

[163] Dantonello TM, Int – Veen C, Leuschner I, et al. Mesenchymal chondrosarcoma of soft tissues and bone in children, adolescents, and young adults: experience of the cws and coss study groups[J]. Cancer, 2008, 112(11): 2424 – 2431.

[164] 王磊，钟竑，李国庆，等. 儿童胸腔内巨大间叶性软骨肉瘤一例[J]. 中国胸心血管外科临床杂志，2010，17(1): 67.

[165] Schneiderman BA, Kliethermes SA, Nystrom LM. Survival in mesenehymal ehondrosarcoma varies based on age and tumor location: a survival analysis of the SEER database[J]. Clin Orthop Relat Res, 2017, 475(3): 799 – 805.

[166] Frezza AM, Cesari M, Baumhore D, et al. Mesenchymal chondrosarcoma: prognostic factors and outcome in 113 patients: a European Musculoskeletal Oncology Society Study[J]. Eur J Cancer, 2015, 5(13): 374 – 381.

[167] 王志超，邹建军，李付勇，等. 复发颅眶沟通间叶性软骨肉瘤 1 例并文献回顾[J]. 临床医药文献杂志，2017，4(62): 12250 – 12251，12254.

[138] Dahlin DC, Henderson ED. Mesenchymal chondrosarcoma: further observations on a new entity[J]. Cancer, 1962, 15: 410 – 417.

第六章 脊索瘤
Chordoma

一、概述

（一）基本概念

脊索为胚胎发育时的最初脊柱结构，它起源于胚胎第 4 周，通常在第 7 周开始退化，在第 11 周时，脊索组织被水、胶原 II 型、髓核的软骨聚集蛋白聚糖所替代，并逐渐被周围中胚层组织包围，中胚层组织经软骨化、骨化，最终组成椎骨和颅底。

随着胚胎的发育成为部分颅底和脊柱，残存的脊索组织可发展成为脊索瘤[1]。

脊索瘤（chordoma）是一种起源于脊索胚胎残余组织的原发性骨肿瘤，缓慢侵袭性生长是其生物学行为，是低度至中度恶性骨肿瘤[2-4]。

1846 年，德国病理学家 Rudolf Virchow 在尸检时首次描述了斜坡脊索瘤，斜坡表面偶然出现的小而黏的生长物，认为它是软骨来源的肿瘤。1858 年，Müller 指出这种肿瘤起源于脊索残余组织。1894 年，德国病理学家 Hugo Ribbert 证实了 Müeller 的推论，并首次提出使用术语"脊索瘤"[5]。

WHO 限定脊索瘤只发生于中轴骨；发生在中轴骨之外的脊索瘤，有学者称之为外周脊索瘤（periphericum chordoma）；Dabska 把中轴骨以外发生的组织形态、免疫表型、超微结构与中轴骨发生相同的肿瘤统称为副脊索瘤（parachordoma）。

目前，脊索瘤发生机制尚不明确[6-7]。Romeo 等[8]首先阐述了颅底脊索残留物的存在；近年来，越来越多的研究支持了良性脊索细胞肿瘤（benign notochordal cell tumor，BNCT）是脊索瘤前期改变的观点。Yamaguchi 等[9]于 2008 年阐述了典型的脊索瘤产生于良性脊索残留物中，且在骶尾部发现了 2 处微小的初期脊索瘤和良性脊索残余物，两者共存。因此，推测脊索瘤可能为胚胎期发育的脊索残留物恶变导致[10]。

脊索瘤可发生于脊柱轴的任一部位，但多数发生于它的两端，即头端的斜坡区域和尾端的骶骨区域（颅底、脊柱及骶尾部的中轴骨）[11]。

脊索瘤的发生部位以中轴骨、骶骨最多，其次是颅底及脊柱其他节段[12]；非中轴线部位的脊索瘤十分罕见[13]。相关文献报道[14-19]，50% ~60% 发生于骶尾部，25% ~35% 发生于颅底，10% 发生于颈椎，5% 发生于胸腰椎。田秋红等[20]报道了 51 例脊索瘤，发生于颅内及颅底部者 24 例，发生于骶尾部者 22 例。王雷等[21]报道了 20 例脊索瘤，骶尾部 16 例，垂体鞍区 2 例，鼻咽部 1 例，颈椎 1 例。李文乐等[22]总结了文献报道的 597 例脊索瘤，在肿瘤原发部位中，头面部以及盆腔和骶尾部较脊柱部位高，单发的肿瘤占了大多数。

（二）流行病学

脊索瘤是一种极其罕见的恶性肿瘤，发病率约为 0.08/10 万，白人发病率相对较高，亚洲及环太平洋岛国地区发病率相对低，约为 0.04/10 万；占所有原发恶性骨肿瘤的 1%～4%，占颅内肿瘤的 0.1%～0.7%，占原发脊柱肿瘤的 20%[23-28]。

脊索瘤有散发性和家族性起病的特点，散发病例性别差异不明显[29]；脊索瘤可发生在任何年龄，1～80 岁均可发病，婴儿及老年人皆有报道，偶有儿童及青少年发病（占所有脊索瘤病例 <5%），但好发年龄为 50～60 岁，男女发病比例为 1.8∶1[30-33]。李文乐等[22]总结文献报道的 597 例脊索瘤，在患者年龄分布上，12.1% 的患者 <30 岁；在人种分布中，白人占 85% 以上；男性患者相较女性患者多见。田秋红等[20]报道了 51 例脊索瘤，男 34 例，女 17 例，发病年龄 4～75 岁，平均年龄 45 岁。张璐等[34]报道了 41 例脊索瘤，男 25 例，女 16 例，年龄 7 个月～72 岁，中位年龄 53 岁。

颅底脊索瘤罕见，占所有颅内肿瘤不到 0.2%。段莹星等[35]报道了 62 例颅底脊索瘤，男 31 例，女 31 例；年龄 6～79 岁，平均年龄（46.4±16）岁。吴彦桥等[36]报道了 61 例颅底脊索瘤，男 34 例，女 27 例，男女之比为 1.261，年龄 7～75 岁，平均（38.44±13.61）岁。唐国栋等[37]报道了 33 例颅底脊索瘤，男 18 例，女 15 例，年龄 18～69 岁，平均年龄 44 岁。牟立坤等[38]报道了 28 例颅底脊索瘤，男 18 例，女 10 例；年龄 31～58 岁，平均 42.5 岁。

原发性骶骨肿瘤以脊索瘤、骨巨细胞瘤等最多见[39]，骶骨脊索瘤占脊索瘤的 40%～50%。杨勇昆等[40]报道了 126 例初治原发骶骨脊索瘤，男性 106 例，女性 20 例，年龄范围为 25～83 岁，中位年龄 55.5 岁。

（三）分子遗传学

目前，脊索瘤发生机制尚不明了。Klingler 等[41]研究认为，脊索瘤为多克隆来源的肿瘤。Barry 等[42]通过总结先前 26 个关于脊索瘤的细胞遗传学分析发现，大约有 50% 的病例发生不同的染色体畸变，但所有的关于 16 个脊索瘤的研究皆显示了某种形式的染色体缺失或扩增，通过比较基因组杂交和荧光原位杂交法分析显示，3p（50%）、1p（44%）的染色体臂的缺失，以及 7q（69%）、20（50%）、5q（38%）、12q（38%）的改变与脊索瘤有关。Scheil 等[43]的研究亦发现，染色体 1P 和 3P 位点的丢失与脊索瘤的发生有关。

Schwab 等[44]通过对 6 例脊索瘤患者（病理诊断为经典型）的肿瘤细胞进行基因分析表明，脊索瘤特殊表达的基因有 T - Brachrury、CD24、角蛋白 8、13、15、18、19、盘状结构域受体 -1（discoidin domain receptor1）；相对于正常髓核组织，脊索瘤细胞的 FOSB 基因、c - fos 基因、c - jun 基因表达明显。

Feng 等[45]对 40 例脊索瘤患者进行基因分析，发现脊索瘤细胞内常存在 BMP4/SMAD 信号通路的高表达，且其表达程度与肿瘤的体积、局部侵袭性和患者的 5 年生存率高度相关，提示该信号通路可能促进了脊索瘤的发展。

Naka 等[46]报道，15% 的脊索瘤中存在 MDM2 基因扩增；在脊索瘤中，P53 的表达水平降低与 MDM2 过表达显著相关，提示 MDM2 通过抑制 P53 蛋白功能，促进脊索瘤的生长。

1. brachyury 基因

胚胎相关分子 Brachyury 基因是 T - box 基因家族中的一员，位于 6q27 区域，编码转录因子 Brachyury 蛋白，在胚胎发育过程中调控中胚层向脊索分化。

Brachyury 是脊索生成的主要调控因子，brachyury 基因突变在脊索瘤中常见，在 95% 以上的脊索瘤细胞中高表达[47]。Zhang 等[48]报道，中线区域脊索瘤 brachyury 阳性率为 75.6%～100%，总体约为 87%；非中线区域阳性率为 83.3%。

Barresi 等[49]的研究表发现，brachyury 基因的过表达可能是参与脊索瘤发生的重要因素。Kelley 等[29]的研究表明，Brachyury 基因拷贝数增加是家族性脊索瘤重要的易感因素，SNP 位点 rs1056048 及 rs3816300 可能与脊索瘤发病相关。

目前，通常认为 brachyury 基因的过表达与家族性发病高度相关，且在散发病例中亦被认为是脊索瘤的特异性分子遗传标志。

brachyury 基因主要通过以下 3 种方式发挥调控作用：

（1）调控有丝分裂纺锤体的检查点基因。

（2）调节多种生长因子和细胞因子的表达。

（3）作用于细胞外基质基因[7]。

Shah 等[50]发现，Brachyury – YAP 通路在调控脊索瘤的多能性及侵袭性方面具有重要作用。

相关研究表明[51-52]，FGFR/MEK/ERK/brachyury 信号通路的激活在脊索瘤细胞的上皮 – 间充质转换、肿瘤转移以及干细胞重要分子表达中具有重要作用，体外敲除 brachyury 基因可促进脊索瘤细胞的分化与衰老。

Wang 等[53]研究了 Brachyury 基因 3 种异构体在脊索瘤及脊索组织中的表达情况，脊索瘤组织及细胞系中长异构体表达水平最高，而长/短异构体比例在脊索瘤和脊索组织中存在明显差异。

2. SMARCB1 基因

SMARCB1 基因又名 INI1/SNF5，编码 INI1 蛋白，被认为是抑癌基因。近年来，有关 SMARCB1 基因与脊索瘤发生的关系报道逐渐增多。

Li 等[54]研究发现，SNF5 低表达与颅底脊索瘤预后不良相关。Owosho 等[55]发现，在去分化脊索瘤中，存在大量 SMARCB1/INI1 表达缺失。Antonelli 等[56]报道的 8 例儿童脊索瘤病例中，4 例出现 SMARCB1/INI1 表达缺失，并发现 3 个新致病突变位点，提示该基因与儿童脊索瘤发生相关。Cha 等[57]报道了 2 例去分化儿童脊索瘤病例 SMARCB1/INI1 阴性表达，其中 1 例存在 SMARCB1/INI1 基因缺失。

3. Hedgehog 基因

Hedgehog 基因最早是在果蝇中发现的，Hedgehog 家族主要包括 SHH、Desert Hedgehog 和 Indian Hedgehog。

SHH 是 SHH 通路的启动子，SHH 与其受体 PTCH1 结合后，解除了 PTCH1 对蛋白的抑制，激活下游效应分子 Gli1、Gli2、Gli3 等[58]。Cates 等[59]研究发现，在 1 组 28 例脊索瘤标本中，96% 存在 SHH 高表达，82% 存在 PTCH1 受体的阳性表达，而 PTCH1 受体正是 SHH 的下游分子。

4. DNA 甲基化

DNA 甲基化是不改变 DNA 序列，通过甲基化对进行 DNA 化学修饰。研究发现，目前已有 20 余个甲基化及去甲基化的基因可能与脊索瘤发生相关。

Alholle 等[60]对复发及未复发的脊索瘤进行全基因组甲基化分析，初步确定了一系列与脊索瘤有关的甲基化位点。Marucci 等[61]观察了颅底脊索瘤中 DNA 修复蛋白 O – 6 – 甲基鸟嘌呤 DNA 甲基转移酶（O – 6 – methylguanine – DNA methyltransferase，MDMT）的甲基化状态，发现在复发脊索瘤中 MDMT 基因启动子存在甲基化。

5. microRNA

非编码 RNA（noncoding RNA，ncRNA）主要包括微小 RNA（microRNA）、环状 RNA（circular RNA，cirRNA）、长链非编码 RNA（long noncoding RNA，lncRNA）等，microRNA 是一类非编码小

RNA，通过与目的基因序列特异性结合参与转录后基因表达的调控。

miRNA－1 是最早被发现的、在脊索瘤组织、细胞系中下调最为显著的 microRNA，其表达增高可抑制脊索瘤细胞生长。Osaka 等[62]的研究证实，miR－1 通过下调 slug 表达可抑制脊索瘤的增殖、侵袭及转移。

在 microRNA 中，与脊索瘤预后及肿瘤发生相关的还有 miRNA－608、miRNA－34a、miRNA－185－5p、miRNA－219－5p、miRNA－1237－3p、miRNA－155 等[63-66]。Chen 等[67]的研究发现，在脊索瘤中 microRNA185－5p 可通过 Wnt 信号通路发挥作用。

6. CDKN2A 基因

CDKN2A 基因编码 P16 蛋白，P16 主要通过阻止 CDK4/cyclinD1 复合体形成、抑制 RB 蛋白磷酸化，将细胞周期阻滞于 G1 期。

CDKN2A 基因在 70% 脊索瘤中出现同源或杂合缺失，该基因失活可能在脊索瘤发展中发挥重要作用。Liu 等[68]的研究发现，与软骨相比，脊索瘤中 P16 表达明显降低，且表达水平与肿瘤的侵袭呈负相关。Choy 等[69]的研究亦发现，脊索瘤中 CDKN2A 基因位点变异导致拷贝数减少，提示 CD-KN2A 与脊索瘤发生显著相关。

二、临床表现

一般而言，脊索瘤为低度恶性肿瘤，其生长较缓慢，但具有较强的侵袭性，约20%以上的患者可出现晚期转移，肺部转移最多见，其次是骨、淋巴结、软组织等[70]；Ailon 等[71]报道，高达 40%~60% 的脊索瘤患者在疾病的发展过程中发生了远处转移，转移部位有肺、骨、软组织、淋巴结、肝和皮肤等；李文乐等[22]总结文献报道的 597 例脊索瘤，大约 1/4 的脊索瘤病例在被发现时已经出现转移[72]。但 Mukherjee 等[73]发现，47.1% 的患者发病部位在脊柱，其中仅有 4.8% 的患者发生转移。另外，颅底脊索瘤亦很少发生转移[31]。

脊索瘤起病隐匿，早期临床症状轻微，局部累及神经根时，可导致严重的神经功能障碍[74]。王雷等[21]报道了 20 例脊索瘤，临床表现为发病部位疼痛、下肢麻木、视野缺损、鼻腔出血、吞咽异物感等肿瘤压迫效应及神经损害症状。

（一）颅底脊索瘤

颅底脊索瘤（Skull base chordomas，SBC）通常起源于斜坡中线部位，其临床表现主要取决于生长部位、膨胀方向以及生长速度。

颅底脊索瘤源自颅底，生长缓慢，但局部扩张和侵犯性大，可侵犯硬膜，并穿过硬膜侵犯中后颅凹压迫脑、脑干下部和小脑，部分还向口鼻及咽部生长，其临床表现常多样。段莹星等[35]报道了 62 例颅底脊索瘤，临床主要表现为肿块压迫周围结构引起头痛、眼球活动障碍或面部麻木等症状；唐国栋等[37]报道了 33 例颅底脊索瘤，头部及颈枕部疼痛 11 例，面部麻木 8 例，视力下降、视野缺损 7 例，眼睑下垂 5 例，复视 5 例，声音嘶哑、饮水呛咳 3 例，肢体麻木、乏力 3 例。牟立坤等[38]报道了 28 例颅底脊索瘤，临床表现也各异，主要为颅骨浸润性头痛、颅内压增高、垂体功能低下、脑神经麻痹、脑干受压等，其中首发症状为头痛者 25 例，视力下降、视野缺损者 14 例，性欲减退、闭经者 13 例，眼睑下垂、眼球运动障碍者 12 例，轻度锥体束征、运动障碍者 9 例，面部麻木、声嘶、耳鸣、眩晕、听力障碍者 8 例，鼻咽症状者 5 例。

颅底脊索瘤患者通常表现出非特异性的症状，这可导致延误诊断。患者早期表现，可因病变位置、范围和与关键部位的接近程度而有很大差异。

颅底脊索瘤最常见的症状为头痛、鼻塞、面部麻木及进行性脑神经麻痹，尤其第 5～7 对脑神经最常受累，肿瘤内出血时可出现构音困难、口吃、步态不稳等症状。

头部及枕颈部疼痛是由于肿瘤膨胀性生长，颅底硬膜受到牵拉，张力增高，支配颅底硬膜的神经受刺激而引起。

其他症状如吞咽困难、饮水呛咳、言语不清、构音不良、视物模糊、步态不稳、面神经瘫痪、耳聋等均与瘤组织对邻近脑神经的损伤有关。

神经系统检查，往往可发现咽反射迟钝、眼睑下垂、眼球运动受限、水平眼震、突眼及舌肌纤颤等体征。

因肿瘤位于颅底，也可引起交通性脑积水；如肿瘤向桥小脑角发展，则会出现听力障碍，耳鸣及眩晕；如肿瘤累及颈静脉孔区，则会出现后组脑神经麻痹症状；起自鼻咽壁处的脊索瘤，常突到鼻咽或浸润鼻旁窦，可引起鼻通气不良、阻塞、疼痛，可见鼻腔脓性或血性分泌物，也可因机械性阻塞致下咽困难，观察鼻咽腔可发现肿块。

除通常位于枕骨或眶后区域的头痛，最常见的是视觉症状[75-76]，视觉症状可能包括与脑神经麻痹相关的视力模糊或视力丧失、上睑下垂和视野缺损。

斜坡病变可能出现的其他体征和症状，有听力损失、面瘫或感觉减退、发声困难、构音障碍、吞咽困难、呼吸困难、嗅觉缺失和眩晕[77]。

当肿瘤向鞍区生长时，通常会出现垂体功能低下及视交叉的受压症状[78]；肿瘤向鞍旁区域的侵袭性生长可致海绵窦综合征。鞍上间隙的受累可分别通过垂体或垂体柄的损伤导致垂体功能减退和尿崩症，如性欲减退、闭经等，以及通过视觉器官的损伤导致视觉障碍[79]，如视力减退及双颞侧偏盲；较大的肿瘤亦可能压迫脑干和小脑，导致步态障碍、共济失调和运动无力。

斜坡中线区域病变可压迫脑桥使其产生相应症状及体征，其向一侧及对侧的生长可类似于桥脑小脑角病变而出现相应的症状及体征。

起源于下斜坡基底部的肿瘤可致后组脑神经麻痹，甚至压迫延髓可导致患者突然死亡[80]。

颅中窝部脊索瘤，常引起Ⅲ、Ⅳ、Ⅵ脑神经麻痹，以外展神经麻痹较为多见，这可能因为外展神经近端常是肿瘤起源部位，且此神经行程较长。

斜坡-颅后窝型脊索瘤，常表现为脑干受压症状，如步行障碍、锥体束征、第Ⅵ、Ⅶ脑神经障碍。

（二）脊柱、骶尾部脊索瘤

脊柱脊索瘤可侵犯邻近的脊髓和神经根，出现疼痛、麻木、无力的症状，最终可导致瘫痪。

骶骨脊索瘤的临床症状隐匿，临床表现多为慢性下腰部或骶尾部疼痛，可放射至臀部、会阴和下肢；直肠检查可以发现硬而固定的骶前肿物，肛周皮肤感觉衰退，表皮和直肠溃疡。

在骶骨脊索瘤患者就诊前，病史可长达 1～2 年，当肿瘤巨大或压迫神经时才出现明显症状，故诊治多不及时。

三、影像学检查

（一）表现特点

脊索瘤是具有侵袭性的低度恶性肿瘤，可发生于沿脊柱中轴任何部位，但以脊柱头尾两端最常见即斜坡和骶尾椎，是累及斜坡的常见硬膜外肿瘤[81]；常呈膨胀性生长，影像学上常表现为圆形肿块。

脊索瘤的影像学特征与肿瘤细胞和瘤间黏液有关，信号强度与黏液含量、瘤细胞密度及细胞质发育程度有关[82-83]。

CT 联合 MRI 有助于评估肿瘤部位、大小、边界、肿瘤内部成分和边缘浸润情况，脊索瘤 CT 检查，可表现为溶骨性或混合性骨破坏，周围可伴有骨硬化或软组织占位性表现；MRI 检查，表现为瘤体 T2W1 高信号，T1W1 低信号或混杂信号，增强扫描呈不同程度不均匀强化，瘤体边缘多呈以浅分叶状或多结节状为主要表现的"足突边缘"征。

（二）颅内脊索瘤

颅底脊索瘤好发于斜坡和蝶骨，可从斜坡向海绵窦、蝶窦、筛窦、蝶鞍、鞍上池、眶部、鼻咽部、颞下窝、咽旁间隙、舌下神经管、颈静脉孔或椎前间隙发展；有时脊索瘤亦可能发生在颅椎交界处，累及寰椎[84]。

颅底脊索瘤毗邻脑干、神经和动脉等重要结构，鉴于其解剖位置的复杂性及肿瘤的侵袭性特点，患者术前需接受细致的影像学检查，MR、CT 检查在其诊断及手术方案制定中发挥重要作用[85]，尤其是 MRI 检查可清楚地显示肿瘤起源位置，对邻近结构如蝶窦、海绵窦、鼻咽、咽旁间隙等的侵犯，评估肿瘤是否侵袭到硬膜下及脑干受累程度[86-88]。

DSA 检查可见肿瘤染色淡，无明显的供血动脉及引流静脉，常包裹和（或）推移神经和大血管，很少出现血管腔变窄和闭塞，这些对判断肿瘤的部位和浸润程度非常有用[36]。

1. X 线

颅底 X 线平片可见以斜坡为中心的骨质破坏，可向四周伸展，前、中、后颅窝均可受累；伸入蝶骨，使蝶骨体及大翼发生骨质破坏，并可侵犯筛窦、枕大孔、枕骨、颈静脉孔区或眶上裂破坏，有时波及乳突和岩锥；有时可有软组织肿块凸入鼻咽腔，多数较大，边缘光滑。

骨质破坏边界尚清，可有碎骨小片残留和斑片状钙化沉着。

2. CT 检查

颅内脊索瘤的典型 CT 表现为斜坡、鞍区、视神经管、鼻咽部软组织肿块影，边界尚清楚，形态不规则，呈分叶或结节状，周围广泛性溶骨性骨质破坏[89-90]。

50% 其间散在点片状高密度影，为钙化或破坏骨质残余碎片，病灶内可见囊变。与正常脑组织相比，脊索瘤在 CT 上表现为等密度或稍低密度[91]。

病灶内可出现坏死、钙化、残存骨或出血，瘤内钙化是脊索瘤组织学上软骨化生的表现，与斜坡骨质破坏的残存骨很难区分，亦难以与软骨肉瘤的软骨钙化区分[92]。

肿瘤较大时，可推压邻近脑组织使之发生脑软化，其机制除肿瘤压迫性缺血外，还可为邻近累及的硬膜、软脑膜动脉、静脉血管闭塞导致脑软化。

3. MRI 检查

与 CT 相比，MRI 在颅内病变的评估中可提供最佳的分辨率和软组织对比度，以及精细的解剖结构。

颅底脊索瘤 MRI 平扫，可见蝶鞍区、斜坡后上方或海绵窦旁软组织肿块，颅底骨质广泛受侵，主体部分位于硬膜外，不同程度突入颅内，并侵入硬膜下，造成脑干受压移位；海绵窦内颈内动脉及基底动脉被包绕或推挤移位。

肿瘤边界相对清晰，边缘无低信号硬化环，瘤体在 T1WI 呈低信号或等信号，其内出现高信号可能为出血或含高蛋白黏液所致；在 T2WI 呈较高信号或高信号，部分呈高低不等的混合信号，高信号内常可见点、片状低信号，可能与肿瘤内钙化、肿瘤血管流空、出血及破坏骨质的残留碎片有关；含黏液较多的颅底脊索瘤，在 T2WI 多表现为高信号[93]。

四、组织病理

组织学上，原始脊索从 Rathke's 囊向前下扩展到斜坡，继续向尾部生长形成脊椎，胚胎性脊索残留物可发生此中线通道任何部位。

脊索瘤具有显著的病理特征，多呈分叶状生长，并可见纤维间隔及黏液样基质，基质内多见立方样或多边形液滴状细胞，以及长梭形且细胞质嗜酸性的星芒状细胞。

（一）大体观

肿块大小为 2～5cm，通常被 1 个不完全的假包膜包围；大体上呈白色或灰白色、分叶状或锯齿状纤维小梁的凝胶状肿瘤，少数硬如软骨。

50% 肿瘤内可见散在结节状或斑片状钙化，可见新老出血区、囊变、坏死灶[94]，有些肿瘤表现局灶性骨组织点缀在肿瘤基质内。

典型的颅底脊索瘤主要位于硬脑膜外与硬脑膜粘连或突破到硬脑膜下，累及脑干及多组脑神经和椎基底动脉等重要结构；大体标本为灰褐色，质地不均，呈半透明胶冻状富含黏液，血供丰富，部分瘤组织内混有骨质成分并可见分隔，肿瘤边缘不规则，与周围粘连，脑神经和血管被肿瘤包裹。

（二）镜下观

在显微镜下，脊索瘤由含液泡状的中等大小藻孔细胞组成，在黏液样基质中呈线状排列[95]。

典型脊索瘤的有丝分裂活性较低，分化较差的脊索瘤有丝分裂活性高，细胞衰减相对较高，核质比高[96]。

肿瘤细胞分化较好时，由呈囊状或团状囊泡样细胞组成，典型肿瘤细胞呈梭形或多边形，细胞质内具有明显的空泡，又称液滴细胞（Physal ferous cells）；细胞核呈圆形或卵圆形，罕见有丝分裂；有时胞核被挤压到细胞周边，形成印戒细胞（signet - ringlike cell）；细胞质内可有糖原颗粒，细胞体积较大且排列稀疏，细胞间质内可有纤维间隔和丰富的黏液聚积。

肿瘤细胞分化较差时，其体积较小，排列紧密，细胞内外黏液成分较少。高度恶性时，细胞内常可见到核分裂。

（三）超微结构

脊索瘤组织内可见空泡细胞、多突起细胞、非空泡细胞及各种过渡的细胞形态，但典型的脊索瘤主要以空泡细胞为主[97]。

电镜下，脊索瘤细胞中可见 2 种虽不特异但很特殊的结构组合，即线粒体 - 内质网复合体（线粒体周边是池状粗面内质和细胞角蛋白微丝的聚合体）和粗面内质网中平行排列的束状交联微管，还可见桥粒，表明其具有上皮性质。Pardo - Mindan 等[98]报道，其特征性的超微结构为粗面内质网包绕线粒体而形成的复合体。

Suster 等[99]描述了脊索瘤的细胞特征，其胞体较大，形态不规则，相邻胞膜之间可见桥粒连接，胞膜表面有胞吐小泡及微绒毛，胞质内有散在的核糖核蛋白体及糖原颗粒，高尔基复合体多见，微丝丰富，空泡的数量及大小不等，肿瘤间质黏液丰富。

（四）组织病理学分型

根据肿瘤细胞分化程度和形态学特点，组织病理学上可将脊索瘤可分为经典型（普通型）、软骨型和低分化型3种亚型，最常见的是经典型，表现为相对较低的侵袭型。

1. 经典型

经典型较多见，光镜下酷似不同发展阶段的正常脊索组织，肿瘤呈分叶状，瘤细胞呈条索状排列，并被多少不等且多为大量黏液样基质分隔。

其中一种瘤细胞呈卵圆形或多边形，胞质界限不清，有时呈合体细胞；胞质内有大小不一的空泡，呈典型的液滴样细胞；肿瘤核分裂象较少见。

另一种瘤细胞呈星形，胞质嗜酸性，胞质内不含空泡，即星芒状细胞。

除上述两种形态差别明显的细胞外，尚可见外形不规则，在其丰富的嗜酸性胞质背景中可见的网状空泡，为中间型细胞，可能为星芒状细胞与液滴状细胞的过渡状态。

2. 软骨样型

Heffelfinger 等[100]首先提出了软骨样脊索瘤的名称，认为是脊索瘤的亚型之一。

软骨样脊索瘤是一种特殊类型的脊索瘤，病程较长，预后较普通脊索瘤和软骨肉瘤好。

软骨样脊索瘤，在瘤组织内既有经典型脊索瘤的结构，又有向软骨方向分化表现，出现丰富的软骨样区域甚或钙化改变。

软骨型脊索瘤，镜下特点为大量的黏蛋白基质内可见由条索状纤维间隔分隔而成的小叶状结构，且其内可见较多富含黏蛋白的空泡细胞。

另外，还含有数量不等的透明软骨样区域。

3. 低分化型

低分化型脊索瘤少见，目前国内外文献报道仅50例左右[101]常见于儿童，偶然发生于年轻人，女性多见。最常见于颅底，其次是颈椎，骶尾部少见，相较经典型预后差。

镜下主要由上皮样细胞组成，几乎看不到脊索瘤特征和黏液样间质，可见地图状坏死，缺乏细胞外黏液。

Crapanzano 等[102]报道，部分脊索瘤有低分化的病理学表现，出现核内包涵体、双核或多核瘤细胞并偶见核分裂象。

五、免疫组化

目前，常用于脊索瘤鉴别的免疫标志物包括细胞角蛋白（Keratin）、上皮细胞膜抗原（epithelial membrane antigen，EMA）、S-100、vimentin（波形蛋白）和 brachyury[103]，这些免疫组化标记对脊索瘤的诊断具有重要的意义。田秋红等[20]报道了51例脊索瘤，免疫组织化学显示，CK、VIM、S-100、EMA 及 CEA 的阳性率分别为92%、100%、92%、100%和0。

脊索瘤起源于胚胎残留的脊索组织，因此脊索瘤对上皮性抗原，如 Keratin、EMA、S-100 蛋白等为阳性反应，而对 vimentin 呈中等强度的阳性反应[104]，表明具有向间叶细胞分化的倾向。张宝燕等[105]观察了82例脊索瘤病例，除发现前述标志物外，脊索瘤 EMA 亦呈阳性表达，而 GFAP、CEA 呈阴性表达。张彤等[106]分析了55例脊索瘤病例，发现 CK（AE1/AE3）、vimentin、S-100 呈阳性表达，Ki-67 增殖指数为2%~25%。

良性脊索细胞瘤，S-100 和 vimentin 呈阳性表达，细胞角蛋白18呈阴性表达[107]。

（一）不同亚型免疫标记

经典型脊索瘤，大多数脊索瘤细胞 vimentin、S-100、EMA、CK（AE1/AE3）、CAM5.2 均为阳性，很少表达 CEA，其中 CK 系列以 CK8 和 CK19 最具规律性，CK5 次之，而 CK7 和 CK20 则大多为阴性。

软骨型脊索瘤失去了上皮细胞分化的特点，而对 vimentin 呈中等强度的阳性标记，提示具有向间叶细胞分化的倾向[42]。

去分化型脊索瘤，细胞 CK、EMA、S-100 蛋白均为阳性，并有约一半病例的 CEA 阳性，而 CD10、肾细胞癌抗原、TTF-1、CD34、GFAP、actin 等均为阴性。

（二）生存素

生存素（survivin）是迄今发现的最强的凋亡抑制因子，主要存在于胚胎组织，少见于终末分化组织。一旦组织或细胞发生恶性变，survivin 表达显著增加[108]。

Shoeneman 等[109]对恶性骨肿瘤的研究显示，survivin 高表达的患者预后较差。

（三）Caspase-3

半胱氨酰天冬氨酸特异性蛋白酶（Caspase-3）是传递细胞凋亡信号的主要效应因子，在脊索瘤中表达与凋亡的相关性研究表明，脊索瘤发生可能与细胞凋亡与增殖失衡相关；陈超等[110]在脊索瘤的研究中证实了 survivin 高表达与患者预后较差明显相关。

（四）Brachyury

Brachyury 是转录因子 Tbox 基因的蛋白产物，由 Brachyury homolog 基因编码，其职能是在人类组织中调节中胚层和脊索的形成。brachyury 主要表达于脊索瘤和血管母细胞瘤，在脊索瘤鉴别中的特异性高达 89.7%~100%[49]。

Vujovic 等[111]运用多克隆抗体技术在原始胚胎脊索组织及脊索瘤中对 Brachyury homolog 基因进行检测发现，Brachyury 表达多为阳性。Schwab 等[112]利用基因芯片技术对脊索瘤与软骨样肿瘤（如软骨肉瘤、软骨母细胞瘤、骨黏液样纤维瘤等）的基因表达与其他组织的基因表达进行对比发现，脊索瘤特异的表达 Brachyury。Oakley 等[113]的研究表明，其对脊索瘤的敏感性和特异性分别为 98% 和 100%。

目前，Brachyury homolog 基因作为脊索瘤的一种新型标志物。Sangoi 等[114]对 12 例脊索瘤的 Brachyury homolog 基因进行检测多为阳性，而对 184 例转移性肾癌和 111 例生殖细胞瘤的 Brachyury homolog 基因进行检测，发现均为阴性。Shen 等[107]对 46 例脊索瘤患者的研究也发现，在脊索样细胞与脊索瘤细胞同时存在的患者中，Brachyury homolog 基因仅存在于脊索细胞中。

六、诊断

脊索瘤无特异性临床症状和体征，影像表现亦缺乏特异性，临床诊断相当困难，高达 70% 的脊索瘤患者被误诊或漏诊[115]。因此，脊索瘤的最终诊断主要依据组织病理学及免疫组化。

（一）颅底脊索瘤分型

目前，颅底脊索瘤的临床分型报道很不一致，少则 2 型，多则 9 型。

1993 年，周定标[116]提出了脊索瘤如下 5 种类型：

（1）鞍区型：肿瘤累及视路和垂体，出现视野缺失和视力减退或垂体功能低下，表现为性欲减退、毛发脱落、乏力、易倦等，或丘脑下部受累出现肥胖、尿崩及嗜睡等。

（2）颅中窝型：肿瘤向鞍旁颅中窝发展，表现为第Ⅲ－Ⅳ对脑神经麻痹，尤以外展神经多见，可出现海绵窦综合征。

（3）斜坡－后颅窝型：肿瘤突向后方压迫脑干、脑神经和基底动脉，常有双侧锥体束征，出现眼球震颤、共济失调及脑神经麻痹。

（4）鼻咽型：主要位于鼻咽腔，出现鼻塞、鼻出血、下咽和通气困难，鼻腔常有脓性分泌物。

（5）混合型：肿瘤巨大，范围广泛，症状复杂。

1994 年，黄德亮等[117]将颅底脊索瘤分为如下 4 种类型。

（1）蝶鞍型：包括蝶鞍、蝶窦、鞍旁、鞍上、鞍背和颅中窝等。

（2）斜坡型：包括斜坡、鼻咽部、脑干前方和岩尖等。

（3）枕颞型：包括颞骨底、颈静脉孔及其周围区域和颅后窝等。

（4）广泛型：超出以上某一个类型，范围累及邻近区域或延伸到颅底以上者。

1997 年，A－lMefty 等[118]将颅底脊索瘤分为如下 3 种类型。

（1）Ⅰ型：肿瘤局限于颅底单个腔隙，如蝶窦、海绵窦、下斜坡或枕骨髁，瘤体小，症状轻微甚至无症状。

（2）Ⅱ型：瘤体较大，侵犯 2 个甚至多个颅底解剖腔隙，但通过 1 个颅底入路可以将肿瘤全切。

（3）Ⅲ型：肿瘤广泛浸润颅底多个腔隙，需要联合应用 2 个甚至多个颅底入路才能全切肿瘤。

（二）颅底脊索瘤临床分期

颅底脊索瘤临床分期根据发生部位分为鞍区型分期与斜坡型分期，广泛型是指具有鞍区型及斜坡型Ⅳ期的特点，无法分辨肿瘤的起源，范围广泛。

1. 鞍区型（原发于鞍区，肿瘤主体位于鞍区）分期

表 6－1　鞍区型（原发于鞍区，肿瘤主体位于鞍区）分期

分期	定义
Ⅰ期	肿瘤局限于蝶鞍或鞍底，位于硬膜外，无鞍上及鞍旁累及
Ⅱ期	肿瘤位于鞍区硬膜外，累及以下任何部位： 超出蝶鞍向前到蝶窦以前，向上到鞍上池，位于硬膜外
Ⅲ期	肿瘤位于鞍区硬膜外累及以下任何部位： （1）向上至视束、视交叉、三脑室受压抬高； （2）向前侵犯一侧眶尖、眶内，一侧翼腭窝、颞下窝； （3）向后累及鞍背； （4）向旁边侵犯一侧鞍旁海绵窦或颈内动脉、中颅窝
Ⅳ期	1. 肿瘤主体位于鞍区硬膜外累及以下任何部位： （1）向上进入三脑室及脑组织； （2）向前达两侧眶尖或眶内、翼腭窝或颞下窝； （3）向后穿透硬膜包绕基底动脉进入脑干或脑组织； （4）向两侧海绵窦、颈内动脉、岩尖； （5）肿瘤累及硬膜内包绕颅内重要神经血管。 2. 全身或局部转移病例或原发脊索瘤已切除但发现转移灶

2. 斜坡型（原发于斜坡，肿瘤主体位于斜坡）分期

表 6 – 2　斜坡型（原发于斜坡，肿瘤主体位于斜坡）分期

分期	定义
Ⅰ期	肿瘤局限于斜坡硬膜外，无明显脑干受压现象
Ⅱ期	肿瘤位于斜坡硬膜外并伴以下结构累及： （1）向前累及鼻咽部或蝶窦； （2）向后致桥前池消失、脑干腹侧轻度受压变形
Ⅲ期	肿瘤位于斜坡硬膜外并伴以下结构累及： （1）向上压迫三脑室或脚间池； （2）向前超过蝶窦范围； （3）向后脑干明显受压，侵犯枕骨大孔前沿等； （4）向两侧达一侧岩尖、颞骨，一侧后组脑神经，一侧翼腭窝、颞下窝
Ⅳ期	1. 肿瘤主体位于斜坡硬膜外，并伴以下结构累及： （1）向双侧岩尖、颅中窝、双侧中后组脑神经受累； （2）向后脑干明显受压（直径大于 4～5cm）、穿透硬膜包绕基底动脉或椎动脉、脑室导水管受压、侧脑室扩大、脑疝形成； （3）向下侵犯枕骨大孔沿、颅颈交界区及上位颈椎； 2. 全身或局部转移病例； 3. 原发脊索瘤已切除但发现转移灶

七、鉴别诊断

（一）脊索样肉瘤

脊索样肉瘤又称为骨外黏液性软骨肉瘤，好发于患者四肢近端，以 35 岁以上发病为多见，高峰为 50～70 岁，男性略多见。

骨外黏液样软骨肉瘤细胞呈梭形或卵圆形，柱状或缎带状排列，胞质嗜酸，核小，深染，未有脊索瘤中的空泡细胞及小圆球状细胞。

此外，骨外黏液样软骨肉瘤黏液样基质较均一，基质中的黏多糖不能被透明质酸酶消化，用透明质酸酶处理后阿辛蓝染色不减退，但此点与脊索瘤相同。

免疫组化染色方面，vimentin 是其唯一稳定表达的标记物，只有极少量的骨外黏液样软骨肉瘤表现为 CK 阳性。

细胞遗传学方面，骨外黏液样软骨肉瘤通常有特征性的 t(9；22)(q22；q12)染色体易位，而在脊索瘤中无此改变。

（二）骨化性纤维黏液性肿瘤

骨化性纤维黏液性肿瘤多发生于四肢近端，发病年龄为 14～79 岁，平均 50 岁，男性多见。

大体呈结节状，周围有厚的纤维性假包膜，有或无骨壳，切面呈白色至棕色，质坚硬或韧；镜下呈分叶状，一致的圆形至纺锤形细胞呈巢索状排列，约 80% 肿瘤周围环绕有不完整的化生性骨壳，细胞形态一致，核圆形至椭圆形，有少量嗜酸性胞质，核分裂象少见。

阿辛蓝染色阳性，经透明质酸酶水解后减退，此点可与脊索瘤鉴别。

免疫组化，vimentin 和 S - 100 蛋白 70% 病例阳性，desmin 常阳性，极少数病例 CK 阳性。

(三)黏液型脂肪肉瘤

黏液型脂肪肉瘤(myxiodliposarcoma，MLS)是脂肪肉瘤中的最常见的类型，占 45% ~ 55% ，好发于下肢。

MLS 呈分叶状，小叶周边细胞丰富；其分裂象极少或全无，并含有不同分化阶段增生的脂肪母细胞，即为单核或多核的细胞伴有 1 个或多个含有脂肪的胞质内空泡，胞核可被脂肪空泡推向一侧而成印戒状，或居中但因含有多个小泡而呈现细小的压痕或切迹。

明显交织的毛细血管网和富含对透明质酸酶敏感的酸性糖胺聚糖的黏液样基质，间质内的丛状或分支状的薄壁毛细血管网为与黏液瘤或其他黏液样肿瘤鉴别的重要特征。

免疫表型，S - 100 弥漫阳性，特异性表达 MDM2 和 CDK4，且脂肪染色阳性，但不表达 CK 和 EMA。

(四)转移性癌

脊索瘤中的单泡状印戒样细胞需与转移性肾癌中的透明细胞和转移性印戒细胞癌中大印戒细胞相鉴别。

转移癌很少呈纤维间隔分叶状生长，癌细胞形成真腺腔，但无空泡化细胞；免疫组织化学 CEA 阳性，VIM 常为阴性。

(五)颅底脊索瘤的鉴别诊断

临床上，颅底脊索瘤应与软骨肉瘤、脑膜瘤、垂体腺瘤、鼻咽癌、三叉神经鞘瘤、骨巨细胞瘤和转移性肿瘤等相鉴别[119 - 120]。

1. 软骨肉瘤

软骨肉瘤是颅底脊索瘤最难的鉴别诊断，因为这些病变具有相似的影像学和组织病理学特征。先前研究发现，没有明确的 CT 或 MRI 特征来区分颅底脊索瘤和软骨肉瘤[121]。

颅底脊索瘤通常起源于斜坡，因此通常位于更中心的位置，而软骨肉瘤发生在岩斜裂，因此发生在更侧面；在 CT 上，软骨肉瘤可能显示典型的"环状和弧形"软骨样基质矿化，钙化更为明显[122 - 123]。

研究表明[124 - 125]，扩散加权成像(DWI)可区分颅底脊索瘤和软骨肉瘤，软骨肉瘤的平均表观扩散系数(ADC)高于颅底脊索瘤。

2. 侵袭性垂体瘤

侵袭性垂体瘤多起于鞍内，可为实性或囊性，钙化少见，向鞍上生长明显时可见束腰征，肿瘤较大时易侵犯视交叉、蝶窦、海绵窦等周围组织结构，CT 显示蝶鞍扩大，鞍底下陷，骨质吸收破坏，MRI 上垂体瘤实质部分呈等 T1 等 T2 信号，增强扫描后多明显强化；大部分侵袭性垂体瘤患者垂体功能亢进，血激素水平高于正常，如催乳素高。

然而，仅依靠常规 MRI 难以鉴别侵袭性垂体瘤和脊索瘤[126]。有研究表明[127]，ADC、T2WI 信号强度、动态增强相关参数等有助于两者鉴别。

3. 颅咽管瘤

颅咽管瘤好发于儿童，大部分病灶为鞍上的囊性肿块，亦可表现囊实性或实性，多表现 T1W1 低信号 T2W2 高信号，增强后囊壁有强化，病灶边界清楚，CT 扫描囊壁可见弧形或蛋壳样钙化，而邻近骨质破坏少见。

4. 鼻咽癌

侵犯鼻咽部的脊索瘤与鼻咽癌在影像学上均可出现鼻咽部占位病变和颅底骨质破坏，但颅底脊索瘤 T2 加权信号强度明显高于侵犯颅底的鼻咽癌[128]。

鼻咽癌易侵犯颅底，向上易累及斜坡和蝶窦，但绝大多数病例以鼻咽腔肿块为主，鼻咽癌 CT 多表现为一过性快速、明显强化，且鼻咽癌容易伴有颈部淋巴结转移。

八、治疗

脊索瘤是一种低度至中度恶性、生长缓慢的骨肿瘤，但具有局部侵袭性、远处转移及术后易局部复发的特点，手术难以完整切除，放疗仅对部分患者有一定疗效；脊索瘤对传统药物，如顺铂、烷化剂或蒽环类药物很不敏感，目前已证明化疗基本无效[129-131]，仅用于部分去分化型脊索瘤患者[85]；分子靶向治疗疗效不确切，尚有待观察。因此，脊索瘤总体治疗疗效欠佳[132-133]。

尽管如此，手术切除是脊索瘤目前唯一可以治愈的手段，放射治疗可作为术后切缘阳性的辅助治疗或无手术机会的局部舒缓治疗。

（一）治疗原则

前已述及，手术切除是目前脊索瘤主要治疗手段，最高手术目标是在保证基本机体功能的前提下到达完整切除。

然而，无论脊索瘤发生于颅底，还是发生于椎体、骶尾部，其解剖结构极其复杂，且因起病隐匿，症状不典型，确诊时多数肿瘤体积较大，手术切除难度极高，要到达 R0 实属不易，否则将影响神经功能而导致生活质量显著下降；如 Zoccali 等[134]认为，对于骶尾部脊索瘤而言，若以牺牲骶神经而进行全骶骨切除术，将极大地影响患者生活质量。因此，根治性切除即使对经验丰富的外科医生也是一个重大挑战[135]。

根据相关文献报道，现将脊索瘤治疗原则总结如下。

（1）脊索瘤主要治疗方式为手术切除，手术金标准为边界外 enbloc 切除[136-137]。

（2）对于颅底或斜坡可切除的脊索瘤，可采用病灶内切除术联合/或不联合放疗。

（3）对于骶骨和脊柱可切除的脊索瘤，推荐的最佳治疗方式是广泛切除术联合/或不联合放疗。

（4）对于无法切除的所有脊索瘤，应采取局部放疗。

（5）对于较大的侵袭性肿瘤和切缘阳性的肿瘤，应考虑辅助放疗。

（6）对四肢部位的脊索瘤可采取保肢手术[138]。

（7）对于不适合广泛切除的肿瘤或侵袭至坐骨的骨盆肿瘤，可进行立体定向放疗，以提高局部控制率。

（8）对于没有条件实施质子放疗的医院，可采用传统的光子治疗[139]。

（9）化疗仅适用于恶性程度高的去分化型脊索瘤的辅助治疗、舒缓治疗。

（10）分子靶向治疗仅作为晚期脊索瘤患者的一种探索性舒缓治疗。

（二）颅底脊索瘤外科治疗

1. 外科治疗现状

颅底脊索瘤主要发生于蝶枕结合处，位置深在、毗邻重要神经及血管、局部侵袭强，对放射治疗、化学治疗不敏感。彻底切除肿瘤是其重要治疗方法。

但因位于颅底的脊索瘤常广泛侵蚀颅底骨质及毗邻的重要神经及血管，手术难度极大，手术全切十分困难[140-141]，术后复发率极高。因此，颅底脊索瘤的治疗一直是颅底外科的难题之一[142-143]。邱吉庆等[144]认为，若肿瘤生长范围广泛，已压迫脑干、同周围组织粘连紧密，或侵及海绵窦及包绕基底动脉、颈动脉、重要脑神经等，强行切除将导致严重后果，则不应过分强调根治切除。但是，患者术后的生存率与术中肿瘤切除的程度直接相关[145]。文献报道[146-147]，颅底脊索瘤肿瘤全切除率仅26.7%~66.7%，5年复发率高达65%。

唐国栋等[37]报道了33例颅底脊索瘤，全切除19例，次全切除12例，大部分切除2例，全切除率57.6%；术后随访时间6~108个月，19例全切除患者中有5例复发，复发率26.3%；12例次全切除患者中有4例明显进展；2例大部分切除患者中1例术后进展迅速，半年后死亡；33例患者中位无进展生存期73个月，5年PFS为63.2%，5年生存率为96.7%。朱林等[148]报道了18例颅底脊索瘤，手术全切除5例，大部分切除13例，14例获得随访，4例死亡，10例恢复正常生活。吴彦桥等[36]报道了61例颅底脊索瘤，全切除7例次，次全切除26例次，大部分切除41例次，部分切除16例次；Ⅱ、Ⅲ、Ⅳ期手术分别为21例、30例次、39例次；上方入路全切或次全切为18例次，下方入路为23例次；3、5、10年生存率分别为73.02%、62.60%、37.64%。田凯兵等[149]总结了106例颅底区域脊索瘤临床资料，分析发现，手术治疗能有效提高病人的无疾病进展期及总体生存时间，尤其是原发的全切除患者，10年总体生存率达到59.5%。

2. 外科手术入路

根据肿瘤的部位、分型不同，文献报道的颅底脊索瘤手术入路种类繁多[150-151]，但其选择的关键是否能最大限度地切除肿瘤与尽可能保护肿瘤周围的重要结构，以及减少并发症的发生[152]。

有学者以内镜经鼻颅底手术目前所能达到的两侧界限为依据，将脊索瘤分为中线区域型，中线旁区域型及广泛型[153-155]。唐国栋[37]认为，对于中线旁及广泛型，尤其是侵入硬膜下的颅底脊索瘤，应首选开颅显微手术切除，肿瘤切除后无须进行复杂的颅底重建，术后脑脊液漏、颅内感染概率大为降低，术后可长期无瘤生存。

1）头面部前方或上方正中入路

该入路包括经口-鼻-蝶窦入路及经上颌骨、经额入路，适用于蝶鞍、蝶窦、鼻咽及斜坡等部位中线的肿瘤。

（1）经鼻入路：因为颅底脊索瘤多发生于斜坡蝶枕交界处，大部分肿瘤位于硬膜外，经鼻入路利用鼻腔自然通道，对脑组织损伤很小，可处理从前颅底到C2水平颅底中线的肿瘤，对于向侧方扩展的肿瘤，经鼻入路也可切除侵及海绵窦、上颌窦、翼腭窝、颞下窝、岩尖、颈静脉孔、咽鼓管区的肿瘤[156]。李储忠等[157]报道，对于绝大部分颅底脊索瘤应用内镜经鼻入路手术切除，肿瘤近全切除率达到78%，获得满意临床效果。

（2）经额下手术入路：对延伸至蝶骨体、蝶窦和硬膜外而膨胀进入颅前窝的肿瘤，并造成视神经压迫症状者可采用这种手术入路。

此入路最深可达寰椎的前弓，甚至C2椎体。斜坡上1/3上是手术最难达到的区域，除蝶鞍底硬膜向上回缩者外，鞍背被认为是这种手术入路的盲点。

此入路一般会造成嗅觉丧失，且额窦一般会开放，需进行开放额窦的处理，以预防额窦感染和积脓等。

（3）扩大的经蝶入路：适用于上、中斜坡范围较小的脊索瘤，扩大该入路可良好地暴露蝶窦、鞍结节、斜坡的中上段，还可通过打开筛窦获取更大的暴露范围。

经典的经蝶入路常用以治疗鞍内或斜坡的脊索瘤，因手术视野窄且不能利用高速骨钻切除骨内肿瘤，只能切除肿瘤的柔软部分。

扩大骨切除范围，包括上颌窦的前壁和内侧壁、蝶窦的前壁，扩大手术野，暴露斜坡和鞍区。

通过该入路，斜坡中上部、鞍内、海绵窦间和蝶窦内肿瘤均可被切除，包括肿瘤侵犯的骨组织。

（4）经上颌骨入路：该入路主要适用于局限于斜坡区域并向鼻咽部或颅颈交接处延伸的肿瘤，若肿瘤的侧方生长过大，可选用颅－眶－颧联合入路[158]。

但经上颌骨入路不能到达颅前窝的底部和C2~C3椎间隙的尾侧和翼板、破裂孔水平和海绵窦段的颈内动脉、舌下神经管和颈静脉孔外侧。

（5）经口－腭入路：经口－腭入路主要用于向中下发展的斜坡脊索瘤，而经下颌裂开则明显增加手术范围，可显示上、中、下斜坡，颅颈结合部位及上位颈椎。

该手术入路适合于大部分脊索瘤，亦是全切率最高的手术入路[159]。

2）头部侧方入路

头部侧方入路包括经翼点、经颞下、经乙状窦后、经颞下窝、经枕骨髁等，适用于鞍上、鞍背、鞍旁、颅中窝、颈静脉孔区、颅后窝及颞下窝等部位的肿瘤。

（1）经枕骨髁入路：下斜坡向侧方侵犯、邻近寰枕关节部位、枕骨大孔或上段颈椎的脊索瘤适于此入路，该入路可在较短较宽的范围暴露肿瘤，还能充分显示椎动脉，便于控制出血[160]；但此入路创伤较大，手术时间长，术中骨质切除范围较大，术后可能会发生颅颈关节不稳，应根据需要行枕颈融合和固定术。

（2）经颞部入路：适用于向侧方或侧后方生长的中颅窝斜坡脊索瘤，通过切除乳突、岩骨可暴露岩斜区，可以幕上下联合手术，不需牵拉脑组织。

3）联合入路

对于病变范围巨大，不能采用1种术式切除的病例可采用2种或2种以上的手术入路，争取彻底切除病变[161]，常用的联合入路有经额颞、颞下入路联合与经口与经颞下联合。

颅－眶－颧联合入路是起源于上斜坡和向侧方延伸至颈内动脉、颅中窝、颞下窝及颅后窝的脊索瘤最通用的手术入路，这种方法通过切除骨质接近额下和颞下，缩短到达肿瘤的距离，最大限度地减少脑组织的牵拉，并有利于多角度的观察和多途径的切除肿瘤（额下－经基底、经外侧裂和颞下）。

唐国栋等[37]总结了如下颅底脊索瘤手术入路原则，可供参考。

（1）对于上斜坡鞍区脊索瘤，多选用扩大显微经蝶窦入路。

（2）中下斜坡脊索瘤可经口咽达斜坡入路切除，如肿瘤主体累及海绵窦，采用颞前经海绵窦入路。

（3）对于侵犯鞍上区及鞍旁脊索瘤，予扩大翼点入路切除。

（4）对于累及桥脑小脑角、枕骨大孔区脊索瘤，可采用枕下乙状窦入路及远外侧等经典入路。

（5）对于颈静脉孔区脊索瘤，主要采取髁旁－颈外侧入路，此入路无须过多磨除骨质以显示颈内动静脉、椎动脉、Ⅰ期可切除的累及后颅窝与咽旁隙茎突后区肿瘤[162]。

（6）一些Ⅲ型复杂的颅底脊索瘤，需采取联合入路或分期手术。

（三）颈椎脊索瘤外科治疗

对于颈椎脊索瘤，完整切除较难实现，手术主要目标是在最大程度切除肿瘤的基础上尽量保留神经功能，提高患者的生存质量。

对于肿瘤累及硬膜的患者，术前应充分评估硬膜受累情况，做好硬膜修补及应对脑脊液漏的相应规划。

对于肿瘤累及椎动脉的患者，术前可通过 CT 血管造影或球囊闭塞试验，以了解健侧椎动脉的代偿能力，辅助手术方案的制定。

受限于颈椎复杂结构，颈椎脊索瘤的 en-bloc 切除难度较大，目前可通过术前 3D 打印技术模拟肿瘤与颈部结构的毗邻关系，辅助外科医生制定个性化的手术及术后重建方案[163]。

对于累及椎体单侧的脊索瘤，可行前路旁矢状位椎体切除，以保留健侧椎体、椎动脉及相关骨性结构。

对于上颈椎脊索瘤，Ortega – Porcayo 等[164]报道了经下颌骨经口入路实现了肿瘤的 en-bloc 切除。

（四）胸腰椎脊索瘤外科治疗

胸腰椎脊索瘤较为少见，且外科治疗原则与骶骨肿瘤类似，即应尽量行肿瘤的完整切除。

胸椎脊索瘤最适合 en-bloc 手术切除，在手术入路的设计方面，应充分考虑术前活检的穿刺路径，横断面影像可以有效辅助手术入路的设计。

当肿瘤延伸至颈部、胸腔、纵隔或腹膜后腔时，需考虑手术联合放疗的治疗方案[165]。

（五）骶骨脊索瘤外科治疗

目前，骶骨脊索瘤的最重要治疗手段为手术切除，有些患者通过手术可达到最佳的长期控制[166-167]，其骶骨根治性手术的患者有明显延长的无病生存时间。

骶骨脊索瘤初始手术肿瘤切除程度与局部复发率高低、远期生存明显相关[168]，Kaiser 等[169]的观察发现，术后早期出现的局部复发通常由术中违背肿瘤边界这一概念所导致。相关文献报道[170]，骶骨脊索瘤外科切除后的局部复发率较高，可达 43% ~ 85%，复发多在术后 3 年内发生。Fuchs 等[15]统计了 52 例接受手术治疗的骶尾部脊索瘤患者的资料，发现原发性脊索瘤次切除术后的平均复发时间为 8 个月，复发率为 70.97%；而根治切除术后的平均复发时间为 27.24 个月，复发率为 4.76%。因此，初次治疗时采用彻底的根治性手术切除是目前最佳的治疗方法。

然而，骶骨脊索瘤发病隐匿、生长缓慢，患者就诊时肿瘤体积通常较大，局部解剖复杂，肿瘤常常紧邻直肠、膀胱和髂内动静脉及其分支，给精准手术切除、完整手术切除带来很大困难。

自 20 世纪 70 年代，Stener 和 Gunterberg 首次报道了广泛 en-bloc 切除治疗骶骨肿瘤之后，en-bloc 切除成为骶骨肿瘤外科手术治疗的核心[171]。随着积极外科干预及广泛边界切除理论的出现，脊索瘤的术后复发得到一定控制[172]。目前，术中导航技术已应用于临床，Yang 等[173]对 26 例借助术中导航技术进行手术切除的骶骨脊索瘤患者行回顾性研究，发现术中导航可明显降低肿瘤的术后局部复发率。

目前一致认可的手术原则是在尽量保留或提高患者机体功能的前提下，术中应尽可能地完整切除肿瘤，手术切缘宜宽不宜窄，但过度手术往往会导致更多的并发症发生。

1. 手术入路

骶骨解剖复杂，手术应合理选择手术入路，因入路的选择对肿瘤完整切除、减少术中出血及降低局部复发至关重要，其入路具体选择取决于肿瘤累及的范围。

目前，骶骨脊索瘤手术入路主要有单纯前方入路、单纯后方入路、前后联合入路等，可根据肿瘤位于骶骨节段的不同合理选择入路。

Fuchs 等[174]认为，采用前后联合入路（经腹或腹膜后 + 骶尾部后入路），可很好地暴露骶骨前结构。Asavamongkolkul 等[175]认为，采用经后路纱布填塞技术广泛切除是治疗骶骨脊索瘤可的接受方案。Angelini 等[176]报道，采用经后路横向截骨的方法可以切除到近端 S3，可有广泛的切缘及保护神经根，减少出血和缩短手术时间。

目前，较为一致的观点是[177-178]，骶髂关节下方的肿瘤常累及骶骨、肛门直肠、盆底会阴部的肌肉，以及更高位的骶骨脊索瘤（S3 以上），多推荐选择前后联合入路；低位骶骨肿瘤（S3 及以下），宜选择单纯后方入路；对于脊柱转移的患者，进行全脊椎切除术，可明显提高患者生活质量[179]。

1）前方入路

一般认为，前方入路适用于 S3 以上高位肿瘤，且肿块向骶前生长者，以腹膜外途径较为常用。手术过程中应尽量保留骶骨前面的骶前筋膜和软组织，这有利于阻挡肿瘤细胞穿越它进行扩散。

术中还应注意从神经根间隙进入瘤腔，刮除肿瘤前做好加压输血准备，应迅速刮除瘤组织，此时常会遇到剧烈的出血。

但在肿瘤基本刮除时，出血将明显减少；若出血多时可用纱布压迫止血或者大量碘纺纱布填塞瘤腔，再行二期手术取出。

2）后方入路

对骶髂关节下方的脊索瘤可采用后方入路，并且无须进行复杂的重建手术。

3）联合入路

Osaka 等[180]指出，对较大的骶骨脊索瘤（尤其是年轻患者），应采取前后联合入路以达到更大的手术切缘。

前后联合入路的优点是在截除骶骨时可看清其前方的直肠、输尿管和主要大血管等结构，且可利用带蒂腹直肌来协助后路切口的闭合，还可较容易地实现肿瘤边缘的大范围切除。

2. 术后并发症及处理

骶骨前方有众多的重要结构，直肠、腰骶干、髂总血管及输尿管等解剖复杂，彻底切除肿瘤难度高、风险大，手术时间长，出血多，且肿瘤切除后功能重建难，直肠损伤，术后感染，伤口愈合困难，神经功能缺失[181]。其主要并发症有术中出血、感染、切口皮肤坏死、脑脊液漏、骨盆内脏器损伤，以及膀胱、直肠功能障碍，淋巴回流受阻，盆腔血肿等[182]。

1）感染

感染是骶骨脊索瘤广泛切除术后常见并发症，清蛋白 <3.0g、手术时间 >6h，以及有过手术史的患者更易发生术后切口感染[183]。

另外，术后伤口不愈合是最常见的并发症，发生率高达 25% ~46%[184]。

2）大出血

骶骨及其周围的血液供应非常丰富，骶骨肿瘤的血供主要来自双侧髂内动脉、腹主动脉、臀上与臀下动脉等且形成局部动脉网。

骶骨及其周围组织的血液主要由髂内动脉的后干分支供应，骶中动脉亦给骶骨提供血供。Güvencer 等[185]发现，骶正中血管在骶岬以下骶骨面走行时通过中线的为 13.3%，偏左的为 31.7%，偏右的为 55.0%。

通常骶骨脊索瘤就诊时肿瘤巨大，骨质有破坏，与身体的大血管距离近，病变区内血压高、流速快，血管异常增生，损伤后出血速度快、出血量大，失血性休克常发生。Hulen 等[186]报道了 16 例骶骨脊索瘤手术患者，术中平均失血量约 5000mL（1500~8000mL），认为术中大量出血是手术最棘手的问题。

一般而言，术前应通过 CT 血管造影（CT angiography，CTA）或血管超声排除血管畸形或严重动脉粥样硬化等禁忌证[187]。

众多学者认为[188]，骶骨脊索瘤术前进行肿瘤主要动脉血管栓塞可使肿瘤血供减少，控制肿瘤边缘区生长，使瘤体萎缩，术中出血量可显著减少，有助于术中术野的清晰暴露，确定肿瘤的界限而将肿瘤彻底切除，可有效提高骶骨脊索瘤的全部切除率。

早有报道用明胶海绵颗粒对犬髂内动脉实施栓塞手术，栓塞后侧支的建立与时间成正比关系；在临床上骶骨肿瘤术前用明胶海绵栓塞最佳时机为 24h 内，最长时间以 ≤48h 为宜。

若无法实施血管栓塞，可术前将球囊置于肾动脉远端、腹主动脉分叉处近端，手术时用生理盐水充盈球囊，阻断腹主动脉。Luo 等[187]通过对 45 例骶骨肿瘤患者实行下腹部主动脉球囊闭塞，有效地控制了术中出血，更多的患者实施了根治性肿瘤切除，且不增加并发症的风险。

3）骶神经切除与功能缺失

骶神经丛支配盆底肌肉和部分下肢肌肉，S2 ~ S5 神经是括约肌功能的主要支配者。

Randall 等[189]建议，骶骨脊索瘤全切肿瘤，并切除神经。但临床观察发现，S2 以上的骶骨肿瘤切除将面临严重的并发症，尤其是 S1 神经根及附近神经的高位骶骨肿瘤切除，可严重影响相应神经功能。如果仅单侧 S1 – S5 神经根的切除，一般只会影响同侧的运动及感觉。

另外，在脊神经根保留完好的条件下，如果手术伤及双侧阴部神经，同样会导致排尿、排便及性功能障碍[190]。

Ji 等[191]报道了 115 例骶骨脊索瘤患者，行双侧的 S2 ~ S5 切除后，均出现大便和膀胱功能的异常；行双侧的 S3 ~ S5 切除后可保留正常的 40% 的大便功能及 25% 膀胱功能；切除双侧的 S4 ~ S5 神经，保留正常大便功能和 69% 的膀胱功能，在保留 1 个 S3 神经时，可有正常的 67% 的大便功能和 60% 的膀胱功能。

Samson 等[192]报道，7 例骶骨脊索瘤患者保留双侧 S2 神经，4 例保留正常膀胱功能，5 例保留正常大便功能，保留一侧 S3 患者中仅 1 例 82 岁的患者出现大小便失禁。Simpson 等[193]认为，肠道与膀胱的功能控制与术中保留的骶神经的数目成正比，术中切除骶神经，患者会出现排便失禁。因此，想保留大小便功能，则需在尽量彻底切除骶骨脊索瘤的情况下，尽可能多地保留骶神经，保留双侧 S1、S2 及至少一侧 S3 神经根。

Jahangiri 等[194]对 1 例 18 岁骶骨肿瘤患者采用术中神经电生理监测，其对骶骨肿瘤切除时即刻发生的骶神经损伤具有及时发现的作用，从而避免了骶神经的损伤。

目前大部分学者认为，在不影响肿瘤切除的情况下尽可能保留双侧 S1、S2 及至少一侧的 S3 神经根，术后加强功能锻炼，尽可能恢复多的直肠及膀胱功能，提高患者生存质量。

4）骨盆术后稳定性的重建

在骨盆环的整体稳定性中，前部结构占 40%，后部占 60%，骶骨向上支撑腰椎，向前参与骨盆环构成。

因此，切除骶骨后，骨盆与脊柱会分离，稳定性丢失，引起垂直与旋转的失稳。

实施腰骶的稳定性重建，使脊柱的负荷得以传递，可达到维持躯干平稳的目的；重建骨盆则可保护盆腔脏器及承受坐位的稳定。

Hugate 等[195]模拟骨盆生理受力情况，经 S1 上缘切除，骶髂关节面有约 25% 被切除，骨盆承重力减少 65%；经 S1 下缘切除，骶髂关节面将减少 25%，骨盆力承重力减少 28%。因此，S1 神经孔下缘及以下切除骶骨无须重建骨盆。

目前重建的方法多为植骨加金属内固定。Doita 等[196]在两侧髂骨翼保持完整下，使用椎弓根螺钉联合骶骨棒对 3 例行骶骨全切的患者实施重建，疗效较满意。Thambiraj 等[197]通过一种新型的骨盆环增强结构，即运用 T 型连接器与异型棒将腰椎，髂骨翼与髋臼骨盆螺钉连接成 1 个环形增强结构，为骶骨肿瘤切除后的重建提供一种新型技术。

（六）放射治疗

1. 治疗现状

目前，对于脊索瘤而言，广泛手术切除是其首次治疗的主要手段，但单纯手术治疗疗效并不理想，无论脊索瘤分块切除、切缘残留或次全切除均可导致较高的复发率。有报道[137]，5 年局部复发率高达 60% ~70% ，30% ~40% 的患者可能发生转移。因此，脊索瘤治疗的主要手段是根治性手术切除和辅助放疗[198-201]。

1 项 30 年单机构的回顾性分析表明，脊索瘤采用手术切除和辅助放射治疗相结合的方法，可使原发肿瘤或首次局部复发肿瘤的患者获得良好的总体生存率、局部无复发生存率和远处无复发生存率[202]。Soo 等[19]研究显示，在骶骨脊索瘤中，完全切除辅以放射治疗可获得良好的局部控制效果，患者生存期均超过 5 年；对于不能切除的脊柱或骶尾部脊索瘤，大剂量质子放射治疗有一定效果，可延长总生存期、局部无进展生存期和无转移生存期。

多项研究报道[203-204]，根治性手术切除联合高剂量放疗可有效地控制肿瘤，提高患者生存率，降低术后复发率。Yasuda 等[205]随访了 2001 ~2008 年接受外科手术联合质子放疗的 40 例脊索瘤患者，结果显示，联合治疗后的 5 年 PFS 率和 OS 率分别为 70% 和 83% ，高于单纯手术治疗 5 年后的 PFS 率（33% ~65% ）和 OS 率（51% ~82.5% ）。Rotondo 等[206]对 126 例脊柱脊索瘤患者的回顾性研究发现，在手术前后联合放疗均有显著降低局部复发率的作用。

但 DiMaio 等[207]认为，放射治疗能在一定程度控制术后残留病灶生长，但缺乏敏感性，放疗与总体生存时间不相关。然而，郭韬等[208]指出，对于肿瘤多次复发、一般情况较差、丧失手术指征的脊索瘤患者，放疗仍为重要治疗手段。

复发性脊索瘤的外科治疗技术要求高，但手术效果相对较差，术后并发症多，因此临床治疗棘手且效果不佳。Yamada 等[209]认为，复发性脊索瘤治疗的目标应是挽救治疗，进行合理的放疗和手术等可加强肿瘤局部控制。

Yamada 等[139]的研究表明，高剂量立体定位放射治疗可降低脊索瘤的发病率。碳离子放疗或质子放疗的总放射剂量可达到 70.4Gy（2.2Gy/d），治疗效果可靠且并发症较少[210]。Chen 等[201]认为，对于不能手术切除或多发的脊柱脊索瘤，采用大剂量放疗（77.4Gy）是有必要的。Mima 等[210]通过对 23 例骶骨脊索瘤患者运用碳离子或质子进行放射治疗的结果表明，碳离子或质子（70.4Gy）的放射剂量具有良好的局部控制，延长患者的总生存期，并可通过将放射剂量分割的方法来减少严重的毒性反应。日本放射线医学综合研究所认为[211]，< 70.4Gy 的放射剂量是相对安全的。但 Mima 等[213]报道，在使用 70.4Gy 的剂量进行治疗后，23 例患者中有 4 例出现 3 级神经损伤。

值得注意的是，有文献报道[212-213]，放疗可导致骨损伤而进一步诱发或加重脊柱压缩性骨折，发生率可达 11% ~39% 。

2. 颅底脊索瘤的放射治疗

放疗是颅底脊索瘤重要的辅助治疗手段，术后残留肿瘤放疗可明显延长患者无进展生存期。Murphey 等[122]报道，接受质子束治疗后颅底脊索瘤的 5 年无复发存活率在 59% ~73% 。就目前研究而言，在尽可能完全切除的情况下，颅底脊索瘤术后辅助放射治疗是普遍认可的。

颅底脊索瘤的放射治疗作用已得到肯定，但低剂量放疗对脊索瘤效果不佳，必须对肿瘤残留区域进行高剂量放疗。

但因肿瘤毗邻脑干、视神经等重要正常组织结构不能耐受高剂量的照射，限制了放疗的使用，从而导致了局部高复发率[214]。因此，脊索瘤术后放疗需选择精确放疗方法，如三维适形放疗（3DCRT）、三维适形调强放疗（IMRT）、X刀、伽马刀、射波刀，以及新型粒子放疗技术（如高剂量质子束和重离子放疗）等[215-217]；平均治疗剂量为50Gy、Henderson等[218]提出了相对低的放疗剂量，即40Gy。

立体定向放射治疗（stereotactic radiotherapy，SRT）在传统放疗疗效不佳或肿瘤毗邻重要组织结构及儿童脊索瘤的治疗中，可获得更好的疗效[219]。Liu AL等[220]报道31例伽马刀放疗术后残留的脊索瘤，多数肿瘤体积1年后明显缩小。

质子刀和重离子治疗颅底脊索瘤，可使肿瘤5年控制率达到50%~60%，疗效优于其他放疗方式[221]，但价格昂贵，很难推广。

3. 骶骨脊索瘤的放射治疗

术后辅助放疗对于骶骨脊索瘤的局部控制有一定的作用，尤其是对于手术未达到安全外科边界或难以通过手术切除肿瘤的患者[222]。Staab等[223]认为，对于较大的或难以切除的颅外脊索瘤，采用术前新辅助放疗将有助于实施减瘤术、脊髓减压术或保留神经功能的手术。1项纳入40篇相关研究的meta分析显示，术后辅助放疗有助于提高脊索瘤的局部控制率[72]。Kabolizadeh等[224]的临床研究显示，40例不可手术切除的脊索瘤患者接受高剂量放疗，5年局部控制率为85.4%，中位肿瘤体积缩小率为43.2%。

质子放疗具有穿透性强、剂量分布好、局部剂量高、旁散射少和半影小等优点，尤其对于被重要组织器官包绕的肿瘤，质子放疗显示出较大的优势[139]。Yamada等[139]研究了单成分立体定向质子放疗治疗脊索瘤的效果，24例患者中有23例（95%）的连续磁共振成像显示患者的肿瘤负荷稳定或有所减轻，并发症仅有坐骨神经病变和声带麻痹。Tuan等[225]认为，质子疗法的并发症在结束治疗后均可得到缓解。

多位学者认为[201,210]，对于不能手术或不能完整切除的脊柱或骶骨脊索瘤，质子放疗疗效确定，可控制脊索瘤的局部复发率和OS。

有学者报道[226-227]，碳离子放疗对骶骨脊索瘤治疗有效，Imai等[228]根据他们的研究提出碳离子放疗可能成为骶骨脊索瘤除了手术之外的一种可供选择的治疗方案。Matsumoto等[229]建议，对于脊柱部位的脊索瘤应采取全脊椎切除术联合术后碳离子放疗。Park L等[230]报道了6例只接受光子和质子线混合照射患者中，4例接受≥73Gy的照射，3例了获得很好的局部控制。

（七）靶向治疗

近年来，对于脊索瘤靶向治疗进行了广泛探索，但总体疗效不佳。

目前，所报道的治疗脊索瘤靶向药物有受体酪氨酸激酶（receptor tyrosine kinase，RTK）抑制剂、哺乳动物雷帕霉素靶蛋白（mammalian target of rapamycin，mTOR）抑制剂、JAK/STAT信号通路抑制剂等，RTK包括表皮生长因子受体（epidermal growth factor receptor，EGFR）家族、血小板生长因子受体（platelet derived growth factor receptor，PDGFR-β）家族、肝细胞生长因子受体（hepatocyte growth factor receptor，HGFR）等，但基础研究报道多，而临床研究少[231-264]。

Stacchiotti等[217]于2012年公布了伊马替尼治疗PDGFR-β或PDGF-β表达阳性的脊索瘤的Ⅱ期临床研究，按照800mg/d的剂量服用，结果显示，在治疗6个月后，50例患者中有35例（70%）疾病稳定，32例（64%）显示出良好的临床效果；Hindi等[265]的研究也证实了伊马替尼在脊索瘤治疗中具有一定疗效。Lipplaa 等[266]报道,颅底脊索瘤患者在接受舒尼替尼治疗的患者中,病情至少稳定了 16 周。

Ptaszynski 等[267]对 21 例脊索瘤研究发现,81% 的样本 EGFR 呈高表达,且 27% 检测到 EGFR 基因扩增。Dewaele 等[6]报道,EGFR 在脊索瘤表达率为 35% ~100%,复发脊索瘤较原发脊索瘤 EGFR 表达明显升高。Shalaby 等[268]用免疫组织化学方法检测 173 例脊索瘤石蜡包埋样本,69% 的标本表达 EGFR。

Stacchiotti 等[269]的研究发现,在 25 例高级别或转移脊索瘤患者中,22 例 EGFR 表达阳性,18 例阳性表达者给予拉帕替尼治疗,33.3% 的患者有效;Hof 等[270]报道,一例骶尾部脊索瘤伴肺转移患者在服用西妥昔单抗和吉非替尼治疗后,原发灶和转移灶均获得部分缓解。Lindén 等[271]亦报道,联合使用吉非替尼和西妥昔单抗对颈椎脊索瘤有一定疗效。Singhal 等[272]报道,厄洛替尼(Erlotinib)可缩小复发骶尾部脊索瘤的肿瘤体积。

Hdeib 等[260]将表达 Brachyury 基因的酵母菌制成疫苗,经人树突状细胞呈递抗原后,对表达 Brachyury 基因的肿瘤细胞产生杀伤作用,I 期临床试验证实该疫苗对脊索瘤有效。

(八)免疫靶向治疗

关于脊索瘤细胞 PD – L1 表达水平有不同报道,Feng 等[273]检测了 PD – L1 在脊索瘤细胞系和组织样本中的表达,发现脊索瘤细胞系和组织样本不同程度地表达 PD – L1,转移性脊索瘤样本中 PD – L1 表达明显高于非转移性脊索瘤;但 Mathios 等[236]的研究结果显示,脊索瘤细胞不表达 PD – L1,但在肿瘤浸润的巨噬细胞和淋巴细胞上观察到 PD – L1 的表达。Scognamiglio 等[274]认为,PD – L1 表达差异可能是由于不同的脊索瘤分期或侵袭性所致,其在肿瘤细胞中的表达与浸润淋巴细胞中的表达相关。

Fujii 等[275]研究显示,肿瘤抗原特异性的 CD8 + T 细胞和 brachyury 特异性 T 细胞均可间接诱导脊索瘤细胞上 PD – L1 的表达,通过 avelumab(PD – L1 抗体)介导的抗体依赖的细胞介导的细胞毒性作用(antibody – dependent cell – mediated cytotoxicity, ADCC)增加了脊索瘤细胞对 NK 细胞裂解的敏感性,使 avelumab 的抗肿瘤疗效得到增强。Gounder 等[276]报道了 1 名脊索瘤患者使用 EZH2 抑制剂 tazemetostat 和免疫检查点抑制剂 nivolumab 联合治疗后,达到完全缓解。Migliorini 等[277]报道了 2 例接受 PD – 1 单抗的脊索瘤患者的治疗结果,1 例使用 pembrolizumab 6 个月,另一例使用 nivolumab 9 个月,患者临床症状均有缓解,且影像学评估肿瘤负荷均有改善。

九、预后

(一)总体预后

脊索瘤是一种罕见的低 – 中度恶性骨肿瘤,虽然核异形、有丝分裂少见,细胞增殖速率不高,生长缓慢;但临床症状不典型、早期诊断困难,局部侵袭性强,所发生的部位解剖结构复杂,手术彻底切除困难,对放化疗不敏感[278-279]。因此,术后局部复发率高,且有 8% ~43% 的患者在疾病进程中可发生远处转移,以肺转移最常见,其次为骨、淋巴结、软组织、肝脏、皮肤等,超过 30% 的脊索瘤患者发生转移通常发生在自然病程较晚的时间[280-281],总体预后较差[132-133],患者术后生活质量亦明显降低[282]。

对于复发性脊索瘤患者而言,再次手术难度更大,放疗仅作为舒缓治疗,分子靶向治疗疗效不确切,故预后更差[92]。

但相对于其他高度恶性骨肿瘤而言,脊索瘤患者的远期生存状况要好得多,即使未经治疗的脊索瘤患者平均生存时间，从出现症状算起，亦达到约为 28 个月。

对经积极治疗的患者而言，远期生存更佳。目前文献报道[1,170]，中位生存期 6 ~ 7 年，5 年生存率约为 65%，10 年生存率约为 35%。

美国一项大样本流行病学调查显示[73]，400 例脊索瘤患者的中位生存期为 6.29 年，5、10、20 年的生存率分别为 67.6%、39.9%、13.1%。Smoll 等[3]报道，经治疗后脊索瘤的平均生存期为 7.7 年，5 年和 10 年生存率分别为 72% 和 48%。田凯兵等[149]报道，10 年的总体生存率达到 59.5%。

Mukherjee 等[73]报道，47.1% 的患者发病部位在脊柱，有 4.8% 患者发生转移；平均随访期在 70 个月，55% 的患者在随访期内死亡，中位生存期为 50 个月，远处转移患者的中位生存期为 24 个月，5 年和 10 年生存率分别为 62% 和 33%。

颅底脊索瘤在其生长过程中可发生骨破坏和侵袭，导致切除不彻底，复发率高，平均生存期仅为 6 年[283 - 284]，5 年生存率在 33% ~ 76%[285 - 286]。

(二) 局部复发

1. 复发概率

众多文献报道，脊索瘤有很强的侵袭性，因发生部位的特殊性，手术难以达到 R0 切除，加之放疗不甚敏感，故术后局部复发率较高。

Amendola 等[287]报道，脊索瘤手术和(或)放疗后的生存时间从 3.6 ~ 6.6 年不等，所有患者几乎均在此时间内复发，平均在首次治疗后的 2 ~ 3 年内复发，亦有在首次治疗后 10 余年才复发者。如果在手术切除后 1 个月内复发，可能未达到 R0 切除，为残余肿瘤的进行性生长，而不是复发。

李中振等[288]报道，颅底脊索瘤 2 年及 5 年复发率为分别 37.3% 和 67.1%。

骶骨脊索瘤手术后局部复发主要发生在前 3 年内，远处转移主要发生在 9 年以后，而初次术后生存时间为 7 年左右，S3 以上与 S3 以下脊索瘤的术后复发率无明显差异[289]。

2. 复发因素

脊索瘤的复发主要与局部侵袭性强、首次手术切缘小以及术后未联合放疗等因素密切关，Thieblemont 等[290]曾报道，年龄与脊索瘤复发有关。

相关文献报道，脊索瘤侵袭性越强，局部复发风险愈高，侵袭强的脊索瘤，复发风险可增加约 5.1 倍[291 - 292]。张璐等[34]报道了 41 例脊索瘤，术后 1、2、4 年的复发或转移率分别为 33%、47%、81%；多因素分析显示，病理类型、局部浸润程度是影响脊索瘤术后复发转移的独立危险因素。

外科手术方式及切除程度与局部复发率高低直接相关，Spiro[293]指出，根治性切除的患者与次全切除的患者相比，从手术到局部复发的时间差异有统计学意义。多数文献报道[15]，广泛切除后的复发率为 0 ~ 60%，而非广泛切除后为 43% ~ 85%。

因脊椎局部解剖复杂、血管丰富、手术暴露困难，因而若发生局部浸润，肿瘤往往难以彻底切除，术后复发或转移率极高[294]。

骶骨脊索瘤 R0 切除术难度更大，局部复发率更高[295]。Xie 等[296]报道了 54 例骶骨脊索瘤的治疗结果，41 例(75.9%)未达到广泛切除边界，术后整体复发率为 55.6%，不安全的外科边界是导致术后复发的关键因素。Radaelli 等[297]报道的骶骨脊索瘤病例外科治疗后的长期随访结果，99 例中有 38 例局部复发，提示外科边界是影响复发的独立危险因素。Yonemoto 等[137]报道，骶骨脊索瘤囊内切除后的复发率高达 60%，而广泛切除的 3 例均未复发。杨勇昆等[40]报道了 126 例初治原发骶骨脊索瘤，囊内切除的复发率为 31.2%，边缘切除为 21.1%，而广泛切除仅为 7.7%。

陈康武等[298]报道了手术切除的 28 例骶骨脊索瘤，随访时间平均为 (76.2 ± 47.2) 个月，最后随访时共复发 13 例(46.4%)，首次复发时间平均为(35.9±27.2)个月；单因素变量分析显示，瘤部位、手术方式、有无局部浸润是影响骶骨脊索瘤患者术后复发的独立预测因素，而患者年龄、性别、肿瘤大小、术后是否放疗与复发无明显相关性。

杨勇昆等[40]的研究结果显示，累及 S3 以上的复发率为 32.4%，高于累及 S3 以下的为 8.0%；以 S3 为分界，高位肿瘤复发率高于低位肿瘤。作者详细分析了高位肿瘤复发率高的原因，指出 S3 以上的神经功能对患者术后恢复更为重要，出于保护神经的考虑，往往难以达到安全的切除范围；S3 以下肿瘤相邻的重要解剖结构较少，更易达到广泛切除边界；S3 以上肿瘤距离主要大血管更近，血运丰富，术中出血多，使术野不清，增加手术困难；骶骨上宽下窄，位置越高，肿瘤对骨皮质的破坏越广泛，切除时难度更大。

(三)预后相关因素

根据文献报道[73]，影响脊索瘤预后的因素主要有肿瘤的生长部位、体积、侵犯范围、病理类型，术前 Frankel 评分以及手术切除的完整性等。

Jawad 等[299]的研究发现，年龄<59 岁、原发肿瘤直径<8cm、手术切除是脊索瘤患者独立的良好预后因素，而肿瘤的分期以及发生部位与总生存率无关。张俊廷等[300]通过对 79 例颅底脊索瘤患者分析发现，肿瘤病理学分型、手术切除程度、肿瘤与周围组织粘连程度对生存时间的影响差异有统计学意义，是决定患者生存的主要预后因素；肿瘤的质地、分型、分期等差异无统计学意义。Meng 等[301]认为，上颈椎肿瘤、术前较差的 Frankel 评分和未分化型脊索瘤的患者预后较差；反之，接受 en - bloc 椎体全切术和术前较好的 Karnofsky 临床评分提示预后较好。

罗文彦等[302]骶尾部脊索瘤患者生存率较脊柱患者差，孤立的脊柱脊索瘤中位生存期为 8 年。Lee 等[13]随访 409 例脊索瘤患者发现，肿瘤体积大是患者死亡风险增加的独立影响因素。

1. 病理类型与预后

Zou 等[303]的研究表明，病理类型是影响脊索瘤术后预后的相关因素。有作者报道[304-305]，低分化型脊索瘤侵袭性强，好发于儿童，在手术和放疗后常可复发，预后差。

张璐等[34]报道，经典型脊索瘤术后平均无复发或转移时间为 30 个月，软骨型为 41 个月，低分化型为 9 个月；7 例软骨型脊索瘤术后发生复发或转移的概率为 43%，明显小于经典型 58% 或低分化型 100%。作者认为，肿瘤的病理类型与预后明显相关，软骨型脊索瘤预后最好，其次是经典型，低分化型预后最差。Heffelfinger 等[306]的研究发现，经典型脊索瘤患者平均生存期为 4.1 年，软骨样型脊索瘤为 15.8 年；若术后辅以放疗，经典型脊索瘤生存期为 5.2 年，而软骨样脊索瘤为 24.9 年，与经典型脊索瘤相比，软骨样脊索瘤的预后良好。

2. 手术切除程度与预后

一般而言，手术切缘不足或术中切除不完整，患者预后不良；瘤体完整切除且切缘广泛的患者，预后往往较好[307]。因此，脊索瘤患者的初次手术切除程度已成为脊索瘤患者预后的关键性因素[170,307]。

Ruosi 等[308]指出，手术切缘不足与局部复发有很强的关系，充分的手术切除可显著提高生存率。李文乐等[22]总结了文献报道的 597 例脊索瘤，其中多篇文献报道的结果显示[136,289,295]，与未接受手术的患者相比，接受手术切除的脊索瘤患者的存活率更高。

3. 标志物与预后

近年来，有研究表明，一些肿瘤标志物的表达与脊索瘤预后有一定的相关性，如胰岛素样生长因子结合蛋白 3(Insulin - like growth factor binding protein 3，IMP3)、生存素(survivin)、c - MET 基因、PTEN、转化生长因子 α(TGF – α)、SNF5、PDGFR – α/β、Akt、Sox9 基因等。

有研究报道[309-311]，IMP3、survivin、c – MET 基因与脊索瘤的侵袭性和复发性有关，可作为判断预后的标志物。

Yakkioui 等[312]对 25 例脊索瘤标本中细胞周期相关标志物进行免疫组织化学染色，P53 阳性占 28%，且 P53 表达水平与脊索瘤细胞增殖能力及患者预后不良相关。

Han 等[313]发现，脊索瘤组织及 U – CH1 细胞系中 60% 存在 PTEN 的表达缺失，PTEN 的失活和 Akt/mTORC1 信号通路活化相关。Chen 等[314]探讨了骶骨脊索瘤中 PTEN 和 mTOR 的表达水平与预后的相关性，发现两者表达与肿瘤的局部侵袭相关。Wu 等[315]对颅底脊索瘤骨侵袭的蛋白质组学研究表明，PTEN 与骨侵袭的程度相关。

相比正常组织或其他软组织肿瘤，如滑膜肉瘤、隆突性皮肤纤维肉瘤等，PDGFR 在脊索瘤显著高表达[232]。在 1 项关于 52 例脊柱脊索瘤的报道中[231]，PDGFR – β 表达明显上调，PDGFR – α 表达见于 77% 原发脊索瘤，在 97% 复发脊索瘤有表达，高表达 PDGFR – α 者预后较差。

转化生长因子 α(transforming growth factor – α，TGF – α)是 EGFR 配体家族的成员，由巨噬细胞、表皮细胞和脑细胞产生，能诱导上皮细胞的发育[316]，亦能与表皮生长因子竞争结合细胞表面 EGFR。

研究发现[317]，TGF – α 是肿瘤发生和肿瘤进展的重要介质。Zhang 等[318]报道，TGF – α 在所有 SBC 病例中均有表达，但 TGF – α 的高水平表达与较短的复发间隔有关，TGF – α 表达高的组比 TGF – α 表达低的组具有更短的无进展生存期，表明 TGF – α 高表达是 SBC 的不良预后因素。

survivin 是凋亡抑制因子家族的一个特殊成员，广泛表达于各种肿瘤、胚胎组织和非终末分化的成人组织中[319]，其表达与凋亡、增殖、血管生成、放射治疗抗性和细胞周期进程相关[320-321]。Ma 等[323]研究发现，survivin 的表达水平是 SBC 患者肿瘤进展和死亡的重要预后因素，尤其在复发性 SBC 患者中可能具有更高的 survivin 水平。

SNF5 基因位于染色体 22q11.2 上，是 SWI/SNF 复合体所有变体的一个组成部分，亦是染色质重塑所必需，即 SWI/SNF 染色质重塑复合体的核心亚单位[323]；SWI/SNF 复合物在许多生物行为中起着至关重要的作用，包括细胞增殖、分化和转录[324-325]。有研究发现[326]在 SBC 中，SNF5 的低表达与较短的总生存期相关。

Sox9 基因在胚胎发育、器官发生、软骨分化及干细胞属性等方面具有重要作用。Chen 等[327]研究发现，Sox9 基因在脊索瘤中高表达，且表达水平与脊索瘤预后不良相关。

（韩国梁）

参考文献

[1] Yakkioui Y, van Overbeeke JJ, Santegoeds R, et al. Chordoma: the entity[J]. Biochim Biophys Acta, 2014, 1846 (2): 655 – 669.

[2] George B, Bresson D, Herman P, et al. Chordomas: A Review[J]. Neurosurg Clin N Am, 2015, 26(3): 437 – 452.

[3] Smoll NR, Gautschi OP, Radovanovic I, et al. Incidence and relative survival of chordomas: the standardized mortality ratio and the impact of chordomas on a population[J]. Cancer, 2013, 119(11): 2029 – 2037.

[4] Boriani S, Bandiera S, Biagini R, et al. Chordoma of the mobile spine: fifty years of experience[J]. Spine (Phila Pa 1976), 2006, 31(4): 493 – 503.

[5] Kremenevski N, Schlaffer SM, Coras R, et al. Skull base chordomas and chondrosarcomas[J]. Neuroendocrinology, 2020, 110(9 – 10): 836 – 847.

[6] Dewaele B, Maggiani F, Floris G, et al. Frequent activation of EGFR in advanced chordomas[J]. Clin Sarcoma Res, 2011, 1(1): 4 – 10.

[7] Nelson AC, Pillay N, Henderson S, et al. An integrated functional genomics approach identifies the regulatory network directed by brachyury(T)in chordoma[J]. J Pathol, 2012, 228(3): 274 - 285.

[8] Romeo S, Hogendoorn PC. Brachyury and chordoma: the chondroid - chordoid dilemma resolved[J]. JPathol, 2006, 209(2): 143 - 146.

[9] Yamaguchi T, Suzuki S, Ishiiwa H, et al. Benign notochordal cell tumors a comparative histological study of benign notochordal cell tumors, classic chordomas, and notochordal vestiges of fetal intervertebral discs[J]. Am J Surg Pathol, 2004, 28(6): 756 - 761.

[10] Choi KS, Cohn MJ, Harfe BD. Identification of nucleus pulposus precursor cells and notochordal remnants in the mouse: implications for disk degeneration and chordoma formation[J]. Dev Dyn, 2008, 237(12): 3953 - 3958.

[11] Walcott BP, Nahed BV, Mohyeldin A, et al. Chordoma: current concepts, management, and future directions[J]. Lancet Oncol, 2012, 13(2): e69 - e76.

[12] Zhou Z, Wang X, Wu Z, et al. Epidemiological characteristics of primary spinal osseous tumors in Eastern China [J]. World J Surg Oncol, 2017, 15(1): 73.

[13] Lee J, Bhatia NN, Hoang BH, et al. Analysis of prognostic factors for patients with chordoma with use of the California Cancer Registry[J]. J Bone Joint Surg Am, 2012, 94(4): 356 - 363.

[14] McMaster ML, Goldstein AM, Bromley CM, et al. Chordoma: incidence and survival patterns in the United States, 1973 - 1995[J]. Cancer Causes Control, 2001, 12(1): 1 - 11.

[15] Fuchs B, Dickey ID, Yaszemski MJ, et al. Operative management of sacral chordoma[J]. J Bone Joint Surg Am, 2005, 87(10): 2211 - 2216.

[16] Di Maio S, Temkin N, Ramanathan D, et al. Current comprehensive management of cranial base chordomas: 10 - year meta - analysis of observational studies[J]. J Neurosurg, 2011, 115(6): 1094 - 1105.

[17] George B, Bresson D, Herman P, et al. Chordomas: A review[J]. Neurosurg Clin N Am, 2015, 26(3): 437 - 452.

[18] Diaz RJ, Cusimano MD. The biological basis for modern treatment of chordoma[J]. J Neurooncol, 2011, 104(2): 411 - 422.

[19] Soo MY. Chordoma: review of clinicoradiological features and factors affecting survival[J]. Australas Radiol, 2001, 45(4): 427 - 434.

[20] 田秋红, 云径平, 吴秋良, 等. 脊索瘤的临床病理及免疫组织化学研究[J]. 中华肿瘤防治杂志, 2006, 13 (8): 611 - 613.

[21] 王雷, 张志飞, 叶陈芳, 等. 脊索瘤20例临床病理分析[J]. 中国癌症防治杂志 2018, 10(4): 314 - 316.

[22] 李文乐, 胡朝晖, 王永辉, 等. 基于 SEER 数据库脊索瘤临床预测模型的建立及验证[J]. 中国骨与关节杂志, 2021, 10(2): 85 - 92.

[23] Chambers KJ, Lin DT, Meier J, et al. Incidence and survival patterns of cranial chordoma in the United States[J]. Laryngoscope, 2014, 124(5): 1097 - 1102.

[24] Alan O, Akin Telli T, Ercelep O, et al. Chordoma: a case series and review of the literature[J]. J Med Case Rep, 2018, 12(1): 239.

[25] Williams BJ, Raper DMS, Godbout E, et al. Diagnosis and treatment of chordoma[J]. J Natl Compr Canc Netw, 2013, 11(6): 726 - 731.

[26] MU, Scully SP. Surgery significantly improves survival in patients with chordoma[J]. Spine, 2010, 1: 117 - 123.

[27] Ropper AE, Cahill KS, Hanna JW, et al. Primary vertebral tumors: a review of epidemiologic, histological and imaging findings, part II: locally aggressive and malignant tumors[J]. Neurosurgery, 2012, 70: 211 - 219.

[28] Hung GY, Horng JL, Yen HJ, et al. Incidence patterns of primary bone cancer in taiwan (2003 - 2010): a populationbased study[J]. Ann Surg Oncol, 2014, 21(8): 2490 - 2498.

[29] Kelley MJ, Shi J, Ballew B, et al. Characterization of T gene sequence variants and germline duplications in familial and sporadic chordoma[J]. Hum Genet, 2014, 133(10): 1289 - 1297.

[30] Tsitouras V, Wang S, Dirks P, et al. Management and outcome of chordomas in the pediatric population: The Hospital for Sick Children experience and review of the literature[J]. J Clin Neurosci, 2016, 34: 169 - 176.

[31] Radner H, Katenkamp D, Reifenberger G, et al. New developments in the pathology of skull base tumors[J]. Virchow Arch, 2001, 438(4): 321 - 335.

[32] DiazRJ, Cusimano MD. The biological basis for modern treatment of chordoma[J]. Meuro Oncol, 2011, 104(2):

411 - 422.

[33] Hoch BL, Nielsen GP, Liebsch NJ, et al. Base of skull chordomas in children and adolescents: a clinicopathologic study of 73 cases[J]. Am J Surg Pathol, 2006, 30(7): 811 - 818.

[34] 张璐, 窦银聪, 程天明, 等. 脊索瘤的影像特征及预后分析[J]. 国际医学放射学杂志, 2019, 42(4): 385 - 390.

[35] 段莹星, 廖伟华, 陈常勇, 等. 颅底脊索瘤的 CT 和 MRI 影像分析[J]. 中国耳鼻咽喉颅底外科杂志, 2019, 25(3): 246 - 249, 256.

[36] 吴彦桥, 杨伟炎, 周定标, 等. 颅底脊索瘤临床分期及手术治疗[J]. 中华耳鼻咽喉科杂志, 2003, 38(5): 358 - 362.

[37] 唐国栋, 伍明, 谢源阳, 等. 颅底脊索瘤的显微手术治疗探讨[J]. 中国耳鼻咽喉颅底外科杂志, 2020, 26 (3): 283 - 287.

[38] 牟立坤, 成立峰, 韩光良, 等. 颅底脊索瘤的影像学诊断与治疗[J]. 精准医学杂志, 2020, 35(3): 205 - 207.

[39] Fourney DR, Rhines LD, Hentschel SJ, et al. En bloc resection of primary sacral tumors: classification of surgical approaches and outcome[J]. J Neurosurg Spine, 2005, 3: 111 - 122.

[40] 杨勇昆, 张清, 郝林, 等. 原发骶骨脊索瘤外科治疗后复发的因素分析[J]. 临床肿瘤学杂志, 2019, 24 (4): 349 - 353.

[41] Klingler L, Trammell R, Allan DG, et al. Clonality studies in sacral chordoma[J]. Cancer Genet Cytogenet, 2006, 171: 68 - 71.

[42] Barry JJ, Jian BJ, Sughrue ME, et al. The next step: innovative molecular targeted therapies for treatment of intracranial chordoma patients[J]. Neurosurgery, 2011, 68(1): 231 - 240.

[43] Scheil S, Bruderlein S, Liehr T. Genome - wide analysis of sixteen chordomas by comparative genomic hybridization and cytogenetics of the first human chordoma cell line U - CH1[J]. Genes Chromosomes Cancer, 2001, 32(3): 203 - 211.

[44] Schwab JH, Boland PJ, Agaram NP, et al. Chordoma and chondrosarcoma gene profile: implications for immunotherapy[J]. Cancer Immunol Immunother, 2009, 58(3): 339 - 349.

[45] Feng Y, Zhang Q, Wang Z, et al. Overexpression of the BMP4/SMAD signaling pathway in skull base chordomas is associated with poor prognosis[J]. Int J Clin Exp Pathol, 2015, 8(7): 8268 - 8275.

[46] Naka T, Boltze C, Kuester D, et al. Alterations of G1 - S checkpoint in chordoma: the prognostic impact of p53 overexpression[J]. Cancer, 2005, 104(6): 1255 - 1263.

[47] Kitamura Y, Sasaki H, Kimura T, et al. Molecular and clinical risk factors for recurrence of skull base chordomas: gain on chromosome 2p, expression of brachyury, and lack of irradiation negatively correlate with patient prognosis [J]. J Neuropathol Exp Neurol, 2013, 72(9): 816 - 823.

[48] Zhang L, Guo S, Schwab JH, et al. Tissue microarray immunohistochemical detection of brachyury is not a prognostic indicator in chordoma[J]. PLoS One, 2013, 8(9): e75851.

[49] Barresi V, Ieni A, Branca G, et al. Brachyury: a diagnostic marker for the differential diagnosis of chordoma and hemangioblastoma versus neoplastic histological mimickers[J]. Dis Markers, 2014, 2014: 514753.

[50] Shah SR, David JM, Tippens ND, et al. Brachyury - YAP Regulatory Axis Drives Stemness and Growth in Cancer [J]. Cell Rep, 2017, 21(2): 495 - 507.

[51] Hsu W, Mohyeldin A, Shah SR, et al. Generation of chordoma cell line JHC7 and the identification of Brachyury as a novel molecular target[J]. J Neurosurg, 2011, 115(4): 760 - 769.

[52] Song W, Gobe GC. Understanding molecular pathways and targets of brachyury in epithelial - mesenchymal transition (EMT) in human cancers[J]. Curr Cancer Drug Targets, 2016, 16(7): 586 - 593.

[53] Wang K, Hu Q, Wang L, et al. T gene isoform expression pattern is significantly different between chordomas and notochords[J]. Biochem Biophys Res Commun, 2015, 467(2): 261 - 267.

[54] Li M, Zhai Y, Bai J, et al. SNF5 as a prognostic factor in skull base chordoma[J]. J Neurooncol, 2018, 137(1): 139 - 146.

[55] Owosho AA, Zhang L, Rosenblum MK, et al. High sensitivity of FISH analysis in detecting homozygous SMARCB1 deletions in poorly differentiated chordoma: a clinicopathologic and molecular study of nine cases[J]. Genes Chromosomes Cancer, 2018, 57(2): 89 - 95.

[56] Antonelli M, Raso A, Mascelli S, et al. SMARCB1/INI1 Involvement in Pediatric Chordoma: A Mutational and Immunohistochemical Analysis[J]. Am J Surg Pathol, 2017, 41(1): 56 - 61.

[57] Cha YJ, Hong CK, Kim DS, et al. Poorly differentiated chordoma with loss of SMARCB1/INI1 expression in pediatric patients: A report of two cases and review of the literature[J]. Neuropathology, 2018, 38(1): 47 – 53.

[58] Choudhry Z, Rikani AA, Choudhry AM, et al. Sonic hedgehog signalling pathway: a complex network[J]. Ann Neurosci, 2014, 21(1): 28 – 31.

[59] Cates JM, Itani DM, Coffin CM, et al. The sonic hedgehog pathway in chordoid tumours[J]. Histopathology, 2010, 56(7): 978 – 979.

[60] Alholle A, Brini AT, Bauer J, et al. Genome – wide DNA methylation profiling of recurrent and non – recurrent chordomas[J]. Epigenetics, 2015, 10(3): 213 – 20.

[61] Marucci G, Morandi L, Mazzatenta D, et al. MGMT promoter methylation status in clival chordoma[J]. J Neurooncol, 2014, 118(2): 271 – 276.

[62] Osaka E, Yang X, Shen JK, et al. MicroRNA – 1 (miR – 1) inhibits chordoma cell migration and invasion by targeting slug[J]. J Orthop Res, 2014, 32(8): 1075 – 1082.

[63] Zhang Y, Schiff D, Park D, et al. MicroRNA – 608 and microRNA34a regulate chordoma malignancy by targeting EGFR, Bcl – xL and MET[J]. PLoS One, 2014, 9(3): e91546.

[64] Wei W, Zhang Q, Wang Z, et al. miR – 219 – 5p inhibits proliferation and clonogenicity in chordoma cells and is associated with tumor recurrence[J]. Oncol Lett, 2016, 12(6): 4568 – 4576.

[65] Zou MX, Huang W, Wang XB, et al. Reduced expression of miRNA – 1237 – 3p associated with poor survival of spinal chordoma patients[J]. Eur Spine J, 2015, 24(8): 1738 – 1746.

[66] Osaka E, Kelly AD, Spentzos D, et al. MicroRNA – 155 expression is independently predictive of outcome in chordoma[J]. Oncotarget, 2015, 6(11): 9125 – 9139.

[67] Chen K, Chen H, Zhang K, et al. MicroRNA profiling and bioinformatics analyses reveal the potential roles of microRNAs in chordoma[J]. Oncol Lett, 2017, 14(5): 5533 – 5539.

[68] Liu JQ, Zhang QH, Wang ZL. Clinicopathological significance of p16, cyclin D1, Rb and MIB – 1 levels in skull base chordoma and chondrosarcoma[J]. World J Otorhinolaryngol Head Neck Surg,, 2015, 1(1): 50 – 56.

[69] Choy E, MacConaill LE, Cote GM, et al. Genotyping cancerassociated genes in chordoma identifies mutations in oncogenes and areas of chromosomal loss involving CDKN2A, PTEN, and SMARCB1[J]. PLoS One, 2014, 9(7): e101283.

[70] Bozzi F, Manenti G, Conca E, et al. Development of transplantable human chordoma xenograft for preclinical assessment of no – vel therapeutic strategies[J]. Neuro Oncol, 2014, 16(1): 72 – 80.

[71] Ailon T, Torabi R, Fisher CG, et al. Management of locally recurrent chordoma of the mobile spine and sacrum: a systematic review[J]. Spine (Phila Pa 1976), 2016, 41: s193 – s198.

[72] Pennicooke B, Laufer I, Sahgal A, et al. Safety and local control of radiation therapy for chordoma of the spine and sacrum: a systematic review[J]. Spine, 2016, 41(Suppl 20): s186 – s192.

[73] Mukherjee D, Chaichana KL, Gokaslan ZL, et al. Survival of patients with malignant primary osseous spinal neoplasms: results from the surveillance, epidemiology, and results(SEER) database from 1973 to 2003[J]. J Neurosurg Spine, 2011, 14(2): 143 – 150.

[74] Thanindratarn P, Dean DC, Nelson SD, et al. Advances in immune checkpoint inhibitors for bone sarcoma therapy [J]. J Bone Oncol, 2019, 15: 100221.

[75] Roberti F, Sekhar LN, Jones RV, et al. Intradural cranial chordoma: a rare presentation of an uncommon tumor. Surgical experience and review of the literature[J]. J Neurosurg, 2007, 106(2): 270 – 274.

[76] Lustig LR, Sciubba J, Holliday MJ. Chondrosarcomas of the skull base and temporal bone[J]. J Laryngol Otol, 2007, 121(8): 725 – 735.

[77] Asioli S, Zoli M, Guaraldi F, et al. Peculiar pathological, radiological and clinical features of skull – base de – differentiated chordomas. Results from a referral centre case – series and literature review[J]. Histopathology, 2020, 76(5): 731 – 739.

[78] Koutourousiou M, Snyderman CH, Fernandez – Miranda J, et al. Skull base chordomas[J]. Otolaryngol Clin North Am, 2011, 44(5): 1155 – 1171.

[79] Mathews W, Wilson CB. Ectopic intrasellar chordoma. Case report[J]. J Neurosurg, 1974, 40(2): 260 – 263.

[80] Colli BO, Al – Mefty O. Chordomas of the craniocervical junction follow – up review and prognostic factors[J]. J Neu-

rosurg, 2001, 95(6): 933 – 943.

[81] Golden LD, Small JE. Benign notochordal lesions of the posterior clivus: retrospective review of prevalence and imaging characteristics[J]. J Neuroimaging, 2014, 24(3): 245 – 249.

[82] 方汉贞, 胡美玉, 潘碧涛, 等. 骶尾椎脊索瘤 MRI 征象与临床病理特征分析[J]. 磁共振成像, 2017, 8(11): 848 – 852.

[83] 张立华, 袁慧书. 颅颈交界区及可动脊柱脊索瘤的影像表现分析[J]. 中华临床医学影像杂志, 2018, 29(1): 4 – 7.

[84] Van Gompel JJ, Janus JR. Chordoma and chondrosarcoma[J]. Otolaryngol Clin North Am, 2015, 48(3): 501 – 514.

[85] Stacchiotti S, Gronchi A, Fossati P, et al. Best practices for the management of local – regional recurrent chordoma: a position paper by the Chordoma Global Consensus Group[J]. Ann Oncol, 2017, 28(6): 1230 – 1242.

[86] Feigl GC, Bundschuh O, Gharabaghi A, et al. Evaluation of a new concept for the management of skull base chordomas and chondrosarcomas[J]. JNeurosurg, 2005, 102(Suppl): 165 – 170.

[87] Liu ZY, Wang S, Dong D, et al. The applications of radiomics in precision diagnosis and treatment of oncology: opportunities and challenges[J]. Theranostics, 2019, 9(5): 1303 – 1322.

[88] Li LF, Wang K, Ma XJ, et al. Radiomic analysis of multiparametric magnetic resonance imaging for differentiating skull base chordoma and chondrosarcoma[J]. EurJ Radiol, 2019, 118: 81 – 87.

[89] 林燕, 张喜国, 高培毅. 颅底脊索瘤的 CT、MRI 影像诊断[J]. 中国医学影像技术, 2000, 16(4): 254 – 256.

[90] Schamschula RG, Soo MY. Clival chordomas[J]. Australas Radiol, 1993, 37(3): 259 – 264.

[91] Santegoeds RGC, Temel Y, Beckervordersforth JC, et al. State – of – the – art imaging in human chordoma of the skull base[J]. Curr Radiol Rep, 2018, 6(5): 16 – 24.

[92] Chugh R, Tawbi H, Lucas DR, et al. Chordoma: the nonsarcoma primary bone tumor[J]. Oncologist, 2007, 12(11): 1344 – 1350.

[93] Lang N, Su MY, Xing X, et al. Morphological and dynamic contrast enhanced MR imaging features for the differentiation of chordoma and giant cell tumors in the Axial Skeleton[J]. J Magn Reson Imaging, 2017, 45(4): 1068 – 1075.

[94] Sun X, Hornicek F, Schwab JH. Chordoma: an update on the pathophysiology and molecular mechanisms[J]. Curr Rev Musculoskelet Med, 2015, 8(4): 344 – 352.

[95] 孙异临, 王忠诚. 颅底脊索瘤临床与病理研究现状[J]. 中华神经外科杂志, 2004, 20(1): 74 – 76.

[96] Mirra JM, Nelson SD, Della Rocca C, et al. Chordoma//Fletcher CDM, Unni KK, Mertens F, eds. World Health Organization Classification of Tumours: Pathology and Genetics of Tumours of Soft Tissue and Bone[M]. Lyon, France: IARC Press, 2002.

[97] 孙异临, 张辉, 曲宝清, 等. 颅底脊索瘤的超微结构与临床的相关研究[J]. 首都医科大学学报, 2003, 24(1): 59 – 63.

[98] Pardo – Mindan FJ, Guillen FJ, Villas C, et al. A comparative ultrastructural study of chondrosarcoma chordoid sarcoma and chordoma[J]. Cancer, 1981, 47(11): 2611 – 2619.

[99] Suster S, Moran CA. Chordomas of the mediastinum: clinicopathologic, immunohistochemical, and ultrastructural study of six cases presenting as posterior mediastinal masses[J]. Hum Pathol, 1995, 26(12): 1354 – 1362.

[100] Heffelfinger MJ, Dahlin DC, Maccarty CS, et al. Chordomas and cartilaginous tumours at the skull base[J]. Cancer, 1973, 32(2): 410 – 420.

[101] Bisceglia M, D Angelo VA, Guglielmi G, et al. Defifferentialed chordoma of the thoracic spine with rhabdomyosarcomatous differentiation. Report of a case and review of the literation[J]. Ann Diagn Pathol, 2007, 11(4): 262 – 273.

[102] Crapanzano JP, Ali SZ, Ginsberg MS. Chordoma a cytologic study with histologic and radiologic correlation[J]. Cancer, 2001, 93(1): 40 – 51.

[103] Stacchiotti S, Sommer J. Building a global consensus approach to chordoma: a position paper from the medical and patient community[J]. Lancet Oncol, 2015, 16(2): e71 – e83.

[104] Naka T, Boltze C, Samii A, et al. Skull base and nonskull base chordomas: Clinicopathologic and immunohistochemical study with special reference to nuclear pleomorphism and proliferative ability[J]. Cancer, 2003, 98(9): 1934 – 1941.

[105] 张宝燕, 李向红, 王湛博, 等. 脊索瘤 82 例临床病理分析和免疫表型研究[J]. 诊断病理学杂志, 2010, 17

（1）：11 - 13.

[106] 张彤, 陈云新, 沈丹华, 等. 骶骨脊索瘤 55 例临床病理和免疫表型分析 [J]. 临床与实验病理学杂志, 2013, 29(5)：532 - 534.

[107] Shen J, Li CD, Yang HL, et al. Classic chordoma coxisting with benign notochordal cell rest demonstrating different immunohistological expression patterns of brachyury and galectin - 3 [J]. J Clin Neurosci, 2011, 18(1)：96 - 99.

[108] Guzman JR, Fukuda S, Pelus LM. Inhibition of caspase - 3 by Survivin prevents Weel Kinase degradation and promotes cell survival by maintaining phosphorylation of p34Cde2 [J]. Gene Ther Mol Biol, 2009, 13B：264 - 273.

[109] Shoeneman JK, Ehrhart EJ, Eickhoff JC, et al. Expression and function of survivin in canine osteosarcoma [J]. Cancer Res, 2012, 72(1)：249 - 259.

[110] 陈超, 杨惠林, 陈康武, 等. 生存素和半胱氨酰天冬氨酸特异性蛋白酶 - 3 在骶骨脊索瘤中的表达及其与凋亡的相关性 [J]. 中华实验外科杂志, 2013, 30(7)：1416 - 1418.

[111] Vujovic S, Henderson S, presmeau N, et al. Brachyury, acrucial regulator of notochordal development, is a novel biomarker for chordomas [J]. J Pathol, 2006, 209(2)：157 - 165.

[112] Schwab H, Boland PJ, Agaram NP, et al. Chordoma and chondrosarcoma gene profile：implications for immunotherapy [J]. Cancer Immunol Immunother, 2009, 58(3)：339 - 349.

[113] Oakley GJ, Fuhrer K, Seethala RR. Brachyury, SOX - 9, and podoplanin, new markers in the skull base chordoma vs chondrosarcoma differential：a tissue microarray - based comparative analysis [J]. Mod Pathol, 2008, 21(12)：1461 - 1469.

[114] Sangoi AR, Karamchandani J, Lane B, et al. Specificity of brachury in the distinction of chordoma from clear cell renal cell carcinoma and germ cell tumors：a study of 305 cases [J]. Mod Pathol, 2011, 24(3)：425 - 429.

[115] Conforti R, Sardaro A, Tecame M, et al. Chordoma：diagnostic considerations and review of the literature [J]. Recenti Prog Med, 2013, 104：322 - 327.

[116] 周定标. 颅内脊索瘤及其外科治疗 [J]. 中华外科杂志, 1993, 31(6)：428 - 430.

[117] 黄德亮, 杨伟炎, 周定标, 等. 24 例颅底脊索瘤临床分析 [J]. 中华耳鼻喉科杂志, 1994, 29(6)：342 - 345.

[118] A - lMefty O, Borba LA. Skull base chordomas：A management challenge [J]. JNeurosurg, 1997, 86(2)：182 - 189.

[119] 吴海声, 程佑. 29 例脊索瘤的影像学诊断及鉴别诊断 [J]. 中国现代医生, 2011, 49(20)：103 - 105.

[120] 江波, 孟悛非, 陈应明, 等. 颅底脊索瘤的 MR 影像研究 (论动态增强扫描的意义) [J]. 中华放射学杂志, 2000, 34：22 - 24.

[121] Pamir MN, Ozduman K. Analysis of radiological features relative to histopathology in 42 skull - base chordomas and chondrosarcomas [J]. Eur J Radiol, 2006, 58(3)：461 - 470.

[122] Murphey MD, Walker EA, Wilson AJ, et al. From the archives of the AFIP：imaging of primary c122hondrosarcoma：radiologic - pathologic correlation [J]. Radiographics, 2003, 23(5)：1245 - 1278.

[123] Almefty K, Pravdenkova S, Colli BO, et al. Chordoma and chondrosarcoma：similar, but quite different, skull base tumors [J]. Cancer, 2007, 110(11)：2457 - 2467.

[124] Freeze BS, Glastonbury CM. Differentiation of skull base chordomas from chondrosarcomas by diffusion - weighted MRI [J]. AJNR Am J Neuroradiol, 2013, 34(10)：e113.

[125] Müller U, Kubik - Huch RA, Ares C, et al. Is there a role for conventional MRI and MR diffusion - weighted imaging for distinction of skull base chordoma and chondrosarcoma ? [J]. Acta Radiol, 2016, 57(2)：225 - 232.

[126] Ginat DT, Mangla R, Yeaney G, et al. Diffusion - weighted imaging for differentiating benign from malignant skull lesions and correlation with cell density [J]. AJR Am J Roentgenol, 2012, 198(6)：w597 - w601.

[127] Gao A, Bai J, Cheng J, et al. Differentiating skull base chordomas and invasive pituitary adenomas with conventional MRI [J]. Acta Radiol, 2018, 59(11)：1358 - 1364.

[128] 江波, 孟悛非, 陈应明, 等. 颅底脊索瘤的 CT 和核磁共振成像影像分析 [J]. 中华耳鼻咽喉科杂志, 2001, 36(5)：363 - 366.

[129] Colia V, Stacchiotti S. Medical treatment of advanced chordomas [J]. Eur J Cancer, 2017, 83：220 - 228.

[130] Bohman LE, Koch M, Bailey RL, et al. Skull base chordoma and chondrosarcoma：influence of clinical and demographic factors on prognosis：SEER analysis [J]. World Neurosurg, 2014, 82(5)：806 - 814.

[131] Stacchiotti S, Casali PG. Systemic therapy options for unresectable and metastatic chordomas [J]. Curr Oncol Rep, 2011, 13(4)：323 - 330.

[132] Di Maio S, Temkin N, Ramanathan D, et al. Current comprehensive management of cranial base chordomas: 10 - year meta - analysis of observational studies[J]. J Neurosurg, 2011, 115(6): 1094 - 1105.

[133] Wu Z, Zhang J, Zhang L, et al. Prognostic factors for longterm outcome of patients with surgical resection of skull base chordomas - 106 cases review in one institution[J]. Neurosurg Rev, 2010, 33(4): 451 - 456.

[134] Zoccali C, Skoch J, Patel AS, et al. Residual neurological function after sacral root resection during en - bloc sacrectomy: a systematic review[J]. Eur Spine J, 2016, 25(12): 3925 - 3931.

[135] Bakker SH, Jacobs WCH, Pondaag W, et al. Chordoma: a systematic review of the epidemiology and clinical prognostic factors predicting progression - free and overall survival[J]. Eur Spine J, 2018, 27(12): 3043 - 3058.

[136] Kayani B, Hanna SA, Sewell MD, et al. A review of the surgical management of sacral chordoma[J]. Eur J Surg Oncol, 2014, 40(11): 1412 - 1420.

[137] Yonemoto T, Tatezaki S, Takenouchi T, et al. The surgical management of sacrococcygeal chordoma[J]. Cancer, 1999, 85(4): 878 - 883.

[138] Biermann JS. Updates in the treatment of bone cancer[J]. J Natl Compr Canc Netw, 2013, 11(Suppl 5): 681 - 683.

[139] Yamada Y, Laufer I, Cox BW, et al. Preliminary results of high - dose single - fraction radiotherapy for the management of chordomas of the spine and sacrum[J]. Neurosurgery, 2013, 73(4): 673 - 680.

[140] Richardson MS. Pathology of skull base tumors[J]. Oto laryngol Clin North Am, 2001, 34(6): 1025 - 1042.

[141] 樊根涛, 孙国静, 黎承军, 等. 副脊索瘤的临床分析[J]. 医学研究生学报, 2014, 27(4): 447 - 448.

[142] Mefty O, Borba LA. Skull base chordomas: A management challenge[J]. J Neurosurg, 1997, 86(2): 182 - 189.

[143] Abdulrauf SI. Decision - making process for the treatment of intracranial chordomas[J]. World Neurosurg, 2014, 82(5): 612 - 613.

[144] 邱吉庆, 许海洋, 于洪泉, 等. 颅底脊索瘤的诊断、分型与手术入路选择[J]. 中国微侵袭神经外科杂志, 2007, 12(7): 296 - 298.

[145] Di Maio S, Rostomily R, Sekhar LN, et al. Current surgical outcomes for cranial base chordomas: cohort study of 95 patients[J]. Neurosurgery, 2012, 70(6): 1355 - 1360.

[146] Jahangiri A, Chin AT, Wagner JR, et al. Factors predicting recurrence after resection of clival chordoma using variable surgical approaches and radiation modalities[J]. Neurosurgery, 2015, 76(2): 179 - 186.

[147] Colli B, Al - Mefty O. Chordomas of the craniocervical junction: Follow - up review and prognostic factors[J]. J Neurosurg, 2001, 95(6): 933 - 943.

[148] 朱林, 史继新, 王汉东, 等. 18 例颅底脊索瘤临床分析[J]. 医学研究生学报, 2005, 18(11): 1025 - 1028.

[149] 田凯兵, 王亮, 郝淑煜, 等. 颈静脉孔区脊索瘤 16 例临床分析[J]. 中华神经外科杂志, 2013, 29(10): 996 - 1000.

[150] De DivitiisE, C appab ianca P, C avallo LM. Endoscopic transsphenoidal approach: adaptability of the procedure to different sellar lesions[J]. Neurosurgery, 2002, 51(3): 699 - 705.

[151] Cappabianca P, Cavallo LM, Colao A, et al. E ndoscopic endonasal transsphenoidal app roach: outcom e analysis of 100 con secu tive p rocedures[J]. Minim Invasive Neurosu rg, 2002, 45(4): 193 - 200.

[152] 张俊廷, 吴震, 贾桂军, 等. 颅底脊索瘤的显微外科治疗[J]. 中华神经外科杂志, 2006, 22(1): 29 - 31.

[153] 张亚卓, 桂松柏, 李储忠, 等. 颅底脊索瘤的内镜经鼻手术治疗分型及入路[J]. 中华神经外科杂志, 2013, 29(7): 651 - 654.

[154] 刘志勇, 滕海波, 周良学, 等. 经鼻内镜手术治疗颅底脊索瘤[J]. 中国耳鼻咽喉颅底外科杂志, 2019, 25(3): 228 - 235.

[155] 范树才, 曹毅, 王珊, 等. 神经内镜手术治疗颅底脊索瘤 30 例临床分析[J]. 中国耳鼻咽喉颅底外科杂志, 2019, 25(3): 236 - 240.

[156] Gui S, Zong X, Wang X, et al. Classification and surgical approaches for transnasal endoscopic skull base chordoma resection: a 6 - year experience with 161 cases[J]. Neurosurg Rev, 2016, 39(2): 321 - 333.

[157] 李储忠, 张亚卓. 颅底脊索瘤临床诊疗进展[J]. 中国耳鼻咽喉颅底外科杂志, 2019, 25(3): 225 - 227.

[158] Colreavy MP, Backer T, Cam pbell M, et al. The safety and effectiveness of the Le Fort I approach to removing central skull base lesions[J]. Ear Nose Throat J, 2001, 80(5): 315 - 318.

[159] Vougioukas VI, Hubbe U, S chipper J, et al. Navigated transoral approach to the cranial base and the craniocervical junction: T echnical note[J]. Neurosurgery, 2003, 52(1): 247 - 251.

[160]　A - lMefty O, Borba LAB, Aoki N. The transcondylar approach to extradural nonneoplastic lesions of the craniover-tebral junction[J]. J Neurosurg, 1996, 84(1): 1 - 6.

[161]　Arnold H, Herrmann HD. Skull base chordoma with cavernous sinus involving: Partial or radical removal[J]. Acta Neurichir(Wien), 1986, 83(1 - 2): 31 - 37.

[162]　王祥宇，袁贤瑞，刘庆，等. 颈静脉孔区神经鞘瘤的手术治疗[J]. 中国微侵袭神经外科杂志，2018，23 (10): 437 - 440.

[163]　Xiao JR, Huang WD, Yang XH, et al. En bloc resection of primary malignant bone tumor in the cervical spine based on 3 - dimensional printing technology[J]. Orthop Surg, 2016, 8(2): 171 - 178.

[164]　Ortega - Porcayo LA, Cabrera - Aldana EE, Arriada - Mendicoa N, et al. Operative technique for en bloc resection of upper cervical chordomas: extended transoral transmandibular approach and multilevel reconstruction[J]. Asian Spine J, 2014, 8(6): 820 - 826.

[165]　Sciubba DM, Chi JH, Rhines LD, et al. Chordoma of the spinal column[J]. Neurosurg Clin N Am, 2008, 19 (1): 5 - 15.

[166]　York JE, Kaczaraj A, Abi - Said D, et al. Sacral chordoma: 40 - year ex - perience at a major cancer center[J]. Neurosurgery, 1999, 44: 74 - 79.

[167]　Yu E, Koffer PP, DiPetrillo TA, et al. Incidence, treatment, and survival patterns for sacral chordoma in the U-nited States, 1974 - 2011[J]. Front Oncol, 2016, 6(9): 203 - 211.

[168]　张清，牛晓辉，郝林，等. 骶骨脊索瘤外科治疗长期随访[J]. 中国骨与关节杂志，2012，1(2): 105 - 110.

[169]　Kaiser TE, Pritchard DJ, Unni KK. Clinicopathologic study of sacrococcygeal chordoma[J]. Cancer, 1984, 53 (11): 2574 - 2578.

[170]　Baratti D, Gronchi A, Pennacchioli E, et al. Chordoma: natural history and results in 28 patients treated at a sin-gle institution[J]. Ann Surg Oncol, 2003, 10(3): 291 - 296.

[171]　Bergh P, Kindblom LG, Gunterberg B, et al. Prognostic factors in chordoma of the sacrum and mobile spine: a study of 39 patients[J]. Cancer, 2000, 88(9): 2122 - 2134.

[172]　Angelini A, Pala E, Calabro T, et al. Prognostic factors in surgical resection of sacral chordoma[J]. J Surg Oncol, 2015, 112(4): 344 - 351.

[173]　Yang YK, Chan CM, Zhang Q, et al. Computer navigation - aided resection of sacral chordomas[J]. Chin Med J (Engl), 2016, 129(2): 162 - 168.

[174]　Fuchs B, Didkey ID, Yaszemski MJ, et al. Operative management of sacral chordoma[J]. J Bone Joint Surg Am, 2005, 87(10): 2211 - 2216.

[175]　Asavamongkolkul A, Waikakul S. Wide resection of sacral chordoma via a posterior approach[J]. Int Orthop, 2012, 36(3): 607 - 612.

[176]　Angelini A, Ruggieri P. A new surgical technique (modified Osaka technique) of sacral resection by posterior - only approach: description and preliminary results[J]. Spine (Phila Pa 1976), 2013, 38(3): e185 - e192.

[177]　Guo W, Tang X, Zang J, et al. One - stage total enbloc sacrectomy: a novel technique and report of 9 cases[J]. Spine(Phila Pa 1976), 2013, 38(10): e626 - e631.

[178]　Dubory A, Missenard G, Lambert B, et al. "En bloc" resection of sacral chordomas by combined anterior and posterior surgical approach: a monocentric retrospective review about 29 cases[J]. Eur Spine J, 2014, 23(9): 1940 - 1948.

[179]　倪建法，周幸，周光新，等. 髋臼部位肿瘤手术治疗的临床分析[J]. 医学研究生学报，2014，27(11): 1168 - 1171.

[180]　Osaka S, Osaka E, Kojima T, et al. Long - term outcome following surgical treatment of sacral chordoma[J]. J Surg Oncol, 2014, 109(3): 184 - 188.

[181]　Melton GB, Paty PB, Boland PJ, et al. Sacral resection for recurrent rectal cancer: analysis of morbidity and treat-ment results[J]. Dis Colon Rectum, 2006, 49: 1099 - 1107.

[182]　Zang J, Guo W, Yang R, et al. Is total en bloc sacrectomy using a posterior - only approach feasible and safe for patients with malignant sacral tumors? [J]. J Neurosurg Spine, 2015, 22(6): 563 - 570.

[183]　Chen KW, Yang HL, Lu J, et al. Risk factors for postoperative wound infections of sacral chordoma after surgical excision[J]. J Spinal Disord Tech, 2011, 24(4): 230 - 234.

[184]　Ruggieri P, Angelini A, Pala E, et al. Infections in surgery of primary tumors of the sacrum[J]. Spine (Phila Pa

1976), 2012, 37(5): 420 - 428.

[185] Güvencer M, Dalbayrak S, Tayefi H, et al. Surgical anatomy of the pre - sacral area[J]. Surg Radiol Anat, 2009, 4: 251 - 257.

[186] Hulen CA, Temple HT, Fox WP, et al. Oncologic and functional outcome following sacrectomy for sacral chordoma [J]. J Bone Joint Surg Am, 2006, 7: 1532 - 1539.

[187] Luo Y, Duan H, Liu W, et al. Clinical evaluation for lower abdominal aorta balloon occluding in the pelvic and sacral tumor resection[J]. J Surg Oncol, 2013, 108(3): 148 - 151.

[188] Hosalkar HS, Jones KJ, King JJ, et al. Serial arterial embolization for large sacral giant - cell tumors[J]. Spine, 2007, 10: 1107 - 1115.

[189] Randall RL, Bruckner J, Lloyd C, et al. Sacral resection and reconstruction for tumors and tumor - like conditions [J]. Orthopedics, 2005, 28: 307 - 313.

[190] Gunterberg B, Kewenter J, Petersen I, et al. Anorectal function after major resections of the sacrum with bilateral or unilateral sacrifice of sacral nerves[J]. Br J Surg, 1976, 63(7): 546 - 554.

[191] Ji T, Guo W, Yang R, et al. What are the conditional survival and functional outcomes after surgical treatment of 115 patients with sacral chordoma? [J]. Clin Orthop Relat Res, 2017, 475(3): 620 - 630.

[192] Samson IR, Springfield DS, Suit HD, et al. Operative treatment of sacro - coccygeal chordoma. A review of twenty - one cases[J]. J Bone Joint Surg Am, 1993, 10: 1476 - 1484.

[193] Simpson AH, Porter A, Davis A, et al. Cephalad sacral resection with a comb - ined extended ilioin guinal and posterior approach[J]. J Bone Joint Surg Am, 1995, 77(3): 405 - 411.

[194] Jahangiri FR, Al Eissa S, Jahangiri AF, et al. Intraoperative neurophysiological monitoring during sacrectomy procedures[J]. Neurodiagn J, 2013, 53(4): 312 - 322.

[195] Hugate RR Jr, Dickey ID, Phimolsarnti R, et al. Mechanical effects of partial sacrectomy: when is reconstruction necessary[J]. Clin Orthop, 2006, 450: 82 - 88.

[196] Doita M, Harada T, Iguchi T, et al. Total sacrectomy and reconstruction for sacral tumors[J]. Spine, 2003, 15: 296 - 301.

[197] Thambiraj S, Forward DP, Thomas J, et al. A novel " pelvic ring augmentation construct " for lumbo - pelvic reconstruction in tumour surgery[J]. Eur Spine J, 2012, 21(9): 1797 - 1803.

[198] Varga PP, Szövérfi Z, Fisher CG, et al. Surgical treatment of sacral chordoma: prognostic variables for local recurrence and overall survival[J]. Eur Spine J, 2015, 24(5): 1092 - 1101.

[199] Stacchiotti S, Sommer J, Chordoma Global Consensus Group. Building a global consensus approach to chordoma: a position paper from the medical and patient community[J]. Lancet Oncol, 2015, 16(2): e71 - e83.

[200] Delaney TF, Liebsch NJ, Pedlow FX, et al. Long - term results of phase II study of high dose photon/proton radiotherapy in the management of spine chordomas, chondrosarcomas, and other sarcomas[J]. J Surg Oncol, 2014, 110(2): 115 - 122.

[201] Chen YL, Liebsch N, Kobayashi W, et al. Definitive high - dose photon/proton radiotherapy for unresected mobile spine and sacral chordomas[J]. Spine (Phila Pa 1976), 2013, 38(15): e930 - e936.

[202] van Wulfften Palthe ODR, Tromp I, Ferreira A, et al. A comparison of growth among growth - friendly systems for scoliosis: a systematic review[J]. Spine J, 2019, 19(5): 869 - 879.

[203] Moojen WA, Vleggeert - Lankamp CL, Krol AD, et al. Long - term results: adjuvant radiotherapy in en bloc resection of sacrococcygeal chordoma is advisable[J]. Spine, 2011, 36(10): e656 - e661.

[204] Orecchia R, Vitolo V, Fiore MR, et al. Proton beam radiotherapy: report of the first ten patients treated at the " Centro Nazionale di Adroterapia Oncologica (CNAO)" for skull base and spine tumours[J]. Radiol Med, 2014, 119(4): 277 - 282.

[205] Yasuda M, Bresson D, Chibbaro S, et al. Chordomas of the skull base and cervical spine: clinical outcomes associated with a multimodal surgical resection combined with proton - beam radiation in 40 patients[J]. Neurosurg Rev, 2012, 35(2): 171 - 182.

[206] Rotondo RL, Folkert W, Liebsch NJ, et al. High - dose proton - basedradiation therapy in the management of spine chordomas: outcomes and clinicopathological prognostic factors[J]. JNeurosurgSpine, 2015, 23(6): 788 - 797.

[207] DiMaio S, Temkin N, Ramanathan D, et al. Current comprehensive management of cranial base chordomas: 10 -

year meta – analysis of observational studies[J]. J Neurosurg, 2011, 115(6)：1094 – 1105.

[208]　郭韬，史文化，赵玉卿，等. 立体定向放射治疗颅内脊索瘤[J]. 中国微侵袭神经外科杂志，2002，7(3)：166 – 167.

[209]　Yamada Y, Gounder M, Laufer I. Multidisciplinary management of recurrent chordomas[J]. Curr Treat Options Oncol, 2013, 14(3)：442 – 453.

[210]　Mima M, Demizu Y, Jin D, et al. Particle therapy using carbon ions or protons as a definitive therapy for patients with primary sacral chordoma[J]. Br J Radiol, 2014, 87(1033)：20130512.

[211]　Bhattacharya IS, Hoskin PJ. Stereotactic body radiotherapy for spinal and bone metastases[J]. Clin Oncol (R Coll Radiol), 2015, 27(5)：298 – 306.

[212]　Cunha MV, Al – Omair A, Atenafu EG, et al. Vertebral compression fracture (VCF) after spine stereotactic body radiation therapy (SBRT)：analysis of predictive factors[J]. Int J Radiat Oncol Biol Phys, 2012, 84(3)：e343 – e349.

[213]　Sahgal A, Whyne CM, Ma L, et al. Vertebral compression fracture after stereotactic body radiotherapy for spinal metastases[J]. Lancet Oncol, 2013, 14(8)：e310 – e320.

[214]　Noel G, Habrand JL, Mammar H, et al. Combination of photon and proton radiation therapy for chordom as and chondrosarcom as of the skull base：the Centrede Proton therapied O' rsay experience[J]. Int J Radiat Oncol Biol Phys, 2001, 51(2)：392 – 398.

[215]　Munzenrider JE, Liebsch NJ. Proton therapy for tumors of the skull base[J]. Strahlenther Onkol, 1999, 175(Suppl2)：57 – 63.

[216]　Noël G, Feuvret L, Calugaru V, et al. Chordomas of the base of the skull and upper cervical spine. One hundred patients irradiated by a 3D conformal technique combining photon and proton beams[J]. Acta Oncol, 2005, 44(7)：700 – 708.

[217]　Stacchiotti S, Longhi A, Ferraresi V, et al. Phase II study of imatinib in advanced chordoma[J]. J Clin Oncol, 2012, 30(9)：914 – 920.

[218]　Henderson FC, McCool K, Seigle J, et al. Treatment of chordomas with Cyber Knife：Georgetown University experience and treatment recommendations[J]. Neurosurgery, 2009, 64：44 – 53.

[219]　Yang L, Bai HX, Lee AM, et al. The role of radiotherapy in the treatment of spinal chordomas：an integrative analysis of 523 cases[J]. Neuro Oncol, 2015, 17(10)：1419 – 1420.

[220]　Liu AL, Wang ZC, Sun SB, et al. Gamma knife radiosurgery for residual skull base chordomas[J]. Neurol Res, 2008, 30(6)：557 – 561.

[221]　Deraniyagala RL, Yeung D, Mendenhall WM, et al. Proton therapy for skull base chordomas：an outcome study from the university of Florida proton therapy institute[J]. J Neurol Surg B Skull Base, 2014, 75(1)：53 – 57.

[222]　Jung EW, Jung DL, Balagamwala EH, et al. Single – fraction spinestereotactic body radiation therapy for the treatment of chordoma[J]. Technol Cancer Res Treat, 2017, 16(3)：302 – 309.

[223]　Staab A, Rutz HP, Ares C, et al. Spot – scanning – based proton therapy for extracranial chordoma[J]. Int J Radiat Oncol Biol Phys, 2011, 81(4)：e489 – e496.

[224]　Kabolizadeh P, Chen YL, Liebsch N, et al. Updated outcome and analysis of tumor response in mobile spine and sacral chordoma treated with definitive high – dose photon/proton radiation therapy[J]. Int J Radiat Oncol Biol Phys, 2017, 97(2)：254 – 262.

[225]　Tuan J, Vischioni B, Fossati P, et al. Initial clinical experience with scanned proton beams at the Italian National Center for Hadrontherapy (CNAO)[J]. J Radiat Res, 2013, (Suppl 1)：i31 – i42.

[226]　Schulz – Ertner D, Nikoghosyan A, Didinger B, et al. Carbon ion radiation therapy for chordomas and low grade chondrosarcomas – current status of the clinical trials at GSI[J]. Radiother Oncol, 2004, 2：53 – 56.

[227]　Imai R, Kamada T, Tsujii H, et al. Carbon ion radiotherapy for unresect – able sacral chordomas[J]. Clin Cancer Res, 2004, 10：5741 – 5746.

[228]　Imai R, Kamada T, Tsuji H, et al. Effect of carbon ion radiotherapy for sacral chordoma：results of phase I – II and phase II clinical trials[J]. Int J Radiat Oncol Biol Phys, 2010, 5：1470 – 1476.

[229]　Matsumoto T, Imagama S, Ito Z, et al. Total spondylectomy following carbon ion radiotherapy to treat chordoma of the mobile spine[J]. Bone Joint J, 2013, 95 – B(10)：1392 – 1395.

［230］ Park L, Delaney TF, Liebsch NJ, et al. Sacral chordomas: impact of high - dose proton/photon - beam radiation therapy combined with or with - out surgery for primary versus recurrent tumor［J］. Int J Radiat Oncol Biol Phys, 2006, 5: 1514 - 1521.

［231］ Akhavan - Sigari R, Gaab MR, Rohde V, et al. Expression of PDGFR - α, EGFR and c - MET in spinal chordoma: a series of 52 patients［J］. Anticancer Res, 2014, 34(2): 623 - 630.

［232］ Tamborini E, Miselli F, Negri T, et al. Molecular and biochemical analyses of platelet - derived growth factor receptor (PDGFR) B, PDGFRA, and KIT receptors in chordomas［J］. Clin Cancer Res, 2006, 12(23): 6920 - 6928.

［233］ Weinberger PM, Yu Z, Kowalski D, et al. Differential expression of epidermal growth factor receptor, c - Met, and HER2/neu in chordoma compared with 17 other malignancies［J］. Arch Otolaryngol Head Neck Surg, 2005, 131(8): 707 - 711.

［234］ Lebellec L, Aubert S, Zairi F, et al. Molecular targeted therapies in advanced or metastatic chordoma patients: facts and hypotheses［J］. Crit Rev Oncol Hematol, 2015, 95(1): 125 - 131.

［235］ Wang AC, Owen JH, Abuzeid WM, et al. STAT3 inhibition as a therapeutic strategy for chordoma［J］. J Neurol Surg B Skull Base, 2016, 77(6): 510 - 520.

［236］ Mathios D, Ruzevick J, Jackson CM, et al. PD - 1, PD - L1, PD - L2 expression in the chordoma microenvironment［J］. J Neurooncol, 2015, 121(2): 251 - 259.

［237］ Naka T, Kuester D, Boltze C, et al. Expression of hepatocyte growth factor and c - MET in skull base chordoma［J］. Cancer, 2008, 112(1): 104 - 110.

［238］ Stacchiotti S, Ferrari V, Ferraresi G, et al. Imatinib mesylate in advanced chordoma: a multicenter phase II study［J］. J Clin Oncol, 2007, 545(1): 100 - 103.

［239］ Casali PG, Messina A, Stacchiotti S, et al. Imatinib mesylate in chordoma［J］. Cancer, 2004, 101(9): 2086 - 2097.

［240］ Scheipl S, Barnard M, Cottone L, et al. EGFR inhibitors identified as a potential treatment for chordoma in a focused compound screen［J］. J Pathol, 2016, 239(3): 320 - 334.

［241］ Magnaghi P, Salom B, Cozzi L, et al. Afatinib is a new therapeutic approach in chordoma with a unique ability to target EGFR and Brachyury［J］. Mol Cancer Ther, 2018, 17(3): 603 - 613.

［242］ Stacchiotti S, Morosi C, Lo Vullo S, et al. Imatinib and everolimus in patients with progressing advanced chordoma: a phase 2 clinical study［J］. Cancer, 2018, 124(20): 4056 - 4063.

［243］ Ostroumov E, Hunter CJ. Identifying mechanisms for therapeutic intervention in chordoma: c - Met oncoprotein［J］. Spine(Phila Pa 1976), 2008, 33(25): 2774 - 2780.

［244］ Walter BA, Begnami M, Valera VA, et al. Gain of chromosome 7 by chromogenic in situ hybridization (CISH) in chordomas is correlated to c - MET expression［J］. J Neurooncol, 2011, 101(2): 199 - 206.

［245］ Tamborini E, Virdis E, Negri T, et al. Analysis of receptor tyrosine kinases (RTKs) and downstream pathways in chordomas［J］. Neuro Oncol, 2010, 12(8): 776 - 789.

［246］ McMaster ML, Goldstein AM, Parry DM. Clinical features distinguish childhood chordoma associated with tuberous sclerosis complex (TSC) from chordoma in the general paediatric population［J］. J Med Genet, 2011, 48(7): 444 - 449.

［247］ Stacchiotti S, Marrari A, Tamborini E, et al. Response to imatinib plus sirolimus in advanced chordoma［J］. Ann Oncol, 2009, 20(11): 1886 - 1894.

［248］ Presneau N, Shalaby A, Idowu B, et al. Potential therapeutic targets for chordoma: PI3K/AKT/TSC1/TSC2/mTOR pathway［J］. Br J Cancer, 2009, 100(9): 1406 - 1414.

［249］ Ricci - Vitiani L, Runci D, D'Alessandris QG, et al. Chemotherapy of skull base chordoma tailored on responsiveness of patientderived tumor cells to rapamycin［J］. Neoplasia, 2013, 15(7): 773 - 782.

［250］ Schwab J, Antonescu C, Boland P, et al. Combination of PI3K/mTOR inhibition demonstrates efficacy in human chordoma［J］. Anticancer Res, 2009, 29(6): 1867 - 1871.

［251］ de Castro CV, Guimaraes G, Aguiar S Jr, et al. Tyrosine kinase receptor expression in chordomas: phosphorylated AKT correlates inversely with outcome［J］. Hum Pathol, 2013, 44(9): 1747 - 1755.

［252］ Hu Y, Mintz A, Shah SR, et al. The FGFR/MEK/ERK/brachyury pathway is critical for chordoma cell growth and survival［J］. Carcinogenesis, 2014, 35(7): 1491 - 1499.

［253］ Scheipl S, Lohberger B, Rinner B, et al. Histone deacetylase inhibitors as potential therapeutic approaches for chordoma: an immunohistochemical and functional analysis［J］. J Orthop Res, 2013, 31(12): 1999 - 2005.

[254] Sommer J, Itani DM, Homlar KC, et al. Methylthioadenosine phosphorylase and activated insulin - like growth factor - 1 receptor/insulin receptor: potential therapeutic targets in chordoma[J]. J Pathol, 2010, 220(5): 608 - 617.

[255] Yang C, Schwab JH, Schoenfeld AJ, et al. A novel target for treatment of chordoma: signal transducers and activators of transcription 3[J]. Mol Cancer Ther, 2009, 8(9): 2597 - 2605.

[256] Yang C, Hornicek FJ, Wood KB, et al. Blockage of Stat3 With CDDO - Me inhibits tumor cell growth in chordoma [J]. Spine (Phila Pa 1976), 2010, 35(18): 1668 - 1675.

[257] Miller SC, Huang R, Sakamuru S, et al. Identification of known drugs that act as inhibitors of NF - kappa B signaling and their mechanism of action[J]. Biochem Pharmacol, 2010, 79(9): 1272 - 1280.

[258] Otani R, Mukasa A, Shin M, et al. Brachyury gene copy number gain and activation of the PI3K/Akt pathway: association with upregulation of oncogenic Brachyury expression in skull base chordoma[J]. J Neurosurg, 2018, 128 (5): 1428 - 1437.

[259] Sharifnia T, Wawer MJ, Chen T, et al. Small - molecule targeting of brachyury transcription factor addiction in chordoma[J]. Nat Med, 2019, 25(2): 292 - 300.

[260] Hdeib A, Wright JM. Brachyury - targeting immunotherapy for chordomas: treatment with GI - 6301, a Saccharomyces cerevisiae yeastbased cancer vaccine[J]. Expert Opin Orphan Drugs, 2017, 5(7): 607 - 610.

[261] Lauer SR, Edgar MA, Gardner JM, et al. Soft tissue chordomas: a clinicopathologic analysis of 11 cases[J]. Am J Surg Pathol, 2013, 37(5): 719 - 726.

[262] Hamilton DH, Litzinger MT, Jales A, et al. Immunological targeting of tumor cells undergoing an epithelial - mesenchymal transition via a recombinant brachyury - yeast vaccine[J]. Oncotarget, 2013, 4(10): 1777 - 1790.

[263] Heery CR, Singh BH, Rauckhorst M, et al. Phase I trial of a yeast - based therapeutic cancer vaccine (GI - 6301) targeting the transcription factor brachyury[J]. Cancer Immunol Res, 2015, 3(11): 1248 - 1256.

[264] Heery CR, Palena C, Mcmahon S, et al. Phase I study of a poxviral TRICOM - based vaccine directed against the transcription factor brachyury[J]. Clin Cancer Res, 2017, 23(22): 6833 - 6845.

[265] Hindi N, Casali PG, Morosi C, et al. Imatinib in advanced chordoma: A retrospective case series analysis[J]. Eur J Cancer, 2015, 51(17): 2609 - 2614.

[266] Lipplaa A, Dijkstra S, Gelderblom H. Efficacy of pazopanib and sunitinib in advanced axial chordoma: a single reference centre case series[J]. ClinSarcoma Res, 2016, 6: 19 - 21.

[267] Ptaszynski K, Szumera - Cieckiewicz A, Owczarek J, et al. Epidermal growth factor receptor (EGFR) status in chordoma[J]. Pol J Pathol, 2009, 60(2): 81 - 87.

[268] Shalaby A, Presneau N, Ye H, et al. The role of epidermal growth factor receptor in chordoma pathogenesis: a potential therapeutic target[J]. J Pathol, 2011, 223(3): 336 - 346.

[269] Stacchiotti S, Tamborini E, Lo Vullo S, et al. Phase II study on lapatinib in advanced EGFR - positive chordoma [J]. Ann Oncol, 2013, 24(7): 1931 - 1936.

[270] Hof H, Welzel T, Debus J. Effectiveness of cetuximab/gefitinib in the therapy of a sacral chordoma[J]. Onkologie, 2006, 12: 572 - 574.

[271] Lindén O, Stenberg L, Kjellén E. Regression of cervical spinal cord compression in a patient with chordoma following treatment with cetuximab and gefitinib[J]. Acta Oncol, 2009, 48(1): 158 - 159.

[272] Singhal N, Kotasek D, Parnis FX. Response to erlotinib in a patient with treatment refractory chordoma[J]. Anticancer Drugs, 2009, 20(10): 953 - 955.

[273] Feng Y, Shen J, Gao Y, et al. Expression of programmed cell death ligand 1 (PD - L1) and prevalence of tumor - infiltrating lymphocytes (TILs) in chordoma[J]. Oncotarget, 2015, 6(13): 11139 - 11149.

[274] Scognamiglio G, De Chiara A, Parafioriti A, et al. Patient - derived organoids as a potential model to predict response to PD - 1/PD - L1checkpoint inhibitors[J]. Br J Cancer, 2019, 121(11): 979 - 982.

[275] Fujii R, Friedman ER, Richards J, et al. Enhanced killing of chordoma cells by antibody - dependent cell - mediated cytotoxicity employing the novel anti - PD - L1 antibody avelumab[J]. Oncotarget, 2016, 7(23): 33498 - 33511.

[276] Gounder MM, Zhu G, Roshal L, et al. Immunologic correlates of the abscopal effect in a SMARCB1/INI1 - negative poorly differentiated chordoma after EZH2 inhibition and radiotherapy [J]. Clin Cancer Res, 2019, 25(7): 2064 - 2071.

[277] Migliorini D, Mach N, Aguiar D, et al. First report of clinical responses to immunotherapy in 3 relapsing cases of

chordoma after failure of standard therapies[J]. Oncoimmunology, 2017, 6(8): e1338235.

[278] Park, Young S. Nomogram: an analogue tool to deliver digital knowledge[J]. J Thorac Cardiovasc Surg, 2018, 155 (4): 1793.

[279] Balachandran VP, Gonen M, Smith JJ, et al. Nomograms in oncology: more than meets the eye[J]. Lancet Oncol, 2015, 16(4): e173 - e180.

[280] Jo VY, Fletcher CDM. WHO classification of soft tissue tumours: an update based on the 2013 (4th) edition[J]. Pathology, 2014, 46(2): 95 - 104.

[281] Frezza AM, Botta L, Trama A, et al. Chordoma: update on disease, epidemiology, biology and medical therapies [J]. Curr Opin Oncol, 2019, 31(2): 114 - 120.

[282] Diaz RJ, Maggacis N, Zhang S, et al. Determinants of quality of life in patients with skull base chordoma[J]. J Neurosurg, 2014, 120(2): 528 - 537.

[283] Batista KMP, Reyes KYA, Lopez FP, et al. Immunophenotypic features of dedifferentiated skull base chordoma: an insight into the intratumoural heterogeneity[J]. Contemp Oncol(Pozn), 2017, 21(4): 267 - 273.

[284] Tian KB, Wang L, Wang K, et al. Analysis of variants at LGALS3 single nucleotide polymorphism loci in skull base chordoma[J]. Oncol Lett, 2018, 16(1): 1312 - 1320.

[285] Gay E, Sekhar LN, Rubinstein E, et al. Chordomas and chondrosarcomas of the cranial base: results and follow - up of 60 patients. Neurosurgery, 1995, 36: 887 - 896.

[286] Forsyth PA, Cascino TL, Shaw EG, et al. Intracranial chordomas a clinicopathological and prognostic study of 51 cases[J]. J Neurosurg, 1993, 78: 741 - 747.

[287] Amendola BE, Am endola MA, Oliver E, et al. Chordom a: role of rad iation therapy[J]. Radiology, 1986, 158 (3): 839 - 843.

[288] 李中振, 郭芳, 王焕宇. 颅内67例脊索瘤临床治疗的回顾性分析[J]. 岭南现代临床外科, 2017, 17(5): 587 - 589.

[289] Ruggieri P, Angelini A, Ussia G, et al. Surgical margins and local control in resection of sacral chordomas[J]. Clin Orthop Relat Res, 2010, 468(11): 2939 - 2947.

[290] Thieblemont C, Biron P, Rocher F, et al. Prognostic factors in chordoma: role of post operative radiotherapy[J]. Eur J Cancer, 1995, 31(13 - 14): 2255 - 2259.

[291] Zou MX, Huang W, Wang XB, et al. Prognostic factors in spinal chordoma: a systematic review[J]. Clin Neurol Neurosurg, 2015, 139: 110 - 118.

[292] Ahmed AT, Abdel - Rahman O, Morsi M, et al. Management of sacrococcygeal chordoma: a systematic review and meta - analysis of observational studies[J]. Spine (Phila Pa 1976), 2018, 43: e1157 - e1168.

[293] Spiro IJ. SACRAL chordoma: 40 - year experience at a major cancer center[J]. Neurosurgery, 1999, 44(1): 79 - 80.

[294] 单长胜, 于春鹏, 孙成建, 等. 腹主动脉球囊阻断技术在骶骨肿瘤手术治疗中的应用[J]. 国际医学放射学杂志, 2015, 38: 107 - 109.

[295] Chen KW, Yang HL, Lu J, et al. Prognostic factors o fsacral chordoma after surgical therapy: a study of 36 patients[J]. Spinal Cord, 2010, 48(2): 166 - 171.

[296] Xie C, Whalley N, Adasonla K, et al. Canlocal recurrence of a sacral chordoma be treated by further surgery?[J]. Bone Joint J, 2015, 97(5): 711 - 715.

[297] Radaelli S, Stacchiotti S, Ruggieri P, et al. Sacral chordoma: long - term outcome of a large series of patients surgically treated at two reference centers[J]. Spine(Phila Pal976), 2016, 41(12): 1049 - 1057.

[298] 陈康武, 杨惠林, 王根林, 等. 骶骨脊索瘤术后复发的相关因素分析[J]. 中国矫形外科杂志, 2009, 17(21): 1613 - 1615.

[299] Jawad MU, Scully SP. Surgery significantly improves survival in patients with chordoma[J]. Spine(Phila Pa 1976), 2010, 35(1): 117 - 123.

[300] 张俊廷, 王亮, 吴震, 等. 颅底脊索瘤患者生存因素分析[J]. 中华医学杂志, 2007, 87(23): 1607 - 1610.

[301] Meng T, Yin H, Li B, et al. Clinical features and prognostic factors of patients with chordoma in the spine: a retrospective analysis of 153 patients in a single center[J]. Neuro Oncol, 2015, 17(5): 725 - 732.

[302] 罗文彦, 何春年, 孙玉宁. 骶尾部巨大脊索瘤1例[J]. 临床与实验病理学杂志, 2011, 27(5): 565 - 66.

[303] Zou MX, Lv GH, Wang XB, et al. Letter to the Editor. Prognostic factors in skull base chordoma[J]. J Neuro-

surg, 2018, 128: 1598 – 1599.

[304] Yeom KW, Lober RM, Mobley BC, et al. Diffusion – weighted MRI: distinction of skull base chordoma from chondrosarcoma[J]. AJNR Am J Neuroradiol, 2013, 34(5): 1056 – 1061.

[305] Frankl J, Grotepas C, Stea B, et al. Chordoma dedifferentiation after proton beam therapy: a case report and review of the literature[J]. J Med Case Rep, 2016, 10(1): 280 – 286.

[306] Heffelfinger MJ, Dah lin DC, MacCarty CS, et al. Chordom as and cartilaginous tumors at the skull base[J]. Cancer, 1973, 32(2): 410 – 420.

[307] Colangeli S, Muratori F, Bettini L, et al. Surgical treatment of sacral chordoma: en bloc resection with negative margins is a determinant of the long – term outcome[J]. Surg Technol Int, 2018, 33: 343 – 348.

[308] Ruosi C, Colella G, Di Donato SL, et al. Surgical treatment of sacral chordoma: survival and prognostic factors [J]. Eur Spine J, 2015, 24(Suppl 7): 912 – 917.

[309] Zhou M, Chen K, Yang H, et al. Expression of insulin – like growth factor II mRNA – binding protein 3 (IMP3) in sacral chordoma[J]. J Neurooncol, 2014, 116(1): 77 – 82.

[310] Chen C, Yang HL, Chen KW, et al. High expression of survivin in sacral chordoma[J]. Med Oncol, 2013, 30 (2): 529 – 534.

[311] Tosuner Z, Bozkurt SU, Kilic T, et al. The Role of EGFR, Hepatocyte Growth Factor Receptor (c – Met), c – ErbB2 (HER2 – neu) and Clinicopathological Parameters in the Pathogenesis and Prognosis of Chordoma[J]. Turk Patoloji Derg, 2017, 33(2): 112 – 20.

[312] Yakkioui Y, Temel Y, Creytens D, et al. A comparison of cell – cycle markers in skull base and sacral chordomas [J]. World Neurosurg, 2014, 82(1 – 2): e311 – e318.

[313] Han S, Polizzano C, Nielsen GP, et al. Aberrant hyperactivation of akt and mammalian target of rapamycin complex 1 signaling in sporadic chordomas[J]. Clin Cancer Res, 2009, 15(6): 1940 – 1946.

[314] Chen K, Mo J, Zhou M, et al. Expression of PTEN and mTOR in sacral chordoma and association with poor prognosis[J]. Med Oncol, 2014, 31(4): 886 – 893.

[315] Wu Z, Wang L, Guo Z, et al. Experimental study on differences in clivus chordoma bone invasion: an iTRAQ – based quantitative proteomic analysis[J]. PLoS One, 2015, 10(3): e119523.

[316] Sun KX, Chen Y, Chen S, et al. The correlation between microRNA490 – 3p and TGFα in endometrial carcinoma tumorigenesis and progression[J]. Oncotarget, 2016, 7(8): 9236 – 9249.

[317] Awwad RA, Sergina N, Yang H, et al. The role of transforming growth factor alpha in determining growth factor independence[J]. Cancer Res, 2003, 63(15): 4731 – 4738.

[318] Zhang SH, Bai JW, Li MX, et al. Predictive value of transforming growth factor – α and Ki – 67 for the prognosis of skull base chordoma[J]. World Neurosurg, 2019, 129: e199 – e206.

[319] Sasaki T, Lopes MB, Hankins GR, et al. Expression of surviving, an inhibitor of apoptosis protein, in tumors of the nervous system[J]. Acta Neuropathol, 2002, 104(1): 105 – 109.

[320] Froehlich EV, Rinner B, Deutsch AJ, et al. Examination of survivin expression in 50 chordoma specimens – a histological and in vitro study[J]. J Orthop Res, 2015, 33(5): 771 – 778.

[321] Sheng L, Wan B, Feng PC, et al. Downregulation of surviving contributes to cell – cycle arrest during postnatal cardiac development in a severe spinal muscular atrophy mouse model[J]. Hum Mol Genet, 2018, 27(3): 486 – 498.

[322] Ma JP, Tian KB, Du J, et al. High expression of surviving independently correlates with tumor progression and mortality in patients with skull base chordomas[J]. J Neurosurg, 2019, 132(1): 140 – 149.

[323] Wang XF, Lee RS, Alver BH, et al. SMARCB1 – mediated SWI/SNF complex function is essential for enhancer regulation[J]. Nat Genet, 2017, 49(2): 289 – 295.

[324] Roberts CW, Orkin SH. The SWI/SNF complex – chromatin and cancer[J]. Nat Rev Cancer, 2004, 4(2): 133 – 142.

[325] Wilson BG, Roberts CW. SWI/SNF nucleosome remodelers and cancer[J]. Nat Rev Cancer, 2011, 11(7): 481 – 492.

[326] Li MX, Zhai YX, Bai JW, et al. SNF5 as a prognostic factor in skull base chordoma[J]. J Neurooncol, 2018, 137(1): 139 – 146.

[327] Chen H, Garbutt CC, Spentzos D, et al. Expression and Therapeutic Potential of SOX9 in Chordoma[J]. Clin Cancer Res, 2017, 23(17): 5176 – 5186.

软组织肿瘤

第七章 软组织肿瘤总论

Introduction to Soft Tissue Tumors

第一节 组织病理学分类

一、基本概念

软组织是指机体非上皮性的骨外组织，不包括单核巨噬细胞系统、神经胶质细胞和各个实质器官的支持组织；主要来源于中胚层，部分来源于神经外胚层。

软组织肿瘤是根据组织发生学中与其类似的成人组织类型进行分类的一组高度异质性的肿瘤，是指起源于黏液、纤维、脂肪、平滑肌、横纹肌、间皮、滑膜、血管、淋巴管、骨、软骨等间叶组织的肿瘤。

软组织肿瘤是人体分布最广泛的肿瘤，主要分布于头颈部、四肢、躯干、腹膜后等部位，少部分来自外胚层神经脊组织；形态学上软组织肿瘤具有高度异质性。

据报道，临床上以良性软组织肿瘤最常见，年发病率约 30/10 万，而恶性软组织肿瘤发病率极低，年发病率约 3/10 万，占全身恶性肿瘤的 1%，属于罕见肿瘤范畴；恶性软组织肿瘤中最常见的是软组织肉瘤(soft tissue sarcoma, STS)；良性软组织肿瘤是恶性软组织肿瘤的 100 倍。

本章节主要讨论恶性软组织肿瘤，而软组织肉瘤是恶性软组织肿瘤中最主要的类型，故此仅叙述软组织肉瘤的发病情况。

软组织肉瘤(soft tissue sarcomas, STS)是源于间叶组织和与其交织生长外胚层神经组织的恶性肿瘤，包括除淋巴造血组织外的非上皮组织，即纤维、脂肪、肌肉、间皮以及分布于这些组织中的血管、淋巴管和外周神经；年发病率为(2.4~5)/10 万，占成人恶性肿瘤约 1%，占儿童恶性肿瘤约 10%[1-2]。

软组织肉瘤有 50 余种亚型，以多形性未分化肉瘤(undifferentiated pleomorphic sarcoma, UPS)最多见，占 25%~35%；其次是脂肪肉瘤(liposarcoma, LPS)，占 25%~30%；平滑肌肉瘤(leiomvosarcoma, LMS)占 12%；滑膜肉瘤(synovialsarcoma, SS)占 10%，恶性周围神经鞘膜瘤(malignant peripheral nerve sheath tumor, MPNST)占 6%[3-5]。

软组织肉瘤好发年龄为 30~50 岁，约 60% 发生于肢体部位，19% 发生在躯干部，其他部位还有腹膜后、颈部等[6-7]。

二、组织病理学分类

随着分子遗传学的进步，目前软组织肿瘤的组织学分类、分型更加精准，但其类型众多、形态结构复杂多变。

WHO 软组织肿瘤分类自 1972 年第一版到目前 2020 年第五版经历了 50 年的变迁，WHO2013 版软组织肿瘤病理分类综合了肿瘤的临床特点、肉眼观察、组织学特征、免疫表型、细胞遗传学、分子病理学和预后等，增加了新的病种和类型[8]。

2020 年 WHO 第五版软组织肿瘤分类根据生物学行为的不同，分为良性、中间性和恶性；根据组织起源分为脂肪细胞肿瘤（良性、中间型、恶性 24 个亚型）、纤维母细胞与肌纤维母细胞肿瘤（良性、中间性、恶性 51 个亚型）、所谓的纤维组织细胞性肿瘤、脉管肿瘤（良性、中间性、恶性 32 个亚型）、平滑肌肿瘤（良性、中间性、恶性 3 个亚型）、骨骼肌肿瘤（良性、中间性、恶性 10 个亚型）、胃肠道间质瘤、软骨 - 骨肿瘤（良性、恶性 2 个亚型）、周围神经鞘膜肿瘤（良性、恶性 25 个亚型）、分化不确定的肿瘤（良性、中间性、恶性 34 个亚型）、骨与软组织小圆细胞肉瘤（4 个亚型）、骨与软组织遗传性肿瘤综合征（7 个亚型），共 13 大类，193 个亚型（见表 7 - 1）。

软组织肉瘤（soft tissue sarcomas，STS）为源于间叶组织的恶性肿瘤，目前有 19 个组织类型及 50 多种亚型，常见亚型包括多形性未分化肉瘤（UPS）、脂肪肉瘤（LS）、平滑肌肉瘤（LMS）、滑膜肉瘤（SS）、血管肉瘤（AS）、纤维肉瘤（FS）和恶性神经鞘瘤（MPNST）。

表 7 - 1　软组织肿瘤分类（WHO 2020 版）

来源	良性	中间型（局部侵袭性）	恶性
一、脂肪细胞肿瘤	1. 脂肪瘤（lipoma） （1）脂肪瘤，NOS； （2）肌脂肪瘤； （3）软骨脂肪瘤（chondrolipoma） 2. 脂肪瘤病（lipomatosis） （1）弥漫性脂肪瘤病； （2）多发对称性脂肪瘤病； （3）盆腔脂肪瘤病； （4）类固醇性脂肪瘤病； （5）HIV 脂肪营养不良 3. 神经脂肪瘤病（lipomatosis of nerve） 4. 脂肪母细胞瘤病（lipoblastomatosis） （1）局限性（脂肪母细胞瘤）； （2）弥漫性（脂肪母细胞瘤病） 5. 血管脂肪瘤（angiolipoma），NOS · 富于细胞性血管脂肪瘤 6. 肌脂肪瘤（myolipoma） · 软骨样脂肪瘤（chondroid lipoma）	非典型脂肪瘤性肿瘤（atypical lipomatous tumour）	1. 脂肪肉瘤，高分化，NOS（高分化脂肪肉瘤，NOS） （1）脂肪瘤样脂肪肉瘤； （2）炎症型脂肪肉瘤（炎性脂肪肉瘤）； （3）硬化性脂肪肉瘤 2. 去分化脂肪肉瘤 3. 黏液样脂肪肉瘤（myxoid liposarcoma） 4 多形性脂肪肉瘤（pleomorphic liposarcoma） · 上皮样脂肪肉瘤 5. 黏液样多形性脂肪肉

表 7 - 1（续）

来源	良性	中间型（局部侵袭性）	恶性
	7. 梭形细胞/多形性脂肪瘤（spindle/pleomorphic lipoma）		
	8. 非典型性梭形细胞/多形性脂肪瘤样肿瘤/冬眠瘤（hibernoma）		
二、纤维母细胞/肌纤维母细胞肿瘤	1. 结节性筋膜炎（nodular fasciitis） （1）血管内筋膜炎； （2）头颅筋膜炎	1. 孤立性纤维性肿瘤，良性（良性孤立性纤维性肿瘤）	1. 孤立性纤维性肿瘤，恶性（恶性孤立性纤维性肿瘤）
	2. 增生性筋膜炎（proliferative fasciitis）	2. 掌/跖纤维瘤病	2. 纤维肉瘤，NOS
	3. 增生性肌炎（proliferative myositis）	3. 韧带样瘤型纤维瘤病 （1）腹壁外纤维瘤病； （2）腹壁纤维瘤病	3. 黏液纤维肉瘤
			4. 上皮样黏液纤维肉瘤
	4. 骨化性肌炎（myositis ossificans）和指/趾纤维骨性假瘤	4. 脂肪纤维瘤病	5. 低度恶性纤维黏液样肉瘤
	5. 缺血性筋膜炎（ischaemic fasciitis）	5. 巨细胞纤维母细胞瘤	6. 硬化性上皮样纤维肉
	6. 弹力纤维瘤（elastofibroma）	中间型（偶有转移型） 6. 皮肤隆突性纤维肉瘤，NOS（隆突性皮肤纤维肉瘤，NOS） （1）皮肤隆突性纤维肉瘤，纤维肉瘤样（纤维肉瘤型隆突性皮肤纤维肉瘤）； （2）黏液性皮肤隆突性纤维肉瘤（黏液型隆突性皮肤纤维肉瘤）； （3）色素性皮肤隆突性纤维肉瘤； （4）隆突性皮肤纤维肉瘤伴有黏液分化； （5）斑块样皮肤隆突性纤维肉瘤（斑块型隆突性皮肤纤维肉瘤）	
	7. 婴儿纤维性错构瘤（fibrous hamartoma of infancy）		
	8. 颈纤维瘤病（fibromatosis colli）		
	9. 幼年型玻璃样变纤维瘤病（幼年性透明变纤维瘤病）（juvenile hyaline fibromatosis）		
	10. 包涵体纤维瘤病（inclusion body fibromatosis）		
	11. 腱鞘纤维瘤（fibroma of tendon sheath）		
	12. 促结缔组织增生性纤维母细胞瘤（促纤维增生性纤维母细胞瘤）（desmoplastic fibroblastoma）	7. 孤立性纤维性肿瘤，NOS （1）脂肪形成性（脂肪瘤样型）孤立性纤维性肿瘤； （2）富于巨细胞型孤立性纤维性肿瘤	
	13. 肌纤维母细胞瘤（fibroblastoma）		
	14. 钙化性腱膜纤维瘤（calcifying aponeurotic fibroma）	8. 炎性肌纤维母细胞瘤（inflammatory myofibroblastic tumour） ·上皮样炎性肌纤维母细胞性肉瘤	
	15. EWSR1 - SMAD3 阳性纤维母细胞性肿瘤		
	16. 血管肌纤维母细胞瘤（angiomyo fibroblastoma）	9. 肌纤维母细胞肉瘤	

表 7 - 1(续)

来源	良性	中间型(局部侵袭性)	恶性
	17. 富于细胞血管纤维瘤 (cellular angiofibroma)	10. 浅表性 CD34 阳性纤维母细胞性肿瘤	
	18. 血管纤维瘤，NOS	11. 黏液炎性纤维母细胞性肉瘤	
	19. 项型纤维瘤 (nuchal - type fibroma)	12. 婴儿型纤维肉瘤	
	20. 肢端纤维黏液		
	21. Gardner 纤维瘤 (加德纳纤维瘤)		
	22. 钙化性纤维性肿瘤 (calcifying fibrous tumour)		
三、所谓的纤维组织细胞性肿瘤	1. 腱鞘滑膜巨细胞瘤，NOS/局限性 (1)局限型； (2)弥漫型	(偶有转移) 1. 丛状纤维组织细胞瘤 (plexiform fibrohistiocyticv tumour)	恶性腱鞘滑膜巨细胞瘤
	2. 深部纤维组织细胞瘤	2. 软组织巨细胞瘤 (giant cell tumour of soft tissues)	
四、脉管肿瘤	1. 血管瘤，NOS	(局部侵袭型) 1. Kaposi 型血管内皮瘤 (卡波西样血管内皮细胞瘤)	1. 上皮样血管内皮瘤，NOS (1)WWTR1 - CAMTA1 融合的上皮样血管内皮瘤(上皮样血管内皮瘤伴 WWTR1 - CAMTA1 融合)； (2)具有 YAP1 - TFE3 融合的上皮样血管内皮瘤(上皮样血管内皮瘤伴 YAP1 - TFE3 融合)
	2. 肌内血管瘤		
	3. 动静脉性血管瘤	2. 网状血管内皮瘤	
	4. 静脉性血管瘤	3. 乳头状淋巴管内血管内皮瘤	
	5. 上皮样血管瘤 (1)富于细胞型上皮样血管瘤； (2)非典型性上皮样血管瘤	4. 复合型血管内皮瘤 ·神经内分泌性复合型血管内皮瘤	2. 血管肉瘤
	6. 淋巴管瘤，NOS ·淋巴管瘤病		
	7. 囊状淋巴管瘤(囊性淋巴管瘤)	5. Kaposi 肉瘤(卡波西肉瘤) (1)经典型惰性 Kaposi 肉瘤 (经典型惰性卡波西肉瘤)； (2)非洲地方性 Kaposi 肉瘤 (非洲地方性卡波西肉瘤)； (3)AIDS 相关性 Kaposi 肉瘤 (AIDS 相关性卡波西肉瘤)； (4)医源性 Kaposi 肉瘤(医源性卡波西肉瘤)	
	8. 获得性簇状血管瘤	6. 假肌源性(上皮样肉瘤样)血管内皮瘤	

表 7 - 1(续)

来源	良性	中间型(局部侵袭性)	恶性
五、周细胞性(血管周细胞)肿瘤	良性和中间型		恶性血管球瘤
	1. 血管球瘤,NOS		
	2. 球血管瘤		
	3. 球血管肌瘤		
	4. 血管球瘤病		
	5. 恶性潜能未定的血管球瘤		
	6. 肌周细胞瘤		
	7. 肌纤维瘤病		
	8. 肌纤维瘤		
	9. 婴儿型肌纤维瘤病		
	10. 血管平滑肌瘤		
六、平滑肌肿瘤	1. 平滑肌瘤		平滑肌肉瘤,NOS
	2. 恶性潜能未定的平滑肌肿瘤(SMTUMP)		

来源	良性	恶性
七、骨骼肌肿瘤	横纹肌瘤,NOS (1)胎儿型; (2)成人型; (3)生殖道型	1. 胚胎性横纹肌肉瘤,NOS ・胚胎性横纹肌肉瘤,多形性 2. 腺泡状横纹肌肉瘤 3. 多形性横纹肌肉瘤 4. 梭形细胞横纹肌肉瘤 (1)VGLL2/NCOA2/CITED2 重排的先天性梭形细胞横纹肌肉瘤(先天性梭形细胞横纹肌肉瘤 VGLL2/NCOA2/CITED2 重排); (2)MYOD1 突变的梭形细胞/硬化性横纹肌肉瘤(梭形细胞/硬化性横纹肌肉瘤伴 MYOD1 突变); (3)外胚层间叶瘤
八、胃肠道间质瘤		
九、软骨-骨肿瘤	软骨瘤,NOS ・软骨母细胞瘤样软组织软骨瘤	骨肉瘤,骨外(骨外骨肉瘤)
十、周围神经鞘膜肿瘤	1. 神经鞘瘤,NOS (1)陈旧性神经鞘瘤(古老型神经鞘瘤); (2)富于细胞性神经鞘瘤; (3)丛状神经鞘瘤; (4)上皮样神经鞘瘤; (5)微囊性/网状型神经鞘瘤 2. 神经纤维瘤,NOS (1)陈旧性神经纤维瘤(古老型神经纤维瘤); (2)富于细胞性神经纤维瘤; (3)非典型性神经纤维瘤 3. 丛状神经纤维瘤	1. 恶性周围神经鞘膜瘤,NOS ・上皮样恶性周围神经鞘膜瘤 2. 色素性恶性神经鞘膜瘤 3. 恶性颗粒细胞瘤 4. 恶性神经束膜瘤

表 7 - 1（续）

来源	良性	中间型（局部侵袭性）	恶性
	4. 神经束膜瘤，NOS （1）网状型神经束膜瘤； （2）硬化性神经束膜瘤		
	5. 颗粒细胞瘤，NOS		
	6. 神经鞘黏液瘤		
	7. 孤立性局限性神经瘤（边界清楚的孤立性神经瘤） ·丛状孤立性局限性神经瘤（边界清楚的丛状孤立性神经瘤）		
	8. 脑膜瘤，NOS		
	9. 良性蝾螈瘤/神经肌肉迷芽瘤		
	10. 良性蝾螈瘤		
	11. 混杂性神经鞘膜肿瘤（杂合性神经鞘膜肿瘤） （1）混杂性神经束膜瘤/神经鞘瘤； （2）混杂性神经鞘瘤/神经纤维瘤； （3）杂合性神经束膜瘤/神经纤维瘤		
十一、分化不确定的肿瘤	1. 黏液瘤，NOS （1）富于细胞性黏液瘤； （2）关节旁黏液瘤	中间型（局部侵袭型） 1. 含铁血黄素沉着性纤维脂肪	1. 恶性磷酸盐尿性间叶性肿瘤 2. NTRK 重排梭形细胞间叶性肿瘤 3. 滑膜肉瘤，NOS （1）梭形细胞型滑膜肉瘤； （2）双相型滑膜肉瘤； （3）滑膜肉瘤，低分化（分化差的滑膜肉瘤）
	2. 侵袭性血管黏液瘤	瘤样肿瘤 2. 上皮样血管平滑肌脂肪瘤	
	3. 多形性玻璃样变血管扩张性肿瘤（多形性透明变血管扩张性肿瘤）	中间型（偶有转移型） 3. 非典型纤维黄色瘤	4. 上皮样肉瘤 （1）近端型或大细胞上皮样肉瘤； （2）经典性上皮样肉瘤
	4. 磷酸盐尿性间叶性肿瘤，NOS	4. 血管瘤样纤维组织细胞瘤	
	5. 良性血管周上皮样细胞肿瘤	5. 骨化性纤维黏液样肿瘤，NOS	5. 腺泡状软组织肉瘤
	6. 血管平滑肌脂肪瘤	6. 混合瘤，NOS	6. 透明细胞肉瘤，NOS
		7. 恶性混合瘤，NOS	7. 骨外黏液样软骨肉瘤
		8. 肌上皮瘤，NOS	8. 促结缔组织增生性小圆细胞肿瘤（促纤维增生性小圆细胞肿瘤）
			9. 横纹肌样瘤，NOS
			10. 恶性血管周上皮样细胞肿瘤
			11. 内膜肉瘤
			12. 恶性骨化性纤维黏液样肿瘤
			13. 肌上皮癌

表 7 - 1（续）

来源	良性	中间型（局部侵袭性）	恶性
			14. 未分化肉瘤 （1）未分化梭形细胞肉瘤； （2）多形性肉瘤，未分化（未分化多形性肉瘤/UPS）
			15. 未分化圆形细胞肉瘤
十二、骨与软组织小圆细胞肉瘤	1. Ewing 肉瘤（尤因肉瘤）		
	2. 圆细胞肉瘤伴 EWSR1 - 非 - ETS 融合（具有 EWSR1 - non - ETS 基因融合的圆形细胞肉瘤）		
	3. CIC 重排肉瘤		
	4. 肉瘤伴 BCOR 基因改变（伴 BCOR 基因变化的肉瘤）		
十三、骨与软组织遗传性肿瘤综合征	1. 内生性软骨瘤病 Li - Fraumeni 综合征（李 - 佛美尼综合征）		
	2. McCuneAlbright 综合征（麦丘恩 - 奥尔布赖特综合征）		
	3. 多发性骨软骨瘤神经纤维瘤病，1 型（1 型神经纤维瘤病）		
	4. Rothmund - Thomson 综合征（罗斯蒙 - 汤姆森综合征）		
	5. Werner 综合征（维尔纳综合征）		

（丁彩霞）

参考文献

［1］　Lauer S，Gardner JM. Soft tissue sarcomas - new approaches to diagnosis and classification［J］. Curr Probl Cancer，2013，37（2）：45 - 61.

［2］　Chen H，Shen J，Choy E，et al. Targeting protein kinases to reverse multidrug resistance in sarcoma［J］. Cancer Treat Rev，2016：（43）：8 - 18.

［3］　Fletcher CD，Organization WH，Cancer IAfRO. WHO classification of tumours of soft tissue and bone［M］. 4th ed. Lyon：IARC Press，2013.

［4］　Wendtner CM，Delank S，Eich H. Multimodality therapy concepts for soft tissue sarcomas［J］. Internist（Berl），2010，51（11）：1388 - 1396.

［5］　Cormier JN，Pollock RE. Soft tissue sarcomas［J］. CA Cancer J Clin，2004，54（2）：94 - 109.

［6］　Ahmedin Jemal DVM，Tiwari RC，Murray T，et al. Cancer statistics，2004［J］. CA Cancer J Clin，2004，54（1）：8 - 29.

［7］　Jemal A，Murray T，Samuels A，et al. Cancer statistics，2003［J］. CA：a cancer journal for clinicians，2003，53（1）：5 - 26.

［8］　Fletcher CDM，Bridge JA，Hogendoorn PCW，et al. WHO classification of tumours of soft tissue and bone［M］. Lyon：IARC Press，2013：306 - 309.

第二节　分子遗传学

　　软组织肉瘤的发病机制及病因学目前仍不明确，化学因素、感染、放射线等可能主要致病因素，遗传易感性、NF1、Rb 及 p53 等基因突变可能与某些肿瘤发生有关[1]。

分子遗传学检测方法主要包括荧光原位杂交法（FISH）与逆转录聚合酶链式反应（reverse transcription PCR，RT－PCR）法，而 FISH 是最常用的分子遗传学检测手段，FISH 检测依据染色体易位及相应融合基因形成，荧光标记的 DNA 特定探针（多数分类探针）与组织切片或细胞涂片上的肿瘤细胞杂交，以 DAPI（Diamidino－2－phenylindole）进行细胞核染色，可清楚观察到拷贝数的增加或减少。

FISH 可对一些形态学相似性较高且相应免疫组织化学特异性相对较低的软组织肿瘤起到重要的病理辅助诊断作用[2-3]，目前，利用 FISH 技术可辅助诊断的软组织肿瘤，包括 Ewing 氏肉瘤/外周原始神经外胚层瘤（表达 EWSR1）、滑膜肉瘤（表达 SYT）、高分化脂肪肉瘤（表达 MDM2）、炎性肌纤维母细胞瘤（表达 ALK）等。

不同类型的肿瘤可出现同一基因易位融合，如 EWSR1 基因不但在 Ewing 氏肉瘤/外周原始神经外胚层瘤中表达，且可出现于促结缔组织增生性小圆细胞肿瘤、透明细胞肉瘤、骨外黏液性软骨肉瘤及黏液性/小圆细胞性脂肪肉瘤中。

因点突变引起的基因表达如不能用 FISH 检测，则需通过逆转录聚合酶链式反应（reverse transcription PCR，RT－PCR）及 DNA 测序（DNA sequencing）来完成。

软组织肉瘤的分子遗传学改变主要有 5 种不同方式，即融合性转录因子、异常的激酶信号、表观遗传学异常、基因拷贝数异常、基因高度不稳定性[4]。

软组织肉瘤常见的几种分子遗传学异常，包括透明细胞肉瘤 EWS－ATFI、黏液或圆细胞脂肪肉瘤 TLS－CHOP、滑膜肉瘤 SYT－SSX（SYT－SSX1 或 SYT－SSX2）、腺泡状横纹肌肉瘤 PAXFKHR（PAX3－FKHR 或 PAX7－FKHR）等[5-7]。

众多学者一致认为[8]，肿瘤细胞分子遗传学的检测为软组织肿瘤的诊断、鉴别诊断、分子分型和预后判断等提供了重要信息。

Erickson－Johnson 等[9]研究发现，在结节性筋膜炎中存在 MYH9－USP 融合基因，结节性筋膜炎可能是肿瘤形成的中间阶段（transient neoplasia）。

Chang 等[10] 报道，JAZF1－SUZ12 融合基因存在于 30.8% 的子宫低级别间质肉瘤，YWHAEFAM22 表达于 12.5% 子宫高级别间质肉瘤，提示 JAZF1－SUZ12 和 YWHAE－FAM22 融合基因的检测能够辅助鉴别诊断 2 种病变。

在染色体易位及重组的肿瘤中，Ewing 肉瘤中的 t（11；22）（q24；q12）染色体易位，产生 EWSR1－FLI1 融合基因[11]，隆突性皮肤纤维肉瘤中 t（17；22）（q21；q13）染色体易位形成特异性的 COLA1－PDGFB 融合基因[12]，ALK 基因发生于炎性肌纤维母细胞瘤中[13-14]。

一部分肉瘤中存在特异性的基因扩增，如高分化脂肪肉瘤及去分化脂肪肉瘤中发生的 MDM2 和 CDK4 特异性扩增[15]，MYC 扩增发现于继发性血管肉瘤中[16]。

癌基因突变发生瘤变最常见的就是 GIST，肿瘤中的 KIT 和 PDGFRA 发生突变[17-18]。

一、EWSR1 基因断裂

约85%的尤因肉瘤细胞遗传学具有 t（11；22）（q24；q12）易位导致 EWSR1－FLI1 融合基因，采用 RT－PCR 技术或 FISH 技术检测 EWSR1 基因断裂常有助于尤因肉瘤的诊断。

细胞遗传学显示，约90%的软组织透明细胞肉瘤有 t（12；22）（q13；q12）易位导致 EWSR1－ATF1 融合基因，6%的肿瘤有 t（2；22）（q32；q12）导致 EWSR1－CREB1 融合基因[19]。

血管瘤样纤维组织细胞瘤，其细胞遗传学异常超过 90% 表现为 t（2；2）（q33；q12）易位导致 EWSR1－CREB1 融合基因，少数呈 t（12；16）（q13；p11）易位导致 FUS－ATF1 融合基因或 t（12；

22)(q13；q12)易位导致 EWSR1 - ATF1 融合基因。

至少 90% 的骨外黏液样软骨肉瘤具有 t(9；22)(q22；q12)易位导致 EWSR1 - NR4A3 融合基因，该易位目前在其他肉瘤中尚未发现，可作为骨外黏液样软骨肉瘤的分子诊断标志。

促结缔组织增生性小圆细胞肿瘤的细胞学遗传学异常是 t(11；2)(p13；q12)易位，导致 EWSR1 - WT1 融合基因。

胃肠道恶性神经外胚层肿瘤，早期曾以"胃肠道透明细胞肉瘤""胃肠道透明细胞肉瘤样肿瘤"等命名。2012 年，Stockman 等[20]报道了 16 例该肿瘤，认为是一种具有神经外胚层分化特征、缺乏黑色素表型的独立肿瘤，并命名为"胃肠道恶性神经外胚层肿瘤"；大多数胃肠道恶性神经外胚层肿瘤具有 EWSR1 - ATF1 或 EWSR1 - CREB1 融合基因。

二、ALK 基因断裂

炎性肌纤维母细胞肿瘤常有克隆性基因重排，如 t(1；2)(q25；p23)易位导致 TPM3 - ALK 融合基因、t(2；19)(p23；q13)易位形成 TPM4 - ALK 融合基因、t(2；17)(p23；q23)易位形成 CLTC - ALK 融合基因和 t(2；2)(p23；q13)易位形成 RANBP2 - ALK 融合基因等。

免疫组化显示，50% ~60% 的炎性肌纤维母细胞肿瘤的胞质表达 ALK 蛋白；具有 RANBP2 - ALK 融合基因的肿瘤，ALK 免疫组化染色阳性信号位于瘤细胞核膜[21]；具有 CLTC - ALK 融合基因的肿瘤，ALK 阳性定位于肿瘤细胞胞质，呈颗粒状。

炎性肌纤维母细胞肿瘤的亚型 - 上皮样炎性肌纤维母细胞肉瘤多出现 RANBP2 - ALK 融合基因，且该肿瘤的生物学行为具有较强的侵袭性。

另外，ALK 融合基因亦可在间变性大细胞淋巴瘤、ALK 阳性弥漫大 B 细胞淋巴瘤和少数非小细胞肺癌(存在 EML4 - ALK、KIF5B - ALK、TFG - ALK 融合基因)中表达。

Jiang 等[22]报道 1 例上皮样炎性肌纤维母细胞肉瘤亦有 EML4 - ALK 融合基因；Liu 等[23]报道对 1 例 ALK 基因断裂阳性的上皮样炎性肌纤维母细胞肉瘤的患者，采用 ALK 抑制剂克唑替尼治疗并取得了较好疗效。

三、FUS 基因断裂

低度恶性纤维黏液样肉瘤的细胞遗传学特征性改变是存在 t(7；16)(q33；p11)易位，导致 FUSCREB3L2 融合基因形成，该易位常常是该肿瘤的唯一细胞遗传学变化，占 76% ~96%。

硬化性上皮样纤维肉瘤亦可出现 t(7；16)(q33；p11)易位，导致 FUS - CREB3L2 融合基因；提示低度恶性纤维黏液样肉瘤与硬化性上皮样纤维肉瘤可能属于 1 个肿瘤谱的 2 个不同形态学阶段。

血管瘤样纤维组织细胞瘤部分病例可呈 t(12；16)(q13；p11)易位，导致 FUS - ATF1 融合基因。

黏液样脂肪肉瘤的特征性细胞遗传学异常是 t(12；16)(q13；p11)易位，导致 FUS - DDIT3 融合基因。

四、FOXO1 基因断裂

大多数腺泡状横纹肌肉瘤具有 t(2；13)(q35；q14)易位，导致 PAX3 - FOXO1(FKHR)融合基因，少数病例具有 t(1；13)(p36；q14)易位形成 PAX7 - FOXO1 融合基因和 t(2；2)(q35；q23)易位导致 PAX7 - NCOA1 融合基因；这些融合基因产生的蛋白具有潜在的转录因子和癌基因作用，并常在肿瘤细胞中高表达。

PAX3 - FOXO1 多通过转录机制上调，而 PAX7 - FOXO1 主要由于融合基因的扩增而上调。具有 PAX3 - FOXO1 或 PAX7 - FOXO1 的肿瘤常有 MYCN、CDK4 基因扩增。

临床上，常采用 FISH 法检测 FOXO1 基因断裂来辅助诊断腺泡状横纹肌肉瘤；部分腺泡状横纹肌肉瘤与胚胎性横纹肌肉瘤混合存在时，亦可能存在 FOXO1 基因断裂；其他类型的横纹肌肉瘤，如胚胎性横纹肌肉瘤、梭形细胞/硬化性横纹肌肉瘤、多形性横纹肌肉瘤缺乏 PAX3 - FOXO1 或 PAX7 - FOXO1 融合基因。

五、SS18 基因断裂

95% 以上的滑膜肉瘤细胞遗传学出现特征性 t(X；18)(p11；q11)易位导致 SS18(SYT 或 SSXT) - SSX1 或 SS18 - SSX2 融合基因，少数病例出现 t(X；18)(p11；q13)易位导致 SS18 - SSX4 融合基因。

大多数双相滑膜肉瘤具有 SS18 - SSX1 融合基因，单相滑膜肉瘤具有 SS18 - SSX1 或 SS18 - SSX2 融合基因。因此，临床上采用 FISH 法检测 SS18 基因断裂阳性，对滑膜肉瘤的诊断具有重要价值。

六、TFE3 基因断裂

细胞遗传学上，腺泡状软组织肉瘤具有特征性 der(17)t(X；17)(p11；q25)易位，导致 ASPSCR1(又称 ASPL) - TFE3 融合基因。

采用 RT - PCR 检测，可显示两种不同的融合转录子，其区别在于有无存在 TFE3 额外的外显子，而 FISH 法检测更易显示 TFE3 基因是否有重排。

血管周上皮样细胞肿瘤、颗粒细胞瘤、实性上皮样血管内皮瘤(存在 YAP1 - TFE3 融合基因)[24] 和一些肾细胞癌亦存在 TFE3 基因断裂，采用免疫组化法检测显示，肿瘤细胞核中 TFE3 呈阳性。

临床工作中，若 FISH 法检测肿瘤细胞 TFE3 基因断裂阳性或免疫组化染色细胞核 TFE3 阳性，在诊断腺泡状软组织肉瘤时，需结合临床病史、病理组织学特征、免疫表型等综合判断排除上述肿瘤。

七、ETV6 基因断裂

婴儿纤维肉瘤与成人纤维肉瘤的临床特征、组织学形态和预后等均不相同；细胞遗传学上，大多数婴儿纤维肉瘤具有特征性 t(12；15)(p13；q25)易位导致 ETV6 - NTRK3 融合基因，并产生编码 ETV6 - NTRK3 嵌合性酪氨酸激酶的融合转录因子。ETV6 - NTRK3 属于癌蛋白，可持续激活 NTRK3 酪氨酸激酶信号传导链，包括 Ras - Erk 和 PI3K - Akt 信号通路。

成人纤维肉瘤缺乏 ETV6 - NTRK3 融合基因。

ElDemellawy 等[25] 报道，先天性中胚叶肾瘤大多有 ETV6 - NTRK3 基因融合，认为先天性中胚叶肾瘤应该不是肾瘤，而是软组织肿瘤，很可能是婴儿纤维肉瘤发生于肾脏。

八、c-Kit 基因突变

约 80% 的散发性 GIST 可查见 c-Kit 基因突变，该突变导致 c-Kit 依赖的信号通路持续激活。

67% 的 c-Kit 突变发生在外显子 11，突变的类型与位置亦有差异，可表现为框内缺失（常累及密码子 557 和 558）到错义突变（W557、V559、V560）和串联重复序列（累及外显子 11 的 3' 部位，肿瘤多位于胃，且预后较好）。

GIST 具有外显子 11 缺失突变，与错义突变的患者相比，其预后差。10% 的 c-Kit 突变发生在外显子 9 且 GIST 常位于肠道，该突变造成 AY502-503 氨基酸的串联重复。c-Kit 外显子 13 和 17 的突变较少，常导致 K642E 和 N822K。

甲磺酸伊马替尼是针对 KIT/PDGFRA/ABL 的酪氨酸激酶抑制剂，c-Kit 基因出现外显子 11 突变的患者对其敏感；表现为 AY502-503 串联重复的外显子 9 突变患者对常规剂量伊马替尼不敏感，需高剂量伊马替尼或选择其他抑制剂如舒尼替尼和尼罗替尼。

c-Kit 外显子 13 突变对伊马替尼抵抗，但对 sunitinib 敏感；c-Kit 外显子 17 的突变对伊马替尼和 sunitinib 抵抗，但对瑞戈非尼有反应。

大多数 c-Kit 突变是杂合子突变，少数是纯合子突变；纯合子突变的 GIST 与杂合子突变的 GIST 相比，其生物学行为更具侵袭性[26]。

部分发生于胃特别是肿瘤细胞具有上皮样形态的 GIST 有 PDGFRA 突变，多数表现为外显子 18 的 D842V，且该突变对伊马替尼抵抗，同时对大多数酪氨酸激酶抑制剂抵抗。

少数出现 PDGFRA 外显子 12 的缺失和外显子 14 的错义突变。

不同的酪氨酸激酶抑制剂（sorafenib、dasatinib、nilotinib、crenolanib、ponatinib）对不同的 KIT/PDGFRA 突变有效。

极少数 GIST 不含有 c-Kit 或 PDGFRA 突变，但有琥珀酸脱氢酶（succinatede hydrogenase，SDH）基因突变。

部分有 SDH 基因突变的 GIST 与 NF1 相关，部分属于 Carney-Stratakis 综合征，该综合征与 SDH 基因的亚单位 A、B、C 和 D 的生殖系突变有关。

SDH 基因任何亚单位的基因突变均可导致 SDHB 蛋白的表达缺失。因此，临床可采用免疫组化法检测 SDHB 蛋白的表达，是否在不具有 c-Kit 或 PDGFRA 突变的 GIST 中缺乏，以协助判断 SDH 基因突变型的 GIST。

SDH 缺失型 GIST 预后难以预测，有些低核分裂指数的 GIST 可发生肝转移，而有高核分裂指数的 GIST 不转移[27]。

因此，临床有必要对所有病理诊断的 GIST 进行分子病理学检测，明确该肿瘤存在何种类型的 c-Kit 或 PDGFRA 突变，以更好为临床选择合适的靶向治疗药物和剂量提供重要依据。

九、SMARCB1 纯合子缺失

SMARCB1 基因位于 22q11.2，大多数肿瘤中该基因突变或缺失，其编码蛋白 SMARCB1 又称 INI1 或 BAF47 表达缺失。

免疫组化染色显示，INI1 表达缺失见于横纹肌样瘤（100%）、中枢神经系统非典型畸胎瘤/横纹肌样瘤（100%）、肾髓质癌（100%）、上皮样肉瘤（95%）、上皮样恶性外周神经鞘膜瘤（50%）、骨外黏液样软骨肉瘤(20%)、肌上皮癌(10%~40%)、上皮样神经鞘瘤(42%)。

(丁彩霞)

参考文献

[1]　金腾，刘垚，李婷，等. MRI 对软组织肿瘤的鉴别诊断价值[J]. 放射学实践，2015，27(3)：269-274.

[2]　Al-Zaid T, Somaiah N, Lazar AJ. Targeted therapies for sarcomas: new roles for the pathologist[J]. Histopathology, 2014, 64(1): 119-133.

[3]　Mertens F, Tayebwa J. Evolving techniques for gene fusion detection in soft tissue tumours[J]. Histopathology, 2014, 64(1): 151-162.

[4]　Jain S, Xu R, Prieto VG, Lee P. Molecular classification of soft tissue sarcomas and its clinical applications[J]. Int J Clin ExpPathol, 2010, 3(4): 416-428.

[5]　Chibon F, Aurias A, Coindre JM, et al. Sarcomas Genetics: From Point Mutation to Complex Karyotype, from Diagnosis to Therapies[M]. Berlin: Springer Netherlands, 2013.

[6]　Bridge JA. The role of cytogenetics and molecular diagnostics in the diagnosis of soft-tissue tumors[J]. Mod Pathol, 2014, 27(Suppl1): 80-97.

[7]　Torres-Mora J, Fritchie KJ, Robinson SI, et al. Molecular genetics of soft-tissue sarcomas: A brief overview for clinical oncologists[J]. Cancer J, 2014, 20(1): 73-79.

[8]　Bovee JV, Hogendoorn PC. Molecular pathology of sarcomas: concepts and clinical implications[J]. Virchows Arch, 2010, 456(2): 193-199.

[9]　Erickson-Johnson MR, Chou MM, Evers BR, et al. Nodular fasciitis: a novel model of transient neoplasia induced by MYH9-USP6 gene fusion[J]. Lab Invest, 2011, 91(10): 1427-1433.

[10]　Chang B, Lu LX, Tu XY, et al. Endometrial stromal sarcoma: morpho-logic features and detection of JAZF1-SUZ12 and YWHAE FAM22 fusion genes[J]. Zhonghua Bing Li Xue Za Zhi, 2016, 45(5): 308-313.

[11]　Krumbholz M, Hellberg J, Steif B, et al. Genomic EWSR1 Fusion Sequence as Highly Sensitive and Dynamic Plasma Tumor Marker in Ewing Sarcoma[J]. Clin Cancer Res, 2016, 22(17): 4356-4365.

[12]　Alvarez M, Long H, Onyia J, et al. Rat osteoblast and osteosarcoma nuclear matrix proteins bind with sequence specificity to the rat type I collagen promoter[J]. Endocrinology, 1997, 138(1): 482-489.

[13]　Fisher C. Soft tissue sarcomas with non-EWS translocations: molecular genetic features and pathologic and clinical correlations[J]. Virchows Arch, 2010, 456(2): 153-166.

[14]　Romeo S, Dei Tos AP. Soft tissue tumors associated with EWSR1 translocation[J]. Virchows Arch, 2010, 456(2): 219-234.

[15]　Justice B, McBee G, Allen R. Social dysfunction and anxiety[J]. J Psychol, 1977, 97(1st Half): 37-42.

[16]　Guo T, Zhang L, Chang NE, et al. Consistent MYC and FLT4 gene amplification in radiation-induced angiosarcoma but not in other radiation-associated atypical vascular lesions[J]. Genes Chromosomes Cancer, 2011, 50(1): 25-33.

[17]　Corless CL, Fletcher JA, Heinrich MC. Biology of gastrointestinal stromal tumors[J]. J Clin Oncol, 2004, 22 (18): 3813-3825.

[18]　Janeway KA, Liegl B, Harlow A, et al. Pediatric KIT wild-type and platelet-derived growth factor receptor alpha-wild-type gastrointestinal stromal tumors share KIT activation but not mechanisms of genetic progression with adult gastrointestinal stromal tumors[J]. Cancer Res, 2007, 67(19): 9084-9088.

[19]　Hisaoka M, Ishida T, Kuo TT, et al. Clear cell sarcoma of soft tissue: a clinicopathologic, immunohistochemical, and molecular analysis of 33 cases[J]. Am J Surg Pathol, 2008, 32(3): 452-460.

[20]　Stockman DL, Miettinen M, Suster S, et al. Malignant gastrointestinal neuroectodermal tumor: clinicopathologic, immunohistochemical, ultrastructural, and molecular analysis of 16 cases with a reappraisal of clear cell sarcoma-like tumors of the gastrointestinal tract[J]. Am J Surg Pathol, 2012, 36(6): 857-868.

[21]　Yu L, Liu J, Lao IW, et al. Epithelioid inflammatory myofibroblastic sarcoma: a clinicopathological, immunohistochemical and molecular cytogenetic analysis of five additional cases and review of the literature[J]. Diagn Pathol,

2016, 11(1): 67 - 73.

[22] Jiang Q, Tong HX, Hou YY, et al. Identification of EML4 - ALK as an alternative fusion gene in epithelioid inflammatory myofibroblastic sarcoma[J]. Orphanet J Rare Dis, 2017, 12(1): 97 - 104.

[23] Liu Q, Kan Y, Zhao Y, et al. Epithelioid inflammatory myofibroblastic sarcoma treated with ALK inhibitor: a case report and review of literature[J]. Int J Clin Exp Pathol, 2015, 8(11): 15328 - 15332.

[24] Antonescu CR, Le Loarer F, Mosquera JM, et al. Novel YAP1 - TFE3 fusion defines a distinct subset of epithelioid hemangioendothelioma[J]. Genes Chromosomes Cancer, 2013, 52(8): 775 - 784.

[25] El Demellawy D, Cundiff C A, Nasr A, et al. Congenital mesoblastic nephroma: a study of 19 cases using immunohistochemistry and ETV6 - NTRK3 fusion gene rearrangement [J]. Pathology, 2016, 48(1): 47 - 50.

[26] Nishida T, Blay JY, Hirota S, et al. The standard diagnosis, treatment, and follow - up of gastrointestinal stromal tumors based on guidelines[J]. Gastric Cancer, 2016, 19(1): 3 - 14.

[27] Szucs Z, Thway K, Fisher C, et al. Molecular subtypes of gastrointestinal stromal tumors and their prognostic and therapeutic implications[J]. Future Oncol, 2017, 13(1): 93 - 107.

第三节　检查与诊断

一、临床表现

软组织肿瘤，因发生部位、组织学类型、生物学行为的不同，临床表现千差万别。因此，将在不同的软组织肿瘤中详述其临床表现。

发生于体表者，主要表现为局部出现渐进增大的无痛性肿块，但有些患者可出现受累神经压迫症状，受累关节活动受限、局部畸形，局部感染甚至破溃，皮肤温度升高，胸腹水，区域淋巴结肿大等[1]。比较罕见的是某些患者也可出现全身症状，如发热和体重减轻。

恶性软组织肿瘤，临床表现特点为病程短、较早出现血行转移、治疗后易出现复发等。

二、影像学检查

影像学检查对软组织肿瘤的基线评估具有重要意义，虽然不能明确组织来源，但可初步判断其良恶性、发生部位、与周围组织关系，以及影像学引导下穿刺活检以明确诊断等，并对临床治疗方案的确定起着重要作用。

B超可判断软组织肿瘤是囊性或实性，提供其血流情况及区域淋巴结有无肿大等[2-3]。

X线主要用于评估软组织骨肉瘤受侵时发生病理骨折的风险[4]，其表现为软组织包块，有无钙化特征，局部有无骨质异常（皮质破坏、骨膜反应、骨髓侵犯）等。脂肪肉瘤表现为脂肪样的低密度影，而钙化多见于滑膜肉瘤和软组织间叶软骨肉瘤等，骨化性肌炎和软组织骨肉瘤可观察到骨化。

（一）CT 与 PET - CT

CT可显示软组织肿块的大小、范围、软组织肉瘤邻近骨有无骨破坏及破坏情况，强化后可显示肿瘤的血运状况、肿瘤与血管的关系，有助于与骨化性肌炎鉴别，胸部CT是分期诊断必需的检查，黏液性脂肪肉瘤需进行腹部CT检查[5]。

PET - CT可显示肿瘤的确切发病部位、代谢状况及全身其他部位可能存在的病变，但特异性较差，因此不作为常规推荐[6]。

（二）MRI

1. 价值与意义

MRI 是软组织肿瘤重要的检查手段[7-8]，可精确显示肿瘤与邻近肌肉、皮下脂肪、关节，以及主要神经血管束的关系；增强 MRI 可了解肿瘤的血运情况，对脂肪瘤、非典型性脂肪瘤和脂肪肉瘤有诊断意义，对黏液性/圆细胞脂肪肉瘤，可进行全脊髓 MRI 检查，对腺泡状软组织肉瘤及血管肉瘤，可进行中枢神经系统检查[9-10]。

此外，MRI 还可很好地显示肿瘤在软组织内侵及范围、骨髓腔内侵及范围、发现跳跃病灶[11]。总之，MRI 对制定软组织肿瘤术手术计划可提供重要信息。

软组织肿瘤，MRI 通常表现 T1 为中等信号，T2 为高信号。侯唯姝等[12]报道了 48 例软组织肿瘤 MRI 表现，结果显示，囊壁特征及侵袭性特点在软组织良、恶性肿瘤中的差异具有统计学意义，肿瘤大小、瘤周水肿、瘤内出血、T2 信号均匀性及对周围结构的侵犯在两组肿瘤中的差异无统计学意义；MRI 对软组织肿瘤潜在恶性评估的敏感度、特异度分别是 82.61%、80.77%。作者认为，MRI 具有良好的软组织分辨率和多方位扫描的－特点，在显示病变形态、范围及组织来源方面有其独特优势，能够准确区分脂肪、出血、囊变等，有利于病变的定性诊断。

2. 良恶性鉴别要点

一般而言，MRI 对软组织肿瘤良恶性鉴别具有重要作用。Moulton 等[13]报道，软组织肿瘤 MRI 的特异性为 76% ~ 90%；但有学者认为其特异性极低，且大部分 MRI 征象在鉴别诊断中没有特异性[14]。

1）肿瘤大小

一般而言，病变直径与其良恶性有一定相关性。Hussein 等[15]及既往研究中，仅 5% 的良性肿瘤直径 >5cm；Datir 等[16]对 571 例软组织肿瘤的 MRI 进行研究，得出了相似的结果，并发现仅 10% 的恶性肿瘤直径 <5cm。Daniel 等[]认为，病变直径 >6cm 时恶性可能性大。

2）强化特征

恶性软组织肿瘤及神经鞘瘤等部分良性肿瘤内易发生囊变坏死，当囊壁边界清晰、薄而均匀，且其内信号均匀时，良性可能性极大。

良性肿瘤的囊壁通常不强化或均匀强化；当囊壁厚、不均匀、有多发分隔或壁结节时，提示恶性可能，增强后有实性强化或囊壁不均匀强化[18]。Pang 等[18]认为，信号混杂是恶性软组织肿瘤的特点之一。Vander Woude 等[19]指出，动态增强扫描在软组织良恶性肿瘤的鉴别中有重要意义；Tuncbilek 等[20]描述了良恶性肿瘤动态增强扫描的不同强化特点，恶性肿瘤呈早期、快速、边缘－中心向心强化，强化程度明显，良性肿瘤强化较迟，呈弥漫性强化，且强化程度不明显，其原因为恶性肿瘤间质内压高且边缘带含有丰富血管，而良性肿瘤呈低灌注，且细胞间隙较大。

3）侵袭性

软组织肿瘤的侵袭性包括跨越肌包膜、周围脂肪间隙浸润、周围神经血管束受侵和临近骨质受侵四项，是肿瘤恶性程度的重要评价指标之一，也是恶性肿瘤的分期标准。

只有恶性肿瘤和呈侵蚀性生长的中间性肿瘤才有突破或穿越天然屏障向周围生长的能力，侵袭性特点是恶性肿瘤灵敏性和特异性最高的征象。

值得注意的是，部分恶性肿瘤的侵袭性表现不明显，如纤维肉瘤、黏液纤维肉瘤、脂肪肉瘤，纤维/肌纤维母细胞源性肿瘤恶性程度低，可能是其侵袭性不明显的原因，分化良好型脂肪肉瘤由于假包膜完整而限制了其侵袭性。

4）瘤周水肿

瘤周水肿是瘤体刺激周边组织产生的反应，水肿明显表明炎性反应强烈。劳群等[21]认为，瘤周水肿多为恶性肿瘤的征象，良性肿瘤仅在非特异性炎症、外伤出血时才出现。

三、穿刺活检

当病变的临床和影像学表现均提示为比较典型的软组织肉瘤时，常用穿刺活检以明确诊断[22]。

推荐进行带芯针吸活检（Core needle biopsy），经皮带芯针吸活检所引起的针道复发非常少见，仅有少数个案报道，但仍推荐将穿刺部位设计在将来的手术切口内，以便在随后的手术中切除[23-24]。

穿刺活检失败后可行切开活检，尽量避免切除活检。病灶小（<5cm）、浅层肿瘤为良性肿瘤可能性大，即使术后病理报告为恶性肿瘤，也易行扩大切除术者可考虑切除活检。

不推荐冰冻活检，其原因为污染范围大，组织学检测不可靠。

细针活检（Fine needle biopsy）一般不推荐；推荐行粗针活检，以尽量获得较多的组织，便于进行免疫组化、分子生物学等分析。

四、组织病理学诊断

病理形态学评估仍然是软组织肉瘤诊断的金标准，完整的病理报告应该包括肿瘤的诊断、部位、深度、大小、组织学分级、坏死情况、切缘情况、病理核分裂情况、脉管癌栓、淋巴结状态等。

免疫组化、细胞病理及分子病理可用于辅助诊断和鉴别诊断，融合基因对于某些肉瘤的诊断和预后判断有一定的价值。对病理学表现罕见、组织形态结合免疫组化不足以明确亚型或诊断值得怀疑及判断预后等时，应考虑行分子遗传学检测。

五、免疫组化

软组织肿瘤最常见的形态就是梭形细胞肿瘤，形态学上区分这些肿瘤极为困难，此时必须借助于免疫组织化学染色。根据其适用范围和实际情况加以选择性使用，如 SMARCB1（INI1）、MUC4、PNL2、FLI1、ERG、CAMTA1、TFE3、TLE1、β-catenin、MDM2、CDK4、claudin-1、STAT6、SOX10、SDHB、GRIA2、NY-ESO-1、NKX2.2、PRKCB、SATB2 和 brachyury 等。

CD99 呈弥漫性胞膜阳性对骨外尤因肉瘤、desmin 核旁"逗点状"阳性着色对促结缔组织增生性小圆细胞肿瘤、CK（AE1/AE3）核旁球团状染色对恶性肾外横纹肌样瘤、ALK 核膜染色对上皮样炎性肌纤维母细胞肉瘤以及 β-catenin 细胞核阳性对侵袭性纤维瘤病等具有重要的诊断价值。

S-100 蛋白存在于神经系统肿瘤（如神经鞘瘤、恶性外周神经鞘肿瘤等），但在黑色素瘤、软骨肿瘤及肌上皮肿瘤中也呈阳性；在滑膜肉瘤中的阳性率可高达38%。因此，不能仅根据 S-100 蛋白标记阳性简单地将梭形细胞肉瘤诊断为恶性周围神经鞘膜瘤。

平滑肌肌动蛋白（smooth muscle actin, SMA）不仅表达于平滑肌肿瘤，且也表达于肌纤维母细胞性病变。

HMB-45 是黑色素瘤、软组织透明细胞肉瘤和血管周上皮样细胞分化的肿瘤（neoplasm with

perivascular epithelioid – cell differentiation，PE – Coma）的标志物，但亦有文献报道部分子宫平滑肌肉瘤和子宫内膜间质肉瘤亦可表达 HMB – 45。

MyoD1 在横纹肌肉瘤中为核染色，在腺泡状软组织肉瘤中为胞质颗粒状染色；CD31 不仅表达于血管肉瘤，也可表达于组织细胞肿瘤。β – catenin 蛋白在纤维瘤病中细胞核阳性[25 – 27]。

MYF4（myogenin）是骨骼肌特异性转录因子，特异性表达于横纹肌肉瘤中[28]。

ERG 是血管内皮细胞分化标志物，在上皮样血管内皮瘤、血管肉瘤等血管源性肿瘤中细胞核阳性表达[29 – 30]。

NY – ESO – 1 蛋白表达于正常睾丸生殖细胞，在 80% 的滑膜肉瘤的细胞中胞质阳性[30 – 31]。

Brachyury 蛋白为转录激活因子，参与脊索的发展，在软骨瘤细胞核特异性表达，可鉴别软骨肉瘤、转移性癌和肌上皮瘤[32 – 34]。

SATB2（special ATrich sequence – binding protein 2）属核基质蛋白家族（nuclear matrix protein），对成骨起调节作用，敲除 SatB2 基因的小鼠表现出成骨细胞受损分化和颅面畸形[35]。

SATB2 蛋白在骨肉瘤中表达阳性，亦表达于一些去分化肉瘤伴异源性骨肉瘤样分化的肿瘤中，如去分化软骨肉瘤、去分化脂肪肉瘤[36]。

MDM2、CDK4 蛋白在高分化脂肪肉瘤及去分化脂肪肉瘤中，染色体 12（q13；15）扩增导致 MDM2 和 CDK4 蛋白过表达，对肿瘤的鉴别诊断非常有用，可区分高分化脂肪肉瘤和脂肪瘤。去分化脂肉瘤和一些高级别肉瘤，瘤细胞核特异性阳性表达。

FLI1 蛋白属于 ETS 家族转录因子，在 Ewing 氏肉瘤中，EWSR1 – FLI1 融合，导致 FLI1 蛋白过表达[37 – 38]。

STAT6 蛋白在孤立性纤维性肿瘤中，NAB2 – STAT6 融合基因形成，导致肿瘤细胞 STAT6 蛋白阳性表达[39 – 41]。

在 50% 的炎性肌纤维母细胞瘤中，ALK 融合突变，引起 ALK 蛋白过表达[42]。

SMARCB1 蛋白（又称为 IN1 和 SNF5）表达于上皮样肉瘤细胞核，可区分转移性癌还是上皮样肉瘤[43]。

腺泡状软组织肉瘤中 t（X；17）易位导致 ASPSCR1 – TFE3 融合基因形成，TFE3 蛋白过表达[44 – 45]。

SOX10（SRY – related HMG – box）蛋白在胚胎发育时期对神经脊和神经系统发育起着重要作用[46]，常表达于良性神经鞘瘤、透明细胞肉瘤中，在恶性神经鞘瘤中的阳性率为 30% ~ 50%[47 – 50]。

六、诊断

（一）诊断思路

体检、原发病灶的影像学检查[X 线平片、局部 MRI 和（或）增强 CT 扫描]、胸部影像学检查（胸部 CT 是首选的用于发现肺转移的影像学检查手段）、淋巴结 B 超；有条件者，可考虑应用 PET – CT 对肿瘤进行辅助分期及疗效评估[51 – 52]。

患者不明原因出现软组织肿块，MRI 检查提示软组织肿块影，边界不清，信号不均，可有关节、神经血管、骨侵犯者，恶性原发软组织肉瘤的可能性很大[53]。

所有疑似软组织肉瘤患者，应进行活检或手术明确病理类型和分级，如单纯依靠形态学不能直接确定诊断，可进一步行免疫组化、分子遗传学和基因分析等。

分子遗传学检测是一种有效的辅助诊断方法，诸多肉瘤亚型具有特征性的遗传变异，包括单个碱基对替换、缺失或扩增、移位等。目前，遗传学检测可用于透明细胞肉瘤、滑膜肉瘤和腺泡状软组织肉瘤等多种软组织肉瘤的辅助诊断。

（二）分期与分级

1. 分期

目前，临床上使用最为广泛的分期系统是 Enneking 的外科分期系统。Enneking 分期系统与肿瘤预后有很好的相关性，被美国骨骼肌肉系统肿瘤协会（Musculoskeletal Tumor Society，MSTS）及国际保肢协会采纳，又称为 MSTS 外科分期[54]。

1）Enneking 的外科分期系统

Ⅰ期：低恶，无转移 A 间室内 B 间室外。

Ⅱ期：高恶，无转移 A 间室内 B 间室外。

Ⅲ期：低恶或高恶，有转移 A 间室内 B 间室外。

2）AJCC 软组织肉瘤分期系统

表 7-2 AJCC 软组织肉瘤分期

	Tx	T0	T1		T2	
原发肿瘤（T）	原发肿瘤无法评价	无原发肿瘤证据	肿瘤最大径≤5cm T1a：表浅肿瘤 T1b：深部肿瘤		肿瘤最大径>5cm T2a：表浅肿瘤 T2b：深部肿瘤	
区域淋巴结（N）	Nx		N0		N1	
	局部淋巴结无法评价		无局部淋巴结转移		局部淋巴结转移	
远处转移（M）	M0		M1			
	无远处转移		有远处转移			
TNM分期	ⅠA 期	ⅠB 期	ⅡA	ⅡB	Ⅲ期	Ⅳ期
	T1aN0M0，G1，GX	T2aN0M0，G1，GX	T1aN0M0，G2，G3	T2aN0M0，G2	T2a，T2bN0M0，G3，	任何 T 任何 NM1 任何 G
	T1bN0M0，G1，GX	T2bN0M0，G1，GX	T1bN0M0，G2，G3	T2bN0M0，G2	任何 TN1M0 任何 G	

2. 分级

软组织肉瘤的分级概念在 1977 年首先由 Russell 等[55]提出，分级是临床病理分类中最重要组成部分。

目前，国际上通用的软组织肉瘤组织学分级主要包括法国癌症中心联合会（French Federation of Cancer Centers，FNCLCC）系统、美国国家癌症研究所（National Cancer Institute，NCI）系统、布罗德标准系统（Broders criteria）及 Markhede 系统[56]，最常用的是 FNCLCC 与 NCI 分级系统。

1）FNCLCC 系统的评判参数

FNCLCC 系统通过几个组织学特征的多变量分析评分后进行分级，主要考虑肿瘤分化、核分裂比率和肿瘤坏死。

每个参数之间独立评分，将 3 个评分相加后得出分级。肿瘤分化主要依靠组织学分型和亚型。

　　该系统的重复性曾经过 15 个病理学家测试，肿瘤分级的一致率为 75%，而组织学分型的一致率为 61%。

　　肿瘤组织学分化：1~3 分；核分裂象：1~3 分；坏死：1~2 分。

　　组织学分级由三者参数相加后的得分所得，1 级（G1）为总分为 2 或 3 分，2 级（G2）为 4 或 5 分，3 级（G3）为 6、7 或 8 分。

2）NCI 系统的评判参数

　　NCI 系统为 1984 年制定标准和 1999 年修订标准的方法，结合了组织学分型、细胞结构、多形性和核分裂制定 1 级和 3 级标准[57]。

　　所有其他分为 2 级和 3 级的肉瘤主要靠肿瘤坏死范围，15% 坏死范围是 2 级和 3 级之间的分界线。

Ⅰ级：未见坏死，或核分裂数不超过 1/10 HPF；

Ⅱ级：可见坏死（<15%）或核分裂数不超过 6/10 HPF；

Ⅲ级：中度或显著坏死（>15%）。

（丁彩霞）

参考文献

[1]　George A，Grimer R. Early symptoms of bone and soft tissue sarcomas：could they be diagnosed earlier？［J］. The Annals of The Royal College of Surgeons of England，2012，94(4)：261 – 266.

[2]　Morel M，TaïS，Penel N，et al. Imaging of the most frequent superficial soft – tissue sarcomas［J］. Skeletal Radiol，2011，40(3)：271 – 284.

[3]　Stramare R，Gazzola M，Coran A，et al. Contrast – enhanced ultrasound findings in soft – tissue lesions：preliminary results［J］. JUltrasound，2013，16(1)：21 – 27.

[4]　Lord HK，Salter DM，MacDougall RH，et al. Is routine chest radiography a useful test in the follow up of all adult patients with soft tissue sarcoma？［J］. Br J Radiol，2006，79(946)：799 – 800.

[5]　Yokouchi M，Terahara M，Nagano S，et al. Clinical implications of determination of safe surgical margins by using a combination of CT and[18]FDG – positron emission tomography in soft tissue sarcoma［J］. BMC Musculoskeletal Disorders，2011，12(1)：166 – 171.

[6]　Fugl HM，Jrgensen SM，Loft A，et al. The diagnostic and prognostic value of 18F – FDG PET/CT in the initial assessment of high – grade bone and soft tissue sarcoma. A retrospective study of 89 patients［J］. EJNMMI，2012，39(9)：1416 – 1424.

[7]　Cheney MD，Giraud C，Goldberg SI，et al. MRI surveillance following treatment of extremity soft tissue sarcoma［J］. J Surg Oncol，2013，109(6)：593 – 596.

[8]　Bhirud PS，Singh R，Bhirud P，et al. Thigh metastasis of renal cell carcinoma masquerading as soft tissue sarcoma：A role of MRI［J］. Med J DY Patil Univ，2014，7(2)：195 – 200.

[9]　Meyer JM，Perlewitz KS，Hayden JB，et al. Phase I trial of preoperative chemoradiation plus sorafenib for high – risk extremity soft tissue sarcomas with dynamic contrast – enhanced MRI correlates［J］. Clin Cancer Res，2013，19(24)：6902 – 6911.

[10]　Bedi M，Kharofa J，Zambrano EV，et al. Tumor increase on MRI after neoadjuvant treatment is associated with greater pathologic necrosis and poor survival in patients with soft tissue sarcoma［J］. J Integr Oncol，2013，2(109)：2 – 10.

[11]　Gibson TN，Hanchard B，Waugh N，et al. A fifty – year review of soft tissue sarcomas in Jamaica：1958 – 2007［J］. West Indian Med J，2012，61(7)：692 – 697.

[12]　侯唯姝，钱银峰，余永强. 软组织肿瘤的 MRI 征象. 放射学实践，2012，27(2)：198 – 201.

[13]　Moulton JS，Blebea JS，Dunco DM，et al. MRI imaging of soft – tissue masses：diagnostic efficacy and value of distinguishing between benign and malignant lesions［J］AJR，1995，164(5)：1191 – 1199.

[14]　Balzarini L，Sicilia A，Ceglia E，et al. Magnetic resonance in primary bone tumors：a review of 10 years of activities

　　　　　[J]. Radiol Med(Torino), 1996, 91(4): 344 –347.

[15]　Hussein R, Smith MA. Soft tissue sarcomas: a recurrent referral guidelines sufficient[J]. Ann R Coll Surg Engl, 2005, 87(3): 171 –173.

[16]　Datir A, James SL, Ali K, et al. MRI of soft – tissue masses: the relationship between lesion size, depth and diagnosis[J]. Clin Radiol, 2008, 63(4): 373 –380.

[17]　Daniel AJr, Ullah E, Wahab S, et al. Relevance of MRI in prediction of malignancy of musculos keletal system – a prospective evaluation[J]. BMC Musculos kelet Disord, 2009, 10(8): 125 –132.

[18]　Pang KK, Hughes T. MR imaging of the musculos keleteal soft tissue mass: is heterogeneity a sign of malignancy [J]. Chin Med Assoc, 2003, 66(11): 655 –661.

[19]　Vander Woude HJ, Verstraete KL, Hogendoorn PC, et al. musculos keleteal tumors: does fast dynamic contrast – enhanced subtraction MR imaging contribute to the characterization [J]. Radiology, 1998, 208(3): 821 –828.

[20]　Tuncbilek N, Karakas HM, Okten OO. Dynamic contrast enhanced MRI in the differential diagnosis of soft tissue tumors[J]. Eur J Radiol, 2005, 53(3): 500 –505.

[21]　劳群, 章士正. 四肢软组织肿块 MRI 恶性征象的可靠性分析[J]. 实用放射学杂志, 2008, 24(2): 221 –224.

[22]　Adams SC, Potter BK, Pitcher DJ, et al. Office – based core needle biopsy of bone and soft tissue malignancies: an accurate alternative to open biopsy with infrequent complications[J]. Clin Orthop Relat Res, 2010, 468(10): 2774 –2780.

[23]　Strauss DC, Qureshi YA, Hayes AJ, et al. The role of core needle biopsy in the diagnosis of suspected soft tissue tumours[J]. J Surg Oncol, 2010, 102(5): 523 –529.

[24]　Pohlig F, Kirchhoff C, Lenze U, et al. Percutaneous core needle biopsy versus open biopsy in diagnostics of bone and soft tissue sarcoma: a retrospective study[J]. Eur J Med Res, 2012, 17(1): 29 –35.

[25]　Casali PG, Blay JY. Soft tissue sarcomas: SMO Clinical Practice Guidelines for diagnosis, treatment and follow – up [J]. Ann Oncol, 2010, 21(Suppl 5): 198 –203.

[26]　Bhattacharya B, Dilworth HP, Iacobuzio – Donahue C, et al. Nuclear beta – catenin expression distinguishes deep fibromatosis from other benign and malignant fibroblastic and myofibroblastic lesions[J]. Am J Surg Pathol, 2005, 29 (5): 653 –659.

[27]　Montgomery E, Folpe AL. The diagnostic value of beta – catenin immunohistochemistry[J]. Adv Anat Pathol, 2005, 12(6): 350 –356.

[28]　Montgomery E, Torbenson MS, Kaushal M, et al. Beta – catenin immunohistochemistry separates mesenteric fibromatosis from gastrointestinal stromal tumor and sclerosing mesenteritis[J]. Am J Surg Pathol, 2002, 26(10): 1296 –1301.

[29]　Weise C, Dai F, Prols F, et al. Myogenin (Myf4) upregulation in transdifferentiating fibroblasts from a congenital myopathy with arrest of myogenesis and defects of myotube formation[J]. Anat Embryol (Berl), 2006, 211(6): 639 –648.

[30]　McKay KM, Doyle LA, Lazar AJ, et al. Expression of ERG, an Ets family transcription factor, distinguishes cutaneous angiosarcoma from histological mimics[J]. Histopathology, 2012, 61(5): 989 –991.

[31]　Rossi S, Orvieto E, Furlanetto A, et al. Utility of the immunohistochemical detection of FLI – 1 expression in round cell and vascular neoplasm using a monoclonal antibody[J]. Mod Pathol, 2004, 17(5): 547 –552.

[32]　Jungbluth AA, Chen YT, Stockert E, et al. Immunohistochemical analysis of NY – ESO – 1 antigen expression in normal and malignant human tissues[J]. Int J Cancer, 2001, 92(6): 856 –860.

[33]　Lai JP, Robbins PF, Raffeld M, et al. NY – ESO – 1 expression in synovial sarcoma and other mesenchymal tumors: significance for NY – ESO – 1 – based targeted therapy and differential diagnosis[J]. Mod Pathol, 2012, 25(6): 854 –858.

[34]　Oakley GJ, Fuhrer K, Seethala RR. Brachyury, SOX – 9, and podoplanin, new markers in the skull base chordoma vs chondrosarcoma differential: a tissue microarray – based comparative analysis[J]. Mod Pathol, 2008, 21(12): 1461 –1469.

[35]　Sangoi AR, Karamchandani J, Lane B, et al. Specificity of brachyury in the distinction of chordoma from clear cell renal cell carcinoma and germ cell tumors: a study of 305 cases[J]. Mod Pathol, 2011, 24(3): 425 –429.

[36]　Tirabosco R, Mangham DC, Rosenberg AE, et al. Brachyury expression in extra – axial skeletal and soft tissue chordomas: a marker that distinguishes chordoma from mixed tumor/myoepithelioma/parachordoma in soft tissue[J]. Am J

Surg Pathol, 2008, 32(4): 572-580.

[37] Conner JR, Hornick JL. SATB2 is a novel marker of osteoblastic differentiation in bone and soft tissue tumours[J]. Histopathology, 2013, 63(1): 36-49.

[38] Davis JL, Horvai AE. Special AT-rich sequence-binding protein 2(SATB2) expression is sensitive but may not be specific for osteosarcoma as compared with other high-grade primary bone sarcomas[J]. Histopathology, 2016, 69(1): 84-90.

[39] Folpe AL, Hill CE, Parham DM, et al. Immunohistochemical detection of FLI-1 protein expression: a study of 132 round cell tumors with emphasis on CD99-positive mimics of Ewing's sarcoma/primitive neuroectodermal tumo[J]. Am J Surg Pathol, 2002, 24(12): 1657-1662.

[40] Folpe AL, Chand EM, Goldblum JR, et al. Expression of Fli-1, a nuclear transcription factor, distinguishes vascular neoplasms from potential mimics[J]. Am J Surg Pathol, 2001, 25(8): 1061-1066.

[41] Chmielecki J, Crago AM, Rosenberg M, et al. Whole-exome sequencing identifies a recurrent NAB2-STAT6 fusion in solitary fibrous tumors[J]. Nat Genet, 2013, 45(2): 131-132.

[42] Mohajeri A, Tayebwa J, Collin A, et al. Comprehensive genetic analysis identifies a pathognomonic NAB2/STAT6 fusion gene, nonrandom secondary genomic imbalances, and a characteristic gene expression profile in solitary fibrous tumor[J]. Genes Chromosomes Cancer, 2013, 52(10): 873-886.

[43] Robinson DR, Wu YM, Kalyana-Sundaram S, et al. Identification of recurrent NAB2-STAT6 gene fusions in solitary fibrous tumor by integrative sequencing[J]. Nat Genet, 2013, 45(2): 180-185.

[44] Coffin CM, Hornick JL, Fletcher CD. Inflammatory myofibroblastic tumor: comparison of clinicopathologic, histologic, and immunohistochemical features including ALK expression in atypical and aggressive cases[J]. Am J Surg Pathol, 2007, 31(4): 509-520.

[45] Hornick JL, Dal Cin P, Fletcher CD. Loss of INI1 expression is characteristic of both conventional and proximal-type epithelioid sarcoma[J]. Am J Surg Pathol, 2009, 33(4): 542-550.

[46] Argani P, Antonescu CR, Illei PB, et al. Primary renal neoplasms with the ASPL-TFE3 gene fusion of alveolar soft part sarcoma: a distinctive tumor entity previously included among renal cell carcinomas of children and adolescents[J]. Am J Pathol, 2001, 159(1): 179-192.

[47] Ladanyi M, Lui MY, Antonescu CR, et al. The der(17)t(X; 17)(p11; q25) of human alveolar soft part sarcoma fuses the TFE3 transcription factor gene to ASPL, a novel gene at 17q25[J]. Oncogene, 2001, 20(1): 48-57.

[48] Ordonez NG. Value of SOX10 immunostaining in tumor diagnosis[J]. Adv Anat Pathol, 2013, 20(4): 275-283.

[49] Karamchandani JR, Nielsen TO, van de Rijn M, et al. Sox10 and S-100 in the diagnosis of soft-tissue neoplasms[J]. Appl Immunohistochem Mol Morphol, 2012, 20(5): 445-450.

[50] Nonaka D, Chiriboga L, Rubin BP. Sox10: a pan-schwannian and melanocytic marke[J]. Am J Surg Pathol, 2008, 32(9): 1291-1298.

[51] Yan J, Jones RL, Lewis DH, et al. Impact of 18F-FDG PET/CT imaging in therapeutic decisions for malignant solitary fibrous tumor of the pelvis[J]. Clin Nucl Med, 2013, 38(6): 453-455.

[52] Group EESNW. Soft tissue and visceral sarcomas: ESMO Clinical Practice Guidelines for diagnosis, treatment and follow-up[J]. Ann Oncol, 2012, 23(Suppl 7): 92-99.

[53] O'Sullivan B, Griffin AM, Dickie CI, et al. Phase 2 study of preoperative image-guided intensity-modulated radiation therapy to reduce wound and combined modality morbidities in lower extremity soft tissue sarcoma[J]. Cancer, 2013, 119(10): 1878-1884.

[54] Wolf RE, Enneking WF. The staging and surgery of musculoskeletal neoplasms[J]. The Orthop Clin North Am, 1996, 27(3): 473-481.

[55] Russell WO, Cohen J, Enzinger F, et al. A clinical and pathological staging system for soft tissue sarcomas[J]. Cancer, 1977, 40(4): 1562-1570.

[56] Guillou L, Coindre JM, Bonichon F, et al. Comparative study of the National Cancer Institute and French Federation of Cancer Centers Sarcoma Group grading systems in a population of 410 adult patients with soft tissue sarcoma[J]. J Clin Oncol, 1997, 15(1): 350-362.

[57] Costa J, Wesley RA, Glatstein E, et al. The grading of soft tissue sarcomas. Results of a clinic histopathologic correlation in a series of 163 cases[J]. Cancer, 1984, 53(3): 530-541.

第四节 治疗与预后

一、治疗原则

一般而言，良性软组织肿瘤单纯根治性手术切除即可治愈；而恶性软组织肿瘤则通常采取以手术为主、联合放化疗的综合治疗方法。

本节主要讨论恶性软组织肿瘤的治疗方法，而恶性软组织肿瘤中又以软组织肉瘤为重点。目前，通过手术联合放疗的方式，肢体 STS 的局部控制率可达到 80%～90%，而躯干部位的肿瘤因手术和放疗难以实施，则预后较差[1]。

（1）无论良恶性，软组织肿瘤的基本治疗手段是手术切除。

（2）恶性肿瘤手术切除的基本原则是 R0 切除，但不影响功能的 R0 切除是肿瘤外科医生争取的目标。

（3）对于恶性肿瘤放疗与手术的时机，目前还存在争议[2]。术前放疗可用于肿瘤范围广泛的病例，以获得 I 期完整切除的可能；术后辅助放疗的目的在于降低术区局部的复发率。

（4）外科手术适用于 I 期（T1a～1b，N0，M0）低度恶性肉瘤，对于切缘＜1cm 的恶性肿瘤可考虑放疗。

（5）化疗是软组织恶性肿瘤治疗的重要组成部分，有新辅助化疗、辅助化疗及舒缓化疗模式；化疗通常需与手术、放疗联合。一般而言，Ⅱ～Ⅲ期恶性软组织肿瘤患者及高级别肉瘤患者术后需要辅助化疗，对于初始不可切除且级别较高的软组织肿瘤可选择新辅助化疗，对于局部复发、远处转移而无法手术切除的患者可考虑舒缓化疗。

（6）分子靶向治疗是对于局部复发、远处转移而无法手术切除的患者的一个选择，旨在延长生存。

（7）对于局部复发、远处转移而无法手术切除患者，免疫检查点抑制剂的使用正处于探索中，其是否有临床获益，目前尚无定论。

二、手术治疗

到目前为止，通过手术彻底切除肿瘤仍是防止软组织肉瘤复发和转移的关键措施[3,4]。因此，软组织肉瘤治疗通常采用以手术为主的综合治疗模式[5-7]，同时必须强调多学科协作[8]，一般应根据患者综合因素，个体化联合放疗、化疗和靶向药物治疗。如对于四肢和躯干 STS 的治疗虽以手术切除为主，但新辅助化疗、辅助化疗以及术前或术后放疗等的辅助治疗作用亦不可忽视[9]。

手术策略需依据肿瘤外科分期和部位决定，但手术切除是否成功受多种因素影响，如肿瘤分期、解剖部位、解剖深度、肿瘤大小、浸润周围组织的情况、是否需要 I 期关闭伤口或需要整形外科组织重建等[10-13]；患者一般情况、手术范围和方式及手术技巧亦是重要的影响因素。

（一）手术边界

软组织恶性肿瘤常呈浸润性生长，局部扩展方式为离心性扩展，肿瘤外有 1 层假包膜（反应区），肿瘤一般在解剖间室内蔓延生长。

据报道，即使是广泛切除和三维切除，仍有 30% ～50% 的患者出现局部复发和（或）远处转移，最终导致患者的死亡；而局部复发的主要危险在于外科边界是否安全，因假包膜周围可能存在卫星病灶，尤其是高度恶性肿瘤。

充分外科边界的获得需要有良好的术前计划，典型的软组织肉瘤术前计划制定、术中切除情况以及术后切缘评价的过程[14]。

目前，常用的外科手术边界评价标准包括美国骨骼肌肉系统肿瘤协会（musculoskeletal tumor society，MSTS）的 MSTS 外科边界和国际抗癌联盟（Union for International Cancer Control，UICC）的 R 切除手术分类 2 种[15-18]。

R 切除手术分类对于判断局限性软组织肉瘤切缘和指导手术后放射治疗更为科学，MSTS 提出了 4 种切除边界，即囊内切除、边缘切除、广泛切除和根治切除。

1. 囊内切除

囊内切除时肿瘤的包膜会被保留，可能切除部分或全部肿瘤组织，如良性神经鞘瘤适用于囊内切除术。

2. 边缘切除

边缘切除是指经肿瘤的真性或假性包膜外切除的手术方式，可能会残留微小的肿瘤组织，较适用于较大的良性肿瘤，亦可用于肿瘤紧邻重要解剖结构或包块巨大、无理想切缘的情况。

3. 广泛切除

广泛切除是指整块切除肿瘤和肿瘤外的正常组织，理论上是在正常组织中进行手术，保证术野不能使肿瘤暴露，否则会增加术后局部复发的危险性。

广泛切除只是设定一种假想的安全距离，显微病灶和跳跃病灶的残留仍有可能，术中应注意肿瘤基底部的切除范围，该术式对于浅表的早期软组织恶性肿瘤治愈率较高。

4. 根治性切除

根治性切除是指以间室概念为基础的手术方法，将解剖间室结构连同软组织肿瘤全部切除，可视为局部根治。

间室切除术的局部复发率明显低于广泛切除术，可使软组织肉瘤的局部复发率降低到 15% ～20%；但临床适宜开展根治性切除的部位较少，文献统计仅 20% 左右，同时组织损伤严重，有些病例会遗留功能障碍。

对于低度恶性软组织肉瘤，需广泛的外科边界，有时亦可采用边缘性切除。若可行广泛切除而不损失主要的骨和（或）神经血管束，则仅用手术治疗即可。

对于那些要广泛切除肿瘤有可能损失主要的骨和（或）神经血管束的患者，可采用边缘性手术加放疗的方法进行治疗，如此可明显地保留功能。

UICC 提出了 3 种手术切除边界标准，即 R0 切除，显微镜下无肿瘤残留；R1 切除，显微镜下肿瘤残留；R2 切除，肉眼肿瘤残留。对于 R1 切除者，如果再次手术不会造成极大的功能障碍则应该进行再次手术；对于 R2 切除者，必须进行再次手术。

值得一提的是，肿瘤活检通道和活检引流道必须包括在手术切除的范围内，与肿瘤作为一个整体切除。

（二）截肢手术

四肢是软组织肉瘤最常发生的部位，其手术方式通常分为保肢和截肢，20 世纪初期，多为简单切除，但局部复发率高达 60% ~80% ；20 世纪 40 至 20 世纪 50 年代，手术方式向根治性手术发展，根治性切除、根治性截肢等成为一线治疗选择，局部控制率明显提高；20 世纪 70 年代末，随着 CT、MRI 等技术的出现及广泛使用，使外科医生可在术前明确肿瘤的位置及与周围组织的关系，为制定详尽的术前计划提供了可能，但约有一半的肢体软组织肉瘤患者采取截肢手术，虽局部复发率控制在 10% ~15% ，但仍有 30% ~40% 患者死于远处转移，且患者因截肢而承受巨大的心理压力。

近年来，随着间室切除理论的提出，使得四肢软组织肉瘤手术治疗取得了突破性进展，间室切除逐渐发展为局部广泛切除，截肢率亦下降到 5% ~10% 。间室切除对于肢体的软组织肉瘤是应该积极推荐的，若肿瘤较大，侵犯多个间室或已经侵犯主要血管神经，截肢手术将使患者获益。

相对于ⅡA 期，ⅡB 期肿瘤间室外结构复杂，要达到根治性边界往往需要截肢，特别那些在骨盆带或肩胛带附近的肿瘤更是如此。

对于高度恶性软组织肉瘤，需行单独的根治性手术（通常可达到根治性边界并保留肢体）或满意的放疗反应加广泛的手术切除。若对放疗的反应不满意，则可选择根治性间室外切除（损失主要的骨/神经血管束）或根治性截肢。

目前，保肢适应证为保肢手术可获得一个满意的外科边界，重要血管神经束未受累，软组织覆盖完好，预计保留肢体功能优于义肢；远处转移不是保肢的禁忌证。

截肢适应证为患者要求截肢，重要血管神经束受累，缺乏保肢后骨或软组织重建条件，预计义肢功能优于保肢；区域或远处转移不是截肢手术的禁忌证。

另外，术前化疗在截肢中的作用不确定，某些肿瘤有效，有些情况下肿瘤进展，若肿瘤不能进行安全边界的切除，可尝试应用术前化疗；若术前化疗有效，保留肢体的手术成为可能；相反，肿瘤进展则需要截肢治疗[19-21]。一般而言，术前化疗在低度恶性软组织肉瘤治疗中并不推荐[22]。

三、化学治疗

一直以来缺乏化疗可改善总生存率的 I 类证据，且作为辅助治疗，化疗的重要性未得到广泛肯定。因此，目前化疗在 STS 治疗中的地位亦未达成共识，因 STS 为异质性非常明显的肿瘤，不同的组织学类型、不同的部位、不同的病理分级和肿瘤的大小可能对化疗有着不同的疗效。

有证据表明[23-25]，在横纹肌肉瘤、血管肉瘤、滑膜肉瘤及脂肪肉瘤中均存在化疗有效的方案或药物，但均缺乏大宗病例报道或前瞻性临床研究。

（一）新辅助化疗

随着肿瘤联合治疗模式的发展，局限性软组织肉瘤的治疗亦逐渐形成术前治疗联合手术及术后治疗的综合治疗模式。

其潜在的优点是可缩小肿瘤体积，增加保肢机会等。诸多学者尝试通过术前化疗或放化疗以降低肿瘤分期，从而进行有效的外科切除，尤其是对一些化疗敏感的患者[26]。

MD Anderson 癌症中心对进行术前新辅助化疗的Ⅱ期、Ⅲ期的肢体软组织肉瘤患者进行了回顾性研究，术前化疗以多柔吡星为主，总客观缓解率为 27% 。中位随访 85 个月，5 年无局部复发率为 83% ，总生存率为 59% ；无疾病相关事件总生存与仅行术后辅助化疗结果相似[27]。

Memorial Sloan - Kettering 癌症中心（MSKCC）选择病变 >10cm 的ⅢB 期患者[28]，术前给予 2 周期的多柔吡星为基础的化疗，发现诸多患者肿瘤硬度和影像学特征出现了改变（瘤内坏死与出血），但未加以量化。

但亦有不同的研究结果，Meric 等[29]对 65 例Ⅱ~Ⅲ期肢体或腹膜后软组织肉瘤患者行新辅助化疗，仅有8例患者的新辅助化疗对手术有益，6例患者病情进展需要扩大手术范围；9例化疗前拟行截肢术的患者，化疗后也未能进行保留肢体的手术。

1. 新辅助化疗之优势

虽然，NCCN指南对于新辅助化疗不做常规推荐，尤其是中低危软组织肉瘤患者。但新辅助化疗是国内外主流观点，尤其对于敏感的软组织肉瘤，认为其具有以下优势。

（1）首先可提供化疗敏感性的证据，为术后化疗方案的选择提供参考。

（2）其次可尽早对隐匿转移病灶进行治疗。

（3）尽可能缩小病灶，诱导肿瘤细胞凋亡，促使肿瘤边界清晰化，使得外科手术更易于进行。

（4）对于肢体巨大软组织肉瘤，可降低术后复发率，使得保肢手术可更安全地进行[30]。

2. 新辅助化疗之适应证

（1）化疗相对敏感的软组织肉瘤，如骨外骨肉瘤、横纹肌肉瘤、多形性未分化肉瘤、滑膜肉瘤、去分化脂肪肉瘤。

（2）肿瘤>5cm。

（3）肿瘤与重要血管神经关系密切。

（4）局部复发或出现肺转移。

3. 新辅助化疗药物

术前化疗，推荐药物为阿霉素和（或）异环磷酰胺，可选药物有达卡巴嗪、吉西他滨、脂质体阿霉素、长春瑞滨等。

4. 新辅助化疗疗效评估

新辅助化疗疗效评估，可从临床症状、肢体周径变化上获取化疗疗效的初步判断，后续需通过影像学检查肿瘤界限是否变得清晰、骨化是否更完全、肿块是否缩小、核素浓集是否减低上表现出来，可考虑使用RECIST标准。

另外，新辅助化疗后肿瘤坏死程度是评价其疗效的关键指标。但关于肿瘤坏死率评估的具体技术方法和标准，文献报道各异，各中心不尽相同，其中Huvos评级系统是至今应用最为广泛的方法[31]。

具体Huvos的评级系统如下：

Ⅰ级：几乎未见化疗所致的肿瘤坏死。

Ⅱ级：化疗轻度有效，肿瘤组织坏死率>50%，尚存有活的肿瘤组织。

Ⅲ级：化疗部分有效，肿瘤组织坏死率>90%，部分组织切片上可见残留的存活的肿瘤组织。

Ⅳ级：所有组织切片未见活的肿瘤组织。

肿瘤坏死率Ⅲ~Ⅳ级者，为化疗反应好；肿瘤坏死率Ⅰ~Ⅱ级者，为化疗反应差。

（二）辅助化疗

1. 辅助化疗临床研究

软组织肉瘤术后辅助化疗最早的报道见于20世纪70年代，治疗方案多参考骨肉瘤术后辅助治疗方案。

至20世纪80年代，软组织肉瘤的辅助化疗才真正拉开了序幕。1983年，Rosenberg在Cancer上发表了前瞻性随机对照研究，初步证实了辅助化疗可改善患者的无进展生存（PFS）和总生存（OS）[32]。1989年，北欧软组织肉瘤协作组织（Scandinavian Sarcoma Group，SSG）进行了软组织肉瘤术后辅助化疗研究，发现高级别软组织肉瘤的术后患者应用单药阿霉素化疗生存未见明显获益[33]。因此，当时辅助化疗并未获得广泛认可。

直至 1997 年，Tierney 等[34] 在 Lancet 上发表了有关软组织肉瘤术后辅助化疗的荟萃分析，汇总了含蒽环类药物辅助治疗的 14 个临床试验共 1568 例患者。结果显示，中位随访 9.4 年，可使 10 年无病生存率从 45% 提高到 55%；局部无病生存率从 75% 提高到 81%（$P = 0.016$），10 年总生存率亦从 50% 提高到 54%。自此，奠定了术后辅助化疗在软组织肉瘤治疗中的地位。

21 世纪初，众多研究均证实了辅助化疗可显著提高患者生存率，如 Pervaiz 等[35] 在 2008 年 Cancer 上发表了一项 Meta 分析，结果表明，在局部可切除的软组织肉瘤中，术后辅助化疗可使局部复发率下降 27%，远处复发率和总复发率下降 33%，尤其是阿霉素 + 异环磷酰胺（AI 方案）化疗可使死亡率下降 44%，且与未化疗组的差异有统计学意义。2013 年，Kasper 等[36] 发表了 EORTC62771 和 EORTC62931 2 项临床试验结果，同样肯定了辅助化疗在软组织肉瘤中的作用。因此，2014 年美国 NCCN – STS 临床实践指南作为 2B 类证据，推荐 Ⅱ、Ⅲ 期软组织肉瘤患者接受辅助化疗。

2．辅助化疗适应证

（1）化疗相对敏感的软组织肉瘤，如骨外骨肉瘤、横纹肌肉瘤、多形性未分化肉瘤、滑膜肉瘤、去分化脂肪肉瘤。

（2）年轻患者（< 35 岁）。

（3）肿瘤 > 5cm。

（4）肿瘤位于四肢。

（5）分化程度差（病理为 Ⅲ 级）。

（6）局部复发二次切除术后。

推荐药物为阿霉素和（或）异环磷酰胺，可选药物有达卡巴嗪、吉西他滨、脂质体阿霉素、长春瑞滨等。

推荐剂量，异环磷酰胺每日 $2.4 \sim 3 g/m^2$，$1 \sim 5d$，q3w 为 1 周期；阿霉素每日 $25 \sim 30 mg/m^2$，$1 \sim 5d$，q2w 为 1 周期。

四、放射治疗

放疗是软组织肉瘤除手术以外最有效的局部治疗方式，目前已有的几项随机临床试验均证实了放疗能显著降低局部复发率，尽管在改善总生存率方面的作用还不明确。

随着放疗技术的改进，如近距离照射、适形调强放疗和术中放疗，软组织肉瘤的整体治疗疗效已经有了一定的提高[37 - 40]。

放疗通常需与手术及化疗联合，一般分为术前放疗、术后放疗及舒缓放疗。四肢软组织肉瘤，若要达到广泛的外科边界必须行大动脉的移植，那么应先行手术治疗，放疗在术后进行，因术前放疗可能有动脉突然爆裂/截肢的危险。

（一）术前放疗

术前放疗的目的是刺激形成致密的纤维组织区取代假包膜，以及除去反应区内的卫星灶。因此，经放疗后仅在纤维包壳之外切除，即可获得广泛的外科边界。

虽放疗也可造成肿瘤坏死，但术前放疗的目的在于刺激包膜形成，从而可施行保肢手术。由于包膜形成是机体对放疗的反应而非放疗对肿瘤的效应，因此这种刺激包膜形成的效应不仅仅局限于那些对放疗敏感的病变。

术前放疗主要并发症的发生率约为20%，其主要并发症与预防方法如下。

（1）继发性感染：主要原因是组织血运减少，延迟或阻碍了伤口愈合，发生继发性感染。

为减少继发感染，放疗结束后应短期内（约2周）施行手术，因在经过照射的组织内，血管损伤在照射后6个月内逐渐加重且不恢复；仔细进行手术操作，使用带血管蒂的皮瓣以增加伤口的愈合能力，术后预防性使用高压氧疗法。

（2）骨强度降低：放疗可显著降低骨强度，使之易于发生病理骨折。在放疗前或在手术时，使用预防性内固定可显著减少这一并发症。

（3）迟发水肿和（或）纤维化：放疗可发生四肢组织迟发水肿和（或）纤维化，使活动受限，力量丧失。

为减少该并发症的发生，应仔细地计划照射野，放疗期间及放疗后进行适量的物理治疗，在合适的病例中植入放射源进行局部放疗[41-43]。

（二）术后放疗

术后放疗对软组织肉瘤的治疗可起到重要的辅助作用。对于高度恶性、直径>5cm的深部软组织肉瘤，广泛切除加放疗是标准的治疗方法；但一些特殊病例，即使为低度恶性、表浅，但直径>5cm，或虽为低度恶性但深在，故即使直径<5cm，在术后亦可追加放疗[44-45]。

对于切缘高风险的区域，术中应放置银夹以指导术后放疗，对切缘<1cm或邻近骨、重要血管神经的镜下切缘阳性者，应进行术后辅助放疗。

对于术后放疗，目前的推荐建议如下。

（1）对于低度恶性软组织肉瘤（G1，Ⅰ期），若切缘>1cm或包含有完整的深筋膜，可不进行术后放疗。

（2）对于低度恶性软组织肉瘤（G1，Ⅰ期），若切缘≤1cm，应进行术后放疗，尤其是当肿瘤>5cm时。

（3）对于高度恶性软组织肉瘤（G2~G3，Ⅱ~Ⅳ期），除非肿瘤非常小，能够做到大范围的广泛切除，否则不论切缘状态如何均建议进行术后放疗。

五、冷冻消融

（一）基本原理

冷冻消融是一项微创技术，具有独特的技术优势和良好的安全性。冷冻导致组织内产生冰晶，细胞内脱水，冷冻导致组织凝固性坏死，直接杀伤肿瘤细胞；其次，冷冻破坏术区微循环，破坏细胞代谢，引起细胞死亡；此外，冷冻加剧了蛋白质变性，导致细胞膜破裂，促使细胞凋亡[46]。

氩氦刀是利用太空火箭制导技术与现代超低温冷冻治疗肿瘤医学理论相结合的产物，氩氦刀系统有4个或8个能单独控制的热绝缘超导刀，因氩氦刀制冷或加热只局限在超刀尖端，刀杆又有很好的热绝缘，不会对穿刺路径上的组织产生损伤，可大大降低患者损伤、减少出血，使患者迅速恢复。

（二）适应证

1. 良性及低度恶性骨与软组织肿瘤

临床上，可将冷冻消融术作为小型不伴有骨质结构破坏的良性骨肿瘤（如骨样骨瘤）的初始治疗方案；良性侵袭性骨肿瘤（如骨巨细胞瘤、动脉瘤样骨囊肿）患者行传统手术后辅以冷冻消融治疗证实亦有效。Schreuder 等[47]采用液氮冷冻消融术治疗 120 例良性和低度恶性骨肿瘤，动脉瘤样骨囊肿 32 例、单纯骨囊肿 13 例、软骨瘤 43 例、骨巨细胞瘤 13 例、嗜酸性肉芽肿 7 例、骨纤维结构不良 12 例，术后随访 1 年以上，结果显示，10 例术后复发，所有患者均未发生皮肤大面积坏死、永久性神经血管损伤及后期骨折；作者认为，液氮冷冻消融术时间短、出血少、手术部位无须大范围重建，可达到骨肿瘤外科评定边界切除的功能恢复标准。

1）骨巨细胞瘤

骨巨细胞瘤极易复发，据报道[48]，单纯囊内切除后局部复发率达 50% ~ 60%；而骨巨细胞瘤病灶刮除术联合液氮冷冻消融术已经成为目前一项有效的辅助治疗手段。

Marcove 等[49]应用液氮冷冻消融术治疗了 52 例骨巨细胞瘤患者，并随访 2 年以上，局部复发率为 23%；作者指出，用液氮冷冻消融术治疗骶骨巨细胞瘤，获得满意疗效。

因冷冻手术可增加术后骨折风险，故术中应视具体情况行钢板内固定术或骨植入术。陈国奋等[50]对 3 例骨巨细胞瘤患者行氩氦刀冷冻消融术，术中联合钢板内固定术或同种异体骨植入术，术后 4 个月随访显示，患者患肢活动良好，膝关节活动度正常，术后 3 个月下地行走无明显不适。

文献报道，氩氦刀冷冻消融术并发症发生率很低，van der Heijden 等[51]用液氮冷冻消融术治疗 48 例骨巨细胞瘤患者，结果显示，除 1 例神经短期麻痹外，余无感染、恶性变、骨折、皮肤坏死等并发症。Wu 等[52]用 CT 引导下氩氦刀治疗儿童骨样骨瘤，结果显示，手术成功率 100%，术后无一例出现疼痛或其他任何形式的并发症，所有患者术后均可完全负重。

2）硬纤维瘤

硬纤维瘤通常具有浸润性，局部症状明显，远期复发率高，局部易复发，手术切除治疗硬纤维瘤经证实，疗效不理想[53]。

Havez 等[54]用图像引导下氩氦刀治疗 13 例腹外硬纤维瘤患者，平均随访 11.3 个月，结果显示，术后并发症发生率 5.8%，8 例在第一次复查 MRI 时发现肿瘤，均无症状；无瘤生存率为 82.3%，所有患者均无肿瘤恶性变，2 例发现原位复发。

2. 原发性恶性骨与软组织肿瘤

目前，不建议将冷冻消融术作为原发性恶性骨与软组织肿瘤初始治疗方案，因经典手术仍是原发性恶性骨与软组织肿瘤的首选治疗方案，尚不可被冷冻消融所替代。

Marcove 等[49]于 1984 年报道，液氮冷冻消融术治疗骨肉瘤（高度恶性）患者，临床疗效欠佳。但有学者采用液氮冷冻消融术治疗 22 例低分化软骨肉瘤患者，平均随访 2 年，结果显示，所有患者均无局部复发，肢体功能良好[55]。有研究显示[56]，冷冻消融术联合传统手术治疗基础条件较好的软骨肉瘤及平滑肌肉瘤患者是有效的。

Meftah 等[57]报道，应用氩氦刀冷冻消融术联合病灶刮除术与液氮冷冻术联合病灶刮除术治疗高选择性低度恶性类软骨瘤（四肢侵袭性内生软骨瘤、低度恶性骨内软骨肉瘤）42 例，一部分行氩氦刀冷冻消融术联合病灶刮除术，另一部分行液氮冷冻术联合病灶刮除术，随访比较 2 种术式的优劣，结果显示，2 种手术技术均是安全有效的，两组疗效差异无统计学意义。Van Der Geest 等[58]报道一项针对 66 例软骨肉瘤患者分别接受不同种类手术治疗的术后肢体功能和生活质量的对照研究，结果显示，接受病灶切除联合液氮冷冻消融术组评分最高，优于肿瘤假体置换术组和异体骨移植术组。

近年来，使用茎段液氮冷冻法治疗胫骨近端恶性骨肿瘤，可获得更好的功能恢复、更快的愈合速度、更低的并发症发生率。

Torigoe 等[59]在经典的液氮手术基础上进行了创新，用茎段液氮冷冻法治疗桡骨恶性骨肿瘤，即行尺骨截骨，游离桡骨远端，将桡骨远端肿瘤病灶浸入液氮中 20min，复温至室温 15min，复位桡腕关节，于尺骨截骨处行钢板内固定术；术后复查结果显示，无肿瘤复发，功能评分达 93%，其认为该术式可减少肿瘤病灶截骨处不愈合的风险。Subhadrabandhu 等[60]用茎段液氮冷冻法治疗胫骨近端近关节处恶性骨肿瘤，术后复查结果显示，截骨处愈合率达 90%，平均截骨处愈合时间为 9.5 个月，平均肿瘤评分为 89.3%。

值得注意的是，恶性骨与软组织肿瘤往往边界不清，浸润广泛，常累及重要血管神经，且多邻近关节。因此，冷冻消融术中需要特别注意避免毗邻组织损伤。肿瘤周围注射无菌 CO_2 或盐溶液可将重要结构（比如肠道等）挤开术区，以此提升手术安全性[61-63]。

通常需加强术区监测，如椎管旁消融区脊髓监测可检测出早期脊髓损伤和可逆性脊髓损伤。

3. 骨与软组织转移瘤

目前，冷冻消融术已被广泛应用于治疗骨与软组织转移瘤。唐田等[64]用 CT 引导氩氦刀冷冻消融联合骨水泥治疗 32 例椎体转移瘤，先行 CT 引导下氩氦刀冷冻消融治疗，术后 1~2 天在 DSA 引导下行骨水泥注入椎体成形术，平均随访（12.3±5.1）个月，结果显示，32 例术后 1 周和术后 1、3、6、12 个月的 VAS 评分均低于术前。作者认为，氩氦刀冷冻消融联合骨水泥治疗椎体转移瘤的疗效确切，两者可互补，是一种微创、安全、有效的治疗方法。

对于伴有疼痛的骨与软组织转移瘤患者，若无明显神经压迫症状或局部骨质破坏可行冷冻消融术，可获得良好的止痛疗效[65]。Pusceddu 等[66]指出，有限数量转移灶的骨与软组织肿瘤患者，行氩氦刀冷冻消融术可治疗多个病灶，术后有望获得良好疗效，不失为一种较好的选择。

钟家云等[67]用氩氦刀治疗 24 例恶性骨转移瘤疼痛患者，结果显示，24 例均成功准确穿刺至肿瘤病灶，无严重并发症发生；23 例术后当天 NRS 评分 0~1 分，术后 1~2 个月的疼痛仍得到控制，仅 1 例无效。Tuncali 等[68]用 MRI 引导下氩氦刀治疗 22 例骨转移瘤患者，共计 27 处病灶，术后平均随访 19.5 周，结果显示，有 22 处病灶未发生邻近脏器损伤，4 例发生一过性下肢麻木，2 例伴发尿潴留，1 例发生严重阴道渗液，1 例发生股骨颈骨折，冷冻后有 24 处肿瘤坏死率超过 76%，3 处在 51%~76%，在完整随访的 21 处肿瘤中 13 处肿瘤病灶未见扩大，8 处病灶进展，有 17 例疼痛得到缓解，6 例完全缓解。作者认为，使用图像引导下氩氦刀治疗骨转移瘤疼痛患者安全有效。

六、介入栓塞

骨与软组织肿瘤血供丰富、解剖结构复杂等[69]，患者术中易出现大出血而导致手术时间延长、术后并发症发生风险升高等。

骨与软组织肿瘤由于解剖结构复杂、供血来源丰富且吻合支较为广泛而造成肿瘤难以彻底切除，术中出血量较多且较难以止血而易引发失血性休克，术后并发症较多，严重威胁患者生命安全[70]。介入栓塞可导致肿瘤细胞缺血、缺氧、坏死并与周围正常组织分离，从而使肿瘤囊易于被剥离、完整切除。

研究表明[71]，介入栓塞可有效缩短骨与软组织肿瘤患者手术时间并减少术中出血量。但既往亦有研究发现，介入栓塞可能会导致骨与软组织肿瘤患者局部组织缺血等，造成术后切口延迟愈合及感染发生风险升高[72]。

七、分子靶向治疗

近年来，随着对软组织肉瘤分子机制研究的深入，靶向药物越来越多地应用于局部晚期、晚期以及复发、转移性软组织肉瘤的综合治疗中。

目前，用于软组织肉瘤的靶向药物主要有抗肿瘤新生血管生成药物、mTOR 抑制剂两大类，其他还有血小板源性生长因子受体 α 抑制剂、胰岛素样生长因子 – 1(IGF – 1)受体抑制剂、FGFR 抑制剂、MEK 抑制剂、CDK 抑制剂、MDM2、ALK 抑制剂等[73-75]，除某些药物(如伊马替尼)对于胃肠及胃肠外间质瘤有明显疗效外，其他多种靶向药物对常见软组织肉瘤疗效很有限。目前，尚需进一步研究特异性、敏感性较强的靶向药物。

FGFR 是一个多基因家族，属于免疫球蛋白基因家族。已经确定 4 种受体酪氨酸激酶，包括 FGFR 1、2、3、4。FGFR 信号在细胞迁移和正常细胞的增殖、存活和分化中起着至关重要的作用。

在非 GIST 的 STS 中，FGFR 信号与血管生成、肿瘤发生、淋巴管生成和转移有关。Jour 等[76]研究 25 例 STS 的患者中，30% 患者中肿瘤相关 FGFR 拷贝数增加，特别是在 LMS 和透明细胞肉瘤中。FGFR 通路的底物 FRS2 在 FGFR 信号转导中起着关键的作用，与 CDK4、MDM2 一同成为高分化/去分化脂肪肉瘤的重要特征[77]。

帕唑帕尼是非选择性多靶点的药物，可能通过阻止 FGFR 通路实现抗肿瘤作用的。

(一)抗肿瘤新生血管生成药物

血管生成定义为从已存在的血管中形成新的血管，为恶性肿瘤的特点之一[78]。

血管内皮生长因子(vascular endothelial growth factor，VEGF)及其受体(vascular endothelial growth factor receptor，VEGFR)是内皮细胞增殖形成新生血管的关键步骤。同时，血小板衍生生长因子(platelet derived growth factor，PDGF)及其受体(platelet derived growth factor receptor，PDGF – R)对肿瘤基质的调节至关重要，其激活可导致细胞外膜和血管平滑肌的生成和稳定[79]。胰岛素样生长因子(insulin – like growth factor，IGF)及其受体 IGF – R1 在 VEGF 刺激血管生成中发挥重要作用，抑制 IGF – R1 可抑制血管生成[80]。

同样，激活成纤维细胞生长因子(fibroblast growth factors，FGF)途径不仅可促进细胞分化和生存，同时亦可抑制肿瘤血管生成[81]。

近年来，抗肿瘤新生血管生成药物不断问世，且种类繁多，用于恶性软组织肿瘤者的亦不在少数。目前，临床主要推荐用于无法手术切除的局部晚期、晚期以及复发、转移性软组织肉瘤的治疗。如 NCCN – STS 临床实践指南将抗肿瘤新生血管生成药物推荐用于晚期软组织肉瘤，如索拉非尼、舒尼替尼和贝伐珠单抗推荐用于治疗血管肉瘤，索拉非尼推荐用于治疗硬纤维瘤和侵袭性纤维瘤病，贝伐珠单抗联合替莫唑胺以及舒尼替尼单药推荐用于治疗孤立性纤维瘤和血管外皮瘤，等等。

VEGF 是血管形成的起始性因子，在肿瘤血管形成过程中发挥着重要作用[82]。内皮细胞增殖和血管形成主要是通过 VEGF – A、VEGF – C、VEGF – D、VEGF – E 与 VEGFR – 2 激活信号[83-84]，针对 VEGF/VEGFR 靶点的代表药物为贝伐单抗、帕唑帕尼等；某些抗肿瘤血管生成药物为多靶点药物，如帕唑帕尼、舒尼替尼、阿帕替尼、安罗替尼、瑞戈非尼等。

1. 贝伐单抗

贝伐单抗(bevacizumab)是一种重组人源化单克隆抗体，包含了93%的人类IGg片段和7%的鼠源结构，其轻链可变区由鼠源部分组成，可特异性结合VEGF，阻碍其与内皮细胞表面的受体结合，抑制其生物学活性，减少新生血管形成，进而达到抑制肿瘤生长的目的[85]。

此外，贝伐单抗的抗肿瘤活性还可通过影响肿瘤脉管系统、组织间隙压和血管通透性，以促进化疗药物到达肿瘤细胞。

贝伐单抗于2004年2月首次获美国FDA批准，其在临床上常与标准化疗方案联用，用于治疗晚期结/直肠癌、肾细胞癌、前列腺癌、乳腺癌、非小细胞肺癌、卵巢癌等。

近年来，亦有单用贝伐单抗治疗软组织肿瘤的报道。2005年，D'Adamo等[86]报道，17例转移性STS患者(其中平滑肌肉瘤11例)在使用阿霉素($75mg/m^2$)治疗失败后，使用贝伐单抗($15mg/kg$，每3周1次)，2例PR，11例SD。Agulnik等[87]进行了一项多中心、前瞻性、Ⅱ期临床试验，以评价单药贝伐单抗的安全性和有效性。纳入30例晚期STS患者，血管肉瘤23例，上皮样血管内皮瘤7例。单药治疗患者耐受良好，PR2例，SD15例；治疗2个周期后，中位无进展生存期(median progression-free survival，mPFS)为12周，总生存期(over all survival，OS)为52.7周。

然而，一般不推荐单独使用，多与化疗联合使用，其疗效更佳，不良反应可控。Dickson等[88]研究表明，贝伐单抗、吉西他滨、多烯紫杉醇联合治疗软组织肉瘤是安全、有效的。

Park等[89]联合应用替莫唑胺和贝伐单抗($5mg/kg$，第8d和第22d给药，每4周为1个周期)治疗无法手术的孤立性纤维瘤和血管外皮瘤患者14例，中位随访34个月后，PR11例，起效的中位时间为2.5个月，SD2例。Ray-Coquard等[90]将52例血管肉瘤患者分为两组，分别单独采用紫杉醇或贝伐单抗联合紫杉醇治疗，中位随访时间为14.5个月；两组6个月无进展生存率分别为54%、57%，中位OS分别为19.5、15.9个月，但后者药物毒性较高。

2012年，Verschraegen等[91]进行了一项探索性研究，评价吉西他滨+多西他赛+贝伐单抗联合治疗STS的有效性和安全性分析；纳入STS为38例，ORR为31.4%，临床获益率为82.8%，新辅助化疗组4年OS为69%；所有4例血管肉瘤患者和40%的未分化肉瘤患者效果更佳。

2. 培唑帕尼

培唑帕尼(pazopanib)是一种口服的多靶点小分子受体酪氨酸激酶抑制剂，可强效抑制血管内皮生长因子和血小板衍生生长因子受体[92]，但其作用靶点极为广泛，主要有血管内皮生长因子受体(VEGFR-1、VEGFR-2、EGFR-3)、PDGFR-α、PDGFR-β、成纤维细胞生长因子受体(FGFR-1、FGFR-3)、白介素-2受体诱导T细胞激酶(Itk)、细胞因子受体(Kit)、白细胞-特异性蛋白酪氨酸激酶(Lck)、穿膜糖蛋白受体酪氨酸激酶(c-Fms)等。

EORTC研究是一项Ⅱ期临床试验，针对进展期STS包括4个亚组(LS、LMS、SS和其他组)[93]，于2009年公开报道了培唑帕尼治疗晚期STS的结果，9例达到PR(SS组为5例，LMS组为1例，其他组为3例)，LMS、SS和其他类型组的3个月PFS分别为44%、49%和39%；LMS组和SS组的OS分别为11.8和10.3个月，LS组效果不佳。结果表明，培唑帕尼对晚期平滑肌肉瘤和滑膜肉瘤有效。

2012年，Vander Graaf等[94]报道了1项多中心、双盲、随机、安慰剂对照的Ⅲ期临床试验，进一步探讨培唑帕尼在非GIST的STS治疗情况。共纳入372例化疗后转移性非脂肪细胞性软组织肉瘤患者，包括20余种亚型的肉瘤，其中LMS为115例，SS为30例，其他为101例；治疗组采用帕唑帕尼治疗，对照组采用安慰剂治疗。结果发现，治疗组的PFS较对照组(4.6个月 vs. 1.6个月，

$P < 0.0001$）延长 3 个月，治疗组的 OS 较对照组（12.5 个月 vs.10.7 个月，$P < 0.0001$）延长 1.8 个月。治疗组中，PR 为 6%、SD 为 67%，中位 OS 为 11.7 个月，36% 的患者 PFS 超过 6 个月，34% 的患者 OS 超过 18 个月，中位随访时间达到 2.3 年。虽然，总缓解率仅为 6%，但 67% 的患者病情稳定。基于此结果，于 2012 年 4 月获美国 FDA 和欧盟批准用于治疗成人晚期 STS（非脂肪肉瘤）。

其后，相继有个案报道，亦取得了较好疗效。Irimura 等[95]对 1 例腹股沟区上皮样肉瘤肺转移患者应用培唑帕尼（800mg/d）治疗 2.5 个月，结果发现，患者肺转移灶明显缩小，治疗 30 个月发现大部分肺转移灶消失，无新的转移灶出现。Nagamata 等[96]报道了 1 例多发性肺转移的子宫平滑肌肉瘤患者，经吉西他滨、多烯紫杉醇、阿霉素化疗后，肺转移灶体积增大并出现新病灶；应用帕唑帕尼（800mg/d）治疗 10 周后，因肝功能损害和高血压减量为 600mg/d，结果显示，该例患者肺转移灶稳定大约持续 44 周，且生活质量无明显降低。

3. 舒尼替尼

舒尼替尼亦是一种多靶点的、口服的小分子受体酪氨酸激酶抑制剂，具有抑制肿瘤血管生成和抗肿瘤细胞生长的作用，其作用靶点有 VEGFR - 1、VEGFR - 2、VEGFR - 3、PDGFR - α、PDGFR - β、CSF - 1R、FLT - 3、KIT、Ret 等。2006 年 1 月，美国 FDA 批准其作为晚期肾透明细胞癌的一线药物和胃肠道间质瘤伊马替尼治疗失败后的二线药物。

2009 年，George 等[97]公布了舒尼替尼治疗晚期非胃肠间质瘤肉瘤多中心 Ⅱ 期临床试验研究结果，该研究共纳入非 GIST 肉瘤患者 53 例患者（LMS 为 11 例，MFH 为 5 例，SS 为 4 例），每日应用单药舒尼替尼 37.5mg。结果显示，1 例促结缔组织增生的圆细胞肿瘤（DSRCT）患者获得 PR，且持续至少 56 周；20% 的患者获得 SD，且持续至少 16 周。该研究中的患者均未发生明显不良反应，证实舒尼替尼治疗晚期非胃肠间质瘤肉瘤安全、有效。

其后陆续有相关临床观察报道，Stacchiotti 等[98]对 11 例转移性孤立性纤维瘤患者接受舒尼替尼 37.5mg/d 治疗，观察结果发现，除 1 例因严重的皮肤反应而过早停药外，在 10 例可评价患者中，PR6 例、SD1 例、PD3 例，缓解持续的时间均至少半年。Stacchiotti 等[99]又报道了 9 例转移性滤泡状软组织肉瘤患者给予舒尼替尼 37.5mg/d 进行治疗结果，5 例 PR、3 例 SD、1 例疾病进展，中位 PFS 为 17 个月。Mahmood 等[100]开展了舒尼替尼治疗软组织肉瘤 Ⅱ 期临床试验，入组了 48 例患者，组织学类型有脂肪肉瘤（LS）、平滑肌肉瘤（LMS）和未分化多形性肉瘤（MFH）三种，其中 35% 的患者经过了 2 次及以上化疗。结果显示，LS、LMS 和 MFH 患者的中位 PFS 分别为 3.9、4.2、2.5 个月，OS 分别为 18.6、10.1、13.6 个月，OS 以脂肪肉瘤为最佳，未分化多形性肉瘤次之；12 周的 PFS 分别是 69%、62.5% 和 44.4%。

另有研究报道[101]，舒尼替尼在腺泡 STS、透明细胞肉瘤中亦显示出抗肿瘤活性。

4. 索拉非尼

索拉非尼（orafenib）亦是一种多靶点激酶抑制剂，具有抑制肿瘤细胞复制及肿瘤血管生成的作用。

索拉非尼最初被认为具有抑制 Raf 激酶的作用，随后又发现该药还可抑制 VEGFR - 2、VEGFR - 3、PDGFR - β、BRAF 激酶、类 FMS 酪氨酸激酶 3（FLT - 3）、c - Kit 蛋白，以及 RET 受体酪氨酸激酶。

由此可见，索拉非尼具有双重抗肿瘤效应，一方面，它可通过抑制 RAF/MEK/ERK 信号传导通路，直接抑制肿瘤生长；另一方面，又可通过抑制 VEGFR 和 PDGFR 阻断肿瘤新生血管的形成，间接抑制肿瘤细胞的生长。

目前已知有 4 项临床试验证实单药索拉非尼对非 GIST 肉瘤的安全性和有效性，与其他 TKIs 类似，可能在治疗血管性肿瘤方面有独特优势。

Maki 等[102]进行了 1 项多中心 Ⅱ 期临床试验，纳入 122 例血管肉瘤、平滑肌肉瘤患者，索拉非尼 400mg，2 次/日；结果显示，SD 62 例（51%），PR 17 例（14%），CR 1 例；中位 PFS 3.2 个月，中位 OS 14.3 个月；12 周 PFS 最高发生在血管肉瘤（64%），其次平滑肌肉瘤（54%）。37 例晚期血管肉瘤患者中，CR1 例、PR4 例、SD21 例，中位无进展生存期 3.8 个月，中位总生存期 14.9 个月。

Pacey 等[103]开展的 1 项 Ⅱ 期临床试验中，纳入 26 例非 GIST 肉瘤，结果为 PR 3 例（12%），SD 5 例（19%），纤维肉瘤、平滑肌肉瘤、软骨肉瘤 PFS 分别为 5.8、11.7 和 11.7 个月；进一步研究发现，血管肉瘤组和血管内皮细胞瘤组 7 例（78%）SD，显示索拉非尼可以提高血管来源肉瘤患者的预后。

但 Ray – Coquard 等[104]的研究证实，索拉非尼对预处理（常规化疗）的内脏、表浅血管肉瘤患者疗效有限，且控制时间较短。该研究是索拉非尼对血管来源肿瘤疗效的 Ⅱ 期临床试验，纳入 41 例患者，其中 73% 既往接受过化疗；结果发现，既往未接受化疗的患者并不能从索拉非尼的治疗中获益，而之前接受过化疗者中近 40% 达 SD，23% 达 CR + PR。von Mehren 等[105]的 1 项 Ⅱ 期临床试验研究亦得出类似结论，此研究中，51 例患者为既往接受过 0 ~ 1 线治疗的进展期患者，结果显示，75% 血管肉瘤患者达到 SD，PFS 为 5 个月，比 LS 组和 LMS 组的 PFS 延长 2 ~ 3 个月。

5. 西地尼布

西地尼布是一种泛血管内皮生长因子受体酪氨酸激酶抑制剂，Tonini 等[82]通过一项 Ⅱ 期临床研究发现，西地尼布对于转移性的腺泡状软组织肉瘤显示出良好的疗效，35% 的患者达到 PR，60% 的患者为 SD，24 周的总体疾病控制率达 84%。

2013 年，Kummar 等[106]在 JCO 上发表了一项西地尼布治疗转移性腺泡状软组织肉瘤临床 Ⅱ 期临床研究（NCT00942877）结果，研究结果显示，应用西地尼布后 ORR 可达 35%，在 24 周时的病情控制率为 84%。

6. 安罗替尼

安罗替尼是一个多靶点受体酪氨酸激酶（RTK）抑制剂，可靶向血管内皮生长因子受体（VEGFR1/2/3）、成纤维细胞生长因子受体（FGFR1/2/3）、血小板衍生生长因子受体（PDGFRα/β）、c - Kit、Ret 等靶点。

依荷芭丽·迟开展的一项多中心 Ⅱ 期研究，评估了安罗替尼用于多线治疗无效的晚期软组织肉瘤患者的有效性和安全性。纳入 166 例患者，组织学类型包括 SS47 例、LMS26 例、MFH19 例、FS18 例、LS13 例、ASPS13 例、ASPS7 例，其他类型合计 23 例。结果显示，12 周 PFS 为 68.42%，中位 PFS 为 5.63 个月，21 例患者达到 PR，ORR 为 12.65%。

（二）PDGFR 抑制剂

PDGF 配体结合激酶受体有两种，即 PDGFR – α 和 PDGFR – β，可激活信号通路（如 Ras、PI3K）和转录因子[107]，PDGFR 抑制剂主要有伊马替尼、olaratumab。

1. 伊马替尼

伊马替尼（imatinib，STI – 571）亦是一种多靶点、口服酪氨酸激酶抑制剂，作用靶点为 PDGFR – α、PDGFR – β、Bcr – Abl、ARG、FMS 等，美国 FDA 于 2001 年 5 月和 2002 年 2 月分别批准伊马替尼治疗 Bcr – Abl 基因错位的慢性粒细胞白血病（chronic myelogenous leukemia，CML）和胃肠道间质瘤（gastrointestinal stromal tumors，GIST）。

在 GIST 患者的系统治疗中，伊马替尼可用于术前、术后辅助治疗及转移、无法切除的 GIST 患者[108]。

Chugh 等[109]报道了一项关于伊马替尼治疗侵袭性表浅性纤维瘤病的前瞻性 Ⅱ 期临床研究，纳入 51 例患者，结果显示，伊马替尼治疗 2 个月、4 个月的无进展生存率分别为 94%、88%，1 年无进展生存率为 66%，表明伊马替尼可能在无法手术切除的侵袭性表浅性纤维瘤病患者治疗中发挥作用。

隆突性皮肤纤维肉瘤（dermatofibrosar-coma protuberans，DFSP）的 17 和 22 号染色体的转位表达 COL1A1 - PDGF - β 融合蛋白，驱动 PDGFR 自分泌信号循环，促使肿瘤发生[110]。伊马替尼通过抑制 PDGFR 导致 DFSP 细胞凋亡，抑制 DFSP 生长。因此，在隆突性皮肤纤维肉瘤的新辅助治疗中伊马替尼有潜在的活性[111]。研究显示[112]，伊马替尼对不能手术切除或转移的隆突性皮肤纤维肉瘤患者疗效明显，有效率接近 50%。2011 年，美国 FDA 批准伊马替尼应用于不可手术切除或发生复发、转移的隆突性皮肤纤维肉瘤患者的治疗[113]。

研究发现，伊马替尼对隆突性皮肤纤维肉瘤的疗效与肿瘤组织的 t(17，22)和 22q13 易位有关，具有 t(17，22)异常者的疗效优于不具有者，部分患者近期疗效可取得 CR[114 - 115]。

2012 年，美国 NCCN 指南推荐，伊马替尼可用于治疗不可切除的韧带样纤维瘤及难治复发性绒毛结节性滑膜炎/腱鞘滑膜性巨细胞肿瘤。

2. Olaratumab

Olaratumab（IMC - 3G3）是人源 IgG1 单克隆抗体，对 PDGFR - α 有较高的亲和力，对转移性软组织肉瘤有抗肿瘤活性。

Tap 等[116]开展了 1 项 Ⅰ b/Ⅱ 期临床研究，评估 olaratumab 联合阿霉素治疗晚期软组织肉瘤患者的疗效。Ⅰ b 期患者 15 例，Ⅱ 期患者 133 例，随机分配入 Olaratumab + 阿霉素组 66 例，阿霉素组 67 例，129 例患者（97%）接受至少 1 次的治疗。Olaratumab + 阿霉素组 mPFS 为 6.6 个月，而单药阿霉素组仅有 4.1 个月；Olaratumab + 阿霉素组中位 OS 为 26.5 个月，而单药阿霉素组仅 14.7 个月（HR = 0.46）；Olaratumab + 阿霉素组和阿霉素组 ORR 分别为 18.2% 和 11.9%。Olaratumab 联合阿霉素治疗晚期 STS 的疗效达到预期 PFS，且 OS 有 11.8 个月的显著改善。

（三）IGF - 1R 抑制剂

胰岛素样生长因子（IGF）信号是一个在恶性肿瘤转录和抗细胞毒性、内分泌治疗、放疗中的关键因子[117]。IGF - 1R 是酪氨酸激酶受体，通过激活 PI3K/AKT/mTOR 和 Ras/Raf/MAPK 的血管前通路来促进细胞的生长和增殖[118]；约 50% 的 LMS、UPS 肿瘤表达 IGF - 1R[119]。

IGF - 1R 在 VEGF 刺激血管生成过程中发挥重要作用，抑制 IGF - 1R 能够抑制血管生成，可达到治疗软组织肉瘤的目的。cixutumumab（IMC - A12）是人类 IgG1 单克隆抗体，能高亲和性结合到 IGF - 1R。

Schffski 等[120]开展了 1 项 Ⅱ 期临床试验，单药 cixutumumab 治疗晚期软组织肉瘤，结果显示，横纹肌肉瘤、平滑肌肉瘤、脂肪肉瘤、滑膜肉瘤和尤文氏肉瘤患者的中位 PFS 分别为 6.1、6.0、12.1、6.4、6.4 周，表明 cixutumumab 对脂肪肉瘤的疗效较好，而其他类型肉瘤则未能达到该疗效。

另一种针对 IGF - 1R 的单克隆抗体 R1507，在一项 R1507 治疗软组织肉瘤的 Ⅱ 期临床试验研究中，纳入 163 例患者，其中符合条件的骨肉瘤患者（n = 38）、RMS（n = 36）、SS（n = 23）、其他肉瘤（n = 66）的 ORR 达到 2.5%，4 例 PR[121]。

conatumumab 是一种全人类的单克隆激动剂抗体,可结合死亡受体 5,从而诱导敏感细胞凋亡。Demetri 等[122] 研究显示,采用 conatumumab + 阿霉素、安慰剂 + 阿霉素治疗的晚期软组织肉瘤患者中位 PFS 分别为 5.6、6.4 个月,治疗后平均随访 8.6 个月,均未达到预期中位 OS;结果表明,阿霉素联合 conatumumab 治疗晚期软组织肉瘤的效果并不理想。

(四)mTOR/PI3K/AKT 抑制剂

mTOR 蛋白位于 PI3K/Akt/mTOR 信号通路下游,mTOR 通路整合来自胰岛素、生长因子和氨基酸的上游通路信息,参与基因转录、蛋白质翻译、核糖体合成和细胞凋亡等生物过程,在细胞生长中发挥了重要作用。

类似于 mTOR 通路,MEK/ERK 信号级联是关键信号通路之一,MEK 激活 ERK1 和 ERK2 亚型从而导致细胞增殖。一旦细胞周期开始,CDKs 与细胞周期蛋白一起共同负责调节细胞周期的进程。细胞周期途径进一步被 p53 肿瘤抑制基因控制,p53 调控 G1 与 S 期,并受 MDM2 基因负向调节[123]。

大量研究显示[124-125],在各种肉瘤亚型中均可见到 mTOR/PI3K/Akt 通路被激活。

mTOR 抑制剂主要包括依维莫司(everolimus)、西罗莫司(sirolimus)、替西罗莫司(temsirolimus)、地磷莫司(ridaforolimus),均可通过抑制 mTOR 合成而阻滞肿瘤细胞增殖,缩小肿瘤体积。

Yoo 等[127] 采用依维莫司治疗 41 例软组织肉瘤患者,38 例为既往接受阿霉素治疗失败的 STS 患者,结果显示,11 例获得 16 周无进展(PR1 例、SD10 例),PFS 为 1.9 个月;且不良反应大多能够耐受。Einaggar 等[128] 研究表明,某些晚期软组织肉瘤患者采用 VEGFR 抑制剂联合依维莫司治疗疗效较好。

Yoo 等[127] 发现,3 例血管周上皮细胞肿瘤患者通过 sirolimus 治疗,影像学检查显示均有缓解;temsirolimus 通过 CYP3A4 酶转化为西罗莫司,在 II 期试验纳入 40 例既往未接受过治疗的转移性患者中,PR 为 2 例(未分化的纤维肉瘤和子宫平滑肌肉瘤),mPFS 为 2 个月[129-130]。

Demetri 等[131] 观察了地磷莫司在晚期软组织肉瘤患者维持治疗中的作用,结果显示,治疗组(地磷莫司)与对照组(安慰剂)中位 PFS 分别为 17.7、14.6 周,中位 OS 分别为 90.6、85.3 周,2 组比较差异有统计学意义。研究表明,对于既往化疗中获益的转移性软组织肉瘤患者,地磷莫司可在一定程度上延迟肿瘤进展。

但 II 期临床试验证明,地磷莫司治疗 216 例接受过化疗的平滑肌肉瘤患者,其缓解率仅为 1.9%,但能使约 30% 的患者病情稳定长达至少 16 周;随后的 III 期临床试验发现,与安慰剂组相比,地磷莫司用于平滑肌肉瘤维持治疗时,其中位无进展生存期仅高出 3.1 周[132]。Schwartz 等[133] 的临床试验亦发现,西罗莫司和地磷莫斯对 STS 无效,尤其是对平滑肌肉瘤的患者。

ridaforolimus 维持治疗的 III 期临床试验是目前最大规模的 mTOR 抑制剂研究,纳入了 711 例已至少接受 4 个化疗周期后无进展的转移性 STS 或骨肉瘤患者,90% 患者为 STS,约 2/3 属于高级别肉瘤[134]。结果显示,治疗组 mPFS(主要终点)为 17.7 周,而安慰剂组为 14.6 周,差异具有统计学意义,维持治疗组相当于疾病进展或死亡风险降低 28%;OS 分别为 91 和 85 周,差异无统计学意义。

(五)MEK 抑制剂

Ras/Raf/MEK/ERK 信号级联通路参与细胞增殖、分化、血管生成,MAPK 信号通路发生在 RAS 的下游,由 3 个不同的激酶,包括细胞外调节蛋白激酶(ERK)、丝氨酸-苏氨酸激酶(RAF)和分裂原活化(MEK)抑制剂。

许多 STS 亚型的临床前试验，发现 MAPK 通路的变异激活 MEK 抑制剂在肉瘤细胞系和小鼠模型中有抗肿瘤功效。

NCI 注册的 Ⅱ 期临床试验联合 temsirolimus 和 MEK 抑制剂 selumetinib（NCT01206140），纳入 71 例既往接受少于两种化疗方案的晚期 STS 患者[134]；患者被随机分配到单药 selumetinib（75mg，口服，每日 2 次），进展后交叉纳入第 2 组；第 2 组 selumetinib（50mg，口服，每日 2 次 d）+ temsirolimus（20mg，静脉注射，每周 1 次）。2 组患者 PFS 并无差异，分别为 1.9 和 2.1 个月。在平滑肌肉瘤中联合用药组（$n=11$）中位 OS 优于单药组（$n=10$），分别为 3.7 和 1.8 个月（$P=0.01$）。

（六）CDK 抑制剂

细胞周期蛋白依赖性激酶（CDKs）及细胞周期蛋白，负责调节细胞周期的进展。各种 CDK 随细胞周期时相交替活化，磷酸化相应底物，使细胞周期事件有序进行，这个过程的中断在恶性肿瘤中非常常见。

flavopiridol 是一种非选择性的 CDK 1、2、4、6、7、9 抑制剂，为一种源于原产于印度的植物（Dysoxylum binectariferum）的黄酮类化合物。

Morris 等[135]进行了单药 flavopiridol 的 Ⅱ 期临床试验，纳入 18 例晚期 STS 患者。结果显示，CR 为 0，PR 为 0，SD 为 47%，PFS 为 4.3 个月。Luke 等[136]进行了 flavopiridol 结合阿霉素的 Ⅰ 期临床试验，纳入 31 例晚期 STS 患者，PR 为 2 例，SD 为 16 例；在高分化脂肪肉瘤/去分化脂肪肉瘤（WDLS/DDLS）亚组中，67% 患者 SD 超过 3 个月；研究发现，超过 90% 的 WDLS/DDLS 与 CDK4 的扩增有关。

Palbociclib 是另一种 CDK4/6 选择性抑制，Schwartz 等[137]研究了 CDK4/6 选择性抑制剂 palbociclib，其 Ⅰ 期临床试验纳入 33 例 RB 基因阳性的患者，患者耐受性良好，4 例 WDLS/DDLS 患者疗效评价为 SD。Dickson 等[138]开展的 Ⅱ 期 palbociclib 临床试验，29 例入组，均为局部进展期或晚期 WDLS/DDLS 患者，PR 为 1 例，12 周 PFS 为 66%；3~4 级不良反应包括贫血（17%），中性粒细胞减少（50%），以及血小板减少（30%）。Dickson 等[139]又开展了 palbociclib 一项 Ⅱ 期临床试验，纳入 60 名晚期去分化或高分化脂肪肉瘤患者，结果显示，降低 palbociclib 剂量后，达到 12 周 PFS 的患者为 57%。中位 PFS 为 18 周，与第 1 次试验相仿；其中，CR 为 1 例，且持续超过 2 年；不良反应明显减轻，包括 3~4 级贫血（22%），中性粒细胞减少（36%），以及血小板减少（7%）。试验结果提示，高分化/去分化脂肪肉瘤患者中，CDK4 基因扩增同时 RB（+）的患者对 palbociclib 显示出较好的疗效。

（七）ALK 抑制剂

克唑替尼（crizotinib）是一种酪氨酸激酶抑制剂，主要抑制间变性淋巴瘤激酶（anaplastic lymphoma kinase，ALK）的活性。

研究证实，克唑替尼对具有 ALK 易位的炎性肌纤维母细胞瘤具有抗肿瘤活性[140]。Liu 等[141]使用克唑替尼治疗 1 例 22 岁上皮样细胞炎性肌纤维母细胞肉瘤男性患者，效果良好，生存 16 个月，无复发。

（八）MDM2 抑制剂

p53 是一种转录因子，通过激活多种与 DNA 修复、新陈代谢、细胞周期重排、细胞衰老、代谢和细胞凋亡的基因来应对来自细胞内外的压力[142]。WDLS/DDLS 中，与染色体区域 12q13-15 扩增密切相关的突变最终导致 p53 活性的抑制并引起肿瘤发生。MDM2 与 MDM4 可通过不同机制协同对 p53 产生抑制作用，在肉瘤的发展中较常见。

一项 I 期临床试验[143]纳入了 20 例 WDLS/DDLS 患者，使用 MDM2RG7112 抑制剂治疗，30%
出现药物相关的血液毒性，PR 为 1 例，SD 为 14 例，表明在 MDM2 扩增型脂肪肉瘤中，MDM2 抑
制剂可激活 p53 通路，也可抑制细胞增殖。

八、免疫检查点抑制剂

细胞程序性死亡受体 1(PD-1)主要在激活的 T 淋巴细胞和 B 淋巴细胞中表达，主要抑制免疫
细胞的激活，此为免疫系统的一种正常的自稳机制，因为过度的 T/B 细胞激活会引起自身免疫性
疾病。

然而，肿瘤微环境可诱导浸润的 T 细胞高表达 PD-1 分子，肿瘤细胞高表达配体 PD-L1 和 PD-
L2，导致肿瘤微环境中 PD-1 通路持续激活，T 细胞功能被抑制，无法杀伤肿瘤细胞。PD-1 的抗
体可阻断这一通路，部分恢复 T 细胞的功能，继续杀伤肿瘤细胞。

pembrolizumab 是一种新型人源化单抗，通过作用于 PD-1 提升人体免疫力，消灭肿瘤细。胞

在 STS 方面，在 2015 年 ASCO 年会上 Melissa 等报道了已开展 pembrolizumab 治疗软组织肉瘤的
Ⅱ 临床试验，纳入 40 例高级别或已转移的软组织肉瘤患者，pembrolizum 200mg，每 3 周 1 次，直至
PD。40 例患者中有 37 例持续用药，其中有 11 例(29.7%)出现不同程度的肿瘤缩小，6 例达到 PR。
获益的 UPS 以及去分化 LS 的患者效果尤其稳定。PFS 方面，近 20% 患者在 50 周之内未出现 PD，
12 周 PFS 高达 44%，远远高于以往对晚期 STS 的临床试验数据(约 20%)。

九、预后

目前，已知影响软组织肉瘤预后的主要因素有年龄、肿瘤部位、大小、临床分期、组织学分
级、是否存在转移及转移部位等[144]。

软组织肉瘤总的 5 年生存率为 60%~80%。Edge 等[145]报道，MSTS 分期 I 期、Ⅱ 期和Ⅲ期的 5
年总生存率分别为 90%、81% 和 56%。

如果将肿瘤大小分为 <5cm、5~10cm、10~15cm、>15cm，其 5 年生存率分别为 84%、70%、
50% 和 33%[146]。

MD Anderson 肿瘤中心 1225 例软组织肉瘤分析结果显示[147]，病理学分级 1 级，2 级和 3 级的
无转移生存率分别为 98%、85% 和 64%。

（惠广盈）

参考文献

[1] Lewis JJ, Leung D, Woodruff JM, et al. Retroperitoneal softtissue sarcoma: analysis of 500 patients treated and fol-lowed at a single institution[J]. Ann Surg, 1998, 228(3): 355-365.

[2] Wunder JS, Nielsen TO, Maki RG, et al. Opportunities for improving the therapeutic ratio for patients with sarcoma[J]. Lancet Oncol, 2007, 8(6): 513-524.

[3] Schreiber D, Rineer J, Katsoulakis E, et al. Impact of postoperative radiation on survival for high-grade soft tissue sarcoma of the extremities after limb sparing radical resection[J]. Am J Clin Oncol, 2012, 35(1): 13-17.

[4] Matsubara T, Kusuzaki K, Matsumine A, et al. Can a less radical surgery using photodynamic therapy with acridine orange be equal to a wide-margin resection? [J]. ClinOrthop Relat Res, 2013, 471(3): 792-802.

［5］ Gronchi A，Vullo SL，Colombo C，et al. Extremity soft tissue sarcoma in a series of patients treated at a single institu-
tion：local control directly impacts survival［J］. Ann Surg，2010，251（3）：506 - 511.

［6］ Sampath S，Hitchcock YJ，Shrieve DC，et al. Radiotherapy and extent of surgical resection in retroperitoneal soft -
tissue sarcoma：Multi - institutional analysis of 261 patients［J］. J Surg Oncol，2010，101（5）：345 - 350.

［7］ Calvo FA，Sole CV，Cambeiro M，et al. Prognostic value of external beam radiation therapy in patients treated with
surgical resection and intraoperative electron beam radiation therapy for locally recurrent soft tissue sarcoma：A multi-
centric long - term outcome analysis［J］. Int J Radiat Oncol Biol Phys，2014，88（1）：143 - 150.

［8］ Benesch M，von Bueren AO，Dantonello T，et al. Primary intracranial soft tissue sarcoma in children and adolescents：a
cooperative analysis of the European CWS and HIT study groups［J］. J Neurooncol，2013，111（3）：337 - 345.

［9］ Jiang L，Jiang S，Lin Y，et al. Significance of local treatment in patients with metastatic soft tissue sarcoma［J］. Am
J Cancer Res，2015，5（6）：2075 - 2082.

［10］ Liu CY，Yen CC，Chen WM，et al. Soft tissue sarcoma of extremities：the prognostic significance of adequate surgical
margins in primary operation and reoperation after recurrence［J］. Ann Surg Oncol，2010，17（8）：2102 - 2111.

［11］ Novais EN，Demiralp B，Alderete J，et al. Do surgical margin and local recurrence influence survival in soft tissue
sarcomas？［J］. Clin Orthop Relat Res，2010，468（11）：3003 - 3011.

［12］ Trovik CS，Skjeldal S，Bauer H，et al. Reliability of margin assessment after surgery for extremity soft tissue sarco-
ma：The SSG experience［J］. Sarcoma，2012，2012：290698.

［13］ 牛晓辉，李远，刘文生. 臀部巨大软组织肉瘤的外科治疗［J］. 中国骨肿瘤骨病，2005，4（4）：217 - 220.

［14］ 牛晓辉，李远. 肢体软组织肉瘤的外科治疗［J］. 中国实用外科杂志，2007，27（4）：322 - 325.

［15］ Deroose JP，Burger JW，van Geel AN，et al. Radiotherapy for soft tissue sarcomas after isolated limb perfusion and
surgical resection：essential for local control in all patients？［J］. Ann Surg Oncol，2011，18（2）：321 - 327.

［16］ Matull WR，Dhar DK，Ayaru L，et al. R0 but not R1/R2 resection is associated with better survival than palliative
photodynamic therapy in biliary tract cancer［J］. Liver Int，2011，31（1）：99 - 107.

［17］ Stucky CC，Wasif N，Ashman JB，et al. Excellent local control with preoperative radiation therapy，surgical resection，
and intraoperative electron radiation therapy for retroperitoneal sarcoma［J］. J Surg Oncol，2014，109（8）：798 - 803.

［18］ Jawad UM，Scully SP. Classifications in brief：Enneking classification：benign and malignant tumors of the musculo-
skeletal system［J］. Clin Orthop Relat Res，2010，468：2000 - 2002.

［19］ Issels RD，Lindner LH，Verweij J，et al. Neo - adjuvant chemotherapy alone or with regional hyperthermia for local-
ised high - risk soft - tissue sarcoma：a randomised phase 3 multicentre study［J］. Lancet Oncol，2010，11（6）：
561 - 570.

［20］ Forsberg JA，Healey JH，Brennan MF. A probabilistic analysis of completely excised high - grade soft tissue sarcomas
of the extremity：an application of a Bayesian belief network［J］. Ann Surg Oncol，2012，19（9）：2992 - 3001.

［21］ Felderhof JM，Creutzberg CL，Putter H，et al. Long - term clinical outcome of patients with soft tissue sarcomas treated
with limb - sparing surgery and postoperative radiotherapy［J］. Acta Oncologica，2013，52（4）：745 - 752.

［22］ Evans HL. Low - grade fibromyxoid sarcoma：a clinicopathologic study of 33 cases with long - term follow - up［J］.
Am J Surg Pathol，2011，35（10）：1450 - 1462.

［23］ Dileo P，Morgan JA，Zahrieh D，et al. Gemcitabine and vinorelbine combination chemotherapy for patients with ad-
vanced soft tissue sarcomas：results of a phase II trial. Cancer，2007，109（9）：1863 - 1869.

［24］ Penel N，Bui BN，Bay JO，et al. Phase II trial of weekly paclitaxel for unresectable angiosarcoma：the ANGIOTAX
Study［J］. J Clin Oncol，2008，26（32）：5269 - 5274.

［25］ Demetri GD，Chawla SP，von Mehren M，et al. Efficacy and safety of trabectedin in patients with advanced or meta-
static liposarcoma or leiomyosarcoma after failure of prior anthracyclines and ifosfamide：results of a randomized phase
II study of two different schedules［J］. J Clin Oncol，2009，27（25）：4188 - 4196.

［26］ Woll PJ，Reichardt P，Le Cesne A，et al. Adjuvant chemotherapy with doxorubicin，ifosfamide，and lenograstim for
resected softtissue sarcoma（EORTC62931）：a multicentre randomised controlled tria［J］. Lancet Oncol，2012，13
（10）：1045 - 1054.

［27］ Pisters PW，Patel SR，Varma DG，et al. Preoperative chemotherapy for stage ⅢB extremity soft tissue sarcoma：
long - term results from a single institution［J］. J Clin Oncol，1997，15（12）：3481 - 3487.

[28]　Casper ES, Gaynor JJ, Harrison LB, et al. Preoperative and postoperative adjuvant combination chemotherapy for a-
　　　dults with high grade soft tissue sarcoma[J]. Cancer, 1994, 73(6): 1644 – 1651.

[29]　Meric F, Hess KR, Varma DG, et al. Radiographic response to neoadjuvant chemotherapy is a predictor of local con-
　　　trol and survival in soft tissue sarcomas[J]. Cancer, 2002, 95(5): 1120 – 1126.

[30]　DeLaney TF, Spiro IJ, Suit HD, et al. Neoadjuvant chemotherapy and radiotherapy for large extremity soft – tissue
　　　sarcomas[J]. Int J Radiat Oncol Biol Phys, 2003, 56(4): 1117 – 1127.

[31]　Rosen G, Marcove RC, Huvos AG, et al. Primary osteogenic sarcoma: eight – year experience with adjuvant chemo-
　　　therapy[J]. J Cancer Res Clin Oncol, 1983, 106(1): 55 – 67.

[32]　Rosenberg SA, Tepper J, Glatstein E, et al. Prospective randomized evaluation of adjuvant chemotherapy in adults
　　　with soft tissue sarcomas of the extremities[J]. Cancer, 1983, 52(3): 424 – 434.

[33]　Alvegrd TA, Sigurdsson H, Mouridsen H, et al. Adjuvant chemotherapy with doxorubicin in high – grade soft tissue
　　　sarcoma: a randomized trial of the Scandinavian Sarcoma Group[J]. J Clin Oncol, 1989, 7(10): 1504 – 1513.

[34]　Tierney JF, Sylvester RJ. Adjuvant chemotherapy for localized resectable soft – tissue sarcoma of adults: meta – analy-
　　　sis of individual data[J]. Lancet, 1997, 350(9092): 1647 – 165.

[35]　Pervaiz N, Colterjohn N, Farrokhyar F, et al. A systematic metaanalysis of randomized controlled trials of adjuvant
　　　chemotherapy for localized resectable soft – tissue sarcoma[J]. Cancer, 2008, 113(3): 573 – 581.

[36]　Kasper B, Ouali M, van Glabbeke M, et al. Prognostic factors in adolescents and young adults (AYA) with high risk
　　　soft tissue sarcoma(STS) treated by adjuvant chemotherapy: A study based on pooled European Organisation for Research
　　　and Treatment of Cancer(EORTC) clinical trials 62771 and 62931[J]. Eur J Cancer, 2013, 49(2): 449 – 456.

[37]　Riad S, Biau D, Holt GE, et al. The clinical and functional outcome for patients with radiation – induced soft tissue
　　　sarcoma[J]. Cancer, 2012, 118(10): 2682 – 2692.

[38]　Dagan R, Indelicato DJ, McGee L, et al. The significance of a marginal excision after preoperative radiation therapy
　　　for soft tissue sarcoma of the extremity[J]. Cancer, 2012, 118(12): 3199 – 3207.

[39]　Jingu K, Tsujii H, Mizoe JE, et al. Carbon ion radiation therapy improves the prognosis of unresectable adult bone
　　　and soft – tissue sarcoma of the head and neck[J]. Int J Radiat Oncol Biol Phys, 2012, 82(5): 2125 – 2131.

[40]　Delisca GO, Alamanda VK, Archer KR, et al. Tumor size increase following preoperative radiation of soft tissue sar-
　　　comas does not affect prognosis[J]. J Surg Oncol, 2013, 107(7): 723 – 727.

[41]　Rohde RS, Puhaindran ME, Morris CD, et al. Complications of radiation therapy to the hand after soft tissue sarcoma
　　　surgery[J]. J Hand Surg Am, 2010, 35(11): 1858 – 1863.

[42]　Schwartz A, Rebecca A, Smith A, et al. Risk factors for significant wound complications following wide resection of
　　　extremity soft tissue sarcomas[J]. Clin Orthop Relat Res, 2013, 471(11): 3612 – 3617.

[43]　Rosenberg LA, Esther RJ, Erfanian K, et al. Wound complications in preoperatively irradiated soft – tissue sarcomas
　　　of the extremities[J]. Int J Radiat Oncol Biol Phys, 2013, 85(2): 432 – 437.

[44]　Al Yami A, Griffin AM, Ferguson PC, et al. Positive surgical margins in soft tissue sarcoma treated with preoperative
　　　radiation: is a postoperative boost necessary? [J]. Int J Radiat Oncol Biol Phys, 2010, 77(4): 1191 – 1197.

[45]　Gladdy RA, Qin LX, Moraco N, et al. Do radiation – associated soft tissue sarcomas have the same prognosis as spo-
　　　radic soft tissue sarcomas? [J]. J Clin Oncol, 2010, 28(12): 2064 – 2069.

[46]　Kaust JG, Gage AA, Bjerklund Johansen TE, et al. Mechanisms of cryoablation: clinical consequences on malignant
　　　tumors[J]. Cryobiology, 2014, 68(1): 1 – 11.

[47]　Schreuder HW, Keijser LC, Veth RP, et al. Beneficial effects of cryosurgical treatment in benign and low – grade –
　　　malignant bone tumors in 120 patients[J]. Ned Tijdschr Geneeskd, 1999, 143(45): 2275 – 2281.

[48]　Abat F, Almenara M, Peiró A, et al. Giant cell tumour of bone: a series of 97 cases with a mean follow – up of 12
　　　years[J]. Rev Esp Cir Ortop Traumatol, 2015, 59(1): 59 – 65.

[49]　Marcove RC, Abou Zahr K, Huvos AG, et al. Cryosurgery in osteogenic sarcoma: report of three cases[J]. Compr
　　　Ther, 1984, 10(1): 52 – 60.

[50]　陈国奋，张会良，兰天，等. 氩氦刀冷冻消融辅助治疗骨巨细胞瘤三例早期临床报道[J]. 中国骨与关节杂
　　　志，2012，1(3): 277 – 279.

[51]　van der Heijden L, Dijkstra PD, van de Sande MA, et al. The clinical approach toward giant cell tumor of bone[J].

Oncologist, 2014, 19(5): 550 - 561.

[52] Wu B, Xiao X, Zhang X, et al. CT - guided percutaneous cryoablation of osteoid osteoma in children: an initial study[J]. Skelet Radiol, 2011, 40(10): 1303 - 1310.

[53] Walczak BE, Rose PS. Desmoid: the role of local therapy in an eraof systemic options[J]. Curr Treat Options Oncol, 2013, 14(3): 465 - 473.

[54] Havez M, Lippa N, Al - Ammari S, et al. Percutaneous imageguidedcryoablation in inoperable extra - abdominal desmoids tumors: astudy of tolerability and efficacy[J]. Cardiovasc Intervent Radiol, 2014, 37(6): 1500 - 1506.

[55] Renard AJ, Veth RP, Schreuder HW, et al. Osteosarcoma: oncologic and functional results. A single institutional report covering 22 years[J]. J Surg Oncol, 1999, 72(3): 124 - 129.

[56] Pusceddu C, Capobianco G, Valle E, et al. Computed tomography - guided cryoablation of pelvic metastasis from u-terine leiomyosarcoma[J]. Int J Gynaecol Obstet,, 2011, 114(1): 87 - 88.

[57] Meftah M, Schult P, Henshaw RM. Long - term results of intralesional curettage and cryosurgery for treatment of low - grade chondrosarcoma[J]. J Bone Joint Surg Am, 2013, 95(15): 1358 - 1364.

[58] van Der Geest IC, Servaes P, Schreuder HW, et al. Chondrosarcoma of bone: functional outcome and quality of life [J]. J Surg Oncol, 2002, 81(2): 70 - 74.

[59] Torigoe T, Tomita Y, Iwase Y, et al. Pedicle freezing with liquid nitrogen for malignant bone tumour in the radius: a new technique of osteotomy of the ulna[J]. J Orthop Surg(Hong Kong), 2012, 20(1): 98 - 102.

[60] Subhadrabandhu S, Takeuchi A, Yamamoto N, et al. Frozen autograft - prosthesis composite reconstruction in malig-nant bone tumors[J]. Orthopedics, 2015, 38(10): 911 - 918.

[61] Filippiadis DK, Tutton S, Mazioti A, et al. Percutaneousimageguided ablation of bone and sfot tissue tumours: a re-viewof available techniques and protective measures[J]. Insights Imaging, 2014, 5(3): 339 - 346.

[62] Kurup AN, Woodrum DA, Morris JM, et al. Cryoablation of recurrent sacrococcygeal tumors[J]. J Vasc Interv Ra-diol. 2012, 23(8): 1070 - 1075.

[63] Kurup AN, Morris JM, Boon AJ, et al. Motor evoked potentialsmonitoring during cryoablation of musculoskeletal tumors[J]. J Vasc Interv Radiol, 2014, 25(11): 1657 - 1664.

[64] 唐田, 古善智, 李国文, 等. 氩氦刀冷冻消融联合骨水泥治疗椎体转移瘤的效果[J]. 临床研究, 2015, 36(18): 2868 - 2871.

[65] Zugaro L, DI Staso M, Gravina GL, et al. Treatment of osteolytic solitary painful osseous metastases with radiofrequen-cy ablation or cryoablation: A retrospective study by propensity analysis[J]. Oncol Lett, 2016, 11(3): 1948 - 1954.

[66] Pusceddu C, Sotgia B, Amucano G, et al. Breast cryoablation in patients with bone metastatic breast cancer[J]. J Vasc Interv Radiol, 2014, 25(8): 1225 - 1232.

[67] 钟家云, 黄其裕. 经皮穿刺氩氦刀冷冻治疗恶性骨肿瘤疼痛的疗效探讨[J]. 临床研究, 2009, 31(4): 513 - 514.

[68] Tuncali K, Morrison PR, Winalski CS, et al. MRI - guided percutaneous cryotherapy for soft - tissue and bone me-tastases: initial experience[J]. AJR Am J Roentgenol, 2007, 189(1): 232 - 239.

[69] 陈宇轩, 韩小宪, 陈书军, 等. 老年口腔颌面部肿瘤110例手术治疗分析[J]. 解放军医药杂志, 2013, 25(3): 53 - 56.

[70] 李二虎. 术前介入化疗联合根治术治疗局部晚期宫颈癌的疗效[J]. 吉林医学, 2013, 34(18): 3567.

[71] 周敏, 王国庆, 崔晓娜, 等. 术前介入化疗对局部晚期宫颈癌临床近期疗效分析[J]. 现代肿瘤医学, 2014, 22(10): 2462 - 2464.

[72] 袁凯, 常中飞, 王茂强, 等. 术前栓塞在原发性腹膜后肿瘤中的临床应用[J]. 中华肿瘤杂志, 2014, 36(4): 309 - 311.

[73] Ciardiello F, Bianco R, Damiano V, et al. Antiangiogenic and antitumor activity of anti - epidermal growth factor re-ceptor C225 monoclonal antibody in combination with vascular endothelial growth factor antisense oligonucleotide in hu-man GEO colon cancer cells[J]. Clin Cancer Res, 2000, 6(9): 3739 - 3747.

[74] Baselga J. The EGFR as a target for anticancer therapy - focus on cetuximab[J]. Eur J Cancer, 2001, 37(Suppl 4): s16 - s22.

[75] Hayashi T, Horiuchi A, Sano K, et al. Biological characterization of soft tissue sarcomas[J]. Ann Transl Med,

2015, 3(22): 368 – 372.

[76] Jour G, Scarborough JD, Jones RL, et al. Molecular profiling of soft tissue sarcomas using next generation sequencing: a pilot study toward precision therapeutics[J]. Hum Pathol, 2014, 45(8): 1563 – 1571.

[77] Zhang K, Chu K, Wu X, et al. Amplification of FRS2 and activation of FGFR/FRS2 signaling pathway in high – grade liposarcoma[J]. Cancer Res, 2013, 73(4): 1298 – 1307.

[78] Hanahan D, Weinberg RA. Hallmarks of cancer: the next generation[J]. Cell, 2011, 144(5): 646 – 674.

[79] Ostman A. PDGF receptors – mediators of autocrine tumor growth and regulators of tumor vasculature and stroma[J]. Cytokine Growth Factor Rev, 2004, 15(4): 275 – 286.

[80] Bid HK, Zhan J, Phelps DA, et al. Potent inhibition of angiogenesis by the IGF – 1 receptor – targeting antibody SCH717454 is reversed by IGF – 2[J]. Mol Cancer Ther, 2012, 11(3): 649 – 659.

[81] Lieu C, Heymach J, Overman M, et al. Beyond VEGF: inhibition of the fibroblast growth factor pathway and antiangiogenesis[J]. Clin Cancer Res, 2011, 17(19): 6130 – 6139.

[82] Tonini T, Rossi F, Claudio PP. Molecular basis of angiogenesis and cancer[J]. Oncogene, 2003, 22(42): 6549 – 6556.

[83] McColl BK, Stacker SA, Achen MG. Molecular regulation of the VEGF family – inducers of angiogenesis and lymphangiogenesis[J]. APMIS, 2004, 112(7 – 8): 463 – 480.

[84] Tammela T, Enholm B, Alitalo K, et al. The biology of vascular endothelial growth factors[J]. Cardiovasc Res, 2005, 65(3): 550 – 563.

[85] Vaziri SA, Kim J, Ganapathi MK, et al. Vascular endothelial growth factor polymorphisms: role in response and toxicity of tyrosine kinase inhibitors[J]. Curr Oncol Rep, 2010, 12(2): 102 – 108.

[86] D'Adamo DR, Anderson SE, Albritton K, et al. Phase II study of doxorubicin and bevacizumab for patients with metastatic soft – tissue sarcomas[J]. J Clin Oncol, 2005, 23(28): 7135 – 7142.

[87] Agulnik M, Yarber JL, Okuno SH, et al. An open – label, multicenter, phase II study of bevacizumab for the treatment of angiosarcoma and epithelioid hemangioendotheliomas[J]. Ann Oncol, 2013, 24(1): 257 – 263.

[88] Dickson MA, D'Adamo DR, Keohan ML, et al. Phase II trial of gemcitabine and docetaxel with bevacizumab in soft tissue sarcoma[J]. Sarcoma, 2015, 2015: 532478 – 532486.

[89] Park MS, Patel SR, Ludwig JA, et al. Activity of temozolomide and bevacizumab in the treatment of locally advanced, recurrent, and metastatic hemangiopericytoma and malignant solitary fibrous tumor[J]. Cancer, 2011, 117(21): 4939 – 4947.

[90] Ray – Coquard IL, Domont J, Tresch – Bruneel E, et al. Paclitaxel given once per week with or without bevacizumab in patients with advanced angiosarcoma: a randomized phase II trial[J]. J Clin Oncol, 2015, 33(25): 2797 – 2802.

[91] Verschraegen CF, Arias – Pulido H, Lee SJ, et al. Phase IB study of the combination of docetaxel, gemcitabine, and bevacizumab in patients with advanced or recurrent soft tissue sarcoma: the Axtell regimen[J]. Ann Oncol, 2012, 23(3): 785 – 790.

[92] Kasper B, Sleijfer S, Litière S, et al. Long – term responders and survivors on pazopanib for advanced soft tissue sarcomas: subanalysis of two European Organisation for Research and Treatment of Cancer (EORTC) clinical trials 62043 and 62072[J]. Ann Oncol, 2014, 25(3): 719 – 724.

[93] Sleijfer S, Ray – Coquard I, Papai Z, et al. Pazopanib, a multikinase angiogenesis inhibitor, in patients with relapsed or refractory advanced soft tissue sarcoma: a phase II study from the European organisation for research and treatment of cancersoft tissue and bone sarcoma group (EORTC study 62043) [J]. J Clin Oncol, 2009, 27(19): 3126 – 3132.

[94] van der Graaf WT, Blay JY, Chawla SP, et al. Pazopanib for metastatic soft – tissue sarcoma (PALETTE): a randomised, double – blind, placebo – controlled phase 3 trial[J]. Lancet, 2012, 379(9829): 1879 – 1886.

[95] Irimura S, Nishimoto K, Kikuta K, et al. Successful treatment with pazopanib for multiple lung metastases of inguinal epithelioid sarcoma: a case report[J]. Case Rep Oncol, 2015, 8(3): 378 – 384.

[96] Nagamata S, Ebina Y, Yamano Y, et al. A case of uterine leiomyosarcoma with long – term disease control by pazopanib[J]. Kobe J Med Sci, 2016, 62(2): 45 – 48.

[97] George S, Merriam P, Maki RG, et al. Multicenter phase II trial of sunitinib in the treatment of nongastrointestinal stromal tumor sarcomas[J]. J Clin Oncol, 2009, 27(19): 3154 – 3160.

［98］ Stacchiotti S, Negri T, Palassini E, et al. Sunitinib malate and figitumumab in solitary fibrous tumor: patterns and molecular bases of tumor response[J]. Mol Cancer Ther, 2010, 9(5): 1286 – 1297.

［99］ Stacchiotti S, Negri T, Zaffaroni N, et al. Sunitinib in advanced alveolar soft part sarcoma: evidence of a direct anti-tumor effect[J]. Ann Oncol, 2011, 22(7): 1682 – 1690.

［100］ Mahmood ST, Agresta S, Vigil CE, et al. Phase II study of sunitinib malate, a multi targeted tyrosine kinase inhibitor in patients with relapsed or refractory soft tissue sarcomas. Focus on three prevalent histologies: leiomyosarcoma, liposarcoma and malignant fibrous histiocytoma[J]. Int J Cancer, 2011, 129(8): 1963 – 1969.

［101］ Stacchiotti S, Grosso F, Negri T, et al. Tumor response to sunitinib malate observed in clear – cell sarcoma[J]. Ann Oncol, 2010, 21(5): 1130 – 1131.

［102］ Maki RG, D'Adamo DR, Keohan ML, et al. Phase II study of sorafenib in patients with metastatic or recurrent sarcomas[J]. J Clin Oncol, 2009, 27(19): 3133 – 3140.

［103］ Pacey S, Ratain MJ, Flaherty KT, et al. Efficacy and safety of sorafenib in a subset of patients with advanced soft tissue sarcoma from a Phase II randomized discontinuation trial[J]. Invest New Drugs, 2011, 29(3): 481 – 488.

［104］ Ray – Coquard I, Italiano A, Bompas E, et al. Sorafenib for patients with advanced angiosarcoma: a phase II Trial from the French Sarcoma Group(GSF/GETO) [J]. Oncologist, 2012, 17(2): 260 – 266.

［105］ von Mehren M, Rankin C, Goldblum JR, et al. Phase II Southwest Oncology Group – directed intergroup trial (S0505) of sorafenib in advanced soft tissue sarcomas[J]. Cancer, 2012, 118(3): 770 – 776.

［106］ Kummar S, Allen D, Monks A, et al. Cediranib for metastatic alveolar soft part sarcoma[J]. J Clin Oncol, 2013, 31(18): 2296 – 2302.

［107］ Pietras K, Sjöblom T, Rubin K, et al. PDGF receptors as cancer drug targets[J]. Cancer cell, 2003, 3(5): 439 – 443.

［108］ Stacchiotti S, Casali PG. Systemic therapy options for unresectable and metastatic chordomas[J]. Curr Oncol Rep, 2011, 13(4): 323 – 330.

［109］ Chugh R, Wathen JK, Patel SR, et al. Efficacy of imatinib in aggressive fibromatosis: results of a phase II multi-center Sarcoma Alliance for Research through Collaboration (SARC) trial[J]. ClinCancerRes, 2010, 16(19): 4884 – 4891.

［110］ Patel KU, Szabo SS, Hernandez VS, et al. Dermatofibrosarcoma protuberans COL1A1 – PDGFB fusion is identified in virtually all dermatofibrosarcoma protuberans cases when investigated by newly developed multiplex reverse transcription polymerase chain reaction and fluorescence in situ hybridization assays[J]. Hum Pathol, 2008, 39(2): 184 – 193.

［111］ McArthur GA. Dermatofibrosarcoma protuberans: a surgical disease with a molecular savior. Curr Opin Oncol, 2006, 18(4): 341 – 346.

［112］ Malhotra B, Schuetze SM. Dermatofibrosarcoma protruberans treatment with platelet – derived growth factor receptor inhibitor: a review of clinical trial results[J]. Curr Opin Oncol, 2012, 24(4): 419 – 424.

［113］ Stacchiotti S, Pedeutour F, Negri T, et al. Dermatofibrosarcoma protuberans – derived fibrosarcoma: clinical history, biological profile and sensitivity to imatinib[J]. Int J Cancer, 2011, 129(7): 1761 – 1772.

［114］ Rutkowski P, Van Glabbeke M, Rankin CJ, et al. Imatinib mesylate in advanced dermatofibrosarcoma protuberans: pooled analysis of two phase II clinical trials[J]. J Clin Oncol, 2010, 28(10): 1772 – 1779.

［115］ McArthur GA, Demetri GD, van Oosterom A, et al. Molecular and clinical analysis of locally advanced dermatofibrosarcoma protuberans treated with imatinib: imatinib target exploration consortium study B2225[J]. J Clin Oncol, 2005, 23(4): 866 – 873.

［116］ Tap WD, Jones RL, Van Tine BA, et al. Olaratumab and doxorubicin versus doxorubicin alone for treatment of soft – tissue sarcoma: an open – label phase 1b and randomised phase 2 trial[J]. Lancet, 2016, 388(10043): 488 – 497.

［117］ Yu H, Rohan T. Role of the insulin – like growth factor family in cancer development and progression[J]. J Natl Cancer Inst, 2000, 92(18): 1472 – 1489.

［118］ Peruzzi F, Prisco M, Dews M, et al. Multiple signaling pathways of the insulin – like growth factor 1 receptor in protection from apoptosis[J]. Mol Cell Biol, 1999, 19(10): 7203 – 7215.

［119］ Lasota J, Wang Z, Kim SY, et al. Expression of the receptor for type I insulin – like growth factor (IGF1R) in gastrointestinal stromal tumors: an immunohistochemical study of 1078 cases with diagnostic and therapeutic implications [J]. Am J Surg Pathol, 2013, 37(1): 114 – 119.

[120] Schffski P, Adkins D, Blay JY, et al. An open – label, phase 2 study evaluating the efficacy and safety of the anti – IGF – 1R antibody cixutumumab in patients with previously treated advanced or metastatic soft – tissue sarcoma or E-wing family of tumours[J]. Eur J Cancer, 2013, 49(15): 3219 – 3228.

[121] Pappo AS, Vassal G, Crowley JJ, et al. A phase 2 trial of R1507, a monoclonal antibody to the insulin – like growth factor – 1 receptor (IGF – 1R), in patients with recurrent or refractory rhabdomyosarcoma, osteosarcoma, synovial sarcoma, and other soft tissue sarcomas: Results of a Sarcoma Alliance for Research Through Collaboration study[J]. Cancer, 2014, 120(16): 2448 – 2456.

[122] Demetri GD, Le Cesne A, Chawla SP, et al. First – line treatment of metastatic or locally advanced unresectable soft tissue sarcomas with conatumumab in combination with doxorubicin or doxorubicin alone: a phase I/II open – label and double – blind study[J]. EurJCancer, 2012, 48(4): 547 – 563.

[123] Yamaguchi T, Cubizolles F, Zhang Y, et al. Histone deacetylases 1 and 2 act in concert to promote the G1 – to – S progression[J]. Genes Dev, 2010, 24(5): 455 – 469.

[124] Hsieh AC, Liu Y, Edlind MP, et al, The translation lanscape of mTOP signalling steers cancer iniation and metasta-sis[J]. Nature, 2012, 485(7396): 55 – 61.

[125] Setsu N, Kohashi K, Fushimi F, et al. Prognostic impact of the activation status of the Akt/mTOR pathway in syno-vial sarcoma[J]. Cancer, 2013, 119(19): 3504 – 3513.

[126] Conti A, Espina V, Chiechi A, et al. Mapping protein signal pathway interaction in sarcoma bone metastasis: link-age between rank, metalloproteinases turnover and growth factor signaling pathways[J]. Clin Exp Metastasis, 2014, 31(1): 15 – 24.

[127] Yoo C, Lee J, Rha SY, et al. Retroperitoneal Multicenter phase II study of everolimus in patients with metastatic or recurrent bone and soft – tissue sarcomas after failure of anthracycline and ifosfamide[J]. Invest New Drugs, 2013, 31(6): 1602 – 1608.

[128] Einaggar AC, Hays JL, Chen JL. Addition of everolimus post vegfr inhibition treatment failure in advanced sarcoma patients who previously benefited from VEGFR Inhibition: a case series[J]. PLoS One, 2016, 11(6): 156985.

[129] Wagner AJ, Malinowska – Kolodziej I, Morgan JA, et al. Clinical activity of mTOR inhibition with sirolimus in ma-lignant perivascular epithelioid cell tumors: targeting the pathogenic activation of mTORC1 in tumors[J]. J Clin On-col, 2010, 28(5): 835 – 840.

[130] Okuno S, Bailey H, Mahoney MR, et al. A phase II study of temsirolimus (CCI – 779) in patients with soft tissue sarcomas: a study of the Mayo phase 2 consortium (P2C)[J]. Cancer, 2011, 117(15): 3468 – 3475.

[131] Demetri GD, Chawla SP, Ray – Coquard I, et al. Results of an international randomized phase III trial of the mam-malian target of rapamycin inhibitor ridaforolimus versus placebo to control metastatic sarcomas in patients after benefit from prior chemotherapy[J]. JClinOncol, 2013, 31(19): 2485 – 2492.

[132] Mita MM, Gong J, Chawla SP. Ridaforolimus in advanced or metastatic soft tissue and bone sarcomas[J]. Expert Rev Clin Pharmacol, 2013, 6(5): 465 – 482.

[133] Schwartz GK, Tap WD, Qin LX, et al. Cixutumumab and temsirolimus for patients with bone and soft – tissue sar-coma: a multicentre, open – label, phase 2 trial[J]. Lancet Oncol, 2013, 14(4): 371 – 382.

[134] Dodd RD, Mito JK, Eward WC, et al. NF1 deletion generates multiple subtypes of soft – tissue sarcoma that re-spond to MEK inhibition[J]. Mol Cancer Ther, 2013, 12(9): 1906 – 1917.

[135] Morris DG, Bramwell VHC, Turcotte R, et al. A phase II study of flavopiridol in patients with previously untreated advanced soft tissue sarcoma[J]. Sarcoma, 2006, 2006: 64374 – 64380.

[136] Luke JJ, D'Adamo DR, Dickson MA, et al. The cyclin – dependent kinase inhibitor flavopiridol potentiates doxoru-bicin efficacy in advanced sarcomas: preclinical investigations and results of a phase I doseescalation clinical trial [J]. Clin Cancer Res, 2012, 18(9): 2638 – 2647.

[137] Schwartz GK, LoRusso PM, Dickson MA, et al. Phase I study of PD 0332991, a cyclin – dependent kinase in-hibitor, administered in 3 – week cycles (Schedule 2/1)[J]. Brit J Cancer, 2011, 104(12): 1862 – 1868.

[138] Dickson MA, Tap WD, Keohan ML, et al. Phase II trial of the CDK4 inhibitor PD0332991 in patients with advanced

CDK4 – amplified welldifferentiated or dedifferentiated liposarcoma[J]. J Clin Oncol, 2013, 31(16): 2024 – 2028.

[139] Dickson MA, Schwartz GK, Keohan ML, et al. Progression – free survival among patients with well – differentiated or dedifferentiated liposarcoma treated with CDK4 inhibitor palbociclib: A phase Ⅱ clinical trial[J]. JAMA Oncol, 2016, 2(7): 937 – 940.

[140] Butrynski JE, D'Adamo DR, Hornick JL, et al. Crizotinib in ALK – rearranged inflammatory myofibroblastic tumor [J]. N Engl J Med, 2010, 363(18): 1727 – 1733.

[141] Liu Q, Kan Y, Zhao Y, et al. Epithelioid inflammatory myofibroblastic sarcoma treated with ALK inhibitor: a case report and review of literature[J]. Int J Clin Exp Pathol, 2015, 8(11): 15328 – 15332.

[142] Hoe KK, Verma CS, Lane DP. Drugging the p53 pathway: understanding the route to clinical efficacy[J]. Nat Rev Drug Discov, 2014, 13(3): 217 – 236.

[143] Ito M, Barys L, O'Reilly T, et al. Comprehensive mapping of p53 pathway alterations reveals an apparent role for both SNP309 and MDM2 amplification in sarcomagenesis[J]. Clin Cancer Res, 2011, 17(3): 416 – 426.

[144] Atean I, Pointreau Y, Rosset P, et al. Prognostic factors of extremity soft tissue sarcoma in adults. A single institutional analysis[J]. Cancer Radiother, 2012, 16(8): 661 – 666.

[145] Edge SB, Compton CC. The American Joint Committee on Cancer: the 7th edition of the AJCC cancer staging manual and the future of TNM[J]. AnnSurgOncol, 2010, 17(6): 1471 – 1474.

[146] Ramanathan RC, AHern R, Fisher C, et al. Modified staging system for extremity soft tissue sarcomas[J]. Ann Surg Oncol, 1999, 6(1): 57 – 69.

[147] Zagars GK, Ballo MT, Pisters PW, et al. Prognostic factors for patients with localized soft – tissue sarcoma treated with conservation surgery and radiation therapy[J]. Cancer, 2003, 97(10): 2530 – 2543.

第一节　脂肪肉瘤

一、概述

脂肪肉瘤(liposarcoma，LPS)是起源于间充质干细胞有向脂肪组织分化倾向的恶性肿瘤，是肿瘤内的脂肪成分已不同程度分化的一种软组织肉瘤，由分化程度及异型程度不等的脂肪细胞所组成，来源于原始间叶组织，而不是脂肪组织。

(一)组织病理学分类

根据脂肪肉瘤组织形态学，2013 版 WHO 将其分为非典型脂肪肉瘤(atypical lipomatous tumor，ALT)/高分化脂肪肉瘤(well - differentiated LPS，WD - LPS)、去分化脂肪肉瘤(dedifferentiated LPS，DD - LPS)、黏液型/圆形细胞型脂肪肉瘤(Myxoid LPS，M - LPS)和多形性脂肪肉瘤(pleomorphic LPS，PLS)4 大类[1-2]，小圆细胞脂肪肉瘤在 2013 版 WHO 软组织肿瘤分型中被归为高级别黏液型脂肪肉瘤[3-5]。高分化脂肪肉瘤又分为脂肪瘤样型、硬化型、炎症反应型 3 种亚型[6]。

另外，还有一种上皮样变异的 LPS，表现为在 PLS 中发现上皮膜抗原(26%)和角抗原(21%)阳性[7,8]。

1. 高分化脂肪肉瘤

WD - LPS 常为大的、界限清楚的分叶状肿物，WHO 将 WD - LPS 分为脂肪型、硬化型和炎症型 3 种亚型，但 3 种类型临床预后无明显差异。

组织学上，肿瘤部分或完全由成熟的脂肪细胞构成，细胞大小存在显著差异，且脂肪细胞和间质细胞至少存在局灶性细胞核的异型性。

散在分布的核深染的多核间质细胞和多少不等的单泡或多泡的脂肪母细胞，是形态学诊断的重要线索。

WD - LPS 虽然远处转移概率较小，但它是具有局部侵袭性的间充质干细胞来源的肿瘤，若手术切除不彻底，则有复发倾向；当进展到去分化时因局部更具侵袭性及转移潜能，患者预后较差，由 WD - LPS 进展为 DD - LPS 的概率为 25% ~ 40%[9]。

2. 去分化脂肪肉瘤

去分化脂肪肉瘤(DD - LPS)多见于位于腹膜后等部位的巨大肿瘤，可分为原发性与继发性，继发性肿瘤指继发于高分化型脂肪肉瘤手术切除后复发，90% 为原发性肿瘤，10% 为继发性肿瘤[10-11]。

去分化指在低度恶性高分化型脂肪肉瘤中出现分化差的非脂肪源性肉瘤，分化差的成分可为未分化多形性肉瘤、平滑肌肉瘤，少数为骨肉瘤或软骨肉瘤等[12]，组织学上无不同分化阶段的脂肪母细胞。

因此，去分化脂肪肉瘤的病理诊断需在同一肿瘤内见有 2 种成分，即分化好的脂肪肉瘤和富于细胞的非脂肪源性肉瘤。

DD - LPS 一般为大的、多结节性黄色肿物，含有散在的、实性、常为灰褐色的非脂肪性区域，去分化区域常有坏死。

DD - LPS 组织学特征是有 ALT/WD 脂肪肉瘤向非脂肪性肉瘤（大多高度恶性）的移行，5% ~ 10% 去分化脂肪肉瘤可有异源性分化，最常见的是肌性或骨/软骨肉瘤性分化。

DD - LPS 具有较强的肺转移倾向，概率为 10% ~ 15%，局部复发率亦较高。

3. 黏液型脂肪肉瘤

黏液型脂肪肉瘤（M - LPS）是由形态一致的圆形或卵圆形原始非脂源性间叶细胞、数量不等的小印戒样脂肪母细胞、突出的具有特征性分支状血管的黏液样基质组成的一种软组织肿瘤，既往称为圆形细胞脂肪肉瘤（Round cell liposarcoma，RC）。

M - LPS 的发生率在所有脂肪肉瘤中排第 2 位，约占所有脂肪肉瘤 30%，占所有软组织肿瘤 10% 左右[13]；常发生于四肢深部软组织，最常见于大腿，少见于腹膜后和腹部。M - LPS 多发生于 50~65 岁人群，是儿童和青少年脂肪肉瘤的主要病理学类型[14]。

典型的 M - LPS 表现为四肢深部软组织内大的、无痛性肿物，界限清楚。大体病理上，低度恶性者，切面褐色、胶冻状，高度恶性者圆形细胞区域呈白色、肉质感，常无肉眼可见的坏死。

组织学上，病变由从原始间叶细胞到各种分化阶段的脂肪母细胞组成，部分区域可有成熟的脂肪细胞或多形性脂肪细胞，间质内含有大量散在的黏液样基质，可形成黏液湖，在黏液性物质中规则地分布着丰富的毛细血管网[15]。

肿瘤内可含有脂肪，但大多不超过肿块体积的 25%，病变内的黏液性区域常占其体积的 20% 以上，甚至全部病变皆呈黏液性。

低倍镜下，M - LPS 呈分叶状结构，小叶周边部分细胞丰富；一致性圆形和椭圆形原始非脂肪性间叶细胞和小的印戒样脂肪母细胞混合存在，常见间质出血；M - LPS 常可见黏液性区域与富于细胞区/圆形细胞区逐渐移行。

电镜下，可见到多少不等的未分化细胞中缺乏脂滴，有丰富的成簇 vimentin 样中间丝，还可见到印戒样的脂肪母细胞；可见到脂肪细胞成熟阶段中的各级脂肪母细胞，有些细胞内有相对较小的脂滴，有些较大的融合脂滴将细胞核压迫在细胞周围；常见絮状黏液样间质包被细胞表面和细胞外间隙。

黏液型/圆形细胞脂肪肉瘤的核型标志是 t(12；16)(q13；p11)，出现在超过 90% 的病例，这个易位导致 12q13 上的 DDIT3 基因（亦称为 CHOP 基因）和 16p11 上的 FUS 基因（亦称为 TLS 基因）融合形成 FUS/DDIT3 融合蛋白。

在少数病例中，有 t(12；22)(q13；q12) 的染色体易位，其中 DDIT3 基因与 EWS 基因融合，EWS 与 FUS 密切相关。

依据 FUS 外显子 6 - 8 是否出现在融合基因中，FUS/DDIT3 融合转录本表现为不同的结构亚型。在 FUS 可能的基因组断裂点中，只有在内含子 5、7、8 之间断裂才能产生读框正确的融合转录本，将 FUS 的外显子 5、7、8 分别与 DDIT3 外显子 2 连接在一起。如此，即有 3 种重复出现的融合转录本的报道，7 – 2 型（Ⅰ型）见于 20%的病例，5 – 2 型（Ⅱ型）见于大约 2/3 的病例，8 – 2 型（Ⅲ型）见于 10%的病例。

t(12；16)基因组断裂点的序列分析和 FUS、DDIT3 的功能研究表明，在易位过程中有 translin 和拓扑异构酶Ⅱ参与。

FUS/DDIT3 融合基因的出现对于 M – LPS 的诊断是敏感和特异的指标，在其他形态学上相似的肿瘤中不出现，如腹膜后黏液变为主的高分化脂肪肉瘤和黏液纤维肉瘤。

M – LPS 较其他类型的脂肪肉瘤对细胞毒性药物有较高的敏感性[16-18]。M – LPS 局部复发较常见，即使采取了手术等治疗措施，40%的患者有局部复发的可能性，10% ~20%的患者会发生远处转移；骨转移率为 17%，肺转移率为 14%。

在 M – LPS 中，出现组织学上高级别的病变（通常指 RC 区域≥5%）、坏死和 TP53 过表达皆是预后差的标志（RC 区域指细胞丰富区）。

研究发现[19]，若 M – LPS 中圆形细胞的比例大于 5%，则具有较高的远处转移概率，同时圆形细胞的转化与临床预后不良有较大的相关性。M – LPS 患者的 5 年生存率，小圆形细胞亚型约为 90%，而在富圆形细胞的病理学类型中仅有 50%左右[20]。

4. 多形性脂肪肉瘤

多形性脂肪肉瘤（PLS）罕见，在脂肪肉瘤中发生率最低，约占所有脂肪肉瘤的 5%[21-23]，相关的大宗病例报道较少[24-26]。

多形性脂肪肉瘤最常发生于 55 ~65 岁的患者，无性别差异，极少发生于儿童及青少年[27-]；主要发生于深部软组织，最常见于躯干，很少累及四肢；盆腔、腹壁、胸壁、肠系膜、腹膜、精索和腹膜后少见，纵隔内生长罕见[30]。

大体形态上，多形性脂肪肉瘤肿物质硬，常为多结节状，切面白色至黄色。

组织学上，多形性脂肪肉瘤主要由高度异形的幼稚脂肪细胞组成，成熟脂肪细胞很少或没有[31]；其病理学特征为在高级别的肉瘤中发现不同数量的多形性脂肪母细胞。

镜下细胞高度异型性，细胞质内含小空泡，呈颗粒状、泡沫状，可见单核或多核瘤巨细胞，核大深染，核分裂象多见，亦可见高度异型和散在分布的梭形细胞。

PLS 是一种具有高度侵袭性、易复发和易转移的恶性肿瘤[32]，总体转移概率为 30% ~50%，最易发生肺内转移，其次是肝和骨。

PLS 是所有类型脂肪肉瘤中发生率最低而预后最差的类型，几乎对目前所有的治疗方法皆不敏感[32]，5 年生存率约为 60%。疾病复发转移、手术不能切除及切缘阳性皆为预后不良的独立预测因子[33-34]。但值得一提的是，皮肤和皮下的 PLS 较深部软组织的 PLS 预后较好，局部复发率约 17%，且很少发生远处转移[35-36]。

（二）分子遗传学

就分子遗传学突变而言，特定亚型的脂肪肉瘤具有特异性的分子学突变。高分化脂肪肉瘤与低分化脂肪肉瘤有额外环状和（或）巨大杆状标记染色体[37]，且来自 12q13 ~15 的扩增序列间断分布其中[38]。

MDM2（murine double – minute type 2）是位于 12q13 ~15 区域的基因，在正常脂肪组织中，其表达蛋白与生长抑制蛋白 p53 相互抑制，两者的平衡保证了组织的正常增殖与分化。

在脂肪肉瘤组织中，12q13 ~15 上的 MDM2 与 p53 蛋白表达失平衡，MDM2 过度表达，造成

p53 活性降低，致使脂肪细胞过度增殖[39-40]；同时，MDM2 和 CDK4 的共同表达可抑制 p53 和 Rb 肿瘤的基因途径。

1. 高分化脂肪肉瘤

多种与肿瘤相关的基因定位于 12q，如 MDM2、CDK4、SAS 和 HMGA2，它们的改变通常可导致 WD – LPS[41]。虽然 WD – LPS 的去分化过程暂不明确，但研究表明，可能与 p53 上发生的变异及原癌基因 JUN 过度表达相关[42]；同时，扩增的染色体 1q21~23 区域中，发现有基因 COSA 的存在，因而被怀疑为癌基因。

2. 黏液型脂肪肉瘤

黏液型/圆形细胞脂肪肉瘤多见特异性的染色体易位 t(12；16)(q13；p11)，它涉及 12 号染色体上转录因子 CHOP(C/EBP – homologous protein)基因和 16 号染色体上 FUS(fuse dinsarcoma)基因之间的融合。

目前，尚未在其他黏液样间质肿瘤中发现 FUS – CHOP 融合基因，其可能是黏液样/圆细胞型脂肪肉瘤所特有，故 FUS – CHOP 基因对该型脂肪肉瘤有一定的诊断及鉴别诊断价值。

3. 多形性脂肪肉瘤

多形性脂肪肉瘤的细胞遗传学机制比较复杂，约 30% 的多形性脂肪肉瘤有 MDM2 基因的扩增，部分肿瘤可见 FUS – CHOP 融合基因的形成，没有 M – LPS 的 12 与 16 号[t(12；16)(q13；p11)]或 12 与 22 号染色体易位[t(12；22)(q13；q12)]对应的特异性 FUS – DDIT3 或 EWSR1 – DDIT3 融合基因[43-44]，但特征性或规律性的染色体畸变尚未被发现[45]。

(三)流行病学

软组织肉瘤罕见，占所有成人肿瘤的不足 1%[46]，但脂肪肉瘤却是最常见的软组织恶性肿瘤之一，居软组织肉瘤的第 2 位[47-49]，占所有软组织肉瘤的 14%~18%[50-53]；在四肢软组织肉瘤中占 24%，在腹膜后软组织肉瘤占 45%[54-55]。

脂肪肉瘤主要发生于 40 岁以上的成年人，高峰年龄为 40~60 岁，平均年龄为 55.7 岁，年轻患者少见，是成人第二常见的软组织恶性肿瘤，男性略多于女性[56-59]。谢勤等[60]报道了 27 例脂肪肉瘤，男 11 例，女 16 例，年龄 3~74 岁，平均 51 岁。林翠君等[61]报道了 25 例脂肪肉瘤，男 14 例，女 11 例，年龄 23~82 岁，平均年龄 50 岁。杨雪峰等[62]报道了 11 例脂肪肉瘤，平均年龄(54.33 ± 8.26)岁，男 8 例，女 3 例。

(四)临床特点

1. 发病部位

脂肪肉瘤发生部位分散，诸多部位脂肪肉瘤均有报道，几乎遍及全身，如硬脑膜、口颊黏膜、舌、鼻咽、甲状腺、腮腺、颌下腺、乳腺、纵隔、心脏、食管、胃、肠、肝、胆、脾、肾、肾上腺、睾丸、精索、宫颈、手掌等[63-85]。哈英娣等[86]报道了 9 例罕见部位原发性脂肪肉瘤，女 5 例，男性 4 例；30 岁以下者 3 例，40 岁以上者 6 例；发生在 7 个部位，它们是咽部、膀胱、胃、精索、眼眶、纵隔、左肺。周冬梅等[87]报道了 6 例罕见部位脂肪肉瘤，男 4 例，女 2 例，年龄 32~63 岁；咽后 1 例，阴囊 1 例，肺部 1 例，肘部 2 例，颌下腺 1 例。

但最常见的是四肢，约 70% 的脂肪肉瘤发生在四肢深部软组织，腹膜后约 20%[88-89]；脂肪肉瘤在四肢和腹膜后软组织肉瘤中分别约占 24%、45%[90-93]。谢勤等[60]报道了 27 例脂肪肉瘤，原发于腹部者 19 例(腹膜后 15 例、大网膜 4 例)，原发于四肢者 6 例，另有 1 例原发于腹股沟及 1 例原发于臀部。方登杨等[94]报道了6例多形性脂肪肉瘤，6例PLS患者均以进行性生长的无痛性肿块为主要临床表现；2例发生于腹膜后，4例分别发生于后背部、后枕部、盆腔和大腿。

患者年龄与肿瘤的部位有一定关系，腹膜后脂肪肉瘤的患者较位于四肢者平均年龄大5~10岁，可能与其部位深在，就诊时间相对较晚有关。

2. 一般表现

脂肪肉瘤无论发生在何部位，早期均无明显临床症状，只有当肿瘤生长到相当大时对周围脏器产生推挤或侵犯，此时才会产生一系列相应的临床症状，但一般无特异性[95]，如发生在胸部者多出现胸痛、胸闷、咳嗽等症状[96]，发生于眼眶者出现眼球突出，发生于胃者出现腹疼纳差。

肿瘤直径通常为3~10cm，后腹膜巨大者直径可达20cm以上，边界不清，一般皮肤很少受累。

脂肪肉瘤的不同组织学亚型，具有不同的临床生物学行为。

高分化脂肪肉瘤是一种由成熟脂肪细胞组成，局部侵袭，非远处转移性肿瘤；黏液型脂肪肉瘤属低度恶性肿瘤。二者转移率低，但局部复发率高，5年生存率达90%[97-99]。但当高分化脂肪肉瘤发生在腹膜后或纵隔，它常会出现反复复发，最终因不可控制的局部复发而导致患者死亡，亦可能发生去分化而转移。

组织学上，去分化脂肪肉瘤意味着从高分化脂肪肉瘤向非脂肪来源肉瘤的突然转变。去分化发生在20%的高分化脂肪肉瘤的第一次局部复发和44%的第二次局部复发，提示高分化脂肪肉瘤复发时发生了畸变[100-103]。

去分化型、圆细胞型及多形性脂肪肉瘤属高度恶性，为高风险等级肿瘤，极易复发及转移，5年生存率分别为75%、60%、30%~50%[104]。临床上，以肺为常见转移部位，偶可转移到肝、骨髓、中枢神经系统；转移以血行转移为主，淋巴结转移罕见。Moreau等[105]统计了418例黏液性/圆细胞型脂肪肉瘤的转移情况，发现除肺转移外，有34%的患者发生了其他部位的转移，其中最常见的部位是骨和腹膜后。

(五)影像学检查

影像学检查主要包括B超、CT及MRI等，是脂肪肉瘤基本检查手段，可明确肿瘤原发部位与转移部位，可判断肿瘤与周围组织、血管的关系，对治疗方案的选择有决定性作用。

瘤体体积通常较大，直径在5~10cm，常有假性包膜，薄而不连续，是1层在肿瘤周围被压迫变性及反应性的组织，肉瘤细胞常穿越假性包膜，亦可在肿瘤周围出现卫星结节。无论何种亚型脂肪肉瘤，均很少直接侵犯邻近的骨骼。

许多脂肪肉瘤含有脂肪组织，对诊断较有帮助，其中高分化型脂肪肉瘤以脂肪组织为主，其他亚型的脂肪肉瘤中只有一半含有脂肪组织，后者常占肿瘤体积的25%以下，呈花边状、草丛样、细网状、线形、结节状或无定形等形状。

肿瘤内的脂肪含量越高，预后相对越好。高分化型和黏液型脂肪肉瘤预后较好，虽易局部复发，但很少转移，即使转移亦发生较迟。

B超检查可初步判断肿瘤部位、数目、大小及与周围组织的关系，但诊断率低；与脂肪瘤较为相似，超声表现均为细密的强回声团块。

谢勤等[60]通过分析27例脂肪肉瘤的超声表现，指出分化好的脂肪肉瘤的超声表现为巨大的混合性回声包块，其内绝大部分为光点细密的强回声，与其含有大量成熟脂肪细胞有关；黏液样脂肪肉瘤因含有较多的黏液样基质，其超声表现为肿块内部以低至无回声为主，光点分布欠均匀；去分化脂肪肉瘤的超声表现为混杂回声包块，其内各种回声之间的分界较清楚；多形性脂肪肉瘤的超声表现为其内以中低回声为主的实质性肿块，并可见散在分布的边界清楚的稍强回声团块及不规则的液性暗区；混合性脂肪肉瘤的超声表现为光点分布高度不均匀的混合性回声肿块。

通常情况下，术前应禁止行 B 超引导下穿刺细胞学检查，其原因可能存在假阴性及种植、播散等风险，该方法仅限于失去手术机会的病例[106]。目前，PET - CT 对于脂肪肉瘤诊断作用仍在探索中，仅个别个案报道了其对脂肪肉瘤具有诊断作用[107 - 109]。

1. 高分化脂肪肉瘤

高分化型脂肪肉瘤约占所有脂肪肉瘤 30%，类似脂肪瘤，恶性程度较低、预后较好，有局部复发和去分化倾向，几乎从不转移。

高分化型脂肪肉瘤部位较深，常位于腹膜后和四肢深部，肿瘤巨大，位于腹膜后者形态可不规则，位于四肢者常沿肢体长轴生长，边界清楚，周围结构如血管神经束等常被推压移位。

高分化脂肪肉瘤影像学上，主要表现为以脂肪密度或信号为主的肿块，其内可见分隔，边界通常较清晰，增强后仅见分隔或边缘轻微强化，因其分化较好，故肿块内脂肪成分一般大于 75%，运用脂肪抑制技术可见脂肪信号被明显抑制[110 - 111]。

1) CT 检查

在 CT 上，高分化脂肪肉瘤表现为以脂肪密度为主的巨大肿块，中间伴有纤维间隔，部分病例瘤灶内可见少许实性部分。肿瘤生长缓慢，压迫周围组织，形成假包膜，实性部分与周围脂肪成分分界清楚。因肿瘤血供多不丰富，增强后仅见间隔或实性部分轻微强化。

2) MRI 检查

在 MRI 上，SE 序列 T1WI 和 T2WI 上均呈高信号，应用脂肪抑制技术之后信号明显下降，与皮下脂肪的信号相似；除脂肪结构外，该肿瘤常含有较厚的或呈结节状的纤维分隔和局灶性的其他非脂肪结构，与肌肉信号相比，前者在 T1WI 和 T2WI 均呈低信号，后者在 T1WI 呈低 - 等信号，在 T2WI 呈高信号，应用脂肪抑制技术后可清楚地显示这些结构，在 Gd - DTPA 增强后可出现轻微强化。

2. 去分化脂肪肉瘤

去分化脂肪肉瘤以实性肿块为主，含有或多或少的脂肪信号，肿瘤内脂肪成分占 25% ~ 50%，因去分化的脂肪肉瘤可含有多种成分，根据其去分化的程度，在影像学检查中可发现纤维结构、肌肉成分、骨或软骨成分等[112 - 113]。

1) CT 检查

在 CT 上表现为以实性肿块为主，含有或多或少量的脂肪密度，增强扫描实性部分明显强化，与骨骼肌密度相似。

2) MRI 检查

在 MR 上信号不均匀，由脂肪性和非脂肪性成分组成，两者之间分界清楚，呈截然中断现象。

脂肪性成分的 MRI 表现类似高分化型脂肪肉瘤，非脂肪性成分的 MRI 信号略不均匀，在 T1WI 与肌肉信号相似，在 T2WI 可以高于或等于脂肪信号，病变内可以出现钙化或骨化区域，在 SE 和 GRE 等序列均呈低信号。

静脉注射钆喷替酸葡甲胺(Gd - DTPA)增强后，病变的脂肪性成分或分化良好成分只有轻微强化，非脂肪性成分则有显著强化，以脂肪抑制 T1WI 观察的效果最好。

3. 黏液型脂肪肉瘤

黏液型脂肪肉瘤是最为常见的脂肪肉瘤，占脂肪肉瘤的 30% ~ 55%，好发于大腿[114]，因分化相对略好，预后较佳。

黏液型脂肪肉瘤经常发生于肌肉内，体积较大，病变形态不规则，长轴顺肌肉方向发展，边界清楚，可推压或部分包绕周围的神经血管束，邻近骨骼者可以围绕骨骼生长，但一般不会破坏骨质。

黏液性脂肪肉瘤以囊性为主，内含较大量的黏液成分，信号介于水与软组织之间，含少量的脂肪密度或信号影，增强后表现为网状或絮状轻度强化。其内以黏液为主，脂肪含量占 10% ~ 25%[115-116]。

1) B 超检查

黏液型脂肪肉瘤内含有丰富的黏液样基质，在图像上表现为肿块内部大部分为低至无回声区。

如瘤内成分以黏液性组织为主，超声声像图多表现为无回声的假囊肿型，此特征可区别其他亚型的脂肪肉瘤。

2) CT 检查

在 CT 上，均表现为介于水与软组织之间的液体密度，边界清楚，周围未见明显水肿，增强扫描轻度强化或絮状、网状明显强化。

CT 上肿瘤的密度根据脂肪细胞分化程度、黏液基质及纤维组织成分的不同而密度各异，病变实性成分较多者呈稍低于肌肉密度，含黏液成分较多者，密度接近于水[117]。增强后，病变的强化情况与含有毛细血管网的程度相关。

3) MRI 检查

在 MRI 上，T1WI 大部分病变与肌肉的信号相似，主要呈低 - 等信号，通常不显示脂肪的特征信号，是因为肿瘤内脂肪成分一般小于 10% ~ 25%[118]；但当肿瘤内含有脂肪母细胞局部团聚处，可见散在呈线样、花边形或簇状的较高信号区，其信号特征与皮下脂肪相似。

T2WI 主要呈明显高信号，信号高于脂肪，病变内可有簇状的脂肪组织和多数低信号的脂肪纤维分隔，分隔成多小叶状，相邻骨骼无骨质破坏。

若该病变含有丰富的血管网，在 Gd - DTPA 增强后常有显著的网状强化。

4. 多形性脂肪肉瘤

多形性脂肪肉瘤，影像学表现为不均质的软组织肿块影，其内可见坏死，增强后显示为不均匀强化。因其可能含有多种成分，恶性程度较高，因此难以通过 CT 或 MRI 确诊，需通过病理检查以明确诊断[119]。

多形性脂肪肉瘤，MRI 信号倾向于不均匀性，在 T1WI 主要呈较低信号，在 T2WI 主要呈较高信号，大多数病变内只含有少许脂肪或不含脂肪，但常含有坏死区域，部分肿瘤可出现钙化，呈团状或点状的低信号，GdDTPA 增强后，该病变可出现不规则性的明显强化。

（六）诊断

脂肪肉瘤一般不难诊断，但某些罕见部位仍易疏忽而误诊，特别是分化不明显时，或制片质量干扰形态观察时。

脂肪肉瘤诊断主要依靠组织病理特点、免疫组化以及相关基因检测，脂肪母细胞是诊断脂肪肉瘤最重要的形态学依据，但高分化脂肪肉瘤有时因缺乏脂肪母细胞，与脂肪瘤或脂肪坏死需鉴别。哈英娣等[86]指出，高分化脂肪肉瘤虽脂肪细胞较成熟，但大小不一，且间质通常可见散在数量不等核深染及多核细胞；脂肪瘤或脂肪坏死的脂肪细胞无异型，且脂肪瘤通常界清，有包膜。

免疫组织化学在脂肪肉瘤的诊断中具有排除其他软组织肿瘤的作用，尤其是在黏液性脂肪肉瘤和多性脂肪肉瘤以及恶性冬眠瘤的诊断中。

在去分化脂肪肉瘤中，免疫组化具有确定去分化成分的特点，横纹肌成分对 Sarcomeric、Myod1

等横纹肌抗原阳性，恶性纤维组织细胞瘤对 Vimen-tin、ACT、CD68 阳性，纤维肉瘤仅有 Vimentin 阳性。

脂肪肉瘤只有 S-100 蛋白和 Vimentin 阳性，其他特异性抗体阴性。周冬梅等[87]报道了 6 例罕见部位脂肪肉瘤，免疫组化显示，周期依赖性蛋白激酶 4(CDK4)、MDM2 及 S-100 阳性。

基因检测有助于脂肪肉瘤诊断与鉴别诊断，ALT/WDLP 和 DL 均可见到多条染色体形成的超数目环形染色体和巨大棒状染色体，并间断分布有来自 12q13-15 的扩增序列，包括 MDM2、CDK4、CHOP 和 HMGIS 基因，这种细胞遗传学的改变无论在腹膜后或外周发生的 ALT/WDLP 中均可观察到[120]。

非腹膜后的 DL 者未见 MDM2 基因扩增，但 Marino-Enriquez 等[121]报道，颈部和盆腔发生的 DL 亦可出现 MDM2 基因扩增。

圆细胞型脂肪肉瘤与 ML 具有一样的染色体易位，目前认为两者是同一病理类型的不同亚型，或认为圆细胞脂肪肉瘤是一种分化差的 ML[122-123]。

(七)治疗

脂肪肉瘤，目前主要采用以手术为主的综合治疗，根据其病理分型制定个体化的治疗方案，如手术联合放疗、靶向治疗、化疗等。

1. 手术治疗

手术是脂肪肉瘤的首选治疗方法，广泛而彻底的切除，是减少复发、转移的有效措施[124-128]。杨雪峰等[62]报道了 11 例脂肪肉瘤，均接受手术治疗，肿瘤均完整切除，术后无 1 例行放化疗，术后 3 例存活低于 5 年，8 例存活大于 5 年，5 年生存率为 72.73%。该作者认为，一般需切除肿瘤连同周围正常组织 1~2cm 即可达到手术目的，原因是脂肪肉瘤界限不完全清楚，肉瘤细胞可穿过伪膜累及周围正常组织，形成微卫星灶。

手术是否根治性切除、切除范围有无残留及术后肿瘤病理类型等是影响脂肪肉瘤术后复发率及生存率的重要因素。回顾性研究发现[129-130]，局部复发与切缘的距离有一定的相关性，即在手术过程中无法确定切缘阴性的患者，或肿瘤边界不清楚的患者具有较高的局部复发率。

相对于腹膜后脂肪肉瘤而言，四肢脂肪肉瘤发生远处转移概率较低，但目前仍缺少相应研究证实四肢脂肪肉瘤手术治疗的标准术式，目前较为公认的是在保证切缘阴性的前提下尽可能保留患者肢体功能。Baldini 等[131]指出，对于四肢的脂肪肉瘤，当出现肿瘤侵袭范围较大或肿瘤复发无法保证在不影响功能的前提下不能保证切缘阴性时，截肢亦是必要的选择。

原发性腹膜后脂肪肉瘤具有原位及多次复发、复发间隔短等特点[132]，根治性切除可显著降低复发率，提高远期生存率[133-134]。徐果等[135]认为，不可盲目大范围切除和或联合脏器切除，应在根治和解除症状、提高生活质量及降低术后并发症之间寻求平衡。

对复发的肿瘤应争取适时再次手术，因接受多次手术的患者术后 5 年生存率较高。方登杨等[94]报道了 6 例多形性脂肪肉瘤，6 例患者均进行根治性手术，病理检查发现 1 例患者合并高分化脂肪肉瘤。4 例患者在首次根治性手术后原位复发，1 例术后 4 个月复发，5 年内复发 5 次并分别进行手术治疗；1 例术后 29 个月复发并行根治手术。

根治性手术切除是 PLS 主要的治疗方式，如肿瘤有远处转移及局部浸润不可根治，亦可进行肿瘤舒缓切除，力求减瘤以缓解压迫症状，但局部复发率极高[136]。为达到根治切除的目的，腹膜后 PLS 常需要联合切除周围脏器，肾是最常合并切除的器官，其次是结肠。

2. 放射治疗

临床观察发现[137]，DD-LPS 和 M-LPS 对放射治疗较为敏感，放射治疗可在脂肪肉瘤的术前或/和术后进行。

术前进行放疗，手术完整切除率可达88%以上[138-139]。但研究发现[140]，术前放射治疗有可能导致切口愈合不良或延迟愈合等情况发生。

对于四肢的脂肪肉瘤，尤其是针对恶性程度、复发风险均较高或术后发现切缘阳性的患者，放射治疗可降低局部复发率，更大限度地保留患肢功能。

Cassier等[141]在1项对283例高分化脂肪肉瘤患者进行放疗的回顾性分析中发现，放疗可减少术后复发率，但不能提高生存率。Le Grange等[142]认为，80%黏液样脂肪肉瘤和纤维肉瘤患者的手术前放疗可缩小肿瘤体积，但亦有少数患者的肿瘤体积反而增加。Orosz等[143]报道，1位年轻女性因左小腿上皮样肉瘤手术后进行放疗，复发后再次手术，病理诊断为PLS，考虑可能由放疗引起了病理改变。

3. 化学治疗

化疗对脂肪肉瘤的疗效不确切[144]，Miura等[145]在1项大型试验中证实，常规化疗目前对肉瘤患者并无益处，不能提高其生存率。但对于有转移或复发的患者而言，化学治疗可能是改善预后或延长生存期的主要选择[146]；对于恶性度较高的脂肪肉瘤为防止术后转移，亦可考虑辅助化疗。

目前常用的化疗药物有阿霉素、顺铂、环磷酰胺、异环磷酰胺、长春新碱等，临床多采用联合化疗，如AI方案。

另外，近年来分子靶向药物亦逐步应用于临床，取得了一定疗效[147]。

（八）预后

不同的脂肪肉瘤组织学亚型，具有不同的肿瘤生物学行为，其预后有显著差异；不同部位的脂肪肉瘤，预后亦不相同[61]。

高分化型脂肪肉瘤及黏液型脂肪肉瘤属低度恶性肿瘤，转移率低，预后较好，5年生存率达90%；但局部复发率高。

多形型、圆细胞型、去分化型脂肪肉瘤属高度恶性，极易复发及转移，预后差，5年生存率分别为75%、30%～50%[104]。

PLS是脂肪肉瘤中恶性程度较高的一种类型，早期即易发生转移，82%肺转移、18%肝转移、18%骨转移[32]，亦可转移至胰腺[148]；即使化疗可使46%的肿瘤进展患者存在一定的临床获益，但远期生存率仍然很低[149]，1、3和5年生存率分别为93%、75%和29%[25]；术后局部复发率达45%、远处转移率达44%[24]。Wang等[21]对24例PLS的回顾研究显示，中位随访16个月，术后复发率已达42%，死亡率16.7%，且肿瘤大于10cm是预后不良的独立预测因素。

Ghadimi等[32]回顾性研究了155例多形性脂肪肉瘤患者，结果发现，多形性脂肪肉瘤患者发生远处转移中位时间，为确诊后8.5个月（2.5～47.2个月），转移后患者中位总生存期为9.1个月，1年生存率45%，无5年生存患者；相较于肿瘤大小、病理分级和肿瘤是否原发这些因素而言，手术切缘阳性和放化疗似乎与患者生存期有着更密切的关系。

PLS位于躯干中心部位、肿瘤体积大于10cm、肿瘤部位深，以及肿瘤出现坏死可导致术后易复发，患者生存期短[150]。

据报道[86,151]，头颈部脂肪肉瘤预后要好于其他部位的相应肿瘤，其亚型与预后的关系尚有争议。另外，肢体及躯干脂肪肉瘤预后远较腹膜后为好[152]。刘京豪等[153]报道了1例腰大肌旁多形性脂肪肉瘤伴纵隔转移的41岁女性患者，经手术、靶向及化疗等多学科治疗，随访至报道时已生存65个月。

二、原发性腹膜后脂肪肉瘤

（一）概述

腹膜后解剖位置是位于横膈以下和盆膈以上，后壁层腹膜与腹横筋膜间的潜在腔隙。该解剖结构为肿瘤的生长提供了巨大空间，肿瘤常与毗邻脏器（单侧肾脏及输尿管、十二指肠、横结肠、脾脏等）形成包裹吞噬或融合侵犯，造成自然解剖间隙的丧失及正常生理解剖的移位。

原发性腹膜后恶性肿瘤来源复杂、种类繁多、发病隐匿，腹膜后软组织肉瘤是间叶组织干细胞来源的恶性肿瘤，位于腹膜后的潜在间隙内，临床上罕见，占所有肿瘤的 0.07% ~ 0.2%[154]；约占所有成年人软组织肉瘤的 15%，其年发病率为（0.3 ~ 0.4）/10 万[97,155]；我国腹膜后肉瘤每年新发病有 6000 余例[156]。

原发性腹膜后脂肪肉瘤（primary retroperitoneal liposarcoma，PR - LPS）是指源于腹膜后脂肪组织的非特定脏器的一类肿瘤，是腹膜后软组织肉瘤中最常见的类型，约占原发性腹膜后软组织肉瘤的 41% ~ 45%[157 - 162]，约 35% 来自肾周脂肪组织。

原发性腹膜后脂肪肉瘤可见于任何年龄，但好发年龄为 40 ~ 60 岁，其男女发病率相近[163 - 164]。潘历波等[165]报道了 18 例腹膜后脂肪肉瘤，男 7 例，女 11 例，年龄 16 ~ 66 岁，平均为 43.5 岁。周妮娜等[166]报道了 48 例腹膜后脂肪肉瘤，男、女各 24 例，年龄 29 ~ 77 岁，平均 54.4 岁。

美国 NCCN 指南基于形态学特征和细胞遗传学变异，将腹膜后脂肪肉瘤分为 5 种类型，即高分化脂肪肉瘤（well - differentiated liposarcoma，WD - LPS）、去分化脂肪肉瘤（dedifferentiated liposarcoma，DD - LPS）、黏液样/圆细胞型脂肪肉瘤（myxoid/round cell liposarcoma，M - LPS）、多形性脂肪肉瘤（pleomorphic liposarcoma，P - LPS）与混合性脂肪肉瘤（mixed liposarcoma，M - LPS）[167]。

WD - LPS 和 DD - LPS 是腹膜后脂肪肉瘤最常见的类型，WD - LPS 生长十分缓慢，发生转移的概率很低，但局部复发率高；由原发 WD - LPS 演变来的 DD - LPS 通常有更快的生长速度和更高的转移率。M - LPS 有着更为迅猛的临床过程，同时也有更为明显的转移倾向，通常侵犯骨和皮肤。典型的 P - LPS 多发生于老年人，恶性度较高且常发生转移。混合性脂肪肉瘤相对罕见，它显示了与 M - LPS、P - LPS 和（或）WD - LPS/DD - LPS 相同的形态学特征，通常预后不良。

（二）临床表现

临床上，腹膜后间隙广泛且具有不规则性，腹膜后恶性肿瘤在快速倍增时往往向着压力小的方向发展，周围的腹膜结构很薄弱，易被突破，且肠系膜区域压力相对较小，常成为腹膜后肿瘤最早累及的腹腔内结构，很多腹膜后恶性肿瘤在发现之初即表现为侵占肠系膜区域。

因腹膜后腔隙较大，RP - LPS 早期多为无痛性、隐匿性缓慢生长的肿块，因此患者早期无明显症状和体征表现，常常以偶然发现巨大肿块而就诊，被诊断出来的腹膜后脂肪肉瘤半数超过 20cm[168 - 170]。目前，最有效的发现方式为常规体检。

当肿瘤生长较大时，腹痛往往为最主要的临床表现，其次可出现腹部膨隆的体征[171]。查体可发现腹部巨大肿块，质地硬、界限不清。当压迫、侵犯胃肠道、膀胱、肾或输尿管、股神经等时，可出现腹痛、腹胀、停止排气排便，食欲下降，恶心呕吐，排尿困难、下肢肿胀、下肢不能上抬等非特异性症状，以及发热、乏力、消瘦等恶病质表现；偶有因肿瘤破裂、出血导致急腹症和休克。刘金有等[172]报道了 1 例腹膜后巨大脂肪肉瘤，大小约 16.8cm × 10.9cm × 17.3cm，其内见成熟脂肪组织及实性软组织成分，病灶境界尚清晰，病灶推挤左肾向前下移位，胰腺受压上移。

腹膜后脂肪肉瘤发生远处转移时，通常转移至肺和肝脏，少数可转移至眼眶和小肠，引起相应症状。

（三）影像学检查

影像学检查是腹膜后脂肪肉瘤主要检查手段，包括 CT、超声、MRI、PET – CT 等。影像学检查的主要目的是评估肿瘤的内部成分、大小、数目、部位、范围、与邻近重要解剖结构的关系，以及可能的病理学类型，为肿瘤的良恶性鉴别、分期、预后评估及个体化治疗方案的制定提供依据[173]；明确是否有远位转移病灶，以及转移病灶的部位、范围、数目、大小等；评估治疗疗效，为调整进一步治疗方案提供依据；对拟行手术切除的患者，评估手术风险及有无手术禁忌证；手术切除有可能涉及一侧肾脏者，评估对侧肾形态、功能以及血管是否受累[174]。

病灶内部成分与分化类型是腹膜后脂肪肉瘤影像学诊断的主要判断依据[175]。冯元春等[176]报道了 85 例原发于腹腔及腹膜后脂肪肉瘤，采用影像学检查技术对 77 例腹膜后脂肪肉瘤的分化类型做出正确诊断，准确率为 90.59%。其中对高分化型的诊断正确率为 100%；去分化型和黏液型脂肪肉瘤的诊断正确率分别为 93.48% 和 91.67%。但对圆细胞性和多形性脂肪肉瘤的诊断正确率较低，分别为 33.33% 和 66.67%。

不同病理类型的脂肪肉瘤所含的肿瘤组织成分不同，导致肿块的密度差异很大[177 – 179]。

有研究表明[170]分化良好的脂肪肉瘤中脂肪成分超过 75%，非脂肪成分一般表现为分隔或灶性小结节。

去分化脂肪肉瘤其特征为分化良好和分化差的肿瘤组织在瘤内同时存在，多以软组织密度与低密度脂肪混杂。

黏液性脂肪肉瘤主要由不同分化程度的脂肪母细胞和黏液样基质组成，细胞外黏液样物质较多时，肿块甚至呈囊性改变，边缘较清晰，囊壁强化不明显[180]；呈棉絮样低密度肿块，主要与病灶内含有较多的纤维毛细血管丛有关[181]。

多形性脂肪肉瘤分化程度最低，典型特点是高度异型和数量不等的泡沫细胞，CT 以实性软组织密度肿块为主，内有坏死液化。

圆细胞型脂肪肉瘤细胞排列紧密，血管丰富，易出血和坏死，间质内缺乏或仅有少量的黏液基质[182 – 184]。

去分化脂肪肉瘤多以软组织密度与低密度脂肪混杂，两者分界清楚。

1. 超声检查

目前，经腹壁超声是最简单易行且最经济的腹部肿瘤初筛检查手段，可确定肿瘤的大小、数目、部位、囊实性及其与大血管和邻近脏器的关系，具有无创、价廉的优点，广泛应用于腹膜后脂肪肉瘤术前检查和术后的复查。

但超声检查对不同软组织缺乏有效的分辨能力，无法在术前进行定性诊断，同时也不易判断周围脏器是否受侵。

目前，是否所有 PR – LPS 患者均需术前穿刺以明确病理尚存在很大争议。但对于通过影像学评估可切除的肿瘤，因存在针道转移的风险，临床上并不推荐术前手术活检或穿刺病理检查。

对影像学评估后无法切除的肿瘤，或怀疑为淋巴瘤、尤因肉瘤、胃肠间质瘤、转移性肿瘤者，行穿刺明确病理可为其治疗提供重要依据[185]。

目前，有细针抽吸活检和空心针穿刺活检 2 种方法适用于术前检查，后者因可获得完整的组织结构而备受临床关注；开腹活检仅适用于重复穿刺活检失败和明确病理可能选择其他治疗途径及手段的患者。

2. CT 检查

CT 是目前诊断腹膜后脂肪肉瘤的首选检查方法[186]，近年来，CT 在空间分辨率以及后处理技术方面的改进，图像分辨率得到显著提高，可在三维方向上观察病变形态、病变与邻近结构的关系，可清晰显示肿瘤及周围转移淋巴结和远隔转移，有较高的定位、定性价值[187-189]；同时，CT血管成像技术的运用，可使肿物与邻近血管的关系、肿物自身供血动脉的来源和走形途径显示得更加清晰，特别有助于术前肿物可切除性的判断和手术入路的选择[190-191]。

脂肪肉瘤病理亚型多，分化程度各异，不同亚型脂肪肉瘤在不同病理分化阶段有不同的 CT 表现，PR-LPS 组织学的多样性亦决定了其 CT 表现的多样性，为术前 CT 扫描提示倾向性亚型提供了理论根据[192]。

高分化脂肪肉瘤，肿瘤多包含丰富的毛细血管同时具有较高的密度，表现为巨型脂肪密度肿块，存在网状分隔和实性结节，瘤内非脂肪性实质成分增强后中度强化[193]。

黏液样/圆细胞型脂肪肉瘤，肿瘤因包含黏液湖和丛状毛细血管网，CT 上多表现为液性脂肪密度肿块，瘤内可伴有坏死和大片钙化，增强扫描后假包膜明显强化[61]。

多形性脂肪肉瘤，因为肿瘤中缺乏脂肪成分，主要由高度未分化型瘤体细胞组成，CT 表现多为均匀肌肉样密度肿块，境界清楚；若肿瘤内出现钙化多提示预后不良。

去分化脂肪肉瘤，肿块多由不同密度的组织构成，脂肪组织和其他软组织相互混杂，两种密度分界清楚，分界处呈突然中断征象。脂肪肉瘤多易复发，复发者在组织学上可向分化差的亚型转换，从而使不同亚型混合存在，在 CT 影像上表现为密度不一，偶伴有瘤内出血。

3. MRI 检查

MRI 对软组织的高分辨率使其对腹膜后脂肪肉瘤的诊断更加精确，并可清晰判断其与肿瘤组织的浸润程度[194-195]。腹膜后脂肪肉瘤，MRI 上肿瘤信号不均匀，包括脂肪性和非脂肪性成分 2 部分，瘤体内的脂肪成分和去分化的实质成分之间分界清晰。

高分化型脂肪肉瘤，此型多表现为短 T1、长 T2 脂肪信号肿块，增强扫描后可见一定程度的强化，延迟扫描后强化更明显。

黏液型脂肪肉瘤，其表现为肿瘤 T1 加权成像信号低于肌肉组织，T2 加权成像信号较脂肪高，呈与水信号相似的病灶。

多形性脂肪肉瘤，肿瘤表现为 T1 加权成像上呈肌肉信号，T2 加权成像上表现为略高和混杂的信号，增强扫描后强化明显，其内坏死灶增强后无强化。

去分化型脂肪肉瘤，此型分化好的脂肪肉瘤和分化差的脂肪肉瘤常同时存在，且分界清晰，MRI 上常表现为脂肪样成分中出现等于或高于肌肉信号的肿块。脂肪成分和软组织肿瘤成分分界清晰，增强扫描早期呈不均匀的变化。

4. PET/CT 检查

PET-CT 作为一种功能性影像学手段，以 ^{18}FDG 作为显像剂的 PET-CT 检查在腹膜后肿瘤诊治中的地位日趋凸显[196]，逐渐被视为 MRI 和 CT 等常规检查的有力辅助工具[197]。但价格昂贵，多数情况下与动态增强 CT 和 MRI 相比并不具明显优势，除一些特殊疑难病例外，目前不推荐常规用于腹膜后肿瘤的诊断。

周妮娜等[166]报道了 48 例腹膜后脂肪肉瘤，比较不同分级组间 FDG 代谢的程度及代谢均匀度的差异，高分化型以脂肪密度为主，内有索条和(或)小结节伴轻度代谢；黏液样型为代谢轻度增高的稍低密度肿块，伴或不伴脂肪；去分化、多形性、圆形细胞型为高代谢软组织肿块，伴或不伴脂肪；48 例均有局部浸润，无淋巴结转移，1 例复发去分化型纵隔转移，1 例圆形细胞型腹膜种植转移；SUVmax 值，G1 与 G3 组间差异有统计学意义。

5. 血管造影

通过血管造影可明确腹膜后肿瘤的血供及血管来源，了解肿瘤内血管的分布情况及肿瘤对重要血管血管壁的侵犯和推挤程度，从而有助于术前设计血管的处理，在计划手术方案及辅助术前准备方面颇具价值。

尤其是对瘤体血管丰富，边缘可能与邻近血管、器官有血管交通，一旦贸然进行手术，会导致难以控制的出血；若术前通过血管造影检查，先行肿瘤血管栓塞，可以减少术中出血，增加手术切除的机会。

静脉尿路造影可直观显示肾脏的形态和输尿管的走行，故对腹膜后肿块与泌尿系统关系密切的患者，应于术前判定双肾功能，预先制定手术方案。

（四）组织病理

组织病理学诊断是腹膜后脂肪肉瘤诊断的金标准，组织病理学分类、分级是评价其生物学行为的最佳指标[198]；病理分类对制定手术方案、明确治疗目标及预后的判断有重要的作用。

虽然术前常规推荐进行穿刺以获得明确病理诊断[199]，尤其在影像学评估后无法切除的肿瘤，行穿刺明确病理诊断可能选择其他治疗途径及手段，但是否所有腹膜后脂肪肉瘤均需进行治疗前活检，目前尚有很大争议。

标本应在离体 30min 内充分固定，肿瘤完全浸泡于固定液中，体积大的肿瘤应分层剖开后再固定，固定液采用中性福尔马林；在标本固定前，有组织库的单位可由专职人员在不损毁标本的前提下，切取小块新鲜肿瘤组织，液氮或超低温冰箱中保存。

具体取材数量视情况而定，不同质地区域分别取材；以鱼肉样结构为主的肿瘤，注意取材其中脂肪样区域，避免漏诊去分化脂肪肉瘤[200]。

完整的病理报告内容，应包括肿瘤的体积、肉眼特征、组织学类型和分化程度等。根据 2013年第四版 WHO 软组织肉瘤分类，组织学类型分为高分化、去分化、黏液样和多形性脂肪肉瘤 4 种亚型。

黏液脂肪肉瘤、圆形细型脂肪肉瘤的由脂肪母细胞组成，细胞核类似墨水点样，分支状小血管较多；多形性脂肪肉瘤的细胞呈异型性，胞质较多，并可见多核瘤细胞、瘤巨细胞和脂肪空泡。

临床上，腹膜后脂肪肉瘤中高度分化型和去分化型最为常见，高度分化型主要由脂肪细胞组成，可向邻近组织转移，高度分化型的肿瘤组织可能转化为去分化型，表现出其他肉瘤组织形态，具有高度分化型和去分化型的特征，提示该肿瘤组织由高分化脂肪肉瘤向非脂肪来源肉瘤的转化。

分化良好的脂肪肉瘤占所有脂肪肉瘤的 54%[201]；有学者[160]报道，腹膜后脂肪肉瘤较少出现某个单纯的亚型，而以混合性最常见，占 71.42%。霍明科等[202]回顾性分析了经术后病理证实的74 例腹膜后脂肪肉瘤患者的临床资料，脂肪肉瘤首发病理类型为低级别（黏液性和高分化）最为常见，占 78.4%（58/74），高级别（去分化和多形性）占 21.6%（16/74）。

免疫组化在脂肪肉瘤的诊断和鉴别诊断中起非常重要的作用，良性脂肪瘤与恶性脂肪肉瘤难以鉴别，或去分化脂肪肉瘤与其他肉瘤难以鉴别时，应当进行免疫组化染色（包括 MDM2、CDK4、p16 等），以及染色体荧光原位杂交法（FISH）基因检测以确诊[203]。

（五）诊断

腹膜后脂肪肉瘤的精准诊断是评估病情、制定治疗方案、实施随访的前提，可分为临床症状及体征、影像学诊断与病理学诊断 3 个部分。

因该肿瘤较罕见，且解剖位置隐蔽，因此临床诊断十分困难，需组织病理学及免疫组化协助而确诊。

腹膜后脂肪肉瘤的症状往往是非特异性的，如腹痛腹胀、胁腹部疼痛、过早饱腹感、下肢肿胀或疼痛，肿瘤的局部浸润或压迫可能出现神经系统症状、肌肉骨骼症状，以及尿路梗阻。

CT 是用于诊断、分期和术前评估腹膜后脂肪肉瘤最常用的方法，高分化的脂肪肉瘤通常主要由脂肪组织和少量软组织构成，中分化脂肪肉瘤表现为透光伴有横向纤维间隔，低分化脂肪肉瘤表现为高密集和异质性。

WD – LPS 显示密度主要以脂肪为主，无明显强化，瘤体内可见轻、中度强化间隔，边界模糊。

DD – LPS 显示为脂肪和软组织密度混合性，后者可有轻度强化，两者之间存在明显分界，若瘤体内脂肪成分较少，则与软组织影分界不清。

M – LPS 可呈棉絮状低密度影，呈轻度不均匀强化，边缘模糊，可见条索状影及迂曲强化的血管影，或呈囊状分隔改变，CT 值为 0 ~ 20Hu，增强后囊壁无明显强化，边缘清晰。

P – LPS 以软组织肿块为主，边缘可见条索状致密影，平扫与骨骼肌密度相似，增强后呈不均匀强化，坏死区无明显强化。

肾脏通常被脂肪肉瘤推挤至一侧，或包裹其内，虽有时肿瘤太大或对肾脏造成挤压，临床表现为肾盂输尿管梗阻，但增强扫描时，肾脏通常保持正常的内部结构。腹部和骨盆的成像有助于检测肿瘤原发部位，并提供关于腹腔内种植、区域淋巴结受累和远处转移。

腹膜后脂肪肉瘤较少出现某个单纯亚型，病理成分常为各种亚型的不同组合[204]，其病理形态学及肿瘤生物学与多种恶性纤维性或黏液性肿瘤相似，CT 表现取决于脂肪、囊性、实性、钙化等各种组织学成分的含量、分布及混合方式[165]。

MRI 对于腹膜后脂肪肉瘤诊断，主要用于判断肿瘤对神经、肌肉的侵犯。PET – CT 在腹膜后脂肪肉瘤的诊断中展现出其独特的作用[205 – 206]，可应用于肿瘤分级、分期以及预估肿瘤的复发。

（六）鉴别诊断

腹膜后肿瘤类型众多而复杂，临床表现无特异性，在未获得组织病理学诊断前，根据影像学特点亦很难进行临床诊断，往往需要与腹膜后精原细胞瘤、腹膜后嗜铬细胞瘤、腹膜后神经源性肿瘤、腹膜后平滑肌肉瘤、肾上腺髓质脂肪瘤、肾血管平滑肌脂肪瘤、腹膜后畸胎瘤等相鉴别。

1. 腹膜后精原细胞瘤

腹膜后精原细胞瘤是性腺外生殖细胞瘤中的一种，多见于 30 ~ 50 岁的青壮年，肿瘤生长缓慢，出现症状较晚。既可原发于腹膜后，亦可由睾丸内的微小精原细胞瘤转移而来。

因此，发现腹膜后占位性病变时，体检应注意睾丸的触诊，而 CT 和 B 超是发现腹膜后精原细胞瘤最敏感的影像学检查方法。同时，对腹膜后融合性肿块行细针穿刺细胞学检查有助于鉴别。

2. 腹膜后嗜铬细胞瘤

嗜铬细胞瘤又称肾上腺内副神经节瘤，来源于肾上腺内嗜铬细胞，90% 来自肾上腺髓质，10% 左右发生在肾上腺髓质以外的器官或组织内。

临床上，嗜铬细胞瘤/副神经节瘤伴有儿茶酚胺的异常分泌，并可表现为间歇性或持续性高血压。

对于首次就诊的腹膜后肿块位于肾上腺附近或紧贴脊椎的患者，要详细询问患者是否有高血压病史，同时结合尿中儿茶酚胺及其主要代谢产物高香草酸和香草扁桃酸的升高程度，排除嗜铬细胞瘤的可能。

术中对于这一部位的肿块可先通过按摩，观察按压肿块前后的血压变化，可进一步排除嗜铬细胞瘤的可能。

3. 腹膜后淋巴瘤

腹膜后淋巴瘤是原发于腹膜后淋巴结和结外淋巴组织的恶性肿瘤，患者多以腹膜后肿块首诊，晚期的患者常伴有系统性症状，如发热、夜汗、体重减轻等。

对于首次就诊的腹膜后肿瘤患者，其 CT 或 MRI 检查表现为多个肿块融合成团且肿块密度较一致，应高度怀疑淋巴瘤，并通过 B 超或 CT 引导下的细针穿刺细胞学检查来明确诊断，防止盲目手术。

4. 腹膜后神经源性肿瘤

腹膜后神经源性肿瘤，好发于脊柱旁区，沿椎间孔、脊神经走行方向塑形生长为其特征性表现。

神经纤维瘤、神经鞘瘤、神经节细胞瘤多属良性肿瘤，病灶边缘光滑、锐利；恶性者可侵犯周围组织结构，如腰大肌、椎体等。

神经母细胞瘤主要发生在 4 岁以前的儿童，在年龄上可与脂肪肉瘤鉴别。

5. 腹膜后平滑肌肉瘤

平滑肌肉瘤是罕见的深部软组织肉瘤，可发生于腹、盆腔、腹膜后间隙的任何部位，中老年好发，冯新东等[188]报道，有 2/3 的腹膜后平滑肌肉瘤发生于女性。

平滑肌肉瘤典型 CT 表现是密度相对不均质的软组织肿块，与周围组织分界不清，容易侵犯腹膜后血管，但瘤体较脂肪肉瘤小，发展迅速，实性部分较脂肪肉瘤强化明显。

6. 肾上腺髓质脂肪瘤

肾上腺髓质脂肪瘤，男女发病率无差别，单侧多见，双侧发病罕见，右侧明显多于左侧[207]，临床上多无症状。

特征性 CT 表现为肾上腺区圆形或类圆形肿块，有包膜，内有散在分布的条索状或分隔状较高密度影，对肿瘤较大、定位困难者，可利用薄层扫描并进行三维重建成像技术来明确肿瘤的起源，从而确定诊断。

7. 肾血管平滑肌脂肪瘤

肾血管平滑肌脂肪瘤由脂肪、血管和平滑肌 3 种成分组成，多见于 40～60 岁的女性；肿瘤容易出血，患者常有腰痛和血尿等临床表现。

发生于肾周围的脂肪肉瘤起源于肾周间隙内的脂肪组织，肾脏轮廓多光滑完整。

外生性肾血管平滑肌脂肪瘤起源于肾皮质，肿块与肾脏交界面存在肾皮质缺损，此为鉴别外生性肾血管平滑肌脂肪瘤与腹膜后脂肪肉瘤的最主要征象[208]。

此外，外生性肾血管平滑肌脂肪瘤与肾脏共享肾动脉的血供，肿块内常见粗大的血管影通向肾门，强化程度高于脂肪肉瘤[209-211]。

8. 腹膜后畸胎瘤

畸胎瘤好发于盆腔，尤其是女性卵巢，成分复杂，密度不均，牙齿、骨骼等是其特征性表现，因内部密度存在差异可导致脂肪液分层征象。

良、恶性畸胎瘤主要取决于其边缘的完整及生长方式，良性囊性畸胎瘤又称皮样囊肿，多见于儿童，呈单房或多房，光滑，壁薄，囊壁上可见突向囊腔的小结节；恶性畸胎瘤多为实质性肿块，脂肪和骨化成分较少，并常有侵犯周围组织，有时很难与脂肪肉瘤鉴别。

（七）治疗

手术切除是目前治疗腹膜后脂肪肉瘤的主要方法，对复发者仍可再次手术治疗；对于无法手术的患者可通过射频消融达到减轻瘤负荷、缓解临床症状的目的；放疗、化疗疗效尚不稳定，且放射治疗受限于对相邻腹膜后间隙组织的毒性损伤。由于目前没有证据表明脂肪肉瘤对放疗、化疗、免疫治疗敏感，因此，患者术后一般不进行辅助治疗[144]。

1. 手术治疗

随着外科技术和设备的发展、影像技术的不断更新，外科治疗的理念、形式和模式亦有很大改变，手术治疗仍是目前腹膜后脂肪肉瘤的主要方法，且是唯一可能的治愈方法[212-216]；对于术后复发的患者，手术切除仍然是主要治疗措施，即使不能完整切除，尽可能达到最大程度的减瘤，同样能提高患者生存率[217]。

1）术前评估

（1）术前应进行常规的手术风险评估，包括心肺功能、肝肾功能、出凝血功能等[218]。

（2）术前应常规进行营养状况评估，对于中度营养不良患者，可给予肠内营养1周；对于重度营养不良患者，应给予肠内营养和肠外营养至少2周，待营养改善后再行手术治疗[219]。

（3）术前应进行静脉血栓形成风险评估，对于血栓形成风险较高者给予低分子量肝素或肝素治疗，并使用弹力袜或气压泵治疗以防止血栓形成。

（4）术前应该常规评估双侧肾脏功能，以确保进行一侧肾脏切除时对侧肾脏功能良好。

（5）术前应常规行腹盆部螺旋CT平扫及增强，目的是评估肿瘤部位、大小和侵犯范围，以及肿瘤与重要脏器如肝胆、胃肠、胰腺、脾脏、双肾和肾上腺、子宫和输卵管、膀胱及腹膜后大血管等的相互关系。

增强螺旋CT扫描可判断去分化脂肪肉瘤的组织成分和脂肪肉瘤确切的累及范围，可利用增强扫描原始数据重建肿瘤的三维立体形态以及肿瘤和邻近重要血管、脏器的空间解剖关系[220]。

（6）术前应该评估肾脏输尿管与肿瘤之间的关系，行静脉肾盂造影检查或螺旋CT增强扫描重建肾盂、输尿管，了解肿瘤对肾脏、输尿管的侵犯情况[15]。

（7）如果临床有胆道梗阻症状，应行胆道造影如ERCP或MRCP甚至PTC检查，患者有肠道梗阻或怀疑肠道受侵犯者，应行消化道X线造影检查[221]。

（8）腹部MRI扫描可很好区分腹膜后脂肪肉瘤中的脂肪成分和去分化肉瘤成分，可做MRI检查进一步明确肿瘤成分，对于不能耐受平躺位或有幽闭恐惧症患者不适用[222]。

（9）术前可通过血管造影和栓塞技术来降低手术难度及减少手术并发症。

2）手术范围

（1）扩大切除：手术范围多依靠术者术前和术中的判断来确定，而依靠术中冰冻病理学检查决定手术范围的方式近乎不可能。

因多数腹膜后肉瘤解剖部位和组织学类型的特殊，多数情况下，切缘评价的难度很高，而准确性很低。

完整切除肿瘤是指术中不破坏肿瘤组织，沿肿瘤假包膜锐性分离，整块切除肿瘤病灶，达到肉眼无肿瘤病灶残留，术后病理学检查证实腹膜后切缘为阴性。

目前，多数研究将腹膜后脂肪肉瘤的彻底切除（R0 + R1）定义为"术者判定彻底切除肉眼可见肿瘤"。虽失严谨及客观性，亦确为现阶段腹膜后肉瘤预后因素评估无奈而实用之举。

对于腹膜后脂肪肉瘤是否进行扩大切除的手术方法一直存在争议[223]，Gladdy 等[224]报道，与回顾对照组研究相比，扩大化切除局部复发率有着明显改善。Strauss 等[225]报道，完全外科手术切除 5 年局部复发率为 55%，生存率为 75%。但在肿瘤切除过程中切除的器官越多，并发症发生率越高。当肿瘤侵犯重要器官，或切除浸润器官可带来严重并发症。

虽有争议，但主张扩大手术范围以达根治性目的是目前腹膜后脂肪肉瘤主要治疗理念。完整的手术切除要求大范围切除，包括相邻的器官，如肾脏、肾上腺、小肠、结直肠。肿瘤切除边界应远离肿瘤可触及与可视的边界，不残留肿瘤包膜[180]。通常切除肿瘤边缘阴性区域 1 ~ 2cm 已足够，目前无报道更大范围的阴性区域切除有明显优势。

一项单中心研究对初次接受手术治疗的 500 例 RPLPS 患者的术后生存时间进行了对比[226]，结果显示，获得完整切除肿瘤患者的术后中位生存时间明显长于未获得完整切除的患者（103 个月比 18 个月）。原发性腹膜后脂肪肉瘤目前手术切除率为 71.4% ~ 88.8%。

众多文献报道[227-229]，扩大范围的手术，包括肿瘤及其周围可能受侵脏器（即使探查未发现明显受侵）、血管及其他组织结构的联合切除，已取得降低局部复发率、改善生存的明显疗效。

在经验丰富的中心进行的扩大范围的手术已占腹膜后肉瘤手术的 50% 以上，术后并发症发生率和病死率均在可接受的范围内[104]。

（2）部分切除：因腹膜后脂肪肉瘤位置深在、发病隐匿，常常在肿瘤巨大、侵犯或挤压周围脏器发生合并症状时才能发现，因此，腹膜后脂肪肉瘤常常发现时已经侵犯重要脏器和大血管，且范围巨大，手术难以完全切除，且确定安全的手术切除范围亦是十分困难[230]。

肿瘤切除不完全或分期切除，不仅可提高患者生存质量，还有助于延长患者的生存期，并为进一步可能的抗肿瘤治疗提供机会；故首次只行姑息性切除的患者，如无禁忌可再次或多次手术治疗[231]。

3）术中注意事项

（1）术前有肾积水者，可在麻醉后放置单侧或双侧的输尿管支架，以方便术中探查输尿管，防止输尿管损伤。

（2）手术切口应该充分，必要时做复合切口、要充分暴露肿瘤范围[156,232]。

（3）手术入路应选择左侧或右侧的侧腹壁入路，要充分游离肿瘤周围的组织和器官。

（4）腹膜后脂肪肉瘤的根治性切除术为同侧腹膜后脂肪全切术，切除范围包括上界为膈肌后缘，内侧界为腹主动脉（左侧腹膜后脂肪肉瘤）或下腔静脉（右侧腹膜后脂肪肉瘤），下界为髂血管，外侧界为腋中线，基底为腹膜后肌肉及脊柱，前界为后腹膜，切除内容包括同侧肾周脂肪囊[233]。

（5）如果腹膜后脂肪肉瘤侵犯邻近血管和器官无法分离开，可联合切除部分邻近器官，并进行重建[234]。

（6）若腹主动脉或髂动脉切除，需行人造血管移植术，按血管移植指南做后续处理；如果肿瘤侵犯肝下下腔静脉及其属支，可联合切除部分或全部下腔静脉[53]，可不重建，右肾静脉切除后需切除右肾，左肾静脉切除后可以不切除左肾。

（7）复发多次需反复手术的患者，术中解剖关系不明确，需行肠管切除及胆管切除重建。

（8）原则上不主张送检术中冰冻病理。

4）局部复发再次手术

高复发性是脂肪肉瘤的生物学特点之一，亚型转化常随复发次数递增而出现。腹膜后脂肪肉瘤自身生物学行为的特殊性及所处部位解剖结构的复杂性，首次手术难以彻底完整切除，术后5年复发率高达52%[235]，且随着随访时间的延长，此数值仍会呈不断缓慢上升趋势。

高天等[236]的一项关于软组织肉瘤扩大标本切除的病理研究显示，即使是达到肉眼R0，仍有52%患者显微镜下肿瘤残留，瘤灶的残余部分会导致肿瘤原位多次复发并影响再手术时瘤体边缘的确定。纽约纪念斯隆凯特琳癌症中心（MSKCC）的一项关于500例原发性腹膜后脂肪肉瘤的研究认为，术后切缘阳性是肿瘤复发的重要因素[189]，反复局部复发是患者死亡主因[237]。Sezer等[238]报道，完整切除后肿瘤复发的概率为1%~10%，而肿瘤或肿瘤包膜的残留，可使复发概率提升至40%~100%。霍明科等[202]报道，腹膜后脂肪肉瘤术后5年复发率达到90.5%。

局部复发的腹膜后脂肪肉瘤再手术时机存在不同观点，Park等[92]认为，无症状高分化脂肪肉瘤患者的局部复发可暂不治疗，代之以定期复查，通过仔细监测肿瘤的进展，可一次性将复发肿瘤及新生肿瘤同时切除。一般而言，当发现肿瘤局部复发后，若肿瘤<10cm且没有压迫重要脏器或结构造成严重功能障碍时可暂时观察[239-240]；当肿瘤>10cm或出现脏器压迫影响功能者，考虑再次手术，手术遵循原则按照首次手术原则执行[162]。

据统计，腹膜后脂肪肉瘤复发高峰在初次手术切除后6个月到2年，它们往往转移到邻近组织（呈卫星结节）。与远处转移相比，腹膜后脂肪肉瘤的局部复发更为常见。因此，手术再切除仍是目前唯一有效治疗复发性腹膜后脂肪肉瘤的方法[230]。Ane等[241]复发的及时诊断和早期手术可使腹膜后脂肪肉瘤的完全切除率达到90%；如果进行扩大切除，再次手术患者的5年内的生存率与初始原发肉瘤切除患者的比率相当[242]。

随访影像学检查通常包括CT和MRI，随访的频率通常取决于肿瘤是否完全切除、肿瘤的类型和肿瘤的分期[243]。低分级的患者在肿瘤完全切除后2~3年内每3~6个月进行影像学检查，以后每年检查；对于高分级肿瘤患者在成功切除后2~3年内每3~6个月进行影像学检查，然后2年内每6个月1次检查，之后为每年检查。

2. 放射治疗

对于腹膜后脂肪肉瘤的放射治疗目前存在争议，有学者认为[244]，与其他类型腹膜后肉瘤相比，腹膜后脂肪肉瘤对放射较敏感，放疗可降低局部复发风险，并延长无复发间隔时间，广泛切除联合术前放疗能将局部控制率提高到80%以上。然而，目前没有明确数据表明放射治疗能延长患者生存期[263]。对肿瘤切缘阳性或无法手术的肿瘤患者，应用放疗可更好地控制肿瘤而使患者受益[246]。

目前，精确放疗可增加局部放疗剂量，如调强放疗、3D放疗、螺旋断层放疗，可提高局控率[247]。较多的学者[248-250]认为，在局部肿瘤控制方面，不论是外部放射治疗还是术中放疗，增加放疗剂量并没有任何优势。

一般而言，新辅助放疗易衡量治疗计划中的目标剂量，降低术中腹膜或局部播散的风险，使肿瘤体积缩小，便于手术切除。一项关于评价术前放疗作用的研究指出[138]，用最小的辐射剂量可提升局部切除的疗效，认为术前放疗是一种安全可行的方式。Matthyssens等[251]研究认为，术前进行放疗不仅可避免放疗对周围敏感脏器的损害，减少并发症的发生，还可更好地集中发挥放疗对肿瘤的杀伤作用。

术中放疗（IORT）可直接使用高剂量辐射靶向切除床，同时确保附近放射敏感的正常组织不在放射区域内，可采用电子或植入导管的方式进行。有研究表明[252]，术中放疗无复发生存率显著提高，但周围神经病变与输尿管损伤是IORT最常见的并发症。

3. 化学治疗

化疗在脂肪肉瘤的治疗中的疗效很有限。

蒽环类化疗药物(如阿霉素)作为转移性脂肪肉瘤的一线化疗药物已超过30年[250],而阿霉素与异环磷酰胺联合使用的化疗方案(IA)虽然在肿瘤的疾病应答率上有所提高,但对患者的生存率无显著改善,同时联合化疗方案在一定程度上增加了药物的不良反应[253]。近年来,阿霉素联合其他烷化剂的尝试,均因未能显著提高患者的总体存活率而告终[254-256]。没有临床试验表明,辅助化疗对腹膜后脂肪肉瘤生存有明显改善[161]。

目前,尽管用于软组织肿瘤的靶向药物很多,但大部分靶向药物证实对脂肪肉瘤的疗效不佳[257-258],更无用于腹膜后脂肪肉瘤的研究报道。针对FUS-CHOP基因融合型黏液性脂肪肉瘤的曲贝替定、微管抑制剂甲磺酸艾立布林、p53-MDM2抑制剂RG7112、RG7388等靶向药物对腹膜后脂肪肉瘤的疗效有待进一步临床验证[259-261]。

(八)预后

腹膜后脂肪肉瘤预后差异很大,进展迅速者生存期仅数月,缓慢者可迁延数十年。肿瘤的位置、手术切缘、肿瘤分级、年龄均与预后有关;刘佳勇等[146]认为,年龄及病理分级是影响患者预后的独立相关因素。

首先,腹膜后脂肪肉瘤的不同病理类型决定其不同的预后,组织学亚型是预后的独立因素[262]。肉瘤的病理分级与细胞异型性的程度、有丝分裂数、是否存在坏死及坏死程度相关,高分化脂肪肉瘤分级为1级,单纯黏液样脂肪肉瘤为2级,远处转移的潜能较小,生长较慢,预后较好[114];高分化及黏液性脂肪肉瘤的5年生存率超过70%,因肿瘤死亡率约为11%。文献报道[263],黏液样脂肪肉瘤的不良预后因素主要包括患者年龄≥45岁、瘤体直径≥10cm、小圆细胞含量≥5%,以及瘤体内是否有坏死。

去分化型脂肪肉瘤、圆形细胞型脂肪肉瘤、多形性脂肪肉瘤的侵袭性较强,易发生转移,预后较差,属于高风险等级肿瘤;5年生存率仅约18%[264],5年复发率约28%,10年复发率约48%,死亡率达21%~50%[193]。去分化脂肪肉瘤首次术后的局部复发率达20%,30%的复发病例3年内发生转移,而二次术后的复发率达44%左右[265]。

诸多文献报道,根治性切除患者预后优于部分切除者,有文献报道减瘤术虽不能达到根治目的,但可有效缓解肿瘤压迫症状,延长生存时间[22]。Keung等[266]认为,切缘镜下与肉眼干净与否并不影响患者的生存时间,只对局部复发有重要意义。霍明科等[202]回顾性分析了经术后病理证实的92例腹膜后脂肪肉瘤患者的临床资料,腹膜后脂肪肉瘤患者预后与首诊年龄、联合脏器切除、瘤体坏死、亚型转换和首发病理亚型有关,联合脏器切除不能改善复发性腹膜后脂肪肉瘤的5年生存率,放化疗亦不能改善患者的预后;亚型转化往往预示着不良预后。

三、肢体脂肪肉瘤

肢体脂肪肉瘤主要发生于下肢部位,发生于躯干者相对少见;发病年龄为24~90岁,但常见于中老年人,男性多于女性。刘佳勇等[146]报道了82例肢体脂肪肉瘤,男50例,女32例,男女比约为1.6:1;年龄24~81岁,平均年龄50.5(50.5±13.8)岁,>40岁为高发年龄段,占65.9%;61.0%的脂肪肉瘤发生于下肢,尤其是大腿。王成健等[267]报道了10例四肢黏液样脂肪肉瘤,男4例,女6例,年龄为42~90岁,中位年龄为59岁。

（一）影像学检查

相对于 CT 扫描，MRI 对软组织有良好分辨率，更能准确地显示四肢脂肪肉瘤的大小、形态、信号强度及周围结构的改变。借助不同的成像技术，可进一步显示肿瘤不同组成成分，进而反映病变的组织病理学特征[268]。

黏液样脂肪肉瘤含水分较多，而脂肪成分仅占 10%~25%[269]，有其特征性的 MRI 表现，与邻近肌肉相比，肿瘤主体呈等或稍长 T1WI 信号，其内可见散在分布的"线"样"花边"状或"云絮"状高信号；在 T2WI 上肿瘤主体呈明显高信号（信号高于皮下脂肪）。

黏液样脂肪肉瘤增强扫描肿瘤呈明显均匀或不均匀强化，明显强化区域对应的是肿瘤内分枝状血管丰富区，强化相对较弱的是肿瘤细胞分布区，而无强化区域则是肿瘤内富含黏液的基质区[270]。

（二）组织病理

肢体脂肪肉瘤组织亚型以黏液/圆细胞性脂肪肉瘤为最多见，其次为高分化脂肪肉瘤。刘佳勇等[146]报道了 82 例肢体脂肪肉瘤，高分化脂肪肉瘤 24 例，黏液/圆细胞性脂肪肉瘤 47 例，去分化脂肪肉瘤 7 例，多形性脂肪肉瘤 4 例。病理分级方面，大部分脂肪肉瘤分化较好，其中 G1 级占 34.1%，G2 级占 45.1%，G3 级占 20.8%。

四肢黏液样脂肪肉瘤，镜下观察，可见大量黏液样基质背景下散在分布的脂肪母细胞及星形间质细胞，多数可见丰富的分支状血管网。

典型的 M-LPS 可见较具特征性的"肺水肿"样结构，系因部分区域呈扩张的肺泡样，囊腔内含有颗粒样黏液基质[271]。

（三）诊断与鉴别诊断

四肢脂肪肉瘤具有一定的影像学特征，但最终诊断需病理、免疫组化。常需与以下四肢肿瘤类型进行鉴别诊断。

1. 黏液纤维肉瘤

黏液纤维肉瘤好发年龄较 M-LPS 更高，因黏液纤维肉瘤起源于腱膜结构，肿块多局限生长在皮层下为其重要特征[272]。

因黏液纤维肉瘤成分较混杂，且更容易出现坏死、出血或囊变，所以肿块密度或信号相对于 MLS 更不均匀。

2. 软骨样脂肪瘤

软骨样脂肪瘤是一种良性肿瘤，更为罕见，发病高峰为 21~40 岁。因其含有软骨样基质，CT 上常可见到斑点状、斑片状的钙质密度影为其区别 M-LPS 的重要特征[273]。

3. 肌内黏液瘤

肌内黏液瘤发病率较低，好发于中老年人，CT 平扫检查很难与黏液样脂肪肉瘤相鉴别，都表现为边界清楚、形态规则的低密度肿块。

MRI 检查能有效区别二者，肌内黏液瘤因病灶内不含脂肪成分，其信号相对更均匀，病灶内不会出现短 T1WI 信号。相反肿瘤周围可出现少量脂肪信号，系因肌内黏液瘤无完整包膜，瘤内黏液样物质进入周围软组织，引起邻近肌肉的反应性脂肪沉积[274]；再者，由于黏液对周围组织的刺激，肿瘤周围常出现不同程度的水肿信号，而 MLS 周围常无明显水肿。

（四）治疗与预后

肢体脂肪肉瘤的治疗模式是以手术为主的综合治疗，应尽量做到广泛切除，保持 1cm 以上的切缘[275]；但四肢脂肪肉瘤多位于深层肌肉间隙，邻近重要血管神经，故很多时候难以达到广泛切除的要求。

随着放疗、化疗、靶向治疗等辅助治疗手段的出现，绝大部分的肢体脂肪肉瘤均能得到保肢治疗，且局部控制率良好[276-278]；只有当肿瘤巨大、高度恶性且造成了明显的畸形及功能缺失时，才考虑截肢手术。

放射治疗是除手术以外最重要的辅助治疗方法，其目的是增加肿瘤局部控制率，同时尽可能地保留肢体的功能；广泛切除联合术前放疗能够将局部控制率提高到80%以上[235]。术前适形调强放疗(intensitymodulat-edradiotherapy，IMRT)不仅可降低伤口并发症，且能明显降低进行软组织修复的必要性。Canter等[279]报道，术前放疗联合索拉非尼等靶向治疗可增加放疗疗效，提高保肢概率。

众多研究显示[141,235,280]，无论是低度恶性还是高度恶性软组织肉瘤，辅助放疗均可显著增加局部控制率。Cassier等[141]分析了来自20个研究中心的283例高分化脂肪肉瘤患者的放疗疗效，结果显示，放疗组的局部控制率要明显优于非放疗组(98.3% vs. 80.3%，$P < 0.001$)。

化疗在软组织肉瘤(包括脂肪肉瘤)治疗中的作用仍然存在一定的争议[281]。在一项Meta分析中[282]，对14项随机对照试验(1568例患者)进行了统计，对比了多种肉瘤进行术后辅助化疗和单纯随访的差异。结果显示，对于成人四肢可切除的软组织肉瘤，蒽环类药物为基础的化疗可延长无复发生存时间，同时降低局部复发率，但并不能改善总生存时间。

刘佳勇等[146]报道了82例肢体脂肪肉瘤，54.8%的患者为肿瘤复发，另外有15.9%的患者在就诊前接受了非计划性手术，原发初治的患者仅为29.3%；73例患者得到随访，随访时间24~88个月，中位随访时间47个月，复发15例，远处转移14例，死亡12例，总生存率OS为83.6%；无病生存率DFS为68.5%(50/73)。14例转移的患者中，肺转移10例，腹膜后转移5例，骨转移2例，椎管转移1例，多发皮下转移1例。

刘佳勇等[146]认为，肿瘤部位、病理分级和入院状态是影响肢体肉瘤DFS的独立相关因素，年龄和病理分级是影响OS的独立相关因素；Loubignac等[283]认为，肿瘤位置深在和(或)存在中心性坏死是其预后不良的一个重要因素。

四、乳腺脂肪肉瘤

乳腺脂肪肉瘤是一种起源于乳腺小叶–导管周间质组织的恶性肿瘤，在乳腺恶性肿瘤中的占比不足1%[284]，约占乳腺原发肉瘤的4%~10%[285]。自1862年Neumann[286]首次报道以来，国内外文献报道仅百余例，其中多形性脂肪肉瘤39例[287]。

乳腺脂肪肉瘤多见于女性，男性者仅5例报道[288-290]。乳腺脂肪肉瘤发病年龄为16~76岁，平均47岁，发病高峰为50~60岁[291]，<30岁的患者仅4例报道[292-293]。

乳腺脂肪肉瘤可与乳腺癌同时发生或在乳腺癌化疗后发生[294]；另外，乳腺叶状肿瘤间质成分伴脂肪分化时可发生脂肪肉瘤变[295]，范凡等[296]报道，乳腺脂肪肉瘤可在纤维腺瘤的基础上发生，其"缓慢生长而后加快"，有人认为乳腺脂肪肉瘤有可能从良性乳腺病变转化而来。因此，乳腺错构瘤、腺脂肪瘤等病变中之脂肪成分，理论上可能发生肉瘤病变。

(一)临床表现

原发性乳腺脂肪肉瘤常常由于肿瘤生长缓慢，患者就诊时病史往往>1年，有的达到20年[297]，亦可突然生长加快，大小为2~40cm。

肿瘤多累及单侧乳腺，很少累及双侧乳腺[298-299]，质地相对较软，边界较清，活动度大，可侵入皮肤或胸肌，但很少发生在深筋膜或皮肤，多无皮肤、胸肌、乳头粘连侵犯，一般无乳头和乳房皮肤的变化。

乳腺脂肪肉瘤在女性妊娠期或哺乳期更具侵袭性，表现为肿瘤短期内迅速长大或发生远处转移。有学者认为[300]，妊娠期间血供的增加为肿瘤的血行播散提供了条件。

乳腺脂肪肉瘤切除不彻底则易复发，常发生血行转移，淋巴结转移少见；可转移至肺、纵隔、肝及关节，常常死于肺转移。

（二）组织病理

乳腺脂肪肉瘤分为非典型性脂肪瘤性肿瘤/高分化脂肪肉瘤、去分化脂肪肉瘤、黏液样脂肪肉瘤、多形性脂肪肉瘤、混合性脂肪肉瘤5型，文献报道[301-302]，乳腺原发的脂肪肉瘤，以上5种类型均可见到，并以黏液型为多见。

肿瘤往往界限清楚，或附有包膜，约有1/3的肿瘤边界不清，或呈浸润性的生长方式[303]。

由于组织学形态的不同，肿瘤切面可以呈凝胶状，或者灰黄、灰褐色，实性。体积较大的肿瘤常伴有坏死，肿瘤镜下表现因组织学亚型的不同而不同，但一般都能查见诊断性的脂肪母细胞。

（三）治疗与预后

手术切除是乳腺脂肪肉瘤最佳的治疗方式，临床上多根据实际情况采取根治性乳房切除、单纯性局部肿块切除及广泛性肿块切除，无论何种手术方式，原发肿瘤周围足够的边缘切除是防止肿瘤复发和提高无瘤生存率的有效措施。

术后放射治疗可能有助于局部防治，化学疗法在乳腺脂肪肉瘤的治疗作用仍具争议[304]。Austin等[300]不推荐腋窝淋巴结的清扫，因为乳腺脂肪肉瘤很少发生腋窝淋巴结的转移。

乳腺脂肪肉瘤的预后与其组织学类型有关，多形性脂肪肉瘤恶性程度高，容易局部复发，或早期发生远处转移。

五、结肠系膜脂肪肉瘤

原发于结肠系膜的脂肪肉瘤罕见，国内外文献报道均较少，缪锦超等[305]复习了9篇英文文献和2篇中文文献[306-306]及作者诊治的1例，共计12例结肠系膜脂肪肉瘤，中位发病年龄为49岁，男7例，女5例；肿瘤直径介于2~50cm；6例肿瘤位于乙状结肠或直乙交界系膜，3例位于右半结肠系膜，横结肠系膜2例，降结肠系膜1例。高分化脂肪肉瘤4例，黏液性脂肪肉瘤3例，去分化脂肪肉瘤1例，多形性脂肪肉瘤1例，1例多原发脂肪肉瘤具有2种不同病理类型。

结肠系膜脂肪肉瘤常于术后获得明确诊断，其术前准确诊断率很低[192]。

外科手术切除是局限性肠系膜脂肪肉瘤的唯一治愈手段，手术首先沿肿瘤包膜进行仔细分离，完整剥离瘤体，此方法对于治疗多发性或复发性肠系膜脂肪肉瘤具有十分重要的临床意义。

若术中发现对巨大瘤体的剥离将影响系膜区域肠段的血供，或局部肠管已受肿瘤侵犯，则在肿瘤数目有限、无远处转移且患者一般条件允许时，可合并实施局部结肠和小肠切除术。

发生于肠系膜的脂肪肉瘤其特点与腹膜后脂肪肉瘤类似；多数文献认为，原发局限的肠系膜脂肪肉瘤预后与病理分级以及能否达到外科安全切缘有关。

六、胃脂肪肉瘤

胃原发脂肪肉瘤起源于未分化的间充质细胞，发生于胃黏膜下层与肌层之间[317]，临床罕见，自 1941 年报道第 1 例以来[318]，至 2018 年世界范围内检索到的报道仅有 39 例。

胃脂肪肉瘤的病因仍然不明确，可能的危险因素包括电离辐射、免疫抑制剂的使用、人类免疫缺陷病毒和一些化学物质如氯乙烯、含苯氧基除草剂、含砷杀虫剂与二噁英的职业暴露[319]。

（一）临床表现

胃脂肪肉瘤患者一般无特异性的临床症状，常与瘤体大小、部位、形态及并发症有关。胃脂肪肉瘤的症状主要取决于肿瘤的位置、大小以及是否有溃疡形成，肿瘤最常见的位置是胃窦部[320]，对目前报道的 39 例胃脂肪肉瘤进行回顾性分析发现，约 1/3 的肿瘤位于胃窦部。

已报道的常见症状包括恶心呕吐、上腹部疼痛、消化不良、食欲缺乏、乏力和排便习惯改变等，可伴有体重减轻。当肿瘤伴随溃疡形成时，可表现出便血，甚至血性的腹泻[321]，同时出现呕血的症状。

（二）影像学检查

上消化道 X 线造影、CT、MRI、超声内镜对胃脂肪肉瘤的定位诊断有意义，CT 检查呈现的脂肪密度区域是脂肪肉瘤的特征性表现，相关区域的增强亦支持这一诊断。

1. CT 检查

不同病理类型的脂肪肉瘤 CT 表现亦不一样，高分化脂肪肉瘤呈典型的密度不均区域，黏液型则呈液性的囊状改变，多形性类型脂肪肉瘤具有非特异性固体状结构[322]。杨建峰等[323]报道了 1 例胃脂肪肉瘤，CT 表现肿块密度不均匀，内有脂肪密度、肿块大部分边界清楚、肿块强化不明显。Ferrozzi 等[324]报道了 2 例胃脂肪肉瘤，描述肿瘤呈侵袭性生长，肿块内未发现脂肪密度；而 López - Negrete 等[322]报道 1 例胃脂肪肉瘤，肿块内可见脂肪组织，认为肿块内见到脂肪区是诊断胃脂肪肉瘤的证据。根据 Costae - Silva 等[325]报道，大部分被发现的肿块往往很大，但边缘清楚，侵犯邻近器官和淋巴结转移少见。

杨建峰等[323]总结了如下胃脂肪肉瘤 CT 表现特点。

（1）整个肿块的密度不均匀，多含有脂肪密度。

（2）大部分肿块的边界较清楚。

（3）被发现时往往体积很大（最大直径多 >5cm）。

（4）侵犯邻近器官和淋巴结转移较少见。

（5）肿块强化不明显。

2. MRI 检查

MRI 因其对软组织更高的分辨率可以分析肿瘤的形态及组织学特征，同时能够辨别在 CT 或超声检查中发现的可疑肝脏病变的性质

脂肪肉瘤在 MRI 上的表现取决于其分化程度，高分化脂肪肉瘤表现为脂肪状的组织，这些组织中有密集的结节状线性隔膜，无论是在 T1WI 还是 T2WI 均表现为低信号，注射造影剂后得到增强。

在其他类型的脂肪肉瘤中，脂肪细胞往往表现为网状的、线性的或结节性集群分布。黏液型脂肪肉瘤在 T1WI 上呈现低信号，而在 T2WI 上变为高信号，注射造影剂后出现典型的增强[326]。

在缺乏可识别的脂肪细胞的情况下，一些高级别脂肪肉瘤（如多形性脂肪肉瘤），MRI 成像不具备特征性改变。尽管如此，MRI 较少应用于胃脂肪肉瘤的诊断。

3. 内镜检查

内镜检查对胃脂肪肉瘤的诊断价值较为有限，因为内镜下取活组织检查难以取到黏膜下层，且

胃脂肪肉瘤具有向腔外生长的特点，仅凭内镜检查往往不能获得准确的诊断，但在超声的引导下，内镜下的活检成功率将有可能提高。

目前，超声内镜应用于胃脂肪肉瘤诊断的报道极少，有研究报道[327]，胃脂肪肉瘤的术前超声影像为一界限清楚、位于胃壁第 3 层的肿物，回声相对均匀，与正常黏膜下层相比有更强的回声；超声内镜及超声内镜弹性成像诊断胃脂肪肉瘤具有潜在的应用价值[328]。

(三) 组织病理

胃脂肪肉瘤亦被分为高分化型、黏液样型/小圆细胞型、去分化型和多形性型 4 种病理组织类型。在组织学检查中，脂肪肉瘤在镜下呈现出复杂的黏液瘤区域，包括圆形细胞，多形性、明显分化的脂质细胞和出血区域。Seki 等[329]发现，肿瘤是由包含 2 种细胞类型的混合物组成，即非脂肪储存间充质细胞和成脂细胞[330]。

(四) 诊断

胃脂肪肉瘤主要发生在胃壁内的黏膜下层与肌层之间，常表现出向腔外生长的倾向，故可长期处于无症状的状态[329]；即使有症状，亦不典型，难以早期诊断。

巨大的脂肪肉瘤的首发症状往往是腹部触及肿块，Elhjouji 等[331]曾报道过直径达 36cm 的胃原发脂肪肉瘤，另有学者报道过直径 20cm 以上的巨大胃原发脂肪肉瘤[324,332]。

胃脂肪肉瘤的诊断主要依赖于病理学检查，细胞遗传学与分子生物学为区分不同类型的脂肪瘤性肿瘤提供了有效的手段[333]。

免疫组化检查常选择的指标主要有 S－100、CD34、SMA、Desmin、CD117、HMB45 和 Ki－67 等，具有一定的诊断价值，但特异性不高[334－335]。但 CDK4 及 MDM2 具有一定的诊断价值[336]。

Shimada 等[337]发现，在高分化脂肪肉瘤、去分化脂肪肉瘤中均可见到 CDK4 及 MDM2 基因的扩增，且其目标基因拷贝数与其他类型肉瘤、脂肪瘤及正常脂肪组织比较差异有显著性($P < 0.05$)。Binh 等[338]认为，MDM2 和 CDK4 免疫组化染色对于脂肪肉瘤的病理诊断具有重要意义，其中 MDM2 拥有更高的敏感性，而 CDK4 特异性优于前者，联合检测这两种指标可以取得更好的结果。

(五) 治疗与预后

胃脂肪肉瘤临床罕见，目前没有统一治疗规范，主要治疗方法是外科切除，具体术式则取决于肿瘤所在的位置。

根据肉瘤的外科切除原则，外科医师需要切除肿瘤周围足够多的正常组织以保障病理切缘阴性、没有肿瘤组织残余，区域淋巴结清扫并非必要[339]。术式以胃大部分切除为首选，如无明显并发症且肿物较小则可行局部切除，但切缘应距肿瘤 3cm 以上[340]。

高级别的软组织肉瘤局部复发率高达 70%～90%[341]，故术后辅助治疗有一定意义，但目前没有证据表明辅助放化疗可改善患者的生存率[342]。Michiels 等[50]报道 1 例胃脂肪肉瘤，在术后制定了 4 周期的异环磷酰胺联合阿霉素化疗计划，但因严重的药物不良反应在 2 周期后停止，患者在术后 16 个月后死亡。

一般而言，对于状态良好却患有巨大、高级别肉瘤且没有接受新辅助治疗者，术后可考虑使用异环磷酰胺联合阿霉素治疗 4 周期；若患者年龄偏大或术后状态欠佳，可选择阿霉素单药治疗。

胃脂肪肉瘤术后放疗可降低复发率，术前或术后放疗可使患者获益。Hohf 等[343]报道了 1 例接受了胃部分切除和术后辅助放疗的患者，在术后第 8 个月进行随访时未发现肿瘤复发的迹象。

影响胃脂肪肉瘤预后的最主要因素是脂肪肉瘤的病理类型，其他因素包括肿瘤的大小、位置等[344]。

根据现有文献报道,死亡病例的肿瘤病理类型集中于去分化脂肪肉瘤、黏液性脂肪肉瘤、多形性脂肪肉瘤与混合性脂肪肉瘤,生存期 0~18 个月。高分化脂肪肉瘤虽局部复发率可达 30%,但很少发生远处转移;多形性脂肪肉瘤被认为是一种高度恶性的病理类型,提示预后不良。汪泳等[345]认为,患者年龄、核分裂象均可影响预后,且随着患者年龄增长,肿瘤恶性程度有增高趋势。

七、肾原发性脂肪肉瘤

肾脏脂肪肉瘤临床罕见,约占所有肾脏肉瘤的 10% 左右;来源于肾实质、被膜及肾盂内的间叶组织,80% 发生于实质,20% 起于肾盂。

肾脏脂肪肉瘤多见于 45 岁以上,男性多于女性[346]。崔军等[347]报道了 4 例肾原发性脂肪肉瘤,男 3 例,女 1 例;女 65 岁,男 46 ~61 岁。哈英娣等[348]报道了 4 例肾原发性脂肪肉瘤,男女各 2 例,年龄 28 ~63 岁。张冰等[349]报道了 6 例肾脏及肾周脂肪肉瘤,男 3 例,女 3 例;年龄 22 ~55 岁,平均 38 岁;肾脂肪肉瘤 5 例,肾周脂肪肉瘤 1 例,左侧 4 例,右侧 2 例。Tahara 等[350]报道,肾移植后可产生移植肾脂肪肉瘤

(一)临床表现

肾脂肪肉瘤临床表现多样,缺乏特异性,早期无明显症状,只有当肿瘤很大,压迫肾脏及邻近器官组织时才出现症状[351],体格检查可触及腹部包块,最常见症状的有腰背或腹部疼痛,腹胀、食欲不振等,亦可有低热、乏力、贫血、白细胞增高等,晚期体重可下降。肾脂肪肉瘤一般无血尿,但也有浸润至集合系统产生血尿者;少数患者可表现为镜下血尿。

若肿瘤侵犯腰丛、骶神经根可引起腰背部和下肢痛,压迫股神经可出现下肢不能上抬。偶有因肿瘤破裂、出血导致急腹症和休克;发生远隔转移时,通常转移至肺和肝。

(二)影像学检查

肾脂肪肉瘤影像学检查包括 B 超、CT 和 MRI,均可发现肿物,评价肿物的大小、侵犯范围、肿物与周围脏器的关系、区域淋巴结是否转移等;CT 分辨率高,有识别脂肪的能力,因此 CT 对脂肪性肾肿瘤的诊断有较高的特异度[352-353]。

1. B 超检查

肾肉瘤常为巨大实性肿瘤,超声多表现为低回声,而脂肪肉瘤则表现为分布欠均匀的强回声[354]。另外,B 超引导下细针穿刺活检可提高术前定性诊断准确率,但也增加了肿瘤沿针道播散、种植转移的风险,不为多数人采用[355]。

2. CT 检查

CT 在肾脂肪肉瘤定位诊断上具有十分重要的价值,可清楚地显示肿瘤部位、范围、边界、形态、内部成分和周边结构,是否存在液化、坏死、囊性变及钙化等改变,并能显示周围脏器和大血管受压、移位情况,而且对高分化型、黏液型及去分化型脂肪肉瘤有可能明确诊断。当含脂肾肿瘤CT 表现为肿瘤内钙化、大且不规则肿瘤侵入肾周或脂肪囊、肿瘤坏死伴脂肪密度灶、淋巴结肿大或侵犯静脉等时应高度怀疑为恶性。

肾脂肪肉瘤密度较低,有类似脂肪样组织密度(CT 值在 -110 ~ -80HU)为其基本特征[356],有时可见肿块内部有液化、坏死、囊变、钙化等改变[346]。张冰等[349]报道了 6 例肾脏及肾周脂肪肉瘤,CT 值 29 ~55Hu,平均 36Hu,中心脂肪组织低密度影,有坏死液化。马素凤等[357]报道了 1 例男性、23 岁的肾去分化型脂肪肉瘤患者,CT 扫描右肾明显增大,形态异常,可见一巨大软组织肿块影

（17.6cm×12.9cm），与肝脏分界不清，其内密度不均，可见不规则低密度影、条片状脂肪样密度。

CT 可很好地区分不同组织学类型的脂肪肉瘤[160]，不同亚型的脂肪肉瘤的特点如下。

（1）分化型脂肪肉瘤（尤其脂肪瘤样型）表现为肿瘤呈脂肪组织密度，并间有不规则增厚的间隔，或表现为以脂肪密度为主的不均匀肿块。

（2）黏液型脂肪肉瘤表现为均匀一致的囊性较低密度的软组织肿块，呈渐进性网格状或片状延迟强化。

（3）圆形细胞型和多形性脂肪肉瘤分化差，瘤体内少有成熟的脂肪成分或仅含有少量黏液成分，易发生坏死。CT 表现为密度不均的软组织肿块，与骨骼肌密度相似，增强扫描时其内坏死灶不强化。二者的影像学表现很难区分，需要依赖组织病理学检查确诊。

（4）去分化型脂肪肉瘤的病理学特征为高分化的肿瘤组织与分化差的肿瘤组织并存于同一瘤体内，CT 增强扫描随其不同的组织学成分可呈不均匀强化。

3. MRI 检查

MRI 对含有成熟脂肪成分的肾脂肪肉瘤有特征表现，在 T1WI 和 T2WI 上呈高信号，肾脂肪肉瘤容易与原发性肾肿瘤和肾上腺区肿瘤相混淆，诊断需病理及免疫组化确诊。对怀疑血管受侵者，磁共振血管造影或数字减影血管造影均能显示血管受侵的部位、范围。

另外，MRI 检查对肾脂肪肉瘤侵犯下腔静脉或腹主动脉等结构有重要的诊断意义。

（三）诊断与鉴别诊断

1. 诊断

肾脏脂肪肉瘤多为黏液型[8]，其病理诊断依据为黏液样基质，纤细的丛状毛细血管网，呈"鸡爪样"，不同分化程度的脂肪母细胞；肾周脂肪肉瘤以多形性和分化型多见。

2. 鉴别诊断

1）肾血管平滑肌脂肪瘤

肾原发性脂肪肉瘤主要需与肾血管平滑肌脂肪瘤鉴别[358]：

肾血管平滑肌脂肪瘤的临床表现与脂肪肉瘤相似，它也常常是肾巨大肿瘤；肾脂肪肉瘤与肾血管平滑肌脂肪瘤的影像学表现相似，均含有较多脂肪成分。

肾血管平滑肌脂肪瘤，当脂肪含量较多时，大体改变亦呈黄白色；增生活跃的肿瘤，可出现瘤细胞的异形和瘤巨细胞；在以脂肪成分为主时，易误诊为脂肪肉瘤。但充分取材可以找到平滑肌束和厚壁血管。

肾高分化脂肪肉瘤以脂肪细胞为主，血管较少，且为薄壁血管，充分取材无平滑肌和厚壁血管成分；多形性脂肪肉瘤的梭形细胞为纤维母细胞样细胞，且有多量的脂肪母细胞，并有大片坏死，这 2 类脂肪肉瘤均有多少不等的异常核分裂。

其次脂肪肉瘤为浸润性生长的恶性肿瘤，可转移；血管平滑肌脂肪瘤绝大多数为良性病程。

免疫组化标记在脂肪肉瘤的诊断中具有排除其他软组织肿瘤的作用，尤其是在多形性脂肪肉瘤与肾血管平滑肌脂肪瘤的鉴别诊断中。脂肪肉瘤中的瘤细胞只有 S-100 蛋白和 Vimentin 阳性，而血管平滑肌瘤中的梭形细胞 SMA 和 Melanoma 阳性。

2）肾细胞癌

肾细胞癌中瘤体主体来源于肾实质，通常可见肾实质的挤压和破坏。CT 显示不均匀密度肿块，增强扫描可见造影剂"快进快出"像；血管显像可见肿瘤血管典型的"抱球状"改变。

肾脂肪肉瘤来自周围脂肪组织而非肾脏本身，其血液供应通常与肾实质关系不密切[208]。

（四）治疗与预后

1. 治疗

肾脂肪肉瘤首选治疗方法是手术治疗，在根治性肾切除术同时做局部广泛切除；对病理学检查提示低分化肉瘤、瘤体超过 10cm 大小或手术不能完全切除的情况下术后需要配合放射治疗或化疗[359]。若肿瘤直径过大或侵及重要血管组织等无法进行手术时，可考虑行放化疗[360]。

1）手术切除

手术切除是目前唯一有效的治疗手段[361]，行根治性肾切除，彻底切除患肾及其周围浸润组织，如筋膜肌肉及腹膜或肠管等，是减少术后复发、转移，提高患者生存率，延长生存期的关键。对发生转移的肾脂肪肉瘤的治疗应持积极态度，争取切除转移灶，将有利于预后。肿瘤复发者，多数仍可手术，甚至反复多次手术，力争手术切除，再手术不会增加手术死亡率，但可获长期缓解甚至治愈。张冰等[349]报道了 6 例肾脏及肾周脂肪肉瘤，行根治性肾切除术。病理示黏液性脂肪肉瘤 4 例、高分化脂肪肉瘤 2 例，6 例随访 0.5 ~ 13 年，5 例均生存超过 5 年，2 例于术后 8 年和 9.5 年原位复发，全身转移死亡；4 例无瘤长期存活，最长存活 13 年。

肾脏脂肪肉瘤常见肿瘤包绕、挤压一侧肾脏和（或）输尿管，且常累及周围组织器官，如胃肠道、脾脏等，给完全切除带来困难。因此，为达到完全切除的根治性目的，必要时应有选择地行联合脏器切除[103]。

巨大脂肪肉瘤常邻近或压迫推移大血管，但并不侵犯血管。但巨大脂肪肉瘤表面可见粗大的肿瘤血管，应认真寻找瘤包膜，沿包膜行锐性分离，可减少出血，加快手术速度，增加手术安全性。

2）放射治疗

肾脂肪肉瘤的放射治疗，有新辅助放疗、术中放疗及辅助放疗的报道[230]。

新辅助放疗可降低术中肿瘤种植，肿瘤体积缩小，有利于手术切除。Zagars 等[362]对 112 例脂肪肉瘤手术合并放疗的治疗效果做了回顾性分析，术前放疗（即新辅助放疗）36 例，平均放疗 50Gy，10 年局部复发和转移率分别为 13% 和 23%，5、10、15 年生存率分别为 79%、69% 和 61%。主要影响因素为肿瘤的组织学类型，而放疗的方式则无重要影响。

术中放疗是在肿瘤切除后，隔离周围组织，对瘤床进行大剂量放疗，以预防术后复发。肾脂肪肉瘤术后放疗存在争议，Zlotecki 等[363]报道，放疗可延缓肿瘤生长，降低局部复发率，延长无瘤生存期；但 Ballo 等[364]认为，术后放疗并不能使患者获益。

影响术后放疗疗效的主要因素是局部放射剂量不足、放射野前方小肠的阻挡，以及为避免相邻放射敏感器官受损而不得不减小放射剂量。

3）化学治疗

目前，仅少数化疗药物对脂肪肉瘤有效，其中蒽环类药物（多柔比星、表柔比星）和异环磷酰胺是最主要的一线化疗药物，总体而言化疗疗效并不满意[365]。

有文献报道[366]，化疗对黏液型和圆细胞型脂肪肉瘤敏感，多形性脂肪肉瘤对化疗相对敏感，而去分化型脂肪肉瘤对化疗相对不敏感；分化型、黏液型脂肪肉瘤术后不需要化疗，圆形细胞和多形性脂肪肉瘤需要化疗，并首选联合化疗。

2. 预后

肾脂肪肉瘤的预后与其分型、生长部位及治疗方法有密切关系，肾脂肪肉瘤 5 年生存率为 40% ~ 60%。分化型和黏液型被认为是预后较好的一类，多形型、圆形细胞型和去分化型预后较前 2 型差[367]。

（张红梅）

参考文献

[1] Fletcher CDM, Bridge JA, Hogendoorn PCW, et al. WHO Classification of Tumours of Soft Tissue and Bone[M]. 4th ed. Lyon: IARC Press, 2013: 33 - 42.

[2] 陈晓东, 韩安家, 赖日权. 解读 WHO(2013)软组织肿瘤分类的变化[J]. 诊断病理学杂志, 2013, 20(11): 730 - 733.

[3] Siegel RL, Miller KD, Jemal A. Cancer statistics, 2016[J]. CA: a cancer journal for clinicians. 2016, 66(1): 7 - 30.

[4] Rosenberg SA, Tepper J, Glatstein E, et al. The treatment of soft - tissue sarcomas of the extremities: prospective randomized evaluations of (1) limb - sparing surgery plus radiation therapy compared with amputation and (2) the role of adjuvant chemotherapy[J]. Annals of surgery, 1982, 196(3): 305 - 315.

[5] De Vita A, Mercatali L, Recine F, et al. Current classification, treatment options, and new perspectives in the management of adipocytic sarcomas[J]. Onco Targets and Therapy, 2016, 9: 6233 - 6246.

[6] 赵海潮, 董秀山, 赵浩亮. 腹膜后脂肪肉瘤的诊断与治疗策略的研究进展[J]. 现代肿瘤医学, 2018, 26(8): 1296 - 1302.

[7] Italiano A, Garbay D, Cioffi A, et al. Advanced pleomorphic liposarcomas: clinical outcome and impact of chemotherapy [J]. Annals of oncology: official journal of the European Society for Medical Oncology, 2012, 23(8): 2205 - 2206.

[8] Downes KA, Goldblum JR, Montgomery EA, et al. Pleomorphic liposarcoma: a clinicopathologic analysis of 19 cases [J]. Mod Pathol, 2001, 14(3): 179 - 184.

[9] Fletcher CD. The evolving classification of soft tissue tumours - an update based on the new 2013 WHO classification [J]. Histopathology, 2014, 64(1): 2 - 11.

[10] Lascimento AG. Dedifferentiated liposarcoma (Review)[J]. Semin Diagn Pathol, 2001, 18(5): 263 - 266.

[11] Henricks WH, Chu YC, Goldblum JR, et al. Dedifferentiated liposarcoma: a clinicopathological analysis of 155 cases with a proposal for an expanded definition of dedifferentiation[J]. Am J Surg Pathol, 1997, 21(6): 271 - 281.

[12] 闻芳, 胡春洪, 胡粟, 等. 腹膜后去分化脂肪肉瘤的 CT 诊断(附 7 例报道及文献复习)[J]. 中国 CT 和 MRI 杂志, 2014, (4): 39 - 41.

[13] Wortman JR, Tirumani SH, Jagannathan JP, et al. Primary extremity liposarcoma: MRI features, histopathology, and clinical outcomes[J]. Journal of Computer Assisted Tomography, 2016, 40(5): 791 - 793.

[14] Lin PP, Guzel VB, Pisters PW, et al. Surgical management of soft tissue sarcomas of the hand and foot[J]. Cancer, 2002, 95(4): 852 - 861.

[15] Song T, Shen J, Liang BL, et al. Retroperitoneal liposarcoma: MR characteristics and pathological correlative analysis[J]. Abdom Imaging, 2007, 32(5): 668 - 674.

[16] Asano N, Susa M, Hosaka S, et al. Metastatic patterns of myxoid/round cell liposarcoma: a review of a 25 - year experience[J]. Sarcoma, 2012, 2012(1): 345161.

[17] Schwab JH, Boland PJ, Antonescu C, et al. Spinal metastases from myxoid liposarcoma warrant screening with magnetic resonance imaging[J]. Cancer, 2007, 110(8): 1815 - 1822.

[18] Jones RL, Fisher C, Al - Muderis O, et al. Differential sensitivity of liposarcoma subtypes to chemotherapy[J]. European journal of cancer, 2005, 41(18): 2853 - 2860.

[19] Singer S, Corson JM, Gonin R, et al. Prognostic factors predictive of survival and local recurrence for extremity soft tissue sarcoma[J]. Annals of surgery. 1994, 219(2): 165 - 173.

[20] Leibel SA, Tranbaugh RF, Wara WM, et al. Soft tissue sarcomas of the extremities: survival and patterns of failure with conservative surgery and postoperative irradiation compared to surgery alone[J]. Cancer. 1982, 50(6): 1076 - 1083.

[21] Wang L, Ren W, Zhou X, et al. Pleomorphicliposarcoma: a clinicopathological, immunohistochemical and molecular cytogenetic study of 32 additional cases[J]. Pathol Int, 2013, 63(11): 523 - 531.

[22] Dodd LG, Sara Jiang X, Rao K, et al. Pleomor phic liposarcoma: a cytologic study of fve cases[J]. Diagn Cytopathol, 2015, 43(2): 138 - 143.

[23] Peterson JJ, Kransdorf MJ, Bancroft LW, et al. Malignant fatty tumors: classification, clinical course, imaging appearance and treatment[J]. Skeletal Radiol, 2003, 32(9): 493 – 503.

[24] Gebhard S, Coindre JM, Michels JJ, et al. Pleomorphic liposarcoma: clinicopathologic, immunohistochemical, and follow – up analysis of 63 cases: a study from the French Federation of Cancer Centers Sarcoma Group[J]. Am J Surg Pathol, 2002, 26(5): 601 – 616.

[25] Hornick JL, Bosenberg MW, Mentzel T, et al. Pleomorphic liposarcoma: clinicopathologic analysis of 57 cases[J]. Am J Surg Pathol, 2004, 28(10): 1257 – 1267.

[26] Dalal KM, Katan MW, Antonescu CR, et al. Subtype specifc prognostic nomogram for patients with primary liposarcoma of the retroperitoneum, extremity, or trunk[J]. Ann Surg, 2006, 244(3): 381 – 391.

[27] Rudzinski E, Mawn L, Kuttesch J, et al. Orbital pleomorphic liposarcoma in an eight – year – old boy[J]. Pediatr Dev Pathol, 2011, 14(4): 339 – 344.

[28] Ahmed Z, Shah HU, Yaqoob N, et al. Pleomorphic liposarcoma in a ten year old child[J]. J Pak Med Assoc, 2004, 54(10): 533 – 534.

[29] Saeed M, Plett S, Kim GE, et al. Radiological – pathological correlation of pleomorphic liposarcoma of the anerior mediastinum in a 17 – year – old girl[J]. Pediatr Radiol, 2010, 40(Suppl 1): s68 – s70.

[30] Oliveira AM, Nascimento AG. Pleomorphic liposarcoma[J]. Semin Diagn Pathol, 2001, 18(14): 274 – 285.

[31] Murphey MD, Arcara LK, FanburgSmith J. From the archives of the AFIP: imaging of musculoskeletal liposarcoma with radiologicpathologic correlation[J]. Radiographics, 2005, 25(5): 1371 – 1395.

[32] Ghadimi MP, Liu P, Peng T, et al. Pleomorphic liposarcoma: clinical observations and molecular variables[J]. Cancer, 2011, 117(23): 5359 – 5369.

[33] de Moraes FB, Cardoso AL, Tristão NA, et al. Primary liposarcoma of the lumbar spine: case report[J]. Rev Bras Ortop, 2015, 47(1): 124 – 129.

[34] Hamlat A, Saikali S, Gueye EM, et al. Primary liposarcoma of the thoracic spine: case report[J]. Eur Spine J, 2005, 14(6): 613 – 618.

[35] Gardner JM, Dandekar M, Thomas D, et al. Cutaneous and subcutaneous pleomorphic liposarcoma: a clinicopathologic study of 29 cases with evaluation of MDM2 gene amplification in 26[J]. The American journal of surgical pathology, 2012, 36(7): 1047 – 1051.

[36] Dei Tos AP, Mentzel T, Fletcher CD. Primary liposarcoma of the skin: a rare neoplasm with unusual high grade features[J]. The American Journal of dermatopathology, 1998, 20(4): 332 – 338.

[37] Fritz B, Schubert F, Wrobel G, et al. Microarray – based copy number and expression profiling in dedifferentiated and pleomorphic liposarcoma[J]. Cancer Res, 2002, 62: 2993 – 2998.

[38] Singer S, Socci ND, Ambrosini G, et al. Gene expression profiling of liposarcoma identifies distinct biological types/ subtypes and potential therapeutic targets in well – differentiated and dedifferentiated liposarcoma[J]. Cancer Res, 2007, 67(14): 6626 – 6636.

[39] Imen Ben Salha, Shane Zaidi, Jonathan Noujaim, et al. Rare aggressive behavior of MDM2 – amplified retroperitoneal dedifferentiated liposarcoma, with brain, lung and subcutaneous metastases[J]. Rare Tumors, 2016, 8 (3): 6282.

[40] Hashimoto H, Sue Y, Saga Y, et al. Roles of p53 and MDM2 in tumor proliferation and determination of the prognosis of transitional cell carcinoma of the renal pelvis and ureter[J]. Int J Urol, 2000, 7(12): 457 – 463.

[41] Sandberg AA. Updates on the cytogenetics and molecular genetics of bone and soft tissue tumors: Liposarcoma[J]. Cancer Genet Cytogenet, 2004, 155: 1 – 24.

[42] Mariani O, Brennetot C, Coindre JM, et al. JUN oncogene amplification and overexpression block adipocytic differentiation in highly aggressive sarcomas[J]. Cancer Cell, 2007, 11: 361 – 374.

[43] Antonescu CR, Elahi A, Humphrey M, et al. Specificity of TLS – CHOP rearrangement for classic myxoid/round cell liposarcoma: absence in predominantly myxoid well – differentiated liposarcomas[J]. J Mol Diagn, 2000, 2(3): 132 – 138.

[44] Hosaka T, Nakashima Y, Kusuzaki K, et al. A novel type of EWS – CHOP fusion gene in two cases of myxoid liposarcoma[J]. J Mol Diagn, 2002, 4(3): 164 – 171.

［45］　Chang IY, Herts BR. Retroperitoneal liposarcoma［J］. J Urol, 2013, 189(3): 1093 – 1094.

［46］　Dei Tos AP. Liposarcoma: new entities and evolving concepts［J］. Ann Diagn Pathol, 2000, 4(4): 252 – 266.

［47］　Fang ZW, Chen J, Teng S, et al. Analysis of soft tissue sarcomas in 1118 cases［J］. Chin Med J (Engl), 2009, 122(1): 51 – 53.

［48］　Piperi E, Tosios KI, Nikitakis NG, et al. Well – differentiated liposarcoma/atypical lipomatous tumor of the oral cavity: report of three cases and review of the literature［J］. Head&Neck Pathology, 2012, 6(3): 354 – 363.

［49］　张朝晖, 孟悛非, 张小玲. 四肢黏液样脂肪肉瘤的 MRI 诊断［J］. 中华放射学杂志, 2007, 41(1): 66 – 68.

［50］　Michiels A, Hubens G, Ruppert M, et al. Giant liposarcoma of the stomach involving the mediastinum［J］. Acta Chir Belg, 2007, 107(4): 468 – 471.

［51］　Evans HL. Liposarcomas and atypical lipomatons tumors: a study of 66 cases followed for a minimum of 10 years［J］. Surg Pathol, 1998, (1): 41 – 54.

［52］　Kransdorf MJ. Malignant soft tissue tumors in a large referral population: distribution of diagnoses by age, sex, and location［J］. AJR, 1995, 16(1): 129 – 134.

［53］　Fernández – Ruiz M, Rodríguez – Gil Y, Guerra – Vales JM, et al. Primary retroperitoneal liposarcoma: clinical and histological analysis of ten cases［J］. Gastroenterol Hepatol, 2010, 33(5): 370 – 376.

［54］　Linch M, Miah AB, Thway K, et al. Systemic treatment of soft – tissue sarcoma – gold standard and novel therapies ［J］. Nature reviews Clinical Oncology, 2014, 11(4): 187 – 202.

［55］　Perez – Mancera PA, Sanchez – Garcia I. Understanding mesenchymal cancer: the liposarcoma – associated FUS – DDIT3 fusion gene as a model［J］. Seminars in cancer biology, 2005, 15(3): 206 – 214.

［56］　Chandan VS, Fung EK, Woods CI, et al. Primary pleomorphic liposarcoma of the parotid gland: a case report and review of the literature［J］. Am J Otolaryngol, 2004, 25(6): 432 – 437.

［57］　Matone J, Okazaki S, Maccapani GN, et al. Giant gastric lipossarcoma: case report and review of the literature ［J］. Einstein(Sao Paulo), 2016, 14(4): 557 – 560.

［58］　Lucas DR, Nascimento AG, Sanjay BK, et al. Well – differentiated liposarcoma. The Mayo Clinic experience with58 cases［J］. Am J Clin Pathol, 1994, 102(5): 677 – 683.

［59］　宋萌萌, 乔元勋. 腹膜后巨大黏液性脂肪肉瘤 1 例报道［J］. 徐州医学院学报, 2008, 28(3): 196 – 197.

［60］　谢勤, 万泽铭, 罗燕娜, 等. 脂肪肉瘤的超声表现和病理分析［J］. 中华临床医师杂志(电子版), 2013, 7 (6): 2693 – 2695.

［61］　林翠君, 李丽红, 黄春榆, 等. 脂肪肉瘤的 CT、MRI 表现与病理学对照［J］. 中国 CT 和 MRI 杂志, 2015, 13 (8): 108 – 110.

［62］　杨雪峰, 邓冬雪, 张桃, 等. 11 例脂肪肉瘤临床诊断与治疗效果分析［J］. 重庆医学, 2016, 45(24): 3434 – 3435.

［63］　梁国庆, 李朋, 黄煜华, 等. 原发性精索脂肪肉瘤一例［J］. 中华医学杂志, 2016, 96(26): 2106.

［64］　吴云飞, 曾培元, 江绪明, 等. 食管巨大脂肪肉瘤 1 例［J］. 中华胸心血管外科杂志, 2016, 32(8): 505.

［65］　Marouf R, Alloubi I. Myxoid primitive liposarcoma of the middle mediastinum［J］. Pan Afr Med J, 2014, 19: 66.

［66］　Inuganti RV, Bala SG, Bharathi KY. Metastatic myxoid liposarcoma of lung and mediastinum diagnosed by fne needle aspiration［J］. J Cytol, 2011, 28(1): 33 – 35.

［67］　Pajaniappane A, Farzan J, Green DM, et al. Well – differentiated liposarcoma of the epiglottis［J］. J Laryngol Otol, 2014, 128(3): 296 – 298.

［68］　Kito Y, Fujii T, Nishiyama T, et al. Peduncular liposarcoma of the colon: a case report and literature review［J］. J Gastrointest Cancer, 2014, 45(Suppl 1): 248 – 251.

［69］　Fanburg – Smith JC, Furlong MA, Childers EL, et al. Liposarcoma of the oral and salivary gland region: a clinico-pathologic study of 18 cases with emphasis on specific sites, morphologic subtypes, and clinical outcome［J］. Mod Pathol, 2002, 15(10): 1020 – 1031.

［70］　闫桂芳, 蒋海泉. 左颌下脂肪肉瘤 1 例［J］. 中国社区医师(医学专业), 2012, 14(22): 311.

［71］　Asit Rajan Mridha, Mehar Chand Sharma, ChitraSharkar, et al. Prim ary liposarcoma of the orbita report of two cases ［J］. Oph thalmol, 2007, 42(3): 481 – 483.

［72］　龚健杨, 曹立宇, 朱美玲. 眼眶原发性脂肪肉瘤, 附 1 例报告并文献复习［J］. 临床实验病理学杂志, 2000, 16(3): 200 – 202.

［73］　宋艳，李凌，冯晓莉. 精索巨大脂肪肉瘤 1 例［J］. 诊断病理学杂志，2004，11(5)：354.

［74］　邓卫兵，陈敏东. 原发性纵隔脂肪肉瘤破裂并血胸 1 例［J］. 中国肿瘤临床，2002，29(8)：606.

［75］　陈晓东，冯晓冬，周本成，等. 肺原发性脂肪肉瘤一例［J］. 中华病理学杂志，2004，33(2)：99.

［76］　王海霞，朱明华. 下咽部脂肪肉瘤 1 例［J］. 诊断病理学杂志，2006，13(2)：141.

［77］　张晓军，马建军，王云霞，等. 下咽部圆形细胞性脂肪肉瘤的有关特征：附 1 例报告［J］. 临床耳鼻喉科杂志，1996，10(3)：159 – 160.

［78］　Ferrario T，Karakousis CP. Retroperitoneal sarcomas：grade and survival［J］. Arch Surg，2003，138(3)：248 – 251.

［79］　Tepetes K，Christodoulidis G，Spyridakis ME，et al. Liposarcoma of the stomach：a rare case report［J］. World J Gastroenterol，2007，13(30)：4154 – 4155.

［80］　宋亚宁，曹永宽. 胆囊三角区巨大脂肪肉瘤一例［J］. 中华临床医师杂志：电子版，2012，6：1368 – 1369.

［81］　唐涛，范娜娣，林建韶. 多形性脂肪肉瘤的临床病理特征［J］. 诊断病理学杂志，2006，(6)：457 – 459.

［82］　Doyle M，Odashiro AN，Pereira PR，et al. Primary pleomorphic liposarcoma of the orbit：a case report［J］. Orbit，2012，31(3)：168 – 170.

［83］　Fadare O，Khabele D. Pleomorphic liposarcoma of the uterine corpus with focal smooth muscle differentiation［J］. Int J Gynecol Pathol，2011，30(3)：282 – 287.

［84］　Mardi K，Gupta N. Primary pleomorphic liposarcoma of breast：a rare case report［J］. Indian J Pathol Microbiol，2011，54(1)：124 – 126.

［85］　Mumert ML，Walsh MT，Jensen EM，et al. Pleomorphic liposarcoma originating from intracranial dura mater［J］. J Neurooncol，2010，97(1)：149 – 153.

［86］　哈英娣，苏勤军，钱震，等. 罕见部位原发性脂肪肉瘤的临床病理(附 9 例报告)［J］. 现代肿瘤医学，2009，17(02)：316 – 318.

［87］　周冬梅，陈丽芳，张红，等. 罕见部位脂肪肉瘤的诊断及文献复习［J］. 临床与病理杂志，2017，37(11)：2373 – 2377.

［88］　Philipps B，Lörken M，Manegold E，et al. Primary liposarcoma of the stomach wall – a rare mesenchymal tumor［J］. Chirurg，2000，71(3)：334 – 336.

［89］　Mullen JT，Hornicek FJ，Harmon DC，et al. Prognostic significance of treatment – induced pathologic necrosis in extremity and truncal soft tissue sarcoma after neoadjuvant chemoradiotherapy［J］. Cancer，2014，120(23)：3676 – 3682.

［90］　Dalai KM，Antonescu CR，Singer S. Diagnosis and management of lipomatous tumors［J］. J Surg Oncol，2008，97(4)：298 – 313.

［91］　Lee SY，Goh BK，Teo MC，et al. Retroperitoneal liposarcomas：the experience of a tertiary Asian center［J］. World J Surg Oncol，2011，9：12 – 15.

［92］　Park JO，Qin LX，Prete FP，et al. Predicting outcome by growth rate of locally recurrent retroperitoneal liposarcoma：the one centimeter per month rule［J］. Ann Surg，2009，250(6)：977 – 982.

［93］　吴志娟，陈克敏，管永靖，等. 原发性腹膜后脂肪肉瘤 CT 和 MRI 的表现［J］. 诊断学理论与实践，2009，8(4)：453 – 455.

［94］　方登杨，罗润兰. 多形性脂肪肉瘤 6 例临床分析［J］. 肿瘤，2016，36(9)：1044 – 1049.

［95］　关远祥，李威，孙晓卫，等. 原发性腹膜后脂肪肉瘤 24 例诊疗与预后［J］. 广东医学，2010，31(6)：719 – 721.

［96］　张毅，魏翔，潘铁成. 原发性纵隔脂肪肉瘤的外科治疗［J］. 临床肺科杂志，2009，14(11)：1445 – 1446.

［97］　Crago AM，Singer S. Clinical and molecular approaches Io well differentiated and dedifferentiated liposarcoma［J］. Curr Opin Oncol，2011，23(4)：373 – 378.

［98］　Bonvalot S，Mieeli R，Berselli M，et al. Aggressive surgery in retroperitoneal soft tissue sarcoma carried out at highvolume centers is safe and is associated with improved local control［J］. Ann Surg Oncol，2010，17(6)：1507 – 1514.

［99］　Sun Z，Shi L，Zhang H，et al. Immune modulation and safety profile of adoptive immunotberapy using expanded autogous：activated lymphocytes against advanced cancer［J］. Clin Immunol，2011，138(1)：23 – 32.

［100］　虞伟明，陆才德，华永飞，等. 原发性腹膜后脂肪肉瘤 18 例临床分析［J］. 现代实用医学，2013，25(3)：168 – 169.

［101］　马晋平，陈创奇，蔡世荣，等. 原发性腹膜后脂肪肉瘤的诊断与治疗［J］. 消化肿瘤杂志：电子版，2010，2(3)：149 – 152.

[102] 郝玉娟，罗成华，郑伟，等. 腹膜后脂肪肉瘤外科治疗及其术后复发的多因素分析[J]. 外科理论与实践，2012，17（3）：275－280.

[103] 郭澎涛，徐莹莹，鲁翀，等. 腹膜后脂肪肉瘤的生物学特性及其诊断和治疗[J]. 中国实用外科杂志，2007，27（4）：289－291.

[104] Singer S, Antonescu CR, Riedel E, et al. Histologic subtype and margin of resection predict pattern of recurrence and survival for retroperitoneal liposarcoma[J]. Ann Surg, 2003, 238(3): 358-370.

[105] Moreau LC, Turcotte R, Ferguson P, et al. Myxoid/round cell lipo-sarcoma (MRCLS) revisited: an analysis of 418 primarily managed cases[J]. Ann Surg Oncol, 2012, 19(4): 1081-1088.

[106] Chew C, Reid R, O'dwyer PJ. Value of biopsy in the assessment of a retroperitoneal mass[J]. Surg J Roy Coll Surg Edinb Irel, 2006, 4(2): 79-81.

[107] Yang J, Codreanu I, Servaes S, et al. Earlier detection of bone metastases from pleomorphic liposarcoma in a pediatric patient by FDG PET/CT than planar 99mTc MDP bone scan[J]. Clin Nucl Med, 2012, 37(5): e104-e107.

[108] Kudo H, Inaoka T, Tokuyama W, et al. Round cell liposarcoma arising in the lef foot: MRI and PET fndings[J]. Jpn J Radiol, 2012, 30(10): 852-857.

[109] Lee SA, Chung HW, Cho KJ, et al. Encapsulated fat necrosis mimicking subcutaneous liposarcoma: radiologic fndings on MR, PET-CT, and US imaging[J]. Skeletal Radiol, 2013, 42(10): 1465-1470.

[110] Ghadimi MP, Al-Zaid T, Madewell J, et al. Diagnosis, management, and outcome of patients with dedifferentiated liposarcoma systemic metastasis[J]. Annals of surgical oncology, 2011, 18(13): 3762-3770.

[111] Brisson M, Kashima T, Delaney D, et al. MRI characteristics of lipoma and atypical lipomatous tumor/well-differentiated liposarcoma: retrospective comparison with histology and MDM2 gene amplification[J]. Skeletal radiology, 2013, 42(5): 635-647.

[112] 穆殿斌，原银萍，莫海英，等. 去分化脂肪肉瘤28例临床病理分析[J]. 临床与实验病理学杂志，2011，27（05）：506－509.

[113] Coindre JM, Pedeutour F, Durias A. Well-differentiated and dedifferentiated liposarcomas[J]. Virchows Archiv: an international journal of pathology, 2010, 456(2): 167-179.

[114] El Ouni F, Jemnia H, Trabelsi A, et al. Liposarcoma of the extremities: MR imaging features and their correlation with pathologic data[J]. Orthop Traumatol Surg Res, 2010, 96(8): 876-883.

[115] 陈代云，李蜀华，郑敏. 87例脂肪肉瘤的临床病理学研究-附17例去分化脂肪肉瘤[J]. 临床与实验病理学杂志，1993，（01）：33－35，91.

[116] 李杰，丁小南，袁建华. 软组织脂肪肉瘤CT表现与组织分化的关系[J]. 实用肿瘤学杂志，2006，（03）：228－229.

[117] 张杰，江心，李瑞，等. 软组织脂肪肉瘤CT表现及病理对照[J]. 实用放射学杂志，2013，29（1）：92－95.

[118] Jelinek JS, Kransdorf MJ, Shmookler BM, et al. Liposarcoma of the extremities: MR and CT findings in the histologic subtypes[J]. Radiology, 1993, 186(2): 455-459.

[119] Teniola O, Wang KY, Wang WL, et al. Imaging of liposarcomas for clinicians: Characteristic features and differential considerations[J]. Journal of surgical oncology, 2018, 117(6): 1195-1203.

[120] Ware PL, Snow AN, Gvalani M, et al. MDM2 copy numbers in well-differentiated and dedifferentiated liposarcoma: characterizing progression to high-grade tumors[J]. Am J Clin Pathol, 2014, 141(3): 334-341.

[121] Marino-Enriquez A, Hornick JL, Dal Cin P, et al. Dedifferentiated liposarcoma and pleomorphic liposarcoma: a comparative study of cytomorphology and MDM2/CDK4 expression on fine-needle aspiration[J]. Cancer Cytopathol, 2014, 122(2): 128-137.

[122] Creytens D, van Gorp J, Ferdinande L, et al. Detection of MDM2/CDK4 amplification in lipomatous soft tissue tumors from formalin-fixed, paraffin-embedded tissue: comparison of multiplex ligation dependent probe amplification (MLPA) and fluorescence in situ hybridization (FISH)[J]. Appl Immunohistochem Mol Morphol, 2015, 23(2): 126-133.

[123] 王小桐，倪皓，周晓军，等. 荧光原位杂交在诊断软组织肿瘤中的应用[J]. 中华病理学杂志，2016，45（12）：889－894.

[124] Lewis JJ, Leung D, Heslin M, et al. Association of local recurrence with subsequent survival in extremity soft tissue

sarcoma[J]. Journal of clinical oncology：official journal of the American Society of Clinical Oncology，1997，15（2）：646 – 652.

[125] Brennan MF，Antonescu CR，Moraco N，et al. Lessons learned from the study of 10，000 patients with soft tissue sarcoma[J]. Annals of surgery，2014，260（3）：416 – 421.

[126] Nagar SP，Mytelka DS，Candrilli SD，et al. Treatment Patterns and Survival among Adult Patients with Advanced Soft Tissue Sarcoma：A Retrospective Medical Record Review in the United Kingdom，Spain，Germany，and France[J]. Sarcoma，2018，2018：5467057.

[127] 高平，赵宇柱. 脂肪肉瘤 16 例临床分析[J]. 肿瘤，1995，15（2）：122 – 124.

[128] 侯开庆，彭勃，梁贤文. 腹膜后脂肪肉瘤外科手术治疗价值的研究[J]. 中国现代医学杂志，2012，22（36）：85 – 88.

[129] Budach V. Long – term outcomes after function – sparing surgery without radiotherapy for soft tissue sarcoma of the extremities and trunk[J]. Strahlentherapie und Onkologie：Organ der Deutschen Rontgengesellschaft，2000，176（10）：482 – 483.

[130] Rydholm A，Gustafson P，Rooser B，et al. Limb – sparing surgery without radiotherapy based on anatomic location of soft tissue sarcoma[J]. Journal of clinical oncology：official journal of the American Society of Clinical Oncology，1991，9（10）：1757 – 1765.

[131] Baldini EH，Goldberg J，Jenner C，et al. Long – term outcomes after function – sparing surgery without radiotherapy for soft tissue sarcoma of the extremities and trunk[J]. Journal of clinical oncology：official journal of the American Society of Clinical Oncology，1999，17（10）：3252 – 3259.

[132] 郝玉娟. 腹膜后脂肪肉瘤的诊治现状及进展[J]. 外科理论与实践，2012，17（4）：398 – 401.

[133] 陈志辉，宋新明. 腹膜后脂肪肉瘤的治疗[J]. 消化肿瘤杂志（电子版），2011，3（2）：119 – 121.

[134] 崔力方，罗成华，张继新，等. 腹膜后去分化脂肪肉瘤临床病理分析[J]. 实用肿瘤杂志，2012，27（6）：620 – 623.

[135] 徐果，李涛. 原发性腹膜后脂肪肉瘤 119 例临床分析[J]. 重庆医学，2010，39（19）：2651 – 2652.

[136] Choi JH，Hwang IG，Cha SJ，et al. Occurrence of colonic liposarcoma after retroperitoneal liposarcoma[J]. Korean J Intern Med，2015，30（1）：125 – 128.

[137] Petersen IA，Haddock MG，Donohue JH，et al. Use of intraoperative electron beam radiotherapy in the management of retroperitoneal soft tissue sarcomas[J]. International journal of radiation oncology，biology，physics，2002，52（2）：469 – 475.

[138] Tzeng CW，Fiveash JB，Popple RA，et al. Preoperative radiation therapy with selective dose escalation to the margina trisk for retroperitoneal sarcoma[J]. Cancer，2006，107（2）：371 – 379.

[139] Pawlik TM，Pisters PW，Mikula L，et al. Long – term results of two prospective trials of preoperative external beam radiotherapy for localized intermediate – or high – grade retroperitoneal soft tissue sarcoma[J]. Ann Surg Oncol，2006，13（4）：508 – 517.

[140] Chung PW，Deheshi BM，Ferguson PC，et al. Radiosensitivity translates into excellent local control in extremity myxoid liposarcoma：a comparison with other soft tissue sarcomas[J]. Cancer，2009，115（14）：3254 – 3261.

[141] Cassier PA，Kantor G，Bonvalot S，et al. Adjuvant radiotherapy for extremity and trunk wall atypical lipomatous tumor/well – differentiated LPS（ALT/WD – LPS）：a French Sarcoma Group（GSF – GETO）study[J]. Ann Oncol，2014，25（9）：1854 – 1860.

[142] Le Grange F，Cassoni AM，Seddon BM. Tumour volume changes following preoperative radiotherapy in borderline resectable limb and trunk soft tissue sarcoma[J]. Eur J Surg Oncol，2014，40（4）：394 – 401.

[143] Orosz Z，Rohonyi B，Luksander A，et al. Pleomorphic liposarcoma of a young woman following radiotherapy for epithelioid sarcoma[J]. Pathol Oncol Res，2000，6（4）：287 – 291.

[144] Tan MC，Brennan MF，Kuk D，et al. Histology – based Classification Predicts Pattern of Recurrence and Improves Risk Stratification in Primary Retroperitoneal Sarcoma[J]. Ann Surg，2016，263（3）：593 – 600.

[145] Miura JT，Charlson J，Gamblin TC，et al. Impact of chemotherapy on survival in surgically resected retroperitoneal sarcoma[J]. Eur J Surg Oncol，2015，41（10）：1386 – 1392.

[146] 刘佳勇，方志伟，樊征，等. 肢体脂肪肉瘤的预后相关因素及放化疗疗效分析[J]. 中国肿瘤临床，2015，

42(06)：351－356.

[147] Petek BJ, Loggers ET, Pollack SM, et al. Trabectedin in soft tissue sarcomas[J]. Marine drugs, 2015, 13(2)：974－983.

[148] Malleo G, Crippa S, Partelli S, et al. Pleomorphic liposarcoma of the axilla metastatic to the pancreas[J]. Dig Surg, 2009, 26(3)：262－263.

[149] Italiano A, Toulmonde M, Cioffi A. Advanced well－differentiated/dedifferentiated liposarcomas：role of chemotherapy and survival[J]. Ann Oncol, 2012, 23(6)：1601－1607.

[150] Shoham Y, Koretz M, Kachko L, et al. Immediate reconstruction of the chest wall by latissimus dorsi and vertical rectus abdominis musculocutaneous flaps after radical mastectomy for a huge pleomorphic liposarcoma[J]. J Plast Surg Hand Surg, 2013, 47(2)：152－154.

[151] Lemeur M, Mattei JC, Souteyrand P, et al. Prognostic factors for the recurrence of myxoid liposarcoma：20 cases with up to 8 years followup[J]. Orthop Traumatol Surg Res, 2015, 101(1)：103－107.

[152] Herrera－Gomez A, Ortega－Gutiere C, Betancourt AM, et al. Giant retroperitoneal liposarcoma[J]. Wiadomoci Lekarskie, 2005, 12(2)：220－222.

[153] 刘京豪, 宋作庆, 刘仁旺, 等. 腰大肌旁多形性脂肪肉瘤复发伴纵隔转移1例及文献回顾[J]. 中国肺癌杂志, 2017, 20(5)：361－365.

[154] Echenique－Elizondo M, Amodarain－Arratibel JA. Liposarcoma retroperitoneal gigante[J]. Cir Esp, 2005, 77：293－295.

[155] Gronchi A, Strauss DC, Miceli R, et al. Variability in patterns of recurrence after resection of primary retroperitoneal sarcoma (RPS)：A report on 1007 patients from the Multi－institutional Collaborative RPS Working Group[J]. Ann Surg, 2016, 263(5)：1002－1009.

[156] 罗成华, 苗成利. 腹膜后肿瘤的手术治疗策略与新趋势[J]. 中国普外基础与临床杂志, 2016, 23(3)：257－259.

[157] Laguchi S, Kume H, Fukuhara H, et al. Symptoms at diagnosis as independent prognostic factors in retroperi－toneal liposarcoma[J]. Mol Clin Oncol, 2016, 4(2)：255－260.

[158] Neville RA, Sars Herts BR. CT characteristics of primary retroperitoneal neoplasms[J]. Crit Rev Comput Tomogrsphy, 2004, 45(4)：247－270.

[159] Windham TC, Pisters PW. Retroperitoneal sarcomas. Cancer Control, 2005, 12(1)：36－43.

[160] 刘杈, 彭卫军, 王坚, 等. 腹膜后去分化脂肪肉瘤的CT诊断[J]. 中华放射学杂志, 2004, 18(11)：1206－1209.

[161] Vijay A, Ram L. Retroperitoneal liposarcoma：A comprehensive review[J]. Am J Clin Oncol, 2015, 38(2)：213－219.

[162] Zhao X, Li P, Huang X, et al. Prognostic factors predicting the postoperative survival period following treatment for primary retroperitoneal liposarcoma[J]. Chin Med J(Engl), 2015, 128(1)：85－90.

[163] Stilidi IS, Nikulin MP, Nered SN, et al. Combined operations by retroperitoneal liposarcomas[J]. Khirurgiia (Mosk), 2013, (6)：20－25.

[164] Chouairy CJ, Abdul－Karim FW, Mac Lennan GT. Retroperitoneal liposarcoma[J]. J Urol, 2007, 177(3)：1145.

[165] 潘历波, 赵学武, 樊涛, 等. 原发性腹膜后脂肪肉瘤的CT诊断[J]. 现代肿瘤医学, 2013, 21(6)：1344－1347.

[166] 周妮娜, 李囡, 王雪鹃, 等. 腹膜后脂肪肉瘤的PET/CT影像学特点[J]. 肿瘤防治研究, 2018, 45(5)：316－319.

[167] Hosaka A, Masaki Y, Yamasaki K, et al. Retroperitoneal mixedtypeliposarcoma showing features of four different subtypes[J]. Am Surg, 2008, 74：1202－1205.

[168] Venter A, Roca E, Muiu G, et al. Difficulties of diagnosis in retroperitoneal tumors[J]. Rom J Morphol Embryol, 2013, 54(2)：451－456.

[169] 张鹏, 陶凯雄, 陈俊华. 原发性腹膜后脂肪肉瘤的诊断与治疗[J]. 腹部外科, 2014, 27(1)：15－18.

[170] 周伟文, 何旭升, 刁胜林, 等. 腹膜后脂肪肉瘤的CT表现和病理对照分析[J]. 中国社区医师, 2011, 21(13)：224－226.

[171] Taguchi S, Kume H, Fukuhara H, et al. Symptoms at diagnosis as independent prognostic factors in retroperitoneal liposarcoma[J]. Mol Clin Oncol, 2016, 4(2)：255－260.

[172] 刘金有, 翁延宏. 腹膜后巨大脂肪肉瘤一例及文献复习[J]. 中华消化病与影像杂志(电子版), 2016, 6(2)：86－90.

[173] Lahat G, Madewell JE, Anaya DA, et al. Computed tomography scan – driven selection of treatment for retroperitoneal liposarcoma histologic subtypes[J]. Cancer, 2009, 115(5): 1081 – 1090.

[174] Yiu – Chiu V, Chiu L. Ultrasonography and computed tomography of retroperitoneal liposarcoma[J]. J Comput Tomogr, 1981, 5(2): 98 – 109.

[175] Yamada Y, Nishida Y, Nakashima H, et al. Oncologic and functional outcomes of soft tissue sarcomas of the distal upper extremity: comparison with those of the proximal upper extremity[J]. Int. Surg, 2010, 95(1): 33 – 39.

[176] 冯元春, 李晶英, 玉波, 等. 不同分化类型的腹膜后脂肪肉瘤病理及影像学特征分析[J]. 基因组学与应用生物学, 2018, 37(9): 4124 – 4131.

[177] Dong M, Bi J, Liu X, et al. Significant partial response of metastatic°intra – abdominal and pelvic round cell liposarcoma to a small – molecule VEGFR – 2 tyrosine kinase inhibitor apatinib: A case report[J]. Medicine(Baltimore), 2016, 95(31): e4368.

[178] Oh SD, Oh SJ, Suh BJ, et al. A Giant Retroperitoneal liposarcoma encasing the entire left kidney and adherent to adjacent structures: A case report[J]. Case Rep Oncol, 2016, 9(2): 368 – 72.

[179] 梁广路. 腹部巨大脂肪肉瘤的 CT 诊断[J]. 河北医药, 2006, 32(11): 1388 – 1389.

[180] 王加强, 上展增, 洪宝强, 等. 腹膜后脂肪肉瘤的 CT 多样性表现[J]. 武警医学院学报, 2009, 18(3): 223 – 225.

[181] 吴爱兰, 韩萍, 冯敢生, 等. 原发腹膜后脂肪肉瘤的 CT 诊断[J]. 临床放射学杂志, 2007, 18(1): 46 – 48.

[182] Sharma M, Mannan R, Bhasin TS, et al. Giant inflammatory variant of well differentiated liposarcoma: a case report of a rare entity[J]. J Clin Diagn Res, 2013, 7(8): 1720 – 1721.

[183] Morosi C, Stacchiotti A, Marchianò A, et al. Correlation between radiological assessment and histopathological diagnosis in retroperitoneal tumors: Analysis of 291 consecutive patients at a tertiary reference sarcoma center[J]. Eur J Surg Oncol, 2014, 40(12): 1662 – 1670.

[184] Lee Y, Goh K, Teo MC, et al. Retroperitoneal liposarcomas: the experience of a tertiary Asian enter[J]. World J Surg Oncol, 2011, 9: 12 – 16.

[185] 罗成华, 金黑鹰, 苗成利, 等. 腹膜后脂肪肉瘤诊断和治疗专家共识(2016)[J]. 中国微创外科杂志, 2016, 16(12): 1057 – 1063.

[186] Kreel L, Bydder GM. Evaluation of retroperitoneal liposarcoma with computed tomography[J]. J Comput Tomogr, 1981, 5(2): 111 – 116.

[187] Leo P, Vilaa S, Oliveira M, et al. Giant recurrent retroperitoneal liposarcoma initially presenting as inguinal hernia: Review of literature[J]. Int J Surg Case Rep, 2012, 3(3): 103 – 106.

[188] 冯新东, 陈刚. 腹膜后平滑肌肉瘤的 CT 诊断与鉴别诊断 – 附 6 例报告及文献复习[J]. 中国 CT 和 MRI 杂志, 2007, 5(1): 38 – 39.

[189] Grobmyer SR, Wilson JP, Apel B, et al. Recurent retroperitoneal sarcoma: impact of biology and therapy on outcomes[J]. J Am Coll Surg, 2010, 210(5): 602 – 608.

[190] Shibuya T, Mori A, Fushimi N, et al. Pelvic retroperitoneal liposarcoma diagnosed by preoperative imaging studies. Intern Med, 2007, 46(15): 1263 – 1264.

[191] Porter GA, Baxter NN, Pisers PW. Retroperitoneal sarcoma: a population – based analysis of epidemiology, surgery and radiotherapy[J]. Cancer, 2006, 106(7): 1610 – 1616.

[192] Lu J, Qin Q, Zhan LL, et al. Computed tomography manifestations of histologic: Subtypes of retroperitoneal liposarcoma[J]. Asian Pac J Cancer Prey, 2014, 15(15): 6041 – 6046.

[193] 张帆, 张雪林, 梁洁, 等. 腹膜后原发性脂肪肉瘤的 CT 表现与病理学对照[J]. 实用放射学杂志, 2007, 23(3): 351 – 354.

[194] Kamper L, Brandt AS, Scharwchter C, et al. MR evaluation of retroperitoneal fibrosis[J]. Rofo, 2011, 183(8): 721 – 726.

[195] 肖文波, 王照明, 许顺良. 腹膜后脂肪肉瘤的影像学和病理学分析[J]. 中华肿瘤杂志, 2005, 27(4): 235 – 237.

[196] Yoon M, Kim S. Retroperitoneal Pleomorphic Liposarcoma Mimicking Adrenal Cancer in F – ^{18}FDG PET/CT[J]. Nucl Med Mol Imaging, 2010, 44(3): 230 – 231.

[197] Hu B, Liu Y, Cheng L, et al. SPECT/CT imaging of retroperitoneal extraskeletal osteosarcoma[J]. Clin Nucl

　　　　　　Med，2014，39(2)：200 – 202.

[198] Kiguchi K，Ishiwata I，Ishiwata E，et al. Establishment and characterization of a human liposarcoma cell line (HTLS) from the retroperitoneal liposarcoma[J]. Hum Cell，2005，18(1)：45 – 52.

[199] Ikoma N，Torres KE，Somaiah N，et al. Accuracy of preoperative percutaneous biopsy for the diagnosis of retroperitoneal liposarcoma subtypes[J]. Ann Surg Oncol，2015，22(4)：1068 – 1072.

[200] Kesseler HJ，Delgado GE，Purnell FM. Retroperitoneal liposarcoma. Diagnostic work – up and preoperative planning[J]. NY State J Med，1974，74(13)：2341 – 2346.

[201] 丁建国，周康荣，等. 腹膜后脂肪肉瘤：螺旋 CT 动态增强的表现[J]. 放射学实践，2007，22(6)：566 – 569.

[202] 霍明科，韩广森，赵玉洲，等. 腹膜后脂肪肉瘤亚型转换的相关因素及预后分析[J]. 中国肿瘤临床，2016，43(8)：334 – 338.

[203] Grant PJ，Greene MT，Chopra V，et al. Assessing the Caprini score for risk assessment of venous thromboembolism in hospitalized medical patients[J]. Am J Med，2016(5)，129：528 – 535.

[204] 陈文，范钦和，刘冲. 脂肪肉瘤中 AFAP1L1 和 AFAP1 的表达及意义[J]. 临床与实验病理学杂志，2013，29(3)：292 – 296.

[205] 江心，张杰，林洁，等. 原发性腹膜后脂肪肉瘤 CT 表现与病理对照分析[J]. 放射学实践，2013，28(9)：964 – 967.

[206] Piperkova E，Mikhaeil M，Mousavi A，et al. Impact of PET and CT in PET/CT studies for staging and evaluating treatment response in bone and soft tissue sarcomas[J]. Clin Nucl Med，2009，34：146 – 150.

[207] 于翠妮，夏黎明. 肾上腺髓质脂肪瘤的 CT 诊断特征及价值[J]. 实用心脑肺血管病杂志，2009，17(5)：415 – 416.

[208] Ellingson JJ，Coakley FV，Joe BN，et al. Computed tomographic distinction of perirenal liposarcoma from exophytic angionmyolipoma：a feature analysis study[J]. J Comput Assist Tomogr，2008，32(4)：548 – 552.

[209] Yamakado K，Tanaka N，Nakagawa T，et al. Renal angiomyolipoma：relationships between tumor size，aneurysm formation，and rupture[J]. Radiology，2002，225(1)：78 – 82.

[210] 刘娜. 原发性腹膜后脂肪肉瘤的临床病理特征及预后影响因素[J]. 宁夏医科大学学报，2013，35(11)：1261 – 1263.

[211] 吴锡渊. 腹膜后脂肪肉瘤的 CT 诊断(附 17 报告)[J]. 现代实用医学，2010，8(22)：892 – 893.

[212] Dangoor A，Seddon B，Gerrand C，et al. UK guidelines for the management of soft tissue sarcomas[J]. Clin Sarcoma Res，2016，6(11)：20 – 28.

[213] Mansfeld SA，Pollock RE，Grignol VP，et al. Surgery for Abdominal Well – Differentiated Liposarcoma[J]. Curr Treat Options Oncol，2018，19(1)：1 – 6.

[214] Trans – Atlantic RPS Working Group. Management of recurrent retroperitoneal sarcoma(RPS) in the adult：A consensus approach from the trans – atlantic RPS working group[J]. Ann Surg Oncol，2016，23(11)：3531 – 3540.

[215] Zeng X，Liu W，Wu X，et al. Clinicopathological characteristics and experience in the treatment of giant retroperitoneal liposarcoma：A case report and review of the literature[J]. Cancer Biol Ther，2017，18(9)：660 – 665.

[216] Lu W，Lau J，Xu MD，et al. Recurrent abdominal liposarcoma：analysis of 19 cases and prognostic factors[J]. World J Gastroenterol，2013，19(25)：4045 – 4052.

[217] 王向瑜，肖龙. 原发性腹膜后脂肪肉瘤 10 例临床分析[J]. 云南医药，2010，31(2)：242 – 244.

[218] Durinka JB，Hecht TE，Layne AJ，et al. Aggressive venous thromboembolism prophylaxis reduces VTE events in vascular surgery patients[J]. Vascular，2016，24(3)：233 – 240.

[219] Wang Q，Juan YH，Li Y，et al. Multidetector computed tomography features in differentiating exophytic renal angiomyolipoma from retroperitoneal liposarcoma：a strobe – compliant observational study[J]. Medicine (Baltimore)，2015，94(37)：e1521 – e1528.

[220] Burstow MJ，Yunus RM，Hossain MB，et al. Meta – analysis of early endoscopic retrograde cholangiopancreatography (ERCP) ± endoscopic sphincterotomy (ES) versus conservative management for gallstone pancreatitis (GSP) [J]. Surg Laparosc Endosc Percutan Tech，2015，25(3)：185 – 203.

[221] Callegaro D，Fiore M，Gronchi A. Personalizing surgical margins in retroperitoneal sarcomas[J]. Expert Rev Anticancer Ther，2015，15(5)：553 – 567.

[222] Ikeguchi M, Urushibara S, Shimoda R, et al. Surgical treatment of retroperitoneal liposarcoma[J]. Yonago Acta Med, 2014, 57(4): 129 – 132.

[223] Baldini EH. The conundrum of retroperitoneal liposarcoma – to be more aggressive or less aggressive[J]. Int J Radiat Oncol Biol Phys, 2017, 98: 269 – 270.

[224] Gladdy RA, Gupta A, Catton CN. Retroperitoneal sarcoma: Fact, opinion, and controversy[J]. Surg Oncol Clin AM, 2016, 25: 697 – 711.

[225] Strauss D, Hayes A, Thway K, et al. Surgical management of primary retroperitoneal sarcoma[J]. Br J Surg, 2010, 97: 698 – 706.

[226] Lewis JJ, Leung D, Woodruff JM, et al. Retroperitoneal soft – tissue sarcoma: Analysis of 500 patients treated and followed at a single institution[J]. AnnSurg, 1998, 228(3): 355 – 365.

[227] Witz M, Shapira Y, Dinbar A. Diagnosis and treatment of primary and recurrent retroperitoneal liposarcoma[J]. J Surg Oncol, 1991, 47(1): 41 – 44.

[228] Stahl JM, Corso CD, Park HS, et al. The effect of microscopic margin status on survival in adult retroperitoneal soft tissue sarcomas[J]. Eur J Surg Oncol, 2017, 43(1): 168 – 174.

[229] Molina G, Hull MA, Chen YL, et al. Preoperative radiation therapy combined with radical surgical resection is associated with a lower rate of local recurrence when treating unifocal, primary retroperitoneal liposarcoma[J]. J Surg Oncol, 2016, 114(7): 814 – 820.

[230] Erzen D, Sencar M, Novak J. Retroperitoneal sarcoma: 25 years of experience with aggressive surgical treatment at the institute of oncology[J]. J Surg Oncol, 2005, 91(1): 1 – 9.

[231] Hamilton TD, Cannell AJ, Kim M, et al. Results of resection for recurrent or residual retroperitoneal sarcoma after failed primary treatment[J]. Ann Surg Oncol, 2017, 24(1): 211 – 218.

[232] Caldarelli G, Minervini A, Guerra M, et al. Prosthetic replacement of the inferior vena cava and the iliofemoral vein for urologically related malignancies[J]. BJU Int, 2002, 90(4): 368 – 374.

[233] 董茂盛, 梁发启, 宋少柏, 等. 腹膜后肿瘤手术并下腔静脉及肾静脉切除与重建[J]. 中华外科杂志, 1998, 36(1): 23 – 25.

[234] Tseng WW, Madewell JE, Wei W, et al. Locoregional disease patterns in well – differentiated and dedifferentiated retroperitoneal liposarcoma: implications for the extent of resection? [J]. Ann Surg Oncol, 2014, 21(7): 2136 – 2143.

[235] Kim B, Chen YL, Kirsch D, et al. An effective preoperative three – dimensional radiotherapy target volume for Extremity soft Tissue sarcoma and the effect of margin width on local control[J]. Int J Radiat Oncol Biol Phys, 2010, 77(3): 843 – 850.

[236] 高天, 方志伟, 樊征夫, 等. 软组织肉瘤补充广泛切除78例原因和疗效分析[J]. 中国肿瘤临床, 2012, 39(14): 982 – 985.

[237] Kim EY, Kim SJ, Choi D, et al. Recurrence of retro – peritoneal liposarcoma: imaging findings and growth rates at follow – up CT[J]. AJR Am J Roentgenol, 2008, 191(6): 1841 – 1846.

[238] Sezer A, Tuncbilek N, Usta U, et al. Pleomorphic liposarcoma of the pectoralis major muscle in an elderly man: report of a case and review of literature[J]. J Cancer Res Ter, 2009, 5(4): 315 – 317.

[239] Baratti D, Pennacchioli E, Kusamura S, et al. Peritoneal sarcomatosis: is there a subset of patients who may benefit from cytoreductive surgery and hyperthermic intraperitoneal chemotherapy[J]. Ann Surg Oncol, 2010, 17(12): 3220 – 3228.

[240] De Sanctis R, Marrari A, Marchetti S, et al. Efficacy of trabectedin in advanced soft tissue sarcoma: beyond lipo – and leiomyosarcoma[J]. Drug Des Devel Ther, 2015, 27(9): 5785 – 5791.

[241] Ane SS, Jacob ML, Mette S, et al. Intraabdominal and retroperitoneal soft – tissue sarcomas – outcome of surgical treatment in primary and recurrent tumors[J]. World J Surg Oncol, 2010, 8: 81 – 88.

[242] Cormier JN, Pollock RE. Soft tissue sarcoma[J]. CA Cancer J Clin, 2004, 54: 94 – 109.

[243] Denlinger CS, Sanft T, Baker KS, et al. Survivorship, version 2. 2017, NCCN Clinical practice guidelines in oncology[J]. J Natl Compr Canc Netw, 2017, 15(9): 1140 – 1163.

[244] Le Pechoux C, Musat E, Baey C, et al. Should adjuvant radiotherapy be administered in addition to front – line ag-

gressive surgery (FAS) in patients with primary retroperitoneal sarcoma[J]. Ann Oncol, 2013, 24(3): 832 – 837.

[245] Ecker BL, Peters MG, Mcmillan MT, et al. Preoperative radiotherapy in the management of retroperitoneal liposarcoma[J]. Br J Surg, 2016, 103(13): 1839 – 1846.

[246] Azpiazu Arnaiz P, Muro Bidaurre I, De Frutos Gamero A, et al. Retroperitoneal tumors. Retroperitoneal myxoid liposarcoma. Report of a new case[J]. Arch Esp de Urol, 2000, 53(2): 170 – 173.

[247] Yang B, Guo WH, Lan T, et al. CT – guided[125]I seed implantation for inoperable retroperitoneal sarcoma: A technique fordelivery of local tumor brachytherapy[J]. Exp Ther Med, 2016, 12(6): 3843 – 3850.

[248] Ballo M, Zagars G, Pollock R, et al. Retroperitoneal soft tissue sarcoma: an analysis of radiation and surgical treatment[J]. Int J Radiat Oncol Biol Phys, 2007, 67(1): 158 – 163.

[249] Gilbeau L, Kantor G, Stoeckle E, et al. Surgical resection and radiotherapy for primary retroperitoneal soft tissue sarcoma[J]. Radiother Oncol, 2002, 65(3): 133 – 136.

[250] Benjamin RS. Pharmacokinetics of adriamycin(NSC – 123127) inpatients with sarcomas[J]. Cancer Chemother Rep, 1974, 58(2): 271 – 273.

[251] Matthyssens LE, Creytens D, Ceelen WP. Retroperitoneal liposarcoma: Current insights in diagnosis and treatment [J]. Front Surg, 2015, 2: 4 – 10.

[252] Krempien R, Roeder F, Oertel S, et al. Intraoperative electronbeam therapy for primary and recurrent retroperitoneal soft – tissue sarcoma[J]. Int J Radiat Oncol Biol Phys, 2006, 65: 773 – 779.

[253] Bramwell VH, Anderson D, Charette ML, et al. Doxorubicin – based chemotherapy for the palliative treatment of adult patients with locally advanced or metastatic soft tissue sarcoma[J/CD]. Cochrane Database Syst Rev, 2003(3): CD003293.

[254] Desar IM, Constantinidou A, Kaal SE, et al. Advanced soft – tissue sarcoma and treatment options: Critical appraisal of trabectedin[J]. Cancer Manag Res, 2016, 8: 95 – 104.

[255] Ryan CW, Merimsky O, Agulnik M, et al. PICASSO III: A phase III, placebo – controlled study of doxorubicin with or without palifosfamide in patients with metastatic soft tissue sarcoma[J]. J Clin Oncol, 2016, 34(2): 3898 – 3905.

[256] Tap WD, Papai Z, Van Tine BA, et al. Doxorubicin plus evofosfamide versus doxorubicin alone in locally advanced, unresectable or metastatic soft – tissue sarcoma(THCR – 406/SARC021): An international, multicentre, open – label, randomised phase 3 trial[J]. Lancet Oncol, 2017, 18(8): 1089 – 1103.

[257] Demetri GD, Chawla SP, Ray – Coquard I, et al. Results of an international randomized phase III trial of the mammalian target of rapamycin inhibitor ridaforolimus versus placebo to control metastatic sarcomas in patients after benefit from prior chemotherapy[J]. J Clin Oncol, 2013, 31(19): 2485 – 2492.

[258] van der Graaf WT, Blay JY, Chawla SP, et al. Pazopanib for meta-static soft – tissue sarcoma (PALETTE): a randomised, doubleblind, placebo – controlled phase 3 trial[J]. Lancet, 2012, 379(9829): 1879 – 1886.

[259] Blay JY, Casali P, Nieto A, et al. Efficacy and safety of trabectedin as an early treatment for advanced or metastatic liposarcoma and leiomyosarcoma[J]. Future Oncol, 201410(1): 59 – 68.

[260] Ding Q, Zhang Z, Liu JJ, et al. Discovery of RG7388, a potent and selective p53 – MDM2 inhibitor in clinical development[J]. J Med Chem, 2013, 56(14): 5979 – 5983.

[261] Schffski P, Ray – Coquard IL, Cioffi A, et al. Activity of eribulin mesylate in patients with soft – tissue sarcoma: A phase 2 study in four independent histological subtypes[J]. Lancet Oncol, 2011, 12(11): 1045 – 1052.

[262] Hassan I, Park SZ, Donohue JH, et al. Operative management of primary retroperitoneal sarcomas: A reappraisal of an institutional experience[J]. AnnSurg, 2004, 239: 244 – 250.

[263] Na JC, Choi KH, Yang SC, et al. Surgical experience with retroperitoneal liposarcoma in a single korean tertiary medical center[J]. Korean J Urol, 2012, 53(5): 310 – 316.

[264] 赵恩吴, 曹晖, 吴志勇, 等. 原发性腹膜后肿瘤的诊治进展[J]. 肝胆胰外科杂志, 2006, 18(1): 53 – 55.

[265] Neuhaus SJ, Barry P, Clark MA, et al. Surgical management of primary and recurrent retroperitoneal liposarcoma [J]. Br J Surg, 2005, 92(3): 246 – 252.

[266] Keung EZ, Hornick JL, Bertagnolli MM, et al. Predictors of outcomes in patients with primary retroperitoneal dedifferentiated liposarcoma undergoing surgery[J]. J Am Coll Surg, 2014, 218(2): 206 – 217.

[267] 王成健, 刘吉华, 任延德, 等. 四肢黏液样脂肪肉瘤 CT、MR 表现与病理相关分析[J]. 医学影像学杂志,

2018，28（5）：841－844.

[268]　Rizer M，Singer AD，Edgar M，et al. The histological variants of liposarcoma: predictive MRI findings with prognostic implications，management，follow－up，and differential diagnosis[J]. Skeletal Radiology，2016，45（9）：1193－1204.

[269]　Campbell GS，Lawrence TJ，Porter SE，et al. Primary dedifferentiated liposarcoma of the axilla arising in a mixed，well－differentiated and myxoid liposarcoma[J]. Journal of Radiology Case Reports，2012，6（1）：9－16.

[270]　Eio F，Jemni H，Trabelsi A，et al. Liposarcoma of the extremities: MR imaging features and their correlation with pathologic data[J]. Orthop Traumatol Surg Res，2010，96（8）：876－883.

[271]　Iwasaki H，Ishiguro M，Nishio J，et al. Extensive lipoma－like changes of myxoid liposarcoma: morphologic，immunohistochemical，and molecular cytogenetic analyses[J]. Virchows Archiv An International Journal of Pathology，2015，466（4）：453－464.

[272]　Lefkowitz RA，Hwang S，Zabor EC，et al. Myxofibrosarcoma: prevalence and diagnostic value of the "tail sign" on magnetic resonance imaging[J]. Skeletal Radiology，2013，42（6）：809－818.

[273]　Setiawati R，Dimpudus FJ，Sun Z. Chondroid lipoma of the right thigh: correlation of imaging findings and histopathology of an unusual benign lesion[J]. Australasian Medical Journal，2012，5（7）：355－358.

[274]　Higashida T. Radiological characteristics and management of intramuscular myxoma of the temporal muscle: case report[J]. Neurologia Medico－chirurgica，2014，54（12）：1022－1024.

[275]　刘佳勇，方志伟. 2011 版《美国综合癌症网络软组织肉瘤临床实践指南》解读[J]. 中华骨科杂志，2011，31（6）：726－728.

[276]　Rastrelli M，Tropea S，Basso U，et al. Soft tissue limb and trunk sarcomas: diagnosis，treatment and follow－up[J]. Anticancer Res，2014，34（10）：5251－5262.

[277]　Sanfilippo R，Bertulli R，Marrari A，et al. High－dose continuousinfusion ifosfamide in advanced well－differentiated/dedifferentiated liposarcoma[J]. Clin Sarcoma Res，2014，4（1）：16－21.

[278]　Wong PI，Houghton PI，Kirsch DG，et al. Combining targeted agents with modern radiotherapy in soft tissue sarcomas[J]. J Natl Cancer Inst，2014，106（11）：329－337.

[279]　Canter RJ，Borys D，Olusanya A，et al. Phase I trial of neoadjuvant conformal radiotherapy plus sorafenib for patients with locally ad-vanced soft tissue sarcoma of the extremity[J]. Ann Surg Oncol，2014，21（5）：1616－1623.

[280]　O'Sullivan B，Griffin AM，Dickie CI，et al. Phase 2 study of preop-erative image－guided intensity－modulated radiation therapy to reduce wound and combined modality morbidities in lower extremity soft tissue sarcoma[J]. Cancer，2013，119（10）：1878－1884.

[281]　Kasper B，Ouali M，van Glabbeke M，et al. Prognostic factors in adolescents and young adults（AYA）with high risk soft tissue sarcoma（STS）treated by adjuvant chemotherapy: a study based onpooled European Organisation for Research and Treatment of Cancer（EORTC）clinical trials 62771 and 62931[J]. Eur J Cancer，2013，49（2）：449－456.

[282]　Tierney JF. Adjuvant chemotherapy for localized resectable soft－tissue sarcoma of adults: Meta－analysis of individual data[J]. Lancet，1997，350（9092）：1647－1654.

[283]　Loubignac F，Bourtoul C，Chapel F. Myxoid liposarcoma: a rare soft－tissue tumor with a misleading benign appearance[J]. World Journal of Surgical Oncology，2009，7（1）：42－43.

[284]　Blanchard DK，Reynolds CA，Grant CS，et al. Primary nonphylloides breast sarcomas[J]. Am J Surg，2003，186（4）：359－361.

[285]　Adem C，Reynolds C，Ingle JN，et al. Primary breast sarcoma: clinicopathologic series from the mayo clinic and review of the literature[J]. Br J Cancer，2004，91（2）：237－241.

[286]　Neumann E. Beitrage zur casuistik der brusdrusengeshwulste[J]. Virchows Arch Path Anat，1862，24：316－328.

[287]　Foust RL，Berry AD 3rd，Moinuddin SM. Fine needle aspiration cytology of liposarcoma of the breast: a case report[J]. Acta Cytol，1994，38（6）：957－960.

[288]　莫爵飞. 男性脂肪肉瘤一例报道[J]. 实用癌症杂志，1998，13（3）：234.

[289]　Padmanabhan V，Dahlstrom JE，Chong GC，et al. Phyllodes tumor with lobular carcinoma in situ and liposarcomatous stroma[J]. Pathology，1997，29（2）：224－226.

[290] 常红波，曹红梅，贾化霞. 男性乳腺脂肪肉瘤 1 例的超声表现[J]. 中国超声医学杂志，2003，19 (11)：851.

[291] Nandipati KC, Nerkar H, Satterfield J, et al. Pleomorphic liposarcoma of the breast mimicking breast abscess in a 19 – year – old postpartum female：a case report and review of the literature[J]. Breast J, 2010, 16(5)：537 – 540.

[292] Carpanelli JB, Lempel G, Gatta C. Report of a Case of liposarcoma of the mammary gland[J]. Sem Med, 1963, 123(25)：321 – 322.

[293] Pant I, Kaur G, Joshi SC, et al. Myxoid liposarcoma of the breast in a 25 – year – old female as a diagnostic pitfall in fine needle aspiration cytology：report of a rare case[J]. Diagn Cytopathol, 2008, 36(9)：674 – 677.

[294] 胡静海，刘世江，谭志军. 乳腺癌合并乳腺脂肪肉瘤 1 例[J]. 中国药物与临床，2005，5(5)：347.

[295] Satou T, Matsunami N, Fujiki C, et al. Malignant phyllodes tumor with liposarcomatous components：a case report with cytological presentation[J]. Diagn Cytopathol, 2000, 22(6)：364 – 369.

[296] 范凡，张维，吕振涛. 乳腺脂肪肉瘤 1 例[J]. 实用外科杂志，1993，13(6)：351.

[297] Kanemoto K, Nskamura T, Matsayama S, et al. Liposarcoma of the breast, review of literature and a report of a case[J]. JPn J Srug, 1981, 11(5)：381 – 384.

[298] Vivian JB, Tan EG, Frayne JR, et al. Bilateral liposarcoma of the breast[J]. Aust NZJ Surg, 1993, 63(8)：658 – 659.

[299] Hummer CD, Burkart TJ. Liposarcoma of the breast. A case of bilateral involvement[J]. Am J Surg, 1967, 113 (4)：558 – 561.

[300] Austin RM, Dupree WB. Liposarcoma of the breast：a clinicopathologic study of 20 cases[J]. Hum Pathol, 1986, 17(9)：906 – 913.

[301] 雷承宝，王万德. 乳腺脂肪肉瘤 2 例[J]. 临床与实验病理学杂志，1998，14(1)：40.

[302] 张延，刘尚廉，施达仁. 23 例乳腺肉瘤临床病理分析[J]. 肿瘤，1998，21(4)：197 – 199.

[303] Gallagher KE, Wu HH. Pathologic quiz case：unilateral breast mass in a 75 – year – old woman[J]. Arch Pathol Lab Med, 2001, 125(11)：1503 – 1504.

[304] Pandey M, Mathew A, Abraham EK, et al. Primary sarcoma of the breast[J]. J Surg Oncol, 2004, 87(3)：121 – 125.

[305] 缪锦超，刘赟伟，林晓锋，等. 乙状结肠系膜多形性脂肪肉瘤 1 例报道并文献复习[J]. 消化肿瘤杂志(电子版)》，2017，9(2)：107 – 111.

[306] Ishiguro S, Yamamoto S, Chuman H, et al. A case of resected huge ileocolonic mesenteric liposarcoma which responded to pre – operative chemotherapy using doxorubicin, cisplatin and ifosfamide[J]. Jpn J Clin Oncol, 2006, 36(11)：735 – 738.

[307] Zhianpour M, Sirous M. Huge Liposarcoma of the Sigmoid Mesocolon：A Case Report[J]. Iran J Radiol, 2010, 7 (4)：251 – 253.

[308] Goel AK, Sinha S, Kumar A, et al. Liposarcoma of the mesocolon – case report of a rare lesion[J]. Surg Today, 1994, 24(11)：1003 – 1006.

[309] Amato G, Martella A, Ferraraccio F, et al. Well differentiated "lipoma – like" liposarcoma of the sigmoid mesocolon and multiple lipomatosis of the rectosigmoid colon. Report of a case[J]. Hepatogastroenterology, 1998, 45 (24)：2151 – 2156.

[310] Takeda K, Aimoto T, Yoshioka M, et al. Dedifferentiated liposarcoma arising from the mesocolon ascendens：report of a case[J]. J Nippon Med Sch, 2012, 79(5)：385 – 390.

[311] Eltweri AM, Gravante G, Read – Jones SL, et al. A case of recurrent mesocolon myxoid liposarcoma and review of the literature[J]. Case Rep Oncol Med, 2013, 2013：692 – 754.

[312] Sachidananda S, Krishnan A, Ramesh R, et al. Primary multiple mesenteric liposarcoma of the transverse mesocolon[J]. Ann Coloproctol, 2013, 29(3)：123 – 125.

[313] Shen Z, Wang S, Fu L, et al. Therapeutic experience with primary liposarcoma from the sigmoid mesocolon accompanied with well – differentiated liposarcomas in the pelvis[J]. Surg Today, 2014, 44(10)：1863 – 1868.

[314] Uslukaya O, Taskesen F, Aliosmanoglu I, et al. Giant myxoid liposarcoma of descending mesocolon origin[J]. Prz Gastroenterol, 2014, 9(6)：361 – 364.

[315] 张炜，朱友墨. 原发性横结肠系膜根部巨大黏液性脂肪肉瘤一例[J]. 中国现代普通外科进展，2011，14

（1）：82 - 83.

[316] 陈洪生，佟志国，李国东，等. 乙状结肠系膜脂肪肉瘤患者一例[J]. 中华结直肠疾病电子杂志，2013，2（3）：133.

[317] Laky D, Stoica T. Gastric liposarcoma：a case report[J]. Path Res Pract, 1986, 118：112 - 115.

[318] Abrams MJ, Turberville JS. Liposarcoma of the stomach. Report of a case[J]. South Surgeon, 1941, 10：891 - 896.

[319] Arndt CA, Crist WM. Common musculoskeletal tumors of childhood and adolescence[J]. N Engl J Med, 1999, 341(5)：342 - 352.

[320] Bostanoglu A, Yildiz B, Kulaçoglu S, et al. Primary liposarcoma of the stomach[J]. Turk J Gastroenterol, 2013, 24(2)：167 - 169.

[321] Hawkins PE, Terrell GK. Liposarcoma of the stomach. A case report[J]. JAMA, 1965, 191：758 - 759.

[322] López - Negrete L, Luyando L, Sala J, et al. Liposarcoma of the stomach[J]. Abdom Imaging, 1997, 22(4)：373 - 375.

[323] 杨建峰，赵振华，王伯胤，等. 胃脂肪肉瘤1例报道和文献复习[J]. 中国临床医学影像杂志，2009，20（7）：578 - 579.

[324] Ferrozzi F, Bova D, Garlaschi G, et al. Gastric liposarcoma：CT appearance[J]. Abdom Imaging, 1993, 18（3）：232 - 233.

[325] Costae - Silva N, Melo CM, Naves EB, et al. Gastric liposarcoma：report of a case[J]. Rev Hosp Clin Fac Med Sao Paulo, 1992, 47(2)：89 - 91.

[326] Arkun R, Memis A, Akalin T, et al. Liposarcoma of the soft tissue：MRI findings with pathologic correlation[J]. Skelet Radiol, 1997, 26(3)：167 - 172.

[327] Yamamoto K, Teramae N, Uehlra H, et al. Primary liposarcoma of the stomach resected endoscopically [J]. Endoscopy, 2008, 27(9)：711 - 714.

[328] 徐凯，徐萍，任大宾，等. 胃脂肪肉瘤一例[J]. 中华消化内镜杂志，2012，29(1)：50 - 51.

[329] Seki K, Hasegawa T, Konegawa R, et al. Primary liposarcoma of the stomach：a case report and a review of the literature[J]. Jpn J Clin Oncol, 1998, 28(4)：284 - 288.

[330] Bolen JW, Thorning D. Liposarcoma. A histogenetic approach to the classification of adipose tissue neoplasms[J]. Am J Surg Pathol, 1984, 8(1)：3 - 17.

[331] Elhjouji A, Jaiteh L, Mahfoud T, et al. Giant gastric liposarcoma：a fatal exceptional location [J]. J Gastrointest Cancer, 2016, 47(4)：482 - 485.

[332] Shokouh - Amiri MH, Hansen CP, Moesgaard F. Liposarcoma of the stomach. A case report [J]. Acta Chir Scand, 1986, 152：389 - 391.

[333] Hamdane MM, Brahim EB, Salah MB, et al. Giant gastric lipoma mimicking well - differentiated liposarcoma[J]. Pan Afr Med J, 2012, 5(1)：60 - 63.

[334] Austin CD, Tiessen JR, Gopalan A, et al. Spindle cell lipoma of the foot and the application of CD34 immunohistochemistry to atypical lipomatous tumors in unusual locations[J]. Appl Immunohistochem Mol Morphol, 2000, 8（3）：222 - 227.

[335] Wood L, Fountaine TJ, Rosamilia L, et al. Cutaneous CD34 + spindle cell neoplasms：histopathologic features distinguish spindle cell lipoma, solitary fibrous tumor, and dermatofibrosarcoma protuberans[J]. Am J Dermatopathol, 2010, 32(8)：764 - 768.

[336] 朱芸，周晓军. CDK4 和 MDM2 在脂肪肉瘤诊断中的价值[J]. 诊断病理学杂志，2012，19(1)：65 - 67.

[337] Shimada S, Ishizawa T, Ishizawa K, et al. The value of MDM2 and CDK4 amplification levels using real - time polymerase chain reaction for the differential diagnosis of liposareomas and their histologic mimickem[J]. Hum Pathol, 2006, 37(9)：1123 - 1129.

[338] Binh MB, Sastre - Gayau X, Guillou L, et al. MDM2 and CDK4 immunostainings aye useful adjuncts in diagnosing well - differentiated and dedifferentiated liposaycoma subtypes：a comparative analysis of 559 soft tissue neoplasms with genetic data[J]. Am J Surg Pathol, 2005, 29(10)：1340 - 1347.

[339] Mutter D, Marescaux J. Gastrectomies pour lesions benignes [J]. EMC, 2001, 16：40 - 320.

[340] 刘健，吴双虎，赵战朝，等. 胃脂肪肉瘤并溃疡出血一例[J]. 中华普通外科杂志，2006，21(10)：760.

[341] Bramwell VH. Adjuvant chemotherapy for adult soft tissue sarcoma：is there a standard of care[J]. J Clin Oncol,, 2001，19(5)：1235 – 1237.

[342] Spira AI，Ettinger DS. The use of chemotherapy in soft – tissue sarcomas[J]. Oncologist，2002，7(4)：348 – 359.

[343] Hohf RP，Engel KL，Capos NJ. Liposarcoma of the stomach[J]. Ann Surg，1955，142(6)：1029 – 1033.

[344] SvancárováL，Blay JY，Judson IR，et al. Gemcitabine in advanced adult soft – tissue sarcomas. A phase Ⅱ study of the EORTC Soft Tissue and Bone Sarcoma Group[J]. Eur J Cancer，2002，38(4)：556 – 559.

[345] 汪泳，张方信，武芝郁. 胃脂肪肉瘤致上消化道出血一例[J]. 中华消化内镜杂志，2006，23(5)：393 – 394.

[346] 肖耀军，邵去强，郑少斌，等. 肾脏巨大黏液型脂肪肉瘤 1 例报告[J]. 中华泌尿外科杂志，2004，25(6)：400.

[347] 崔军，祝兴旺，宋永胜. 肾原发性脂肪肉瘤 4 例及文献复习[J]. 现代肿瘤医学，2009，17(1)：74 – 76.

[348] 哈英娣，李宁，刘斌. 肾和膀胱原发性脂肪肉瘤的临床病理观察[J]. 现代肿瘤医学，2010，18(08)：1578 – 1580.

[349] 张冰，沈周俊，史时芳. 肾脏及肾周脂肪肉瘤 6 例[J]. 南通大学学报(医学版)，2007，27(1)：64 – 65.

[350] Tahara H，Imanishi M，Ishi T，et al. Myxoid liposarcoma surrounding non – functioning transplanted kidney liring renal transplantation：a case report[J]. Nippon Hiyokika Gakkai Zasshi，1998，89(10)：854 – 857.

[351] Nijhuis PH，Sars PR，Plaat BE，et al. Clinico – pathological data and prognostic factors in completely resected AJCC stage Ⅰ – Ⅲ liposarcoma[J]. Ann Surg Oncol，2000，7(7)：535 – 543.

[352] 李长勤，付建斌，李云，等. 腹膜后脂肪肉瘤 CT 诊断价值的研究[J]. 中华肿瘤防治杂志，2006，13(12)：933 – 934.

[353] 曹庆选，李文华. 肾肿瘤的影像学检查及临床意义[J]. 新医学，2005，36(5)：306 – 308.

[354] 卢春玲，冷江涌，贺立新. B 超诊断肾脂肪肉瘤 1 例[J]. 中华超声影像学杂志，1999，8(6)：378.

[355] Francis IR，Cohan RH，Varma DG，et al. Retroperitoneal sarcomas[J]. Cancer Imaging，2005，5(1)：89 – 94.

[356] 党业天，庞绍衡，刘芳. CT 在原发性腹膜后脂肪肉瘤中的诊断价值[J]. 医学影像学杂志，2010，20(4)：597 – 599.

[357] 马素凤，张铁柱，姜铁权，等. 肾去分化型脂肪肉瘤 1 例[J]. 总装备部医学学报，2012，14(1)：60.

[358] 黄斌，刘红胜，翟海娟，等. 肾血管平滑肌脂肪瘤 14 例临床病理分析[J]. 浙江实用医学，2009，14(1)：32 – 33.

[359] Eun – Suk Kim，Seok – Heun Jang，Hyung – Chul Park，et al. Dedifferentiated Liposarcoma of the Retroperitoneum[J]. Cancer Res Treat，2010，42(1)：57 – 60.

[360] 石都，孔垂泽，满晓军，等. 肾脏黏液性脂肪肉瘤 1 例[J]. 临床泌尿外科杂志，2013，28(12)：888.

[361] Rio Zambudio A，Rodriguez JM，Sanchez – Bueno F，et al. Treatment of retroperitoneal sarcoma[J]. Gastroenterol Hepatol，2002，23(7)：333 – 337.

[362] Zagars GK，Goswitz MS，Pollack A. Liposarcoma：outcome and prognostic factors following conservation sumerv and radiationtherapy[J]. Int J Radiat Oncol Biol Phys，1996，36(2)：311 – 319.

[363] Zlotecki RA，Katz TS，Morris CG，et al. Adjuvant radiation therapy for resectable retroperitoneal soft tissue sarcoma：the University of Florida experience[J]. Am J Clin Oncol，2005，28(3)：310 – 316.

[364] Ballo MT，Zagars GK，Pollock RE，et al. Retroperitoneal soft tissue sarcoma：an analysis of radiation and surgical treatment[J]. Int J Radiat Oncol Biol Phys，2007，67(1)：158 – 163.

[365] Hoffman A，Lazar AJ，Pollock RE，et al. New frontiers in the treatment of liposarcoma, a therapeutically resistant malignant cohort[J]. Drug Resist Updat，2011，14(1)：52 – 66.

[366] Karavasilis V，Seddon BM，Ashley S，et al. Significant clinical benefit of first – line palliative chemotherapy in advanced soft – tissue sarcoma：retrospective analysis and identification of prognostic factors in 488 patients[J]. Cancer，2008，112(7)：1585 – 1591.

[367] 屈翔，王宇. 腹膜后脂肪肉瘤复发转移及预后的探讨[J]. 中国实用外科杂志，2002，22(8)：465 – 466.

第二节 横纹肌肉瘤

一、概述

(一)基本概念

横纹肌肉瘤(rhabdomyosarcoma，RMS)是具有骨骼肌分化倾向或来源于骨骼肌的原始间叶性恶性肿瘤，其肿瘤组织学形态多样，但基本上重演了骨骼肌胚胎发育过程中各个阶段的细胞，其主要由原始小圆形细胞和不同分化程度的横纹肌母细胞以不同比例组成。

(二)病理学分类

2013 年前，WHO 将横纹肌肉瘤分为三大类[1-3]，即胚胎性横纹肌肉瘤(embryonal rhabdomyosarcoma，ERMS)、腺泡状横纹肌肉瘤(alveolar rhabdomyosarcoma，ARMS)、多形性横纹肌肉瘤(pleomorphic rhabdomyosarcoma，PRMS)；根据肿瘤病理形态学特征和遗传学特点，2013 版 WHO 软组织与骨肿瘤新分类将 RMS 分为四大类，在原来分类基础上，增加了梭形细胞/硬化性横纹肌肉瘤(spindle cell/sclerosing rhabdomyosarcoma，SCRM/SRMS)[4]。

1. 胚胎性横纹肌肉瘤

胚胎性横纹肌肉瘤(ERMS)为儿童最常见的亚型，是具有胚胎性骨骼肌表型和生物学特征的一种原始恶性软组织肉瘤，美国 15 岁以下儿童的发病率为 2.6/100 万，患者主要为 10 岁以下的儿童，患病人数最多的是 5 岁以下儿童，只有 18% 的患者为青少年[5]，4% 的胚胎性横纹肌肉瘤患者为婴幼儿，少数为先天性[6]。

2. 腺泡状横纹肌肉

腺泡状横纹肌肉瘤(ARMS)是一种原始、恶性、细胞学类似淋巴瘤的圆形细胞肿瘤，并有部分骨骼肌分化特点，可发生在任何年龄，年幼儿童少见，以青少年和年轻人更常见，先天性病例罕见。

3. 多形性横纹肌肉瘤

多形性横纹肌肉瘤(PRMS)最早由 Stout[7] 于 1946 年报道，是中老年人横纹肌肉瘤中最常见的组织学亚型之一[8]，多发生于 40 岁以上的中老年人，中位年龄为 54～56 岁，年龄范围为 9 个月～87 岁，多见于男性。儿童多形性横纹肌肉瘤罕见，约占儿童横纹肌肉瘤的 1%[9]。喻林等[10] 回顾的 44 例多形性横纹肌肉瘤中仅 2 例发生于儿童。PRMS 发病率极低，国内外报道较少[11-15]。

4. 梭形细胞/硬化性横纹肌肉瘤

梭形细胞横纹肌肉瘤(spindle cell rhabdomyosarcoma，SCRM)最初被认为是胚胎性横纹肌肉瘤的一种罕见特殊亚型，于 1992 年首次由 Cavazzana 等[16] 报道，其形态学特点为呈束状排列的梭形细胞伴横纹肌母细胞分化，好发于儿童和青少年的睾丸旁，其次为头颈部，预后较胚胎性横纹肌肉瘤好[17-19]。1998 年，Rubin 等[20] 首次报道了成人 SCRM，较少见；2000 年，Mentzel 等[21] 报道了 3 例硬化性 SCRM；随后 Mentzel 等[22] 发现，SCRM 中可见硬化性横纹肌肉瘤区域，在硬化性横纹肌肉瘤中可见 SCRM 成分，并认为二者关系密切，且具有较好的临床过程，主张将其从胚胎性横纹肌肉

因水平的增加，Yes 相关蛋白 1（ye – associated protein l，YAP1）信号通路的活化和 P53 通路的改变，皆可诱导细胞无限增殖进而发生致瘤性转化；另外，一些罕见的基因突变、扩增或抑制亦是导致 RMS 发生的原因。

因肺内不含有横纹肌细胞[3]，故关于肺横纹肌肉瘤的组织发生存在争议，目前主要有 2 种观点，一是认为具有多能分化潜力的原始间叶细胞可化生为横纹肌母细胞，进而恶性变发生横纹肌肉瘤；二是认为在胚胎发育过程中，胚胎咽部横纹肌母细胞异位到发育过程中的支气管树[58]。

乳腺 RMS 的来源可能由乳腺内软组织中的幼稚间叶细胞向横纹肌分化而成，亦有学者认为其来自胚胎期残留的中胚层向横纹肌分化的细胞[59]。

1. 胚胎性横纹肌肉瘤

近年来，研究者在横纹肌肉瘤中发现了诸多非随机性的染色体改变，11p15.5 染色体杂合子缺失和 2、8、12、13 号染色体增加常在胚胎性横纹肌肉瘤中检测到[60]。11p15.5 该染色体区域含有几种被印迹的基因，当出现等位基因缺失时可使肿瘤抑制基因（H19，CDKN1C）突变或原癌基因（IGF2，HRAS）激活，从而导致肿瘤发生和发展[61]。

2. 腺泡状横纹肌肉瘤

约 80% ARMS 存在染色体易位 t（2；13）（q35；q14）或 t（1；13）（q36；q14），有作者报道[62-63]，在腺泡状横纹肌肉瘤中，可观察到重复性出现的染色体易位，其中约 70% 的腺泡状横纹肌肉瘤具有 t（2；13），约 10% 腺泡状横纹肌肉瘤可检测到 t（1；13），这 2 种染色体易位可引起不同的基因融合（PAX3/FOXO1A 和 PAX7/FOXO1A）。

有研究显示[64]，近 90% 的腺泡性横纹肌肉瘤携带涉及 FOXO1 基因特异性的染色体易位，FOXO1 基因重排可同时伴有 FOXO1 基因扩增[65]。

Erinn 等[64]研究了 25 例腺泡性横纹肌肉瘤，运用 PAX3 – FKHR、PAX7 – FKHR 分离探针 FISH 检测结果显示，22 例出现了 FKHR 基因分离，FKHR 阳性率为 88%，而 8 例胚胎性横纹肌肉瘤均未检测到 FKHR 基因分离。因此，涉及 FOXO1 基因特异性的染色体易位是腺泡性横纹肌肉瘤较为特异性的遗传学改变，对腺泡性横纹肌肉瘤的诊断具有重要意义；且在 ARMS 伴转移的患者中，若存在 PAX3 – FKHR 基因融合，将导致更高的复发率和死亡率[66]。

值得注意的是，没有基因融合（PAX/FOXO）的腺泡状横纹肌肉瘤与胚胎性横纹肌肉瘤的临床生物学特征和 mRNA 表达谱十分相似，提示它们起源于相同的细胞系，但经过不同的分化通路形成不同的组织形态学特征[67]。有研究报道[68]，在没有基因融合的腺泡状横纹肌肉瘤中发现了 t（2；2）或 t（2；8），microRNA 的改变和基因重排可能是解释基因融合阴性的腺泡状横纹肌肉瘤与具有基因融合腺泡状横纹肌肉瘤侵袭性一样强的原因。

二、临床表现

RMS 临床表现多样，因发生部位不同而有明显差异。

（一）好发部位

横纹肌肉瘤可发生于身体各部位，甚至亦可发生于无横纹肌的部位。总体而言，原发部位以头颈部居多[69-71]，其次为躯干、四肢及泌尿生殖系统[72]。40% 发生于头颈部，25% 发生于泌尿生殖器，20% 发生于四肢[73]。张谊等[46]报道了 42 例小儿 RMS，原发于头颈部 39 例，原发于四肢 2 例，原发于腹部 1 例。管雯斌等[35]报道了 30 例儿童横纹肌肉瘤，发生部位依次为躯干（15/30，

50.00%）、头颈（7/30，23.33%）、四肢（6/30，20.00%）和泌尿生殖系统（2/30，6.67%）。刘丽丽等[40]报道了22例横纹肌肉瘤，肿瘤8例发生于骨盆与躯干，发生于四肢6例，其他部位6例。唐雪等[48]报道了26例儿童横纹肌肉瘤，肿瘤原发部位依次为：头颈部为8例，盆腹腔为8例（腹膜后为5例，盆腹腔为2例，盆腔为1例，腹腔为1例），泌尿生殖系统为6例，躯干和肢体为4例。苗真等[47]报道了17例儿童横纹肌肉瘤，发生于头颈部（上唇、面颊、左耳道及鼻腔），6例发生于腹腔（其中1例发生于胆道），2例发生于盆腔（其中1例发生于前列腺），3例发生于肢体，1例发生于背部。喻林等[8]报道了76例中老年横纹肌肉瘤，60例发生于躯体软组织，其中四肢25例，头颈部19例，躯干16例；16例发生于实质脏器，多位于泌尿生殖系统器官。邱艳丽等[49]报道了48例儿童横纹肌肉瘤，肿瘤原发部位以躯干及四肢、眼眶多见。

头颈部RMS占所有RMS的40%，其最常见的3个发病区域有脑膜旁、脑膜及眼眶，脑膜旁最常见，包括中耳、鼻腔、鼻旁窦、鼻咽及颞下窝，其中又以鼻腔及鼻旁窦区最常见。李晶等[50]报道了15例儿童头颈部横纹肌肉瘤，10例肿瘤位于鼻腔及鼻旁窦，1例位于鼻咽及口咽，1例位于右耳，1例位于左侧颞下窝，1例位于右颈部，1例位于左上牙龈。

四肢及泌尿系统RMS各占所有RMS的20%[74]。泌尿生殖系统横纹肌肉瘤，多见于膀胱、前列腺、睾丸旁、阴道等[75]，有2个高发年龄阶段，分别是2~4岁和15~19岁，成人罕见，男女比例为(1.3~1.4):1。王雪刚等[52]报道了8例成人泌尿系横纹肌肉瘤，肿瘤位于膀胱3例，前列腺2例，睾丸旁2例，肾脏1例。袁光文等[76]报道了13例女性生殖道横纹肌肉瘤，阴道6例，子宫颈7例，年龄为6~54岁，中位年龄为21.0岁；陈琼等[77]报道了1例宫颈胚胎性横纹肌肉瘤，女，16岁。

既往文献可见在鼻部、顶骨、眼眶、膀胱、睾丸、输尿管、阴道、胆囊、前列腺、乳腺、胃、肾脏、心脏等多部位发生横纹肌肉瘤的个案报道[78-93]。

胚胎性横纹肌肉瘤只有不到9%的患者发生在四肢骨骼肌内，近半数肿瘤发生在头颈部，其次为泌尿生殖系统[94-96]。管雯斌等[35]报道的胚胎性横纹肌肉瘤占总数的66.67%，其中病变发生在躯干的比例最高。

Harms报道[97]报道，腺泡状横纹肌肉瘤常发生于四肢，还可见于椎旁、会阴、鼻旁窦及女性乳房。

从发病部位来看，PRMS多见于四肢，以下肢最为常见，尤其是大腿，其次为躯干（包括躯干壁和深部体腔），如胸壁、腹壁、腰背部、臀部、腹膜后、腹腔等，少数可发生于实质脏器和头颈部，如睾丸、子宫、膀胱、眼眶、口腔等。喻林等[10]报道了44例多形性横纹肌肉瘤，22例肿瘤位于四肢（50.0%），16例位于躯干（36.4%），5例位于内脏（11.4%），1例位于头颈部。

SCRM，睾丸旁为最好发部位，占67%，其次为头颈部，占21%。2005年Nascimento等[51]报道16例成人SCRM，9例肿瘤位于头颈部，其余部位有腹膜后、腹腔、大腿、肩胛下区、手、睾丸旁和外阴。

EpiRMS肿瘤可发生于任何解剖部位，常见于大腿、腰背部、胸壁、甲状腺、胆囊、眼睑、股骨及头皮，输卵管亦有报道[98]。

Zhong等[99]报道过1例成人颅底罕见的横纹肌肉瘤

乳腺RMS迄今报道均为女性，年龄19~60岁，岳振营等[80]报道了1例乳腺原发性实体型腺泡状横纹肌肉瘤，女性，47岁。Li等[100]报道了1例发生在乳腺上的成人横纹肌肉瘤。

刘洪等[101]报道了1例食管颈段多形性横纹肌肉瘤，男，61岁。

原发性肺横纹肌肉瘤罕见[102-104]，通常多发于儿童[105-108]，据Hartman统计[109]，原发性肺横纹肌肉瘤的发病率占儿童横纹肌肿瘤发病率的0.5%,占儿童肺部肿瘤发病率的4.4%;很少发生于>45岁的中老年人。岳振营[110]报道了2例肺原发性横纹肌肉瘤,均为女性,年龄分别为24、50岁。

原发性胸膜横纹肌肉瘤更为罕见[111],国内外仅见数例报道[111],其中1例为1名21岁青年男患者,另1例仅为21个月的婴儿[112-114]。

原发于肺内及胸膜的横纹肌肉瘤,主要来源于肺间质以及血管、支气管的基质[115]。

发生于胆道系统的横纹肌肉瘤非常少见[116-118],据报道[119]仅占儿童横纹肌肉瘤的0.8%,大多发生于胆总管,常呈大的息肉样肿物,状如葡萄,故又称葡萄状横纹肌肉瘤或葡萄状肉瘤;胆管横纹肌肉瘤绝大多数属于胚胎性。1972年,美国成立了儿童和青少年的横纹肌肉瘤病理机制及发病情况专门协作组,10年间共发现1210余例新发横纹肌肉瘤病例,其中发生在胆道的仅10例[120]。白玉凤等[121]报道1例小儿胆总管胚胎型葡萄状横纹肌肉瘤;鲁果果等[122]报道了1例小儿胆管胚胎性横纹肌肉瘤。秦文波[123]报道了3例儿童胆道胚胎性横纹肌肉瘤,男性2例,女性1例,平均年龄5岁。

发生于肝脏的横纹肌肉瘤亦罕见[124],陈金耀等[125]报道了1例成人肝脏胚胎性横纹肌肉瘤,女,50岁。

肾脏横纹肌肉瘤极为罕见,主要发生于儿童,但偶可发生于成人。1个20年的随访数据中总共有299例患者(无其他原发性肾脏病例),其中有106例(35%)诊断为RMS,而只有16例(15%)为成人[126]。汪元元等[127]报道1例成人肾脏横纹肌肉瘤,男,62岁。

另外,闫克峰等[128]报道了1例成人膀胱胚胎性横纹肌肉瘤,31岁成年女性。蔡清源[129]报道了1例睾丸腺泡型横纹肌肉瘤,19岁。

前列腺肉瘤是发生于前列腺间质的一种恶性肿瘤,较为罕见,其发病率占前列腺恶性肿瘤的0.1%~0.2%[130],国内报道为2.7%~7.5%[131],而前列腺横纹肌肉瘤则更为罕见。Bisceglia等[132]检索了1988—2010年的文献报道,成人前列腺横纹肌肉瘤仅24例。目前国内关于成人前列腺横纹肌肉瘤的报道均为个位数[133-140]。

(二)一般表现

RMS的临床表现缺乏特异性,其症状及体征因肿瘤原发部位、肿瘤大小、肿瘤压迫及侵犯周围组织和器官的程度不同而各异,主要为肿瘤组织占位、压迫、浸润后引起的症状。张谊等[46]报道了42例小儿RMS,临床表现主要为眼球突出及眼睑肿胀占52.38%(22/42例),鼻塞及鼻出血占26.19%(11/42例),跛行、关节肿痛占4.76%(2/42例),面颊及腹部包块占16.67%(7/42例)。

EpiRMS临床上往往以短期内迅速增大的肿块或局部疼痛及肿胀就诊,其中16%的病例伴发表皮损伤,亦可见仅以皮肤病变为首发症状。

(1)发生于四肢和躯干壁者,多表现为局部生长迅速的肿块,可伴有疼痛或肢体麻木,常在短期内迅速增大。

(2)发生于体腔,如腹腔或腹膜后者,常表现为腹部肿块、腹部不适或疼痛。

(3)鼻部横纹肌肉瘤的临床表现无明显特征性,局限于鼻腔、鼻窦者可引起鼻塞、涕中带血;侵犯眼眶者可引起溢泪、突眼、视力下降,甚至失明,侵犯脑部者可引起头痛头晕、嗜睡及脑膜刺激征。值得注意的是,鼻部横纹肌肉瘤中儿童占很大一部分,该部分患者并不能完全表述清楚自己的感受,这亦是鼻部横纹肌肉瘤早期不易诊断的原因之一[141-142]。李克鹏等[143]报道了24例鼻部横纹肌肉瘤,主诉包括鼻塞、涕中带血、颈部肿块、头痛头晕、视力下降、溢泪等;影像学检查提示肿瘤侵犯鼻腔鼻窦18例,侵犯鼻咽部6例(伴眶内侵犯7例,伴脑部侵犯5例,颈部淋巴结侵犯14

例)。

(4)乳腺 RMS 临床表现缺乏特异性,通常为迅速增大的乳腺肿物伴有疼痛,表面皮肤常有红肿、破溃,边界不清;肿物位置可在乳腺的任何象限,且与胸大肌无关;大多数肿块边界不清,质地稍硬,活动度尚可,可位于皮肤浅层,同侧腋窝淋巴结易受累,血行转移为主。

(5)肺内横纹肌肉瘤的临床表现常以咳嗽、咳痰、胸痛、胸闷为主,咳嗽多为刺激性干咳,亦有咳嗽伴少量黏液痰病例报道;可伴有关节疼痛及杵状指,也可无任何症状,体格检查时发现[144]。病程可长可短,多于症状出现数十天至数月后就诊。

(6)当肿瘤发生在宫颈时,称为宫颈胚胎性横纹肌肉瘤,肿瘤多呈息肉状肿块,亦称葡萄肉瘤,常位于宫颈一侧,肿大,膨出;临床上常表现为阴道出血,白带增多,有臭味等症状。确诊方法为病理学检查。该肿瘤恶性程度较高,以血液转移为主,病情进展快,预后较差。

(7)发生在膀胱者,可表现为尿潴留、尿频尿急、肉眼血尿等;发生于睾丸者,多表现为睾丸无痛性肿胀或肿块。

(8)前列腺横纹肌肉瘤临床症状同其他前列腺肉瘤相似[145],多发生于局部浸润或转移后,且病情发展快,主要表现为膀胱出口梗阻性症状,患者就诊时往往已有膀胱颈部梗阻,出现尿频、尿急及排尿困难,甚至尿潴留,侵犯会阴或直肠时可出现排便困难;晚期患者局部疼痛明显并可放射至会阴部及腰骶部,可出现腹水、阴囊及下肢水肿等;患者直肠指检可触及肿大前列腺,体积较大的占位多有囊性或波动感,无明显触痛。

三、影像学检查

RMS 具有一般软组织肉瘤的影像表现,肿块常较大,边界不清,形态不规则,多数呈分叶状,平扫时密度(信号)与肌肉相近,易坏死,可伴有出血,多无钙化,不含脂肪,增强扫描呈不均匀轻中度持续强化。

肿瘤可推移、侵犯邻近组织器官,易发生区域淋巴结转移或远处转移。

近年来,有学者认为,RMS 影像学表现并非完全缺乏特异性。屈昭慧等[146]认为,RMS 的恶性程度高,细胞密度高以及其快速生长的特点限制了水分子扩散,使肿瘤 ADC 值显著降低,范围在 $(0.78 \sim 1.21) \times 10^{-3} mm^2/s$,低于一般软组织肉瘤;且 MRI 增强时间 - 信号曲线呈流入型,可为 RMS 的诊断提供参考。

肺横纹肌肉瘤以肺部块影居多,CT 表现多为外周单发圆形或类圆形肿块,可有分叶,但通常边界明显,肿块密度均匀,可伴胸腔积液及肺不张。

另外,PET - CT 有助于发现 RMS 淋巴结转移,以及一些不常见部位的转移灶[147]。

(一)头颈部横纹肌肉瘤

头颈部横纹肌肉瘤(相对于肌肉)在 CT 上呈等密度,在 MRI T1WI 上呈等或稍低信号,T2WI 呈等或稍高信号。

鼻窦 CT 及鼻窦 MRI(平扫 + 增强)是鼻部 RMS 重要的检查,术前明确肿瘤部位,范围及与周围的关系;了解肿瘤血供情况;明确是单发还是多发及是否转移;术后及治疗后随访评估疗效。

MRI 检查时,T1WI 表现为和软组织等信号,T2WI 表现为高信号,增强后呈轻到中度强化;边界多不清,形态不规则,信号多数较均匀,出血、坏死及钙化罕见,增强扫描呈中等到明显延迟强化[59]。

Hagiwara 等[148]分析了 9 例头颈部横纹肌肉瘤患者的 CT 及 MRI 影像资料,其中有 4 例在增强扫描上出现多发指环状强化，形态类似"葡萄串"，认为这是横纹肌肉瘤的一个特殊征象，首次提出"葡萄征"一词来形容这种强化方式，并推测它可能反映的是葡萄状横纹肌肉瘤中富含黏液的基质表面覆盖了一层肿瘤细胞，这种征象多见于空腔脏器内的横纹肌肉瘤。但 Franco 等[149]分析了 14 例儿童横纹肌肉瘤的 CT 及 MRI 影像资料，认为该肿瘤的影像表现并不能反映出肿瘤的病理亚型。

肿瘤可侵犯周围骨质，表现为溶骨性破坏，CT 能够较直接的显示骨质破坏，在 MRI 上，肿瘤侵犯骨质表现为正常的骨皮质低信号消失、中断，或是在 T2WI 上见到高信号的肿瘤穿透骨板到达骨的另一边[150]。于小平等[151]报道的病例中，可见肿瘤内包埋保存较完整的大块骨质。生长在鼻腔及鼻旁窦的横纹肌肉瘤还可通过侵犯颅底骨质结构或经颅底缝隙生长入颅内[50]。

（二）胆道横纹肌肉瘤

影像学是胆道 RMS 的重要检查方法，秦文波[123]指出，儿童胆道胚胎性横纹肌肉瘤的超声影像有其特殊性，声像图表现为肝脏增大，实质回声变得粗糙，稍增高，与胆道梗阻程度呈正相关，肿瘤生长部位近端的胆管不同程度均匀性扩张，且下段较上段、肝外较肝内明显；胆囊肥大的有无还可以协助判定梗阻部位，胆囊肥大则提示其下端梗阻，如胆囊不大提示其上端发生梗阻。儿童胆道葡萄状肉瘤多数发生在 1 级以上胆管黏膜，基底通常较宽，当瘤体较小时，可在胆道内见到突向管腔生长的"桑葚状"低回声小实体，随病情发展，逐渐长大成为小葡萄串样低回声瘤体。若肿瘤生长方式为沿管壁浸润性生长，胆管壁可不同程度增厚，内腔变窄至消失，扩张的胆管内充满了低回声实质性肿瘤，若肿瘤穿破管壁向周围组织浸润性生长，可在局部形成 1 个边界模糊的低回声实性肿块，浸润肝脏时，肝内可见不规则的低回声转移灶，肿瘤的 CDFI 显示点状或短线状血流信号，位于肿瘤内部或肿瘤边缘，多普勒可测到动脉或静脉频谱。

CT 平扫 RMS 呈等 - 低均匀密度或混杂密度肿块，边界一般清楚，形态可不规则，少数病灶内部可见坏死及出血；MRI T1WI 呈低 - 稍高信号，T2WI 呈混杂高信号；肿瘤强化形式与病理分型无关，多呈轻 - 中度不均匀持续性强化，周边强化较明显。

胆管横纹肌肉瘤典型 MRI 表现为胆管走行区的肿物，在 T1WI 上为低信号，T2WI 上为高信号，信号欠均匀，中间可见线样低信号，DWI 扩散受限呈高信号。

（三）前列腺横纹肌肉瘤

影像学检查对前列腺横纹肌肉瘤的诊断有重要意义，可了解病变局部侵犯及远处转移情况[152]。常规 X 线检查及同位素骨扫描亦有助于诊断，膀胱尿道造影显示膀胱颈部充盈缺损、后尿道变形、膀胱移位和膀胱容量缩小等征象；膀胱镜检查可发现膀胱壁受压内凹，膀胱容量减少。

B 超可见前列腺弥漫性增大，形态不规则，包膜表现为不光滑或中断，内部可见不均匀低回声伴无回声区，并有助于确定瘤体与邻近正常组织的关系，亦可用于发现出血及坏死。

一般在 CT 检查时表现为软组织肿块，密度近似于正常肌肉，有时可见到低密度坏死区或钙化[153]，CT 增强后有时可见软组织肿块不均匀增强，前列腺、膀胱间呈融合样改变。

MRI 能从不同角度及平面进一步明确肿瘤与周围组织的关系以及对邻近结构的侵犯情况。

四、组织病理

横纹肌肉瘤起源于中胚层间叶的横纹肌细胞，通常由未分化的间叶组织、结缔组织、横纹肌、平滑肌组成，典型者可见横纹状结构与横纹肌细胞。

根据肿瘤病理形态学特征和遗传学特点，2020 年第五版 WHO 软组织与骨肿瘤新分类将 RMS 分为四大类,即胚胎性横纹肌肉瘤(embryonal rhabdomyosarcoma,ERMS)、腺泡状横纹肌肉瘤(alveolar rhabdomyosarcoma,ARMS)、多形性横纹肌肉瘤(pleomorphic rhabdomyosarcoma,PRMS)与梭形细胞/硬化性横纹肌肉瘤(spindle cell/sclerosing rhabdomyosarcoma,SCRM/SRMS),其中胚胎性横纹肌肉瘤是临床最常见亚型,占横纹肌肉瘤总数的50%～60%[24]。张谊等[46]报道了42例小儿RMS,37例头颈部有明确病理分型,胚胎型占89.18%,腺胞型占5.42%。唐雪等[48]报道了26例儿童横纹肌肉瘤,胚胎型为19例(73.1%)、腺泡型为7例(26.9%)。管雯斌等[35]报道了30例儿童横纹肌肉瘤,胚胎性占66.67%、腺泡性占26.67%、梭形/硬化性占6.67%;喻林等[8]报道了76例中老年横纹肌肉瘤,胚胎性横纹肌肉瘤38例(50.0%),多形性横纹肌肉瘤29例(38.2%),腺泡状横纹肌肉瘤2例(2.6%);刘丽丽等[40]报道了22例横纹肌肉瘤,10例为腺泡性横纹肌肉瘤,11例为多形性横纹肌肉瘤。

通常认为[154-155],胚胎型多发于儿童,腺泡型多发于青少年男性,较胚胎型侵袭性更强,恶性程度更高,而多形性多发于成年人,较为罕见。

横纹肌肉瘤大体病理标本,肿瘤呈许多半透明的圆形或椭圆形结节,形如葡萄,大小不等,切面呈灰红或灰白色,质嫩,鱼肉状。

(一)胚胎性横纹肌肉瘤

胚胎性横纹肌肉瘤的外观通常与其他恶性儿童肿瘤相似,多为界限欠清、肉质感、灰白和灰红色肿物侵入周围组织;有时可见特征性的息肉状,切面黄褐色、漩涡状。

镜下观察,胚胎性RMS典型的形态结构是在疏松黏液背景中见星芒状细胞,细胞密度不定,肿瘤细胞排列紧密的致密区域和疏松的黏液样组织交替分布,肿瘤细胞可呈星状、蝌蚪形、带状和"蜘蛛"细胞,排列呈线状、束状或漩涡状,也可散在分布,胞质有横纹和(或)胞质明显嗜酸性。

幼稚横纹肌母细胞呈圆形、卵圆形,边界不清,胞质内含有糖原呈透亮空泡,有的瘤细胞较大,胞质丰富。

(二)腺泡状横纹肌肉瘤

腺泡状RMS是由原始圆形细胞和较小横纹肌母细胞形成的腺泡状结构为特征,瘤细胞被不规则纤维血管间隔分割呈实性巢状或腺泡状,呈不规则腺胞状排列和假腺体样形态;边缘瘤细胞排列密集,中央稀少,呈不规则腔隙,腔内常见漂浮的横纹肌母细胞或退变核固缩细胞,无基膜包绕。

细胞巢中心部位的细胞呈簇状,而外周细胞黏附性差,沿间隔排列的肿瘤细胞形成尖篱笆样结构,常见有横纹肌母细胞性分化的巨细胞。

间质有时可呈乳头状入腺泡腔内,瘤细胞有时围绕小血管呈放射状或乳头状生长;纤维间质中常有明显胞质红染似肌性分化的细胞,且间质的基质也较红染。

肿瘤的部分区域可见带状、梭形、多核巨细胞核偏位,排列成花环状,胞质弱嗜酸性有诊断价值。

梭形细胞易见纵纹、偶见横纹,有些腺泡结构不明显;有些区域瘤细胞圆形、细胞密集弥漫呈实性巢状,肿瘤周围区域明显似淋巴瘤。

实性型腺泡状横纹肌肉瘤缺乏纤维血管间质,圆形细胞呈片状结构,并有数量不等的横纹肌母细胞性分化。

(三)多形性横纹肌肉瘤

多形性横纹肌肉瘤(PRMS)组织学上,PRMS呈多形性肉瘤形态,常由异型性显著的大圆形细胞、多边形细胞和梭形细胞混合组成。肿瘤细胞大多混杂分布,无特殊排列图像,可见不同分化阶段的各形态瘤细胞。

多数病例中可见胞质深嗜伊红色的 PRMB，对 PRMS 具有诊断意义。值得注意的是[40]，PRMB 在不同病例中分布不同、数量不等，大多数病例中呈灶性或散在分布，易被忽视，少数病例中难以找见或甚至缺如。因此，仔细寻找特征性的 PRMB 非常关键。

部分 PRMS 以梭形细胞成分为主，梭形细胞呈长条束状或席纹状排列，于梭形细胞背景之中可见散在分布的 PRMB，类似于平滑肌肉瘤、未分化多形性肉瘤或恶性蝾螈瘤。

（四）梭形细胞/硬化性横纹肌肉瘤

梭形/硬化性横纹肌肉瘤（SCRM）大体上表现为边界清楚，但无包膜，直径 2～35cm（平均 4～6cm），切面灰白色，漩涡状，可见坏死和出血[16,51,156]。

镜下，肿瘤主要由具有轻度非典型性的梭形细胞组成，呈交叉的束状排列，与纤维肉瘤和平滑肌肉瘤较相似，间质胶原纤维丰富，可伴玻璃样变，瘤细胞呈束状排列，可见车辐状结构，未见组织细胞和图顿巨细胞，梭形细胞胞质丰富红染，有椭圆形或更细长的核，核深染，核仁不明显或有小核仁，散在于梭形细胞之间有少量的梭形或多角形横纹肌母细胞。

其核染色质较深，核仁明显，较多量红染的胞质，横纹肌母细胞的出现对诊断有提示作用。

核分裂象（包括非典型核分裂象）（1～30）个/10HPF，一般间质无明显的胶原化，见少量疏松黏液样区域。

（五）表皮样横纹肌肉瘤

表皮样横纹肌肉瘤（EpiRMS）大体呈灰白色，可见出血及坏死。

镜下肿瘤细胞大多呈浸润样生长，部分病例可见凝固性坏死；主要由大小相对一致的上皮样细胞组成，相对缺乏明显的多形性及典型的横纹肌母细胞分化；瘤细胞胞质丰富或中等量、嗜酸性或嗜碱性，核仁较大，居中明显，核分裂现象常见；也可见部分黏附性较差的细胞成簇或呈条索状漂浮在黏液性间质当中，胞质嗜酸性，并可见核偏位。

五、免疫组化

免疫组化特异性对明确诊断有较大帮助，横纹肌特异性标志物如 Myogenin、Myglobin（肌红蛋白），其他肌源性标志如 Desmin（肌间线蛋白）、Actin（肌动蛋白）。刘丽丽等[40]报道了 22 例横纹肌肉瘤，免疫组化标记显示，所有病例均不同程度地表达 Vimentin（100%）和 Desmin（100%），大部分病例表达 Myogenin（86.3%）和 MyoD1（88.2%），少部分病例表达 CD99（29.4%）及 CK（17.6%），17 例横纹肌肉瘤 LCA 均为阴性（0%），Ki-67 平均阳性指数为 43%。

PRMS 弥漫强阳性表达结蛋白和 MSA，但肌生成素和 MyoD1 多为局灶阳性，有时阳性细胞可非常稀少，但只要有肯定的阳性表达，即支持 PRMS 的诊断，但部分病例可不表达肌生成素和（或）MyoD1。喻林等[8]的研究显示，多形性横纹肌肉瘤 Desmin、MyoD1 和 Myogenin 的阳性率分别为 100%、69.8% 和 64.7%。

值得一提的是，肌生成素和（或）MyoD1 阳性并不是诊断 PRMS 的必要条件，结蛋白在 PRMS 的诊断中具有更为重要的价值，特别是当肌生成素和 MyoD1，以及象征平滑肌分化的标志物如仅 SMA 和 h-CALD 均为阴性时。

在免疫组化上，腺泡性横纹肌肉瘤与多形性横纹肌肉瘤和胚胎性横纹肌肉瘤的主要鉴别点在于腺泡性横纹肌肉瘤的 Myogenin 呈弥漫性细胞核的强阳性表达，其他类型的横纹肌肉瘤为局灶性细胞核的弱表达。

SCRM 免疫组化标记 Vimentin、Desmin、Myogenin、HHF－35 及 MyoD1 阳性，CK、MAC387、CD34、S－100 蛋白均阴性[157]。

横纹肌肉瘤是一种具有骨骼肌发生特征的软组织恶性肿瘤，骨骼肌分化标志物的存在与肿瘤细胞的分化程度相关，DES、VIM 和 S－100 等免疫标志在横纹肌肉瘤细胞中可呈不同程度的表达。有研究证实[158]，虽然 DES 并不是骨骼肌特异性的标志物，但在横纹肌肉瘤鉴别诊断中，DES 优于其他骨骼肌标志物，此在进行横纹肌肉瘤的诊断及鉴别诊断中有重要的意义，且 DES 在硬化性横纹肌肉瘤中呈特征性核旁点状阳性表达，不同于其他组织学类型的横纹肌肉瘤。

六、诊断

（一）诊断思路

横纹肌肉瘤发病率低，组织学形态多样，诊断较为困难。病理检查是 RMS 确诊的诊断方法，但影像学辅助检查亦发挥着不可或缺的作用。肿瘤的部位、大小通过常规的 B 超、CT 和 MRI 即可检测出，其他部位是否存在转移亦可通过影像学手段进行检测；文献报道[159]显示，与传统的影像学比较，PET－CT 对 RMS 诊断的敏感度可达到 67% ～86%，特异度可达 90% ～100%。

对于一些恶性程度较高的肿瘤，需行骨髓穿刺检查明确肿瘤是否侵犯骨髓。

免疫组化染色联合检测 Desmin、myogenin 和 myoD1 对 RMS 诊断具有帮助；对于形态学不典型的腺泡性横纹肌肉瘤，FKHR 分离基因的 FISH 检测可进一步确诊。

目前肌红蛋白（myoglobin）、肌动蛋白（actin）、肌球蛋白（myosin）和肌间线蛋白（desmin）等是临床常用的标志物，有助于对 RMS 的鉴别诊断，但这些标志物灵敏度和特异度较低，促使研究者继续寻找更佳的横纹肌源性生物标志物。

刘丽丽等[40]发现，应用免疫组织化学检测 ERMS 和 ARMS 的主要鉴别点在于前者的肌细胞生成素（myogenin）呈弥漫性细胞核的强阳性表达，ARMS 为局灶性的细胞核弱表达。

Biederer 等[160]的研究显示，肌细胞生成素的过度表达能够激活小窝蛋白 3（caveolin－3）启动子的活性，从而引起 caveolin－3 的转录。caveolin－3 在有丰富胞质的发育较成熟的肿瘤细胞中阳性表达明显增强，而分化较原始的肿瘤细胞染色相对较弱或呈阴性表达，其在 RMS 的鉴别诊断中有重要意义，并有较好的敏感性和特异性[161-162]。

TNM 分期系统基于治疗前影像学异常，根据肿瘤原发位置、大小、区域或远处淋巴结转移及肿瘤局部侵犯程度及远处转移情况进行分期。因不需要病理证实，所以分期可能不够准确。

（二）分期与分组

1. 分期

目前有 TNM 分期及国际横纹肌肉瘤研究组（international rhabdomyosarcoma study group，IRSG）分期 2 种分期方法，IRSG 分期自 1972 年起一直使用至今，此分期基于手术的切除范围，但不包括重要的预后影响因素，如肿瘤大小、淋巴结转移[163]。1972 年的具体分期如下。

Ⅰ期：肿瘤局限，能完整切除，区域淋巴结阴性。

Ⅱ期：肿瘤侵及邻近器官，大体肿瘤能切除，有镜下残留或已侵及局部淋巴结。

Ⅲ期：肿瘤不能全切，有肉眼残留。

Ⅳ期：初诊即有远处转移。

其后，IRSG 分别于 1972、1978、1984、1991、1997 年开始进行了 IRS Ⅰ～Ⅴ期大宗临床研究[164-165]，根据肿瘤部位、大小、有无淋巴结及远处转移治疗前特点，结合 IRS-Ⅱ的研究结果，IRSG 又制定了如下 TNM 分期系统。

Ⅰ期：肿瘤位于预后较好部位（眼眶、非脑膜旁头颈部、非膀胱/前列腺泌尿生殖系统、胆道）。

Ⅱ期：肿瘤位于预后不好部位（膀胱前列腺、四肢、脑膜旁、躯体、腹膜后）、直径＜5cm 且没有局部淋巴结转移。

Ⅲ期：肿瘤位于预后不好部位、直径＜5cm（Ⅲa）或直径＞5cm（Ⅲb）同时有局部淋巴结转移。

Ⅳ期：有远处转移。

TNM 之Ⅰ、Ⅱ、Ⅲ、Ⅳ期患者的 3 年 EFS 分别为 86%、80%、68% 和 22%。

2. 分组

IRSG 根据手术切缘病理结果对 RMS 患者分如下 4 组。

Ⅰ组：疾病限于局部并完全切除。

Ⅱ组：肉眼完全切除但有局部浸润。

Ⅲ组：有肉眼可见残留。

Ⅳ组：有远处转移。

IRSG 之Ⅰ、Ⅱ、Ⅲ组研究报告[166-167]，RMS 预后与分组密切相关，Ⅰ～Ⅳ组 5 年生存率分别是 93%、87%、73%、30%。

根据以上分期、分组具体指标可看出，TNM 分期主要用于指导化疗，而分组则主要用于指导放疗。

2001 年，IRSG 根据年龄、肿瘤大小、病理、治疗前 TNM 临床分期和治疗后 IRSG 病理分期，将 RMS 危险度分为低危、中危和高危 3 级，进行分层治疗[168]。

低危：已切除的Ⅰ～Ⅱ组胚胎性肿瘤，预后好部位的Ⅲ组胚胎性肿瘤。

中危：任何部位的Ⅰ～Ⅲ组腺泡型肿瘤，预后不好部位的Ⅱ～Ⅳ期胚胎性肿瘤。

高危：有远处转移的肿瘤。

七、鉴别诊断

RMS 鉴别诊断主要包括各种小圆细胞恶性肿瘤，如淋巴造血系统恶性肿瘤、促结缔组织增生性小圆细胞肿瘤、神经母细胞瘤和外周原始神经外胚层肿瘤等；梭形细胞肿瘤中的神经纤维瘤和纤维肉瘤等。

一般可通过免疫组织化学的淋巴瘤系列标志或神经系列标志以及纤维性标志等加以区别，特殊情况下可通过电镜技术加以鉴别[169]。

（一）腺泡状横纹肌肉瘤的鉴别

在病理诊断中，腺泡性横纹肌肉瘤，需与小圆细胞恶性肿瘤鉴别，主要包括淋巴瘤、Ewing 肉瘤/PNET、小细胞骨肉瘤和低分化癌等。

1. 淋巴瘤

淋巴瘤特别是淋巴母细胞淋巴瘤可呈这种组织学形态，但该肿瘤发病年龄一般较轻，胞质更加稀少，免疫组化经常为 LCA、TdT 以及 T 或 B 细胞标志物表达阳性。

2. Ewing 肉瘤/PNET

Ewing 肉瘤/PNET 主要发生于青少年，组织结构及细胞形态可与腺泡性横纹肌肉瘤相似，但其细胞染色质更细腻，免疫组化表现为 CD99 阳性，内分泌标志物常阳性，肌源性标志物常为阴性。

Ewing 肉瘤/PNET 可出现 EWSR1 基因断裂重排，而腺泡性横纹肌肉瘤可出现 FOXO1 基因易位重排。

3. 小细胞骨肉瘤

小细胞骨肉瘤主要的特点是发生于年轻人，局灶可见肿瘤性成骨，不表达肌源性标记，这些特征可作鉴别。

4. 神经内分泌癌

神经内分泌癌常发生于年龄较大的患者，上皮及神经内分泌标志物常阳性，肌源性标记常阴性，这些特点可帮助鉴别。

（二）多形性横纹肌肉瘤的鉴别

多形性横纹肌肉瘤鉴别诊断主要包括未分化多形性肉瘤（undifferentiated pleomorphic sarcoma，UPS）、平滑肌肉瘤等。

1. UPS

组织学上，PRMS 易误诊为 UPS，两者在形态学上存在一定程度的相互重叠，UPS 中也可含有大的嗜伊红色细胞，但胞质多呈细的空泡状，有别于 PRMS 中的粗空泡状"蜘蛛网"状横纹肌母细胞。

此外，UPS 中常可见泡沫样组织细胞、破骨样巨细胞和炎性细胞浸润。

免疫组化有助于两者的鉴别诊断，PRMS 弥漫强阳性表达结蛋白，MyoDl 和肌生成素多为局灶阳性；UPS 中瘤细胞虽可表达结蛋白，但多为灶性或弱阳性，且 MyoDl 和肌生成素均为阴性。

2. 多形性平滑肌肉瘤

PRMS 易与多形性平滑肌肉瘤相混淆，两者的主要不同之处在于后者除多形性区域外，肿瘤内常含有经典的平滑肌肉瘤区域，显示典型平滑肌瘤细胞特征。

尽管两者均可表达结蛋白和肌动蛋白，但 MyoDl 和肌生成素阳性多提示为横纹肌肉瘤。

（三）梭形细胞/硬化性横纹肌肉瘤的鉴别

SCRM/SRMS 应与多种发生于儿童、青少年或成人的具有相似形态的梭形细胞肿瘤相鉴别。

1. 婴儿纤维瘤病

婴儿纤维瘤病好发于肌组织内，边界欠清，肿瘤组织内常有散在分布的脂肪细胞和肿瘤组织浸润肌组织；免疫组化标记 MyoD1、myogenin 阴性。

2. 成人型纤维肉瘤

成人型纤维肉瘤由纤维母细胞构成，瘤细胞长梭形，核两头尖，呈束状或人字形排列，间质胶原较多，先天性纤维肉瘤常见血管外皮瘤样结构。

Masson 染色示胶原纤维呈蓝色，免疫组化标记 vimentin 阳性，HHF-35、desmin、MyoD-1、myogenin 均阴性。

电镜下见突出的粗面内质网，未见横纹肌肌节结构。

3. 平滑肌肉瘤

平滑肌肉瘤多发生于成人的腹膜后、四肢和躯干，头颈部亦可发生；由束状排列的梭形细胞组成，胞质丰富嗜酸性，纵横交织；核为杆状核，两端钝圆。

Masson 染色示胞质红色，免疫组化标记 HHF - 35 阳性，MyoD1 阴性。

电镜下见胞质内有肌微丝致密体，膜下致密斑和大量吞饮泡。

4. 恶性蝾螈瘤

恶性蝾螈瘤又称为恶性周围性神经鞘瘤伴横纹肌母细胞分化，为一种高度恶性、易复发及转移的肿瘤，患者预后很差。

肿瘤内具有恶性周围神经肿瘤成分并常以恶性神经鞘瘤为主，肿瘤常沿神经干分布或患者有神经纤维病；在肿瘤内还具有散在的横纹肌肉瘤成分。

免疫组化染色见 2 种肿瘤成分分别表达神经源性及横纹肌的标志物，有助于与横纹肌肉瘤相鉴别[170]。

5. 促结缔组织黑色素瘤

促结缔组织黑色素瘤也较多见于成人头颈部，梭形瘤细胞可呈束状排列，但多与表皮关系密切，S - 100 蛋白和 HMB - 45 阳性可资鉴别。

6. 恶性外胚层间叶瘤

大多数恶性外胚层间叶瘤发生于幼儿，男性较多见，发病部位包括四肢、头颈部、后腹膜、腹壁、会阴部、阴囊和脑。

恶性外胚层间叶瘤又称神经节横纹肌肉瘤、伴恶性间叶瘤的节细胞神经母细胞瘤、伴横纹肌生成的黑色素瘤及间叶、神经上皮来源的混合性恶性肿瘤，肿瘤的组成虽有变化，但均由外胚层和间叶成分组成。

镜下除可见神经节细胞、神经母细胞和横纹肌肉瘤细胞外，肿瘤尚可见其他多种分化[171]。

横纹肌肉瘤无神经上皮成分，可资鉴别。

(四)头颈部横纹肌肉瘤的鉴别

1. 神经鞘瘤

神经鞘瘤多有囊变，CT、MRI 上表现密度及信号不均匀的肿块，内可见出血，增强扫描呈不均匀明显环状强化。

2. 淋巴瘤

淋巴瘤在 CT、MRI 上均表现为密度、信号均匀的软组织肿块影，可见肿大的淋巴结，并有融合倾向，且较少累及周围骨质结构，可包绕周围血管，但极少侵犯血管，增强扫描呈轻度均匀强化。

3. 嗅神经母细胞瘤

肿瘤发病部位与嗅黏膜分布区一致，肿瘤可发生囊变，但囊变一般分布在肿瘤周围，增强扫描肿瘤实性部分明显强化。

4. 血管源性肿瘤

血管源性肿瘤，病变内可见钙化、坏死，强化明显，强化程度与血管接近，强化可均匀或不均匀。

八、治疗

(一)综合治疗

1. 综合治疗进展

RMS 恶性程度较高，侵袭性强，对放化疗敏感，近年来 RMS 疗效的提高主要得益于手术、化疗和放疗等多学科的综合治疗。

当前，手术 + 化疗 ± 放疗之综合治疗已成为 RMS 的推荐治疗模式[172-173]，在该治疗模式下，国外 RMS 患者的 5 年生存率从 20 世纪 70 年代的 25% 提高到了 20 世纪 90 年代的 71%[174-175]，但目前国内治疗疗效与国外相比还有一定差距，为 14.7% ~ 50.0%[176]。张谊等[46]报道了 42 例小儿 RMS，3 年生存率达 86.8%，5 年生存率达 65.1%，已基本接近国外水平。

目前，儿童 RMS 患者中低危组、中危组和高危组的 3 年无进展生存率分别为 88%、55% ~ 76% 和 <30%[167]。

IRSG 在儿童横纹肌肉瘤方面进行了一系列研究[177-178]，从 1972 年的 IRS - I 到 1991 年的 IRS - IV，儿童膀胱和前列腺横纹肌肉瘤的预后亦有了显著改善，6 年总生存率为 82%；中位随访 6.1 年，无病生存率为 72%。

青春期 RMS 患者和成年 RMS 患者的 5 年生存率(21% ~ 56%)明显低于儿童 RMS 患者，因此，多项研究亦在开展[172,179]。

喻林等[8]报道了 76 例中老年横纹肌肉瘤，54 例有治疗和随访资料的患者中，因不能手术而行放化疗 3 例，手术切除 51 例(术后辅以化疗 10 例，辅以放疗 9 例，辅以放化疗 8 例，未行辅助治疗 24 例)。无瘤生存 32 例，带瘤生存 22 例，中位无瘤生存时间和总生存时间分别为 6.0 和 7.0 个月；肿瘤进展 27 例(复发 8 例，远处转移 19 例)，中位肿瘤进展时间为 6.0 个月。

2. 综合治疗方案

(1)低危患者，术后给予 VAC 方案化疗 4 个周期(每 3 周为 1 周期)，随后继续采用其中的放线菌素 D 和长春新碱联合化疗 4 ~ 8 个周期，局控不佳的患者从第 13 周起接受放疗。

(2)中危患者，给予 43 周的 VAC 方案或长春新碱联合伊立替康，放疗提前到第 4 周开始，肿瘤退缩满意的可在第 13 周予以手术切除。

(3)高危患者，首选放化疗，3 ~ 6 个月后无远处转移或放疗后 6 个月活检证实局部仍有残留或复发方可考虑手术切除，化疗可采用 VAC 方案、异环磷酰胺联合 VP - 16 方案或长春新碱联合伊立替康方案。

(二)手术治疗

目前，确切有效的治疗方案为以手术切除为主的综合治疗，其手术治疗原则是对于肿瘤位于可完全切除的部位，手术应在不损伤器官功能及不严重致畸的情况下行肿瘤全切。

(1)手术和放疗是头颈部横纹肌肉瘤的重要治疗方法[180]，但对于发生在头颈部和生殖道的 RMS，手术可能造成明显功能障碍或影响美观时，一般不建议行根治性手术切除，可行舒缓性切除或行放疗 + 化疗。

部分鼻部横纹肌肉瘤可侵犯脑部及眼眶，鼻腔及前颅底解剖结构复杂，采用传统鼻侧切除术式，影响患者外观(对于儿童及青少年患者为甚)且手术范围有限。李克鹏等[143]认为，这类患者可采用鼻内镜下配合动力系统吸切，而鼻内镜手术具有肿瘤边界清楚、不影响外观、不影响再次手术、保留鼻腔鼻窦的正常结构和生理功能等优点，在一定程度上对颅底、眶周肿瘤的切除亦较方便[181]。李克鹏等[143]报道了 24 例鼻部横纹肌肉瘤，7 例患者行单纯鼻内镜手术，3 例行鼻内镜联合鼻侧切除手术，5 例行鼻内镜手术 + 眼眶肿物切除术。

(2)肺横纹肌肉瘤的治疗亦以手术切除为主，辅以放疗、化疗，其早期发现并手术治疗可延长其生存期；对于手术无法完整切除和已有多处转移的患者，应采用手术联合局部放疗和全身化疗的综合治疗模式，可降低复发率、提高生存率；但 90% 的患者于诊断后 4 年内因肿瘤广泛转移而死亡。

（3）对于胸膜横纹肌肉瘤而言，早期手术亦是最佳治疗手段，但由于胸膜靠近胸壁、膈肌及肺外脏器，因此，胸膜横纹肌肉瘤易通过直接蔓延转移到膈肌、肝脏等邻近组织器官，从而丧失手术机会。

（4）儿童胆道胚胎性横纹肌肉瘤为高度恶性肿瘤，最好的治疗方法是早期手术切除，尽可能切除已受累的胆道和肝叶，随后酌情重建胆道，术后辅以化疗及瘤床的放射治疗。

（5）对于阴道 RMS 患者的手术治疗仅需行肿瘤局部扩大切除术即可获得较好的疗效，对于子宫颈 RMS 患者行子宫切除术能够获得较好的预后；且因这类患者皆很年轻，对于保留生育功能有迫切要求。

Dehner 等[182]分析了 14 例局限于子宫颈的 ERMS 患者，年龄 9 个月～32 岁，12 例为息肉样肿瘤，1 例为子宫颈结节状肿物，1 例为子宫颈管内肿物；1 例仅有子宫颈结节状肿物，患者在肿物摘除术后病理检查证实为 RMS，补充行子宫广泛性切除术，其余 13 例患者均先行肿物摘除术，病理检查证实为 RMS 后，再补充行子宫颈环形电切（LEEP）术或子宫颈锥切术；所有患者术后均接受辅助化疗。接受局部手术的 13 例患者中，1 例 1 年后失访；1 例治疗结束 1 年后出现复发，之后失访；2 例分别在术后 2 年和 3 年后现肺转移，经局部切除术后无瘤生存；1 例在 7 年后发现支持－莱迪细胞肿瘤，经手术治疗后无瘤生存；其余患者随访 2～20 年，均无瘤生存。1 例接受子宫广泛性切除术的患者在 3 年后出现盆腔复发，目前带瘤生存。因此，该作者认为，对于肿瘤局限的子宫颈 RMS 患者，可考虑采用局部切除的保留生育功能的手术亦可取得较好的疗效。

Kriseman 等[183]总结分析了 11 例子宫颈 ERMS 临床资料，根据 FIGO 分期，4 例为Ⅰb1 期，4 例为Ⅰb2 期，1 例为Ⅱa 期，2 例分期不明。11 例患者中有 8 例接受了子宫颈锥切术或子宫颈肿物摘除术，术后均辅助化疗（7 例为 VAC 方案，1 例为长春新碱＋多柔比星＋环磷酰胺方案），中位随访时间 23 个月，共有 2 例患者出现复发，其中 1 例死于化疗后粒细胞减少，1 例带瘤生存（具体生存时间未报道）；其余 6 例患者无瘤生存 4～35 个月。因此，作者认为，对于早期子宫颈 RMS 患者，可考虑行局部切除手术联合术后辅助化疗。

袁光文等[76]报道了 13 例女性生殖道横纹肌肉瘤，9 例在初始治疗时接受手术治疗，中位生存时间为 108.0 个月（9～228 个月）；6 例术后接受了辅助化疗，中位生存时间为 152.0 个月（9～228 个月）；3 例术后未接受辅助治疗，中位生存时间 25.0 个月（9～108 个月）；4 例患者在初始治疗时未接受手术治疗，中位生存时间 6.3 个月（1～117 个月）；2 例在初始治疗时接受了联合放疗，生存时间分别为 4、198 个月。随访期内，8 例无瘤生存，5 例死亡，中位生存时间为 25.0 个月（1～228 个月），5 年累积生存率为 58.6%。作者指出，早期女性生殖道 RMS 患者预后好，晚期预后差，其标准治疗模式是手术联合化疗。

（6）泌尿系横纹肌肉瘤的原位复发率和死亡率较高，王雪刚等[52]报道了 8 例成人泌尿系横纹肌肉瘤，6 例行手术治疗，术后给予化疗或放疗，另 2 例单纯给予化疗。2 例 1 年内死亡，2 例 2 年内死亡，4 例仍在随访中。

近年来，多数学者主张尽可能保留膀胱，避免尿流改道。Mergueriam 等[75]报道了 13 例下尿路横纹肌肉瘤，其中前列腺横纹肌肉瘤 9 例，Ⅳ期 1 例行放疗加化疗，Ⅲ期 8 例，在诱导化疗的基础上，6 例行保留神经的前列腺癌根治术，2 例行前盆腔器官切除（膀胱及前列腺全切）加尿流改道术。术后均行化疗，持续 2 年。无瘤生存 4 年以上 8 例，1 例生存 2 年，最长的无瘤生存时间为 10 年。

前列腺横纹肌肉瘤患者的长期存活有赖于早期诊断和根治性切除[184]。Rich 等[185]认为，前列腺肉瘤在诱导化疗的基础上，多数不需行前盆腔器官切除加尿流改道术。王强等[139]指出，对于小儿前列腺横纹肌肉瘤应尽可能避免使用放疗，因放疗可能诱发第二肿瘤，根治性手术辅以化疗，既能达到好的治疗效果，又可提高患者生活质量。

（三）化学治疗

RMS 为高度恶性肿瘤，易出现局部浸润或经淋巴及血行转移，但对化疗高度敏感，化疗可使患者无复发生存率提高到 70%～80%[186]。因此，化疗是治疗 RMS 的主要手段，在 RMS 综合治疗中具有重要地位，所有 RMS 患者均需化疗。

1. 化疗药物与方案

目前，文献报道的细胞毒性药物主要有长春新碱（VCR）、环磷酰胺（CTX）、放线菌素 D（Act-D）、多柔比星（ADM）、顺铂（DDP）、依托泊苷（VP-16）、异环磷酰胺（IFO）、伊立替康（IRI）、达卡巴嗪（DITC）等；常用方案有 VAC（长春新碱+放线菌素 D+环磷酰胺）、AVCP（多柔比星+长春新碱+环磷酰胺+顺铂）、IEV（异环磷酰胺+依托泊苷+长春新碱）、VCP（长春新碱+环磷酰胺+顺铂）、DEV（放线菌素 D+依托泊苷+长春新碱）、IE（异环磷酰胺+依托泊苷）等。

IRSG 推荐的标准化疗方案为 VAC 方案[187]，其相应方案药物组成、剂量、用法如下。

VCP 方案：长春新碱 $1.5mg/m^2$，第 1 天、第 8 天；环磷酰胺 $300mg/m^2$，第 1～3 天；顺铂 $90mg/m^2$，第 1 天。

IEV 方案：异环磷酰胺 $1.5mg/m^2$，第 1～5 天；依托泊苷 $100mg/m^2$，第 1～5 天；长春新碱 $1.5mg/m^2$，第 1 天、第 8 天。

AVCP 方案：阿霉素 $30mg/m^2$，第 1 天、第 8 天；长春新碱 $1.5mg/m^2$，第 1 天、第 8 天；环磷酰胺 $300mg/m^2$，第 1～3 天；顺铂 $90mg/m^2$，第 1 天。

DEV 方案：放线菌数 D$12\mu g/kg$，第 1～5 天；依托泊苷 $100mg/m^2$，第 1～3 天；长春新碱 $1.5mg/m^2$，第 1 天、第 8 天。

IE 方案对复发 RMS 敏感[188]。

2. 研究进展

针对儿童 RMS，IRSG-Ⅲ研究[167]中，采用 VA 方案（长春新碱+放线菌素 D）方案，IRSG 危险分级为低危 A 亚型组和低危 B 亚型组患者的 5 年无瘤生存率分别为 83% 和 70%；在 IRSG-Ⅳ研究中采用 VAC 方案[39]，将 IRSG 危险分级为低危 A 亚型组和低危 B 亚型组患者的 5 年无瘤生存率提高到 93% 和 84%，增加了环磷酰胺虽然改善了生存，但也增加了骨髓抑制、感染以及不孕等并发症的发生[189]。

目前，VAC 方案被推荐为儿童非转移性 RMS（中危组或高危组）的标准化疗方案[190]。儿童肿瘤学组（COG）进行的一项随机对照研究（D9803）中比较了中危组 RMS 患者分别接受了 VAC 与长春新碱+托泊替康+环磷酰胺方案化疗，其 4 年无进展生存率分别为 73% 和 68%，2 种方案比较，差异无统计学意义（$P = 0.30$），提示托泊替康并不优于放线菌素 D[190]。

另一项研究结果显示[191]，长春新碱+多柔比星+环磷酰胺方案与异环磷酰胺+依托泊苷方案交替进行，对于中危组 RMS 患者是有效的，但并不能改善其预后。

由于成年人 RMS 罕见，针对成年 RMS 患者的化疗多根据儿童 RMS 的经验选用药物，但疗效不及儿童患者。

（四）放射治疗

1. 放疗意义

RMS 对放疗亦很敏感，几乎任何部位皆可采用放疗，对于那些无法手术切除、镜下残存肿瘤、瘤中分离出来。因此，2013 版 WHO 软组织肿瘤分类将 SCRM 和硬化性横纹肌肉瘤合并为一类，称之为梭形细胞/硬化性横纹肌肉瘤，定义为长梭形的肿瘤细胞占肿瘤成分的 80% 以上的一种特殊亚型的横纹肌肉瘤。虽然二者关系密切，但多数病例以一种形态为主[23]。

梭形细胞横纹肌肉瘤罕见，仅占所有横纹肌肉瘤病例的 3%[24]。

5. 表皮样横纹肌肉瘤

表皮样横纹肌肉瘤(epithelioid rhabdomyosarcoma，EpiRMS)是横纹肌肉瘤的一种罕见亚型[25]，相关的研究相对缺乏，最早见于 Jov 等[26] 的文献报道。相对于其他类型的横纹肌肉瘤，EpiRMS 更多见于中老年，平均年龄为 69.5 岁[27]，儿童和青年亦有报道，男女比例大致相当。

EpiRMS 具有高度侵袭性，患者预后较差。

（三）流行病学

横纹肌肉瘤是一类罕见肿瘤，占所有软组织肉瘤的 2% ~ 5%[28]；但却是儿童最常见的软组织恶性肿瘤，主要发生于 15 岁以下的婴幼儿和儿童，RMS 约占 0 ~ 14 岁儿童恶性肿瘤的 3.5%，青少年及 15 ~ 19 岁年轻人恶性肿瘤的 2%，超过一半在 10 岁前发病，40% ~ 50% 发生在 5 岁以前发病，平均发病年龄为 4.23 岁；成人中极为罕见[8]。

RMS 占儿童所有恶性肿瘤的 4% ~ 8%[29-30]，占儿童所有实体性恶性肿瘤的 10% ~ 12%[31]，在儿童实体肿瘤中占第 4 位[32]，在 15 岁以下儿童软组织恶性肿瘤中，RMS 占 50%[33]。在中国儿童肿瘤中，RMS 约占 6.5%[34]；美国 20 岁以下的发病率为 4.5/100 万[33]。RMS 男性发病率略高于女性，约 1.5∶1。管雯斌等[35] 报道了 30 例儿童横纹肌肉瘤，男 22 例，女 8 例。

在 RMS 中，以 ERMS、ARMS 最为常见，且主要发生于儿童和青少年[36-38]，约占儿童横纹肌肉瘤为 2/3 以上[39]，高发年龄为 1 ~ 9 岁。据刘丽丽等[40] 报道，男 15 例，女 7 例，年龄 2 ~ 60 岁，中位年龄 35 岁。

胚胎性横纹肌肉瘤是临床最常见亚型，占横纹肌肉瘤总数的 50% ~ 60%[41-45]。张谊等[46] 报道了 42 例小儿 RMS，男 24 例，女 18 例；中位年龄 6 岁。苗真等[47] 报道了 17 例儿童横纹肌肉瘤，男 11 例，女 6 例，发病中位年龄 4.7(1 ~ 8)岁。唐雪等[48] 报道了 26 例儿童横纹肌肉瘤，男 17 例，女 9 例，男、女之比为 1.9∶1；中位发病年龄 60.5 个月(10 ~ 171 个月)，其中发病年龄 ≤5 岁为 13 例，5 ~ 10 岁 9 例，≥10 岁为 4 例。邱艳丽等[49] 报道了 48 例儿童横纹肌肉瘤，男 30 例、女 18 例，男女之比为 1.7∶1，发病年龄 4.6 ~ 158.2 个月，中位年龄 55.5 个月。李晶等[50] 报道了 15 例儿童头颈部横纹肌肉瘤，患儿年龄 3 ~ 15 岁，平均为 9.5 岁，男 6 例，女 9 例。

多形性横纹肌肉瘤多见于老年人，喻林等[10] 报道了 44 例多形性横纹肌肉瘤，男 33 例，女 11 例，主要发生于成年人，特别是 40 岁以上的中老年人(31/44，70.5%)，平均年龄和中位年龄分别为 51 岁和 55 岁，年龄范围为 2 ~ 85 岁。

硬化性横纹肌肉瘤则儿童及成年人均可累及，男性居多，男女比为(3 ~ 6)∶1；是较少见的分型，占横纹肌肉瘤的 5% ~ 10%。2005 年 Nascimento 等[51] 报道 16 例成人 SCRM，11 例男性，5 例女性，发病年龄 18 ~ 79 岁，平均 32 岁。王雪刚等[52] 报道了 8 例成人泌尿系横纹肌肉瘤，男 6 例，女 2 例，发病年龄 18 ~ 47 岁，平均 29.1 岁。

（四）分子遗传学

RMS 起源于横纹肌细胞或向横纹肌分化的间叶细胞，其发生、发展可能与染色体易位，基因融合、丢失或扩增，抑癌基因失活以及分子通路改变有关[53-54]。

研究显示[55-57]，RAS 通路的突变、Notch 信号通路的激活、刺猬(hedgehog，Hh)信号通路中基肉眼残存肿瘤或者淋巴结受累的患者（IRSG 临床分组 Ⅱ、Ⅲ、Ⅳ 组），放疗具有独特的优势，行诱导化疗后再行同步放化疗，是目前推荐的治疗模式[192]。因此，放疗是儿童 RMS 综合治疗的重要组成部分。

术后病理边缘（微观完整、微观不完整、宏观完全切除）决定了切除质量，是危险分层的要点之一。近年来，局部 RMS 最初手术切除不完整者逐渐局部复发，外科手术和放疗有助于局部控制。Rodeberg 等[193]指出，局部淋巴结转移的 ARMS 患儿预后更差，应给予局部放疗治疗。

大部分 RMS 患儿接受放疗治疗（Ⅰ期 ERMS 除外）后局部控制及预后均得到改善。IRSG 研究显示[194]，除对于手术全切的 I 组胚胎型患者可不行放疗外，其他 RMS 分组患者均需放疗。儿童肿瘤国际协会意大利协作组的报道显示[195]，接受放疗的患儿 5 年无病生存率为 79%，未接受放疗的患儿仅 64%（$P = 0.02$）。

虽有外科医师因放疗对手术的影响和重建的困难，而对放疗有所顾虑，但多数学者认为术前新辅助化疗及放疗和术后放化疗均能有效防止肿瘤复发[196]。

现代调强放疗和三维适形放疗技术使放疗并发症减少[197]；粒子植入术由于放射量较小、对瘤体具有持续作用，且相对于外放疗，具有治疗时间短、肿瘤局部剂量高等优势，有学者采用鼻窦内镜下 ^{125}I 放射粒子植入术局部放疗，并取得了一定疗效[198]。有研究发现[168]，在保守手术加近距离放射治疗（内部放疗）提高了患儿预后。另有文献报道[199]，采用质子放疗或光子调强放疗可显著减少周围脏器的辐射量，用该方法来减少周围组织的粘连，可作为术前辅助治疗。

2. 放疗剂量

放疗的疗效受原发肿瘤局部病灶情况的影响，辅助放疗的剂量取决于化疗前手术的完整性及新辅助化疗后延迟手术的情况。

对手术区和区域淋巴结术后放疗剂量通常为 40~50Gy；鼻腔横纹肌肉瘤放疗的常规剂量为 45~60Gy。除低危患者外，放疗照射剂量推荐 40~60Gy。

IRSG 研究推荐，腺泡型/未分化型的 I 组和所有 Ⅱ 组患者给予放疗总量 41.4Gy，所有 Ⅲ 组建议给予放疗总量为 50.4Gy；远处转移 RMS 患者需在骨髓能够耐受的情况下，对原发灶和转移灶进行多部位照射。

对于低危儿童横纹肌肉瘤患者，儿童肿瘤学组 D9602 研究探讨了通过降低照射剂量达到了既不影响治疗效果又减少射线对儿童的影响[200]。IRSG-Ⅳ 研究发现，采用 59.4Gy/54 次、每次 1.1Gy 的超分割照射与 50.4Gy/28 次，每次 1.8Gy 的常规分割照射比较并没有提高放疗疗效。

（五）靶向治疗

下游转录因子的扩增可导致 PAX3-FOX01 过表达从而导致 ARMS 的发生，如成纤维细胞生长因子受体 4（fibroblast growth factor receptor 4，FGFR4）可导致细胞过度增殖，胰岛素样生长因子 1 受体（insulin-like growth factor，IGF-1R）可刺激成肌细胞的增殖，肝细胞生长因子受体（c-met）可诱导恶性细胞发生迁移。此外，PAX-FOX01 融合蛋白还会扰乱 myogenin 的功能，导致 RMS 中成肌细胞失分化[201]。因此，可通过抑制下游转录因子的扩增来抑制 RMS 的形成。Kolb 等[202]通过体内和体外实验发现，作为 IGF-R 可逆性竞争性拮抗药，BMSr754807 可作用于 PAX-FOX01RMS 的 IGF-R 进而促进肿瘤细胞的凋亡。vanGaal 等[203]的研究发现，抑制 IGF-1R 的药物 mAbR1507 可降低 ARMS 细胞系中一些细胞的增长，诱导某些细胞的凋亡，同时使用 NVP-TAE684 和 R1507 在 ARMS 中呈现出协同作用。

人染色体 2q24 上的 MYCN 基因以及人染色体 12q13-15 区域上的神经胶质瘤致病因子 1/鼠双

微染色体 2/细胞周期蛋白依赖性激酶 4（glioma – pathogenic – factorl/Mouse – double – chromosome 2/cyclin – dependent kinase 4，GI.11/MDM2/CDK4）基因扩增出现在 PAX 融合基因阳性的 ARMS 中，作为融合基因下游的转录因子参与肿瘤的形成[204]。PAXFOX01 促成 MYCN 表达，MYCN 与 PAX – FOX01 在肿瘤发展中起协同作用，协同加强致癌活性[205]。因此，抑制 CDK4、MDM2 和 MYCN 基因的扩增为抑制 RMS 的形成提供了靶点。

VanGaal 等[206]在一项有 189 例 RMS 患者的临床试验中发现，ALK 基因与 RMS 的发生存在关联，ALK 在基因和蛋白水平的畸变常发生于 ARMS 中，在 ERMS 中与疾病进展和预后相关。Lee 等[207]研究发现，ALK 阳性的 RMS 患者相对于 ALK 阴性的 RMS 患者整体生存率较差，ALK 过表达成为 RMS 预后不良的一个独立指标。

其他一些分子靶向药物仅有体外实验报道，尚无临床试验研究，如 ALK 抑制剂 – NVP – TAE684、c – met 抑制剂 SU11274，抗肿瘤血管生成药物如贝伐单抗、帕唑帕尼等。

九、预后

（一）总体预后

RMS 是一种高度恶性的软组织肉瘤，进展迅速，有早期侵犯局部组织的趋势，晚期通过血行和淋巴发生远处转移[33]。

20 余年来，随着综合治疗的广泛应用，目前国际上治疗儿童 RMS 的总体预后已有较大改观，大部分局部 RMS 经过综合治疗可治愈，5 年总生存率超过 70%[30,168,186,208 – 210]。中国学者张谊等[46]与汤静燕等[211]分别报道单中心儿童 RMS 的治疗疗效，5 年 OS 率为 40% ~ 65%。唐雪等[48]报道，接受规范化疗的 23 例儿童 RMS 患儿的 2 年 OS 率和 EFS 率分别为 78% 和 52%。

一般而言，超过 5 年无病生存的患儿很少复发，9% 的患儿发病会在 10 年左右出现终点事件，但发生在预后不良部位的患儿最初手术时局部残留或诊断时已发生转移的容易复发[212]，且预后较差。

即使使用综合治疗，转移性疾病患者的 5 年生存率仍然只有 30%[213]。

总体而言，RMS 恶性程度高，容易转移，若不治疗，患者多在数月内死亡[214 – 215]。

（二）预后相关因素

RMS 预后相关因素复杂，主要与发病年龄、肿瘤生长部位、大小、侵犯程度、局部淋巴结有无转移、风险分组、基因改变及治疗方案等多种因素有关[216 – 218]。

邱艳丽等[49]报道了 48 例儿童横纹肌肉瘤，48 例患儿中手术完整切除 42 例，未完整切除 6 例。未完整切除的 6 例患儿全部死亡；完整切除患儿 5 年总生存率、无进展生存率分别为 83.3%、78.6%。发生转移的患儿 5 年生存率为 38.5%，远低于未转移患儿的 85.7%。

1. 年龄与预后

发病年龄为 RMS 预后的独立影响因素[187]，随着年龄的增加，患者的生存率明显降低。在 1 岁以下及年龄超过 10 岁的，治疗后无病生存率均较低，分别为 53% 和 51%，患者年龄介于 1 岁和 10 岁的则为 71%。

通常而言，成人 RMS 生长迅速，破坏性强，易侵犯周围组织和转移，预后较儿童 RMS 差。

随着国际横纹肌肉瘤协作组 IRSG 的建立，手术、放疗和多药联合化疗综合治疗的实施，横纹肌肉瘤患者的存活率不断提高，但多数存活者年龄为 1 ~ 5 岁或小于 10 岁。

成人和儿童 SCRM 临床生物学行为有所不同，成人以男性多见，头颈部为最好发部位，预后较差；儿童则以睾丸旁多见，预后较好。1998 年，Rubin 等[20]首次报道了 2 例成人 SCRM，分别发生于 38 岁女性的面颊部和 56 岁男性的腹腔，两患者相继于确诊后 27 个月、13 个月死亡。邰红艳等[23]报道了 3 例梭形细胞横纹肌肉瘤，均为婴幼儿，2 例发生于睾丸旁，1 例发生在腰背部，3 例随访 6~48 个月，均存活。

成人泌尿系横纹肌肉瘤发病率低，但恶性程度较高，生长迅速，呈浸润生长，易发生淋巴结或血行转移，大部分患者就诊时已达临床分期Ⅲ、Ⅳ期。据报道[219]，有转移的患者 5 年无事件生存率只有 15%。

2. 病理亚型与预后

RMS 基本组织学类型为 ERMS 和 ARMS。ERMS 又称预后良好型，最常见，大约占 RMS 的 60%，好发于头颈部、泌尿生殖道、腹膜后；葡萄簇状细胞型和梭形细胞型均属于 ERMS。

ARMS 为预后不良型，约占 RMS 的 20%；好发于四肢，尤其前臂、股部，其次为躯干、直肠周围、会阴部，侵袭性强、恶性程度高；剩余 20% 为未分化型，通常无肌细胞分化征象。

虽然 ERMS 发生率较 ARMS 高，但其预后却较 ARMS 好。

SCRM，其预后较其他非梭形细胞胚胎性横纹肌肉瘤好，5 年生存率达 95.5%，后者生存率只有 80%[220-221]。

PRMS 属高度恶性的软组织肉瘤，长期生存率很低，其容易发生远处转移，常见于病程早期，最常见的转移部位为肺，部分病例可发生局部复发或淋巴结转移；PRMS 的 12~20 个月的无瘤生存率仅为 12.5%~50%。

3. 分期、分组与预后

临床分期、分组与 RMS 预后密切相关，IRSG-Ⅰ~Ⅲ期 5 年总生存率分别是 55%、63%、71%，而 IRSG-Ⅳ期 3 年无失败生存率和总生存率分别达 77% 和 86%[194]。

据报道[213,222]，国际 RMS 研究组分组 RMS Ⅰ组、Ⅱ组、Ⅲ组的无进展生存率分别为 83%、86%、73%（$P < 0.05$），但Ⅳ期 RMS 长期生存率低于 30%。

Crist 等[39]报道，分期为Ⅰ、Ⅱ、Ⅲ期 RMS 患者的 3 年无进展生存率分别为 86%、80% 和 68%，而Ⅳ期 RMS 患者的 3 年无进展生存率 <30%；临床分组为Ⅰ、Ⅱ、Ⅲ组 RMS 患者的 3 年无进展生存率分别为 83%、86% 和 73%，Ⅳ组患者的 3 年无进展生存率也 <30%。

Crist 等[167]报道，低危组、中危组和高危组，其 3 年生存率分别为 87%~90%、65%~73% 和 <30%。该作者认为，此分组系统能够很好地预测患者的预后，对于治疗方案的选择具有指导意义。

袁光文等[76]报道了 13 例女性生殖道横纹肌肉瘤，按照国际妇产科联盟（FIGO）分期标准，Ⅰ期 6 例、Ⅱ期 3 例、Ⅲ期 1 例、Ⅳ期 3 例，其中位生存时间分别为 153.0、112.5、9.0、3.5 个月。

4. 发生部位与预后

发生于鼻部者容易侵犯颅内及眶内，手术切除易复发，易发生转移，预后差[223]。李克鹏等[143]分析了预后差的原因，认为鼻腔周围解剖结构复杂，病变侵犯眼眶及颅内，手术完整切除困难；鼻腔横纹肌肉瘤早期症状不典型，患者常常不太重视，而病情进展较快，待患者就诊时已到中晚期；该病早期即可发生淋巴结转移。

小儿胆管横纹肌肉瘤属于罕见病，肿瘤高度恶性，有明显的侵袭性，早期局部易复发，晚期大多经血管、淋巴管引起肺、肝、骨等组织的广泛转移，预后较差。

成人肾脏横纹肌肉瘤恶性程度高，浸润性强，预后差。汪元元等[127]报道了 1 例成人肾脏横纹肌肉瘤男，62 岁，术后 1 月余即死亡。

前列腺肉瘤进展快，预后差，横纹肌肉瘤恶性程度高，患者几乎均于 1 年内死亡[224]。

5. 分子生物学异常与预后

大量临床研究证实，多种分子生物学异常与 RMS 预后密切相关。FOXO1A 基因染色体易位，已被公认为影响 RMS 预后的不良分子生物学预后因素之一，在 RMS 诊断及分型、指导个体化治疗和预后评估方面具有重要价值。

60% ~70% 腺泡型 RMS 患儿存在 t(2；13)(q35；q14)染色体易位形成的 PAX3 - FOXO1A 融合基因，可致该病预后不良，该类患儿的 5 年 OS 率仅约为 8%；而约 10% 腺泡型 RMS 患儿存在 t(1；13)(p36；q14)染色体易位形成的 PAX73 - FOXO1A 融合基因，该类患儿的 5 年 OS 率约为 75%[163,225]。

约 20% 腺泡型 RMS 患儿的上述 2 种特定染色体易位均不存在，预后与胚胎型 RMS 患儿相当[73]。可见，PAX - FOXO1A 融合基因检测为 RMS 危险度分组和预后评估的重要依据。

（胡　欣）

参考文献

[1] Kojima Y, Hashimoto K, Ando M, et al. Clinical outcomes of adult and childhood rhabdomyosarcoma treated With vincristine, dactinomycin, and cyclophosphamide chemotherapy[J]. J Cancer Res Clin Oncol, 2012, 23(3)：104 - 107.

[2] Newton WA, Gehan EA, Webber BL, et al. Classification of rhabdomyosarcomas and related sarcomas. Pathologic aspects and proposal for a new classification：an Intergroup Rhabdomyosarcoma Study[J]. Cancer, 1995, 76(6)：1073 - 1085.

[3] Parham DM, Ellison DA. Rhabdomyosarcomas in adults and children：an update[J]. Arch Pathol Lab Med, 2006, 130(10)：1454 - 1465.

[4] Christopher DF, Julia AB, Pancras CH, et al. WHO classification of tumours of soft tissue and bone[M]. Lyon：International Agency for Research on Cancer, 2013：127 - 135.

[5] Malempati S, Rodeberg DA, Donaldson SS, et al. Rhabdomyosarcoma in infants younger than 1year：a report from the Children's Oncology Group[J]. Cancer, 2011, 117(15)：3493 - 3501.

[6] Isaacs HJr. Perinatal(congenital and neonatal)neoplasma：a report of 110 cases[J]. Pediatr Pathol, 1985, 3(2 - 4)：165 - 216.

[7] Stout AP. Rhabdomyosarcoma of skeletal muscles[J]. Ann Surg, 1946, 123(3)：447 - 472.

[8] 喻林，王坚. 中老年横纹肌肉瘤的临床病理学特征和预后分析，中华肿瘤学杂志，2012, 34(12)：910 - 916.

[9] Perez EA, Kassira N, Cheung MC, et al. Rhabdomyosarcoma in children：a SEER population based study[J]. J Surg Res, 2011, 170(2)：e243 - e251.

[10] 喻林，王坚. 多形性横纹肌肉瘤的临床病理学观察[J]. 中华病理学杂志，2013, 42(3)：147 - 152.

[11] 赖日权，熊敏. 多形性横纹肌肉瘤的鉴别诊断[J]. 诊断病理学杂志，1995, 2(2)：79 - 81.

[12] Forhmg MA, Mentzel T, Fanburg - Smith JC. Pleomorphic rhabdomyosarcoma in adults：a clinicopathogic study of 38 cases with emphasis on morphologic variants and recent skeletal muscle - specific markers[J]. Mod Pathol, 2001, 14(6)：595 - 603.

[13] Gaffney EF, Dervan PA, Fletcher CD. Pleomorphic rhabdomyosarcoma in adulthood. Analysis of 11 cases with definition of diagnostic criteria[J]. Am J Surg Pathol, 1993, I7(6)：601 - 609.

[14] Schurch W, Begin LR, Seemayer TA, et al. Pleomorphic soft tissue myogenic sarcomas of adulthood. Are appraised in the mid - 1990's[J]. Am J Stug Palhol, 1996, 2(2)：131 - 147.

[15] Stok N, Chihon F, Binh MB, et al. Adult - type rhabdomyosarcoma：Analysis of 57 cases with clinicopathologic description, identification of 3 morphologic patterns and prognosis[J]. Am J Surg Pathol, 2009, 33(12)：1850 - 1859.

[16] Cavazzana AO, schmidt D, Ninfo V, et al. Spindle cell rhabdomyosarcoma. A prognostically favorable variant of

rhabdomyosarcoma[J]. Am J Surg Pathol, 1992, 16(3): 229 – 235.

[17] Fletcher CDM, Bridge JA, Hogendoorn PCW, Mertens F. World Health Organization classification of tumous. Pathology and genetics of tumours of soft tissue and bone[M]. Lyon: IARC Press, 2013: 134 – 135.

[18] Weiss SW, Goodblum JR. Enzinger and Weiss soft tissue tumor[M]. 4 thed. St Lousi: Mosby, 2001: 800 – 801.

[19] Fletcher C, Unni KK, Mettens F. WHO classification of tumors: pathology and genetic soft tumors of soft tissue and bone[M]. Lyon: IARC Press, 2002: 146 – 149.

[20] Rubin BP, Hasserjian RP, Singer S, et al. Spindle cell rhabdomyosarcoma(so – called)in adults: report of two cases with emphasis on differential diagnosis[J]. Am J Surg Pathol, 1998, 22(4): 459 – 464.

[21] Mentzel T, Katenkamp D, Sclerosing K, pseudovascular rhabdomyosarcoma in adults. Clinicopathological and immunohistochemical analysis of thre ecases[J]. Virchows Arch, 2000, 436(4): 305 – 311.

[22] Mentzel T, Kuhnen C. Spindle cell rhabdomyosarcoma in adults: clinicopathological and immunohistochemical analysis of seven new cases[J]. Virchows Arch, 2006, 449(5): 554 – 560.

[23] 邰红艺, 赖日权, 霍雷军, 等. 梭形细胞横纹肌肉瘤 3 例临床病理学分析及文献复习[J]. 临床与实验病理学杂志, 2015, 31(1): 55 – 58.

[24] Newton WJ, Gehan EA, Webber BL, et al. Classification of rhabdomyosarcomas and related sarcomas. Pathologic aspects and proposal for a new classification – an intergroup rhabdomyosarcoma study[J]. Cancer, 1995, 76(6): 1073 – 1085.

[25] Subtrez – Viela D, hquierdo – Garcia FM, Alonso – Dreajo N. Epithelioid and rhabdoid rhabdomyosarcoma in an adult patient: a diagnostic pitfall[J]. Virchows Arch, 2004, 445(3): 323 – 325.

[26] Jov Y, Marifio · Enrquez A, Fletcher CD. Epithelioid rhabdomyosarcoma: clinicopathologic analysis of 16 cases of a morphologically distinct variant of rhabdomyosarcoma[J]. Am J Surg Pathol, 2011, 35(10): 1523 – 1530.

[27] Feasel PC, Marburger T, Billings SD. Primary cutaneous epithelioid rhabdomyosareoma: recently described entity with review of the literature[J]. J Cutml Pathol, 2014, 41(7): 588 – 591.

[28] Ferrari A, Dileo P, Casanova M, et al. Rhabdomyosarcoma in adults. A retrospective analysis of 171 patients treated at a single institution[J]. Cancer, 2003, 98(3): 571 – 580.

[29] Donaldson SS. Rhabdomyosarcoma: contemporary status and future directions. The Lucy Wortham James Clinical Research Award[J]. Arch Surg, 1989, 124(9): 1015 – 1020.

[30] 张谊, 黄东生, 张伟令, 等. 大剂量化疗结合自体外周血干细胞移植治疗横纹肌肉瘤疗效分析[J]. 中国小儿血液与肿瘤杂志, 2010, 15(3): 115 – 117.

[31] Binokay F, Soyupak SK, Inal M, et al. Primary and metastatic rhabdomyosarcoma in the breast: report of two pediatric cases[J]. Eur J Radiol, 2003, 48(3): 282 – 284.

[32] Weiss AR, Lyden ER, Anderson JR, et al. Histologic and clinical characteristics can guide staging evaluations for children and adolescents with rhabdomyosarcoma: a report from the Children's Oncology Group Soft Tissue Sarcoma Committee[J]. J Clin Oncol, 2013, 31(26): 3226.

[33] Ognjanovic S, Linabery AM, Charbonneau B, et al. Trends in childhood rhabdomyosarcoma incidence and survival in the United States, 1975 – 2005[J]. Cancer, 2009, 115(18): 4218 – 4226.

[34] Ma X, Huang D, Zhao W, et al. Clinical characteristics and prognosis of childhood rhabdomyosarcoma: a ten – year retrospective multicenter study[J]. Int J Clin Exp Med, 2015, 8(10): 17196.

[35] 管雯斌, 许恪淳, 许艳春, 等. 儿童横纹肌肉瘤的病理学研究[J]. 上海交通大学学报(医学版), 2014, 34(1): 70 – 74.

[36] Sultan I, Qaddoumi I, Yaser S, et al. Comparing adult and pediatric rhabdomyosarcoma in the surveillance, epidemiology and end results program, 1973 to 2005: ananalysis of 2, 600 patients[J]. J Clin Oncol, 2009, 27(20): 3391 – 3397.

[37] Yasuda T, Perry KD, Nelson M, et al. Alveolar rhabdomyosarcoma of the head and neck region in older adults: genetic characterization and a review of the literature[J]. Hum Pathol, 2009, 40(3): 341 – 348.

[38] Zhan X, Zhang S, Cao B, et al. Clinicopathological characteristics and treatment outcomes of Chinese patients with genitor urinary embryonal rhabdomyosarcoma[J]. World J Surg Oncol, 2015, 13(1): 190 – 192.

[39] Crist WM, Anderson JR, Meza JL, et al. Intergroup rhabdomyosarcoma study – Ⅳ: results for patients with nonmet-

astatic disease[J]. J Clin Oncol, 2001, 19(12): 3091 – 3102.

[40] 刘丽丽, 陈云新, 叶新青, 等. 横纹肌肉瘤临床病理及分子遗传学特征研究[J]. 中国矫形外科杂志, 2014, 22(17): 1542 – 1546.

[41] Maurer HM, Gehan EA, Beltangady M, et al. The Intergroup Ghabdomyosarcoma Study – Ⅱ[J]. Cancer, 1993, 71(5): 1905 – 1920.

[42] 宋乐, 杨本涛, 陈光利, 等. 鼻腔鼻窦横纹肌肉瘤的 CT 和 MRI 诊断[J]. 中国医学影像技术, 2008, 24(3): 366 – 369.

[43] 李树荣, 杨智云, 郑少燕, 等. 鼻腔鼻窦胚胎型横纹肌肉瘤磁共振表现及临床价值[J]. 中华耳鼻咽喉头颈外科杂志, 2010, 45(5): 393 – 396.

[44] 吴昕, 李平, 谢莉, 等. 鼻部胚胎型横纹肌肉瘤 13 例临床分析[J]. 临床耳鼻咽喉头颈外科杂志, 2008, 22 (8): 338 – 341.

[45] 刘红刚. 鼻腔鼻窦小圆细胞恶性肿瘤的病理诊断及鉴别诊断[J]. 诊断病理学杂志, 2014, 21(7): 405 – 409.

[46] 张谊, 张伟令, 黄东生, 等. 横纹肌肉瘤 42 例综合治疗及疗效评估[J]. 实用儿科临床杂志, 2012, 27(5): 1160 – 1163.

[47] 苗真, 王娴静, 孙静, 等. 儿童横纹肌肉瘤 17 例病例分析[J]. 中国小儿血液与肿瘤杂志, 2017, 22(3): 159 – 163.

[48] 唐雪, 郭霞, 杨雪, 等. 儿童横纹肌肉瘤的临床特征及其疗效研究[J]. 中华妇幼临床医学杂志(电子版), 2016, 12(2): 125 – 131.

[49] 邱艳丽, 赵强, 闫杰, 等. 儿童横纹肌肉瘤 48 例临床诊治分析[J]. 山东医药, 2018, 58(5): 76 – 78.

[50] 李晶, 谢传森, 李卉, 等. 儿童头颈部横纹肌肉瘤的影像表现[J]. 放射学实践, 2014, 29(3): 326 – 329.

[51] Nascimento AF, Fletcher CD. Spindle cell rhabdomyosarcoma in adults[J]. Am J Surg Pathol, 2005, 29(8): 1106 – 1113.

[52] 王雪刚, 章小平, 陈力, 等. 成人泌尿系横纹肌肉瘤的诊治及预后(附 8 例报告及文献复习). 临床泌尿外科杂志, 2013, 28(3): 185 – 188.

[53] 撒焕兰, 马克威. 横纹肌肉瘤发病机制的研究进展[J]. 中国老年学杂志, 2015, 35(12): 3482 – 3485.

[54] Akapek SX, Anderson J, Barr FG, et al. PAX – FOX01 fusion status drives unfavorable outcome for children with rhabdomyosarcoma: A children's oncology group report[J]. Pediatr Blood Cancer, 2013, 60(9): 1411 – 1417.

[55] Chen X, Stewart E, Shelat AA, et al. Target in goxidative stress in embryonal rhabdomyosarcoma[J]. Cancer Cell, 2013, 24(6): 710 – 724.

[56] Mosquera JM, Sboner A, Zhang L, et al. Recurrent NCOA2 gene rearrangements in congenital/infanties pindle cell rhabdomyosarcoma[J]. Genes Chromosomes Cancer, 2013, 52(6): 538 – 550.

[57] Shern JF, Yohe ME, Khan J. Pediatric rhabdomyosarcoma[J]. Crit Rev Oneog, 2015, 20(3/4): 227 – 243.

[58] 段明科, 王天日, 李化春, 等. 原发性肺横纹肌肉瘤 1 例报告并国内 7 例分析[J]. 综合临床医学, 1992, 4: 34 – 35.

[59] Blanchard DK, Reynolds CA, Grant CS, et al. primary nonphylloides breast sarcomas[J]. Am J Surg, 2003, 186 (4): 359 – 361.

[60] Anderson J, Gordon A, Pritchard – Jones K, et al. Genes, chromosomes, and rhabdomyosarcoma[J]. Genes Chromosomes Cancer, 1999, 26(4): 275 – 285.

[61] 李栋梁, 刘春霞, 邹泓, 等. 横纹肌肉瘤分子生物学研究进展[J]. 临床与实验病理学杂志, 2011, 27(2): 181 – 184.

[62] Turc – Carel C, Lizard – Nacol S, Justrabo E, et al. Consistent chromosomal translocation in a lveolar rhabdomyosarcoma[J]. Cancer Genetics Cytogenet, 1986, 19(3 – 4): 361 – 362.

[63] Wang – Wuu S, Soukup S, Ballard E, et al. Chromosomal analysis of sixteen human rhabdomyosarcomas[J]. Cancer Res, 1988, 48(4): 983 – 987.

[64] Erinn DD, Bahig MS, Dolores Lopez – terradda MD, et al. The utility of FOXO1 fluorescence in situ hybridization (FISH) informal in – fixed paraff in – embedded specimens in the diagnosis of alveolar rhabdomyosarcoma[J]. Diagn Mol Pathol, 2009, 18: 138 – 143.

[65] Fletcher C, Bridge JA, Pancras CW, et al. Who world health organization classification of tumours of soft tissue and

bone[M]. France：Lyon，2013：130 - 131.

［66］ Dasgupta R，Fuchs J，Rodeberg D. Rhabdomyosarcoma[J]. Semin Pediatr Surg，2016，25(5)：276 - 281.

［67］ Wachtel M，Dettling M，Koscielniak E，et al. Gene expression signatures identify rhabdomyosarcoma subtypes and detect an ovelt(2；2)(q35；p23) trans - location fusing PAX3 to NCOA1[J]. Cancer Res，2004，64(16)：5539 - 5545.

［68］ Sumegi J，Streblow R，Frayer RW，et al. Recurrent t(2；2) and t(2；8) translocations in rhabdomyosarcoma without the canonical PAX - FOXO1 fuse PAX3 to members of the nuclear receptor transcriptional coactivator family[J]. Genes Chromosomes Cancer，2010，49(3)：224 - 236.

［69］ Moran N，Bhuyan UT，Gogoi G，et al. Giant scle rosing oral rhabdomyosarcoma a unique case[J]. Indian J Otolaryngol Head Neck Surg，2016，68(3)：384 - 386.

［70］ Kobayashi K，Matsumoto F，Kodaira M，et al. Significance of delayed primary excision in localized nonmetastatic adult head and neck rhabdomyosarcoma[J]. Cancer Med，2016，5(10)：2708 - 2714.

［71］ Watanabe M，Ansai SI，Iwakiri I，et al. Case of pleomorphic rhabdomyosarcoma arising on subcutaneous tissue in an adult patient：Review of the published works of 13 cases arising on cutaneous or subcutaneous tissue[J]. J Dermatol，2017，44(1)：59 - 63.

［72］ 王金有，魏晓军，姜娟霞. 肾脏横纹肌肉瘤临床病理分析并文献复习[J]. 赣南医学院学报，2014，34(4)：595 - 596.

［73］ Wang C. Childhood rhabdomyosarcoma：recent advances and prospective reviews[J]. J Dent Res，2012，91(4)：341 - 345.

［74］ Duckley KS. Pediatric genito urinary tumors[J]. Curtin Orwol，2012，24(3)：291 - 296.

［75］ Mergueriam PA，Agarwal S，Greenberg M，et al. Outcome analysis ofrhabdomyosarcoma of the lower urinary tract [J]. J Urol，1998，160(3Pt2)：1191 - 1194.

［76］ 袁光文，姚洪文，李晓光，等. 女性生殖道横纹肌肉瘤 13 例分析[J]. 中华妇产科杂志，2016，51(4)：264 - 269.

［77］ 陈琼，何莎. 宫颈胚胎性横纹肌肉瘤 1 例报道[J]. 中国当代医学，2007，6(20)：126.

［78］ Casanova M，Meazza C，Favini F，et al. Rhabdomyosarcoma of the extremities：a focus on tumors arising in the hand and foot[J]. Pediatr Hematol Oncol，2009，26(5)：321.

［79］ Aggarwal T，Goyal S，Zaheer S. Pleomorphic rhabdomyosarcoma of the left a trium mimicking myxoma[J]. Indian J Pathol Microbiol，2016，59(3)：379 - 381.

［80］ 岳振营，董艳光，胡营营，等. 乳腺原发性实体型腺泡状横纹肌肉瘤 1 例[J]. 临床与实验病理学杂志，2015，35(3)：349 - 350.

［81］ 魏灿，杨晓亮，席俊华，等. 成人肾脏原发性腺泡型横纹肌肉瘤 1 例报告并文献复习[J]. 国际泌尿系统杂志，2014，34(3)：464 - 466.

［82］ 李俊萍，边美玲，董爱华. 胃原发胚胎性横纹肌肉瘤临床诊断学特征及文献复习[J]. 中华诊断学电子杂志，2016，11(4)：245 - 248.

［83］ 魏芳芳，谢日林，张明华，等. 鼻部胚胎性横纹肌肉瘤误诊鼻前庭囊肿 1 例分析[J]. 山东大学耳鼻喉眼学报，2011，25(6)：67 - 68.

［84］ 刘勇，周明，江咏，等. 膀胱巨大横纹肌肉瘤 1 例报告[J]. 西南国防医药，2007，17(2)：246.

［85］ 余俐，李增生，马慧玲，等. 顶骨横纹肌肉瘤 1 例[J]. 西北国防医学杂志，2000，21(1)：41.

［86］ 熊丙建，唐明忠. 睾丸横纹肌肉瘤 1 例[J]. 临床泌尿外科杂志，2007，22(9)：691.

［87］ 郑宏刚，孙保存. 老年输尿管胚胎性横纹肌肉瘤临床病理分析[J]. 诊断病理学杂志，2005，12(5)：348 - 349.

［88］ 王彦翠. 阴道葡萄状肉瘤一例[J]. 临床误诊误治，2000，13(2)：114.

［89］ 赵静，易成. 眼眶胚胎性横纹肌肉瘤一例[J]. 中华肿瘤杂志，2006，28(12)：945.

［90］ 李庆彬. 胆囊胚胎型横纹肌肉瘤一例[J]. 中华放射学杂志，1998，32(8)：548.

［91］ 袁正，王俭，刘士远，等. 前列腺横纹肌肉瘤的影像学表现分析[J]. 临床放射学杂志，2008，27(4)：537 - 539.

［92］ 杨雪，牛昀，臧凤琳，等. 乳腺腺泡型横纹肌肉瘤 1 例及文献复习[J]. 现代肿瘤医学，2007，15(6)：769 - 772.

［93］ 丁俊理. 胃横纹肌肉瘤 1 例[J]. 实用医学杂志，2002，18(1)：64.

［94］ Raney RB，Walterhouse DO，Meza JL，et al. Results of the Inter Group Rhabdomyosarcoma Study Group D9602 protocol，using vincristine and dactinomycin with or without cyclophamide and radiationtherapy，for newly diagnosed patients with low - risk embryonal rhabdomyosarcoma：are port from the Soft Tissue Sarcoma Committee of the Children's

Oncology Group[J]. J Clin Oncol, 2011, 29(10)：1312 – 1318.

[95]　孙岩峰，刘秋玲，王军，等. 儿童横纹肌肉瘤 15 例治疗体会[J]. 武警医学院学报，2010，19(12)：1009 – 1010.

[96]　赵水喜，肖利华，宁健，等. 儿童眼眶横纹肌肉瘤的治疗(附 21 例报告)[J]. 解放军医学杂志，2011，36 (7)：779 – 780.

[97]　Harms D. Alveolar rhabdomyocarcoma：a prognostically unfavorable rhabdomyosarcoma type and its necessary distinction from embryonal rhabdomyosarcoma[J]. Curr Top Pathol, 1995, 89：273 – 296.

[98]　Sawada K. Primary rhabdomyosarcoma with an epithelioid appearance of the fallopian tube：an adult case[J]. Gynecol Reproduc Biol, 2008, 140：275 – 297.

[99]　Zhong J, Li ST, Yao XH, et al. An intrasellar rhabdomyosarcoma misdiagnosed aspituitary adenoma[J]. Surg Neurol, 2007, 68(Suppl2)：29 – 33.

[100]　Li DL, Zhou RJ, Yang WT, et al. Rhabdomyosarcoma of the breast：a clinicopathologic study and review of the literature[J]. Chin Med J, 2012, 125(14)：2618 – 2622.

[101]　刘洪，李超，樊晋川，等. 食管颈段多形性横纹肌肉瘤 1 例报告. 中国肿瘤临床，2014，41(16)：1074.

[102]　Ji GY, Mao H. Primary pulmonary rhabdomyosarcoma in an adult：a case report and review of the literature[J]. J Zhe jiang Univ Sci B, 2013, 14(9)：859 – 865.

[103]　Liu H, Zhao W, Huang M, e tal. Alveolar rhabdomyosarcoma of nasopharynx and paranasalsinuses with metastasis to breast in a middle – aged woman：a case report and literature review[J]. Int J Clin Exp Pathol, 2015, 8(11)：15316 – 15321.

[104]　Si D, Zhang B, Zhang X, et al. Primary pulmonary artery rhabdomyosarcoma[J]. Acta Cardiol, 2011, 66(3)：391 – 394.

[105]　Lokesh KN, Premalata CS, ArunaKumari BS, et al. Primary pulmonary rhabdomyosarcoma in children：Report of three cases with review of literature[J]. Indian J Med Paediatr Oncol, 2013, 34(1)：38 – 41.

[106]　Hancock BJ, DiLorenzo M, Youssef S, et al. Childhood primary pulmonary neoplasms[J]. J Pediatr Surg, 1993, 28(9)：1133 – 1136.

[107]　Mondal K, Mandal R. Congenital an a plastic rhabdomyosarcoma presenting as abdominal wall mass[J]. Iran J Pathol, 2016, 11(1)：80 – 84.

[108]　田昭俭，杨新国，李新功. 肺原发性胚胎型横纹肌肉瘤一例[J]. 临床放射学杂志，2001，20(10)：807.

[109]　Hartman GE, Shochat SJ. Primary pulmonary neoplasms of Childhood：a review[J]. Ann Thorac Surg, 1983, 36(1)：108 – 119.

[110]　岳振营. 肺原发性横纹肌肉瘤 2 例临床病理分析[J]. 临床与实验病理学杂志，2017，33(11)：1270 – 1272.

[111]　欧延武，李弘立，刘禹，等. 胸膜横纹肌肉瘤一例报道并文献复习[J]. 中华肺部疾病杂志(电子版)，2017，10(1)：55 – 58.

[112]　徐芸，王书钧，邢丽华. 胸膜横纹肌肉瘤一例[J]. 河南肿瘤学杂志，1994(1)：45.

[113]　Ayadi L, Chaabouni S, Chabchoub I, et al. Primary rhabdomyosarcoma of the pleura presenting as recurrent pneumothorax[J]. Rev Mal Respir, 2009, 26(3)：333 – 337.

[114]　Duhig JT. Solitary rhabdomyosarcoma of the pleura, report of a case with anote on the nomen clature of pleural tumors[J]. J Thorac Surg, 1959, 37(2)：236 – 241.

[115]　刘培成，范秀珍，马雪娥. 原发性肺横纹肌肉瘤(文献复习及一例报告)[J]. 实用放射学杂志，1989，5(1)：51 – 52, 58.

[116]　Isaaso N, Mbbc H, Frcpat H, et al. Embryonal rhabdomyosarcoma of the ampulla of vater[J]. Cancer, 1978, 41(5)：365 – 368.

[117]　龚根强. 小儿胆管胚胎型横纹肌肉瘤 1 例[J]. 第四军医大学学报，2008，29(14)：1194.

[118]　施诚仁，王俊，余世耀，等. 儿童胆道横纹肌肉瘤的诊断与治疗[J]. 中华肿瘤杂志，2002，24(4)：410.

[119]　Ruymann FB, Raney RB, Crist WN, et al. Rhabdomyosarcoma of The biliary tree in childhood. A report from the intergroup rhabdomyosarcoma study[J]. Cancer, 1985, 56(2)：577 – 581.

[120]　姜辉，孙百胜，杜海峰，等. MRI 误诊小儿胆管胚胎性横纹肌肉瘤并文献复习[J]. 临床误诊误治，2012，25(4)：103 – 104.

[121]　白玉凤，牛娟琴，韩月东. 小儿胆总管胚胎型葡萄状横纹肌肉瘤 1 例[J]. 中国医学影像技术，2014，30

（6）：963.

[122] 鲁果果，高雪梅，程敬亮，等. 小儿胆管胚胎型横纹肌肉瘤一例[J]. 临床放射学杂志，2014，33（5）：687－688.

[123] 秦文波. 彩超诊断儿童胆道胚胎型横纹肌肉瘤的几点体会[J]. 中华健康文摘 2010，7（1）：45－46.

[124] 王天浩，潘志刚，任正刚. 少见类型的肝脏原发性恶性肿瘤[J]. 复旦大学学报（医学版），2009，36（2）：221.

[125] 陈金耀，卢璐，周荣真. 成人肝脏胚胎性横纹肌肉瘤 1 例及文献复习[J]. 浙江实用医学，2017，22（5）：382－383.

[126] Rafiknabilfanou S，Erikkmaye R，Justinval E，et al. Primary Renal Embryonal Rhabdomyosarcoma in Adults：A Case Report and Review of the Literature[J]. Case Reports in Oncological Medicine，2012，2012：460749.

[127] 汪元元，张帆. 成人肾脏横纹肌肉瘤 1 例[J]. 皖南医学院学报 2018，37（2）：203－204.

[128] 闫克峰，孙振业，王远，等. 成人膀胱胚胎性横纹肌肉瘤 1 例报道[J]. 肿瘤基础与临床，2015，28（4）：363.

[129] 蔡清源. 左侧睾丸腺泡型横纹肌肉瘤 1 例[J]. 中国医学影像技术，2018，34（1）：89.

[130] Chevillej C，Hevillej C，Dundorep A，et al. Leiomyosarcoma of the prostate. Report of 23 cases[J]. Cancer，1995，76（8）：1422－1427.

[131] 张德元，李震东，夏同礼，等. 前列腺肉瘤（附 10 例报告）[J]. 中华泌尿外科杂志，1995，16（5）：292－294.

[132] Bisceglia M，Magro G，Caros II，et，al. Primary embryonal rhabdomyosarcoma of the prostate in adults：report of a case and review of the literature[J]. Int J Surg Pathol，2011，19（6）：831－837.

[133] 王聪，宋国新，张炜明，等. 成人前列腺肉瘤 15 例临床病理分析[J]. 中华病理学杂志，2011，40（11）：749－753.

[134] 吴畏，亓林. 前列腺肉瘤 10 例临床分析[J]. 医学综述，2011，17（1）：160－161.

[135] 陈海蛟，许明，张立，等. 前列腺肉瘤 14 例报告[J]. 中华男科学杂志，2005，11（9）：683－685.

[136] 朱晓军，念学武，孙二琳，等. 前列腺肉瘤 17 例报告并文献复习[J]. 天津医科大学学报，2014，20（3）：238－240.

[137] 陈靖，权昌益，李博，等. 前列腺肉瘤 19 例报告并文献复习[J]. 中华泌尿外科杂志，2012，33（1）：58－62.

[138] 文裁律，宋欣，陈薇，等. 前列腺肉瘤 19 例临床病理分析[J]. 诊断病理学杂志，2010，17（1）：35－38.

[139] 王强，孙家庆，晁亮，等. 前列腺胚胎性横纹肌肉瘤 1 例报告并文献复习[J]. 现代泌尿生殖肿瘤杂志，2012，4（6）：337－339.

[140] 罗伟明，李纲，杨梅，等. 前列腺横纹肌肉瘤 1 例[J]. 中国癌症杂志，2016，26（4）：358－360.

[141] 黄东生，张谊. 儿童横纹肌肉瘤的诊断及治疗[J]. 临床儿科杂志，2012，30（5）：404－407.

[142] 彭维晖，程永华，李德宏，等. 幼儿鼻咽胚胎性横纹肌肉瘤误诊分析[J]. 中华耳鼻咽喉头颈外科杂志，2007，42（11）：870－871.

[143] 李克鹏，刘柱，金书丞，等. 鼻部横纹肌肉瘤诊疗分析[J]. 临床耳鼻咽喉头颈外科杂志，2017，31（18）：1398－1401，1407.

[144] 罗虎，李芳，宫亮，等. 纤支镜引导下氩氦刀冷冻活检确诊肺横纹肌肉瘤 1 例[J]. 第三军医大学学报，2012，34（18）：1892－1892.

[145] Ciammella P，Iammell AP，Galeandro M，et al. Prostate embryonal rhabdomyosarcoma in adults：Case report and review of the literature[J]. Rep Pract Oncol Radiother，2013，18（5）：310－315.

[146] 屈昭慧，高雪梅，程敬亮，等. 儿童横纹肌肉瘤的 MRI 表现及 ADC 值的诊断价值[J]. 实用放射学杂志，2016，32（11）：1759.

[147] Tateishi U，Hosono A，Makimoto A，et al. Comparative study of FDGPET/CT and conventional imaginginthestaging of rhabdomyosarcoma[J]. Ann Nucl Med，2009，23（2）：155－161.

[148] Hagiwara A，Inoue Y，Nakayama T，et al. The "botryoid sign"：a characteristic feature of rhabdomyosarcomas in the head and neck[J]. Neuroradiology，2001，43（4）：331－335.

[149] Franco A，Lewis KN，Lee JR. Pediatric rhabdomyosarcoma at presentation：cancross－sectional imaging findings predict pathologic tumor subtype[J]. Eur J Radiol，2011，80（3）：446－450.

[150] Lee JH，Lee MS，Lee BH，et al. rhabdomyosarcoma of the head and neck in adults：MR and CT findings[J]. AJNR，1996，17（10）：1923－1928.

[151]　于小平，梁赵玉，王平. 成人鼻部横纹肌肉瘤的影像学表现[J]. 临床放射学杂志，2006，25（7）：612 - 615.

[152]　Vardheses L，Grossfeldg D. The prostatic gland：malignancies other than adenocarcinomas[J]. Radiol Clin NorthAm，2000，38（1）：179 - 202.

[153]　苑章，周性明，张忠林，等. 泌尿生殖系横纹肌肉瘤 10 例报告[J]. 临床泌尿外科杂志，2001，16（6）：282 - 284.

[154]　Gupta A，Sharma MC，Kochupillai V，et al. Primary pulmonary rhabdomyosarcoma in adults：case report and review of literature[J]. Clin Lung Cancer，2007，8（6）：389 - 391.

[155]　Arnold MA，Anderson JR，Gastier - Foster JM，et al. Histology，fusionstatus，and outcome in alveolar rhabdomyosarcoma with low - risk clinical features：A Report From the Children's Oncology Group[J]. Pediatr Blood Cancer，2016，63（4）：634 - 639.

[156]　Cessna MH，Zhou H，Perkins SL，et al. Are myogen in and myoD1 expression specific for rhabdomyosarcoma? A study of 150 cases，with emphasison spindle cell mimics[J]. Am J Surg Pathol，2001，25（9）：1150 - 1157.

[157]　Dalfior D，Eccher A，Gobbo S，et al. Primary pleomorphic rhabdomyosarcoma of the kidney in an adult[J]. Annals of Diagnostic Pathology，2008，12（4）：301 - 303.

[158]　Yaren A，Guclu A，Sen N，et al. Breast metastasis in a pregnant woman with alveolar rhabdomyosarcoma of the upper extremity[J]. Eur J Obstet Gynecol Reprod Biol，2008，140（1）：131 - 133.

[159]　Norman G，Fayter D，Lewis - Light K，et al. An emerging evidence base for PET - CT in the management of childhood rhabdomyosarcoma：systematic review[J]. BMJ Open，2015，5（1）：e006030.

[160]　Biederer CH，Ries SJ，Moser M，et al. The basic helix - loop helix transcription factors myogen in and Id2 mediate specific induction of caveolin - 3 gene expression during embryonic development[J]. J Biol Chem，2000，275（34）：26245 - 26251.

[161]　Fine SW，Lisanti MP，Argani P，et al. Caveolin - 3 is a sensitive and specific marker for rhabdomyosarcoma[J]. Appl Immunohistochem Mol Morphol，2005，13（3）：231 - 236.

[162]　王正，陈建华，范钦和. 横纹肌肉瘤中小窝蛋白 3 的表达及鉴别诊断意义[J]. 临床与实验病理学杂志，2008，24（2）：203 - 208.

[163]　Sorensen PH，Lynch JC，Qualman SJ，et al. PAX3 - FKHR and PAX7 - FKHR gene fusions are prognostic indicators in alveolar rhabdomyosarcoma：a report from the children's oncology group[J]. J Clin Oncol，2002，20（11）：2672 - 2679.

[164]　Plumley DA，Grosfeld JL，Kopecky KK，et al. The role of spiral（helical）computerized tomography with three - dimensional reconstruction in pediatric solid tumors[J]. J Pediatr Surg，1995，30（2）：317 - 321.

[166]　Lawrence WJr，Anderson JR，Gehan EA，et al. Pretreatment TNM staging of childhood rhabdomyosarcoma：A report of the Intergroup Rhabdomyosarcoma Study Group[J]. Cancer，1997，80（6）：1165 - 1170.

[166]　Maurer HM，Behangady M，Gehan EA，et al. The Intergroup Rhabdomyosarcoma Study I：A final report[J]. Cancer，1988，61（2）：209 - 220.

[167]　Crist W，Gehan EA，Ragab AH，et al. The Third Intergroup Rhabdomyosarcoma Study[J]. J Clin Oncol，1995，13（3）：610 - 630.

[168]　Raney RB，Anderson JR，Barr FG，et al. Rhabdomyosarcoma and undifferentiated sarcoma in the first two decades of life：a selective review of intergroup rhabdomyosarcoma study group experience and rationale for Intergroup Rhabdomyosarcoma Study V[J]. J Pediatr Hematol Oncol，2001，23：215 - 220.

[169]　何乐健，王琳，孙宁，等. 儿童横纹肌肉瘤的临床病理研究[J]. 中华病理学杂志，2004，33（3）：225 - 228.

[170]　江小玲. 恶性蝾螈瘤的临床病理学诊断[J]. 齐齐哈尔医学院学报，2011，32（17）：2755 - 2757.

[171]　张忠德，殷敏智，奚政君，等. 恶性外胚层间叶瘤临床病理观察[J]. 诊断病理学杂志，2007，14（5）：347 - 349.

[172]　Bisogno G，Compostella A，Ferrari A，et al. Rhabdomyosarcoma in adolescents：a report from the AIEOP Soft Tissue Sarcoma Committee[J]. Cancer，2012，118（3）：821 - 827.

[173]　任伟，闫婧，殷海涛，等. 局部晚期鼻腔鼻窦胚胎性横纹肌肉瘤的多模式治疗经验[J]. 临床肿瘤学杂志，2011，16（9）：826 - 828.

[174]　Baker KS，Anderson JR，Link MP，et al. Benefit of intensified therapy for patients with local or regional embryonal rhabdomyosarcoma：results from the Intergroup Rhabdomyosarcoma Study Ⅳ[J]. J Clin Oncol，2000，18（12）：2427 - 2434.

［175］　Kantonello TM, Leuschner I, Vokuhl C, et al. Malisnantee to mesenhymoma in children and adolescents: Report from the Cooperative Weichteilsarkom Study gruop(CWS)[J]. Pediatr Blood Cancer, 2012, 25(4): 241 – 244.

［176］　Waherh OUSt DO, Meza AJ, Breneman JC. Local control and outcome in children with localized vaginal rhabdomyosarcoma: A report from the Soft Tissue Sarcoma committee of the Children'S Oncology Group[J]. Pediatr Blood Cancer, 2011, 57(1): 76 – 83.

［177］　Ferrer FA, Isakoff M, Koyle MA. Bladder/prostate rhabdomyosarcoma: past, present and future[J]. J Urol, 2006, 176(4Pt1): 1283 – 1291.

［178］　Ashlock R, Johnstone PA. Treatment modalities of bladder/prostate rhabdomyosarcoma: a review[J]. Prostate Cancer Prostatic Dis, 2003, 6(2): 112 – 120.

［179］　VanGaal JC, DeBont ES, Kaal SE, et al. Building the bridge between rhabdomyosarcoma in children, adolescents and young adults: the road a head[J]. Crit Rev Oncol Hematol, 2012, 82(3): 259 – 279.

［180］　Clement SC, Schoot RA, Slater O, et al. Endocrine disorders among long – term survivors of childhood head and neck rhabdomyosarcoma[J]. Eur J Cancer, 2016, 54: 1 – 10.

［181］　王德辉. 鼻腔鼻窦恶性肿瘤鼻内镜手术的新进展[J]. 中国眼耳鼻喉科杂志, 2012, 12(2): 69 – 71.

［182］　Dehner LP, Jarzembowski JA, Hill DA. Embryonal rhabdomyosarcoma of the uterine cervix: a report of 14 cases and a discussion of its unusual clinicopathological associations[J]. Mod Pathol, 2012, 25(4): 602 – 614.

［183］　Kriseman ML, Wang WL, Sullinger J, et al. Rhabdomyosarcoma of the cervix in adult women and younger patients [J]. Gynecol Oncol, 2012, 126(3): 351 – 356.

［184］　朱耀, 叶定伟, 李小秋, 等. 成人睾丸旁横纹肌肉瘤诊治五例报告[J]. 中华泌尿外科杂志, 2007, 28(2): 131 – 134.

［185］　Rich DC, Corpron CA, Smith MB, et al. Second malignant neoplasms in children after treatment of soft tissus sarcoma[J]. J Pediatr Surg, 1997, 32(2): 369 – 373.

［186］　Malempati S, Hawkins DS. Rhabdomyosarcoma: review of the Children's Oncology Group(COG) soft – tissue sarcoma committee experience and rationale for current COG studies[J]. Pediatr Blood Cancer, 2012, 59(1): 5 – 10.

［187］　Oberlin O, Rey A, Lyden E, et al. Prognostic factors in metastatic rhabdomyosarcomas: results of a pooled analysis from United States and European cooperative groups[J]. J Clin Oncol, 2008, 26(14): 2384 – 2389.

［188］　Miser JS, Kinsella TJ, Tfiche TJ, et al. Ifosfamide with mesnauro protection and etoposide: An effective regimen in the treatment of recurrent sarcomas and other tumors of children and young adults[J]. J Clin Oncol, 1987, 5: 1191 – 1198.

［189］　Kenney LB, Laufer MR, Grant FD, et al. High risk of infertility and longterm gonadal damage in males treated with high dose cyclophosphamide for sarcoma during childhood[J]. Cancer, 2001, 91(3): 613 – 621.

［190］　Arndt CA, Stoner JA, Hawkins DS, et al. Vincristine, actinomycin, and cyclophosphamide compared with vincristine, actinomycin, and cyclophosphamide alternating with vincristine, topotecan, and cyclophosphamide for intermediate – risk rhabdomyosarcoma: children's oncology group study D9803[J]. J Clin Oncol, 2009, 27(31): 5182 – 5188.

［191］　Arndt CA, Hawkins DS, Meyer WH, et al. Comparis on of results of a pilot study of alternating vincristine/doxorubicin/cyclophosphamideand etoposide/ifosfamide with IRS – Ⅳ in intermediate riskr habdomyosarcoma: a report from the Children's Oncology Group[J]. Pediatr Blood Cancer, 2008, 50(1): 33 – 36.

［192］　Eaton BR, McDonald MW, Kim S, et al. Radiation therapy target volume reduction in pediatric rhabdomyosarcoma: implications for patterns of disease recurrence and overall survival[J]. Cancer, 2013, 119(8): 1578 – 1585.

［193］　Rodeberg DA, Garcia – Henriquez N, Lyden ER, et al. Prognostic significance and tumor biology of regional lymph node disease in patients with rhabdomyosarcoma: a report from the Children's Oncology Group[J]. J Clin Oncol, 2011, 29(10): 1304 – 1311.

［194］　Wolden SL, Anderson JR, Crist WM, et al. Indications for radiotherapy and chemotherapy after complete resection in rhabdomyosarcoma: A report from the Intergroup Rhabdomyosarcoma Studies Ito III[J]. J Clin Oncol, 1999, 17: 3468 – 3475.

［195］　Audry G, Oberlin O, Capelli C, et al. The role of conservative surgery in bladder/prostate rhabdomyosarcoma: an update of experience of the SIOP[C]. Presented at Meeting of European Society of Pediatric Urology, Tours, France, 2000, 24(13): 653 – 662.

[196] Donaldson SS, Meza J, Brenemanj C, et al. Results from the IRS – Ⅳ randomized trial of hyper fractionated radiotherapy in children with rhabdomyosarcoma – a report from the IRSG[J]. Int J Radiat Oncol Biol Phys, 2001, 51(3): 718 – 728.

[197] Lin C, Donaldson SS, Meza AJ, et al. Effect of radiotherapy techniques(IMRTVS. 3D – CRT) onoutcome in patients with intermediate – risk rhabdomyosarcoma enrolled in COGD9803 – a report from the Childreng Oneology Group[J]. Int J Radiat Oncol Biol Phys. 2012, 82: 1764 – 1770.

[198] 王俊杰，冉维强，袁惠书，等. 放射性[125]I粒子植入治疗头颈部肿瘤[J]. 中华放射医学与防护杂志，2006，26(1): 23 – 26.

[199] Cotter SE, Herrup DA, Friedman NA, et al. Proton radiotherapy for pediatric bladder/prostate rhabdomyosarcoma: clinical outcomes and dosimetry compared to intensity modulated radiation therapy[J]. Int J Radiat Oncol Biol Phys, 2011, 81(5): 1367 – 1373.

[200] Breneman J, Mez AJ, Donaldson SS, et al. Local control with reduced – doser adiotherapy for low – risk rhabdomyosarcoma: a report from the Children's Oncology Group D9602 study[J]. Int J Radiat Oncol Biol Phys, 2012, 83(2): 720 – 726.

[201] Calhabeu F, Hayashi S, Morgan JE, et al. Alveolar rhabdomyosarcoma—associated proteins PAX3/FOX01A and PAX7/FOX01A suppress the transcriptional activity of MyoD target genes in muscle stem cells[J]. Oncogene, 2013, 32(5): 651 – 662.

[202] Kolb EA, Gorlick R, Lock R. Initial testing(stage1) of the IGF – I receptor inhibitor BMS – 754807 by the pediatric preclinical testing program[J]. Pediatr Blood Cancer, 2011, 56(4): 595 – 603.

[203] van Gaal JC, Roeffen MH, Flucke UE, et al. Simultaneous targeting of insulin – like growth factor – 1 receptor and anaplastic lymphoma kinase ine mbryonal and alveolar rhabdomyosarcoma: a rational choice[J]. Eur J Cancer, 2013, 49(16): 3462 – 3470.

[204] Gordon AT, Brinkschmidt C, Anderson J, et al. A novel and consistent amplic on at 13q31 associated with alveolar rhabdomyosarcoma[J]. Genes Chromosomes Cancer, 2000, 28(2): 220 – 226.

[205] Mehra S, delaRoza G, Tull J, et al. Detection of FOX01(FKHR) gene break a part by fluorescence in situ hybridization informa lin – fixed, paraffin – embedded alveolar rhabdomyosarcomas and its clinicopathologic correlation[J]. Diagn Mol Pathol, 2008, 17(1): 14 – 20.

[206] vanGaal JC, Flucke UE, Roeffen MH, et al. Anaplastie lymphoma kinase aberrations in rhabdomyosarcoma: clinical and prognostic implications[J]. J Clin Oncol, 2012, 30(3): 308 – 315.

[207] Lee JS, Lim SM, Rha SY, et al. Prognostic implications of anaplastic lymphoma kinase gene aberrations in rhabdomyosarcoma, an immunohistochemical and fluorescence in situ hybridization study[J]. J Clin Pathol, 2014, 67(1): 33 – 39.

[208] Sangkhat S. Current management of pediatrics of soft tissue sarcomas[J]. World J Clin Pediatr, 2015, 4(4): 94 – 105.

[209] Hawkins DS, Gupta AA, Rudzinski ER, et al. What is new in the biology and treatment of pediatric rhabdomyosarcoma? [J]. Curr Opin Pediatr, 2014, 26(1): 50 – 56.

[210] Hiniker SM, Donaldson SS. Recent advances in understanding and managing rhabdomyosarcoma[J]. F1000 Prime Rep, 2015, 7(1): 7 – 59.

[211] 汤静燕，潘慈，徐敏，等. 儿童横纹肌肉瘤 RS – 99 诊断治疗方案远期临床随访报告[J]. 中华医学杂志，2009, 89(2): 121 – 123.

[212] Sung L, Anderson JR, Donaldson SS, et al. Late events occurring five years or more after successful therapy for childhood rhabdomyosarcoma: a report from the Soft Tissue Sarcoma Committee of the Children's Oncology Group[J]. Eur J Cancer, 2004, 40(12): 1878 – 1885.

[213] Breneman JC, Lyden E, Pappo AS, et al. Prognostic factors and clinical outcomes in children and adolescents with metastatic rhabdomyosarcoma – a report from the Intergroup Rhabdomyosarcoma Study Ⅳ[J]. J Clin Oncol, 2003, 21(1): 78 – 84.

[214] Guo Y, Xie D, Yan J, et al. Primary pulmonary rhabdomyosarcoma with brain metastases in a child: a case report with medico – lega limplications[J]. J Forensic Leg Med, 2013, 20(6): 720 – 723.

[215] 赵敏，冯晨，王建文，等. 儿童横纹肌肉瘤 23 例临床分析[J]. 中国当代儿科杂志，2011, 13(8): 657 – 660.

[216] Shimizu Y, Kitahara H, Yamaguchi W, et al. Three – dimensional computed to mography combined with hysterosal pingographyis useful for both diagnosis and treatment of iatrogenic diverticulum of the uterus[J]. Fertil Steril, 2010, 94(3): 1084 – 1085.

[217] Duffaud F, Therasse P. New guidelines to evaluate the response to treatment in solid tumors[J]. Breast Cancer, 2000, 92(1): 881 – 886.

[218] 嘉波, 杨体泉, 唐咸明, 等. 小儿泌尿生殖系横纹肌肉瘤 17 例[J]. 实用儿科临床杂志, 2010, 25(23): 1801 – 1802.

[219] Wu HY, Snyder HM, Womer RB. Genito urinaryrhabdomyosarcoma: which treatment, how much, and when? [J]. J Pediatr Urol, 2009, 5: 501 – 506.

[220] Leuschner I. Spindle cell rhabdomyosarcoma: histologic variant of embryonal rhabdomyosarcoma with association of avorable prognosis[J]. Curr Top Pathol, 1995, 89: 261 – 72.

[221] Edel G, Wuisman P, Erlemann R. Spindle cell(leiomyomatous) rhabdomyosarcoma, a rare variant of embryonal rhabdomyosarcoma[J]. Pathol Res Pract, 1993, 189(1): 102 – 107.

[222] Yuan G, Yao H, Li X, et al. Stage 1 embryonal rhabdomyosarcoma of the female genital tract: a retrospective clinical study of nine cases[J]. World J Surg Oncol, 2017, 15(1): 42.

[223] 郭丽敏, 赵晖, 迟放鲁, 等. 耳鼻咽喉横纹肌肉瘤 17 例临床分析[J]. 临床耳鼻咽喉科杂志, 2001, 15(8): 358 – 359.

[224] 王艳波, 朱朝辉, 曾甫清. 前列腺肉瘤 1 例[J]. 临床泌尿外科杂志, 2007, 22(8): 637.

[225] Kazanowska B, Reich A, Stegmaier S, et al. Pax3 – fkhr and pax7 – fkhr fusion genes impact outcome of alveolar rhabdomyosarcoma in children[J]. Fetal Pediatr Pathol, 2007, 26(1): 17 – 31.

第三节 尤因肉瘤肿瘤家族

一、概述

1918 年，Sout[1]首次报道了 1 例 42 岁男性尺神经肿瘤，作者发现该肿瘤由分化不良的小圆细胞呈菊花团样构成，并对其组织学形态特征进行了描述。

1921 年，Ewing[2]首次报道了 1 例 14 岁患儿桡骨破坏性病变，提出了骨尤因肉瘤的概念。

1973 年，Hart 等[3]首次提出了原始神经外胚层肿瘤的概念。

2002 年，WHO 骨肿瘤分类将尤因肉瘤(Ewing sarcoma, ES)和原始神经外胚层肿瘤(primitive neurotodermal tumour, PNET)归为一类，即尤因肉瘤/原始神经外胚层肿瘤。

2013 年，WHO 在新版中未延续旧版将 EWS 与 PNET 并列，将 PNET 删除，组织病理学陈述中分为经典型、非典型型及 PNET 型[4]；但临床病理工作中仍在提及[5]，且过去和目前以 PNET 之名的文章仍见诸各种刊物。因此，为了作者方便查阅，仍将原始神经外胚层肿瘤进行单独讨论。

尤因肉瘤肿瘤家族(Ewing sarcoma family of tumors, ESFT)是一组小圆细胞肿瘤的统称，属于原始神经外胚层肿瘤，包括骨尤因肉瘤(Ewing sarcoma of bone, ESB)、骨外尤因肉瘤(extraosseous Ewing sarcoma, EOE)、原始神经外胚层肿瘤、胸壁 PNET(AskinDs tumor)[6]，这类肿瘤在分子生物学上都有染色体易位 t(11, 22)(q24, q12)。

尤因肉瘤家族肿瘤是青少年中较为常见的恶性肿瘤，主要高发于 10～20 岁的青少年，好发于骨、软组织。彭柔君等[7]报道了 92 例初治尤因肉瘤家族肿瘤，骨尤因肉瘤 23 例，骨外尤因肉瘤 21 例，中枢、外周型 PNET 43 例，Askin 瘤 5 例；最常见的发病部位是沿中线分布的结构，包括脊柱、椎体、椎旁结构、腹腔、胸腔、纵隔，共 37 例（39.8%）；其次是四肢 21 例（22.6%），其中发病于肢体近端的占 11 例。

自 1921 年 Ewing 最先报道了骨尤因肉瘤后，关于该肿瘤的起源一直存在争议。但目前大多数学者认为，尤因肉瘤瘤细胞有不同程度的神经外胚叶分化，起源于神经外胚层细胞，故属于原始神经外胚层肿瘤范畴[8-9]。

该类肿瘤恶性度高，易发生复发、转移[10]，5 年生存率在 65% 左右[11]。

二、骨尤因肉瘤

（一）流行病学

骨尤因肉瘤是一种高度恶性的小圆细胞骨原发肿瘤，发病率仅次于骨肉瘤和软骨肉瘤的第三大骨原发恶性肿瘤，约占骨原发恶性肿瘤的 6%[12]，在青少年骨肿瘤发病率中占第二位。

骨尤因肉瘤常见于白种人，亚洲人和非洲人较少见[13]；好发于 10~20 岁青少年，中位诊断年龄为 13~19 岁，男性发病高于女性，比例为（1.3~1.5）:1。杜勇[14]报道了 10 例骨尤因肉瘤，男 6 例，女 4 例，年龄 5~39 岁，平均年龄 14 岁。李振武等[15]报道了 21 例骨尤因肉瘤患者，19 例为男性，仅 2 例女性。彭柔君等[7]报道了 92 例初治尤因肉瘤家族肿瘤，男性 61 例，女性 31 例；发病年龄 1~72 岁，中位年龄 16 岁；10~20 岁患者占 52.2%。

骨尤因肉瘤可发生于人体任何部位，但以骨盆、肋骨和四肢近端的长骨多见[16]，实质性器官少见。

原发脊柱尤因肉瘤占所有尤因肉瘤的 3.5%~10%[17-21]，平均发病年龄为 13 岁，通常源于单一脊椎（61%）的后半部分（65%），胸、腰椎占绝大多数（91%）[22]。

（二）分子遗传学

研究认为[23]，尤因肉瘤基因是维持干细胞休眠状态的必要基因，尤因肉瘤基因突变可能是 EWS 发病机制之一。

尤因肉瘤基因特征表现为随机性的染色体易位，至少 85%~90% 的患者存在 t(11，22)(q24，q12)染色体易位，其易位导致 22q12 的 EWS 基因与 11q24 的 FLI-1 基因融合在一起，形成新的 EWS/FLI-1 融合基因；10%~15% 的患者可出现 t(21，22)(q22，q12)易位，导致 EWS 与 ERG 基因融合；此外还可检测到 t(4，22)(q13，q12)易位形成的 EWSRl-SMARCA5 融合基因[24]。

EWS-FLI-1 作为重要的异常转录因子，在 EWS 的发病机制中起着重要作用[25]。11q24 处的 FLI-1 基因 3 端与 22q12 处的 EWS 基因 5 端融合，该融合基因编码 FLI1 的一个癌蛋白（EWS-FLI 融合蛋白）域，产生能与 DNA 结合的异常活性转录因子，并导致恶性转化[26-27]。

（三）临床表现

1. 好发部位

尤因肉瘤可发生于全身任何骨骼，最常见的初始发病部位为骨盆、股骨（长骨骨干、肋骨和扁骨）[16]以及胸壁[28]；发生于脊柱的尤因肉瘤相当少见，卜凡等[29]报道一例女性，22 岁，因"腰背部疼痛"行 MRI 检查，发现胸椎多发椎体及附件骨质异常信号，T5 椎体病理性压缩骨折；穿刺活检椎体内容物，结合免疫组化结果，诊断为 EWS/PNET。

2. 症状体征

（1）主要表现为骨、关节的疼痛或肿胀，早期以间歇性疼痛为主，后期为持续性疼痛。位置表浅者，早期即可发现肿块，有压痛、皮温高、发红。

（2）发生在脊椎者，常伴有剧烈根性痛、截瘫及大小便失禁。

（3）发生病理性骨折者较少见。

（4）患者全身情况差，常伴有不规则发热、贫血、白细胞计数增高及红细胞沉降率增快[30-31]。

（5）尤因肉瘤发展极快，有很强的转移潜能，早期即可发生广泛转移，累及全身骨骼、内脏，亦可发生脑转移，侵及神经系统；20%～30%的EWS患者在诊断时即发生转移[32-33]，其中有35%的转移部位局限于肺[34]，其次是骨、骨髓，再者是肺和骨、骨髓同时受累；局部区域淋巴结受累少见。

李振武等[15]报道了21例尤因肉瘤患者，临床表现多为患侧局部疼痛不适，呈进行性或间断性加重，部分伴患侧活动受限或肢体麻木无力，3例表现明显夜间痛和触压痛；19例患者可见软组织肿块，10例有骨膜反应，1例出现病理性骨折，1例骨外者仅见软组织包块。杜勇[14]报道了10例骨尤因肉瘤患者，均有不同程度受累部位疼痛，9例伴有局部肿胀或肿块，6例伴发热症状，6例白细胞增高，5例贫血并体重下降。

（四）影像学检查

EWS的影像学表现虽无特异性，但影像学检查却是发现肿瘤，确定肿瘤范围、肿瘤内部结构及周围组织情况的重要手段。

文献报道[35]，典型的尤因肉瘤表现为边界不清的片状、筛孔状或虫蚀样溶骨性骨质破坏，并可见葱皮样骨膜反应，还可见针状骨向外侵犯软组织，病变早期即可见广泛的软组织肿块。

1. X线检查

X线检查空间分辨率高，能整体观察尤因肉瘤的基本征象，如肿瘤大小、部位、范围、病灶内钙化情况，骨结构改变及骨膜反应形式等，对初步诊断和分型有一定作用。

长骨病变骨干最易受累，影像学多表现为溶骨性破坏，骨膜反应呈典型"洋葱皮"样改变。脊柱原发尤因肉瘤X线特征是侵袭性生长，表现为骨破坏伴高度增生的骨膜反应（包括典型的"洋葱皮"样表现）。

有学者认为[36]，X线或CT发现偏侧性骨表面皮质碟形凹陷改变具有特征性，可能与肿瘤对骨膜表面的破坏及软组织肿块外压效应有关，该征象对初步诊断尤因肉瘤有帮助。另有学者发现[37]，尤因肉瘤骨质破坏区和软组织肿块内无瘤骨或钙化存在，但可有反应性骨质硬化或残留骨碎片。

2. CT检查

CT检查能发现早期病变的细微骨质破坏及破坏区内的骨质增生硬化和残余骨碎片，并能发现X线不能发现的骨质改变以及软组织肿块，可为术前化疗、放疗及制定手术方案提供更好的依据[38]。

CT三维重建图像，可为临床提供清晰而丰富的立体诊断信息，能直观、立体、多角度清晰显示肿瘤，可显示病灶的立体解剖关系，能使手术模拟和手术方案的制定更加精确，从而提高手术质量[39]。另外，因CT的密度分辨率较高，可较好地观察骨髓腔的变化[40]。

3. MRI检查

MRI检查对肿瘤的侵犯程度、软组织肿块、肿瘤周围水肿以及周围神经血管的受侵情况更加清晰，常表现为散在的信号缺失区，优于X线及CT检查。

肿瘤在T1WI为低信号，T2WI呈高低混杂信号，其内可见坏死区和点片状出血，增强扫描不均匀强化[41]；肿块多呈浸润性生长，当有假包膜存在时，边界可以较清晰[40]。

4. PET - CT 检查

在一个系统性回顾和 Meta 分析中，Treglia 等[42]报道了将 PET/CT 与传统影像学结合对 EWS 的分期及再分期很有价值，敏感性 96%，特异性 92%。

(五)组织病理

尤因肉瘤在组织学上，主要由弥漫密集成片的、形态单一的小圆细胞组成，细胞胞质较少，胞核圆形，染色质分布均匀，核仁小不明显，核分裂象较罕见。

1. 大体观

送检肿瘤组织多破碎，质地软脆，部分病例切面似脑组织，大体感觉似软组织来源的肉瘤，体积较大者可见灶性出血及坏死。

2. 镜下观

镜下可见肿瘤细胞之间被纤维结缔组织分隔，肿瘤细胞呈片状或叶状分布，其间可见薄壁血管，肿瘤细胞较幼稚，大小相对一致，呈小圆形、卵圆形或小梭形，核形较规则，胞质少，核浓染，部分病例可见 Homer - Wright 菊形团；肿瘤组织可见坏死及核分裂象。

尤因肉瘤最突出的表现是大片凝固性坏死；少数病例可由较大的肿瘤细胞组成，胞质可以透亮或类脂质样，细胞核形态不规则，核分裂象较多，被称为不典型尤因肉瘤。

3. 免疫组化

细胞表面糖蛋白 CD99、DNA 结合转录因子 FLI - 1，在大多数 EWS/PNET 肿瘤表现为阳性[43]。

(六)诊断

1. 免疫学诊断指标

CD99、FLI - 1，以及神经元特异性烯醇化酶(NSE)、波形蛋白(Vime)等免疫标记阳性有助于诊断[44-49]。

细胞表面糖蛋白 CD99、DNA 结合转录因子 FLI - 1，在大多数 EWS/PNET 肿瘤表现为阳性。CD99 表达分布在几乎所有 EWS/PNET 肿瘤，已经被证明是非常有用的诊断指标。免疫组织化学染色检测 FLI - 1 蛋白表达是诊断 ES/PNET 的另一个有用的方法[50]。

2. 遗传学检测

EWS 有显著的遗传易感性，90% ~95% 的病例存在 t(11，22)(q24；q12)易位，导致位于 11q24 上的 FLI - 1 基因与位于 22q12 上的 EWS 基因融合，产生 EWS(5 端 7 号外显子) - FLI - 1(3′端，6 号外显子)融合性基因。

5% 的病例存在 t(7；22)(p22；q12)，t(17；22)(q21；q12)，t(2；22)(q33；q1)22q 倒置，t(16；21)(p11；q22)，并分别产生 EWS - ET、EWS - E1AF、ESW - FEV、EWS - ZSG 和 FUS - ERG 融合性基因，目前 95% 的肿瘤可由 RT - PCR 和 FISH 检测[51-52]。

尤因肉瘤以 22q12 染色体上 EWS 基因(EWSR1)与 ETS 基因家族的几种基因(FLI - 1、ERG、ETV1、ETV4、FEV)融合为特征。

EWS 与 11 号染色体上的 FLI - 1 融合，以及相应的 t(11，22)(q24；q12)t(11；22)染色体易位导致的 EWS - FLI - 1 融合基因转录，出现在约 85% 的尤因肉瘤患者中[53]。

在 5% ~10% 病例中，EWS 与 ETS 基因家族的其他基因相融合。在极少数病例中，FUS 可以替代 EWS，导致没有 EWS 的重新排列，即由 t(16；21)(p11；q24)易位引起的 FUS - ERG 融合基因转录或 t(2；16)(q35；p11)易位引起的 FUS – FEV 融合基因转录[54 – 55]。

(七)鉴别诊断

1. 影像学鉴别

在影像学上，尤因肉瘤常被误诊为骨肉瘤、急性骨髓炎[56 – 59]、嗜酸性肉芽肿、骨干结核，以及淋巴瘤[60]、朗格汉斯组织细胞增生症[61]、非骨化性纤维瘤[62]，甚至腰椎间盘突出症[63]、幼年特发性关节炎[64]等。

1)骨干结核

骨干结核多为单个圆形或椭圆形骨质破坏区，无硬化边，骨膜反应多较轻微，范围与骨破坏区大致一致。

虽然较大病灶周围有葱皮样骨膜反应，但患者症状较轻，发病缓慢，部分患者同时伴有其他部位的结核。

2)急性骨髓炎

急性骨髓炎局部以红、肿、热、痛为特征表现，疼痛持续时间短，无夜间疼痛、加重现象，破坏区常有死骨，软组织呈弥漫性肿胀。短期内复查 X 线，病变无明显变化。

骨髓炎最常发病于富血供的长骨干髓端，有死骨，骨破坏与增生在时空上呈平行关系，而尤因肉瘤无此关系。

急性骨髓炎的骨膜反应一般规整连续、密度均匀、成熟性高，而尤因肉瘤的骨膜反应常常不规则，有中断现象，可伴骨膜三角及垂直状骨针。

3)嗜酸性肉芽肿

嗜酸性肉芽肿病程缓慢，常有临床症状表现轻、但骨破坏严重和自限自愈特征。病灶一般较局限，多呈囊状骨质破坏，特有的"小钻孔样骨质破坏"，边缘锐利清晰[65]。

嗜酸性肉芽肿病骨膜反应较成熟，密度较高，骨膜反应与骨皮质之间见透亮线，不形成放射状骨针；而尤因肉瘤多呈进行性骨质破坏，骨膜反应多不成熟，密度不协调，可伴骨膜三角及放射状骨针。

4)骨肉瘤

骨肉瘤一般位于干骺端，很少位于骨干，而尤因肉瘤多发生在骨干；且前者有骨破坏区及软组织肿块内肿瘤骨化的特征性表现；后者也偶见瘤骨，但骨密度低，与骨质破坏程度不成比例[66]。

骨肉瘤和尤因肉瘤均以混合性骨质破坏最为常见，尤因肉瘤的破坏区多呈虫蚀状或浸润性；骨肉瘤可见单纯成骨型骨质破坏，尤因肉瘤则无。

骨肉瘤以层状或针状骨膜反应较多，但是相当比例的病例无明显骨膜反应；尤因肉瘤以层状骨膜反应为主。

骨肉瘤的瘤骨形态多样，范围、体积较大；近 50% 的尤因肉瘤无反应性新生骨，仅有软组织肿块，出现反应骨也以淡片状形态为主。

骨肉瘤和尤因肉瘤均可出现低信号间隔(在病理上为带状纤维结构)，但以尤因肉瘤略多见。无或仅有少量瘤骨的骨肉瘤和尤因肉瘤鉴别困难。

2. 组织病理学鉴别

1)胚胎性横纹肌肉瘤

胚胎性横纹肌肉瘤：可见不同发育阶段的横纹肌母细胞，多呈圆形或卵圆形，胞质少而境界不清，多嗜酸性，可见鳅鲜状、网球拍状细胞，免疫组化 myoD1、myoglobin 等阳性。电镜下，见典型的 Z 带及肌小节结构。

2）神经母细胞瘤

神经母细胞瘤：年龄较 EWS 小；瘤细胞间可见 Homer - Wright 菊形团，常有神经节或神经分化，并伴有出血、坏死和钙化。免疫表型 CD99（-），NSE、NF 和 Syn（+）；细胞遗传学，del（1P），t（1:17）（p36:q12）可与之鉴别。

3）淋巴母细胞淋巴瘤

淋巴母细胞淋巴瘤：瘤细胞弥漫分布，不被纤维血管分隔成结节状，瘤细胞内无糖原颗粒，核形态不规则，除 CD99 外，LCA 和 TdT（+）。

4）转移性小细胞癌

转移性小细胞癌：细胞小，胞质少，核染色质颗粒细，看不清核膜、核仁，细胞大小不一致，有成巢倾向，形态、组织上非常相似，上皮组织免疫组化标记阳性有助于诊断。

5）未分化滑膜肉瘤

未分化滑膜肉瘤：瘤细胞为小圆形或卵圆形的幼稚细胞，细胞可双向分化，免疫组化上皮和间叶双重标记阳性可助诊断。

6）无色素的小细胞恶性黑色素瘤

无色素的小细胞恶性黑色素瘤：小圆形肿瘤细胞排列松散；免疫组化，HMB - 45 和 S - 100（+）；电镜下，可见细胞内的黑色素小体可确诊。

（八）治疗

1. 治疗原则

EWS 的治疗原则与其他实体肿瘤一样，亦以综合治疗为主，即手术治疗或放疗达到局部控制，同时联合全身化疗、分子靶向治疗等。据报道[67]，随着综合治疗方案的使用，EWS 患者的无病生存率从不到 20% 升至 70% ~75%。

手术治疗是最主要、最核心的治疗手段，Schuck 等[68]指出，手术切除联合化疗加或不加放疗组较放疗联合化疗组能更好提高生存率。彭柔君等[7]报道了 92 例初治尤因肉瘤家族肿瘤，局限期综合治疗 38 例，单一治疗 19 例，两组 3 年 OS 率分别为 63%、20%，3 年无事件生存（events - free survival，EFS）率分别为 46%、18%，两组间生存具有统计学差异，认为综合治疗可明显改善局限期 ESFT 患者疗效和生存，手术加化疗加或不加放疗的治疗模式在疗效和生存方面优于化疗加放疗治疗模式。

脊柱尤因肉瘤单纯手术或放疗的 5 年生存率为 5% ~20%[69-70]，多药联合化疗联合手术或放疗使得脊柱尤因肉瘤的 5 年生存率提高至 41% ~80%[71-72]、局部控制率达到 50% ~80%[73-74]。

局部控制治疗方法包括局部切除、适形放疗，甚至截肢[75]，其选择应个体化，根据肿瘤位置、大小、患者年龄、功能预期来制定。

一般而言，无论手术切缘如何，建议对所有患者进行术后辅助化疗。强烈建议广泛切除后的化疗持续时间为 28~49 周，根据方案和剂量制定具体时间；对于切缘阳性或外科边缘非常邻近的患者，建议在化疗的基础上增加术后放疗。Denbo 等[76]报道，在小体积肿瘤（<8cm）及切缘阴性的患者中，可不采用术后放疗而总体生存率无降低；接受辅助放疗患者的 15 年预计总体生存率为 80%，未经辅助放疗的患者为 100%。

多中心研究显示，治疗非转移性尤因肉瘤患者时，局部控制手段的选择（手术、放疗或手术加放疗）没有对总体生存率或无事件生存率产生显著影响。在 CESS86 临床试验中[77]，虽然根治性手术和手术加放疗后的局部控制率(分别为100%和95%)较单纯适形放疗(86%)更高,但因术后存在转移风险,总体生存率方面没有提高。在 INT－0091 研究中[78],患者单用手术或放疗治疗后局部控制失败的发生率相近(25%),但手术加放疗后的局部控制失败发生率更低(10.5%);5 年无事件生存率同样在组间没有显著差异(手术、放疗、手术加放疗组分别为42%、52%、47%)。其他回顾性分析的数据表明[68],手术加或不加术后放疗对于局限性病变的局部控制疗效优于单纯放疗;1058 例 CESS81、CESS86 及 EICESS92 临床试验联合分析表明,手术加或不加术后放疗后局部控制失败率,较单纯适形放疗明显降低(分别为 7.5% 和 26.3%,$P=0.001$),而术前放疗组的局部控制率与手术组(5.3%)相当。由儿童肿瘤组开展的回顾性分析(INT－0091、INT－0154 或 AEWS0031 研究)表明,适形放疗与手术加放疗相比有更高的局部控制失败风险,但对远隔部位治疗失败没有影响。

初始治疗后的进展性疾病的最好治疗方法是对原发病灶进行放疗和(或)手术,之后采取化疗或最佳支持治疗。

2. 手术治疗

手术是尤因肉瘤的主要治疗手段,外科技术的不断进步为需要截肢的患者带来了希望,经皮骨整合术疗效显著,且几乎无感染并发症发生;对于中轴骨的 EWS,改良的手术入路亦显示了良好的疗效[79]。一般而言,不同部位尤因肉瘤的外科治疗方法有所差异。

1)肢体尤因肉瘤

(1)对于肢体尤因肉瘤而言,在完成术前新辅助化疗后且可以保肢时,应首选切缘阴性的广泛切除或根治性手术[80-87]。切缘阴性的广泛切除或根治性手术较囊内刮除术可减少肢体尤因肉瘤的局部复发率,且 5 年生存率亦有所提高。Sluga 等[88]报道,无转移的肢体尤因肉瘤做切缘阴性的广泛切除后与囊内切除患者的 5 年生存率分别为 60.2% 和 40.1%;回顾性研究显示[89-91],切缘阴性的广泛切除或根治性手术的局部复发率为 10% 左右,而囊内刮除术后局部复发率为 30%。

(2)初次手术外科边界的满意程度是肢体尤因肉瘤局部复发最重要的影响因素[92],肢体尤因肉瘤局部复发率为 10% ~ 30%[93-96]。局部复发患者,要根据患者实际情况考虑给予放疗、再次手术或化疗,部分患者可能从中受益。

(3)肢体尤因肉瘤切除方式的选择,需充分考虑新辅助化疗后肿瘤累及主要的血管神经、周围软组织条件等因素,综合评判选择保肢或截肢术。

当肢体尤因肉瘤体积巨大且新辅助化疗效果不佳,肿瘤累及主要血管神经,或复发、放疗等因素造成局部软组织条件不良的情况下应选择截肢。但有报道称[97-98],截肢和保肢手术对于尤因肉瘤患者的生存率、局部复发率差异无统计学意义。Schrager 等[99]的数据显示,截肢组和保肢组的生存率分别为 63.1% 和 71.8%。

(4)对于接受保肢手术的尤因肉瘤患者,在切除肿瘤后应进行缺损区域的功能重建,以恢复肢体的功能。重建方法的选择应根据患者年龄、病变部位等因素综合考虑。

对于肿瘤切除后的缺损区域可采用机械性重建的方法,如邻近关节的缺损可采用关节假体置换的重建方法[100-104];对于全部骨干的缺损则可以采用全骨假体置换的方法重建[105-106],针对不同部位可采用肿瘤灭活再植、大段异体骨、游离腓骨移植等方法进行重建,复合型重建亦可用于缺损的重建[107]。

2)脊柱尤因肉瘤

(1)脊柱原发尤因肉瘤手术治疗的目标在于改善患者神经功能,减轻局部疼痛,降低肿瘤局部复发率及延长患者生存期。

（2）因肿瘤与周围组织界限不清，且肿瘤本身无包膜或仅有不完全的假包膜，故手术切除时应尽可能从周围正常组织入手；手术入路可根据肿瘤的大小和位置选择前入路、后入路或前后联合入路。切除后填充物尽量不选用植骨，而应选择人工骨或骨水泥，尤以骨水泥为佳，因其散发的热量可在一定程度上杀灭肿瘤细胞。

（3）脊柱原发尤因肉瘤由于在解剖上与脊髓、神经及大血管等重要脏器位置毗邻，且肿瘤边界不清，常有多节段受累，手术切除难度和风险均较大，手术切除常难以达到足够的外科边界，故大多数术者采取分块切除的方式，而非全脊椎整块切除术。

全脊椎整块切除术（TES）可降低肿瘤的局部复发率并提高患者生存率，但脊柱肿瘤整块切除技术要求高，容易出现大的并发症，死亡率可达 7.7%（0% ～7.7%），最常见的死亡原因为呼吸衰竭[108]；术后并发症的发生率为 10% ～30%，主要包括血管神经损伤、伤口预后不良、感染和内固定失败等[109]，故采取整块切除应根据肿瘤分期和患者状况在专业骨肿瘤中心进行。

（4）瘤内切除相对于整块切除技术要求低，对脊柱稳定性影响小，但因局部仍有肿瘤残留，局部复发率较整块切除高，术后应进行辅助放疗。

（5）虽然脊柱尤因肉瘤初始瘤体体积不大，但肿瘤向椎管内生长导致脊髓或马尾症状时，需行紧急椎管减压手术（全椎板切除减压或前方减压）。

3）骨盆/骶骨尤因肉瘤

局部治疗中，手术切除是骨盆/骶骨尤因肉瘤最佳的治疗方法，外科手术边界不足时应予以术后放疗，术后组织学反应不良时亦应考虑放疗。

骨盆/骶骨尤因肉瘤患者的预后差，对于骨盆/骶骨的尤因肉瘤患者而言，无论病理分级如何，外科手术均首选切缘阴性的广泛切除。Hoffmann 等[110]报道的大样本对照研究长达 13 年的随访结果显示，接受外科手术的骨盆/骶骨尤因肉瘤患者，广泛切除使得无转移的入组治疗患者无进展生存率达到 60%，而边缘切除与囊内切除为 52%；广泛切除使得无转移的随访患者无进展生存率达到 37%，而边缘切除与囊内切除为 0%。

计算机导航辅助肿瘤切除和个体化定制髋臼假体重建能够满足髋臼肿瘤精确切除和重建的要求，肿瘤切除彻底、髋臼重建满意、并发症发生率低、近期效果良好，是外科治疗恶性髋臼肿瘤的一种有效方法。

经多学科的协作治疗，骨盆/骶骨尤因肉瘤患者的 5 年生存率为 45% ～75%[111]；而四肢尤因肉瘤患者的 5 年无进展生存期、总体生存率以及局部控制率分别为 24.1%、43.5% ～64%，以及 55%[112-113]。

（1）对于骨盆/骶骨的尤因肉瘤患者而言，在放疗或/和化疗的基础上，为使患者获得更高的局部控制率以及更好的预后，首选外科初始治疗方案均为切缘阴性（R0 切除）的广泛切除，尽量避免囊内切除[114-116]。

（2）骨盆的功能是传导躯体的重量和参与构成髋关节，如果在肿瘤切除后，股骨－骶骨之间的骨连续性和髋关节的结构不完整，则需要进行重建。对于Ⅲ型或骶髂关节稳定性未受到影响的Ⅰ型切除，通常不需要重建；对于骶髂关节的稳定性受到影响的Ⅰ型或Ⅰ＋Ⅳ型切除，需要进行重建，恢复骨盆环的连续性。重建方法包括人工假体和骨水泥、马鞍式假体、病灶骨灭活或辐照再植、近端股骨自体骨移植、同种异体骨移植[117-122]以及带血管蒂的腓骨瓣移植[123]等。

（3）当体积巨大的骨盆软骨尤因肉瘤累及主要血管神经，或复发、放疗等因素造成局部软组织条件不良的情况下应选择截肢。

（4）术前动脉栓塞逐渐成为原发和继发脊柱肿瘤治疗有效和安全的方法，术前栓塞可有效减少肿瘤血供，使瘤体缩小，减少术中出血，改善总体预后[124-125]。

3. 放射治疗

EWS 对放疗极为敏感，经小剂量照射后，能使肿瘤迅速缩小，局部疼痛明显减轻或消失，但单独应用的远期疗效很差，术后配合放疗对局部控制肿瘤具有一定临床意义。

1) 放疗方式与计划

(1) 根治性放疗：应在 VAC/IE 化疗方案 12 周或 VIDE 化疗方案 18 周后开始，其放射治疗范围和剂量如下。

①肿瘤区 (GTV)45Gy 照射剂量，临床靶区 1(CTV1)扩大 1~1.5cm，计划靶区 1(PTV1)再扩大 0.5~1cm。

②锥形下区 (CD)覆盖病变骨范围，化疗后软组织区 (GTV2)总量 55.8Gy 照射剂量，CTV2 扩大 1~1.5cm，PTV2 再扩大 0.5~1cm。

③化疗反应度 <50% 肿瘤，考虑增加到总量 59.4Gy 的增强剂量。

(2) 术前放疗：对拟边缘切除肿瘤考虑术前放疗，对巩固性化疗患者同时进行。放射治疗范围和剂量：36~45Gy 照射剂量对初始 GTV，扩大 2cm。

(3) 术后放疗：术后 60 天内开始放疗，对巩固性化疗患者同时进行。其照射范围和剂量如下。

①R0 切除：组织学反应差，即使边界切除充分，仍考虑放疗 (GTV2：45Gy 照射剂量，CTV1：扩大 1~1.5cm，PTV1：扩大 0.5~1cm)。

②R1 切除：GTV245Gy 照射剂量，CTV1 扩大 1~1.5cm，PTV1 再扩大 0.5~1cm。

③R2 切除：GTV245Gy 照射剂量，CTV1 扩大 1~1.5cm，PTV1 再扩大 0.5~1cm，继续对残余病灶行 CD 照射，GTV2 总量 55.8Gy 照射剂量，CTV2 扩大 1~1.5cm，PTV2 再扩大 0.5~1cm。

(4) 半胸照射：原发于胸壁合并胸膜受累 15~20Gy(1.5Gy/fx)，继续对原发病灶行 CD 照射 (最终剂量以切除边缘为基础)。

(5) 舒缓性放疗 (对转移病灶的放疗)：全肺照射后行化疗或转移灶切除。14 岁以下患者 15Gy (1.5Gy/fx)；14 岁以上患者行 18Gy。目前，COG 研究以年龄在 6 岁上下进行分层 (12Gy:15Gy)。

2) 脊柱原发尤因肉瘤的放疗

放疗可导致脊柱畸形、软组织纤维化、挛缩和第二原发恶性肿瘤发生的风险[126-127]。

对脊柱原发尤因肉瘤患者行放疗与手术治疗的优劣一直存在争议，有学者认为，单纯放疗与手术治疗在肿瘤局部复发率和患者生存率方面无明显差异。如 Vogin 等[22]报道了一组脊柱尤因肉瘤病例，56 例行手术切除，R0 切除 11 例、R1 切除 8 例、R2 切除 37 例，术后 50 例行辅助放疗，与 19 例单纯行根治性放疗患者相比，前者局部控制率为 83%，后者为 74%，两者差异无统计学意义。

Indelicato 等[71]报道了一组 27 例脊柱尤因肉瘤，其中 5 例在确诊时已有转移。单纯放疗 21 例，手术联合放疗 6 例，单纯放疗组平均放疗剂量为 55Gy。肿瘤局部控制率在单纯放疗组为 84%，手术联合放疗组为 100%，两组差异虽无统计学意义，但绝对值仍有差异；5 年总生存率分别为 50% 和 80%，无瘤生存率分别为 35% 和 69%，两组之间差异虽无统计学意义，但绝对值仍有差异，总体样本量较小。10 例患者 (37%)出现严重并发症，其中 3 例与放疗相关，包括食窄狭窄、顽固性恶心呕吐和膀胱肥大导致的双肾积水。

Schuck 等[128]观察了 111 例脊柱尤因肉瘤，单纯放疗组 75 例局部控制率为 77.4%，手术结合放疗组 32 例局部控制率为 81.3%，两组差异无统计学意义，47 例患者出现放疗相关的急性并发症。

Marco 等[129]报道了 13 例单纯局部放疗的治疗结果，放疗剂量为 30~66Gy，平均为 48Gy，其 5 年无瘤生存率为 49%，局部控制率为 77%。因此，手术切除联合局部放疗可显著改善患者的预后，这可能因其可降低肿瘤局部复发率，而与手术治疗相比，单纯放疗生存率低可能与放疗部位仍有病灶残留有关；放疗后局部复发的原因在于在放疗区域内有活的肿瘤细胞残存，Tellers 等[130]通过尸解在化疗结合放疗的 20 例患者中发现 13 例肿瘤残留。

多数学者对于脊柱肿瘤较大、侵及范围较广、无法手术的患者倾向于单纯放疗[131]；对无法手术治疗或化疗疗效不佳的脊柱原发尤因肉瘤患者亦可考虑放疗，以作为一种舒缓治疗手段以缓解症状、提高生活质量。另外，瘤内切除或单纯椎板减压术后由于局部有肿瘤残留，亦需行术后辅助放疗，放疗剂量一般低于 45Gy，以降低放疗相关的脊髓损伤发生，也可降低放疗相关的肉瘤发生的风险；放疗的范围为包括病变脊椎和其上下各 1 个脊椎。

对于脊柱原发尤因肉瘤患者，由于放疗剂量需达到 50～60Gy，而脊髓的最大耐受剂量为 55Gy，故其放疗剂量受到明显限制。一般可于术前行小剂量放疗，以缩小肿瘤体积并使肿瘤边界更加清晰，从而提高肿瘤广泛切除的可行性。同时，可行术后放疗降低肿瘤局部复发率。NCCN 指南对脊柱原发尤因肉瘤放疗时机提出了明确建议，单纯放疗应开始于 VAC/IE 化疗的第 12 周、VIDE 化疗的第 18 周，初始剂量为 45Gy；术前放疗初始剂量为 36～45Gy，术后放疗应在术后 2 个月进行，其初始剂量为 45Gy。目前，欧洲大部分患者多采取手术联合放疗的局部治疗措施。

值得一提的是，单纯椎板减压后易于发生远期脊柱的畸形和神经系统的并发症，椎板减压后的后凸畸形的发生率为 40%～75%。Vogin[22]报道了一组脊柱尤因肉瘤病例，在存活超过 5 年的患者中神经和脊柱畸形的并发症发生率分别为 32% 和 73%，而在儿童患者中，脊柱畸形的发生率可达 95%～100%[132-134]。单纯放疗亦可导致椎体前方或一侧的楔形变，随后发生脊柱的侧弯或后凸畸形，其发生率为 10%～100%[135]；已经行椎板减压的患者再行放疗可导致严重的脊柱畸形[136-137]。

Boriani 等[138]报道了 27 例脊柱尤因肉瘤，其中瘤内切除并辅以放疗的 11 例患者均死亡，而单纯放疗的 9 例中有 5 例存活。但术后放疗与单纯放疗相比，由于瘤内切除后局部只有少量肿瘤残留，所需放疗剂量低，低剂量放疗也降低了放疗相关的肉瘤变[139-142]和放射性脊髓病的风险[143-145]。

适形放疗可作为对脊柱原发尤因肉瘤手术难以广泛切除的一种有效治疗方法[146]，CESS81/86 与 EICESS92 是两项治疗椎体尤因肉瘤患者的回顾性研究[128]，结果显示，适形放疗的局部控制率为 22.6%，与其他部位肿瘤接受适形放疗后的水平相当；5 年无事件生存率和总生存率分别为 47% 和 58%。对于接受化疗和适形放疗的非转移性尤因肉瘤患者，肿瘤大小和放疗剂量被证实可以用于预测局部控制率[147-148]。

4. 化学治疗

尤因肉瘤恶性程度高，易发生远处转移，远处转移率为 60% 左右[149]，而化疗是预防和治疗远处转移的重要手段。

尤因肉瘤属于化疗高度敏感性肿瘤，20 世纪 60 年代后，化疗作为术后辅助治疗手段使尤因肉瘤总生存率有了显著提高[150-152]；1974 年，Rosen 等[153]首先报道了 20 例骨尤因肉瘤放疗联合 VACD(VCR + ADM + Act-D + CTX)方案化疗后其 5 年 EFS 提高到 75%，从此 VACD 开始作为标准化疗方案被广泛应用。Oberlin 等[18]报道一组 67 例患者，化疗对尤因肉瘤的有效率为 61%，应用 VACD 方案治疗可使患者生存获益从低于 20% 提高到 40%～60%。CESS-86 和 ET-2 研究用 IFO 代替 CTX 治疗高危 ESFT，结果使高危患者生存率进一步提高[154-155]；INT-0091 试验[156]，将 IFO + VP-16 与 VACD 方案交替治疗 ESFT，化疗后根据发病部位选择局部治疗方法，结果加用 IFO + VP-16 组使局限期 ESFT 患者 5 年 EFS 率提高到 69%，从而肯定了 IFO + VP-16 与 VACD 交替方案在局限期患者治疗中的地位。

1）新辅助化疗

新辅助化疗可使肿块较快地缩小，使部分不能切除的肿瘤可以切除，如 Vogin 等[22]报道了一组脊柱尤因肉瘤病例，新辅助化疗的患者 37% 获得了 R0 切除，而未行新辅助化疗直接行椎板减压组无一例获得 R0 切除；可术前消灭循环肿瘤细胞和微转移灶，根据肿瘤对化疗敏感性的判断有利于制定术后化疗方案。Indelicato 等[71]指出，对于确诊时脊髓功能已经受损的患者，行椎管减压后可开始化疗。

NCCN 指南指出，所有 EWS 患者在手术治疗或放疗及辅助化疗前，均应先进行新辅助化疗，首选 VDC/IE 标准方案（长春新碱、多柔比星联合环磷酰胺，交替使用异环磷酰胺联合依托泊苷）。

2）辅助化疗

众多文献报道证实[152,156-158]，外科切除术后辅助化疗可提高大部分患者的 RFS 和 OS。

3）化疗方案的选择

化疗方案包括 CAV（CTX + VCR + ADM）与 IE（IFO + VP - 16）交替方案、以 IFO 与 ADM 联合为基础的方案、以蒽环类药物为基础的方案（主要是 CAV、CAP）、大剂量 IFO 单药治疗，其他药物有 MMC、DTIC、CTX 等。

NCCN 建议，所有 EWS 患者在手术治疗或放疗及辅助化疗前，皆应先进行新辅助化疗，首选 VDC/IE 标准方案，即长春新碱、多柔比星、环磷酰胺，交替使用异环磷酰胺、依托泊苷。

手术或放疗后应继续辅助化疗联合或不联合放疗，术后辅助化疗的持续时间为 28 ~ 49 周，这取决于给药的剂量和组合方案。

欧洲多采用一种略有不同的新辅助化疗方案，对于化疗具有良好的反应或使用放疗的肿瘤较小的 ES 患者，主要是采用长春新碱、异环磷酰胺、多柔比星、依托泊苷（VIDE 方案），然后是长春新碱、放线菌素（Act - D）、环磷酰胺（V - Act - D - C 方案）以及长春新碱、放线菌素、异环磷酰胺（V - Act - D - I 方案）。

NCCN 指南建议长春新碱、阿霉素、环磷酰胺（VAC 方案）为转移性 EWS 首选的一线治疗方案；VAC - IE（长春新碱、阿霉素、环磷酰胺，交替使用异环磷酰胺联合依托泊苷）、VIDE、V - ACTD - I 方案可作为备选方案，而对于复发或难治性 EWS，则建议参加临床试验或化疗联合放疗。

大剂量化疗续以干细胞治疗的作用目前仍然存在争议，多数研究报道生存率为 20% ~ 30%[159]。国内有学者研究使用环磷酰胺联合羟基喜树碱或三氧化二砷为主的二线方案治疗进展期 EWS，均取得了较好的疗效[160]。

（1）一线方案：

①新辅助化疗、辅助化疗、原发转移性 ES。

VDC/IE 方案：长春新碱 + 多柔比星 + 环磷酰胺，交替使用异环磷酰胺 + 依托泊苷。

VIDE 方案：长春新碱 + 异环磷酰胺 + 多柔比星 + 依托泊苷。

VID 方案：长春新碱 + 异环磷酰胺 + 多柔比星。

②初始、新辅助、辅助治疗。

VAC/IE 方案：长春新碱 + 阿霉素 + 环磷酰胺/异环磷酰胺 + 依托泊苷。

VAI 方案：长春新碱 + 阿霉素 + 异环磷酰胺。

VIDE 方案：长春新碱 + 异环磷酰胺 + 阿霉素 + 依托泊苷。

③就诊即存在转移病灶的初始治疗。

VAdriaC 方案：长春新碱 + 阿霉素 + 环磷酰胺。

VAC/IE 方案：VAI（V - Act - D - I）方案。

VIDE 方案：长春新碱＋异环磷酰胺＋依托泊苷。

（2）二线方案：主要用于复发/难治性转移性 ES，常用二线方案有环磷酰胺＋托泊替康、替莫唑胺＋伊立替康、异环磷酰胺＋依托泊苷、异环磷酰胺＋卡铂＋依托泊苷、多西他赛＋吉西他滨[161-164]。

4）化疗研究进展

众多临床研究表明，包含异环磷酰胺和（或）环磷酰胺、依托泊苷、多柔比星和（或）放线菌素 D、长春新碱的多药联合化疗对非转移性尤因肉瘤有显著疗效。

IESS-Ⅰ和 IESS-Ⅱ证明，在病灶局限的、非转移性患者中，放疗联合 VACD 方案辅助化疗（长春新碱、放线菌素 D、环磷酰胺和多柔比星）较 VAC 方案（长春新碱、环磷酰胺和多柔比星）疗效更好，5 年 RFS 分别为 60% 和 24%（$P < 0.001$），OS 分别为 65% 和 28%（$P < 0.001$）。

众多文献报道[165-169]，对于初治非转移尤因肉瘤患者，在标准方案 VACD 的基础上可单独加用异环磷酰胺或同时联合依托泊苷。但对于初治即有转移的患者，在 VACD 方案上加用异环磷酰胺/依托泊苷并不能改善其预后[170]。INT0091 试验结果显示[156]，120 例转移性患者分为 2 组，VACD-IE 组与 VACD 组在 EFS 和 OS 均无显著区别；二者 5 年 EFS 均为 22%，5 年 OS 在 VACD-IE 组为 34%，在 VACD 组为 35%。

在儿童癌症协作组（POG-COG）的研究中（INT-0091），共 398 例非转移性 ESFT 患者随机接受共计 17 周期 VACD 或 VACD-IE（VACD-异环磷酰胺＋依托泊苷）方案化疗[156]，5 年 EFS，VACD-IE 组显著高于 VACD 组（分别为 69% 及 54%，$P = 0.005$）；5 年 OS，VACD-IE 组亦显著提高（分别为 72% 及 61%，$P = 0.01$）。无论局部治疗方式如何，与 VACD 组相比，VACD-IE 组局部复发率更低（分别为 30% 和 11%）；5 年累积局部控制失败率在 VACD 组为 30%，VACD-IE 组为 11%。

在一项针对 50 岁以内非转移性尤因肉瘤（$n = 568$）的随机临床试验中，Womer 等[171]报道 VAC-IE 2 周方案比 3 周方案更有效，且药物毒性没有增加，两组患者 5 年 EFS 分别为 73%、65%。

EICESS-92 试验旨在探索在标准危险度尤因肉瘤患者（小的局限性肿瘤）中环磷酰胺是否与异环磷酰胺有类似的疗效，以及在高危患者（肿瘤体积大或初治即有转移）已使用异环磷酰胺的基础上再加用依托泊苷能否提高生存率[172]。标准危险度患者被随机分配，在 VAIA（长春新碱、放线菌素 D、异环磷酰胺和多柔比星，$n = 76$）后接受 VAIA 或 VACA（长春新碱、放线菌素 D、环磷酰胺和多柔比星，$n = 79$）。VACA 组和 VAIA 组的 3 年 EFS 分别为 73% 和 74%，说明在此类型患者中，环磷酰胺与异环磷酰胺疗效相当。高危组患者被随机分配至 VAIA 组以及 VAIA 加依托泊苷（EVAIA 组），3 年 EFS 在两组患者中无明显差异（EVAIA 组为 52%，VAIA 组为 47%）。

作为对 EICESS-92 试验的随访，Euro-EW-ING99-R1 试验评估了 856 例标准危险度的尤因肉瘤患者使用 VIDE（长春新碱、异环磷酰胺、多柔比星、依托泊苷）后，联用长春新碱和放线菌素 D 时以环磷酰胺代替异环磷酰胺（VAC vs VAI），VAC 方案相对于 VAI 方案并无统计学优势，但时间发生率稍低（3 年 EFS 降低 2.8%）；发生严重血液学毒性的患者比例在 VAC 组略高，但 VAI 组患者肾小管功能损伤更为显著[173]。

5）干细胞移植

大剂量化疗后行干细胞移植（HDT/SCT）在非转移性及转移性 ESFT 患者中的疗效均有评估，HDT/SCT 在未转移性患者中可提高生存率[174-175]；但是亦有针对转移性患者的研究得出相反结论[176-181]。EURO-EWING99 是第一个大型随机临床试验，旨在评估 6 周期 VIDE 的多药联合方案，局部治疗[手术和（或）放疗]，及 HDT/SCT 在 281 例初治转移性尤因肉瘤患者中的疗效[177]，在中位随访 3.8 年后，全部患者 3 年的 EFS 和 OS 分别为 27% 和 34%[179]；HDT/SCT 后获得完全或部分缓解的患者，其 EFS 分别为 57% 和 25%；患者年龄、肿瘤体积、疾病进展程度皆是相关危险因素。

5. 复发、难治性尤因肉瘤的治疗

尤因肉瘤较易复发，单纯局部病灶患者的复发率为 30%~40%，存在原发转移以及播散的患者的复发率为 60%~80%[182]。20%~25% 的患者在诊断时已有转移，肺 10%、骨/骨髓 10%，上述两种部位或其他 5%[183]。

对于复发患者，目前发现唯一的预后因素是复发的时间，初始诊断 2 年以后复发者预后较好（$P < 0.0001$），且局部复发患者的 5 年生存率为 13%~30%，优于全身或合并复发患者。单纯肺转移患者预后优于骨转移患者以及同时肺转移、骨转移的患者，5 年无进展生存率分别为 29%、19% 和 8%（$P < 0.001$）。

对于复发性骨病灶，建议行手术切除和(或)放疗，部分患者可从中获益；对肺转移患者进行全肺放射治疗可能会提高生存率。

在一个 Ⅱ 期研究中，对于儿童及年轻人的复发性肉瘤患者采用异环磷酰胺及依托泊苷联合治疗，在可接受的毒性范围内有明显疗效[184]。由儿童肿瘤组开展的 Ⅰ/Ⅱ 期研究表明[185]，复发性或难治性肉瘤患者的总体反应率为 51%，1 年及 2 年的总体生存率分别为 49% 和 28%，肿瘤有完全或部分反应的患者的总体生存率明显提高。

不以异环磷酰胺为基础的化疗方案在复发性或难治性骨组织肉瘤患者中亦显示有效，如多西他赛与吉西他滨联合被证实有很好的耐受性，其难治性骨组织肉瘤的儿童及年轻人的总体客观反应率为 29%，中位反应持续时间为 4.8 个月[186]。

拓扑异构酶 Ⅰ 抑制剂拓扑替康、伊立替康与环磷酰胺与替莫唑胺联合治疗复发或难治性骨尤因肉瘤时有较好的反应率，且耐受性好，总体反应率为 68.1%[187-193]。Hunold 等[189] 报道，54 例复发或难治性肉瘤患者采用环磷酰胺和拓扑替康，35% 患者获得完全反应，9% 的患者为部分反应；在中位随访时间 23 个月后，26% 患者位于持续性缓解期。对复发性或进展期尤因肉瘤患者的回顾性分析中，伊立替康和替莫唑胺治疗后的总体客观反应率为 63%，所有可评估患者(20 例)的肿瘤进展中位时间(TTP)为 8.3 个月(复发患者为 16.2 个月)[188]，与诊断后 2 年内复发和诊断时即有转移的患者比较，2 年初次缓解和原发局限性肿瘤患者的中位 TTP 更好。

6. 分子靶向治疗

目前 EWS 分子靶向治疗尤因肉瘤研究主要集中在胰岛素样生长因子受体(IGF-1R)、受体酪氨酸激酶(RTKs)、EWS/FLI-1 融合基因、雷帕霉素哺乳动物靶点(mTOR)[194] 等方面。聚腺苷二磷酸核糖聚合酶(PARP)阻滞剂如奥拉帕利已有用于 EWS 肉瘤的报道。

（九）预后

总体而言，尤因肉瘤恶性程度高、病程短、早期转移速度快，因此，其预后多不良[195]。

20 世纪 60 年代，尤因肉瘤单纯放疗或手术治疗后多会出现肿瘤转移或复发，75% 的尤因肉瘤患者在 2 年内死亡，5 年生存率不足 10%。

随着近年来手术、放化疗技术水平的不断提高，初诊时无转移患者的 5 年无复发生存率约为 55%，初诊时有转移患者为 22%。局部病灶的患者，长期生存率可达 70%；但转移性患者，长期生存率仅 10%~20%[196-197]。局部和远处复发患者的复发后 5 年预计生存概率分别为 50% 和 13%[198]。

目前的研究认为，尤因肉瘤的原发部位和体积、肿瘤转移的程度和部位、对化疗的反应、年龄、发热、贫血、血清乳酸脱氢酶等均是 EWS 的相关预后因素[199]，其中最关键的预后因素是疾病

分期，即是否发生转移。Lee 等[200]将成年人、西班牙裔、有转移灶、肿瘤大、低社会经济水平认为是总生存率的不良预后因素。

晚期复发（首诊后≥2 年）、只有肺部转移、可以用积极性手术切除的局部复发和密集化疗是最有利的预后因素；而有肺部和（或）其他部位转移的早期复发（首诊后＜2 年）、局部及远处都有复发、首诊 LDH 升高以及首次即有复发被认为是不良预后因素[182,201-202]。

与其他部位的 ESFT 相比，脊柱及骶骨 ESFT 预后更差[203]。IESS 的 303 例尤因肉瘤患者的临床病理学特征回顾资料显示，原发病变位于骨盆的患者较四肢发病患者生存率低[204]。在一个对 53 例尤因肉瘤化疗患者预后的多因素分析中，Gupta 等[205]发现，骨盆是否受累、何时接受局部治疗与无事件生存率相关。肢体尤因肉瘤患者的 5 年生存率在 50%~75% 之间[206-209]，高于脊柱及骨盆尤因肉瘤的 5 年生存率[110,210-211]。

原发肿瘤位于肢体、肿瘤体积＜5cm、发病时 LDH 水平正常是预后较好的重要因素[33,212-215]。肿瘤直径＞5cm，75% 的患者生存期＜1 年。

Gupta 等[205]评估了成人和儿童 EWS 之间的生存率差异，以 3 年生存率为准，成年人为 59%、儿童为 81%（P=0.02），推测该差异部分原因可能与成年患者使用较低剂量的化疗药物有关。

化疗后的疗效评价是预后的重要预测因子[154,216]，凡化疗能使肿瘤明显缩小或消失，在组织学上显示疗效好者，其预后较好；无转移患者如果对化疗反应不佳，则是无事件生存率的一个不良预后因素[217]。

发病时即有转移是 ESFT 最显著的不良预后因素，与其他骨起源的肉瘤相同，转移最常见于肺、骨和骨髓[218]。EICESS 研究组对 975 例患者的回顾性分析中，诊断时即有转移的患者 5 年无复发生存率为 22%，而诊断时无转移的患者为 55%。在有转移灶的患者中，单纯肺转移的患者比骨转移或肺骨同时转移的患者生存时间更长。一个 30 例患者的回顾性分析表明[219]，肿瘤转移至肺和骨以外的其他位置（如脑、肝、脾）时预后更差。

在另一个回顾性分析中，初次复发的部位及间隔时间对于成人局限性尤因肉瘤患者而言是重要的预后因素[220]。值得注意的是，尤因肉瘤患者化放疗后可能会发生第二原发肿瘤，研究发现[221]，接受放疗的患者继发第二种恶性肿瘤的平均潜伏期为 7 年，且风险并不随着时间的延长而降低，患者有 9% 的继发皮肤癌的风险和 8% 的继发其他肿瘤的风险，EWS 放疗患者尤为危险。

三、骨外尤因肉瘤

（一）流行病学

骨外尤因肉瘤（extraosseous Ewing's sarcoma，EES/EOES）是指生长在骨组织外的尤因肉瘤，Tefft 等[222]在 1969 年首先报道了一组发生在椎旁但形态学相似于骨 EWS 的肿瘤，使人们对其有了初步了解；直到 1975 年，Angervall 和 Enzinger 复习了相关文献后，才正式将此类肿瘤命名为 EES[223]。

长期以来，骨外尤因肉瘤的组织起源一直存在较大争议。近来的研究表明，骨外尤因肉瘤与原始神经外胚层肿瘤（PNET）在组织形态学、超微结构、免疫组化、原癌基因表达方面具有相似特征。因此，目前认为二者是同一谱系的不同组织类型的肿瘤，只是分化方向不同，前者向原始间叶方向分化，而后者向神经方向分化[224]。因此，EES 被认为是骨尤因肉瘤（OES）的特殊临床表现形式。

骨外尤因肉瘤十分少见，约占软组织恶性肿瘤的 1.1%[225]，Dickman 等[226]报道，临床大约100 例尤因肉瘤中仅有 10~13 例骨外尤因肉瘤。早年极少见于报道，近年国内外文献报道多为个案报道，李国平等[227]统计了 2001 年前有 216 例报道。2001—2007 年年初我国有详细资料报道的有56 例[228-230]。

骨外尤因肉瘤发病原因不明，没有证据表明其发生与遗传易感性、环境因素有关；此外，很少像骨肉瘤、髓系白血病等可继发于原发肿瘤的放疗或化疗之后。

骨外尤因肉瘤可发生于任何年龄，但好发于青少年，常见于 15~30 岁，平均年龄 20 岁，很少超过 40 岁，其发病年龄一般大于骨尤因肉瘤的发病年龄，男性略多于女性。国内报道的 56 例骨外尤因肉瘤中，男 34 例，女 22 例；平均年龄 19 岁，70% 病例发生在 17~23 岁间。史连国等[231]报道了 12 例骨外尤因肉瘤，男 6 例，女 6 例，中位年龄 30.9 岁。齐黔宁[232]报道了 12 例骨外尤因肉瘤患者，男 7 例，女 5 例，年龄 4~41 岁，平均年龄（18.25±10.21）岁。孙宇等[233]报道了 5 例骨外尤因肉瘤，4 例为女性，1 例为男性，中位年龄 18 岁。

骨外尤因肉瘤好发于椎旁软组织、咽峡、颈部、鼻旁窦、阔韧带等部位，亦可发生于盆腔、腹主动脉旁、胸壁、腿部软组织、腹股沟及椎管内硬膜外等部位，偶有原发于子宫、阔韧带、会阴部、膀胱、肾上腺、乳腺、肺等器官的报道[234-239]。国内报道的 56 例骨外尤因肉瘤中，下肢 11 例，脊柱旁 7 例，椎管内 7 例，胸壁 7 例，盆腔 5 例，颜面部 4 例，上肢 3 例，颈部 3 例，腰部 3 例，腹膜后 2 例，纵隔、肝、肾、子宫各 1 例。齐黔宁[232]报道了 12 例骨外尤因肉瘤患者，发病部位分别位于腰背部脊柱旁软组织 4 例，盆腔 4 例，腿部软组织、胸壁腹股沟软组织、颈根部软组织、脊髓内、椎管内硬膜外均为 1 例；史连国等[231]报道了 12 例骨外尤因肉瘤，发生于左肾 3 例，鼻腔 2 例，臀部 2 例，胸壁 2 例，腹壁、纵隔及左下肺各 1 例。

原发于肺的 EWS/PNET 罕见，由 Hammar 等[240]于 1989 年首次报道以来，截至 2017 年国外文献共报道 20 例[241-249]，国内仅见 4 例[250-251]。任何年龄均可发病，好发于青少年或年轻成人，年龄范围 8~75 岁，中位年龄 30.6 岁；男女均可发病，无性别差异。

吕丹等[252]报道了 1 例口咽部尤因肉瘤男性患儿，早期无明显症状，体检时无意中发现口咽部新生物，CT 检查未见明显骨质破坏，无肿大淋巴结，病理诊断口咽部尤因肉瘤。

发生于肾上腺的尤因肉瘤罕见[253-255]。王海龙等[256]报道了 1 例 20 岁男性肾上腺尤因肉瘤患者，因间断右侧腰痛半月就诊，CT 平扫及增强检查提示右肾上腺区见团块状稍高密度影，术后病理诊断为右肾上腺尤因肉瘤。

肾尤因肉瘤亦很少见，Perouli 等[257]总结了 16 例肾脏尤因肉瘤病例，平均年龄 27 岁。陈佳菁等[258]报道了 6 例肾尤因肉瘤/外周原始神经外胚层肿瘤，男、女性各 3 例，年龄 3 个月到 41 岁（中位年龄 23 岁）。

原发于女性生殖道的尤因肉瘤罕见，国内文献鲜有报道，国外文献报道仅 10 余例，分别发生于外阴、阴道、宫颈、宫体及卵巢等部位[259-260]。

既往报道的外阴尤因肉瘤[261-263]，通常发生在相对年轻的女性，初始诊断病例平均年龄为 27.6 岁（10~52 岁）[264]。裴晔等[265]报道了 1 例发生于外阴合并盆腔转移的 33 岁女性尤因肉瘤患者；曹培龙等[266]报道了 2 例外阴及阴道尤因肉瘤，年龄分别为 37 岁、29 岁，均为女性。

（二）临床特征

（1）骨外尤因肉瘤好发部位较深，多发生于脊椎旁、腹膜后和胸部的软组织及下肢[267]。约 1/3 病例发生于四肢[268]。表浅部位亦可发生，但很少见。

（2）生物学行为属高度恶性，生长非常迅速，往往是患者发现时肿块已经较大，2~3 个月内即可达拳头大；症状出现时间一般少于 1 年。

（3）早期症状多不明显，仅有 1/3 患者有疼痛，肿瘤累及神经或脊髓，可产生进行性感觉或运动障碍[269]；晚期表现为软组织肿胀伴疼痛。

（4）一般局部表面无红、热、痛的炎症表现，当肿块增大到一定程度时可发生肿块内组织坏死、出血，可导致局部肌肉活动受限，压迫周围组织；发生在椎管内、神经旁的肿块可引起相关神经支配的肢体无力、麻木感，甚至放射痛。外阴尤因肉瘤临床表现无特异性，常无疼痛，查体时可发现外阴肿块，可活动，偶有波动感，大小为 0.5～4cm，术前常误诊为前庭大腺囊肿或脂肪瘤。

（5）可有白细胞增多及血沉加快，白细胞常增高达 1 万～3 万；血清乳酸脱氢酶活性一般皆增高；血清碱性磷酸酶可轻度升高，升高幅度小于骨尤因肉瘤。

（6）进展迅速，转移率高，预后差，约65%的患者发生早期血行转移，转移部位主要是肺、骨或其他脏器，局部淋巴结亦常见转移[269]。

（三）影像学检查

X 线征象表现为缺少钙化的骨外软组织阴影，骨质无破坏或邻近软组织肿块处轻微骨质破坏，无明显骨膜反应；且没有骨尤因肉瘤所特有的那种洋葱皮样放射学特征。因此，X 线摄片临床意义不大，只能作为有无肺转移的常规胸部 X 线检查的依据。

CT 多表现为不同部位的软组织密度肿块，其内多因出血、坏死而强化不均，肿块中心可出现无强化的低密度区，肿块可向周围组织浸润[270]。

MRI 检查是骨外尤因肉瘤的主要影像学检查方法，可很好地显示肿瘤的发生部位、大小、病灶边缘、内部组织结构，主要表现为 T1WI 多为等信号，肿瘤信号略比肌肉信号低，T2WI 呈高信号，脂肪抑制呈明显高信号，有时可见分隔，强化扫描呈明显均匀或不均匀强化；偶见软组织肿块对邻近骨质的侵犯。

血管造影不能明显地与正常组织区分；核素骨扫描对诊断骨外尤因肉瘤没有帮助，可检查肿瘤有无骨骼转移；放射免疫闪烁照相技术对已诊断为骨外尤因肉瘤进一步明确转移灶、肿瘤有无复发有一定价值。

（四）组织病理学

骨外尤因肉瘤与骨尤因肉瘤病理学特征基本相同。

1. 大体观

肿瘤大体呈不规则分叶状或多结节状，包膜少而不完整，质软而脆，切面呈灰白或灰黄色，常伴片状或灶状出血坏死，肿瘤坏死后，可形成假囊肿，内充满液化的坏死物质。

2. 镜下观

肿瘤细胞由形态一致性小圆细胞组成，呈弥漫或分叶状排列，成片的瘤细胞可见纤维组织分隔。

PAS 染色提示瘤细胞质内有糖原聚集，嗜银染色显示瘤细胞间无网状纤维结构；超微结构提示瘤细胞细胞器少，高尔基体不发达，胞质内可见糖原颗粒。

光镜下见瘤细胞较均匀一致，呈圆形，细胞核圆形或卵圆形，核膜清楚，染色质细而分散，可见小核仁，细胞质少，界限不清，淡嗜伊红，可见不规则小空泡，核分裂象较少。

瘤细胞排列成片或不清楚的小叶状，小叶之间为血管纤维组织间隔，肿瘤内有时可有菊形团样结构，该结构是肿瘤细胞围绕血管排列所形成或是小的巢状细胞内糖原位于一端所形成；但大多数无菊形团坏死结构[271]。

菊形团坏死是尤因肉瘤常见的病理学形态，曾经有一段时期学术界把有无 Homer – Wright 菊形团作为能否诊断尤因肉瘤成立的标准，但近年随着病例增加及病理例数的丰富，菊形团结构已不再作为诊断的标准,而事实上近年的文献表明,大多数骨外尤因肉瘤光镜下无菊形团结构[272]。

电镜下,瘤细胞质内细胞器少,有丰富的糖原颗粒,即使 PAS 阴性的标本在电镜下仍可见明显的糖原颗粒。

(五)免疫组化

早在 20 世纪 90 年代前,没有特异的免疫表型应用于该病的病理诊断,其诊断的确立常常是排除性的,之后大量研究明确了新的标志物,尽管不特异,但对确诊该肿瘤起到了重要作用。

MIC 基因产物 CD99(HBA - 71)阳性表达率高,具有相对特异性;神经标志物 S - 100 蛋白、NF、NSE 表达可阳性;而 LCA 等淋巴瘤系列标志,CEA、EMA 等上皮标志,ACT、MG 等肌源性标志均阴性[273]。个别病例可出现 CK(AE1/AE3)及神经内分泌标记呈不同程度阳性。瘤细胞膜 CD99 着色、FLI - 1 阳性、核着色具有诊断意义,齐黔宁[232]报道了 12 例骨外尤因肉瘤患者,6 例 PAS 染色阳性,12 例 CD99 均呈阳性。

(六)诊断

骨外尤因肉瘤临床上极少见,发生率低于所有肉瘤的 1%,临床误诊率高;对该病的诊断主要依据病理检查。

临床上诊断骨外尤因肉瘤主要是通过临床症状、体格检查、核磁共振扫描及病理形态、免疫表型及相关融合基因检测等而确诊。

骨外尤因肉瘤的临床特点是多发生于青少年患者,肿瘤生长迅速,呈侵袭性;X 线表现主要为骨外软组织阴影,无钙化,骨质无破坏或邻近软组织肿块处轻微骨质破坏,无明显骨膜反应;MRI 检查主要表现为 T1WI 多为等信号,肿瘤信号略比肌肉信号低,T2WI 呈高信号,脂肪抑制呈明显高信号,有时可见分隔,强化扫描呈明显均匀或不均匀强化;偶见软组织肿块对邻近骨质的侵犯。这些临床、影像学特点对骨外尤因肉瘤的诊断有一定参考价值。

毋庸置疑,该肿瘤的最终诊断是根据形态学特点与免疫组化结果,瘤细胞呈 vimentin、CD99 和 FLI - 1 阳性,尤其是 CD99(MIC - 2)膜阳性对其诊断有较高价值。

但由于 T 淋巴母细胞淋巴瘤、低分化滑膜肉瘤、一些神经内分泌癌病例中,CD99 亦可能呈阳性表达,需要联合各种相应的免疫标记进行鉴别;少数病例可 NSE、Leu - 7、Syn、CgA 和 CK19 阳性,通常 CK 阴性。

分子遗传学方面,瘤细胞常出现 t(11;22)(q24;q12)基因易位,导致 EWSR1 - FLI1 基因融合,FISH 检测 EWSR1 断裂基因呈阳性。

既往的经验证明,CD99 是一个非常有用且敏感的免疫组化染色标志物,对诊断及鉴别诊断帮助很大,瘤细胞膜弥漫着色,有一定的诊断意义;但一些小圆细胞肿瘤,如腺泡状横纹肌肉瘤、转移性小细胞癌或皮肤麦克尔细胞癌、淋巴瘤等亦会出现 CD99 标记阳性,可给诊断造成一定困难。

近年来观察发现,通过免疫组化染色方法标记 FLI - 1 蛋白是诊断该肿瘤的另一个有效方法。研究表明,FLI - 1 的敏感性超过 70%,特异性大于 90%[259]。

CD99 与 FLI - 1 联合使用可有效地解决绝大多数日常诊断问题,但最为精确的方法是通过细胞遗传学及分子遗传学方法检测融合基因变化,这是被公认的"金标准"。

(七)鉴别诊断

骨外尤因肉瘤在临床中,早期诊断困难,易误诊及漏诊,文献报道[268,274],国内大医院 1996—2004 年内对本病术前诊断准确率为 0。

1. 与其他小圆细胞肿瘤的鉴别

小圆细胞是骨外尤因肉瘤最常见的形态，而小圆细胞肿瘤往往需要鉴别的肿瘤种类较多，临床表现经常有重叠或不具特异性，而形态学表现差异性较小，常常需要免疫组化来进行鉴别诊断。

需要与其鉴别的其他小圆细胞肿瘤主要包括腺泡状横纹肌肉瘤、神经母细胞瘤、淋巴瘤、转移性小细胞癌或皮肤麦克尔细胞癌、小细胞性无色素性黑色素瘤、促结缔组织增生性小圆细胞肿瘤等，这些肿瘤在组织学上形态近似，均由单一的小圆细胞组成，诊断上如果不借助其他染色方法很难区分。

1）腺泡状横纹肌肉瘤

腺泡状横纹肌肉瘤分化差的区域可出现小圆形细胞，类似骨外尤因肉瘤，难以鉴别；有时亦可呈实性的片状生长。

肿块位于所在肌肉肌腹，延肌纤维向两端呈浸润生长，与肌肉分界不清，肿块较大时可出现液化坏死，钙化罕见，轻度或中度不均匀强化，强化程度略高于肌肉组织。

病理上，瘤细胞异型性较大，可见少数梭形或带形细胞，核染色质较粗，总可见有些腺泡状结构存在。

20%~30%的病例内能见到胞界嗜伊红色的横纹肌母细胞及核周边分布的多核性巨细胞。瘤细胞 desmin、MSA 和 myogenin 等多种肌细胞标记阳性，细胞及分子遗传学显示 t(2；13)(q37；q14) 和 PAX3/7 - FKHR 融合性 mRNA。

2）神经母细胞瘤

神经母细胞瘤发病年龄相对更轻，主要见于 8 岁以下儿童，2 岁以下更多见，血和尿中儿茶酚胺代谢产物增高。

CT 上软组织肿块密度不均匀，内可见斑点状、结节状或环形钙化；MRI 在 T1WI 混杂低信号，T2WI 混杂高信号，可见局灶性坏死区，强化扫描呈轻中度强化。

瘤细胞之间有原纤维性神经突起，可找见菊形团，瘤细胞 PAS 染色阴性，免疫组化表达 NSE；电镜可见神经内分泌颗粒。

3）淋巴瘤

淋巴瘤发病年龄偏大，可见广泛骨破坏，破坏区可见反应性硬化，局部可见骨膜反应，周围可见明显软组织肿块，软组织肿块范围大于骨破坏范围。

尤因肉瘤瘤细胞的小叶状排列方式和均一的细胞核以及可染性细胞内糖原是排除淋巴瘤的重要特征。

淋巴瘤细胞核较不规则，大细胞性淋巴瘤可见明显核仁，核分裂相易见，瘤细胞弥散，无纤维间隔形成的片状结构，免疫组化显示瘤细胞表达 LCA 等。

4）小细胞癌

小细胞癌好发于中老年，瘤细胞小，核异型性显著，核染色质致密、深染，癌细胞可排列成小梁状或弥漫性。电镜下可找见神经分泌颗粒。

通常上皮性标记 CK、EMA 和 TTF - 1 等阳性，神经内分泌标志物如 CD56、CgA、NSE 和 Syn 等也可阳性，而 vimentin、FLI - 1 和 CD99 阴性。

5）Merkel 细胞癌

患者常为老年人，除表达上述神经内分泌标记外，还表达 CK20，表达模式为核旁点状。

6）小细胞性无色素性黑色素瘤

瘤细胞表达 S - 100、HMB45、Melan A 等黑色素标记可资鉴别。

7）促结缔组织增生性小圆细胞肿瘤

其主要表现为巨大的腹内肿块伴多发性腹膜种植，由轮廓清晰的肿瘤细胞岛组成，细胞岛由含肌纤维母细胞和明显血管的促结缔组织增生性间质分隔而成。

免疫组化 CK、vimentin、desmin 和 NSE 等表达阳性。

8）小圆细胞型骨肉瘤

好发于青少年长骨干骺端，组织学表现小圆肿瘤细胞周围可见骨样基质，瘤细胞特异性表达 SATB2。

9）间叶性软骨肉瘤

小细胞背景中可见到软骨岛，免疫表型无法区分，但骨外尤因肉瘤常伴有 EWS – FLI – 1 基因融合，可借此鉴别。

2. 与梭形细胞肿瘤的鉴别

部分骨外尤因肉瘤呈血管外皮瘤样构型，需与孤立性纤维性肿瘤及分化差的滑膜肉瘤鉴别，三者均表达 CD99。

孤立性纤维性肿瘤排列方式多种多样，含绳索样胶原纤维，或不规则石棉样胶原小球，血管壁常玻璃样变性，肿瘤细胞表达 CD34、STAT6。

分化差的滑膜肉瘤亦可 CD99 阳性，故可与 EWS 相混淆，但滑膜肉瘤多 CK、vimentin、CAM5.2 和 EMA 阳性，必要时需 RT – PCR 做 SYT – SYSS18 融合基因检测。

3. 与多形性细胞肿瘤的鉴别

部分骨外尤因肉瘤呈非典型或大细胞特征，需要与未分化癌和恶性黑色素瘤鉴别。

1）未分化癌

可用一组角蛋白标记，如 AE1/AE3、CAM5.2、CK – H、CK – L 呈阳性表达，有些分化差的鉴别困难的病例加 EMA、CEA、E – cadherin 进行标记，有些呈造釉细胞瘤样形态的病例用 CKpan 标记可与之鉴别。

2）黑色素瘤

形态多变，瘤细胞呈小圆细胞形态，还呈现上皮样或梭形，一组免疫标记 S – 100、HMB45 及 Melan A，通常不难作出鉴别诊断。

4. 骨尤因肉瘤

发病年龄相对较小，一般多位于四肢长骨骨干，亦可位于扁骨及脊柱旁，影像表现主要以骨质破坏为主，可见边界不清的筛孔状、虫蚀状溶骨性骨质破坏，可伴有葱皮样骨膜反应、Codman 三角，周围软组织肿块形成，骨质硬化少见，可侵及邻近骨质、跨越椎间盘侵犯邻近椎体[275]，而骨外尤因肉瘤一般发生于深部软组织，生长迅速，肿块较大，很少累及骨质。

5. 原始神经外胚层瘤

两者在好发年龄、部位、光镜特点、CD99 及染色体易位极相似，但原始神经外胚层瘤细胞胞质少，PAS 染色阴性，常形成良好的 Horner – Wright 菊形团，电镜可见神经内分泌颗粒，免疫组织化学示 2 个或 2 个以上神经性标志。

（八）治疗方法

1. 治疗原则

EES 与骨 OES 具有相同的生物学特性，对放、化疗均较敏感；其单纯手术、放疗远期疗效差，因此主张采用手术、放疗、化疗相结合的综合治疗方案。

手术主张局部广泛切除，切缘阴性是防止局部复发的先决条件，但多数患者确诊时已有广泛浸润，手术难以完全切除；因此，病灶切除后，再行局部放疗及全身化疗显得尤为重要。

目前认为，尤因肉瘤最有效的方法是化学治疗、放射治疗联合手术切除的综合治疗。采用单纯手术、放疗或单纯化疗，绝大多数患者在 2 年内死亡，5 年生存率不超过 10%；而采用综合治疗，可使局限性尤因肉瘤治疗后 5 年存活率提高到 75% 以上。

若能手术切除者，宜早期手术治疗，病灶切除后，再行局部放疗及全身化疗。放疗联合化疗主要适用于那些不能施行手术的患者，包括晚期患者，采用中等量或较大剂量的放疗联合化疗；根据患者体质状况，放疗和化疗可同步或序贯应用。对已播散的骨外尤因肉瘤而言，只要全身状况允许，在给予支持治疗的同时，对原发灶及转移灶可给予放疗联合全身化疗。

2. 手术治疗

骨外尤因肉瘤因大多发现时皆有广泛侵袭，手术完全切除困难，相关统计表明只有 24% 能完全切除[276]。因不能达到广泛切除，只能选择边缘切除或病变内切除者，术后加以低剂量（40Gy）放疗，可达到有效的局部控制。齐黔宁[232]报道了 12 例骨外尤文氏肉瘤患者，均实施手术治疗，术后随访 36 个月，患者 3 年生存率为 75%。

肾脏尤因肉瘤是一种罕见的发生于肾脏的神经外胚层恶性软组织肿瘤，术前诊断困难，如果患者全身状态能耐受手术，应行根治性切除。肾脏尤因肉瘤的标准治疗方法应为根治性肾切除，术后放疗和化疗。陈佳菁等[258]报道了 6 例肾尤因肉瘤/外周原始神经外胚层肿瘤，6 例均行根治性肾切除术，1 例术后给予化疗；随访 3~66 个月，2 例分别在术后 3 个月和 4 个月死亡，2 例无复发，2 例失访。

外阴尤因肉瘤是否需要行全子宫切除手术尚未明确。既往报道的 2 个病例中，均已行子宫切除术和部分阴道切除[277-278]，这 2 例患者年龄分别为 30 岁和 39 岁，已完成生育。

3. 放射治疗

前已述及，尤因肉瘤对放疗极为敏感，放疗是局部治疗尤因肉瘤的主要措施。一般给予小剂量（30~40Gy）照射，即能使肿瘤迅速缩小，局部疼痛减轻或消失。

骨外尤因肉瘤在用多少剂量照射的问题上，目前多是参考骨尤因肉瘤，两者在放疗上是等同的，一般术后放疗剂量为 48~60Gy。

部分学者认为，单独放疗后有较高的局部复发率，复发率为 10%~30%。研究表明，高剂量照射并不能减低肿瘤局部复发率，相反副作用明显增加，尤其是在放疗部位发生第二肉瘤的风险增加。要降低肿瘤的局部复发不能单纯增加照射剂量，在放疗上，按具体位置、具体分期来确定照射方案。

针对骨外尤因肉瘤的照射范围也应大于影像学表现区域，应包括全肿瘤区，否则极易复发；多数学者主张对于尤因肉瘤放射治疗应该采用早、范围广的模式。

4. 化学治疗

化学治疗是尤因肉瘤综合治疗的重要组成部分，在化疗药物和方案选择上，骨外尤因肉瘤与骨尤因肉瘤二者没有显著区别。

目前认为，对尤因肉瘤有效的药物主要有环磷酰胺（CTX）、阿霉素（ADM，ADR）、更生霉素（放线菌素-D，DTM，ACTD）、长春新碱（VCR）、异环磷酰胺（IFO）、依托泊苷（VP-16）、卡莫司汀（BCNU）等[156]。美国已不再使用放线菌素-D，而欧洲仍在使用[279]。

阿霉素在尤因肉瘤化疗中处于重要地位，在早期化疗方案中增加阿霉素显著提高了患者生存率[156]；IFO 作为一线药物总有效率为 62%，无瘤生存率达 56%，目前认为 IFO + VP - 16 是初治患者的有效方案[280]；将 IFO 用于术前、术后的辅助化疗，可使患者 5 年生存率由 44% 提高到 70%。

由以上药物组成的联合方案很多，如 CVD 方案、CVDA 方案、VAC 方案、ICE 方案等，均有可靠的疗效。因骨外尤因肉瘤大多在 2 年内发生转移，故一般主张化疗需持续 2 年。

5. 造血干细胞移植

20 世纪 80 年代，国外开始尝试采用造血干细胞支持下的大剂量放化疗（HDRC）治疗中、高危骨外尤因肉瘤患者。

目前研究认为[281-282]，在造血干细胞移植支持下的大剂量放化疗用于对传统化疗有效但有小部分残留的患者的疗效是肯定的。Tanaka 等[283]对经常规化疗的 OES 高危患者予以卡铂、异环磷酰胺、依托泊苷大剂量化疗，并联合自体造血干细胞移植，结果显示，5 年总生存率为 86%，无复发生存率为 81%。有学者对 46 例采用大剂量化疗联合自体造血干细胞移植的患者进行回顾性研究，5 年生存率为 63%，5 年无进展生存率为 47%。Fraser 等[284]对 36 例 OES 复发和转移患者进行大剂量化疗和自体造血干细胞移植治疗，结果 1 年总生存率为 63%，3 年总生存率为 33%。

Drabko 等[285]对进行采用大剂量化疗联合外周血造血干细胞移植治疗了 21 例患者，11 例患者完全缓解，2 年总生存率为 68%，无瘤生存率为 63%；部分缓解的 10 例患者全部死亡，2 例死于移植相关疾病，8 例死于疾病进展。作者认为，对经常规治疗无效的患者和复发患者，采用大剂量化疗的疗效不佳。

（九）预后

骨外尤因肉瘤与骨尤因肉瘤预后无明显差异[286]。一般而言，可将尤因肉瘤预后分为 3 组，即低危组（肿瘤体积 <20cm³，且对术前化疗有良好疗效）、中危组（肿瘤体积 >20cm³，或术前化疗疗效差，或有肺转移）、高危组（早期复发或伴有骨或骨髓转移）。

骨外尤因肉瘤好发于青少年，且生长迅速，约 1/3 的患者在确诊时已发生远处转移，是一种预后较差的高度恶性肿瘤。Mukhopadhyay 等[276]报道了 17 例 EES，平均生存时间 23.27 个月；EES 诊断时 50% ~60% 的患者出现远处转移，最常见部位是骨与肺。

在应用多种化疗药物治疗以前，尤因肉瘤患者长期生存率低于 10%；研究表明[286-287]，综合治疗的预后明显好于非综合治疗，能提高生存率、局控率及消除微小转移灶，其 5 年生存率已达 60% ~70%；Ahmad 等[288]报道了 24 例骨外尤因肉瘤，5 年生存率为 61%，带瘤生存率为 54%；艾平[287]报道了 15 例骨外尤因肉瘤，2 年生存率为 73.3%，5 年生存率为 46.7%。Krasin 等[146]报道，仅有局限性病变者经外科手术和多种药物化疗，其 10 年生存率为 90%。北京天坛医院报道的 13 例骨外尤因肉瘤局部复发率 61.5%，患者和远处转移发生率 64.5%，患者总的 1 年生存率为 77%，整体 2 年生存率为 54%[289]。

然而，初诊时即有转移、肿瘤巨大、坏死广泛、肿瘤位于中轴部和初期化疗效果不佳的患者，预后较差，已复发的患者预后仍较差[290]。Ⅲ期尤因肉瘤的疗效不佳，5 年生存率不足 20%[291]，平均存活时间 2 年[292]。

骨外尤因肉瘤的预后因素与骨尤因肉瘤不同，患者年龄、性别、肿瘤部位不是影响预后的重要因素，而肿瘤大小是影响预后的主要因素。当肿瘤直径 >5cm 时，75% 的患者生存期 <1 年[293]；化疗敏感性是影响预后的另一个重要因素，凡化疗能使肿瘤明显缩小或消失，在组织学上显示疗效好者，其预后较好。

外阴尤因肉瘤是一类恶性程度高、预后很差的肿瘤，其盆腔转移意味着不良预后和低存活率，特别是发生远处转移的患者[294-295]。曹培龙等[266]报道了2例外阴及阴道尤因肉瘤，术后3个月发现肺转移，而发生于阴道的病例亦在短期内复发，均提示预后不良。

四、原始神经外胚层肿瘤

（一）基本概念

原始神经外胚层肿瘤（primitive neuroectodermal tumor，PNET）是一类罕见的高度恶性肿瘤（WHO Ⅳ级），是尤因肉瘤肿瘤家族（Ewing's Sarcoma Family of Tumors，EFST）成员之一[9]；其发生是 t (11；22)(q21；q12)基因易位，原始干细胞向神经上皮各个不同阶段分化，甚至向间叶组织分化的结果[3]；主要由未分化的神经外胚层细胞组成，属恶性小圆细胞肿瘤[296]，肿瘤细胞具有向神经元、胶质细胞、室管膜细胞、髓上皮、肌细胞和黑色素细胞等分化的潜能。

1918年，Stout对首例病例组织学形态特征进行了描述[1]；1973年，Hart和Earle首先提出了PNET的概念[3]；2007年，WHO新的分类中将PNET与小脑髓母细胞瘤并列，同归于胚胎性肿瘤，并把髓母细胞瘤限定为发生在小脑，而把发生于幕上大脑半球、脑干以及脊髓的类似肿瘤称为原始神经外胚层肿瘤，且提议加CNS前缀，称为中枢神经系统原始神经外胚层肿瘤（CNS primitive neuroectodermal tumors，CNS-PNET/cPNET），便于与发生在外周的PNET区分；2013年，WHO骨与软组织肿瘤病理学与遗传学分类将外周原始神经外胚层肿瘤（peripheral primitive neuroectodermal tumor，pPNET）归类为EWS，两者的病理学及遗传学相似，临床预后及治疗亦雷同。2016年，尽管WHO已经取消了PNET的命名[5]，但临床工作中仍在提及。

PNET起源于神经嵴胚胎残留组织，主要由呈小圆细胞的原始神经上皮细胞构成，具有多向分化潜能[297-298]；发病年龄大多数在20岁左右，极少数发生在5岁以下及50岁以上。发病部位多见于骨、软组织及脑内，极少数病例可发生于实质脏器内，如胰腺、肺和子宫等。

根据其发生部位的不同，可分为中枢型PNET（central primitive neuroectodermal tumors，cPNETs）与外周型PNET（peripheral primitive neuroectodermal tumors，pPNETs）两大类[299-302]，中枢型较外周型少见。

cPNET临床上极为少见，仅占整个脑肿瘤的0.1%左右；主要位于脑实质及脊髓，位于脑实质的cPNET主要位于幕上；好发于10岁以下的儿童，男性多于女性[303]。

pPNET是指发生于中枢和交感神经系统以外的PNET，可见于各个年龄段的人，但大多数发生于30岁以下的年轻人[156,304]；可发生于全身各处，但主要发生于外周软组织及骨骼肌肉系统，通常位于胸肺部（Askin tumor）、腹膜后和肢体末端，不常见部位有甲状腺、肾脏、鼻腔、肾上腺、前列腺、头颈部、盆腔和骨等[305]；与Ewings肉瘤有相似的病理形态学特征、预后、免疫组化和细胞遗传学[306]。

目前已有研究认为，cPNET和pPNET的免疫组化、遗传学基础、好发年龄、生存率及治疗方案均有差异[307-309]。cPNET和pPNET的主要区别在于发病部位及细胞遗传学改变，cPNET多发生于颅内及椎管内，pPNET以骨和软组织多见；cPNET存在17q等臂染色体[310]，pPNET具有 t(11；22)(q24；q12)染色体易位。

（二）流行病学

原始神经外胚层肿瘤是一种极其少见的高度恶性肿瘤，国际国内多为个案或小样本报道；但可发生于各年龄段，且发病部位十分广泛。

1. 好发年龄

尽管 PNET 可发生于各个年龄阶段，但大部分患者发生于 35 岁以前，多见于 10～15 岁的青少年，年龄为 20 岁左右，40 岁以上的成年患者少见[311]。

国内有少量文献报道，如陈煜等[312]报道了 27 例原始神经外胚层瘤，男 17 例，女 10 例，年龄 4～67 岁，平均 23.6 岁；朱金莲等[313]报道了 46 例原始神经外胚层瘤，男 28 例，女 18 例，男女比例为 1.56∶1；年龄 6～84 岁，中位年龄 37 岁；冯梅等[314]报道了 18 例 PNET 患者，男 13 例，女 5 例，年龄 5～42 岁，中位年龄 22 岁。高灵灵等[315]报道了 41 例 PNET，男 24 例，女 17 例，年龄 4～65 岁，中位年龄 24 岁。卜珊珊等[316]报道了 49 例 PNET 患者，男 30 例（61.2%），女 19 例（38.8%），发病年龄 1～63 岁（中位年龄 22 岁）。< 18 岁者 16 例（32.7%），≥18 岁者 33 例（67.3%）。闫坤等[317]报道了 5 例原始神经外胚层肿瘤，男性 3 例，女性 2 例，年龄 8～47 岁，中位年龄 17 岁，平均年龄 20.4 岁；李培培等[318]报道了 52 例 PNET，男 30 例，女 22 例，男女比例 1.36∶1，中位发病年龄 21 岁，最小 3 岁，最大 64 岁，≤18 岁 25 例，>18 岁 27 例。

发生于中枢和交感神经系统 PNET 的年龄更小，常晓腾等[319]报道了 12 例 CNS – PNET 患者，男 6 例，女 6 例，年龄范围 1～48 岁，1～10 岁年龄组 5 例，10～20 岁年龄组 5 例，20 岁以上年龄组 2 例，平均年龄 14.9 岁，中位年龄 12 岁；管红梅等[320]报道了经手术病理证实的幕上原始神经外胚层肿瘤 20 例，男 8 例，女 12 例，年龄 1～13 岁，中位年龄 3.0 岁；郑彬等[321]报道了经病理证实的 6 例幕上 PNET，男 4 例，女 2 例，年龄 3～7 岁，平均年龄（5.3±1.7）岁，4 例 <6 岁。

pPNET 主要发生于 30 岁以下[322]的年轻人，较 cPNET 稍大，以儿童和青少年多见[323-324]，男性常多发于女性[325]。徐朱烽等[326]报道了 8 例 pPNET 患者，男 7 例，女 1 例，年龄 13～75 岁，平均 37.9 岁。

2. 发生部位

中枢型 PNET 常见于颅内，如发生于小脑的髓母细胞瘤；外周型 PNET 全身各部位均可见到，多见于软组织、骨、腹膜后、盆腔、胸壁和肺等，目前文献报道有发生于卵巢、子宫、睾丸、阴茎、前列腺[327]、肾上腺、肾脏、胰腺、眼眶等病例。

张凤春等[328]报道，躯干部位的 pPNET 最常见（40.5%），发生在头颈部的 pPNET 的概率最小（5.6%）。高灵灵等[315]报道了 41 例 PNET，中枢型 PNET 6 例，外周型 PNET 35 例，肿瘤原发灶位于四肢 8 例，颅内及头面部 10 例，椎管内及椎旁 4 例，胸部 5 例，腹腔 7 例，盆腔 7 例。冯梅等[314]报道了 18 例 PNET 患者，cPNET 3 例，原发部位为鞍区、椎体和硬膜外；pPNET 15 例，原发部位为颈部 1 例，腓骨 2 例，纵隔 1 例，肩胛 5 例，髋部 2 例，足部 1 例，股部 2 例，坐骨 1 例。李培培等[318]报道了 52 例 PNET，位于脑实质 9 例，脊髓 8 例，胸肺部 5 例，腹腔脏器 5 例，盆腔 3 例，鼻腔 2 例，骨骼肌肉组织 20 例。

1）中枢型 PNET（cPNET）

2007 年 WHO 分类，将幕上大脑组织和脊髓的原始神经上皮组织起源的恶性肿瘤归为 cPNET[329]，定为Ⅳ级，肿瘤具有多向分化的潜能。

中枢神经系统原始神经外胚层肿瘤是一种少见的高度恶性肿瘤，多见于儿童青少年，成年人亦有发病，男性多见，男女发病比例为 1.7∶1。

cPNET 多发生于大脑半球深部[330]，以额叶多发，其次为顶叶、颞叶、枕叶、基底节区和脑室内[331]。卜珊珊等[316]报道了 49 例 PNET 患者，cPNET 17 例（34.7%），多发生于顶叶及额叶（各 5 例），四脑室 3 例，中颅窝 3 例，颞叶 1 例。

国外文献报道[332]，位于幕上的PNET约占儿童颅内肿瘤的5%，多见于5岁以下；成人少见，约占成人的0.46%，无明显性别差异。邱士军等[333]报道了14例幕上原始神经外胚层瘤，男6例，女8例，年龄2~65岁，平均17.9岁。

椎管内原始神经外胚层肿瘤是罕见的肿瘤[334-337]，多发生于儿童和青年，成人罕见，儿童和年轻人多发生于硬膜外[338]，然而在成人多发生于髓外硬膜下或髓内[339]；男性多于女性，恶性程度高、生存率低、肿瘤极具侵袭性，最常累及腰骶椎[340]。李亭等[341]报道了1例骶尾部椎管内PNET合并双肺及颅内多发转移，王浩等[342]报道了1例骶1椎管内原始神经外胚瘤。

2）外周型PNET（pPNET）

pPNET常发生于软组织和骨骼，主要位于胸壁（又称Askin瘤）、脊柱旁、四肢等部位，少数可发生于腹盆腔、腹膜后、腹股沟、生殖道等部位，与外周神经走行相关[328]。陈煜等[312]报道了27例原始神经外胚层瘤，原发部位有四肢、躯干、脊柱旁、胸背部、胸壁、腋窝、腹股沟等。

卜珊珊等[316]报道了49例PNET患者，pPNET共32例，四肢10例，胸壁6例，腹盆腔5例，椎体4例，鼻腔2例，颈部2例，脏器3例（肾、肾上腺、宫颈各1例）；虞浩等[343]报道了经手术病理证实的pPENT 8例，男8例，女2例，年龄8~61岁，中位年龄20岁，发生于骨骼2例（骶骨1例、股骨1例），软组织7例（胸壁1例、盆腔2例、腹腔3例、腹膜后1例），鼻腔1例。朱金莲等[313]报道了46例原始神经外胚层瘤，肿瘤位于非中线部位的21例，位于中线部位或盆腔的25例；闫坤等[317]报道了5例原始神经外胚层肿瘤，1例位于颈部，1例位于肩部，1例位于腋窝，2例位于胸壁。李培培等[318]报道了52例pPNET，肿瘤位于盆腔或中线部位的36例，非中线部位的（四肢、颈肩部）16例。彭晓容等[344]报道了60例腹部中外周型原始神经外胚层肿瘤，男46例，女14例，年龄20~55岁，平均年龄（35.8±10.4）岁，32例患者的神经外胚层肿瘤出现于腹膜腔，16例患者肿瘤位于腹膜后间隙，12例患者肿瘤分别位于左肾、右肾上腺与胰腺（各4例）。

发生于眼眶的PNET极少见，常见于10~20岁青少年，70%~80%发生于20岁以内[345]。吕培培等[346]报道了2例眼眶原始神经外胚层肿瘤，一例男性患儿11岁，一例女性患儿10岁。

发生于鼻腔鼻窦者亦罕见[347-348]。2015年，王曼等[349]报道了1例鼻腔神经外胚层肿瘤。余雨煜等[350]报道了1例男性、36岁，牙龈原始神经外胚层肿瘤患者。

2012年，马世荣等[351]报道1例乳腺PNET，以乳腺巨大肿块为首发症状而就诊。2017年，方斌等[352]报道1例男性，21岁，右乳巨大肿块，乳腺彩超示右乳可见一大小约95.2mm×47.8mm低回声团，右侧腋窝可见一大小约20.0mm×6.1mm淋巴结；术后病理诊断为原始神经外胚层肿瘤。

原发于泌尿系统的pPNET临床少见，极具侵袭性，国内外文献报道较少[353]。

膀胱pPNET则更为罕见，自Banerjee等[354]于1997年首次报道，至2015年仅报道15例[355]。丁彬等[355]统计了2015年前国内外膀胱原发性原始神经外胚层瘤的文献报道，共14例，加上该作者报道1例，总计15例，男9例，女6例，年龄15~81岁，中位年龄59岁。男性平均年龄63.4岁，女性平均年龄43.2岁。

肾脏pPNET自1975年Seemayer等[356]首次报道以来，至2015报道约150例[357]，多以个案报道为主[358-368]。

肾pPNET可发生于任何年龄段，以青少年为主，好发年龄10~39岁，约占75%，男性多于女性[369]，左右肾发病率无明显差异[370-371]。Ellinger等[372]报道了52例肾脏PNET，发病年龄4~66岁，平均26岁；Furuno等[373]报道了35例肾脏PNET，发病年龄4~69岁，平均27岁，中位21岁，男21例，女14例；Aghili等[374]回顾文献，统计了79例肾脏PNET，发病年龄3~78岁，中位年龄27岁，男：女为40:39，18岁以下发病人群中，59.1%发病于13~18岁；18岁以上发病人群中，44.8% 发病于 20~29 岁。刘汉忠等[234]报道了 7 例肾脏原始神经外胚层肿瘤，女 4 例，男 3 例；年龄 8~46 岁，平均 21 岁。孙海涛等[375]报道了 6 例肾脏原发原始神经外胚层肿瘤，男 2 例，女 4 例，年龄 19~48 岁，平均 30.3 岁。Lam 等[376]认为，肾脏 PNETT 较起源于其他部位的 PNET 恶性程度更高。

原始神经外胚层肿瘤原发于睾丸者罕见，尹焯等[377]报道了 1 例男孩，14 岁，发现左睾丸巨大肿瘤（20×17.5×11cm）3 个月，术后病理诊断为睾丸原始神经外胚层肿瘤。

近年来，国内外文献报道 pPENT 可发生于女性生殖系统，主要以卵巢多见[378-379]，发生于宫颈者罕见[380]。Chiang 等[381]报道了 19 例女性生殖道原始神经外胚层肿瘤，发生于卵巢者 10 例、子宫者 8 例及会阴者 1 例，患者年龄 12~68 岁，发生于卵巢和子宫的原始神经外胚层肿瘤中位年龄分别为 20 岁、51 岁。

子宫 pPNET 极为少见，截至 2016 年 4 月，国内外报道了 48 例宫颈 PNET[382-389]；其发病年龄为 12~72 岁，平均发病年龄为 47 岁，呈双峰分布，主要集中在 10~20 岁以及绝经后女性[390-391]。

（三）临床表现

PNET 的临床表现因 cPNET 与 pPNET 之分类不同而异，pPNET 又因发生部位不同而有差异。

1. 中枢型 PNET 临床表现

中枢型 PNET 少见，其中儿童相对多见；成人中枢型 PNETs 发生率极低，具有多向分化潜能，侵袭性生长，恶性程度高，初诊时约 30% 有中枢神经系统内播散，其治疗及预后较儿童更差，预后极差。

颅内 PNETs 是一类高度恶性、易复发且预后极差的肿瘤，生长速度快、易压迫及侵犯周围组织。临床症状无特异性，与肿瘤发生部位及生长速度有关，位于颅内者主要表现为颅内高压及运动障碍、视野缺损等[392]。常晓腾等[319]报道了 12 例 CNS-PNET 患者，病灶多位于大脑半球深部，以颞叶多见，1 例颅内播散。临床表现主要为头痛、头晕、呕吐，或肢体麻木、抽搐，亦有患者出现视物模糊以及小便失禁。邱士军等[333]报道了 14 例幕上原始神经外胚层瘤，病灶位于顶叶 4 例，额叶 3 例，枕顶叶 2 例，颞枕叶 3 例，侧脑室 1 例，鞍区 1 例；发生于大脑者多出现癫痫、意识障碍、颅内压增高和运动功能失常等表现，发生于鞍上者可出现视力和视野失常，以及头围异常迅速增大等表现。管红梅等[320]报道了经手术病理证实的 cPNET 20 例，18 例均有头痛、恶心、呕吐、肢体乏力等不同症状，呈进行性加重，其中 1 例突发昏迷；2 例以癫痫为首发症状。郑彬等[321]报道了经病理证实的 6 例幕上 PNET，病程 7d~6 个月，平均病程（2.3±1.2）个月，临床表现为颅内压增高症状，如头晕头痛、非喷射状呕吐、双下肢无力、抽搐、癫痫及视物模糊等症状。

2. 外周型 PNET 临床表现

pPNET 临床表现主要为软组织肿块形成及神经压迫症状，部分病例可伴发热，其他临床表现还包括疲劳、体重减轻等[393]。因病变部位、肿瘤大小、有无侵犯周围器官和是否发生转移而不同，但出现临床症状时往往已具有广泛的亚临床转移。张凤春等[328]报道的 126 例 pPNET 患者，发病部位肿块最常见（占 39.7%），其次为腹痛及腰背痛（各占 13.5%）。

pPNETs 具有高度恶性、高度侵袭性，易出现中枢神经系统以外器官的转移或组织浸润，易复发或早期转移，多转移至骨、肺、肝、肾，也有脑、区域淋巴结转移。张凤春等[328]报道了 126 例 pPNET 患者中，有 1 例患者在初诊时即出现肝脏远处转移；随访过程中，52 例患者出现复发或转移，最常见的转移部位为肺，其次为局部复发、肝、脑及盆腹腔软组织。

实验室检查大部分值在正常范围内，可有 LDH 升高的报道。

椎管内 pPNET 临床表现并无特异性，多以脊髓、马尾、神经根受压所致神经功能损伤症状为主；主要的临床表现是腰背部疼痛并向腿部放射性疼痛、颈疼痛、肢体无力且进行性加重、排尿或排便功能障碍等，病程几周到数月，没有特异性。疼痛、感觉异常、无力和失禁常是逐渐进展的，瘤内出血可以导致急性神经功能下降。Ellis 等[394]报道了 2 例患者，1 例 C5～C7 颈椎椎管内的原始神经外胚层瘤，主要表现是由下肢开始向腹部和上胸部快速发展的肢体无力和感觉障碍，另 1 例患者，主要表现为背和腿部疼痛。有研究报道 1 例 18 岁的男性患者主要是背痛并向双下肢放射痛，Kumar 等[395]报道的 3 例患者主要临床表现也是疼痛、肢体无力和感觉异常。

发生于鼻腔者表现为短期内肿瘤生长迅速，伴局部疼痛或感觉异常，常有鼻塞、流涕、涕中带血，偶有头痛，肿块快速增大常引起邻近器官的压迫症状，全身反应不明显，一般无淋巴结肿大。

发生于四肢、躯干表面的 PNET 症状比较一致，如肿物质地中等偏硬，边界清楚，活动度差，伴局部疼痛，部分由于压迫周围神经而出现相应症状，比较严重的症状是肿物生长在胸椎和腰椎或脊髓内而造成截瘫，预后差。

肾 PNET 患者的临床表现无特异性，早期临床上主要以腰部及腹部疼痛为首发表现，进展期当肿瘤累犯集合管或肾盂、肾盏黏膜时可伴有肉眼血尿，这时患者常以疼痛、肿块和血尿三联征就诊[371]。

肾 PNET 多为单发且生长迅速，发现时肿瘤最大径常可超过 10cm，孙海涛等[375]报道了 6 例肾脏原发原始神经外胚层肿瘤，4 例腹痛，2 例血尿，瘤体直径为 7.0～20.9cm。

肾 PNET 呈侵袭性生长，诊断时常已处于进展期，常见转移部位为淋巴结、肺和肝脏，33% 的患者发生静脉瘤栓，范围可从肾静脉至右心房[396]。

李世兰等[297]报道 3 例患者中 2 例因腰部持续性疼痛就诊，1 例因体检发现腹部肿块就诊。孙鼎琪等[397]报道 1 例女性，33 岁，因右侧腰部疼痛就诊，CT 示右肾盂有不规则实性肿块并累及右肾上极、右肾盂输尿管连接部及上端输尿管、右肾动脉及静脉，肿块中度强化，行右肾输尿管切除术 + 腹膜后淋巴结清扫术，术后病理诊断为右肾原始神经外胚层瘤，大小为 7.5×6cm，侵及肾盂黏膜下及腰大肌筋膜，腹主动脉旁淋巴结（1/4）转移，腹膜后淋巴结（1/2）转移。

宫颈 PNET 临床表现主要以不规则阴道流血和（或）下腹痛及盆腔包块多见[398]，以阴道流血最常见[399]。Rekhi 等[400]报道了 1 名 17 岁的年轻女性，因不规则阴道流血 1 年就诊，妇科 B 超提示宫颈巨大肿块，最后通过病理学确诊为宫颈 PNET。

（四）影像学表现

PNET 影像学表现无明显特异性，难以判断肿瘤性质，但 CT 和 MRI 检查对评估肿瘤的内部结构和侵犯范围、判断病灶的可切除性和拟定手术计划、评估肿瘤复发和转移情况有很大价值[401]。PET - CT 检查对于病灶的发现较敏感，且能对病灶代谢进行定量测量。

1. 中枢型 PNET 影像学表现

管红梅等[320]认为，cPNET 影像学表现有一定特征，尤其是 DWI，可能有助于肿瘤定性诊断，同时能够提供肿瘤浸润的范围、有无蛛网膜下腔种植转移，对疾病分期和制定治疗方案有重要价值。

颅内 PNETs 好发于幕上大脑半球，且位置常较深；亦有学者报道[402]，以侧脑室旁多见，且具有沿脑脊液种植播散的特点。Chawla 等[403]报道，髓母细胞瘤和 cPNET 约 40% 发生脑脊液种植转移，最常见的位置是沿脊髓胸腰段，转移灶沿脊髓及脑室边缘呈小结节状强化或涂层状线状强化。但苏祁等[404]报道的 4 例成人颅内原始神经外胚层肿瘤，均无脑脊液播散征象。

多数文献报道[323]，颅内 PNETs 肿瘤体积较大，形态不规则，多呈分叶状，但边界较清晰，水肿较轻。cPNET 因富含实质细胞及血管而呈灰红色，柔软易碎，65% 的病例可见坏死和囊变，50% 钙化，可并发出血[405]；cPNET 之边界较清晰、瘤周无水肿或轻度水肿的特点与肿瘤生长方式有关[406]，不同于其他浸润性生长恶性肿瘤，它主要以瘤细胞分裂、增殖为主，病灶生长快，易发生坏死、囊变及出血。常晓腾等[319]报道了 12 例 CNS - PNET 患者，实性肿块 7 例，囊实性 5 例，肿块边缘较清楚，瘤周轻微水肿；MRI 平扫信号欠均匀，实质部分 T1WI 呈低及等信号，T2WI 呈高及稍高信号，DWI 呈高信号，囊性部分 T1WI 呈低信号，T2WI 呈高信号；增强扫描 5 例呈环形强化，7 例呈不均匀强化。

肿瘤囊性部分 MRI 信号较复杂，取决于坏死囊变部分成分；肿瘤易伴发出血，根据出血多少、出血时间不同，信号不同；T1WI 肿瘤内高信号多提示出血。文献报道[407-408]，cPNET 多种血管内皮生成因子的表达，导致肿瘤内高度血管内皮细胞增生，以致肿瘤血供丰富。

病理上高级别肿瘤一般细胞排列紧密，且有较高的核胞质比例[403]。因此，cPNET 的 MRI 信号较均匀，T1WI、T2WI、FLAIR 基本与灰质信号相同，因弥散受限，DWI 呈明显高信号，ADC 图呈低信号，测量实质部分 ADC 值可应用于肿瘤分级。Porto 等[409]研究报道，以 ADC 最小值 $0.7 \times 10^{-3}\,\text{mm}^2/\text{s}$ 和 ADC 平均值 $1.0 \times 10^{-3}\,\text{mm}^2/\text{s}$ 为界限，可区分低级别和高级别脑肿瘤。

郑彬等[321]报道了经病理证实的 6 例幕上 PNET，MRI 实性成分呈 T1WI 稍低信号、T2WI 稍高信号，DWI 呈高信号；囊性成分以 T1WI 低信号、T2WI 高信号为主，DWI 呈低信号；增强扫描实性成分均匀或不均匀强化，囊性成分及坏死无强化。2 例病灶伴瘤周少量水肿（见图 8 - 9）。

戴珂等[410]、郑彬等[321]较详细地总结了 CNS - PNET 如下影像学特点。

1）发生部位、形态、生长方式

肿瘤位置常较深，多发生在幕上大脑半球皮髓质交界处，以颞叶及顶叶多见，位于中线附近及室管膜下，少数位于皮层下[411-412]，主要是因 PNET 起源于室管膜下的基质细胞，位置往往较深[413]。

肿瘤形状各异，可表现为类圆形、分叶状及不规则状等，是因瘤细胞核分裂及增殖速度快而造成瘤体形态各异；虽然 CNS - PNET 恶性程度高，呈浸润性生长，但肿瘤与周围结构边界较清楚，且瘤周水肿轻。CNS - PNET 坏死和囊变区可多达 65% ~ 85%，与其他颅脑常见恶性肿瘤坏死明显不同，可认为此点是 CNS - PNET 较具特征性的影像学表现之一。

CNS - PNET 具有沿脑脊液种植播散分布的特点，多发生在脑室内或蛛网膜下腔，表现为结节团块状病灶。

2）信号特点

平扫病灶整体呈混杂信号，实质部分 T1WI 呈低及等信号，T2WI 呈高及稍高信号，DWI 呈高信号；囊性部分 T1WI 呈低信号，T2WI 呈高信号。

实性成分 T1WI 及 T2WI 信号较均匀是由于高级别肿瘤的细胞排列紧密和核质比例高所致，DWI 高信号可能反映了恶性肿瘤细胞体积增大快而影响了水分子的布朗运动，从而造成了弥散受限[414-415]。囊性成分各序列信号混杂，弥散不受限。小的囊变坏死是由于瘤细胞紧密排列于血管周围而形成异型性菊团状结构，较大范围的囊变坏死是由于处于快速增殖期的瘤细胞缺乏血供所致。增强扫描病灶实性部分及囊壁强化明显，囊性成分无强化，反映了细胞间质血管丰富的特性。

2. 外周型 PNET 影像学表现

pPNETs 最常见的两大特点为软组织肿块及骨质破坏，无论肿瘤位于哪个部位，软组织肿块是最主要的一个特征，肿块包膜常不完整，易侵犯周围组织，与周围组织结构分界不清；可沿肌间隙生长，包绕并侵犯血管和神经，引起相应临床症状。

肿块一般密度或信号不均匀，CT 上肿块多呈混杂密度，MRI 上肿块在 T1WI 以稍低或等信号为主，在 T2WI 多以不均匀高或稍高信号为主，内可见囊变坏死及出血灶，不到10%的 pPNET 可发生钙化，即使出现钙化亦常为细小的、针尖样钙化。

1）软组织 pPNETs

发生在软组织时，可表现为肿物体积较大，尤以盆腔等深部肿物；其内多呈不均质，可有囊性坏死，少或无钙化[416]。

在 CT 上呈等、低密度，多数病例肿物较大，内部密度不均；少数较小肿物可出现内部密度均一表现，也可由于出血而有高密度区。病灶内通常无钙化，少数病例可出现细小的、针尖样钙化，呈不同程度强化。

在 MRI 上，所有病灶的 T1WI 信号均为等或低信号[417]，周围正常肌肉信号高于下肢软组织病变；T2WI 信号呈不均匀增高，增强后均为明显不均匀强化。

2）骨 pPNETs

发生于骨骼或累及骨骼的 pPNET 除表现为不规则软组织肿块外，主要表现为溶骨性骨质破坏，通常无骨膜反应[418]；亦通常无钙化或肿瘤骨形成，这可能是因为肿瘤本身呈高度侵袭性，没有足够的时间形成骨化及钙化[419]。

肿块多起自髓腔，内可见囊性变及坏死区，增强后明显不均匀强化，CT 与 X 线表现均如此，少数可有针尖样钙化。

3）胸壁 pPNETs（Askin 瘤）

发生在胸壁时，常侵犯胸膜并引起骨质破坏，亦可生长侵犯肺及相邻组织。在 CT 上，表现为单发、单侧的胸壁软组织肿物，可出现单侧的胸腔积液，伴邻近肋骨骨质破坏的病例为66%～72%。

在 MRI 上，T1WI 表现为近似肌肉组织信号的等或稍高信号，T2WI 表现为不均匀高信号。在肿瘤大体标本上，CT 低密度囊变的区域表现为病灶内大片坏死，CT 或 MRI 上软组织肿块引起的周围骨质的破坏区域内可见膜状组织和骨组织。

4）椎管内 PNETs

椎管内 PNET 之 MRI 表现虽无特异性[420]，但对观察肿瘤侵犯的范围、确定手术方式有一定价值，增强 MRI 对早期压迫脊髓的 pPNET 有一定诊断价值。对于椎管内 pPNET 而言，MRI 是首选的影像学检查。

椎管内 PNET 可沿椎间孔向椎旁软组织浸润并对邻近椎体及附件形成破坏。马文超等[421]报道1例患者为11岁儿童，因右下肢疼痛急性起病并伴有患肢肌力和感觉减弱，MRI 显示骶管内占位，并向骶管前后方浸润性生长，认为符合 pPNET 发病特点。

国内学者认为，椎管内 PNET 的 MRI 共同特征是呈等 T1 等 T2 信号，信号均匀，边界相对清楚，中等均匀强化，可位于硬膜下、硬膜外、椎旁软组织[422-423]。

国外学者报告，椎管内 PNET 的 MRI 特点是 T1 加权像显示肿块信号不均匀，T2 加权像呈高低混杂信号，一般明显均匀强化。增强扫描不均匀强化，反映出血和坏死。

椎管内 PNET 之 CT 表现，最常见的为非钙化软组织肿块，增强扫描具有不同程度的强化，偶尔在肿瘤中发现囊性或坏死区。

5）眼眶 PNET

吕培培等[346]报道了2例眼眶原始神经外胚层肿瘤，认为病变多发生于眼眶外侧，特别是眼眶外上方；肿块多表现为较大的软组织肿块，与周围眼直肌分界欠清晰；MRI 上 T1 多为等、稍低信号，T2 为高、稍高信号，增强扫描表现为明显均匀强化，周围邻近眶骨可见不同程度强化。

6）鼻腔 PNET

鼻腔 PNET 之 CT 一般呈不均匀稍高密度影，增强后呈不均匀强化，肿瘤边界不规则，部分肿瘤界限尚清，这与肿瘤细胞密度大并且血供丰富有关。

MRI 的 T1WI 上表现为等或低信号；T2WI 上表现为不均匀高信号，大多可以有骨质破坏。

良性病变如鼻息肉等一般无明显骨质破坏，可予鉴别。

7）肾 PNET

肾 PENT 影像学上的表现与肾细胞癌相类似，缺乏特征性表现；但通常表现为巨大肿块，位于肾髓质和肾盂，并向肾皮质呈浸润性生长，外附包膜或假包膜。

超声检查为等回声或高回声；CT 表现为密度不均的软组织肿块，内部可以出现坏死或囊性变，增强后实质成分为轻到中度的增强，以花环状、蜂窝状强化为主；MRI 检查肿物在 T1 加权显像为等或稍低信号，在 T2 加权显像为稍高或等信号改变。

李文波等[424]报道了 5 例肾脏原始神经外胚层肿瘤合并下腔静脉癌栓患者，多例 CT 表现为肾内体积较大的、边缘欠清的不规则软组织密度肿块影，肿瘤与肾实质界限不清，肾静脉及下腔静脉有癌栓形成，增强扫描动脉期肿瘤轻、中度不均匀强化，静脉期轻度延迟强化，可见肿瘤内部花环状或蜂窝状分隔样强化。

孙海涛等[375]总结了肾 PENT 影像学特点，指出肾 PENT 多见于青少年或儿童，肿瘤直径一般 > 5cm；实质部分呈轻度强化，动态增强呈持续或轻度延迟强化；肿瘤侵袭性明显，易出现静脉癌栓，同时坏死囊变种类多样，可出现极端征象，肿瘤体积巨大但坏死囊变不明显，或囊变坏死非常显著。

肾 PENT 之 MRI 在 T1 加权显像为等或稍低信号，在 T2 加权显像为稍高或等信号改变[336]。

8）脊柱区 pPNET

脊柱区 pPNET 分为骨内型和骨外型，骨内型发生于骨骼，包括椎体及附件；而骨外型罕见，起源于原因不明的间充质肿瘤，多见于椎旁及椎管内[425]。

发生于椎体或椎旁 pPNET 多表现为边界不清的软组织肿块及骨质破坏，肿块边缘可见分叶，周围组织明显受压，边界不清，表现其恶性特征；累及椎管内外的 pPNET 较易累及邻近椎间孔，致椎间孔扩大及邻近骨质破坏，形成不典型哑铃征[426]。

MRI 肿瘤在 T1WI 较周围肌肉比为低信号，由于肿瘤生长较快，中央部分血供不足而易引起缺血性坏死、囊变，T2WI 多为不均匀高信号；增强扫描肿瘤实性成分可以明显不均匀强化，囊变、坏死区无强化，也可出现无强化或轻度强化[427]。

（五）组织病理与免疫组化

1. 组织病理

肿瘤病理形态及免疫组化染色是确诊 pPNET 的唯一方法，组织形态学属于恶性小细胞肿瘤，可分为中枢型和外周型 PNET，外周型常见。PNET 为尤因肉瘤家族成员，在病理形态及免疫组化方面无显著差异。

中枢型 PNET 主要指起源于脑组织及脊髓的一类小圆细胞恶性原始神经上皮肿瘤，外周型 PNET 起源于颅外软组织、骨骼系统和原始神经沟早期细胞成分的残留或原始基质小圆细胞。中枢型与外周型 PNET 在病理形态学上无明显差别，免疫组化是鉴别的有效方法，外周型 PNET 肿瘤组织中 MIC2 基因的产物 CD99 阳性表达[428]，而中枢型 PNET 则 CD99 阴性；约 90% 的 pPNET 肿瘤存在 t(11；22)（q24；q12）异位。

肉眼观：肿块一般呈分叶结节状，无包膜，呈浸润性生长；可有假包膜，多伴出血、坏死及囊性变，切面呈灰白、灰褐色。

光镜下：PNET 由形态相对单一的小圆形或卵圆形细胞组成，细胞核圆，深染，可有大量核分裂，其间由条索状纤维结缔组织分隔。肿瘤细胞呈巢排列，见 Homer–Wright 菊形团或围绕血管的假菊形团。细胞核内有丝分裂活跃，胞质成分少，核浓染，核浆比例高。

电镜下：核染色质粗，糖原稀少，神经内分泌颗粒（NG）、神经突起及微丝均可见。

Sen 等[429]认为，Homer–Wright 菊形团是诊断 pPNETs 的重要依据，为 pPNETs 的特征性表现。

2. 免疫组化

细胞普遍神经细胞分化标志物阳性，如神经元特异性烯醇化酶、S–100 巢蛋白、波形蛋白、微丝、突触素和 GFAP 等可能阳性。

Ashraf 等[430]的研究显示，免疫组化有 2 种以上不同神经标志表达阳性，如 NSE、Syn、CD99、CgA、Fil–1、Vim、EMA 等，其中 CD99 联合 Fil–1 对 pPNET 的诊断较特异、敏感。Nutman 等[431]亦认为，肿瘤细胞具有霍–赖玫瑰花结（Homer–Wright rosettes）结构，同时/或表达 2 种或 2 种以上的神经免疫标志物，如 CD99、Vimentin、NSE、GFAP、S–100、Syn、NF 等，可确诊为 pPNET，而 CD99 更是鉴别 cPNET 和 pPNET 的特异性标志。

PNET 表达 MIC–2 基因产物 CD99，CD99 作为 PNET 的标志物具有相对的特异性，阳性率高达 90%～100%，检测 CD99 可用于 pPNET 与其他小圆细胞肿瘤的鉴别[432–433]。

近年来，FLI–1 在 PNET 中的表达引起越来越多的关注，国外文献报道 FLI–1 在 PNET 表达 70%～80%；联合检测 FLI–1 和 CD99 可提高诊断 PNET 的敏感性，在实际工作中具有一定的诊断价值。

FLI–1 蛋白的免疫组化检测对 ES/PNET 有较高的应用价值[434]，李培培等[318]报道了 52 例 PNET，CD99、FLI–1 阳性率分别为 95.9%、95.0%。EWSR1 基因检测阳性率 85.7%。

（六）细胞遗传学

分子生物学和细胞遗传学证实，pPNET 具有特征性的 t(11；22)(q24；q12)染色体易位，产生 EWS–FLI 融合基因，应用荧光原位杂交或 RT–PCR 技术可以检测到 EWS–FLI 融合基因的表达，CD99 抗体同样可以检测到该基因编码蛋白[435]。

细胞遗传学研究证明，约 90% 的肿瘤存在 t(11；22)(q24；q12)异位，导致位于 11q24 的 FLI–1 基因与位于 22q12 上的 EWS 基因融合，产生融合基因 EWS–FLI–1，因此原位杂交检测体细胞遗传学改变逐渐成为 EWS/PNET 的金标准。

（七）诊断要点

原始神经外胚层肿瘤的临床症状和影像学表现缺乏特异性，确诊主要依靠病理检查联合免疫组织化学检查等[436]。多数学者认为，Homer–Wright 菊形团结构、电子显微镜下存在神经内分泌颗粒和神经样突起或免疫组织化学 2 种及以上神经标志物的表达是诊断 PNET 的重要依据。

在组织学上，cPNET 与 pPNET 具有类似的特点，分化程度较低的蓝色小圆细胞肿瘤，细胞核染色较深，并具有向神经分化的特点，cPNET 免疫组化染色 CD99 为阴性。

1. 形态学特征

小圆细胞恶性肿瘤，细胞大小均匀一致、核分裂象多见；有些瘤细胞可形成 Homer–Wright 假菊团状结构[437]。

2. 免疫组化

通常用 Schmidt 标准诊断 PNET[438]，即 CD99 阳性，且有 2 种或 2 种以上神经标志物阳性，如 CD56、Syn、NSE、S-100、Vimentin 等。CD99 阳性率 > 90%，但并非 100%，且 CD99 特异度不高。因此，CD99 阴性时，需结合 FLI-1 诊断 PNET[439]。陈利娟等[438]指出，90% PNET 会发生 t(11；22)(q24；q12)染色体易位，从而形成 EWS/FLI-1 融合基因，使 FLI-1 蛋白过表达。CD99 阴性时，若 FLI-1 阳性表达，结合 2 种神经标志物也可诊断 PNET。

3. FISH 检测

FISH 方法检测 EWSR1 基因断裂，Rekhi 等[440]报道，EWSR1 基因断裂阳性率 82.1%，敏感性 92.3%，特异度 100%，CD99 阳性率 92.3%，FLI-1 阳性率 94.4%。EWSR1 基因检测，联合 FLI-1、CD99 及其他神经标志物可提高 PNET 诊断的灵敏度和特异度。但目前国内临床工作中，诊断 PNET 主要依靠免疫组化，仅有少数患者行 EWSR1 基因检测。

(八)鉴别诊断

原始神经外胚层肿瘤属小圆细胞肿瘤，必须与其他类似的小圆细胞肿瘤相鉴别，如淋巴瘤、横纹肌肉瘤、未分化小细胞癌、交感神经系统的神经母细胞瘤及相关肿瘤和 Aksin 瘤；另外，由于外周型 PNET 发生部位广泛，不同部位的 PNET 需与该部位的其他肿瘤相鉴别。

毋庸置疑，最终诊断只有在活检或根治性切除手术取得标本后，通过病理、免疫组化联合细胞遗传学方法才能确诊。

一般而言，成人 cPNETs 主要需与淋巴瘤、生殖细胞瘤、胶质母细胞瘤或间变性星形细胞瘤、脑膜瘤等相鉴别，儿童 cPNET 主要应与高级别胶质瘤、室管膜瘤和非典型畸胎样/横纹肌样肿瘤相鉴别。

pPNET 需与胸腺瘤、胸腺癌、纵隔原发霍奇金淋巴瘤、纵隔胚胎细胞肿瘤、恶性弥漫性胸膜间皮瘤、神经母细胞瘤、骨原发性淋巴瘤、尤因肉瘤、骨母细胞瘤、嗅神经母细胞瘤相鉴别[441]。

1. 中枢型和外周型 PNET 之鉴别

CD99 作为 PNET 的标志物具有相对特异性，对鉴别中枢型和外周型 PNET 有一定意义。

cPNET 多由颅内原发灶沿脑脊液播散而来，CD99 染色阴性，故需结合细胞遗传学方法进行确诊；pPNET 免疫组化染色 CD99 及神经内分泌标志物阳性，有些分化差者没有任何免疫组化标记，需通过电镜观察其分化特点。

一般而言，根据肿瘤生长位置是否在中枢神经系统很容易分辨其归属，但当肿瘤生长于椎管（中枢神经和周围神经交界处），侵犯范围较大、肿瘤负荷较大时，就不易分辨其原发于髓内还是髓外。

椎管内 cPNET 和 pPNET 是具有各自不同的临床表现、病理组织学特点和染色体异常的不同疾病，故不能单从解剖位置上区分中枢型或外周型 PNET。中枢型和外周型的鉴别除从上述病理组织学特点鉴别外，还与特定的染色体异常和遗传图谱有关，如 cPNET 等臂染色体 17q 及 1 号染色体的特定区域 8p、10q、11p 或 16q 等，pPNET 95% 发现存在的相互易位 t(11；22)(q24；q12)，t(11；22)(q24；q12)易位是诊断 pPNETs 最有力的证据，而 cPNET 没有这种改变。

2. 中枢型 PNET 相关疾病鉴别

1)颅内淋巴瘤

颅内淋巴瘤，尤其是小细胞型非霍奇金淋巴瘤，在病理上具有肿瘤细胞小、弥漫浸润分布、胞质少等相似之处；但颅内淋巴瘤好发于 40～70 岁老年男性，肿瘤多位于幕上，可沿室管膜和软脑膜播散，多为实性，肿瘤血供不丰富，但肿瘤细胞破坏血脑屏障则增强后肿瘤明显均匀强化，呈"握拳"或"雪花"状强化；而 cPNET 强化形式多样，可呈均匀强化或不规则环形强化。

2）胶质母细胞瘤或间变性星形细胞瘤

这两种肿瘤好发于中老年人，脑胶质瘤一般特点是，低级别星形细胞肿瘤常位于白质，边界清，信号呈较均一的稍长 T1、长 T2 信号，增强后多无强化；随着恶性级别增加，不均匀的长 T1、长 T2 信号，囊变、坏死、出血多见，瘤周水肿明显，呈不规则花瓣状明显强化，强化程度低于 PNET，且边界模糊不清；而 PNET 虽为低分化高度恶性肿瘤，强化明显，但边界却较清楚，瘤周水肿程度轻或无。

间变星形细胞瘤与之相比则较少见出血和钙化；少枝胶质细胞瘤虽然也易发生钙化，但属较良性的肿瘤，生长缓慢，其占位效应和强化程度较 PNET 轻，也不发生播散和转移；脑室内伴有室管膜分化特征的 PNET 易见瘤内囊变和坏死区，强化程度也不如室管膜下瘤显著。

3）脑膜瘤

因 PNET 有高度侵袭性，软脑膜侵犯概率高[442]，部分幕上 PNET 增强出现脑膜尾征，此时与脑膜瘤的鉴别比较困难。

脑膜瘤，具有多项脑外肿瘤征象，一般以宽基底与硬膜相交，可见"脑膜尾征"，脑膜瘤一般呈较明显均匀强化，这与其血供丰富有关；有时瘤周可见"白质凹陷征"。

4）颅内生殖细胞瘤

颅内生殖细胞瘤多见于松果体区及鞍上，发病年龄高峰为 12～14 岁，高度恶性，可沿脑脊液播散种植，表现为脑室壁及蛛网膜下腔不光整，呈结节状；肿块多呈实性，其内信号混杂，增强后明显均匀或不均匀强化；常伴有内分泌紊乱症状[443]，临床症状较典型。

5）幕上室管膜瘤

幕上室管膜瘤较少发生于脑室内，好发于三角区旁，边界清晰，肿瘤内钙化、囊变，偶有出血，以混杂信号为主，DWI 信号较 sPNET 偏低，囊实性肿瘤实质部分环状强化，不易与 cPNET 鉴别。

6）非典型畸胎样/横纹肌样肿瘤

非典型畸胎样/横纹肌样肿瘤较罕见，发现时病灶较大，典型肿瘤为实性，伴不规则坏死区，实性部分 MRI 信号与灰质等信号，肿块不均匀强化。

3. pPNET 与尤因肉瘤之鉴别

pPNET 与尤因肉瘤均属小圆细胞类恶性肿瘤，皆是尤文家族肿瘤，90% 以上的患者具有相同的 t(11；22)(q24；q12)染色体易位[338]；表达相同的致癌基因，如 c-myc、c-myb、6c-ets-1 和 N-myc；均强阳性表达 CD99 蛋白。

其鉴别诊断主要是根据免疫组化是否表达神经元分化相关分子，必要时需结合电镜观察神经分化标志进行鉴别，尤因肉瘤不表达神经分化标志物。

4. 眼眶 pPNET 相关疾病鉴别

1）横纹肌肉瘤

横纹肌肉瘤是儿童时期最常见的眼眶原发恶性肿瘤，恶性度高，发展迅速，起病急，常表现为发展迅速的单侧无痛性肿块，肿块因生长较快而易发生囊变、坏死，眼眶 PNET 信号多均匀，可资鉴别。

2）淋巴瘤

眼眶淋巴瘤一般发病年龄偏大，多见于成年人[444]，常见于眼眶淋巴组织分布部位，如眼睑、泪腺和结膜等部位[445]。影像上多见于眼眶外上象限、呈塑形性生长、有"见缝就钻"的特点，恶性度低，对周围软组织及骨质破坏少见，眼眶淋巴瘤和眼外肌强化程度接近是其特征[446]。

眼眶 PNET 发病年龄偏小、恶性度高，对邻近骨质多有破坏等。

3）神经母细胞瘤

神经母细胞瘤为 5 岁以下婴幼儿迅速发展的进行性眼球突出的疾病，多见于颞侧，可有骨质增生或骨质破坏，因肿块生长过快缺乏血供而发生坏死，可于腹膜后或肾上腺找到原发病灶。

眼眶 PNET 发病年龄稍偏大，病变信号均匀，囊变、坏死少见，可资鉴别。

5. 脊柱旁 pPNET 相关疾病鉴别

1）脊柱旁转移瘤

脊柱转移瘤一般发病年龄较大，有原发肿瘤病史，病灶常多发，可浸润椎管及椎旁，并伴跳跃性的椎体骨质破坏。

2）脊柱旁神经纤维瘤/病

单发神经纤维瘤一般位于脊柱旁，呈等 T1、稍长 T2 信号，内部信号均匀或不均匀，增强后中度至明显不均匀强化。

神经纤维瘤病一般有家族史，可有面部咖啡牛奶斑、听神经瘤等特征性病变，在脊神经根走行区有多发神经纤维瘤病灶，可伴椎间孔扩大，病灶融合少见，增强呈结节状均匀强化。

3）脊柱旁神经鞘瘤

一般跨越椎间孔向椎管内外生长，有钻孔样生长的趋势，病灶易出现囊变，增强后不均匀明显强化。

4）脊柱旁淋巴瘤

患者年龄较大，可有全身浅表淋巴结肿大、肝脾肿大等，淋巴瘤信号多较均匀，坏死囊变少见，常呈浸润性生长，侵犯椎管有包绕脊髓呈纵向生长的趋势。

6. 肾 PNET 相关疾病鉴别

1）肾细胞癌

肾细胞癌以透明细胞癌最常见，好发于中老年，肿瘤富血供，典型病例增强后皮髓质期显著强化，实质期强化下降，强化程度和方式与肾脏 PNET 均不同；另外，肾细胞癌发生静脉癌栓、远处转移概率较 PNET 低。

2）肾母细胞瘤

肾母细胞瘤好发于 6 岁以前儿童，肿瘤主要由未分化的胚芽组织、间胚叶性间质及上皮样成分构成，免疫组化标记 CD10、WT－1 均阳性，基因检测无 EWS－ERG 融合基因[447]。

肾母细胞瘤的胚芽细胞呈圆形或椭圆形，体积小，簇状分布，核分裂活跃，上皮分化常呈菊形团样结构，免疫组化 CD99 阴性可以鉴别二者。

肾母细胞瘤 98% 的患者年龄小于 10 岁，但亦有发生于成人的肾母细胞瘤报道。

3）肾胚胎性横纹肌肉瘤

好发于头颈部、腔道器官或四肢，亦可发生于肾，但极其罕见。

胚胎性横纹肌肉瘤亦为小圆细胞恶性肿瘤的一种，由核深染、胞质少的小圆形及短梭形横纹肌母细胞组成；免疫组化显示瘤细胞中 desmin、MyoD1、Myogenin 等肌源性酶标阳性，而 CD99 和神经标志物阴性。

4）肾神经母细胞瘤

神经母细胞瘤好发于婴幼儿，好发于肾上腺，肾脏罕见。原发于肾内者罕见，真正的肾内神经母细胞瘤可能来源于肾内异位的肾上腺组织、肾内交感神经或肾上腺残余，而腹膜后大多数神经母细胞瘤发生于肾上腺，由于其解剖部位接近，故多累及肾脏上极。

神经母细胞瘤主要由小圆细胞组成，且有些肿瘤存在 Homer-Wright 菊形团，与 pPNET 相似，但患者平均年龄较小、尿儿茶酚胺代谢物水平常升高，常见神经毡和神经节细胞分化，免疫组化染色瘤细胞 NF、NSE、Syn、CgA 均阳性，CD99、FLI-1 阴性，无 EWSR1 基因融合；存在稳定的细胞遗传学异常（1 号染色体短臂缺失）而缺乏 t(11；22)染色体易位。

5）肾淋巴瘤

淋巴瘤也属于小圆形细胞肿瘤，虽然淋巴瘤强化程度可类似于肾脏 PNET，但淋巴瘤无包膜，坏死少见，且中老年多见，常伴肾门或全身淋巴结肿大；瘤细胞呈弥漫性分布，缺乏纤维性间隔，瘤细胞不形成 Homer-Wright 菊形团结构，瘤细胞呈转化淋巴细胞缺乏神经分化，免疫组化 LCA、CD45、CD20、CD3 阳性表达。

6）淋巴母细胞性淋巴瘤/白血病

淋巴母细胞性白血病/淋巴瘤由弥漫小圆细胞组成时，与 pPNET 相似；淋巴母细胞性白血病浸润肾脏时，通常不形成肿块，而在肾实质内呈多灶浸润性生长；不形成假菊形团或 Homer-Wright 菊形团，瘤细胞常浸润脂肪呈单行排列，虽表达 CD99，但也表达 TdT、CD34 以及 T 或 B 淋巴细胞标志物，肿瘤细胞不表达神经内分泌标记。

7）肾脏神经内分泌癌

肾脏神经内分泌癌好发于中老年人，平均年龄 60 岁；大多数位于靠近肾盂处，常常包绕肾盂。

神经内分泌癌由分化差的小圆形或梭形细胞构成，呈片状、巢状或小梁状排列，瘤组织常挤压明显，可形成假菊形团；上皮性标记 CK、EMA 和神经内分泌标志物 CD56、NSE、Syn 等阳性，但 CD99、FLI-1、Vim 阴性。

8）后肾腺瘤

后肾腺瘤好发于成年人，通常发病年龄在 50 岁以上，典型者肿瘤边界清楚，但无明确包膜，瘤细胞丰富，呈胚胎样，小而一致，呈腺泡状小管样排列，可伴有乳头状结构，间质或不明显，或呈疏松水肿样，常伴有多少不等的沙粒体形成，免疫组化 CD99 阴性、CK 阳性、WT1 核阳性。

9）肾滑膜肉瘤

滑膜肉瘤是一种梭形细胞肿瘤并可伴有上皮成分分化，基因检测有特异的(tX；18)(p11.2；q11)基因易位，免疫组化 Vimentin 和 Bcl-2 恒定表达，CD99 也可阳性；但 CK 及 EMA 阳性，CD99、FLI-1、S-100、CD56、NSE、Syn 均阴性，可以与 PNET 鉴别。

7. 宫颈 PNET 相关疾病鉴别

宫颈 PNET 需与尤因肉瘤、胚胎横纹肌肉瘤、淋巴母细胞性淋巴瘤、神经节胶质细胞瘤、淋巴瘤、成神经细胞瘤、促结缔组织增生性小细胞肿瘤、子宫内膜间质肉瘤、Merkel 细胞癌、肺及肺外的小细胞癌相鉴别。

1）宫颈尤因肉瘤

PNET 与尤因肉瘤具有相同的组织学特点，WHO 中枢神经系统肿瘤分类中因形态及组织学上相似，将 pPNET 与尤因肉瘤家族归为一类，统称为 ESFTs/pPNET。

尤因肉瘤多发生于骨及软组织，细胞内存在大量糖原，但胞质内缺乏神经内分泌颗粒，过碘酸雪夫氏(periodic acid-schiffstain，PAS)染色强阳性；恶性程度及侵袭性均较宫颈 PNET 低，对化疗较敏感，预后较好[448]。

2）宫颈胚胎横纹肌肉瘤

胚胎横纹肌肉瘤是源于向横纹肌分化的原始间叶细胞，并由不同分化程度的横纹肌细胞组成的软组织恶性肿瘤[449]。

典型的病理学特征为疏松黏液背景中见星芒状细胞，细胞密度不定，胞质少，少数细胞胞质粉染，或出现带状、蝌蚪样和蜘蛛样横纹肌母细胞[450]。免疫组化肌间线蛋白、肌调节蛋白、肌浆蛋白和肌特异性肌动蛋白阳性[451]，可与宫颈 PNET 鉴别诊断。

3）宫颈黑色素瘤

黑色素瘤中 S – 100 的阳性率超过 95%，此外黑色素瘤相关抗原（human melanin black，HMB – 45）和人黑色素瘤标志物 Melan – A 阳性也可帮助诊断[452]。

4）宫颈小细胞神经内分泌癌

小细胞神经内分泌癌偶尔也可见菊形团结构，且免疫组化检查神经内分泌标志物也可以阳性，但 CD99、Vim 阴性，而胞质细胞角蛋白（CK）阳性。

（九）治疗

1. 治疗原则

PNET 是一种全身性疾病，属于高度恶性肿瘤，发现时多已为进展期，预后较差。虽然目前尚无统一治疗意见，目前推荐的治疗模式为尽可能地完全性切除肿瘤，辅以放疗和化疗的综合治疗模式，治疗周期通常持续 6 ~ 9 个月，VAC（长春新碱 + 阿霉素 + 环磷酰胺）与 IE（异环磷酰胺 + 依托泊苷）方案交替是标准化疗方案[453]。

尽管在肿瘤完全切除的情况下，有复发、转移的概率，但彻底的手术切除仍是首选；完整手术切除，包括肿瘤边缘 2 ~ 3cm 的距离，或能改善 pPNET 患者的长期生存。

虽然，Weber 等[454]指出放疗和化疗等辅助治疗的价值有待商榷，但近年国内外相关研究表明[455 - 457]，手术联合化疗、放疗等辅助治疗可改善 PNET 预后，因为单纯局部治疗的复发率高达 90%，故综合治疗是 PNET 的基本治疗原则。

张凤春等[328]报道了 126 例 pPNET 患者，110 例接受手术治疗，肿瘤完全切除者 88 例，12 例患者在新辅助化疗后行手术治疗，32 例患者接受辅助放疗，61 例接受辅助化疗，47 例患者接受一线化疗，37 例进行二线及二线以上挽救治疗；平均随访时间为 19 个月，复发 52 例，死亡 38 例；1年、3 年、5 年生存率分别为 54.8%、15.9% 和 3.2%。陈煜等[312]报道了 27 例原始神经外胚层瘤，19 例行综合治疗，8 例行非综合治疗，5 例行单纯手术，1 例单纯化疗，2 例单纯放疗，手术切除均采取广泛切除术；总生存期为 6 ~ 63 个月，中位生存期 21 个月，其中 1 年生存期 21 例，占77.8%，2 年生存期 13 例，占 48.1%，3 年生存期 7 例，占 25.9%。朱金莲等[313]报道了 46 例原始神经外胚层瘤，12 例行根治术 + 化疗/放疗，16 例行单纯根治术，4 例行姑息术，14 例放疗/化疗；全组中位生存期为 10 个月（2 ~ 50 个月），1 年、3 年生存率分别为 48% 和 11%。高灵灵等[315]报道了 41 例 PNET，单纯手术 2 例，手术 + 化疗 22 例，手术 + 放疗 4 例，手术 + 化疗 + 放疗 13 例。1 年、3 年、5 年总生存率分别为 87.8%、51.9%、37.1%，1 年、2 年无进展生存率分别为 41.3%、29%。26 例术后局部复发（63.4%）。李培培等[318]报道了 52 例 PNET，通用化疗方案为 VAC（环磷酰胺、阿霉素、长春新碱）与 IE（依托泊苷、异环磷酰胺）交替使用，至少 12 周期。随访 52 例患者，43 例行化疗，其中 6 例术前新辅助化疗，37 例术后辅助化疗。采用手术 + 化疗 + 放疗患者 OS 长于手术 + 化疗者（26 月 vs17 月，$P = 0.000$），中位 PFS10 月，中位 OS18 月，1 年、2 年、3 年生存率分别为 76.9%、42.6%、17.7%。Song 等[458]报道 2 例泌尿道 PNET 患者，1 例阴茎 PNET 伴肺转移患者经 CAV/IE 治疗 4 个周期并行放疗后达完全缓解，无进展生存期 9 个月；另 1 例行右肾 PNET 根治术后，CAV/IE 辅助化疗 12 个月，随访 8 个月无病生存中。

椎管内 pPNET 手术的主要目的是明确诊断，缓解脊髓受压，改善症状，提高生存质量，为后续治疗提供时间，不可以损伤神经功能为代价而盲目要求全切。

对于肾脏原发性 PNET 的治疗而言，根治性肾切除术仍是首选的治疗方法，但仅单纯手术切除治疗的复发率极高，故大多数患者采取手术、局部大剂量放疗及化疗联合的综合治疗。

子宫 pPNET 治疗经验主要来自于 Kushner 等[459]对于其他部位 pPNET 的报道，复习国外文献，综合分析 23 例子宫 pPNET 的临床治疗情况，大部分患者均接受了手术、放疗和（或）化疗；手术或放疗可达到局部有效控制，但多在数月内发生复发或转移，主要原因是肿瘤发现时瘤负荷已过大并多有亚临床或临床转移[110]。目前认为，治疗宫颈 PNET 最有效的治疗方案为手术联合化疗及放疗[460]。在 Tsao 等[461]报道的 1 例 FIGO 临床分期为 IB 期的宫颈 PNET 病例中，先行广泛性全子宫切除 + 双附件切除 + 盆腔及腹主动脉旁淋巴结清扫术，术后给予环磷酰胺、依托泊苷、长春新碱和阿霉素化疗。

2. 手术治疗

根治性切除术是 PNET 唯一肯定的治疗手段，但其只适用于肿瘤较为局限、尚未发生远处转移的患者。但从国内外报道资料看，绝大多数 PNET 患者均采用过手术治疗，其中包括肿瘤体积巨大、局部浸润严重和有远处转移的病例，手术指征较宽。

手术切除范围按软组织肿瘤切除，行广泛切除，包括肿瘤瘤体切除和 3～5cm 的正常组织。

对于分期较早的患者，完整手术切除可提高远期生存；局部浸润严重、有远处转移的患者，手术目的在于减小肿瘤负荷，缓解症状。

椎管 PNET 的手术原则是解除神经压迫、保护神经功能以阻止进一步的神经功能下降，获得足够的组织标本进行病理学检查，保证在安全的前提下尽可能切除多的肿瘤。

对于肾 PNET 手术而言，如未发现局部或远处转移，根治性肾切除的同时切除肾静脉癌栓和取出下腔静脉癌栓，患者预后尚可，而若不积极手术治疗，患者会发生远处转移，预后更差；术中应暂时阻断近、远端下腔静脉及患侧肾静脉，避免癌栓脱落形成肺栓塞。李文波等[424]报道了 5 例肾脏原始神经外胚层肿瘤合并下腔静脉癌栓患者，均成功施行经腹肾癌根治性切除及癌栓清除术，平均随访 24 个月，2 例死于肾癌转移，1 例发现远处转移，其余 2 例为无瘤生存。

3. 放射治疗

因 PNET 原发灶多位于中轴位置或较深部位，常常不可能大范围彻底切除，故单纯手术局部复发率高，而 PNET 对放疗较敏感，术后给以局部放射治疗，可显著提高 PNET 的局部控制率；根治性放射治疗剂量甚至能控制未手术切除的晚期患者[462]。Serizawsa 等[463]指出，高强度化疗与造血干细胞移植效果不理想的患者对伽马刀治疗反应较好，且可耐受。

Sezer 等[464]的个案报道显示，胸壁 PNET 术后予以 VACA 化疗方案及 50Gy 胸壁放疗，术后随访 1 年未见肿瘤复发。但梁春梅等[465]报道，2 例病例因复发接受 2 次根治术，术后放疗仍出现局部复发。

Krasin 等[147]的研究显示，接受 40Gy 剂量放疗的患者无局部复发情况发生，作者认为，局部控制 pPNET 的患者至少应用 40Gy 的放射量。目前推荐的放疗剂量为 30～60Gy，PNET 术后 2～4 个月内进行局部常规分割（1.8～2.0Gy/次）和高剂量放疗（大于 50Gy）；Albrecht 等[466]主张超分割放疗。

cPNET 易通过脑脊液转移，术后辅以全脑、全脊髓放疗预防放疗 30～40Gy，后脑部肿瘤或瘤床加量至 56 ~ 66Gy[467]。

　　pPNET 的放疗一般采用 6MVX 线常规分割放疗，放疗范围主要针对瘤床外放 5 ~ 10cm 范围，照射 50Gy 以上，一级靶体积剂量应达到 60 ~ 62Gy，术后残留等高危复发区域尽量加量至 65 ~ 70Gy。

　　椎管内 pPNET 放疗能降低局部复发率[468]，也是重要的治疗手段。方式多采用全脑、全脊髓照射，照射剂量宜使用 40 ~ 45Gy，对于局部残存明显的，可增大至 50Gy 以上，可达到更好的局部控制，延缓远处转移[469]。

　　发生于皮肤和皮下表浅组织的 PNET 一般用 6 ~ 9MeV 电子线局部常规分割放疗，以肿瘤边缘外放 2 ~ 3cm 放疗 30 ~ 40Gy 后酌情缩野（一般为肿瘤边缘外 1cm 左右）加量放疗至 60Gy，转移或复发患者可酌情加量至 70Gy。

　　发生于胸腹脏器的 PNET 则依据该组织器官肿瘤放疗原则放疗，通常采用 6MVX 线常规分割适形或调强放疗，放疗剂量一般不低于 40Gy，尽可能在正常组织承受范围内给予较高剂量[470]。

4. 化学治疗

　　PNET 是一种局部复发和远处转移率很高的侵袭性肿瘤，手术、化疗、放疗综合治疗是目前最佳的治疗方案[471]，且 PNET 对化疗高度敏感，全身化疗可将 PNET 的 5 年生存率从 5% ~ 10% 提高到 65%，这主要是得益于化疗后微转移的消除。Celli 等[472]报道，位于肾脏的 PNET，未化疗患者 5 年生存率 <10%，化疗患者 5 年生存率可达 45% ~ 55%。

　　新辅助化疗目的在于减少转移，使原发瘤体积变小，能施行广泛切除，达到局部根治的目的[473]。Moschovi 等[474]报道，13 例 pPNET 患者术前接受 COAP 方案 5 ~ 6 个周期化疗，术后接受 12 个周期长春新碱、环磷酰胺和放线菌素 D 的化疗，在随后的 2 年随访中无局部复发或远处转移，提示强化化疗可以改善患者预后。

　　PNET 的化疗采用尤因肉瘤、软组织肿瘤方案，cPNET 和 pPNET 的化疗方案略有不同，pPNET 更倾向于尤因肉瘤。

　　虽然目前尚未确定最佳化疗方案，但主要采用以蒽环类抗生素和烷化剂为基础的化疗方案，常用方案有 VAC 方案（环磷酰胺 + 阿霉素 + 长春新碱）、VACD 方案（长春新碱 + 放线菌素 D + 环磷酰胺 + 多柔比星）、IE 方案（异环磷酰胺 + 依托泊苷方案），化疗药物主要有环磷酰胺、阿霉素、长春新碱、放线菌素 D、异环磷酰胺、依托泊苷、顺铂等[156]。有学者认为[475]，铂类相比较其他毒性更大的化疗药物而言，它延长患者术后生存率及肿瘤复发时间上效果更优。

　　目前临床上应用最多、最有效的化疗方案为 VCA 方案（VCR + CTX + ADM）与 IE（IFO + Vp - 16）方案，每 3 周交替[476]，且建议治疗周期持续 6 ~ 9 个月[453]。

　　Shah 等[386]研究发现，紫杉醇联合卡铂化疗不能提高子宫 pPNET 的无病生存率。邹美燕等[477]报道，在术后 TP 方案结束后 2 个月即出现复发，亦提示紫杉醇联合顺铂对于子宫 pPNET 效果不佳。

　　除高强度化疗外，外周血干细胞输注对 PNET 有效[307]，已经取得了较好的结果[432]。

（十）预后及预后因素

1. 总体预后

　　PNET 具有发生率低、分化程度低、病情复杂、复发转移快、预后差等特点，治疗效果不理想的主要原因是患者就诊时已转移及肿物部位，广泛切除常有困难，不能根治性切除。林剑扬等[478]统计并分析了 PNET 患者的预后情况，在所有统计的患者中，中位生存期为 19 个月，而且有的患者在初诊时已出现远处转移。赵尔增等[479]通过随访 4 例 PNET 患者 6 ~ 13 个月，均死于肿瘤广泛转移。

　　Perry 等[338]报道，生存时间为 4 ~ 72 个月，平均 22 月；Ushigome 等[480]报道的 29 例患者中，

只有2例存活8年，其余21例均于3～9个月内死亡；崔慧娟等[481]总结了国内文献报道的149例患者，有明确生存期记录的只有63例，45例（71.4%）生存期不足12个月。高灵灵等[321]报道了41例PNET，有26例出现术后局部复发（63.4%），中位复发时间12个月，术后1年内局部复发21例，术后1～2年局部复发只有4例，术后5年局部复发仅1例。

Kiatsoontorn等[482]报道，外周型PNET 1年、2年、3年生存率分别为63.6%、36.4%和9.1%。张凤春等[328]报道的126例中，外周型原始神经外胚层肿瘤患者的1年、3年、5年生存率分别为54.8%、15.9%、3.2%。Gerber等[483]对15例PNET的研究显示，接受手术＋化疗＋放疗的cPNET患者的5年OS率为53%±13%；Jakacki等[484]对37例PNET的研究显示，接受手术＋化疗＋放疗sPNET患者3年、5年OS率分别为50%±8%、44%±8%。卜珊珊等[316]报道了49例PNET患者，1年、2年、3年、5年生存率分别为65.3%、51.0%、26.5%、8.4%，中位生存时间为16个月。

2. 预后因素

研究表明，影响PNET的预后因素众多，如肿瘤大小、临床分期、年龄、原发部位、治疗方式等。

高灵灵等[315]报道了41例PNET，单因素分析显示，术后局部复发、手术切除不完整是影响PNET患者预后的不良因素；而局部放疗可以改善PNET术后患者的预后。多因素分析显示，手术完整切除和手术＋化疗＋放疗联合治疗为PNET术后患者长期生存的独立影响因素（$P = 0.006$、$P = 0.013$）。李培培等[318]报道了52例PNET，单因素分析，OS与肿瘤位置、分期、治疗方案相关，而与发病年龄、性别无关；COX多因素分析，肿瘤位置、分期和治疗方案是影响预后的独立因素。认为Ⅰ～Ⅱ期，肿瘤位于非中线部位，采用手术、放疗、化疗综合治疗的患者预后好。卜珊珊等[316]报道了49例PNET患者，单因素分析显示，年龄、肿块大小、分期、治疗方式是影响原始神经外胚层肿瘤患者预后的重要因素；Cox多因素分析后发现，肿瘤分期和治疗方式是影响其预后的独立危险因素。张凤春等[328]报道了126例pPNET患者，单因素分析结果显示，肿瘤直径、淋巴结转移、远处转移和分期是影响预后的因素；多因素分析结果显示，完全性手术切除是影响预后的独立因素。朱金莲等[313]报道了46例原始神经外胚层瘤，单因素分析显示，肿瘤原发部位、分期、初诊时LDH值和治疗方式可以影响全组患者的总生存期；多因素分析显示，原发部位、分期、初诊时LDH值和治疗方式是影响患者生存的独立预后因素。

1）肿瘤大小与预后

有研究表明，肿瘤大小对预后有重要影响，Jenkin等[485]认为，肿瘤位于躯干或四肢（非中线部位），肿瘤体积小于20cm，预后较好。

2）年龄大小与预后

关于年龄大小与PNET预后的相关性众说不一，Scurr等[486]认为，年龄不是影响预后的主要因素。但有学者指出，年龄＜14岁可能是影响PNET预后的不良因素；而有学者认为年龄大是预后不良的因素。年龄是影响宫颈PNET预后的关键因素之一，年轻患者2年生存率可达75%，而绝经后妇女2年生存率仅为32%。

3）临床分期与预后

研究提示，早期诊断、完全肿瘤切除联合放化疗、瘤内钙化及Ki-67指数＜30%是预后良好因素。

早期出现转移的PNET患者预后更差，王磊等[487]报道，局限期PNET的10年无进展生存率为50%左右，而转移性肿瘤预后较差，3年无进展生存率仅为25%。明富等[488]报道的1例19岁宫颈PNET病例，临床分期Ib期，术中见肿瘤大小约7cm，行广泛性全子宫切除＋双附件切除＋盆腔及腹主动脉旁淋巴结清扫术；术后病理提示肿瘤浸润肌层＜1/3，阴道残端、宫旁、双侧附件及淋巴结均未见转移。术后予卡铂腹腔化疗、TP 静脉化疗，随访 2.5 年中未见肿瘤复发。

4）cPNET、pPNET 与预后

有研究显示[489]，cPNET 患者 7 年总生存率为 22.9 ± 7.0%；多因素分析结果显示，组织学类型、年龄和 DNA 拷贝数是影响预后的因素。单纯的髓内 PNET 预后不良，大部分患者即使接受积极的治疗仍然于 2 年内死亡[490]。

cPNET 一旦发生脑脊液播散，预后比 pPNET 更差，平均生存期为 1.5 年，治疗后的 5 年生存率为 46.9%[491]。

pPNET 恶性程度高，生长迅速，易复发转移，死亡多是由于原发灶进行性浸润生长及血行转移，5 年生存率为 45%，死亡率 70% ~ 77%[297]。pPNET 较易发生中枢神经系统以外的转移，而 cPNET 却较少发生远处转移（＜5%），pPNET 的 5 年无转移生存率为 70%，但对转移患者的治疗效果很差，80% 是失败的[490]。

5）局部复发与预后

研究表明[492]，术后局部复发对于 PNET 手术患者的预后可能有着重要的影响，PNET 患者自确诊后 2 年内复发者的预后较 2 年后复发者差。

6）发生部位与预后

（1）椎管内 pPNET：椎管内 pPNET 即使接受综合治疗，预后仍极差，中位生存期仅为 12 个月[426]。Perry 等[338]报道的生存时间是 4 ~ 72 个月，平均 22 个月；有研究报道，术后患者平均可以生存 1 ~ 2 年。Louis 等[493]报道，约 1/3 的原发椎管内 PNET 患者肿瘤会沿脑脊液循环传播，转移到骨、肝和颈部淋巴结，也可能上行转移至颅内[494]。

（2）泌尿系统 pPNET：泌尿系统 pPNET 是具有高度侵袭性的恶性肿瘤，易发生局部淋巴结及远处脏器（肺、肝、骨等）转移，预后差。

肾 PNET 是恶性程度很高的肿瘤，极容易发生转移，20% ~ 50% 的患者在初诊时就已经存在远处转移，尤其多见于区域淋巴结、骨骼、骨髓、肺和肝脏。目前认为，肾 pPNET 最有效的治疗方法是手术结合化疗及放疗等综合治疗[372]，但即使如此，其预后亦不佳。刘汉忠等[234]报道了 7 例肾脏原始神经外胚层肿瘤，7 例均行根治性肾肿瘤切除术，5 例术后给予化疗；随访 3 ~ 21 个月，3 例出现肿瘤复发，2 例出现转移（分别在术后 9 个月和 12 个月死亡），2 例失访。

肾脏 pPNET 的 5 年生存率为 42% ~ 50%；有转移患者的预后明显差于无转移的患者；出现转移的患者治疗后无进展生存中位时间约在 22 个月，局限性肾 PNET 患者的预后要好于发生区域淋巴结或远处转移的患者。Ellinger 等[373]报道，57.6% 的患者在诊断时处于临床进展期，25% 的患者伴有淋巴结转移，20% 伴有肺转移，14% 伴有肝脏转移；随访 40 例中，23 例无病生存（随访 5 ~ 58 个月，平均随访 17.8 个月），17 例死亡（随访 1 ~ 24 个月，平均随访 8.87 个月）。Risi 等[372]总结了 116 例肾 EWS/pPNET 有 33% 的患者确诊时已发生转移，其中无进展期和总生存期分别为 5、24 个月。

发生在儿童和年轻成人的肾 PNET，如果没有转移，预后相对较好。

Thyavihally 等[361]报道了 16 例原发性肾脏 PNET，3 年生存率为 60%，5 年生存率为 42%。

（3）宫颈 PNET：宫颈 PNET 同样恶性程度高，25% 的患者在确诊时就已存在微转移，预后较差[495]。研究证明，采用依托泊苷和异环磷酰胺进行化疗的宫颈 PNET 患者，其 5 年生存率可高达 69%，而使用长春新碱、阿霉素、环磷酰胺化疗的患者 5 年生存率仅为 54%。

另外，CA125 值进行性升高，提示宫颈 PNET 有复发或进一步扩散的可能[496]。

（丁彩霞）

参考文献

[1] Stout AP. A tumor of the ulnar nerve[J]. Pro NY Pathol Soc, 1918, 18: 2－11.

[2] Ewing J. Diffuse endothelioma of bone[J]. Pathol Soc, 1921, 21: 17－24.

[3] Hart MN, Earle KM. Primitive neuroectodermal tumors of the brain in children[J]. Cancer, 1973, 32(4): 890－897.

[4] 姜春婷，魏建国，许春伟，等. 尤因肉瘤易误诊为小细胞肺癌1例临床病理分析[J]. 临床与病理杂志, 2015, 35(6): 1205－1208.

[5] 苏昌亮，李丽，陈小伟，等. 2016年WHO中枢神经系统肿瘤分类总结[J]. 放射学实践, 2016, 31: 570－572.

[6] Sorensen PH, Lessnick SL, Lopez－Terrada D, et al. A second Ewing's sarcoma translocation, t(21; 22), fuses the EWS gene to another ETS－family transcription factor, ERG[J]. Nat Genet, 1994, 6(2): 146－151.

[7] 彭柔君，孙晓非，向晓娟，等. 92例初治尤文氏肉瘤家族肿瘤综合治疗疗效和生存分析[J]. 癌症, 2009, 28(12): 1304－1309.

[8] Novik VI, Krasil'nikova LA, Kolygin BA, et al. Cytological diagnosis and prognosis in Ewing's sarcoma in children[J]. Arkh Patol, 2005, 67(2): 22－25.

[9] Burchill SA. Ewing's sarcoma: Diagnostic, prognostic, and therapentic implications of molecular abnormalities[J]. J Clin Pathol, 2003, 56: 96－102.

[10] Dehner LP. Primitive neuroectodermal tumor and Ewing's sarcoma[J]. Am J Surg Pathol, 1993, 17(1): 1－13.

[11] 胡金花，钟陆行，詹正宇. 盆腔骨外尤文氏肉瘤一例报告并文献复习[J]. 南昌大学学报（医学版）, 2010, 14(9): 119－121.

[12] Von Eisenhart－Rothe R, Toepfer A, Salzmann M, et al. Primary malignant bone tumors[J]. Orthopade, 2011, 40(12): 1121－1142.

[13] Worch J, Matthay KK, Neuhaus J, et al. Ethnic and racial differences in patients with Ewing sarcoma[J]. Cancer, 2010, 116(4): 983－988.

[14] 杜勇. 骨尤文氏肉瘤的影像学表现及误诊分析[J]. 内蒙古医学杂志, 2018, 50(5): 594－596.

[15] 李振武，李天云，解非，等. 尤因肉瘤的影像学诊断[J]. 现代肿瘤医学, 2015, 23(23): 3474－3477.

[16] Borinstein SC, Beeler N, Block JJ, et al. A Decade in Banking Ewing Sarcoma: A Report from the Children's Oncology Group[J]. Front Oncol, 2013, 3: 57.

[17] Bacci G, Picci P, Gherlinzoni F, et al. Localized Ewing's sarcoma of bone: ten years' experience at the Istituto Ortopedico Rizzoli in 124 cases treated with multimodal therapy[J]. Eur J Cancer Clin Oncol, 1985, 21(2): 163－173.

[18] Oberlin O, Patte C, Demeocq F, et al. The response to initial chemotherapy as a prognostic factor in localized Ewing's sarcoma[J]. Eur J Cancer Clin Oncol, 1985, 21(4): 463－467.

[19] Pilepich MV, Vietti TJ, Nesbit ME, et al. Ewing's sarcoma of the vertebral column[J]. Int J Radiat Oncol Biol Phys, 1981, 7(1): 27－31.

[20] Wilkins RM, Pritchard DJ, Burgert EO Jr, et al. Ewing's sarcoma of bone. Experience with 140 patients[J]. Cancer, 1986, 58(11): 2551－2555.

[21] Himelstein BP, Dormans JP. Malignant bone tumors of childhood[J]. Pediatr Clin North Am, 1996, 43(4): 967－984.

[22] Vogin G, Helfre S, Glorion C, et al. Local control and sequelae in localised Ewing tumours of the spine: a French retrospective study[J]. Eur J Cancer, 2013, 49(6): 1314－1323.

[23] Cho J, Shen H, Yu H, et al. Ewing sarcoma gene Ews regulates hematopietic stem cell senescence[J]. Blood, 2011, 117: 1156－1166.

[24] Sumegi J, Nishio J, Nelson M, et al. A novel t(4; 22)(q31; q12) produces an EWSR1－SMARCA5 fusion in extraskeletal Ewing sarcoma/primitive neuroectodermal tumor[J]. Mod Pathol, 2011, 24(3): 333－342.

[25] France KA, Anderson JL, Park A, et al. Oncogenic fusion protein EWS/FLI1 down－regulates gene expression by both transcriptional and posttranscriptional mechanisms[J]. J Biol Chem, 2011, 286(26): 22750－22757.

[26] Udayakumar AM, Sundareshan TS. Cytogenetic charaterization of Ewing tumors: further update on 20 cases[J]. Cancer Genet Cytogenet, 2002, 133: 102－103.

[27]　Sandberg AA, Bridge JA. Updates on cytogenetics and molecular genetics of bone and soft tissue tumors：Ewing sar-
coma and peripheral primitive neuroectodermal tumors[J]. Cancer Genet Cytogenet, 2000, 123：1 - 26.

[28]　Bernstein M, Kovar H, Paulussen M, et al. Ewing's sarcoma family of tumors：current management[J]. Oncolo-
gist, 2006, 11(5)：503 - 519.

[29]　卜凡, 李毅, 王文洋, 等. 腰椎原发尤因肉瘤的诊断学特征[J]. 中华诊断学电子杂志, 2017, 5(3)：192 - 195.

[30]　Burningham Z, Hashibe M, Spector L, et al. The epidemiology of sarcoma[J]. Clin Sarcoma Res, 2012, 2
(1)：14.

[31]　张锐, 李绍林, 张晓东, 等. 原发脊柱尤因肉瘤/原始神经外胚层肿瘤临床病理学特征与影像学分析[J]. 中
华医学杂志, 2014, 94(23)：1808 - 1811.

[32]　Cotterill SJ, Ahrens S, Paulussen M, et al. Prognostic factors in Ewing's tumor of bone：analysis of 975 patients from
the European Intergroup Cooperative Ewing's Sarcoma Study Group[J]. J Clin Oncol, 2000, 18(17)：3108 - 3114.

[33]　Bacci G, Longhi A, Ferrari S, et al. Prognostic factors in nonmetastatic Ewing's sarcoma tumor of bone：an analysis
of 579 patients treated at a single institution with adjuvant or neoadjuvant chemotherapy between 1972 and 1998[J].
Acta Oncol, 2006, 45(4)：469 - 475.

[34]　邹雨珮, 杨轶. 肺骨外尤因肉瘤/外周原始神经外胚叶肿瘤 1 例[J]. 疑难病杂志, 2012, 11(4)：306.

[35]　Bressler EL. Numbering of lumbosacral transitional vertebrae on MRI[J]. AJR, 2007, 188(2)：W210.

[36]　吴仕龙, 王国平, 程晓光. 尤因肉瘤的影像表现及鉴别诊断[J]. 中医正骨, 2011, 23(12)：24 - 26.

[37]　Weber K, Damron TA, Frassica FJ, et al. Malignant bone tumors[J]. Instr Course Lect, 2008, 57：673 - 688.

[38]　梁丽宁, 成官迅, 张静, 等. 尤文氏肉瘤的影像学诊断[J]. 南方医科大学学报, 2008, 28(8)：1402 - 1404.

[39]　叶哲伟, 杨述华, 吴强, 等. CT 图像三维重建在骨肿瘤诊治中的应用探讨[J]. 中国骨肿瘤骨病, 2009, 8
(3)：163 - 164.

[40]　Kuleta - Bosak E, Kluczewska E, Madziara W, et al. Suitability of imaging methods(X - ray, CT, MRI) in the di-
agnostics of Ewing's sarcoma in children - analysis of own material[J]. Pol J Radiol, 2010, 75(1)：18 - 28.

[41]　Jing Z, WenYi L, JianLi L, et al. The imaging features of meningeal Ewing sarcoma/peripheral primitive neuroec-
dermal tumours (pPNETs)[J]. Br J Radiol, 2014, 87(1041)：20130631.

[42]　Treglia G, Salsano M, Stefanelli A, et al. Diagnostic accuracy of 18F - FDG - PET and PET/CT in patients with E-
wing sarcoma family tumours：a systematic review and a meta - analysis[J]. Skeletal Radiol, 2012, 41(3)：249 -
256.

[43]　Mc Cluggage WG, Sumathi VP, Nucci MR, et al. Ewing family of tumors involving the vulva and vagina：report of a
series of four cases[J]. J Clin Pathol, 2007, 60(6)：674 - 680.

[44]　李俊萍, 边美玲, 董爱华. 胃原发胚胎性横纹肌肉瘤临床诊断学特征及文献复习[J/CD]. 中华诊断学电子杂
志, 2016, 4(4)：245 - 248.

[45]　Folpe AL, Goldblum JR, Rubin BP, et al. Morphologic and immunophenotypic diversity in Ewing family tumors：a
study of 66 genetically confirmed cases[J]. Am J Surg Pathol, 2005, 29(8)：1025 - 1033.

[46]　Lezcano C, Clarke MR, Zhang L, et al. Adamantinoma - like Ewing sarcoma mimicking basal cell adenocarcinoma of
the parotid gland：a case report and review of the literature[J]. Head Neck Pathol, 2015, 9(2)：280 - 285.

[47]　Kikuchi Y, Kishimoto T, Ota S, et al. Adamantinoma - like Ewing family tumor of soft tissue associated with the va-
gus nerve：a case report and review of the literature[J]. Am J Surg Pathol, 2013, 37(5)：772 - 779.

[48]　Weinreb I, Goldstein D, Perez - Ordoez B. Primary extraskeletal Ewing family tumor with complex epithelial differen-
tiation：a unique case arising in the lateral neck presenting with Horner syndrome[J]. Am J Surg Pathol, 2008, 32
(11)：1742 - 1748.

[49]　Alexiev BA, Tumer Y, Bishop JA. Sinonasal adamantinoma - like Ewing sarcoma：A case report[J]. Pathol Res
Pract, 2017, 213(4)：422 - 426.

[50]　Stevenson A, Chatten J, Bertoni F, et al. CD99/p30/32/MIC2/neuroectodermal/Ewing's sarcoma antigen as an im-
munohistochemical marker：Review of more than 600 tumors and the literature experience[J]. Appl Immunohisto-
chem, 1994, 2：231 - 240.

[51]　Adams B, Hany MA, Schmid M, et al. Detection of t(11, 22)(q24；q12) translocation breakpoint in paraffin - em-
bed - ded tissue of the Ewing's sarcoma family by nested reverse transcriptionpolymerase chain reaction[J]. Diagn Mol

Pachol，1996，5：107 - 113.

[52] Monforte - Munoz H，Lopez - Teffada D，Affendie H，et al. Documentation of EWS gene rearrangement by fluorescence in - situ by bridiaztion（FISH）in frozen sections of Ewing's sarcomaperipheral primitive neuroectodermal tumor[J]. Am J Surg Pathol，1999，23：309 - 315.

[53] Delattre O，Zucman J，Melot T，et al. The Ewing family of tumors - a subgroup of small - round - cell tumors defined by specific chimeric transcripts[J]. N Engl J Med，1994，331(5)：294 - 299.

[54] Shing DC，McMullan DJ，Roberts P，et al. FUS/ERG gene fusions in Ewing's tumors[J]. Cancer Res，2003，63(15)：4568 - 4576.

[55] Ng TL，O'Sullivan MJ，Pallen CJ，et al. Ewing sarcoma with novel translocation t(2；16)producing an in - frame fusion of FUS and FEV[J]. J Mol Diagn，2007，9(4)：459 - 463.

[56] 洪笃开，李文锐，李义强，等. 儿童尤因肉瘤误诊 4 例分析[J]. 中国误诊学杂志，2006，6(3)：541 - 542.

[57] 赵斌，王栓科，张海鸿，等. 股骨颈尤因肉瘤误诊为急性骨髓炎 1 例分析[J]. 中国误诊学杂志，2007，7(1)：100 - 101.

[58] 淞文，王绍武，孙美玉，等. 胫骨上段尤因肉瘤误诊为化脓性骨髓炎的影像学分析 1 例[J]. 中国临床医学影像学杂志，2012，23(4)：302 - 303.

[59] 赵振江，孙英彩，崔建岭. 少见硬化型尤文氏肉瘤误诊为慢性骨髓炎一例[J]. 放射学实践，2013，28(5)：584 - 585.

[60] 杜瑜. 胸椎尤文氏肉瘤误诊淋巴瘤细胞白血病 1 例分析[J]. 中国误诊学杂志，2006，6(18)：3577 - 3577.

[61] 石晓莹，任翠萍，程敬亮，等. 小儿胫骨朗格汉斯组织细胞增生症误诊 1 例[J]. 实用放射学杂志，2015，31(3)：519 - 520.

[62] 李洪涛，李董董，杨晓笛，等. 尤文氏肉瘤误诊为非骨化性纤维瘤 1 例[J]. 中国骨伤，2017，30(1)：68 - 70.

[63] 龙绍华，王迭进，林志铭. 骨盆、骶尾部肿瘤误诊为腰椎间盘突出症临床分析（附 24 例报告）[J]. 江西医药，2009，44(7)：681 - 681.

[64] 王新宁，苏改秀，吴凤岐. 小儿右髂骨尤因肉瘤误诊为幼年特发性关节炎一例[J]. 中华儿科杂志，2012，50(11)：866 - 867.

[65] 崔法，崔敏毅. 长骨嗜酸性肉芽肿的影像诊断[J]. 影像诊断与介入放射学，2006，15(6)：293 - 295.

[66] 周应平，侯福平. 尤因肉瘤 5 例影像误诊分析[J]. 中国社区医师，2012，14(28)：269 - 270.

[67] Fuchs B，Valenzuela RG，Inwards C，et al. Complication long - term survivors of Ewings sarcoma[J]. Cancer，2003，98(12)：2687 - 2692.

[68] Schuck A，Ahrens S，Paulussen M，et al. Local therapy in localized Ewing tumors：results of 1058 patients treated in the CESS 81，CESS 86，and EICESS 92 trials[J]. Int J Radiat Oncol Biol Phys，2003，55(1)：168 - 177.

[69] Phillips RF，Higinbotham NL. The curability of Ewing's endothelioma of bone in children. J Pediatr，1967，70(3)：391 - 397.

[70] Rosen G. Current management of Ewing's sarcoma[J]. Prog Clin Cancer，1982，8：267 - 282.

[71] Indelicato DJ，Keole SR，Shahlaee AH，et al. Spinal and paraspinal Ewing tumors[J]. Int J Radiat Oncol Biol Phys，2010，76(5)：1463 - 1471.

[72] Mukherjee D，Chaichana KL，Gokaslan ZL，et al. Survival of patients with malignant primary osseous spinal neoplasms：results from the Surveillance，Epidemiology，and End Results（SEER）database from 1973 to 2003[J]. J Neurosurg Spine，2011，14(2)：143 - 150.

[73] Razek A，Perez CA，Tefft M，et al. Intergroup Ewing's Sarcoma Study：local control related to radiation dose，volume，and site of primary lesion in Ewing's sarcoma[J]. Cancer，1980，46(3)：516 - 521.

[74] Rosen G，Caparros B，Nirenberg A，et al. Ewing's sarcoma：ten - year experience with adjuvant chemotherapy[J]. Cancer，1981，47(9)：2204 - 2213.

[75] Haeusler J，Ranft A，Boelling T，et al. The value of local treatment in patients with primary，disseminated，multifocal Ewing sarcoma（PDMES）[J]. Cancer，2010，116(2)：443 - 450.

[76] Denbo JW，Shannon Orr W，Wu Y，et al. Timing of surgery and the role of adjuvant radiotherapy in ewing sarcoma of the chest wall：a single - institution experience[J]. Ann Surg Oncol，2012，19(12)：3809 - 3815.

[77] Dunst J，Jürgens H，Sauer R，et al. Radiation therapy in Ewing's sarcoma：an update of the CESS 86 trial[J]. Int J

Radiat Oncol Biol Phys, 1995, 32(4): 919 – 930.

[78] Yock TI, Krailo M, Fryer CJ, et al. Local control in pelvic Ewing sarcoma: analysis from INT – 0091 – a report from the Children's Oncology Group[J]. J Clin Oncol, 2006, 24(24): 3838 – 3843.

[79] 沈靖南, 王晋, 尹军强, 等. 骨盆Ⅰ–Ⅱ–Ⅳ区肉瘤整块切除后腰盆钉棒重建系统[J]. 中华关节外科杂志, 电子版, 2012(3): 349 – 354.

[80] Ozaki T, Hillmann A, Hoffmann C, et al. Significance of surgical margin on the prognosis of patients with Ewing's sarcoma. A report from the Cooperative Ewing's Sarcoma Study[J]. Cance, 1996, 78(4): 892 – 900.

[81] Iwamoto Y. Diagnosis and treatment of Ewing's sarcoma[J]. Jpn J Clin Oncol, 2007, 37(2): 79 – 89.

[82] Avedian RS, Haydon RC, Peabody TD. Multiplanar osteotomy with limited wide margins: a tissue preserving surgical technique for high – grade bone sarcomas[J]. Clin Orthop Relat Res, 2010, 468(10): 2754 – 2764.

[83] Ruggieri P, Angelini A, Montalti M, et al. Tumours and tumour – like lesions of the hip in the paediatric age: a review of the Rizzoli experience[J]. Hip Int, 2009, 19(Suppl 6): S35 – S45.

[84] Liu CY, Yen CC, Chen WM, et al. Soft tissue sarcoma of extremities: the prognostic significance of adequate surgical margins in primary operation and reoperation after recurrence[J]. Ann Surg Oncol, 2010, 17(8): 2102 – 2111.

[85] McKee MD, Liu DF, Brooks JJ, et al. The prognostic significance of margin width for extremity and trunk sarcoma [J]. J Surg Oncol, 2004, 85(2): 68 – 76.

[86] Kandel R, Coakley N, Werier J, et al. Surgical margins and handling of soft – tissue sarcoma in extremities: a clinical practice guideline[J]. Curr Oncol, 2013, 20(3): e247 – e254.

[87] Li J, Guo Z, Pei GX, et al. Limb salvage surgery for calcaneal malignancy[J]. J Surg Oncol, 2010, 102(1): 48 – 53.

[88] Sluga M, Windhager R, Lang S, et al. A long – term review of the treatment of patients with Ewing's sarcoma in one institution[J]. Eur J Surg Oncol, 2001, 27(6): 569 – 573.

[89] Liljenqvist U, Lerner T, Halm H, et al. En bloc spondylectomy in malignant tumors of the spine[J]. Eur Spine J, 2008, 17(4): 600 – 609.

[90] Talac R, Yaszemski MJ, Currier BL, et al. Relationship between surgical margins and local recurrence in sarcomas of the spine[J]. Clin Orthop Relat Res, 2002, 397: 127 – 132.

[91] Gherlinzoni F, Picci P, Bacci G, et al. Limb sparing versus amputation in osteosarcoma. Correlation between local control, surgical margins and tumor necrosis: Istituto Rizzoli experience[J]. Ann Oncol, 1992, 3 Suppl 2: S23 – S27.

[92] Arpaci E, Yetisyigit T, Seker M, et al. Prognostic factors and clinical outcome of patients with Ewing's sarcoma family of tumors in adults: multicentric study of the Anatolian Society of Medical Oncology[J]. Med Oncol, 2013, 30 (1): 469 – 473.

[93] Akhavan A, Binesh F, Hashemi A, et al. Clinicopathologic characteristics and outcome of childhood and adolescent Ewing's sarcoma in center of Iran[J]. Iran J Ped Hematol Oncol, 2014, 4(3): 97 – 102.

[94] Hong AM, Millington S, Ahern V, et al. Limb preservation surgery with extracorporeal irradiation in the management of malignant bone tumor: the oncological outcomes of 101 patients[J]. Ann Oncol, 2013, 24(10): 2676 – 2680.

[95] Kutluk MT, Yalçin B, Akyüz C, et al. Treatment results and prognostic factors in Ewing sarcoma[J]. Pediatr Hematol Oncol, 2004, 21(7): 597 – 610.

[96] Pérez – Muñoz I, Grimer RJ, Spooner D, et al. Use of tissue expander in pelvic Ewing's sarcoma treated with radiotherapy[J]. Eur J Surg Oncol, 2014, 40(2): 197 – 201.

[97] Marulanda GA, Henderson ER, Johnson DA, et al. Orthopedic surgery options for the treatment of primary osteosarcoma[J]. Cancer Control, 2008, 15(1): 13 – 20.

[98] Mavrogenis AF, Abati CN, Romagnoli C, et al. Similar survival but better function for patients after limb salvage versus amputation for distal tibia osteosarcoma[J]. Clin Orthop Relat Res, 2012, 470(6): 1735 – 1748.

[99] Schrager J, Patzer RE, Mink PJ, et al. Survival outcomes of pediatric osteosarcoma and Ewing's sarcoma: a comparison of surgery type within the SEER database, 1988 – 2007[J]. J Registry Manag, 2011, 38(3): 153 – 161.

[100] Borkowski P, Pawlikowski M, Skalski K. Expandable noninvasive prostheses – an alternative to pediatric patients with bone sarcoma[J]. Conf Proc IEEE Eng Med Biol Soc, 2005, 4: 4056 – 4059.

[101] Muscolo DL, Ayerza MA, Aponte – Tinao LA, et al. Partial epiphyseal preservation and intercalary allograft reconstruction in high – grade metaphyseal osteosarcoma of the knee[J]. J Bone Joint Surg Am, 2004, 86 – A(12):

2686 – 2693.

[102] Bernthal NM, Greenberg M, Heberer K, et al. What are the functional outcomes of endoprosthestic reconstructions after tumor resection? [J]. Clin Orthop Relat Res, 2015, 473(3): 812 – 819.

[103] Gebert C, Wessling M, Hoffmann C, et al. Hip transposition as a limb salvage procedure following the resection of periacetabular tumors[J]. J Surg Oncol, 2011, 103(3): 269 – 275.

[104] Natarajan MV, Chandra Bose J, Viswanath J, et al. Custom prosthetic replacement for distal radial tumours[J]. Int Orthop, 2009, 33(4): 1081 – 1084.

[105] Puri A, Gulia A. The results of total humeral replacement following excision for primary bone tumour[J]. J Bone Joint Surg Br, 2012, 94(9): 1277 – 1281.

[106] Puri A, Gulia A, Chan WH. Functional and oncologic outcomes after excision of the total femur in primary bone tumors: Results with a low cost total femur prosthesis[J]. Indian J Orthop, 2012, 46(4): 470 – 474.

[107] Moran M, Stalley PD. Reconstruction of the proximal humerus with a composite of extracorporeally irradiated bone and endoprosthesis following excision of high grade primary bone sarcomas[J]. Arch Orthop Trauma Surg, 2009, 129(10): 1339 – 1345.

[108] Yamazaki T, McLoughlin GS, Patel S, et al. Feasibility and safety of en bloc resection for primary spine tumors: a systematic review by the Spine Oncology Study Group[J]. Spine (Phila Pa 1976), 2009, 34(22 Suppl): S31 – S38.

[109] Boriani S, Bandiera S, Donthineni R, et al. Morbidity of en bloc resections in the spine[J]. Eur Spine J, 2010, 19(2): 231 – 241.

[110] Hoffmann C, Ahrens S, Dunst J, et al. Pelvic Ewing sarcoma: a retrospective analysis of 241 cases[J]. Cancer, 1999, 85(4): 869 – 877.

[111] Evans RG, Nesbit ME, Gehan EA, et al. Multimodal therapy for the management of localized Ewing's sarcoma of pelvic and sacral bones: a report from the second intergroup study[J]. J Clin Oncol, 1991, 9(7): 1173 – 1180.

[112] Biswas B, Rastogi S, Khan SA, et al. Outcomes and prognostic factors for Ewing – family tumors of the extremities [J]. J Bone Joint Surg Am, 2014, 96(10): 841 – 849.

[113] Seker MM, Kos T, Ozdemir N, et al. Treatment and outcomes of Ewing sarcoma in Turkish adults: a single centre experience[J]. Asian Pac J Cancer Prev, 2014, 15(1): 327 – 330.

[114] 臧杰, 郭卫, 曲华毅. 骨盆尤因肉瘤 31 例治疗结果分析[J]. 中华外科杂志, 2012, 50(6): 524 – 528.

[115] DuBois SG, Krailo MD, Gebhardt MC, et al. Comparative evaluation of local control strategies in localized Ewing sarcoma of bone: a report from the Children's Oncology Group[J]. Cancer, 2015, 121(3): 467 – 475.

[116] Frassica FJ, Frassica DA, Pritchard DJ, et al. Ewing sarcoma of the pelvis. Clinicopathological features and treatment[J]. J Bone Joint Surg Am, 1993, 75(10): 1457 – 1465.

[117] Bell RS, Davis AM, Wunder JS, et al. Allograft reconstruction of the acetabulum after resection of stage – IIB sarcoma. Intermediate – term results[J]. J Bone Joint Surg Am, 1997, 79(11): 1663 – 1674.

[118] Delloye C, de Nayer P, Allington N, et al. Massive bone allografts in large skeletal defects after tumor surgery: a clinical and microradiographic evaluation[J]. Arch Orthop Trauma Surg, 1988, 107(1): 31 – 41.

[119] Langlais F, Lambotte JC, Thomazeau H. Long – term results of hemipelvis reconstruction with allografts. Clin Orthop Relat Res, 2001, (388): 178 – 186.

[120] Ozaki T, Hillmann A, Bettin D, et al. High complication rates with pelvic allografts[J]. Experience of 22 sarcoma resections[J]. Acta Orthop Scand, 1996, 67(4): 333 – 338.

[121] 王威, 王岩, 毕文志. 骨盆肿瘤切除后同种异体骨移植重建骨盆的近期疗效[J]. 中国修复重建外科杂志, 2014, 28(3): 331 – 334.

[122] Delloye C, Banse X, Brichard B, et al. Pelvic reconstruction with a structural pelvic allograft after resection of a malignant bone tumor[J]. J Bone Joint Surg Am, 2007, 89(3): 579 – 587.

[123] Clemens MW, Chang EI, Selber JC, et al. Composite extremity and trunk reconstruction with vascularized fibula flap in postoncologic bone defects: a 10 – year experience[J]. Plast Reconstr Surg, 2012, 129(1): 170 – 178.

[124] Hess T, Kramann B, Schmidt E, et al. Use of preoperative vascular embolisation in spinal metastasis resection[J]. Arch Orthop Trauma Surg, 1997, 116(5): 279 – 282.

[125] Radeleff B, Eiers M, Lopez – Benitez R, et al. Transarterial embolization of primary and secondary tumors of the

skeletal system. Eur J Radiol, 2006, 58(1): 68 - 75.

[126] Kuttesch JF Jr, Wexler LH, Marcus RB, et al. Second malignancies after Ewing's sarcoma: radiation dose - dependency of secondary sarcomas[J]. J Clin Oncol, 1996, 14(10): 2818 - 2825.

[127] Mayfield JK. Postradiation spinal deformity[J]. Orthop Clin North Am, 1979, 10(4): 829 - 844.

[128] Schuck A, Ahrens S, von Schorlemer I, et al. Radiotherapy in Ewing tumors of the vertebrae: treatment results and local relapse analysis of the CESS 81/86 and EICESS 92 trials[J]. Int J Radiat Oncol Biol Phys, 2005, 63(5): 1562 - 1567.

[129] Marco RA, Gentry JB, Rhines LD, et al. Ewing's sarcoma of the mobile spine[J]. Spine (Phila Pa 1976), 2005, 30(7): 769 - 773.

[130] Telles NC, Rabson AS, Pomeroy TC. Ewing's sarcoma: an autopsy study[J]. Cancer, 1978, 41(6): 2321 - 2329.

[131] 李晓, 郭卫, 杨荣利, 等. 脊柱原发尤文家族肿瘤的治疗及预后[J]. 中国脊柱脊髓杂志, 2014, 3(2): 127 - 132.

[132] Albert TJ, Vacarro A. Post laminectomy kyphosis[J]. Spine (Phila Pa 1976), 1998, 23(24): 2738 - 2745.

[133] Herman JM, Sonntag VK. Cervical corpectomy and plate fixation for postlaminectomy kyphosis[J]. J Neurosurg, 1994, 80(6): 963 - 970.

[134] Shikata J, Yamamuro T, Shimizu K, et al. Combined laminoplasty and posterolateral fusion for spinal canal surgery in children and adolescents[J]. Clin Orthop Relat Res, 1990, 11(259): 92 - 99.

[135] de Jonge T, Slullitel H, Dubousset J, et al. Late - onset spinal deformities in children treated by laminectomy and radiation therapy for malignant tumours[J]. Eur Spine J, 2005, 14(8): 765 - 771.

[136] Lonstein JE. Post - laminectomy kyphosis. Clin Orthop Relat Res, 1977, 128: 93 - 100.

[137] Otsuka NY, Hey L, Hall JE. Postlaminectomy and postirradiation kyphosis in children and adolescents[J]. Clin Orthop Relat Res, 1998, (354): 189 - 194.

[138] Boriani S, Amendola L, Corghi A, et al. Ewing's sarcoma of the mobile spine[J]. Eur Rev Med Pharmacol Sci, 2011, 15(7): 831 - 839.

[139] Bacci G, Toni A, Avella M, et al. Long - term results in 144 localized Ewing's sarcoma patients treated with combined therapy[J]. Cancer, 1989, 63(8): 1477 - 1486.

[140] Patel SR. Radiation - induced sarcoma. Curr Treat Options Oncol, 2000, 1(3): 258 - 261.

[141] Strong LC, Herson J, Osborne BM, et al. Risk of radiationrelated subsequent malignant tumors in survivors of Ewing's sarcoma[J]. J Natl Cancer Inst, 1979, 62(6): 1401 - 1406.

[142] Tucker MA, D'Angio GJ, Boice JD Jr, et al. Bone sarcomas linked to radiotherapy and chemotherapy in children [J]. N Engl J Med, 1987, 17(10): 588 - 593.

[143] Macbeth F. Radiation myelitis and thoracic radiotherapy: evidence and anecdote[J]. Clin Oncol (R Coll Radiol), 2000, 12(5): 333 - 334.

[144] Maranzano E, Bellavita R, Floridi P, et al. Radiation - induced myelopathy in long - term surviving metastatic spinal cord compression patients after hypofractionated radiotherapy: a clinical and magnetic resonance imaging analysis [J]. Radiother Oncol, 2001, 60(3): 281 - 288.

[145] Warscotte L, Duprez T, Lonneux M, et al. Concurrent spinal cord and vertebral bone marrow radionecrosis 8 years after therapeutic irradiation[J]. Neuroradiology, 2002, 44(3): 245 - 248.

[146] Krasin MJ, Davidoff AM, Rodriguez - Galindo C, et al. Definitive surgery and multiagent systemic therapy for patients with localized Ewing sarcoma family of tumors: local outcome and prognostic factors[J]. Cancer, 2005, 104(2): 367 - 373.

[147] Krasin MJ, Rodriguez - Galindo C, Billups CA, et al. Definitive irradiation in multidisciplinary management of localized Ewing sarcoma family of tumors in pediatric patients: outcome and prognostic factors[J]. Int J Radiat Oncol Biol Phys, 2004, 60(3): 830 - 838.

[148] Paulino AC, Nguyen TX, Mai WY, et al. Dose response and local control using radiotherapy in non - metastatic Ewing sarcoma[J]. Pediatr Blood Cancer, 2007, 49(2): 145 - 148.

[149] Gronchi A, Lo Vullo S, Colombo C, et al. Extremity soft tissue sarcoma in a series of patients treated at a single institution: local control directly impacts survival[J]. Ann Surg, 2010, 251(3): 506 - 511.

[150] Sutow WW, Sullivan MP. Cyclophosphamide therapy in children with Ewing's sarcoma[J]. Cancer Chemother Rep,

1962, 23：55 - 60.

[151] Rodriguez - Galindo C, Spunt SL, Pappo AS. Treatment of Ewing sarcoma family of tumors：current status and outlook for the future[J]. Med Pediatr Oncol, 2003, 40(5)：276 - 287.

[152] Nesbit ME Jr, Gehan EA, Burgert EO Jr, et al. Multimodal therapy for the management of primary, nonmetastatic Ewing's sarcoma of bone：a long - term follow - up of the First Intergroup study[J]. J Clin Oncol, 1990, 8(10)：1664 - 1674.

[153] Rosen G, Wollner N, Tan C, et al. Proceedings：disease - free survival in children with Ewing's sarcoma treated with radiation therapy and adjuvant four - drug sequential chemotherapy[J]. Cancer, 1974, 33(2)：384 - 393.

[154] Paulussen M, Ahrens S, Dunst J, et al. Localized Ewing tumor of bone：final results of the cooperative Ewing's Sarcoma Study CESS 86[J]. J Clin Oncol, 2001, 19(6)：1818 - 1829.

[155] Craft A, Cotterill S, Malcolm A, et al. Ifosfamide - containing chemotherapy in Ewing's sarcoma：The Second United Kingdom Children's Cancer Study Group and the Medical Research Council Ewing's Tumor Study[J]. J Clin Oncol, 1998, 16(11)：3628 - 3633.

[156] Grier HE, Krailo MD, Tarbell NJ, et al. Adding ifosfamide and etoposide to standard chemotherapy for Ewing's sarcoma and primitive neuroectodermal tumor of bone[J]. N Engl J Med, 2003, 348(8)：694 - 701.

[157] Shamberger RC, LaQuaglia MP, Gebhardt MC, et al. Ewing sarcoma/primitive neuroectodermal tumor of the chest wall：impact of initial versus delayed resection on tumor margins, survival, and use of radiation therapy[J]. Ann Surg, 2003, 238(4)：563 - 567.

[158] Burgert EO Jr, Nesbit ME, Garnsey LA, et al. Multimodal therapy for the management of nonpelvic, localized Ewing's sarcoma of bone：intergroup study IESS - II[J]. J Clin Oncol, 1990, 8(9)：1514 - 1524.

[159] Rosenthal J, Pawlowska AB. High - dose chemotherapy and stem cell rescue for high - risk Ewing's family of tumors [J]. Expert Rev Anticancer Ther, 2011, 11(2)：251 - 262.

[160] 孙元珏，张剑军，何爱娜，等. 环磷酰胺联合羟基喜树碱二线治疗进展期尤因肉瘤的临床观察[J]. 临床肿瘤学杂志，2011，11(16)：1016 - 1019.

[161] McNall - Knapp RY, Williams CN, Reeves EN, et al. Extended phase I evaluation of vincristine, irinotecan, temozolomide, and antibiotic in children with refractory solid tumors[J]. Pediatr Blood Cancer, 2010, 54(7)：909 - 915.

[162] Blaney S, Berg SL, Pratt C, et al. A phase I study of irinotecan in pediatric patients：a pediatric oncology group study[J]. Clin Cancer Res, 2001, 7(1)：32 - 37.

[163] Furman WL, Stewart CF, Poquette CA, et al. Direct translation of a protracted irinotecan schedule from a xenograft model to a phase I trial in children[J]. J Clin Oncol, 1999, 17(6)：1815 - 1824.

[164] McGregor LM, Stewart CF, Crews KR, et al. Dose escalation of intravenous irinotecan using oral cefpodoxime：a phase I study in pediatric patients with refractory solid tumors[J]. Pediatr Blood Cancer, 2012, 58(3)：372 - 379.

[165] Kolb EA, Kushner BH, Gorlick R, et al. Long - term eventfree survival after intensive chemotherapy for Ewing's family of tumors in children and young adults[J]. J Clin Oncol, 2003, 21(18)：3423 - 3430.

[166] Rosito P, Mancini AF, Rondelli R, et al. Italian CooperativeStudy for the treatment of children and young adults withlocalized Ewing sarcoma of bone：a preliminary report of 6years of experience[J]. Cancer, 1999, 86(3)：421 - 428.

[167] Wexler LH, DeLaney TF, Tsokos M, et al. Ifosfamide andetoposide plus vincristine, doxorubicin, and cyclophosphamide for newly diagnosed Ewing's sarcoma family of tumors[J]. Cancer, 1996, 78(4)：901 - 911.

[168] Bacci G, Picci P, Ferrari S, et al. Neoadjuvant chemotherapy for Ewing's sarcoma of bone：no benefit observed after adding ifosfamide and etoposide to vincristine, actinomycin, cyclophosphamide, and doxorubicin in the maintenance phase - results of two sequential studies[J]. Cancer, 1998, 82(6)：1174 - 1183.

[169] Oberlin O, Habrand JL, Zucker JM, et al. No benefit of ifosfamide in Ewing's sarcoma：a nonrandomized study of the French Society of Pediatric Oncology[J]. J Clin Oncol, 1992, 10(9)：1407 - 1412.

[170] Miser JS, Krailo MD, Tarbell NJ, et al. Treatment of metastatic Ewing's sarcoma or primitive neuroectodermal tumor of bone：evaluation of combination ifosfamide and etoposide - a Children's Cancer Group and Pediatric Oncology Group study[J]. J Clin Oncol, 2004, 22(14)：2873 - 2876.

[171] Womer RB, West DC, Krailo MD, et al. Randomized controlled trial of interval - compressed chemotherapy for the

treatment of localized Ewing sarcoma: a report from the Children's Oncology Group[J]. J Clin Oncol, 2012, 30 (33): 4148 – 4154.

[172] Paulussen M, Craft AW, Lewis I, et al. Results of the EICESS – 92 Study: two randomized trials of Ewing's sarcoma treatment – cyclophosphamide compared with ifosfamide in standard – risk patients and assessment of benefit of etoposide added to standard treatment in high – risk patients[J]. J Clin Oncol, 2008, 26(27): 4385 – 4393.

[173] Le Deley MC, Paulussen M, Lewis I, et al. Cyclophosphamide compared with ifosfamide in consolidation treatment of standard – risk Ewing sarcoma: results of the randomized noninferiority Euro – EWING99 – R1 trial[J]. J Clin Oncol, 2014, 32(23): 2440 – 2448.

[174] Ferrari S, Sundby Hall K, Luksch R, et al. Nonmetastatic Ewing family tumors: high – dose chemotherapy with stem cell rescue in poor responder patients. Results of the Italian Sarcoma Group/Scandinavian Sarcoma Group III protocol[J]. Ann Oncol, 2011, 22(5): 1221 – 1227.

[175] Gaspar N, Rey A, Bérard PM, et al. Risk adapted chemotherapy for localised Ewing's sarcoma of bone: the French EW93 study[J]. Eur J Cancer, 2012, 48(9): 1376 – 1385.

[176] Kushner BH, Meyers PA. How effective is dose – intensive/myeloablative therapy against Ewing's sarcoma/primitive neuroectodermal tumor metastatic to bone or bone marrow? The Memorial Sloan – Kettering experience and a literature review[J]. J Clin Oncol, 2001, 19(3): 870 – 880.

[177] Juergens C, Weston C, Lewis I, et al. Safety assessment of intensive induction with vincristine, ifosfamide, doxorubicin, and etoposide (VIDE) in the treatment of Ewing tumors in the EURO – E. W. I. N. G. 99 clinical trial[J]. Pediatr Blood Cancer, 2006, 47(1): 22 – 29.

[178] Burdach S, Thiel U, Schöniger M, et al. Total body MRIgoverned involved compartment irradiation combined with high – dose chemotherapy and stem cell rescue improves long – term survival in Ewing tumor patients with multiple primary bone metastases[J]. Bone Marrow Transplant, 2010, 45(3): 483 – 489.

[179] Ladenstein R, Pötschger U, Le Deley MC, et al. Primary disseminated multifocal Ewing sarcoma: results of the EuroEWING 99 trial[J]. J Clin Oncol, 2010, 28(20): 3284 – 3291.

[180] Oberlin O, Rey A, Desfachelles AS, et al. Impact of highdose busulfan plus melphalan as consolidation in metastatic Ewing tumors: a study by the Société Française des Cancers de l'Enfant[J]. J Clin Oncol, 2006, 24(24): 3997 – 4002.

[181] Rosenthal J, Bolotin E, Shakhnovits M, et al. High – dose therapy with hematopoietic stem cell rescue in patients with poor prognosis Ewing family tumors[J]. Bone Marrow Transplant, 2008, 42(5): 311 – 318.

[182] Leavey PJ, Mascarenhas L, Marina N, et al. Prognostic factors for patients with Ewing sarcoma(EWS) at first recurrence following multi – modality therapy: A report from the Children's Oncology Group[J]. Pediatr Blood Cancer, 2008, 51(3): 334 – 338.

[183] Kushner BH, Meyers PA, Gerald WL, et al. Very – high – dose short – term chemotherapy for poor – risk peripheral primitive neuroectodermal tumors, including Ewing's sarcoma, in children and young adults[J]. J Clin Oncol, 1995, 13(11): 2796 – 2804.

[184] Miser JS, Kinsella TJ, Triche TJ, et al. Ifosfamide with mesna uroprotection and etoposide: an effective regimen in the treatment of recurrent sarcomas and other tumors of children and young adults[J]. J Clin Oncol, 1987, 5(8): 1191 – 1198.

[185] Van Winkle P, Angiolillo A, Krailo M, et al. Ifosfamide, carboplatin, and etoposide(ICE) reinduction chemotherapy in a large cohort of children and adolescents with recurrent/refractory sarcoma: the Children's Cancer Group (CCG) experience[J]. Pediatr Blood Cancer, 2005, 44(4): 338 – 347.

[186] Navid F, Willert JR, McCarville MB, et al. Combination of gemcitabine and docetaxel in the treatment of children and young adults with refractory bone sarcoma[J]. Cancer, 2008, 113(2): 419 – 425.

[187] Raciborska A, Bilska K, Drabko K, et al. Vincristine, irinotecan, and temozolomide in patients with relapsed and re fractory Ewing sarcoma[J]. Pediatr Blood Cancer, 2013, 60(10): 1621 – 1625.

[188] Casey DA, Wexler LH, Merchant MS, et al. Irinotecan and temozolomide for Ewing sarcoma: the Memorial Sloan – Kettering experience[J]. Pediatr Blood Cancer, 2009, 53(6): 1029 – 1034.

[189] Hunold A, Weddeling N, Paulussen M, et al. Topotecan and cyclophosphamide in patients with refractory or relapsed Ewing tumors. Pediatr Blood Cancer, 2006, 47(6): 795 – 800.

[190] Kushner BH, Kramer K, Meyers PA, et al. Pilot study of topotecan and high – dose cyclophosphamide for resistant pediatric solid tumors[J]. Med Pediatr Oncol, 2000, 35(5): 468 – 474.

[191] Saylors RL, Stine KC, Sullivan J, et al. Cyclophosphamide plus topotecan in children with recurrent or refractory solid tumors: a Pediatric Oncology Group phase II study[J]. J Clin Oncol, 2001, 19(15): 3463 – 3469.

[192] Wagner LM, Crews KR, Iacono LC, et al. Phase I trial of temozolomide and protracted irinotecan in pediatric patients with refractory solid tumors. Clin Cancer Res, 2004, 10(3): 840 – 848.

[193] Wagner LM, McAllister N, Goldsby RE, et al. Temozolomide and intravenous irinotecan for treatment of advanced Ewing sarcoma[J]. Pediatr Blood Cancer, 2007, 48(2): 132 – 139.

[194] Yu H, Ge Y, Guo L, et al. Potential approaches to the treatment of Ewing's sarcoma[J]. Oncotarget, 2017, 8(3): 5523 – 5539.

[195] 谭相良, 许乙凯, 郝鹏, 等. 尤文氏肉瘤的影像学分析[J]. 中国临床医学影像杂志, 2012, 23(1): 59 – 62.

[196] David B, Jonathan D. Fish, autologous and allogeneic cellulartherapies for high – risk pediatric solid tumors[J]. Pediatr Clin North Am, 2010, 57: 47 – 66.

[197] Jenny P, Uta D, Heribert J. Ewing sarcoma: Clinicalstate – of – theart[J]. Pediatr Hematol Oncol, 2012, 29: 1 – 11.

[198] Stahl M, Ranft A, Paulussen M, et al. Risk of recurrence and survival after relapse in patients with Ewing sarcoma[J]. Pediatr Blood Cancer, 2011, 57(4): 549 – 553.

[199] 臧杰, 郭卫, 杨荣利, 等. 骨原发尤因肉瘤预后相关因素的分析[J]. 中华外科杂志, 2010, 48(12): 896 – 899.

[200] Lee J, Hoang BH, Ziogas A, et al. Analysis of prognostic factors in Ewing sarcoma using a population – based cancer registry[J]. Cancer, 2010, 116(8): 1964 – 1973.

[201] Bacci G, Ferrari S, Longhi A, et al. Therapy and survival after recurrence of Ewing's tumors: the Rizzoli experience in 195 patients treated with adjuvant and neoadjuvant chemotherapy from 1979 to 1997[J]. Ann Oncol, 2003, 14(11): 1654 – 1659.

[202] Rodriguez – Galindo C, Billups CA, Kun LE, et al. Survival after recurrence of Ewing tumors: the St Jude Children's Research Hospital experience, 1979 – 1999[J]. Cancer, 2002, 94(2): 561 – 569.

[203] Bacci G, Boriani S, Balladelli A, et al. Treatment of nonmetastatic Ewing's sarcoma family tumors of the spine and sacrum: the experience from a single institution[J]. Eur Spine J, 2009, 18(8): 1091 – 1095.

[204] Kissane JM, Askin FB, Foulkes M, et al. Ewing's sarcoma of bone: clinicopathologic aspects of 303 cases from the Intergroup Ewing's Sarcoma Study[J]. Hum Pathol, 1983, 14(9): 773 – 779.

[205] Gupta AA, Pappo A, Saunders N, et al. Clinical outcome of children and adults with localized Ewing sarcoma: impact of chemotherapy dose and timing of local therapy[J]. Cancer, 2010, 116(13): 3189 – 3194.

[206] Laurence V, Pierga JY, Barthier S, et al. Long – term follow up of high – dose chemotherapy with autologous stem cell rescue in adults with Ewing tumor[J]. Am J Clin Oncol, 2005, 28(3): 301 – 309.

[207] Whelan J, McTiernan A, Cooper N, et al. Incidence and survival of malignant bone sarcomas in England 1979 – 2007[J]. Int J Cancer, 2012, 131(4): p. E508 – E517.

[208] Esiashvili N, Goodman M, Marcus RB Jr. Changes in incidence and survival of Ewing sarcoma patients over the past 3 decades: Surveillance Epidemiology and End Results data[J]. J Pediatr Hematol Oncol, 2008, 30(6): 425 – 430.

[209] Elomaa I, Blomqvist CP, Saeter G, et al. Five – year results in Ewing's sarcoma. The Scandinavian Sarcoma Group experience with the SSG IX protocol[J]. Eur J Cancer, 2000, 36(7): 875 – 880.

[210] Sucato DJ, Rougraff B, McGrath BE, et al. Ewing's sarcoma of the pelvis. Long – term survival and functional outcome[J]. Clin Orthop Relat Res, 2000, (373): 193 – 201.

[211] Rödl RW, Hoffmann C, Gosheger G, et al. Ewing's sarcoma of the pelvis: combined surgery and radiotherapy treatment[J]. J Surg Oncol, 2003, 83(3): 154 – 160.

[212] Glaubiger DL, Makuch R, Schwarz J, et al. Determination of prognostic factors and their influence on therapeutic results in patients with Ewing's sarcoma[J]. Cancer, 1980, 45(8): 2213 – 2219.

[213] Ahrens S, Hoffmann C, Jabar S, et al. Evaluation of prognostic factors in a tumor volume – adapted treatment strategy for localized Ewing sarcoma of bone: the CESS 86 experience. Cooperative Ewing Sarcoma Study[J]. Med Pediatr Oncol, 1999, 32(3): 186 – 195.

[214] Göbel V, Jürgens H, Etspüler G, et al. Prognostic significance of tumor volume in localized Ewing's sarcoma of bone in children and adolescents[J]. J Cancer Res Clin Oncol, 1987, 113(2): 187 – 191.

[215] Rodríguez – Galindo C, Liu T, Krasin MJ, et al. Analysis of prognostic factors in ewing sarcoma family of tumors: review of St. Jude Children's Research Hospital studies[J]. Cancer, 2007, 110(2): 375 – 384.

[216] Bacci G, Forni C, Longhi A, et al. Long – term outcome for patients with non – metastatic Ewing's sarcoma treated with adjuvant and neoadjuvant chemotherapies. 402 patients treated at Rizzoli between 1972 and 1992[J]. Eur J Cancer, 2004, 40(1): 73 – 83.

[217] Oberlin O, Deley MC, Bui BN, et al. Prognostic factors in localized Ewing's tumours and peripheral neuroectodermal tumours: the third study of the French Society of Paediatric Oncology (EW88 study)[J]. Br J Cancer, 2001, 85(11): 1646 – 1654.

[218] Cangir A, Vietti TJ, Gehan EA, et al. Ewing's sarcoma metastatic at diagnosis. Results and comparisons of two intergroup Ewing's sarcoma studies[J]. Cancer, 1990, 66(5): 887 – 893.

[219] Paulino AC, Mai WY, Teh BS. Radiotherapy in metastatic ewing sarcoma[J]. Am J Clin Oncol, 2013, 36(3): 283 – 286.

[220] Robinson SI, Ahmed SK, Okuno SH, et al. Clinical outcomes of adult patients with relapsed Ewing sarcoma: a 30 – year single – institution experience[J]. Am J Clin Oncol, 2014, 37(6): 585 – 591.

[221] Ginsberg JP, Goodman P, Leisenring W, et al. Long – term survivors of childhood Ewing sarcoma: report from the Childhood Cancer Survivor Study[J]. J Natl Cancer Inst, 2010, 102(16): 1272 – 1283.

[222] Tefft M, Vawter GF, Mitus A. Paravertebral "round cell" tumor in children[J]. Radiology, 1969, 92(7): 1501 – 1509.

[223] Fong YE, Lopez – Terrada D, Zhai QJ. Primary Ewing sarcoma/peripheral primitive neuroectodermal tumor of the vulva[J]. Hum Pathol, 2008, 39(10): 15351539.

[224] 张智宏, 范钦和. 外周原始神经外胚叶瘤和尤因肉瘤的新进展[J]. 临床与实验病理学杂志, 2002, 18(4): 413 – 415.

[225] Riggi N, Cironi L, Suvà ML, et al. The Biology of Ewing sarcoma[J]. Cancer Lett, 2007, 254(1): 1 – 10.

[226] Dickman PS, Triche TJ. Extraosseous Ewing's sarcoma versus primitive rhabdomyosarcoma: diagnostic criteria and clinical correlation[J]. Hum Pathol, 1986, 17(9): 881 – 893.

[227] 李国平, 黄思庆, 游潮, 等. 脊髓内尤文氏肉瘤并脑积水 1 例报告并文献复习[J]. 华西医学, 2001, 16(2): 145 – 146.

[228] 聂林, 汤继文, 侯勇. 骨外尤文氏肉瘤 1 例[J]. 中国矫形外科杂志, 2004, 12(01): 151 – 152.

[229] 许冬明, 张贵祥, 王蔷. 腰段圆锥部髓外硬膜下尤因肉瘤一例[J]. 中华放射学杂志, 2004, 38(09): 905.

[230] 李利, 史亚民, 姚长海, 等. 颈椎管内 Ewing 肉瘤二例报告[J]. 中华骨科杂志, 2004, 24(08): 507 – 508.

[231] 史连国, 陈培琼, 庄严阵, 等. 12 例骨外尤因肉瘤的临床病理分析及鉴别诊断[J]. 医学理论与实践, 2017, 30(18): 2763 – 2765.

[232] 齐黔宁. 探讨骨外尤文氏肉瘤的临床和病理学特点[J]. 中国现代药物应用, 2017, 11(5): 43 – 44.

[233] 孙宇, 路瑶, 何苗, 等. 骨外尤因肉瘤临床病理观察[J]. 齐齐哈尔医学院学报, 2014, 35(7): 965 – 967.

[234] 刘汉忠, 魏建国, 周誉, 等. 原发性肾脏原始神经外胚层肿瘤的临床病理学特点分析[J]. 中华临床医师杂志(电子版), 2015, 9(3): 502 – 505.

[235] 魏建国, 孙爱静, 刘喜波, 等. 原发性肾脏原始神经外胚层肿瘤一例[J]. 中华医学杂志, 2012, 92(44): 3167.

[236] 夏庆欣, 赵驰, 冯稳, 等. 子宫原发 Ewing 肉瘤/外周原始神经外胚层肿瘤临床病理分析[J]. 临床与实验病理学杂志, 2011, 27(8): 893 – 895.

[237] El Weshi A, Allam A, Ajarim D, et al. Extraskeletal ewing's sarcoma family of tumours in adults: analysis of 57 patients from a single institution[J]. Clin Oncol, 2010, 22(5): 374 – 381.

[238] Kalkan KE, Bilici A, Selcukbiricik F, et al. Thoracic primitive neuroectodermal tumor: an unusual case and literature review[J]. Case Rep Pulmonol, 2013, 2013: 326871.

[239] 李勇, 侯翔宇, 王维林, 等. 骨外尤文氏瘤的临床特点分析: 附 2 例报告及文献回顾[J]. 中国当代儿科杂志, 2008, 10(1): 85 – 86.

[240] Hammar S, Bockus D, Remington F, et al. The unusual spectrum of neuroendocrine lung neoplasms[J]. Ultrastruct Pathol, 1989, 13(5－6)：515－560.

[241] Dong M, Liu J, Song Z, et al. Primary Multiple Pulmonary Primitive Neuroectodermal Tumor：Case Report and Literature Review[J]. Medicine (Baltimore), 2015, 94(27)：e1136.

[242] Asker S, Sayir F, Bulut G, et al. Primitive neuroectodermal tumor/ewing sarcoma presenting with pulmonary nodular lesions[J]. Case Rep Oncol Med, 2015(2015)：957239.

[243] Barroca H, Souto Moura C, Lopes JM, et al. PNET with neuroendocrine differentiation of the lung：report of an unusual entity[J]. Int J Surg Pathol, 2013, 22(5)：427－433.

[244] Zhang YF, Feng JM, Sun ZQ, et al. Primary extraosseous Ewing's sarcoma of the lung in a 36－year－old female patient：Clinical, imaging, and pathologic findings[J]. Chinese－German J Clin Oncol, 2013, 12(11)：555－558.

[245] Kabiri el H, Al Bouzidi A, Kabiri M. Askin tumor mimicking a hydatid cyst of the lung in children：case report [J]. Pan Afr Med J, 2014, 17：131.

[246] Hancorn K, Sharma A, Shackcloth M. Primary extraskeletal Ewing's sarcoma of the lung[J]. Interact Cardiovasc Thorac Surg, 2010, 10(5)：803－804.

[247] Lee YY, Kim do H, Lee JH, et al. Primary pulmonary Ewing's sarcoma/primitive neuroectodermal tumor in a 67－year－old man[J]. J Korean Med Sci, 2007, 22 Suppl：s159－s163.

[248] Takahashi D, Nagayama J, Nagatoshi Y, et al. Primary Ewing's sarcoma family tumors of the lung a case report and review of the literature[J]. Jpn J Clin Oncol, 2007, 37(11)：874－877.

[249] Siddiqui MA, Akhtar J, Shameem M, et al. Giant extraosseous Ewing sarcoma of the lung in a young adolescent female a case report[J]. Acta Orthop Belg, 2011, 77(2)：270－273.

[250] 曹纯, 马代远, 谭榜宪. 肺尤因肉瘤1例报告[J]. 中国民族民间医药, 2014, (10)：134.

[251] 岳振营, 宋殿行, 王慧, 等. 肺原发性尤因肉瘤/原始神经外胚层肿瘤1例报道[J]. 诊断病理学杂志, 2017, 24(1)：52－54.

[252] 吕丹, 刘世喜, 余蓉, 等. 口咽部尤文氏肉瘤的诊断与治疗(附1例报告及文献复习)[J]. 临床耳鼻咽喉头颈外科杂志, 2013, 27(6)：290－292.

[253] 周永强, 王常博, 吴承耀. 肾上腺原始神经外胚层瘤一例报告[J]. 中华泌尿外科杂志, 2012, 33 (12)：910.

[254] 余日胜, 刘奕清, 吴瑾秀. 右肾上腺原始神经胚层瘤一例报告[J]. 中华泌尿外科杂志, 2002, 23(9)：532.

[255] 潘隽玮, 孙福康. 肾上腺原始神经外胚层瘤一例报告[J]. 中华泌尿外科杂志, 2014, 35(5)：362.

[256] 王海龙, 吕佳, 卢一平, 等. 肾上腺尤因肉瘤1例报告并文献复习[J]. 临床泌尿外科杂志, 2015, 30(12)：1129－1131.

[257] Perouli E, Chrysikopoulos H, Lachos A, et al. Imaging findings in paraspinal extraosseous Ewing sarcoma[J]. JBR－BTR, 2006, 89(6)：310－312.

[258] 陈佳菁, 黄海建, 林慧, 等. 肾Ewings肉瘤/外周原始神经外胚层肿瘤6例临床病理分析[J]. 临床与实验病理学杂志, 2017, 33(7)：803－805.

[259] Boldorini R, Riboni F, Cristina S, et al. Primary vulvar Ewing's sarcoma/primitive neuroectodermal tumor in a post－menopausal woman：a case report[J]. Pathol Res Pract, 2010, 206(7)：476－479.

[260] GaonaL－uviano P, Unda－Franco E, Gonzalez－Jara L, et al. Primitive neuroectodermal tumor of the vagina[J]. Gynecol Oncol, 2003, 91 (2)：456－458.

[261] Vang R, Taubenberger JK, Mannion CM, et al. Primary vulvar and vaginal extraosseous Ewing's sarcoma/peripheral neuroectodermal tumor：Diagnostic confirmation with CD99 immunostaining and reverse transcriptase－polymerase chain reaction[J]. Int J Gynecol Pathol, 2000, 19(2)：103－109.

[262] Habib K, Finet JF, Plantier F, et al. A rare lesion of the vulva[J]. Arch Anat Cytol Pathol, 1992, 40：158－159.

[263] Lazure T, Alsamad IA, Meuric S, et al. Primary uterine and vulvar Ewing's sarcoma/peripheral neuroectodermal tumors in children：Two unusual locations[J]. Ann Pathol, 2001, 21：263－266.

[264] Che Shao－Min, Cao Pei－Long, Chen Hong－Wei, et al. Primary Ewing's sarcoma of vulva：A case report and a review of the literature[J]. J Obstet Gynaecol Res, 2013, 39(3)：746－749.

[265] 裴晔, 张丙忠, 徐国才, 等. 外阴合并盆腔转移尤因肉瘤1例及文献复习. 山西医科大学学报, 2018, 49

（3）：325 – 327.

[266] 曹培龙，王鸿雁，王凯，等. 外阴及阴道 Ewing 肉瘤 2 例临床病理分析[J]. 临床与实验病理学杂志，2012，28(10)：1151 – 1153.

[267] 侯军，张云峰，刘卫华，等. 尤因肉瘤九例临床特点分析[J]. 肿瘤防治杂志，2005，12(10)：784 – 786.

[268] 侯勇，汤继文，聂林. 骨外尤因肉瘤 1 例[J]. 中国矫形外科杂志，2004，12(1)：151 – 152.

[269] Dogra PN, Goel A, Kumar R, et al. Extraosseous Ewing's sarcoma of the kindney[J]. Urol Int, 2002, 69(2)：150 – 152.

[270] Balakrishnan R, GiraldoI A. Extraskeletal Ewing's sarcoma in a kidney transplant patient[J]. Am J Kidney Dis, 1999, 33：1164 – 1167.

[271] Kang MS, Yoon HK, Choi JB, et al. Extraskel et al Ewing's sarcoma of the hard palate[J]. J Korean Med Sci, 2005, 20(4)：687 – 690.

[272] Mis K, Hye KY, Jung BC, et al. Extraskeletal EwingTs sarcoma of the hard palate[J]. Korean Med Sci, 2005, 20：687 – 690.

[273] 潘强，杨学军，王泉相，等. 颅骨内外尤因肉瘤/原始外胚层肿瘤一例报道并文献复习[J]. 中华神经医学杂志，2014，13(8)：839 – 841.

[274] 郭勇，郭爱桃，韦立新，等. 骨外 Ewing 肉瘤/外周原始神经外胚叶肿瘤的临床病理分析[J]. 临床与实验病理学杂志，2005，12(21)：649 – 654.

[275] 郝传玺，赖云耀，胡博，等. 骶骨尤因肉瘤和原始神经外胚层肿瘤的影像表现[J]. 中华放射学杂志，2013，43(11)：1023 – 1026.

[276] Mukhopadhyay P, Gairola M, Sharma MC, et al. Primary spinal epidural extraosseous Ewing's sarcoma：Report of five cases and literature review[J]. Australasian Radiology, 2001, 45(3)：372 – 379.

[277] Liao X, Xin X, Lu X. Primary Ewing's sarcoma – primitive neuroectodermal tumor of the vagina[J]. Gynecol Oncol, 2004, 92(2)：684 – 688.

[278] Bancalari E, de Alava E, Tardio JC. Primary vaginal Ewing sarcoma：case report and review of the literature[J]. Int J Surg Pathol, 2012, 20(3)：305 – 310.

[279] Bacci G, Mercuri M, Longhi A, et al. Neoadjuvant chemotherapy for Ewing's tumour of bone：recent experience at the rizzoli orthopaedic institute[J]. Eur J Cancer, 2002, 38(17)：2243 – 2251.

[280] 蒋铁斌，李昕，刘竞，等. 大剂量化疗联合造血干细胞移植治疗骨外尤文氏肉瘤一例并文献复习[J]. 中国全科医学，2008，11(7A)：1193 – 1194.

[281] Hawkins DS, Felgenhau er J, Park J, et al. Peripheral b lood stem cell support redu ces the toxicity of in tensive chem otherapy for ch ild ren and adolescents w ith m etastatic sarcom as[J]. Can cer, 2002, 95(6)：1354 – 1365.

[282] Burdach S, Jurgens H. High – dose chemorad iotherapy(HDC) in the Ewing family of t umors(EFT)[J]. Crit Rev Oncol Hematol, 2002, 41(2)：169 – 189.

[283] Tanaka K, Matsunobu T, Sakamoto A, et al. High – dose chemotherapy and autologous peripheral blood stem – cell transfusion after conventional chemotherapy for patients with high – risk Ewings tumors[J]. J Orthop Sci, 2002, 7(4)：477 – 482.

[284] Fraser CJ, Weigel BJ, Perentesis JP, et al. Autologous stem cell transplantation for high risk Ewings sarcoma and other pediatric solid tumors[J]. Bone Marrow Transplant, 2006, 37(2)：175 – 181.

[285] Drabko K, Zawitkowska – KIaczynska J, Wojcik B, et al. Mega chemotherapy followed by autologous stem cell transplantation in children with Ewings sarcom a [J]. Pediatr Transplant, 2005, 9(5)：618 – 621.

[286] Rud NP, Reiman HM, Pritchard DJ, et al. Extraosseous Ewing's sarcoma. A study of 42 cases [J]. Cancer, 1989, 64(7)：1548 – 1553.

[287] 艾平，王瑾，王辛. 骨外尤文氏肉瘤 15 例临床及病理分析[J]. 四川医学，2006，27(9)：946 – 947.

[288] Ahmad R, Kharullah QT, Giraldo A. Extraosseous Ewing's sarcoma[J]. Cancer, 1999, 85：725 – 731.

[289] Tong X, Deng X, Yang T, et al. Clinical presentation and long – term outcome of primary spinal peripheral primitive neuroectodermal tumors[J]. Neurooncol, 2015, 124(3)：455 – 463.

[290] Leavey PJ, Colier AB. Ewing sarcoma：prognostic criteria, outcomes and future treatment[J]. Expert Rev Anticancer Ther, 2008, 8：617 – 624.

[291] Meye PA, Heller G, Healey JH, et al. Osteogenic sarcoma with clinically detectable metastasis at initia,l presentation[J]. ClinOncol, 1993, 11：449-453.

[292] Cebrian JL, Rodrigo GC. Peripheral primitive neuroectodermal tumor after radiotherapy[J]. Clin Orthop and Related Research, 2003, 413(1)：255-260.

[293] Km JT, Chung DS, Han YM, et al. Extraosseous cervical epidural Ewing's sarcoma - case report and review of the Literature[J]. J Korean Neurosurg Soc, 2002, 32：48-51.

[294] Al-Tamimi H, Al-Hadi AA, Al-Khater AH, et al. Extraskeletal neuroectodermal tumour of the vagina：a single case report and review[J]. Arch Gynecol Obstet, 2009, 280(3)：465-468.

[295] Tunitsky-Bitton E, Uy-Kroh MJ, Michener C, et al. Primary Ewing Sarcoma Presenting as a Vulvar Mass in an Adolescent：Case Report and Review of Literature[J]. J Pediatr Adolesc Gynecol, 2015, 28(6)：e179-e183.

[296] Patton KM, Tyson R, Castelanelli L, et al. Pathology in practice. Primitive neuroectodermal tumor(PNET) with ependymal differentiation[J]. J Am Vet Med Assoc, 2014, 244：287-289.

[297] 李世兰, 李海, 王震, 等. 肾脏外周原始神经外胚层肿瘤三例临床病理分析[J]. 中华病理学杂志, 2015, 44(11)：788-789.

[298] O'Regan S, Diebler MF, Meunier FM, et al. A Ewing's sarcoma cell line showing some, but not all, of the traits of a cholinergic neuron[J]. J Neurochem, 1995, 64(1)：69-76.

[299] Dehner LP. Peripheral and central primitive neuroectodermal tumors. A nosologic concept seeking a consensus[J]. Arch Pathol Lab Med, 1986, 110(11)：997-1005.

[300] Kleihues P, Burger PC, Scheithauer BW. Histological typing of tumors of the central nervous system[J]. Springer Verlag, 1993, 21：27-30.

[301] 高琪琪, 向华, 郑玉龙, 等. 泌尿系统原发性原始神经外胚层瘤临床病理分析[J]. 中华泌尿外科杂志, 2011, 32(7)：463-466.

[302] Zhan CJ, Zhu WZ, Wang CY. WHO classification of tumors of the central nervous system in 2007[J]. Radiology Practice, 2008, 23(2)：122-127.

[303] Jakacki RI. Treatment strategies for high-risk medulloblastoma and supratentorial primitive neuroectodermal tumors. Review of the lister-ature[J]. Neurosurg, 2005, 102：44.

[304] Jimenez RE, Folpe AL, Lapham RL, et al. Primary Ewing's sarcoma/primitive neuroectodermal tumor of the kidney：a clinicopathologic and immunohistochemical analysis of 11 cases[J]. Am J Surg Pathol, 2002, 26(3)：320-327.

[305] Tan Y, Zhang H, Ma GL, et al. Peripheral primitive neuroectodermal tumor：Dynamic CT, MRI and clinicopathological characteristics analysis of 36 cases and review of the literature[J]. Oncotarget, 2014, 5(24)：12968-12977.

[306] Siddhartha M, Deep D, Binay KD. Primitive neuroectodermal tumor of the liver：a case report[J]. Jpn J Clin Oncol, 2010, 40：258-262.

[307] Jingyu C, Jinning S, Hui M, et al. Intraspinal primitive neuroectodermal tumors：report of four cases and review of the literature[J]. Neurol India, 2009, 57：661-668.

[308] Karpate A, Menon S, Basak R, et al. Ewing sarcoma/primitive neuroectodermal tumor of the kidney：clinicopathologic analysis of 34 cases[J]. Ann Diagn Pathol, 2012, 16：267-274.

[309] Gupta P, Dhingra KK, Singhal S, et al. Primitive neuroetodermal tumour(PNET) of the tesis：an unsuspected diagnosis[J]. Pathology, 2010, 42：179-181.

[310] Mulholland CB, Barkhoudarian G, Cornford ME, et al. Intraspinal primitive neuroectodermal tumor in a man with neurofibromatosis type 1：case report and review of the literature[J]. Surg Neurol Int, 2011, 2：155.

[311] Khong PL, Chan GC, Shek TW, et al. Imaging of peripheral PNET：Common and uncommon locations[J]. Clin Radiol, 2002, 57(4)：272-277.

[312] 陈煜, 陈伟高, 余智华. 27例原始神经外胚层瘤诊治分析[J]. 实用临床医学, 2011, 12(2)：41-42.

[313] 朱金莲, 袁苏徐, 王晓丽, 等. 原始神经外胚层瘤预后相关因素分析[J]. 中华肿瘤防治杂志, 2014, 21(3)：228-231.

[314] 冯梅, 谭志博, 付彬, 等. 中枢型和外周型原始神经外胚层肿瘤的临床特征及预后因素分析[J]. 中国肿瘤临床与康复, 2014, 21(9)：1097-1099.

[315] 高灵灵, 冯林春, 赵志飞, 等. 原始神经外胚层肿瘤手术及综合治疗患者预后相关因素分析[J]. 解放军医

学院学报，2016，37（5）：417－420．

[316] 卜珊珊，王修身，丁丹红，等. 49 例原始神经外胚层肿瘤临床特征及生存分析[J]. 肿瘤学杂志，2016，22
（9）：742－745．

[317] 闫坤，葛燕燕，李向阳，等. 中外周型原始神经外胚层肿瘤的诊断及治疗[J]. 现代肿瘤医学，2016，24
（9）：1146－1149．

[318] 李培培，申淑景，王晔，等. 原始神经外胚层肿瘤 52 例的临床特征及预后[J]. 实用医学杂志，2017，33
（15）：2554－2557．

[319] 常晓腾，陈自谦，张俊祥，等. 中枢神经系统原始神经外胚层肿瘤的 MRI 表现及病理对照[J]. 中国 CT 和
MRI 杂志，2015，13（10）：4－6．

[320] 管红梅，赵萌，李小会，等. 儿童幕上原始神经外胚层肿瘤的 MRI 诊断及病理对照研究[J]. 中国临床医学
影像杂志，2017，28（2）：77－80．

[321] 郑彬，霍亚玲，陈琬，等. 儿童幕上原始神经外胚层肿瘤的 MRI 及病理特点[J]. 现代医用影像学，2018，
27（5）：1478－1480．

[322] Chintagumpala M, Hassall T, Palmer S, et al. A pilot study of riskadapted radioth－erapy and chemotherapy in pa-
tients with supratentorial PNET[J]. Neuro Oncol, 2009, 11(1)：33－40．

[323] Zhang WD, Chen YF, Li CX, et al. Computed tomography and magnetic resonance imaging findings o f periphera
primitive neuroectodermal tumors of the head and neck[J]. Eur J Radiol, 2011, 80(2)：607－611．

[324] Dick EA, McHugh K, Kimber C, et al. Imaging of non － central nervous system primitive neuroectodermal
tumours：diagnostic features and correlation with outcome[J]. Clin Radiol, 2001, 56(3)：206－215．

[325] Kim M S, Kim B, Park CS, et al. Radiologic findings of peripheral primitive neuroectodermal tumor arising in the
retroperitoneum[J]. AJR Am J Roentgenol, 2006, 186(4)：1125－1132．

[326] 徐朱烽，靳激扬. 8 例中外周型原始神经外胚层肿瘤的 CT、MRI 表现并文献复习[J]. 东南大学学报（医学
版），2017，36（3）：403－408．

[327] Li Xin, Bu Renge. One case report of prostate primitive neuroectodermal tumor performed hematuresis and literature
review[J]. Modern Oncology, 2015, 23(14)：2031－2034．

[328] 张凤春，唐雷，马越，等. 126 例中外周型原始神经外胚层瘤临床特征及预后因素分析[J]. 上海交通大学
学报：医学版，2012，32（11）：1490－1496．

[329] 杨学军. 解读《世界卫生组织中枢神经系统肿瘤分类（2007 年）》[J]. 中国神经精神疾病杂志，2007，33
（9）：513－517．

[330] 赵燕，赵明，姚志华，等. 9 例中枢型原始神经外胚层肿瘤临床分析[J]. 中国实用神经疾病杂志，2009，
12（15）：33－36．

[331] 周东，李昭杰，林晓风. 幕上原始神经外胚叶瘤[J]. 中华神经外科杂志，2005，21（3）：43－46．

[332] Asmoniene V, Skiriute D, Gudinaviciene I, et al. A primary promitive neuroectodermal tumor of the central nervous
system in a 51 － year － old woman：a case report and literature review[J]. Medicina(Kaunas), 2011, 47(8)：440－
445．

[333] 邱士军，郭艳丽，张雪林，等. 颅内幕上原始神经外胚层瘤的高场 MRI 与病理诊断[J]. 南方医科大学学
报，2000，27（6）：863－865．

[334] Yavuz AA, Yaris N, Yavuz MN, et al. Primary intraspinal primitive neuroectodermal tumor：case report of a tumor a-
rising from the sacral spinal nerve root and review of the literature[J]. Am J Clin Oncol, 2002, 25(2)：135－139．

[335] 陈宇，徐坚民，李莹，等. 原发性胸椎原始神经外胚层肿瘤的动态增强 MRI 表现[J]. 中华放射学杂志，
2004，38（8）：860－863．

[336] 张卫东，谢传淼，莫运仙，等. 外周型原始神经外胚层肿瘤的 CT 和 MRI 影像特征[J]. 癌症，2007，26
（6）：643－646．

[337] 王刚，廖昕，陈卫国. 椎管内尤因肉瘤一例[J]. 中华放射学杂志，2007，41（3）：333－334．

[338] Perry R, Gonzales I, Finlay J, et al. Primary peripheral primitive neuroectodermal tumors of the spinal cord：report
of two cases and review of the literature[J]. J Neurooncol, 2007, 81(3)：259－264．

[339] Ozdemir N, Usta G, Minoglu M, et al. Primary primitive neuroectodermal tumor of the lumbar extradural space
[J]. Neurosurg Pediatrics, 2008, 2(3)：215－221．

[340] Wu G, Ghimire P, Zhu L, et al. Magnetic resonance imaging characteristics of primary intraspinal peripheral primi- tive neuroecto-dermal tumour[J]. Can Assoc Radiol J, 2013, 64(3)：240 - 245.

[341] 李亭，郭春梅，伍兵. 骶尾部椎管内尤文氏肉瘤/原始神经外胚叶瘤（EWS/PNET）并双肺及颅内多发转移一例[J]. 临床放射学杂志，2011，30：11.

[342] 王浩，董利飞，陈松，等. 骶1椎管内原始神经外胚瘤1例[J]. 河北医药，2014，36：11.

[343] 虞浩，许尚文，王晓阳，等. 外周型原始神经外胚层肿瘤的影像学表现[J]. 中国CT和MRI杂志，2017，15(4)：24 - 26.

[344] 彭晓容，马春浓，陈恩炎，等. 腹部中外周型原始神经外胚层肿瘤的CT及MR诊断[J]. 中国实用医药，2016，11(28)：8 - 9.

[345] 李文一，周俊林. 原始神经外胚层肿瘤的研究进展[J]. 神经放射学，2014，37(3)：221 - 224.

[346] 吕培培，王宏，董玉茹，等. 眼眶原始神经外胚层肿瘤2例[J]. 放射学实践，2017，32(7)：769 - 771.

[347] 陈静，陈叶珊，周红霞，等. 外周型原始神经外胚层肿瘤的临床分析[J]. 临床肿瘤学杂志，2011，16(10)：887 - 890.

[348] 曹灵，王聪，孙国，等. 16例口腔颌面部Ewing肉瘤/原始神经外胚层瘤的临床、影像学及病理分析[J]. 口腔生物医学，2010，1(3)：135 - 139.

[349] 王曼，刘红兵，刘月辉. 鼻腔神经外胚层肿瘤1例[J]. 临床耳鼻咽喉头颈外科杂志，2015，29(5)：476 - 477.

[350] 余雨煜，林红，罗辉. 牙龈原始神经外胚层肿瘤1例报告并文献复习[J]. 南昌大学学报（医学版），2017，57(2)：104 - 106.

[351] 马世荣，李康樛，徐玉乔，等. 乳腺尤因肉瘤（ES）/原始神经外胚层肿瘤（PNET）1例报道并文献复习[J]. 临床与实验病理学杂志，2012，28(7)：798 - 799.

[352] 方斌，翟保平，李文涛，等. 乳腺原始神经外胚层肿瘤一例[J]. 中华普通外科学文献（电子版），2017，11(3)：199 - 200.

[353] Asiri M, AI - Sayyad A. Renal primitive neuroectodermal tumour in childhood：case report and review of literature [J]. Can Urol AssocJ, 2010, 4(6)：158 - 160.

[354] Banerjee SS, Eyden BP, Mcvey RJ, et al. Primary peripheral primitive neuroectodermal tumour of urinary bladder [J]. Histopathology, 1997, 30(5)：486 - 490.

[355] 丁彬，徐静，陈欣怡，等. 膀胱原发性原始神经外胚层瘤一例报告并文献复习[J]. 中华肿瘤防治杂志，2015，22(6)：479 - 482.

[356] Seemayer TA, Thelmo W L, Bolande RP, et al. Peripheral neuroectodermal tumors[J]. Perspect Pediatr Path, 1975, 2(2)：151 - 172.

[357] Zhong J, Chen N, Chen X, et al. Peripheral primitive neuroectodermal tumor of the kidney in a 51 - year - old female following breast cancer：a case report and review of the literature[J]. Oncol Lett, 2015, 9(1)：108 - 112.

[358] Castro EC, Parwani AV. Ewing sarcoma/primitive neuroectodermal tumor of the kidney：two unusual presentations of a rare tumor[J]. Case Rep Med, 2012, 10(1)：1 - 7.

[359] Chinnaa S, Das CJ, Sharma S, et al. Peripheral primitive neuroectodermal tumor of the kidney presenting with pul- monary tumor embolism：a case report[J]. World J Radiol, 2014, 6(10)：846 - 849.

[360] Thyavihally YB, Tongaonkar HB, Gupta S, et al. Primitive neuroectodermaltumor of the kidney：a single institute series of 16 patients[J]. Urology, 2008, 71(2)：292 - 296.

[361] Shafifi Doloui D, Fakharim lT, Yahyavi V, et al. Primitive neuroectodermal tumor with kidney involvement：a ease reporl[J]. Iran J Radiol, 2014, 11(2)：e4661.

[362] Maccioni F, Della Rocca C, Salvi PF, et al. Malignant peripheral neuroectodermal tumor(MPNET) of the kidney [J]. Abdom Imaging, 2000, 25(1)：103 - 106.

[363] 纪建松，章士正，瞿华，等. 原发性肾脏原始神经外胚层肿瘤[J]. 中华医学杂志，2006，86(44)：3166.

[364] 俞保柱，李庆文. 右肾原始神经外胚层瘤1例[J]. 临床泌尿外科杂志，2008，23(3)：172.

[365] 黄斌，孙丽君，仇玲玲. 肾脏原始神经外胚叶肿瘤一例报告[J]. 中华泌尿外科杂志，2008，29(6)：428.

[366] 邵法明，缪起龙，侯列军，等. 早期肾原始神经外胚层肿瘤一例报告[J]. 中华泌尿外科杂志，2012，33(2)：156.

[367] 白聪，李岩. 原发性肾脏原始神经外胚层肿瘤2例[J]. 临床与实验病理学杂志，2012，28(2)：237 - 238.

[368] 梁晓超，赵振华，王伯胤. 肾脏 Ewing 肉瘤或原始神经外胚层瘤的 CT 表现及与病理对照[J]. 中华放射学杂志，2014，48(1)：61 – 63.

[369] 毛顿，谭政，廖琼，等. 肾脏巨大尤因肉瘤/原始神经外胚叶肿瘤 1 例及文献复习[J]. 肿瘤，2012，32(10)：851 – 853.

[370] 岳松伟，邢静静，高剑波，等. 肾脏原始神经外胚层肿瘤的 CT 表现与病理对照观察[J]. 中华医学杂志，2015，95(24)：1947 – 1950.

[371] Risi E，Iacovelli R，Altavilla A，et al. Clinical and pathological features of primary neuroectodermal tumor/Ewing sarcoma of the kidney[J]. Urology，2013，82(2)：382 – 386.

[372] Ellinger J，Bastian PJ，Hauser S，et al. Primitive neuroectodermal tumor：rare，highly aggressive differential diagnosis in urologic malignancies[J]. Urology，2006，68(2)：257 – 262.

[373] Furuno Y，Nishimura S，Kamiyama H，et al. Intracranial peripheral – type primitive neuroectodermal tumor[J]. Neurol Med Chir (Tokyo)，2008，48(2)：72 – 76.

[374] Aghili M，Rafiei E，Mojahed M，et al. Renal primitive neuroectodermal tumor：does age at diagnosis impact outcomes? [J]. Rare Tumors，2012，4(1)：49 – 52.

[375] 孙海涛，王艳秋，沈婷婷，等. 肾脏原发原始神经外胚层肿瘤的影像学表现及病理分析[J]. 放射学实践，2018，33(6)：598 – 602.

[376] Lam JS，Hensle TW，Debelenko L，et al. Organ – confined primarimitive neuroectodermal tumour arising from the kidney[J]. J Pediatr Surg，2003，38(4)：619 – 621.

[377] 尹焯，王荫槐，粘烨琦，等. 睾丸原始神经外胚层肿瘤 1 例报告并文献复习[J]. 临床泌尿外科杂志，2016，31(8)：755 – 757.

[378] 唐霄，何英，杨帆，等. 女性生殖道原发原始神经外胚层肿瘤临床病理分析[J]. 中华病理学杂志，2012，41(11)：729 – 732.

[379] 王名法，王莉. 卵巢原始神经外胚层肿瘤一例[J]. 中华病理学杂志，2014，43(6)：416 – 417.

[380] Park JY，LEE Sun，Kangh J，et al. Primary Ewing's sarcoma primitive neuroectodermal tumor of the uterus：a case report and literature review[J]. Gynecologic Oncology，2007，106(2)：427 – 432.

[381] Chiang S，Snuder lM，Kojiro – Sanada S，et al. Primitive neuroectodermal tumors of the female genitaltract：a morphologic，immunohistochemical，andolecular study of 19 cases[J]. Am J Surg Pathol，2017，41(6)：761 – 772.

[382] 杨佳欣，沈铿，孙釜，等. 妇科原发性原始神经外胚层瘤 4 例病理诊断与临床治疗[J]. 现代妇产科进展，2006，15(5)：340 – 342.

[383] 雷呈志，张蓉，白萍，等. 子宫颈原始神经外胚层肿瘤两例临床分析[J]. 中华妇产科杂志，2011，46(9)：693 – 695.

[384] 余绍兰，徐基成，王青青. 子宫骨外 Ewing 肉瘤/原始神经外胚层肿瘤 1 例报告并文献复习[J]. 实用医院临床杂志，2012，9(1)：171 – 172.

[385] 陈云新，吴群英，张彤，等. 子宫颈及阔韧带原发 Ewing 肉瘤/外周原始神经外胚层肿瘤临床病理及免疫组化特征分析[J]. 临床与实验病理学杂志，2012，28(12)：1399 – 1400.

[386] Shah JP，Jelsema J，Bryant CS，et al. Carboplatin and paclitaxel adjuvant chemotherapy in primitive neuroectodermal tumor of the uterinecorpus[J]. Am J Obstet Gynecol，2009，200(2)：e6 – e9.

[387] Bhardwaj M，Batrani M，Chawla I，et al. Uterine primitive neuroectodermal tumor with adenosarcoma：a case report[J]. J Med Caseep，2010，4：195.

[388] Ahmad SN，Aziz SA，Imran R，et al. Primitive neuroectodermal tumor of uterus – A rare entity[J]. Chin – German J Clin Oncol，2010，9(6)：365 – 367.

[389] Masoura S，Kourtis A，Kalogiannidis I，et al. Primary primitive neuroectodermal tumor of the cervix confirmed with molecular analysis in a 23 – year – old woman：a case report[J]. Pathol Res Pract，2012，208(4)：245 – 249.

[390] 刘朝霞，张克强，桂玲，等. 子宫原始神经外胚层肿瘤 2 例并文献复习[J]. 肿瘤药学，2014，1(1)：76 – 79.

[391] Akbayi RO，GngrdgÜ KK，Rafioglu G，et al. Primary primitive neuroectodermal tumor of the uterus：a case report[J]. Archivesof Gynecology and Obstetrics，2008，277(4)：345 – 348.

[392] Biswas B，Agarwala S，Shukla NK，et al. Evaluation of outcome and prognostic factors in thoracic primitive neuroectodermal tumor：a study of 84 cases[J]. Ann Thorac Surg，2013，96：2006 – 2014.

[393] Nikitakis NG, Salama AR, O'Malley BW Jr, et al. Malignant peripheral primitive neuroectodermal tumor – peripheral neuroepithelioma of the head and neck: a clinicopathologic study of five cases and review of the literature[J]. Head Neck, 2003, 25(6): 488 – 498.

[394] Ellis JA, Rothrock RJ, Moise G, et al. Primitive neuroectodermal tumors of the spine: a comprehensive review with illustrative clinical cases[J]. Neurosurg Focus, 2011, 30(1): E1.

[395] Kumar R, Reddy SJ, Wani AA, et al. Primary spinal primitive neuroectodermal tumor: case series and review of the literature[J]. Pediatr Neurosurg, 2007, 43(1): 1 – 6.

[396] 李永红, 韩辉, 刘卓炜, 等. 肾原始神经外胚层肿瘤 2 例报告[J]. 癌症, 2009, 28(7): 783 – 784.

[397] 孙鼎琪, 吴海虎, 吕家驹, 等. 侵及肾盂及输尿管的原始神经外胚层瘤 1 例报告并文献复习[J]. 临床泌尿外科杂志, 2015, 30(9): 840 – 841.

[398] 王磊, 张诚, 邱冬妮. 原始神经外胚层肿瘤的临床研究近况[J]. 中国癌症防治杂志, 2012, 4(4): 366 – 369.

[399] Odunsi K, Olatinwo M, Collins Y, et al. Primary primitive neuroectodermal tumor of the uterus: a report of two cases and review of the literature[J]. Gynecol Oncol, 2004, 92(2): 689 – 696.

[400] Rekhi B, Qureshi S, Basak R, et al. Primary vaginal Ewing's sarcoma or primitive neuroectodermal tumor in a 17 – year – old Woman: a case report[J]. Journal of Medical Case Reports, 2010, 4(1): 1 – 5.

[401] 洪国斌, 邹伟明, 陈凯, 等. 脊柱原始神经外胚层肿瘤的临床特点和影像学分析[J]. 中华肿瘤防治杂志, 2010, 17(13): 1025 – 1027.

[402] 高雪梅, 程敬亮, 任翠萍, 等. 儿童幕上原始神经外胚层肿瘤 8 例 MRI 诊断[J]. 郑州大学学报(医学版), 2008, 43(5): 1019 – 1022.

[403] Chawla A, Emmanuel JV, Seow WT, et al. Paediatric PNET: pre – surgical MRI features[J]. Clin Radiol, 2007, 62(1): 43 – 52.

[404] 苏祁, 陈小丽. 成人颅内原始神经外胚层肿瘤的 MRI 表现[J]. 中国中西医结合影像学杂志, 2017, 15(1): 60 – 62.

[405] 黄清玲, 刘文, 张龙江, 等. 幕上原始神经外胚层肿瘤的临床、MRI 及病理学特征[J]. 临床神经病学杂志, 2009, 22(4): 271 – 272.

[406] 杨超, 马军, 边杰, 等. 头部少见部位不典型原始神经外胚层肿瘤的 MRI 特征[J]. 中国医学影像技术, 2012, 28(4): 640 – 643.

[407] Goldbrunner RH, Pietsch T, Vince GH, et al. Different vascular patterns of medulloblastoma and supratentorial primitive neuroectodermal tumors[J]. Int J Dev Neurosci, 1999, 17(5 – 6): 593 – 599.

[408] Huber H, Eggert A, Janss AJ, et al. Angiogenic profile of childhood primitive neuroectodermal brain tumours/medulloblastomas[J]. Eur J Cancer, 2001, 37(16): 2064 – 2072.

[409] Porto L, Jurcoane A, Schwabe D, et al. Differentiation between high and low grade tumours in paediatric patients by using apparent diffusion coefficients[J]. Eur J Paediatr Neurol, 2012, 17(3): 302 – 307.

[410] 戴珂, 肖朝勇, 胡新华. 幕上及椎管内原始神经外胚层肿瘤 1 例并文献复习[J]. 临床神经外科杂志, 2017, 14(4): 247 – 250.

[411] 石浩军, 孔祥泉, 徐海波, 等. 成人颅内原始神经外胚层肿瘤的 MRI 表现和病理对照[J]. 中华放射学杂志, 2004, 38(2): 152 – 155.

[412] Altman N, Fitz CR, Chuang S, et al. Radiologic characteristics of primitive neuroectodermal tumors of children[J]. AJNR, 1985, 6: 15.

[413] 周婧, 邵剑波. 儿童幕上原始神经外胚层肿瘤的 MSCT 和 MRI 表现[J]. 实用放射学杂志, 2015, 31(10): 1675 – 1679.

[414] 季学满, 张宗军, 卢光明, 等. 幕上原始神经外胚层肿瘤的 MR 扩散加权成像与病理学分析[J]. 中国临床医学影像杂志, 2009, 20(9): 673 – 676.

[415] 黄海歆, 张勇, 崔恒, 等. 颅内原始神经外胚层肿瘤的 MRI 表现和病理分析[J]. 中国 CT 和 MRI 杂志, 2013, 11(1): 17 – 18.

[416] Cai XR, Meng QF, Chen YM, et al. Clinical, pathological and imaging features of peripheral primitive neuroectodermal tumors of the bone and involving bone[J]. JClinRadiol, 2007, 26(10): 1019 – 1022.

[417] Jia NY, Wang CG, Xiao XS. CT and MRI diagnosis of peripheral primitive neuroectodermal tumors[J]. China New

Med, 2004, 3(2): 52 – 54.

[418] Ding XY, Yang XL, Chen KM, et al. CT and MRI diagnosis of peripheral primitive neuroectodermal tumors[J]. JClinRadiol, 2011, 30(9): 1341 – 1344.

[419] 莫蕾, 江新青, 古杰洪, 等. 腹部中外周型原始神经外胚层肿瘤的临床及 CT、MR 诊断[J]. 中国医学影像技术, 2008, 26(10): 1915 – 1918.

[420] Hari S, Jain TP, Thulkar S, et al. Imaging features of peripheral primitive neuroectodermal tumours[J]. The British Journal of Radiology, 2008, 81(972): 975 – 983.

[421] 马文超, 唐晓平, 漆建, 等. 骶管内原发外周型原始神经外胚层肿瘤 1 例报告[J]. 中国神经精神疾病杂志, 2015, 41(4): 198, 223, 228, 234.

[422] 唐铠, 杨俊, 王东春, 等. 椎管内原始神经外胚层肿瘤[J]. 中华神经外科杂志, 2006, 22(8): 506 – 508.

[423] 宋启民, 费昶. 椎管内原始神经外胚层瘤[J]. 国际神经病学神经外科学杂志, 2012, 39(6): 570 – 573.

[424] 李文波, 贾占奎, 顾朝辉, 等. 肾脏原始神经外胚层肿瘤合并下腔静脉癌栓 5 例报告并文献复习[J]. 临床泌尿外科杂志, 2015, 30(6): 552 – 554.

[425] 韩嵩博, 袁慧书, 李敏, 等. 脊柱中外周型神经外胚层肿瘤的影像学表现与病理学对照分析[J]. 中国医学影像技术, 2011, 27(8): 1676 – 1680.

[426] 邢新博, 杨家斐, 王鑫坤, 等. 脊柱旁区原始神经外胚层肿瘤临床特点和 MRI 影像学分析(附 3 例报告并文献复习)[J]. 医学影像学杂志, 2017, 27(5): 901 – 905.

[427] 董天明, 娄昕. 外周原始神经外胚层肿瘤的影像诊断(附 31 例病例复习)[J]. 临床放射学杂志, 2011, 30(12): 1847 – 1852.

[428] Kampman WA, Kros JM, De Jong TH, et al. Primitive neuroectodermal tumors (PNETs) located in the spinal canal: the relevance of classification as central or peripheral PNET: case reort of a primary spinal PNET occurrence with a critical literature review[J]. J Neurooncol, 2006, 77: 65 – 72.

[429] Sen S, Kashyap S, Thanikachalam S, et al. Peripheral primitive neuroectodermal tumor of the orbit[J]. J Pediatr Ophthalmol Strabismus, 2002, 39(4): 242 – 244.

[430] Ashraf M, Beigomi L, Azarpira N, et al. The small round blue cell tumors of the sinonasal area: histological and immunohistochemical findings[J]. Iran Red Crescent Med J, 2013, 15(6): 455 – 461.

[431] Nutman A, Postovsky S, Zaidman I, et al. Primary intraspinal primitive neuroectodermal tumor treated with autologous stem cell transplantation: case report and review of the literature[J]. Pediatr Hematol Oncol, 2007, 24(1): 53 – 61.

[432] Wada Y, Yamaguchi T, Kuwahara T, et al. Primitive neuroectodermal tumour of the kidney with spontaneous regression of pulmonary metastases after nephrectomy[J]. BJU Int, 2003, 91(1): 121 – 122.

[433] Ko K, Kim EA, Lee ES, et al. Primary primitive neuroectodermal tumor of the breast: a case report[J]. Korean J Radiol, 2009, 10(4): 407 – 410.

[434] 刘宝岳, 杨郁, 杜娟, 等. EWS 易位分离探针荧光原位杂交和免疫组织化学抗体(FLI – 1 和 CD99)在尤因肉瘤/原始神经外胚层肿瘤诊断中的价值[J]. 北京大学学报(医学版), 2008, 40(4): 358 – 362.

[435] Angel JR, Affred A, Sakhuja A, et al. Ewing's sarcoma of the kidney[J]. Int J Clin Oncol, 2010, 15(3): 314 – 318.

[436] Choi WJ, Lee S, Joo KB, et al. Primary epidural peripheral primitive neuroectodermal tumor of the lumbar spine: a case report[J]. Korean Society Radiology, 2011, 64: 435.

[437] Khmou M, Malihy A, Lamalmi N, et al. Peripheral primitive neuroectodermal tumors of the spine: a case report and review of the literature[J]. BMC Research Notes, 2016, 9(1): 438 – 449.

[438] 陈利娟, 贾永旭, 范菲菲, 等. 原始神经外胚层肿瘤中 FLI – 1 的表达及预后因素分析[J]. 中华肿瘤杂志, 2010, 32(12): 917 – 920.

[439] Kakkar S, Gupta D, Kaur G, et al. Primary primitive neuroectodermal tumor of kidney: a rare case report with diagnostic challenge[J]. Indian J Pathol Microbiol, 2014, 57(2): 298 – 300.

[440] Rekhi B, Vogel U, Basak R, et al. Clinicopathological and molecular spectrum of ewing sarcomas/pnets, including validation of ewsr1 rearrangement by conventional and array fish technique in certain cases[J]. Pathology & Oncology Research, 2014, 20(3): 503 – 516.

[441] Luo W, Xiao EH. CT, MRI and pathologic features of peripheral primitive neuroectodermal tumors：A report of eight cases with literature review[J]. Chin J Cancer, 2008, 27(6)：627 – 632.

[442] Hart MN, Rorke LB. PNET vs primitive embryonal neuroepithelial tumors[J]. J Neuropathol Exp Neurol, 1995, 54：S57.

[443] 汪兵, 王成林, 谢婷婷, 等. 鞍区生殖细胞瘤合并妊娠病例报告并文献综述[J]. 罕少见疾病杂志, 2013, 20(1)：17 – 20.

[444] 陈晨, 龙学颖, 田强, 等. 眼眶淋巴瘤的 CT 和 MRI 影像学特征[J]. 医学临床研究, 2013, 30(7)：1349 – 1351.

[445] 郭鹏德, 燕飞, 张青, 等. 眼眶淋巴瘤累及眼外肌的 MRI 分析[J]. 放射学实践, 2015, 30(3)：232 – 235.

[446] 陈付文, 李建瑞, 郑春生, 等. 眼眶原发淋巴瘤的 MRI 表现[J]. 医学影像学杂志, 2014, 24(10)：1700 – 1703.

[447] 杨珍玉, 李霄, 潘敏鸿, 等. 肾脏原始神经外胚叶肿瘤伴多处转移一例[J]. 中华病理学杂志, 2015, 43 (2)：120 – 121.

[448] 王宏伟, 陆江阳, 王晓红, 等. 骨外组织 Ewing 肉瘤的临床病理学分析[J]. 中国癌症杂志, 2007, 17(1)：54 – 57.

[449] Frances MD, Julia A, Bridge MD, et al. Composite uterine neoplasm with embryonal rhabdomyosarcoma and primitive neuroectodermal tumor components：rhabdomyosarcoma with divergent differentiation, variant of primitive neuroectodermal tumor, or uniqueentity? [J]. Human Pathology, 2013, 44(4)：656 – 663.

[450] 刘珊珊, 罗新, 尹娜娜. 宫颈恶性原始神经外胚层肿瘤 1 例报道并文献复习[J]. 现代妇产科进展, 2016, 25(3)：237 – 238.

[451] Aror AN, Kalr AA, Kausa RH, et al. Primitive neuroectodermal tumour of uterine cervix adiagnostic and the rapeutic dilemma[J]. Journal of Obstetrics and Gynaecology：the Journal of the Institute of Obstetrics and Gynaecology, 2012, 32(7)：711 – 713.

[452] 夷恬进, 王平, 江炜, 等. 29 例原发性外阴、阴道恶性黑色素瘤诊治及预后影响因素分析[J]. 四川大学学报(医学版), 2014, 45(4)：724 – 727.

[453] Smith SM, Berniker A, Iorfido SB. An incidentaloma：primitive neuroectodermal tumor of the thymus[J]. Case Report Med, 2011, 2011：407 – 523.

[454] Weber DC, Rutz HP, Lomax AJ, et al. First spinal axis segment irradiation with spot – scanning proton beam delivered in the treatment of a lumbar primitive neuroectodermal tumour. Case report and review of the literature[J]. Clin Oncol (R Coll Radiol), 2004, 16(5)：326 – 331.

[455] Bode U, Zimmermann M, Moser O, et al. Treatment of recurrent primitive neuroectoderm – al tumors(PNET) in children and adolescents with high – dose chemotherapy(HDC) and stem cell support：results of the HITREZ 97 multicentre trial[J]. J Neurooncol, 2014, 120 (3)：635 – 642.

[456] Ahmed SK, Robinson SI, Okuno SH, et al. Adult ewing sarcoma : survival and local control outcomes in 36 patients with metastatic disease[J]. Am J Clin Oncol, 2014, 37(5)：423 – 429.

[457] Barker LM, Pendergrass TW, Sanders JE, et al. Survival after recurrence of Ewing's sarcoma family of tumors[J]. J Clin Oncol, 2005, 23(19)：4354 – 4362.

[458] Song HC, Sun N, Zhang WP, et al. Primary Ewing's sarcoma/primitive neuroectodermal tumor of the urogenital tract in children[J]. Chin Med J (Engl), 2012, 125(5)：932 – 936.

[459] Kushner BH. Extracranial primitive neuroectodermal tumors. The memorials loan – kettering cancer center experience [J]. Cancer, 1991, 67(7)：1825 – 1829.

[460] Saif MW, Ng J, Chang B, et al. Is there a role of radiotherapy in the management of pancreatic neuroendocrine tumors(PNET)? [J]. JOP：Journal of the Pancreas, 2012, 13(2)：174 – 176.

[461] Tsao AS, Roth LM, Sandle RA. Cervical primitive neuroectodermal tumor[J]. Gynecologic Oncology, 2001, 83 (1)：138 – 142.

[462] Marinova L. Retroperitoneal primitive neuroectodermal tumour (PNET)：a case report and review of the literature [J]. Rep Pract Oncol Radiother, 2009, 14：221 – 224.

[463] Serizawsa I, Kagei K, Kamada T, et al. Carbon ion radiotherapy for unresectable retroperitoneal sarcomas[J]. Int J Radiat Oncol Biol Phys, 2009, 75：1105 – 1110.

[464] Sezer O, Blohmer JU, Jugovic D, et al. EWS – FLI1 gene rearrangement and CD99 positivity identify a breast

tumor as a PNET[J]. Eur J Cancer, 1999, 35(35): 191.

[465] 梁春梅, 王平, 陈忠杰, 等. 16 例中外周型原始神经外胚层瘤临床分析[J]. 天津医科大学学报, 2008, 14 (3): 329 – 331.

[466] Albrecht CF, Weiss E, Schulz – Schaeffer WJ, et al. Primary intraspinal primitive neuroectodermal tumor: report of two cases and review of the literature[J]. J Neurooncol, 2003, 61: 113 – 120.

[467] 潘强, 宋纯玉, 王泉相, 等. 成人幕上中枢神经系统原始神经外胚层肿瘤 9 例[J]. 实用医学杂志, 2014, 30(3): 457 – 460.

[468] Balducci M, Chiesa S, Chieffo D, et al. The role of radiotherapy in adult medulloblastoma: long – term single – institution experience and a review of the literature[J]. J Neurooncol, 2012, 106(2): 315 – 323.

[469] 陈雪松, 易俊林, 高黎, 等. 椎管内髓外原始神经外胚层肿瘤临床病理特点分析[J]. 中华放射肿瘤学杂志, 2008, 17(3): 216 – 218.

[470] Bacci G, Longhi A, Briccoli A, et al. The role of surgical margins in treatment of Ewing's sarcoma family tumors: experience of a single institution with 512 patients treated with adjuvant and neoadjuvant chemotherapy[J]. Int J Radiat Oncol Biol Phys, 2006, 65(3): 766 – 772.

[471] Baldini EH, Demetri GD, Fletcher CD, et al. Adults with Ewing's sarcoma/primitive neuroectodermal tumor: adverse effect of older age and primary extraosseous disease on outcome[J]. Ann Surg, 1999, 230(1): 79 – 87.

[472] Celli R, Caig P. Ewing sarcoma/primitive neuroectodermal tumor of the kidney: a rare and lethal entity[J]. Pathol Lab Med, 2016, 140(3): 281 – 285.

[473] Mitul P, Ram S, Ravi P, et al. Peripheral primitive neuroectodermal tumor of the chest wall in childhood: clinico – pathological significance, management and literature review[J]. Chang Gung Med J, 2011, 34: 213 – 217.

[474] Moschovi M, Trimis G, Stefanaki K, et al. Favorable outcome of Ewing sarcoma family tumors to multiagent intensive preoperative chemotherapy: a single institution experience[J]. J Surg Oncol, 2005, 89(4): 239 – 243.

[475] Dizona M, KilgorecI C, Grindstaf FA, et al. High grade primitive neuroectodermal tumor of the uterus: A case report[J]. Gynecologic Oncology Case Reports, 2014, 7(6): 10 – 12.

[476] Ohgaki K, Horiuchi K, Mizutani S, et al. Primary Ewing's sarcoma/primitive neuroectodermal tumor of the kidney that responded to low – dose chemotherapy with ifosfamide, etoposide, and doxorubicin[J]. Int J Clin Oncol, 2010, 15(2): 210 – 214.

[477] 邹美燕, 缪丽芳, 刘丝荪. 子宫原始神经外胚层肿瘤 1 例[J]. 南昌大学学报: 医学版, 2010, 50(11): 121 – 122.

[478] 林剑扬, 杨瑜, 邹思平. 中外周型原始神经外胚层瘤 19 例临床分析[J]. 福建医药杂志, 2010, 32: 19 – 20.

[479] 赵尔增, 张建中, 景青萍, 等. 中外周型原始神经外胚层瘤的临床病理及免疫组织化学特征[J]. 中华肿瘤防治杂志, 2006, 13(13): 994 – 997.

[480] Ushigome S, Shimoda T, Nikaido T, et al. Primitive neuroectodermal tumors of bone and soft tissue. With reference to histologic differentiation in primary or metastatic foci[J]. Acta Pathol Jpn, 1992, 42(7): 483 – 493.

[481] 崔慧娟, 李京华, 李欧静, 等. 原始神经外胚层瘤 10 年国内文献分析[J]. 疑难病杂志, 2007, 6(4): 209 – 211.

[482] Kiatsoontorn K, Takam T, Ichinose T, et al. Primary epiduralpe – ripheral primitive neuroectodermal tumor of the thoracic spine[J]. Neurol Med Chir(Tokyo), 2009, 49(11): 542 – 545.

[483] Gerber NU, Von Hoff K, Resch A, et al. Treatment of children with central nervous system primitive neuroectodermal tumors/pinealoblastomas in the prospective multicentric trial HIT 2000 using hyperfractionated radiation therapy followed by maintenance chemotherapy[J]. Int J Radiat Oncol Biol Phys, 2014, 89(4): 863 – 871.

[484] Jakacki RI, Burger PC, Kocak M, et al. Outcome and prognostic factors for children with supratentorial primitive neuroectodermal tumors treated with carboplatin during radiotherapy: a report from the Children's Oncology Group [J]. Pediatr Blood Cancer, 2015, 62(5): 776 – 783.

[485] Jenkin RD, Al – Fawaz I, Al – Schabanah M, et al. Localised Ewing sarcoma/PNET of bone – prognostic factors and international data comparison[J]. Med Pediatt Oncol, 2002, 39(6): 586 – 593.

[486] Scurr M, Judson I. How to treat the Ewing's family of sarcomas in adult patients[J]. Oncologist, 2006, 11(1): 65 – 72.

[487] 王磊, 张路遥, 徐越超, 等. 原始神经外胚层肿瘤 1 例报道并文献复习[J]. 中国实验诊断学, 2012, 16: 933 – 935.

[488] 明富，刘海意，曾友玲，等. 国内首例子宫原发性原始神经外胚叶肿瘤报告并文献复习[J]. 临床误诊误治，2011，24(11)：13 - 16.

[489] Von Bueren AO，Gerss J，Hagel C，et al. DNA copy number alterations in central primitive neuroectodermal tumors and tumors of the pineal region：an international individual patient data meta - analysis[J]. J Neurooncol，2012，109(2)：415 - 423.

[490] Otero - Rodríguez A，Hinojosa J，Esparza J，et al. Purely intramedullary spinal cord primitive neuroectodermal tumor：case report and review of the literature[J]. Neurocirugia(Astur)，2009，20(4)：381 - 387.

[491] Johnston DL，Keene DL，Lafay - Cousin L，et al. Supratentorial primitive neuroectodermal tumors a canadian pediatric brain tumor consortium report[J]. J Neurooncol，2008，86：101 - 108.

[492] Shankar AG，Ashley S，Craft AW，et al. Outcome after relapse in an unselected cohort of children and adolescents with Ewing sarcoma[J]. Med Pediatr Oncol，2003，40(3)：141 - 147.

[493] Louis DN，Ohgaki H，Wiestler OD，et al. WHO Classiication of Tumours of the Central Nervous System[J]. Acta Neuropathol，2007，114(2)：97 - 109.

[494] Ogasawara H，Kiya K，Kurisu K，et al. Intracranial metastasis from a spinal cord primitive neuroectodermal tumor：case report[J]. Surg Neurol，1992，37：307 - 310.

[495] Peres M，Mattoo TK，Janet P，et al. Brief report primitive eneuroectodermal tumor of the uterus in a renal allograf patient：a case report[J]. Pediatr Blood Cancer，2005，44(44)：283 - 285.

[496] Xiao I Changji，Zhao Jing，Guo Peng，et al. Clinical analysis of primary primitive neuroectodermal tumors in the female genital tract[J]. International Journal of Gynecological Cancer：Official Journal of the International Gynecological Cancer Society，2014，24(3)：404 - 409.

第九章　脉管肿瘤与平滑肌肿瘤

Vascular Tumors

第一节　上皮样血管内皮瘤

一、概述

（一）基本概念

上皮样血管内皮瘤（epithelioid hemangioendothelioma，EHE）是一种罕见的可发生于全身各处软组织、脏器等的血管源性低度恶性肿瘤，由血管内皮或前内皮细胞发育而成，其恶性程度及分化介于血管瘤与血管肉瘤之间[1]。

1975 年，Dial 等[2]首次对一例肺 EHE 进行了描述，最初认为是支气管肺泡癌侵入邻近血管和小气道，故命名为血管内细支气管肺泡癌。

1979 年，Corrin 等[3]使用免疫组织化学技术，发现 EHE 肿瘤细胞存在内皮细胞系分化谱。

1981 年，Weldon - Linne 等[4]使用电子显微镜证实了 Corrin 等的发现，并发现了这些肿瘤细胞弥漫性胞质染色及Ⅷ因子相关抗原。

1982 年，Weiss 等[5]首先描述并命名为上皮样血管内皮瘤，并确认为中间性血管肿瘤。

2002 年，WHO 软组织肿瘤分类将 EHE 归类为具有潜在转移能力的局部侵袭性、低度恶性的血管肉瘤[6]。

2013 年，第四版 WHO 软组织肿瘤分类将 EHE 明确为恶性血管性肿瘤[7-8]。

（二）流行病学

1. 发病情况

EHE 罕见，发病率 <1/100 万[9-10]，占所有脉管肿瘤的 1%[11]；世界范围内可查阅的文献报道的病例数不超过 1000 例。

EHE 可发生于任何年龄，但以成人最多见，婴幼儿少见，平均发病年龄为 41 岁；肿瘤多发生于中年女性，男女比例 1:4[12-14]。方雪婷等[15]报道了 6 例上皮样血管内皮瘤，男 2 例，女 4 例；年龄 28~76 岁，平均年龄 56 岁。朴正华等[16]报道了 6 例上皮样血管内皮瘤，男 2 例，女 4 例，平均年龄（52.2±18.15）岁。徐傲等[17]报道了 12 例上皮样血管内皮瘤，男 9 例，女 3 例，年龄 30~69 岁，平均年龄 43.5 岁。吴昕等[18]报道了 30 例上皮样血管内皮瘤，男 10 例，女 20 例，平均年龄（47.9±16.1）岁。

2. 发生部位

根据文献报道[19-24]，EHE 可发生于全身多个组织器官，如血管、淋巴结、头颅、骨骼、肝、肾、纵隔、鼻腔、外阴、肝脏、心脏、肺脏、胸膜、脊柱、小肠、脾脏、腹膜等。最常见于四肢软组织，实质脏器少见[25]；少数发生于胸膜，乳腺罕见[26]。发生于软组织的肿瘤常表现为孤立性病灶。

脏器中最常发生于肝脏（21%）[27-31]，可同时累及两叶；其次是肝和肺同时受累（18%），肺单独受累（12%），骨单独受累（14%）[32]。

查阅文献，仅见 2 例乳腺 EHE 的相关报道[33]，其中 1 例患者为 30 岁女性，组织学表现为大圆形、多边形或略呈梭形的内皮细胞在黏液样基质中生长，有原始血管腔形成，及胞质内空泡，且乳腺导管周围生长的肿瘤细胞 CK 阳性；另 1 例为 52 岁女性，肿瘤累及软组织、腹壁及双侧乳腺，被诊断为恶性 EHE。Reis 等[33]曾报道 1 例 I 型神经纤维瘤病患者并发腰骶椎旁软组织 EHE。于琳等[35]报道了 1 例腰椎软组织上皮样血管内皮瘤，女性，29 岁。上皮样血管内皮瘤发生于眼眶罕见[36]，郭继华等[37]报道了 2 例眼眶上皮样血管内皮瘤。发生于脾的上皮样血管内皮细胞瘤亦很罕见，目前国内报道仅 4 例[38-39]。

大约 50% 的 EHE 表现为多器官发生[40]，以肝、肺同时受累较为多见[41]。方雪婷等[15]报道了 6 例上皮样血管内皮瘤，肿瘤分别位于右大腿、右腕部、左肺、右股骨、第 12 胸椎及右胸壁。徐傲等[17]报道了 12 例上皮样血管内皮瘤，肝脏 8 例，骨组织 3 例，肺组织 1 例。朴正华等[16]报道了 6 例上皮样血管内皮瘤，发生于肺 1 例、肝脏 1 例、骨 1 例、软组织 2 例、肺等多脏器 1 例。

3. 发生机制

虽然 EHE 在世界范围内均有发生，但临床罕见，其病因及危险因素并不十分明确[42]。原发于肝脏的上皮样血管内皮瘤可能与 HBV 感染、肝移植等因素有关；发生于乳房的 EHE 则可能与血管发育不良、外伤、口服避孕药、氯乙烯暴露、使用聚氨酯/硅凝胶等相关。

EHE 发病机制亦不清楚，在分子水平上，不同的血管生成刺激因子可引起内皮细胞增殖；单核细胞趋化因子 -1 是上皮样血管内皮瘤增殖所必须，可能通过刺激内皮细胞增殖而促进血管病变发生。

近年来，人们对于 EHE 的分子细胞遗传学研究取得了突破性的进展。2011 年，Errani 等[43]发现，t(1；3)(p36.3；q25)异位，染色体 3q25 上的 WWTR1 基因和染色体 1p36.23 上的 CAMTA1 基因在 EHE 中反复发生异位重组；同年，Mascarelli 等[44]报道，YAP1 重新排列在转录因子 3 中（TFE3）- 重排 EHEs，YAP1 - TFE3 融合子集主要发生在平均年龄 30 岁的患者，形成一个稳定的血管特征结构。

现已证实，几乎所有的 EHE 都存在 WWTR1 - CAMTA1 融合基因[45-46]。在 2013 版 WHO 世界卫生组织关于肉瘤的分类中指出，上皮样血管内皮瘤特点是染色体 1p36.3 和 3q25 区域多次易位，导致约 90% 的病例中出现 WWTR1 - CAMTA1 基因融合；少数病例（<5%）出现 YAP1 - TFE3 基因融合[47]。

据报道[43,48]，CAMTA1 蛋白表达对于 EHE 具有较高的特异度及灵敏度，可作为诊断 EHE 的一种有用的分子诊断指标[49-51]。

另外，少部分 EHE 患者可检测出 YAP1 - TFE3 融合基因，且免疫组织化学染色表达 TFE3 蛋白[52-54]，亦具有辅助诊断价值。

（三）临床表现

临床上，EHE 一般症状轻及无特异性，大多数患者健康体检或腹部不适等检查时偶然发现病灶。据报道[55-56]，因体检发现病灶的无症状患者比例可高达 42.3% ~ 58.8%。吴昕等[18]报道了 30 例上皮样血管内皮瘤，肿瘤平均大小（5.8 ± 2.8）cm，17 例（56.7%）在确诊前无不适主诉，17 例（56.7%）查体无阳性体征，最常见的发病部位是头皮和脊椎，其次是肝脏。

EHE 的临床表现因发生部位不同而有很大差异，患者症状与疾病的发生部位密切相关。

发生于颅内的 EHE，可出现视力障碍、听力下降、眩晕、头痛等[12]。

P – EHE（肺上皮样血管内皮瘤）通常在体检中意外发现，50% ~ 76% 的患者无症状，或只有一些轻微的非特异性症状。P – EHE 典型症状是呼吸道症状（呼吸困难、咳嗽）和胸痛，少数患者有咯血、咳痰、贫血、杵状指和消瘦。P – EHE 可通过血管、淋巴管、胸膜转移，肺内转移一般是连续性的，远处血行转移主要是肝转移，但皮肤、骨、浆膜、脾、扁桃体、腹膜后、肾、结肠转移也有罕见报道。

H – EHE（肝脏上皮样血管内皮瘤）可表现为右上腹不适、疼痛、黄疸。

EHE 发生于软组织常表现为肢体表浅或深部的孤立性质韧肿物，可伴疼痛、肿胀；可累及体表任何部位皮肤，皮损形态呈多样性，可为孤立或多发的皮肤红斑、丘疹、斑块及皮下结节样损害，亦可表现为难愈性溃疡。

EHE 骨转移及 50% 骨皮质受累时或骨转移时有病理性骨折风险，转移至椎骨可能导致脊柱压缩，可能会出现感觉异常、肌力下降和截瘫。

（四）影像学检查

影像学检查在术前诊断中具有一定价值，EHE 在超声下往往表现为混合回声或低回声占位，在 CT 下可表现为低密度，可有轻度延迟强化表现，较大的病灶常由多个小病灶融合而成，可伴有血管侵犯[57]，增强 CT 检查可显示肿瘤的全貌和血供关系，MRI 检查对于软组织中肿瘤的范围和边界有很好的显示作用。

（五）实验室检查

上皮样血管内皮瘤的实验室检查缺乏特异性，血常规和凝血功能等常规检查很少受疾病影响，当侵犯肝脏时，白细胞计数、血清碱性磷酸酶、门冬氨酸氨基转移酶、γ – 谷氨酰氨基转移酶、淀粉酶、脂肪酶常升高。

血清肿瘤标志物 AFP、CA125、CEA、CA19 – 9 常为阴性[19,58-60]。徐傲等[17]报道 12 例 EHE，均未见明确血清肿瘤指标增高。

（六）组织病理学

血管内皮细胞瘤分为上皮样血管内皮瘤、梭形细胞血管内皮瘤、Kaposi 型血管内皮瘤、网状型血管内皮瘤、血管内乳头状血管内皮瘤、多形性血管内皮瘤、复合性血管内皮瘤等类型[61-62]，其中，梭形细胞类型又被称为梭形细胞血管瘤，被认为是良性病变，其余各类型均为低度恶性肿瘤。

1. 分型

EHE 生物学行为介于血管瘤和血管肉瘤之间，分为经典型与非典型/恶性型，对应于组织学分级 G1 和 G2。

经典型表现为梭形血管内肿物，类似于机化的血栓，但肿块暗淡无光泽，并浸润周围组织。

非典型性组织学表现具有更高的侵袭性和明显的异型性，细胞丰富、多形性、核分裂象多见（>1 个/10HPF），往往提示恶性行为潜能，易复发和转移。Chow 等[63]研究发现，EHE 的上皮样瘤细胞对 CK 阳性的少数肿瘤具有不典型性组织学表现，包括瘤细胞有明显的异型性、核分裂象 >1 个/10HPF，并出现灶性梭形细胞实性区域和坏死，其中部分病例在形态上与上皮样血管肉瘤有延续性[64]。当肿瘤出现明显异型性、核分裂象 >1/10HPF，并出现灶型梭形细胞实性区域和坏死，则诊断为非典型性或恶性上皮样血管内皮瘤。

2. 组织学特点

EHE 主要由上皮样细胞及梭形细胞组成，肿瘤边界常不清，多呈浸润性生长，病灶周边瘤细胞丰富，中央富于间质而细胞成分少，呈大片黏液样或纤维状，在不同的发生部位，其组织学形态均有独特的特点[65-69]。

EHE 的镜下可总结为 3 个"一"，即一个细胞形成一个管腔，管腔中可见到一个红细胞。

（1）肿瘤细胞中等大小，呈圆形，偶为多角形或梭形，浸润周围组织。胞质丰富、嗜酸或透明，可呈梭形、蜕膜样、脊索瘤样、印戒细胞样[70]，常见胞质内管腔或空泡，其内可见红细胞（具有诊断学意义），核圆，呈空泡状，可见小核仁，核分裂象无或少见。胞质内空泡形成是 EHE 的特征性结构[5]，有时细胞质空泡较大而致核扁平，细胞可呈印戒外观，空泡内偶见红细胞[71]。

（2）有的上皮样细胞突入血管腔，形成"乳头"或"墓碑"样外观。

（3）瘤细胞排列成小巢状、索状或单个细胞侵入黏液性基质中，细胞周围有独特的黏液玻璃样基质，细胞似乎被嵌在淡蓝色至深粉红色的基质中。

（4）超微结构具有吞饮小泡和内皮细胞基板及特征性 Weibel - Palade 小体。

（5）间质呈黏液软骨样，或玻变纤维样，可伴钙化。

（七）免疫组化

通常情况下，EHE 可表达 CD31、CD34、FLi - 1、FⅧRAg 和 FKBP12（D2 - 40）等多种血管内皮抗原[72-73]；Ki - 67 增殖指数多为 5% ~ 10%。另外，内皮标志物 ERG 是 ETS 家族转录因子，在血管内皮细胞中表达，ERG 致癌基因融合发生在前列腺癌的亚型、急性髓细胞性白血病和尤因肉瘤。Miettinen 等[74]报道，96% 血管肉瘤和 EHE 的内皮细胞表达 ERG。平足蛋白（podoplanin）是由淋巴管内皮细胞特异表达，被报道在 H - EHE 是一个有用的诊断标记。

FⅧRAg 特异性较高，但敏感性最低；CD31 具有较高的特异性和敏感性，90% 的病例均为阳性，与 FLi - 1 结合使用更有助于 EHE 的诊断[75]。

据报道[52]，超过 90% 的血管肿瘤表达 CD34，81% 的 EHE 病例中呈阳性，但特异性差，各种软组织肿瘤亦可表达，对于 EHE 的诊断缺乏特异性。

FLi - 1 蛋白是由内皮细胞、T 细胞和巨核细胞表达，它在识别血管肿瘤包括 EHE 具有重要作用，是最具特异性的内皮免疫标记。Gill 等[76]认为，FLi - 1 和 CD31 在鉴别诊断上是一个理想组合。

因 EHE 存在某种血管内皮标记表达的缺失，故使用多项内皮标记可提高诊断准确率，CD34、CD31 和 D2 - 40 联合诊断 EHE 敏感性可达 93%[77]。

偶尔 EHE 上皮性标志物 CK、EMA 亦弱表达或局灶阳性，如骨 EHE 上皮膜抗原 EMA 和 CD68 阳性，而前列腺 EHE p63 和 PSA 阳性。

（八）诊断

病理证据是确诊上皮样血管内皮瘤的主要手段，其肿瘤组织由纤维化少细胞区和富细胞区相间构成；CD31、CD34、FLi - 1、FⅧRAg 等均是血管内皮瘤常见的阳性指标[17]。

EHE 在肝脏、肺、骨等部位，其独特的发生部位及影像学特征，经常会考虑转移性或浸润性上皮性肿瘤，尤其为穿刺活检组织。上皮样肿瘤细胞浸润性生长，瘤组织中央黏液透明样变性，仅见于较少的肿瘤细胞。吴昕等[18]指出，在诊断肝脏、骨、肺等部位肿瘤且生物学指标均不高时，要考虑到上皮样血管内皮细胞瘤的可能，同时 FⅧRAg、CD34、CD31 血管内皮标志物要呈套餐样标记，才有利于病理医师做出正确诊断。

近来研究证实[78]，EHE 具有独特的染色体易位，EHE 是由 t(1；3)(p36；q23 – 25)或 t(11；X)(q13；p11)染色体易位引起的 WWTR1 – CAMTA1 基因融合，利用 FISH 或 RT – PCR 检测该类融合基因对 EHE 具有重要的诊断价值，尤其是在病变不典型或活检组织较少时。另外，EHE 存在 TFE3 基因重排或蛋白表达，可与上皮样血管瘤鉴别[79]。

Hristov 等[80]认为，结合临床表现、影像学检查、组织细胞学特征(血管分化)和免疫组织化学(血管标志物表达)可确保正确诊断。

(九)鉴别诊断

临床上，EHE 通常需与上皮样肉瘤、上皮样血管肉瘤、上皮样血管瘤、上皮样间皮瘤、梭形细胞血管内皮瘤、假肌源性血管内皮瘤等相鉴别。

1. 上皮样肉瘤

上皮样肉瘤通常发生在青少年和年轻成人的四肢远端，由多角性细胞组成的融合性结节，伴有中心坏死区域，其周围由圆形的嗜伊红色瘤细胞构成，常与邻近的梭形细胞及胶原组织在形态上有延续；灶性可见胞质内空泡，无真性血管腔形成。肿瘤细胞表达 CK 和 CD34，但不表达 CD31[81]。

2. 上皮样血管肉瘤

上皮样血管肉瘤的细胞体积更大，胞质内空泡相对少见，核仁明显，核分裂象多见，出血、坏死及不规则肿瘤性血管形成区域更为常见，也可见梭形细胞区域；有些 EHE 可出现类似于该瘤的异型区域，与其镜下组织形态相延续[82]，必要时可借助于分子检测鉴别二者，EHE 有 WWTR1 – CAMTA1 基因融合。

3. 上皮样血管瘤

上皮样血管瘤是以分化良好的上皮样毛细血管型小血管增生为特征的良性肿瘤，血管腔衬覆上皮样内皮细胞，其血管形成良好，周围见完整的肌周细胞层。免疫组化，ASMA/MSA 阳性，间质常有较多的嗜酸性粒细胞和淋巴细胞浸润，无 CAMTA1、WWTR1、TFE3 基因重排。

EHE 的血管更原始，可见单细胞形成血管腔，上皮样内皮细胞有一定异型性，间质有明显黏液样变性或透明变性。

4. 上皮样间皮瘤

上皮样间皮瘤好发于老人，瘤细胞呈圆形或多角形，伴丰富的深嗜酸性胞质和均质的细胞核，核分裂象罕见，主要呈管状、乳头状生长，形成内衬立方细胞的腺管状结构呈混杂纤细纤维血管轴心的乳头状结构[83]。偶可见印戒样肿瘤细胞，偶伴沙砾体。

免疫表型，Calretinin、EMA、CK、D2 – 40 均呈阳性，CD34、CD31、FⅧRAg 均呈阴性。

5. 梭形细胞血管内皮瘤

梭形细胞血管内皮瘤属于非肿瘤性、反应性血管增生伴发血管畸形和血栓形成后周期性血管再通的良性血管肿瘤。

梭形细胞血管内皮瘤多见于 20 ~ 40 岁青年，男女发病率无差异；好发于四肢远端的真皮和皮下组织(如前臂、手和足等)，亦可发生于大腿、躯干、头颈，还可见肝、骨、脊髓等部位[84 – 88]。

组织学上，主要由梭形细胞构成的实体细胞区，梭形细胞可形成裂隙状间隙网，并可形成短束，细胞间常散在小团上皮样细胞，上皮样细胞区常见胞质内腔隙形成；细胞非典型性和核分裂象不明显。

可见薄壁海绵状血管网，有时充以机化性血栓和静脉石；多数管腔内可见细长的乳头状突起，类似血管内乳头状内皮增生；海绵状间隙与梭形细胞的比例不等。

6. 假肌源性血管内皮瘤

假肌源性血管内皮瘤是一种中间型血管肿瘤，由胞质丰富、嗜酸的肥胖梭形细胞呈片状及松散束状排列，部分瘤细胞可呈多边形或上皮样，偶可见胞质内空泡形成，类似 EHE。

肿瘤细胞有时类似横纹肌母细胞，细胞核轻度异型，一般含有小核仁，可出现多形性，核分裂象罕见；很少出现黏液样间质，偶尔局灶可见，并且很少见原始血管结构。50% 间质内见明显的中性粒细胞浸润。

肿瘤细胞表达 AE1/AE3 和 CD31、FLI-1、ERG 等血管内皮标志物，但不表达 CD34[89]，而分子遗传学 SERPINE1-FOSB 融合基因为其特有。

(十) 治疗

因 EHE 临床罕见，目前无统一治疗方案。一般以手术完整切除病灶治疗为主；病灶弥漫无法切除者，可行介入栓塞、微波射频消融、氩氦刀冷冻消融、伽玛刀放射治疗、全身静脉化疗等；肿瘤生长缓慢者，亦可随访观察。

手术切除是目前 EHE 主要治疗手段，其原则是在切缘干净的前提下，尽量保留相应器官的功能，手术方式的选择需个体化[90-92]。吴昕等[18]报道了 30 例上皮样血管内皮瘤，19 例患者接受手术治疗，23 例患者获得随访，平均随访时间(74.1±56.8)个月；17 例生存，6 例死亡，自起病后 1 年、3 年、5 年的累积生存率分别为 95.7%、86.3%、73.6%。

器官移植对于局限在某一部位无法手术切除的患者有一定帮助[93]，Bonaccorsi-Riani 等[94]报道，肝移植治疗肝上皮样血管内皮瘤的 5 年总体生存率和无病生存率可分别达到 83% 和 82%。

一般而言，上皮样血管内皮瘤对放疗和化疗均不敏感，目前仍无标准辅助治疗方案。但放疗对部分高增殖活性的病变疗效显著[55,95]。对于不能手术根治的患者，选择合适的辅助治疗方式十分重要。病灶累及骨骼的患者，可选择放疗[96-97]。

对于转移、无手术机会的晚期患者，可采用化疗、免疫治疗及靶向治疗[98-102]，文献报道的化疗药物主要有卡铂、顺铂、长春新碱、紫杉醇等[103-105]。

近年来，抗肿瘤血管生成药物在上皮样血管内皮瘤的治疗中得到应用，帕唑帕尼、索拉非尼、贝伐珠单抗等多种药物皆有临床报道[106-110]，并取得了一定疗效。Gaur 等[10]报道，对于非胸部 EHE 患者，使用沙利度胺治疗，5 例患者中 2 例获得部分缓解，1 例稳定，2 例进展的患者在 48 个月的随访中使用来那度胺后获得稳定。

(十一) 预后

EHE 的生物学行为介于血管瘤和普通型血管肉瘤之间，总体预后优于血管肉瘤，Gómez-Arellano 等[111]报道，EHE 的 1 年 OS 是 90%，5 年 OS 是 73%，而进展期 EHE 的 1 年 OS 和 5 年 OS 分别为 53% 和 24%(进展后中位生存期为 1.3 年)。甚至有患者未采取任何治疗措施，仅定期随访亦获得较好预后的报道[112]。

EHE 的生物学行为与转移潜能因发生部位不同而有很大差异，没有一项单一可靠的参数可作为预测其生物学行为的独立指标。

与其他恶性肿瘤不同，EHE 组织学分级不能预测其恶性生物学行为，形态良好的 EHE 同样可发生转移，有些病例虽然发生于深部软组织累及血管，但仍呈良性经过而未见转移。

有研究报道[113-114]，发生于软组织者，局部复发率为 10% ~ 15%，转移率为 20% ~ 30%，预后较发生于实质脏器的预后要好；发生于软组织、肺及肝者，病死率分别为 15%、65% 和 35%。

临床观察发现，有肿瘤转移者生存时间不一定缩短，只要病变局限，骨和内脏转移并不影响生存，但多器官受累具有明确的生存劣势。相反，出现 3 个及以上骨转移病灶、腹水为不良预后因子。Lau 等[32]报道，肝门转移或肝脏转移的患者预后较差，平均生存时间为 2.2 年。

有研究发现，肿瘤大小、核分裂象、肿瘤坏死等与 EHE 预后相关。Deyrup 等[1]回顾分析了 49 例软组织 EHE 患者，结果显示，核分裂活性增加和肿瘤大小与生存率相关，肿瘤部位、细胞异型性、有无坏死及梭形细胞无明显意义。核分裂象 >3 个/50HPF 和肿瘤直径 >3cm 者预后最差，被视为高危险组，患者 5 年生存率为 59%；无此两种特征视为低危险组，5 年存活率为 100%[42]；两组转移率分别为 32% 和 15%。因此，有学者建议[115-116]，根据组织学特征（核分裂率和肿瘤大小）找出需要进行侵袭性治疗的高危险组患者，因两组具有明显不同的预后。

张娜等[117]报道了 2 例肺胸区上皮样血管内皮瘤，1 例瘤细胞中度异型，见瘤巨细胞，核分裂象多，组织结构多样，伴有肿瘤坏死，未行放疗、化疗，短期内死亡。另一例纤维支气管镜活检示瘤细胞轻度异型，核分裂少，未见坏死，行放疗及 2 个疗程化疗，带瘤生存。

但 Makhlouf 等[118]总结了 137 例肝 EHE 患者的临床病理特点，认为肿瘤呈现富于细胞者预后不良，坏死可能会影响预后；而与细胞异型性、核分裂象、有无梭形肿瘤细胞、Ki - 67 指数及肿瘤的大小无明显相关性。

二、颅内上皮样血管内皮瘤

（一）概述

原发于中枢神经系统上皮样血管内皮瘤者极为罕见，发病率不足颅内原发性肿瘤的 2/1000，国外报道天幕起源的 EH 仅 2 例[119-120]，国内张军等[121]于 2009 年报道了 1 例。2018 年，刘宁等[122]报道了 1 例颅内上皮样血管内皮瘤，男，16 岁，因左眼视力下降就诊，头部 MRI 平扫示左侧枕叶不规则囊实混杂信号，术后病理诊断：上皮样血管内皮瘤。

在 2007 年 WHO 中枢神经系统肿瘤分类中，将 EHE 归为间叶性肿瘤，其生物学行为属交界性或不确定性肿瘤[123]。

张军等[121]通过对国外文献报道的 32 例 EH 的总结，发现颅内 EH 常位于脑实质内和脑膜（或颅骨）周围，多为单发，亦有颅内多发或合并全身其他部位的 EH；发病年龄从 4 个月到 74 岁，其中男性占 68.8%（22/32 例）。

（二）影像学特征

CT 所见大多数因瘤内出血表现为高密度，肿瘤实质部分可呈等密度，周围环绕低密度水肿影，增强扫描明显强化。

MRI 在 T1WI 上可以是低、等或高信号，内部见局灶性低信号血管流空影，T2WI 上可表现为高、等或低信号，增强后病灶强化明显，信号特点因出血产物的不同而表现各异，部分病灶内可有囊变，周围为血管源性水肿。

张军等[121]认为，血管造影对明确 EH 为血管来源的肿瘤有很大帮助。

（三）组织病理

光学显微镜下，可观察到 EH 血管早期发生的不同过程，表现为单个细胞质内形成原始小腔及少数细胞团组成幼稚血管腔隙，腔内出现红细胞，以致见到明确的血管分化，显示血管外形。Weiss 等[5]指出 EH 的组织学特征，一是具有嗜酸性胞质的上皮样细胞，胞质内有明显空泡形成；二是瘤细胞排列成小巢状、索状或单个细胞侵入黏液性基质中；三是超微结构具有吞饮小泡和内皮细胞基板及特征性 Weibel – Palade 小体；四是免疫组织化学检测有内皮细胞标志物 CD31、CD34、FⅧ和 UEA21 阳性反应。

少数肿瘤具有不典型性组织学表现，细胞丰富、多形性、核分裂象多见(>1 个/10HPF)，往往提示恶性行为潜能，易复发和转移。

(四)诊断与鉴别诊断

上皮样血管内皮瘤因发生的部位特殊，需与脑膜瘤、转移瘤及血管外皮瘤等鉴别。

脑膜瘤内钙化可见，但出血少见，而 EH 多数病灶内容易发生出血；血管标志物阴性，细胞角蛋白及 S – 100 蛋白阳性[124]。

转移瘤的种类各异，特别是很难与脑内多灶性 EH 或合并身体其他部位的 EH 进行鉴别，结合临床对原发灶的寻找是诊断的一个关键因素。

血管外皮细胞瘤也是起源于脑膜间质的少见肿瘤，MRI 表现为血供丰富且病灶内亦有流空血管影，与 EH 鉴别比较困难。血管外皮细胞瘤起源于脑膜间质的毛细血管外皮细胞，恶性程度较高，生长迅速，易发生坏死、囊变和转移[125]。

(五)治疗与预后

多以手术切除为主，部分辅助放疗和(或)化疗，大多数原发性 EH 预后较好，但亦有术后转移、死亡的报道[126 - 129]，表明 EH 的生物学行为具有一定的恶性倾向。

三、肺上皮样血管内皮瘤

(一)概述

肺上皮样血管内皮细胞瘤(pulmonary epithelioid hemangio endothelioma，P – EHE)是罕见的原发于肺的低度恶性肿瘤，在美国每年的发病不超过 300 例，大约占所有血管源性肿瘤的 1%[130]；我国偶有散发病例报道。

1975 年，Dail 等[131]首次报道了 P – EHE 病例。P – EHE 中年女性多见，男女比例约为 1:3[132]，各年龄段均可发病，25 ~ 54 岁多见[23]。罗虎等[133]报道了 6 例肺上皮样血管内皮瘤，男 1 例，女 5 例，年龄 30 ~ 59 岁，平均 49.8 岁。但亦有报道，男性多于女性。Julita 等[134]总结了 200 例肺 EHE，其中仅 27 例被分类为胸膜 EHE，平均发病年龄为 45.7 岁，男女之比为 2.4:1。麦海浪等[135]报道了 20 例肺上皮样血管内皮瘤，男 15 例，女 5 例，男女之比为 3:1；年龄 24 ~ 57 岁，平均(28.4 ±6.3)岁。

Mendlick 等[14]报道，P – EHE 中存在非随机性染色体异常 t(1；3) (p36.3；q25)。Boudousquie 等[136]发现，P – EHE 患者 7 号和 22 号染色体存在不平衡易位，并有多个位点断裂及 Y 染色体的缺失。

(二)临床表现

P – EHE 缺乏特征性临床表现，约 50% 的患者无自觉症状或仅有轻微症状，如干咳、胸痛、呼吸困难或低热，咯血、消瘦、乏力少见[72]；累及肋骨等部位时可有患处疼痛，累及胸膜产生胸腔积液后可有呼吸困难。麦海浪等[135]报道了 20 例肺上皮样血管内皮瘤，所有患者存在不同程度咳嗽、胸疼、胸闷、盗汗等症状。

张雯等[132]报道 P - EHE 远处转移率达 92.3% ，首先表现为淋巴结转移，其他常见转移部位为肝、皮肤、骨骼、中枢神经系统等。

（三）影像学检查

P - EHE 的影像学检查主要是 CT，其表现特点如下：

（1）肺内单发或多发的、单侧或双侧肺内大小不等的沿血管走行分布的小结节，直径 0.3 ~ 2cm，边缘较清楚；动态观察可见随病程进展双肺病灶逐渐增多、增大，病灶沿血管、细支气管及小支气管分布[137-138]。Kitaich 等[139]总结了 21 例发生于肺的 EHE，发现 71% 的患者为双肺多发结节，且女性居多。

（2）部分结节中央为凝固性坏死物质，可引起钙盐沉着并形成影像学可见的钙化灶，坏死物质排出后可出现空洞[140]。

（3）早期病灶钙化较少见，随病程进展可观察到病灶内钙化影，慢性进展期或治疗后可见广泛钙化。

（4）可伴肺门、纵隔淋巴结肿大，小叶间隔增厚和肺磨玻璃影等间质改变，胸膜转移可见胸膜增厚、胸腔积液。

（5）PEH 可引起局灶性肺出血，故可见多发斑片影，是 PEH 影像学特征之一[141]。

（6）骨转移瘤在 X 线和 CT 上表现为均匀增强的溶骨性变化，无基质矿化。病变可局限在骨皮质或髓质，亦可延伸至软组织，可观察到软组织肿胀；病理性骨折时骨膜反应和钙化少见。

（四）组织病理与免疫组化

1. 组织病理

肺上皮样血管内皮瘤大体病理上，肿瘤边界清，无包膜，切面质韧软骨样，灰白色或黄褐色。

从组织学上看，P - EHE 细胞具有上皮样细胞形态，圆形或不规则的短梭形，细胞内可见单个或多个空泡，这种单细胞原始空腔结构是血管内皮细胞的特征。

瘤细胞常排列成大小不一的巢团状、条索样结构，呈树枝状生长。肿瘤组织中可见坏死、钙化及炎性细胞浸润。沈湘萍等[142]报道，部分 P - EHE 患者肺泡腔内见大量含铁血黄素沉着。

P - EHE 具有独特的组织形态学特点，除 EHE 经典的组织排列方式、细胞形态及间质改变外，还可见瘤细胞多以血管为中心，不规则离心性、浸润性生长，肿瘤结节分带明显，结节周边细胞丰富，上皮样肿瘤细胞呈花冠状充填于肺泡腔，呈舌状、乳头状或肾小球样增生。

肿瘤细胞可沿肺泡壁生长，或浸润支气管壁，坏死和出血少见，肿瘤周围可见淋巴细胞、浆细胞聚集。

病变中心为黏液透明样变间质，细胞成分稀少，肺泡壁结构保留。

2. 免疫组化

P - EHE 瘤细胞膜和细胞质表达 CD31、CD34、Ⅷ因子（FⅧRAg）、Vimentin、CK 等血管内皮细胞标志，如 CD34 阳性率高达 100% ，Ⅷ因子阳性率达 97.5%[143]；细胞核着色为 FLi - 1、ERG、TTF1、Ki - 67 等，FLi - 1 具有较高特异性。CK 只在 20% ~ 30% 的病例中有局灶性表达，20% 雌二醇受体表达阳性。

（五）诊断

由于 P - EHE 缺乏特异的临床表现及病理特征，临床上极易误诊，多部位发生时尤其易误诊为多发性转移瘤[144-145]。Kim 等[9]报道，P-EHE 的初次诊断正确率仅为 25%。

病理组织学及免疫组织化学检测是诊断 PEH 的主要依据，对于体检发现胸部异常表现或呼吸道症状采用常规治疗效果不好的患者，应及时穿刺活检或开胸手术取肺组织行病理组织学检查以明确诊断。

临床中对 P-EHE 的肺穿刺活检诊断，首先需与转移性腺癌或肺腺癌鉴别，特别针对鉴别黏液性腺癌[146-149]。

(六) 鉴别诊断

P-EHE 的常见影像学表现为肺部多发结节，缺乏特异性，易误诊、漏诊。许多肺部疾病呈现多发结节性病变，肿瘤性疾病，包括原发性支气管肺癌，特别是支气管肺泡细胞癌、转移性肺癌、肺肉瘤、非霍奇金淋巴瘤；良性血管肿瘤，如血管瘤、淋巴管瘤；恶性血管瘤，如血管肉瘤、卡波氏肉瘤、多发钙化性纤维性肿瘤、肺细胞瘤等；肉芽肿性疾病，如炎性肉芽肿、玻璃样变肉芽肿、韦格纳肉芽肿、结节病；感染性疾病，如结核、曲霉菌病、组织胞质菌病；其他如尘肺、肺动脉畸形、淀粉样变性等。

在影像学上，P-EHE 在诊断时需要与肺癌、肺结核、结节病、肺淋巴管肌瘤病、各种肉芽肿性疾病相鉴别，如果多部位同时出现，需特别注意与转移癌相互鉴别[138]。

1. 肺腺癌或肉瘤样癌

肺腺癌或肉瘤样癌呈腺腔样、乳头状或微乳头或梭形细胞片状排列，腺癌细胞质嗜碱性黏液空泡状，非嗜酸性，腺上皮和器官相关标记 CEA、TTF-1、NapsinA、ER、PR、GCDFP-15 等标记阳性，而内皮标记阴性。

2. 肺内皮样血管肉瘤

肺内皮样血管肉瘤组织学分级为 G3，预后最差。常伴随脉管形成特征，毛细血管样腔隙，血湖、乳头状生长，明显细胞核的非典型性和高核分裂率[48]。

3. 肺硬化性肺泡细胞瘤

肺硬化性肺泡细胞瘤，大体见瘤组织边界清，质地硬，组织结构有乳头状、实性、血管瘤性和硬化性结构 4 种形态。

肿瘤细胞为圆形或多角形，呈单一性增生，细胞核居中，核仁不明显，胞质丰富，透亮或轻度嗜酸。

在乳头状区域，乳头表面由单层立方构成，核大，深染。在实性区域，肿瘤细胞常与泡沫样巨噬细胞纠缠不清，并可见嵌入的肺上皮细胞。

血管瘤性区域可见类似海绵状血管瘤或毛细血管瘤样结构，并可见血管周围玻璃样变，大量胶原纤维沉积，导致硬化样特征。

肺硬化性肺泡细胞瘤 EMA、vimentin、TTF-1 均呈阳性，血管内皮标志物阴性，神经内分泌标志物可呈阳性。

(七) 治疗

P-EHE 诊断明确后应按恶性肿瘤处理，治疗原则与一般恶性肿瘤相同，即以手术为主，辅以化疗和放疗的综合治疗；但 PEH 对放射治疗只有中低度敏感性，效果不佳。

1. 手术治疗

早期单发或病灶数较少的 P-EHE 患者，如未发现转移灶，应首选手术切除，术后复发率为

$10\% \sim 20\%$[150]。

对于单个 P-EHE 结节患者，楔形切除和解剖切除具有相同生存时间，肺门淋巴结切除的预后价值尚不清楚[151]。另外，胸膜 EHE 完全手术切除难以实现。

2. 内科治疗

因 P-EHE 发病率极低，呈散发分布，化疗对其治疗的有效性和安全性尚缺乏足够的循证医学支持，需根据患者具体情况选择个体化治疗方案[152]。

对于多发病灶、广泛转移无法手术切除的患者而言，化疗是其主要治疗手段。文献报道的细胞毒药物有环磷酰胺、吉西他滨、卡铂、顺铂、依托泊苷、白蛋白紫杉醇等，卡铂联合紫杉醇是目前最常用化疗方案，部分患者可从化疗中获益。Pinet 等[153]报道了 1 例胸膜 EHE 患者，使用依托泊苷联合顺铂化疗而获得完全缓解。但总体疗效不佳，Gaur 等[10]报道对于 6 例有良好耐受性的进展期 P-EHE 患者，使用白蛋白紫杉醇联合贝伐单抗，其中 1 例部分缓解，1 例稳定，4 例进展。

Semenisty 等[98]报道，用多靶点血管内皮生长因子受体抑制剂帕唑帕尼治疗 1 例 P-EHE 患者，病情稳定 2 年以上。近年来，有学者陆续报道了 IFN-2α、沙利度胺及贝伐单抗等可能在 P-EHE 的治疗中发挥一定作用[154-157]，但均为个案报道，尚需进一步临床验证；Singhal 等[158]认为，激素治疗（如抗雌激素和孕激素）对表达雌激素或孕激素受体的 P-EHE 患者可能有效；亦有结节自发衰退的报道[159]。

（八）预后

P-EHE 是介于良、恶性之间的交界性肿瘤，预后介于两者之间。若早期发现、早期诊断，病灶单一，及时手术则预后良好，复发率甚低。P-EHE 患者生存时间 6 个月 ~24 年，中位生存期为 5 年左右。Gomez-Arellano 等[111]报道，发生于软组织、肝、肺的 EHE 患者 4 年死亡率分别是 13%、35% 和 65%，转移率分别为 20%、25% 和 15%；无症状 P-EHE 中位生存期为 15 年，部分患者可自然消退。Haro 等[160]报道 1 例 42 岁女性患者，明确诊断后无症状存活 4 年以上。

有肺泡出血、咯血、胸腔积液或贫血的患者中位生存较低，OS<1 年，死亡原因常常为急性呼吸衰竭，少数患者死于肺外扩散，主要是肝脏转移[151]。病理检查观察到明显细胞坏死、血管破坏，梭形细胞及核分裂象等异型性表现，以及出现消瘦、贫血、血性胸腔积液等恶性肿瘤表现并发现远处转移者预后不良，中位生存时间常<1 年。Amin 等[72]认为，男性、有咳嗽咯血胸痛等症状的患者，肺多发结节、胸膜渗出、多部位发生及淋巴结转移是提示肺 EHE 预后不良的重要危险因素；有症状患者，胸膜渗出是独立的生存预测因子。

四、肝上皮样血管内皮瘤

（一）概述

肝上皮样血管内皮瘤（hepatic epithelioid hemangio endothelioma，H-EHE）是一种起源于血管的低度恶性肿瘤，恶性程度介于血管瘤和血管内皮肉瘤之间[57,161-163]。

肝上皮样血管内皮瘤是一种罕见的血管内皮源性肿瘤，1984 年，Ishak 等[164]首先报道了肝脏 EHE，发病率为 1/100 万[165]，占所有肝脏恶性肿瘤的比率不足 1%；但近年来国内外报道病例数逐渐增加。

H-EHE 可发生于任何年龄，可小到 12 岁，大到 86 岁，平均年龄 45 岁[166-167]；女性多于男性，男女比例约 2:3。2006 年，德国海德堡大学的 Arianeb Mehrabi 等[168]统计分析了自 1984 年以来的文献报告的 434 例肝脏 EHE，患者的平均年龄 41.7 岁，男女比例 2:3。孙淑杰等[169]查阅了国内 21 篇文献报道的肝上皮样血管内皮瘤病例 38 例[170-189]，男女比例为 1:2.3，平均年龄 41.8±16.9 岁（8~75 岁）。朱璐珑等[190]报道了 18 例肝脏上皮样血管内皮瘤，男 7 例，女 11 例，年龄 27~72 岁，平均 46.3±0.1 岁。刘丰等[191]报道了 1 例肝上皮样血管内皮细胞瘤，女性，70 岁。刘柯等[192]报道了 1 例肝上皮样血管内皮细胞瘤，女，19 岁。李良涛等[193]报道了一例肝脏上皮样血管内皮瘤，女性，35 岁。任洪伟等[194]报道了 8 例肝脏上皮样血管内皮瘤，男 6 例，女性 2 例，年龄 28~46 岁，平均 38.1 岁。

H-EHE 病因目前尚未明确，可能的致病因素有长期口服避孕药、孕激素失调、肝脏外伤、饮酒、氯乙烯污染、病毒性肝炎、肝硬化、肝移植术后长期使用免疫抑制剂等[52,195-199]。近年来，国外文献报道长期接触氯乙烯、石棉、二氧化钍也可能是 H-EHE 的危险因素[200-201]。另外，有研究认为[205]，H-EHE 与巴尔通氏体感染有关，致病菌侵入血管内皮，长期的炎症刺激促进内皮增生导致 HEHE 发生。任洪伟等[194]报道了 8 例患 H-EHE 者，仅有 1 例患者 HBsAg，其余患者既往均无肝炎病史，因此肝上皮样血管内皮瘤的发病是否与肝炎相关，仍需要更多的病例证实。

（二）临床表现

H-EHE 患者早期无典型临床表现，20%~40% 患者无任何临床症状，体检腹部 B 超偶然发现。

在有症状的患者中，临床表现常为非特异性，包括腹胀、腹痛、黄疸和体重减轻等[206]，亦可出现复杂的临床表现，如 Budd-Chiari 综合征、门静脉高压症和肝功能衰竭等，此可能与该病的弥漫性和双叶型生长有关[202]。

少数患者可因肿瘤破裂出血而出现急腹症，通常认为与快速扩张、中心坏死、肿瘤静脉侵犯、腹部创伤和膈肌压力升高有关[57,203]。晚期患者常伴有全身衰竭，危及生命[204]。

德国海德堡大学的 Arianeb Mehrabi 等[168]统计分析了自 1984 年以来的文献报告的 434 例肝脏 EHE，最常见的临床表现是右上腹疼痛、肝肿大和体重减轻。孙淑杰等[169]查阅了 21 篇文献报道的肝上皮样血管内皮瘤病例 38 例，常见的症状及体征包括右上腹饱胀不适 75.0%、右上腹痛 73.7%、肝大 50.0%、脾大 50.0%，ALT、AST 轻度升高者占 50.0%。朱璐珑等[190]报道了 18 例肝脏上皮样血管内皮瘤，临床症状包括腹痛 6 例、腹胀 1 例、咳嗽 2 例、腰背痛 2 例；8 例无明显临床症状。

H-EHE 生长缓慢，其恶性程度比肝脏血管肉瘤低，Makhlouf 等[118]报道，肝外转移发生率为 27%~45%，多转移至肺、腹腔淋巴结、网膜及骨等处，最常见转移部位为肺（87%），其次为淋巴结（15.8%）和骨（9%）等。但部分患者初诊时就已发现远处转移[205]。

（三）影像学检查

H-EHE 主要影像学检查包括 B 超、CT 和 MRI 检查等，虽然 H-EHE 最终确诊需病理学检查，但影像学检查对其与其他肝脏病变的鉴别诊断有很大帮助，尤其是在肿瘤标志物为阴性的情况下，出现"棒棒糖征""包膜回缩征"等一些较有提示性的影像学表现[206]。

黄彬等[207]回顾分析了 16 例经病理证实的肝脏 EHE 的 CT 和 MRI 表现，肝脏 EHE 在 CT 及 MRI 上，病灶对比增强扫描大于 3cm 的病灶增强后有向心性强化倾向，而小于 3cm 的病灶呈环形强化，门脉期及延迟期持续环形强化；肝内静脉主干及分支终止于肿瘤的边缘，形成"棒棒糖征"；CT 的特征性表现为平扫时病灶内细小钙化，MRIDWI 能清楚显示小病灶。赵岭等[208]报道了 21 例肝上皮样血管内皮瘤，肝左右叶均有病灶者 11 例，肝左叶者为 6 例，肝右叶者为 4 例。

1. 超声检查

H-EHE 单发结节少见，一般以多发结节为主，病灶多数位于肝包膜下或肝脏周围。二维超声多表现为低回声，但亦可表现等回声或高回声[208]，其回声无特异性表现；边界模糊，无包膜，在占位周边可有低回声晕圈[209]。

瘤结节多为低回声或低密度病灶，病灶中心缺乏血供，动脉期及门脉期病灶中心强化亦不明显，瘤结节边缘可强化。

CDFI 上可有多种表现，可表现为无彩色血流信号，亦可测及周边或内部彩色血流信号；可测及动脉血流，亦可测及静脉血流[210]。

超声造影（contrast - enhanced ultrasound，CUES）是诊断 H - EHE 的一种影像学方法，其表现为大部分病灶在动脉期呈明显环状强化，部分表现为整个病灶于动脉期不均匀强化，门脉期及延迟期回声稍减低。在常规 CT 检查时，有些病灶显示不清，而超声造影后病灶显示较为清晰，研究结果表明超声造影能发现常规 CT 检查不能发现的病灶[211]。

但总体而言，B 超对 H - EHE 的诊断价值很有限。徐傲等[17]报道了 12 例 H - EHE，8 例肝脏 EHE 采用彩色多普勒检查，结果显示，瘤组织内密度高低不等，呈多结节状，有高密度区及低密度区；瘤组织内血流信号不高，未见明显血流信号或呈点条状血流信号，造影剂增强不明显。8 例肝脏 EHE 影像学均提示转移性肿瘤或原发性肿瘤，与最终病理检查结果差距较大。

2. CT 检查

CT 影像上，H - EHE 小到几毫米，大到 8cm，一般在 2cm 左右。可为单个病灶，但绝大多数为多发病灶，多者可达数十个甚至上百个[212]。

H - EHE 一般分布在肝包膜下 2cm 范围内，呈周边分布，极少病灶在肝脏深部。

H - EHE 有 3 种生长方式，一是结节性生长，病灶呈结节状或类圆形，形态较规则；二是匍匐性生长，病灶沿肝包膜下生长，其形态不规则，呈团块状或不规则状；三是混合性生长，同时具有以上两种生长方式。匍匐性生长是 H - EHE 较有特征性的生长方式，若肝脏内出现匍匐性生长方式的病灶，应高度怀疑 H - EHE。

H - EHE 表现为位于肝周边区的多发结节，可融合成巨块状，边界不清。因 H - EHE 病灶周边肿瘤细胞活跃，血供丰富，中心区富含基质，影像学增强扫描可能呈现类似血管瘤的向心性强化或动脉期显著环形强化，门静脉期及延迟期边缘持续强化等改变[213]。部分病灶内可见类圆形更低密度，增强扫描表现为渐进性强化，强化方式与病灶大小有关。

1）结节特点

H - EHE 可表现为单发结节（孤立性结节）、多发结节与弥漫结节 3 种亚型[214]，孤立性结节因其影像表现与原发性肝癌及转移癌表现极为相似，故较多发结节型和弥漫型 CT 及 MRI 表现特征性差；较大结节可相互融合，以包膜下分布为主。孙淑杰等[169]查阅了 21 篇文献报道的肝上皮样血管内皮瘤病例 38 例，单结节型占 36.8%，多结节型占 55.3%，弥漫型占 7.9%。

Gan 等[215]的研究发现，H - EHE 早期于肝包膜下呈结节样生长，逐渐融合成弥散型。部分瘤结节内部可见钙化灶，由于瘤结节中心缺血、坏死，纤维瘢痕牵拉，可致肝包膜塌陷；而原发性肝癌患者临近肝包膜瘤结节多向外膨胀性生长，导致肝包膜突出肝表面，借此可与原发性肝癌鉴别。

2）典型影像特征

虽然 H - EHE 罕见，但其仍具有某些典型的影像特征，这些特征包括病灶位于肝包膜下，以及"条纹状征""黑靶征""白色目标征""包膜皱缩征""棒棒糖征"等，尤其是"棒棒糖征"及"包膜皱缩征"是重要的 CT 或 MRI 表现[216-219]。在增强扫描中，其强化方式特征随不同的血液供应模式而出现变化。H - EHE 钙化少见，文献报道约 20% 的患者可出现钙化[57]。

（1）"条纹状征"：即弥漫性 H-EHE 累及部分或全肝区域，部分病变融合呈条状。

（2）"靶征"："靶征"是指瘤结节中心呈低密度，边缘包绕以高密度带，形似"靶子"，靶征内部低密度病灶与黏液软骨样或纤维素样基质丰富而缺乏血供有关。周丽莎等[214]将 H-EHE 强化方式归纳为 4 种，即轻度不规则的均匀增强，动脉期环状强化，中央不强化，门静脉期或延迟期病灶无渐进性强化（"黑色靶征"）；动脉期病灶中央部分的结节状强化，周围未见明显强化，门脉期或延迟期周围均可见轻度强化（"白色目标征"）；动脉期的外周结节性强化，门静脉或延迟期进一步强化，呈向心性，但其强化方式低于肝脏。作者指出，"黑色靶征"及"白色目标征"是 H-EHE 较常见的强化方式。

（3）"晕征"：部分 H-EHE 增强后，动脉期可见中央低密度，边缘高密度，即在高密度带外见另一低密度带的"晕征"[220]；外部高密度带与瘤结节边缘肿瘤细胞密集分布及组织水肿相对应，外侧低密度带与瘤结节边缘与正常肝组织间的无血管区相对应。

（4）"包膜回缩征"：肿瘤的纤维基质成分可在周围肝实质产生一种纤维收缩反应，影像学可表现出少见的"包膜回缩征"。发生机制有两种，一种可能是由局灶性纤维化重塑，牵拉正常的肝组织，导致肝包膜皱缩；另一种可能是由于肿瘤的中心供血不足，出现缺血坏死，导致肿瘤塌陷牵拉周围的组织[221]。

（5）"棒棒糖征"："棒棒糖征"为 H-EHE 特异性的影像学表现，此征象的病理学基础为肝静脉、门静脉及分支被肿瘤细胞浸润并包绕，从而使血管狭窄闭塞[221]。因此，"棒棒糖征"是血管受侵的晚期表现。

3. MRI 检查

肝脏上皮样血管内皮瘤 MRI 影像表现多种多样，多发者大多边界较清晰，较大病变呈融合趋势，病灶多紧邻肝脏边缘。

H-EHE 之 MRI 表现为 T1WI 呈低信号，T2WI 中间显著高信号，周边见稍高信号。增强扫描强化方式较为多变，动脉期病灶多为轻度不均强化或轻度环状强化，部分强化不明显，门静脉期及延迟期，可见造影剂填充，呈渐进式强化，并可有"晕状"改变，部分仍呈环状轻度强化，呈现靶征改变。

1）病变部位、大小和形态

H-EHE 以多发为主，呈类圆形，位于肝实质或肝包膜下，融合型表现为多发结节融合团，呈不规则形或匍匐状位于肝包膜下[166]，较有特征性。

多数文献报道[222-224]，单发 H-EHE 少见，结节型为融合型的早期阶段；随着肿瘤进展，结节融合，>4cm 结节即可能发生融合。

2）MRI 平扫

H-EHE，MRI 平扫 T1WI 呈低信号，肿瘤内坏死明显或出血时，可见更低信号或高信号；T2WI 呈高或稍高信号，中央信号更高，即"靶征"。

病灶中央是否出现 T2WI 更高信号，与病灶大小无关，即使很小的病灶也可以出现，此为 H-EHE 较特征表现，可能与肿瘤易侵犯末梢血管导致病灶内凝固性坏死有关。当病灶较大时，T2WI 可表现为混杂信号。

3）DWI

H-EHE 为血管源性肿瘤，DWI（弥散加权成像）均呈高信号，但低于肝血管瘤；因肿瘤内血管成分多，故 ADC（表观扩散系数）值高于正常肝脏。Bruegel 等[225]研究发现，DWI 可很好对应肿瘤的病理组织学类型，且平均 ADC 值在 HEH 中较肝脏其他恶性肿瘤类型中明显升高。

DWI 病灶周边呈明显高信号环，表现类似"靶征"改变，推测与血流灌注影响有关，病灶边缘为肿瘤细胞增生活跃区，血管密度较高[213]，受血流灌注的影响较大，此征象亦是 H - EHE 的特征性表现之一。

4）MRI 增强

结节型多呈环形渐进性向心强化，亦可表现为持续环形强化，强化类似"靶征"改变，"双环征"为其特征性征象；融合型病灶较大，多呈云絮状渐进性强化，延迟期强化程度可高于正常肝实质。

肿瘤的组织学特征决定其强化方式，肿瘤周边细胞生长活跃，并具有血管结构，故边缘环形强化；肿瘤内含纤维间质及少血管的硬化区，故呈渐进性强化；肿瘤较大时，因内部纤维间质含量与分布不同，表现为云絮状强化；肿瘤与正常肝之间有乏血供带，故病灶最外圈可呈低信号环，高信号环则为肿瘤细胞活跃区[207]。

5）其他 MRI 特征表现

H - EHE 为血管源性肿瘤，病灶内可见血管穿行，呈斑点状或条状血管影；且其有嗜血管生长的特性，易侵犯末梢血管，正常门静脉或肝静脉分支血管进入病灶内，逐渐变细甚至闭塞，出现血管止于病灶边缘或病灶内的征象，MRI 表现为 T1WI 低信号，中心为更低信号，T2WI 为中等至高信号，病灶中心更高信号。

动态增强扫描，较大病灶可表现为病灶中心和边缘低信号，中间夹杂高信号强化环即"晕征"[226]；较小病灶可表现为由动脉期到门脉期、延迟期边缘逐渐强化。

因肿瘤内含有大量纤维组织，靠近包膜的肿瘤内纤维组织牵拉包膜可出现"包膜回缩征"，此乃 HEHE 较为特征的影像学表现[167]。

另一重要征象为，即门脉期可见正常肝静脉或门静脉分支进入病灶并终止于病灶的边缘，类似棒棒糖形状，即"棒棒糖征"[218]；此征象的病理基础为 H - EHE 易浸润肝内静脉系统，围绕肝静脉或门静脉及其分支生长使其狭窄闭塞。

（四）组织病理与免疫组化

1. 组织病理

1）大体观

H - EHE 常为多发，多累及肝的左右叶，切面呈灰白或灰褐色，质地中等，可发生囊性变、硬化和偶发钙化，偶尔可伴发肝细胞增生结节和血管瘤；亦有文献报道其可合并原发性肝癌[227]。

2）镜下观

镜下可见肿瘤细胞由圆形、卵圆形的上皮样细胞和梭形或星状的树突状细胞组成，瘤细胞多排列密集且紊乱，呈条索状或巢索样分布，细胞形态多呈上皮样、梭形或不规则形；胞核肥大不规整，染色质不均或粗颗粒状；胞质丰富，呈嗜酸性，胞质内常有含红细胞的空泡；间质富含胶原，呈黏液样或玻璃样变性。

单个肿瘤细胞核偏位，类似印戒样细胞；肿瘤细胞异型性不明显，核分裂象罕见，肿瘤间质由黏液玻璃样变的纤维硬化区构成；23% 左右的病例可出现钙化。

有研究表明，具有细胞异型性的病变更具侵袭性，其表现为明显的细胞核异型性、分裂活性 > 1/10HPF、细胞呈梭形、有坏死。肿瘤周围的细胞多于中心，肿瘤边缘常呈浸润性生长，肿瘤细胞沿窦内延伸且常沿中央静脉和门静脉生长。

电镜下，可观察到胞质内含丰富的微丝和少许 Weibel - Palade 小体，细胞间有桥粒连接。

2. 免疫组化

H – EHE 与其他部位的上皮样血管内皮瘤一样，肿瘤细胞亦表达 Fli – 1、CD31、CD34、CD10、Vimentin、FⅧ – RAg 等内皮标志物，Vimentin 和 CD34 阳性率最高[228]。

CD31 是一种更特异的血管肿瘤标记，CD10 的敏感性为 78%，特异性为 70%；Vimentin 在 H – EHE 患者中常表现为强阳性，FⅧ – RAg 在鉴别原发性肝上皮性肿瘤和肝转移性肿瘤中起重要作用。因此，Fli – 1、CD31、CD10、Vimentin 及 FⅧ – RAg 可用于对 H – EHE 的鉴定。

（五）诊断

肝上皮样血管内皮瘤起病隐袭，临床表现复杂多样且无特异性，易误诊为其他种肝脏肿瘤。孙淑杰等[169]查阅了 21 篇文献报道的肝上皮样血管内皮瘤病例 38 例，首诊误诊为原发性肝癌 10 例，肝转移癌 10 例，肝血管瘤 2 例。

H – EHE 的实验室检查无明显特点，部分患者可伴有 ALP、AST 升高，极少数患者 AFP、CA199、CEA 可轻度升高[229]。王旋等[55]研究发现，81.8% 的 H – EHE 患者血小板分布宽度明显低于正常值，但原因尚不明确。

H – EHE 的最终诊断需病理检查及免疫组化检查[230]，具有细胞内血管腔的上皮样瘤细胞并呈血管内皮标志物染色阳性是 H – EHE 病理诊断的两个重要特征。病理学上，该肿瘤由树突状细胞及上皮样细胞构成，含有细胞内管腔形成的空泡结构，有时空腔内包含红细胞；血管内皮标志物 FⅧ – RAg、CD34、CD31 等阳性。

另外，约 90% 的 H – EHE 病例 WWTR1 在 3q25.1 上与 CATA1 在 1p36.23 上有新的融合基因出现，该融合基因可导致 WWTRI 和 CAMTA1 蛋白过表达。研究发现[231]，多数 H – EHE 病例中可见 CAMTA1 核表达，而其他上皮样间叶细胞肿瘤中 CAMTA1 阴性。Antonescu 等[232]研究发现，30 岁左右的 H – EHE 患者发生 YAP1 基因重排在转录因子 E3（TFE3）形成 YAP1 – TFE3 基因融合。因此，WWTR1 – CAMTA1 融合蛋白与 YAP1 – TFE3 融合基因均可用于 H – EHE 的分子诊断。

（六）鉴别诊断

H – EHE 通常多发且肝左、右叶均受累，临床无特异性表现，影像学检查不能确诊，60% ~ 80% 的 H – EHE 易误诊为肝转移瘤、肝血管肉瘤、肝血管瘤、周围型胆管细胞癌、肝硬化、肝静脉闭塞性疾病等。

1. 肝脏转移瘤

其他部位的 EHE 可转移到肝脏，而 H – EHE 可同时有多个原发灶，是多中心起源的 H – EHE，还是其他部位的 EHE 转移到肝脏，其鉴别很困难。

肝脏转移瘤大都具有原发肿瘤史（如肺癌、乳腺癌、胃癌、结直肠癌、胰腺癌等），多数情况下肿瘤标志物可升高，肝穿刺活检有助于明确诊断[31]。

在影像学上，肝转移瘤也可出现包膜回缩、肝内多发分布及靶征等，但最常见的为环状强化，显示牛眼征，较少出现延迟强化[205,233]；但渐进性向心强化、病灶内血管穿行、血管止于病灶边缘或内部等特征少见。

病理检查胃肠道肝转移的印戒细胞癌胞质内可见小空泡，但其异型性较明显，是一个恶性程度高的病变。

2. 原发性肝细胞肝癌伴肝内转移

原发性肝细胞癌伴肝内转移的患者多有肝炎病史，实验室检查多有 AFP 升高，且病灶较大者容易侵犯邻近的血管形成瘤栓，而肝上皮样血管内皮瘤患者多无实验室指标异常和乙肝病史，一般也不会形成门静脉瘤栓。

3. 肝脏胆管细胞癌

肝内胆管细胞癌以 50 岁以上男性多见，部分患者 CA－199 呈显著增高；CT 平扫低密度，边界欠清，MRI 之 T1WI 常为低信号，T2WI 呈高信号，增强病灶边缘常呈轻至中度环状强化，常呈"慢进慢出"表现；也可有包膜皱缩征，但病灶邻近肝内胆管常见胆管扩张，无"晕征"和"棒棒糖征"[235]；而 H－EHE 不伴肝内胆管扩张。

4. 肝脏血管肉瘤

肝脏血管肉瘤 50 岁以上男性多见，恶性程度高，侵袭性极强，预后差，生存期多在 1 年以内。肝脏血管肉瘤含有丰富的血管吻合支，肿瘤内部常有出血、坏死等。

肝脏血管肉瘤在 CT/MRI 平扫密度、信号不均匀，常伴有出血、坏死、纤维化，增强后动脉期可见斑片状不规则明显强化[236]，门脉期及静脉期病灶进一步强化，但不能完全充填整个病灶，其强化程度低于血管但高于肝脏，有时病灶周围可见迂曲肿瘤血管影，增强扫描无明显晕环征；而 H－EHE 一般强化程度低于肝脏，病灶周围血管影少见。但确诊仍需穿刺活检。

（七）治疗

H－EHE 为临床罕见的低度恶性肿瘤，生长缓慢，目前治疗仍存在争议。虽然手术切除是唯一的根治性手段，但多数患者为多发病灶，完全根治性切除存在较大困难。

目前，肝脏 HEH 的治疗包括肝切除、肝移植、化疗、放疗、经皮无水乙醇注射、经皮穿刺肝动脉化疗栓塞等，但尚无被普遍接受的治疗方案。治疗方法的选择需依据患者的情况进行个体化治疗，如肿瘤的进展速度、肝脏受累的范围及有无肝外转移、对治疗的应答反应等[236]。Yang 等[199]指出，手术切除应是治疗本病的主要手段，特别是局限于单叶的肿瘤，根治性切除可取得较好的效果，对肝脏多发肿瘤或伴有肝外转移时，可行肝移植术，术后辅以化疗、放疗等综合治疗。李建军等[237]认为，无法行肝切除或肝移植的患者，肝动脉栓塞联合微波消融治疗 H－EHE 有较好的疗效。

Mehrabi 等[57]统计分析的 434 例肝脏 EHE 中，44.8% 进行了肝移植，24.8% 的患者没有治疗，21% 的患者进行了放疗或化疗，9.4% 进行了肝切除手术；1 年、5 年生存率分别为肝移植后 96% 和 54.5%，不做治疗 39.3% 和 4.5%，放疗或化疗 73.3% 和 30%，肝切除术后 100% 和 75%。肝移植、肝切除患者的预后明显优于放化疗，不做任何治疗则更差。

1. 手术治疗

毋庸置疑，肝脏 EHE 的治疗应以手术为主[238]。通常单结节者选用手术切除，切除后患者往往可以治愈，复发率低；多发结节者可以手术切除者，首选手术切除，若肿瘤范围过大无法切除，国外报道主要采用肝移植术。

1）手术切除

对于早期发现的、单发的或局限于肝段或肝叶的 H－EHE，根治性切除手术是首选，多能获得较好的预后，根治性手术切除患者 5 年存活率可达到 55%[69]。Grotz 等[93]回顾性分析了 1984—2007 年在美国梅奥诊所接受治疗的 30 例 H－EHE 患者，其中 19 例接受了肝切除手术，术后 5 年存活率为 86%。Ben－Haim 等[239]认为，非根治性手术可能会促进病情的恶化。

2）肝移植

对于不能行肝切除的 H－EHE 患者，肝移植是重要的治疗选择。国外数个多中心研究报道，对肝移植治疗 H－EHE 的临床效果均持肯定态度[240-241]。Mehrabi 等[57]通过 meta 分析总结了 128 例

H－EHE 患者肝移植，其 1 年、5 年生存率分别为 96% 和 55%。

另外，术前存在肝门部淋巴结受累、肿瘤血管侵犯或存在远处转移对生存期均无影响。因此，出现肝外转移亦并非 H－EHE 行肝移植的禁忌证。

有关 H－EHE 行肝移植手术，欧美报道较多。Grotz 等[93]分析了 30 例 H－EHE 患者中接受了肝移植手术的 11 例，其 5 年存活率为 73%；该组中 37% 患者术前已发生转移，但与未发生转移的患者相比，总存活时间差异无统计学意义。Nudo 等[240]回顾分析了加拿大 8 个中心移植的 11 例 H－EHE 行肝移植治疗病例，术后 5 年存活率为 82%，复发率为 36.4%。美国器官资源共享网络(UN-OS)报道了 110 例经肝移植手术的 H－EHE 患者，术后 5 年存活率分别达 68%、64%[241]。

Lerut 等[242]对欧洲肝移植注册中心 59 例经过肝移植治疗的 H－EHE 患者进行了统计分析，结果显示，术后 1、5、10 年存活率分别为 93%、83%、72%。Lai 等[243]总结了 1984 年 11 月至 2014 年 5 月在欧洲肝移植注册系统登记的 149 例 H－EHE 患者，结果表明，H－EHE 患者接受肝移植术后 1、5、10 年生存率分别为 88.6%、79.5%、74.4%，1、5、10 年无病生存率分别为 88.7%、79.4%、72.8%，该项研究同时指出术前大血管侵犯、肝门区淋巴结侵犯、移植等待时间超过 120d 均为移植术后复发的重要危险因素。该研究是目前最大 H－EHE 肝移植的样本量。

目前，中国肝移植治疗 H－EHE 的报道有 7 例患者[181,244－246]，4 例随访 8 个月至 2 年余，术后未出现复发，余 3 例术后复发，复发最短时间为 19d。

2. 其他治疗

临床观察表明，肝移植术后仍有部分 H－EHE 患者会复发。因此，移植术后应进行积极辅助治疗。

张全保等[245]认为，可借鉴原发性肝癌行肝移植术后预防复发的模式，对 H－EHE 进行预防性化疗或 TACE 治疗，或给予抗血管生成药物治疗等可能对 H－EHE 移植术后预防复发有效；建议每 3 个月 1 次腹部彩超或每半年 1 次胸部、腹部 CT 有助于早期发现复发及转移。Lerut 等[242]指出，对于移植术后出现复发和转移应进行积极治疗。

宁周雨等[247]认为，单纯肝动脉化疗栓塞术对延缓 H－EHE 病程进展临床价值不大。任洪伟等[194]报道有 2 例 H－EHE 行单纯 TACE 术后肝内病灶无明显碘油沉积，复查时肝内多发病灶仍有活性。

有研究报道[156,248]，具有抑制新生血管形成的沙利度胺和来那度胺可通过抑制恶性血管内皮细胞的增殖而对 HEHE 产生持久的疗效。Mascarenhas 等[249]报道了 1 例应用沙利度胺成功治疗 H－EHE 的病例。Rosenberg 等[95]认为，沙利度胺是治疗转移性和不可手术性肝动脉栓塞的首选药物。另外，Yousaf 等[69]的观察发现，非甾体类抗炎药塞来昔布有抑制血管生成的作用，对 H－EHE 也有治疗作用；有节律地使用环磷酰胺已被认为是治疗转移性和非手术性 H－EHE 的一种新的姑息疗法。

(八)预后

H－EHE 是一类低度恶性肿瘤，其生物学行为介于肝上皮样血管瘤及肝上皮样血管肉瘤之间，生长速度较慢，平均 1 年生存率为 88%～100%，5 年生存率为 23%～83%[250]。

根据所报道的文献结果，H－EHE 预后差异性较大，部分患者表现为惰性临床过程，而部分患者则倾向于转移[164,251－252]。

赵桂玖等[226]报道 1 例肝移植治疗的 H－EHE 患者存活时间超过 15 年。个别报道无症状的 H－EHE患者不做任何治疗，患者病情稳定且长期存活，甚至病灶完全自行消失，但其仅为少数。

有 H – EHE 病例报告中显示，32 例中有 9 例未经治疗，平均存活时间达 9.8 年，发病后无干预措施亦能长期存活。

因 H – EHE 肝脏血窦丰富以及肿瘤细胞易侵入门静脉终末分支，约有 1/3 病例会发生肿瘤转移，最常转移至肺，亦可转移到腹腔，转移的患者可因肝、肺衰竭而死亡。Mehrabi 等[57] 报道，H – EHE 如不采取任何治疗措施，其病死率超过 50%。

多数文献报道[242]，肝上皮样血管内皮瘤通常良好，手术切除或肝移植后 5 年存活率为 60% ~ 70%。

肝脏 EHE 的预后与病灶数目、大小、发生部位、有无浸润、是否发生转移、肿瘤细胞分化程度、治疗方案等均有关；Grotz 等[93] 认为，HEHE 单个病灶 ≥10cm 或个数 ≥10 个，可影响其生存率。李建军等[237] 认为，肝外器官及淋巴结受累并不影响 H – EHE 患者生存，某些患者即使出现肝外转移，仍能带瘤生存多年。

五、骨上皮样血管内皮瘤

（一）概述

骨的 EHE 临床罕见，一般发生于 20 ~ 30 岁的患者，男性稍多见[253]。杜勇等[254] 报道了 1 例骨上皮样血管内皮细胞瘤，男，27 岁。

骨 EHE 可发生于任何部位的骨组织，其中 50% ~ 60% 发生于长管状骨，最多见于下肢骨，其次是骨盆、肋骨等。50% ~ 64% 为多发病灶，可局限于同一块骨，亦可累及不同的骨，但倾向于局限在同一解剖部位[255]。单一解剖部位聚集多灶性病变可提示骨 EHE 的诊断。

（二）临床与影像学表现

骨 EHE 多发生于下肢骨，亦可发生于上肢骨、肩胛骨、椎骨等处，最常见的临床症状是局部疼痛，部分可伴有病理性骨折[25,70,256]。方雪婷等[15] 报道了 6 例骨 EHE，3 例发生于周围软组织，以无痛性或痛性结节为主，2 例发生于骨者，均表现为间歇性、反复性的疼痛而就诊。

MRI、CT 是骨 EHE 主要影像学检查方法，骨 EHE 可位于骨皮质和髓腔内，边界清楚，部分病灶内见"栅栏样"骨嵴，部分病灶边缘可见轻度硬化及骨膜反应。

MRI 病灶边缘低信号环较 CT 硬化边明显，可能与病灶边缘除了骨质轻度硬化外，还与含铁血黄素沉积有关。

区域性受累、多中心分布是骨 EHE 的一个重要影像表现，这可能与长骨静脉首先回流到骨髓的中央静脉窦，然后再经与滋养动脉、腘动脉和干骺端动脉伴行的静脉出骨的静脉回流方式相关[257]。

（三）组织病理

骨 EHE 瘤组织多灶分布，呈分叶状生长，背景内可见软骨样及玻璃样变基质，瘤细胞与骨组织分界不清，骨样基质内可见少数印戒或嗜酸性肿瘤细胞，细胞质内可见个别红细胞或个别单个血管腔隙结构；可见细胞质内空泡，形成特征性细胞内原始血管腔。

肿瘤细胞核卵圆形，核仁明显，胞质丰富，嗜伊红色；肿瘤细胞异型性不明显，核分裂活性较低。少数病例核异型性明显，核分裂较多。

（四）治疗与预后

骨 EHE 目前尚缺乏统一的治疗方案，广泛切除是治疗的最佳治疗手段。单发病灶首选整块切除，多发病灶截肢是必要的；发生病理性骨折时给予临时内固定及止痛治疗[258]。

还可选择射频消融，它可减少骨热损伤，缩小手术范围而获得更好的术后美观，还可避免截肢。

Gherman 等[259]报道，骨 EHE 术后给予 60Gy 分 23 次的局部放疗，显示出良好的耐受性，在 6 个月、12 个月、24 个月的随访中，未出现局部复发或远处转移。

骨 EHE 如同其他恶性肿瘤一样，可发生远处转移；且有学者报道 1 例骨 EHE 术后 7 个月出现左胫骨远端及左距骨多发骨转移[260]。

（薛　辉）

参考文献

[1] Deyrup AT, Tighiorart M, Montag, et al. Epithelioid hemangio - endothelioma of soft tissue a proposal for risk stratification based on 49 cases[J]. Am J Surg Pathol, 2008, 32(6): 924 - 927.

[2] Dial DH, Liebow AA. Intravascular bronchioloalveolar tumor[J]. Am J Pathol, 1975, 78: 6a - 7a.

[3] Corrin B, Manners B, Millard M, et al. Histogenesis of the so - called Histogenesis of the so - called "intravascular bronchioloalveolar tumour"[J]. J Pathol, 1979, 123(3): 163 - 167.

[4] Weldon - Linne CM, Victor TA, Christ ML, et al. Angiogenic nature of the intravascular bronchioloalveolar tumor of the lung: an electronmicroscopic study[J]. Arch Pathol Lab Med, 1981, 105(4): 174 - 179.

[5] Weiss SW, Enzinger FM. Epithelial hemangio - endothelioma: a vascular tumor often mistaken for a carcinoma[J]. Cancer, 1982, 50(5): 970 - 981.

[6] Mukherjee S, Mallick J, Chattopadhyay S, et al. Hemangioendothelioma of soft tissue: Cytological dilemma in two unusual sites[J]. J Cytol, 2012, 29(1): 89 - 91.

[7] Fletcher CDM, Bridge JA, Hogendoom PCW, et al. WHO classification of tumous. Pathology and genetics of tumours of soft tissue and bone[M]. 4th ed. Lyon: IARC Press, 2013: 173 - 175.

[8] Jo VY, Fletcher CD. WHO classification of soft tissue tumours: an update based on the 2013 (4th) edition[J]. Pathology, 2014, 46(2): 95 - 104.

[9] Kim M, Chang J, Choi H, et al. Pulmonary epithelioid hemangioendothelioma misdiagnosed as a benign nodule[J]. World J Surg Oncol, 2015, 13: 107.

[10] Gaur S, Torabi A, O'Neill TJ. Activity of angiogenesis inhibitors in metastatic epithelioid hemangioendothelioma: a case report[J]. Cancer Biol Med, 2012, 9(2): 133 - 136.

[11] Omer HJ, Bryan H, Smith G. Pleural epithelioid hemangioendothelioma: what started as a liver fluke and ended up being almost mistaken for malignant mesothelioma[J]. Ann Thorac Med, 2015, 10(4): 289 - 291.

[12] Sardaro A, Bardoscia L, Petruzzelli MF, et al. Epithelioid hemangioendothelioma: an overview and update on a rare vascular tumor[J]. Oncology Reviews, 2014, 8(2): 259 - 261.

[13] Bouslama K, Houissa F, Ben Rejeb M, et al. Malignant Epithelioid Hemangioendothelioma: A Case Report[J]. Oman Medical Journal, 2013, 28: 35 - 137.

[14] Mendlick MR, Nelson M, Pickering D, et al. Translocation t(1; 3)(p36. 3; q25) is a non random aberration in epithelioid hemangioendothelioma[J]. AmJSurgPathol, 2001, 25(5): 684 - 687.

[15] 方雪婷, 出树强, 蔡素琴, 等. 上皮样血管内皮瘤 6 例临床病理分析[J]. 中国卫生标准管理, 2018, 9(21): 108 - 109.

[16] 朴正华, 张慧芝, 周新成, 等. 上皮样血管内皮瘤 6 例临床病理学特点分析[J]. 浙江医学, 2018, 40(7): 747 - 749.

[17] 徐傲, 陈柯, 王琦, 等. 上皮样血管内皮瘤 12 例临床病理分析[J]. 临床与实验病理学杂志, 2017, 33(3): 263 - 267.

[18] 吴昕, 李秉璐, 郑朝纪, 等. 上皮样血管内皮瘤的诊断和治疗[J]. 中国医学科学院学报, 2018, 40(5): 667 - 672.

[19] Campione S, Cozzolino I, Mainenti P, et al. Hepatic epithelioid hemangioendothelioma: Pitfalls in the diagnosis on fine needle cytology and "small biopsy" and review of the literature[J]. Pathol Res Pract, 2015, 211(9): 702 - 705.

[20] Sanxi A, Yalan B, Qinfeng Z, et al. Pleural epithelioid hemangioendothelioma: a case report and review of the literature[J]. Zhonghua Jie He He Hu Xi Za Zhi, 2015, 38(3): 174-178.

[21] 赵丽红，王金山，蒋萍，等. 心脏和肺上皮样血管内皮细胞瘤一例[J]. 中华肿瘤杂志，2015，37(4): 265.

[22] Luzzati A, Gagliano F, Perrucchini G, et al. Epithelioid hemangioendothelioma of the spine: results at seven years of average follow-up in a series of 10 cases surgically treated and a review of literature[J]. Eur Spine J, 2015, 24(10): 2156-2164.

[23] Shao J, Zhang J. Clinicopathological characteristics of pulmonary epithelioid hemangioendothelioma: A report of four cases and review of the literature[J]. Oncol Lett, 2014, 8(6): 2517-2522.

[24] Kumar A, Lopez YK, Arrossi AV, et al. Mediastinal epithelioid hemangioendothelioma[J]. Am J Respir Crit Care Med, 2016, 193(4): e7-e8.

[25] Carranza-Romero C, Molina-Ruiz AM, Perna Monroy C, et al. Cutaneous epithelioid hemangioendothelioma on the sole of a child[J]. Pediatr Dermatol, 2015, 32(3): e64-e69.

[26] Marsh Rde W, Walker MH, Jacob G, et al. Breast Implants as a Possible Etiology of Epithelioid Hemangioendothelioma and Successful Therapy with Interferon-α2[J]. Breast Journal, 2005, 11: 257-261.

[27] 张宁宁. 肝脏上皮样血管内皮瘤一例[J/CD]. 中华临床医师杂志：电子版，2012，6: 540-541.

[28] Zhou L, Cui MY, Xiong J, et al. Spectrum of appearances on CT and MRI of hepatic epithelioid hemangioendothelioma[J]. BMC Gastroenterol, 2015, 15(1): 69-70.

[29] 陈骏，丁洁，贾支俊，等. 肝脏上皮样血管内皮瘤临床病理观察[J]. 临床与实验病理学杂志，2011，27(3): 234-238.

[30] 钟继红，张敏敏. 肝上皮样血管内皮细胞瘤 3 例临床分析[J]. 中国中西医结合消化杂志，2013，21(7): 371-374.

[31] 卢旺，张睿，姜红丽，等. 肝上皮样血管内皮细胞瘤 1 例报告[J]. 临床肝胆病杂志，2015，31(8): 1330-1331.

[32] Lau K, Massad M, Pollak C, et al. Clinical patterns and outcome in epithelioid hemangioendothelioma with or without pulmonary involvement[J]. Chest, 2011, 140(5): 1312-1318.

[33] Insabato L, Divizio D, Terraccino LM, et al. Epithelioid haemangio-endothelioma of the breast[J]. Breast, 1999, 8(5): 295-297.

[34] Reis C, Carneiro E, Fonseca J, et al. Epithelioid hemangioendothelioma and multiple thoraco-lumbar lateral meningoceles: two rare pathological entities in a patient with NF-1[J]. Neuroradiology, 2005, 47(2): 165-169.

[35] 于琳，袁静，李文思. 腰椎软组织上皮样血管内皮瘤临床病理观察[J]. 诊断病理学杂志，2017，24(7): 507-509.

[36] 郭继华，田艳明，宋鸿艳，等. 眼眶软组织肿瘤 65 例临床病理学分析[J]. 临床与实验病理学杂志，2016，32(4): 448-451.

[37] 郭继华，田艳明，宋鸿艳，等. 眼眶上皮样血管内皮瘤 2 例[J]. 诊断病理学杂志，2017，24(5): 398-399.

[38] 冬冬，王景宇，王淑清，等，脾脏梭形细胞血管内皮细胞瘤的 CT 和 MRI 表现 1 例[J]. 中国临床医学影像杂志，2007，18(9): 682-683.

[39] 张秀茹，卢一艳，郝彦勇，等. 脾上皮样血管内皮细胞瘤 3 例临床病理分析[J]. 诊断病理学杂志，2012，19(2): 115-117.

[40] Celikel C, Yumuk PF, Basaran G, et al. Epithelioid hemangioendothelioma with multiple organ involvement[J]. APMIS, 2007, 115(7): 881-888.

[41] Zhao XY, Rakhda MI, Habib S, et al. Hepatic epithelioid hemangioendothelioma: A comparison of Western and Chinese methods with respect to diagnosis, treatment and outcome[J]. OncolLett, 2014, 7(4): 977-983.

[42] Sardaro A, Bardoscia L, Petruzzelli M, et al. Epithelioid hemangioendothelioma: an overview and update on a rare vascular tumor[J]. Oncol Rev, 2014, 8(2): 259-263.

[43] Errani C, Zhang L, Sung YS, et al. A novel WWTR1-CAMTA1 gene fusion is a consistent abnormality in epithelioid hemangioendothelioma of different anatomic sites[J]. Genes Chromosomes Cancer, 2011, 50(8): 644-653.

[44] Mascarelli PE, Iredell JR, Maggi RG, et al. Bartonella species bacteremia in two patients with epithelioid hemangioendothelioma[J]. J Clin Microbiol, 2011, 49(11): 4006-4012.

[45] Patel NR, Salim AA, Sayeed H, et al. Molecular characterization of epithelioid haemangioendotheliomas identifies novel WWTR1-CAMTA1 fusion variants[J]. Histopathology, 2015, 67(5): 699-708.

[46] Shibuya R, Matsuyama A, Shiba E, et al. CAMTA1 is a useful immunohistochemical marker for diagnosing epitheli-

oid hemangioendothelioma[J]. Histopathology, 2016, 67(6): 827 - 835.

[47] Doyle LA. Sarcoma classification: an update based on the 2013 World Health Organization classification of tumors of soft tissue and bone[J]. Cancer, 2014, 120(12): 1763 - 1774.

[48] Anderson T, Zhang L, Hameed M, et al. Thoracic epithelioid malignant vascular tumors: a clinicopathologic study of 52 cases with emphasis on pathologic grading and molecular studies of WWTR1 - CAMTA1 fusions[J]. Am J Surg Pathol, 2015, 39(1): 132 - 139.

[49] Fletcher CDM, Bridge JA, Hogendoorn P, et al. WHO classification of tumors of soft tissue and bone[M]. Lyon: IARC Press, 2013: 239 - 294.

[50] Costantino E, Lei Zhang, Sung YS, et al. A novel WWTR1 - CAMTA1 gene fusion is a consistent abnormality in epithelioid hemangioendothelioma of different anatomic sites[J]. Genes Cromosomes Cancer, 2011, 50(8): 644 - 653.

[51] Seok JL, Woo IY, Woo SC, et al. Epithelioid hemangioendothelioma with TFE3 gene translocations are compossible with CAMTA1 gene rearrangements[J]. Oncotarget, 2016, 7(7): 7480 - 7488.

[52] Flucke U, Vogels RJ, de Saint Aubain Somerhausen N, et al. Epithelioid hemangioendothelioma: clinicopathologic, immunohistochemical, and molecular genetic analysis of 39 cases [J]. Diag Pathol, 2014, 9(1): 131 - 143.

[53] Antonescu CR, Le Loarer F, Mosquera JM, et al. Novel YAP1 - TFE3 fusion defines a distinct subset of epithelioid hemangioendothelioma[J]. Genes Chromosomes Cancer, 2013, 52(8): 775 - 784.

[54] 朱永琴, 董勤, 张源, 等. 儿童纵隔部卡波西型血管内皮瘤1例报道附文献复习[J]. 浙江医学, 2013, 35(7): 597 - 598.

[55] 王旋, 戴炳华, 杨诚, 等. 肝上皮样血管内皮瘤的诊断与治疗[J]. 中华肝胆外科杂志, 2017, 23(4): 222 - 224.

[56] 李巧媚, 周华邦, 胡和平. 肝脏上皮样血管内皮瘤17例临床和病理特征分析[J]. 中华消化杂志, 2014, 34(8): 527 - 530.

[57] Mehrabi A, Kashfi A, Fonouni H, et al. Primary malignant hepatic epithelioid hemangioendothelioma: a comprehensive review of the literature with emphasis on the surgical therapy[J]. Cancer, 2006, 107(9): 2108 - 2121.

[58] Groeschl RT, Miura JT, Oshima K, et al. Does histology predict outcome for malignant vascular tumors of the liver[J]. J Surg Oncol, 2014, 109(5): 483 - 486.

[59] Kelahan LC, Sandhu FA, Sayah A. Multifocal hemangioendothelioma of the lumbar spine and response to surgical resection and radiation[J]. SpineJ, 2015, 15(11): e49 - e56.

[60] Dong K, Wang XX, Feng JL, et al. Pathological characteristics of liver biopsies in eight patients with hepatic epithelioid hemangioendothelioma[J]. Int J Clin Exp Pathol, 2015, 8(9): 11015 - 11023.

[61] Requena L, Kutzner H. Hemangioendothelioma[J]. Semin Diagn Pathol, 2013, 30(1): 29 - 44.

[62] 邓仲端. 交界性血管肿瘤[J]. 江汉大学学报(医学版), 2002, 30(4): 12 - 16.

[63] Chow LT, Chow WH, Fong DT. Epithelioid hemangioendothelioma of the brain[J]. Am J Surg Pathol, 1992, 16(6): 619 - 625.

[64] 米粲. 上皮样血管肿瘤的病理诊断[J]. 临床与实验病理学杂志, 1996, 12(4): 353 - 355.

[65] 李海, 王聪, 朱岩, 等. 上皮样血管内皮瘤13例临床病理分析[J]. 中华病理学杂志, 2015, 44(6): 386 - 389.

[66] Tanas MR, Ma S, Jadaan FO, et al. Mechanism of action of a WWTR1 (TAZ) - CAMTA1 fusion oncoprotein[J]. Oncogene, 2016, 35(7): 929 - 938.

[67] Lim JH, Lee N, Choi DW, et al. Pulmonary sclerosing pneumocytoma mimicking lung cancer: case report and review of the literature[J]. Thorac Cancer, 2016, 7(4): 508 - 511.

[68] Cacciatore M, Dei Tos AP. Challenging epithelioid mesenchymal neoplasms: mimics and traps[J]. Pathology, 2014, 46(2): 126 - 134.

[69] Yousaf N, Maruzzo M, Judson I, et al. Systemic treatment options for epithelioid haemangioendothelioma: the royal marsden hospital experience[J]. Anticancer Res, 2015, 35(1): 473 - 480.

[70] 王龙飞, 张丽华, 刘智荣, 等. 肺孤立性上皮样血管内皮瘤3例临床病理观察[J]. 诊断病理学杂志, 2016, 23(4): 241 - 244.

[71] Murali R, Zarka MA, Ocal IT, et al. Cytologic features of epithelioid hemangioendothelioma[J]. Am J Clin Pathol, 2011, 136(5): 739 - 746.

[72] Amin RM, Hiroshima K, Kokubo T, et al. Risk factors and independent predictors of survival in patients with pulmonary epithelioid hamangioendothelioma. Review of the literature and a case report[J]. Respirology, 2006, 11(6): 818 – 825.

[73] 丁宜, Marilyn B, 孙晶, 等. 单中心 107 例骨原发血管源性肿瘤临床病理分析[J]. 临床与实验病理学杂志, 2016, 32(7): 766 – 769.

[74] Miettinen M, Wang ZF, Paetau A, et al. ERG transcription factor as an immunohistochemical marker for vascular endothelialtumors and prostatic carcinoma[J]. Am J Surg Pathol, 2011, 35(3): 432 – 441.

[75] 王湛博, 安晓静, 邓晋芳, 等. 肝脏恶性血管源性肿瘤中 ERG、Fli - 1、CD34、CD31、FⅧRAg 的表达特征[J]. 中华病理学杂志, 2017, 46(11): 760 – 763.

[76] Gill R, O' Donnell RJ, Horvai A. Utility of immunohistochemistry forendothelial markers in distinguishing epithelioid hemangioendothelioma from carcinoma metastatic to bone[J]. Arch Pathol Lab Med, 2009, 133(6): 967 – 972.

[77] Ciliberti MP, Caponio R, Pascali A, et al. A rare case of intravascular epithelioid hemangioendothelioma of the cephalic vein treated with surgery and postoperative radiation therapy: a case report and review of the literature[J]. J Med Case Rep, 2015, 9: 91 – 94.

[78] Wethasinghe J, Sood J, Walmsley R. Primary pleural epithelioid hemangioendothelioma mimicking as a posterior mediastinal tumor[J]. Respirol Case Rep, 2015, 3(2): 75 – 77.

[79] Antonescu C. Malignant vascular tumors: an update[J]. ModPathol, 2014, (1): S30 – 38.

[80] Hristov AC, Wisell J. A "high – risk" epithelioid hemangioendothelioma presenting as a solitary, ulcerated, subcutaneous tumor[J]. Am J Dermatopathol, 2011, 33(8): 88 – 90.

[81] 李莉, 夏秋媛, 饶秋, 等. 上皮样肉瘤 22 例临床病理分析[J]. 诊断病理学杂志, 2014, 21(11): 661 – 666.

[82] Pálfldi R, Radács M, Csada E, et al. Pulmonary epithelioid haemangioendothelioma studies in vitro and in vivo: new diagnostic and treatment methods[J]. InVivo, 2013, 27(2): 221 – 225.

[83] Muramatsu Y, Isobe K, Sugino K, et al. Malignant pleural mesothelioma mimicking the intrapulmonary growth pattern of epithelioid hemangioendothelioma[J]. Pathol Int, 2014, 64(7): 358 – 360.

[84] Weiss SW, Enzinge FM. Spindle cell hemangioendothelioma: a low grade angiosarcoma resembling a caverous hemangioma and Kaposis sarcoma[J]. Am J Surg Pathol, 1986, 10(8): 521 – 530.

[85] Lade H, Gupta N, Singh PP, et al. Spindle – cell hemangioendothelioma of the posterior pharyngeal wall[J]. Ear Nose Throat J, 2005, 84(6): 362 – 365.

[86] Abdullah JM, Mutum SS, Nasuha NA, et al. Intramedullary spindle cell hemangioendothelioma of the thoracic spinal cord case report[J]. Neurol Med Chir(Tokyo), 2002, 42(6): 259 – 263.

[87] Goyal A, Babu SN, Kim V, et al. Hemangioendothelioma of liverand spleen: trauma – induced consumptive coagulopathy[J]. J Pediatr Surg, 2002, 37(10): E29.

[88] 王坚, 朱雄增, 张仁元. 梭形细胞血管内皮瘤[J]. 临床与实验病理学杂志, 2001, 17(2): 165 – 167.

[89] Hung YP, Fletcher CD, Hornick JL. FOSB is a Useful Diagnostic Marker for Pseudomyogenic Hemangioendothelioma[J]. American Journal of Surgical Pathology, 2017, 41(5): 596 – 606.

[90] Mucientes P, Gomez – Arellano L, Rao N. Malignant pleuropulmonary epithelioid hemangioendothelioma – unusual presentation of an aggressive angiogenic neoplasm[J]. Pathol Res Pract, 2014, 210(9): 613 – 618.

[91] Komatsu S, Iwasaki T, Demizu Y, et al. Two – stage treatment with hepatectomy and carbonion radiotherapy for multiple hepatic epithelioid hemangioendotheliomas[J]. World J Gastroenterol, 2014, 20(26): 8729 – 8735.

[92] Thomas RM, Aloia TA, Truty MJ, et al. Treatment sequencing strategy for hepatic epithelioid haemangioendothelioma[J]. HPB(Oxford), 2014, 16(7): 677 – 685.

[93] Grotz TE, Nagorney D, Donohue J, et al. Hepatic epithelioid haemangioendothelioma: is transplantation the only treatment option? [J]. HPB(Oxford), 2010, 12(8): 546 – 553.

[94] Bonaccorsi – Riani E, Lerut JP. Liver transplantation and vascular tumours[J]. Transpl Int, 2010, 23(7): 686 – 691.

[95] Rosenberg A, Agulnik M. Epithelioid Hemangioendothelioma: Update on Diagnosis and Treatment[J]. Current Treatment Options in Oncology, 2018, 19(4): 19 – 22.

[96] Angelini A, Mavrogenis AF, Gambarotti M, et al. Surgical treatment and results of 62 patients with epithelioid hemangioendothelioma of bone[J]. JSurg Oncol, 2014, 109(8): 791 – 797.

[97] Yu L, Gu T, Xiu Z, et al. Primary pleural epithelioid hemangioendothelioma compressing the myocardium[J]. JCard Surg, 2013, 28(3): 266 – 268.

[98] Semenisty V, Naroditsky I, Keidar Z, et al. Pazopanib for metastatic pulmonary epithelioid hemangioendothelioma – a suitable treatment option: case report and review of anti – angiogenic treatment options[J]. Bmc Cancer, 2015, 15 (1): 1 – 5.

[99] Lau A, Malangone S, Green M, et al. Combination capecitabine and bevacizumab in the treatment of metastatic hepatic epithelioid hemangioendothelioma[J]. Ther Adv Med Oncol, 2015, 7(4): 229 – 236.

[100] Kobayashi N, Shimamura T, Tokuhisa M, et al. Sorafenib Monotherapy in a Patient with Unresectable Hepatic Epithelioid Hemangioendothelioma[J]. Case Reports in Oncology, 2016, 9(1): 134.

[101] Zheng Z, Wang H, Jiang H, et al. Apatinib for the treatment of pulmonary epithelioid hemangioendothelioma: A case report and literature review[J]. Medicine, 2017, 96(45): e8507.

[102] Guy JB, Trone JC, Chargari C, et al. Epithelioid hemangioendothelioma of the spine treated with RapidArc volumetric – modulated radiotherapy[J]. Med Dosim, 2014, 39(3): 242 – 245.

[103] 艾三喜，毕娅兰，张勤凤，等. 胸膜上皮样血管内皮瘤一例并文献复习[J]. 中华结核和呼吸杂志，2015, 38(3): 174 – 178.

[104] Lazarus A, Fuhrer G, Malekiani C, et al. Primary pleural epithelioid hemangio – endothelioma(EHE) – two cases and review of the literature[J]. Clin Respir J, 2011, 5(1): e1 – e5.

[105] Kim EA, Lele SM, Lackner RP. Primary pleural epithelioid hemangioendothelioma[J]. Ann Thorac Surg, 2011, 91(1): 301 – 302.

[106] Ye B, Li W, Feng J, et al. Treatment of pulmonary epithelioid hemangioendothelioma with combination chemotherapy: report of three cases and review of the literature[J]. Oncol Lett, 2013, 5(5): 1491 – 1496.

[107] Bally O, Tassy L, Richioud B, et al. Eight years tumor control with pazopanib for a metastatic resistant epithelioid hemangioendothelioma[J]. Clin Sarcoma Res, 2015, 5: 12.

[108] Chevreau C, Le Cesne A, Ray – Coquard I, et al. Sorafenib in patients with progressive epithelioid hemangioendothelioma: a phase 2 study by the French Sarcoma Group (GSF/GETO) [J]. Cancer, 2013, 119(14): 2639 – 2644.

[109] Trautmann K, Bethke A, Ehninger G, et al. Bevacizumab for recurrent hemangioendothelioma[J]. Acta Oncol, 2011, 50(1): 153 – 154.

[110] Calabro L, Di Giacomo AM, Altomonte M, et al. Primary hepatic epithelioid hemangioendothelioma progressively responsive to interferon – alpha: is there room for novel antiangiogenetic treatments? [J]. J Exp Clin Cancer Res, 2007, 26(1): 145 – 150.

[111] Gómez – Arellano LI, Ferrari – Carballo T, Domínguez – Malagón HR. Multicentric epithelioid hemangioendothelioma of bone. Report of a case with radiologic pathologic correlation[J]. Ann Diagn Pathol, 2012, 16(1): 43 – 47.

[112] Thin LW, Wong DD, De Boer BW, et al. Hepatic epithelioid haemangioendothelioma: challenges in diagnosis and management[J]. Intern Med J, 2010, 40(10): 710 – 715.

[113] Bollinger BK, Laskin WB, Knight CB. Epithelioid hemangioendothelioma with multiple site involvement. Literature review and observations[J]. Cancer, 1994, 73(3): 610 – 615.

[114] Läuffer JM, Zimmermann A, Krähenbühl L, et al. Epithelioid hemangioendothelioma of the liver. A rare hepatic tumor[J]. Cancer, 1996, 78(11): 2318 – 2327.

[115] Deyrup AT, McKenney JK, Tighiouart M, et al. Sporadic cutaneous angiosarcomas: a proposal for risk stratification based on 69 cases[J]. Am J Surg Pathol, 2008, 32(1): 72 – 77.

[116] Hornick JL, Fletcher CD. Pseudomyogenic hemangioendothelioma: a distinctive, often multicentric tumor with indolent behavior[J]. Am J Surg Pathol, 2011, 35(2): 190 – 201.

[117] 张娜，王志敢，朱德茂，等. 肺胸区上皮样血管内皮瘤 2 例临床病理观察[J]. 临床与实验病理学杂志，2017, 33(4): 450 – 452.

[118] Makhlouf HR, Ishak KG, Goodman ZD, et al. Epithelioid hemangioendothelioma of the liver: a clinicopathologic study of 137 cases[J]. Cancer, 1999, 85(3): 562 – 582.

[119] Drut R, Sapia S, Gril D, et al. Nonimmune hydrops fetalis, hydramnios, microcephaly, and intracranial meningeal hemangioendothelioma[J]. Pediatric Pathol, 1993, 13(1): 9 – 13.

[120] Kubota T, Sato K, Takeuchi H, et al. Successful removal after radiotherapy and vascular embolization in a huge tentorial epithelioid hemangioendothelioma: a case report[J]. J Neurooncol, 2004, 68(2): 177-183.

[121] 张军, 梁宗辉, 耿道颖, 等. 颅内血管内皮瘤临床及影像学分析并文献复习[J]. 中国癌症杂志, 2009, 19(7): 532-535.

[122] 刘宁, 赵丽, 吴丹, 等. 颅内上皮样血管内皮瘤1例[J]. 中国医学影像技术, 2018, 34(6): 939.

[123] Louis DN, Ohgaki H, Wiestler OD, et al. The 2007 WHO classification of tumours of the central nervous system[J]. Acta Neuropathol, 2007, 114(2): 97-109.

[124] Ma SR, Li KC, Xu YQ, et al. Primary epithelioid hemangioendothelioma in the clival region: a case report and literature review[J]. Neuropathology, 2011, 31(5): 519-522.

[125] Alén JF, Lobato RD, Gómez PA, et al. Intracranial hemangioperi cytoma: study of 12 cases[J]. Acta Neurochir (Wien), 2001, 143(6): 575-586.

[126] Kim HL, Im SA, Lim GY, et al. High grade hemangioendothelioma of the temporal bone in a child: a case report[J]. Korean J Radiol, 2004, 5(3): 214-217.

[127] Kepes JJ, Rubinstein LJ, Maw G, et al. Epithelioid hemangiomas (hemangioendotheliomas) of the central-nervous-system and its coverings: a report of 3 cases[J]. J Neuropathol Exp Neurol, 1986, 45(3): 319-319.

[128] Fryer JA, Biggs MT, Katz IA, et al. Intracranial epithelioid hemangioendothelioma arising at site of previously excised atypical meningioma[J]. Pathol, 1998, 30(2): 95-99.

[129] Endo T, Su CC, Numagami Y, et al. Malignant intracranial epithelioid hemangioendothelioma presumably originating from the lung: case report[J]. J Neurooncol, 2004, 67(3): 337-343.

[130] Geramizadeh B, Ziyaian B, Dehghani M, et al. Prolonged hemoptysis caused by primary pulmonary epithelioid hemangioendothelioma: a case report and review of the literature[J]. Iran J Med Sci, 2014, 39(Suppl 2): 223-227.

[131] Dail D, Liebow A. Intravascular bronchioloalveolar tumor[J]. Am J Pathol, 1975, 78(1): 6-7.

[132] 张雯, 罗莉, 唐雪峰, 等. 肺上皮样血管内皮瘤1例并文献复习[J]. 中华肺部疾病杂志(电子版), 2015, 8(2): 179-183.

[133] 罗虎, 邓才霞, 段江洁, 等. 肺上皮样血管内皮瘤6例临床分析并文献复习[J]. 第三军医大学学报第, 2015, 37(24): 2472-2476.

[134] Julita S, Robert W, Amy C, et al. Pleural epithelioid hemangioendothelioma: literature summary and novel case report[J]. J Clin Med Res, 2015, 7(7): 566-570.

[135] 麦海浪, 杨蕊, 张伟华. 肺上皮样血管内皮瘤活体组织病理学检查的诊断意义[J]. 世界最新医学信息, 2018, 18(10): 62, 64.

[136] Boudousquie AC, Lawce HJ, Sherman R, et al. Complex translocation identified in an epithelioid hemangioendothelioma[J]. Cancer Genet Cytogenet, 1996, 92(2): 1116-1121.

[137] Cronin P, Arenberg D. Pulmonary epithelioid hemangioendothelioma: an unusual case and a review of the literature[J]. Chest, 2004, 125(2): 789-793.

[138] 陶梅梅, 周云芝, 王洪武. 肺上皮样血管内皮细胞瘤研究进展[J]. 中华医学杂志, 2012, 92(30): 2157-2159.

[139] Kitaichi M, Nagai S, Nishimura K, et al. Pulmonary epithelioid haemangioendothelioma in 21 patients, including three with partial spontaneous regression[J]. Eur Respir J, 1998, 12(1): 89-96.

[140] Jiang KY, Jin GY, Lee YC, et al. Pulmonary epithelioid hemangioendothelioma: a tumor presented as a single cavitary mass[J]. J Korean Med Sci, 2003, 18(4): 599-602.

[141] Engelke C, Schaefer-Prokop C, Schirg E, et al. High-resolution CT and CT angiography of peripheral pulmonary vascular disorders[J]. Radiographics, 2002, 22(4): 739-764.

[142] 沈湘萍, 张小伟, 许拯国. 肺上皮样血管内皮瘤的临床病理分析: 附6例报告[J]. 现代实用医学, 2014, 26(8): 1004-1005.

[143] Mentzel T, Beham A, Calonje E, et al. Epithelioid hemangioendothelioma of skin and soft tissue: clinicopathologic and immunohistochemical study of 30 cases[J]. Am J Sudy Pathol, 1997, 21(4): 363-374.

[144] 孟加榕, 张闽峰, 温路生, 等. 肺上皮样血管内皮瘤的临床病理特征及预后[J]. 临床误诊误治, 2010, 23(10): 943-944.

[145] 顾莹莹, 刘芳, 曾庆思, 等. 肺上皮样血管内皮瘤的临床病理观察[J]. 临床与实验病理学杂志, 2006, 22

（1）：32 – 35.

[146] 樊翔，魏晓莹，王国庆，等. 伴纵隔 B3 型胸腺瘤的肺上皮样血管内皮瘤临床病理观察[J]. 诊断病理学杂志，2011，18(2)：113 – 116.

[147] 张玉果，赵素贤，王泰龄，等. 穿刺活检诊断肝上皮样血管内皮瘤一例并文献复习[J]. 中华肿瘤防治杂志，2013，20(6)：469 – 470.

[148] 钟敏华，袁晓露，魏建国，等. 肺上皮样血管内皮细胞瘤临床病理分析[J]. 实用癌症杂志，2012，27(1)：58 – 60.

[149] 陈宏颖，王陆佰. 肺上皮样血管内皮瘤及血管肉瘤临床病理观察[J]. 齐齐哈尔医学院学报，2011，32(14)：2243 – 2244.

[150] 贾春祎，王启文，张立新，等. 肺上皮样血管内皮细胞瘤一例并文献复习[J]. 中华胸部外科电子杂志，2016，3(3)：187 – 190.

[151] Bagan P, Hassan M, Le Pimpec Barthes F, et al. Prognostic factors and surgical indications of pulmonary epithelioid hemangioendothelioma: a review of the literature[J]. Ann Thorac Surg, 2006, 82(6): 2010 – 2013.

[152] Kpodonu J, Tshibaka C, Massad MG. The importance of clinical registries for pulmonary epithelioid hemangioendothelioma[J]. Chest, 2005, 127(5): 1870 – 1871.

[153] Pinet C, Magnan A, Garbe L, et al. Aggressive form of pleural epithelioid hemangioendothelioma: complete response after chemotherapy[J]. Eur Respir J, 1999, 14(1): 237 – 238.

[154] Roudier – Pujol C, Enjolras O, Lacronique J, et al. Multifocal epithelioid hemangioendothelioma with partial remission after interferon alpha – 2a treatment[J]. Ann Dermatol Venereol, 1994, 121(12): 898 – 904.

[155] Demir L, Can A, Oztop R, et al. Malignant epithelioid hemangioendothelioma progressing after chemotherapy and Interferon treatment: a case presentation and a brief review of the literature[J]. J Cancer Res Ther, 2013, 9(1): 125 – 127.

[156] Salech F, Valderrama S, Nervi B, et al. Thalidomide for the treatment of metastatic hepatic epithelioid hemangioendothelioma: a case report with a long term follow – up[J]. Ann Hepatol, 2011, 10(1): 99 – 102.

[157] Stacher E, Gruber – Mosenbacher U, Halbwedl I, et al. The VEGF – system in primary pulmonary angiosarcomas and haemangioendotheliomas: new potential therapeutic targets[J]. Lung Cancer, 2009, 65(1): 49 – 55.

[158] SinghalS, Jain S, Singla M, et al. Multifocal epitheloid hemangioendothelioma of liver after long – term oral contraceptive use: a case report and discussion of management difficulties encountered[J]. J Gastrointest Cancer, 2009, 40(1 – 2): 59 – 63.

[159] Radzikowska E, Szczepulska – Wójcik E, Roszkowski K, et al. Pulmonary epithelioid hemangioendothelioma interferon 2 – alpha treatment – case report[J]. Pneumol Allergol Pol, 2008, 76(4): 281 – 285.

[160] Haro A, Saitoh G, Tamiya S, et al. Four – year natural clinical course of pulmonary epithelioid hemangioendothelioma without therapy[J]. Thorac Cancer, 2015, 6(4): 544 – 547.

[161] 梁晓，张红梅. 肝脏上皮样血管内皮瘤影像学和病理学特征[J]. 中华肿瘤杂志，2015，7(4)：59 – 61.

[162] 袁建勇，沈艺南，何海冠，等. 肝上皮样血管内皮瘤 1 例并文献复习[J]. 肝胆外科杂志，2017，25(2)：103 – 106.

[163] Fan F, Yang X, Zhu B, et al. Clinical and radiological characteristics of Chinese patients with hepatic epithelioid hemangioendothelioma[J]. Ann Saudi Med, 2013, 33(4): 334 – 338.

[164] Ishak KG, Sesterhenn IA, Goodman ZD, et al. Epithelioid hemangioendothelioma of the liver: a clinicopathologic and follow – up study of 32 cases[J]. Hum Pathol, 1984, 15(9): 839 – 852.

[165] 阎岚，闫康鹏. 肝脏上皮样血管内皮瘤的影像特征及病理基础[J]. 中国临床医学影像杂志，2015，26(9)：642 – 645.

[166] 吕鹏，林江，周易，等. 肝脏上皮样血管内皮瘤：影像表现和病理基础[J]. 中国医学计算机成像杂志，2011，17(5)：416 – 419.

[167] 刘权，彭卫军，王坚. 肝上皮样血管内皮瘤影像学表现及征象分析[J]. 肿瘤影像学，2014，23(1)：8 – 13.

[168] Arianeb Mehrabi A, Kashfi A, Fonouni H, et al. Primary malignant hepatic epithelioid hemangioendothelioma: a comprehensive review of the literature with emphasis on the surgical therapy[J]. Cancer, 2006, 107: 2108 – 2121.

[169] 孙淑杰，连兴宇，赵新颜. 肝上皮样血管内皮瘤文献复习及临床特点分析[J]. 临床和实验医学杂志，2012，

11(9)：654 – 656.

[170] 徐爱民，程爱民，曹雨辰，等. 肝脏上皮样血管内皮瘤 3 例[J]. 中华肿瘤杂志，2002，24(3)：260.

[171] 张树辉，丛文铭，吴孟超. 肝上皮样血管内皮瘤的临床病理特点(附 8 例报告及文献复习)[J]. 中华肝胆外科杂志，2003，9(6)：327 – 330.

[172] 张立花，常桂英，陈福美. 肝脏上皮样血管内皮瘤并囊性变 1 例[J]. 中华超声诊断杂志，2003，4(2)：107 – 108.

[173] 刘芳，刘英辉，李秀平，等. 肝脏上皮样血管内皮细胞瘤一例报道[J]. 临床肝胆病杂志，2004，10(5)：307.

[174] 邓晓，侯英勇，陈颖，等. 肝原发性恶性血管肿瘤临床病理分析[J]. 临床与实验病理学，2006，22.(2)：141 – 143.

[175] 宗华杰，马保金，陈进宏，等. 肝多发上皮样血管内皮瘤 1 例[J]. 中国实用外科杂志，2006，26(5)：395 – 396.

[176] 涂静宜，崔永兴，李红民. 肝穿诊断上皮样血管内皮瘤 1 例[J]. 中国煤炭工业医学杂志，2007，10(3)：359.

[177] 叶春荣，王雯. 肝上皮样血管内皮瘤 1 例[J]. 中国肿瘤临床，2007，34.(16)：937.

[178] 杨海庆. 肝多发上皮样血管内皮瘤 1 例及文献回顾[J]. 临床荟萃，2008，23(8)594 – 595.

[179] 周立君，耿左军，张慧清，等. 肝上皮样血管内皮细胞瘤 2 例报道[J]. 中国实用儿科杂志，2008，23(11)：876 – 877.

[180] 王岩，黄建新，封淑文，等. 肝脏上皮样血管内皮细胞瘤并发海绵状血管瘤 1 例报告[J]. 吉林大学学报：医学版，2008，34(6)：1041.

[181] 孙雁. 肝脏上皮样血管内皮瘤行肝移植术的治疗体会[J]. 天津医药，2009，37(11)：983 – 984.

[182] 朱亚兰，李丹. 肝上皮样血管内皮细胞瘤[J]. 中华消化外科杂志，2009，8(3)：232 – 233.

[183] 陈红，王康健，黄宁结，等. 肝脏上皮样血管内皮细胞瘤 1 例[J]. 中国临床医学影像杂志，2009，20(6)：499.

[184] 于勇，易滨，姜小清. 肝上皮样血管内皮瘤 1 例[J]. 中国实用外科杂志，2009，29(9)：783 – 784.

[185] 李贞，张铁权，程留芳. 上皮样血管内皮瘤 22 例临床分析[J]. 中华保健医学杂志，2009，11(3)：174 – 176.

[186] 乔东方，范钦和，朱岩，等. 肝上皮样血管内皮瘤临床病理观察[J]. 诊断病理学杂志，2010，17(27)：132 – 134.

[187] 陆晔，崔新华，贾志强，等. 肝上皮样血管内皮瘤 1 例[J]. 武警医学院学报，2011，20(8)：657 – 659.

[188] 朱岩，李海，张春节，等. 肝上皮样血管内皮瘤 2 例临床病理分析[J]. 临床与实验病理学杂志，2011，27(6)：655 – 657.

[189] 缪建良，刘森，陈达伟. 肝脏上皮样血管内皮瘤的影像学特征[J]. 放射学实践，2011，26(7)：736 – 738.

[190] 朱璐珑，曹代荣，王明亮，等. 肝脏上皮样血管内皮瘤 MRI 征象[J]. 中国医学影像技术，2018，34(7)：1046 – 1049.

[191] 刘丰，张强，杨帆，等. 肝上皮样血管内皮细胞瘤 1 例[J]. 中国现代医学杂志，2018，28(6)：125 – 126.

[192] 刘柯，呼奶英，杨勇，等. 肝上皮样血管内皮细胞瘤 1 例[J]. 中国肿瘤外科杂志，2018，10(1)：63 – 65.

[193] 李良涛，王守乾，武波，等. 肝上皮样血管内皮瘤 1 例报告[J]. 临床肝胆病杂志，2018，34(3)：599 – 601.

[194] 任洪伟，安维民，刘渊，等. 肝脏上皮样血管内皮瘤 MRI 表现分析[J]. 肝脏，2018，23(2)：121.

[195] 陶一峰，李瑞东，等. 原位肝移植治疗肝脏上皮样血管内皮瘤(附 2 例报告及文献复习)[J]. 器官移植，2017，8(1)：59 – 65.

[196] 王巍，郑丽丽，赵庆雪，等. 肝上皮样血管内皮细胞瘤 1 例[J]. 中国实验诊断学，2015，19(11)：1969 – 1971.

[197] 徐嬿，陈燕萍，王琦，等. 原发性肝脏血管肉瘤的螺旋 CT 表现[J]. 临床放射学杂志，2011，30(9)：1306 – 1309.

[198] 李若坤，林慧敏，严福华，等. 肝脏上皮样血管内皮瘤的临床病理特征及 CT/MRI 表现[J]. 中国医学计算机成像杂志，2017，23(4)：333 – 337.

[199] Yang JW, Li Y, Xie K, et al. Spontaneous rupture of hepatic epithelioid hemangioendothelioma：A case report[J]. World Journal of Gastroenterology，2017，23(1)：185 – 190.

[200] Treska V, Daum O, Sbajdler M, et al. Hepatic epithelioid hemangioendothelioma – a rare tumor and diagnostic dilemma[J]. In Vivo，2017，31(4)：763 – 767.

[201] Lutgendorf MA, Magann EF, Yousef M, et al. Hepatic epithelial hemangioendothelioma in pregnancy. Gynecol Obstet Invest，2009，67：238 – 240.

[202] Gurung S, Hua Fu, Zhang WW, et, al. Hepatic epithelioid hemangioen – dothelioma metastasized to the peritone-

um, omentum and mesentery: a case report[J]. Int J Clin Exp Pathol, 2015, 8(5): 5883 – 5889.

[203] Komatsu Y, Koizumi T, Yasuo M, et al. Malignant hepatic epithelioid hemangioendothelioma with rapid progression and fatal outcome[J]. InternMed, 2010, 49(12): 1149 – 1153.

[204] Kim GH, Kim YS, Kim HO, et al. A case of primary hepatic epithelioid hemangioendothelioma with spontaneous rupture. Korean J Hepatol, 2009, 15(4): 510 – 516.

[205] 陈漪. 肝上皮样血管内皮瘤的诊断与鉴别诊断[J]. 实用肝脏病杂志, 2013, 16: 398 – 400.

[206] 丛振杰, 王彬, 林俊东, 等. 肝脏上皮样血管内皮细胞瘤的影像学检查特征[J]. 中华消化外科杂志, 2015, 14(10): 870 – 874.

[207] 黄彬, 蔡权宇, 贾宁阳, 等. 肝上皮样血管内皮瘤的影像特征[J]. 中华肝胆外科杂志, 2014, 20(1): 1 – 5.

[208] 赵岭, 吴景艳, 任贺. 肝上皮样血管内皮瘤患者超声造影特征分析[J]. 实用肝脏病杂志, 2018, 21(3): 473 – 474.

[209] 金阳丽, 马苏亚, 朱玲斐, 等. 肝上皮样血管内皮细胞瘤超声表现 1 例[J]. 中华超声影像学杂志, 2015, 24(9): 767 – 773.

[210] 张小龙, 曹佳颖, 王文平. 肝上皮样血管内皮瘤超声造影表现(附 2 例报告)[J]. 肿瘤影像学, 2015, 24(4): 317 – 318.

[211] 孙福荣, 郑文恒, 王炳元, 等. 肝上皮样血管内皮瘤 1 例[J]. 中华肝脏病杂志, 2012, 20(12): 951 – 952.

[212] 张晓山, 李晓辉. CT 诊断肝脏上皮样血管内皮瘤 1 例[J]. 山东医药, 2010, 50(5): 53 – 59.

[213] 常瑞萍, 甘露, 王湛博, 等. 肝脏上皮样血管内皮瘤的影像表现[J]. 中华放射学杂志, 2015, 49(6): 449 – 453.

[214] 周丽莎, 翟凤仪, 董帜, 等. 肝脏上皮样血管内皮瘤的 CT 和 MRI 表现[J]. 临床放射学杂志, 2015, 34(3): 402 – 405.

[215] Gan LU, Chang R, Jin H, et al. Typical CT and MRI signs of hepatic epithelioidhem angioendothelioma[J]. OncolLett, 2016, 11(3): 1699 – 1706.

[216] Chen Y, Yu RS, Qiu LL, et al. Contrast – enhanced multiple – phase imaging features in hepatic epithelioid hemangioendothelioma[J]. World J Gastroenterol, 2011, 17(30): 3544 – 3553.

[217] Lee HF, Lu CL, Chang FY. Electronic clinical challenges and images in GI. Multiple hepatic tumors with hemoperitoneum[J]. Gastroenterology, 2010, 138(5): e3 – e4.

[218] 石双任, 陈宏伟, 陆志华. 肝上皮样血管内皮细胞瘤的影像学表现[J]. 临床放射学杂志, 2011, 30(12): 1839 – 1842.

[219] 叶枫, 蒋力明, 宋颖, 等. 肝脏上皮样血管内皮瘤的影像学特征[J]. 中华消化外科杂志, 2017, 16(2): 201 – 206.

[220] Avan H, Varghese J, Harika K, et al. Malignant Hepatic Epithelioid Hemangioendothelioma with Villaret syndrome [J]. Journal of Clinical & Experimental Hepatology, 2017, 7(1): 68 – 70.

[221] 韩刚, 赵洪力. 肝脏上皮样血管内皮瘤的 CT 和 MRI 特征[J]. 世界最新医学信息文摘, 2016, 16(63): 166 – 168.

[222] 陈丽华, 刘爱连, 宋清伟, 等. 磁共振扩散张量成像鉴别诊断肝内胆管细胞癌与肝细胞癌[J]. 中国医学影像技术, 2017, 33(7): 993 – 997.

[223] Paolantonio P, Laghi A, Vanzulli A, et al. MRI of hepatic epithelioid hemangioendothelioma (HEH)[J]. J Mag Reson Imaging, 2014, 40(3): 552 – 558.

[224] Kim EH, Rha SE, Lee YJ, et al. CT and MR imaging findings of hepatic epithelioid hemangioendotheliomas: Emphasis on single nodular type. Abdom Imaging, 2015, 40(3): 500 – 509.

[225] Bruegel M, Muenzel D, Waldt S, et al. Hepatic epithelioid hemangioendothelioma: findings at CT and MRI including preliminary observations at diffusion – weighted echo – planar imaging[J]. Abdom Imaging, 2011, 36(4): 415 – 424.

[226] 赵桂玖, 王庆兵, 曾蒙苏, 等. 肝上皮样血管内皮瘤的 CT 和 MRI 表现[J]. 中国临床医学影像杂志, 2015, 26(8): 577 – 580.

[227] Alomari AI. The lollipop sign: a new cross – sectional sign of hepatic epithelioid hemangioendothelioma[J]. Eur J Radiol, 2006, 59(3): 460 – 464.

[228] 李楠, 王湛博, 孙国辉, 等. 肝上皮样血管内皮瘤的临床分析[J]. 解放军医学院学报, 2013, 34(1): 37 – 39.

[229] 汤善宏, 曾维政, 陈易华, 等. 肝上皮样血管内皮细胞瘤合并门静脉血栓 1 例报告[J]. 临床肝胆病杂志, 2017, 33(2): 336 – 338.

[230] 周彦明，苏旭，李滨. 肝上皮样血管内皮瘤的诊治进展[J]. 中华肝胆外科杂志，2010，16：153-156.

[231] Oyle A, Fletcher CD, Hornick JL. Nuclear expression of CAMTA1 distinguishes epithelioid hemangioendothelioma from histologic mimics[J]. Am J Surg Pathol, 2016, 40(1): 94-102.

[232] Antonescu CR, Loarer F, Mosquera JM, et al. Novel YAP1-TFE3 Fusion Defines a Distinct Subset of Epithelioid Hemangioendothelioma[J]. Genes Chromosom Cancer, 2013, 52(8): 775-784.

[233] 栾成明. 肝脏转移瘤的 CT 表现与病理分析[J]. 中国社区医师：医学专业，2012，4(26)：212-214.

[234] 高彩云，万水治，彭立凤. MRI 对肝内外胆管细胞癌的临床诊断价值[J]. 功能与分子医学影像学（电子版），2016，5(4)：1064-1068.

[235] 唐浩，邹丹凤，张妮，等. 肝脏原发性血管肉瘤的 CT 表现[J]. 临床放射学杂志，2011，31(10)：139-141.

[236] 孙政勤，乔秀丽，王晓丰，等. 肝上皮样血管内皮细胞瘤一例[J]. 中华内科杂志，2010，49(5)：438-439.

[237] 李建军，朱桐，杨晓珍，等. 肝上皮样血管内皮瘤肝动脉栓塞联合微波消融治疗效果初步分析（附 4 例报告）[J]. 北京医学，2017，39(12)：1209-1212，1327.

[238] Mosoia L, Mabrut JY, Adham M, et al. Hepatic epithelioid hemangioendothelioma: long-term results of surgical management. J Surg Oncol, 2008, 98: 432-437.

[239] Ben-Haim M, Roayaie S, Ye MQ, et al. Hepatic epithelioid hemangioendothelioma: resection or transplantation, which and when[J]. Liver Transpl Surg, 1999, 5: 526-531.

[240] Nudo CG, Yoshida EM, Bain VG, et al. Liver transplantation for hepatic epithelioidhemangioendothelioma: the Canadian multicentreexperience[J]. Can J Gastroenterol, 2008, 22(10): 821-824.

[241] Rodriguez JA, Becker NS, O'Mahony CA, et al. Longterm outcomes following liver transplantation for hepatic hemangioendothelioma: the UNOS experience from 1987 to 2005[J]. J Gastrointest Surg, 2008, 12(1): 110-116.

[242] Lerut JP, Orlando G, Adam R, et al. The place of liver transplantation in the treatment of hepatic epitheloid hemangioendothelioma: report of the European liver transplant registry[J]. Ann Surg, 2007, 246(6): 949-957.

[243] Lai Q, Feys E, Karam V, et al. Hepatic epithelioid hemangioendothelioma and adult liver transplantation: proposal for a prognostic score based on the analysis of the ELTR-ELITA registry[J]. Transplantation, 2017, 101(3): 555-564.

[244] 周健，鞠卫强，何晓顺，等. 肝移植治疗肝脏上皮样血管内皮瘤 2 例报告并文献复习[J]. 中华普通外科学文献（电子版），2012，6(4)：28-31.

[245] 张全保，陶一峰，李瑞东，等. 原位肝移植治疗肝脏上皮样血管内皮瘤（附 2 例报告及文献复习）[J]. 器官移植，2017，8(1)：59-65，77.

[246] 彭闪闪，陈虹. 肝移植治疗肝脏上皮样血管内皮瘤 1 例[J]. 肝脏，2017，22(4)：377-378.

[247] 宁周雨，陈其文，朱晓燕，等. 肝脏上皮样血管内皮瘤的影像特点及临床诊治体会[J]. 中国癌症杂志，2016，26：1004-1011.

[248] Pallotti MC, Nannini M, Agostinelli C, et al. Long-term durable response to lenalidomide in a patient with hepatic epithelioid hemangioendothelioma[J]. World J Gastroenterol, 2014, 20(22): 7049-7054.

[249] Mascarenhas RC, Sanghvi AN, Friedlander L, et al. Thalidomide inhibits the growth and progression of hepatic epithelioid hemangioendothelioma[J]. Oncology, 2004, 67(5-6): 471-475.

[250] Doyle LA, Fletcher CD, Hornick JL. Nuclear expression of CAMTA1 distinguishes epithelioid hemangioendothelioma from histologic mimics[J]. Am J Surg Pathol, 2016, 40(1): 94-102.

[251] Hu HJ, Jin YW, Jing QY, et al. Hepatic epithelioid hemangioendothelioma: Dilemma and challenges in the preoperative diagnosis[J]. World J Gastroenterol, 2016, 22(41): 9247-9250.

[252] Askri A, Mannai S, Landolsi S, et al. Hepatic epithelioid hemangioendothelioma: review of 3 cases[J]. J Radiol, 2009, 90(3): 310-314.

[253] Weissferdt A, Morun CA. Epithelioid hemangioendothelioma of the bone: a review and update[J]. Adv Anat Pathol, 2014, 21(4): 254-259.

[254] 杜勇，冯强强，闫东，等. 骨的上皮样血管内皮细胞瘤一例[J]. 磁共振成像，2017，8(3)：233-235.

[255] 李兰，田萌萌，孙晓淇，等. 骨上皮样血管内皮细胞瘤的临床病理特征六例报告[J]. 中国骨与关节杂志，2015，4(7)：552-556.

[256] 贾旭春，颜临丽，储玮，等. 穿刺活检诊断原发性肝上皮样血管内皮瘤 7 例临床病理分析[J]. 诊断病理学

杂志，2015，22（11）：669－673.

[257] 徐凌斌，徐雷鸣，董海波，等. 骨上皮样血管内皮瘤的影像特征[J]. 中华放射学杂志，2014，48（2）：158－160.

[258] Kleck CJ, Seidel MJ. Epithelioid hemangioendothelioma of the distal humerus with pathologic fracture[J]. Orthopedics，2012，35（1）：e116－e119.

[259] Gherman CD, Fodor D. Epithelioid hemangioendothelioma of the forearm with radius involvement[J]. Case report, Diagn Pathol，2011，6：120.

[260] 宋少辉，杨海涛，王仁法，等. 腓骨上皮样血管内皮瘤恶变伴多发骨转移一例[J]. 中华放射学杂志，2011，45（2）：217－218.

第二节　血管肉瘤

一、概论

血管肉瘤（angiosarcoma，AS）既往称为恶性血管内皮瘤（malignancy angio－endothelioma），是起源于血管内皮或淋巴管内皮细胞的一种罕见的、高度恶性的软组织肿瘤[1]，Holden 等[2]最先根据内皮细胞免疫组化标记技术及电镜观察，推论血管肉瘤可能为淋巴组织衍生而来，可有血管管腔的分化，因此认为，血管肉瘤与恶性淋巴内皮细胞瘤在临床和组织学上基本相同，并可同时发生。目前，将起源于血管内皮细胞的血管肉瘤（hemangiosarcoma）与起源于淋巴管内皮细胞的淋巴管肉瘤（lymphangiosarcoma）二者统称为 AS。

上皮样血管肉瘤（epithelioid angiosarcoma，EAS）是血管肉瘤的一种特殊亚型，占血管肉瘤的20%～30%[3]，由 Perez－Atayde 等[4]于1986年首次报道，组织学上表现为瘤细胞类似于"上皮样"细胞。1994年，Wenig 等[5]通过免疫组化标记，结果显示，CD34、UEA－1等阳性，部分病例CK阳性，证实了 EAS 来源于血管内皮细胞。

（一）流行病学

1. 发病情况

AS 发病率极低，占所有软组织肉瘤的1%～2%[6-8]，鲁丁瑜等[9]报道了29例血管肉瘤，占同期所收治软组织肿瘤病例总数的0.6%（29/4574）。季青峰等[10]统计了皮肤及软组织肉瘤1029例，而 AS 仅为20例，约占1.94%。

血管肉瘤发病年龄范围较大，主要发生于30～60岁人群，中位发病年龄59岁（24～81岁），50岁以下者约占25%，50岁以上者约占75%；男性发病为女性2～3倍[11-12]。黄亮等[13]报道了21例头颈部血管肉瘤，男12例，女9例，年龄3～85岁，中位年龄56岁。在西方国家，本病主要见于白种人[14]。

2. 好发部位

血管肉瘤发病部位极为广泛，几乎可发生于身体各个器官，但多数发生于皮肤和浅表软组织，较少发生于深部软组织[15]；约1/3发生于皮肤（如头面部皮肤、四肢皮肤），1/3来源于软组织（如大腿深部肌肉），1/3病例原发于其他脏器（如肺脏、心脏、乳腺、肝脏、胃、脾脏、肾脏、肾上腺、口腔、纵隔、腹膜后、卵巢、前列腺、阴道等）[16-18]。

Naka 等[19]报道了99例血管肉瘤，头面部例数最多，为29例；肝脏17例，躯干13例，心脏

12 例，四肢 7 例，脾脏 4 例，骨 4 例，腹腔 3 例，颅内 2 例，乳腺 2 例，食管、肾上腺、前列腺、膀胱等各 1 例。另外，李焱等[20]报道了 1 例腹膜后深部软组织血管肉瘤，为 50 岁女性；熊晓峰等[21]报道了 1 例 14 岁男性，因腹痛就诊，腹部探查术中见腹腔内积血约 200mL，大网膜粘连成团伴活跃性出血，手术切除部分大网膜，病理诊断为大网膜血管肉瘤。丁妍等[22]报道了 1 例 33 岁，因阴道出血就诊，术中见宫颈管内口下段新生物约 6.0cm×6.0cm×5.0cm，侵及周围穹窿，病理诊断为子宫颈血管肉瘤。

上皮样血管肉瘤好发于中老年人，虽然病变可表现为皮肤肿瘤[23]，但大多发生于深部软组织，以下肢多见。荀文娟等[24]报道了 1 例男性，32 岁，左侧臀部肿物，红枣大小，无疼痛、破溃，术后病理诊断为 EAS。但也可发生于心脏[25]、甲状腺[26]、骨[27]、肺[28-29]、纵隔[30]、肝脏[31]、乳腺[32-33]、阴道[34]、膀胱[35-36]、扁桃体[37]等部位。

1）头颈部血管肉瘤

头颈部血管肉瘤罕见，占头颈部恶性肿瘤的 1%[38-40]，目前国内报道 10 余例[41-44]。

2）脾脏血管肉瘤

脾脏血管肉瘤为一种罕见的高度恶性肿瘤，从 1879 年 Langhans 首先发现此病后，全世界约有 200 例报道[45]；发病年龄 14 个月至 89 岁，平均 59 岁。男性略多见，种族、地域及遗传对于疾病的发生无显著相关性[46-47]。王亦秋等[48]报道了 1 例女性，70 岁，因乏力、腹痛就诊，腹部 CT 见脾脏肿大，行手术探查，术中见脾脏约 28cm×20cm×16cm 大小，暗褐色，质硬，与大网膜、横结肠系膜及左侧膈肌粘连，中下极可及 5cm×5cm×4cm 血肿，抽取腹腔内血性积液约 200mL；术后镜下标本见大量内皮细胞异形增生及新生异形血管增生，部分扩张出血，术后病理诊断为原发性脾脏血管肉瘤。

3）小肠血管肉瘤

小肠是消化道最长的器官，但小肠原发性恶性肿瘤十分少见，占胃肠道肿瘤的构成比不足 2%，包括腺癌、类癌、肉瘤、间质瘤、淋巴瘤等，其中血管肉瘤尤其罕见，小肠血管肉瘤最常发生的部位是回肠与空肠。至 2019 年，国外文献报道的病例共 67 例[49-50]，加上曾英等[51]报道的 2 例，共 69 例；69 例小肠血管肉瘤中，男 48 例，女 20 例，1 例性别不详，男女之比为 2.4:1，年龄 24～92 岁，平均年龄 63.9 岁。中国亦有个案报道[52-56]。

小肠转移性血管肉瘤更为少见，仅有数例头皮血管肉瘤及甲状腺血管肉瘤转移至小肠的病例报道[57-58]。Li 等[49]统计了 66 例小肠血管肉瘤中，49 例为原发病例，15 例为继发（转移至小肠）病例。

4）肾脏血管肉瘤

血管肉瘤原发于泌尿生殖系者不到 5%，而原发性肾血管肉瘤更是罕见。从 1942—2007 年，国内外文献报道的原发性肾血管肉瘤约 40 例。我国目前仅有 4 例报道[59-62]。韩苏军等[63]报道了 1 例女性，45 岁，因间歇性、无痛性、全程肉眼血就诊，CT 示右肾盂占位约 3cm×2.5cm×2cm 大小，强化不明显，术后病理诊断为右肾血管肉瘤。

5）胃肠道上皮样血管肉瘤

上皮样血管肉瘤罕见于消化道[64-65]，目前文献报道不足 20 例[66]。原发于胃的上皮样血管肉瘤极为罕见，周宁等[67]检索 1990—2014 年文献，英文文献报道共 5 例，国内报道仅 1 例；该作者还报道了 1 例食管胃结合部的上皮样血管肉瘤，为一位 60 岁男性患者。发生于肠道的上皮样血管肉瘤亦很罕见，Steiner 等于 1949 年首次报道了 1 例原发性结肠血管肉瘤。汤道强等[68]检索国内外文献，原发于消化道的血管肉瘤共有 28 例，其中国外报道结肠 EAS 13 例。高仁里等[66]报道了 1 例女性，70 岁，中下腹疼痛，术后病理诊断为结肠原发性上皮样血管肉瘤；汤道强等[68]报道了 1 例女性，72 岁，便血，肠镜检查见升结肠新生物，术后病理诊断为升结肠上皮样血管肉瘤。

6）骨上皮样血管肉瘤

上皮样血管肉瘤，好发于四肢深部软组织，原发于骨组织的 EAS 罕见，仅占骨原发性恶性肿瘤 <1%[69]，又以下肢骨相对常见[70-71]，偶见于颅骨、脊椎及骨盆[72]。周荣等[73]报道了 1 例男性，31 岁，因右颞部包块，头颅 CT 平扫示右侧颞骨、蝶骨及额骨交界区见一不规则形软组织密度影，最大截面积约 4.3cm×3.1cm，术后病理颅骨上皮样血管肉瘤。

目前文献报道的骨上皮样血管肉瘤仅 20 余例[74]，男性多于女性，以青年人和老年人多见[71]。张海芳等[74]总结了文献报道的 21 例骨原发性 EAS 及作者诊治的 2 例骨 EAS，23 例患者中位年龄为 62 岁，男性 15 例，女性 8 例。

3. 发病因素

1）内在因素

目前血管肉瘤发病原因尚不十分明了，据报道[75-76]，大约有 3% 的血管肉瘤为基因相关性疾病，如双侧视网膜母细胞瘤、雷克林豪森神经纤维瘤病、Ollier 氏病、Maffuci 氏病、着色干皮病以及家族综合征中 Klippel-Trenaunay 综合征与血管肉瘤有关。Kern 等[77]报道了年龄相差 3 岁的亲兄弟相继发生肾血管肉瘤，此为肾血管肉瘤家族性发病的唯一报道。

Bode-Lesniewska 等[78]报道，细胞周期蛋白 p53 通路的失调和鼠双微基因 2 的表达可能参与其发病。

2）外在因素

大多数血管肉瘤患者在没有前兆的情况下自发起病，已有少部分因素成为较为公认的危险因素，如长期的慢性淋巴水肿、电离辐射史、化学有毒物质接触史、外伤史及慢性感染等[79-80]。

（1）各种原因引起的慢性淋巴水肿与血管肉瘤的发病密切相关（如 Stewart-Treves 综合征），这种情况尤其在乳腺癌患者进行淋巴清扫术后发生[81]。

（2）放射线接触是另外一个独立危险因素，其直接的致瘤作用和细胞长期修复导致的缺血性变化可引起组织损伤[82]。有文献报道[83]，乳腺癌根治术后接受放疗的患者血管肉瘤发病率显著升高，尤其在术后 5~10 年发病率最高，但此报道的缺陷在于并未排除乳腺癌根治术本身的影响，血管肉瘤发病率的升高有可能归因于术后慢性淋巴水肿的发生。Li 等[49]回顾分析了 66 例小肠血管肉瘤中放射诱导的小肠血管肉瘤（radioation-induced small intestine angiosarcoma，RSIA）17 例（占 25.7%），所用放射剂量从 8~91.2Gy，中位剂量是 60Gy，放射暴露至出现 RSIA 的平均间隔是 10 年（3~20年）；在这 17 例 RSIA 中，女性的发病率是男性的 3 倍，主要是由于女性生殖道恶性肿瘤应用放射治疗的增加。

（3）化学物质接触与血管肉瘤发病相关，尤其是肝脏病变。目前，较为公认的危险化学物质包括氧化钍胶体、氯乙烯、二氧化钍粉、砷及长期服用合成类固醇或雌激素等[40,84-88]。

3）其他因素

如免疫抑制[89]，异物填充（如血管移植材料、手术海绵、涤纶、塑料、钢铁等）[90]，结核[91]，癌症病史（如生殖细胞肿瘤、前庭神经鞘瘤、平滑肌瘤、神经鞘瘤及肾移植），原先存在的良性肿瘤（如血管瘤）恶性变等引发血管肉瘤发病亦有报道[93]。

Askari[93]和 Adjiman[94]报道了原发性肾血管肉瘤患者年龄最小的病例分别为 24 岁和 36 岁，均处于免疫抑制状态，前者发生于同种异体移植肾上，后者为 HIV 感染者，考虑其发病与细胞免疫缺陷有关。

季青峰等[10]报道了8例皮肤血管肉瘤，5例在相关病史发现可疑诱因，包括外伤1例，外伤后10个月局部出现病变；脂溢性皮炎1例；银屑病1例，长期外用药物治疗；长期使用化学制剂染发1例；毛囊虫寄生1例，肿瘤标本送检时发现。

Liu等[95]认为，小肠原发性血管肉瘤可能与慢性淋巴管炎、有放疗史，某些化学制剂如氯乙烯、砷，长期腹膜透析，腹腔内异物以及卡波氏肉瘤转移等有关。

（二）临床表现

血管肉瘤的临床表现没有特异性，且不同部位的血管肉瘤临床表现和生物学行为不同。表浅病变表现为皮肤紫红色斑块、结节，可伴有溃疡结痂形成；骨源性EAS临床上表现为病变部位的疼痛而无其他特异性症状，多以无意发现病变部位包块就诊，罕见的首发症状有运动性足跟疼痛，见于原发性跟骨血管肉瘤[7]。

大多数报道显示[96]，血管肉瘤的初始表现为出血、贫血，这主要是由于瘤体血管丰富且易破溃出血所致。

1. 头颈部血管肉瘤

头颈部血管肉瘤大体可分为结节型、弥漫型和溃疡型，病变初起皮损像碰伤后的青肿，界限不清，质地较硬，之后便迅速增大，高出皮肤表面呈紫红色结节状，可破溃出血，病灶周围可见小的卫星灶。李友涛等[45]报道了1例颈部巨大软组织血管肉瘤，男性，76岁，发现左颈前肿块22年，迅速增大3个月，16cm×16cm×8cm大小，病理诊断为左颈部软组织血管肉瘤。

另外，颈部淋巴结转移和多中心性生长，亦是头颈部血管肉瘤的临床特点[97-98]。

2. 皮肤血管肉瘤

皮肤血管肉瘤通常是单发，大小不一，直径为1~4cm，质硬，呈结节状或斑块，表面皮肤正常，偶见静脉曲张或毛细血管扩张。

皮肤血管肉瘤大多表现为渐进性增大的软组织肿块，生长较快，易并发出血；1/3的患者同时伴有其他症状，如凝血异常、贫血、持续性血肿和瘀斑；年龄非常小的患者可因动静脉分流引起高排血量性心衰。

3. 心脏血管肉瘤

原发性心脏血管肉瘤最常见的症状是呼吸困难，86%的患者表现为心包疾病或充血性心力衰竭，其他常见的表现包括瓣膜功能不全、心律失常、心包积液、心包填塞和肺部或全身性栓塞[99]。

4. 脾脏血管肉瘤

脾脏血管肉瘤的临床表现形式多样，早期症状多不典型，随着肿瘤进展，多表现为左上腹部疼痛、乏力、消瘦及厌食。

临床观察表明，超过50%的患者体格检查可发现脾脏肿大，而13%~32%的患者会出现自发性脾破裂；实验室检查常表现为正常细胞性或巨幼细胞贫血以及血小板数量减少，部分患者可有白细胞数量增高。

由于脾脏血窦丰富，脾脏血管肉瘤极易发生血行转移，较多见的转移部位为肝脏、肺、淋巴结及骨骼，偶有肿瘤转移至肾上腺、消化道、网膜及颅脑的报道；即使患者术前检查未发现肿瘤转移而行脾脏切除，术后肿瘤转移的发生率仍很高。根据Neuhauser及Falk的研究结果[100-101]，69%-100%的脾脏血管肉瘤患者均会发生肿瘤转移；另外，约5%的病例会合并有其他恶性肿瘤，如乳腺癌、淋巴瘤、结肠癌、皮肤癌或肾癌。

5. 胃肠道血管肉瘤

血管肉瘤罕见于胃肠道[102]，胃肠道血管肉瘤可表现为呕血、便血、贫血、肠梗阻、腹痛、腹胀、恶心、体重减轻、呼吸急促、乏力和腹泻，肠血管肉瘤的常见症状包括腹部不适、恶心、呕吐和排便习惯改变[95]。

有一项 27 例小肠血管肉瘤的统计结果显示[103]，最常见的症状是腹痛和胃肠道出血，占 37%。亦有小肠腔内溃疡型血管肉瘤初始表现为黑便，随着肿瘤生长突破肠腔导致腹腔内大出血的病例报道。

肠腔内生长的小肠血管肉瘤多表现为复发性消化道出血，而肠腔外生长则可出现不明原因贫血及血性腹水。血性腹水常见病因为肿瘤及脏器破裂，在常规检查不能确诊时尽早行腹腔镜检查或剖腹探查尤为重要。

曾英等[51]报道了 2 例小肠血管肉瘤，一例男性，60 岁，无明显诱因出现黑便 7d，行空肠肿瘤切除 + 胆囊切除 + 空肠吻合术，术中见十二指肠悬韧带以下约 5cm 触及大小约 3cm×3cm 包块，质地中等，与周围器官无明显侵犯粘连；另一例为女性，62 岁，因腹部胀痛急诊入院，术中探查腹腔内大量黄色混浊的腹水及肠内容物，量约 2500mL，腹腔内广泛粘连，可见大量脓苔，全小肠及结肠肠壁水肿、充血明显，回肠末段坠入盆腔形成粘连梗阻；距离回盲部 40cm 处的回肠可见 0.8cm大小穿孔，近远端长约 30cm 小肠完全发黑坏死。病理诊断一例为空肠上皮样血管肉瘤，另一例为回肠上皮样血管肉瘤。孙传涛等[52]报道了 1 例 55 岁女性，因间断上腹痛就诊，术中见腹腔内大量陈旧性不凝血，吸出约 6000mL，腹腔内广泛肠粘连，距十二指肠悬韧带约 100cm 处小肠可见一质硬包块，约 7cm×6cm 大小，将肿块及侵犯网膜一并切除，术后病理诊断为小肠血管肉瘤。

曾英等[51]统计了文献报道的 69 例小肠血管肉瘤临床症状，均无特异性，69 例中包括胃肠道出血（45 例）、腹痛（32 例）、恶心呕吐（15 例）、贫血乏力（21 例），其他少见症状包括体重减轻、呼吸气短、食欲减退，有 32 例由于肠穿孔、梗阻或出血无法控制而接受急诊手术。

Nai 等[50]报道的 47 例小肠血管肉瘤中，26 例发生转移，转移部位最常见的是肝、肺，其次是腹膜、脾、胃、肠系膜，罕见部位是肾、腹壁、腹膜后、脑、口咽、胸腔、胸膜、胰腺等。

6. 肾血管肉瘤

早期肾血管肉瘤可表现为无症状性肾肿瘤，或可仅有腰部不适或镜下血尿。典型的晚期病例类似肾癌，最常见为腰痛，还可有肉眼或镜下血尿。

在肿瘤较大或肿瘤侵及腹壁时可于腰腹部触及包块，其转移病灶可表现为咳嗽、咯血、骨痛，亦有低热、体重减轻、乏力、纳差等恶病质表现，亦可有腹泻及腹腔积液[104]等表现。

原发性肾血管肉瘤恶性程度高，早期易出现血行转移，最常见的转移部位为肺、肝、骨，也可见皮肤及腹腔、腹膜后软组织转移，也有脾脏、腹膜、对侧肾以及口腔等处转移的报道，淋巴结转移多见肾门淋巴结转移，肿瘤亦可直接侵犯肾上腺、结肠、腹壁、肝及脾脏等。

（三）影像学检查

血管肉瘤的影像学检查主要有超声检查、CT、MRI、内窥镜、血管造影等[53,79,106]，但血管肉瘤的影像学表现缺乏特征性，肿瘤血管丰富，CT 增强扫描病变不均匀强化具有相对特征性，但亦难以与其他血管丰富的软组织肉瘤相鉴别；MRI 表现为不规则的软组织肿块影。

1. 超声检查

超声检查主要针对脾脏、心脏病变，心脏血管肉瘤表现为边界不清的大且不均匀回声团块，脾脏血管肉瘤超声可见不规则低回声或无回声团块，部分后方呈增强效应，常伴脾门或腹膜后淋巴结肿大。

经胸超声心动图常是原发性心脏血管肉瘤首选的诊断方式，经食管超声心动图敏感性达97%[99]，超声心动图下血管肉瘤表现为边界不清的且不均匀回声团块。

原发性脾脏血管肉瘤，超声检查通常表现为脾脏肿大，脾脏内弥漫分布大小不等、囊实性不均质回声光团，其中囊性区域多由肿瘤出血或坏死所引起[106]；彩色多普勒提示脾脏内部血流信号丰富，血管走行迂曲粗大。

2. CT 与 MRI 检查

1）心脏血管肉瘤

MRI 显示心脏肿瘤延迟增强图像成像明亮，其特征是 T1 加权图像为不均匀或等信号，而 T2 加权图像高信号，然而心脏 MRI 受心脏运动影响会产生伪影。

2）原发性肝血管肉瘤

肝脏原发血管肉瘤在增强 CT 和 MRI 上表现为肿瘤中心外围边缘强化，Whelan 等[107]报道，肝血管肉瘤具有在血管造影时动脉相外周显影延迟的特点，多个病灶、大病灶内出血以及在动态对比增强图像上表现为渐进增强是肝血管肉瘤的典型特征，平均表面弥散系数与其他肝恶性肿瘤相比略有升高[108]。

3）原发性脾脏血管肉瘤

原发性脾脏血管肉瘤，CT 平扫表现为脾内圆形或椭圆形低密度区，境界不清；若有高密度区常表示有急性出血或含铁血黄素沉积，而增强 CT 扫描则表现形式多样，但多类似于肝脏海绵状血管瘤，即病变呈边缘性不规则状明显强化。

相较于肝脏实质信号，正常脾脏 MRI 的 T1WI 呈低信号而 T2WI 呈高信号。在脾脏血管肉瘤中，T1WI 及 T2WI 均可出现直径为 1～2cm 的低信号图像及大小不等的高信号图像，前者主要是由于脾脏慢性失血或者肿瘤纤维化引起，而后者主要是脾脏亚急性出血或肿瘤坏死引起[109]。使用造影剂Gd - DTPA 后，脾脏实质信号不均匀性增强并出现大量高信号结节。

4）原发性骨上皮样血管肉瘤

张海芳等[74]总结了文献报道的 23 例骨原发性 EAS，常同时或先后累及多处骨，23 例中多灶性病变者 12 例，单发者为 11 例，X 线均表现为溶骨性病变，一般不伴骨膜反应，浸润性生长病例可破坏骨皮质伴软组织内肿块形成。

颅骨 EAS 的影像学表现与其组织学恶性程度相一致，缺乏特异性。周荣等[73]根据既往文献报道[110-111]总结了如下 CT 及 MRI 表现特点：

（1）肿块以颅骨的板障为中心生长，局部膨胀，如浸润性生长可破坏骨皮质，形成周围软组织肿块。

（2）CT 平扫呈不均质软组织肿块或溶骨性骨质破坏，其内无钙化，周边无硬化边，一般不伴有骨膜反应。

（3）MRI 平扫在 T1WI 上呈等信号或低信号，在 T2WI 上呈混杂稍高信号。

（4）增强扫描表现为明显不均匀性强化。

5）其他血管肉瘤

原发性肾血管肉瘤影像学检查无特异性，多为高血供肾肿瘤，也可见无或低血供肿瘤；肿瘤一般体积较大，90% 以上的肿瘤直径大于 5cm，肿瘤最大径中位值为 11.5cm。

小肠血管肉瘤影像学上改变往往不具有特异性，CT 表现为肠壁不同程度增厚，邻近肠管扩张，增强后均匀强化，管腔变窄，肠管周围脂肪间隙模糊，有些病例仅表现为肠壁水肿明显。

3. 血管造影

血管造影（动脉造影和静脉造影）显示恶性肿瘤血管造影的征象，肿瘤内可见大量不规则的新生血管及血管被肿瘤包埋的征象，还可见血管池和动静脉交通的静脉早期显影，但这些征象并非血管肉瘤的特征，只能提示肿瘤血管丰富或来源于血管。

4. 内窥镜检查

内窥镜诊断胃肠血管肉瘤可实现直接可视化和活检，对胃、十二指肠及大肠的病变诊断有效，对于小肠病变，胶囊内镜及钡餐有一定诊断作用，但具有局限性，小肠镜检查可取得组织病理学结果，有利于确诊，但很多时候仍需剖腹探查来明确诊断[112-113]。

结肠血管肉瘤在内窥镜下可为无明显肿块的变红结肠褶皱或溃烂脆性团块等多种表现。对于空肠和回肠肿瘤，一些作者主张使用胶囊内镜和钡餐造影，但成功案例有限[114]。

（四）组织病理

血管肉瘤是起源于血管内皮或淋巴管内皮细胞的一种高度恶性软组织肿瘤，而上皮样血管肉瘤是软组织血管肉瘤的一种特殊亚型，主要成分或全部成分均为上皮样内皮细胞，细胞质丰富，嗜双染或嗜酸性，多数病例表达细胞角蛋白和内皮细胞标志物[115-116]。

1. 肉眼观

（1）皮肤的血管肉瘤常位于真皮内，呈圆形或卵圆形的紫红色结节，平均 3cm 大小，有时肿瘤周围可见卫星小结节，侵及表皮时可形成溃疡伴有出血。发生于深部肌肉者，瘤体更大。肿瘤边界不清，无包膜，呈浸润性生长，切面大部分肿瘤兼有灰白色、含血的海绵样区。

（2）胃血管肉瘤常单发，亦可多发，大体表现为息肉状突向腔面的肿块或肌壁增厚的结节，切面呈暗褐色或紫褐色，边界不清，可见明显出血，表面黏膜可见糜烂或溃疡形成。

（3）小肠血管肉瘤可呈结节状肿块或肿块不明显，仅表现为肠壁水肿、出血，肿块切面灰白、灰褐色，质地软至中等。

（4）结直肠血管肉瘤，肿瘤可单发，也可多发，大体上可呈结节型、弥漫型或溃疡型。肿块多为实性，多突出于管腔内，并有明显的蒂，肿块表面可有溃疡形成；或无明显肿块，主要表现为局部组织僵硬。肿块直径 1.7～7cm，剖面灰红或呈海绵状。

（5）原发性肾血管肉瘤，易发生出血和深部组织的浸润，肉眼观察为暗红色，边界不清的出血性肿块，边缘多为浸润性；切面暗红色，海绵状，质软。

2. 病理特点

瘤细胞形态呈梭形、卵圆形，瘤细胞围成不规则的、相互吻合的、裂隙状或分支状血管腔，除少数生长迅速的瘤细胞可突破基底膜外，瘤细胞均位于膜内，为本瘤的特征性表现。

血管肉瘤的细胞学形态呈多样性，细胞形态从梭形到上皮样不等，包括梭形细胞、大的圆形或多边形上皮样细胞、多形性或混合性细胞，若上皮样细胞为主要成分时称为上皮样血管肉瘤，其形态类似于低分化癌。

细胞排列成小巢状、片状或条索状，不规则的管腔样结构内可见红细胞、衬覆细胞呈立方或上皮样，实性细胞区见细胞呈圆形、椭圆形或梭形，细胞异型明显，易见核分裂象，胞质可有空泡形成。

骨 EAS 镜下表现是肿瘤细胞上皮样，核膜不规则，核仁明显，异型性和多形性明显，坏死、核分裂及病理性核分裂常见；部分细胞内可见胞质内空泡，偶见红细胞，肿瘤内可见衬异型上皮样内皮细胞的血管样腔隙形成。

（1）典型的光镜下表现为瘤细胞由异型性的内皮细胞组成，呈弥漫分布，交织成网状，形成不规则且相互吻合的血管腔，腔内可见红细胞。

（2）高级别血管肉瘤血管腔不明显，内皮细胞呈实性巢状排列，或呈乳头状突向腔内，细胞异型性明显，核大深染，染色质粗，有明显的核分裂象，肿瘤内常发生出血坏死。

（3）低级别血管肉瘤可见大量不规则且相互吻合的血管腔，内衬梭形或不规则形细胞，核分裂少见[117 - 118]。

高分化（低级别）血管肉瘤极易误诊为良性血管肿瘤，但血管肉瘤管腔不完整，大小形态不规则，结构排列紊乱，向周围组织浸润性生长等特点不同于良性血管肿瘤；内皮细胞有轻～中度的异型性，沿着腔面堆积多层生长或形成乳头突向腔内。

（五）免疫组化

免疫组化染色对血管肉瘤确诊十分重要，尤其对血管腔结构较难辨认的低分化类型。与其他血管源性肿瘤一样，血管肉瘤亦表达血管内皮细胞的免疫组化标记。

目前较常用的抗体为 CD31、CD34、FⅧRAg、FLI - 1 及 ERG，均是血管内皮细胞来源的特异性标记[119]，这些标志物具有不同的敏感性和特异性，vWF、UEA - 1 和 CD31 被认为是分化差的血管肉瘤最有用的标志物[120]。Ohsawa 等[121]研究了 98 例血管肉瘤发现，肿瘤细胞 FⅧ - RA 阳性率为 40% ～100%，UEA - 1 阳性率为 70%，CD31 阳性率为 80%，尤其在血管形成区的阳性率明显高于无或乏血管形成区。在临床进行鉴别诊断时，常选择标记内皮细胞的一组抗体，如 CD31、CD34、FⅧRAg 和 Fli - 1[122]。

CD31 又称为血小板内皮细胞黏附分子，是一种膜糖蛋白，存在于内皮细胞连接处和血小板表面，是主要用于证明内皮细胞组织存在、评估肿瘤血管生成的标志物。CD31 表达于 >90% 的任何亚型血管肉瘤，故是 AS 诊断最重要的标志物。在区分内皮分化方面，CD31 的敏感性及特异性均高于 CD34、FⅧ - RA 及 UEA。

CD34 是一种敏感的内皮标志物，但一些非内皮，尤其是有上皮样形态的间质肿瘤中也有 CD34 表达，如恶性间皮瘤、平滑肌肉瘤及上皮样肉瘤。

张海芳等[74]总结了 23 例骨原发性上皮样血管肉瘤，结果显示，CD31 是最特异和最敏感的血管源性肿瘤标记，在 23 例肿瘤中均阳性表达，且多为弥漫阳性；CD34 阳性率为 59%，在血管形成的区域阳性表达常较好，因此 CD34 对肿瘤性血管形成较少的病例辅助诊断作用有限；FⅧ - RAg 的阳性率为 86%，常表现为局灶阳性，有时仅为胞质内散在颗粒状的阳性；CK 在 EAS 中的阳性率达到 85%，Vimentin 均呈强阳性表达。由此可见，在 EAS 的诊断中 CD31 是最重要的抗体，敏感性和特异性均最佳。

D2 - 40 阳性可出现于血管肉瘤且 80% 血管肉瘤有同时表达 D2 - 40 和 CD31 的特异表现[123 - 124]。Cuda 等[125]发现，FLI - 1 着色于大多数血管肉瘤且为显著的核染。因此，FLI - 1 似乎有助于血管肉瘤的诊断，尤其是与非典型纤维黄瘤的区分。

Vimentin 是来源于间叶组织的肿瘤标志物，与正常血管内皮细胞不同的是，EAS 瘤细胞含有丰富的 Vimentin，故其表达阳性。

上皮样血管肉瘤，肿瘤细胞有上皮样细胞特征，部分可表达 CK、EMA 和 Vimentin。另外，层粘连蛋白和Ⅳ型胶原存在于肿瘤性血管周围，肌动蛋白可用于显示血管周围部分外周细胞。

脾脏血管肉瘤的免疫组织化学可不同程度表达 CD31、CD34、CD68、VEGFR3、F8 及 Vimentin，原发性肾血管肉瘤分子生物学标志在与其他显示有血管分化且具有上皮瘤标肿瘤染色的肿瘤有鉴别价值，肠血管肉瘤表现为特征性内皮标志物（如 CD31 和 CD34）阳性和上皮细胞标志物（如角蛋白）阴性。

结直肠血管肉瘤，免疫组化常用的免疫标记有 CD31、CD34、FⅧ因子、Fli-1 等，敏感性和特异性在 80% 左右[126]。

大多数骨上皮样血管肉瘤免疫组化除表达血管内皮标记外，还表达上皮标记（即角蛋白、细胞角蛋白、高分子量角蛋白和上皮膜抗原）和Ⅷ因子相关抗原[127]。

Cheah 等[128]研究发现，放射后血管肉瘤的特点是浸润血管的内皮细胞的异型性和多层，着丝粒探针的附近有大量 MYC 复制。

（六）诊断

无论发生在何部位，血管肉瘤的诊断主要依据是组织病理学及免疫组化。然而，血管肉瘤病理形态多样，肿瘤高分化时呈良性血管瘤样形态，低分化时细胞实性排列与其他恶性肿瘤无明显差异，但血管肉瘤特征性表现为被覆肿瘤性内皮细胞的管腔相互吻合成网状。恶性血管内皮瘤的病理诊断标准主要有以下 3 点：

（1）原血管单层内皮细胞被大量非典型内皮细胞所代替。

（2）血管外被以细小的网状纤维膜，各血管腔隙之间相互吻合或连通。

（3）免疫组化显示，瘤细胞表达 CD31、CD34、FⅧRAg、FLI-1 等内皮细胞标志物。

（七）鉴别诊断

血管肉瘤临床极为罕见，且肿瘤性内皮细胞形态差异较大，从长梭形至上皮样，异常核分裂不定，与其他软组织肿瘤无明显差异，易误诊。因此，鉴别诊断尤为重要。

Amy 等[129]报道了 1 例胃上皮样血管肉瘤，活检时被诊断为低分化腺癌，术后病理诊断为上皮样血管肉瘤。Adhikari 等[130]报道了 1 例发生于胃的碰撞瘤，表现为低级别胃肠间质瘤与血管肉瘤发生碰撞，其他极不常见的组织学形态如印戒细胞样血管肉瘤，亦有个案报道。

1. 上皮样血管内皮瘤

上皮样血管内皮瘤的瘤细胞异型性小，多呈圆形、卵圆形、短梭形，核分裂少（常＜2 个/10HPF），瘤细胞呈条索状或小巢团状浸润于软骨黏液样或透明变性的间质内，由瘤细胞构成的完整的血管腔隙少见。

血管肉瘤与上皮样血管内皮瘤鉴别要点如下：

（1）上皮样血管内皮瘤可发生在肺、肝脏等内脏组织和骨骼、软组织等多部位，可单发或同时多发，或相继发生。

大多数文献认为，血管肉瘤恶性程度高，易较早发生血行、淋巴转移；而上皮样血管内皮瘤是介于血管瘤与高度恶性血管内皮瘤之间，属于交界性、低度恶性肿瘤，故 2002 年 WHO 将上皮样血管瘤归于低度恶性血管源性肿瘤[131]。

（2）上皮样血管内皮瘤，瘤细胞在形态上与上皮细胞或组织细胞较相似；瘤细胞呈圆形、梭形或多角形，一般集结成群，呈小巢状、条索状、不规则状排列，分布于黏液间质中；间质可显著或少量呈黏液样变性或玻璃样变性，肿瘤胞质内可见管腔或空泡，管腔内可见红细胞，称之为原始血管腔。

（3）上皮样血管内皮瘤的瘤细胞核分裂象、多形性及出血坏死较少见；而血管肉瘤细胞异型明显，核分裂易见。

（4）部分上皮样血管内皮瘤病例可伴有梭形细胞血管内皮瘤改变[132]。

（5）上皮样血管内皮瘤常与血管壁相粘连或在血管腔内向周围组织内生长，细胞异型性及核分裂象不明显，肿瘤间质反应更明显，其中以肿瘤中心更为显著。

2. 上皮样肉瘤样血管内皮瘤

上皮样肉瘤样血管内皮瘤是血管内皮瘤的一种特殊亚型，非常少见，肿瘤生物学行为惰性，2003 年 Billings 等[133]首次报道。该肿瘤亦可呈多发性生长，镜下肿瘤细胞常呈片状、模糊结节状或交织条束状排列，部分结节内有坏死，大部分肿瘤细胞为富有嗜酸性胞质的上皮样细胞。这些特征与 EAS 有相似性，但该肿瘤的瘤细胞常表现为轻 - 中度核异型，核分裂少， <5 个/50HPF，缺乏肿瘤细胞构成的血管样腔隙，间质伴胶原化，而不见出血，免疫组化示 CD34 常阴性。

3. 转移性癌

转移性癌反应性血管增生吻合成网状可形成假血管瘤样结构，但通常核异型性及核分裂更为显著，免疫组化标记 CK 呈阳性，而 CD31、CD34、FⅧRAg 均呈阴性，而血管肉瘤的免疫组化与之相反[134]。

值得注意的是一些血管肉瘤具有明显的上皮样特征时，也表达 CK，但通常为弱阳性，且同时表达血管内皮标记，可与转移性癌鉴别。在 Hosegawa 等[135]报道的 10 例骨上皮样血管肉瘤患者中，3 例被误诊为骨转移癌。

4. 黑色素瘤

当血管肉瘤伴有出血，镜下观察瘤细胞可见含铁血黄素沉积，且瘤细胞呈上皮样，核仁明显，在形态上与黑色素瘤很难鉴别。

但黑色素瘤瘤细胞的黑色素为棕褐色，无折光性，而含铁血黄素有折光性，免疫组化瘤细胞 S - 100、HMB -45、melan - A 呈阳性[136]，而内皮标记呈阴性。

5. 恶性间皮瘤

根据形态，恶性间皮瘤分为上皮样、肉瘤样和双相性 3 种主要亚型。上皮样间皮瘤的瘤细胞无明显异型性，细胞形态基本一致，呈立方状、多边形或扁平状，胞质丰富，嗜伊红色，细胞周界清楚；肉瘤样间皮瘤可分为梭形细胞型、促结缔组织增生性、伴异源性分化的间皮瘤，可借助瘤细胞 Calretinin、WT - 1、CK5/6、HBME - 1 阳性而内皮标志物阴性进行鉴别。

6. 上皮样胃肠间质瘤

瘤细胞呈巢状或片状分布，胞质呈淡或深染的嗜伊红色，亦可呈透亮、空泡状或呈蜘蛛状，瘤细胞可显示明显的多形性，免疫组化 CD117、DOG - 1、CD34 阳性，血管内皮标志物阴性。

7. Kaposi 肉瘤

累及胃肠道的 Kaposi 肉瘤主要见于 AIDS 相关型，可含有较大的血管腔隙。典型的卡波西肉瘤无明显异型性，核分裂象也不多见，但少数病例瘤细胞分化差，异型性明显，可见较多核分裂象，这在非洲病例中较常见，免疫组化 HHV - 8、LNA - 1 阳性，有助于鉴别。

8. 上皮样肉瘤

上皮样肉瘤分为经典型和近端型，经典型多发生于四肢浅表真皮或皮下，部分病例位于肢体深部软组织；近端型主要发生于盆腔、会阴肛旁区、腹股沟等区域，表现为软组织深部肿块。

瘤细胞结节中可伴明显的出血和囊性变，镜下呈扩张的血管样，形态上与血管肉瘤极难鉴别，且 CK、EMA 呈阳性，CD31、CD34、ERG 可呈不同程度的阳性，但 vWF、Fli - 1 阴性；上皮样肉瘤 INI - 1 阴性，血管肉瘤 INI - 1 呈阳性，有助于鉴别。

上皮样平滑肌肉瘤、上皮样恶性神经鞘瘤，此类肿瘤缺乏血管形成区，瘤细胞内无含红细胞的空腔，不表达内皮细胞性标志物，亦缺乏上皮细胞标记均有助于鉴别诊断[137 - 144]。

9. 颅骨 EAS 鉴别诊断

1）颅骨血管瘤

好发于中老年人，起源于颅骨板障。CT 平扫以病灶内放射状的骨小梁为特征；MRI 平扫信号混杂，其内可见条形或点状低信号，增强扫描，明显不均匀强化。

2）颅骨孤立性浆细胞瘤

中老年人多见，起源于颅骨板障。CT 平扫呈单一的骨质破坏，伴以骨质破坏区为中心的双凸状软组织肿块。MRI 平扫呈等 T1WI、稍长 T2WI 信号，边缘可见低信号的"假包膜"，无瘤周水肿。增强扫描，明显强化，无脑膜尾征。

3）嗜酸性肉芽肿

好发于儿童和青少年，男性多见，起源于颅骨板障，病变一般较小。

CT 平扫呈单发或多发溶骨性骨质破坏，呈穿凿样，边缘清晰或伴有不同程度骨质硬化，可见"纽扣样"死骨，伴较小软组织肿块。

MRI 平扫呈稍长或等 T1WI、稍长 T2WI 信号。增强扫描，轻度至明显强化，无脑膜尾征。

4）颅骨转移瘤

常见于 50 岁以上中老年人，其他部位有原发肿瘤灶。在 CT 或 MRI 平扫上呈单发或多发溶骨性骨质破坏，呈虫蚀样，可伴有以骨为中心的软组织肿块。增强扫描，明显强化。

5）间变型脑膜瘤

男性多见，起源于蛛网膜颗粒的帽状细胞，呈侵袭性生长。好发于上矢状窦旁、大脑镰旁及大脑凸面等部位。CT 平扫呈以宽基底与颅骨内板相连的等或低密度不规则形肿块，常有囊变、出血、坏死及钙化。如伴有溶骨性骨质破坏，可向颅外生长形成梭形软组织肿块。MRI 平扫呈等或稍长 T1WI、稍长 T2WI 信号，瘤周水肿明显。增强扫描，明显不均匀强化，有脑膜尾征。

6）Rosai - dofoman 病

好发于儿童和青少年，男性居多，起源于板障。CT 平扫呈溶骨性骨质破坏，伴跨颅骨内外板生长的梭形软组织肿块。MRI 平扫呈等 T1WI、等 T2WI 信号。增强扫描，明显均匀强化，脑膜增厚，伸入邻近脑沟呈"伪足样"改变。

（八）治疗

血管肉瘤因其罕见，目前尚无统一治疗标准，多数学者主张以手术切除为主的综合治疗。

一般而言，尽可能施行肿瘤局部广泛切除，局部切除不彻底者可加放疗。尽管肿瘤复发率较高，约有半数患者引流区淋巴结肿大，手术若同时施行淋巴结清扫，可降低复发率；化疗可按软组织肉瘤方案进行选择。

Koontz 等[145]认为，外科手术治疗后再联合放射治疗、贝伐单抗，可有效缓解病情。有学者指出[146 - 147]，使用以紫杉醇为基础的化疗方案可能会提高患者的生存期。

1. 手术治疗

彻底切除的根治性手术是血管肉瘤治疗的首选[148]，但单纯手术复发率和转移率较高；扩大切除虽值得推荐，但因血管肉瘤的侵袭性、多发性且患者在手术时常已有转移往往难以实现[8]。

（1）大多数头颈部血管肉瘤患者并不适合外科切除，颈部淋巴结转移率约为 3%，只在有明显颈部淋巴结转移表现及淋巴结转移高危时行颈部切开。

（2）心脏和大血管的血管肉瘤在没有转移证据的情况下可进行外科切除，完全切除可提高临床预后，接受心脏移植的患者的生存期与接受其他抗肿瘤治疗的患者类似[149]。

（3）乳腺原发血管肉瘤罕见，全乳切除似乎是最合适和有益的治疗[150]；手术切除对肝脏的孤立病灶已被证实有益[151]；手术是治疗脾血管肉瘤局部病灶的最好方式[152]。

（4）目前，对肾脏血管肉瘤的治疗多采用以手术切除为基础的综合治疗，即便如此，预后普遍很差，局部复发和远位转移是主要死亡原因。

2. 放射治疗

大范围切除后的辅助放疗是治疗局部病变的基本方式，辐射诱导的软组织肉瘤患者和单纯软组织肉瘤患者比起来有更大的局部复发和全身转移的可能，但预期类似，合适的照射是安全且有效的[153]。Linthorst 等[154]研究证实，放疗联合热疗可提高辐射诱导血管肉瘤的局部控制率。

根治性放疗对于无法进行化疗和手术的头颈部血管肉瘤患者有效，主要用于高级别肉瘤、切缘阳性、病变大于 5cm 和复发病灶。总照射剂量，低级别肉瘤为 60Gy，高级别肉瘤为 65Gy，切缘阳性患者可增加 5 ~ 10Gy，但总剂量不超过 75Gy。

复发性肉瘤是新辅助放疗的唯一指征，因颈部淋巴结转移的低发病率，并不采取颈部预防性照射。

由于辐射诱导的血管肉瘤的存在，头颈部肿瘤的放疗存在保留意见。

3. 化学治疗

一般认为，术前化疗可能会缩小肿瘤体积便于手术，并可消除微转移[155]。Bohn 等[156]指出，化疗还可提高放疗后的无法进行扩大切除的头颈部肉瘤的局部控制率。辅助化疗可使患者有限获益，且是转移性血管肉瘤的主要治疗方法。

临床上，常用化疗药物包括紫杉醇、阿霉素、表柔比星、异环磷酰胺、多西他赛、脂质体阿霉素、吉西他滨等，其疗效在文献报道中被普遍认可[157-158]。

Fujisawa 等[159]的研究结果表明，对没有进行手术的患者，紫杉醇方案可控制局部病变并预防转移，延长生存时间。Penel 等[160]报道，紫杉醇周疗方案在剂量为 $80mg/m^2$ 时患者耐受良好且有临床获益。Penel 等[161]的回顾性分析表明，阿霉素为基础的方案与每周紫杉醇方案疗效雷同；皮肤转移性血管肉瘤对每周紫杉醇的反应良好[162]。有学者认为[163]，基于阿霉素或紫杉醇的化疗对于已有转移的患者有效且非常必要。在 Merimsky 等[164]的 II 期临床试验中显示，吉西他滨可有效地维持病情稳定，甚至对标准化疗耐药的血管肉瘤有一定疗效。

4. 靶向治疗

近年来，随着对血管肉瘤中 VEGF 表达的研究进展，已有研究证明血管肉瘤高表达 VEGF - A[165-166]；亦有研究发现，VEGFR - 2 的缺失表达可导致更差的预后[167]。目前已有研究证明，高表达 VEGFR - 2 的血管肉瘤细胞在体外对抗 VEGFR 抗体药物 sorafenib、sunitinib 敏感[168]。

Maki 等[169]报道，索拉非尼单药可有效抑制血管肉瘤；但 Ray - Coquard 等[170]报道的 II 期临床试验结果表明，索拉非尼只对预先接受过治疗的晚期血管肉瘤患者显示有限的抗肿瘤活性，且对肿瘤的控制是短期的。

贝伐单抗可选择性地与 VEGF - R 结合并阻断其生物活性，联合化疗或放疗对于一些种类的 AS 有一定疗效[171-173]。Verschaegen 等[174]的研究显示，贝伐单抗、吉西他滨和多西他赛联合治疗软组织肉瘤有效。

Dickerson 等[163]认为，伊马替尼和达沙替尼对于 AS 有一定治疗作用。

(九)预后

1. 总体预后

血管肉瘤总体预后差，在一项纳入 16 例患者的研究中，患者中位生存期仅有 17 个月[175]，常常很快复发或转移到肺、脑及软组织等处[176]。Bhagyalakshmi 等[177]指出，血管肉瘤恶性程度高，无论采取什么样的治疗方法，约 1/5 的病例局部复发，约一半的病例可能在诊断后 1 年内死于转移，常转移至肝、肺、骨等处，亦可转移至局部淋巴结；5 年生存率 < 12%；早期发现、及时手术切除可能降低死亡率。

Khler 等[178]报道，血管肉瘤患者生存期中位数为 11 个月，49% 发生转移，20% 可局部复发。高远红等[16]报道，局部复发率可达 38.9%，远处转移率为 44.4%，最常见转移部位包括淋巴结、肺、肝脏、骨等。鲁丁瑜等[9]报道了 29 例血管肉瘤，出现复发或转移的中位时间为 6.8 个月；局部复发 14 例，占 48.3%，远处转移 11 例，占 37.9%，转移部位依次为淋巴结 5 例、肺 5 例、肝脏 5 例、骨 1 例、其他 3 例；生存期从治疗开始之日计算，全组生存期为 4 ~ 64 个月，平均 19.7 个月。

皮肤血管肉瘤恶性程度极高，进展快，呈浸润性生长，可突破骨膜等生理屏障侵袭骨皮质，复发率极高，预后不良。季青峰等[10]报道了 8 例皮肤血管肉瘤，6 例患者在术后 20 个月内出现复发，复发率为 75%，复发部位包括额部、眼睑、面部；术后 2 年内死亡 6 例，病死率 75%。4 例发现明确远处转移，转移部位分别为肺、肝脏、脾脏、腮腺、淋巴结。

头部和颈部皮肤的血管肉瘤最常见，预后很差，5 年无病生存率低于 50%，5 年生存率为 10% ~ 20%[179]。黄亮等[13]报道了 21 例头颈部血管肉瘤，总生存率 1 年为 7.22%，3 年为 41.3%，5 年为 27.5%，10 年为 1.38%，出现复发或转移的中位时间为 4 个月。

小肠血管肉瘤的预后较其他部位的血管肉瘤差，>1 年生存期的患者极为罕见，大部分患者死于术后或在诊断后几个月，平均生存期 30 周，在明确诊断后 1 ~ 208 周；肠道出血无法控制或急性呼吸衰竭是常见的直接死亡原因[51]。

脾脏血管肉瘤发展快，转移早，预后更差，仅 20% 的患者生存期超过 6 个月。但台湾长庚纪念医院报道 1 例 7 岁男孩脾切除术后已无病存活 16 年，是目前已知存活时间最长的患者[180]。自发性脾脏破裂是影响预后的一个重要因素，可能是因为增加了肿瘤腹腔种植转移及血行转移的风险。

原发性肾血管肉瘤预后更差，约 1/3 患者诊断时已为转移性病例，另有部分病例就诊时表现为孤立性肾肿物，但在手术后短期内即出现局部复发或远处转移；多数病例于诊断后 10 个月内死亡，仅有少数病例能长期无瘤生存；总的中位生存期 5 个月。诊断时无转移的患者中位生存期 10 个月，而诊断时即有转移的患者中位生存期仅为 8 周。

EAS 恶性程度极高，容易发生远处转移，局部复发率可高达 75%，远处转移率约 34%，最常见的转移部位为淋巴结、肺、肝脏、脾脏、骨、肾及肾上腺等，且大多数出现在治疗后 24 个月。荀文娟等[24]报道了 1 例男性，32 岁，左侧臀部肿物，红枣大小，无疼痛、破溃，术后病理诊断为 EAS；最初手术对肿瘤侵犯范围估计不足，原发部位未进行扩大根治切除，半年内复发 3 次，第 3 次复发的同时伴有广泛淋巴结转移。张海芳等[74]统计了在随访的骨原发性上皮样血管肉瘤 17 例患者中，8 例在半年内死亡，11 例在 2 年内死亡，17 例中有 10 例出现远处转移，最常见的转移部位为肺，其次为骨和软组织。作者诊治的 2 例骨原发性上皮样血管肉瘤，分别进行单纯化疗和手术治疗，1 例失访，1 例 2 个月后死亡。汤道强等[69]统计了文献报道的 12 例结肠原发性上皮样血管肉瘤，生存时间最长为46个月，最短1个月，平均12个月。

2. 预后相关因素

一般而言，血管肉瘤预后不良，多发病灶、手术切缘阳性、肿瘤的大小（直径 >5cm）、有丝分裂率（ >3HPF），浸润度（ >3mm）、局部复发、蔓延和远处转移已被证明是预后差的相关因素[181]；体力状态、肿瘤数量、手术治疗和放射治疗为总生存期的独立预后因素，综合治疗可有效提高患者的总生存期[182]。

1）肿瘤大小

肿瘤直径≤5cm的病例，生存率明显好于 >5cm的病例。Mark 等[183]报道，血管肉瘤5年生存率在肿瘤直径 <5cm及直径 >5cm的病例中分别为32%和13%。Leggio 等[104]认为，判断原发性肾血管肉瘤预后最重要的因素可能为原发病灶的大小，直径 <5cm的肿瘤与较大的肿瘤相比预后更好。既往文献报道的原发性肾血管肉瘤病例与Mark及Leggio报道的结果相似，其报道中2例肿瘤在≤5cm的病例术后生存期最长，无瘤生存期分别达到29个月、48个月；肿瘤 >5cm者，中位生存期仅约7个月。张敏等[184]的研究亦表明，生存期超过5年的患者初治时肿瘤均小于5cm。

2）其他因素

低度恶性的病例生存显著优于中、高度恶性者，低级别血管肉瘤较高级别生存期长[185]；Deyrup 等[186]报道，皮肤上皮样血管肉瘤会有较差的预后；肿瘤发现的时间与淋巴结水肿病史亦是局部血管肉瘤的预后因素之一[187]。

肿瘤局部切除、肿瘤局部扩大切除或截肢后加化疗或放射治疗 + 化疗的患者，预后明显优于单一治疗方法的病例及手术方式等；Gaumann 等[188]的一项研究发现，骨桥蛋白的表达可能与转移相关，导致预后不良。

小肠血管肉瘤预后差的因素包括年龄大（ >50岁的患者预后较 <50岁患者预后差）、分化差和胃肠道出血。

二、原发性心脏血管肉瘤

（一）概述

原发性心脏肿瘤非常少见，尸检结果提示其发病率仅为（0.17～0.33）/万，为转移性心脏肿瘤的1/40～1/20；75%为良性，25%为恶性。在恶性肿瘤中，肉瘤占75%[189]。

血管肉瘤在成人中最常见（儿童以横纹肌肉瘤居多），亦是继黏液瘤之后最常见的心脏肿瘤[190]。

原发性心脏血管肉瘤是一种来源于间充质的恶性肿瘤，病因不明，多发于20～60岁，男性发病率高于女性；80岁以上发生于右心房，66%～89%的患者发现时已有广泛转移，主要转移部位为纵隔淋巴结、肺和脊椎[191]。

（二）临床表现

心脏肿瘤往往经历较长时间的无症状期，临床症状主要为瘤体阻碍心脏血流、干扰瓣膜功能，引起心脏血流动力学改变；局部浸润引起心律失常、心包积液或填塞；肿瘤脱落引起栓塞，右心系统肿瘤可引起肺栓塞，左心系统肿瘤可引起体循环动脉栓塞；其他包括因弥漫性肺出血引起的咯血，以及肿瘤转移引起的症状。

反复心脏压塞是一种常见的并发症，心包穿刺可穿出血性液体，但通常检测不到肿瘤细胞[192]。

心脏血管肉瘤临床表现多样，肿瘤多位于右心房，随肿瘤所处位置、大小、对血流动力学影响及侵犯心肌的范围和大小不同而表现出不同的症状和体征。

若肿瘤侵及窦房结、房室传导系统和心肌，可引发心律失常；堵塞腔静脉时可伴右心衰竭表现，心包受累时可出现心脏压塞或积液等。贾可等[193]报道了 1 例女性，46 岁，双下肢凹陷性水肿，心脏彩超示心包腔大量积液，右心房占位病变，大小 92.7mm×70.5mm，有蒂与房间隔相连，三尖瓣口狭窄；CT 示右心房占位性病变，大小 90.7mm×71.5mm，边界尚清楚，与心壁有蒂相连，心影增大，右心房形态异常，心包腔大量积液；病理诊断为右心房血管肉瘤。

（三）影像学检查

通常可采用心脏彩色多普勒超声、CT、MRI 及 PET 等检查来判断肿瘤的范围及其对心功能的影响。

经胸壁超声心动图和经食管超声心动图在观察肿瘤大小、解剖位置以及心脏瓣膜异常方面发挥重要作用，它们的敏感性分别为 93% 和 97%[194]。

CT 和 MRI 可进一步了解肿瘤特征，MRI 能更精确地显示肿瘤的位置、边缘、局部扩散及毗邻情况，不足之处在于难以区别良、恶性肿瘤[195]。肿瘤组织浸润在摄取钆对比剂后能呈现"太阳光线"外观[196]，因此，MRI 增强扫描可区分肿瘤组织和血栓；PET 可用于早期发现肿瘤，区分良、恶性并判断肿瘤转移情况。

（四）组织病理

肿瘤的恶性程度与其位置密切相关，Meng 等[194]对 149 例原发性心脏肿瘤的回顾性分析表明，起源于心包的肿瘤通常为恶性，源于右心的肿瘤恶性程度亦较高，与房间隔附着较差，来源于心房后壁的肿瘤的恶性可能性亦较大。

组织学上，血管肉瘤多由内皮细胞异常分化产生。它既可表现为由吻合血管网构成的高分化肿瘤，亦可表现为由间变细胞紧密排列构成的低分化肿瘤。针对 CD31、CD34 和Ⅷ因子相关蛋白进行免疫组化染色，可帮助确定肿瘤是否来源于内皮细胞[197]。

血管肉瘤不同于内膜肉瘤，后者起源于内膜平滑肌细胞。作为起源于血管内皮细胞的肿瘤，心脏血管肉瘤不易与血肿引起的内皮细胞增生相鉴别。

Zu 等[198]对 1 例心脏血管肉瘤患者的分离肿瘤细胞进行细胞遗传学分析发现，其存在染色体数目的改变和结构的异常，荧光原位杂交提示 8 号染色体多倍体，免疫组化提示突变的 p53 基因产物在肿瘤细胞核内高表达。

（五）诊断

心脏肿瘤临床表现多样，无特异性，心脏彩超是心脏肿瘤诊断最简易的方法，但心脏彩超的局限性在于无法准确判断病变的性质，CT、MRI 能够准确判断肿瘤与周围组织的关系，初步确定肿瘤的良、恶性，但最终诊断依靠病理诊断[199]。

（六）治疗与预后

心脏血管肉瘤进展迅速，目前尚无理想的治疗方法，但多数学者认为，若无恶病质及广泛播散，外科手术辅以放、化疗仍是心脏恶性肿瘤首选治疗方法[200-202]。

外科手术可缓解心脏梗阻症状，改善心脏血流动力学，但手术效果并不令人满意，术后平均生存期为 9 个月，且与是否给予辅助化疗或放疗关系密切。Herrman 等[203]报道的 40 例心脏血管肉瘤患者中，16 例由于肿瘤进展过快未进行手术治疗，仅给予化疗等辅助治疗，平均生存期为 9 个月；24 例患者接受肿瘤切除术且多数接受辅助治疗，平均生存期为 10 个月，其中 8 例生存期达 12～36 个月。

手术肿块切除虽对缓解临床症状效果显著，但90%的患者诊断后9~12个月死亡，完整的手术切除+辅助化疗可延长生存期[204]。如肿瘤侵犯范围不大，可考虑连同室壁一起切除后进行心室重建；患者一般情况尚好可考虑心脏移植，但接受心脏原位移植手术与未进行该手术的患者比较，生存期无显著差异。

已发生转移的患者局部肿瘤切除术后行化疗效果差，因此建议对转移灶进行活检确诊后，进行术前化疗降低肿瘤负荷、清除微小转移灶后再行切除手术，疗效优于局部肿瘤切除。

三、原发性肺血管肉瘤

（一）概述

肺原发性血管肉瘤是起源于肺血管内皮细胞的恶性肿瘤，属于深部软组织血管肉瘤[205]。

肺是血管肉瘤最常见的转移部位，很多血管肉瘤病例皆以肺脏表现为首发症状，原发于皮肤以及心脏的血管肉瘤的肺脏转移率高达60%~80%[206-207]。但肺脏原发性血管肉瘤病例却罕见，目前报道仅10余例[208-212]。Patel等[213]总结了15例肺血管肉瘤患者临床资料，发现其在性别上没有显著差别，发病中位年龄为45岁，仅有一半患者有吸烟史。

（二）临床表现

肺部血管肉瘤的肺部临床表现没有特异性，最常见的临床表现为咯血或痰中带血，呼吸困难、胸痛、咳嗽等症状。

气胸常发生于头皮原发血管肉瘤肺转移的患者，发病率高达11%[214-215]；此外，肺出血、纵隔气肿、血气胸、肺间质病变、胸腔积液、肺动脉夹层等亦有报道[216-220]。除肺部临床表现之外，继发性肺血管肉瘤患者还可能出现原发病灶相关表现，如爆发性肝功能衰竭、心包积液等[221]。

（三）影像学检查

肺血管肉瘤的影像学检查目前以胸部X线和CT为主，MRI、PET-CT、经食管超声心动图[222]、头颅及腹部CT、骨扫描、纵隔镜[223]等检查方法对于原发灶与转移灶的发现以及肿瘤复发具有重要诊断价值。

王巍等[224]综合了5例原发性肺血管肉瘤患者临床资料，其主要X线表现为肺内多发结节或肺内、肺门块影，可出现心包积液和胸腔积液，但病例数较少。

转移性肺血管肉瘤的胸部CT表现以双肺多发实性结节性病变最为常见，也有患者表现为多发薄壁囊性变，这种囊性变往往伴有肺内出血性改变[225]。此外，CT还可见空洞、气胸及血胸的发生[226]。患者的胸部X线片中常可发现双肺多发结节病变伴有浸润改变，气胸或胸腔积液的影像学特点[227-228]。

（四）组织病理

O'Hara等[229]指出，血管肉瘤的组织病理学特征在不同病例中各有不同，在同一病例的不同病灶也可有所不同。

血管肉瘤常为浸润性病灶，没有包膜，与正常组织没有清晰的分界。异常的多形性恶性内皮细胞是血管肉瘤的标志，细胞可以为圆形、多角形或梭形，形态可以类似上皮细胞。

在高分化病变区域，异常上皮细胞形成有功能的血窦，与正常血管管腔相通；恶性程度稍高一些的病变区域的细胞会更加混乱，无法形成境界清楚的腔隙，异常细胞会由单层变成多层，或形成乳头状改变突入血管腔内；低分化病变区域中，恶性上皮细胞形成连续片状结构，常伴有出血或坏死区域，使之与其他恶性肿瘤难以鉴别[120]。

电子显微镜观察血管肉瘤，瘤组织中血管形成是所见的主要结构，瘤细胞间的连接主要为紧密连接，肿瘤细胞为不完整的基板包绕，其内可见增生活跃的内皮细胞，细胞体大，形态不规则，常常为多层突入管腔；血管腔大小不一，或裂隙状，或呈闭锁状态，仅见基板包绕的细胞团块。

肿瘤主质细胞以内皮细胞为主，其中混杂有周细胞（外皮细胞）、纤维母细胞、平滑肌样细胞和组织细胞等。

瘤细胞的超微结构示瘤细胞胞核圆形、卵圆形或不规则形，胞质较少，细胞器稀少，常可见少量微泡。

有时可见到 Weibel - Palade 小体，W - P 小体是内皮细胞的标志性结构，为高电子密度的棒状小体，内含纵行小管，纵切面可见纵行条纹，横切面可见横断的小管。

周细胞常为多量外板包绕细胞周围，位于内皮细胞外侧，胞质相对较丰富，多见胞质突起，有时可见致密体的肌丝[230]。

（五）免疫组化

目前，在肺血管肉瘤的诊断中，CD34、CD31、Ⅷ因子相关抗原（von Willebrand 因子）、荆豆凝集素 - 1（Ulex Europaeus agglutinin - 1，UEA - 1）以及波形蛋白 Vamentin 较为常用，它们都是血管来源内皮细胞的特异性标记。

有文献报道[231-232]，Ⅷ因子相关抗原及 CD31 是血管肉瘤最特异性的标记抗体，尤其是在低分化的肿瘤病例中。另外，S - 100、HMB - 45、EMA、CK、TTF 等也常用于血管肉瘤与其他病变的鉴别诊断[233]，S - 100 与 HMB - 45 阳性提示恶性黑色素瘤，EMA 阳性提示肿瘤为上皮来源[234]，CK与 TTF 阳性则肺腺癌可能性大。

（六）诊断与鉴别诊断

1. 诊断

肺血管肉瘤的诊断主要依靠影像学及病理学检查，而病理学检查是唯一的确诊方法。

影像学评估目前主要通过胸部 X 线、CT 发现肺部病变，一旦怀疑为肺血管肉瘤，还需进行MRI、PET - CT、经食管超声心动图、头颅及腹部 CT、骨扫描、纵隔镜等检查以寻找原发灶或其他转移病灶。

获得组织标本进行活检对诊断具有重要价值，纤维支气管镜下取活检在临床是一种常用方法，但其术前诊断率较低[235]。若操作可行，经胸壁细针穿刺活检是一种创伤性较小且诊断率稍高的方法。

2. 鉴别诊断

肺部血管肉瘤为原发或继发很难鉴别，因为它们在临床表现及组织病理学检查中几乎没有差别。因此，肺血管肉瘤的鉴别诊断主要是与肺部其他原发或继发病变的鉴别，由于肺血管肉瘤临床表现十分不特异，因此进行鉴别诊断时首选组织病理学检查。

1）肺腺癌

临床常见，且恶性程度高，其临床表现与肺血管肉瘤相似；镜下观察肺腺癌无血管腔形成，免疫组化 CD34、CD31 阴性，而 CK、TTF 阳性。

2）肺上皮样血管内皮瘤

一种低度恶性血管内皮来源肿瘤，瘤细胞在丰富透明黏液基质中呈巢和角状排列，构成的管腔样结构更多见。细胞异型不明显，核分裂象少见，坏死和出血少见。

3）胸膜恶性间皮瘤

瘤体主要在胸膜，多呈胸膜弥漫性结节浸润，镜下很少有幼稚血管腔和单细胞管腔形成，出血坏死不多见。免疫组化，CK5/6 和 calretinin 可以阳性。

4）黑色素瘤

瘤体内含有黑色素，有巢状结构但没有血管形成区，免疫组化 S－100 和 HMB－45 阳性。

5）肺硬化性血管瘤

由 Ⅱ 型肺泡上皮发生的肺内良性肿瘤，组织学见到细胞呈片状乳头状生长，无异型性及单个细胞管腔形成。

6）Kaposi 肉瘤

Kaposi 肉瘤有时与血管肉瘤难以鉴别。侵袭肺的 Kaposi 肉瘤多发于 AIDS、长期使用免疫抑制剂、器官移植和吸毒的人群中，肿瘤结节主要由非典型核及有丝分裂活性的纺锤形间质细胞组成，瘤细胞间有网状纤维包绕，可以出现玻璃样小球，细小的血铁质沉着。没有衬以血管内皮细胞相互吻合的血管腔。

（七）治疗与预后

1. 治疗

对于局部肺血管肉瘤，大部分研究者认为手术治疗是首选方法，手术联合放疗且放疗剂量 ≥ 50Gy 的方法可能是最佳的治疗方式[16]；对于转移性病变，化疗则是首选治疗方法，常用药物有阿霉素、紫杉醇、甲氨蝶呤、环磷酰胺等。

2. 预后

肺血管肉瘤预后极差，诊断后平均存活时间仅为 9 个月；影响预后的因素主要有肿瘤大小、肿瘤恶性程度、治疗方式、术中肿瘤切缘是否干净、有丝分裂指数高低等。

四、原发性肝血管肉瘤

（一）概述

原发性肝血管肉瘤（primary hepatic angiosarcoma，PHA）是一种罕见的肝脏恶性肿瘤，现已明确该肿瘤是源自血窦内皮细胞，故亦称为血管内皮细胞肉瘤（hemangio endothelial sarcoma）或恶性血管内皮瘤。

1. 发病情况

原发性肝血管肉瘤罕见，全球每年约有 200 例报道，日本曾报道 17417 例原发性肝脏恶性肿瘤尸检中有 40 例为肝血管肉瘤（占比 0.2%）；美国年发生约 25 例，中国多为个案报道。

原发性肝血管肉瘤多发生于男性，男女之比为（3～5.51）：1，发病高峰年龄在 60～70 岁，少数发生在儿童（多在 3～5 个月婴儿）。

2. 发病原因

绝大多数肝血管肉瘤病因不明。一般而言，原发性肝血管肉瘤的发生与环境中致癌因素有关，如钍矿、氯乙烯、砷和雄激素，其他病原或致病因素还包括硫化铜、雌激素、苯乙肼、放射治疗、化疗药物和色素沉着病。

近年来，国外报道一些与化学物质有关的肝血管肉瘤，认为与接触氯乙烯有关。美国一个氯乙烯厂 1183 名工人中有 7 例发生肝血管肉瘤，平均潜伏期为 17 年。少数病例还发生于服用合成类固醇、雌激素及避孕药后，其潜伏期在 10 年以上；本病潜伏期几乎总是长达 25～30 年，甚至更长。

（二）临床表现

肝血管肉瘤临床表现为不明原因的肝脏肿大，伴有一些消化道症状，可有腹痛、腹部不适、乏力、恶心、食欲差、体重减轻、发热等。

病程进展较快，晚期可有黄疸、腹水，腹水呈淡血性；常有肝外转移，多为血行播散，可转移至肺、胰、脾、肾和肾上腺等，以肺转移最为常见。

本病约 25% 的患者合并肝硬化，因肿瘤内存在动静脉分流可引起心力衰竭；血小板在肿瘤内大量消耗，可引起弥散性血管内凝血。

查体常发现肝大，伴或不伴脾大和血小板减少症。早期门静脉高压不多见，但部分因暴露于氯乙烯环境致病的患者可在肿瘤发病前出现门静脉高压；临床上还可出现肿瘤破裂和急性腹腔积血[236]。

（三）实验室检查

有氯乙烯接触史，常有白细胞、血小板减少，凝血酶原时间延长，肝功能异常，ALP 升高，高胆红素血症。

实验室检查包括贫血、白细胞增多（65%）或白细胞减少（25%），血小板减少（62%）。约 2/3 的病人有肝功能异常。一组病例磺溴酞钠潴留试验（BSP）阳性者占 100%，ALP 升高占 85%，凝血酶原时间延长占 72%，高胆红素血症 60%，部分患者有 ALT 升高。

（四）影像学检查

X 线、CT、肝核素扫描发现肝占位和充盈缺损等变异，胸部 X 线片可示有肺不张或胸膜肿块，在同胶质二氧化钍有关的血管肉瘤病例中，腹部平片能发现不透明的肝、脾和腹腔淋巴结影；CT 可发现不匀质低密度占位病变及肿瘤破裂影像；肝血管造影显示异常血管形态，肿瘤周边持续染色和中央放射透光区。

B 超、常规 CT 诊断血管肉瘤的特异性不强，增强 CT 和 MRI 有重要诊断价值。

（五）组织病理

对于肝血管源性肿瘤，尤其是血管肉瘤，穿刺可能引起严重的出血事件。因此，开腹行肝脏活检仍是诊断肝血管肉瘤的首选。

另一方面，穿刺组织取材少，或穿刺不到位，没取到有代表肿瘤特点的组织，常常会导致病理诊断错误。

1. 肝血管肉瘤的病理演变

肝血管肉瘤的演变过程可能有 5 个主要途径，肝小叶窦内皮细胞从非典型增生到间变细胞增生，肝细胞初期增生，随之萎缩和消失；窦周间隙纤维组织增生，进行性窦扩张到血肿形成，窦壁细胞和汇管区毛细血管内皮细转化为肉瘤细胞。

2. 大体观

大体上，肿瘤通常为多发性结节，亦可见巨块形，单个瘤体直径较大，多为 4～20cm，边界不清，可累及整个肝脏。

切面肿瘤组织呈暗红色，蜂窝状，伴出血、坏死、囊性变或纤维化、钙化，肿瘤内可充满含不凝血液的腔隙。

3. 病理特征

瘤组织呈有瘤细胞衬附的海绵状血管腔样结构。瘤细胞沿血窦、终末肝静脉和门静脉分支扩散，在肝板上呈支架样或覆盖式生长，致肝板解离，肝细胞萎缩或消失，快速生长的瘤组织内可见残留的肝细胞。

分化差的区域瘤组织呈实性片状，瘤细胞混合穿插在胆管、血管和胶原间，形成大的富于细胞的漩涡状结构，可见细胞内嗜酸性小球。

瘤细胞呈梭形或多形性、大小不一，胞质较少、略嗜酸性、淡染、边界不清，核卵圆形或梭形、深染、异型；有的瘤细胞核大、多角形及多核，常见核分裂象；有的则为多核瘤巨细胞，少数瘤细胞有吞噬现象。

瘤细胞大量增生可形成突向管腔的乳头，腔内有血凝块和瘤细胞碎片。瘤细胞也可大量增生形成结节状团块，似纤维肉瘤。瘤组织中可见髓外造血和梗死灶，间质纤维反应较轻，可见残留的肝细胞条索及增生的胆小管。网状纤维染色显示瘤细胞位于网状纤维环内侧，瘤细胞间无网状纤维。

病变早期，肿瘤细胞沿血窦浸润生长，保留血窦结构。通常可见胆汁淤积的肝细胞呈玫瑰花环样排列，伴胆栓形成，血窦闭塞和乳头形成。随病变进展，血窦扩张呈海绵状血管腔结构。

网状纤维染色显示瘤细胞位于网状纤维环内侧，瘤细胞间无网状纤维。多数的高分化肝血管肉瘤仅表现为胞质丰富、轻度异型性内皮细胞沿肝细胞索排列或类似海绵状血管瘤，但是高倍镜下内皮细胞有轻度异型性，偶见乳头状突起。

儿童典型的肝血管肉瘤由梭形细胞组成，梭形细胞混合穿插在胆管、血管和胶原间，形成大的富于细胞的漩涡状结构。大部分病例可见细胞内嗜酸性、PAS 阳性小球，有时嗜酸性小球的数量可以很多。

（六）诊断与鉴别诊断

1. 诊断

诊断依靠病理检查，以肝组织活检为最可靠。Burston 提出 3 项诊断标准，即病理形态似库普弗细胞，有血管形成倾向，有吞噬现象。

因穿刺活检诊断肝血管肉瘤可能导致大出血事件，故术前通过影像学做出肝血管肉瘤的诊断是十分有价值的。有时，穿刺组织取自纤维性和反应性区域，这使得病理医师做出反应性、炎性、纤维性或充血性病变的错误诊断。

偶见高分化血管肉瘤的血管内皮细胞过于扁平，观察困难，并且内皮细胞衬附于厚的肝细胞索，致误诊为肝细胞癌。实性区可形似纤维肉瘤。

2. 鉴别诊断

转移性和肝原发性血管肉瘤无法鉴别。有报道指出，仅有 50% 的血管肉瘤得到正确诊断；在诊断时应注意与各种肉瘤和肝卵黄囊瘤等鉴别。

临床上肝血管肉瘤易与肝弥漫性毛细血管瘤相混淆，亦很难与肝母细胞瘤相鉴别；在成年人肝血管肉瘤须与未分化肝细胞癌鉴别，前者瘤细胞质呈嗜酸性，后者呈嗜碱性，而且异质明显，多处取材可见癌细胞带有肝细胞性状，可资鉴别。

（七）治疗与预后

该肿瘤恶性度高，病程发展快，肿瘤切除机会少，总的预后差。局限性结节不伴有肝硬化者，争取早期发现，早期手术切除；不能切除的肿瘤，可考虑采用化疗。

肝血管肉瘤呈相对放射抵抗性，故尽可能手术切除，术后联合化疗可提高患者的无瘤生存期，有的患者可由此获得术后 10 年生存仍无复发。

　　总体上，肝血管肉瘤预后差，可发生肺、骨、腹膜和脾脏等远处转移，非手术患者多在确诊后 6～12 个月内死亡，生存超过 2 年者不足 3%；主要死因包括肝功能衰竭、胃肠道出血、腹腔内出血等。

（刘　冬）

参考文献

[1] Bilski M, Kamiński G, Dziuk M. Metabolic activity assessment of cardiac angiosarcoma by [18]FDG PET – CT[J]. Nucl Med Rev Cent East Eur, 2012, 15(1): 83 – 84.

[2] Holden CA, Spaull J, Das AK, et al. The histogenesis of angiosarcoma of the face and scalp: An immunohistocheni-cal and ulterastmitural Studay[J]. Histopathology, 1987, 11(1): 37 – 51.

[3] 吴晃，谢军，李兆丽，等. 骨原发性上皮样血管肉瘤临床病理观察[J]. 诊断病理学杂志，2014，21(1): 47 – 50.

[4] Perez – Atayde AR, Achenbach H, Lack EE. High – grade epithelioid angiosarcoma of the scalp An immunohistochem-ical and ultrastructural study[J]. Am J Dermatopathol, 1986, 8(5): 411 – 418.

[5] Wenig BM, Abbondanzo SL, Heffess CS. Epithelioid angiosarcoma of the adrenal glands. A clinicopathologic study of nine cases ith a discussion of the implications of finding"epithelial – specific" arkers[J]. Am J Surg Pathol, 1994, 18(1): 62 – 73.

[6] Coindre JM, Terrier P, Guillou L, et al. Predictive value of grade for metastasis development in the main histologic types of adult soft tissue sarcomas: a study of 1240 patients from the French Federation of Cancer Centers Sarcoma Group[J]. Cancer, 2001, 91: 1914 – 1926.

[7] Takahashi M, Ohara M, Kimura N, et al. Giant primary angiosarcoma of the small intestine showing severe sepsis[J]. World J Gastyoenterol, 2014, 20(43): 16359 – 16363.

[8] Al Beteddini OS, Brenez D, Firket C, et al. Colonic angiosarcoma: a case report and review of literature[J]. Int J Surg Case Rep, 2013, 4(2): 208 – 211.

[9] 鲁丁瑜，李娜，李志平. 29 例血管肉瘤的临床病理分析[J]. 四川大学学报（医学版），2017，48(4): 645 – 646.

[10] 季青峰，姚刚. 皮肤血管肉瘤诊治 8 例报道[J]. 南京医科大学学报（自然科学版），2018，38(5): 709 – 712.

[11] Reardon MJ, Walkes JC, Benjamin R. Therapy insight: malignant primary cardiac tumor[J]. Nat Clin Pract Cardio-vasc Med, 2006, 3(10): 548 – 553.

[12] 冯向东，张红凯. 直肠血管肉瘤 1 例[J]. 世界华人消化杂志，2010，18(9): 954 – 957.

[13] 黄亮，高明，张艳. 头颈部血管肉瘤 21 例临床分析[J]. 中国肿瘤临床，2009，36(23): 1343 – 1345.

[14] Cerilli LA, Huffman HT, Anand A. Primary renal angiosarcoma: A case report with immunohistochemical, ultrastructur-al, and cytogenetic features and review of the literature[J]. Arch Pathol Lab Med, 1998, 122(10): 929 – 938.

[15] Pawlik TM, Paulino AF, McGinn CJ, et al, Cutaneous angiosarcoma of the scalp: A multidisciplinary approach[J]. Cancer, 2003, 98(8): 1716 – 1726.

[16] 高远红，张玉晶，钱图南，等. 血管肉瘤的临床分析[J]. 中国放射肿瘤学杂志，2000，9(4): 248 – 251.

[17] 余亮，陈涛. 肢体软组织血管肉瘤超声表现一例[J]. 中华医学超声杂志（电子版），2014，11(1): 24.

[18] 刘自力. 胃血管肉瘤 1 例[J]. 医学影像学杂志，2012，22(1): 70, 74.

[19] Naka N, OhsawaM, Tomita Y, et al. Angiosarcoma in Janpan: a review of 99 cases[J]. Cancer, 1995, 75(4): 989 – 996.

[20] 李焱，王继萍，李金鹏，等. 腹膜后深部软组织血管肉瘤 1 例[J]. 中国医学影像技术，2013，29(12): 2070.

[21] 熊晓峰，钟麟. 大网膜恶性血管内皮瘤一例[J]. 中华小儿外科杂志，2003，24(5): 472.

[22] 丁妍，袁培人，王占东，等. 子宫颈恶性血管内皮瘤 1 例[J]. 临床与实验病理学杂志，2005，20(3): 375.

[23] Sundaram M, Vetrichevvel TP, Subramanyam S, et al. Primary multicentric cutaneous epithelioid angiosarcoma[J]. Indian Dermatol Venereol Leprol, 2011, 77(1): 111 – 121.

[24] 荀文娟，何春年. 上皮样血管肉瘤 1 例报道并文献复习[J]. 临床与实验病理学杂志，2011，27(9): 980 – 983.

[25] Val – Bernal JF, Figols J, Arce FP, et al. Cardiac epithelioid angiosarcoma presenting as cutaneous metastases[J].

J Cutan Pathol, 2001, 28(5): 265 - 270.

[26] 龚圣勇, 文长友, 田龙. 甲状腺上皮样血管肉瘤 1 例[J]. 临床与实验病理学杂志, 2013, 29(1): 108 - 109.

[27] Balaji GG, Arockiaraj JS, Roy AC, et al. Primary Epithelioid Angiosarcoma of the Calcaneum: A Diagnostic Dilemma[J]. J Foot Ankle Surg, 2014, 53(2): 239 - 242.

[28] 陈国勤, 刘桂红, 莫明聪, 等. 肺上皮样血管肉瘤临床病理观察[J]. 诊断病理学杂志, 2013, 20(2): 81 - 84.

[29] Wan Musa WR, Abdulwakil Elraied MA, Phang KS, et al. Primary epithelioid angiosarcoma of the lung presenting as left - sided houlder pain[J]. Ann Acad Med Singapore, 2010, 39(8): 658 - 659.

[30] Tane S, Tanaka Y, Tauchi S, et al. Radically resected epithelioid ngiosarcoma that originated in the mediastinum[J]. Gen Thorac ardiovasc Surg, 2011, 59(7): 503 - 506.

[31] Geramizadeh B, Safari A, Bahador A, et al. Hepatic angiosarcoma f childhood: a case report and review of literature[J]. J Pediatr urg, 2011, 46(1): 9 - 11.

[32] Muzumder S, Das P, Kumar M, et al. Primary epithelioid angiosarcoma of the breast masquerading as carcinoma[J]. Curr Oncol, 2010, 17(1): 64 - 69.

[33] 万丽, 郑海红, 吴亮, 等. 乳腺原发性血管肉瘤 1 例[J]. 临床与实验病理学杂志, 2008, 24(1): 128.

[34] Richer M, Barkati M, Meunier C, et al. Vaginal epithelioid angiosarcoma: a potential pitfall in gynecologic pathology[J]. Low Genit ract Dis, 2014, 18(2): e38 - e42.

[35] Abbasov B, Munguia G, Mazal PR, et al. Epithelioid angiosarcoma f the bladder: report of a new case with immunohistochemical profile and review of the literature[J]. Pathology, 2011, 43(3): 290 - 293.

[36] Hart J, Mandavilli S. Epithelioid angiosarcoma: a brief diagnostic eview and differential diagnosis[J]. Arch Pathol lab Med, 2011, 135(2): 268 - 272.

[37] Agaimy A, Kirsche H, Semrau S, et al. Cytokeratin - positive epithelioid angiosarcoma presenting in the tonsil: a diagnostic challenge[J]. Human Pathology, 2012, 43(7): 1142 - 1147.

[38] Figueiredomt A, Marquesl A, Camppus - Filho N. Soft tissue Sarcomas of the head and neck in adults and children: experience at a single institution and a review of the literature[J]. Int J Cancer, 1998, 41(2): 198 - 200.

[39] Rouhani P, Fletcher CD, Devesa SS, et al. Cutaneous soft issue sarcoma incidence patterns in the U. S.: an analysis f 12 114 cases[J]. Cancer, 2008, 113(3): 616 - 627.

[40] Al Enezi M, Brassard A. Chronic venous ulceration with ssociated angiosarcoma[J]. J Dermatol Case Rep, 2009, 3(1): 8 - 10.

[41] 黄代祥, 何琳, 王文献. 右侧颈部巨大上皮样血管肉瘤 1 例[J]. 中国医学影像技术, 2005, 21(6): 949 - 950.

[42] 齐晓薇, 周乐源, 吴玉玉. 头颈部血管肉瘤 3 例[J]. 中国煤炭工业医学杂志, 2004, 7(8): 719 - 720.

[43] 李文军. 颈部血管肉瘤 1 例报道[J]. 中国实用神经疾病杂志, 2006, 9(5): 176.

[44] 李友涛, 席亚鸣. 颈部巨大软组织血管肉瘤 1 例报道[J]. 暨南大学学报(医学版), 2010, 31(2): 226 - 228.

[45] Manouras A, Giannopoulos P, Toufektzian L, et al. Splenic rupture as the presenting manifestation of primary splenic angiosarcoma in a teenage woman: a case report[J]. J Med Case Reports, 2008, 2: 133.

[46] Oztürk E, Mutlu H, Snmez G, et al. Primary angiosarcoma of the spleen[J]. Turk J Gastroenterol, 2007, 18(4): 272 - 275.

[47] Hai SA, Genato R, Gressel I, et al. Primary splenic angiosarcoma: case report and literature review[J]. J Natl Med Assoc, 2000, 92(3): 143 - 146.

[48] 王亦秋, 田庆忠, 胡远超, 等. 原发性脾脏血管肉瘤 1 例报告[J]. 南京医科大学学报(自然科学版), 2013, 33(3): 419 - 421.

[49] Li R, Ouyang ZY, Xiao JB, et al. Clinical characteristics and prognostic factors of small intestine angiosarcoma: a retrospective clinical analysis of 66 cases[J]. Cell Physiol Biochemi, 2017, 44(2): 817 - 827.

[50] Nai Q, Ansari M, Liu J, et al. Primary small Intestinal angiosarcoma: epidemiology, diagnosis and treatment[J]. J Clin Med Res, 2018, 10(4): 294 - 301.

[51] 曾英, 马强, 钟鹏, 等. 小肠血管肉瘤 2 例报道[J]. 诊断病理学杂志, 2019, 26(1): 44 - 47.

[52] 孙传涛, 童强, 李胜保, 等. 小肠血管肉瘤致腹腔内出血 1 例报道并文献复习[J]. 中华全科医学, 2018, 16(1): 164 - 166.

[53] 刘晓冬, 刘爱连. 小肠血管肉瘤 2 例[J]. 中国医学影像技术, 2015, 31(12): 1860 - 1860.

[54] 闫慧明，张明明，贾彬，等. 小肠上皮样血管肉瘤伴出血穿孔 1 例报告[J]. 中国实用外科杂志，2013，33 (1)：85 - 86.

[55] 董志伟，徐越超. 小肠原发性血管肉瘤 1 例并文献复习[J]. 胃肠病学，2017，22(11)：703 - 704.

[56] 杨洁，王琦，武希润，等. 小肠上皮样血管肉瘤一例[J]. 中华临床医师杂志(电子版)，2013，7(5)：2281 - 2282.

[57] Uchihara T, Imamura Y, Iwagami S, et al. Small bowel perforation due to indistinguishable metastasis of angiosarcoma：case report and brief literature review[J]. Surg Case Rep, 2016, 2(1)：1 - 5.

[58] Benis, Szilágyi A, Izbéki F, et al. Intestinal bleeding and obstruction in the small intestine caused by metastatic thyroid angiosarcoma Case report[J]. Orv Hetil, 2014, 155(23)：918 - 921.

[59] 李宁，李维华，李州利，等. 肾原发性上皮样血管肉瘤伴肾盂移行细胞癌[J]. 中华外科杂志，1997，35 (5)：294.

[60] 范智勇，王荣霞，哈英娣. 肾血管内皮肉瘤 1 例报告[J]. 天津医药，1997，25(5)：320. 33.

[61] 曹志刚，曾金云，熊敏，等. 肾血管肉瘤 1 例报告[J]. 临床泌尿外科杂志，1997，12(5)：320.

[62] 阮春荣，吴清俊，薛俊仁，等. 原发性肾脏血管肉瘤：病例报告及文献回顾[J]. 中华放射线医学杂志(台湾)，2000，25(2)：87 - 88.

[63] 韩苏军，李长岭，寿建忠. 原发性肾血管肉瘤 - 附 1 例报告并结合文献复习[J]. 癌症进展杂志，2007，5 (2)：200 - 205.

[64] Zacaris Fohrding L, Macher A, Braunstein S, et al. Small intestine bleeding due to multifocal angiosarcoma[J]. World J Gastyoenterol, 2012, 18(44)：6494 - 6500.

[65] Brown CJ, Falck VG, Maclean A. Angiosarcoma of the colon and rectum：report of a case and review of the literature [J]. Dis Colon Rectum, 2004, 47(12)：2202 - 2207.

[66] 高仁里，王燕，叶敏. 结肠上皮样血管肉瘤 1 例[J]. 临床肿瘤学杂志，2018，23(3)：287 - 288.

[67] 周宁，谭晓姝，陈俐巧，等. 胃原发性上皮样血管肉瘤 1 例报道[J]. 诊断病理学杂志，2016，23(12)：963 - 964.

[68] 汤道强，刘强，朱建善. 结肠原发性上皮样血管肉瘤 1 例报道[J]. 诊断病理学杂志，2010，17(3)：223 - 224.

[69] Kudva R, Perveen S, Janardhana A. Primary epithelioid angiosarcoma of bone：a case report with immunohistochemical study[J]. Indian J Pathol Microbiol, 2010, 53(4)：811 - 813.

[70] Bürk J, Gerlach U, Baumann T, et al. Epithelioid angiosarcoma of he scapula[J]. In Vivo, 2010, 24(5)：783 - 786.

[71] Verbeke SL, Bertoni F, Bacchini P. Distinct histological features haracterize primary angiosarcoma of bone[J]. Histopathology, 2011, 58(2)：254 - 264.

[72] Mendeszoon MJ, Mendeszoon ERJr, Rasmussen S, et al. Epithelioid angiosarcoma of the talus[J]. J Foot Ankle Surg, 2011, 50(1)：87 - 92.

[73] 周荣，毛椿平，饶兰. 颅骨上皮样血管肉瘤 1 例及相关文献复习[J]. 山西医科大学学报，2018，49(7)：874 - 875.

[74] 张海芳，李德本，张新华，等. 骨原发性上皮样血管肉瘤 2 例报道并文献复习[J]. 临床与实验病理学杂志，2012，28(5)：546 - 549

[75] Penel N, Marréaud S, Robin YM, et al. Angiosarcoma：State of the art and perspectives[J]. Crit Rev Oncol Hematol, 2011, 80(2)：257 - 263.

[76] Qureshi SS, Rekhi B, Pungavkar S, et al. Congenital angiosarcoma of the arm in a pediatric patient：A therapeutic dilemma[J]. J Clin Oncol, 2012, 30(9)：e112 - e114.

[77] Kern SB, Gott L, Faulkner JII. Occurrence of primary renal angiosarcoma in brothers[J]. Arch Pathol Lab Med, 1995, 119：75 - 78.

[78] Bode - Lesniewska B, Zhao J, Speel EJ, et al. Gains of 12q13 - 14 and overexpression of mdm2 are frequent findings in intimal sarcomas of the pulmonary artery[J]. Virchows Arch, 2001, 438(1)：57 - 65.

[79] 孙宇楠，王思亮，吴荣. 血管肉瘤的诊疗进展[J]. 现代肿瘤医学，2014，22(11)：2763 - 2767.

[80] Sherid M, Sifuentes H, Brasky J, et al. Clinical and endoscopic features of angiosarcoma of the colon：two case reports and a review of the literature[J]. Gastrointest Cancer, 2013, 44(1)：12 - 21.

[81] Stewart FW, Treves N. Lymphangiosarcoma in postmastectomy lymphedema；a report of six cases in elephantiasis chirurgica[J]. Cancer, 1948, 1：64 - 81.

[82] Chen KT, Hoffman KD, Hendricks EJ. Angiosarcoma following therapeutic irradiation[J]. Cancer, 1979, 44(6)：2044 - 2048.

[83] Huang J, Mackillop WJ. Increased risk of soft tissue sarcoma after radiotherapy in women with breast carcinoma[J]. Cancer, 2001, 92: 172 - 180.

[84] Okano A, Sonoyama H, Masano Y, et al. The natural history of a hepatic angiosarcoma that was difficult to differentiate from cavernous hemangioma[J]. Intern Med, 2012, 51(20): 2899 - 2904.

[85] Gladish GW, Sabloff BM, Munden RF, et al. Primary thoracic sarcomas[J]. Radio Graphics, 2002, 22: 621 - 637.

[86] Ron E. Cancer risks from medical radiation[J]. Health Phys, 2003, 85: 47 - 59.

[87] Locker GY, Doroshow JH, Zwelling LA, et al. The clinical features of hepatic angiosarcoma: a report of four cases and a review of the English literature[J]. Medicine(Baltimore), 1979, 58: 48 - 64.

[88] Khalil MF, Thomas A, Aassad A, et al. Epithelioid angiosarcoma of the small intestine after occupational exposure to radiation and polyvinyl chloride: a case Report and review of literature[J]. Sarcoma, 2005, 9(3 - 4): 161 - 164.

[89] Ahmed I, Hamacher KL. Angiosarcoma in a chronically immunosuppressed renal transplant recipient: report of a case and review of the literature[J]. Am J Dermatopathol, 2002, 24: 330 - 335.

[90] Patsios D, de Perrot M, Tsao MS, et al. Epithelioid angiosarcoma of the lung: a rare late complication of Lucite plombage[J]. Br J Radiol, 2006, 79: e36 - e39.

[91] Naito S, Shimizu K, Nakashima M, et al. Overexpression of Ets - 1 transcription factor in angiosarcoma of the skin [J]. Pathol Res Pract, 2000, 196: 103 - 109.

[92] Fedok FG, Levin RJ, Maloney ME, et al. Angiosarcoma: Current review[J]. Am J Otolaryngol, 1999, 20(4): 223 - 228.

[93] Askari A, Novick A, Braun W, et al. Lateureteral obstruction and hematuria from denovo angiosarcoma in a renal transplant patient[J]. J Urol, 1980, 124: 717.

[94] Adjiman S, Zerbib M, Flam T, et al. Genitourinary tumors and HIV - 1 infection[J]. Eur Urol, 1990, 18: 61.

[95] Liu DS, Smith H, Lee MM, et al. Small intestinal angiosarcoma masquerading as an appendiceal abscess[J]. Ann R Coll Surg Engl, 2013, 95(1): 22 - 24.

[96] 卢吉平, 刘雄, 肖建林, 等. 原发性跟骨血管肉瘤一例并文献复习[J]. 医学临床研究, 2013, 30(9): 1770 - 1773.

[97] Rufusj M, Luum T, Joel S, et al. Angiosarcoma of the head and neck(The UCLA Experience 1955 through 1990) [J]. Arch Oto laryngol Head Neck Surg, 1993, 119(9): 973 - 997.

[98] Holdenc A, Spittlenm F, Jonese W, et al. Angiosarcoma of the face and scalp, prognosis and treatment[J]. Cancer, 1987, 59(5): 1046 - 1057.

[99] Riles E, Gupta S, Wang DD, et al. Primary cardiac angiosarcoma: A diagnostic challenge in a young man with recurrent pericardial effusions[J]. Exp Clin Cardiol, 2012, 17(1): 39 - 42.

[100] Neuhauser TS, Derringer GA, Thompson LD, et al. Splenic angiosarcoma: a clinicopathologic and immunophenotypic study of 28 cases[J]. Mod Pathol, 2000, 13(9): 978 - 987.

[101] Falk S, Krishnan J, Meis JM. Primary angiosarcoma of the spleen. A clinicopathologic study of 40 cases[J]. Am J Surg Pathol, 1993, 17(10): 959 - 970.

[102] Singla S, Papavasiliou P, Powers B, et al. Challenges in the treatment of angiosarcoma: a single institution experience[J]. Am J Surg, 2014, 208(2): 254 - 259.

[103] Ni Q, Shang D, Peng H, et al. Primary angiosarcoma of the small intestine with metastasis to the liver: a case report and review of the literature[J]. World J Surg Oncol, 2013, 25(11): 242.

[104] Leggio L, Addolorato G, Abenavoli L, et al. Primary renal angiosarcoma: A rare malignancy. A case report and review of the literature[J]. Urol Oncol, 2006, 24(4): 307.

[105] 吕龙, 高俊, 陈功. 脾脏血管肉瘤自发性破裂 1 例[J]. 疑难病杂志, 2014, 13(1): 96.

[106] Vrachliotis TG, Bennett WF, Vaswani KK, et al. Primary angiosarcoma of the spleen - CT, MR, and sonographic characteristics: report of two cases[J]. Abdom Imaging, 2000, 25(3): 283 - 285.

[107] Whelan JG Jr, Creech JL, Tamburro CH. Angiographic and radionuclide characteristics of hepatic angiosarcoma found in vinyl chloride workers[J]. Radiology, 1976, 118: 549 - 557.

[108] Bruegel M, Muenzel D, Waldt S, et al. Hepatic angiosarcoma: Cross - sectional imaging findings in seven patients with emphasis on dynamic contrast - enhanced and diffusion - weighted MRI[J]. Abdom Imaging, 2013, 38(4): 745 - 754.

[109] Karakas HM, Demir M, Ozyilmaz F, et al. Primary angiosarcoma of the spleen: in vivo and in vitro MRI findings [J]. Clin Imaging, 2001, 25(3): 192-196.

[110] 唐浩, 胡桂周, 陈卫国. 原发性骨上皮样血管肉瘤的影像学分析[J]. 疑难病杂志, 2014, 13(6): 608-610.

[111] 冯潇, 史倩芸, 章如松, 等. 骨原发性上皮样血管瘤6例临床病理学分析[J]. 诊断病理学杂志, 2017, 24 (6): 415-418.

[112] Navarro-Chagoya D, Figueroa-Ruiz M, López-Gómez J, et al. Obscure gastrointestinal bleeding due to multifocal intestinal angiosarcoma[J]. Int J Surg Case Rep, 2015, 10: 169-172.

[113] Huntington JT, Jones C, Liebner DA, et al. Angiosarcoma: A rare malignancy with protean clinical presentations [J]. J Surg Oncol, 2015, 111(8): 941-950.

[114] Chalhoub E, Mattar BI, Shaheen W, et al. Cardiac angiosarcoma presenting with tamponade[J]. Intern Med, 2012, 51(20): 2905-2907.

[115] 翁博文, 刘红云, 高健刚, 等. 肾上皮样血管肉瘤1例报告[J]. 中国肿瘤临床, 2015, 42(3): 195.

[116] 于婧, 王凤琴, 姚文娟, 等. 双足上皮样血管肉瘤1例临床病理观察[J]. 肿瘤基础与临床, 2016, 29(1): 85-87.

[117] 吕春艳, 孙瑞梅, 张丽林, 等. 24例原发性血管肉瘤的临床病理特点及疗效分析[J]. 临床肿瘤学杂志, 2016, 21(11): 1027-1030.

[118] 熊欣, 熊振芳, 涂露霞, 等. 血管肉瘤五例报告[J]. 中华普通外科杂志, 2016, 31(6): 490-492.

[119] 冯自豪, 刘家祺, 陆南杭, 等. 老年人头面部血管肉瘤7例分析[J]. 中华皮肤科杂志, 2013, 46(9): 665-666.

[120] Young RJ, Brown NJ, Reed MW, et al. Angiosarcoma[J]. Lancet Oncol, 2010, 11(10): 983-991.

[121] Ohsawa M, Naka N, Tomita Y, et al. Use of immunohistochemical procedures in diagnosing angiosarcoma. Evaluation of 98 cases[J]. Cancer, 1995, 75(12): 2867-2874.

[122] 周晓军, 黄文斌. 免疫组化在小圆细胞未分化恶性肿瘤中的应用[J]. 临床与实验病理学杂志, 2009, 25 (3): 232-235.

[123] Siderits R, Poblete F, Saraiya B, et al. Angiosarcoma of small bowel presenting with obstruction: Novel observations on a rare diagnostic entity with unique clinical presentation[J]. Case Rep Gastrointest Med, 2012, 2012: 480135.

[124] Rao P, Lahat G, Arnold C, et al. Angiosarcoma: A tissue microarray study with diagnostic implications[J]. Am J Dermatopathol, 2013, 35(4): 432-437.

[125] Cuda J, Mirzamani N, Kantipudi R, et al. Diagnostic utility of fli-1 and d2-40 in distinguishing atypical fibroxanthoma from angiosarcoma[J]. Am J Dermatopathol, 2013, 35(3): 316-318.

[126] Stavridis S, Mickovski A. Epithelioid angiosarcoma of the adrenal gland. Report of a case and review of the literature [J]. Maced J Med Sci, 2010, 3(4): 388-394.

[127] Yang Z, Tao H, Ye Z, et al. Multicentric epithelioid angiosarcoma of bone[J]. Orthopedics, 2012, 35(8): e1293-e1296.

[128] Cheah AL, Billings SD. The role of molecular testing in the diagnosis of cutaneous soft tissue tumors[J]. Semin Cutan Med Surg, 2012, 31(4): 221-233.

[129] Amy C, Lazure T, Sales JP, et al. Gastric epithelioid angiosarcoma, a biopsy diagnostic pitfall[J]. Ann Pathol, 2001, 21(5): 439-441.

[130] Adhikari M, Wu ML, Zhao X. Gastrointestinal stromal tumor colliding with angiosarcoma[J]. Int J Surg Pathol, 2006, 14(3): 252-256.

[131] Letcher CDM, Unni KK, Mertens F. World Health Organization of classification of tumors of pathology and genetics, tumors of soft tissue and bone[M]. Lyon: IARC Press, 2002: 173-175.

[132] 赖日权, 田野, 冯晓冬, 等. 上皮样血管内皮瘤的临床病理分析[J]. 中华病理学杂志, 2001, 30(3): 177-179.

[133] Billings SD, Folpe AL, Weiss SW. Epithelioid sarcoma-like hemangioendothelioma[J]. Am J Surg Pathol, 2003, 27(1): 48-57.

[134] Chen Y, Shen D, Sun K, et al. Epithelioid angiosarcoma of bone and soft tissue: a report of seven cases with emphasis on morphologic diversity, immunohistochemical features and clinical outcome[J]. Tumori, 2011, 97(5): 585-589.

[135] Hasegawa T, Fujii Y, Seki K, et al. Epithelioid angiosarcoma of bone[J]. Hum Pathol, 1997, 28(8): 985-989.

[136] Hasegawa T, Matsuno Y, Shimoda T, et al. Proximal – type epithelioid sarcoma：a clinicopathologic study of 20 cases[J]. Mod Pathol, 2001, 14(7)：655 – 663.

[137] Deshpande V, Rosenberg AE, O'Connell JX, et al. Epithelioid angiosarcoma of the bone：a series of 10 cases[J]. Am J Surg Pathol, 2003, 27(6)：709 – 716.

[138] Santeusanio G, Bombonati A, Tarantino U, et al. Multifocal epithelioid angiosarcoma of bone：a potential pitfall in the differential diagnosis with metastatic carcinoma[J]. Appl Immunohistochem Mol Morphol, 2003, 11(4)：359 – 363.

[139] Mitsuhashi T, Shimizu Y, Ban S, et al. Multicentric contiguous variant of epithelioid angiosarcoma of the bone. A rare variant showing angiotropic spread[J]. Ann Diagn Pathol, 2005, 9(1)：33 – 37.

[140] Marthya A, Patinharayil G, Puthezeth K, et al. Multicentric epithelioid angiosarcoma of the spine：a case report of a rare bone tumor[J]. Spine J, 2007, 7(6)：716 – 719.

[141] Contreras Ibáez JA, Cueto PM, Gómez CC. Primary spinal epitheliod angiosarcom[J]. Rev Esp Cir Ortop Traumatol, 2010, 54(6)：387 – 390.

[142] 罗启翅, 张薇珊, 杨槐. 椎体上皮样血管肉瘤的临床病理分析[J]. 临床和实验医学杂志, 2008, 7 (9)：105.

[143] 马月萍, 苏荣刚. 髋骨上皮样血管肉瘤的 X 线与病理对照[J]. 中华放射学杂志, 2000, 34(9)：618 – 620.

[144] 张亚青, 杨守京, 晏伟, 等. 骨原发性上皮样血管肉瘤 3 例临床病理分析[J]. 现代肿瘤医学, 2007, 15 (8)：1163 – 1166.

[145] Koontz BF, Miles EF, Rubio MA, et al. Preoperative radiotherapy and bevacizumab for angiosarcoma of the head and neck：two case studies[J]. Head Neck, 2008, 30(2)：262 – 266.

[146] Schlemmer M, Reichardt P, Verweij J, et al. Paclitaxel in patients with advanced angiosarcomas of soft tissue：a retrospective study of the EORTC soft tissue and bone sarcoma group[J]. Eur J Cancer, 2008, 44(16)：2433 – 2436.

[147] Fata F, O'Reilly E, Ilson D, et al. Paclitaxel in the treatment of patients with angiosarcoma of the scalp and face [J]. Cancer, 1999, 86(10)：2034 – 2037.

[148] Lydiatt WM, Shaha AR, Shah JP. Angiosarcoma of the ead and neck[J]. Am J Surg, 1994, 168(5)：451 – 454.

[149] Oh SJ, Yeom SY, Kim KH. Clinical implication of surgical resection for the rare cardiac tumors involving heart and great vessels[J]. J Korean Med Sci, 2013, 28(5)：717 – 724.

[150] Bae SY, Choi MY, Cho DH, et al. Large clinical experience of primary angiosarcoma of the breast in a single Korean medical institute[J]. World J Surg, 2011, 35(11)：2417 – 2421.

[151] Chi TY, Yang ZY, Xue HD, et al. Diagnosis and treatment of primary hepatic angiosarcomaA report of 7 cases with a literature review[J]. Zhonghua Yi Xue Za Zhi, 2011, 91(24)：1694 – 1697.

[152] Ferreira BP, Rodler ET, Loggers ET, et al. Systemic therapy in primary angiosarcoma of the spleen[J]. Rare Tumors, 2012, 4(4)：e55 – e59.

[153] Riad S, Biau D, Holt GE, et al. The clinical and functional outcome for patients with radiation – induced soft tissue sarcoma[J]. Cancer, 2012, 118(10)：2682 – 2692.

[154] Linthorst M, van Geel AN, Baartman EA, et al. Effect of a combined surgery, re – irradiation and hyperthermia therapy on local control rate in radio – induced angiosarcoma of the chest wall[J]. Strahlenther Onkol, 2013, 189 (5)：387 – 393.

[155] Luk A, Nwachukwu H, Lim KD, et al. Cardiac angiosarcoma：A case report and review of the literature[J]. Cardiovasc Pathol, 2010, 19(3)：e69 – e74.

[156] Bohn OL, de León EA, Lezama O, et al. Pulmonary artery sarcoma with angiosarcoma phenotype mimicking pleomorphic malignant fibrous histiocytoma：A case report[J]. Diagn Pathol, 2012, 7：154.

[157] Fury MG, Antonescu CR, Van Zee KJ, et al. A 14 – year retrospective review of angiosarcoma：clinical characteristics, prognostic factors, and treatment outcomes with surgery and chemotherapy[J]. Cancer J, 2005, 11(3)：241 – 247.

[158] Krikelis D, Judson I. Role of chemotherapy in the management of soft tissue sarcomas[J]. Expert Rev Anticancer Ther, 2010, 10(2)：249 – 260.

[159] Fujisawa Y, Nakamura Y, Kawachi Y, et al. Comparison between taxane – based chemotherapy with conventional surgery – based therapy for cutaneous angiosarcoma：A single center experience[J]. J Dermatolog Treat, 2014, 25 (5)：419 – 423.

[160] Penel N, Bui BN, Bay JO, et al. Phase II trial of weekly paclitaxel for unresectable angiosarcoma: The ANGIOTAX study[J]. J Clin Oncol, 2008, 26(32): 5269 – 5274.

[161] Penel N, Italiano A, Ray – Coquard I, et al. Metastatic angiosarcomas: Doxorubicin – based regimens, weekly paclitaxel and metastasectomy significantly improve the outcome[J]. Ann Oncol, 2012, 23(2): 517 – 523.

[162] Italiano A, Cioffi A, Penel N, et al. Comparison of doxorubicin and weekly paclitaxel efficacy in metastatic angiosarcomas[J]. Cancer, 2012, 118(13): 3330 – 3336.

[163] Dickerson EB, Marley K, Edris W, et al. Imatinib and dasatinib inhibit hemangiosarcoma and implicate PDGFR – β and Src in tumor growth[J]. Translational Oncology, 2013, 6(2): 158 – 168.

[164] Merimsky O, Meller I, Flusser G, et al. Gemcitabine in soft tissue or bone sarcoma resistant to standard chemotherapy: A phase II study[J]. Cancer Chemother Pharmacol, 2000, 45(2): 177 – 181.

[165] Zietz C, Rssle M, Haas C, et al. MDM – 2 oncoprotein overexpression, p53 gene mutation, and VEGF up – regulation in angiosarcomas[J]. Am J Pathol, 1998, 153: 1425 – 1433.

[166] Dim D, Ravi V, Tan J, et al. The actin – bundling motility protein fascin and vascular endothelial growth factor (VEGF) are universally over – expressed in human angiosarcoma[J]. Proc Am Soc Clin Oncol, 2007, 25: 10068.

[167] Itakura E, Yamamoto H, Oda Y, et al. Detection and characterization of vascular endothelial growth factors and their receptors in a series of angiosarcomas[J]. J Surg Oncol, 2008, 97: 74 – 81.

[168] Park MS, Ravi V, Araujo DM. Inhibiting the VEGF – VEGFR pathway in angiosarcoma, epithelioid hemangioendothelioma, and hemangiopericytoma/solitary fibrous tumor[J]. Current Opinion in Oncology, 2010, 22: 351 – 355.

[169] Maki RG, D'Adamo DR, Keohan ML, et al. Phase II study of sorafenib in patients with metastatic or recurrent sarcomas[J]. J Clin Oncol, 2009, 27(19): 3133 – 3140.

[170] Ray – Coquard I, Italiano A, Bompas E, et al. Sorafenib for patients with advanced angiosarcoma: A phase II trial from the french sarcoma group(GSF/GETO) [J]. Oncologist, 2012, 17(2): 260 – 266.

[171] Yang P, Zhu Q, Jiang F. Combination therapy for scalp angiosarcoma using bevacizumab and chemotherapy: a case report and review of literature[J]. Chin J Cancer Res, 2013, 25(3): 358 – 361.

[172] De Yao JT, Sun D, Powell AT, et al. Scalp angiosarcoma remission with bevacizumab and radiotherapy without surgery: a case report and review of the literature[J]. Sarcoma, 2011, 2011: 160369.

[173] Fuller CK, Charlson JA, Dankle SK, et al. Dramatic im-provement of inoperable angiosarcoma with combination paclitaxel and bevacizumab chemotherapy[J]. J Am Acad Dermatol, 2010, 63(4): e83 – e84.

[174] Verschaegen CF, Ariaspulid OH, Lee SJ, et al. Phase I B study of the combination of docetaxel, gemcitabine, and bevacizumab in patients with advanced or recurrent soft tissue sarcoma: the Axtell regimen[J]. Ann Oncol, 2012, 23(3): 785 – 790.

[175] Wu J, Li X, Liu X. Epithelioid angiosarcoma: a clinicopathological study of 16 chinese cases[J]. Int J Clin Exp Pathol, 2015, 8(4): 3901 – 3909.

[176] Glichstein J, Sebelik Me, Lu Q. Cutaneous angiosarcoma of the head and neck: a case presetation and review of the literature[J]. Ear Nose Throat, 2006, 85(10): 672 – 674.

[177] Bhagyalakshmi A, Santa Rao G, Uma P, et al. Cutaneous angiosarcoma in chronic lymphedema: Secondary to filariasis[J]. Indian J Surg, 2011, 73(5): 384 – 385.

[178] Khler HF, Neves RI, Brechtbühl ER, et al. Cutaneous angiosarcoma ofthe head and neck: report of 23 cases from a single institutio[J]. Otolaryngol Head Neck Surg, 2008, 139(4): 519 – 524.

[179] Lu HJ, Chen PC, Yen CC, et al. Refractory cutaneous angiosarcoma successfully treated with sunitinib[J]. Br J Dermatol, 2013, 169(1): 204 – 206.

[180] Hsu JT, Ueng SH, Hwang TL, et al. Primary angiosarcoma of the spleen in a child with long – term survival[J]. Pediatr Surg Int, 2007, 23(8): 807 – 810.

[181] Kharkar V, Jadhav P, Thakkar V, et al. Primary cutaneous angiosarcoma of the nose[J]. Indian J Dermatol Venereol Leprol, 2012, 78(4): 496 – 497.

[182] Ogawa K, Takahashi K, Asato Y, et al. Treatment and prognosis of angiosarcoma of the scalp and face: A retrospective analysis of 48 patients[J]. Br J Radiol, 2012, 85(1019): e1127 – e1133.

[183] Mark R, Roen JC, Tran LM, et al. Angiosarcoma: Report of 67 cases and review of the literature[J]. Cancer,

1996，77：2400 - 2411.

[184] 张敏，高献书，马茗微. 血管肉瘤临床单中心治疗分析[J]. 中华放射肿瘤学杂志，2016，25(10)：1092 - 1095.

[185] Sumida T，Murase R，Fujita Y，et al. Epulis - like gingival angiosarcoma of the mandible：A case report[J]. Int J Clin Exp Pathol，2012，5(8)：830 - 833.

[186] Deyrup AT，McKenney JK，Tighiouart M，et al. Sporadic cutaneous angiosarcomas：A proposal for risk stratification based on 69 cases[J]. Am J Surg Pathol，2008，32(1)：72 - 77.

[187] Lindet C，Neuville A，Penel N，et al. Localised angiosarcomas：The identification of prognostic factors and analysis of treatment impact. A retrospective analysis from the French Sarcoma Group(GSF/GETO) [J]. Eur J Cancer，2013，49(2)：369 - 376.

[188] Gaumann A，Petrow P，Mentzel T，et al. Osteopontin expression in primary sarcomas of the pulmonary artery[J]. Virchows Arch，2001，439(5)：668 - 674.

[189] Bakaccn FG，Reardon MJ，Coselli JS，et al. Surgical out come in 85 patients with primary cardiac tumors[J]. Am Surg，2003，186(6)：641 - 647.

[190] Nurkalem Z，Gorgulu S，Gumrukcu G，et al. Right atrial mass presenting as cardiac tamponade[J]. Int Cardiol，2006，112(2)：20 - 22.

[191] Pigott C，Welker M，Khosla P，et al. Improved outcome with multimodality therapy in primary cardiac angiosarcoma [J]. Nat Clin Pract Oncol，2008，5(2)：112 - 115.

[192] Wong CW，El - Jack S，Edwards C，et al. Primary cardiac angiosarcoma：morph0logically deceptive benign appearance and potential pitfalls in diagnosis[J]. Heart Lung Circ，2010，19(8)：473 - 475.

[193] 贾可，石玉香. 原发性右心房血管肉瘤 1 例[J]. 临床与实验病理学杂志，2017，33(3)：348 - 349.

[194] Meng Q，Lai H，Lima，et al. Echocardiographic and pathologic characteristic of primary cardiac tumors：a study of 149 cases[J]. Int J Cardiol，2002，84(1)：69 - 75.

[195] Egnoko M，Iga K，Kyo K，et al. Primary cardiac angiosarcoma detected by magnetic resonance imaging but not by computed tomography[J]. Intern Med，2001，40(5)：391 - 395.

[196] Yahata S，Endo T，Honma H，et al. Sunray appearance on enhanced magnetic resonance image of cardiac angiosarcoma with pericardial obliteration[J]. Am Heart J，1994，127(2)：468 - 471.

[197] Adem C，Aubry MC，Tazelaar HD，et al. Metastatic angiosarcoma masquerading as diffuse pulmonary hemorrhage：clinicopathologic analysis of 7 new patients[J]. Arch Pathol Lab Med，2001，125(12)：1562 - 1565.

[198] Zu Y，Perle MA，Yan Z，et al. Chromosomal abnormalities and p53 gene mutation in a cardiac angiosarcoma[J]. Appl Immunohistochem Mol Morphol，2001，9(1)：24 - 28.

[199] 毛歆歆，崔全才. 心脏肿瘤 54 例临床病理分析[J]. 临床与实验病理学杂志，2013，29(8)：876 - 880.

[200] Paraskevaidis IA，Michalakeas CA，Papadopolos CH，et al. Cardiac tumors[J]. ISRN Oncol，2011，2011：208929.

[201] Blackmon SH，Reardon MJ. Surgical treatment of primary cardiac sarcomas[J]. Tex Heart Inst J，2009，36(5)：451 - 452.

[202] 陈聪，董志华，陈杰. 原发性心脏血管肉瘤 1 例的临床分析[J]. 重庆医学，2012，41(7)：727 - 728.

[203] Herrmann MA，Shankerman RA，Edwards WD，et al. Primary cardiac angiosarcoma：a clinicopathologic study of six cases[J]. J Thorac Cardiovasc Surg，1992，103(4)：655 - 664.

[204] Khosla S，Amin S，Orwoll E. Osteoporosis in men[J]. Endocr Rev，2008，9(5)：302 - 312.

[205] Weiss SW，Goldblum JR. Enzingger and Weiss's soft tissue tumors. 4th St Louis：Mosby，2001：917 - 927.

[206] Liau CT，Jung SM，Lim KE，et al. Pulmonary lymphangitic sarcomatosis from cutaneous angiosarcoma：an unusual presentation of diffuse interstitial lung disease[J]. Jpn J Clin Oncol，2000，30：37 - 39.

[207] 孙庆磊，张连国，李玉明，等. 原发性左心房血管肉瘤并颈部、腹腔多处转移一例[J]. 中华临床医师杂志(电子版)，2010，4：2325 - 2326.

[208] Yousem SA. Angiosarcoma presenting in the lung[J]. Arch Pathol Lab Med，1986，110：112 - 115.

[209] Tralka GA，Katz S. Hemangioendothelioma of the lung[J]. Am Rev Respir Dis，1963，87：107 - 115.

[210] Ott RA，Eugene J，Kollin J，et al. Primary pulmonary angiosarcoma associated with multiple synchronous neoplasms [J]. J Surg Oncol，1987，35：269 - 276.

[211] Palvio DH，Paulsen SM，Henneberg EW. Primary angiosarcoma of the lung presenting as intractable hemoptysis

[J]. Thorac Cardiovasc Surg, 1987, 35: 105 - 107.

[212] Sheppard MN, Hansell DM, Du Bois RM, et al. Primary epithelioid angiosarcoma of the lung presenting as pulmonary hemorrhage[J]. Hum Pathol, 1997, 28: 383 - 385.

[213] Patel AM, Ryu JH. Angiosarcoma in the lung. Chest, 1993, 103: 1531 - 1535.

[214] Kitagawa M, Tanaka I, Takemura T, et al. Angiosarcoma of the scalp: report of two cases with fatal pulmonary complications and a review of Japanese autopsy registry data[J]. Vimchows Arch A Pathol Anat Histopathol, 1987, 412: 83 - 87.

[215] Miller SR, Chua GT, Jay SJ. General case of the day. Angiosarcomatous pulmonary metastases[J]. Radiographics, 1993, 13: 1153 - 1155.

[216] Ebi N, Yamamoto H, Sakai J, et al. Angiosarcima of the heart presenting as fatal pulmonary hemorrhage[J]. Intern Med, 1997, 36: 191 - 193.

[217] Segal SL, Lenchner GS, Cichelli AV, et al. Angiosarcoma presenting as diffuse alveolar hemorrhage[J]. Chest, 1988, 94: 214 - 216.

[218] Park SI, Choi E, Lee HB, et al. Spontaneous pneumomediastinum and hemopneumothoraces secondary to cystic lung metastasis[J]. Respiration, 2003, 70: 211 - 213.

[219] 李宁, 程齐俭, 李庆云, 等. 肺血管肉瘤一例报道[J]. 上海交通大学学报: 医学版, 2008, 12: 1609 - 1610.

[220] Agarwal PP, Dennie CJ, Matzinger FR, et al. Pulmonary artery pseudoaneurysm secondary to metastatic angiosarcoma[J]. Thorax, 2006, 61: 366 - 368.

[221] Ahati CS, Bhatt AN, Starkey G, et al. Acute liver failure due to primary angiosarcoma: A case report and review of literature[J]. World J Surg Oncol, 2008, 6: 104 - 106.

[222] Bic JF, Fade - Schneller O, Marie B, et al. Cardiac angiosarcoma revealed by lung metastases[J]. Eur Respir J, 1994, 7: 1194 - 1196.

[223] Corpa - Rodríguez ME, Mayoralas - Alises S, García - Sánchez J, et al. Postoperative course in 7 cases of primary sarcoma of the lung[J]. Arch Bronconeumol, 2005, 41: 634 - 637.

[224] 王巍, 李宁, 梁建琴, 等. 肺血管肉瘤的诊断与治疗 - 附 1 例报告并文献复习[J]. 中国防痨杂志, 2010, 32: 45 - 49.

[225] Tateishi U, Hasegawa T, Kusumoto M, et al. Metastatic angiosarcoma of the lung: spectrum of CT findings[J]. AJR Am J Roentgenol, 2003, 180: 1671 - 1674.

[226] 王建国. 肺部血管类肿瘤的影像学诊断[J]. 上海医学影像学杂志, 2001, 10: 224 - 226.

[227] Lawton PA, Knowles S, Karp SJ, et al. Bilateral pneumothorax as a presenting feature of metastatic angiosarcoma of the scalp[J]. Br J Radiol, 1990, 63: 132 - 134.

[228] Jordan KG, Kwong JS, Flint J, et al. Surgically treated pneumothorax. Radiologic and pathologic findings[J]. Chest, 1997, 111: 280 - 285.

[229] O'Hara CD, Nascimento AG. Endothelial lesions of soft tissues: a review of reactive and neoplastic entities with emphasis on low - grade malignant("border line") vascular tumors[J]. Adv Anat Pathol, 2003, 10: 69 - 87.

[230] Ramani P, Shah A. Lymphangiomatosis. Histological and immunehistochemical analysis of four cases[J]. Am J Surg Pathol, 1993, 17: 329 - 335.

[231] Miettenin M, Lindemayer AE, Chaubal A. Endothelial cell markers CD31, CD34, and BNH9 antibody to H - and Yantigens: evaluation of their specificity and sensitivity in the diagnosis of vascular tumors and comparison with von Willebrand factor[J]. Mod Pathol, 1994, 7: 82 - 90.

[232] Poblet E, Gonzalez - Palacios F, Jimenez FJ. Different immunoreactivity of endothelial markers in well and poorly differentiated areas of angiosarcomas[J]. Virchows Arch, 1996, 428: 217 - 221.

[233] 刘斌, 邢传平, 钱震, 等. 血管肉瘤的电镜及免疫组化观察[J]. 西北国防医学杂志, 2004, 25: 25 - 27.

[234] 张黎黎, 那加, 杨淑霞, 等. 并发肺转移的头面部血管肉瘤[J]. 临床皮肤科杂志, 2008, 37: 234 - 236.

[235] Halyard MY, Camoriano JK, Culligan JA, et al. Malignant fibrous histiocytoma of the lung. Report of four cases and review or the litereature[J]. Cancer, 1996, 78: 2492 - 2497.

[236] Koyama T, Fletcher JG, Johnson CD, et al. Primary hepaticangio sarcoma: findings at CT and MR imaging[J]. Radiology, 2002, 222(3): 667 - 673.

第三节　血 管 球 瘤

一、概述

（一）基本概念

1. 血管球

血管球是皮肤中的一种正常组织，主要分布在真皮的网状层中，由传出小动脉、吻合血管（Suequet-Hoyer 管）和传入小静脉组成的一种特殊的神经动脉受体[1]。小动脉在形成毛细血管以前，分出小分支进入血管球，在其中与静脉直接相连，此种动静脉结合处，外被以纵横的平滑肌细胞，其中间有血管球细胞，该细胞为一种上皮样细胞。

血管球细胞位于小球状动静脉吻合的苏－奥吻合管（Sucquct－Hoyer）壁周围，是一种变异的平滑肌细胞，分布于全身各处。形态学上，血管球细胞呈圆形，形态规则，胞核圆，边界清晰，胞质嗜双色性或嗜酸性。

血管球在手掌侧、足底侧、手指、足趾分布较多，其中有大量无髓鞘的感觉神经纤维及交感神经存在，其主要生理功能是控制末梢血管的舒缩，调节血流、血压及体温[2]。

2. 血管球瘤

血管球瘤（glomus tumor, GT）是一种由类似正常血管球变异平滑肌细胞所组成的间叶性肿瘤，起源于神经肌动脉球或血管球体，后者是一种特殊的平滑肌细胞，属于血管周细胞肿瘤[3-4]。

1812 年，Wood 首次报道此瘤，但称为痛性皮下结节。1924 年，Barre 和 Masson 对此类肿瘤进行了病理分析，将其命名为血管球瘤[5]。1948 年，De Busscher[6] 首次报道血管球瘤。2013 年、2020 年，WHO 软组织分类将其归为血管周细胞肿瘤中的一种。

GT 由血管周围的血管球细胞肿瘤性增生所致，属表型转化的特殊平滑肌细胞瘤，电镜下具有平滑肌细胞瘤的特点[7-10]。绝大多数为良性，少数为恶性[11-12]。Folpe 等[13] 将 GT 分为 4 种类型，即恶性血管球瘤（malignant glomus tumor, MGT）、共质体性血管球瘤、恶性潜能未定性血管球瘤及血管球瘤病。

（二）发病情况

血管球瘤是一种罕见的软组织肿瘤，在所有软组织肿瘤中所占的比例不超过 2%[14]；其 MGT 更罕见，占不足良性血管球瘤的 1%[15-27]。Miettinen 等[28] 的研究发现，32 例血管球瘤患者中，仅有 1 例发生肝转移，其余均为良性。

血管球瘤多发生于青中年，以 20～40 岁多发，女性明显多于男性。付万垒等[29] 报道了 10 例血管球瘤，女 6 例，男 4 例，平均年龄为 45.3 岁。张翠平[30] 报道了 12 例血管球瘤，男 2 例，女 10 例，年龄为 12～51 岁。金永红等[31] 报道了 15 例血管球瘤，男 2 例，女 13 例，年龄为 18～55 岁。魏代清等[32] 报道了 70 例肢端血管球瘤，男 11 例，女 59 例，年龄为 18～67 岁，平均 41 岁。黄文停等[33] 报道了 17 例血管球瘤，男 3 例，女 14 例，年龄 9～66 岁，平均（39.82±15.36）岁。

国内外较大样本病例报道显示[34-38]，患病女性比例为 70%～88%，平均年龄为 34.6～45.1 岁。

血管球肿瘤绝大部分为良性，肿瘤直径一般不超过 2cm，极少数为恶性，占血管球肿瘤不足 1%，临床罕见，国内近 20 年的文献报道了 14 例[39]，分别位于左颧骨、肾、拇指末端、鼻腔鼻窦、胸椎、肺、背部皮下、肋缘肌间、骶尾部皮下、胃、外阴、腹股沟皮肤[40-42]。滕飞等[43]报道了 1 例椎管内原发性恶性血管球瘤，女性，47 岁，胸背部疼痛伴双下肢无力，MRI 示 T6 椎体及右侧椎弓根、右侧第 6 后肋骨质破坏，伴异常信号，右侧竖脊肌及周围软组织受累，并向椎管内突出，硬膜受压变形，脊髓向左侧移位；术中胸 5~6 椎管内见红褐色肿物，肿物沿椎间孔生长至右侧椎管旁肌肉内，胸 6 椎体局部破坏。病理诊断为胸 6 椎体恶性血管球瘤。宋红杰等[39]报道了 1 例前臂部恶性血管球瘤，男性，67 岁，无意中发现"右前臂肿块"，病理诊断为右前臂恶性血管球瘤。许开宇等[44]报道了 1 例多发性恶性血管球瘤，患者 75 岁，女性，先后于乳腺、回肠、大脑及结肠处发生病变，结合镜下组织形态学检测及免疫组化特点，诊断为恶性血管球瘤。罗勇等[45]报道了一例骶尾部恶性血管球瘤，男，44 岁，骶尾部皮下包块，术后病理为（骶尾部）肌分化肉瘤，倾向于来源于血管周及分化细胞，即恶性血管球瘤。杜雪梅等[20]报道了 1 例男性，81 岁，右侧肋缘下肿物，大小 6cm×7cm，质韧，可活动，边界清晰，病理诊断为肋缘肌间恶性血管球瘤。

血管球成为血管球瘤病因不明确，多数认为是由于血管球在一定诱发因素作用下发生异常增生而形成的肿瘤。有研究认为[46]，血管球瘤的发作与女性体内激素分泌、精神压力等多种因素有关，某些病例外伤可能是诱因。

二、临床表现

（一）发生部位

血管球细胞几乎位于全身各处，血管球瘤是起源于细小动静脉吻合处的血管球，但动静脉吻合多位于四肢末端，故四肢末端，尤其是指/趾甲床下为其好发部位（75%~90%），手部约占 75%[28,41,47-48]；亦可发生于手掌、腕部、前臂、足、皮下或浅表软组织内[49-51]，及神经、胃、鼻腔和气管等部位。金永红等[31]报道了 15 例血管球瘤，14 例位于甲下及指端，1 例位于踝部。魏代清等[32]报道了 70 例肢端血管球瘤，病灶位于手指 66 例（67 指），足趾 4 例（4 趾）；其中位于甲下 44 例（44 指、1 趾）。黄文停等[33]报道了 17 例血管球瘤，手指甲下 12 例，指腹 2 例，甲周 3 例；指分布：拇指 4 例，食指 4 例，中指 6 例，环指 3 例。

然而，约 25% 的血管球瘤较少发生于血管球细胞，甚至不存在血管球细胞的内脏器官，如舌、口腔黏膜、大网膜、胃、肝脏、肾、鼻腔、气管、肺、胸椎、阴茎、纵隔、胸壁、臀部、小腿、结直肠、子宫颈、阴道、阴唇、卵巢、骨、神经、骨髓腔等[52-74]。张翠平[30]报道了 12 例血管球瘤，手指甲下 6 例，手指甲旁 2 例，手指腹 1 例，前臂 1 例，腹壁 1 例，脚趾 1 例。

发生于肺及气管的 GT 文献报道不多，目前国内外仅见个案报道[75-77]。目前发生于肺及气管的血管球瘤文献报道不多，截至 2012 年，国外文献报道 <20 例，国内文献仅报道 8 例[78]，恶性 3 例[79-81]，良性 5 例。2016 年，岳振营[82]报道了 3 例肺血管球瘤。2018 年，黄斌等[83]检索到 17 篇英文、中文文献，共 17 例原发性气管或肺 MGT，5 例原发于气管，12 例原发于肺。

发生于胃的 GT 临床罕见，仅占胃部良性肿瘤的 2%[84-85]，约占胃肠道软组织肿瘤的 1%，多为个案报道，迄今共 100 余例[86-90]。与胃间质瘤的发病比约为 1:100，中老人好发，女性多见，男女发病之比约为 1:1.6，发病年龄为 19~90 岁，中位年龄 54 岁，但多发生于 20~45 岁[91-94]。都芳鹃等[86]统计分析了 64 篇文献的 108 例胃血管球瘤临床资料，男 44 例，女 64 例，男女比例约为 7:10，发病年龄 18~79 岁，中位年龄 47.9 岁，以中年女性为多。

胃血管球瘤，常见发病部位为胃窦[95]。

（二）一般表现

血管球瘤患者临床上缺乏特征性症状，其表现与发病部位有一定相关性。

血管球瘤，根据其临床表现可分为单发和多发，以单发病变最常见，多发病变者约占10%[47]，且多发性血管球瘤很少发生在肢端。肿瘤体积一般较小，直径大多小于2cm，少数病例可大于5cm。

1. 皮肤与表浅软组织

发生于皮肤与表浅软组织的患者，常为皮下红蓝色的小结节，主要表现为长期自发性、间歇性疼痛，呈烧灼状或针刺样[96]。

研究认为[102]，可能在血管球瘤中有较多的感觉神经纤维，故对痛觉较为敏感。

表浅部位血管球瘤的典型临床表现为三联征，即阵发性疼痛、点触痛、冷敏感；查体可发现皮肤呈淡青色改变，甲下可见红斑、黑斑、蓝紫色改变，指（趾）甲变形、变色甚至反甲，部分甚至可触及稍突起的红－蓝色结节。

其他症状，包括手指感觉功能减退、骨质疏松症病变，以及自主神经障碍，如霍纳综合征[97-98]。

肢体疼痛时间可从数分钟到数天，肢体颜色甚至出现苍白；血管球瘤虽小，但可能严重影响患者的睡眠及日常生活。

甲下血管球瘤通常发生在中年女性，表现为甲下可见小的、圆形的、直径数毫米的蓝色结节[99]。

临床上，可采用Love's试验、Hildreth's试验、冷敏感试验以及透光试验来辅助诊断，其中冷敏感试验的敏感度、特异度以及准确度均为100%[100]。

（1）Love's试验：给予病变区域一定压力，该区域出现剧烈疼痛，则试验结果为阳性。

（2）Hildreth's试验：于手臂应用止血带诱发短暂性缺血，如果疑似为病变区域，疼痛就会减轻，则试验结果为阳性。

亦可让患者上肢上举过头1~2min，指痛则减轻或不痛，上肢下垂至大腿侧则疼痛又发加重，则试验结果为阳性。

（3）冷敏感性试验：将病变区域浸入冷水或冰水中，患者出现疼痛加重，则表明试验结果为阳性。

魏代清等[32]报道了70例肢端血管球瘤，患者均有阵发性疼痛、局部触痛，Love's试验均呈阳性；冷敏感试验阳性29例（28指、1趾）。黄文停等[33]报道了17例手指血管球瘤，患者均表现为患指阵发性疼痛，按压、触碰时灼痛加重，部分患者遇冷刺激时疼痛加重。发生于手指甲下的血管球瘤，可见甲下紫红色或暗红色斑点或结节，其中1例有指甲局限性隆起、干燥及色泽改变；发生于指腹侧的血管球瘤位置偏深，如果被深压可触摸到皮下结节，皮肤表面颜色暗紫色；发生于甲周的血管球瘤，其中2例有部分指甲缺损，缺损表面角化增生、不规则隆起性改变，远端侵及甲沟。所有患者Love's试验均呈阳性，冷敏感试验阳性12例，Hildreth试验阳性14例。

2. 内脏器官及深部组织

一般而言，发生于内脏器官及身体深部组织者，可无任何症状或有受累器官的非特异性症状[101-102]。

1）肺部、气管 GT

发生于肺及气管的血管球瘤常位于气管膜部，男性多见，男女之比为20:3；肺GT直径为1~

3.3cm，且绝大多数为良性。双肺均可发生，易见转移，最常见的是肺内转移，亦可转移至纵隔淋巴结、腹腔内脏器、腹膜、腹膜后淋巴结、体表皮下、血管壁及脑部等。

发生于肺部的 GT 显示出许多异于皮肤病例的地方[103]，如年龄较大、瘤体较大等等。

发生于胸膜下的患者常无临床病史，肿物多于常规体检时行胸部 X 线检查过程中无意被发现[82]。

气管血管球瘤，患者可有咳嗽、呼吸困难、咯血等症状，易误诊为慢性支气管炎或支气管哮喘等，而病理诊断极易被误诊为类癌[61]。

黄斌等[83]检索到 17 篇英文、中文文献，共 17 例原发性气管或肺 MGT，5 例原发于气管，12 例原发于肺；呼吸系统无特征性表现，常见症状依次为咳嗽、呼吸困难、气促、咳痰、胸闷、胸痛等。

2）胃 GT

胃血管球瘤多位于胃窦部，缺乏特异性症状和体征。

肿瘤一般位于胃壁黏膜下层或固有肌层内，因无丰富的神经末梢，故疼痛不明显，多数患者无症状，偶尔发现，部分出现上腹隐痛，伴消化道出血，可表现为急性致命性大出血，亦可为慢性出血导致的严重贫血[104]。此外，尚可表现为恶心、呕吐、体重下降、乏力等症状[105]，胃镜及影像学检查容易误诊[106-107]。

都芳鹃等[86]统计分析了 64 篇文献的 108 例胃血管球瘤临床资料，以上腹部饱胀不适、隐痛就诊 48 例，间断黑便、呕血就诊 23 例，无任何症状，体检发现 12 例，反酸、胃灼热、恶心就诊 2 例，晕厥就诊 2 例，上腹剧痛伴乏力、恶心、呕吐就诊 1 例，无意中发现腹部包块就诊 3 例。以上腹部压痛为主 22 例，上腹部压痛伴贫血貌 5 例，单纯贫血貌 2 例，腹部触及包块 9 例，脐周压痛 1 例，体检无阳性体征 18 例。

三、影像学检查

影像学检查有助于更好地分辨骨组织是否受侵犯、单发或多发、病灶小及定位不准确的病变，通常包括 X 线片、超声、CT 及 MRI。

X 射线可帮助发现末节指骨上病变，双手对照则有助于发现隐匿的微小病变；B 超则对血管球瘤的诊断与定位有较高的敏感度；MRI 则可检查部分症状典型但体征正常且未查及肿物的患者。Chou 等[99]认为，对皮下的病变，X 线及超声是目前可推荐使用的诊断工具，考虑到相似的灵敏度、较低的特异度。

胃 GT，胃肠道气钡双重对比造影多表现为圆形或类圆形、边界光滑的充盈缺损，基底稍宽，边界黏膜有被撑平的改变。

血管球细胞由丰富的正常内皮细胞的薄壁血管所覆盖，血管相当丰富，因而成为 CT 增强扫描肿瘤呈明显强化的病理学基础，其强化程度显著高于其他良性肿瘤[108]。

与超声检查相比，MRI 成本较高，MRI 应被视为诊断多发或复发血管球瘤的二线诊断工具。然而，Singh 等[1]报道了 1 例中年女性患者，左小指血管球瘤持续疼痛 6 个月，先前诊断被延误，X 线检查未见明显异常，MRI 检查予以明确诊断，作者认为，在临床早期诊断中可运用 MRI 明确诊断。Khaled 等[109]指出，MRI 亦可用于一线诊断，尤其是针对术后复发或超声未明确诊断的患者。

（一）超声检查

有作者认为[110]，X 线对血管球瘤无特征性表现；MRI 诊断血管球瘤准确，但成像时间较长、价格昂贵，不作为常规检查方法。

高频超声可清晰分辨各层软组织结构，并能清楚地显示肿块的位置、大小、形态、内部性质以及与周围组织的关系，彩色多普勒血流显像可显示血流分布情况。超声检查灵活、实时、多切面显像，对血管球瘤定位和定性诊断准确率较高。

有学者指出[111-112]，超声检查对血管球瘤检查具有一定的特征性，结合病史诊断敏感度较高，且利于肿瘤的术前定位，可作为肢体血管球瘤的首选影像学诊断方法。

肢体血管球瘤典型超声声像图表现为患部甲下及甲旁可见单发细小低回声结节，形态规则，邻近指骨可见压迹，彩色多普勒显示瘤体周边及内部可见丰富血流信号。

高频彩色多普勒超声检查显示大部分血管球瘤呈边界清楚、形态规则的低回声结节，瘤体较大者可见包膜，内部及周边血流信号丰富，其形态似花环状、彩球样，多普勒频谱呈低速低阻[113-114]。

若肿瘤侵及骨质，可见结节深面紧贴骨质，骨质可不连续。有研究表明[112]，高频彩色多普勒超声对于诊断直径 <2mm、位于侧面的甲下血管球瘤具有重要临床价值。陈涛等[2]总结了58例手部血管球瘤的超声图像及病理结果，认为超声的术前诊断与术后病理符合率高达89.7%，病例数扩大到71例时，符合率也可达85.9%。

(二)CT 检查

1. 肺或气管 GT

影像学在肺 GT 诊断上并无特异性，通常表现为类圆形实性肿块，边缘光滑，未见明确毛刺及分叶，CT 值一般在 30~50Hu；增强扫描呈现不均匀轻、中度强化，病灶内一般无脂肪、软骨及钙化。

原发性肺 MGT 的 CT 多表现为局限性软组织团块，多为密度均匀、边缘毛糙的不规则团块[62,103,115-116]，亦有形似硬币样的圆形团块[117-118]，团块内无钙化及空腔形成，易误诊为肺癌。

黄斌等[83]统计了17例原发性气管或肺 MGT，均描述肿瘤为侵袭性生长，可侵袭气管的黏膜下层[119]，也可侵透气管膜部与食管紧密粘连[77]，甚至可侵袭相邻食管[120]。

2. 胃 GT

胃 GT 常发生于胃窦部，表现为单一肿块，直径一般小于4.0cm，呈结节状软组织密度影，病灶突向腔外或腔内，边界清楚。张勤等[57]认为，胃血管球瘤位置较深，平均直径较大(可达2~3cm)，直径 >5cm 时才提示有恶性变可能。

胃血管球瘤，螺旋 CT 增强多期扫描显示具有血管性病变的重要特征[121]，且有助于与其他黏膜下病变进行鉴别；而 MPR 重建则有助于肿瘤更准确定位，可清晰显示出肿瘤位于前壁或后壁、黏膜面或浆膜面及突向腔内或腔外等表现；在胃内均匀水充盈的良好对比下，更清晰地显示肿块表面所覆盖的光滑的胃黏膜，这是提示肿块位于黏膜下或壁内的重要征象[122-124]。

胃血管球瘤 CT 平扫检查，多表现为胃窦部或胃大弯侧胃壁内边界光滑的黏膜下软组织肿块影，均匀一致的低密度改变，边界清晰，基底稍宽，有包膜，肿块表面可有小的脐样切迹，偶尔肿块内部可见斑点状钙化，如有溃疡可见结节表面凹陷。

CT 增强后表现为动脉期散在不均匀小斑片状强化，门静脉期及延迟期持续不均匀明显强化，并向中心充填，周围包膜轻度强化[125]。延迟期扫描，肿瘤与肝脏等密度，测量各期 CT 值，CT 增强曲线与下腔静脉、门静脉，甚至降动脉一致，提示其属于血管性病变，这有助于与其他黏膜下病变，如平滑肌瘤、脂肪瘤、纤维瘤等鉴别，螺旋 CT 多期扫描有助于显示这种具有鉴别诊断意义的征象。

华建军等[58]报道了5例胃血管球瘤，病灶均位于胃窦部，最大径1.8～3.2cm，平均2.5cm，病灶密度均匀或不均匀，未见出血、坏死及囊变。CT增强后动脉期呈明显均匀或不均匀强化，门脉期呈均匀强化，与腹主动脉强化曲线一致；肿瘤均可见供血动脉及引流静脉。

（三）MRI检查

根据肿瘤组织中血管球细胞、血管和平滑肌所占比例，GT的组织学类型可分为实体型、血管瘤型、黏液样型和混合型，4型中以血管瘤型最为常见。

血管球瘤由于组织分型不同，可在MRI T1加权像上呈轮廓清晰的低信号、等信号、高信号及混杂信号，但在T2加权象均呈高信号，部分可见稍低信号包膜[126]。Glazebrook等[127]认为，MRI结合点触痛标记是诊断较小血管球瘤的最佳选择。Al－Qattan等[128]研究表明，MRI诊断手部血管球瘤具有较高的敏感度（90%），但其特异度较低（仅为50%），加之费用较高，目前国内诊断血管球瘤时应用较少。

MRI在胃肠道的检查中不占优势，因胃肠道液体、气体等的干扰，MRI对于胃GT的诊断参考价值较低。其MRI表现为T1加权像低信号，T2加权像高信号，增强后明显强化。Liu等[129]报道了1例胃GT的MRI表现，其表现为T1W2上呈稍低信号，T2W1上呈稍高信号，增强后呈持续性明显强化。

（四）内镜检查

黄斌等[83]统计了17例原发性气管或肺MGT，有3例气管GT进行了气管镜检查。在气管镜下可见到微红色、息肉样，甚至是菜花样团块由气管壁向管腔内生长，MGT占据气管腔的80%或以上。原发性肺MGT中，有5例进行了气管镜检查，镜下可见白色息肉样肿物位于相应肺段支气管腔内，致支气管腔狭窄，甚至堵塞支气管腔，也可见支气管内多发出血。

胃GT一般位于胃窦部的黏膜下层或固有肌层内，胃镜下多表现为胃窦部球形或半球形黏膜隆起，表面光滑或顶端凹陷、糜烂或溃疡，可伴少量出血，质软；在超声内镜下多表现为低回声的肿块，位于黏膜下第三或第四层，病变内部回声不均匀，可见高回声斑点[130]。

术前在超声内镜下行针吸细胞学检查对胃GT的诊断会有较大帮助，但有发生消化道大出血的危险，国内未见相关报道，国外Mohanty及Debol等曾报道超声内镜引导下细针穿刺活检确诊胃GT[131]，但临床应用仍须谨慎。

四、组织病理

血管球瘤几乎均为良性，恶性血管球瘤罕见；恶性者体积较大（在良性球瘤组织内见细胞异型性明显、核分裂易见的区域），肿瘤可呈浸润性生长，一般不转移[132]。

肿瘤界限清晰，表面光滑，切面呈红色或灰红色，实性，质软细嫩似肉芽组织。付万垒等[29]报道了10例血管球瘤，肿瘤呈圆形、卵圆形，表面呈灰红色，直径0.4～2.7cm。

（一）组织学特征

光镜下，肿瘤组织由血管球细胞、血管和平滑肌细胞组成，血管球细胞围绕大小不等的血管构成。

典型的血管球细胞呈圆形或多边形，大小较一致，界线清楚，排列紧密，似上皮样细胞。

绝大多数血管球瘤细胞无异型，球细胞呈小圆形，大小一致，境界清楚，胞质透明，淡染或微嗜酸性，核圆、居中、染色质细腻，核仁不明显；偶有肿瘤细胞出现异型或侵犯静脉，但无活跃的核分裂和（或）病理性核分裂象等其他不良表现，但仍被视为良性。

胞质嗜双色，部分胞质透亮；细胞核位于细胞中央，稍大，呈圆形或卵圆形，核染色质均细，少见核分裂象。

间质内可见少量纤维组织、神经纤维组织，小血管呈鸡爪样分布于细胞之间，可发生玻璃样变性或黏液样变[133-134]；偶见钙化或骨化。

另外，网状纤维染色显示瘤细胞间、细胞巢团周围及血管周围均可见网状纤维围绕。

张建东等[135]报道了 7 例血管球瘤，镜下表现为肿瘤组织中大量薄壁血管，血管周围围绕呈实性、结节状、巢团状或血管外皮瘤样分布的瘤细胞；瘤细胞圆形或卵圆形，大小较一致，胞质透亮或红染，核无异型性，未见核分裂象，间质可见玻璃样变。

电镜及免疫组织化学观察均显示平滑肌分化的特点，电镜下见胞质含有肌微丝梭形致密体，相邻细胞间有连接结构，细胞周围有基膜[136]。

（二）组织学亚型

依据肿瘤组织内球细胞、血管、平滑肌细胞及黏液背景的构成，可分为以下亚型[137-138]。

1. 经典型血管球瘤

是最常见的亚型，约占 3/4，主要以成片的血管球细胞围绕毛细血管性的小血管生长，呈片巢状分布；血管球细胞呈形态较一致的圆形，细胞界限清楚，胞质透亮或淡嗜酸性；核呈圆形，位于细胞中央，间质可透明变性或黏液变。

2. 血管球 - 静脉畸形

又称球血管瘤，约占 1/5，肿瘤内的血管成分多为较大的扩张的静脉，似海绵状血管瘤，瘤细胞呈带状、丛状或单层围绕于血管壁。球细胞少，血管腔内见血栓和静脉石形成。研究认为，可能与染色体 1p21~22 上 glomulin 基因截断突变有关[139]。

3. 球血管肌瘤

约占 1/10，为局灶含平滑肌分化的球细胞肿瘤，存在经典型血管球细胞与胞质嗜酸的梭形平滑肌细胞之间的移行，或伴有球血管瘤的病变时可见瘤细胞与大血管的成熟平滑肌细胞相移行[140-141]。

4. 黏液样型

肿瘤间质黏液样变非常明显，可伴水肿。

5. 嗜酸细胞型

瘤细胞胞质比较丰富，呈嗜酸性，细胞核深染。

另外，还有部分非常少见的特殊类型，如奇异性血管球瘤，其瘤细胞核型怪异，但无坏死或核分裂象等恶性指征，生物学行为呈良性；球血管瘤病等。

（三）MGT 病理特点

恶性血管球瘤与良性血管球瘤在形态上并无明显区别，显微镜下主要表现为短小的梭形肿瘤细胞，细胞大小一致，围绕血管生长，细胞核呈圆形，分裂象少见，细胞质呈弱嗜酸性[142-143]；外观上与上皮样细胞类似[144]。但 MGT 发病部位深，体积也较大，细胞呈浸润性生长趋势，可见明显的细胞异型和核分裂象。

2001 年，Folpe 等[13]在对 52 例 GT 的发生部位、大小、细胞密度、异型性、核分裂象数、浸润性及转移等肿瘤生物学行为进行分析后，进一步完善了 MGT 的诊断标准，具体为肿瘤直径在 2cm 以上、肿瘤细胞密度是 GT 的 2 倍以上、大于 5 个/HPF 核分裂象，并可见到病理性核分裂象。

黄斌等[83]统计了文献报道的 17 例原发性气管或肺 MGT，5 例原发性气管 MGT 的病理表现高度相似，肿瘤主要位于气管膜部，呈侵袭性生长，侵及支气管壁全层达食管外膜；肿瘤组织富于血管，肿瘤细胞密集包绕血管呈巢状分布，肿瘤细胞呈卵圆形，胞质呈轻度嗜酸性至透明，核轻度异形性，可见核分裂象。

然而，核分裂象的程度各有不同，刘乔飞等[77]报道的病例为（1 ~ 4）/50HPF，王寿扬等[145]报道的病例为 <5/50HPF，Braham 等[119]报道的病例为 4/10HPF，有 2 例的核分裂象与 Folpe 等[13]的诊断标准（核分裂象 ≥5/50HPF）相矛盾。因此，不能将核分裂象 ≥5/50HPF 作为原发性气管 MGT 的诊断标准。

2006 版 WHO 软组织与骨肿瘤病理学和遗传学分类，提出了如下恶性血管球瘤诊断指标。

（1）肿瘤直径 >2cm，位于筋膜下方或内脏。

（2）有非典型性核分裂。

（3）细胞核有明显的异型性并有不同程度分裂活性。

若肿瘤不符合上述恶性标准，仅表现为核分裂象明显而位置表浅，或仅体积较大或位置深而不伴有其他恶性标准者称为恶性潜能未定的血管球肿瘤。

肿瘤伴有明显核异型而无其他恶性表现者，称为伴异型细胞核的血管球肿瘤。

恶性血管球瘤主要有 2 种类型，一种为形态上类似于良性血管球瘤，瘤组织中呈片状且高度恶性的圆形细胞；另一种为形态上类似平滑肌肉瘤或纤维肉瘤，此型发生率低，诊断较困难。

五、免疫组化

从免疫表型来看，GT 细胞表达 α - SMA、MSA、hcaldesmon（钙调素结合蛋白）、Calpanin、vimentin 和 Ⅳ 型胶原（collagen Ⅳ），偶可表达 CD34，一般不表达 desmin 和 S - 100 蛋白[146]。

层粘连蛋白和 Ⅳ 型胶原蛋白表达于肿瘤细胞周围，可勾勒出细胞轮廓[147]。

SMA、CD34 及 vimentin 阳性表达支持其为血管周间叶细胞的来源，SMA、CD34、vimentin、HMB - 45、S - 100、Syn、CgA、CK、desmin 等免疫标记对恶性血管球瘤的鉴别诊断具有重要意义。

CD34 在外周/皮下 GT 瘤细胞阳性强度明显高于内脏 GT，肿瘤细胞对 desmin 的免疫反应性存在差异，从无表达到局灶阳性[148]；而 CK、EMA、S - 100、TTF - 1、calretinin、CD68、Lysozyme、CD3、CD20、CD30 阴性。

值得注意的是，血管球瘤的免疫学表型存在一定的变异，平滑肌细胞标记 MSA、SMA（平滑肌蛋白）和 vimentin 通常表达于瘤细胞，但 Desmin 的表达不稳定。个别案例中[149]，肿瘤组织的 caldesmon、collagen Ⅳ 表达可为阴性或未报道二者免疫组化结果，CD34 有一定的阳性率。

研究表明，所有 MGT 免疫组织化学染色均表达 SMA、vimentin 和 Ⅳ 型胶原蛋白（Collagen Ⅳ），19% 表达 CD34，6% 表达结蛋白（desmin），几乎不表达 Syn，不表达 S - 100 或 cytokeratin。

原发性气管 MGT 的免疫组化显示，SMA、vimentin 和 Syn 均为阳性，Desmin 和 CD34 部分阳性，不表达 S - 100、Cytokeratin（AE1/AE3）、CD56（NK - 1）、CD34βe、HMB45 和 p63，Ki - 67 指数波动较大。

原发性肺 MGT 的免疫组化显示，SMA、vimentin、钙调素结合蛋白（caldesmon）、calponin、MS-Actin 和 CD99 均为阳性，Collagen Ⅳ 绝大部分阳性，BCL - 2、层粘连蛋白（laminin）、CD31、CD34、

EMA 部分阳性，不表达 Desmin、S - 100、Cytokeratin（AE1/AE3）、HMB45、CD117、嗜铬蛋白（chromogranin）、Syn、甲状腺转录因子 - 1（thyroidtranscriptionfactor - 1，TTF - 1）、CD30、CD1α、CD68，部分 Ki - 67 指数升高。p53 在 MGT 中表达强度强于良性 GT[150]。

六、诊断

（一）诊断难点

血管球瘤的诊断主要依靠组织形态学特点，通常亦需结合免疫组化染色结果[99]，而 MRI、CT 及 X 线检查[151-152]对明确发生部位极为重要。

血管球瘤虽罕见，但可发生于任何部位，性质难以明确或易误诊为其他肿瘤，如类癌、副节瘤、孤立性纤维性肿瘤及淋巴瘤等。

简单的检查方法不一定能诊断手血管球瘤的早期病变，尤其是甲下病变。因此，如果仅依赖体格检查，误诊、延误诊断率均是非常高的[153]。

对具有典型临床表现及体征的血管球瘤，诊断较易。然而，在许多情况下，部分血管球瘤临床症状不明显，发生部位难以确定[154]。

胃 GT 病变早期，患者多无明显不适，多于体检时发现，随着瘤体逐渐增大，患者逐渐出现上腹饱胀不适、上腹隐痛、反酸、胃灼热、恶心、呕吐等症状，这些症状为非特异性。胃 GT 术前多诊断为平滑肌瘤或胃肠道间质瘤，明确诊断依赖病理活检[155-156]。都芳鹃等[86]统计分析了 64 篇文献报道的 108 例胃血管球瘤临床资料，术前 CT 确诊 2 例，另 106 例术前诊断为"胃间质瘤、胃平滑肌瘤、胃良性占位"等，术后均经病理诊断为"胃血管球瘤"。

（二）MGT 的诊断

血管球瘤几乎都为良性，恶性血管球瘤相当罕见，占血管球瘤的概率 <1%[157]；临床表现和相关辅助检查均缺乏特异性，导致其在临床上极易被误诊、漏诊。

2001 年，Folpe 等[13]分析了 52 例血管球瘤病例，仅 1% 的患者为恶性，提出患者符合以下任意一项即可诊断为 MGT：

（1）肿瘤发生的位置较深，位于筋膜下或内脏，直径大于 2cm。

（2）肿瘤组织中可见非典型性核分裂象。

（3）细胞核分级为中、高级，且核分裂象 ≥5 个/50HPF。

2002 年，WHO 软组织与骨肿瘤分类中，将 GT 分为良性、恶性潜能未定和恶性 3 种类型；恶性 GT 诊断标准是瘤细胞明显异型性并具备以下任何一项特征：

（1）核分裂象 >5 个/50HPF。

（2）有病理性核分裂象。

（3）瘤体积 $>2cm^3$，且部位深在。

恶性潜能未定的血管球瘤诊断标准：除瘤细胞核多形性外，具备以下任何一项条件：

（1）瘤体积 $>2cm^3$。

（2）部位深在。

（3）部位虽表浅但核分裂 >5 个/50HPF。

2013 年，WHO 软组织肿瘤分类中，恶性血管球瘤诊断标准是：

（1）肿瘤直径 >2cm，位于筋膜下方或内脏。

（2）有非典型性核分裂[118]。

（3）细胞核有明显异型性并有不同程度分裂活性，核分裂象＞5 个/50HPF。

关于肿瘤大小的界定存在争议，Miettinen 等[28]认为，直径＞5cm，是恶性 GT 指征；而王寿扬等[145]报道的 1 例 MGT，其直径仅为 1.5cm；Warner 等[158]报道 1 例胃 GT 直径达 30cm，经 20 年随访无复发及转移。Thambi 等[159]认为，对于评估胃血管球瘤的恶性风险，肿块大于 5cm 比核分裂及核不典型性更重要。程羽青等[94]指出，最可靠的恶性指征是肿瘤发生转移，而与恶性或高风险预后有关的形态学指征则包括肿瘤大小、细胞异型性、核分裂数、有无病理性核分裂等。

七、鉴别诊断

（一）孤立性纤维瘤

孤立性纤维瘤（solitary fibrous tumours，SFT），好发于下肢、盆腔、腹膜后和浆膜面，少数可发生于腹腔和上肢，多位于深部软组织内。

SFT 一般呈细胞密集区和细胞疏松区相间分布，疏松区细胞纤细，且胶原比较丰富，可见特征性的"鹿角"状分支血管，与血管球瘤不难鉴别。

血管球瘤免疫组化表达 SMA、actin 等肌源性标记，CD34 常为阴性，而孤立性纤维性肿瘤 CD34 明显阳性。

SFT 可发生于肺或气管，瘤体不大、界清、实性及血管丰富等特征与肺 GT 相似；不过，SFT 组织学上有特征性的鹿角状血管，其外有完整的基膜，膜外为密集的呈卵圆形和短梭形的瘤细胞。细胞胶原纤维比较丰富，稀疏区与密集区呈交叉状排列，血管周围和单个瘤细胞之间则分布着丰富的嗜银纤维。免疫组化标记 STAT6、CD34、vimentin 阳性，SMA 和 actin 阴性[160-163]，可与肺、气管 GT 鉴别。

（二）血管周上皮样细胞分化肿瘤

血管周上皮样细胞分化肿瘤（neoplasms with perivascular epithelioid cell differention，PEComas）好发于肺、肝脏、肾脏及子宫等部位，因瘤细胞围绕血管腔分布而类似于 GT，前者组织学特征为邻近血管的瘤细胞为上皮样，远离血管的瘤细胞则呈梭形，类似于平滑肌细胞。

免疫组化，虽然二者均表达 SMA 和 desmin，但 HMB-45 是 PEComas 最敏感的黑色素细胞标志物，其次是 MelanA 和 MiTF[164]，借此可与 GT 鉴别。

（三）血管周肌细胞瘤

血管周肌细胞瘤，常见于肢体末端，是由具有明显平滑肌分化的椭圆形至梭形细胞围绕在不连续或分支状的薄壁血管周围，呈明显的同心圆样或漩涡状排列，似厚壁血管，血管大小不一。

免疫组织化学示，血管周肌细胞瘤细胞表达平滑肌标记，如 SMA 和 caldesmon 弥漫阳性，不表达 S-100；鉴别诊断主要依靠病理形态结合临床资料综合分析[165]。

（四）血管瘤样纤维组织细胞瘤

血管瘤样纤维组织细胞瘤（angiomatoid fibrous histiocytoma），一种好发于儿童及青少年四肢的浅表性肿瘤，很少发生于 40 岁以上的成人。由成片组织细胞样细胞和扩张的出血性假血管性腔隙组成，周围伴慢性炎症细胞浸润，常具有致密的纤维性假包膜。免疫组化，瘤细胞表达 vimentin、desmin、SMA 和 CD68，其中 CD68 阳性可与 GT 鉴别。

（五）海绵状血管瘤

海绵状血管瘤是血管瘤中比较常见的一型，几乎可发生于身体任何部位，在内脏中以肝多见。

镜下由扩张的、不规则的大血管构成，血管间有胞质稀少的纤维组织分隔，病程较长者可见机化性血栓、继发性营养不良性钙化[166]。

当血管球瘤呈球血管瘤亚型，且血管周围血管球细胞围绕较少时需要和海绵状血管瘤鉴别，血管球细胞一般呈圆形，大小较一致，且免疫组化表达 SMA 等肌源性标记可有助于鉴别。

（六）血管外皮细胞瘤

血管外皮细胞瘤细胞由梭形细胞和平滑肌细胞混合而成，瘤细胞呈卵圆形或短梭形，边界不清，排列紧密，胞质少且嗜酸性。肿瘤组织血管丰富，瘤细胞围绕薄"裂隙样"或"鹿角形"血管分布，具有特异性的鹿角状血管。

免疫组化显示，血管外皮瘤富于细胞区表达 CD34，也可表达 CD99，而不表达 SMA。针对 53 个血管外皮细胞瘤病例的研究[167]表明，NGFI - A 结合蛋白 - 信号转导和转录激活剂 [NGFI - A binding protein 2（NAB2）- signal transducer and the activator of transcription 6，STAT6]、CD34、CD99、Bcl - 2 在肿瘤组织中的阳性表达率分别为 96.2%、88.7%、94.3%、96.2%。

（七）软组织肌上皮瘤

软组织肌上皮瘤（myoepithelioma of soft tissue），多数发生于下肢/肢带，特别是大腿和腹股沟区，其次是上肢/肢带，之后是头颈部和躯干。

肿瘤主要位于皮下或筋膜深层，少数情况下病变位于真皮或继发性累及真皮。大多数肌上皮瘤由均匀一致的细胞构成，细胞核小，染色质细，核仁不明显，无异型性或仅有轻度异型性[168]。

一些具有恶性组织学特征的肿瘤由大细胞构成，具有泡状或粗糙染色质，核仁明显。免疫组化，CK、EMA、S - 100 均阳性，肌源性标志物中许多病例表达 Calponin、SMA 和 desmin。

（八）腱鞘巨细胞瘤

腱鞘巨细胞瘤同样好发于手指和足趾，大多数瘤体内可探及丰富的血流信号[169]，但腱鞘巨细胞瘤患处多无触痛等症状，好发于青壮年，男女比例无明显差异，常累及部位为小关节屈侧的腱鞘滑膜组织。

（九）副神经节瘤

副神经节瘤肿瘤多位于后腹膜，与交感神经有关；肿瘤主要由主细胞和支持细胞构成，呈器官样或巢片状结构，胞质透亮或淡嗜酸，主细胞排列成巢状、束状、腺泡状或实体样结构，周围被支持细胞部分或完全包绕。

免疫组织化学显示，肿瘤细胞表达 NSE、CgA、Syn，而 CK、EMA 和 SMA 阴性，支持细胞 S - 100 蛋白阳性[170]。

（十）神经鞘瘤

神经鞘瘤起源于周围神经髓鞘，可发生于各周围神经，但主要发生于大神经干，最常见于上肢，发病无性别差异。

气管或肺恶性外周神经鞘膜瘤（malignant peripheral nerve sheath tumor，MPNST），组织形态学特征有时可与 MGT 重叠，但 50% ~70% 的 MPNST 患者 S - 100 阳性，且平滑肌标志物阴性[171 - 172]。

（十一）低度恶性肌纤维母细胞肉瘤

低度恶性肌纤维母细胞肉瘤（low grade myofibroblastic sarcoma）好发于头颈部和四肢，大部分病例瘤细胞排列呈束状或席纹状，肿瘤细胞界限不清，淡嗜酸性，核为细长形或波浪状，染色质均匀分布[173]。

免疫表型，可有 actin + /desimn -、actin - /desimn +、actin + /desimn + 等几种表达方式，肿瘤细胞可纤维连接蛋白(fibronectin)阳性，局灶性 CD34、CD99 阳性，S - 100、上皮细胞标志物、层粘连蛋白(laminin)阴性；几乎所有病例 h - caldesmon 均阴性[174]。

(十二)平滑肌肉瘤

起源于四肢和躯干软组织的平滑肌肉瘤非常少见。平滑肌肉瘤的梭形肿瘤细胞呈束状增殖，细胞间相交成直角，细胞核呈长的两段钝圆的"雪茄状"[175]，部分平滑肌细胞可见核旁空泡；与 MGT 相比，平滑肌肉瘤细胞体积较大，嗜酸性胞质更为丰富，且血管壁更厚。

免疫组化方面，肿瘤组织均不同程度地表达 vimentin、SMA[176]。虽平滑肌肉瘤细胞也可表达该2种免疫标志物，但有文献[177]认为，部分平滑肌肉瘤细胞可表达 desmin，且 50% ~ 100% 平滑肌肉瘤 desmin 阳性[178]，而 MGT 常阴性。

(十三)Ewing 肉瘤/原始神经外胚层瘤

Ewing 肉瘤与原始神经外胚层瘤(Ewing sarcoma/primitive neuroectodermal tumors，EWS/PNET)的肿瘤细胞大小均较一致，片状分布，纤维血管间质丰富。

MGT 细胞胞界清晰，而 EWS/PNET 常不清晰，有时可见菊形团结构，且 CD99 阳性，SMA 阴性；虽有个别 MGT 病例的 CD99 阳性，但同时 SMA 呈阳性[179-184]。网状纤维染色显示，EWS/PNET 肿瘤细胞间很少或无网状纤维染色，而 MGT 与此相反。

(十四)神经内分泌肿瘤

神经内分泌肿瘤好发于肺、胃肠等内脏器官，肿瘤细胞大小比较一致，细胞形态温和，与血管球瘤相似。

但神经内分泌肿瘤排列一般呈实性片巢状，由较为纤细的纤维血管间质分隔，无明显"血管外皮瘤"样改变，瘤细胞胞质稀少，核染色质较粗、深染，核分裂象易见。

免疫组化，神经内分泌肿瘤 CgA、Syn 等神经内分泌标记阳性，而不表达 SMA 等肌源性标记。

类癌细胞大小形态一致，呈圆形或卵圆形，核位于中央，胞质透明或嗜伊红色，间质血管丰富等特征与血管球瘤相似；但类癌细胞常呈梁索状、栅栏状、菊形团状排列，免疫组化显示 NSE、Syn 和 CgA 阳性，SMA 和 vimentin 阴性，可与血管球瘤鉴别[185]。

(十五)上皮型胃肠间质瘤

GT 与上皮型胃肠道间质瘤(gastrointestinal stromal tumor，GIST)在临床表现、内镜所见及组织学改变均有相似之处，因此 GT 常常被临床误诊为 GIST。

但上皮样 GIST，肿瘤细胞呈上皮样，体积较大，呈多角形或梭形，细胞胞质丰富浅嗜酸性，细胞界限清楚，多数细胞核呈圆形居中，染色质细腻，细胞呈片状巢状排列，没有明显的血管外皮瘤样结构；CD117、CD34、Dog - 1 阳性，而 GT 一般不表达 CD117[186-187]。

八、治疗

目前，血管球瘤的治疗方法众多，如手术切除、注射硬化剂、内镜下黏膜剥离术、激光以及冷冻等，但最有效的还是手术完整切除[188-190]。

良性血管球瘤预后较好，完整切除绝大多数可治愈；少数病例有术后复发的报道，但复发的病例多因肿瘤未切除干净。

恶性血管球瘤侵袭性强，常可局部复发或转移，其治疗主要亦是以外科手术完整切除为主，术后再辅以小剂量的化疗或放射治疗，可预防复发和转移[191-192]。

（一）手指血管球瘤的手术治疗

手术彻底切除是手指血管球瘤最有效的治疗方法，其手术入路及方式主要有 3 种。

1. 直接经甲入路

适用于甲下血管球瘤，该术式需切除或部分切除指（趾）甲，暴露甲床后作纵形、"十"字形或 H 形切口，以切开甲床并充分暴露肿瘤组织，完整切除瘤体。根据瘤体位置及大小，可选择全甲拔除、半甲切除以及沿瘤体部分指（趾）甲切除。

切除甲半月及甲根下血管球瘤时，应注意保护甲母质，避免过度使用钳子或镊子对其造成损坏，因此区甲母质较正常变薄，一旦损坏不利于指甲新生[193]。

切除肿瘤时尽量钝性剥离，保持包膜完整，若瘤体压迫骨质或粘连紧密，宜采用刮匙清刮骨质以防复发；最后注意修复甲床并将甲板原位回置。

Vangeertruyden 等[194]在 51 例手血管球瘤的治疗研究中发现，30 例甲下血管球瘤患者直接经甲切除，术后有 1 例指甲畸形。Jawalkar 等[195]报道了行甲下切除肿瘤的 12 例甲下血管球瘤患者，术后没有肿瘤复发或新的指甲畸形。徐林等[196]采用指甲活页开窗显微外科手术切除甲下血管球瘤，亦取得良好疗效，减少了因拔甲所致长期疼痛，利于术后恢复指甲保护作用和外观。

目前，血管球瘤的推荐手术方式主要是经甲下完全切除肿瘤和细致修复甲床。

2. 经侧方入路

适用于指腹及甲旁血管球瘤，沿指甲侧边做竖切口或连同指腹做弧形切口，掀开腹侧指腹皮瓣或背侧甲板瓣，充分暴露肿瘤，连同包膜一并切除，复位并缝合皮瓣[197]。

该入路亦广泛用于甲下血管球瘤，优点是不破坏甲床及甲母质，很好地避免了术后指甲变形。然而，由于手术视野的局限性，肿瘤往往不能完全切除，易导致肿瘤的复发，故一般仅用于位于甲下边缘的血管球瘤。

Vasisht 等[198]报道了 19 例经手指侧方入路切除肿瘤的手指血管球瘤患者，术后有 3 例复发，经二次切除后无一例复发，5 例患者术前有指甲畸形。作者指出，经侧方入路与直接经甲入路术后肿瘤复发率无显著差异。

3. 直接经瘤体表面入路

适用于较浅表的甲外血管球瘤，术前精确标记患者最痛点，沿此标记作切口以切除肿瘤。

显微放大技术可增强手术视野，医生可清楚地区分肿瘤边缘，有助于完整切除肿瘤，从而降低复发的风险。目前，许多学者倾向于显微手术切除血管球瘤[199]。赵云波等[200]指出，显微镜下切除甲下血管球瘤，具有视野清晰、照明好、组织易于分辨的特点，可更准确地分离甲床与瘤体组织，既能最大限度地保护正常的甲床组织和正常的指甲外形，又能彻底地解除患者疼痛。Huang 等[201]报道了 22 例接受显微手术切除的血管球瘤患者，术后 1 例有轻微疼痛（因为瘢痕组织引起），其余患者肿瘤症状完全解除，术后指甲形态正常，无新发的指甲畸形和瘤体复发，患者满意度为 86.3%。

但是实际临床操作中，显微镜下手术往往受到手术器械和显微操作技术的限制，且手术时间长，费用高，目前仍难以推广。

（二）气管－肺 GT 的治疗

气管、肺 GT 多为良性病变，无论其临床症状、组织学表现如何，多数可经外科手术而治愈[202]，尤其是良性肺 GT，外科手术切除后预后良好[78]。

肺 GT 组织学表现为恶性者，临床相当罕见[62]，2000 年前，组织学恶性的 GT 不足 20 例，临床恶性者仅 2 例[203]。

肺 MGT 具有高侵袭性，总转移率为 38%。早期诊断及完整切除是目前治疗肺恶性 GT 的重要手段，对不能完整切除患者，术后可辅以放疗[204]。然而，Hishida 等[115]对 1 例确诊为肺恶性 GT 的患者虽采取了手术切除肿物及术后化疗，2 年内该患者仍发生广泛转移，预后较差。

（三）胃 GT 的治疗

胃 GT 绝大多数属良性肿瘤，即使临床可疑恶性，手术彻底切除肿瘤亦可治愈。

外科开放手术是胃血管球瘤的主要治疗方法，手术切除范围主要依据肿瘤大小、深度、是否恶变及恶性变程度。对于疑似恶性的肿瘤，可在术中行快速病理检查，确诊恶性再行广泛淋巴结清扫及后续放化疗。

对于单发肿块手术完全切除是最佳治疗方案[131]；胃大部切除被推荐用在恶性血管球瘤，并密切随访[10]，如伴有远处转移，建议术后辅以放化疗。

为减少创伤，可对体积较小（小于 2~3cm）、起源于固有肌层的胃 GT 采用腹腔镜下肿瘤摘除术。

多数学者认为[205-209]，除位于幽门附近、肝门部、胃小弯的胃 GT 外，可采用内镜下黏膜剥离术（ESD）治疗，内镜下全层切除术术中出血少、术后并发症少，同时可提供明确的病理诊断。

徐岷等[210]报道 ESD 成功治疗直径为 3.8cm×3.1cm 的胃 GT 1 例，术中运用了止血夹和氩离子凝固术控制出血。但蒋松松等[211]指出，对于肿瘤侵犯较深且直径较大、有潜在恶性的胃血管球瘤，采用该方式治疗风险较高，需开放手术彻底切除。

总之，胃血管球瘤临床罕见，内镜下治疗案例更为罕见，目前尚缺乏治疗共识[212]。

九、预后

良性血管球瘤通常根治性切除后，即可治愈，预后良好。

但 MGT 具有高度侵袭性，常局部复发，易转移，转移风险超过 25%，属易复发和易转移的高侵袭性肿瘤[47,213-214]。Folpe 等[13]报道小样本研究显示，恶性血管球瘤发生转移后患者多数在 3 年内死亡。

有文献报道[215]，一些免疫标记可以预测恶性行为，如 BCL-2、Ki-67 和 p53 的过表达。

（刘跃辉）

参考文献

[1]　Singh D，Garg RS，Garg Y，et al. Glomus tumor-a rarity；MRI-a big help in early diagnosis[J]. J Orthopaedic Case Rep，2016，6（3）：38-39.

[2]　陈涛，袁珍，李淳，等. 高频超声及彩色多普勒血流显像对肢体血管球瘤的诊断价值[J]. 中国超声医学杂志，2007，23（7）：525-527.

[3]　Kang G，Kim JY，Min BH，et al. Glomus tumor of the stomach：a clinicopathologic analysis of 10 cases and review of

the literature[J]. Gutand liver, 2012, 6(1)：52－57.

[4]　Schiefer TK, Parker WL, Anakwenze OA, et al. Extradigital glomus tumors：a 20－year experience[J]. Mayo Clin Proc, 2006, 81(10)：1337－1344.

[5]　Carroll RE, Berman AT. Glomus tumors of the hand：review of the literature and report on twenty eight cases[J]. J Bone Joint Surg Am, 1972, 54(4)：691－703.

[6]　De Busscher G. Lesanatomoses arterioveineuses del'estomac[J]. Acta Neerl Morphol Norm Pathol, 1948, 61(1－2)：87－105.

[7]　房惠琼，杨克非，李启明，等. 手指多发性血管球瘤3例临床病理分析[J]. 临床与实验病理学杂志，2012，28(11)：1282－1284.

[8]　房惠琼，丁彦青，杨克非，等. 血管球瘤32例临床病理分析[J]. 诊断病理学杂志，2010，17(4)：253－256.

[9]　蒋廷宠，毛小明. 胃血管球瘤1例[J]. 实用放射学杂志，2012，28(8)：1314.

[10]　Lee HW, Lee JJ, Yang DH, et al. A clinicopathologic study of glomus tumor of the stomach[J]. J Clin Gastroenterol, 2006, 40(8)：717－720.

[11]　Xu XD, Lu XH, Ye GX, et al. Immunohistochemical analysis and biological behaviour of gastric glomus tumours：a case report and review of the literature[J]. JInt Med Res, 2010, 38(4)：1539－1546.

[12]　Zaidi S, Arafah M. Malignant gastric glomus tumor：a case report and literature review of a rare entity[J]. Oman Med J, 2016, 31(1)：60－64.

[13]　Folpe AL, Fanburg－Smith JC, Miettinen M, et al. Atypical and malignant glomus tumors：Analysis of 52 cases, with a proposal for the reclassification of glomus tumors[J]. Am J Surg Pathol, 2001, 25(1)：1－12.

[14]　Zhang Y, Li H, Zhang WQ. Malignant glomus tumor of the esophagus with mediastinal lymph node metastases[J]. Ann Thorac Surg, 2013, 96(4)：1464－1466.

[15]　Rao RVMS, Raja DA. Three cases of subungual glomus tumor of the fingers－a case series[J]. J Clin Diagn Res, 2014, 8(10)：DN05－DN06.

[16]　Krishnakumar M, Sharma R, Pawar HS, et al. Anaesthetic management of left main bronchial glomus tumour[J]. Indian J Anaesth, 2016, 60(4)：276－279.

[17]　吴永和，苏海燕，郑艺辉，等. 心房血管球瘤一例[J]. 中华病理学杂志，2016，45(9)：652－653.

[18]　Dong LL, Chen EG, Sheikh IS, et al. Malignant glomus tumor of the lung with multiorgan metastases：case report and literature review[J]. Chest, 2015, 8(4)：1909－1914.

[19]　王红霞，陈昊，闫蓉，等. 儿童甲外恶性血管球瘤1例临床病理分析[J]. 临床与实验病理学杂志，2012，28(5)：581－582.

[20]　杜雪梅，昌红，沈兵，等. 肋缘肌间恶性血管球瘤1例报道并文献复习[[J]. 临床与实验病理学杂志，2012，28(6)：689－691.

[21]　张晓娟，孙晓玲，王林娜，等. 外阴恶性血管球瘤1例[J]. 临床与实验病理学杂志，2016，32(3)：356－357.

[22]　朱小美，马蕾，姚志远，等. 皮肤恶性血管球瘤[J]. 临床皮肤科杂志，2016，45(6)：444－446.

[23]　Lamba G, Rafiyath SM, Kaur H, et al. Malignant glomus tumor of kidney：The first reported case and review of literature[J]. Hum Pathol, 2011, 42(8)：1200－1203.

[24]　Zhang Q, Wang S, Divakaran J, et al. Malignant glomus tumor of the lung[J]. Pathology, 2010, 42(6)：594－596.

[25]　孙昆昆，谢大鹤，宋秋静，等. 右小腿多发性恶性血管球瘤一例[J]. 中华病理学杂志，2007，36(3)：215－216.

[26]　Song SE, Lee CH, Kim KA, et al. Malignant glomus tumor of the stomach with multi organ metastases：report of a case[J]. Surg Today, 2010, 40(7)：662－667.

[27]　Terada T, Fujimoto J, Shirakashi Y, et al. Malignant glomus tumor of the palm：a case report[J]. J Cutan Pathol, 2011, 38(4)：381－384.

[28]　Miettinen M, Paal E, Lasota J, et al. Gastrointestinal glomus tumors：a clinicopathologic, immunohistochemical, and molecular genetic study of 32 cases[J]. Am J Surg Pathol, 2002, 26(3)：301－311.

[29]　付万垒，郭乔楠. 血管球瘤10例临床病理分析[J]. 局解手术学杂志，2017，26(12)：877－880.

[30]　张翠平. 高频超声及彩色多普勒超声在血管球瘤诊断中的应用[J]. 山西医药杂志，2018，47(17)：2028－2030.

[31]　金永红，杨海燕，朱祥胜，等. 高频超声在血管球瘤诊断中的价值[J]. 蚌埠医学院学报，2018，43(9)：

1195 – 1197.

[32] 魏代清，项舟，杨婧，等. 肢端血管球瘤的诊治分析[J]. 中国修复重建外科杂志，2014，28(4)：499 – 502.

[33] 黄文停，朱飞，宁金龙，等. 手指血管球瘤的诊治分析[J]. 现代医药卫生，2018，34(21)：3353 – 3355.

[34] Van Geertruyden J，Lorea P，Goldschmidt D，et al. Glomus tumours of the hand. A retrospective study of 51 cases [J]. J Hand Surg (Br)，1996，21(2)：257 – 260.

[35] Lin YC，Hsiao PF，Wu YH，et al. Recurrent digital glomus tumor：analysis of 75 cases[J]. Dermatol Surg，2010，36(9)：1396 – 1400.

[36] Ozdemir O，Coşkunol E，Ozalp T，et al. Glomus tumors of the fnger：a report on 60 cases[J]. Acta Orthop Traumatol Turc，2003，37(3)：244 – 248.

[37] 张君，魏壮，李庆霖，等. 血管球瘤80例临床分析及病因探讨[J]. 中华手外科杂志，2003，19(4)：238 – 239.

[38] 张宗康，赵新，劳杰. 71例血管球瘤的临床分析. 中华手外科杂志，2007，23(3)：135 – 137.

[39] 宋红杰，马琳玲. 前臂部恶性血管球瘤1例[J]. 临床与实验病理学杂志，2018，34(10)：1172 – 1173.

[40] 何春年，张学东，翟金萍，等. CD34阳性鼻窦恶性血管球瘤临床病理观察[J]. 诊断病理学杂志，2005，12 (6)：432 – 434.

[41] 张宏图，陈素萍，郭蕾，等. 血管球肿瘤8例临床病理学观察[J]. 临床与实验病理学杂志，2008，24(1)：54 – 57.

[42] 魏清柱，赵彤，李绍林，等. 胸椎恶性血管球瘤临床病理观察[J]. 诊断病理学杂志，2011，18(3)：213 – 215.

[43] 滕飞，陈东，方微，等. 椎管内原发性恶性血管球瘤临床病理观察[J]. 诊断病理学杂志，2015，22(22)：769 – 771.

[44] 许开宇，魏玉虾，王大业，等. 多发性恶性血管球瘤1例临床病理分析[J]. 上海交通大学学报(医学版)，2018，38(12)：1499 – 1503.

[45] 罗勇，李平，杨玉琼，等. 骶尾部恶性血管球瘤1例报告并文献复习[J]. 肿瘤防治研究，2013，40(2)：216 – 217.

[46] Anakwenze OA，Parker WL，Schiefer TK，et al. Clinical features of multiple glomus tumors[J]. Dermatol Surg，2008，34(7)：884 – 890.

[47] Gombos Z，Zhang PJ. Glomus tumor[J]. Arch Pathol Lab Med，2008，132(9)：1448 – 1452.

[48] Tomak Y，Akcay I，Dabak N，et al. Subungual glomus tumours of the hand：diagnosis and treatment of 14 cases [J]. Scand J Plast Reconstr Surg Hand Surg，2003，37(2)：121 – 124.

[49] Hurley HJ Jr，Mescon H，Moretti G. The anatomy and histochemistry of the arteriovenous anastomosis in human digital skin[J]. J Invest Dermatol，1956，27(3)：133 – 145.

[50] Kale SS，Rao VK，Bentz ML. Glomus tumor of the index fnger[J]. J Craniofac Surg，2006，17(4)：801 – 804.

[51] Weiss SW，Rao VK. Well – differentiated liposarcoma (atypical lipoma) of deep soft tissue of the extremities，retroperitoneum，and miscellaneous sites. A follow – up study of 92 cases with analysis of the incidence of"dedifferentiation"[J]. Am J Surg Pathol，1992，16(11)：1051 – 1058.

[52] Geramizadeh B，Nikeghbalian S，Shamsaifar A，et al. Primary glomus tumor of the liver：a rare case report and review of the literature[J]. Indian J Pathol Microbiol，2011，54(3)：584 – 587.

[53] 颜建蓉，吴波，石群立，等. 肾恶性血管球瘤1例报道及免疫组化与超微结构观察[J]. 诊断病理学杂志，2002，9(3)：141 – 143.

[54] 石怀银，韦立新，周振鸿. 胃血管球瘤4例形态学及免疫组化特征[J]. 诊断病理学杂志，2008，15(1)：16 – 18.

[55] Bambakidis NC，Gore P，Eschbacher J，et al. Intraosseous spinal glomus tumors：case report[J]. Neurosurgery，2007，60(6)：1152 – 1153.

[56] 刘贵秋，张传山，张勤. 网膜血管球瘤1例[J]. 临床与实验病理学杂志，2010，26(5)：636 – 637.

[57] 张勤，张传山，刘贵秋，等. 恶性胃血管球瘤并文献复习[J]. 中华消化杂志，2009，29(9)：573 – 574.

[58] 华建军，舒锦尔，应明亮，等. 胃血管球瘤的CT诊断价值[J]. 中国临床医学影像杂志，2016，27(12)：888 – 891.

[59] 张新军，朱亚玲，王晓娟，等. 支气管内血管球瘤二例并文献复习[J]. 中华结核和呼吸杂志，2014，37 (10)：758 – 763.

[60] 吴建，孙爱华，李安临，等. 鼻腔鼻窦恶性血管球瘤1例[J]. 临床耳鼻咽喉科杂志，2002，16(2)：83 – 84.

[61] 刘静，郭华雄，杨勇. 气管血管球瘤2例并文献复习[J]. 临床与实验病理学杂志，2011，27(8)：895 – 896.

[62]　毛荣军，李启明，房惠琼.肺部恶性血管球瘤1例临床病理分析[J].临床与实验病理学杂志，2012，28(1)：90-92.

[63]　王爱忠，贾杭若，张荣春.纵隔血管球瘤1例[J].诊断病理学杂志，2002，9(6)：330.

[64]　Uchiyama M，Kato T，Kunitani K，et al. Multiple glomus tumors in chest wall and buttocks[J]. Kyobu Geka，2011，64(2)：116-119.

[65]　Magliulo G，Parnasi E，Savastano V，et al. Multiple familial facial glomus：case report and review of the literature[J]. Ann Otol Rhinol Laryngol，2003，112(3)：287-292.

[66]　施作霖，黄良祥，唐秀如.13例血管球瘤光镜和免疫组织化学观察[J].中华病理学杂志，1994，23(4)：241.

[67]　Al-Ahmadie HA，Yilmaz A，Olgac S，et al. Glomus tumor of the kidney：a report of 3 cases involving renal. Parenchyma and review of the literature[J]. Am J Surg Pathol，2007，31(4)：585-591.

[68]　田昭俭，吴起嵩，杨新国，等.原发性肺血管球瘤一例[J].中华放射学杂志，2014，48(3)：260.

[69]　Huang Y，Chen K，Sun K，et al. A primary pulmonary glomus tumor complicated with hyperpyrexia and anemia[J]. Ann Thorac Surg，2013，95(2)：e29-e31.

[70]　丁永玲，王艳芬，王磊，等.原发性指骨骨髓腔内血管球瘤1例并文献复习[J].临床与实验病理学杂志，2011，27(4)：430-432.

[71]　Dagur G，Warren K，Miao Y，et al. Unusual glomus tumor of the penis[J]. Curr Urol，2016，9(3)：113-118.

[72]　王艳芬，丁永玲，刘爽，等.血管球瘤8例临床病理分析[J].诊断病理学杂志，2011，18(3)：190-193.

[73]　Tripodi SA，Rocca BJ，Mourmouras V，et al. Benign glomus tumor of the urinary bladder[J]. Arch Pathol Lab Med，2013，137(7)：1005-1008.

[74]　Rashid Ali MR，Kannan KK. Endobronchial glomus tumor[J]. J Bronchology Interv Plumonol，2015，22(1)：66-68.

[75]　王冰，朱琳，白彬，等.肺恶性潜能未定血管球瘤1例临床病理观察[J].临床与实验病理学杂志，2018，34(8)：915-917.

[76]　祁旦巳，高宝辉，赵志光.肺血管球瘤1例[J].临床与实验病理学杂志，2006，22(5)：629-630.

[77]　刘乔飞，师杰，黄城，等.主气道恶性血管球瘤1例[J].中华胸心血管外科杂志，2015，31(2)：117，128.

[78]　路军，金木兰，王跃，等.气管恶性潜能未定血管球瘤临床病理观察[J].诊断病理学杂志，2012，19(4)：294-296.

[79]　Nadrous HF，Allen MS，Bartholmai BJ，et al. Glomus tumou of the trachea：value of multidetector computed tomographic virtual bronchoscopy[J]. Mayo Clin Proc，2004，79(2)：237-240.

[80]　Nakujima Y，Koizumi K，Haraguchi S，et al. Locally infiltrative glomus tumor of tlle bronchus：a case report[J]. Ann Thorac Cardiovasc Surg，2010，16：113-117.

[81]　Koskinen SK，Niemi PT，Ekfors TO，et al. Glomus tumorof the trachea[J]. EurRadio，1998，8(3)：364-366.

[82]　岳振营.肺血管球瘤3例临床病理观察[J].诊断病理学杂志，2016，23(12)：924-926.

[83]　黄斌，陈法桂，梁健欣，等.原发性气管或肺恶性血管球瘤的临床特点[J].中国呼吸与危重监护杂志，2018，17(5)：477-483.

[84]　Lee NK，Kim S，Kim GH，et al. Hypervascular subepithelial gastrointestinal masses：CT-pathologic correlation[J]. Radio Graphics，2010，30(7)：1915-1934.

[85]　Alempijevic T，Knezevic S，Knezevic D，et al. Gastric multicentric glomangioma：a case report of this rare cause of abdominal pain[J]. Med Sci Monit，2008，14(1)：CS5-CS8.

[86]　都芳鹃，辛维凤，孔令甲，等.胃血管球瘤——一种并非罕见的消化道肿瘤：附107例国内文献复习[J].胃肠病学和肝病学杂志，2016，25(12)：1417-1420.

[87]　李菁.胃血管球瘤一例报道并文献复习[J].中国临床新医学，2015，8(10)：976-978.

[88]　李晓英，方碧艳，张继省.胃血管球瘤1例[J].诊断病理学杂志，2007，14(6)：473.

[89]　梁静静，谭诗云.胃血管球瘤的内镜病理特点分析一例[J].中华消化内镜杂志，2009，26(7)：380-381.

[90]　陈现亮，高善玲，裴凤华，等.胃血管球瘤合并上消化道大出血[J].中华消化杂志，2009，29(5)：307.

[91]　陶昀璐，王振军，韩加刚，等.胃血管球瘤43例诊治分析[J].现代肿瘤医学，2013，21(5)：1097-1100.

[92]　房惠琼.血管球瘤32例临床病理分析[J].诊断病理学杂志，2010，17(4)：253-256.

［93］宋芳，龚圣勇. 胃血管球瘤 1 例［J］. 临床与实验病理学杂志，2016，32（2）：236 – 237.

［94］程羽青，吴丽莉，金晓龙，等. 胃血管球瘤 8 例临床病理分析［J］. 诊断病理学杂志，2013，20（8）：462 – 465.

［95］周梦云，林军. 胃血管球瘤 3 例临床病理分析［J］. 重庆医学，2016，45（2）：250 – 253.

［96］张莉，唐元瑜. 血管球瘤 26 例临床病理分析［J］. 齐齐哈尔医学学报，2013，34（3）：336 – 337.

［97］Nagata K, Hashizume H, Yamada H, et al. Long – term survival case of malignant glomus tumor mimicking "dumb-bell – shaped" neurogenic tumor［J］. European Spine Journal, 2016：1 – 5.

［98］Lee W, Kwon SB, Cho SH, et al. Glomus tumor of the hand［J］. Arch Plast Surg, 2015, 42（3）：295-301.

［99］Chou TM, Pan SC, Shieh SJ, et al. Glomus tumor: twenty-year experience and literature review［J］. Ann Plast Surg, 2016, 76（Suppl 1）：S35 – S40.

［100］Bhaskaranand K, Navadgi BC. Glomus tumour of the hand［J］. J Hand Surg (Br), 2002, 27（3）：229 – 231.

［101］Wan PZ, Han Q, Wang EH, et al. Glomus tumor of uncertain malignant potential of the lung: a case report and re-view of literature［J］. Int J Clin Exp Pathol, 2015, 8（11）：15402 – 15406.

［102］Fang HQ, Yang J, Zhang FF, et al. Clinicopathological features of gastric glomus tumor［J］. World J Gastroen-terol, 2010, 16（36）：4616 – 4620.

［103］Gaertner EM, Steinberg DM, Huber M, et al. Pulmonary and mediastinal glomus tumors – report of five cases inclu-ding a pulmonary glomangiosarcoma: a clinicopathologic study with literature review［J］. Am J Surg Pathol, 2000, 24（8）：1105 – 1114.

［104］Nascimento EF, Fonte FP, Mendona RL, et al. Glomus tumor of the stomach: a rare cause of upper gastrointestinal bleeding［J］. Case Rep Surg, 2011, 2011：371082.

［105］刘小琴. 胃血管球瘤 1 例临床病理分析［J］. 滨州医学院学报，2017，40（2）：159 – 160.

［106］丁鑫，焦彦超，林梦婕. 3 例胃窦部血管球瘤的临床病理特点并文献复习［J］. 临床与病理杂志，2018，38（11）：2518 – 2523.

［107］Tavusbay C, Gen H, Haciyanli M, et al. Glomus tumor of the stomach: a rare cause of upper gastrointestinal bleeding［J］. Ulus Travma Acil Cerrahi Derg, 2009, 15（1）：85 – 87.

［108］陈洪潭，许国强，王丽君. 胃血管球瘤［J］. 中华医学杂志，2006，86（26）：1871 – 1872.

［109］Khaled W, Drape JL. MRI of wrist and hand masses［J］. Diagn In-terv Imaging, 2015, 96（12）：1238 – 1246.

［110］王蕾，雷益，夏军，等. 手指血管球瘤的 MRI 诊断［J］. 罕少疾病杂志，2005，12（6）：17 – 19.

［111］苏彦农，张友乐，田光磊，等. 39 例手指血管球瘤的临床分析［J］. 中华手外科杂志，2004，20（1）：34 – 36.

［112］Chen SH, Chen YL, Cheng MH, et al. The use of ultrasonography in preoperative localization of digital glomus tumors［J］. Plast Reconstr Surg, 2003, 112（1）：115 – 120.

［113］李北平，王华，梁南南. 高频探头及彩色多普勒超声对血管球瘤的诊断价值［J］. 中国超声医学杂志，2001，17（2）：122 – 123.

［114］Wortsman X, Jemec GB. Role of high – variable frequency ultrasound in preoperative diagnosis of glomus tumors: a pilot study［J］. Am J Clin Dermatol, 2009, 10（1）：23 – 27.

［115］Hishida T, Hasegawa T, Asamura H, et al. Malignant glomus tumor of the lung［J］. Pathol Int, 2003, 53（9）：632 – 636.

［116］Hohenforst – Schmidt W, Woitow M, Zarogoulidis P, et al. Glomus tumor in the lung parenchyma［J］. J Thorac Dis, 2012, 4（6）：663 – 666.

［117］Mackay B, Legha SS, Pickler GM. Coin lesion of the lung in a 19 – year – old male. Ultrastruct Pathol, 1981, 2（3）：289 – 294.

［118］Cunningham JD, Plodkowski AJ, Giri DD, et al. Case report of malignant pulmonary parenchymal glomus tumor: Im-aging features and review of the literature［J］. Clin Imaging, 2016, 40（1）：144 – 147.

［119］Braham E, Zairi S, Mlika M, et al. Malignant glomus tumor of trachea: A case report with literature review［J］. Asian Cardiovasc Thorac Ann, 2016, 24（1）：104 – 106.

［120］Huang C, Liu QF, Chen XM, et al. A malignant glomus tumor in the upper trachea［J］. The Annals of thoracic surgery, 2015, 99（5）：1812 – 1814.

［121］Kim JK, Won JH, Cho YK, et al. Glomus tumor of the stom?ach: CT findings［J］. Abdom Imaging, 2001, 26（3）：303 – 305.

[122] 孔凡彬，曹伟，张春宁. 胃血管球瘤的 CT 诊断(附 3 例报告)[J]. 医学影像学杂志，2008，18(12)：1467 - 1468.

[123] 李昌晓，姜洪翠，王庆广. 胃恶性血管球瘤 1 例[J]. 中国医学影像技术，2017，33(3)：483.

[124] Hur BY, Kim SH, Choi JY, et al. Gastroduodenal glomus tumors：Differentiation from other subepithelial lesions based on dynamic contrast - enhanced CT findings[J]. A JR Am J Roentgenol, 2011, 197(6)：1351 - 1359.

[125] 朱文丰，叶继章，龙丽华. 胃血管球瘤的 CT 影像学表现[J]. 医学影像学杂志，2015，25(2)：266 - 268.

[126] Drapé JL, Idy - Peretti I, Goettmann S, et al. Subungual glomus tumors：evaluation with MR imaging[J]. Radiology, 1995, 195(2)：507 - 515.

[127] Glazebrook KN, Laundre BJ, Schiefer TK, et al. Imaging features of glomus tumors[J]. Skeletal Radiol, 2011, 40(7)：855 - 862.

[128] Al - Qattan MM, Al - Namla A, Al - Thunayan A, et al. Magnetic resonance imaging in the diagnosis of glomus tumours of the hand[J]. J Hand Surg (Br), 2005, 30(5)：535 - 540.

[129] Liu KL, Wang HP, Tseng WY, et al. Glomus tumor of the stomach：MRI findings[J]. AJR Am J Roentgenol, 2005, 185(5)：1190 - 1192.

[130] 高峰，李文惠，李发智，等. 胃壁浆肌层巨大血管球瘤一例[J]. 中华普通外科杂志，2000，15(10)：616.

[131] Kang G, Park HJ, Kim JY, et al. Glomus tumor of the stomach：a clinicopathologic analysis of 10 cases and review of the literature[J]. Gut Liver, 2012, 6(1)：52 - 57.

[132] Haque S, Modlin IM, West AB. Multiple glomus tumors of the stomach with intravascular spread[J]. Am J Surg Pathol, 1992, 16(3)：291 - 299.

[133] 魏建国，袁晓露，孙爱静. 气管血管球瘤 6 例并文献复习[J]. 医学研究杂志，2014，43(2)：152 - 155.

[134] Xiong W, Cai C, Zhou Y, et al. Tracheal glomus tumor：two cases with bronchoscopic intervention[J]. Chin Med J, 2014, 127(1)：189 - 190.

[135] 张建东，叶晓星，肖海，等. 血管球瘤 7 例临床病理分析[J]. 赣南医学院学报，2017，37(1)：91 - 96.

[136] Souza FF, Chen E. Mesenchymal cystichamartoma of the lung：MRI and PET/CT appearance[J]. J Thorac Imaging, 2009, 24(1)：52 - 55.

[137] 邹亮，高慧淳，张芸，等. 胃血管球瘤 3 例临床病理分析[J]. 诊断病理学杂志，2012，19(5)：370 - 372.

[138] Mravic M, LaChaud G, Nguyen A, et al. Clinical and Histopathological Diagnosis of Glomus Tumor An Institutional Experience of 138 Cases[J]. International journal of surgical pathology, 2015, 23(3)：181 - 188.

[139] Brouillard P, Ghassibé M, Penington A, et al. Four common glomulin mutations cause two thirds of glomuvenous malformations ("familial glomangiomas")：evidence for a founder effect[J]. Journal of medical genetics, 2005, 42 (2)：13 - 17.

[140] 宫为一，鲍峰，田国礼，等. 原发性左主支气管血管球瘤 1 例并文献复习[J]. 肿瘤防治研究，2014，41 (4)：441 - 442.

[141] Masoum SH, Jafarian AH, Attar AR, et al. Glomus tumor of the trachea[J]. Asian Cardiovas Thorac Ann, 2015, 23(3)：325 - 327.

[142] Abu - Zaid A, Azzam A, Amin T, et al. Malignant glomus tumor (glomangiosarcoma) of intestinal ileum：a rare case report[J]. Case Rep Pathol, 2013, 2013：1 - 5.

[143] Watanabe K, Hoshi N, Tsu - Ura Y, et al. A case of glomangiosarcoma[J]. Fukushima J Med Sci, 1995, 41 (1)：71 - 77.

[144] De Chiara A, Apice G, Mori S, et al. Malignant glomus tumour：a case report and review of the literature[J]. Sarcoma, 2003, 7(2)：87 - 91.

[145] 王寿扬，曾庆思，陈淮，等. 气管非典型血管球瘤 1 例[J]. 中国医学影像技术，2015，25(7)：1018.

[146] Mentzel T, Hugel H, Kutzner H. CD34 - positive glomus tumor：clinicopathologic and immunohistochemical analysis of six cases with myxoid stromal changes[J]. J Cutan Pathol, 2002, 29(7)：421 - 425.

[147] Halawani HM, Khalife M, Safadi B, et al. Laparoscopic antral resection with Billroth I reconstruction for a gastric glomus tumor[J]. International journal of surgery case reports, 2014, 5(12)：1128 - 1131.

[148] Gill J, Van Vliet C. Infiltrating glomus tumor of uncertain malignant potential arising in the kidney[J]. Hum Pathol, 2010, 41(1)：145 - 149.

[149] Baleato - González S, García - Figueiras R, Trujillo - Ariza MV, et al. Malignant glomus tumor of the peritoneum：

case report[J]. Korean J Radiol, 2014, 15(1)：61－65.

[150] Hegyi L, Cormack G, Grant J. Histochemical investigation into the molecular mechanisms of malignant transformation in a benign glomus tumor[J]. J Clinical Pathol, 1998, 51(11)：872－874.

[151] 王锟，李涛，黄启顺，等. 高分辨率磁共振成像对手指血管球瘤的诊断与治疗价值[J]. 中华手外科杂志，2014, 30(3)：233.

[152] HamkW, Yun IS, Tark KC. Glomus tumors：symptom variations and magnetic resonance imaging for diagnosis[J]. Arch Plast Surg, 2013, 40(4)：392.

[153] 胡海量，王宝宝，沈惠良. 血管球瘤40例临床分析[J]. 中国骨与关节杂志，2010, 9(5)：405－407.

[154] Nekkanti S, Meka A, Shashikiran R, et al. A rare case of glomus tumor of the thenar eminence of the hand misdiagnosed as carpa tunnel syndrome[J]. J Orthop Case Rep, 2016, 6(3)：43－45.

[155] Batra RB, Mehta A, Rama Mohan PV, et al. Glomus tumor of the stomach[J]. Indian J Pathol Microbiol, 2009, 52(1)：77－79.

[156] Matevossian E, Brücher BL, Nhrig J, et al. Glomus tumor of the stomach simulating a gastrointestinal stromal tumor：a case report and review of literature[J]. Case Rep Gastroenterol, 2008, 2(1)：1－5.

[157] Chou T, Pan SC, Shieh SJ, et al. Glomus Tumor：Twenty Year Experience and Literature Review[J]. Annals of plastic surgery, 2016, 76：35－40.

[158] Warner KE, Haidak GL. Massiveglomus tumor of the stomach：20－year follow－up and autopsy findings[J]. Am J Gastroenterol, 1984, 79(4)：253－255.

[159] Thambi R, Sheeja S, Joesph CP, et al. Gastric glomus tumor：a brief report[J]. Indian Pathol Micbiol, 2014, 57(3)：509－510.

[160] Shim YS, Choi SJ, Kim HS, et al. Solitary fibrous tumor of the trachea：CT findings with a pathological correlation[J]. Korean J Radiol, 2008, 9(3)：286－289.

[161] Ichiki Y, Kakizoe K, Hamatsu T, et al. Solitary fibrous tumor of the lung：a case report[J]. Surg Case Rep, 2017, 3(1)：10.

[162] 程功文，黄文勇，向海鸿，等. 气管孤立性纤维性肿瘤1例[J]. 中国介入影像与治疗学，2016, 13(10)：650.

[163] 丁洪基，隋中媛，王贵珍，等. 肺恶性孤立性纤维性肿瘤1例并文献复习[J]. 临床与实验病理学杂志，2015, 31(3)：325－327.

[164] Folpe AL, Mentzel T, Lehr HA, et al. Perivascular epithelioid cell neoplasms of soft tissue and gynecologic origin：a clinicopathologic study of 26 cases and review of the literature[J]. Am J Surg Pathol, 2005, 29(12)：1558－1575.

[165] Kara A, Keskinbora M, Kayaalp ME, et al. An atypical presentation of myopericytoma in palmar arch and review of the literature[J]. Case reports in orthopedics, 2014, 5(11)：858－860.

[166] 杨丽. 血管球瘤的临床病理分析10例[J]. 中国社区医师，2013, 15(20)：70－71.

[167] Han Y, Zhang Q, Yu X, et al. Immunohistochemical detection of STAT6, CD34, CD99 and BCL－2 for diagnosing solitary fibrous tumors/hemangiopericytomas[J]. Int J Clin Exp Pathol, 2015, 8(10)：13166－13175.

[168] Hornick JL, Fletcher CD. Myoepithelial tumors of soft tissue：a clinicopathologic and immunohistochemical study of 101 cases with evaluation of prognostic parameters[J]. Am J Surg Pathol, 2003, 27(9)：1183－1196.

[169] 刘照宏，梁峭嵘，石星，等. 腱鞘巨细胞瘤的高频彩色多普勒超声表现特征[J]. 中国超声诊断杂志，2005, 6(2)：124－127.

[170] Eisenhofer G, Tischler AS, de Krijger RR. Diagnostic tests and biomarkers for pheochromocytoma and extra adrenal paraganglioma：from routine laboratory methods to disease stratification[J]. Endocrine pathology, 2012, 23(1)：4－14.

[171] Tashiro T, Kawakita C, Takai C, et al. Primary pulmonary malignant peripheral nerve sheath tumor：A case report[J]. Acta Cytol, 2007, 51(5)：820－824.

[172] Kitamura S, Kataoka Y, Fukutomi H, et al. Tracheal obstruction caused by cervical malignant peripheral nerve sheath tumor[J]. Jpn J Clin Oncol, 2015, 45(9)：892－893.

[173] Mentzel T, Dry S, Katenkamp D, et al. Low－grade myofibroblastic sarcoma：analysis of 18 cases in the spectrum of myofibroblastic tumors[J]. Am J Surg Pathol, 1998, 22(10)：1228－1238.

[174] Perez – Montiel MD, Plaza JA, Dominguez – Malagon H, et al. Differential expression of smooth muscle myosin, smooth muscle actin, h – caldesmon, and calponin in the diagnosis of myofibroblastic and smooth muscle lesions of skin and soft tissue[J]. Am J Dermatopathol, 2006, 28(2): 105 – 111.

[175] Demicco EG, Boland GM, Brewer Savannah KJ, et al. Progressive loss of myogenic differentiation in leiomyosarcoma has prognostic value[J]. Histopathology, 2015, 66(5): 627 – 638.

[176] Tsukada T, Tippens D, Mar H, et al. HHF35, a muscle – actin specific monoclonal antibody. Immunocytochemical and biochemical characterization[J]. Am J Pathol, 1987, 126(1): 51 – 60.

[177] Falkenstern – Ge RF, Friedel G, Bode – Erdmann S, et al. Pulmonary leiomyosarcoma mimicking glomus tumor at fi rst biopsy and surgically treated with isolated left main bronchus resection: rare clinical documentation[J]. Ir J Med Sci, 2013, 182(4): 735 – 738.

[178] Adelani MA, Schultenover SJ, Holt GE, et al. Primary leiomyosarcoma of extragnathic bone: clinicopathologic features and reevaluation of prognosis[J]. Arch Pathol Lab Med, 2009, 133(9): 1448 – 1456.

[179] Hanggi D, Adams H, Hans VH, et al. Recurrent glomus tumor of the sellar region with malignant progression[J]. Acta Neuropathol, 2005, 110(1): 93 – 96.

[180] 彭李博, 魏雪, 时姗姗, 等. 肺原发原始神经外胚叶肿瘤的临床病理观察. 医学研究生学报, 2015, 28(3): 277 – 279.

[181] Dong M, Liu J, Song Z, et al. Primary multiple pulmonary primitive neuroectodermal tumor: Case report and literature review[J]. Medicine (Baltimore), 2015, 94(27): e1136.

[182] Asker S, Sayir F, Bulut G, et al. Primitive neuroectodermal tumor/ewing sarcoma presenting with pulmonary nodular lesions[J]. Case Rep Oncol Med, 2015, 2015: 957239.

[183] Zheng GY, Xie BS, Yue WX, et al. Peripheral primitive neuroectodermal tumor of trachea: A case report and review of literatures[J]. Zhonghua Jie He He Hu Xi Za Zhi, 2012, 35(11): 814 – 818.

[184] 赵丹, 曲杨, 穆晶, 等. 肺血管肉瘤临床病理观察[J]. 诊断病理学杂志, 2012, 19(6): 450 – 453.

[185] Yilmaz A, Bayram gurle B, Aksoy F, et al. Pulmonary glomus tumor: a case initially diagnosed as carcinoid tumor[J]. Rsepirology, 2002, 7(4): 369 – 371.

[186] Yamamoto H, Oda Y. Gastrointestinal stromal tumor: Recent advances in pathology and genetics[J]. Pathology international, 2015, 65(1): 9 – 18.

[187] Takahashi RH, Matsubayashi J, Yokotsuka M, et al. An intrapelvic extraintestinal gastrointestinal stromal tumor of undetermined origin: diagnosis by prostate needle biopsy[J]. Pathol Res Pract, 2012, 208(12): 736 – 740.

[188] Redondo MT, Padro E, Guimares S, et al. How to treat a glomus tumor of the airways? [J]. Rev Port Pneumol (2006), 2017, 23(1): 43 – 45.

[189] Rai AK. Role of intraoperative dermoscopy in excision of nail unit glomus tumor[J]. Indian Dermatol Online J, 2016, 7(5): 448 – 450.

[190] Debnath SC, Roy SK, Kairy RR. Subungual Glomus Tumor – Clinical Presentation And Treatment[J]. Bangladesh Journal of Plastic Surgery, 2014, 3(2): 45 – 48.

[191] 伍石华, 王化修, 赖日权. 左颧骨恶性血管球瘤 1 例[J]. 中国肿瘤临床, 2000, 27(10): 791.

[192] Dall1gna C, Antunes MB, Dall1gna DP. Radiation therapy for glomus tumors of the temporal bone[J]. Braz J Otorhinolaryngol, 2005, 71(6): 752 – 757.

[193] McDermott EM, Weiss AP. Glomus tumors[J]. J Hand Surg (Am), 2006, 31(8): 1397 – 1400.

[194] Vangeertruyden J, Lorea P, Goldschmidt D, et al. Glomus tumours of the hand. A retrospective study of 51 cases [J]. J Hand Surg Br, 1996, 21(2): 257 – 260.

[195] Jawalkar H, Maryada VR, Brahmajoshyula V, et al. Sub-ungual glomus tumors of the hand: treated by transungual excision[J]. Ind J Orthop, 2015, 49(4): 403 – 407.

[196] 徐林, 张成中, 李黎明, 等. 指甲活页开窗显微外科手术切除甲下血管球瘤[J]. 中华显微外科杂志, 2009, 32(3): 246 – 247.

[197] Samaniego E, Crespo A, Sanz A. Key diagnostic features and treatment of subungual glomus tumor[J]. Actas Dermosifliogr, 2009, 100(10): 875 – 882.

[198] Vasisht B, Watson HK, Joseph E, et al. Digital glomus tumors: a 29 – year experience with a lateral subperiosteal

approach[J]. Plast Reconstr Surg, 2004, 114(6): 1486 – 1489.

[199] Tehrani H, Shah D, Sidhu S, et al. Treatment of recurrent glomus tumor using Mohs surgery[J]. Dermatol Surg, 2012, 38(3): 502 – 503.

[200] 赵云波, 解云川, 李金良. 指(趾)甲下血管球瘤的显微外科治疗[J]. 黑龙江医药科学, 2001, 24(6): 45 – 46.

[201] Huang HP, Tsai MC, Hong KT, et al. Outcome of microscopic excision of a subungual glomus tumor: a 12 – year evaluation[J]. Dermatol Surg, 2015, 41(4): 487 – 492.

[202] Coindre JM. Immunohistochemistry in the diagnosis of soft tissue tumors[J]. Histopathology, 2003, 43(1): 1 – 16.

[203] Wetherington RW, Lyle WG, Sangueza OP. Malignant glomus tumor of the thumb: a case report[J]. J Hand Surg Am, 1997, 22(6): 1098 – 1102.

[204] 谢军, 王辉. 气管血管球瘤 1 例[J]. 诊断病理学杂志, 2017, 24(1): 72 – 74.

[205] 黄勤, 张玉, 季新荣, 等. 内镜黏膜下挖除术治疗胃血管球瘤 11 例分析[J]. 浙江医学, 2018, 40(3): 276 – 278.

[206] 孙艾茜, 魏志, 刘长江, 等. 内镜下黏膜剥离术切除胃血管球瘤一例[J]. 中华消化杂志, 2017, 37(7): 486 – 487.

[207] 李致远, 罗玉凤, 钟定荣. 胃血管球瘤 5 例报道[J]. 中国医师进修杂志, 1996, 21(3): 7.

[208] 干文娟, 顾冬梅, 黄山, 等. 胃血管球瘤 5 例临床分析[J]. 江苏医药, 2017, 43(12): 897 – 899.

[209] Zhang Y, Zhou P, Xu M, et al. Endoscopic diagnosis and treatment of gastric glomus tumors[J]. Gastrointest Endosc, 2011, 73(2): 371 – 375.

[210] 徐岷, 何亚龙, 徐美东, 等. 内镜下黏膜剥离术治疗胃血管球瘤一例[J]. 中华消化内镜杂志, 2010, 27(10): 552 – 554.

[211] 蒋松松, 陈刚, 郑黎明, 等. 胃血管球瘤误诊为胃间质瘤行内镜下切除致胃壁穿孔反思[J]. 临床误诊误治, 2014, 27(11): 23 – 26.

[212] 唐雨, 江月萍. 胃血管球瘤 1 例报告并文献复习[J]. 青岛大学学报(医学版), 2018, 54(5): 618 – 619.

[213] 陈燕坪, 张丽媛, 许磊, 等. 拇指恶性血管球瘤一例[J]. 中华手外科杂志, 2008, 24(1): 56 – 57.

[214] Khoury T, Balos L, McGrath B, et al. Malignant glomus tumor: a case report and review of literature, focusing on its clinicopathologic features and immunohistochemical profile[J]. Am J Dermatopathol, 2005, 27(5): 428 – 431.

[215] Aramburu – Gonzalez JA, Rodriguez – Justo M, Jimenez – Reyes J, et al. Glomangiosarcoma of abdominal wall[J]. Virchows Arch, 2001, 438(4): 418 – 420.

第四节　平滑肌肉瘤

一、概述

平滑肌肉瘤(leiomyosarcoma, LMS)是一种罕见的、由平滑肌细胞或平滑肌分化间质细胞构成的恶性肿瘤, 具有平滑肌分化倾向, 可起源于周围软组织、胃肠道、腹膜后及泌尿生殖系统及血管壁平滑肌[1], 占所有软组织肉瘤的 5% ~10%[2]。

因平滑肌分布广泛, 故平滑肌肉瘤发生部位亦非常广泛, 但多发生于腹膜后、外周软组织或大血管壁, 最为常见的发病部位是腹膜后区。

根据其发生部位, 可分为深部软组织平滑肌肉瘤、浅表性平滑肌肉瘤(superficial leiomyosarcoma, SLMS)、外生殖区平滑肌肉瘤、黏液性平滑肌肉瘤、起自血管的平滑肌肉瘤和 EBV 相关性平滑肌肉瘤, 与其他类型的平滑肌肉瘤相比, SLMS 不仅仅是发生部位不同, 重要的是其预后较好。

二、皮肤平滑肌肉瘤

（一）概述

1. 发病情况

皮肤由表皮、真皮和皮下组织构成，其中真皮和皮下组织均含有平滑肌成分，故这两层均能发生平滑肌源性肿瘤，最常见为平滑肌瘤，而平滑肌肉瘤罕见。

皮肤平滑肌肉瘤（cutaneous leiomyosarcoma，CLMS）是指发生于皮肤真皮或皮下的平滑肌肉瘤，又称为浅表平滑肌肉瘤（superficial leiomyosarcoma，SLMS）。

皮肤平滑肌肉瘤来自立毛肌，皮下平滑肌肉瘤来自血管平滑肌。真皮平滑肌肉瘤多发生于头颈部，皮下平滑肌肉瘤多发生在四肢[3]。

皮肤平滑肌肉瘤极为罕见，占所有软组织肉瘤的 2%～6%[4]。目前，鲜有大宗病例的报道，Miyajima 等[5]报道了 105 例，Orellana 等[6]报道了 3 例，Seemann 等[7]报道了 2 例，余睿等[8]报道了 7 例。

皮肤平滑肌肉瘤好发于躯干和四肢，四肢近端伸侧面，占软组织肉瘤的 4.0%～6.5%，约占所有恶性肿瘤的 0.04%[9]；发生于面部的皮肤平滑肌肉瘤更少，占皮肤平滑肌肉瘤的 1%～5%[10]。

皮肤平滑肌肉瘤可发生于任何年龄，多发生于 50～70 岁；而儿童皮肤平滑肌肉瘤罕见[11]。男性发病率约为女性的 2 倍。徐德等[12]报道了 13 例浅表性平滑肌肉瘤，男 7 例，女 6 例，平均年龄 59 岁。

2. 发病原因

皮肤平滑肌肉瘤的确切病因，目前尚不清楚。

有学者认为，常见诱发因素为创伤和放射线照射[13]。Fields 等[14]报道了 80 例皮肤平滑肌肉瘤，其中 15 例在发生肿瘤的部位有机械性外伤史，2 例有 X 线治疗史。Canz'Yilmaz 等[15]及于琳华等[16]报道，在烧伤瘢痕处或放疗部位发生平滑肌肉瘤。

Boman 等[17]指出，在免疫缺陷患者（如艾滋病、器官移植者）中出现平滑肌肉瘤，可能与 EB 病毒感染有关。

周婧等[18]统计了国外报道 24 例 PLCNS，25 例 PLCNS 中免疫缺陷及放疗无关者 8 例，免疫缺陷合并 EBV 感染者 13 例，长期放疗者 1 例。

值得注意的是，SLMS 是否由平滑肌瘤恶性变或由交界性平滑肌瘤转化而来，目前还存在争议。

Nielsen 等[19]报道，在女性外阴的平滑肌瘤中已观察到这种转变，即平滑肌瘤可以恶性变成平滑肌肉瘤。

虽然有平滑肌瘤或交界性平滑肌瘤复发或多次复发后发生了恶性转化的报道，表现为良性或交界性平滑肌瘤复发后肿瘤细胞的密度、异型性及核分裂象增加而转化为平滑肌肉瘤[20]；但报道的病例太少，且还受到诊断标准的影响，是否存在居于良恶性间的交界性病变，尚需更多资料加以证实。

目前较普遍的观点认为，平滑肌瘤一般不会发生恶性变，平滑肌肉瘤并不是由先前存在的平滑肌瘤发生恶性变而来，虽有原先诊断为皮肤平滑肌瘤切除术后复发证实为平滑肌肉瘤的报道，有学者认为造成这种情况是由于取材部位因素引起的误诊[21]。

（二）临床表现

1. 发生部位

皮肤平滑肌肉瘤可见于任何部位，好发于四肢和躯干，以及躯干、头颈、外生殖区等；但最常见于四肢近端伸侧面，以下肢（尤其大腿）多见。徐德等[12]报道了13例浅表性平滑肌肉瘤，肿瘤位于四肢7例，躯干3例，头面部2例，阴囊1例，其中位于真皮9例，皮下4例。

2. 一般表现

皮肤平滑肌肉瘤多表现为单个或多个缓慢生长的结节或斑块，少见多发，表面光滑，外观常为圆形或椭圆形，表面皮肤颜色可为肤色、粉红色至深红色、棕褐色、青黑色、红褐色、黄色或色素减退。

真皮型常表现单个无痛性结节，表面光滑或疣状、鳞屑状，个别有溃疡形成；皮下型位于皮下脂肪组织内，体积比真皮平滑肌肉瘤大，但边界相对较清楚，被覆表皮可被推动，患者可有疼痛或触痛感。肿瘤生长缓慢，但后期可迅速增大。

疼痛为较常见的症状（80%～95%），常为钝痛，亦可为刺痛，常有压痛或触痛，有时疼痛为首发症状；可有瘙痒、烧灼感等刺激症状，亦可见糜烂、出血、渗出等，溃疡很少见。

（三）影像学检查

皮肤平滑肌肉瘤，影像学检查无特异性征象。肿瘤直径1～8cm，多普勒超声表现为边界比较清楚的局限性低回声结节，内部血流比较丰富；CT扫描均显示为肌肉密度结节影，边界清晰，增强扫描可见环形强化。

（四）组织病理

皮肤平滑肌肉瘤的组织学表现与其他部位的平滑肌肉瘤相似，在皮肤真皮或皮下显示交错成束排列的梭形肿瘤细胞，细胞质嗜酸性，具有两端钝圆的烟斗状的细胞核，以及核的多形性；肿瘤细胞有较高的核分裂活性，通常大于2个/10HPF，并可出现病理性核分裂象。

SLMS典型组织形态由呈纵横交织状或束状排列的胞质丰富深染嗜伊红的梭形细胞组成，细胞核居中，核两端平钝呈雪茄样。

1. 大体观

大体标本切面呈肉质，灰白色或黄色，有时可见到漩涡状结构，若肿瘤发生坏死或出血，则颜色可能改变。

2. 镜下观

镜下，平滑肌肉瘤由增生的异形梭形肌细胞相互交织组成束状、丛状或漩涡状结构，排列在胶原基质之间，真皮型界限不清，皮下型境界较为清晰，可有胶原组成的假包膜，且常表现为血管模式。

肿瘤细胞，核细长，两端钝，似雪茄，胞质嗜酸性，梭形细胞排列成束状，与胶原交错排列，有核周空泡等。

超微结构特征性表现，为胞质内的肌丝上有致密小体，浆膜有致密斑，浆膜下有胞饮小泡，游离面有基膜包绕[22]。

Fields等[14]提出了判断皮肤平滑肌肿瘤为恶性的最低标准，即出现奇形怪状的肌细胞及有丝分裂象≥1个/10HPF。

3. 组织学分型

根据生物学行为的不同，皮肤平滑肌肉瘤分为真皮型和皮下型。

1）真皮型皮肤平滑肌肉瘤

真皮型皮肤平滑肌肉瘤位于真皮内，边界不清，常向周围胶原纤维内穿插甚至延伸至皮下；多数来自立毛肌，少数来自乳头的乳晕平滑肌以及阴囊的肉膜平滑肌。

真皮型皮肤平滑肌肉瘤临床虽可复发，但一般不转移，预后良好。

2）皮下型皮肤平滑肌肉瘤

皮下型皮肤平滑肌肉瘤起源于皮下组织内小血管或中等大小血管的血管壁平滑肌，境界较为清晰，常表现为血管模式；具有侵袭性，易发生转移，预后相对较差。

4. 分化程度

皮肤平滑肌肉瘤，因病例不同，肿瘤分化程度亦有不同，细胞密度和异型性可有较大差别，根据分化程度，可将其分为如下 3 型[22]，高、中分化的肿瘤细胞有时排列呈栅栏状或相互交错排列呈漩涡状或席纹状外观，细胞间有时可见黏液样变性。

1）高分化型

高分化型肿瘤细胞轻度异型性，细胞核呈典型的雪茄样核，近似良性平滑肌细胞，仅细胞密度增加并可见核分裂象。

2）中等分化型

中分化型肿瘤细胞密度较高分化型明显增加，细胞异型性居于两者之间。

3）低分化型

低分化型肿瘤细胞明显多形性、核分裂象明显增多，并见肿瘤性坏死。

5. 生长方式

根据生长方式，皮肤平滑肌肉瘤可分为结节型和弥漫型[23]。

1）结节型皮肤平滑肌肉瘤

结节型恶性程度较高，组织学表现为肿瘤细胞丰富，显著的核不典型性，核分裂象多见，常有坏死等。

2）弥漫型皮肤平滑肌肉瘤

弥漫型恶性程度低，组织学上肿瘤细胞密度相对较低，细胞分化良好，核分裂象少见，坏死少或无，与皮肤附件关系密切，可能起源于立毛肌。

6. 变异类型

皮肤平滑肌肉瘤还可有多个变异类型，如硬化型、颗粒细胞型、上皮样型、炎症型等，其中硬化型仅数例报道，尤易误诊[24]。

1）硬化型皮肤平滑肌肉瘤

硬化型又称结缔组织增生型平滑肌肉瘤，组织学检查可见梭形细胞，肿瘤位于真皮，肿瘤细胞在胶原纤维内浸润、穿插并向皮下延伸，细胞成分少，基质丰富，在大量硬化的基质内可见稀疏的梭形肿瘤细胞散在分布，间质明显胶原化或伴有大量的结缔组织增生[25-26]。

免疫组化，结蛋白阴性，波形蛋白、SMA 强阳性。

活检标本量少时容易漏诊，鉴别诊断包括放射性皮炎、结缔组织增生型色痣、黑色素瘤及鳞癌等。

2）上皮样型平滑肌肉瘤

短梭形细胞密集分布在真皮血管周围，表现为圆形或椭圆形的上皮样细胞，核两端钝，含丰富的嗜酸性胞质[27]。

免疫组化，波形蛋白、SMA 阳性，结蛋白、S-100 蛋白、角蛋白、EMA、HMB-45 等阴性。

3）颗粒细胞平滑肌肉瘤

肿瘤细胞胞质内含丰富的嗜酸性颗粒，PAS 阳性，耐淀粉酶。电镜下，胞质内可见到大量的自噬泡，与光镜下观察到的颗粒一致[28]。

免疫组化，波形蛋白、结蛋白、平滑肌肌浆球蛋白阳性，肌红蛋白、S-100 蛋白及角蛋白阴性。

（五）免疫组化

皮肤平滑肌肉瘤，组织化学染色可用 Masson 三色染色、瘤细胞旱红色（胶原纤维呈紫蓝色）、Van Gieson 染色瘤细胞呈亮黄色（胶原纤维呈红色）。

皮肤平滑肌肉瘤免疫组化学染色，瘤细胞通常表达 Vimentin、MSA、a-SMA（平滑肌肌动蛋白）、h-caldesmon、desmin，Ki-67 增殖指数增高；不表达 CD68、CD34、CD117、CD99、Bcl-2、S-100、HMB45、CK 及 EMA 等标记。

其中以 SMA 的敏感性和特异性最高[29-30]，Vimentin 常为阳性。

S-100 蛋白一般为阴性[31]，但 Iwata 等[32]报道，部分病例非常态表达 S-100 或上皮标记 CK 和 EMA。

EMA 的免疫反应性与部位、年龄、性别、组织学分级或组织学特征并没有相关性，与 CK、EMA 阴性的平滑肌肉瘤相比，CK、EMA 阳性的平滑肌肉瘤并无独特的临床病理学特点[32]。

值得注意的是，在免疫组化检查时需要选用一组抗体，通常包括 SMA、结蛋白、波形蛋白、S-100、CK 等，才能较好地达到鉴别诊断的目的[28]。

（六）诊断

皮肤平滑肌肉瘤的诊断需要综合判断，如患者年龄、肿瘤大小、位置深浅、细胞丰富程度及异型性、核分裂象、有无凝固性坏死及肿瘤复发病史等。

肿瘤细胞丰富并出现明显异型性是肉瘤诊断的重要指征，Oda 等[33]的研究表明，细胞多形性是评价平滑肌瘤恶性程度的重要指标；而核分裂象计数是判断平滑肌瘤良恶性的关键指标。

关于皮肤平滑肌肉瘤的病理学诊断，1981 年 Fields 等[14]提出的最低标准是瘤细胞出现明显的异型性，核分裂数 ≥ 1 个/10HPF；2002 年，Miyajima 等[34]提出的诊断标准为核分裂数 > 5 个/50HPF。

皮下型平滑肌肉瘤具有侵袭性生物学行为，易发生转移，有学者认为在皮下型平滑肌肿瘤见到任何有丝分裂象，即应诊断为平滑肌肉瘤，因这种情况几乎皆伴有核的多形性及异型性，至少是局灶性的[35]。

纯粹的真皮型平滑肌肉瘤（肿瘤局限于真皮内），即使出现细胞学异形及相当数量的有丝分裂（3~58 个/10HP），临床上虽可复发，但一般不转移，预后良好。

对于瘤体过大、有坏死或出血的平滑肌肿瘤，即使其核分裂象少，亦应高度考虑为平滑肌肉瘤；对于有凝固性坏死及多次复发的浅表平滑肌瘤，要高度怀疑为平滑肌肉瘤，黄晓赤等[20]报道过 2 例皮肤交界性平滑肌瘤复发进而恶性转化的病例。

（七）鉴别诊断

皮肤平滑肌肉瘤临床表现并无特异性，易误诊为隆突性皮肤纤维肉瘤、囊肿、脂肪瘤、瘢痕疙瘤、皮肤纤维瘤、神经纤维瘤、神经鞘瘤、肉芽肿等[36-38]。

高分化型平滑肌肉瘤需与平滑肌瘤鉴别，平滑肌瘤细胞密度小，通常无异型性和核分裂（<1个/HPF），高分化平滑肌肉瘤细胞有异型性并可见核分裂象。

纤维瘤免疫组织化学不表达平滑肌标记。

中分化平滑肌肉瘤需与纤维肉瘤、低度恶性肌纤维母细胞性肉瘤、恶性周围神经鞘膜瘤、恶性孤立性纤维性肿瘤等鉴别，纤维肉瘤可见鱼骨样或人字形排列结构，免疫组织化学不表达 desmin 和MSA；低度恶性肌纤维母细胞性肉瘤位置通常较深，多发生于深部软组织，免疫表型不表达 h - caldesmon，可与平滑肌肉瘤鉴别；恶性周围神经鞘膜瘤通常起自神经纤维瘤或周围神经，与周围神经干关系密切，肿瘤细胞表达 S - 100 而不表达平滑肌标记；孤立性纤维性肿瘤组织学由细胞丰富区和稀疏区组成，免疫组织化学 CD34、CD99、Bcl - 2 和 STAT6 阳性。

低分化型平滑肌肉瘤需与恶性纤维组织细胞瘤/未分化多形性肉瘤、多形性脂肪肉瘤、多形性横纹肌肉瘤鉴别，各种多形性肿瘤鉴别诊断主要借助于特殊染色和免疫组织化学标记。

（八）治疗

1. 手术治疗

无论是真皮还是皮下平滑肌肉瘤，其治疗方式均首选外科手术切除[39]，切除范围除肿瘤外尚包括肿瘤周围 3～5cm 的组织，一般应达到肌肉筋膜的位置，确保基底部阴性[40-41]；但对于真皮型平滑肌肉瘤，因临床表现为良性的生物学过程，有学者主张保守性切除，带一狭窄的边缘（大于1.0cm）即可[42]。

目前最好的外科治疗方法为 Mohs 显微外科手术[41]，复发率仅为 13%，且可节省组织，缺点是手术要求较高，费用昂贵。

2. 放化疗

皮肤平滑肌肉瘤外科切除后的局部复发率为 30%～45%，真皮平滑肌肉瘤的复发率大约为30%，而皮下平滑肌肉瘤的复发率为 50%～70%；1/3 的患者最终发生转移或肿瘤相关性死亡。

因此，放化疗作为手术之辅助治疗具有一定的临床价值。但放疗是否能成功控制肿瘤的局部复发存在争议的，同时肿瘤化学敏感性也通常认为不确定。笔者认为，如果局部不能切除干净，放疗不失为有益的补充治疗方法。

化疗药物多西他赛的Ⅱ期临床试验表明[43]，对少数转移性平滑肌肉瘤有部分疗效。

（九）预后

皮肤平滑肌肉瘤组织学上虽然是恶性肿瘤，但因肿瘤表浅，易于早期发现和治疗，预后通常良好。

真皮型局部切除的治愈率和生存率皆显著高于皮下型，但易发生局部复发，然罕见转移，王西川等[44]认为，肿瘤完全位于真皮的皮肤平滑肌肉瘤没有转移潜能，预后良好。

皮下型平滑肌肉瘤更具有侵袭性，除易复发外，还可发生转移，通常经血行转移至肺部，为最常见的转移部位，且为主要死因；其他转移部位包括脑、肝脏、心脏及骨骼等，早期彻底切除有助于改善预后，术后随访至少 5 年[42]。

与皮肤平滑肌肉瘤预后相关的因素主要有肿瘤大小、浸润深、肿瘤分化程度、临床分期等[45]，肿瘤直径 <5cm 者预后较好；局限于真皮、皮下者预后较好，累及筋膜和肌肉的预后较差；高分化预后好，中分化次之，低分化预后较差。

三、原发性头颈部平滑肌肉瘤

（一）原发性中枢神经系统平滑肌肉瘤

1. 概述

软组织肉瘤占颅内肿瘤的0.1%~0.2%，最常见的为胶质肉瘤，其次是未分化多形性肉瘤[46]。

原发性中枢神经系统平滑肌肉瘤（primary leiomyosarcoma of the central nervous system，PLCNS）是中枢神经系统平滑肌分化的恶性间叶肿瘤，临床罕见，目前全球仅报道30余例[47-68]，国内仅见3例报道[18]。

颅内平滑肌肉瘤可发生于任何年龄，男女发病无明显差异。周婧等[18]报道，患者平均年龄39岁（31~50岁），该作者报道了1例1岁8个月的男性患儿，肿瘤位于小脑靠近天幕，术后病理为平滑肌肉瘤。李艳青等[69]报道了1例男性，15岁，右侧颞叶见一约5.0cm×6.1cm的类圆形团块状混杂异常信号影，病理诊断为右侧颞叶平滑肌肉瘤（WHO Ⅲ级）。

根据文献报道，大多数颅内原发性平滑肌肉瘤病例与脑膜相关，故推测肿瘤可能起源于脉管系统的血管周细胞或是脑膜的多潜能间充质干细胞[66]。Jhas等[64]报道了1例桥小脑神经鞘瘤复发为平滑肌肉瘤，作者推测可能来源于原发肿瘤的血管壁平滑肌细胞；Skullerud等[62]报道了1例垂体成熟性囊性畸胎瘤复发为平滑肌肉瘤，可能来源于畸胎瘤中的平滑肌成分。

颅内平滑肌肉瘤病因尚未明确，李艳青等[69]在分析文献报道的29例中，有8例HIV阳性，同时7例EB检测亦是阳性，还有1例肾脏移植，故有学者认为颅内原发性平滑肌肉瘤可能与病人免疫受损及EB病毒感染密切相关[70-72]；还有2例发生于神经纤维瘤病和畸胎瘤术后，说明与遗传因素也可能有关[62,64]。

2. 临床影像学特点

原发性中枢神经系统平滑肌肉瘤，多位于幕上，亦可发生于小脑及脊髓，症状和体征因肿瘤发生部位不同而异，可出现意识模糊、记忆力丧失、偏瘫、癫痫等。

影像学检查，肿瘤多为单发肿块，体积通常较大，伴轻度瘤周水肿，可侵蚀颅骨。头颅MRI常显示不规则异常信号影，增强扫描后不均匀强化，部分可见囊性变。

周婧等[18]统计分析了14例中枢神经系统平滑肌肉瘤，肿瘤位于幕上者7例、小脑3例、脊髓3例，1例肿瘤完全位于脑实质内；4例表现为脊髓或幕上多发肿块，4例合并其他系统平滑肌肉瘤。

3. 组织病理学

组织形态学上，PLCNS可表现为分化较好或较差的类型，分化较好和分化中等的平滑肌肉瘤由平行束状或交织状排列的嗜伊红色梭形细胞组成，核居中，核两端平钝或呈雪茄样，局部区域可见散在核深染且形状不规则的瘤巨细胞。部分瘤细胞核一端可见空泡，形成凹陷性压迹。核分裂多为1~5个/10HPF，Ki-67增殖指数均<5%。

分化差的平滑肌肉瘤，瘤细胞显示明显的多形性和异型性，胞质有程度不等的深嗜伊红染，但不如分化好的肿瘤明显，细胞核大、深染，多不居中排列，常见多核瘤巨细胞，核分裂象易见，包括病理性核分裂，最多者（50~100）个/10HPF；Ki-67增殖指数10%~30%。

4. 诊断与鉴别诊断

中枢神经系统平滑肌肉瘤目前尚无统一的诊断标准，可参考深部软组织平滑肌肉瘤诊断标准。

分化较好的颅内平滑肌肉瘤需与平滑肌瘤和纤维型脑膜瘤鉴别，平滑肌瘤，细胞无异型，缺乏核分裂，无坏死；纤维型脑膜瘤，两者发生部位及组织学形态较为相似，免疫组化有助于鉴别，脑膜瘤 EMA + 、SMA - ，平滑肌肉瘤则相反。

差分化平滑肌肉瘤需与原始神经外胚叶肿瘤、非典型畸胎样/横纹肌样瘤鉴别，原始神经外胚叶肿瘤，主要发生于青少年，高峰年龄为 5 ~ 7 岁，肿瘤由高密度细胞构成，细胞核深染，胞质不明显，核分裂多见，部分病例可见神经母细胞菊形团，免疫表型示 Syn、CgA、NF、nestin、CD57 均（ + ），而平滑肌肉瘤有多少不等的细胞质，上述免疫标记均（ - ）。

非典型畸胎样/横纹肌样瘤，常见于 3 岁以下的儿童，幕上与幕下均可发生，最明显的组织学特征为典型的横纹肌样，细胞核泡状、偏位，核仁明显嗜酸，细胞质丰富含球形嗜酸性包涵体，细胞边界清楚。大多数的肿瘤含有多种成分，同时具有原始神经外胚层、间质和上皮的特征。少数病例具有间质分化，表现为梭形细胞的特征和嗜碱性或是富含糖胺聚糖的背景。免疫表型很复杂，但 SMA 表达少见，INI1 蛋白的表达缺失是敏感和特征的指标。平滑肌肉瘤组织学形态单一，细胞质内无球形嗜酸性包涵体，免疫标记 SMA（ + ），无 INI1 蛋白的表达缺失。

1）脑胶质肉瘤

脑胶质肉瘤，具有胶质和间叶组织双向分化的恶性肿瘤，胶质成分本质是间变的星形细胞，多数情况下显示胶质母细胞瘤的典型特征，肉瘤区域常表现为纤维肉瘤的形式，具有一些致密的束状的长梭形细胞，偶尔也可表现为恶性纤维组织细胞瘤样。

2）脑胶质母细胞瘤

脑胶质母细胞瘤，主要累及成人，好发于大脑半球，肿瘤有胶质背景，明显的微血管增生或坏死，免疫组化通常 GFAP、巢蛋白阳性。

3）脑纤维肉瘤

脑纤维肉瘤，是起源于成纤维细胞的恶性肿瘤，肿瘤细胞排列成"鱼骨样"，细胞密度高，核分裂象活跃，坏死常见，通常弥漫表达 Vim、SMA 阳性的肿瘤细胞非常少，同时网纤染色阳性。

4）恶性脑膜瘤

恶性脑膜瘤起源于蛛网膜上皮，常可见一些肉瘤化区域，形态似平滑肌肉瘤，但常常表达上皮标记 EMA、CK，同时 Vim、claudin - 1 亦会表达。

5）脑恶性血管周细胞瘤

脑恶性血管周细胞瘤，常与硬脑膜相连，发生于脑实质内的较少见；镜下密集的细胞大小一致，无特定排列方式，浆少，界限不清，丰富的网状纤维围绕每个细胞，肿瘤含有大量裂隙状血管，薄壁分支血管腔隙呈"鹿角状"，33% ~ 100% 的病例 CD34 阳性；而平滑肌肉瘤鹿角状血管不明显，CD34 染色阴性，可以鉴别。

5. 治疗与预后

目前手术切除、放疗、化疗是颅内原发性平滑肌肉瘤的主要治疗手段，但预后较差；多数患者生存期为 6 ~ 24 个月。

周婧等[18]统计分析了 14 例中枢神经系统平滑肌肉瘤，有 3 例患者接受了肿瘤完整切除术、放疗及化疗，其中 2 例分别随访 18 个月和 20 个月，无复发，其使用的化疗药物分别为阿霉素、丙卡巴肼和异环磷酰胺，另 1 例 15 个月后因肿瘤转移死亡；有 1 例经过放疗的患者存活 8 年[51]。

（二）鼻部平滑肌肉瘤

原发于鼻腔、鼻窦的平滑肌肉瘤罕见，仅占鼻部肿瘤的 1.5% ~ 2.3%[73-74]，国内外仅见零星报道[75-76]。

1. 临床影像学特点

鼻腔平滑肌肉瘤临床表现无特异性，以局部浸润为主，很少发生转移，随着肿瘤的增大和病情进展，可出现相应症状、体征，以鼻塞和鼻出血多见，鼻内镜检查肿块呈息肉状，容易误诊[77]。

影像学表现亦无特征性，在 CT 上，肿块呈均匀或不均匀密度，增强后呈轻-中度强化，常有坏死、囊变，无钙化，邻近骨质可见破坏；在 MRI 上，肿块 T1WI 呈较均匀中等信号，T2WI 呈略不均匀的中-高信号，增强后呈中度不均匀强化[74]。

2. 诊断与鉴别诊断

鼻部平滑肌肉瘤确诊依靠病理检查，需与以下疾病鉴别。

1）鼻腔血管瘤

临床表现为鼻阻塞与鼻出血，CT 呈软组织密度，边缘清楚，少数可见静脉石，T1WI 呈中等信号，T2WI 呈明显高信号，增强扫描明显强化。

2）鼻腔神经鞘膜瘤

肿瘤呈圆形或椭圆形，边缘清楚，内部可见囊变，CT 呈等密度，可见周围骨质膨胀与变形，增强扫描明显强化。

3）鼻腔淋巴瘤

起源于鼻前庭或鼻前部，多伴有鼻翼鼻背的皮肤增厚或肿块，CT 密度较均匀，坏死、囊变少见，增强后呈轻-中度强化，骨质破坏不明显，与软组织肿块范围不相符。

3. 治疗与预后

鼻部平滑肌肉瘤治疗以手术为主，对放化疗不敏感，肿瘤局限于鼻腔者，行鼻内镜下鼻腔肿物摘除术可治愈。

平滑肌肉瘤一旦确诊，应立即行手术治疗，大范围切除肿瘤及周围组织，若年老体弱，病变广泛不易手术者，可行姑息治疗，但预后较差[78]。

（三）原发性甲状腺平滑肌肉瘤

原发性甲状腺平滑肌肉瘤临床罕见，约有 30 篇文献报道，均以个案报道为主[79]。肿瘤好发于老年患者，平均年龄 65 岁，女性患者略多于男性。

目前，对于甲状腺原发平滑肌肉瘤的起源尚不清楚，主要有 2 种观点。一种观点认为平滑肌肉瘤由未分化甲状腺癌（undifferentied thyroid carcinoma，UTC）转化而来[80]；但也有学者认为 UTC 为上皮起源，不可能 UTC 的所有细胞均发生平滑肌肉瘤转化[81]。另一种观点认为，平滑肌肉瘤可能起源于血管壁的平滑肌细胞。

此外，Tulbah 等[82]报道 1 例发生于先天性 T 细胞免疫缺陷病的 6 岁儿童的甲状腺平滑肌肉瘤。

原发性甲状腺平滑肌肉瘤常见的临床表现为短时间发展的颈部肿块，通常局限于甲状腺一叶，患者的甲状腺功能通常正常[83]。

甲状腺原发性平滑肌肉瘤影像学检查无特异性表现，多为界限清楚或不清楚的肿物，可伴囊性变、坏死或钙化，还可显示相邻结构的直接侵袭[84]。

1. 组织病理与免疫组化

组织学上，肿瘤细胞由嗜酸性的梭形细胞交织而成，细胞核具有显著的非典型性和多形性，核分裂指数一般较高，可伴出血、透明样变、黏液样变、坏死及钙化。

免疫组化标记,肿瘤细胞表达平滑肌标志物 MSA、SMA。有文献报道,甲状腺平滑肌肉瘤过表达 C - kit,免疫组化显示 CD117 阳性[85]。

2. 诊断与鉴别诊断

原发性甲状腺平滑肌肉瘤的诊断应非常谨慎,首先排除转移性平滑肌肉瘤的可能性,特别是来源于子宫等器官的平滑肌肉瘤。

只有完全缺乏上皮分化且无其他类型肉瘤分化的证据、免疫组化显示平滑肌标志物阳性时才能诊断甲状腺平滑肌肉瘤,主要需与甲状腺癌等鉴别。

1)未分化甲状腺癌

观察多个切面,可能会出现上皮结构,免疫组化标记 CK、EMA 均阳性,但约 20% 的病例上皮标志物可缺失[86],平滑肌的标志物阴性。

2)甲状腺髓样癌

患者通常血钙水平增高,刚果红阳性的淀粉样变间质见于 80% 的病例,免疫组化标记 CK、TTF - 1、NSE、CgA、Syn 及 Calcitonin 均阳性。

3)具有胸腺样分化的梭形细胞肿瘤

组织学上呈双相结构,由紧密交织的梭形细胞束和腺样结构构成。免疫组化显示,肿瘤 CK、CD117 均阳性,梭形细胞偶尔平滑肌标志物阳性。

该肿瘤生长缓慢,但具有转移潜能,患者存活时间较长[87]。

3. 治疗与预后

甲状腺原发平滑肌肉瘤治疗主要采取手术切除,包括甲状腺叶切除及甲状腺全切加颈部淋巴结清扫。甲状腺平滑肌肉瘤的预后差,大部分患者在第一年内死于转移性病变,最常见的转移部位是肺、肝及淋巴结。

四、腹膜后平滑肌肉瘤

(一)概述

腹膜后原发肿瘤少见,来源复杂,种类繁多,一般发病隐匿,临床症状大多不明显、不典型,定位定性困难,且大多数为恶性(77% ~90%)。

原发性腹膜后平滑肌肉瘤(primary retroperitoneal leiomyosarcoma,PRLS)是指起源于腹膜后平滑肌组织的恶性肿瘤,腹膜后较常见的肿瘤病理类型,约占 11%,发病率仅次于腹膜后脂肪肉瘤;占全身软组织来源平滑肌肉瘤的 50%。

PRLS 好发于中老年人,女性明显高于男性,为男性的 3.6 倍。余耀光等[88]报道了 50 例腹膜后平滑肌肉瘤,女性患者是男性患者的 4.6 倍。邵世虎等[89]报道了 23 例腹膜后平滑肌肉瘤,男 5 例,女 18 例,男女比例约为 1:3.6;年龄 22 ~78 岁,中位年龄 52 岁,其中大部分患者在 40 ~60 岁年龄区间(15 例,占 65.2%)。李晶英等[90]报道了 11 例腹膜后平滑肌肉瘤,男 5 例,女 6 例;年龄 34 ~61 岁,中位年龄 45 岁。

(二)临床表现

腹膜后平滑肌肉瘤,临床表现无特异性,多为腰背部、腹部疼痛不适,少数患者可出现下肢浮肿,病程数天至数月,个别肿瘤较小患者无症状,于体检时偶然发现。李晶英等[90]报道了 11 例腹膜后平滑肌肉瘤,4 例患者腹部疼痛来就诊,3 例腹膜后平滑肌肉瘤术后常规复查,2 例腹部不适,

1 例腰背部疼痛，1 例体检发现。

腹膜后间隙相对宽大、疏松，肿瘤可埋藏其中隐匿性生长，肿瘤较小而无周围脏器侵犯时常无明显的临床症状和体征，肿瘤体积较大时，腹痛是最早出现的症状，腹部包块是最早出现的体征，也是最主要、最常见的临床表现[91]。当邻近组织脏器被肿块压迫、侵犯时，常因受累脏器、肿瘤生长部位不同而出现相应的症状。

（三）影像学检查

PRLS 可发生于腹膜后间隙的任何部位，但主要起源于腹膜后血管壁上的平滑肌组织[92]，常与下腔静脉、主动脉分界不清[93]，以下腔静脉区域为最好发部位；所有病灶均见囊变和坏死，多呈散在灶性且相对均匀分布，类似豹纹样改变，颇具特征性。邵世虎等[89]报道了 23 例腹膜后平滑肌肉瘤，17 例病灶位于肾门与下腔静脉区域。

肿瘤多数形态不规则，少数呈椭圆形，多数边界不清、边缘毛糙，与周围组织脏器分界不清，容易侵犯腹膜后大血管是平滑肌肉瘤较有特征性的生物学行为[94]。李晶英等[90]报道了 11 例腹膜后平滑肌肉瘤，8 例形态不规则，3 例呈椭圆形；6 例侵犯下腔静脉，8 例侵犯周围脏器，3 例肝转移；平扫 10 例密度不均匀，中心可见坏死囊变；动态增强扫描，实质成分均呈进行性持续强化，囊变坏死区无强化；2 例可见钙化灶。

1. CT 检查

CT 平扫肿瘤密度多不均匀，部分肿瘤坏死显著，整个肿瘤几乎呈囊性而类似囊肿，未变性的实性成分的密度多与邻近肌肉相仿或略高于肌肉，部分肿瘤仅见小坏死区[95]。有研究表明[96]，瘤内坏死囊变是腹膜后平滑肌肉瘤发生转移的重要预测因素，坏死面积越大，恶性程度越高。

CT 动态增强扫描强化不均匀，实质成分呈边缘性环状强化或分隔样强化，强化程度根据供血程度不同而表现为轻中度或明显强化，且呈渐进性强化，究其原因可能与肿瘤富含纤维组织及肿瘤细胞多且体积大、肿瘤细胞间隙窄小、排列紧密延缓了对比剂灌注相关，肿瘤内囊变坏死区不强化。Kim等[97]认为，多数腹膜后平滑肌肉瘤富血供，且少数平滑肌肉瘤强化极为显著，类似血管瘤。

肿瘤内脂肪、钙化及出血少见，钙化可表现为斑点、斑片或结节状，边缘可清晰或模糊，边缘模糊的钙化对肿瘤良、恶性的鉴别诊断有一定价值。

2. MRI 检查

MRI 之 T1WI 呈低信号，T2WI 呈等或稍高信号，增强扫描强化方式与 CT 相似，DWI 序列所有病灶均见弥散明显受限[89]。

（四）诊断与鉴别诊断

腹膜后平滑肌肉瘤无特异性临床表现，影像学检查亦难以明确诊断，主要依靠组织病理学及免疫组化检查。

1. 腹膜后脂肪肉瘤

LPS 是腹膜后原发肿瘤中最为常见的病理类型，好发于肾脏周围脂肪囊内[98]。

一般形态多不规则，境界多不清楚，体积较大甚至巨大，大多数 LPS 内含有脂肪密度成分，且肿瘤组织柔软，有见缝就钻的特点。CT 检查平扫密度多不均匀，一般低于平滑肌肉瘤，增强扫描实性成分呈轻度强化，因多数肿瘤内含有脂肪成分，因此鉴别诊断相对容易，肿瘤内坏死、囊变及钙化少见。

少数去分化脂肪肉瘤，肿瘤细胞分化差，无脂肪密度，动态增强为不均匀轻度强化，偶有囊变、坏死，MRI T2WI 信号高于平滑肌肉瘤，DWI 序列信号低于 PRLS。因此，MRI 扫描对低分化脂肪肉瘤与平滑肌肉瘤两者的鉴别更有价值。

2. 腹膜后淋巴瘤

淋巴瘤为小圆细胞肿瘤，细胞排列致密，核质比大，类似于平滑肌肉瘤，故两者 T2WI 与 DWI 信号相似。

腹膜后淋巴瘤多发生于腹膜后主动脉旁和下腔静脉旁淋巴链区，细胞排列密集，间质内水分少，增强扫描多呈轻中度均匀强化，强化程度弱于平滑肌肉瘤，且囊变坏死极少见，肿瘤内血管主要是瘤组织包裹的正常血管，称为"血管漂浮征"，与平滑肌肉瘤内的肿瘤新生血管不同。

3. 腹腔巨淋巴增生症（Castleman 病）

Castleman 发病年龄与性别与平滑肌肉瘤相似，但坏死少见，大多密度均匀，局限型肿瘤增强扫描大多呈均匀显著强化，甚至血管样强化，CT 值最高达 180HU，且有延迟强化的特点，与其供养血管多且病灶血管增生伴毛细血管异常增生、扩张有关。

4. 腹腔未分化多形性肉瘤

未分化多形性肉瘤，于老年人多见，影像学表现类似 PRLS，但肿瘤坏死更显著，囊变更明显[99]。CT 上常表现为与肌肉等密度或稍低于肌肉密度的软组织肿块，肿瘤界限一般不清，瘤内坏死囊变多见；强化更显著，T2WI 序列上，肿瘤边缘可见短而直的小毛刺[100]。可有出血和钙化，是此类肿瘤的典型影像特征，多位于病灶周边且呈多形性[101]，肿瘤恶性度极高，常侵犯周围组织器官。

5. 腹膜后神经源性肿瘤

腹膜后神经源性肿瘤包括神经鞘瘤、副神经节瘤（肾上腺嗜铬细胞瘤）及神经节瘤等，多位于脊柱旁或腰大肌前方，或邻近腹主动脉及下腔静脉，倾向于沿神经走行生长，呈上下径长、前后径短的形态特点[102]，而平滑肌肉瘤没有此特点。

神经鞘瘤和副神经节瘤囊变、坏死常见，增强强化明显，神经鞘瘤邻近骨质受压形成光滑清晰的弧形压迹；反复一过性高血压是副神经节瘤的临床特征。

神经节瘤密度均匀，增强均匀轻度强化，坏死少见，肿瘤柔软，沿邻近间隙生长，有见缝就钻的特点。

6. 胃肠道外间质瘤

胃肠道外间质瘤一般体积较大，而且密度常不均匀，中心容易囊变坏死，出血常见，增强扫描肿瘤实性部位也呈渐进性强化，与腹膜后平滑肌肉瘤不容易鉴别，但前者一般强化程度更明显，且很少浸润大血管和邻近脏器。另外，肿块实性部分内簇状及条状病理血管影的显示对其诊断有提示作用。

7. 卵巢癌

当腹腔平滑肌肉瘤发生在女性且位于盆腔平面甚至侵犯卵巢时，容易与卵巢癌相混淆。卵巢癌分为实性、囊性及囊实性，肿瘤的囊变坏死多数囊腔较大，动态增强扫描卵巢癌动脉期一般比静脉期强化明显，囊壁或间隔有无明显强化结节，囊内有无强化的实性成分是很重要的征象，晚期常有网膜、盆腔腹膜及其他部位的肿瘤种植和转移。

（五）治疗与预后

腹膜后平滑肌肉瘤的主要方法是手术切除[103]，但因肿瘤生长迅速，且没有完整的包膜，易压迫、侵犯邻近大血管和周围组织脏器，手术难度大，且术后容易复发。因此，舒缓性化疗及抗肿瘤血管生成治疗亦有一定价值。

腹膜后平滑肌肉瘤术前诊断困难，患者的临床症状出现较晚，难以根治性手术切除，对放化疗不敏感，因此预后较差；其预后与年龄、肿瘤大小、侵犯范围、有无周围淋巴结转移及远处转移等因素相关。

五、泌尿生殖系平滑肌肉瘤

（一）原发性肾平滑肌肉瘤

1. 概述

肾脏原发性肉瘤罕见，约占所有肾肿瘤的 1%，占肾恶性肿瘤的 0.8% ~2.7%；其中，平滑肌肉瘤占 47% ~60%，脂肪肉瘤占 15%，血管外皮细胞瘤占 9%，纤维肉瘤占 7%，未分化多形性肉瘤占 6%，横纹肌肉瘤占 5%[104-106]。

原发性肾平滑肌肉瘤任何年龄均可发病，男女发病率大约为 1:2，多见于 40~60 岁女性，月经晚期女性有增高趋势[107]。汪丹凤等[108]报道了 5 例肾脏原发性平滑肌肉瘤，男 2 例，女 3 例，年龄为 45~57 岁，平均 52 岁；熊子兵等[109]报道了 13 例原发性肾平滑肌肉瘤，患者平均年龄为 45.7 岁，61.5%（8/13）为女性。

肾脏平滑肌肉瘤组织来源不固定，可来自肾包膜，也可来自肾盂、肾盏、肾乳头的平滑肌组织，还可来自肾脏血管的平滑肌组织[110-113]，或来源于具有向平滑肌细胞分化能力的间叶细胞[114]。其发病原因不明，Sharma 等[105]认为，与感染 EB 病毒有关。

2. 临床表现

肾平滑肌肉瘤临床无特异性，与肾癌相似，局部症状主要表现为腰腹部疼痛、腰腹部包块以及肉眼或镜下血尿；全身症状有发热、贫血、消瘦、肝功能异常、内分泌紊乱等。

汪丹凤等[108]报道了 5 例肾脏原发性平滑肌肉瘤，5 例均有腰部酸胀痛，2 例伴肉眼血尿，3 例伴乏力、恶心等。王刚等[115]报道 1 例女，70 岁，主要表现为全程肉眼血尿 1 周，伴腰痛、发热及腹部包块。但张海洋等[116]报道，血尿较少见。

3. 影像学检查

肾脏平滑肌肉瘤，左、右肾发生率基本相同，但多为单侧发病，双侧发病罕见[117-119]。

原发性肾平滑肌肉瘤在影像学上具有一定的特征，但无明显的特异性。B 超可作为筛选手段，CT 和 MRI 可反映肿瘤内部的组织结构与肾组织的关系，有助于肿瘤的定位及定性。

肾脏原发性平滑肌肉瘤影像学表现主要为肾脏突出肾轮廓之外的巨大占位，边界不清，密度不均匀，多发囊变及出血，常突破包膜，侵犯周围组织。

汪丹凤等[120]报道了 5 例肾脏原发性平滑肌肉瘤，5 例均表现为类圆形的单发病灶，突出肾轮廓之外，平扫呈等或稍高于肾皮质。2 例位于右肾，3 例位于左肾。4 例密度不均匀，其内见大片囊变坏死，1 例见陈旧性出血，1 例密度均匀；1 例边界清楚，4 例边界不清，肾包膜受侵；4 例直径 >6cm，1 例直径 <6cm；病灶常突破肾包膜侵犯周围组织，1 例同侧输尿管受侵，1 例肾盂扩张积液，1 例下腔静脉瘤栓。熊子兵等[109]报道了 13 例原发性肾平滑肌肉瘤，肿瘤直径 3~34cm，7 例累及肾包膜，3 例淋巴结阳性。

1）B 超检查

原发性肾平滑肌肉瘤，B 超多表现为肾区实质性低回声及不均质回声占位，内部可伴光斑或不均质光点[116,121-122]。

在 IVU 上表现与其他肾肿瘤相似，常表现为肾盏变形、充盈缺损、肾积水、患肾功能减退等。

2）CT 检查

CT 平扫可见肾脏单发类圆形占位，突出肾轮廓之外，体积较大，边界不清，混杂密度，多发囊变及出血，增强扫描呈延迟性强化，肾包膜受侵明显，下腔静脉瘤栓，肾门、腹膜后肿大淋巴结及周围器官受累。

肿瘤通常巨大，直径常大于 10cm。有作者[123-124]认为，肿瘤较大且 CT 表现呈快速、持续和逐渐均匀强化，伴有出血、坏死、囊性变时，应高度怀疑肾脏原发性平滑肌肉瘤的可能。

汪丹凤等[120]总结了肾平滑肌肉瘤 CT 如下特征，可供参考。

（1）CT 平扫肿瘤与肾实质呈等密度或稍高密度，与正常的肾皮质分界欠清。Cocuzza 等[104]指出，肿瘤细胞平行排列或束状纵横交错呈编织状，排列致密，故 CT 平扫显示肿瘤实质部分呈等密度或稍高密度。

（2）出血、广泛的囊变坏死常见，Lane 等[125]认为，肿瘤有出血、囊性改变，且有显著的大片坏死，高度怀疑肾平滑肌肉瘤。丛振杰等[126]报道，7 例原发性肾平滑肌肉瘤中 2 例 CT 明确显示出血灶。

（3）肿瘤大部分突破肾包膜呈外生性生长，可能与肾平滑肌肉瘤大多数起源于肾脏包膜处的平滑肌有关，肿瘤供血主要来源于包膜动脉，故肿瘤生长快，极易突破肾包膜，侵犯周围组织。

（4）病灶呈延迟和持续性强化，且强化程度均弱于同期的肾实质。Ochiai 等[127]报道，肾脏原发性平滑肌肉瘤增强扫描有延迟强化等特点，其形成原因是肿瘤含丰富的纤维组织，并认为具有特征性。

（5）可形成下腔静脉癌栓，Singh 等[128]报道，肾脏平滑肌肉瘤包绕侵犯下腔静脉，易形成瘤栓及远处淋巴结转移。

3）MRI 检查

MRI 检查，肾平滑肌肉瘤在 T1WI 上与肾皮质呈等信号，在 T2WI 上肿瘤呈低信号，MRI 可反映不同时期的出血[129]。

4. 组织病理与免疫组化

肾平滑肌肉瘤在大体上的特点为肿瘤体积大多比较大，直径多大于 10cm，肿瘤切面呈灰白色，鱼肉状，可呈分叶状，质地韧而细腻，常见出血、坏死及液化，肿瘤常突破包膜，侵犯周围组织。

镜下特点与其他部位发生的平滑肌肉瘤相同，由梭形细胞成束状编织排列，细胞质嗜伊红，核呈梭形，两端钝，有异型，易见核分裂象[>（5~10）个/10HPF]，肿瘤组织可见坏死。

超微结构显示细胞呈梭形，核呈锯齿状，胞质内有直径 6~7nm 的细丝，其间有密体，胞膜内侧面有密斑，胞膜外侧有基膜，常有较多饮液泡。

免疫组化染色显示间叶性及平滑肌源性标记阳性，即 Vimentin、Desmin 及 SMA 阳性。

5. 诊断

肾脏平滑肌肉瘤缺乏特征性临床表现及影像学表现，误诊率高，临床诊断难度大，确诊常需术后病理检查[130]，但术前穿刺活检无疑是一种相对理想的诊断方式，尤其是那些不能手术切除的患者[131]。

Grignon 等[132]认为，肿瘤细胞核有异型性，核分裂象＞1 个/10HPF 及肿瘤组织出现坏死，则可诊断为平滑肌肉瘤。在诊断肾脏原发性平滑肌肉瘤时，需首先排除转移性或浸润性平滑肌肉瘤。

6. 鉴别诊断

肾脏平滑肌肉瘤，即使是病理学诊断也较困难，临床上需与肾癌、肾不典型血管平滑肌脂肪瘤等相鉴别。

1）肾癌

70% 的肾癌为富血供的透明细胞癌，其典型表现为皮质期显著强化的软组织肿块，实质期强化程度下降，且坏死囊变明显，强化特点有助于与肾脏原发性平滑肌肉瘤鉴别。

2）肾血管平滑肌脂肪瘤

肾血管平滑肌脂肪瘤起源于血管周围的上皮样细胞并往往伴随结节性硬化[133]，平滑肌细胞呈束状与成熟脂肪混合排列且伴随丰富的血供，胞质更加疏松呈菜黄花序样，伴随着细胞异型的上皮样细胞，免疫组化 HMB - 45 + 有助于与平滑肌肉瘤的鉴别。

3）肾孤立性纤维瘤

肾孤立性纤维瘤，CT 平扫表现为稍高于肾实质的密度，密度均匀，肿瘤的边缘锐利，可有轻度分叶，与正常肾实质分界清楚，无囊变坏死，增强扫描动脉期明显强化，实质期呈中度强化。

7. 治疗

根治性肾切除术是原发性肾平滑肌肉瘤唯一有效的治疗方法，但综合治疗是提高患者生存率的最有效途径。

因原发性肾平滑肌肉瘤大多体积较大，局部解剖结构比较复杂，加上肿瘤往往侵袭邻近的重要器官，临床上大体手术切除即使非常完整，但也很难都做到真正的切缘阴性[134]。

目前，保留肾单位的手术在增加，其适应证主要是肾功能不全、双侧肿瘤或孤立肾肿瘤，或肿瘤直径≤4cm。Aslandemi 等[135]报道，直径≤4cm 的原发性肾平滑肌肉瘤行保留肾单位手术与行肾癌根治术的 5 年生存率几乎相同。

原发性肾平滑肌肉瘤罕见，缺乏大宗辅助化疗和（或）放射治疗的数据，故辅助化疗和（或）放射治疗的疗效仍然存在争议[136-138]。Vandergraaf 等[139]主张，侵袭性肾平滑肌肉瘤可行外科手术联合放化疗综合治疗。何莉等[140]认为，平滑肌肉瘤对联合应用吉西他滨、多西他赛治疗敏感，主张成为本病的标准治疗方案。孙永明等[141]报道，应用帕唑帕尼作为靶向药物治疗平滑肌肉瘤，约有 6% 的患者获得客观缓解，而对照安慰剂组有效率为 0。

8. 预后

原发性肾平滑肌肉瘤是一种罕见的高侵袭性恶性肿瘤，生长速度快，少数有自发性破裂的可能[142]；且缺乏特征性及早期的临床症状、影像学表现及分子生物学指标，往往诊断时已处于晚期，部分患者已发生局部浸润或远处转移，常见的转移部位发生在肺部、肝脏，此外亦有骨、骨骼肌、心包、胸壁、皮肤、结肠等转移部位的报道[143-144]。另外，通常手术难以达到根治性切除的目的，故易复发，Miller 等[145]报道的复发转移率可达 90%。因此，其总体预后较差。

Vogelzang 等[146]认为，原发性平滑肌肉瘤，即使局限于肾脏，预后较差，总的 5 年生存率为 29% ~36%。SEER 监测结果显示，112 例肾脏平滑肌肉瘤提示中位生存时间为 25 个月，5 年总体生存率为 25%。Miller 等[145]报道的 27 例肾脏原发性平滑肌肉瘤临床病理分析研究中，满意随访 20 例患者得出平均生存时间为 2.8(0.25 ~9)年。熊子兵等[109]报道了 13 例原发性肾平滑肌肉瘤，中位生存时间为 39.2 个月(9 ~81 个月)，1 年、3 年、5 年生存率分别为 81.8%、54.5%、16.2%。

熊子兵等[109]认为，患者的生存与年龄、病理分级、是否完整切除、是否淋巴结转移、是否侵犯包膜或肾盂、是否化疗等无相关性。但 Aslandemi 等[147]研究发现，高级别的肾平滑肌肉瘤易发生肺部等远处转移，预后较差，大多数患者在病情进展恶化的几个月内死亡；低级别的肾平滑肌肉瘤虽然易局部复发，但往往表现为懒性发展。

（二）输尿管平滑肌肉瘤

输尿管肿瘤发病率较低，大多为移行细胞癌，约占93%，鳞状上皮癌、腺癌较少。原发性输尿管平滑肌肉瘤则更为罕见[148]，最早于1943年由 Rademarker[149]首次报道，迄今为止国内外多为个案报道，且不足20例[150]；多发生于中老年，尤其是女性，女性与男性发病率之比为11:2[151]。

1. 临床表现

原发性输尿管平滑肌肉瘤无特异性临床表现，主要体征为血尿、输尿管梗阻及膀胱刺激征。韩伟等[152]报道1例患者，男，69岁，因左腰部胀痛行左侧输尿管探查术，术中见左输尿管上段有一个大小为2.0cm×2.0cm包块，质硬，表面不光滑，与肾脏下极及周围组织粘连明显；病理诊断为左输尿管上段平滑肌肉瘤。李佳等[150]报道1例女，71岁，间断无痛性肉眼血尿5个月余，CT提示膀胱右后方占位性病变，行根治性右肾、右输尿管切除术；术后病理诊断为右输尿管平滑肌肉瘤。

1）血尿

镜下或肉眼血尿，这是最常见的临床表现，输尿管平滑肌肉瘤处黏膜可发生溃疡、坏死、出血，特别是合并感染时，可引起肉眼血尿，严重可导致贫血甚至是休克的发生。

2）输尿管梗阻

肿瘤生长过快，堵塞管腔可致输尿管梗阻、肾盂积水，严重者可致肾衰竭；肿瘤表面常发生糜烂、溃疡，可出现尿路刺激症状；输尿管平滑肌痉挛性收缩致肾绞痛。

3）膀胱刺激征

输尿管平滑肌肉瘤表面糜烂、溃疡等，合并感染，可出现尿频、尿急、尿痛，尿常规检查可见较多红细胞、白细胞和脓细胞。

2. 组织病理

1）大体观

肿瘤切面呈灰白、鱼肉状，可有包膜，瘤内可见出血、坏死及囊性变。有学者认为[154]，瘤体内出现显著的大片坏死可作为泌尿系统平滑肌肉瘤有别于泌尿系统其他肿瘤的病理学特点之一。

2）镜下观

肿瘤由梭形细胞构成，成束状、编织样交错排列，核密集，多形性明显，可见核分裂象，染色质粗大，嗜酸染色，有坏死及血管浸润。坏死、多形性明显，有丝分裂象又多，提示预后较差。

3. 诊断与鉴别诊断

输尿管平滑肌肉瘤的诊断有赖于病理诊断，同时需与输尿管纤维肉瘤、横纹肌肉瘤、腹膜后恶性间叶性肿瘤侵及输尿管相鉴别[154-156]。

1）低分化尿路上皮癌

当平滑肌肉瘤具有上皮样分化时，尤其要与尿路上皮癌相鉴别，鉴别诊断主要依靠免疫组化染色，尿路上皮癌细胞角蛋白表达阳性，波形蛋白表达阴性，而平滑肌肉瘤则正好相反。

2）肉瘤样癌

肉瘤样癌起源于上皮细胞，向上皮及间叶双重分化，癌成分主要表现为鳞癌、腺癌及移行上皮癌，可见大量梭形或条索状异型性细胞，肉瘤成分主要为恶性纤维组织细胞瘤、平滑肌肉瘤、骨肉瘤等诊断的[157]。

关键是肿瘤细胞既表达上皮标志物如角蛋白、p63，又表达间叶标志物如波形蛋白、CD34 等[158]。

3）横纹肌肉瘤

多形性横纹肌肉瘤多见于中老年患者，需要与平滑肌肉瘤相鉴别，前者细胞体积大、异型性大，常见多核瘤巨细胞，胞质内易见纵纹，两者均表达波形蛋白及结蛋白，但肌浆蛋白、肌调节蛋白、肌球蛋白及肌红蛋白的阳性表达对横纹肌肉瘤的诊断具有相对特异性[159]。

4）纤维肉瘤

纤维肉瘤多发生于四肢，发生于输尿管者至今未见报道，有个案报道发生于肾及膀胱。

纤维肉瘤肿瘤细胞亦呈梭形，常出现具特征性的人字形或鱼骨样、羽毛状排列，波形蛋白阳性但肌表达（结蛋白、平滑肌肌动蛋白、钙结合蛋白）均阴性，可与平滑肌肉瘤鉴别[160]。

5）血管外皮细胞瘤

血管外皮细胞瘤在泌尿系统中最常见于肾脏[161]，发生于输尿管者未见报道，其梭形肿瘤细胞呈席纹状、编织状、血管外皮瘤样结构，可见鹿角样血管及粗细不等的胶原纤维束，肿瘤细胞CD34、CD99、Bcl-2 阳性具有特殊诊断意义。

4. 治疗及预后

输尿管平滑肌肉瘤的治疗以患侧肾、输尿管全长根治切除为主，化疗、放疗、免疫治疗等辅助治疗仍有争议，但在发生转移或切缘阳性的病例中可使用局部放疗或化疗来进行辅助治疗[162]，有效的药物包括多柔比星、异环磷酰胺、吉西他滨和多西紫杉醇。

输尿管平滑肌肉瘤属于高度恶性肿瘤，易复发和转移，预后很差，5 年生存率大约为 50%。Makizumi 等[163]报道了 17 例原发性输尿管平滑肌肉瘤患者，8 例发生了转移，4 例患者死亡。

（三）精索平滑肌肉瘤

精索平滑肌肉瘤是来源于提睾肌或输精管未分化的间充质细胞、极为罕见的恶性肿瘤，但睾丸周围的平滑肌肉瘤约 75% 发生于精索[164]，可发生于任何年龄，其中最常见的发病年龄为 60～80 岁[165]。

1. 影像学检查

超声检查可有效评估肿瘤是否富含血管及其与周围组织的相对位置关系，CT 和 MRI 扫描有助于明确肿瘤解剖学位置及范围。陈少军等[166]报道了 1 例精索平滑肌肉瘤男性，59 岁，因阴茎根部右侧无痛性包块 2 月就诊，盆腔 CT 提示右侧精索增粗，阴茎右侧精索内似见 2.0cm×2.4cm×3.0cm 的类椭圆形等低密度灶，边界尚清，术后病理诊断为（右侧）精索平滑肌肉瘤。

精索平滑肌肉瘤最主要的转移途径是淋巴转移，其次是血行转移，最后是局部浸润。淋巴转移主要转移到髂外、腹膜后、髂总和腹主动脉旁淋巴结[167]。

2. 诊断与治疗

因精索平滑肌肉瘤临床上通常表现为无痛的、固定的、缓慢生长的睾丸周围肿物，临床诊断非常困难，一般需术后病理及免疫组织化学染色才能确诊[168]。

精索平滑肌肉瘤标准治疗方式是根治性睾丸切除术＋精索高位结扎术，因易局部复发，术后是否需要局部放疗来降低复发率一直存在争议。

（四）前列腺平滑肌肉瘤

前列腺平滑肌肉瘤是前列腺非上皮而为间质起源之恶性肿瘤，因其前列腺间质富于平滑肌组织，故平滑肌肉瘤发病率明显多于其他类型的间叶组织起源的肉瘤，其次为横纹肌肉瘤、纤维肉瘤、梭形细胞肉瘤；但在所有前列腺恶性肿瘤中比例 <1%。

文载律等[169]报道了9例前列腺平滑肌肉瘤，发病年龄为27~56岁，平均43岁，高峰年龄为41~50岁。

1. 临床影像特点

前列腺平滑肌肉瘤呈局部占位、浸润性生长，累及邻近器官或转移，常致临床表现为进行性排尿困难[170]。

文载律等[169]报道了9例前列腺平滑肌肉瘤，均有尿路梗阻症状，可并发急性尿潴留和下尿路感染，部分患者可出现血尿或血精，肿瘤巨大时可伴有便秘、会阴部坠胀、疼痛等不适。

影像学检查对前列腺平滑肌肉瘤的诊断有一定价值，可了解肿瘤的大小、范围、部位、与周边组织的关系、累及邻近器官或远处转移等相关信息，有助于诊断及判断临床分期、确定手术方案。在影像学引导下穿刺活检是术前得到明确诊断的有效方法之一。

2. 组织病理

前列腺平滑肌肉瘤，肿瘤体积一般较大，常出血、坏死及累及邻近器官。

肿瘤组织主要以梭形、短梭形细胞组成，分化差时亦可见小圆细胞、多形核、奇异核及瘤巨细胞。

细胞丰富、密集，浸润性生长，核异型性明显，常见核分裂象。

梭形细胞及分化差时，诊断及分类需依赖免疫组化染色结果[171]。

3. 诊断与鉴别诊断

前列腺平滑肌肉瘤确诊，主要依靠前列腺穿刺活检或术后组织病理、免疫组化；主要需与肉瘤样癌、横纹肌肉瘤、纤维肉瘤、梭形细胞肉瘤、恶性潜能未定的间质性肿瘤、恶性间质瘤等鉴别，其鉴别主要通过组织化学、免疫组化及电镜等检查方法来判定。

4. 治疗与预后

前列腺平滑肌肉瘤与其他部位的平滑肌肉瘤治疗相同，主要是手术切除；其预后较前列腺癌差，尤其是在发病年龄较轻、细胞分化较差时更是如此。一般病情进展很快，常累及邻近器官及淋巴结或远处转移。

（五）子宫平滑肌肉瘤

1. 概述

子宫肉瘤是一种极少见的恶性肿瘤，其发病率为0.5/10万~3.3/10万妇女[172]，约占子宫恶性肿瘤的3%[173]，占女性生殖道恶性肿瘤的1%；而子宫平滑肌肉瘤是最常见的一种子宫肉瘤，占所有子宫肉瘤的50%~60%。

但总体而言，子宫平滑肌肉瘤（Uterine Leiomyosarcoma，ULMS）仍是一种罕见的间叶来源的恶性肿瘤，发病率为0.03%~0.067%[174]，仅占子宫恶性肿瘤的2%~5%[175-176]。

子宫平滑肌肉瘤可发生于任何年龄，好发年龄为43~56岁，发病中位年龄为50岁左右；绝经前占48%，绝经后占52%，围绝经期占5%[177]。

2. 临床表现

子宫平滑肌肉瘤无典型的临床症状，56%的患者通常会伴有异常阴道出血，54%的患者可触摸到盆腔肿块，22%的患者盆腔有疼痛感。

根据临床报道来看，子宫平滑肌肉瘤的临床表现与子宫肌瘤相似[178-179]，其常见表现如下。

（1）阴道不规则流血，这是最普遍的症状。

（2）下腹疼痛、下坠等不适感。

（3）腹部肿块。

（4）压迫症状，如便秘、尿痛、尿频等。

（5）其他症状，如咳嗽、乏力、低热、头痛等。

3. 组织病理

1) 病理特点

子宫平滑肌肉瘤主要来源于子宫肌层的平滑肌细胞，可单独存在或与平滑肌瘤并存[180]，平滑肌肉瘤也可来自平滑肌瘤的恶性变。

恶性平滑肌子宫肿瘤细胞结构的超微观镜检显示出严重的核异型，一般具有高的有丝分裂率，每 10 个高功率视野超过 15 个核分裂数（即 15MF/10 HPF）[181]；且还有 1 个或多个支持的临床病理学特征，如接近或超过绝经的年龄，经常出现宫外延伸，尺寸超过 10cm，浸润性边界，坏死，经常出现非典型的核分裂数等[182]。

上皮和黏液样平滑肌肉瘤是 2 个少见的变种，在这两个肿瘤类型中核异型通常是温和的，它们的有丝分裂率往往小于 3MF/10 HPF[183]。在上皮样平滑肌肉瘤病例中可能不存在坏死，而黏液平滑肌肉瘤往往是细胞数量减少。在细胞异型不严重和有丝分裂活性不高的情况下，这两种肿瘤的诊断则根据它们的浸润性边界进行判定[184]。

2) 子宫黏液性平滑肌肉瘤

子宫黏液性平滑肌肉瘤是其罕见亚型，文献报道非常少[185]。1982 年 King 等[186]报道了 6 例子宫黏液性平滑肌肉瘤。

通常黏液性平滑肌肉瘤缺乏平滑肌肿瘤的恶性特征，如显著的细胞核非典型性及高核分裂指数，且在黏液性平滑肌肉瘤中很难评估细胞的坏死。

既往文献报道的恶性黏液性平滑肌肿瘤大部分是通过复发而诊断的[187-193]。自 2002 年以来，中国报道了一系列子宫黏液性平滑肌肉瘤[194-198]。

King 等[186]最初报道的系列病例中，发现所有的肿瘤均有浸润性边界，其中 2 例伴大静脉壁侵犯，故作者认为，即使肿瘤细胞的核分裂象 0～2 个/10HPF，只要肿瘤浸润临近组织，均可判断具有侵袭性生物学行为。

Burch 等[199]收集了一组缺乏细胞坏死的黏液性平滑肌肿瘤，他们在美国陆军军队病理学研究所（AFIP）档案里复查 60 例具有黏液样变的平滑肌肿瘤，肿瘤的黏液样变区域必需 >60%，60 例中 12 例被诊断为子宫黏液性平滑肌肉瘤，其诊断标准为出现局灶的轻度细胞非典型性并具有以下任一条特征：

（1）浸润性边界。

（2）核分裂象（2～4）个/50HPF 及至少局灶的中～重度细胞非典型性。

（3）核分裂象 ≥5 个/50HPF。

（4）血管侵犯。

因此认为，浸润性边界是黏液性平滑肌肉瘤具有潜在侵袭性生物学行为的主要特征。Abeler 等[200]分析了 419 例子宫肉瘤的病理学特征和预后的关系发现，浸润性边界及血管侵犯常常出现在子宫黏液性平滑肌肉瘤中，其发生率分别为 67%、33%，且与预后相关。张晓飞等[197]报道的 3 例子宫黏液性平滑肌肉瘤，其病理研究亦表明，子宫黏液性平滑肌肉瘤通常缺乏高的核分裂指数和肿瘤坏死，浸润性生长方式是判断其侵袭性生物学行为的重要特征。

对于黏液样变区域占肿瘤的百分比达到多少才能诊断为黏液性平滑肌肉瘤尚无统一定论，有学者认为黏液样变性区域需≥30%，而 Burch 等[199]发现黏液样变的区域大部分＞75%，至少＞60%。在实际工作中，明确黏液样变性区域占肿瘤比例多少是相对可行的[185]。

4. 诊断

1）诊断标准

因子宫平滑肌肉瘤通常无典型症状，可表现为与子宫肌瘤相似的临床表现，如阴道不规则流血、下腹疼痛、下坠不适感、腹部肿块、压迫症状等等，故临床诊断无特异性；影像学诊断亦不能准确区分子宫平滑肌瘤、子宫肉瘤、子宫内膜异位、子宫内膜癌、转移性平滑肌瘤及淋巴瘤等疾病[201]。因此，在临床诊治中，子宫平滑肌肉瘤常被误诊、误治。

余筱等[202]指出，子宫平滑肌肉瘤术前易误诊为子宫肌瘤而行瘤体粉碎。Paul 等[203]研究发现，这种误诊率约为29%。因此，美国 FDA 提出在腹腔镜下进行子宫肌瘤手术时，对子宫及子宫肌瘤组织粉碎技术应慎用[204]。

有学者指出[205-206]，术中应重视解剖和冰冻病理检查，若单个结节或多个囊实性肿块，边界不清，剖面失去肌瘤的漩涡状结构，而为鱼肉样、红黄相间、质脆、伴有出血坏死的弥漫性生长的瘤体，应考虑恶性可能，及时进行术中冰冻病理。疑为恶性时，应尽量避免使用子宫粉碎器；如若使用粉碎器，碎瘤时必须在标本袋中进行。一旦诊断为恶性，应转为开腹，扩大手术范围，且用大量生理盐水冲洗腹腔。

目前，对于子宫平滑肌肉瘤的确诊主要依据病理学诊断，其 WHO 的诊断标准如下[207-208]。

（1）子宫常增大，通常为均匀性增大，少见无规律性增大，质软。

（2）肿瘤一般为单个，体积比较大，10cm 以上。

（3）肿瘤与四周组织界限不明显，可见假包膜。

（4）切面色彩斑驳，一旦有坏死或出血表现时，其切面就会呈现一种"粉红、黄、灰"三色相间的症状，且鱼肉状漩涡结构消失。

组织学病理学诊断标准为：

（1）凝固性肿瘤细胞坏死。

（2）细胞异型性，指细胞排列紊乱，漩涡状排列消失；细胞核的非典型性和核质比增加。

（3）核分裂数目，一般核分裂象≥10 个/10HPF 作为诊断子宫平滑肌肉瘤的标准，此亦是区分平滑肌瘤和平滑肌肉瘤的一个重要镜下标准[185]。

3 个特征中满足任意 2 个就能明确诊断为经典型的平滑肌肉瘤[209]。

子宫黏液性平滑肌肉瘤当前通用诊断标准，首先是确定肿瘤细胞外基质的黏液性本质，然后只要出现下列任何一种特征均可诊断为黏液性平滑肌肉瘤。

（1）核分裂象≥2 个/10HPF。

（2）中~重度细胞核非典型性。

（3）肿瘤细胞坏死。

（4）破坏性浸润邻近肌层。

目前，免疫组化可在诊断上提供重要帮助。在诊断困难时，可结合免疫组化的相关指标来诊断，主要包括平滑肌肌动蛋白（smooth muscle actin，SMA）、结蛋白（Desmin）、钙调素结合蛋白（HCal desmom）等[210]。黄海建等[211]研究发现，借助免疫组化的结果可对子宫平滑肌肉瘤进行进一步的病理分级，且有助于与其他黏液性软组织肿瘤鉴别。

2）STUMP 的诊断

子宫平滑肌瘤，可表现出一些令人担忧的组织学特点，如坏死、核异型或核有丝分裂，但不符合诊断为平滑肌肉瘤的标准。因此，诊断为不确定的具有恶化可能性的平滑肌瘤（STUMP）时应该很谨慎，并应尽最大努力将平滑肌肿瘤归类于其所属特定的类别。

对于 STUMP 病例的患者，建议最好的办法是持续跟踪[212]。在一项研究 STUMP 的 41 个病例中，复发率为 7%；复发的 2 例其中一例是 STUMP，另一例则是平滑肌肉瘤[213]。对于这类患者，应高度警惕，尽量收集全面的病理学数据[214]。

5. 治疗

子宫平滑肌肉瘤的治疗目前尚无统一标准，其基本原则是以手术治疗为核心治疗方案[215]，辅以术后放疗、化疗等，强调根据肿瘤特点制定个体化的治疗方案，但目前还没有标准的辅助治疗方案[216]。

1）手术治疗

（1）手术原则：Ⅰ、Ⅱ期患者子宫平滑肌肉瘤的基本术式为全子宫、双附件切除，如发现有子宫外病变，则需行肿瘤细胞减灭术。

对于子宫黏液性平滑肌肉瘤，手术完整切除可能是最有效的治疗方法，或许对孤立性的复发病例亦有效，只要复发病例的形态学特征不比原发区域更具侵袭性。

（2）卵巢保留问题：对于子宫平滑肌肉瘤患者，手术是否保留卵巢器官，应根据肿瘤临床分期、边界清晰状况、有无淋巴管或血管或子宫肌层浸润等情况，再结合患者、家属意愿进行综合考虑。

一般认为，对已绝经或处于围绝经期的妇女，可常规切除双侧卵巢；而对未绝经或仍有生育要求的妇女，可根据患者特点进行卵巢的保留，但需进行长期随访。

Kapp 等[217]研究发现，早期子宫平滑肌肉瘤患者，切除卵巢与保留卵巢的生存率无明显差异；且切除卵巢后，术后绝经期症状严重者，还需使用雌激素治疗，虽可提高患者生活质量，但可能会促进肿瘤复发[218]。因此，除非肉眼可见卵巢已有转移病变，否则对于绝经前Ⅰ期或Ⅱ期患者可考虑保留卵巢[219]。但对于保留了生育功能的患者，应定期随访。

（3）淋巴结清扫：既往，盆腔淋巴结清扫是作为子宫平滑肌肉瘤手术常规进行的，但近来研究发现，子宫平滑肌肉瘤的淋巴结转移率较低，为 3% ~9%[220]；且淋巴结转移常发生在高级别肉瘤中，故多不主张在低级别、早期患者术中进行区域淋巴结清扫[221-224]。Kapp 等[217]研究了 348 例子宫平滑肌肉瘤淋巴结清扫，23 例淋巴结转移，且均为Ⅲ期、Ⅳ期患者。因此，早期子宫平滑肌肉瘤患者可不进行常规盆腔和腹主动脉旁淋巴结清扫术。有研究发现[225]，是否进行淋巴结清扫以及切除的范围不影响患者的生存时间，淋巴结切除与否对患者 5 年生存率无影响。因此，NCCN 指南认为，早期子宫平滑肌肉瘤不推荐常规切除区域淋巴结。

2）化学治疗

子宫肉瘤早期即可发生血行或淋巴转移，转移率约为 40%，晚期患者可高达 70%[226]；而子宫平滑肌肉瘤具有恶性度高、转移早、复发率高等特点。因此，除早期病例可单用手术外，化疗可作为子宫平滑肌肉瘤综合治疗中的重要组成成分。王莎等[227]认为，目前化疗多作为晚期和复发患者的常规治疗方案，有助于控制子宫平滑肌肉瘤的亚临床转移和盆腔外扩散，提高总生存时间和无疾病生存时间。

单个病例或少量文献报道的病例，认为新辅助化疗疗效不确定；但亦有作者认为[228-229]，手术联合化疗治疗子宫平滑肌肉瘤疗效确切。Akers 等[230]一项回顾研究发现，辅助性化疗不会改善Ⅰ/

Ⅱ期子宫平滑肌肉瘤患者的总体生存，但可显著改善Ⅲ/Ⅳ期患者的总体生存。Ricci 等[231]亦指出，对早期高级别的子宫平滑肌肉瘤而言，术后辅助化疗虽不会降低其复发率，但却可减少盆腔外复发的风险，改善生存。Wu 等[232]的研究显示，辅助化疗治疗对子宫平滑肌肉瘤患者生存时间的延长有一定积极作用。NCCN 指南明确指出，子宫平滑肌肉瘤无论分期早晚均可考虑化疗。

（1）单药化疗：单药化疗药物主要为多柔比星、异环磷酰胺、吉西他滨等，但客观缓解率仅为15%～20%。多柔比星有效率为25%，异环磷酰胺有效率为17%。阿霉素单药化疗或多西紫杉醇/吉西他滨目前用于晚期或复发性疾病，客观缓解率为27%～36%[233-234]。

梅又文等[176]进行的随机试验发现，脂质体阿霉素与多柔比星等药物的疗效比较，无明显差异。

多烯紫杉醇作为晚期复发性子宫平滑肌肉瘤的一线或二线化疗药物，疗效均有限，其临床缓解率仅分别为9%和8.4%。吉西他滨作为晚期、复发子宫平滑肌肉瘤患者的二线化疗方案，临床缓解率可达20.5%[235]。Talbot 等[236]使用替莫唑胺治疗了 11 例晚期、复发的平滑肌肉瘤患者，客观缓解率为18%。

艾日布林(Eribulin)是一种微管动力抑制剂，可诱导癌细胞 G2/M 期阻滞。有研究报道[237]，治疗平滑肌肉瘤组 12 周无进展生存率为32%。

曲贝替定是源于海洋生物的抗肿瘤药物，Martín Broto 等[238]研究发现，曲贝替定对平滑肌肉瘤的效果较佳。李桂兰等[239]认为，曲贝替定在晚期子宫平滑肌肉瘤患者的治疗安全有效，主要用于蒽环类药物和异环磷酰胺治疗失败或不耐受这些药物的进展期软组织肉瘤的二线治疗。Sanfilippo 等[240]分析了 66 例转移性子宫平滑肌肉瘤病例，发现曲贝替定客观缓解率为16%，6 个月的无进展生存率为33%。

（2）联合化疗：多数临床试验表明，平滑肌肉瘤联合化疗临床疗效优于单药化疗，但不良反应明显增加，临床报道的联合化疗方案主要有异环磷酰胺 + 多柔比星、吉西他滨 + 多西他赛、多柔比星 + 达卡巴嗪等。

①多柔比星 + 异环磷酰胺：Sutton 等[241]对 34 例晚期转移性子宫平滑肌肉瘤患者采用多柔比星($50mg/m^2$) + 异环磷酰胺($5g/m^2$)联合化疗，发现其总临床缓解率可达30.3%，明显优于多柔比星单药，但骨髓抑制发生风险增加。高琨等[242]报道，异环磷酰胺 + 多柔比星的有效率为30%～40%。

②吉西他滨 + 多西他赛：吉西他滨和多西他赛联合化疗，对于早期子宫平滑肌肉瘤疗效较好[243]。

近年来，有相关临床试验评估了固定剂量的吉西他滨联合多西紫杉醇作为子宫平滑肌肉瘤患者一线或二线化疗方案的疗效，客观缓解率分别为27%及36%，中位无进展生存时间(PFS)分别为4.4 及 6.7 个月，总生存时间分别为16.1 及 14.7 个月；且与吉西他滨单药相比，联合化疗作为二线方案显示出更高的临床缓解率(23%～24% vs 18%～19%)及更长的中位总生存时间(OS)(6 个月 vs 4.9 个月)，但两者却无明显的统计学差异[244-245]。在 Hensley 等[246]进行的一项Ⅱ期临床研究中，47 例局限于子宫的高级别平滑肌肉瘤患者接受多西紫杉醇 + 吉西他滨联合化疗后又接受了多柔比星单药化疗，结果发现，疾病的 2 年及 3 年无进展率分别为78%和57%，中位无进展生存时间超过36 个月。但 Ray 等[247]认为，以蒽环类药物为主联合异环磷酰胺后的化疗方案，对于子宫平滑肌肉瘤的总体疗效并不理想。

Garcia - Del - Muro 等[248]报道，吉西他滨联合达卡巴嗪与吉西他滨单药相比，在既往有过治疗的软组织肉瘤患者(平滑肌肉瘤 32 例)中有更好的疗效，中位无进展生存期分别为 4.2 个月和 2 个月，中位总生存期分别为 16.8 个月和 8.2 个月。

③多柔比星 + 达卡巴嗪：Omura 等[249]报道了多柔比星联合达卡巴嗪对比多柔比星单药对晚期

子宫肉瘤患者(其中子宫平滑肌肉瘤 72 例)的疗效,发现前者在临床缓解率、无进展生存及总体生存方面无明显优势。但另一项研究却认为[250],对晚期软组织肉瘤(其中平滑肌肉瘤 99 例)而言,多柔比星联合达卡巴嗪的临床缓解率优于多柔比星单药(30% vs18%),但两者的总生存率无明显差异。

④多柔比星 + 丝裂霉素 + 顺铂:一项 Ⅱ 期临床试验结果显示[251],多柔比星 + 丝裂霉素 + 顺铂联合方案在晚期子宫平滑肌肉瘤患者中临床缓解率为 23%,再将卡巴嗪加入该方案后,有效率为 27.8%,但骨髓抑制、肺部毒性明显,不宜作为常规化疗方案[252]。

有研究报道[253],卡铂联合脂质体阿霉素化疗方案对晚期及复发的子宫平滑肌肉瘤有较好疗效,中位无进展生存期及总生存期分别为 8.6 和 29.5 个月,77% 的患者的总生存期可达到 12 个月。

3)放射治疗

子宫平滑肌肉瘤患者术后是否进行辅助放疗目前存在争议,有研究认为术后放疗有一定临床意义。Hosh 等[254]报道了 13089 例子宫肉瘤患者,其观察发现,子宫平滑肌肉瘤进行术后放疗的总体生存率要高于单纯手术者;但对于病灶局限的早期患者,单纯手术与术后放疗的生存率无明显统计学差异。Monk 等[255]的一项 Ⅱ 期临床试验证实,放疗可降低局部复发。陈秀丽等[256]对 79 例子宫平滑肌肉瘤患者术后采取体外照射,剂量为 30~50Gy,共 10~25 次,5 次/周,认为可显著性提高子宫平滑肌肉瘤患者的总生存率。

如果术后放疗,则多采用体外照射,照射野包括盆腔野照射,及必要时的延伸野照射,建议采用调强放疗技术。腔内照射仅用于阴道残端补量和邻近受累区的治疗;KloppA 等[257]认为,全腹放射治疗意义不大,还可增加放疗副作用。

另一部分学者认为,子宫平滑肌肉瘤对放疗的敏感性较差,放射治疗虽可降低局部复发率,但并不能改善患者无瘤生存率和整体生存率,故放疗不作为常规辅助治疗。来自"子宫平滑肌肉瘤的治疗预后 - 悉尼妇科肿瘤中心的报告"[258-259],明确提示放射治疗不能改善患者生存时间。

4)内分泌治疗

研究表明[260-262],芳香化酶抑制剂在晚期子宫平滑肌肉瘤患者中的临床缓解率为 9%,而中位无进展生存时间为 2.9 个月。

5)靶向治疗

Sahebjam 等[263]研究发现,血管内皮生长因子信号通路阻断剂对子宫平滑肌肉瘤的治疗前景较好;但多为个案报道[264-266],且部分小样本临床研究显示,疗效亦较差。Hensley 等[267]报道,舒尼替尼治疗 23 例晚期复发性子宫平滑肌肉瘤患者,客观缓解率为 8.7%(2 例),且仅有 4 例患者的无进展生存达 6 个月。

一项欧洲癌症治疗研究组织(EORT)实施的 Ⅱ 期临床试验评价了帕唑帕尼对不同病理类型的软组织肉瘤的疗效[268],结果发现,平滑肌肉瘤组 12 个月的无进展生存率可达 44%。

6. 预后

子宫平滑肌肉瘤不具临床特异性,诊断困难,容易误诊,易耽误最佳治疗时机;治疗效果不佳,病情反复发作;且其有极强的侵袭性,即使在早期就诊断出来,复发率仍然达到 53% ~71%,40% 的患者首先复发在肺部,13% 的患者复发在骨盆;总体上患者的 5 年存活率为 15% ~25%;在挪威的系列研究中[269],根据 1988 年国际妇产科联合会 FIGO 的分类分期方法,Ⅰ 期患者 5 年期的存活率为 51%,Ⅱ 期患者 5 年期的存活率为 25%,5 年内死亡的所有患者的平滑肌肉瘤均扩散到骨盆外。

目前，子宫平滑肌肉瘤预后与患者年龄、临床阶段、肿瘤大小、边界类型（接近浸润）、坏死与否、有丝分裂率、核异型程度、血管浸润之间的相关性研究在所有研究报告之间没有一致性[270-271]。但肿瘤大小是一个重要的预后参数，通常肿瘤直径小于5cm的患者生存优于肿瘤直径大于5cm的患者；有丝分裂指数亦是显著性相关的预后因素。有报道[217]，淋巴结转移阳性的子宫平滑肌肉瘤患者5年期存活率为26%，而淋巴结转移阴性的患者存活率为64.2%（$P < 0.001$）。

子宫黏液性平滑肌肉瘤的本质可能是一种惰性的、低级别肿瘤，伴有相对长的复发间期，这有别于普通的子宫平滑肌肉瘤。Burch等[199]报道了12例子宫黏液性平滑肌肉瘤，随访19~113个月（平均60个月），5例复发，复发的5例中2例死亡；肿瘤直径<8cm的病例均未出现复发。中国学者报道了5例，随访7~53个月（平均18个月），1例术后6个月复发，复发4个月后死亡，其余4例未见复发报道[196-198]。

六、其他部位平滑肌肉瘤

（一）乳腺原发平滑肌肉瘤

乳腺原发平滑肌肉瘤可能起源于乳头、乳晕周围平滑肌或血管平滑肌，临床罕见，发病年龄为24~86岁，男女均可发病。王娜等[272]报道1例女，39岁，右乳见一巨大肿块，20cm×20cm×20cm大小，呈分叶状，部分皮肤已溃烂，肿块质硬，无波动感，边界欠清，活动度差，术后病理诊断为右乳腺平滑肌肉瘤。

1. 诊断与鉴别诊断

该肿瘤的诊断须结合核分裂率、肿瘤坏死和细胞增生程度。若细胞很丰富，具有异型性，核分裂象≥3个/10HPF时即可诊断为肉瘤[273-274]。

免疫组化，SMA、Vim阳性表达，S-100、CD68、Myoglobin阴表达，有助于诊断。

1）乳腺纤维肉瘤

该肿瘤细胞排列方式类似于平滑肌肉瘤呈束状或漩涡状排列，但前者细胞核两端尖细，羽毛状排列，罕见多核和异型瘤巨细胞，除Vim阳性外，肌源性标志物均阴性。

2）乳腺未分化多形性肉瘤

肿瘤细胞呈漩涡状、席纹状排列，瘤细胞有纤维母细胞、组织细胞等多种细胞成分，呈多形性和异型性，核分裂象多见，肿瘤细胞CD68阳性。

3）乳腺肉瘤样癌

细胞呈梭形，具有多形性和异型性，核分裂象可见[275]，两者鉴别主要依据免疫组化染色，前者肿瘤细胞AE1/AE3和EMA阳性，而Vim和SMA阴性。

4）乳腺神经鞘瘤

瘤细胞呈栅栏状排列，细胞及细胞核呈波浪形，肿瘤细胞S-100、GFAP阳性。

5）乳腺肌纤维母细胞瘤

瘤细胞由梭形细胞和卵圆细胞组成，排列成杂乱交错的短束，其间有粗的强嗜酸性的胶原带分割，核分裂象少见；该肿瘤与平滑肌肉瘤可依靠形态学进行鉴别，肿瘤细胞Vim和SMA阳性。

2. 治疗与预后

乳腺平滑肌肉瘤恶性程度较高，易血行转移，但极少见腋前线淋巴结转移，手术可只作单纯乳腺切除而不进行腋窝淋巴结清扫[276]。约25%的患者死于肿瘤转移，其预后与核分裂率无明显相关性。

(二)原发性肺平滑肌肉瘤

原发性肺平滑肌肉瘤(primary pulmonary leiomyosarcoma，PPL)临床罕见，由 Davisoho 于 1907 年首次报告。

原发性肺平滑肌肉瘤多发生在 40 岁以上，男性多见，病因不明。孙茜等[277]报道了 2 例原发性肺平滑肌肉瘤，并以"原发性，肺平滑肌肉瘤"及"primary，pulmonary leiomyosarcoma"为关键词检索 1980 年 1 月至 2017 年 7 月万方数据库、中国知网及 PubMed 数据库的相关文献，共获得文献 57 篇[278-292]，中文 37 篇，英文 20 篇；文献检索报道了 75 例肺内型及腔内型原发性肺平滑肌肉瘤，临床资料完整的 23 例，男 12 例，女 11 例，年龄 18~80 岁；资料不全 52 例。

1. 临床影像特点

原发性肺平滑肌肉瘤根据肿瘤起源、发生部位的不同，临床表现可不同，临床上可分为肺内型、腔内型及肺血管型[293]。

原发性肺平滑肌肉瘤无典型症状，缺乏特异性，临床表现主要与肿瘤起源位置及大小有关，主要可表现为咳嗽、咳痰、咯血、发热、胸痛、气短等，同时可伴随乏力等全身性症状；亦可无症状，如黄耀元等[294]报道的 1 例 42 岁男性无不适症状。

原发性肺平滑肌肉瘤影像学表现与肺癌相似，根据影像学表现可分为中央型和周围型，中央型表现为位于肺门附近的肿块向腔内侵犯，可引起阻塞性肺不张，亦可侵犯局部淋巴结，但罕见。孙茜等[277]报道了 2 例原发性肺平滑肌肉瘤，1 例胸部 CT 示右肺上叶占位，纵隔淋巴结增大，支气管镜检查见主气道中段至隆突、右主支气管外压性狭窄。

一般而言，对于肺内较大、边界平滑的肿块，无其他器官原发恶性肿瘤，应考虑到原发性肺平滑肌肉瘤的可能。

2. 诊断

原发性肺平滑肌肉瘤没有特异的影像学特征，与良性肿瘤、肺癌、转移瘤等鉴别困难，孙茜等[277]统计分析发现，23 例中无 1 例患者经胸片、胸部 CT 平扫和(或)增强考虑为原发性肺平滑肌肉瘤。

原发性肺平滑肌肉瘤罕见，需排除转移性平滑肌肉瘤。内脏器官 60% 为平滑肌肉瘤，是子宫和泌尿生殖系统最常见的肉瘤，区域淋巴结转移率低，但远处转移部位以肺最常见[295-296]。

原发性肺平滑肌肉瘤确诊的金标准是病理活检，虽然支气管镜活检和 CT 引导下穿刺活检是目前最常用的活检手段，但孙茜等[277]统计分析发现，23 例中无 1 例经气管镜确诊，无 1 例经痰脱落细胞确诊，19 例患者经手术确诊，2 例经穿刺活检确诊。临床极易误诊，如 Tsuda 等[281]报道的 1 例 66 岁女性被误诊为结核瘤，段善州等[283]报道的 1 例 49 岁女性考虑为肺癌，侯芸等[284]报道的 1 例 52 岁男性被误诊为肺癌，1 例 60 岁男性被误诊为支气管囊肿，刘亚平等[291]报道的 1 例 35 岁女性考虑为肺隔离症或错构瘤。因此，当低创性检查不能确诊时，建议手术切除活检以明确诊断。

3. 治疗与预后

手术切除是原发性肺平滑肌肉瘤最有效的治疗方案，辅助放化疗的疗效有限。

外科手术的目标不仅是完整切除肿瘤，充分切除边缘是治疗的关键，更重要的是可获得更多组织标本以明确诊断。

化疗和放疗对于平滑肌肉瘤的疗效有限，当病变不能完全切除时，放射治疗是一种补救性措施，可降低肿瘤局部复发率。

原发性肺平滑肌肉瘤罕见，预后不明确。孙茜等[277]复习文献报道的23例患者中，13例患者行手术治疗，8例患者除手术治疗外同时应用放疗、化疗、免疫治疗中的1种或多种治疗；5例患者因肿瘤死亡，18例患者随访3个月至6年仍存活。

（三）骨平滑肌肉瘤

骨原发性平滑肌肉瘤（primary leiomyosarcoma of bone）罕见，占原发性骨肿瘤的0.06%，占骨恶性肿瘤的0.14%。

Evans等[296]于1965年率先报道，为原发于左侧胫骨近端的平滑肌肉瘤，目前亦多为个案报道。其发病年龄为9~90岁，高峰年龄为60~70岁，男女发病率大致相等。许尚文等[297]报道了10例骨原发性平滑肌肉瘤，男6例，女4例，年龄为26~62岁。

一般认为，骨原发性平滑肌肉瘤主要来源于骨髓腔内中等营养血管壁中层的平滑肌细胞或发生于血管周围的未分化间叶组织；Sanerkin[298]则认为，平滑肌细胞由成纤维细胞化生而来。

1. 临床影像特点

骨原发性平滑肌肉瘤，临床表现一般无特异性，多因疼痛、肿块及病理性骨折等症状而就诊。部分患者碱性磷酸酶可轻度升高，贫血不明显，多数患者类似于良性肿瘤表现。

骨原发性平滑肌肉瘤主要发生于长骨骨端，以膝关节附近最为多见[299]，其次为长骨骨干，锁骨、下颌骨、髂骨、骶骨等亦可见个案报道；具有孤立性发生的特点，多发罕见[300]。许尚文等[297]报道了10例骨原发性平滑肌肉瘤，股骨远侧骨端3例，胫骨近侧骨端2例，胫骨干、股骨干、锁骨、骶骨和髂骨嵴各1例，均为单发病灶，其中溶骨型3例，囊肿型3例，混合型4例。

许尚文等[297]根据X线平片及CT表现将骨原发性平滑肌肉瘤分为如下3种类型，可供参考。

1) 溶骨型

多呈斑点状、虫蚀性及小斑片状溶骨性骨质破坏，骨质破坏边缘一般多较清楚，病灶部分边缘可见轻度硬化。

2) 囊肿型

多呈轻度偏侧性多房囊状骨质密度明显减低区，其内可见骨嵴或分隔，囊腔内低密度与液性密度相似，此型易见有轻微骨质膨胀至局部骨皮质变薄，此型可无骨缺损，部分可见小的骨皮质缺损，但缺损范围明显较混合型小。

3) 混合型

有明显斑片状溶骨性骨质破坏，骨皮质缺损也最为明显，范围也相对广，但骨膜反应相对轻，软组织肿块多较明显，在软组织肿块或髓腔内可见多发致密骨梗死灶，此型骨膜反应（Codman三角或放射骨针）常见。

文献报道，病变区出现高密度结节状或条状致密影认为是骨梗死灶，且被认为是骨原发性平滑肌肉瘤相对特异性征象。施增儒等[301]认为，可能与骨平滑肌肉瘤来源于骨血管中层，平滑肌组织易形成血管栓子从而导致骨梗死。许尚文等[297]报道了10例骨原发性平滑肌肉瘤，有6例见骨梗死灶。

2. 组织病理与免疫组化

骨原发性平滑肌肉瘤和其他软组织平滑肌肉瘤在光镜、免疫组织化学及电镜上有相似的特征，所不同的是软组织平滑肌肉瘤很少见到破骨巨细胞。

骨原发性平滑肌肉瘤大体病理特征性的表现为灰白色肿块伴有局灶性坏死和囊性变，病灶范围大小不一，病变区可见骨髓腔扩大、骨皮质膨胀而有不同程度变薄，多可突破骨皮质向软组织侵犯，切面多呈黄白色鱼肉状、包膜多数不完整。

镜下可见肿瘤细胞呈长梭形，胞质丰富红染，核呈长杆状，两端似刀切样（呈雪茄烟样），核分裂象多。

免疫组化，肿瘤 Vimentin 和 SMA 均呈强阳性。

3. 诊断与鉴别诊断

在诊断骨原发性平滑肌肉瘤前，均排除骨外平滑肌肉瘤（如子宫、胃肠道及其他部位软组织平滑肌肉瘤等）的骨转移[26]。

1）骨肉瘤

长骨原发性平滑肌肉瘤好发部位同骨肉瘤相似，多好发于膝关节附近，但与骨肉瘤不同的是原发性骨平滑肌肉瘤并不局限于长骨干骺端，肿瘤常浸润骨骺，而且病灶亦可原发于骨干，骨肉瘤的骨膜反应更为明显且有相对特征性表现。

2）骨巨细胞瘤

多见于男性，发病年龄相对年轻，多为 20～40 岁青壮年，好发于骨端、关节面下；多呈偏心生长、横向发展，破坏区多呈典型的"皂泡"状外观，偶尔呈溶骨型或混合型。

骨间隔较细且均匀，一般无骨膜反应及骨质增生硬化现象。

3）动脉瘤样骨囊肿

多见于 10～20 岁青少年，好发于长管状骨，多呈纵向膨胀性生长，骨壳更为菲薄，且 MRI 检查常可见相对特征性液 - 液平面。

4. 治疗与预后

骨原发性平滑肌肉瘤局部治疗以手术切除为主，对于切缘不确定的患者，局部可辅助放疗，辅助化疗疗效不明确；对于复发及远处转移的患者，可考虑全身系统化疗或联合抗血管生成治疗；其总体预后不佳。

（王颖栋）

参考文献

[1] Thapar VB, Satoskar RR, Kanjan GM, et al. Leiomyosarcoma of the in feriorvenacava：a case report and review of literature[J]. Int Surg, 2005, 90(5)：262 - 265.

[2] Weiss SW, Goldblum JR. Enzinger and Weiss's sof tissue tumors[M]. 4th ed. St. Louis：Mosby, 2001：727 - 748.

[3] Annest NM, Grekin SJ, Stone MS, et al. Cutaneous Leiomyosarcoma：A tumor of the head and neck[J]. Dermatol Surg, 2007, 33：628 - 633.

[4] Vincezodegiorg I, Serenasestin I, Danielamass I, et al. Superficial Cutaneous Leiomyo - sarcoma：A Rare, Misleading Tumor[J]. Am J Clin Dermatol, 2008, 9(3)：185 - 187.

[5] Miyajima K, Oda Y. Clinicopathological prognostic factors in soft tissue leiomyosarcoma：a multivariate analysis[J]. Histopathology, 2002, 40：353 - 359.

[6] Orellana - Diaz O, Hernandez - Perez E. Cutaneous leiomyoma and leiomyosarcoma：a research and brief review in period of ten years[J]. Dermatol Surg Oncol, 1983, 9(4)：283.

[7] Seemann N, Lehmann P. Varying characteristics of subcutaneous and dermal leiomyo sarcomas. Two case reports and literature review(Germ)[J]. Hautarzt, 2006, 57(5)：428 - 433.

[8] 余睿，金晓龙. 皮肤平滑肌肉瘤组织学类型及来源 - 附 7 例临床病理及免疫组化研究[J]. 诊断病理学杂志, 1999, 6(2)：84 - 86.

[9] 王建有，劳力民. 原发性皮肤平滑肌肉瘤[J]. 中华皮肤科杂志, 2009, 42(1)：70 - 72.

[10] Lin JY, Tsair Y. Subcutaneous leiomyosarcoma on the face[J]. Dermatol Surg, 1999, 25：489 - 491.

［11］ Yanguas I, Goday J, Gonzalez – Guemes M, et al. Cutaneous leiomyosarcoma in a child［J］. Pediatr Dermatol, 1997, 14(4): 281 – 283.

［12］ 徐德, 程君, 周建平, 等. 浅表性平滑肌肉瘤临床病理分析［J］. 临床病理学研究, 2017, 37(3): 595 – 599.

［13］ Kuflik JH, Schwartzr A, Rothenberg J. Dermal leiomyo sarcoma［J］. J Am Acad Dermatol, 2003, 48: S51 – S53.

［14］ Fields JP, Helwig EB. Leiomyosarcoma of the skin and subcutaneous tissue［J］. Cancer, 1981, 47(1): 156 – 169.

［15］ Canz'Yilmaz S, Riza A et al. Sarcoma developing in a bum scar: case report and review of the literature［J］. Bums, 1998, 24(1): 68 – 71.

［16］ 于琳华, 巩风岐. 烧伤瘢痕致皮肤平滑肌肉瘤伴肺转移一例报告［J］. 中华皮肤科杂志, 1986, 19(4): 237 – 238.

［17］ Boman F, Gultekin H, Dickman PS. Latent Epstein – Barr virus infection demonstrated in low – grade leiomyosarcomas of adults with acquired immunodeficiency syndrome, but not in adjacent Kaposi'S lesion or smooth muscle tumors in immunocompetent patients［J］. Arch Pathol Lab Med, 1997, 121(8): 834 – 838.

［18］ 周婧, 杨国仪, 李南云, 等. 原发性中枢神经系统平滑肌肉瘤的临床病理分析［J］. 临床与实验病理学杂志, 2012, 28(9): 1006 – 1011.

［19］ Nielsen GP, Rosenberg AE, Koerner FC, et al. Smooth – muscle tumors of the vulva. A clinicopathological study of 25 cases and review of the literature［J］. Am J Surg Pathol, 1996, 20(7): 779.

［20］ 黄晓赤, 罗克枢, 赵剑萍, 等. 皮肤交界性平滑肌瘤的复发与恶性转化［J］. 临床与实验病理学杂志, 2004, 20(5): 585 – 587.

［21］ Jensen ML, Jensen OM, Miehalski W, et al. Intradermal and subcutaneous leiomyosarcoma: a clinicopathological and immunohistochemical study of 41 cases［J］. J Ctitan Path01, 1996, 23(5): 458 – 463.

［22］ Hashimoto H, Daimaru Y, Tsuneyoshi M, et al. Leiomyosarcoma of the external soft tissues. A clinicopathologic, immunohistochemical, and electron microscopic study［J］. Cancer, 1986, 57(10): 2077 – 2088.

［23］ Kaddu S, Beham A, Cerroni L, et al. Cutaneous leiomyosarcoma［J］. Am J Surg Pathol, 1997, 21(9): 979 – 987.

［24］ Berzal – Cantalejo F, Sabater – Marco V, Perezavall ES, et al. Desmoplastic cutaneous leiomyosarcoma: case report and review of the literature［J］. J Cutan Pathol, 2006, 33(Suppl2): 29 – 31.

［25］ Karroum JE, Zappi EG, Cockerell CJ. Sclerotic primary cutaneous leiomyosarcoma［J］. Am J Dermatopathol, 1995, 17(3): 292 – 296.

［26］ Atalar H, Gunay C, Yildiz Y, et al. Primary leiomyosarcoma of bone: a report on three patients［J］. Clin Imaging, 2008, 32: 321.

［27］ Teixeira V, Cardoso JC, Vieira R, et al. Epithelioid leiomyosarcoma arising in the subcutis – a new case report of a rare variant［J］. Am J Dermatopathol, 2014, 36(7): 603 – 605.

［28］ Suster S, Rosen LB, Sanchez JL. Granular eell leiomyosarcoma of the skin［J］. Am J Dermatopathol, 1988, 10(3): 234 – 239.

［29］ Swanson PE, Stanley MW, Scheithauer BW, et al. Primary cutaneous leiomyosarcoma. A histological and immunohistochemieal study of 9 cases［J］. With ultrastructural correlation. J Cutan Pathol, 1988, 15(3): 129 – 141.

［30］ Fish FS. Soft tissue sarcomas in dermatology. Dermatol Surg, 1996, 22(3): 268 – 273.

［31］ Kargon O. Primary leiomyosarcoma of the skin［J］. Australas J Dermatol, 1997, 38(1): 26 – 28.

［32］ Iwata J, Fletcher CD. Immunohistochemical detection of cytokeratin and epithelial membrane antigen in leiomyosarcoma: a systematic study of 100 cases［J］. Pathol Int, 2000, 50(1): 7 – 14.

［33］ Oda Y, Miyajima K, Kawagachi K, et al. Pleomorphic leiomyosarcoma – clinicopathologic and immunohistochemical study with special emphasis on its distinction from ordinary leiomyosarcom a and malignant fibrous histiocy toma［J］. Am J Surg Pathol, 2001, 25(8): 1030 – 1038.

［34］ Miyajima K, Oda Y, Oshiro Y, et al. Clinicopathological prognostic factors in soft tissue leiomyosarcoma: a multivariate analysis［J］. Histopathology, 2002, 40(4): 353 – 359.

［35］ Homick J, Fletcher CD. Criteria for malignancy in nonvisceral smooth muscle tumors［J］. Ann Diagn Pathol, 2003, 7(1): 60 – 66.

［36］ 方栩, 黄政, 陈明华. 皮肤平滑肌肉瘤一例［J］. 中华皮肤科杂志, 1997, 30(5): 353.

［37］ Valeriani M, Ribu D, Baldueci A, et al. Recurrent cutaneous leiomyosarcoma［J］. J Exp Clin Cancer Res, 1998,

17(1)：83 – 85.

[38]　Wascher RA，Lee MY. Recurrent cutaneous leiomyosarcoma[J]. Cancer，1992，70(2)：490 – 492.

[39]　吴允刚，杨欣欣，李晓瑜，等. 鼻背皮肤平滑肌肉瘤 1 例[J]. 临床耳鼻咽喉头颈外科杂志，2011，25(20)：
955 – 956.

[40]　Tsutsumida A，Yoshida T，Yamamoto Y，et al. Management of superficial leiomyosarcoma：a retrospective study of
10 cases[J]. Plast Reconstr Surg，2005，116(1)：8 – 12.

[41]　Humphreys TR，Finkelstein DH，Lee JB. Superfcial leiomyosarcoma treated with Mohs micrographic surgery[J].
Dermatol Surg，2004，30(1)：108 – 112.

[42]　Porter CJ，Januszldewicz JS. Cutaneous leiomyosarcoma[J]. Plast Reconstr Surg，2002，109(3)：964 – 967.

[43]　Edmonson JH，Ebbert LP，Nascimento AG，et al. Phase II study of docetaxel in advanced soft tissue sarcomas[J].
Am J Clin Oncol，1996，19(6)：574 – 576.

[44]　王西川，廖嘉煦，吴蓉宜. 皮肤平滑肌肉瘤 2 例临床病理分析[J]. 华西医学，2009，24(12)：3142 – 3144.

[45]　Svarvar C，Böhling T，Berlin O，et al. Clinical course of non viscerals of tissue leiomyosarcoma in 225 patients from
the Scandinavian Sarcoma Group[J]. Cancer，2007，109(2)：282 – 291.

[46]　Aeddula NR，Pathireddy S，Samaha T，et al. Primary intracranial leiomyosarcoma in an immunocompetent adult[J].
J Clin Oncol，2011，29(14)：407 – 410.

[47]　Oliveira AM，Scheithauer BW，Salomao DR，et al. Primary sarcomas of the brain and spinal cord：a study of 18 ca-
ses[J]. Am J Surg Pathol，2002，26(8)：1056 – 1063.

[48]　Eckhardt BP，Brandner S，Zollikofer CL，et al. Primary cerebral leiomyosarcoma in a child[J]. Pediatr Radiol，
2004，34(6)：495 – 498.

[49]　Hussain S，Nanda A，Fowler M，et al. Primary intracranial leiomyosarcoma：report of a case and review of the litera-
ture[J]. Sarcoma，2006，2006：52140.

[50]　Mathieson CS，St George EJ，Stewart W，et al. Primary intracranial leiomyosarcoma：a case report and review of the
literature[J]. Childs Nerv Syst，2009，25(8)：1013 – 1017.

[51]　Fujimoto Y，Hirato J，Wakayama A，et al. Primary intracranial leiomyosarcoma in an immunocompetent patient：
case report[J]. J Neurooncol，2011，103(3)：785 – 790.

[52]　Almubaslat M，Stone JC，Liu L，Xiong Z. Primary intracranial leiomyosarcoma in an immunocompetent patient[J].
Clin Neuropathol，2011，30(3)：154 – 157.

[53]　Litofsky NS，Pihan G，Corvi F，et al. Intracranial leiomyosarcoma：a neuron – oncological consequence of acquired
immunodeficiency syndrome[J]. J Neurooncol，1998，40(2)：179 – 183.

[54]　Blumenthal DT，Raizer JJ，Rosenblum MK，et al. Primary intracranial neoplasms in patients with HIV[J]. Neorolo-
gy，1999，52(8)：1648 – 1651.

[55]　Bejjani GK，Stopak B，Schwartz A，et al. Primary dural leiomyosarcoma in a patient infected with human immunode-
ficiency virus：case report[J]. Neurosurgery，1999，44(1)：199 – 202.

[56]　Brown HG，Burger PC，Olivi A，et al. Intracranial leiomyosarcoma in a patient with AIDS[J]. Neuroradiology，
1999，41(1)：35 – 39.

[57]　Crrow JS，Kranzler L. Multicentric intracranial smooth – muscle tumor in a woman with human immunodeficiency virus
[J]. J Neurosurg，2000，93(4)：701 – 703.

[58]　Kaphan E，Eusebio A，Witjas T，et al. Primary leiomyosarcoma of the cavernous sinus associated with Epstein – Barr
virus in a kidney graft[J]. Rev Neurol(Paris)，2003，159(11)：1055 – 1059.

[59]　Suankratay C，Shuangshoti S，Mutirangura A，et al. Epstein – Barr virus infection – associated smooth – muscle
tumors in patients with AIDS[J]. Clin Infect Dis，2005，40(10)：1521 – 1528.

[60]　Sivendran S，Vidal CI，Barginear MF. Primary intracranial leiomyosarcoma in an HIV – infected patient[J]. Int J
Clin Oncol，2011，16(1)：63 – 66.

[61]　Niwa J，Hashi K，Minase T. Radiation induced intracranial leiomyosarcoma：its histopathological features[J]. Acta
Neurochir(Wien)，1996，138(12)：1470 – 1471.

[62]　Skullerud K，Stenwig AE，Brandtzaeg P，et al. Intracranial primary leiomyosarcoma arising in a teratoma of the pine-
al area[J]. Clin Neuropathol，1995，14(4)：245 – 248.

[63] Lee TT, Page LK. Primary cerebral leiomyosarcoma[J]. Clin Neurol Neurosurg, 1997, 99(3): 210 – 212.

[64] Jhas S, Henriques L, Hawkins C, et al. An intracranial leiomyosarcoma in a child with neurofibromatosis type 1[J]. Can J Neurol Sci, 2009, 36(4): 491 – 495.

[65] Paulus W, Slowik F, Jellinger K. Primary intracranial sarcomas: histopathological features of 19 cases[J]. Histopathology, 1991, 18(5): 395 – 402.

[66] Louis DN, Richardson EPJr, Dickersin GR, et al. Primary intracranial leiomyosarcoma[J]. J Neurosurg, 1989, 71 (2): 279 – 282.

[67] Anderson WR. Primary intracranial leiomyosarcoma[J]. J Neurosurg, 1981, 54(2): 283.

[68] Anderson WR, Cameron JD, Tsai SH. Primary intracranial leiomyosarcoma. Case report with ultrastructural study [J]. J Neurosurg, 1980, 53(3): 401 – 405.

[69] 李艳青, 方三高, 肖华亮. 原发性颅内平滑肌肉瘤临床病理观察(附1例报道并文献复习)[J]. 中国临床神经外科杂志, 2018, 23(4): 273 – 275.

[70] Gupta S, Havens PL, Southern JF, et al. EPStein – Barr virus – associated intracranial leiomyosarcoma in an HIV-positive adolescent[J]. J Pediatr Hematol Oncol, 2010, 32(4): 144 – 147.

[71] Alijani B, Yousefzade S, Aramnia A, et al. Primary intracranial leiomyosarcoma[J]. Arch Iran Med, 2013, 16 (10): 606 – 667.

[72] Takei H, Powell S, Rivera A. Concurrent occurrence of primary intracranial Epstein – Barr virus – associated leiomyosarcoma and Hodgkin lymphoma in a young adult[J]. J Neurosurg, 2013, 119(2): 499 – 503.

[73] 董安珂, 张勇, 程敬亮, 等. 鼻咽部平滑肌肉瘤1例[J]. 实用放射学杂志, 2016, 32(10): 1641.

[74] 周蓉先, 潘宇澄, 邹明舜, 等. 鼻腔和鼻旁窦平滑肌肉瘤的影像学表现(附5例报告)[J]. 临床放射学杂志, 2002, 21(11): 855.

[75] 张冬梅, 魏建国, 杨建峰. 鼻腔平滑肌肉瘤1例及文献复习. 临床与病理杂志, 2015, 35(4): 690.

[76] Ulrich CT, Feiz – Erfan I, Spetzler RF, et al. Sinonasal leiomyosarcoma: review of literature and case report[J]. Larygoscope, 2005, 115(12): 2242.

[77] 张杰, 余佳倩, 陈林喜, 等. 鼻腔平滑肌肉瘤1例[J]. 浙江实用医学, 2018, 23(3): 222 – 223.

[78] 薛杰, 张忻宇, 刘学军. 鼻窦平滑肌肉瘤1例[J]. 中国医学影像技术, 2005, 21(3): 394.

[79] 张冬梅, 魏建国, 王强. 甲状腺原发性平滑肌肉瘤2例[J]. 临床与实验病理学杂志, 2018, 34(7): 818 – 819.

[80] Chetty R, Clark SP, Dowling JP. Leiomyosarcoma of the thyroid: immunohistochemical and ultrastructural study[J]. Pathology, 1993, 25(2): 203 – 205.

[81] Ozaki O, Sugino K, Mimura T, et al. Primary leiomyosarcoma of the thyroid gland[J]. Surg Today, 1997, 27(2): 177 – 180.

[82] Tulbah A, Al – Dayel F, Fawaz I, et al. Epstein – Barr virus – associated leiomyosarcoma of the thyroid in a child with congenital immunodeficiency: a case report[J]. Am J Surg Pathol, 999, 23(4): 473 – 476.

[83] Zou ZY, Ning N, Li SY, et al. Primary thyroid leiomyosarcoma: a case report and literature review[J]. Oncol Lett, 2016, 11(6): 3982 – 3986.

[84] Just PA, Guillevin R, Capron F, et al. An unusual clinical presentation of a rare tumor of the thyroid gland: report on one case ofleiomyosarcoma and review of literature[J]. Ann Diagn Pathol, 2008, 12(1): 50 – 56.

[85] Day AS, Lou PJ, Lin WC, et al. Over – expression of c – Kit in a primary leiomyosarcoma of the thyroid gland[J]. Eur Arch Otorhinolaryngol, 2007, 264(6): 705 – 708.

[86] Ordonez NG, El – Naggar AK, Hickey RC, et al. Anaplastic thyroid carcinoma. Immunocytochemical study of 32 cases[J]. Am J Clin Pathol, 1991, 96(1): 15 – 24.

[87] Folpe AL, Lloyd RV, Bacchi CE, et al. Spindle epithelial tumor with thymus – like differentiation: a morphologic, immunohistochemical, and molecular genetic study of 11 cases[J]. Am J Surg Pathol, 2009, 33(8): 1179 – 1186.

[88] 余耀光, 梁佼, 裴莹, 等. CD133在原发性腹膜后平滑肌肉瘤中的表达及其与Ki – 67的关系[J]. 中华医学杂志, 2014, 94: 1241 – 1244.

[89] 邵世虎, 吴志远, 王忠敏, 等. 腹膜后平滑肌肉瘤CT、MRI诊断与病理对比分析[J]. 中国医学计算机成像杂志, 2018, 24(3): 224 – 228.

[90] 李晶英, 冯元春, 赵殿江. 腹膜后平滑肌肉瘤的临床、CT表现及病理分析[J]. 中国CT和MRI杂志, 2018,

16(2)：48－50.

[91] Storm FK, Mahvi DM. Diagnosis and management of retroperitoneal soft－tissue sarcoma[J]. Ann Surg, 1991，214
(1)：2－10.

[92] Hartman DS, Hayes WS, Choyke PL, et al. Leiomyosarcoma of the retroperitoneum and inferior vena cava；radiolog-
ic－pathologic Correlation (review) [J]. Radiographics, 1992，12：1203－1220.

[93] Cantwell CP, Stack J. Abdominal aortic invasion by leiomyosarcoma[J]. Abdom Imaging, 2006，31：120－212.

[94] 罗丽，舒健，韩福刚. 原发性腹膜后平滑肌肿瘤的 MSCT 诊断及鉴别诊断[J]. 放射学实践，2017，32(2)：
167－170.

[95] Cooley CL, Jagannathan JP, Kurra V, et al. Imaging features and metastatic pattern of non－IVC retroperitoneal leiomyo-
sarcomas：are they different from IVC leiomyosarcomas[J]. Comput Assist Tomogr, 2014，38(5)：687－692.

[96] Baur A, Stabler A, Wendtner CM, et al. MR－imaging changes of musculoskeletal soft tissue sarcomas associated
with neoadjuvant chemotherapy and hyperthermia[J]. Int J Hyperthermia, 2003，19(4)：391－401.

[97] Kim SH, Kwon HJ, Cho JH, et al. Atypical radiological features of a leiomyosarcoma that arose from the ovarian vein
and mimicked a vascular tumour[J]. Br J Radiol, 2010，83(989)：95－97.

[98] 李仰康，周修国，蔡爱群. 腹膜后软组织肉瘤的 CT 诊断[J]. 临床放射学杂志，2010，29(10)：1349－1352.

[99] 周建军，王若冰，曾蒙苏，等. 腹膜后平滑肌肉瘤的 CT 和 MR 动态增强诊断[J]. 实用放射学杂志，2009，
25：204－206.

[100] 周建军，曾蒙苏，王建华，等. 多形性未分化肉瘤动态增强 MR 的诊断价值[J]. 实用放射学杂志，2008，
24：512－515.

[101] Ko SF, Wan YL, Lee TY, et al. CT features of calcification in abdominal malignant fibrous histiocytoma[J]. Clin
imaging, 1998，22(6)：408－413.

[102] 冯新东，陈刚. 腹膜后平滑肌肉瘤的 CT 诊断与鉴别诊断－附 6 例报告及文献复习[J]. 中国 CT 和 MRI 杂
志，2007，5(1)：38－39.

[103] 王健生，石景森，陈武科. 原发性腹膜后平滑肌肉瘤 33 例外科治疗体会[J]. 中国实用外科杂，2000，20
(9)：553－554.

[104] Cocuzza M, Arap S, Lucon AM, et al. Renal leiomyosarcoma treated with parial nephectmy[J]. Clinics, 2005，
60：345.

[105] Sharma D, Pradhan S, Aryya NC, et al. Leiomyosarcoma of kidney：a case report with long－term result after ra-
diotherapy and chemotherapy[J]. Int Urol Nephrol, 2007，39(2)：397－400.

[106] Venkatesh K, Lamba Saini M, Niveditha SR, et al. Primary leiomyosarcoma of the kidney[J]. Patholog Res Int,
2010，10：1.

[107] Deyrup AT, Montgomery E, Fisher C. Leiomyosarcoma of the kidney a Clinicopathologic Study[J]. Am J Surg
Pathol, 2004，28：178.

[108] 汪丹凤，文戈，张雪林，等. 肾脏原发性平滑肌肉瘤的 CT 表现[J]. 临床放射学杂志，2012，31(12)：
1791－1794.

[109] 熊子兵，石明，Kunwar Ashokl，等. 原发性肾平滑肌肉瘤 13 例临床病理分析[J]. 四川大学学报(医学版)，
2012，43(1)：86－90.

[110] Ellouze S, Abid N, Kossentini M, et al. Leiomyosarcoma of the kidney[J]. Clinical Genitourinary Cancer, 2011，
9(1)：68－69.

[111] Kavantzas N, Pavlopoulos PM, Karaitianos I, et al. Renal leiomyosarcoma：report of the three cases and review of
the literature[J]. Arch Ital Uriol Androl, 1999，71(5)：307－311.

[112] Moudouni SM, En－Nia I, Rioux－Leclerq N, et al. Leiomyosarcoma of the renal pelvis. Scand J Urol Nephrol,
2001，35(5)：425－427.

[113] Norton KI, Godine LB, Lempert C. Leiomyosarcoma of the kidney in an HIV－infected child[J]. Pediatr Radiol,
1997，27(6)：557－558.

[114] Azizun N, Hasan SH, Raza Y. Primary renal leiomyosarcoma[J]. Coll Physicians Surg Pak, 2011，21：713.

[115] 王刚，杨大强，孙毅伦，等. 巨大原发性肾平滑肌肉瘤 1 例报告和文献复习[J]. 淮海医药，2016，34(6)：
645－647.

[116] 张海洋，赖金枝，杨晓峰，等. 原发性肾肉瘤的诊治及预后[J]. 临床泌尿外科杂志，2008，23(9)：657-659.

[117] 邓群力，范国光. 左肾巨大平滑肌肉瘤1例[J]. 中国临床医学影像杂志，2005，16(4)：238-239.

[118] 杨旭丹，王雷，徐钢，等. 肾原发性平滑肌肿瘤4例临床病理分析[J]. 诊断病理学杂志，2011，18(4)：245-248.

[119] 赵为广，孙光，刘晓强，等. 肾平滑肌肉瘤1例报告并文献复习[J]. 临床泌尿外科杂志，2010，25(11)，825-827.

[120] 汪丹凤，文戈，张雪林，等. 肾脏原发性平滑肌肉瘤的CT表现[J]. 临床放射学杂志，2012，31(12)：1791-1794.

[121] 章宜芬，黄志勇，周祀侨，等. 肾原发性平滑肌肉瘤2例及文献复习[J]. 临床与实验病理学杂志，2001，17(6)：459-462.

[122] 黄小芳，朱启建，陈建欧. 肾原发性平滑肌肉瘤3例病理分析[J]. 现代泌尿外科杂志，2008，1(5)：355-357

[123] 刘正，杨春贵. 右肾平滑肌肉瘤1例[J]. 中国中西医结合影像学杂志，2014，12(1)：106.

[124] 祁延芳，丛振杰，潘英华. 肾平滑肌肉瘤的CT表现[J]. 放射学实践，2005，20(9)：801-802.

[125] Lane R, Stephens DH, Reiman HM. Primary retroperitoneal neoplasms: CT findings in 90 cases with clinical and pathologic correlation[J]. AJR, 1989, 152:83.

[126] 丛振杰，殷薇薇，姜少侠，等. 肾脏平滑肌肉瘤的影像表现[J]. 中华放射学杂志，2009，43：430.

[127] Ochiai K, Onitsuka H, Honda H, et al. Leiomyosarcoma of the kidney: CT and MR appearance[J]. J Comput Assist Tomogr, 1993, 17:656.

[128] Singh I, Joshi M, Mishra K. Capsular renal leiomyosarcoma with encasement of the inferior vena cava - Diagnosed by immunostaining and review of literature[J]. Urol Ann, 2010, 2:36.

[129] 徐樊，徐朝霞，龚雪鹏，等. 肾平滑肌肉瘤的CT表现[J]. 医疗卫生装备，2008，29(10)：222-224.

[130] Mirza M, Zamilpa I, Bunning J. Primary renal synovial sarcoma[J]. Urology, 2008, 72(3):e11-e12.

[131] Judson I. State - of - the - art approach in selective curable tumors: soft tissue sarcoma[J]. Ann Oncol, 2008, 19(7):166-169.

[132] Girgnon GJ, Ayala AG, Ro JY, et al. Primary sarcomas of the kidney: a clinicopathologic and DNA flow cytometric study of 17 cases[J]. Cancer, 1990, 65:1611.

[133] Chonko AM, Weiss SM, Stein JH, et al. Renal involvement in tuberous sclerosis[J]. Am J Med, 1974, 56(1):124-132.

[134] Pierie JP, Betensky RA, Choudry U, et al. Outcomes in a series of 103 retroperitoneal sarcomas[J]. Eur J Surg Oncol, 2006, 32(10):1235-1241.

[135] Aslandemi R, Cenk M, Yaz C, et al. Case report: good prognosis in leiomyosarcoma of the kidney[J]. International Urology and Nephrology, 2007, 39(1):7-10.

[136] Choudhrry M, Singh SK, Pujani M, et al. A case of leiomyosarcoma of kidney clinically and radiologically misdiagnosed as renal cell carcinoma[J]. Indian Journal of Cancer, 2009, 46(3):241-243.

[137] Dominici A, Mondain N, Nesi G, et al. Cysic leiomyosarcoma of the kidney: an unusual clinical presentation[J]. Urol Int, 2000, 65(4):292-231.

[138] Marki RG. Gemcitabine and docetaxel in metastic sarcoma: past, present, and future[J]. Oncologist, 2007, 12(8):999-1006.

[139] Vandergraaf WT, Blay JY, Chawla SP, et al. Pazopanib for metastatic soft - tissue sarcoma(PALETTE): a randomized, double - blind, placebo - controlled phase 3 trial[J]. Lancet, 2012, 379(9829):1879-1886.

[140] 何莉，孟详喻，李凯莉，等. 平滑肌肉瘤的最新研究进展[J]. 中华临床医师杂志，2013，7(24)：11680-11683.

[141] 孙永明，何龙，刘龙，等. 原发性肾平滑肌肉瘤回顾分析[J]. 安徽医药，2013，17(12)：2095-2097.

[142] 戴平丰，涂景恋，陈仁彪，等. 肾脏平滑肌肉瘤一例[J]. 中华肿瘤杂志，2011，33(3)：238.

[143] Deperalta - venturina M, Moch H, Amin M, et al. Sarcomatoid differentiation in renal cell carcinoma: a study of 101 cases[J]. Am J Surg Pathol, 2001, 25(3):275-284.

[144] Jeremy S, Miller R, Ming Zhou, et al. Primary leiomyosarcoma of the kidney: a clinicopathologic study of 27 cases[J]. American Journal of Surgical Pathology, 2010, 34(2):238-242.

[145] Miller JS, Zhou M, Brimo F, et al. Primary leiomyosarcoma of the kidney：a clinicopathologic study of 27 cases [J]. Am J Surg Pathol, 2010, 34(2)：238－242.

[146] Vogelzang NJ, Fremgen AM, Guinan PD, et al. Primary renal sarcoma in adults. A natural history and management study by the American Cancer Society, Illinois Division[J]. Cancer, 1993, 71(3)：804－810.

[147] Aslandemi R, Cenkmyaz C, Fundaere N, et al. Case report：good prognosis in leiomyosarcoma of the kidney[J]. International Urology and Nephrology, 2007, 39(1)：7－10.

[148] 孙鹏，张栋. 肾盂平滑肌肉瘤 1 例报告[J]. 泌尿外科杂志, 2013, 5(3)：44.

[149] Rademarker L. Primary sarcoma of the ureter：one case report and review of the literature[J]. Am J Surg, 1943, 62(3)：402－406.

[150] 李佳，教宁，乔东波，等. 输尿管平滑肌肉瘤 1 例报道并文献复习[J]. 中国医刊, 2018, 53(4)：435－438.

[151] Grifin JH, Waters WB. Primary leiomyosarcoma of the ureter[J]. J Surg Oncol, 1996, 62(2)：148－152.

[152] 韩伟，魏利军，杨云莉，等. 输尿管平滑肌肉瘤 1 例报道. 现代医药卫生, 2015, 31(11)：1756－1757.

[153] 建华，张贤生，郝宗耀，等. 肾嗜酸细胞腺瘤的诊断与治疗（附 11 例报道及文献复习）[J]. 安徽医药, 2012, 16(3)：361－362.

[154] 许云飞，孔宪国，黄国华. 膀胱平滑肌肉瘤研究进展[J]. 国外医学：泌尿系统分册, 2005, 25(4)：458－461.

[155] Ben Arie A, Goldchmit R, Dgani R, et al. Trophoblasticperitoneal implants after laparosopic treatment of ectopicpregnancy[J]. Eur J Obstet Gynecol Reprod Biol, 2001, 96(1)：113－115.

[156] 刘波，潘铁军，沈国球，等. 膀胱平滑肌肉瘤 3 例报告并文献复习[J]. 现代泌尿生殖肿瘤杂志, 2011, 3(3)：148－150.

[157] 岳振营，成波，董艳光. 原发性输尿管肉瘤样癌 1 例[J]. 诊断病理学杂志, 2016, 23(9)：719－720.

[158] 房敬林，孟庆军，田雨冬. 原发性输尿管肉瘤样癌 1 例报道并文献复习[J]. 现代泌尿生殖肿瘤杂志, 2016, 8(1)：24－26.

[159] Noujaim J, Thway KT, Jones RL, et al. A dult pleomorphic rhabdomyosarcoma：a multicentre retrospective study [J]. Anticancer Res, 2015, 35(11)：6213－6217.

[160] 赖日权，王卓才，罗祝泉. 纤维肉瘤的诊断与鉴别诊断. 临床与实验病理学杂志, 2000, 16(1)：22－24.

[161] 尚庆亚，田方兴，王传峰. 肾血管外皮瘤 1 例报道及文献复习[J]. 现代泌尿外科杂志, 2006, 1(1)：55－56.

[162] Kasper B, Gil T, Awada A. Treatment of patients with advanced soft tissue sarcoma：disappointment or challenge? [J]. Curr Opin Oncol, 2007, 19(4)：336－340.

[163] Makizumi K, Hoshino T, Iwamoto T, et al. Primary leiomyosarcoma of the ureter：a case report[J]. Nishi Nihon J Urolt, 2005, 67(4)：263－265.

[164] Patil V, Verma A, Pattarr S, et al. Paratesticular leiomyosarcoma：a case report[J]. JNMA J Nepal Med Assoc, 2013, 52(191)：521－523.

[165] Dehghan A, Sami G, Eskandari N. Leiomyosarcoma of the spermatic cord in a seventy－five－year－old man[J]. Nephrourol Mon, 2014, 7(1)：e24308.

[166] 陈少军，王光春，彭波，等. 精索平滑肌肉瘤 1 例报告. 现代泌尿外科杂志, 2017, 22(10)：807.

[167] Dangle P, Basavarajd R, Bhattarai S, et al. Leiomyosarcoma of the spermatic cord：case report and literature review[J]. Can Urol Assoc J, 2007, 1(1)：55－58.

[168] Soipi S, Vuci M, Ulamec M, et al. Leiomyosarcoma of the spermatic cord with scalp metastasis：case report and literature review[J]. Coll Antropol, 2014, 38(2)：763－766.

[169] 文载律，陈乐真. 前列腺平滑肌肉瘤 9 例临床病理分析[J]. 临床与实验病理学杂志, 2009, 25(5)：477－480.

[170] 张得元，李震东，夏同礼，等. 前列腺肉瘤（附 10 例报道）[J]. 中华泌尿外科杂志, 1995, 16(5)：292－293.

[171] 黄智勇，章宜芬，杨湛，等. 前列腺肉瘤的病理诊断、治疗和预后[J]. 临床与实验病理学杂志, 1999, 15(5)：405－407.

[172] Siegel RL, Miller KD, Jemal A. Cancer statistics, 2017[J]. CA Cancer J Clin, 2017, 67(1)：7－30.

[173] D'Angelo E, Prat J. Uterine sarcoma：a review[J]. Gy－necol Oncol, 2010, 116(1)：131－139.

[174] Schneider D, Halperin R, Segal M, et al. Myoxiod leiomyosarcoma of the uterus with unusual malignant histologic pattern－a case report[J]. Gynecol Oncol, 1995, 59(1)：156－158.

[175] 柴鸥，许天敏，张炜旸，等. 子宫平滑肌肉瘤的临床诊断与治疗的研究进展[J]. 中国实验诊断学, 2013,

17(04)：785－788.

[176] 梅又文，何丽，潘明，等.子宫平滑肌肉瘤 16 例临床分析[J].实用妇产科杂志，2013，29(2)：144－146.

[177] 王焕，李文薇，杨越波，等.子宫肌瘤肉瘤变的治疗体会[J].甘肃医药，2013，32(10)：765－767.

[178] 于娟.MicroRNA29 在子宫平滑肌肉瘤中的表达及其临床意义[D].青岛大学，2012.

[179] 縻若然.子宫肉瘤诊治及预后的相关因素[J].国际妇产科学杂志，2011，38(4)：289－292.

[180] 王春丽.子宫平滑肌肉瘤的研究进展[J].当代医学，2012，18(10)：18－20.

[181] Evans HL, Chawla SP, Simpson C, et al. Smooth muscle neoplasms of the uterus other than ordinary leiomyoma. A study of 46 cases with emphasis on diagnostic criteria and prognostic factors[J]. Cancer, 1988, 62：2239－2247.

[182] Perrone T, Dehner LP. Prognostically favorable "mitotically active" smooth－muscle tumors of the uterus. A clinico-pathologic study of 10 cases[J]. Am J Surg Pathol, 1988, 12：1－8.

[183] Kurman RJ, Norris HJ. Mesenchymal tumors of the uterus. VI. Epithelioid smooth muscle tumors including leiomyoblastoma and clearcell leiomyoma. A clinical and pathological analysis of 26 cases[J]. Cancer, 1976, 37：1853－1865.

[184] Atkins K, Bell S, Kempson M, et al. Myxoid smooth muscle tumors of the uterus[J]. Modern Pathol, 2001, 132A：14.

[185] 张和平，汪勤，解正新.子宫黏液性平滑肌肉瘤的诊断与鉴别诊断[J].临床与实验病理学杂志，2014，30(7)：774－776.

[186] King ME, Dickersin GR, Scully RE. Myxoid leiomyosarcoma of the uterus. A report of six cases[J]. Am J Surg Pathol, 1982, 6(7)：589－598.

[187] Chen KT. Myxoid leiomyosarcoma of the uterus[J]. Int J Gynecol Pathol, 1984, 3(4)：389－392.

[188] Kagami S, Kashimura M, Toki N, et al. Myxoid leiomyosarcoma of the uterus with subsequent pregnancy and delivery[J]. Gynecol Oncol, 2002, 85(3)：538－542.

[189] Chang E, Shim SI. Myxoid leiomyosarcoma of the uterus. A case report and review of the literature[J]. J Korean Med Sci, 1998, 13(5)：559－562.

[190] Kasahara K, Nishida M, Iijima S, et al. Uterine myxoid leiomyosarcoma[J]. Obstet Gynecol, 2000, 95(6Pt2)：1004－1006.

[191] Mittal K, Popiolek D, Demopoulos RI. Uterine myxoid leiomyosarcoma with a leiomyoma[J]. Hum Pathol, 2000, 31(3)：41－47.

[192] Vigone A, Giana M, Surico D, et al. Massive myxoid leiomyosarcoma of the uterus[J]. Int J Gynecol Cancer, 2005, 15(3)：564－567.

[193] Botsis D, Koliopoulos C, Kondi－Pafitis A, et al. Myxoid leiomyosarcoma of the uterus in a patient receiving tamoxifen therapy：a case report[J]. Int J Gynecol Pathol, 2006, 25(2)：173－175.

[194] 吕晓红，辛秀霞，纪常生，等.子宫黏液性平滑肌肉瘤一例[J].中华病理学杂志，2002，31(5)：464.

[195] 叶敏，孟刚.黏液样子宫平滑肌肉瘤 1 例[J].临床与实验病理学杂志，2004，20(2)：253.

[196] 李晓唏，陈艳丽，张君.子宫黏液性平滑肌肉瘤 1 例[J].诊断病理学杂志，2005，12(4)：302.

[197] 张晓飞，陈晓端，周彩云.子宫黏液性平滑肌肉瘤临床病理分析[J].临床与实验病理学杂志，2006，22(6)：730－731.

[198] 柳妍，王美玲，张爽，等.具有上皮样细胞及黏液性特点的子宫平滑肌肿瘤 1 例报道[J].诊断病理学杂志，2010，17(5)：385－389.

[199] Burch DM, Tavassoli FA. Myxoid leiomyosarcoma of the uterus[J]. Histopathology, 2011, 59(6)：1144－1155.

[200] Abeler V, Royne O, Thoresen S, et al. Uterine sarcomas in Norway. A histopathological and prognostic survey of a total population from 1900 to 2000 including 419 patients[J]. Histopathology, 2009, 54(3)：355－364.

[201] 于娟，孙双双，张海凤，等.MicroRNA－29 在子宫肌瘤恶变中的表达及其临床意义[J].山东医药，2012，52(24)：90－91.

[202] 余筱，郝敏.子宫肉瘤 49 例术前诊断及预后分析[J].中华临床医师杂志，2015，9(13)：2619－2622.

[203] Paul PG, Rengaraj V, Das T, et al. Uterine sarcomas in patients undergoing surgery for presumed leiomyomas：10 years' experience[J]. J Minim Invasive Gynecol, 2016, 23(3)：384－389.

[204] Trivedi PH, Patil SS, Parekh NA, et al. Laparoscopic morcellation of fibroid and uterus in－bag[J]. J Obstet

Gynaecol India, 2015, 65(6): 396 – 400.

[205] 张博雅, 王悦, 王建六. 子宫肉瘤术前确诊及漏诊患者的临床特征分析[J]. 中国妇产科临床杂志, 2015, 16(5): 388 – 391.

[206] 赵万成, 杨清. 腹腔镜下分碎器误用于子宫肉瘤病例的回顾性分析[J]. 现代肿瘤医学, 2015, 23(23): 3507 – 3510.

[207] 王海霞, 曲立华, 王言奎, 等. ERα、ERβ、pS2 蛋白在子宫平滑肌肉瘤组织中的表达及意义[J]. 中国优生与遗传杂志, 2006, 14(4): 32 – 34.

[208] 朱雪琼, 林毅, 吴洁丽, 等. 子宫平滑肌肉瘤化疗的研究进展[J]. 中华妇产科杂志, 2008, 43(3): 233 – 235.

[209] Bell SW, Kempson RL, Hendrickson MR. Problematic uterine smooth muscle neoplasms. A clinicopathologic study of 213 cases[J]. Am J Surg Pathol, 1994, 18(6): 535 – 558.

[210] Abeler VM, Nenodovic M. Diagnostic immunohistochemistry in uterine sarcomas: a study of 397 cases[J]. Int J Gynecol Pathol, 2011, 30(3): 236 – 243.

[211] 黄海健, 陈小岩. 子宫黏液性平滑肌肉瘤 6 例临床病例分析[J]. 临床与实验病理学杂志, 2016, 32(5): 514 – 518.

[212] Ip PPC, Cheung ANY, Clement PB. Uterine smooth muscle tumors of uncertain malignant potential (STUMP): a clinicopathologic analysis of 16 cases[J]. The American journal of surgical pathology, 2009, 33(7): 992 – 998.

[213] Guntupalli SR, Ramirez PT, Anderson ML, et al. Uterine smooth muscle tumor of uncertain malignant potential: a retrospective analysis[J]. Gynecologic Oncology, 2009, 113(3): 324 – 326.

[214] 俞双华. 子宫肉瘤误诊临床分析[J]. 当代医学, 2010, 16(15): 42 – 43.

[215] 沈宇飞, 徐玲玲, 翟永宁, 等. 子宫平滑肌肉瘤 27 例临床分析[J]. 南京医科大学学报(自然科学版), 2006, 26(11): 1064 – 1066.

[216] Ducie JA, Leitao MM Jr. The role of adjuvant therapy in uterine leiomyosarcoma[J]. Expert Rev Anticancer Ther, 2016, 16(1): 45 – 55.

[217] Kapp DS, Shin JY, Chan JK. Prognostic factors and survival in 1396 patients with uterine leiomyosarcomas: emphasis on impact of lymphadenectomy and oophorectomy[J]. Cancer, 2008, 112(4): 820 – 830.

[218] 罗爱月, 王世宣. 绝经激素治疗在子宫肉瘤术后的应用[J]. 实用妇产科杂志, 2014, 30(12): 890 – 892.

[219] ESMO/European Sarcoma Network Working Group. Soft tissue and visceral sarcomas: ESMO Clinical Practice Guidelines for diagnosis, treatment andfollow – up[J]. Ann Oncol, 2014, 25 Suppl 3: iii102 – iii112.

[220] 佟晓晶, 李联昆. 子宫肉瘤临床特点及预后相关因素 101 例分析[J]. 中国实用妇科与产科杂志, 2014, 30(11): 898 – 901.

[221] EI – Khalfaoui K, du Bois A, Heitz F, et al. Current and future options in the management and treatment of uterine sarcoma[J]. Ther Adv Med Oncol, 2014, 6(1): 21 – 28.

[222] Hoellen F, Waldmann A, Benthin S, et al. The role of lymphadenectomy in uterine sarcoma: a clinical practical approach based on restropective analysis[J]. Anticancer Res, 2014, 34(2): 985 – 993.

[223] 付奇, 石雪梅. 子宫平滑肌肉瘤的诊断与治疗新进展[J]. 内蒙古中医药, 2010, 29(20): 87 – 88.

[224] 龚金凤. 子宫平滑肌肉瘤与奇异型平滑肌瘤的病理诊断及鉴别诊断[J]. 海南医学, 2007, 18(4): 138 – 140.

[225] Si M, Jia L, Song K, et al. Role of Lymphadenectomy for uterine sarcoma: a meta – analysis[J]. Int J Gynecol Cancer, 2017, 27(1): 109 – 116.

[226] 王建六, 蒋励. 子宫肉瘤术后的辅助治疗[J]. 实用妇产科学杂志, 2011, 27(10): 729 – 731.

[227] 王莎, 王志启, 王建六. 子宫平滑肌肉瘤的化疗进展[J]. 现代妇产科进展, 2014, 23(9): 752 – 754.

[228] Matoda M, Takeshima N, Nomura H, et al. The treatment of uterine leiomyosarcoma: clinical outcomes of 18 cases and the effectiveness of chemotherapy[J]. European journal of gynaecological oncology, 2011, 32(6): 647 – 650.

[229] BrewerSavannah KJ, Demicco EG, Lusby K, et al. Dual targeting of mTOR and Aurora – A kinase for the treatment of uterine leiomyosarcoma[J]. Clinical cancer research, 2012, 18(17): 4633 – 4645.

[230] Akers SN, Groman A, Odunsi K, et al. Adjuvant treatment for uterine leiomyosarcoma[J]. Eur J Gynaecol Oncol, 2013, 34(5): 409 – 414.

[231] Ricci S, Giuntoli RL, Eisenhauer E, et al. Does adjuvant chemotherapy improve survival for women with early – stage uterine leiomyosarcoma[J]. Gynecol Oncol, 2013, 131(3): 629 – 633.

[232]　Wu TI, Chang TC, Hsueh S. Prognostic factors and impact of adjuvant chemotherapy for uterine leiomyosarcoma [J]. Gynecologic Oncology, 2006, 100(1): 166 – 172.

[233]　Hensley ML, Blessing JA, Mannel R, et al. Fixed – dose rate gemcitabine plus docetaxel as first – line therapy for metastatic uterine leiomyosarcoma: a Gynecologic Oncology Group phase II trial[J]. Gynecologic oncology, 2008, 109(3): 329 – 334.

[234]　Hensley ML, Ishill N, Soslow R, et al. Adjuvant gemcitabine plus docetaxel for completely resected stages I – IV high grade uterine leiomyosarcoma: results of a prospective study[J]. Gynecologic oncology, 2009, 112(3): 563 – 567.

[235]　Look KY, Sandler A, Blessing JA, et al. Phase II trial of gemcitabine as second – line chemotherapy of uterine leiomyosarcoma: a gynecologic oncology group(GOG) study[J]. Gynecol Oncol, 2004, 92(2): 644 – 647.

[236]　Talbot SM, Keohan ML, Hesdorffer M, et al. A phase II trail of temozolomide inpatients with unresectable or metastatic soft tissue sarcoma[J]. Cancer, 2003, 98(9): 1942 – 1946.

[237]　Schoffski P, Ray – Coquard IL, Cioffi A, et al. Activity of eribulin mesylate inpatients with soft – tissue sarcoma: a phase 2 study in four dependent histological subtypes[J]. Lancet Oncol, 2011, 12(11): 1045 – 1052.

[238]　Martín Broto J, Le Cesne A, Reichardt P. The importance of treating by dvanced soft tissue sarcoma[J]. Future Oncol, 2017, 13(1s): 23 – 31.

[239]　李桂兰, 曲芃芃. 子宫肉瘤治疗新进展[J]. 国际妇产科学杂志, 2013, 40(3): 262 – 265.

[240]　Sanfilippo R, Grosso F, Jones RL, et al. Trabectedin in advanced uterine leiomyosarcomas: a retrospective case series analysis from two reference centers[J]. Gynecol Oncol, 2011, 123(3): 553 – 556.

[241]　Sutton GP, Blessing JA, Malfetano JH. Ifosfamide and doxorubicin in the treatment of advanced leiomyosarcomas of the uterus: a gyneccoloic oncology group study[J]. Gynecol Oncol, 1996, 62(2): 226 – 229.

[242]　高琨, 李力. 子宫肉瘤术后的辅助治疗[J]. 实用妇产科杂志, 2012, 28(1): 13 – 15.

[243]　王巧云, 刘国敏. 子宫肉瘤的诊治研究新进展[J]. 安徽医学, 2014, 35(10): 1467 – 1469.

[244]　Duffaud F, Pautier P, Nguyen BB, et al. A pooled analysis of the final results of the two randomized phase II studies comparing gemcitabine vs gemcitabine and docetaxel in patients with metastatic/relapsed leiomyosarcomas[C]. Connective Tissue Oncology Society Annual Meeting Abstracts, 2010.

[245]　Pautier P, Floquet A, Penel N, et al. Randomized multicenter and stratified phase II study of gemcitabine a – lone vers gemcitabine and docetaxel in patients with metastatic or relapsed leiomyosarcomas: a Federation National edes Centresde Lutte Control Cancer(FN – CLCC) French Sarcoma Group Study(TAXOGEM study)[J]. Oncologist, 2012, 17(9): 1213 – 1220.

[246]　Hensley ML, Wathen JK, Maki RG, et al. Adjuvant Therapy for High – Grade, Uterus – Limited Leiomyosarcoma [J]. Cancer, 2013, 119(8): 1555 – 1561.

[247]　Ray – Coquard I, Rizzo E, Blay JY, et al. Impact of chemotherapy in uterine sarcoma(UtS): review of 13 clinical trials from the EORTC soft tissue and bone sarcoma group(STBSG) involving advanced/metastatic uterine compared to other soft tissue sarcoma(STS) patients treated with first line chemotherapy[J]. Gynecol Oncol, 2016, 142(1): 95 – 101.

[248]　Garcia – Del – Muro X, Lopez – Pousa A, Maurel J, et al. Randomized phase II stud comparing gecitabine plus dacarbazine vers dacarbazine alone in patients with prviously treated soft tissue sarcoma: Spanish Group for Reserch on Sarcomas Study[J]. J Clin Oncol, 2011, 29(18): 2528 – 2533.

[249]　Omura GA, Major FJ, Blessing JA, et al. A randomized study of a driamycin with and without dimethyl triazenoimi dazolecarboxamide in advanced uterines sarcoma[J]. Cancer, 1983, 52(4): 626 – 632.

[250]　Borden EC, Amato DA, Rosenbaum C, et al. Randomized comparison of three adriamycin regimens for metastatic soft tissue sarcoma[J]. J Clin Oncol, 1987, 5(6): 840 – 850.

[251]　Edmonson JH, Blessing JA, Cosin JA, et al. Phase II stud of mitomycin, doxorubicin, and cisplatin in the treatment of advanced uterine leiomyosarcoma: a Gynecologic Oncolgy Group stuay[J]. Gynecol Oncol, 2002, 85(3): 507 – 510.

[252]　Long HJ, Blessing JA, Sorosky J. Phase II trial of dacarbazine, mitomycin, doxorubicin, and cisplatin with sargramostim uterine leiomyosarcom: a Gynecologic Oncolgy Group stuay[J]. Gynecol Oncol, 2005, 99(2): 339 – 342.

[253]　Harter P, Canzler U, Lueck H, et al. Pegylaed liposomal doxorubicin and carboplatin in malignant mixed epithelial

mesenchymal and mesenchymal gynecologic tumors: a phase Ⅱ trial of the AGO study group[J]. J Clin Oncol, 2011, 29(36): 5093 – 5098.

[254] Hosh M, Antar S, Nazzal A, et al. Uterine sarcoma: analysis of 13 089 cases based on surveillance, epidemiology, and end results database[J]. Int J Gynecol Cancer, 2016, 26(6): 1098 – 1104.

[255] Monk BJ, Blessing JA, Street DG, et al. A phase II evaluation of trabectedin in the treatment of advanced, persistent, or recurrent uterine leiomyosarcoma: a gynecologic oncology group study[J]. Gynecologic Oncology, 2012, 124(1): 48 – 52.

[256] 陈秀丽, 侯海玲, 孟茂斌, 等. 术后放疗在子宫肉瘤治疗中的意义[J]. 中华放射肿瘤学杂志, 2016, 25(1): 50 – 53.

[257] Klopp A, Smith BD, Alektiar K, et al. The role of postoperative radiation therapy for endometrial cancer: executive summary of an American society for radiation oncology evidence – based guideline[J]. Pract Radiat Oncol, 2014, 4(3): 137 – 144.

[258] 蒋春萍, SelvanPather, ChrisDalrymple, 等. 子宫平滑肌肉瘤的治疗预后 – 来自悉尼妇科肿瘤中心的报告[J]. 国际医药卫生导报, 2009, 15(17): 24 – 28.

[259] 李娅, 丁红梅, 陶冶, 等. Beclin1 蛋白在子宫平滑肌肉瘤中的表达及其临床意义[J]. 中国妇幼保健, 2014, 29(6): 835 – 836.

[260] O'Cearbhaill R, Zhou Q, Iasonos A. Treatment of advanced uterine leiomyosarcoma with a romatase inhibitors[J]. Gynecol Oncol, 2010, 116(3): 424 – 429.

[261] Altman AD, Nelson GS, Chu P, et al. Uterine Sarcoma and Aromatase Inhibitors[J]. Int J Gynecol Cancer, 2012, 22(6): 1006 – 1012.

[262] 孙慧, 白萍. 子宫平滑肌肉瘤的靶向治疗研究进展[J]. 癌症进展, 2016, 9(22): 840 – 842, 846.

[263] Sahebjam S, Bedard PL, Castonguay V, et al. A phase Ⅰ study of the combination of ro4929097 and cediranib in patients with advanced solid tumours (PJC – 004/NCI 8503)[J]. Br J Cancer, 2013, 109(4): 943 – 949.

[264] Benson C, Ray – Coquard I, Sleijfer S, et al. Outcome of uterine sarcoma patients treated with pazopanib: a retrospective analysis based on two European Organisation for Research and Treatment of Cancer(EORTC) Soft Tissue and Bone Sarcoma Group(STBSG) clinical trials 62043 and 62072[J]. Gynecol Oncol, 2016, 142(1): 89 – 94.

[265] Nagamata S, Ebina Y, Yamano Y, et al. A case of uterine leiomyosarcoma with long – term disease control by pazopanib[J]. Kobe J Med Sci, 2016, 62(2): e45 – e48.

[266] Mackay HJ, Buckanovich RJ, Hirte H, et al. A phase Ⅱ study single agent of aflibercept (VEGF Trap) in patients with recurrent or metastatic gynecologic carcinosarcomas and uterine leiomyosarcoma. a trial of the Princess Margaret Hospital, Chicago and California Cancer Phase Ⅱ Consortia[J]. Gynecol Oncol, 2012, 125(1): 1361 – 1340.

[267] Hensley ML, Sill MW, Scribner DRJr, et al. Sunitinib malate in the treatment of recurrent or persistent uterine leiomyosarcoma: A Gynecologic Oncology Group phase Ⅱ study[J]. Gynecol Oncol, 2009, 115(3): 460 – 465.

[268] Sleijfer S, Ray – Coquard I, Papai Z, et al. Pazopanib, a multi – kinase angiogenesis inhibitor, in patients with relapsed or refractory advanced soft tissue sarcoma: a phase Ⅱ study from the European organization for research and treatment of cancer – soft tissue and bone sarcoma group(EORTC study 62043)[J]. J Clin Oncol, 2009, 27(19): 3126 – 3132.

[269] Abeler VM, Royne O, Thoresen S, et al. Uterine sarcomas in Norway. A histopathological and prognostic survey of a total population from 1970 to 2000 including 419 patients[J]. Histopathology, 2009, 54: 355 – 364.

[270] D'Angelo E, Spagnoli LG, Prat J. Comparative clinicopathologic and immunohistochemical analysis of uterine sarcomas diagnosed using the World Health Organization classification system[J]. Human pathology, 2009, 40(11): 1571 – 1585.

[271] Koivisto – Korander R, Butzow R, Koivisto AM, et al. Clinical outcome and prognostic factors in 100 cases of uterine sarcoma: experience in Helsinki University Central Hospital 1990 – 2001[J]. Gynecologic oncology, 2008, 111(1): 74 – 81.

[272] 王娜, 陈洪章. 乳腺原发平滑肌肉瘤 1 例[J]. 现代肿瘤医学, 2012, 20(3): 621 – 622.

[273] Chen KT, Kuo TT, Hoffman KO. Leiomyosarcoma of the breast: a case of long survival and late hepatic metastasis[J]. Cancer, 1981, 47(7): 1883 – 1886.

[274] Nielsen BB. Leiomyosarcoma of the breast with late dissemination[J]. Virchows Arch(Path Anat), 1984, 403(3): 241－245.

[275] 丁华野，皋岚湘，金华，等. 乳腺肉瘤样癌[J]. 中华病理学杂志，2000, 29(3): 180－183.

[276] 叶建东. 乳腺平滑肌肉瘤治疗认识[J]. 中国医学文摘·计划生育妇产科学，2008, 27(3): 179.

[277] 孙茜，刘双，张向峰. 原发性肺平滑肌肉瘤 2 例并文献复习[J]. 心肺血管病杂志，2018, 37(4): 325－328, 347.

[278] Shen W, Chen J, Wei S, et al. Primary pulmonary leiomyosarcoma[J]. JCMA, 2014, 77(1): 49－51.

[279] Kosaka M, Chiaki T, Yokoyama T, et al. A case of primary pulmonary leiomyosarcoma showing rapid growth and fatal outcome[J]. J Japanese Res Soc, 2010, 48(10): 729－733.

[280] Ketata W, Msaad S, Kwass H, et al. Primary pulmonary leiomyosarcoma revealed by spontaneous pneumothorax [J]. Rev de pneumol Clini, 2009, 65(5): 309－312.

[281] Tsuda T, Matsunobe S, Matsumoto K, et al. A case of pulmonary leiomyosarcoma followed up for five years[J]. Nihon Kyōbu Geka Gakkai, 1992, 40(11): 2066－2069.

[282] Akamatsu H, Tsukura T, Matsunaga H, et al. A case of pulmonary rupture with primary pulmonary leiomyosarcoma－management by emergency surgical intervention[J]. Nihon Kyōbu Geka Gakkai, 1992, 40(10): 1893－1896.

[283] 段善州，陈勇兵，杨文涛. 肺原发性平滑肌肉瘤伴左心房转移 1 例[J]. 中华胸心血管外科杂志，2013, 29(11): 697－698.

[284] 侯芸，王华庆. 肺原发平滑肌肉瘤二例报告[J]. 天津医药，2008, 36(8): 642－644.

[285] 吴宁，葛才荣. 肺原发性平滑肌肉瘤胸膜转移 1 例[J]. 中国误诊学杂志，2004, 4(6): 809.

[286] 赵晓东，沈韦羽，田辉. 肺平滑肌肉瘤 1 例[J]. 中国肿瘤临床，2003, 30(8): 535.

[287] 张京航，李德印，闫福森，等. 原发性肺平滑肌肉瘤 1 例[J]. 中华胸心血管外科杂志，2002, 18(1): 36.

[288] 吕群. 肺平滑肌肉瘤 1 例报告[J]. 四川肿瘤防治，2002, 15(2): 102.

[289] 范钦明，田茂州，郭春. 肺原发性平滑肌肉瘤 2 例[J]. 山东医药，2001, 41(4): 65－66.

[290] 周飚，廖斌，詹福生. 肺平滑肌肉瘤 1 例[J]. 四川医学，2001, 22(8): 751.

[291] 刘亚平，赵建业. 肺原发性平滑肌肉瘤 1 例[J]. 人民军医，2001, 44(4): 246.

[292] 谢蕴，高宏. 5 例原发性肺平滑肌肉瘤的临床病理分析[J]. 诊断病理学杂志，2000, 7(4): 291－292.

[293] Yu H, Ren H, Miao Q, et al. Pulmonary leiomyosarcoma－report of three cases[J]. Chin Med Sci J, 1996, 11(3): 191－194.

[294] 黄耀元，唐滔. 肺原发性平滑肌肉瘤 1 例报告[J]. 广西医科大学学报，2000, 17(2): 189.

[295] 中国抗癌协会肉瘤专业委员会，中国临床肿瘤学会. 软组织肉瘤诊治中国专家共识(2015 年版) [J]. Chin J Oncol, 2016, 38(4): 310－320.

[296] Evans DM, Sanerkin NG. Priary leiomyosarcoma of bone. J Pathol Bacteriol, 1965, 90: 348.

[297] 许尚文，陈自谦，钟群，等. 骨原发性平滑肌肉瘤的 X 线、CT 表现[J]. 临床放射学杂志，2010, 29(5): 647－650.

[298] Sanerkin NG. Primary Leiomyosarcoma of the bone and its comparison with fibrosarcoma. Acytoloyical, histoligical, and ultrastrucrural study[J]. Cancer, 1979, 44: 1375.

[299] Kitay A, Rybak L, Desai P, et al. Primary leiomyosarcoma of the proximaltibia: case report and review of the literature. Bull NYU Hosp Jt Dis, 2008, 66: 49.

[300] Gristina RA, Robert AE, Andrew GH, et al. Primary Leiomyosarcoma of bone: a clinicopathologic. Immunohistochemical and ultrastructura study of 33 patients and a literature review[J]. Am J Surgpathol, 1997, 21: 1281.

[301] 施增儒，周方学，张覃泉. 原发性骨平滑肌肉瘤的 X 线诊断[J]. 第二军医大学学报，1986, 4: 121

第一节　腱鞘巨细胞瘤

一、概述

（一）基本概念

腱鞘巨细胞瘤（giant cell tumor of tendon sheath，GCTTS）是一种罕见的软组织肿瘤，最常发生于关节滑膜、囊和腱鞘[1]，最初认为完全是一种良性肿瘤，但在 2013 年第四版、2020 年第五版 WHO 软组织肿瘤分类中列出了局限型、弥漫型和恶性 3 种亚型[2-4]。因此，目前认为不能将其完全看成是一种良性肿瘤。

腱鞘巨细胞瘤曾有多种命名，如黄色瘤、黄色肉芽肿、慢性出血性绒毛滑膜炎、巨细胞纤维血管瘤、纤维含铁血红素瘤、良性滑膜瘤、滑膜良性多形性细胞瘤、多核巨细胞瘤、绒毛性关节炎等。20 世纪 40 年代初期由 Jaffe 和 Cithterstein 正式命名，并最先提出腱鞘、滑囊和关节滑膜为同一解剖单位，可引起同一类家族病变[5-7]。目前，一般将发生在关节内的称为色素沉着绒毛结节性滑膜炎，将发生在关节外软组织内的分为局限性和弥漫性腱鞘巨细胞瘤。

腱鞘巨细胞瘤最早由 Jaffe 等[8]于 1941 年首次报道，其报道的是一组发生于关节、腱鞘或滑膜的慢性增殖性疾病，这些病变中均有滑膜样单核细胞、多核巨细胞、泡沫细胞、炎性细胞和含铁细胞等细胞成分，其间质内含有胶原纤维，且常有不同程度的玻璃样变性。

腱鞘巨细胞瘤最初被认为是一种炎症性病变，但随着病例数的累积和病理学研究的深入，发现其细胞增殖异常，其高复发率、浸润性生长、细胞异型性、染色体异常、少数恶性变等特征使得学者们更倾向于认为是一种肿瘤增殖性病变[9-12]。遗传学研究发现，腱鞘巨细胞瘤存在单克隆性染色体异常等特点，提示是一种交界性或生物学行为不确定的肿瘤性病变，具有一定复发潜能。

免疫组化、电镜、细胞和分子遗传学等的研究发现，GCTTS 的形态学特征与纤维组织细胞性病变一致，而不是真正起源于滑膜，可能起源于腱鞘组织而又向纤维细胞、组织细胞及滑膜上皮分化，故 WHO 将其划归为纤维组织细胞肿瘤中杨荣华等[13]认为，弥漫型腱鞘巨细胞瘤起源于腱鞘、滑囊、关节等部位的滑膜细胞或趋向滑膜细胞分化的间叶细胞，具有一定的侵袭性，手术切除后容易复发[14]。

（二）亚型特点

2003 年，WHO 骨和软组织肿瘤分类即将其归为起源于纤维组织细胞的肿瘤[15]。根据其生长部位及生长方式的不同可分为局限性、弥漫性及恶性，其生物学行为和临床表现各异。

腱鞘巨细胞瘤主要累及腱鞘、关节滑膜，好发于手、足部小关节及腱鞘周围[16]，其次为膝关节、踝关节等大关节及其周围。

1. 局限型

局限型又称为结节性滑膜炎，病变呈结节状或息肉状肿块，包膜完整或界限清楚，体积较小，直径平均1cm[17]，多发生于手指、脚趾等肢端小关节；弥漫型浸润性生长，无包膜，好发于四肢大关节。

在显微镜下，局限型腱鞘巨细胞瘤一般可见纤维包膜，在MRI上其病灶较小，信号较均匀，且边界清楚，邻近骨质侵犯比较少见[18]。

2. 弥漫型

弥漫性腱鞘巨细胞瘤又称为弥漫性色素性绒毛结节性滑膜炎，是一种滑膜样单核细胞和破骨样多核巨细胞构成的良性间叶组织肿瘤[19-20]，好发于手、足、四肢及脊柱等关节内外[21]，发生于头面部者临床极为少见[22-23]。

弥漫型腱鞘巨细胞瘤通常发生于负重的大关节附近，边界不清，大体观，呈粗须样突起，多数情况下为PVNS(色素沉着绒毛结节性滑膜炎)的关节外蔓延所致[24]。

曾有学者认为[16]，弥漫型腱鞘巨细胞瘤是与炎症和创伤有关的慢性反应性病变。

(三) 流行病学

腱鞘巨细胞瘤临床罕见，约占所有软组织肿瘤的1.6%。可发生于任何年龄，但好发于中年人[25]，一般在30~50岁之间，文献报道患者年龄7~84岁，平均39岁，中位年龄35岁，文献报道中年龄最小是6个月[26]；男女发病相当或女性稍高于男性[27-28]。黄友华等[29]对文献报道的1129例腱鞘巨细胞瘤临床资料进行了分析，男性478例，占42%；女性651例，占58%；男女性别比为1:1.36，年龄3~87岁，平均37.17岁。

吕国庆等[30]报道了47例腱鞘巨细胞瘤，男15例(31.9%)，女32例(68.1%)，男女比为1:2.1，平均年龄43岁，≥31岁者35例(74.5%)；石珍等[31]报道了35例腱鞘巨细胞瘤，男14例，女21例，年龄11~65岁，平均年龄43.4岁；姜铃霞等[32]报道了53例腱鞘巨细胞瘤，男性14例，女性39例，平均年龄42岁。

腱鞘巨细胞瘤的病因目前尚不明确，可能与类脂质的代谢紊乱、肿瘤样变、炎症、创伤及出血等因素有关[33-35]。

有学者认为。是由于肌腱或腱膜损伤后导致滑膜细胞增生的修复性慢性反应，可能是损伤引起的一种炎症性瘤样增生腱鞘巨细胞瘤1998年，Callista等报道有21%的患者有外伤史，显微镜观察可见关节有退行性变和创伤性关节炎的表现。黄友华等[29]对文献报道的1129例腱鞘巨细胞瘤临床资料进行了分析，有外伤史者仅占16.61%。

也有推测局部脂质代谢失调继发炎性反应是最可能的病因，认为是在胆固醇代谢紊乱的基础上再受外伤引起的。但实际上，除了大量的脂质泡沫细胞沉积外，腱鞘巨细胞瘤患者没有发现血清胆固醇增高的迹象，泡沫细胞和脂质沉积是炎性疾病和肿瘤疾病的正常反应。

免疫组化学和DNA分析证实，病变细胞群具有肿瘤特性。因此，目前被广泛接受的病因是伴有炎性反应的反应性或再生性增生[36]。

二、临床表现

（一）发病部位

GCTTS 好发于手指及足部腱鞘滑膜组织或小关节，亦可发生于臀、腕、踝和肩等部位。GCTTS 主要发生于四肢关节，关节外占 5% ~ 15%，脊柱仅占 5.6% 左右[37]。

局限型 GCTTS 好发于手指腱鞘部位，常在掌侧、指端及指间关节处发生；弥漫性 GCTTS 可发生于很多部位，但以膝、踝、肘、髋等大关节旁和足部多见[38-39]，中轴骨罕见。黄友华等[29]对文献报道的 1129 例腱鞘巨细胞瘤临床资料进行了分析，病灶位于上肢的病例中，手指部 498 例占 57.91%、腕部 39 例占 4.53%、手掌背部 40 例占 4.65%；病灶位于下肢的病例中，膝部 117 例占 13.60%、足背 59 例占 6.86%、踝关节 40 例占 4.65%、足趾 19 例占 2.21%；另有比较少见的肿瘤生长部位，右颞部 3 例、左耳前部 3 例、鼻根部 1 例、咽后壁 1 例、颈前部 1 例、左臀部 1 例、骨盆及后腹膜巨大型 1 例。

腱鞘巨细胞瘤很少发生于中轴骨骼，目前国内外文献报道的病例数总共 <50 例[40]，其中绝大多数为弥漫性病变，仅有 1 例为界限清楚的局限性腱鞘巨细胞瘤。

椎体好发部位依次为颈椎、胸椎和腰椎[41]，文献报道[42]，脊柱腱鞘巨细胞瘤好发部位依次为颈椎（52%）、腰椎（29%）、胸椎（17%）和骶尾椎（2%）。

（二）一般表现

腱鞘巨细胞瘤一般生长缓慢，结节大小在数年内可保持不变，一般无疼痛、不适及功能障碍，部分患者直到出现神经压迫症状才就诊。黄友华等[29]对文献报道的 1129 例腱鞘巨细胞瘤临床资料进行了分析，病程最短 5d，最长可达 43 年[43]。

一般而言，临床表现与发生部位相关。发生在膝、髋等大关节的弥漫型腱鞘巨细胞瘤生长缓慢，病程相对较长；而发生于脊柱的病变可在短时间内出现疼痛、活动受限以及神经压迫症状，这与脊柱部位结构复杂，易压迫刺激脊髓和神经根有关。因病变部位、病变大小以及累及范围的不同，部分病例伴有局部肿胀、疼痛及关节功能障碍。

发生于足部及手部小关节及腱鞘周围，多数表现为关节周围无痛性肿块。如果肿物位于神经附近可因刺激或压迫而产生麻木或疼痛，在腕部可能出现腕管综合征，在膝关节者可能出现膝关节酸痛，偶发关节交锁。赵小瑜等[44]报道了 26 例手部腱鞘巨细胞瘤，多数发生在手指的屈指肌腱腱鞘内，一般患者就诊时瘤体直径不超过 2cm，形状多不规则，质韧，无压痛。瘤体较大时会影响手指伸屈活动并压迫指神经，可出现手指麻木症状。

颞下颌关节区弥漫性腱鞘巨细胞瘤的临床表现为缓慢增大的耳前肿物或肿胀，也可出现弹响、张口受限、咀嚼疼痛等与颞下颌关节紊乱相关的症状；当肿瘤侵犯颅底时，还可出现听力丧失、耳痛、复视、呕吐等症状，临床上常被误诊为腮腺肿瘤、耳内肿瘤、颅内肿瘤及颞下颌关节紊乱[45-46]。

值得注意的是，既往研究显示，GCTTS 具有反复发作的倾向[47]。

三、影像学检查

黄友华等[29]对文献报道的 1129 例腱鞘巨细胞瘤临床资料进行了分析，肿瘤大小从 0.5cm × 0.8cm × 1cm 到 15cm × 10cm × 10cm 大小不等，长在小关节部位的较小，长在大关节部位的较大。

腱鞘巨细胞瘤在一个部位生长可呈散在性特点，一般有一个大的肿块核心，其周围可有多个散在并与核心肿块相连的呈卫星状生长的肿瘤，有的肿瘤可呈串珠状生长。

影像学检查有助于提示腱鞘巨细胞瘤的诊断，其主要征象有关节周围软组织肿胀，密度增高，软组织内一般无钙化，伴或不伴有压迫性骨质侵蚀[48-51]。

恶性 GCTTS 罕见；局限型占 80%，表现为圆形、椭圆形或分叶肿块，边界较清；弥漫型少见，分布弥漫，较多伴关节积液，浸润性生长，主要发生在关节外[52-53]。

大多数病变局限在腱鞘内，呈分叶状或类圆形[54]。

因肿瘤靠近骨组织，肿瘤生长过程中长时间对骨质的压迫，使局部产生外压性骨萎缩、凹陷、缺损，有硬化缘，无骨膜反应，严重时骨质破坏[55]。约 50% 的弥漫性腱鞘巨细胞瘤患者病变会累及邻近的骨结构，包括骨质侵蚀和囊肿形成。骨质破坏，可能与其病变部位及病灶内多核巨细胞具有类破骨细胞功能有关[18]。

X 线检查无特征性表现，CT 检查可显示骨质侵蚀和囊性改变，MRI 检查瘤内信号强度取决于肿瘤内含脂质、铁血黄素等多种成分的比例，CT 与 MRI 联合检查可清楚显示肿瘤范围，可提示诊断[56]。

肖林等[57]报道了 18 例弥漫性腱鞘巨细胞瘤，X 线上病变均表现为局部软组织肿块，其内均未见明显钙化灶，15 例可见邻近骨质的破坏。MRI 上病变呈分叶状肿块，边缘欠清，T1WI 呈等、低为主混杂信号，T2WI 呈等低信号为主，高信号并存，所有病例均可见特征性的含铁血黄素沉着的低信号区域。增强扫描病灶呈明显不均匀强化；MRI 上有 12 例病变累及邻近骨髓，3 例造成邻近骨皮质压迫性骨质吸收，3 例邻近骨质未见异常。

（一）超声检查

超声检查作为软组织肿块的常规筛查项目，可早期发现肿块，明确肿块生长部位、大小、深度、与周围组织的关系、囊实性改变，同时利用多普勒及超声造影技术可评价肿块的血流情况[58-59]。

但仅有少数软组织肿瘤具有较特异的超声表现，包括腱鞘巨细胞瘤在内的大多数软组织肿瘤均可因肿瘤增生活跃而表现为实性均质团块并伴随丰富的血流信号[60-61]。

（二）X 线、CT 检查

X 线平片可见关节软组织肿胀，密度增高，一般无钙化，骨质可有或无压迫性改变，受累区边缘清楚，可有硬化边，无骨膜反应，无骨质疏松，关节间隙变化。

CT 能显示肿块大小、密度和范围，显示邻近骨皮质增厚硬化清楚；CT 增强扫描可显示肿块有较明显的不均匀强化。

（三）MRI 检查

MRI 软组织分辨率增高，既可提供 GCTTS 的内部结构情况，判断其分型，又可清楚显示病变对邻近骨侵蚀的范围及程度，对关节软骨、关节积液及韧带的受累情况显示良好，常能作出正确诊断，MRI 对临床治疗和随访具有重要的指导价值[62-63]。

无论局限型还是弥漫型，GCTTS 典型 MRI 表现为贴近或包绕肌腱、腱鞘生长的软组织肿块；局限型多呈边界清楚的类圆形或分叶状肿块，有完整包膜，T1WI 与肌肉信号相似，少部分呈稍低或等低混杂信号，T2WI 信号依肿瘤内有囊变、出血及水肿情况，多数呈不均匀高信号，其内可有分隔，呈辐射状。当含铁血黄素较少，而胶原纤维较多时，T2WI 可表现为等或稍高于骨骼肌信号，含铁血黄素多者，T2WI 信号低于骨骼肌[64]。低信号是由纤维成分形成，故 T2WI 加权信号较腱鞘巨细胞瘤更高，病灶内纤维组织形成的线状或带状低信号区是典型表现，部分可与邻近肌腱或筋膜相延续[65-66]。

MR 增强扫描，病变实性成分呈均匀或不均匀中等或显著强化，分隔无强化，囊变区无强化[67-68]。因在 GCTTS 的胶原基质中有大量增生的毛细血管，故行 MR 增强后肿瘤常常明显强化[67]。

Wan 等[69]认为，出现类似于血管"流空现象"的全序列上低信号表现，是 MR 检查诊断该病的最重要证据。若 T2WI 示肿瘤体积大、广泛浸润性生长、信号不均匀，可见囊变坏死区，则恶性可能性大[25]。

脊柱 GCTTS 主要为弥漫型[70-71]，下颈椎多见[72]。孔令红等[42]报道了 8 例脊柱弥漫型腱鞘巨细胞瘤，颈椎 6 例，胸椎 2 例；影像显示，病变主要位于附件小关节或以小关节为中心，邻近骨质压迫侵蚀性破坏，周围骨硬化多见。对邻近骨质压迫侵蚀，周围硬化比较多见，T2WI 低信号是其特征性表现；以良性多见，若肿瘤内部囊变坏死明显，应警惕恶性可能[73]。张立华等[73]报道了 7 例脊柱腱鞘巨细胞瘤，CT 显示 5 例破坏骨周围硬化较明显，提示其生长缓慢且具有滑膜来源病变特点，即呈囊状骨质破坏，与发生于大关节如膝关节、踝、髋等部位的表现类似[74]。

四、组织病理

（一）大体观

腱鞘巨细胞瘤主要分为两型，即局限型 GCTTS 与弥漫型 GCTTS；肿瘤通常环绕在腱鞘的周围或极少数围绕神经血管束生长[75]。

局限型 GCTTS，体积较小，平均 1.1cm，有包膜，分叶状；表现为圆形、类圆形或梭形的软组织肿块，绝大多数发生在指、趾关节附近，少数可发生在足、踝、膝、肘等关节附近，该型即是常见的典型的腱鞘巨细胞瘤。

弥漫型 GCTTS 少见，较大，平均 5.4cm，缺乏境界，不规则或有浸润；主要发生在膝、踝、髋等较大的关节附近，常沿肌腱向关节外生长，表面光滑，边界清晰，累及小区域滑膜，含少量含铁血黄素，无血性关节积液。Somerhausen 等[1]将弥漫性腱鞘巨细胞瘤定义为在肉眼或镜下至少局灶性地呈浸润性表现，没有明显边界的病变。

典型的腱鞘巨细胞瘤通常呈分叶状，有纤维性假性包囊，切面呈灰褐色、棕色、橙色或黄色，颜色取决于泡沫细胞的比例和含铁血黄素沉积的程度。

（二）镜下观

两型镜下组织结构基本一致，肿瘤由多种细胞成分构成，但主要由中等大小的多形性单核细胞组成，伴有多少不等的多核巨细胞、泡沫细胞、含铁血黄素吞噬细胞以及慢性炎症细胞，可见散在的淋巴细胞和肥大细胞浸润；间质伴有不同程度的胶原化，具有不同程度的玻璃样变性，偶尔可有骨样组织[76]；富于血管的区域有含铁血黄素沉着[77-78]。

1. 多形性单核细胞

多形性单核细胞胞质淡染或嗜伊红色，核呈圆形或肾形，可见核沟，呈弥漫片状排列，还可出现梁索状、裂隙状、假腺腔样排列。

单核细胞有较小的组织细胞样细胞和较大的树突样单核细胞两种，小细胞是大多数病变的主要成分，圆形或肾形，核常有槽。

文献中，约 40% 的病例大单核细胞 desmin 阳性，有学者认为[79]，大单核细胞是病变的肿瘤成分，且其数量多少可能与复发风险及预后有一定相关性。

2. 多核巨细胞

多核巨细胞分布于单核细胞之间，形态类似于破骨细胞，胞质丰富、深伊红色、界清、核的数目不等，由单核细胞融合而成，含有多少不等的核（3~4 个至大于 50 个不等），常明显，但在细胞数多的肿瘤中可不明显。

3. 黄色瘤细胞

黄色瘤细胞常见，是瘤细胞吞噬脂质形成，可见胆固醇裂隙，也可吞噬含铁血黄素，呈散在的片状或地图状分布，多数聚集于结节周边。

（三）恶性腱鞘巨细胞瘤

腱鞘巨细胞瘤可恶性变，有些原发即为恶性，称为恶性腱鞘巨细胞瘤，但罕见[80]。

恶性变的腱鞘巨细胞瘤在临床表现上均具其他恶性肿瘤的特点，肿瘤通常直径 ≥5cm，组织学指征是核分裂多见（≥5 个/10HP），细胞异型性明显并伴有坏死，多核巨细胞稀少。

WHO 分类中恶性病变的诊断需要综合多种组织学表现，如坏死、核分裂象 >20/10HPF，核大、核仁明显、梭形细胞为主呈肉瘤样结构、间质黏液变性等，单一表现不足以诊断恶性[81-83]。

五、诊断与鉴别诊断

（一）诊断

因腱鞘巨细胞瘤罕见，临床表现无特异性，肿瘤生长缓慢，无明显不适或仅有轻度疼痛，不影响功能；X 线上仅表现为软组织肿物或使局部骨质呈轻度囊性减低，不易引起重视；临床医生多缺乏认识，临床诊断困难，易误诊为骨软骨瘤、滑膜瘤、风湿结节、腱鞘结核、血管瘤、纤维瘤、腱鞘囊肿等。文献报道[84]，临床误诊率可高达 90%~100%；黄友华等[29]对文献报道的 1129 例腱鞘巨细胞瘤临床资料进行了分析，误诊率为 79.3%。

冰冻切片和组织学检查是准确诊断的金标准[39]，因此，对发生在关节附近的无痛性或轻度疼痛性且基底固定而质较坚韧的包块，应高度怀疑，宜手术探查。孔令红等[42]报道了 8 例脊柱弥漫型腱鞘巨细胞瘤，免疫组化显示，CD68 和 vimentin（+），p63、AE1/AE3 和 EMA（-），仅 1 例有少量细胞 desmin（+）。

（二）鉴别诊断

因腱鞘巨细胞瘤临床上易于误诊，故需与常见的软组织肿瘤和类似的病变相鉴别，如腱鞘囊肿、骨巨细胞瘤或骨软骨瘤、腱鞘纤维瘤、表皮囊肿、皮脂腺囊肿、腱鞘结核、神经纤维瘤、痛风、滑膜肉瘤、类风湿性关节炎、血友病、血管瘤、脂肪瘤、转移瘤、发生在膝关节的半月板损伤、膝关节慢性滑膜炎、腘窝囊肿等[85]，病理检查是鉴别诊断的唯一手段。

1. 色素沉着绒毛结节性滑膜炎

色素沉着绒毛结节性滑膜炎（PVNS）与 GCTTS 均有含铁血黄素长 T1 短 T2 信号，皆可破坏肌腱、腱鞘及骨组织。

不同的是 GCTTS 好发于四肢远端及小关节，PVNS 表现为关节内绒毛样弥漫性增生，部分呈融合结节，常可累及整个关节滑膜，伴有大量关节腔积液，典型表现呈"苔藓样"生长[86]。

2. 滑膜肉瘤

滑膜肉瘤恶性程度高，肿块生长迅速，跨关节生长，表现为溶骨性骨质破坏伴有局部软组织肿块形成，肿块增大迅速，肿块内伴有钙化为其主要特征，CT 及 X 线平片可协助诊断。

3. 滑膜软骨瘤

早期滑膜软骨瘤病无相邻关节面的骨质变化，无滑膜增厚表现，无含铁血黄素沉着，T2WI 上无低信号改变，中后期多发"石榴籽样"的游离体是特征性影像表现，CT 及 X 线片更典型。

4. 神经鞘瘤

神经鞘瘤多位于肌间隙内，沿神经方向走行，肿瘤内常伴有出血、坏死、囊变、钙化，增强后肿瘤明显强化，而出血和囊变无强化。

5. 痛风结节

痛风结节为尿酸盐结晶沉积而成，好发于中老年男性，多发生于第一跖趾关节，表现为软组织结节，可见穿凿样骨质缺损，关节间隙正常或狭窄，可伴有邻近骨质吸收，MR 上信号较均匀，结合病史和化验检查可诊断。

6. 上皮样肉瘤

上皮样肉瘤由增生的嗜酸性上皮样细胞和梭形细胞混合而成，因肿瘤发生坏死常会有肉芽肿样结构，神经和血管周围浸润常见，上皮样细胞免疫组化 CK 阳性。

7. 腱鞘黄色瘤

腱鞘黄色瘤病变多灶性，主要由黄色瘤细胞组成，多核巨细胞及炎细胞较少，病变内常见胆固醇裂隙，在腱鞘巨细胞瘤中不多见，腱鞘黄色瘤临床特点多有血脂升高。

8. 腱鞘纤维瘤

腱鞘纤维瘤由大量的胶原组织和散在的梭形纤维母细胞组成，极少含有黄色瘤细胞和多核巨细胞，免疫组织化学对 Vimentin 和 actin 呈阳性反应，不表达 CD68，据此可作鉴别。

9. 黄色瘤

黄色瘤是富于脂质的组织细胞在真皮、皮下或深达肌腱、滑膜和骨内堆积形成的非肿瘤性结节，常与家族性高脂血症、甲状腺功能减退、多发性骨髓瘤等有关。

六、治疗与预后

（一）治疗

典型的腱鞘巨细胞瘤主要发生于四肢末端，边界清楚，结节状，瘤体性质均一，易于诊断和完整手术切除，复发率较低。

手术切除是治疗腱鞘巨细胞瘤的唯一方法[87]，一旦确诊为腱鞘滑膜巨细胞瘤，均应及早手术切除，这是防止骨与关节软骨破坏等不良并发症的唯一重要方法，而彻底切除又是防止术后复发的关键，对骨质破坏者亦应给予彻底刮除；对复发者可再次手术治疗。对恶性变者应行截肢，术后辅以化疗和（或）放射治疗；如术后仍复发则是作截肢手术的最佳适应证[88]。

局限性腱鞘巨细胞瘤复发率仅为 10%～20%，但弥漫性腱鞘巨细胞瘤具有相当的侵袭性，局部复发率为 40%～50%，需广泛切除肿瘤并包括其周围的卫星结节。Giannini 等[89]报道，脊柱弥漫性腱鞘巨细胞瘤的复发率约 18%。

发生在膝关节内的肿瘤，可用关节镜检查确诊，同时采用镜下手术治疗[90]。

对于发生在关节部位的腱鞘巨细胞瘤患者，如果关节被肿瘤侵犯破坏，可考虑行人工关节置换[91]。

董斌等[92]主张，若有条件，最好在手术放大镜下操作，在不损伤患指的重要结构的情况下充分暴露肿瘤和肿瘤的蒂，蒂周围 5mm 的腱鞘及滑膜囊也一并切除。

刘佳勇等[93]认为，对于良性肿瘤、局限侵袭性低度恶性肿瘤，肿瘤外大于 1cm 的阴性手术缘均可达到根治效果。

极少数腱鞘巨细胞瘤可发生恶性变，故如果条件允许，最好术中作快速病理诊断，一旦发现恶性变，应进行扩大切除[94-95]；对反复发作的恶性腱鞘巨细胞瘤可行截肢术，因没有病例证明单纯放疗或化疗对本病有效[29]。但孟娟红等[96]认为，弥漫性腱鞘巨细胞瘤手术时，应尽最大可能切除病变，包括肿块及关节滑囊膜、侵犯骨等周围组织，术后可采用放射治疗，以避免复发。

（二）预后

腱鞘巨细胞瘤根治性切除后，总体预后良好，且恶性者极少见，但均易复发。

腱鞘巨细胞瘤术后局部复发率介于 5%～50% 之间[97-98]，Kotwal 等[77]报道，复发率为 10%～36%。黄友华等[29]对文献报道的 1129 例腱鞘巨细胞瘤临床资料进行了分析，手术治疗后复发率为23.64%。Springfield 等[99]报道，局限性腱鞘巨细胞瘤的复发率为 10%～20%，弥漫性腱鞘巨细胞瘤则达 40%～50%，弥漫性明显高于局限性。

研究发现[100-101]，肿瘤复发与患者性别、年龄、病程、外伤史、包膜完整性、骨破坏、病理类型、肿瘤生长活跃特性等因素无关，而肿瘤完整切除可大大降低术后复发率，并认为是迄今为止明确与术后复发率及预后相关的因素。

另有学者认为，异常核分裂象、增殖指数 Ki-67、坏死等因素提示瘤体有转变为恶性弥漫性腱鞘巨细胞瘤的可能性，应加强随访[102]。

黄友华等[29]统计分析了文献报道的 1129 例腱鞘巨细胞瘤，有 4 例死亡，均为恶性腱鞘巨细胞瘤患者，1 例在第 1 次掌指关节离断术后半年复发，再次行前臂截肢术，第 2 次手术后半年发现肺转移而死亡；1 例术中发现第 1 掌骨背侧骨骼有侵犯，1 年后第 2 次入院检查发现胸腔积液，因肺部肿瘤转移死亡[103]；1 例转移到腰椎并死亡；第 4 例也是恶性腱鞘巨细胞瘤患者[28]。

（刘跃辉）

参考文献

[1] Somerhausen NS, Fletcher CD. Diffuse-type giant cell tumor: clinicopathologic and immunohistochemical analysis of 50 cases with extra-articular disease[J]. Am J Surg Pathol, 2000, 24(4): 479-492.

[2] Li CF, Wang JW, Huang WW, et al. Malignant diffuse-type tenosynovial giant cell tumors: a series of 7 cases comparing with 24 benign lesions with review of the literature[J]. Am J Surg Pathol, 2008, 32(4): 587-599.

[3] 贡其星，范钦和. WHO 软组织肿瘤分类第四版（2013 年）的学习体会[J]. 临床与实验病理学杂志，2013，29(6): 587-590.

[4] Fletcher CDM, Bridge JA, Hogendoorn PC, et al. World Health Organization classification of tumous, Pathology and Genetics of Tumours of Soft Tissue and Bone[M]. Lyon: IARC Press, 2013: 10-238.

[5] Bravo SM, Winalski CS, Weissman BN. Pigmented villonodular synovitis[J]. Radiol Clin North Am, 1996, 34(2): 311-326.

[6] 方利华，平金良，刘逢佳，等. 颞下颌关节区关节外弥漫性色素沉着绒毛结节性滑膜炎：1 例报告及文献复习[J]. 上海口腔医学，2007，16(1): 106-108.

[7]　杨勇，曹畅，肖国庆，等. 色素沉着绒毛结节性滑膜炎的病因学研究[J]. 四川医学, 2008, 29(3): 356 - 359.

[8]　Jaffe HL, Lichtenstein L, Sutro CJ. Pigmented villonodular synovitis, bursitis and tensynovitis[J]. Arch Pathol, 1941, 31: 731 - 765.

[9]　Nishio J. Updates on the cytogenetics and molecular cytogenetics of benign and intermediate soft tissue tumors[J]. Oncol Lett, 2013, 5(1): 12 - 18.

[10]　Abdul - Karim FW, El - Naggar AK, Joyce MJ, et al. Diffuse and localized tenosynovial giant cell tumor and pigmented villonodular synovitis: a clinicopathologic and flow cytometric DNA analysis[J]. Hum Pathol, 1992, 23(7): 729 - 735.

[11]　Layfield LJ, Meloni - Ehrig A, Liu K, el al. Malignant giant cell tumor of synovium (malignant pigmented villonodular synovitis)[J]. Arch Pathol Lab Med, 2000, 124(11): 1636 - 1641.

[12]　Sciot R, Rosai J, Dal Cin P, et al. Analysis of 35 cases of localized and diffuse tenosynovial giant cell tumor: a report from the chromosomes and morphology(CHAMP) study group[J]. Mod Pathol, 1999, 12(6): 576 - 579.

[13]　杨荣华，李春青，郑建东，等. 左踝弥漫性腱鞘巨细胞瘤一例并文献复习[J]. 解放军医药杂志, 2012, 24 (12): 68 - 69.

[14]　Sanghvi DA, Purandare NC, Jambhekar NA, et al. Diffuse - type giant cell tumor of the subcutaneous thigh[J]. Skeletal Radiol, 2007, 36(4): 327 - 330.

[15]　朱雄增. 软组织肿瘤 WHO 最新分类特点[J]. 临床与实验病理学杂志, 2003, 19(1): 94 - 96.

[16]　Monaghan H, Salter D, Al - Nafussi A. Giant cell tumour of tendon sheath (localised nodular tenosynovitis): clinicopathological features of 71 cases[J]. Journal of Clinical Pathology, 2001, 54(5): 404 - 407.

[17]　Ushijima M, Hashimoto H, Tsuneyoshi M, et al. Giant cell tumor of the tendon sheath (nodular tenosynovitis): a study of 207 cases to compare the large joint group with the common digit group[J]. Cancer, 1986, 57: 875 - 884.

[18]　Kitagawa Y, Ito H, Amano Y, et al. MR imaging for preoperative diagnosis and assessment of local tumor extent on localized giant cell tumor of tendon sheath[J]. Skeletal Radiol, 2003, 32(11): 633 - 638.

[19]　Vogrincic G S, OConnell JX, Gilks CB. Giant cell tumor of tendon sheath is a polyclonal cellular proliferation[J]. Ham pathol, 1997, 28(7): 815 - 819.

[20]　Cavaliere A, Sidoni A, Bucciarelli E. Giant cell tumor of tendon sheath: immunohistochemical study of 20 cases[J]. Tumori, 1997, 83(5): 841 - 84.

[21]　易正湘，史凤霞，卢小云，等. 局限性腱鞘巨细胞瘤的 MRI 表现与病理对照分析(附21例报告)[J]. 中国医师杂志, 2012, 14(8): 1113 - 1116.

[22]　Arthaud JB. Pigmented nodular synovitis: report of 11 lesions in non - articular locations[J]. Am J Clin Pathol, 1972, 58(5): 511 - 517.

[23]　铁铃，翟堃，景捷，等. 累及颞下颌关节的弥漫性腱鞘巨细胞瘤 1 例[J]. 宁夏医科大学学报, 2015, 37 (12): 1494 - 1495.

[24]　董越. 弥漫型腱鞘巨细胞瘤的影像诊断和文献复习[J]. 中国临床医学影像杂志, 2007, 18(11): 785 - 788.

[25]　黄利华，赵晓玲，刘冬玲，等. 腱鞘巨细胞瘤 60 例临床病理分析[J]. 临床与实验病理学杂志, 2011, 27 (12): 1362 - 1363.

[26]　马利克. 婴儿腱鞘巨细胞瘤 1 例报告[J]. 新疆医学, 1998, 28(1): 50.

[27]　Furlong MA, Motamedi K, Laskin WB, et al. Synovial - type giant cell tumors of the vertebral column: a clinicopathologic study of 15 cases, with a review of the literature and discussion of the differential diagnosis[J]. Hum Pathol, 2003, 34: 670 - 679.

[28]　李淳，韦加宁，赵俊会，等. 86 例上肢腱鞘巨细胞瘤长期随访结果[J]. 中华手外科杂志, 2001, 17(3): 151 - 153.

[29]　黄友华，崔可赜. 腱鞘巨细胞瘤 1129 例文献分析[J]. 海南医学, 2011, 22(6): 76 - 79.

[30]　吕国庆，甘继瑶，周斌. 腱鞘巨细胞瘤 47 例临床病理分析. [J] 中国现代医生, 2012, 50(25): 73 - 74.

[31]　石珍，钱学江，宋冬梅，等. 腱鞘巨细胞瘤 MRI 影像表现及鉴别诊断[J]. 世界最新医学信息, 2018, 18 (93): 136, 148.

[32]　姜铃霞，周慧，刘春燕. 腱鞘巨细胞瘤的影像学诊断[J]. 影像研究与医学应用, 2017, 1(8): 141 - 142.

[33]　Cascone P, Rinna C, Ungari C, et al. Pigmented villonodular synovitis of the temporomandibular joint[J]. J Cranio-

fac Surg, 2005, 16(4): 712-716.

[34] 汤莉, 周隽, 张惠箴, 等. 腱鞘巨细胞瘤的临床病理特征及研究进展[J]. 临床与实验病理学杂志, 2012, 28(6): 666-668.

[35] Rao AS, Vigorita VJ. Pigmented villonodular synovitis (Giant cell tumor of the tendon sheath and synovial membrane)[J]. J Bone Joint Surg (Am), 1984, 66: 76-94.

[36] 赵全岩, 赵力, 陈克俊, 等. 手部腱鞘巨细胞瘤复发原因分析[J]. 实用手外科杂志, 2005, 19(1): 16-17.

[37] Hansen MA, Harper C, Yiannikas C, et al. A rare presentation of pigmented villonodular synovitis[J]. J Clin Neurosci, 2007, 14(4): 386-388.

[38] Jelinek JS, Kransdorf MJ, Shmookler BM, et al. Giant cell tumor of the tendon sheath: MR findings in nine cases[J]. AJR Am J Roentgenol, 1994, 162(4): 919-922.

[39] Gholve PA, Hosalkar HS, Kreiger PA, et al. Giant cell tumor of tendonsheath largest signle series in children[J]. Pediatr Orthon, 2007, 27(1): 67-74.

[40] Gupta R, Jambhekar N, Sanghvi D. Giant-cell tumour of the synovium in a facet joint in the thoracic spine of a child[J]. J Bone Joint Surg Br, 2008, 90: 236-239.

[41] Motamedi K, Murphey MD, Fetsch JF, et al. Pigmented villonodular synovitis(PVNS) of the spine[J]. Skeletal Radiol, 2005, 34(4): 185-195.

[42] 孔令红, 张文, 张立华, 等. 脊柱弥漫型腱鞘巨细胞瘤8例临床病理分析[J]. 诊断病理学杂志, 2016, 23(3): 161-164, 168.

[43] 郭坚, 文国英, 张根娣, 等. 局限性和弥漫性腱鞘巨细胞瘤52例临床及病理[J]. 诊断病理学杂志, 2001, 8(5): 272-274.

[44] 赵小瑜, 沈国良, 苏本玄, 等. 手部腱鞘巨细胞瘤26例临床特点及治疗效果分析[J]. 苏州大学学报(医学版), 2010, 30(5): 1092-1093.

[45] Stryjakowska KK, Martel M, Sasaki CT. Pigmented villonodular synovitis of the temporomandibular joint: differential diagnosis of the parotid mass[J]. Auris Nasus Larynx, 2005, 32(3): 309-314.

[46] Kisnisci RS, Tuz HH, Gunhan O, et al. Villonodular synovitis of the temporomandibular joint: case report[J]. J Oral Maxillofac Surg, 2001, 59(12): 1482-1484.

[47] Wang Jung Pan. Recurrent Pigmented villonodular synovitis and multifocal giant cell tumor of the tendon sheath: case report[J]. Journal of Hand Surgery, 2015, 40(3): 537-541.

[48] De Schepper AM, Hogendoorn PC, Bloem JL. Giant cell tumors of the tendon sheath may present radiologically as intrinsic osseous lesions[J]. Eur Radiol, 2007, 17(2): 499-502.

[49] 艾松涛, 孙明华, 余强, 等. 手足局限性腱鞘巨细胞瘤的MRI表现[J]. 放射学实践, 2008, 23(5): 543-546.

[50] 唐翠松, 李文彬, 杨世垸, 等. 腱鞘巨细胞瘤的MRI诊断价值[J]. 上海交通大学学报(医学版), 2008, 28(1): 13-15.

[51] 郁万江, 徐爱德, 杜湘珂, 等. 弥漫性腱鞘巨细胞瘤的影像学诊断[J]. 中国医学影像技术, 2009, 25(4): 692-694.

[52] 高志翔, 周旭峰, 张丽雅. 手部局限性腱鞘巨细胞瘤的MRI表现[J]. 中国中西医结合影像学杂志, 2014, 12(5): 495-496.

[53] 张学勇, 王明杰, 李旭丹. 腱鞘巨细胞瘤的影像学分析[J]. 医学影像学杂志, 2013, 23(8): 1300-1303.

[54] 赵颖, 郭树农, 张斌青. 手部常见软组织肿瘤的MRI表现[J]. 中国中西医结合影像学杂志, 2017, 15(1): 35-37.

[55] 麦汉溪, 段贤斌, 肖德明, 等. 腱鞘滑膜巨细胞瘤的诊疗分析[J]. 咸宁学院学报(医学版), 2005, 19(3): 176-177.

[56] 黄栋, 何冬梅, 杨驰, 等. 计算机导航辅助累及颅底及颞下颌关节的腱鞘巨细胞瘤手术范围的确定[J]. 中国口腔颌面外科杂志, 2012, 10(5): 392-396.

[57] 肖林, 张延伟, 胡剑波, 等. 弥漫性腱鞘巨细胞瘤的影像学分析[J]. 中国CT和MRI杂志, 2016, 14(5): 116-118.

[58] Park HJ, Kim SS, Lee SY, et al. Sonographic appearances of soft tissue angioleiomyomas: differences from other circumscribed soft tissue hypervascular tumors[J]. J Ultrasound Med, 2012, 31(10): 1589-1595.

[59] 曹卫刚, 万银绪. 附睾囊肿伴阴囊结石的超声影像学特征[J/CD]. 中华诊断学电子杂志, 2014, 2(3): 228-230.

［60］ Middleton WD, Patel V, Teefey SA, et al. Giant cell tumors of the tendon sheath：analysis of sonographic findings ［J］. AJR Am J Roentgenol, 2004, 183(2)：337 - 339.

［61］ Zhang Y, Huang J, Ma X, et al. Giant cell tumor of the tendon sheath in the foot and ankle：case series and review of the literature［J］. J Foot Ankle Surg, 2013, 52(1)：24 - 27.

［62］ 林华, 罗敏, 田志诚, 等. 腱鞘巨细胞瘤的影像学诊断分析［J］. 实用医院临床杂志, 2015, 12(1)93 - 95.

［63］ 张志国, 吴文海, 李舒琪, 等. 腱鞘巨细胞瘤的临床病理学及影像学分析［J］. 中国医疗设备, 2015, 30(2)：44 - 48.

［64］ Llauger J, Palmer J, Rosan N, et al. Pigmented villonodular synovitis and giant cell tumor of the tendon sheath：radiologic and pathologic features［J］. AJR, 1999, 172(4)：1087 - 1091.

［65］ Edmonds LD, Ly JQ, LaGatta LM, et al. Quiz case. Extra - abdominal desmoid tumor of the upper arm［J］. Eur J Radiol, 2003, 48(3)：312 - 315.

［66］ Tanaka H, Harasawa A, Furui S. Usefulness of MR imagingin assessment of tumor extent of aggressive fibromatosis ［J］. Radiat Med, 2005, 23(2)：111 - 115.

［67］ Schepper M, Homogenized W, Bloemfontein L. Giant cell tumors of the tendon sheath may present radiology as intrinsic osseous lesions［J］. Eur - Radial, 2007, 17(2)499 - 502.

［68］ 侯伟伟, 于小平. 腱鞘巨细胞瘤的影像学诊断［J］. 分子影像学, 2015, 38(1)：42 - 44.

［69］ Wan JM, Magarelli N, Peh WC, et al. Imaging of giant cell tumour of the tendon sheath［J］. Radiol Med, 2010, 115(1)：141 - 151.

［70］ Roguski M, Safain MG, Zerris VA, et al. Pigmented villonodular synovitis of the thoracic spine［J］. J Clin Neurosci, 2014, 21(10)：1679 - 1685.

［71］ Finn MA, McCall TD, Schmidt MH. Pigmented villonodular synovitis associated with pathological fracture of the odontoidant lantoaxial instability. Case report and review of the literature［J］. J Neurosurg Spine, 2007, 7(2)：248 - 253.

［72］ Teixeira WG, Lara NAJr, Narazaki DK, et al. Giant - celll tumor of the tendonsheath in the upper cervical spine［J］. J Clin Oncol, 2012, 30(26)：250 - 253.

［73］ 张立华, 袁慧书, 杨邵敏, 等. 脊柱腱鞘巨细胞瘤影像和病理特征［J］. 中国医学影像技术, 2016, 32(1)：117 - 120.

［74］ 李建, 范国光, 徐克, 等. 膝关节腱鞘巨细胞瘤与色素沉着绒毛结节性滑膜炎的 MRI 分析［J］. 中国医学影像技术, 2013, 29(3)：446 - 450.

［75］ Karasick D, Karasick S. Giant cell tumor of tendon sheath：spectrum of radiologic findings［J］. Skeletal Radiol, 1992, 21：219 - 224.

［76］ Paez H, Vuletin JC, Soave RL, et al. Pedal giant cell tumor of tendon sheath［J］. J Am Podiatr Med Assoc, 1999, 89：368 - 372.

［77］ Kotwal PP, Gupta V, Malhotra R. Giant - cell tumour of the tendon sheath. Is radiotherapy indicated to prevent recurrence after surgery？［J］. J Bone Joint Surg Br, 2000, 82(4)：571 - 573.

［78］ 石国光. 腱鞘巨细胞瘤 1 例［J］. 临床皮肤科杂志, 2003, 32(7)：408.

［79］ Folpe AL, Weiss SW, Fletcher C, et al. Tenosynovial giant cell tumors：evidence for a desmin - positive dendritic cell subpopulation［J］. Modern pathology：an official journal of the United States and Canadian Academy of Pathology, Inc, 1998, 11：939.

［80］ Phalen GS, Mccormack LJ, Gazale WJ. Giant - cell tumor of tendon sheath(benign synovioma) in the hand. Evaluation of 56 cases［J］. Clin Orthop, 1959, 15：140 - 151.

［81］ Kai W, Xiaoguang L, Zhongjun L, et al. Diagnosis and treatment of primary diffuse - type tenosynovial giant cell tumors of the cervical spine［J］. Chinese medical journal, 2014, 127：791 - 792.

［82］ Maues De Paula A, Vasiljevic A, Giorgi R, et al. A diagnosis of giant cell - rich tumor of bone is supported by p63 immunohistochemistry, when more than 50% of cells is stained ［J］. Virchows Archiv, 2014：465, 487 - 494.

［83］ Somerhausen NdSA, Fletcher CD. Diffuse - type giant cell tumor：clinicopathologic and immunohistochemical analysis of 50 cases with extraarticular disease［J］. Am J Surgi Pathol, 2000, 24：479 - 492.

［84］ 阴亮, 左翠娥, 张道岩. 腱鞘巨细胞瘤［J］. 肿瘤研究与临床, 1996, 8：184 - 185.

［85］ 李新瑜, 张雪林. 骨母细胞瘤的 CT 和 MRI 诊断(附 12 例报告). 实用放射学杂志, 2006, 22(4)：434 - 436.

［86］ 陈基明, 吴莉莉, 翟建, 等. 大关节腱鞘巨细胞瘤与色素沉着绒毛结节性滑膜炎的 MRI 诊断及其鉴别诊断

　　　　　[J].骨骼肌肉放射学,2015,34(10):1638-1641.

[87]　卢剑峰,叶秀娣,李晓玉.手指腱鞘巨细胞瘤17例临床分析[J].浙江临床医学,2003,5(3):177.

[88]　路奎元,文良元.手部恶性腱鞘巨细胞瘤七例报告[J].中华手外科杂志,1999,15(4):221-222.

[89]　Giannini C, Scheithauer BW, Wenger DE, et al. Pigmented villonodular synovitis of the spine: a clinical, radiological, and morphological study of 12 cases[J]. Neurosurg, 1996, 84:592-597.

[90]　张羽飞,田孟强,王立德,等.关节镜检查和镜下手术诊治膝关节内良性肿瘤[J].中国矫形外科杂志,2008,16(11):804-806.

[91]　郎林,郭卫.人工关节置换治疗弥漫性腱鞘巨细胞瘤[J].中国骨肿瘤骨病,2006,5(2):83-86.

[92]　董斌,崔海勇.手部复发性腱鞘巨细胞瘤手术治疗[J].临床骨科杂志,1999,2(4):287-288.

[93]　刘佳勇,方志伟.2011版《美国综合癌症网络软组织肉瘤临床实践指南》解读[J].中华骨科杂志,2011,31(6):726-728.

[94]　虞聪,徐建光,劳杰,等.上肢软组织恶性肿瘤的手术治疗与预后[J].中华手外科杂志,2004,20(2):75-76.

[95]　Plate Ann-Marie, Steiner German, Posner Martin A. Malignant tumor of the hand and wrist[J]. The American Academy of Orthopaedic Surgeons, 2006, 14(12):680-692.

[96]　孟娟红,郭玉红,罗海燕,等.颞下颌关节弥漫性腱鞘巨细胞瘤的诊断与治疗[J].北京大学学报医学版,2016,48(6):1049-1054.

[97]　Messoudi A, Fninis, Labsaili N, et al. Giant cell tumors of the tendon sheath of the hand: 32 cases[J]. Chir Main,2007, 26(3):165-169.

[98]　Yasuda T, kanamori M, Ishizawa S, et al. Multicentric diffuse type giant cell tumor of the hand[J]. Mod Rheumatol, 2008, 18(1):67-71.

[99]　Springfield DS, Rosenberg A. Biopsy: complicated and risky[J]. J Bone Joint Surg Am, 1996, 78(5):639-643.

[100]　韩纲,王岩,毕文志,等.腱鞘巨细胞瘤35例临床及随访[J].军医进修学院学报,2007,28(04):260-262.

[101]　Ikeda K, Osamura N, Tomita K. Giant cell tumour in the tendon sheath of the hand: importance of the type of lesion[J]. Scand J Plast Reconstr Surg Hand Surg, 2007, 41(3):138-142.

[102]　van der Heijden L, Gibbons CL, Hassan AB, et al. A multidisciplinary approach to giant cell tumors of tendon sheath and synovium - a critical appraisal of literature and treatment proposal[J]. J Surg Oncol, 2013, 107(4):433-445.

[103]　潘勇卫,黄啸原,由江峰,等.手部恶性腱鞘巨细胞瘤临床研究[J].中华手外科杂志,2008,46(21):1645-1648.

第二节　软组织巨细胞肿瘤

一、概述

(一)基本概念

　　软组织巨细胞肿瘤(giant cell tumour of soft tissue, GCT-ST)是一种原发于软组织而形态学及免疫组化又类似于骨巨细胞瘤的一类肿瘤,罕见[1]。

　　1972年,Salm等[2]首次报道了10例原发于软组织、与骨巨细胞瘤形态相似的肿瘤,称之为"软组织巨细胞瘤";同年Guccion等[3]描述了32例富于破骨巨细胞的一类肿瘤,而这些肿瘤具有侵袭性的组织学表现和生物学行为,被称为"软组织恶性巨细胞瘤"。

　　软组织巨细胞瘤具有局部复发和低度恶性潜能,有报道认为[4-7],原发性软组织巨细胞肿瘤的生物学行为与骨巨细胞瘤更为类似,GCT-ST被认为是与骨GCT对应的肿瘤[8]。1993年,Nascimento[9]报道了10例与Salm等描述得类似的具有骨巨细胞瘤的软组织肿瘤,并将其命名为软组织巨细胞瘤（giant cell tumor of soft part），并认为该病为良性或低度恶性表现。2000 年，Olivera 等[10]、O'Connell 等[11]报道了 40 例原发 GCT - ST，均认为其多为良性经过，但少数也有恶性行为。

2002 年、2013 年、2020 年 WHO 软组织肿瘤分类中将"软组织巨细胞瘤"列入"所谓的纤维组织细胞性肿瘤"中"中间性（偶有转移型）"，定义为一种在临床及组织学上与骨巨细胞瘤均类似的原发于软组织的肿瘤。其同义词有软组织破骨细胞瘤、有低度恶性潜能的巨细胞肿瘤[12 - 13]。

（二）流行病学

软组织巨细胞瘤是新近认识的一种软组织肿瘤，临床极为罕见[14]，1998 年以前仅报道了 13 例[15]，截至 2002 年 10 月共有 86 例报道[7]。

软组织巨细胞瘤发病年龄广泛，以中老年人多见，亦可发生于儿童，男女发病比例无差异。Somerhausen 等[16]报道 50 例，男性 22 例，女性 28 例；年龄 4 ~ 76 岁，中位年龄 41 岁；O'Connell 等[11]报道 18 例，男性 8 例，女性 10 例；年龄 25 ~ 89 岁，中位年龄 54 岁；Oliveira 等[10]对 22 例软组织恶性巨细胞瘤进行了临床病理及免疫组化研究，男女之比为 1.2∶1，发病年龄 5 ~ 80 岁，中位年龄 43 岁。

（三）组织起源

软组织巨细胞瘤的病理表现为真皮下圆形或梭形肿瘤细胞形成的多结节聚集体，其中有大量破骨细胞样多核巨细胞均匀散布。

目前，关于 GCT - ST 的组织起源尚无定论，破骨样巨细胞是否代表肿瘤的一种不寻常的反应或肿瘤分化的多样性还有待研究，因未分化的间充质细胞、上皮细胞、组织细胞皆可能是破骨样巨细胞的来源。

多数研究通过光镜、电镜和免疫组织化学观察，骨外破骨样巨细胞为单核巨噬细胞系统起源，具有分化为多核细胞的能力[17]。

有学者认为[18]，软组织巨细胞瘤起源于单核 - 巨噬细胞系统，肿瘤细胞 CD68 阳性可以证明此观点，且多核巨细胞与单核细胞 CD68 均阳性，提示两者同源，多核巨细胞 CD68 染色的数量及强度均强于单核细胞。PCNA 染色多核细胞阴性，而单核细胞阳性，表明单核细胞具有较强的增殖活性，决定肿瘤细胞的生长速度及生物学行为；多核细胞可能是单核细胞的成熟型。

Gaspar 等[19]通过电镜观察到肿瘤中的单核细胞胞浆内有大量溶酶体颗粒，表明单核细胞来源于单核 - 巨噬系统；同时，电镜下还发现了肥大细胞及嗜酸粒细胞与单核细胞的细胞膜有表面接触。

对单纯软组织恶性巨细胞瘤，有认为来源于网状内皮细胞、间叶组织、上皮细胞或上皮细胞伴有间叶成分分化、纤维母细胞，较多认为来源于组织细胞；有癌伴发的软组织恶性巨细胞瘤之组织学发生，有认为亦来自组织细胞，但也有人认为来源于上皮细胞。目前，较倾向于组织细胞来源。

二、临床表现

据有限的文献报道，GCT - ST 最常见于四肢浅表软组织内，约占 70%[10]，其次为躯干和头颈部[7,14]，其中头颈部可原发于软组织、喉部、涎腺、唇以及甲状腺等部位[20 - 21]；还有发生在食管、肺、纵隔、肝脏、腹膜后、睾丸、子宫、腹股沟、膀胱、乳房及皮肤瘢痕的报道[22 - 27]。

孟刚等[7]报道，GCT - ST 70% 位于四肢浅表软组织，其次为躯干 20%、头颈部 7%。Oliverira 等[10]报道 22 例，肿瘤原发于下肢 50%，躯干 31.8%，上肢 13.6%，其他部位 5%。袁丽琼[28]报道了 1 例 46 岁男性，颅内硬膜外单发肿块，术后病理为软组织巨细胞瘤；国内报道了 3 例肺软组织恶性巨细胞瘤[29]；发生在乳腺的 GCT - ST 更为罕见，国内外文献报道不足 10 例[31]；原发于肝的软组织巨细胞瘤极为罕见[30-31]。侍孝红等[32]报道了 1 例肝原发性恶性巨细胞瘤，男性，年龄 72 岁，肿块直径 9cm。Kanthan 等[33]报道了 1 例原发于肾的恶性巨细胞瘤，肿瘤侵犯肾周围及血管、淋巴管。

三、影像学检查

GCT - ST 常位于皮下或累及皮肤或浅表筋膜、深部软组织，肿块与骨无关，肿块边缘可见高密度阴影。

肿瘤直径为 0.8 ~10cm，以直径 3 ~4cm 多见；Somerhausen 等[16]报道 50 例，肿瘤直径 0.7 ~ 6.5cm，平均 2.1cm；O'Connell 等[11]报道 18 例，肿块直径 0.8 ~9.0cm，肿瘤大体上境界较清楚。

影像学上，GCT - ST 常表现为实性肿块，多伴囊变、坏死，CT 表现为团块状混杂密度影伴片状低密度区，且常见明显强化的条索状分隔；肿块与邻近骨质多无相关性，增强后不均匀明显强化，呈富血供表现[34]。

MRT T1WI 上 GCT - ST 多表现为结节状等或稍低信号，T2WI 上囊性成分呈高信号，部分可见"液 - 液平面"[35]，增强后实性成分、囊壁及分隔多为明显强化。

四、组织病理与免疫组化

(一)大体观

70% 的 GCT - ST 累及皮下脂肪组织或真皮，仅 30% 位于浅筋膜以下。肿块呈结节状，边界清晰，直径 0.7 ~10cm，平均 3cm，肿瘤境界清楚，多为实性，切面呈灰白、红褐色或灰褐色，周边可出现砂砾状的骨化区[11,27]。

(二)镜下观

根据相关文献报道，GCT - ST 病理特点总结如下：

(1)低倍镜下，约 85% 呈现多结节状结构，结节大小从镜下微结节到 1.5cm 不等[7]。

(2)结节由不同厚度的纤维结缔组织分割，纤维分隔内常见吞噬含铁血黄素的巨噬细胞。

(3)结节由圆形或卵圆形的单核细胞及破骨巨细胞样的多核巨细胞构成，单核细胞核多呈圆形或卵圆形，有时呈胖梭形，为泡状核；破骨细胞样巨细胞均匀分布于单核细胞中，多核巨细胞的细胞核与单核细胞类似[36]。

(4)肿瘤细胞缺乏异型性、多形性，无瘤巨细胞。

(5)可见核分裂象，数目多少不等，(1 ~30)个/10HPF，均限于在单核细胞内，无病理性核分裂象。

(6)坏死罕见，约 30% 可见到血管侵犯，但亦有报道局灶可见坏死[37]。

(7)约 50% 的肿瘤可见化生骨形成，常常为编织骨，位于肿瘤周边处；约 30% 的病例可出现囊性变，类似动脉瘤样骨囊肿中的囊性变和充满血液的腔隙，俗称血湖。

(三)恶性与良性

近 20 年来，病理学家通过自己的实践对 GCT - ST 进行了深入探索。现认为，GCT - ST 大多数为良性，极少数为恶性。

杨光华[6]认为，恶性与良性肿瘤不同之处在于单核细胞核有明显的异型性和深染，可形成呈多分叶的单核巨细胞，异型的单核细胞多呈弥漫分布；核分裂象常更易见，并可见病理性核分裂象。

江小玲等[31]报道了1例肝原发性软组织恶性巨细胞瘤，肿瘤体积巨大，瘤内部分区域可见较多的核分裂象及坏死，灶性区可见瘤细胞浸润周围肝组织，认为这些特征是肿瘤恶性的病理形态学依据。侍孝红等[32]报道了1例肝原发性恶性巨细胞瘤，肿块直径9cm，肿块有大片出血、坏死；肿瘤镜下呈浸润性生长，可见大片凝固性坏死，组织学表现与骨巨细胞相似，肿瘤镜下表现为肿瘤细胞由多核巨细胞和单核细胞组成。

（四）免疫组化

GCT-ST免疫表型，单核和破骨样多核巨细胞均表达波状蛋白和CD68，部分单核细胞可表达SMA，desmin、CD31表达阴性。

波形蛋白（Vim）在所有肿瘤均呈阳性；CD68在绝大多数肿瘤呈阳性，在破骨细胞样巨细胞呈弥漫强阳性，而在单核细胞可呈弥漫或局灶阳性。

肿瘤细胞一般不表达CK和S-100，偶尔可出现局灶阳性。

五、诊断与鉴别诊断

（一）诊断

GCT-ST诊断要点如下[7,31]：

（1）原发性软组织的肿瘤，与骨无关。

（2）无骨巨细胞瘤的病史。

（3）组织学改变类似骨巨细胞瘤，单核细胞无明显异型性及多形性、无瘤巨细胞，常见核分裂象[(1~30)个/10HPF]。

（4）免疫组化染色瘤细胞CD68及vimentin强阳性。

（二）鉴别诊断

1. 丛状纤维组织细胞瘤

目前认为，丛状纤维组织细胞瘤（plexform fibrohistiocytic tumors，PFT）属纤维组织细胞瘤的一个独立类型。

PFT好发于女性、儿童和青少年，上肢远端皮下脂肪组织和真皮为好发部位。

组织学上PFT瘤细胞由梭形纤维母细胞样细胞、单核组织细胞样细胞和破骨细胞样巨细胞以不同比例组成，并排列成丛状。

GCT-ST由破骨细胞样巨细胞和单核细胞组成而无梭形细胞成分，且破骨细胞样巨细胞分布均匀；瘤细胞排列成多结节状而不呈丛状，且其结节亦较PFT的丛状结节大。

PFT不见GCT-ST中常见的化生骨形成、动脉瘤样骨囊肿样改变及泡沫细胞集聚。

现认为，PFT是低度恶性肿瘤，易于局部复发，偶尔全身转移。

2. 骨外富于破骨细胞样巨细胞的骨肉瘤

此瘤巨细胞虽然丰富但分布不均匀。瘤细胞具有明显的异型性和异常核分裂象，并可见肿瘤骨形成。

GCT - ST巨细胞分布均匀，不见异型性明显的肉瘤细胞，所见骨为化生骨而非肿瘤骨。

3. 腱鞘巨细胞瘤

腱鞘巨细胞瘤(giant cell tumor of tendon sheatl，GCT - TS)多见于青壮年的手部及手指部，足趾部少见，好发于腱鞘及滑囊的滑膜，也可发生于非滑膜区，可单发或多发。

皮损为圆、椭圆形结节，生长缓慢，通常小于3cm，呈坚实性无痛性的皮下肿物。肿瘤可侵袭邻近骨骼；手术切除后可复发，但不转移。

腱鞘巨细胞瘤，破骨细胞样巨细胞呈簇状分布，组织细胞样单核细胞、细胞外胶原纤维分布较为均匀，而GCT - ST胶原纤维呈带状分布，使其呈多结节状排列，囊性变及骨化，有研究认为[38]，此与肿瘤细胞形成的转化生长因子TGF - β1、TGF - β2有关在GCT - ST常见，而罕见于GCT - TS。

4. 关节外弥漫型腱鞘滑膜巨细胞瘤

2000年，Somerhausen[16]报道了50例对关节外弥漫型腱鞘滑膜巨细胞瘤(extraarticular diffuse type tenosynovial giant cell tumor，ED - TGCT)，此瘤也发生在软组织内，且含有破骨细胞样巨细胞，故易与GCT - ST相混，特别是取活检组织少时更易如此。

ED - TGCT主要累及大关节旁软组织，但也可发生在其他处软组织。其鉴别要点如下：

(1)ED - TGCT虽可呈多结状，但多呈弥漫性片状浸润且界限不清。

(2)GCT - ST的瘤细胞成分单纯，仅破骨细胞样巨细胞和单核细胞，且分布均匀，而ED - TGCT呈明显的形态学变异，变异程度取决于破骨细胞样巨细胞、单核细胞、泡沫细胞、含铁血黄素沉着的数量和间质玻璃样变的程度。

(3)在ED - TGCT破骨细胞样巨细胞的数量在各病例有很大差异，有的病例巨细胞数量较多，有的病例则较少甚至罕见。

在同一病变不同区域数量可有明显不同，巨细胞的大小和核数的差异也大。

(4)在GCT - ST只有一种单核细胞，而在ED - TGCT有2种单核细胞，这可作为诊断此瘤的重要线索，一种为小组织细胞样细胞，占主要成分，另一种为大细胞，有时呈树状突，胞质丰富，胞质边沿常含铁血黄素，有的可见核旁包涵体或核内包涵体。

(5)在ED - TGCT的大多数病例中可见细胞内或外含铁血黄素沉着，泡沫细胞多见，可成片排列，常见散在淋巴细胞浸润。

5. 未分化多形性肉瘤(巨细胞型)或恶性巨细胞瘤

未分化多形性肉瘤(巨细胞型)或恶性巨细胞瘤(malignantgiantcelltumor，MGCT)可能为GCT - ST的恶性型，由Guccion等[3]首次报道，WHO软组织肿瘤2002年新分类将其归入所谓的纤维组织细胞肿瘤类，并称其为"未分化多形性肉瘤伴巨细胞"。

有学者[11]认为，在Guccion等[3]报道的32例MGCT中，有8例位于表浅部位，单核细胞异型不明显或仅有轻度异型，具有非侵袭性的临床过程，可能为GCT - ST的良性型。

两者在临床特点、眼观所见及免疫表型上均无明显区别，单核细胞有无明显异型性及多形性是两者主要的鉴别点。

六、治疗与预后

(一)治疗

GCT - ST的规范治疗一直存在争议，但根治性手术目前为广大学者所普遍接受，局部复发与肿瘤切除程度有关[39]。

手术切缘阴性的患者一般不复发，所有复发病例手术切缘均为阳性；皮肤原发肿瘤复发率为28%，深部软组织复发率为45%[40]。Oliveira等[10]通过对22例GCT-ST患者随访2~130个月（平均45个月，均作手术治疗，2例术后放疗），发现其局部复发率为14%，很少发生远处转移；而对于头颈部18例GCT-ST随诊发现4例复发，2例转移，1例死亡。

有鉴于本病存在一定的复发及转移可能性，学者建议在必要时可手术联合放疗，可降低局部复发率[41]；Hafiz等[42]亦提出，可在根治切除术后进行辅助性放疗。对于发生于乳腺GCT-ST者，首选局部切除，无须清扫腋窝淋巴结，但长期随访是必要的。

（二）预后

软组织巨细胞瘤是一种罕见的软组织原发肿瘤，其在临床与组织学上与骨巨细胞瘤均类似。

目前的研究肯定了软组织巨细胞瘤大多数为良性，但可有恶变潜能[6,10]。有报道带瘤健康生存46年的患者，目前尚未发现能预测转移的临床病理因素[24]。O'Connell等[11]报道的11例GCT-ST，平均随访24个月，未见复发及转移。Folpe等[4]报道了31例，对其中的19例进行随访1~7年（平均3年），4例复发，未见转移。

但Gaspar等[19]分析了3例文献报道的乳腺GCT-ST，2例为良性过程，随访未发现转移，1例为May等[43]报道，因乳腺外伤起病，完整切除肿块病理诊断GCT-ST，1年后影像学检查发现肺有转移灶，随即死亡。Dodd等[44]报道1例原发于下肢的恶性巨细胞瘤，局部切除后不久出现肺转移。多数研究认为，位于筋膜下的肿瘤更倾向于发生远处转移，而浅表的肿瘤较少发生转移。但目前尚未发现明确能预测转移的临床病理因素[45]。

根据GCT-ST具有潜在的恶性生物学行为，故WHO将其归于"中间型（偶有转移）"软组织肿瘤中。

（卢凯华）

参考文献

［1］ Desar IME，Braam PM，Kaal SEJ，et al. Abscopal effect of radiotherapy in a patient with metastatic diffuse-type giant cell tumor［J］. Acta Radiologica Therapy Physics Biology，2016，55（12）：1510-1512.

［2］ Salm R，Sissons HA. Gi ant cell tumours of soft tissues［J］. J Pathol，1972，107（1）：27-39.

［3］ Guccion JG，Enzinger FM. Malignant giant cell tumor of soft parts. Ananalysis of 32 cases［J］. Cancer，1972，29（6）：1518-1529.

［4］ Folpe AL，Morris RJ，Weiss SW. Soft tissue giant cell tumor of low malignant pot ential：a proposal for the reclassification of malignant giant cell tumor of soft parts［J］. Mod Pathol，1999，12（9）：894-902.

［5］ Fu K，Moran CA，Suster S. Primary mediastinal giant cell tumors：a clini copathologic and immunohist ochemical study of two cases［J］. Ann Diagn Pathol，200，6（2）：100-105.

［6］ 杨光华. 原发性软组织巨细胞瘤良恶性质的重新评价［J］. 中华病理学杂志，2001，30（1）：10-11.

［7］ 孟刚，龚西马俞. 原发性软组织巨细胞瘤［J］. 临床与实验病理学杂志，2003，19（2）：200-202.

［8］ Hafizs M，Bablghaithe S，Alsaedia J，et al. Giant-cell tumors of soft tissue in the head and neck：a review article［J］. Int J Health Sci（Qassim），2018，12（4）：88-91.

［9］ Nascimento AG. Giant cell tumor of soft parts［J］. Laboratory Investigation，1993，68（1）：A9.

［10］ Oliveira AM，DeiTos AP，Fletcher CD，et al. Primary giant cell tumor of soft tissues：a study of 22 cases［J］. American Journal of Surgical Pathology，2000，24（2）：248-256.

［11］ O'Connell JX，Wehrli BM，Nielsen GP，et al. Giant Cell Tumors of Soft Tissue：A Clinicopathologic Study of 18 Benign and Malignant Tumors［J］. American Journal of Surgical Pathology，2000，24（3）：386-395.

[12]　James Wylie. Pathology and Genetics of Tumours of Soft Tissue and Bone[J]. Surgical Oncology, 2004, 13(1): 1 - 5.

[13]　Fletcher CDM, Bridge JA, Hogendoorn PCW. World health organization classification of tumours of soft tissue and bone[M]. Lyon: IARC Press, 2013: 106 - 107.

[14]　严映，瞿娇，杨亚英. 颈部软组织巨细胞瘤 1 例[J]. 实用放射学杂志，2021，37(2): 339 - 340.

[15]　Rodriguez - Peralto JL, Lopez - Barea F, Fernandez - Delgado J. Primary giant cell tumor of soft tissues similar to bone giant cell tumor: A case report and literature review[J]. Am J Surg Pathol, 2000, 24(8): 1175 - 1176.

[16]　Somerhausen NS, Fletcher CD. Diffuse - type giant cell tulnor: clinico - pathologic and imnmnohistochemical analyms of 50 cases with entra article[J]. Am J Surg Pathol, 2000, 24(4): 479 - 492.

[17]　孟云霄，姜英，卢朝辉，等. 伴破骨细胞样巨细胞的上皮性肿瘤[J]. 中华病理学杂志，2010，39(9): 642 - 645.

[18]　郭明子，徐辉，余叔达，等. 软组织恶性巨细胞瘤病例分析[J]. 鞍钢医药，1993，(16): 51 - 52.

[19]　Gaspar BL, Sharma S, Singh R, et al. Primary giant cell tumor of the female breast: A diagnostic red herring with therapeutic implications[J]. Apmis, 2017, 125(1): 32 - 27.

[20]　Kishi S, Monma H, Hori H, et al. First Case Report of a Huge Giant Cell Tumor of Soft Tissue Originating from the Retroperitoneum. [J]. American Journal of Case Reports, 2018, 19(6): 642 - 650.

[21]　陈少华，曲利娟，曾德华，等. 伴恶性软组织巨细胞肿瘤成分的甲状腺乳头状癌 1 例并文献复习[J]. 临床与实验病理学杂志，2017，33(4): 92 - 94.

[22]　Behzatoglu K, Durak H, Canberk S, et al. Giant cell tumor - like lesion of the urinary bladder: a report of two cases and literature review; giant cell tumor or undifferentiated carcinoma[J]. Diagn Pathol, 2009, 4: 48.

[23]　Riddle N D, Yamauchi H, Caracciolo JT, et al. Giant cell tumour of the anterior rib masquerading as a breast mass: a case report and review of current literature[J] Cases J, 2010, 3: 51.

[24]　Boneschi V, Parafioriti A, Armiraglio E, et al. Primary giant cell tumor of soft tissue of the groin: a case of 46 years duration[J]. J Cutan Pathol, 2009, 36(Suppl1): 20 - 24.

[25]　Grabellus F, Sheu SY, Schmidt B, et al. Giant cell tumors of soft tissue arising in surgical scars[J]. Pathologe, 2009, 30(5): 401 - 406.

[26]　Holst VA, Elenitsas R. Primary giant cell tumor of soft tissue. J Cutan Pathol, 2001, 28(9): 492 - 495.

[27]　喻珊，王鹤林，刘磊. 睾丸软组织巨细胞瘤临床病理观察[J]. 临床与实验病理学杂志，2011，27(5): 537 - 538.

[28]　袁丽琼. 颅内硬膜外软组织巨细胞瘤 1 例并文献复习[J]. 国际医学放射学杂志，2020，43(2): 228 - 230.

[29]　张海燕，李梦杰，刘鹏，等. 巨大肺软组织恶性巨细胞瘤 1 例[J]. 河北医药，2013，35(16): 2559.

[30]　李雅瑜，耿艳华. 乳腺原发性软组织巨细胞肿瘤一例及文献复习[J]. 浙江中西医结合杂志，2019，29(11): 945 - 947.

[31]　江小玲，贡仁武，张敏，等. 肝原发性软组织恶性巨细胞瘤临床病理观察[J]. 诊断病理学杂志，2007，14(2): 116 - 118.

[32]　侍孝红，钱雪峰. 肝原发性恶性巨细胞瘤 1 例报告并文献复习[J]. 徐州医学院学报，2006，26(3): 263 - 265.

[33]　Kanthan R, Torkian B. Primary denovo malignant giant cell tumor of kidney: a case report[J]. BMC Urol, 2004, 4: 7.

[34]　代学杨，胡晓丽，刘俊刚.《请您诊断》病例 120 答案：儿童腹壁软组织巨细胞瘤[J]. 放射学实践，2017，32(3): 307 - 308.

[35]　甘文忠，卫飞. 软组织巨细胞瘤 1 例[J]. 医学影像学杂志，2009，19(8): 1058.

[36]　Holstv A, Elenitsa SR. Primary giant cell tumor of soft tissue[J]. J Cutan Pathol, 2001, 28(9): 492 - 495.

[37]　Mancini I, Righi A, Gambarotti M, et al. Phenotypic and molecular differences between giant cell tumor of soft tissue and its bone counterpart[J]. Histopathology, 2017, 71(3): 453 - 460.

[38]　Teot LA, O' Keefe RJ, Rosier RN. Extraosseous primary and recurrent giant cell tumors: transforming growth factor - betal and - beta 2 expression may explain metaplastic bone formation[J]. Hum Pathol, 1996, 27(7): 625 - 632.

[39]　Hafiz SM, Bablghaith ES, Alsaedi AJ, et al. Giant - cell tumors of soft tissue in the head and neck: A review article[J]. International Journal of Health Sciences, 2018, 12(4): 88 - 91.

[40]　I cihikawaK, TaninoR. Softtissue giant cell tumor of low malignant potential[J]. Tokai J Exp Clin Med, 2004, 29

（3）：91 – 95.

[41] Righi S，Boffano P，Patetta R，et al. Soft tissue giant cell tumor of low maIignant potential with 3 localizations：report a case[J]. Ora J Surg Oral Med Oral Pathol Oral Radiol，2014，118（5）：e135 – e138.

[42] Hafiz S，Shaheen M，Awadh N，Esheba G. Giant cell tumor of soft tissue：A case report for the first time inear[J]. Human Pathol Case Rep，2017，10（8）：12 – 14.

[43] MaySA，Deavers MT，Resetkova E，et al. Giant cell tumor of soft tissue arising in breast[J]. Ann Diagn Pathol，2007，11（5）：345 – 349.

[44] Dodd LG，Major N，Britnan B. Malignant giant cell tumor of soft parts[J]. Skeletal Radiol，2004，33（5）：295 – 299.

[45] 丁娟，叶庭路，于波，等. 皮肤软组织巨细胞瘤1例[J]. 皮肤性病诊疗学杂志，2019，26（2）：91 – 93.

第十一章　纤维母细胞－肌纤维母细胞肿瘤

Fibroblastic/Myofibroblastic Tumors

第一节　孤立性纤维性肿瘤

一、概述

（一）基本概念

孤立性纤维性肿瘤（solitary fibrous tumor，SFT）是一种梭形细胞软组织间叶源性肿瘤，起源于表达 CD34 及 Bcl－2 抗原阳性的树突状间质细胞，可向纤维母细胞、肌纤维母细胞、血管外皮细胞及血管内皮细胞分化[1-9]。

孤立性纤维性肿瘤由 Klemperer 等[10]于 1931 年首次报道 5 例原发于胸膜的 SFT 后，其作为一个独立的实体肿瘤逐渐被认识，其好发于脏层胸膜，但其他许多部位亦可发生[5]。曾被命名为局限性纤维瘤、间皮下纤维瘤、胸膜下纤维瘤和孤立性纤维性间皮瘤等，目前被定义为间叶性瘤[11]，有纤维母细胞性，并伴有较为明显的分支状血管。2013 年，WHO 软组织与骨肿瘤分类将其归入纤维母细胞/肌纤维母细胞性肿瘤[12]。

（二）组织起源

早期认为，SFTs 细胞起源于胸膜间皮组织[13]。随着组织学、免疫组织化学、电镜、分子生物学技术的发展和应用，人们对 SFTs 的认识逐渐深入，并且证实了 SFTs 起源于一种 CD34＋的树突状间叶细胞，具有向纤维母细胞、肌纤维母细胞、血管外皮细胞及血管内皮细胞分化的特性[14-15]。

中枢神经系统 SFT 最初被认为是起源于 CD34 阳性的脑膜纤维母细胞或树突状细胞[16]，但随后发现部分中枢神经系统 SFT 与脑膜的关系并不是很密切[17]。Kim 等[18]推测中枢神经系统 SFT 可能起源于大脑微血管周围的间充质细胞，而血管周细胞瘤起源于脑膜间质毛细血管壁 Zimmerman 外皮细胞。有研究表明[19]，孤立性纤维性肿瘤和血管外皮细胞瘤（血管周细胞瘤）有着相似的组织学特点和免疫表型，两者均具有 12q13 倒置、NAB2 和 STAT6 基因的融合。因此，2016 年 WHO 中枢神经系统肿瘤分类中将两者合并，采用联合术语"孤立性纤维瘤/血管外皮细胞瘤"来命名。

肾孤立性纤维瘤可发生在肾门、肾包膜、肾实质和肾盂，可能起源于肾被膜下的未分化间叶细胞[20]或间质和肾盂周围结缔组织[21]。

（三）SFT 与血管外皮瘤

一直以来，SFT 与血管外皮瘤（hemangiopericytoma，HPC）被认为是不同的肿瘤实体，研究显示，SFT 与 HPC 不仅在组织学结构和免疫表型上有重叠[22-23]，且超微结构均显示具有纤维母细胞特征。

SFT/HPC 除了具有典型的病理形态学特性外，免疫组化对进一步确诊也有重要的意义。几乎所有的 SFT/HPC 病例均弥漫性表达 vimentin，CD99 和 BCL-2 的阳性率均低于 70%，且均缺乏特异性[24]。恶性 SFT/HPC 具有恶性的生物学行为，信号转导及转录激活因子 6（STAT6）是恶性 SFT/HPC 的一种比较特异的生物学标志物。

发生于中枢神经系统的 SFT 极为少见，好发于脑膜，由 Carneiro 等[25]于 1996 年首次报道，迄今为止仅有 100 余例被报道，大部分为个案，尹卫宁等[26]报道了 28 例，各年龄段和颅内各部位都可发生，好发于后颅窝、椎管、幕上[27]。2012 年，Bouvier 等[22]研究发现，起源于脑膜的 SFT 和 HPC 在病理组织学特征及影像学和预后方面均具有一定的重叠并建议将两者合并为一种肿瘤。分子遗传学研究发现，两者均存在特异性 NSB2-STAT6 融合基因[28]。

2016 年，WHO 中枢神经系统肿瘤分类第 4 版修订版将两者合并为同一类型即 SFT/HPC，归为纤维母细胞肿瘤，并分为如下 3 级[29]。

Ⅰ级：对应有丰富的胶原，相对低的细胞密度，类似经典的 SFT。

Ⅱ级：具有更多的细胞，较少的胶原，可见肥胖的细胞和"鹿角"状血管，类似于经典的 HPC。

Ⅲ级：ICDO 分级为 3，即恶性 SFT/HPC，由间变性 HPC 或恶性 SFT 或两者混合存在，主要标准是核分裂象≥5 个/10HFP，和（或）明显异型性或坏死。

（四）恶性孤立性纤维性肿瘤

大部分 SFT 是良性的局部纤维性肿瘤，少部分 SFT 的组织学形态类似于纤维肉瘤或恶性纤维组织细胞瘤，这类 SFT 被称为恶性孤立性纤维性肿瘤（malignant solitaryfibroustumor，MSFT）[30-33]。

恶性孤立性纤维性肿瘤临床更为罕见，国内外文献只有少量报道[34-35]，MSFT 占所有 SFTs 的 10%~15%。

目前认为，SFT 瘤细胞起源于 CD34 阳性的树突状间叶细胞，并向纤维母细胞和肌纤维母细胞方向分化[36]；而关于 MSFT 的起源，Yokoi 等[37]认为可能存在 2 种发生机制，一是原发性良性 SFT 出现恶性转化，如曾经诊断为良性 SFT、复发后出现肉瘤样区域；二是原发性 SFT 直接表现为恶性特征，如瘤细胞丰富、核分裂象 3~4 个/10HPF。

β-catenin 是 Wnt 信号转导通路中的关键分子，与成人上皮性癌的发生密切相关，并参与调节纤维母细胞及其他间叶源性细胞的损伤修复和异常增殖等功能，研究发现[38]，β-catenin 在 SFT 中的高表达与其恶性转化相关。

（五）分子遗传学

1. 染色体异常

SFT 的遗传学研究发现，部分 SFT 病例存在染色体畸形和突变[14,39]，且具有明显多变性，包括 2、7、8、9、10、18 和 21 号染色体获得性增加，4q、5p、9p、13q、15q 和 20p 的染色体片段缺失和 X 染色体缺失，其次发现 12p、12q 和 15q 存在获得性片段等，且巨大的 SFTs 常伴有核型异常。Swelam 等[40]回顾性分析了文献报道的 60 例 SFTs 的遗传学特征，发现染色体畸变是多变的，但大都集中在 12q13-q24 及 9q31q34，并认为 t(3；12)（q25；q15）会引起细胞周期调控的改变，使细胞增殖活性相关的基因表达上调，使细胞保持高增殖率。

染色体畸变可能预示 SFTs 有潜在恶化倾向，Torres-Olivera 等[41]研究发现，8 号染色体三体和 9q22 与 SFTs 的恶性变相关。

分子生物学研究发现[42-43]，几乎所有的 SFT 皆含有 NAB2（特异性神经生长因子诱导基因 A 结合蛋白 2，nerve growth factor induced gene A binding protein 2，NAB2）-STAT6（转录激活因子 6，signal transducer and activator of transcription 6，STAT6）融合基因的表达，NAB2ex4-STAT6ex2/3 是主要的融合类型，该融合基因的突变被认为是通过 EGR1 激活和 EGR1 依赖性靶基因的转录失调来驱动，导致 STAT6 蛋白的过度表达。研究表明，STAT6 诊断 SFT 的敏感性为 98%~100%，特异性为 98%~100%[44-48]。任颖等[49]报道了 16 例颅内 SFT，15 例 STAT6 阳性，阳性率高达 94%。

2. 纤维母细胞生长因子受体

纤维母细胞生长因子受体（fibroblast growth factor receptors，FGFR1）基因定位于 8p11.2 和 12q24.3，编码一种 DNA 聚合酶和高移动性组蛋白样核蛋白，FGFR1 基因的表达上调介导了 MSFTs 的发生，可能与 12q 存在获得性片段有关[50-51]。

3. 血小板源性生长因子受体

血小板源性生长因子受体（platelet derived growth factor receptor-β，PDGFR-β）基因位于 5 号染色体上，能够编码细胞表面 PDGFR 家族一种酪氨酸激酶受体，编码蛋白受体表达于原始间叶细胞和血管外皮细胞，调节其生长和分化。研究发现，SFTs 恶性变时可见肉瘤样成分，且高表达 PDGFR-β 基因，提示该基因的过度表达与 SFTs 恶性转化相关[39]。

（六）流行病学

孤立性纤维性肿瘤是一种罕见的软组织肿瘤，其发生率在各类软组织肿瘤中小于 2%[52]，周腾等[53]查阅国内外文献，国内关于 SFT 报道共 344 篇，MSFT 43 篇[54]。

SFTs 90% 发生在胸膜腔，极少起源于胸膜腔以外的部位，按发生部位分可为胸膜（solitary fibrous tumor of pleura，SFTP）SFTs 与胸膜外 SFTs（extrapleural solitary fibrous tumor，ESFT）两类[55-57]。

发生于胸膜外的 SFTs 分布十分广泛，几乎囊括所有部位，如脑膜、脊髓、鼻腔、眼眶、甲状腺、舌、鼻腔、扁桃体、上呼吸道、乳腺、心脏、纵隔、胃肠道、肠系膜、肝脏、胰腺、前列腺、睾丸、附睾、肾脏、膀胱、肾上腺、子宫、宫颈、腹膜后、骨盆、四肢、皮下组织等[58-75]。顾永耀等[76]报道了 48 例孤立性纤维性肿瘤，初发 45 例，复发 3 例；发生于胸膜 4 例，胸膜外 44 例；良性 38 例，恶性 10 例。

脑膜 SFT 绝大部分为良性，恶性极为罕见，恶性病例英文文献有 5 例报道[77-79]，国内仅有 1 例报道[80-81]。

目前报道的乳腺原发 SFT 不超过 10 例，乳腺恶性 SFT 仅有 3 例[82-83]。

肾原发性 SFT 极为少见，发生于肾的恶性孤立性纤维性肿瘤则更为罕见，检索国内外文献共报道 12 例，均为个案报道[84-96]。

SFTs 任何年龄阶段均可发生，多见于 20~70 岁，发病高峰期为 60~70 岁，但也有发生于儿童和青少年的报道；无明显性别差异[97-98]。顾永耀等[76]报道了 48 例孤立性纤维性肿瘤，年龄 11~73 岁，平均 43 岁；男性 27 例，女性 21 例，男女比例约 1.3∶1。刘强[99]报道了 50 例胸膜良恶性孤立性纤维性肿瘤，26 例为男性，24 例为女性；年龄在 19~79 岁之间，平均年龄为（48.6±10.3）岁。凌国辉等[100]报道了 25 例胸膜孤立性纤维性肿瘤，男性 14 例，女性 11 例，年龄 18~77 岁，平均（48.95±10.51）岁。谭丽等[101]报道了 38 例胸膜孤立性纤维性肿瘤，男性 16 例，女性 22 例。年龄 30~72 岁，平均年龄 51 岁。颅内 SFT 成年人较多，中位年龄约 49 岁。任颖等[49]报道了 16 例颅内恶性孤立性纤维性肿瘤/血管外皮瘤，男性 8 例，女性 8 例，年龄 31~71 岁，平均 51 岁。

二、临床表现

SFTs 临床表现因发生部位和肿瘤大小不同而异，有 10% ~23% 的胸膜腔内和近 10% 的胸膜外 SFTs 具有恶性的生物学行为，临床表现为局部复发或远处转移[102-103]，腹腔内或腹膜后的 SFT 局部复发较其他位置更为多见，且预后更差[104]。如果为 MSFT，晚期可有癌性疼痛、恶性胸膜腔积液引起的胸闷、气短、腹胀及恶病质等表现。

15% ~20% 显示具有复发和远处转移的恶性特征[105]，并可累及身体各部位软组织及中枢神经系统。

（一）胸膜孤立性纤维性肿瘤

胸膜孤立性纤维瘤患者多无特征性的临床症状，仅出现胸痛、胸闷和咳嗽等；由于肿瘤与患者血管和心脏较接近，压迫心脏，患者常伴有呼吸困难以及心悸等症状[106]。

凌国辉等[100]报道了 25 例胸膜孤立性纤维性肿瘤，16 例患者入院时无明显临床症状，在查体中发现；9 例患者有胸部症状，包括咳嗽、胸部疼痛、胸闷等；3 例有发热症状。

（二）胸膜外孤立性纤维性肿瘤

胸膜外孤立性纤维性肿瘤，大多数以无痛性肿块为首发症状，当肿块逐渐增大累及重要脏器时可出现相应症状。

发生于中枢神经系统者可有颅内压升高表现，出现头痛、头晕、恶心、呕吐等症状，其临床症状与肿瘤所在的部位和肿瘤大小相关，肿瘤增大压迫邻近结构可引起相应的神经功能障碍，少部分患者可并发颅内出血，推测侵袭性强的病灶容易出血。

乳腺 SFT 多数表现为无痛性肿物，可呈分叶状，以膨胀性生长为主；其临床表现与乳腺叶状肿瘤、纤维腺瘤及乳腺癌相似[82-83]。

当肿物占据腹腔，压迫胃肠时，可出现呕吐、梗阻等症状。发生于腹膜后的 SFT 早期常无明显症状，一般表现为无痛性肿块，可生长得很大，其晚期临床症状多由肿瘤占位效应引起[107]；唐菲等[108]报道了 2 例腹膜后孤立性纤维瘤，临床症状均为肿瘤对周围组织器官推压移位所致上腹部隐痛或胀痛。

原发于肾上腺的 SFT 多单发，偶可双侧肾上腺同时发病[109]，其临床表现多与肿瘤体积相关，当肿瘤体积较大压迫周围组织或脏器时可产生疼痛等症状。

（三）Doege - Potter 综合征

临床上，部分 SFT 患者可出现副肿瘤综合征、顽固性低血糖（Doege - Potter 综合征）[110]、甲状腺功能低下[111-112]、上腔静脉综合征、关节病变等[113-114]。

Doege - Potter 综合征由 Doege - Potter 于 1930 年首次发现并报道，是由 SFT 引起的伴瘤综合征，肿瘤分泌胰岛素类似物，导致低血糖症状发生[115]，约 5% 的 SFT 患者可伴有 Doege - Potter 综合征[13]；徐光艳等[116]统计了文献报道的 293 例 SFT，并发低血糖 24 例，占 8%。Doege - Potter 综合征，男女发病率相似，低血糖可见于良性 SFTs 和 MSFTs 病例，但更常见于巨大的和核分裂象多的病例[38]。

目前认为，SFT 导致低血糖的最主要原因为肿瘤自身分泌胰岛素类似物生长因子 Ⅱ（insulin - like growth factor Ⅱ，IGF - Ⅱ），致机体与 IGF - 2 结合的蛋白质相对减少，游离的 IGF - 2 增多，IGF - 2 与胰岛素受体、IGF - 1 受体结合并将其激活，使肿瘤及周围组织对葡萄糖利用增强，同时抑制生长激素的释放，使生长激素的拮抗低血糖的作用减弱，最终导致低血糖症[117-119]。手术是治疗 SFT 伴 Doege - Potter 综合征的有效治疗方法，大部分低血糖症状于肿瘤切除后可缓解，且手术切除的完全性是预防复发的关键[120]。

三、影像学检查

（一）CT、MRI 一般表现特征

根据文献报道，将 SFT 之 CT、MRI 共有表现特点总结如下[121-123]。

（1）良性 SFT 一般为单发肿块，边界清楚，无分叶或浅分叶，瘤体大多呈实性，囊变坏死区较小；恶性一般以囊实性或囊性肿块为主，呈分叶状，坏死范围广泛。

（2）瘤体实性部分 CT 表现为软组织密度，囊变坏死区呈低密度，钙化出现少见；MRI 在明确肿瘤的组成成分中更具价值，T1WI 一般为等信号或低信号，T2WI 多为混杂信号。

（3）SFT 为富血供肿瘤，增强扫描肿瘤实性部分呈"地图样"明显强化，延迟扫描进一步强化是 SFT 的主要特征，胶原纤维玻璃样变区与细胞稀疏区强化相对较弱，而肿瘤内部坏死、囊变区不强化[124]。部分可出现持续性强化，这可能与病灶内胶原纤维缓慢强化有关，亦可能与对比剂在黏液样变及细胞疏松排列的细胞外间隙内进行性聚集有关。

（二）颅内孤立性纤维性肿瘤

颅内孤立性纤维瘤多数与脑膜关系密切，好发部位依次分别为小脑幕、额叶脑表、桥小脑角区、脑室、大脑镰、后颅窝，大小为 12～70mm，平均约 35mm，病灶一般境界清楚，通常呈类圆形，部分形态不规则，边缘多呈浅分叶改变[125]。

Fargen 等[126]总结了 189 例中枢神经系统孤立性纤维瘤的影像学特征，发现颅内 SFT 之 CT 上约 59% 呈高密度，24% 呈等密度，18% 呈低密度，增强扫描约 68% 均匀一致强化，32% 不均匀强化，少数病例内可见钙化。MRI 扫描约 67% 的病变在 T1WI 上呈等信号，少部分病例信号可不均匀或呈低信号，约 67% 的病例在 T2WI 上呈低信号，少数病例在 T2WI 上呈高信号，约 75% 的病例均匀强化，少数为不均匀强化。

发生在幕下的 SFT，具有脑脊液环绕、与脑膜广基底相连等脑外肿瘤的征象，并且 CT 上呈稍高密度，T1WI 呈等信号或稍低信号，T2WI 呈稍高信号或低信号，增强扫描明显强化时，病变内见迂曲丰富血管时，可考虑孤立性纤维瘤的诊断，同时还需注意病变内有无坏死囊变及对周围组织有无浸润来推测其良恶性。

（三）胸膜孤立性纤维瘤

CT 是诊断 SFT 的主要影像学检查手段，平扫主要表现为类圆形、边界较清的软组织肿块，多有较完整包膜，部分呈分叶征象，密度表现则与组织内胶原纤维的多少密切相关，肿块出现坏死和出血及不规则钙化时，多表现为混杂密度影；增强扫描大多表现为中等及以上程度的显著强化，以肿瘤不均匀"地图样强化"较具特征[127-128]。胸膜良恶性孤立性纤维性肿瘤多层螺旋 CT 检查，其特征明显，诊断准确率高[129]。

由于胸膜孤立性纤维性瘤病变多从脏层胸膜起源，因此，CT 多发现患者病变部位在肺叶的周边或者肺叶的间隔部位，且肿瘤大小不一，CT 值主要为 25～40。谭丽等[101]报道了 38 例胸膜孤立性纤维性肿瘤，肿瘤最大径 <10cm 者 29 例，肿瘤最大径 ≥10cm 者 9 例。胸膜良恶性孤立性纤维性肿瘤患者应用多层螺旋 CT 检查，特征明显，对临床诊断有一定参考价值。刘强[99]报道了 50 例胸

膜良恶性孤立性纤维性肿瘤，其中 45 例为良性胸膜孤立性纤维性肿瘤，4 例为恶性肿瘤，交接恶性肿瘤有 1 例。良性准确率为 95.5%；3 例恶性，准确率为 75%，4 例疑似诊断。凌国辉等[100]报道了 25 例胸膜孤立性纤维性肿瘤，其 CT 表现主要为胸膜下的结节和肿块，其边界较为清晰，肿块或伴有分叶，通过 CT 平扫，肿瘤的密度与肌肉密度无明显差异，通过 CT 增强扫描，肿瘤出现均匀或不均匀的强化，并伴有曲线状血管影，血管影出现明显强化。

徐光艳等[116]总结了胸膜孤立性纤维性肿瘤 CT 影像学表现如下特点，可供读者参考。

1. 一般表现

CT 平扫多表现为边缘清楚的孤立性肿块，有完整的纤维包膜，分叶征象不明显，体积较大，塑形性生长，与胸膜广基紧密连接，呈钝角相交，有时也可成锐角，可跨叶间裂。

肿瘤生长缓慢，对其所处部位有明显塑形作用，位于肋胸膜、膈胸膜或纵隔胸膜移行区且体积较大时常呈"圆锥形""卵圆形""铸型"样改变，即塑形性生长[130]。

病灶呈均匀致密软组织密度，密度不均者考虑坏死、囊变或恶性，10%～23% 的孤立性纤维性肿瘤病灶包膜不完整，与周围血管、组织分界不清，具有侵袭性生长的生物学特点，术后复发或远处转移[131]；少数病灶内可见弥漫性钙化或周边不规则的线状钙化[132]。

2. 增强特点

增强 CT 扫描多为轻到中度均匀强化，病变较小时多呈均匀强化，病变较大时多呈地图样不均匀强化。病灶内可见明显迂曲、增粗的血管，于动脉期见多发迂曲匐行的肿瘤血管影，呈不均匀"地图样"强化，其内可见"多发结节状"强化，细胞密集区与血管外皮瘤样病变区强化明显[100]；而细胞稀疏区与胶原束玻璃样变区强化较弱，不同病变混杂存在，形成这种特殊的强化方式，提示本病的诊断[133]；囊变坏死区不强化，如果病灶中心不均匀强化，则考虑恶性病变[134]；良性肿瘤坏死少见，恶性肿瘤不规则坏死区相对多见[135]。

3. 肿瘤继发性改变

较大的胸腔孤立性纤维性肿瘤常伴有少量胸腔积液，邻近肺组织压迫性肺不张，肺组织受压移位，呈"帽状"实变。

Dedrik 等[136]认为，相邻肺组织的受压移位、不张和肿块边缘逐渐变窄是提示肿瘤起源于胸膜较为可靠的征象；发生于壁层胸膜的孤立性纤维性肿瘤可侵及邻近肋骨伴条状骨膜新生骨形成，可能是反应性增生，而非肿瘤成分[137]。

近年来，FDG-PET 越来越多地应用于 SFT 的诊断和鉴别诊断，通过最大 SUVmax 可鉴别良恶性 SFT。Yeom 等[138]的一项关于胸膜 SFT 的 FDG-PET 特征的研究发现，大多数 SFT 患者肿瘤为直径 6.0cm 的团块形、椭圆形和均质，最常见位置是胸壁，其次是肺内/叶裂、隔膜和纵隔；所有患者 FDG-PET 上的平均 SUVmax 为 2.9，而恶性 SFTP 的 SUVmax 中位数为 3.6，良性 SFT 更高的代谢率中位数为 2.0，差异有统计学意义。

(四)腹部孤立性纤维瘤

血管丰富和强化显著是 SFT 的可靠征象[139]，SFT 有 3 种强化方式[140-141]，一是轻度或无明显强化，各期扫描强化程度不超过平扫 CT 值的 50%，强化可不均匀，多无坏死；二是中等程度强化，强化程度为 50%～100%，强化可均匀或不均匀，坏死少见；三是显著强化，强化程度超过 100%，强化多不均匀，坏死较常见，多见于瘤体巨大的肿块。3 种强化方式的不同与肿瘤血管、瘤内细胞密集程度和胶原纤维的分布不同相关。

大多数腹部 SFT 肿瘤由于肿瘤血管丰富而表现为中等程度以上强化即后 2 种强化方式，瘤体巨大，多可见不规则坏死区，动态增强扫描动脉期瘤内可见线状、迂曲的血管，反映了组织学上血管外皮细胞瘤样结构；门脉期及延迟期呈持续性不均匀强化，此种动态强化表现方式与其病理结构关系密切，细胞密集区与血管外皮瘤样区域强化明显，细胞稀疏区及黏液样变区细胞外间隙较大，对比剂在细胞外间隙内进行性积聚但清除较慢，因而呈现持续性强化的强化方式。

腹膜后 SFT，肿瘤体积通常较大，周围组织器官多表现为推压移位、器官变形，侵犯较少[108]，肿块大多具有包膜是 SFT 比较重要的影像学表现[142]。

腹膜后 SFT，CT 表现多为圆形或类圆形边界清楚、光滑、轻中度分叶的肿块，平扫瘤内可见 2 种不同密度的软组织成分，相对于肌肉呈等或低密度，与瘤内胶原纤维含量密切相关。

细胞稀疏区含胶原纤维较多，呈稍高密度或等密度；细胞密集区胶原纤维相对较少，呈低密度；当出现囊变、坏死时，肿瘤密度相对更加不均匀[128]。

肾脏 MSFT，其 CT 表现为均匀密度、与正常肾实质分界清楚，边缘光滑锐利的孤立性肿块，向肾盂内生长并推压肾盂肾盏，无出血、囊变及坏死；在 MRI 上由于病灶主要由梭形细胞组成，T1WI 为低信号，T2WI 为低或中低混杂信号为主，增强后不均匀强化[143]。Zanti 等[144]指出，多血管型的 SFT 可发生坏死、囊变及钙化，从而在 CT 和 MRI 上产生相应的表现。

徐德等[145]报道了 13 例肾脏原发性 MSFT，左肾 11 例，右肾 2 例；12 例肿瘤单发，1 例 2 个包块，分别位于肾上、下方；肿瘤直径 7～23cm，平均直径 13.2cm。李苏建等[146]报道了 2 例肾脏孤立性纤维瘤，具有边界清楚，包膜完整的特性，MRI 平扫上一般特征性表现为 T1WI 呈等信号，T2WI 呈等、稍高信号，当病变内出现囊变、坏死出血时，T2WI 信号不一，可以呈等、低、稍高及高混杂信号，增强扫描后病变动脉期可见包膜下丰富的供血动脉强化，延迟期呈渐进性明显强化。

四、组织病理

孤立性纤维性肿瘤是一种间叶性肿瘤，瘤细胞可能起源于 CD34 阳性的树突状纤维母细胞，常显示血管外皮瘤样结构，可发生于全身各个部位。

（一）大体观

SFTs 的大体形态依发生的部位而有所不同，位于内脏器官和软组织者，绝大多数为孤立性实质性肿块，圆形或不规则形，呈膨胀性生长，境界清楚，少数呈分叶状、卫星灶状分布[147]。肿瘤切面因含血管、出血等颜色不同，一般为灰白色，质地因含胶原量多少而软硬不一。与平滑肌瘤不同，SFTs 切面不呈漩涡状。MSFTs 可有出血、坏死、囊性变等继发性病理改变。

颅内多见于脑膜、脑室系统，其中脑膜最常见，肿瘤多突起于脑膜，与脑实质界限清晰，一般不伴脑组织浸润；而脑室内常呈息肉样生长，蒂较窄，部分可沿脑室生长。胸腔内 SFT，常为孤立性肿块，可隆起于胸膜，亦可呈息肉状向腔内生长[148]。发生在肾脏的 SFT，大体病理表现为境界清、质硬的肿块，切面灰白或黄白色有漩涡和编织状结构，形态类似子宫的平滑肌瘤。腹膜后典型的 SFT 大体表现为卵圆形或类圆形肿块，境界清楚，表面光滑，大多数有包膜，轻度分叶，切面呈灰白色或淡黄褐色，可伴有囊变和散在坏死，偶可见钙化和出血。

（二）镜下观

典型孤立性纤维性肿瘤特征为细胞稀少区和细胞丰富区交替分布，两者间有粗的玻璃样变胶原纤维和分支状血管外周细胞瘤样血管分隔[149-150]。

细胞密集区由温和的梭形细胞构成，排列成相互交织的短束状；细胞稀少区可见瘢痕样、玻璃样高度胶原化，常见细胞黏液样变、细胞小囊变和间质肥大细胞浸润。

细胞组成上，SFTs 由较为单一的梭形细胞构成，细胞形态变化较小，有时可见上皮样细胞，不同的细胞形态可出现在同一肿瘤内。上皮样细胞的出现，往往提示肿瘤的生物学行为转化[151]。

梭形瘤细胞界限不清，细胞质嗜酸性或淡染，细胞核呈梭形、短梭形或长杆状，核两端圆钝或稍尖，可出现核内空泡。上皮样瘤细胞呈多角形、不规则形或星状，核圆形，核膜薄，核染色质分布较均匀，可有小核仁；胞质淡染，甚至胞质内显著空泡化，类似泡沫变性，胞质界限不清。

超微结构观察肿瘤细胞核不规则，染色质致密，分布于核的周边，胞质内含有丰富的胶原蛋白及中等量细胞器，包括高尔基体、粗面内质网及线粒体等，胶原蛋白围绕细胞核分布，并可见分化好的中间丝蛋白，这些显示肿瘤细胞具有纤维母细胞的特点[152]。

(三)恶性孤立性纤维性肿瘤

大多数 SFTs 的生物学行为呈良性或交界性，恶性孤立性纤维性肿瘤(malignant solitary fibrous tumors，MSFTs)罕见。与良性病例比较，恶性者在发病年龄、就诊情况、临床症状等方面无差异[76]，但瘤体更大[52]，最大直径可达 38 cm，谭丽等[101]报道了 38 例胸膜孤立性纤维性肿瘤患者，发现恶性病变的瘤体直径多在 10cm 以上，且更易发生复发或转移。

MSFT 镜下缺乏良性 SFT 的典型组织学改变，表现为细胞密度增加，异型性明显，有出血、坏死，大量核分裂象和(或)边缘浸润性生长，形态上类似于其他软组织梭形细胞肉瘤(如纤维肉瘤、未分化肉瘤等)，但局部也可见到细胞丰富区和细胞稀疏区相间、血管外皮瘤样结构等 SFT 的形态结构特点。

MSFT 除了典型 SFT 表现外，还出现细胞密度增加、核异性明显、核分裂易见(>4 个/10HPF)、肿瘤体积较大，直径>10cm、可见坏死、出现浸润性生长等迹象[153-154]，也有将具有细胞密度增加、核异性明显、核分裂易见(>4 个/10HPF)的 SFT 称作低度恶性或潜在恶性 SFT[155]。李辉等[156]认为，当镜下见坏死、核分裂象>4 个/10HPF 及 Ki-67 指数增高提示恶性倾向。任颖等[49]报道了 16 例颅内恶性孤立性纤维性肿瘤/血管外皮瘤，镜下肿瘤细胞丰富稍具异性，核分裂象≥5/10HPF，肿瘤的组织学结构呈条索状、席纹状或无结构状，部分呈经典的 SFT 样结构，部分呈 HPC 样结构。

WHO 软组织肿瘤分类[157]认为，恶性 SFT 中见到良性 SFT 组织学特征应是 SFT 发生了去分化。Mosquera 等[158]报道了 8 例，包括胸膜和胸膜外，8 例均在典型良性 SFT 背景中发生了高级别肉瘤的突然转变，其中 5 例高级别肉瘤区丢失了 CD34 的表达；2 例伴有良性组织学表现的病例，其高级别肉瘤样区域 CD34 阴性，而 S-100 强阳性，也支持伴有良性 SFT 组织学改变的 MSFT 更可能是 SFT 发生了去分化。

五、免疫组化

免疫组织化学检查对 SFT 的诊断具有重要意义，肿瘤细胞 CD34 阳性率为 85% ~95%、Bcl-2 阳性率为 75%、CD99 阳性率为 75%，不同程度表达 EMA 和 SMA，vimentin 通常也为阳性表达；通常不表达 desmin、CK 和 S-100，偶尔表达 S-100、CK 及 desmin 局灶性弱阳性[159-163]。顾永耀等[76]报道了 48 例孤立性纤维性肿瘤，免疫组化染色 vimentin、CD34、Bcl-2、CD99、SMA 阳性率分别为 100%、94%、79%、67% 和 5%，desmin、S-100、CD117、calretinin 及 EMA 均为阴性。谭丽等[101]报道了 38 例胸膜孤立性纤维性肿瘤，CD34、vimentin、CD99、SMA 和 Bcl-2 均在肿瘤细胞胞质内表达，阳性表达率分别为 100.0%、100.0%、65.8%、5.3% 和 78.9%，CD68、S-100、

EMA 呈阴性。

Marchevsky 等[164]于 2003 年首次将具有明显上皮样区域的 SFT 命名为上皮样 SFT(epitheloid SFT),这种特殊类型的 SFT 可同时表达 CD34、CD99 和 Bcl-2,以及上皮的标志物[keratin 和(或)EMA],且往往提示生物学行为为恶性。刘坦坦等[165]报道了 7 例恶性孤立性纤维性肿瘤,CD34、CD99、Bcl-2 和 STAT6 的表达率分别为 85.7%、71.4%、57.1% 和 85.7%,其中 CD34 的表达方式多样,表现为弥漫阳性和局灶阳性,阳性率和阳性模式不同于 SFT;STAT6 表达方式也以局灶细胞核的强阳性为主。

CD34 是目前最有价值的 SFT 诊断性标志物,常呈胞质弥漫强阳性表达,但也可灶状表达或无表达[166]。

Mosquerra 等[158]在对 8 例存在明确间变区域的 SFT 研究中发现,7 例 SFT 在形态学良性的区域中 CD34 为阳性表达,而在 5 例分化差的区域中 CD34 表达缺失,以上结果提示 CD34 的阳性率与肿瘤的分化程度相关,即在分化差的区域中,CD34 的表达率往往下降甚至缺失。有研究报道[167],仅有少数 CD34 -/CK + SFT 患者,且多为恶性,提示 CD34 表达缺失与侵袭性生物学行为相关。Awasthi 等[168]报道了 2 例具有上皮组织特征的双相分化性质的孤立性纤维性肿瘤,2 例 SFT 均具有双向形态,其中一些区域具有典型的良性纺锤形 SFT 形态(包括 CD34 表达),一些区域具有恶性上皮样表现,其中的上皮样区域被限定并包装于纺锤形细胞群中,同时具有细胞角蛋白和上皮钙黏蛋白的表达,而 CD34 表达阴性。Schulz 等[169]的一项关于 223 例 SFT 研究发现 CD34 的低表达和 IGF2 的高表达与恶性转化和转移率显著相关,且在肿瘤坏死区表现最显著。

Bcl-2 是一个细胞凋亡抑制基因家族,研究发现[170],Bcl-2 在原始间充质细胞中表达,且是 SFTs 比较特异的标志物,Bcl-2 与 Ki-67 阳性表达分布特点相似,即良性区域低表达,间变区域高表达。Suster 等[171]对 56 例 SFT 进行研究,指出 Bcl-2 在 SFT 诊断中比 CD34 更具有意义,对于 CD34 阴性而 Bcl-2 高表达的病例,综合其形态学特点,也可确诊为 SFT。任颖等[49]报道了 16 例颅内恶性孤立性纤维性肿瘤/血管外皮瘤,Bcl-2 阳性 13 例,阳性率为 81.25%;CD99 阳性 11 例,阳性率为 68.75%,其中 4 例为局灶阳性。

vimentin 是间叶细胞肿瘤的标志物[172],Takizawa 等[173]认为,Vim 阳性亦有一定的诊断价值。

肿瘤细胞黏附分子 CD44 和基质金属蛋白酶(MMP-2)在许多肿瘤中强烈表达,且与这些肿瘤的侵袭和转移密切相关,Demirag 等[174]通过对 10 例 SFT 患者肿瘤组织进行免疫组化检查,发现所有病例均表达强 CD44,只有 2 例恶性 SFT 和肺内 SFT 表达局灶性 MMP-2,但 CD44 阳性与孤立性纤维性肿瘤的恶性肿瘤标准不相关。

Swelam 等[40]研究显示,肿瘤 Ki-67、细胞纤维母细胞生长因子(basic fibroblast growth factor,bFGF)过度表达预示肿瘤恶性倾向;p53 可在组织学表现为恶性 SFT 中表达[37]。

人 α-氨基-3-羟基-5-甲基-4-异恶唑丙酸(A-amino-3-hydroxy-5-methyl-4-isox-azole propionicacid,AMPA)离子能谷氨酸受体 2(GRIA2)参与神经系统发育,并在一些神经变性疾病中表达下调[175],其编码 AMPA 选择性离子型谷氨酸受体亚基(GLUR2)。Mohajeri 等[176]发现,SFT 中 89% 的 GRIA2 染色阳性。Vivero 等[177]对 375 个软组织肿瘤进行免疫组织化学分析,发现 80% 的 SFTGRIA2 表达阳性,包括 86% 的 MSFT 和 100% 的去分化 SFT。Ichiyanagi 等[178]报道了 1 例肾孤立性纤维瘤,免疫组化发现肿瘤弥漫性表达 CD34、CD99、Bcl-2、PAX8、NAB2、STAT6 和 GRIA2,且检测到 NAB2-SATA6 基因融合。基于 GRIA2 在其他软组织中的有限表达,可将其作为 SFT 与其他肿瘤相鉴别的有效生物标志。

部分病例可检测到激素受体 ER 和 PR,阳性表达者提示肿瘤有复发可能[179]。

六、诊断

（一）诊断要点

SFTs 可发生于全身各处，缺乏特异性临床特征、影像学表现及肿瘤标志物，故临床诊断困难，目前确诊 SFT 主要依赖病理形态学特征及免疫表型[180-181]。

病理组织学上，主要由梭形细胞组成，无固定结构的生长方式，肿瘤细胞疏密不均，于细胞疏松区内可见较多粗大的胶原纤维束，部分肿瘤间质还可见薄壁或扩张的多形态血管存在[182]。

典型的免疫组化特征是 CD34、CD99、Bcl-2 阳性，而 desmin、S-100 阴性。CD34 阳性表达比率与肿瘤细胞的分化程度密切相关，被认为是诊断 SFT 特异和必不可少的指标。

Cheah 等[45]利用 STAT6 单克隆抗体检测 54 例 SFT 及其他相似肿瘤，发现 STAT6 呈 100% 阳性，而肌纤维母细胞瘤及血管纤维瘤等肿瘤未见阳性。因此，STAT6 融合基因被认为是这种肿瘤的特异性及高敏性标志物。

（二）恶性孤立性纤维性肿瘤

研究发现，极少数良性 SFTs 可突然发生恶性转化，如出现细胞核分裂多、坏死、囊性变以及未分化肉瘤等改变[41,183]。当肿瘤出现未分化肉瘤时，肿瘤细胞 p53 和 p16 的表达高于其他软组织肉瘤[184]；β-catenin 是 Wnt 信号转导途径中的关键分子，β-catenin 不仅与成人上皮性癌的发生有关，还参与调节包括纤维母细胞在内的间叶细胞的损伤修复、异常增殖等重要功能，SFTs 细胞 β-catenin 高表达和其恶性转化相关。Swelam 等[40]指出，肿瘤细胞纤维母细胞生长因子（basic fibroblast growthfactor，bFGF）、Ki-67 过度表达预示肿瘤恶性倾向。

MSFT 目前尚无统一诊断标准，1989 年，England 等[98]通过对 223 例"胸腔内 SFT"生物学行为的观察研究，首次提出了"胸腔内 SFT"恶性诊断标准为细胞丰富、异型性明显、核分裂大于 4 个/10HPF、存在坏死和出血、肿瘤体积 >10cm、无蒂性生长，以及发生在不典型的部位（如胸膜壁层、肺实质）。Gold 等[52]认为，大体上 SFT 若"体积 >10cm，与周围组织界限不清，边缘呈浸润性生长"多提示为恶性。Fletcher 等[185]认为，对于"胸腔外 MSFT"诊断标准应仅仅参考镜下的形态学特征，包括细胞生长活跃，密集分布，细胞多形性；核分裂象多见，一般大于 4 个/10HPF，至于肿瘤的其他特性（如大小、出血、坏死和发生部位）是否提示肿瘤为恶性还有待于进一步研究。但 Mosquera 等[158]认为，肿瘤广泛浸润也是诊断恶性的重要依据。

刘有等[32]综合文献报道，提出 MSFT 如下诊断条件：

（1）肿瘤与周围界限不清楚，呈浸润性生长，瘤体 >10cm 者。

（2）瘤细胞丰富，细胞密度增加，甚至瘤细胞呈弥漫性分布。

（3）瘤细胞生长活跃，核分裂象一般 >4 个/10HPF。

（4）瘤细胞呈多形性及异型性明显。

（5）出现异型的瘤巨细胞。

（6）有广泛性出血或肿瘤性坏死。

（7）CD34、Bcl-2、CD99、STAT6 阳性，尤其 CD34 及 STAT6 阳性表达。

2006 版 WHO 软组织肿瘤病理学分类中关于 MSFTs 的诊断推荐使用以下标准[160]：

（1）具有典型的 SFT 形态学表现。

（2）细胞生长活跃，密集分布，呈肉瘤样，异型性显著。

（3）核分裂 >4 个/10HPF。

（4）肿瘤性坏死，肿瘤广泛浸润或远处转移。

1989 年，England 等[98]提出了胸膜外恶性 SFT 诊断标准，即细胞丰富密集，核分裂增多（≥4 个/10HPF），细胞有不同程度异型性，肿瘤细胞坏死，和（或）浸润性边界。2013 年版 WHO 软组织肿瘤病理学分类中对"胸膜外 MSFT"的诊断沿用了这一标准。

七、鉴别诊断

前已述及，SFTs 临床诊断困难，其鉴别诊断主要是组织病理学鉴别，需要鉴别的主要肿瘤如血管外周细胞瘤、间皮瘤、滑膜肉瘤、纤维肉瘤、恶性外周神经鞘膜瘤[186]。

（一）不同部位的 SFTs 鉴别

SFTs 发生部位不同，其需鉴别的肿瘤稍有差异。

1. 胸膜 SFT 鉴别

胸膜孤立性纤维性肿瘤的影像学表现主要需与胸壁神经源性肿瘤和其他良性肿瘤相鉴别[187]，胸壁神经源性肿瘤多发生于肋间神经及脊神经，沿肋间神经走行，常伴邻近肋间隙增宽，囊变坏死常见，增强扫描显著强化。

从病理特点上，胸膜孤立性纤维性肿瘤需与以下几种梭形细胞肿瘤相鉴别[81]。

1）纤维性间皮瘤

免疫组化间皮瘤中梭形细胞 CK、Vim 和 CR 均阳性，CD34 阴性可鉴别。

2）纤维肉瘤

CD34 和 Bcl-2 均为阴性。

3）良性纤维组织细胞瘤

无明显包膜，除可见短梭形纤维母细胞外，还可见巨噬细胞和泡沫样组织细胞等，CD68 阳性，不表达 CD34，Bcl-2 阴性，可资鉴别。

4）肌成纤维细胞瘤

主要由肌纤维母细胞组成，细胞质呈嗜伊红色，细胞之间富于胶原纤维，细胞排列成短条束状，免疫组化 actin 和 desmin 阳性可与该病鉴别。

5）血管外皮细胞瘤

形态比较单一，其中的梭形细胞和血管内皮细胞 CD34 均阳性；而孤立性纤维性肿瘤的形态多样，CD34 仅为血管内皮细胞阳性，梭形细胞阴性可鉴别。

2. 脑膜恶性 SFT 鉴别

1）纤维性脑膜瘤

脑膜瘤中年女性好发，幕下脑膜瘤好发于小脑幕周围，多呈圆形或类圆形，密度较均匀，CT 呈等稍高密度，MRI T1WI 和 T2WI 信号与脑实质信号基本一致，增强呈中度均匀强化，常见"脑膜尾征"，病灶内钙化及邻近颅骨增生硬化较常见，与脑膜 SFT 表现类似；但组织学脑膜瘤无细胞丰富区与细胞疏松区分布的特点，缺乏玻变的胶原纤维及血管外皮瘤样结构，免疫组化脑膜瘤 EMA 阳性，而 CD34、CD99 及 Bcl-2 阴性。

2）血管周细胞肿瘤

肿瘤与硬脑膜相连，组织学上改变与软组织的血管周细胞瘤（HPC）相似，极易与中枢神经系统的 SFT 相混淆。

但 SFT 组织学上除了血管外皮瘤结构，还有无结构样结构，玻变的血管多见，网状纤维不同于 HPC 围绕每个肿瘤细胞周围[188]，免疫组化 SFT 之 CD34、CD99、Bcl-2 弥漫阳性，而 HPC 之 CD34 片灶状弱阳性[189]，CD99、Bcl-2 阴性可资鉴别。

3）纤维肉瘤

梭形瘤细胞呈束状交错排列，形成特征性"鱼骨样"或"人"字形排列，核分裂象多见，间质可有不等量的胶原纤维，与恶性 SFT/HPC 梭形细胞排列呈束状、条索状结构相似，免疫组化标记 vimentin 阳性，但纤维肉瘤无疏密相间的特点，瘤细胞不表达 STAT6、CD34、CD99 和 Bcl-2。

4）恶性外周神经鞘膜瘤

发生于桥小脑角的梭形细胞肿瘤，首先除外恶性神经鞘膜瘤，梭形细胞肿瘤常围绕血管呈漩涡状排列，具有丰富的核分裂象；由于部分病例可见细胞密集区与稀疏区交替，易与 MSFT/HPC 相混淆，可借助免疫组化标记进行鉴别，恶性外周神经鞘膜瘤通常表达 S-100，不表达 STAT6、CD34、CD99 和 Bcl-2。

3. 肾 MSFT 鉴别

1）肉瘤样肾细胞癌

肿瘤细胞呈未分化梭形细胞肉瘤样，但细胞异型性更大，免疫组化 CK 和 EMA 阳性，可资鉴别。

2）肾平滑肌肉瘤

肿瘤细胞胞质呈嗜伊红色，胞核呈杆状，特殊染色（如 Masson 三色染色）及免疫组化显示平滑肌标记 desmin 和 SMA 阳性，而 CD34 阴性。

3）肾滑膜肉瘤

单相纤维型滑膜肉瘤梭形肿瘤细胞呈交错束状、漩涡状或实性片状排列，肿瘤细胞 vimentin 阳性，也可 CD99、Bcl-2 阳性，但 PCK 和 EMA 灶性阳性，CD34 阴性有助于两者鉴别，另外，滑膜肉瘤还可检测到 SYT-SSX 融合基因。

（二）MSFT 的鉴别

1. 恶性外周神经鞘瘤

两者肿瘤均有疏松细胞区及丰富细胞区交替分布，瘤细胞排列呈束状及漩涡状，但 MSFT 的疏松区常有粗大的胶原纤维及血管壁透明变性明显，而恶性神经鞘瘤免疫组化显示 Leu-7 及 S-100 阳性。

2. 纤维型恶性间皮瘤

瘤细胞呈梭形，常常弥漫性分布，瘤细胞有异型性，亦可见瘤巨细胞，形态学不易与 MSFT 区别，但恶性间皮瘤细胞胞核染色均匀，染色质淡染，核分裂象相对少见，也无细胞疏松区及细胞密集区交替分布。

3. 胃肠道间质瘤

肿瘤细胞呈长梭形或短梭形，亦可见瘤细胞密集区及疏松区交替现象，瘤细胞排列呈束状，胞质丰富，免疫组化 CD117 及 Dog-1 阳性，存在 PDGF-α 及 c-Kit 基因突变，可与 MSFT 鉴别。

4. 滑膜肉瘤

滑膜肉瘤是一种具有上皮和间叶双向分化的恶性肿瘤，形态上可出现血管外皮细胞瘤样的结构，和 SFT 类似，但 SS 缺乏广泛的纤维胶原成分，除梭形细胞外，还含有数量不等的上皮样细胞，局灶性地表达 CK、EMA，而 CD34 为阴性。

据文献报道，SFT 可不同程度地表达 EMA，且在 MSFT 中具有上皮样分化的区域也可表达 CK，而 CD34 在 SS 中的阴性表达有助于鉴别两者。另外，90% 以上的 SS 具有特异性染色体易位 t(X；18)(p11；q11)，也有助于区分两者。

5. 血管外周细胞瘤

血管外周细胞瘤(haemangiopericytoma，HPC)与 SFT 之间的界限越来越模糊，二者无论是免疫表型还是超微结构方面都有相似的特征。

镜下 HPC 由丰富的血管网和周围紧密排列的瘤细胞组成，血管可呈扩张的血窦样、树枝状、裂隙样或鹿角状并互相连接成网；管壁薄，内附扁平内皮细胞和一层厚的胶原纤维套。

HPC 瘤细胞呈大小不一的梭形或圆形，排列较密集，边界不清，胞质深染或嗜酸性，核小呈空泡状，核分裂象数目不定，<3 个或 >4 个/10HFP。与 SFT 的区别是 HPC 常无间质玻璃样变，细胞密集不一致、分裂象少。银染色见瘤细胞与内皮细胞间有一层基膜相隔，瘤细胞间穿插有网状纤维、呈洋葱皮样。

免疫表型，HPC 与 SFT 相似表达 CD34、CD99 和 Bcl-2，而 actin 和 desmin 均阴性。研究显示，HPC 和 SFTs 具有相似的组织学和免疫组化特征，且超微结构也有重叠，因此与 SFT 很难鉴别，故可采用 HPC/SFT 的术语来表达[190]。

2013 年 WHO 软组织肿瘤中将 HPC/SFT 作为整体进行介绍，且越来越多的研究表明，HPC/SFT 和巨细胞性血管纤维瘤、脂肪瘤样血管外皮细胞瘤之间的组织发生类似，提示 HPC 可能不再是一种独立的病变类型；但 HPC 中细胞分布通常较一致，无细胞疏密不均的特点，亦无明显的胶原纤维或间质玻璃样变区域。

6. 上皮样血管内皮瘤

上皮样血管内皮瘤(epithelioid hemangiomyoma，EHE)，组织学特点为肿瘤组织可呈细胞条索、实质巢块或管样结构排列，肿瘤细胞呈上皮样，类圆形或多角形，核分裂象不明显，瘤细胞形成小的细胞内管腔，细胞质内可见空泡，部分可见红细胞。

免疫组化可见血管内皮细胞表达 CD31、CD34、FVIII-Rag 中至少 1 项，部分 vimentin 表达阳性[191]；电镜下细胞周围基底膜完整，可见胞饮囊泡或含红细胞的原始血管腔，偶尔可见胞质内 Weibel-Palade 小体。

八、治疗与预后

(一)治疗

1. 治疗原则

SFTs 的治疗原则是以手术完整切除为主要治疗手段，必要时辅以放疗、化疗[192-193]，几乎所有的良性 SFT 及约 50% 的 MSFT 可痊愈[194]。

(1)手术完整切除是 SFTs 的主要治疗手段，大部分良性 SFTs 可通过完全切除，获得临床治愈；能够完整切除的肿瘤不需要辅助化疗与放疗。

(2)对于不能完整切除的或具有高的增殖指数的肿瘤，术后应进行预防性放疗[195]。

(3)对于内脏器官 SFTs 者，如肿瘤巨大不能手术，可采取动脉内栓塞治疗法。

（4）腹膜后顽固 SFTs 者，适时采取术中热疗、术后化疗，可降低肿瘤的复发和转移率[196]。

（5）68% ~ 80% 的恶性 SFTs 出现术后复发或转移[197-198]，Mena 等[199]的研究显示，术后放疗和（或）化疗能显著提高患者的生存期。

2. 手术治疗

良性孤立性纤维性肿瘤约占 80%，交界性和恶性极少见。对于良性及非侵袭性的孤立性纤维性肿瘤，完整切除后一般不会复发或者转移，对放疗和化疗不敏感。

如果部分恶性病例发现时已经广泛浸润，无法根治，可选择姑息性手术切除，此时需采取辅助性放化疗，以减少术后复发和转移率，改善长期生活质量[200]。

任颖等[49]报道了 16 例颅内恶性孤立性纤维性肿瘤，均通过手术切除肿瘤组织，4 例术后放疗，1 例术后放、化疗。乳腺恶性 SFT 相关报道较少，乳腺病灶处理可选择局部扩大切除或乳腺全切术；鉴于恶性间叶组织来源肿瘤以血行播散为主要转移方式，淋巴转移较为少见，多项研究均未行区域淋巴结清扫。

曹劲松等[201]报道了 1 例后纵隔巨大恶性孤立性纤维性肿瘤，压迫心脏、肺、食管及邻近其他组织器官，患者一般状况极差，无法进食，保守治疗无效，为延长患者生命周期，提高患者生活质量，遂行手术切除肿瘤，解除压迫。李坚等[73]报道 1 例腹腔恶性孤立性纤维性肿瘤，男，76 岁；腹胀，腹部 CT 示腹腔巨大肿块，术中见腹腔内大量血性腹水，胃结肠韧带处一巨大肿瘤，血运丰富，瘤体破裂并有活动性出血；肿瘤与结肠系膜、胃体后壁均有浸润粘连；术中完整切除肿块。术后病理：腹腔恶性孤立性纤维性肿瘤；术后 15 个月出现复发，再次手术探查发现腹腔内散在大小不等瘤体，无法根治切除。肾恶性 SFT 治疗亦以手术完整切除肿瘤并长期随访为主。徐德等[145]报道了 8 例肾 SFT，均行单侧肾脏肿瘤切除，7 例无瘤生存，1 例手术后给予干扰素获得 23 个月无进展生存；随访 4 ~ 33 个月，5 例复发和转移，其中 2 例 5 个月死亡，复发和转移病例显示侵袭性生长以及高核分裂象和增殖指数。

3. 放化疗

相关研究表明，对于不宜手术或拒绝手术的患者亦可考虑放射治疗，放射治疗局控率为 30% ~ 60%；对于手术切缘阳性及含有恶性组织学成分的患者可考虑术后辅助放疗[202]。

肿瘤广泛浸润或有卫星灶者，易发生播散和转移，均提示预后不良，且有 10% ~ 23% 的胸膜孤立性纤维性肿瘤生物学行为呈恶性，表现为复发或转移。因此，系统治疗在恶性 SFT 治疗中具有一定地位[203]。

但以类似治疗其他软组织肉瘤所采用的基于多柔比星的方案疗效不佳[204]，有研究表明[205]，基于蒽环霉素或达卡巴嗪的方案治疗 SFT 的客观反映率为 0% ~ 50%。

Trabectedin（曲贝替定）是用于蒽环霉素/异环磷酰胺耐药性软组织肉瘤患者和不适合这些治疗的患者的一线治疗方案[206-207]，Khalifa 等[208]的研究表明，Trabectedin 治疗 SFT 的疾病稳定率为 72.7%，疾病控制率为 81.8%，中位随访 29.2 个月后，中位疾病无进展期为 11.6 个月，中位总生存期为 22.3 个月，提示 Trabectedin 是一种非常有效的治疗 SFTs 的药物。

4. 靶向治疗

研究表明，抗血管生成治疗软组织肉瘤具有潜在的疗效[209]，帕唑帕尼被证实对抑制肉瘤血管生成，阻止肿瘤生长具有较好的疗效[210]。Valentin 等[211]报道，Sorafenib 治疗转移性或不可切除的 SFT 具有较好的效果。

杨璞等[212]认为，舒尼替尼对恶性程度较高、肿瘤切缘阳性或伴发远处转移的 SFT 患者可能也有一定疗效。Ⅱ期临床试验证实[213]，Sunitinib 对于长期控制 SFTs 病情进展有潜在价值。

（二）预后

大多数 SFT 呈良性经过，仅 10% ~15% 的胸腔内 SFT 和不到 10% 的胸腔外 SFT 可复发和（或）出现转移，因此，大多数学者认为 SFT 是一种"低度恶性，极少发生转移"的肿瘤[214]。顾永耀等[76]报道了 48 例孤立性纤维性肿瘤，随访 36 例，33 例无瘤生存，3 例复发。

SFT 总体预后良好，术后 5 年总体生存率为 70% ~97.5%，复发率为 5% ~18%，转移率为 0 ~ 24%。复发和转移以恶性 SFT 多见，但良性 SFT 亦可发生[215-217]。Mohamed 等[218]报道 1 例良性 SFT 病例，在 25 年随访过程中经历 4 次复发并发生恶性转变。

恶性 SFT/HPC 术后复发率高，长期随访发现复发率高达 84.6%，并可发生颅外转移，最常发生的转移部位是骨、肝、肺、中枢神经系统和腹腔。

一般认为，肿瘤大小、组织学分级、切缘阳性与否及病变部位为非胸腔来源肿瘤均为 SFT 复发的危险因素。病变边界清楚、肿块完整切除者有较好的临床过程，而肿瘤多发、体积大、核分裂象常见、浸润性边缘则提示不好的预后。Pasquali 等[219]的一项多中心预后研究显示，单变量分析发现，细胞密度、异型性、坏死程度、核分裂象活跃（>4 个/10HPF）与 SFT 的无疾病进展期及总体生存率相关，且手术切缘有无肿瘤残留是无疾病进展期的一个重要因素，但与总生存期无统计学差异；另外，研究还发现，肿瘤直径越大，预后更好，且具有更小的复发率。多变量分析发现，高有丝分裂率、细胞异型和细胞密集程度与复发率显著相关。邵云等[194]指出，有部分形态学表现为良性 SFT 的肿瘤组织出现复发、转移等恶性变征兆，仅根据病理结果推断预后是不可取的，长期严密随访至关重要。

（刘　娟）

参考文献

[1] 董继永，杨本涛，张武，等. 眼眶孤立性纤维瘤的 MRI 诊断[J]. 中华放射学杂志，2012，46(3)：230-233.

[2] Paul Klemperer M D, Rabin C B. Primary neoplasms of the pleura. A report of five cases[J]. American J Industrial Medicine, 2010, 22(1)：1-31.

[3] Klemperer P, Coleman B R. Primary neoplasms of the pleura. A report of ve cases[J]. Am J Ind Med, 1992, 22 (1)：1-31.

[4] Chetty R, Jain R, Serra S. Solitary fibrous tumor of the pancreas[J]. Ann Diagn Pathol, 2009, 13(5)：339-343.

[5] Poyraz A, Kilic D, Hatipoglu A, et al. Pedunculated solitary fibrous tumours arising from the pleura[J]. Monaldi Arch Chest Dis, 2006, 65(3)：165-168.

[6] Perez-Ordonez B, Koutlas I G, Strich E, et al. Solitary fibrous tumor of the oral cavity：an uncommon location of a ubiquitous neoplasm[J]. Oral Surg Oral Med Oral Pathol Oral Radiol Endod, 1999, 87(5)：589-593.

[7] Ginat D T, Bokhari A, Bhatt S, et al. Imaging features of solitary fibrous tumors[J]. AIR, 2011, 196(3)：487-495.

[8] Ide F, Obara K, Mishima K, et al. Ultrastructural spectrum of solitary fibrous tumor：a unique perivascular tumor with alternative lines of differentiation[J]. Virchows Arch, 2005, 446(6)：646-652.

[9] Hanai S, Okishio N. Malignant peritoneal mesothelioma of the prostate：A case report[J]. Hinyokika Kika Kiyo, 1986, 32(11)：1725-1730.

[10] Klemperer P, Rabin C B. Primary neoplasms of the pleura：a report of five cases[J]. Arch Pathol, 1931, 11(6)： 385-412.

[11] Azad A, Herbertson R A, Pook D, et al. Motesanib diphosphate (AMG 706), an oral angiogenesis inhibitor, demonstrates clinical efficacy in advancedthymoma[J]. Acta Oncol, 2009, 48(4)：619-621.

[12] Fletcher C D, Bridge J A, Hogendoorn P, et al. WHO classification of tumors of soft tissue and bone[M]. Lyon： IARC Press, 2013：305-310.

[13] Briselli M，Mark E J，Dickersin G R. Solitary fibrous tumors of the pleura：Eight new cases and review of 360 cases in the literature[J]. Cancer，1981，47(11)：2678－2689.

[14] Manor E，Bodner L. Chromosomal aberrations in oral solitary fibrous tumor[J]. Cancer Genetics & Cytogenetics，2007，174(2)：170－172.

[15] 谢文全，郭德玉，阎晓初，等. 8 例孤立性纤维性肿瘤临床病理、免疫组化特点[J]. 第三军医大学学报，2007，29(9)：1801－1804.

[16] Nawashiro H，Nagakawa S，Osada H，et al. Solitary fibrous tumor of the meninges in the posterior cranial fossa：Magnetic resonance imaging and histological correlation－case report[J]. Neurologia Medco－Chirurgica，2000，40(8)：432－434.

[17] Chen H，Zeng X W，Wu J S，et al. Solitary fibrous tumor of the central nervous system：A clinicopathologic study of 24 cases[J]. Acta Neurochirurgica，2012，154(2)：237－248.

[18] Kim K A，Gonzalez I，Mccomb J G，et al. Unusual presentation of cerebral solitary fibrous tumor：Report of four case[J]. Neurosurgery，2004，54(4)：1004－1009.

[19] 张夏玲，程海霞，包芸，等. STAT6 免疫组织化学染色在孤立性纤维瘤/脑膜血管外皮瘤诊断中的应用价值探讨[J]. 中华病理学杂志，2016，45(2)：97－101.

[20] Gelb A B，Simmons M L，Weidner N. Solitary fibroustumor involving the renal capsule [J]. AmJ Surg Pathol，1996，20(10)：1288－1295.

[21] Wang J，Arber D A，Frankel K，et al. Large solitary ibrous tumor ofthe kidney－report of two cases and review of the literature[J]. Am J Surg Pathol，2001，25(9)：1194－1199.

[22] Bouvier C，Métellus P，de Paula A M，et al. Solitary fibrous tumors and hemangiopericytomas of the menings：over-lapping pathological features and common prognostic factors suggest the same spectrum of tumors[J]. Brain Pathol，2012，22(4)：511－521.

[23] Savary C，Rousselet M C，Michalak S，et al. Solitay fibrous tumors and hemangiopericytomas of the menings：immu-nopenotype and histoprognosis in a series of 17 cases[J]. Ann Pathol，2016，36(4)：258－267.

[24] 丁志燕，王艳芬，王璇，等. 信号转导及转录激活因子6 在孤立性纤维性肿瘤中的表达和意义[J]. 中华病理学杂志，2017，46(4)：235－239.

[25] Carneiro S S，Scheithauer B W，Nascimento A G. Solitary fibrous tumor of the meninges：a lesion distinct from fi-brous meningioma[J]. Am J Clin Pathol，1996，106(2)：217－224.

[26] 尹卫宁，蔡博文，陈卉娇，等. 中枢神经系统孤立性纤维瘤的诊断与治疗（附28 例报告）[J]. 中国临床神经外科杂志，2009，14：1－3.

[27] Metellus P，Bouvier C，Guyotat J，et al. Solitary fibrous tumors of the central nervous system：clinicopathological and therapeutic considerations of 18 cases[J]. Neurosurgery，2007，60(4)：715－722.

[28] Fritchie K J，Jin L，Rubin B P，et al. NAB2－STAT6 gene fusion in meningeal hemangiopericytoma and solitary fi-brous tumor[J]. J Neuropathol Exp Neurol，2016，75(3)：263－271.

[29] Louis D N，Perry A，Re G，et al. The 2016 World Health Organination classification of the central nervous system：a summary[J]. Acta Neuropathol，2016，131(6)：803－820.

[30] Fine S W，McCarthy D M，Chan T Y，et al. Malignant solitary fibrous tumor of the kidney：Report of a case and comprehensive review of the literature[J]. Arch Pathol Lab Med，2006，130(6)：857－861.

[31] Nishiyama N，Iwata T，Izumi N，et al. Aggressive repeat surgery for a recurrent synovial sarcoma in the pleura[J]. Ann Thorac Cardiovasc Surg，2009，15(1)：46－49.

[32] 刘有，邱晓媚，陆云龙，等. 盆腔巨大恶性孤立性纤维性肿瘤伴转移1 例[J]. 诊断病理学杂志，2018，25(11)：791－792.

[33] Chan J K. Solitary fibrous tumour－everywhere，and a diagnosis in vogue[J]. Histopathology，1997，31(6)：568－576.

[34] Hinohara M，Kohda E，Kobayashi S，et al. Malignant solitary fibrous tumor of the pleura：two cases and review of the literature[J]. Nihon Igaku Hoshasen Gakkai Zasshi，2000，60(8)：428－433.

[35] 张新民，曾利红，颜学平. 左心房复发性恶性纤维组织细胞瘤一例[J]. 湖南医科大学学报，2001，26(2)：174.

[36] Hasegawa T，Hirose T，Seki K，et al. Solitary fibrous tumour of the soft tissue：an immunohistochemical and ultra-

structural study[J]. Am J Clin Pathol, 1996, 106(3): 325 – 331.

[37] Yokoi T, Tsuzuki T, Yatabe Y, et al. Solitary fibrous tumour: significance of p53 and CD34 immunoreactivity in its malignant transformation[J]. Histopathology, 1998, 32(5): 423 – 432.

[38] Rakheja D, Wilson K S, Meehan J J, et al. Extrapleural benign solitary fibrous tumor in the shoulder of a 9 – year – old girl: Case report and review of the literature[J]. Pediatric and Developmental Pathology, 2004, 7(6): 653 – 660.

[39] Torabi A, Lele S D, Pinnt J, et al. Lack of a common or characteristic cytogenetic anomaly in solitary fibrous tumor [J]. Cancer Genetics & Cytogenetics, 2008, 181(1): 60 – 64.

[40] Swelam W M, Cheng J, Ida – Yonemochi H, et al. Oral solitary fibrous tumor: a cytogenetic analysis of tumor cells in culture with literature review[J]. Cancer Genet Cytogenet, 2009, 194(2): 75 – 81.

[41] Torres – Olivera F J, Vargas M T, Torres – Gómez F J, et al. Cytogenetic, fluorescence in situ hybridization, and immunohistochemistry studies in a malignant pleural solitary fibrous tumor[J]. Cancer Genetics & Cytogenetics, 2009, 189(2): 122 – 126.

[42] Juliann Chmielecki, Aimee M, Crago, et al. Whole exome sequencing identifies a recurrent NAB2 – STAT6 fusion in solitary fibrous tumors[J]. Nature Genetics, 2013, 45(2): 131 – 132.

[43] Huang S, Li C, Kao Y, et al. The clinicopathological significance of NAB2 – STAT6 gene fusions in 52 cases of intrathoracic solitary fibrous tumors[J]. Cancer Medicine, 2015, 5(2): 159 – 168.

[44] An R R, Yi – Mi W, Shanker K S, et al. Identification of recurrent NAB2 – STAT6 gene fusions in solitary fibrous tumor by integrative sequencing[J]. Nature Genetics, 2013, 45(2): 180 – 185.

[45] Cheah A L, Billings S D, Goldblum J R, et al. STAT6 rabbit monoclonal antibody is a robust diagnostic tool for the distinction of solitary fibrous tumour from its mimics[J]. Pathology, 2014, 46(5): 389 – 395.

[46] Robinson D R, Wu Y M, Kalyana – Sundaram S, et al. Identification of recurrent NAB2 – STAT6 gene fusions in solitary fibrous tumor by interative sequencing[J]. NatGenet, 2013, 45(2): 180 – 185.

[47] Schweizer L, Koelsche C, Sahm F, et al. Meningeal hemangiopericytoma and solitary fibrous tumors carry the NAB2 – STAT6 fusion and can be diagnosed by nuclear expression of STAT6 protein[J]. Acta Neuropathol, 2013, 125(5): 651 – 658.

[48] Han Y, Zhang Q, Yu X, et al. Immunohistochemical detection of STAT6, CD34, CD99 and BCL – 2 fordiagnosing solitary fibrous tumors/hemangiopericytomas[J]. Int J Clin Exp Pathol, 2015, 8(10): 13166 – 13175.

[49] 任颖, 李艳, 阚云珍, 等. 颅内恶性孤立性纤维性肿瘤/血管外皮瘤16例临床病理分析[J]. 临床与实验病理学杂志, 2018, 34(6): 632 – 635.

[50] Horton E S, Dobin S M, Donner L R. A clonal t(8; 12) (p11. 2; q24. 3) as the sole abnormality in a solitary fibrous tumor of the pleura[J]. Cancer Genet Cytogenet, 2007, 172(1): 77 – 79.

[51] Qian Y W, Malliah R, Lee H J, et al. A t(12; 17) in an extraorbital giant cell angiofibroma[J]. Cancer Genet Cytogenet, 2006, 165(2): 157 – 160.

[52] Gold J S, Antonescu C R, Hajdu C, et al. Clinicopathologic correlates of solitary fibrous tumors[J]. Cancer, 2002, 94: 1057 – 1068.

[53] 周腾, 郑皓, 达布西力特, 等. 腹膜后恶性孤立性纤维瘤3例[J]. 武警医学, 2017, 28(5): 497 – 500.

[54] 杨璞, 肖文华, 刘家宏. 误诊为肾上腺皮质癌的肾上腺恶性孤立性纤维性肿瘤报告并治疗体会[J]. 临床误诊误治, 2016, 29(1): 43 – 44.

[55] 梁辉清, 关玉宝, 曾庆思, 等. 胸膜孤立性纤维瘤的多层螺旋CT表现与病理特征[J]. 中国医学影像学杂志, 2012, 20(7): 499 – 501.

[56] Brunnemann R B, Ro J Y, Ordonez N G, et al. Extrapleural solitary tumor: a clinicopathologic study of 24 cases [J]. Mod Pathol, 1999, 12(11): 1034 – 1042.

[57] Gengler C, Guillou L. Solitary fibrous tumour and haemangiopericytoma: evolution of a concept[J]. Histopathology, 2006, 48(1): 63 – 74.

[58] Shirley B, Kang D R, Sakamoto A H. Malignant solitary fibrous tumor of the scalp[J]. J Maxllotac Oral Surg, 2016, 15(2): 245 – 248.

[59] Ronchi A, La Manfia E, Gigantino V, et al. A rare case of malignant solitary fibrous tumor in prostate with review of the literature[J]. Diagn Pathol, 2017, 12(1): 50.

［60］ Mearini E，Cochetti G，Barillaro F，et al. Renal malignant solitary fibrous tumor with single lymph node involvement：Report of unusual metastasis and review of the literature［J］. Oncotargets & Therapy，2014，7(7)：679 – 685.

［61］ Soussan M，Felden A，Cyrta J，et al. Case 198：Solitary fibrous tumor of the liver［J］. Radiology，2013，269(1)：304 – 308.

［62］ Valenzuela A A. Orbital solitary fibrous tumor：A case series with review of the literature［J］. Orbit，2014，33(2)：145.

［63］ Choi C Y，Han S R，Yee G T，et al. An intracranial ma – lignant solitary fibrous tumor［J］. Neuropathology，2011，31(2)：177 – 182.

［64］ Insabato L，Siano M，Somma A，et al. Extrapleural solitary fibrous tumor：a clinicopathologic study of 19 cases［J］. Int J Surg Pathol，2009，17(3)：250 – 254.

［65］ 张维秀，孙晓腾，徐军辉，等. 附睾恶性孤立性纤维性肿瘤一例报告［J］. 中华肿瘤防治杂志，2015，22(13)：1066 – 1067.

［66］ 薛霜，龚智泉，许梅，等. 乳腺及阴茎海绵体孤立性纤维性肿瘤 2 例并文献复习［J］. 临床与实验病理学杂志，2016，32(09)：1050 – 1051.

［67］ 龚智泉，宋晓霞，赵跃武，等. 甲状腺孤立性纤维性肿瘤临床病理分析并文献复习［J］. 肿瘤基础与临床，2017，30(05)：435 – 436.

［68］ 丁洪基，隋中媛，王贵珍，等. 肺恶性孤立性纤维性肿瘤 1 例并文献复习［J］. 临床与实验病理学杂志，2015，31(3)：325 – 327.

［69］ 朱祥，葛敏，黄娴. 前纵隔恶性孤立性纤维瘤致上腔静脉综合征并胸腔积液 1 例［J］. 包头医学院学报，2015，31(2)：10 – 12.

［70］ 李永华，杨光，朱永波，等. 肝脏孤立性纤维性肿瘤 1 例［J］. 临床放射学杂志，2014，33(12)：1959.

［71］ 孙静，陈静，傅点，等. 肾脏孤立性纤维性肿瘤 1 例［J］. 临床外科杂志，2014，22(10)：766.

［72］ 丁银满，王正权，石小军，等. 盆腔孤立性纤维瘤 1 例并文献复习［J］. 蚌埠医学院学报，2015，40(4)：490 – 493.

［73］ 李坚，袁喜红，周凯. 腹腔恶性孤立性纤维性肿瘤 1 例［J］. 江西医药，2014，49(10)：1077 – 1078.

［74］ 李琛，佟磊. 中枢神经系统孤立性纤维性肿瘤 4 例临床病理分析［J］. 临床与实验病理学杂志，2015，31(2)：200 – 202.

［75］ 杨晓锋，吴凡，方春. 孤立性纤维瘤的多层螺旋 CT 征象及病理特征［J］. 中国医学影像学杂志，2013，21(9)：710 – 714.

［76］ 顾永耀，贺菽嘉，曾晶晶，等. 孤立性纤维性肿瘤 48 例临床病理特征分析［J］. 当代医学，2011，17(20)：20 – 22.

［77］ Caroli E，Salvati M，Epimenio R O，et al. Solitary fibrous tumour of the meninges：Report of four cases and literature review［J］. Neurosurg Rev，2004，27：246 – 251.

［78］ Kleihues P，Cavanee K W. Pathology and genetics of the tumours of the nervous system（WHO）［M］. Lyon：International Agency for Research in Cancer，2000.

［79］ Lawlor M W，Nielsen G P，Louis D N. Malignant solitary fibrous tumour of the meninges with marked amianthoid fibre deposition［J］. Neuropathol Applied Neurobiol，2008，34：569 – 572.

［80］ 陈卉娇，郭立新，庞宗国. 脑膜不典型孤立性纤维性肿瘤 1 例［J］. 中华病理学杂志，2003，2(32)：86 – 87.

［81］ 黄海建，曲利娟，郑智勇. 孤立性纤维性肿瘤研究进展［J］. 现代肿瘤医学，2011，19(6)：1255 – 1258.

［82］ Yang L H，Dai S D，Li Q C，et al. Malignant solitary fibrous tumor of breast：a rare case report［J］. Int J Clin Exp Pathol，2014，7：4461 – 4466.

［83］ 王常珺，姚儒，师杰，等. 乳腺恶性孤立性纤维性肿瘤两例［J］. 协和医学杂志，2018，9(4)：364 – 366.

［84］ Magro G，Emmanuele C，Lopes M，et al. Solitary fibrous tumour of the kidney with sarcomatous overgrowth. Case report and review of the literature［J］. APMIS，2008，116(11)：1020 – 1025.

［85］ Gao C，Zhang Y，Li Y Y，et al. Postoperative recurrence solitary fibrous tumor of the pelvic with malignant transformation［J］. Int J Clin Exp Med，2015，8(9)：16827 – 16833.

［86］ Pins M R，Campbell S C，Laskin W B，et al. Solitary fibrous tumor of the prostate：A report of 2 cases and review of the literature［J］. Arch Pathol Lab Med，2001，125(2)：274 – 277.

［87］ 徐衍盛，关维民，欧阳昀，等. 肾脏恶性孤立性纤维瘤一例报告［J］. 中华泌尿外科杂志，2012，33(6)：447.

[88]　赵大华，田东，吴淑华，等. 肾恶性孤立性纤维性肿瘤 1 例报道及文献复习[J]. 临床与实验病理学杂志，2008，24(4)：460-463.

[89]　Hsieh T Y, Changchien Y C, Chen W H, et al. De novo malignant solitary fibrous tumour of the kidney[J]. Diag Pathol, 2011, 6: 96.

[90]　王鸿雁，邓元. 肾脏巨大恶性孤立性纤维性瘤的临床病理分析[J]. 肿瘤防治研究，2011，38(2)：174-178.

[91]　Cuello J, Brugés R. Malignant solitary fibrous tumor of the kidney: report of the first case managed with interferon[J]. Case Rep Oncol Med, 2013, 2013, 564980.

[92]　Demartino M, Bhm M, Klatte T. Malignant solitary fibrous tumour of the kidney: report of a case and cumulative analysis of the literature[J]. Aktuelle Urol, 2012, 43(1): 59-62.

[93]　Marzi M, Piras P, D'Alpaos M, et al. The solitary fibrous malignant tumour of the kidney: clinical and pathological considerations on a case revisiting the literature[J]. Minerva Urol Nefrol, 2011, 63(1): 109-113.

[94]　Wang H, Liao Q, Liao X, et al. A huge malignant solitary fibrous tumor of kidney: case report and review of the literature[J]. Diagn Pathol, 2014, 9: 13.

[95]　Sfoungaristos S, Papatheodorou M, Kavouras A, et al. Solitary fibrous tumor of the kidney with massive retroperitoneal recurrence: a case presentation[J]. Prague Med Report, 2012, 113(3): 246-250.

[96]　Guo G, Zhang X, Zhou Z H. Clinical characteristics of malignant solitary fibrous tumors of the kidney with thoracic vertebral metastasis[J]. IntJUrol, 2012, 19(2): 177-178.

[97]　Harrison - Phipps K M, Nichols F C, Schleck C D, et al. Solitary fibrous tumors of the pleura: results of surgical treatment and long - term prognosis[J]. J Thorac Cardiovasc Surg, 2009, 138(1): 19-25.

[98]　England D M, Hochholzer L, Mccarthy M J. Localized benign and malignant fibrous tumors of the pleura. A clinicopathologic review of 223 cases[J]. American J Surgical Pathology, 1991, 13(8): 640-658.

[99]　刘强. 多层螺旋 CT 对胸膜良恶性孤立性纤维性肿瘤的鉴别诊断价值分析[J]. 影像研究与医学应用，2017，1(3)：5-6.

[100]　凌国辉，陈玉桂，卢斌贵. 胸膜孤立性纤维性肿瘤的 CT 表现研究[J]. 临床和实验医学杂志，2013，12(17)：1406-1407.

[101]　谭丽，陈智慧，陈玉英，等. 胸膜孤立性纤维性肿瘤的临床病理特征分析[J]. 中国肿瘤临床与康复，2016，23(1)：8-10.

[102]　De - Leval L, Desfraigne J O, Hemans G, et al. Malignanl solitary fibrous tumor of pleura: report of a case with cytogenetic analysis[J]. Virchows Arch, 2003, 442(4): 388-392.

[103]　周戈. 盆腔巨大孤立性纤维瘤一例报告[J]. 临床误诊误治，2014，30(6)：30-31.

[104]　Crashaw I M, Gikas P D, Fisher C, et al. Clinical outcomes of extra - thoracic solitary fibrous tumors[J]. Eur J Surg Oncol, 2009, 35(9): 994-998.

[105]　Martin A J, Fisher C, Igbaseimokumo U, et al. Solitary fibrous tumours of the meninges: Case series and literature review: This work was presented in abstract form to the Centenary Meeting of the British Neuropathological Society, London, 10-12 January 2001[J]. J Euro - Oncology, 2001, 54(1): 57-69.

[106]　胡建平，李银官，曹代荣，等. 腹膜后间隙孤立性纤维性肿瘤的 CT 表现与病理对照[J]. 临床放射学杂志，2013，32(1)：72-75.

[107]　Wignall O J, Moskovic E C, Thway K, et al. Solitary fibrous tumors of the soft tissues: review of the imaging and clinical features with histopathologic correlation[J]. AJR Am J Roentgenol, 2010, 195(1): W55-W62.

[108]　唐菲，刘辉，周顺科，等. 2 例腹膜后孤立性纤维瘤的 CT 表现[J]. 中南大学学报：医学版，2015，40(8)：941-944.

[109]　Toniao A, Boschin I M, Pelizzo M R. A very rare bilateral adrenal tumor[J]. Endocrine, 2014, 45(3): 502-503.

[110]　Khowaja A, JohnsonRabbett B, Bantle J, et al. Hypoglycemia mediated by paraneoplastic production of Insulin like growth factor - 2 from a malignant renal solitary fibrous tumor - clinical case and literature review[J]. Bmc Endocrine Disorders, 2014, 14(1): 49.

[111]　Ruppe M D, Huang S A, Jande Beur S M. Consumptive hypothyroidism caused by paraneoplastic production of type 3 iodothyronine deiodinase[J]. Thyroid, 2005, 15(12): 1369-1372.

[112]　Kalebi A Y, Hale M J, Wong M L, et al. Surgically cured hypoglycemia secondary to pleural solitary fibrous tumour:

case report and update review on the Doege – Potter syndrome[J]. J Cardiothorac Surg, 2009, 4(45): 1 – 8.

[113] Shiono S, Abiko M, Tamura G, et al. Malignant solitary fibrous tumor with superior vena cava syndrome[J]. General Thoracic and Cardiovascular Surgery, 2009, 57(6): 321 – 323.

[114] 孙宗琼，岳建国，谈旭东，等. 肺孤立性纤维瘤 CT 征象及病理对照分析[J]. 中华放射学杂志，2012, 46 (5): 464 – 465.

[115] Thabit H, Healy M L, Royston D, et al. A case of spontaneous hypoglycaemia and impaired glucose tolerance in the same patient[J]. Ann Clin Biochem, 2011, 48(Pt2): 183 – 185.

[116] 徐光艳，张建勇. 胸膜巨大孤立性纤维性肿瘤 1 例并文献复习[J]. 中南大学学报(医学版)，2016, 41 (10): 1111 – 1116.

[117] Zafar H, Takimoto C H, Weiss G. Doege Potter syndrome: hypoglycemia associated with malignant solitary fibrous tumor[J]. Med Oncol, 2003, 20(4): 403 – 408.

[118] Wang H, Chen, Zhao W, et al. Clinicopathological finding in a case secies of abdominopelvic solitary fibrous tumors[J]. Oncol Lett, 2014, 7(4): 1067 – 1072.

[119] Yamakawa – Yokota F, Ozaki N, Okajima A, et al. Retroperitoneal solitary fibrous tumor – induced hypoglycemia associated with high molecular weight insulin – like growth factor II[J]. Clin Med Res, 2010, 8(3/4): 159 – 162.

[120] Meng W, Zhu H H, Li H, et al. Solitary fibrous tumors of the pleura with Doege – Potter syndrome: A case report and three – decade review of the literature[J]. Bmc Research Notes, 2014, 7(1): 515.

[121] Hou G Q, Zhang X J, Shen B X, et al. Imaging and pathologic analysis of solitary fibrous tumors[J]. J Medical Imaging, 2013, 23(6): 894 – 898.

[122] Cardinale L, Allasia M, Ardissone F, et al. CT features of solitary fibrous tumourof the pleura: Experience in 26 patients[J]. La Radiologia Medica, 2006, 111(5): 640 – 650.

[123] Keraliya A R, Tirumani S H, Shinagare A B, et al. Solitary fibrous tumors: 2016 imaging update[J]. Radiologic Clinics of North America, 2016, 54(3): 565 – 579.

[124] Luciano C, Francesco A, Giovanni V, et al. CT signs, patterns and differential diagnosis of solitary fibrous tumors of the pleura[J]. J Thoracic Disease, 2010, 2(1): 21 – 25.

[125] 崔静，韩立新，曹惠霞，等. 颅内孤立性纤维瘤的 MRI 征象[J]. 放射学实践，2016, 31(3): 224 – 227.

[126] Fargen K M, Opalach K J, Wakefield D, et al. The central nervous system solitary fibrous tumor: A review of clinical, imaging and pathologic findings a mongall reported cases from 1996 to 2010[J]. Clinical Neurology& Neurosurgery, 2011, 113(9): 703 – 710.

[127] 罗志凌，肖恩华. 腹膜后孤立性纤维瘤的影像诊断进展[J]. 国际医学放射学杂志，2016, 39(2): 162 – 166.

[128] Rosenkrantz A B, Hindman N, Melamed J. Imaging appearance of solitary fibrous tumor of the abdominopelvic cavity[J]. Journal of Computer Assisted Tomography, 2010, 34(2): 201 – 205.

[129] 钱跃卫，徐艳，石群立，等. 肾原发性孤立性纤维性肿瘤临床病理观察[J]. 诊断病理学杂志，2006, 13 (5): 329 – 331.

[130] 邓克学，许实成. 胸腔巨大孤立性纤维瘤 CT 诊断[J]. 中国医学计算成像杂志，2010, 16(2): 175 – 177.

[131] 陈卉娇，张红英，李响，等. 26 例孤立性纤维性肿瘤临床病理及免疫组化特征[J]. 四川大学学报：医学版，2004, 35(5): 675 – 679.

[132] 龚民，高志. 胸膜孤立性纤维瘤的诊疗进展[J]. 国际外科学杂志，2012, 39(8): 512 – 514.

[133] 张雯，周诚，杨正汉，等. 胸部孤立性纤维性肿瘤的 CT 表现[J]. 临床放射学杂志，2008, 27(3): 394 – 397.

[134] 卢春来，葛棣，纪元. 胸膜孤立性纤维瘤的诊断和治疗[J]. 复旦学报：医学版，2008, 35(4): 632 – 634.

[135] 王骋，王荣品，邓奇平，等. 胸部孤立性纤维瘤的多层螺旋 CT 诊断[J] 中华临床医师杂志：电子版，2012, 6(3): 759 – 762.

[136] Dedrik C G, Mcloud T C, Shepard J A, et al. Computed tomography of localized pleural mesothelioma[J]. AJR, 1985, 144: 275.

[137] Wuisman P, Witlox A, van Diest P, et al. Growing mass in the right suprascapular region[J]. Clin Orthop Relat Res, 2004, 420: 321 – 327.

[138] Yeom Y K, Mi Y K, Lee H J, et al. Solitary fibrous tumors of the pleura of the thorax: CT and FDG PET characteristics in a tertiary referral center[J]. Medicine, 2015, 94(38): e1548.

[139] Shin S S, Jeong Y Y, Kang H K. Myxoid solitary brous tumor of the retroperitoneum: MRI findings with the patho-logic correlation[J]. Korean J Radiol, 2008, 9(3): 279 – 282.

[140] 周建军, 周康荣, 曾蒙苏, 等. 孤立性纤维瘤的影像学诊断和鉴别[J]. 医学影像学杂志, 2008, 18(8): 851 – 854.

[141] 陆明, 郭德玉, 王健. 胸膜外孤立性纤维瘤的 CT 表现和病理对照[J]. 临床放射学杂志, 2008, 27(1): 128 – 131.

[142] 邱雷雨, 陈培友, 石乃昌, 等. 胸腹部孤立性纤维性肿瘤的影像学表现[J]. 影像诊断与介入放射学, 2011, 20(1): 19 – 22.

[143] Tateshi U, Nishihara H, Morikawa T, et al. Solitary ibrous tumor of the pleura: MR appearance and nhancement pattern[J]. J Conrput Assist Tomogr, 2002, 26(2): 174 – 179.

[144] Zanti K, Chbani L, El Fatemi H, et al. Solitary fibrous umor of the kidney: a case report and review of the itera-ture[J]. Rev Urol, 2007, 9(1): 36 – 40.

[145] 徐德, 程君, 周建平, 等. 肾原发性恶性孤立性纤维性肿瘤临床病理观察[J]. 诊断病理学杂志, 2016, 23 (9): 676 – 679.

[146] 李苏建, 陈英鑫, 袁彩云. 肾脏孤立性纤维瘤影像诊断[J]. 放射学实践, 2007, 6, 591 – 593.

[147] Fujiu K, Miyamoto H, Sakuma H, et al. Solitary fibrous tumors of the pleura presenting satellite tumors[J]. Gen Thorac Cardiovasc Surg, 2009, 57(7): 382 – 384.

[148] Jurado – Ramos A, Ropero Romero F, Cantillo Baos E, et al. Minimally invasive endoscopic techniques for treating large, benign processes of the nose, paranasal sinus, and pterygomaxillary and infratemporal fossae: solitary fibrous tumour[J]. J Laryngol Otol, 2009, 123(4): 457 – 461.

[149] Sakellaridis T, Koukis I, Marouidou T, et al. Intrapulmonary solitary fibrous tumor masquerade sigmoid adenocarci-noma metastasis[J]. Korean J Thorac Cardiovasc Surg, 2013, 46(4): 295 – 298.

[150] 李建鹏, 谢传淼, 张嵘, 等. 孤立性纤维瘤的影像学表现与临床病理特征[J]. 中华肿瘤杂志, 2010, 32 (5): 363 – 367.

[151] Martorell M, Pérez – Vallés A, Gozalbo F, et al. Solitary fibrous tumor of the thigh with epithelioid features: a case report[J]. Diag Pathol, 2007, 18(2): 19.

[152] Hirano D, Mashiko A, Murata Y, et al. A case of solitary fibrous tumor of the kidney: an immunohistochemical and ultrastructural study with a review of the literature[J]. Med Mol Morphol, 2009, 42(4): 239 – 244.

[153] Vogels R J, Vlenterie M, Versleijen – Jonkers Y M, et al. Solitary fibrous tumor clinicopathologic, immunohisto-chemical and molecular analysis of 28 cases[J]. Diagnostic Pathology, 2014, 9(1): 224.

[154] Ding H J, Sui Z Y, Wang G Z, et al. Pulmonary malignant solitary fibrous tumor: A case report and literature re-view[J]. Chin J Clin Exp Pathol, 2015, 2015(3): 325 – 327.

[155] Sim F, Esther R, Wenger D E. Soft tissue tumors[M]. Color Atlas of Clinical Orthopedics. Springer Berlin Heidel-berg, 2009: 191 – 199.

[156] 李辉, 陈自谦, 姚丽青, 等. 良恶性孤立性纤维瘤的影像诊断及病理对照[J]. 实用放射学杂志, 2012, 28 (4): 519 – 522.

[157] Fletcher C D M, Bridge J A, Hogendoorn P C W, et al. World Health Organization classification of soft tissue and bone tumors[M]. Lyon: IARC Press, 2013: 80 – 82.

[158] Mosquera J M, Fletcher C D. Expanding the spectrum of malignant progression in solitary fibrous tumors: a study of 8 ca-ses with a discrete anaplastic component is this dedifferntiated SFT[J]. Am J Surg Pathol, 2009, 33(9): 1314 – 1321.

[159] 束木娟, 鲍泳扬, 金嘉平. 肾孤立性纤维瘤临床病理观察[J]. 诊断病理学杂志, 2006, 13(6): 433 – 436.

[160] Weiss S W, Goldblum J R. Soft tissue tumors[M]. St Louis: Mosby Elsevier Press, 2008: 412, 949, 1121, 1129 – 1131.

[161] 邓元, 刘希, 张学斌, 等. 胸膜外孤立性纤维瘤 39 例临床病理分析[J]. 临床与实验病理学杂志, 2012, 26 (4): 451 – 455.

[162] 温永琴, 何建芳, 赵继红, 等. 孤立性纤维性肿瘤的临床病理研究[J]. 中国热带医学, 2014, 14(8): 915 – 918.

[163] Magro G, Bisceglia M, Michal M, et al. Spindle cell lipoma – like tumor, solitary fibrous tumor and myofibroblas-toma of the breast: a clinico – pathological analysis of 13 cases in favor of a unifying histogenetic concept[J]. Vir-

chows Archiv，2002，440：249－260.

［164］ Marchevsky A M，Varshney D，Fuller C. Mediastinal epithelioid solitary fibrous tumor［J］. Arch Pathol Lab Med，2003，127(4)：212－215.

［165］ 刘坦坦，张兆祥，马世荣，等. 恶性孤立性纤维性肿瘤的临床病理观察及文献复习［J］. 现代肿瘤医学，2017，25(10)：1623－1628.

［166］ Vimi S，Punnya V A，Kavcfi H，et al. An aggressive solitary fibrous tumor with evidence of malignancy：A rare case report［J］. Head Neck Pathol，2008，2(3)：236－241.

［167］ Schirosi L，Lantuejoul S，Cavazza A，et al. Pleuro－pulmonary solitary fibrous tumors：a clinicopathologic，immunohistochemical，and molecular study of 88 cases confirming the prognostic value of de Perrot staging system and p53 expression，and evaluating the role of c－Kit，BRAF，PDGFRs［alpha/beta］，cmet，and EGFR［J］. Am J Surg Pathol，2008，32(11)：1627－1642.

［168］ Awasthi R，O'neill J K，Keen C E，et al. Biphasic solitary fibrous tumour：A report of two cases with epithelioid features［J］. Virchows Archiv，2006，448(3)：306－310.

［169］ Schulz B，Altendorfhofmann A，Kirchner T，et al. Loss of CD34 and high IGF2 are associated with malignant transformation in solitary fibrous tumors［J］. Pathology，Research and Practice，2014，210(2)：92－95.

［170］ Ambrosini－Spaltro A，Eusebi V. Meningeal hemangiopericytomas and hemangiopericytoma/solitary fibrous tumors of extracranial soft tissues：a comparison［J］. Virchows Arch，2010，456(4)：343－354.

［171］ Suster S，Fisher C，Moran C A. Expression of Bcl－2 onooprotein in benign and malignant spindle cell tumors of soft tissue，skin serosal surfaces and gastrointestinal tract［J］. Am J Surg Pathol，1998，22(7)：863－872.

［172］ Satelli A，Li S. Vimentin in cancer and its potential as a molecular target for cancer therapy［J］. Cell Mol Life Sci，2011，68(18)：3033－3046.

［173］ Takizawa I，Saito T，Kitamura Y，et al. Primary solitary fibrous tumor(SFT) in the retroperitoneum［J］. Urol Oncol，2008，26(3)：254－259.

［174］ Demurag F，Cakir E，Alpar S，et al. Expression of CD44 and MMP－2：Possible association with histopathological features of pleura－pulmonary solitary fibrous tumors［J］. Türk Patoloji Dergisi，2011，27(2)：127－133.

［175］ Chang H J，Yoo B C，Lim S B，et al. Metabotropic glutamate receptor 4 expression in colorectal carcinoma and its prognostic significance［J］. Clin Cancer Res，2005，11：3288－3295.

［176］ Mohajeri A，Tayebwa J，Collin A，et al. Comprehensive genetic analysis identifies a pathognomonic NAB2/STAT6 fusion gene，nonrandom secondary genomic imbalances，and a characteristic gene expression profile in solitary fibrous tumor［J］. Genes Chromosom Cancer，2013，52：873－876.

［177］ Vivero M，Doyle L A，Fletcher C D，et al. GRIA2 is a novel diagnostic marker for solitary fibrous tumour identified through gene expression profiling［J］. Histopathology，2014，65(1)：71－89.

［178］ Ichiyanagi O，Ito H，Takai S，et al. A GRIA2 and PAX8－positive renal solitary fibrous tumor with NAB2－STAT6 gene fusion［J］. Diagnostic Pathology，2015，10(1)：1－8.

［179］ Ouazzani A，Delrée P，De Saint Aubain N. Malignant solitary fibrous tumor of the abdominal wall in a man［J］. Ann Chir Plast Esthet，2008，53(6)：517－520.

［180］ 苏群，张宝，孙宏斌，等. 胸膜孤立性纤维瘤的诊断特点分析［J］. 中国实验诊断学，2013，17：2095－2096.

［181］ 孙毅，谢丽响，胡春峰，等. 良恶性孤立性纤维性肿瘤的影像学表现［J］. 中国医学影像学杂志，2015，07(6)：461－465.

［182］ 高杰，钟梅，于国，等. 孤立性纤维性肿瘤35例临床病理研究［J］. 诊断病理学杂志，2008，15(1)：4－7.

［183］ Mussak E N，Tu J J，Voigt E P. Malignant solitary fibrous tumor of the hypopharynx with dysphagia［J］. Otolaryngol Head Neck Surg，2005，133(5)：805－807.

［184］ 马丽梅，曾林华. 12例孤立性纤维性肿瘤临床病理分析［J］. 现代肿瘤学，2015，23(7)：1908－1910.

［185］ Fletcher C D M，Bridge J A，Lee J C. Extrapleural solitary fibrous tumor［M］. Lyon，France：International Agency for Research on Cancer(IARC)Press，2013：80－82.

［186］ 王关顺，谭静，封俊. 侵袭性纤维瘤病的CT和MRI表现［J］. 放射学实践，2011，12(26)：1287－1289.

［187］ 刘春玲，张水兴，张金娥，等. 探讨CT对良恶性胸膜孤立性纤维性肿瘤鉴别的诊断价值［J］. 中华放射学杂志，2012，46(9)：789－792.

[188] Emiko Hori, Masanori Kurimoto, Osamu Fukuda, et al. Recurrent intracranial solitary fibrous tumor initially diagnosed as hemangiopericytoma[J]. Brain Tumor Pathol, 2007, 24: 31 - 34.

[189] Perry A, Scheithauer B W, Nascimento A G. The immunophentypic spectrum of meningeal hemangeal hemangiopericytoma: a comparison with fibrous meningioma and solitary fibrous tumor of meninges[J]. Am J Surgpathol, 1997, 21: 1354 - 1360.

[190] Lai R Q, Wang Z C. Pathological diagnosis of vascular peripheral cell tumor and its related[J]. Chin J Clin Exp Pathol, 2012, 28(6): 595 - 599.

[191] D'Annibale M, Piovanello P, Carlini P, et al. Epithelioid hemangioendothelioma of the liver: Case report and review of the literature[J]. Transplantation Proceedings, 2002, 34(4): 1248 - 1251.

[192] Cardillo G, Lococo F, Carleo F, et al. Solitary fibrous tumors of the pleura[J]. Curr Opin Pulm Med, 2012, 18: 339 - 346.

[193] 高杰, 汪欣, 尹洪芳, 等. 盆腔孤立性纤维性肿瘤的诊断及治疗[J]. 北京大学学报(医学版), 2013, 45(6): 960 - 964.

[194] 邵云, 王海艳, 王晶晶, 等. 恶性孤立性纤维性肿瘤 4 例临床病理并复习文献[J]. 临床与病理杂志, 2015, 25(6): 965 - 969.

[195] Shoji S, Nakano M, Yamamoto S, et al. Surgical resection using retroperitoneal approach for solitary fibrous tumor in the pelvis[J]. Oncol Lett, 2011, 2(4): 675 - 677.

[196] Peixoto Callejo I. Peritoneal solitary fibrous tumour(SFT): long - term survival of recurrent and metastasised SFT treated with cytoreductive surgery and intraperitoneal chemotherapy[J]. Clin Transl Oncol, 2009, 11(4): 250 - 252.

[197] Kawamura S, Nakamura T, Poya T, et al. Advanced malignant solitary fibrous tumor in pelvis responding to radiation therapy[J]. Pathol Int, 2007, 57(4): 213 - 218.

[198] 杨建宝, 冯海明, 赵晔, 等. 全身多发性恶性孤立性纤维性肿瘤 1 例及相关文献回顾[J]. 现代肿瘤医学, 2017, 25(19): 3149 - 3156.

[199] Mena H, Ribas J L, Pezeshkpour G H, et al. Hemangiopericytoma of the central nervous system: a review of 94 cases[J]. Hum Pathol, 1991, 22(1): 84 - 91.

[200] Nakahara K, Yamada M, Shimizu S, et al. Stereotactic radiosurgery as adjuvant treatment for residual solitary fibrous tumor[J]. J Neurosurg, 2006, 105(5): 775 - 776.

[201] 曹劲松, 邢宇彤. 纵隔恶性孤立性纤维性肿瘤 1 例[J]. 黑龙江医药科学, 2016, 39(2): 136 - 138.

[202] Zhang H, Lucas D R, Pass H I, et al. Disseminated malignant solitary fibrous tumor of the pleura[J]. Pathology International, 2004, 54(2): 111 - 115.

[203] 殷章居, 乔以伦, 李国仁. 胸膜孤立性纤维性肿瘤的研究近况[J]. 中国肿瘤外科杂志, 2015, 8(7): 249 - 252.

[204] Min S P, Ravi V, Conley A, et al. The role of chemotherapy in advanced solitary fibrous tumors: A retrospective analysis[J]. Clinical Sarcoma Research, 2013, 3(1): 1 - 7.

[205] Stacchiotti S, Tortoreto M, Bozzi F, et al. Dacarbazine in solitary fibrous tumor: A case series analysis and preclinical evidence vis - a - vis temozolomide and antiangiogenics[J]. Clin Cancer Res, 2013, 19(18): 5192 - 5201.

[206] Grosso F, Jones R L, Demetri G D, et al. Efficacy of trabectedin (ecteinascidin - 743) in advanced pretreated myxoid liposarcomas: A retrospective study[J]. Lancet Oncology, 2007, 8(7): 595 - 602.

[207] Demetri G D, Chawla S P, Von M M, et al. Efficacy and safety of trabectedin in patients with advanced or metastatic liposarcoma or leiomyosarcoma after failure of prior anthracyclines and ifosfamide: Results of a randomized phase II study of two different schedules[J]. J Clin Oncol, 2009, 27(25): 4188.

[208] Khalifa J, Ouali M, Chaltiel L, et al. Efficacy of trabectedin in malignant solitary fibrous tumors: A retrospective analysis from the French Sarcoma Group[J]. BMC Cancer, 2015, 15(1): 700.

[209] Von M M, Rankin C, Goldblum J R, et al. Phase 2 southwest oncology group - directed intergroup trial(S0505) of sorafenib in advanced soft tissue sarcomas[J]. Cancer, 2012, 118(3): 770 - 776.

[210] Wt V D G, Blay J Y, Chawla S P, et al. Pazopanib for metastatic soft - tissue sarcoma(PALETTE): A randomised, double - blind, placebo - controlled phase 3 trial[J]. Lancet, 2012, 379(9829): 1879 - 1886.

[211] Valentin T, Fournier C, Penel N, et al. Sorafenib in patients with progressive malignant solitary fibrous tumors: A subgroup analysis from a phase II study of the French Sarcoma Group GSF/GETO[J]. Investigational New Drugs,

2013，31（6）：1626 - 1627.

[212]　杨璞，肖文华，刘家宏，等. 伊马替尼治疗肾上腺恶性孤立纤维性肿瘤 1 例［J］. 临床肿瘤学杂志，2015，7（11）：1055 - 1056.

[213]　George S，Merriam P，Maki R G，et al. Multicenter phase Ⅱ trial of sunitinib in the treatment of nongastrointestinal stromal tumor sarcomas［J］. J Clin Oncol，2009，27（19）：3154 - 3160.

[214]　Vallat - Decouvelaere A V，Dry S M，Fletcher C D. Atypical and malignant solitary fibrous tumors in extrathoracic locations：evidence of their comparability to intra - thoracic tumors［J］. Am J Surg Pathol，1998，22（12）：1501 - 1511.

[215]　Cranshaw I M，Gikas P D，Fisher C，et al. Clinical outcomes of extra - thoracic solitary fibrous tumours［J］. Eur J Surg Oncol，2009，35（9）：994 - 998.

[216]　Magdeleinat P，Alifano M，Petino A，et al. Solitary fibrous tumors of the pleura：clinical characteristics，surgical treatment and outcome［J］. Eur J Cardiothorac Surg，2002，21（6）：1087 - 1093.

[217]　Cardillo G，Carbone L，Carleo F，et al. Solitary fibrous tumors of the pleura：an analysis of 110 patients treated in a s ingle institution［J］. Ann Thorac Surg，2009，88（5）：1632 - 1637.

[218]　Mohamed H，Mandal A K. Natural history of multifocal solitary fibrous tumors of the pleura：a 25 - year follow - up report［J］. J Natl Med Assoc，2004，96（5）：659 - 664.

[219]　Pasquali S，Gronchi A，Strauss D，et al. Resectable extra - pleural and extra - meningeal solitary fibrous tumours：A multi - centre prognostic study［J］. Eur J Surg Oncol，2016，42（7）：1064 - 1070.

第二节　纤维肉瘤

一、概述

（一）基本概念

纤维肉瘤（fibrosarcoma，FS）是来自成纤维细胞的软组织恶性肿瘤，其特点是肿瘤细胞增殖产生不成熟的成纤维细胞。

在 2013 版、2020 版 WHO 软组织肿瘤分类中，纤维肉瘤归属于纤维母细胞/肌纤维母细胞性肿瘤，其恶性肿瘤包括纤维肉瘤 - NOS、黏液纤维肉瘤、上皮样黏液纤维肉瘤、低度恶性纤维黏液样肉瘤、硬化性上皮样纤维肉瘤；而皮肤隆突性纤维肉瘤归为中间性。本节主要阐述黏液纤维肉瘤与硬化性上皮样纤维肉瘤。

依据年龄和预后，纤维肉瘤又可分为成人型和婴儿型。

1. 黏液纤维肉瘤

黏液纤维肉瘤（myxofibrosarcoma，MFS）是恶性纤维组织细胞瘤的一个亚型，最早由 Angervall 等[1]于 1977 年首次报道，并称其为黏液性恶性纤维组织细胞瘤（malignant fibrous histiocytoma，MFH）；1996 年，Mentzel 等根据肿瘤内黏液样区域所占的比例、瘤细胞的丰富程度、瘤细胞异型性的大小和核分裂象的多少，提出了低度恶性、中度恶性和高度恶性黏液纤维肉瘤的概念。

2002 年，WHO 正式命名为黏液纤维肉瘤[2-3]，2013 版 WHO 软组织肿瘤分类中，将其定义为具有明显黏液样区域的恶性纤维母细胞/成肌纤维母细胞瘤的谱系[4-5]，其基质呈不同程度的黏液样，可见特征性的弧线状血管，瘤细胞呈现不同程度的异型性[6]。

黏液纤维肉瘤约占所有恶性软组织肿瘤的 5%[7]，占软组织肉瘤的 10%[8]。

2. 硬化性上皮样纤维肉瘤

硬化性上皮样纤维肉瘤（sclerosing epithelioid fibrosarcoma，SEF）是一种罕见的特殊类型纤维肉瘤[9]，由 Meis Kindblom 等[10]于 1995 年首次报道并命名，2013 版 WHO 软组织肿瘤分类将其归为纤维母细胞/肌纤维母细胞肿瘤[11]。迄今文献报道有 100 例左右[12-17]。

硬化性上皮样纤维肉瘤的典型特征是上皮样肿瘤细胞以巢状和条索状排列，外层包被以硬化的胶原基质。既往认为，SEF 是一种低级别的纤维肉瘤变异型，但由于其较高的复发和致死潜能，目前被认为是一种高级别的肿瘤[18]，主要发生于四肢和躯干的软组织和骨。

（二）流行病学

纤维肉瘤是一种原发于成纤维细胞的少见恶性肿瘤，占所有软组织肉瘤的 10%；全身各部位均可发生，通常涉及四肢、躯干及头颈部的深层软组织[19]，腹部的纤维肉瘤多发生于腹膜后。

1. 成人型纤维肉瘤

成人型纤维肉瘤占成人肉瘤的 1% ~3%，以青壮年多见，70% 以上的患者发生于四肢，预后较差[20]；可发生于任何年龄，以 30 ~55 岁青壮年发病率较高，男女发病率大致相当[21]，也有学者认为女性发病率略高[22]。姚宇斌等[23]报道了 13 例成人型纤维肉瘤，肿瘤位于四肢 9 例，肩背部、腹膜后、腹腔、颈部各 1 例。

肝脏原发性纤维肉瘤为肝脏罕见间叶组织恶性肿瘤，仅占原发肝肿瘤的 1% ~2%，国内累计报道不足 100 例，且多为个案报道[24]。发病年龄从 27 岁至 87 岁均有报道，男性稍多[25-26]。2018 年，史芳芳等[24]报道了 1 例肝脏原发性纤维肉瘤，男性，年龄 60 岁，发现肝脏巨大肿块，19cm × 13cm×12cm，术后病理诊断为纤维肉瘤。

2. 婴儿型纤维肉瘤

婴儿型纤维肉瘤多发生于 5 岁以下婴幼儿，发病率占软组织肉瘤首位，高达 65%。

3. 黏液性纤维肉瘤

黏液性纤维肉瘤好发于 60 ~80 岁的老人，20 岁以下罕见，青少年和儿童极少发病[27]，男性多见。李培岭等[28]报道了 14 例四肢软组织原发黏液性纤维肉瘤，男 9 例，女 5 例，年龄 57 ~79 岁，<60 岁者仅 1 例。王鹤翔等[29]报道了 8 例四肢软组织成人型纤维肉瘤，男 1 例，女 7 例，年龄 18 ~71 岁，中位年龄 46.5 岁。姚宇斌等[23]报道了 13 例成人型纤维肉瘤，男 8 例，女 5 例，年龄 21 ~76 岁，平均 48 岁。金腾等[30]报道了 14 例纤维肉瘤，男 10 例，女 4 例，年龄 19 ~64 岁，平均 42 岁。邹冰清等[31]报道了 8 例高级别黏液性纤维肉瘤，男性 3 例，女性 5 例，年龄 51 ~79 岁，平均 65 岁。王唯伟等[32]报道了 16 例经手术病理证实的 MFS，12 例为原发，4 例为复发；男 5 例，女 11 例，年龄 35 ~90 岁，平均 58.3 岁。王宏琢等[33]报道了 7 例上颌窦黏液纤维肉瘤，男 5 例，女 2 例，年龄 19 ~72 岁，中位年龄 51 岁。

黏液性纤维肉瘤常发生于四肢和躯干软组织的皮下表浅部位，约 2/3 病例发生于真皮/皮下组织[34]，还可发生于下方的筋膜和骨骼肌，大部分表现为缓慢生长的无痛性肿物。

上皮样黏液纤维肉瘤（epithelioid myxofibrosarcoma，EMFS）是新近报道的 MFS 的一种罕见亚型，由 Nascimento 等[35]于 2007 年首次报道，在 MFS 中所占比例约 3%，目前国内外文献报道仅 30 例。国内仅见个别病例报道[36]，喻林等[37]报道了 10 例上皮样黏液纤维肉瘤，男性 5 例，女性 5 例，患者均为中老年，发病年龄 53 ~74 岁，平均和中位年龄分别为 63.6 岁和 62.5 岁。该作者综合文献复习，EMFS 几乎均发生于 45 岁以上的中老年人（96.7%，29/30），发病年龄 43 ~89 岁，平均和中位年龄分别为 65.7 岁和 65.0 岁，男女发病无显著差异。

4. 硬化性上皮样纤维肉瘤

硬化性上皮样纤维肉瘤是一种罕见的特殊类型纤维肉瘤，国内外文献仅报道 100 余例；高峰发病年龄是 30～60 岁，中位年龄 47 岁，男女发病率均等。多发生在四肢等软组织，国内外亦有个别报道发生在身体其他部位[38-40]，如刘坦坦等[13]报道了 1 例原发于甲状腺的 SEF，并有静脉内和淋巴结的转移；Bai 等[15]及赵雪等[41]分别报道了 1 例原发于胰腺的 SEF。怀建国等[42]报道了 1 例肾脏硬化性上皮样纤维肉瘤。

（三）分子遗传学

成人型纤维肉瘤病因目前尚不明确，可能与放射有关，但也可继发于皮肤隆突性纤维肉瘤、孤立性纤维瘤、分化较好的脂肪肉瘤等。

据报道[43]，硬化性上皮样纤维肉瘤的发生可能与电离辐射有关，但无确定的分子遗传学证明[44]。

纤维母细胞转变为恶性肿瘤细胞时，抑癌基因 p53、RB 及原癌基因 MDM2、CDK4 发生了改变，MDM2 过度表达，其产物与 p53 结合抑制了 p53 进入胞核并使 p53 泛素化丧失抑制细胞凋亡的能力。CDK4 使 RB 磷酸化而失活，导致 G1 期－S 期失控，细胞呈肿瘤性生长[45]。Jiao 等[46]在 1 例 SEF 患者中检测出泛素蛋白连接酶（MDM2）呈强阳性表达，并认为 MDM2 过表达可能与 SEF 的肿瘤发生有关。

有学者认为[47-49]，部分 SEF 可能是低度恶性纤维黏液样肉瘤的一种变异型，而并非一种独特的纤维肉瘤变异型。EWSRl－CREB3L1 或 EWSR1－CREB3L2 融合基因在 SEF 中有一定的表达[50]，Arbajian 等[51]有类似报道。遗传学分子水平上，发现 SEF 可出现 FUS 基因重排，但 SEF 中 FUS 基因重排的发生率远低于 MUC4 的表达[52]。这些分子遗传方面的发现，有助于 SEF 的诊断。

SEF 的细胞遗传学改变包括 10p11 重排、12q13 和 12q15 扩增并涉及 HMGIC 基因，Ogose 等[53]报道，染色体组型分析显示 der(1)t(1；10)(p13；p11)，der(10)t(10；17)(p11；q11)和 der(17)t(11；17)。

二、临床表现

纤维肉瘤发病部位不同、组织学类型不同，其临床表现亦有所差异。

成人型纤维肉瘤多表现为生长缓慢的孤立性无痛或痛性结节，患者常因肿瘤短期内迅速增大而就诊，此类肿瘤大多发生于青壮年，恶性程度较高，且易发生转移。

成人型纤维肉瘤生长存在侵袭性，与深筋膜有极大关联性，瘤灶易于发展至患者体表，严重者可累及皮肤表面[29]。

纤维肉瘤患者多以局部包块就诊；可发生血行转移，最常见转移至肺、肝和骨骼，淋巴结转移罕见。金腾等[30]报道了 14 例纤维肉瘤，13 例患者表现为局部无痛性包块，包块大小不等，质地较硬，1 例患者表现为局部明显疼痛。

肝脏原发性纤维肉瘤，通常无肝炎病史及肝硬化背景，临床症状、体征及实验室检查无特异性，部分患者可出现腹痛及低血糖症状；患者的症状不明显，病情发展较慢，即使肿块相当大，亦不出现症状，肿瘤侵犯肝包膜时可出现疼痛，少数患者出现严重低血糖。

（一）黏液性纤维肉瘤

黏液纤维肉瘤好发于 50～80 岁的老年人群，男女比例无明显差异；从发病部位而言，原发于下肢、躯干皮肤和皮下等浅表部位的黏液性纤维肉瘤最为常见，2/3 的病例位于真皮深层或皮下，1/3 的病例位于筋膜下和肌肉内[54]。

喻林等[37]分析了文献报道的 30 例 EMFS，21 例发生于四肢（70%），其中下肢 12 例；上肢 9 例，6 例发生于躯干（20%），如肩背部、胸壁、骶骨旁、髋部、腋窝和腹腔；3 例发生于头颈部（10%），如头皮、颈部软组织和腮腺。邹冰清等[31]报道了 8 例高级别黏液性纤维肉瘤，有 6 例位于下肢，临床表现为无痛/轻压痛、边界不清、活动度较差的肿块。李培岭等[28]报道了 14 例四肢软组织原发黏液性纤维肉瘤，肿瘤位于大腿 9 例，小腿 3 例，上臂 2 例。喻林等[37]报道了 10 例上皮样黏液纤维肉瘤，发生于四肢 6 例（上肢、下肢各 3 例），躯干 3 例，乙状结肠系膜 1 例。

偶见原发于纵隔、头颈部、心脏[55-59]，发生在头颈部的 MFS 只占 4% ~ 12%[60]，声带、食管、肾、胰腺头部等[61-64]仅有个案报道。Merck 等[65]报道的 110 例中，发生于四肢的占 77%，躯干占 12%，少见于腹膜后、头颈部等。

发生在甲状腺的 MFS 病例，国外至今有 2 例报道。第 1 例由 Kouassi 等[66]于 2010 年首次报道，患者为 48 岁女性，甲状腺肿瘤术后病理诊断为 MFS 合并滤泡性腺瘤；第 2 例由 Damuassi 等[67]于 2014 年报道，患者为 74 岁女性，左侧甲状腺肿大，行甲状腺切除及中央区淋巴结清扫术，术后病理示 MFS；2016 年，宣兰兰等[68]报道了 1 例甲状腺原发性黏液纤维肉瘤。

MFS 发生于软组织者，一般因缓慢增大的无痛性肿块就诊，但发生于脏器者可伴疼痛[69]。王唯伟等[32]报道了 16 例经手术病理证实的 MFS，以发现肿物或局部疼痛为主诉，病程 10 个月至 15 年，3 例肿瘤表面呈红色或紫红色，6 例近期出现局部疼痛，8 例出现轻压痛，9 例近期稍增大或明显增大。

上颌窦 MFS 的临床表现无特异性，主要包括鼻塞、鼻出血和疼痛症状，这些症状可能是继发于鼻腔的阻塞、上颌窦骨质的破坏和窦壁黏膜的浸润，与其他上颌窦恶性肿瘤的临床表现类似[70]。王宏琢等[33]报道了 7 例上颌窦黏液纤维肉瘤，临床症状包括鼻塞、鼻出血、面部疼痛和面部麻木。

原发性心脏肿瘤，尸检证实发病率为 0.002% ~ 0.3%[71]，恶性肿瘤占 25%，其中 95% 是肉瘤，另外 5% 由淋巴瘤和间皮瘤构成[72]。原发性心脏黏液性纤维肉瘤罕见，可累及四个心腔中的任何一个，最常出现于左心房[73]。

心脏肿瘤临床表现多种多样，随肿瘤发生部位、大小而异，主要表现为血流动力学异常，可出现心脏杂音、心功能不全、晕厥或猝死，以及因瘤体本身及其碎片脱落后引发的栓塞[74]。位于左心房的心脏肉瘤可导致二尖瓣阻塞并引起二尖瓣狭窄的症状，如呼吸困难、咳嗽、咯血和活动耐量降低。

（二）硬化性上皮样纤维肉瘤

SEF 发病高峰年龄为 30 ~ 60 岁，中位年龄 45 岁，男性稍多于女性。田研等[75]报道了 3 例硬化性上皮样纤维肉瘤，均为男性，中位年龄 44 岁。吴卫平等[76]报道了 3 例硬化性上皮样纤维肉瘤，男 2 例，女 1 例，年龄 32 ~ 44 岁。

硬化性上皮样纤维肉瘤的发病部位非常广泛，44% ~ 83% 发生在四肢，其次是躯干，头部和颈部[77-81]。极少数亦可发生于额骨、骶骨、颅内、垂体、神经系统、鼻腔、盲肠、肝脏、胰腺、腹腔、腹膜后、肾脏、盆腔、卵巢、阴茎根部等[82-95]。Wojcik 等[12]报道了 8 例骨原发性 SEF，大部分肿瘤累及四肢长骨，位于股骨 3 例，尺骨 2 例，肱骨 1 例，第 2 肋骨和第 6 颈椎各 1 例。

SEF 的病程长短不一，1 个月到 13 年，从首发症状到确诊平均约 33 个月[39]。大多数肿瘤发生在深部软组织，位于骨骼肌间、深筋膜或骨膜，偶侵及骨；约 1/3 的病例肿瘤可迅速增大，并伴疼痛。

在大多数情况下，SEF 主要表现为局部包块及疼痛[77]，常因不确定的临床、影像学和肿瘤组织病理学表现而引起延迟诊断[96]。

SEF 为低度恶性，很少发生转移，但亦有局部复发和远处转移及死亡屡见报道[80-81]。Antonescu 等[77]报道 1 例腋下淋巴结 20/22 转移；田研等[75]报道了 3 例硬化性上皮样纤维肉瘤，3 例均获得随访，均在 2 年内复发或转移。Yaping 等[97]报道，硬化性上皮样纤维肉瘤局部复发率、转移率和病死率分别为 65.1%、46.6% 和 27.9%，肿瘤可转移至肺、骨、心包等部位。

三、影像学检查

（一）成人型纤维肉瘤

成人型纤维肉瘤生长具有一定的侵袭性，与深筋膜关系紧密，且瘤灶很容易向体表方向侵犯，甚至会伤及皮肤和皮下组织[29]。

成人型纤维肉瘤在 CT 上的表现并无特征性，在 CT 上主要表现为类圆形或分叶状的软组织密度肿块影，密度不均匀，边界较模糊，增强扫描也是呈现不均匀强化，但边缘多呈中度 - 明显强化。当瘤内出现囊变、坏死时，可见液性密度影，且该区域在增强扫描中未见强化；当瘤内有出血时，可见斑片状稍高密度影。

成人型纤维肉瘤在 MRI 表现上有一定的特征性，MRI 对病变的诊断及鉴别诊断具有重要的价值。姚宇斌等[23]报道了 13 例成人型纤维肉瘤，MRI 平扫病灶主体 T1WI 呈低、等信号，T2WI 呈脑回状混杂信号；增强扫描 12 例呈明显边缘性或"轮辐"状强化，1 例呈不均匀强化。

史芳芳等[24]指出，肝脏原发性纤维肉瘤 MRI 表现为可合并或不合并肝硬化表现，肿块常为单发，一般体积较大，直径 6～25cm[98]，境界清楚，瘤内可见坏死、出血及囊变，可侵犯肝包膜及周围器官，坏死明显者甚至可呈囊肿样，通常无钙化；注射对比剂后肿瘤边缘后壁样强化，中央区强化不明显，病变实性部分呈渐进性较明显强化。

（二）黏液性纤维肉瘤

1. 影像学特征

影像学上，MFS 的表现与其组织病理学密切相关，大部分肿瘤内部信号较混杂，增强后强化不均，低度及中度恶性 MFS 示强化区与无强化区交织分布，高度恶性 MFS 示明显结节样强化区及无强化区[99]。朱源义等[100]认为，黏液纤维肉瘤 CT 及 MRI 检查多表现为边界清楚或部分不清楚的软组织肿块，内常见出血、囊变、坏死及分隔。

对于 MFS 影像学检查，MRI 具有一定优势，对肿瘤的位置、形态、内部成分及与周围结构的解剖关系方面均明显优于 CT[101-102]。有作者认为[99]，MFS 的影像学表现与肿瘤组织病理学特点紧密相关，肿瘤组织内透明质酸角蛋白黏液样基质，因其顺磁性较强且含水丰富，故在 T1WI 上呈稍高信号、在 T2WI 上呈高信号；肿瘤组织内出血灶，由于其内含铁血黄素顺磁性作用，在 T2WI 上呈低信号；肿瘤组织内实质区的信号也会随细胞不同而表现差异，当实质区含纤维母细胞较多时，其细胞含水量高，在 T1WI 上呈稍低信号、在 T2WI 上呈高或等高信号；而胶原纤维成分较多时，其无细胞成分，故在 T1WI、T2WI 上均呈等低信号。王唯伟等[32]总结了 MFS 的 MRI 如下特征，可供临床参考。

1）肿瘤大小

肿瘤通常体积较大，李培岭等[28]报道的 42 例 MFS 中，瘤体长径 >5cm 的病变约占 85.7%。

2）信号特征

低度恶性 MFS 黏液基质丰富，肿瘤实质相对较少，T1WI 呈稍低、等或稍高信号，T2WI 呈明显高信号，增强扫描多呈轻度不均匀延迟强化，少数病变可不强化[102]。

中高度恶性 MFS 肿瘤实质多，而黏液成分较少，肿瘤细胞排列密集，胞外间隙变窄，T1WI 呈稍低信号，T2WI 呈稍高或等信号，DWI 呈高信号，相应 ADC 呈低信号。增强扫描强化明显。

3）囊变、坏死

T1WI 呈低信号，T2WI 呈高信号，增强扫描一般不强化，与黏液样变不同的是囊变、坏死在高度恶性 MFS 较为多见，两者于 DWI 均呈低信号，ADC 均呈高信号[99]。

4）"双低信号征"

MFS 病灶内可见条片状或分隔样纤维细胞团，于 T1WI、T2WI 均呈低信号，此称为"双低信号征"，增强扫描未见明显强化。

5）"筋膜尾征"

MFS 具有一定侵袭性，沿浅筋膜、肌间筋膜浸润、生长，T1WI 呈低信号，T2WI 呈高信号，DWI 呈高信号，增强扫描呈较明显强化，称为"筋膜尾征"，为 MFS 最具特征性的影像表现，且与肿瘤的恶性程度有关[54]。有作者报道[103]，该征象在 MFS 的出现率为 64%～77%。

6）瘤周水肿

MFS 在向周围侵袭浸润时，"瘤周水肿"亦较为常见，T1WI 呈低信号，T2WI 呈稍高信号，增强扫描呈轻度强化。

2. 上颌窦黏液纤维肉瘤

王宏琢等[33]指出，上颌窦 MFS 常表现为孤立的不规则、不均匀肿块，CT 平扫呈稍低密度，MRI 上 T1WI 呈稍低信号、内部可由于窦腔内黏液的潴留呈高信号，T2WI 呈明显高信号；增强动脉期呈多结节样或条片样明显强化，静脉期或延迟期强化范围扩大，CT 动脉期可于肿瘤实质内见强化更为显著的细条血管样强化，静脉期或延迟期的进一步强化有沿着血管样强化向周围扩散的趋势。

发生于上颌窦的 MFS 与发生于四肢躯干的 MFS 在影像及临床表现上有一定差异，四肢或躯干的 MFS 肿瘤的实质成分常呈结节样或位于肿瘤的边缘，在动脉期即明显强化[28,54]，与上颌窦 MFS 的增强表现类似，尤其是在 MRI 的增强扫描中表现更为典型。

四肢或躯干表浅部位的 MFS 常会出现筋膜"尾征"，占 64%～81%，在 T1WI 压脂增强序列上显示最为清楚，其病理基础为肿瘤沿着筋膜平面浸润生长[2]。有学者将四肢躯干的 MFS 与其他含黏液的恶性肿瘤对比，发现 MFS 筋膜"尾征"的特异性达 79%～90%、敏感性达 64%～77%[103]。

上颌窦 MFS 虽然破坏窦壁骨质后也有侵犯周围肌肉如面部肌肉、颞肌及翼外肌、眼眶的下直肌等，但却都未发现典型的筋膜"尾征"征象。四肢或躯干的 MFS 位置常较表浅，故骨质破坏并不常见[104]。

3. 躯干、四肢黏液样纤维肉瘤

躯干、四肢为黏液样纤维肉瘤最常见的发生部位，影像学上病灶通常位于深筋膜下方，邻近深筋膜边缘可见结节状突起，提示病变生长具有一定侵袭性，与深筋膜关系密切，且瘤灶易向体表方向侵犯，甚至累及皮肤和皮下组织。

病灶主体在 T1WI 上呈低、等信号，在 T2WI 上呈脑回状高、低混杂信号，以 T2WI 信号更具特征性；MRI 增强扫描，病灶呈明显外周强化，多呈轮辐状强化。

4. 心包黏液样纤维肉瘤

心包黏液样纤维肉瘤，X 线主要显示为心影增大，除肿瘤占位效应外还与肿瘤继发心包积液有关；心脏超声检查能明确心脏肿瘤的部位、范围、大小、形态及其与周围组织的关系，并可动态观察肿瘤的活动形态及其所造成的功能障碍程度，是诊断心脏肿瘤最重要的手段，检查准确率高达95%～100%[105]；CT、MRI除了能显示病灶部位、大小、性质外，还能评估病灶与邻近心房、心室、大血管的关系，鉴别血管性病变，了解有无心肌侵犯粘连等情况[106]。

心包黏液样纤维肉瘤内含有较多成纤维组织时，MRI表现为等或低信号，GD-DTPA增强扫描肿瘤不均匀强化，延迟期见纤维组织有延迟强化；当肿瘤发生在心脏时，多向心腔内生长，与黏液瘤难以鉴别，形态学上纤维肉瘤常无蒂，呈宽基底且不在间隔部，肿瘤内部易坏死，呈浸润性生长[107]。

（三）硬化性上皮样纤维肉瘤

硬化性上皮样纤维肉瘤的发生部位十分广泛，发生部位不同，影像学表现亦有所差异。

影像学上，恶性程度高的SEF常有侵犯周围组织的生物学表现，恶性程度低的病灶边界清楚且规则。因病灶中胶原成分多、细胞成分少，故CT、MRI上常表现为低密度低信号影[108]。

SEF在T1WI上通常为低信号，T2WI上不同的肿瘤分化程度，可呈高、低或混杂信号，增强后可因组织分化不同，而表现为不同的强化程度[82]。

黄大伟等[78]报道了1例口内颊部硬化性上皮样纤维肉瘤，男，37岁，右颊部肿物2.5cm×2.5cm，T1WI示右侧类圆形软组织肿块，呈低信号；T2WI呈高信号，内有坏死囊变；增强扫描示明显不均匀强化。

SEF发生于骨组织者，主要表现为溶骨性骨质破坏[109]，恶性程度低者破坏边界较清且锐利，恶性程度高者边界不清，肿瘤常累及周围软组织，瘤灶区密度一般较均匀，偶可见囊变、小点片状钙化灶及化生性骨，CT增强后肿块内可有不同程度强化。X线片常为均匀低密度影，囊性变、小钙化灶及化生骨少见。

SEF发生于肝脏者，CT表现为较大软组织肿块，分叶状，密度不均，增强后呈不均匀强化，可侵犯下腔静脉，有占位效应。

赵雪等[41]报道1例胰腺硬化性上皮样纤维肉瘤，CT显示胰头增大变形，内见软组织肿块影，密度均匀，边界欠清晰，平扫及增强后CT值均低于周围正常胰腺组织；MIP显示周围血管呈受压改变，胰腺曲面重建可清晰显示胰管全长。

四、组织病理学

纤维肉瘤主要由梭形细胞构成，瘤细胞排列纵横交错，常出现具有特征性的人字形或鱼骨样、羽毛状排列。

细胞核的两端渐细深染，核仁明显或不明显，淡嗜酸，分界不清，核分裂象多少不等，网状纤维丰富，围绕每个瘤细胞，出血和坏死灶少见。

通常根据瘤细胞和核分裂象的多少，瘤细胞分化程度（细胞异型性）胶原纤维和网状纤维的数量和排列特点，有无坏死等，可将其分为分化好的纤维肉瘤和分化差的纤维肉瘤。

分化较好纤维肉瘤，瘤细胞异型性较轻，核呈细长梭形，核染色质较多，分布较均匀，核分裂象少见。

分化较差纤维肉瘤，核分裂较多见，瘤细胞稠密，血管较丰富，一般会伴随较明显的坏死或出血征象[110]。

（一）黏液性纤维肉瘤

黏液性纤维肉瘤（myxofibrosarcoma，MFS）是一类以不同程度的显著黏液性间质、梭形细胞增殖、多形性肿瘤细胞和独特的蜿蜒、线状血管为特征性病理表现的恶性纤维母细胞性肿瘤，亦称黏液样恶性纤维组织细胞瘤。

MFS 多位于皮下组织，少数位于深部肌层组织，体积往往较大，与周围组织界限不清。外观为分叶状孤立或多发的肿块，切面多呈灰白、灰红或灰褐色，质嫩，胶冻样，可形成假包膜，可见坏死、囊变区。

MFS 主要由呈束状排列的梭形细胞构成，肿瘤细胞呈特征性的多结节状生长，结节之间有纤细而不完整的纤维结缔组织间隔，结节内间质呈黏液样；瘤细胞异型性及多态性表现不一，可见从低级别到高级别连续的瘤细胞谱系；显著异型的细胞，蜿蜒、细长的薄壁血管，血管周围肿瘤细胞的聚集生长[111]，黏液性间质（至少占肿瘤体积的 10%）和浸润性生长的不成熟树突状细胞均可提示诊断。

黏液性纤维肉瘤具有三大特征性病理形态学表现[112-113]，一是弥漫性的黏液样间质，围以不完整的纤维间隔；二是肿瘤细胞较稀少，排列松散，呈短梭形、星形，也可呈多形性和假脂肪母细胞样；三是丰富的纤细弧线状血管网。

另外，上皮样黏液性纤维肉瘤（EMFS）在组织学分级上，多数呈高级别（85.7%），小部分呈中、低级别（14.3%）。肿瘤常呈多结节状生长，由细胞稀疏的黏液样区与细胞丰富的致密区组成，典型的病例中可见黏液样区与致密区交替分布[37]。

EMFS 黏液样区内常可见 MFS 特征性的细长曲线形或弧形血管，亦可见单空泡或多空泡的假脂肪母细胞。肿瘤主要由梭形细胞和多少不等的上皮样细胞组成，上皮样细胞呈圆形或卵圆形，具有空泡状核、大而明显的包涵体样核仁、中等量或丰富的嗜酸性胞质；黏液样区，上皮样细胞单个散在分布或呈条索状、小簇状排列；细胞丰富区，上皮样细胞呈弥漫片状分布。不同病例中上皮样成分所占比例不等，绝大多数大于肿瘤面积的 50%[37]。Nascimento 等[114] 报道的 17 例 EMFS 中，16 例上皮样区域大于肿瘤面积的 50%，13 例大于肿瘤面积的 75%，仅 1 例上皮样区域为局灶性，约占肿瘤面积的 25%。

1996 年，Mentzel 等[111] 根据肿瘤内黏液样区域所占的比例、细胞的丰富程度、细胞异型性的大小和核分裂象的多少，将 MFS 分为低度恶性、中度恶性和高度恶性 MFS；2002 年 WHO 分类采纳了 Mentzel 等的观点，并将黏液样恶性纤维组织细胞瘤作为 MFS 的同义词。

1. 低级别黏液性纤维肉瘤

镜下以黏液为主，肿瘤细胞稀疏、离散、呈短梭形或星形，黏附性较低，分布稀疏，胞质常淡嗜伊红色，边界不清，肿瘤细胞核大、异型且深染，坏死与核分裂均不多见，可见特征性的蜿蜒、细长的薄壁血管与假脂肪母细胞；与此同时，血管周能观察到较为丰富的瘤细胞，并有淋巴细胞、浆细胞发生浸润。

有研究发现[115]，部分低度恶性纤维黏液样肉瘤存在与 SEF 相似的区域，并认为它们之间存在病理组织学的相关性。

2. 高级别黏液性纤维肉瘤

较常见的瘤细胞为实性片状，梭形，肿瘤细胞丰富，排列致密，表现为明显的多形性与异型性，细胞核不规则，核分裂较多见，常有大量非典型核分裂象及奇异性瘤巨细胞，黏液样间质减少，出血、坏死常见。形似经典的纤维肉瘤，但在局灶区域仍可见到低度恶性的 MFS 区域。

3. 中间型黏液性纤维肉瘤

形态介于低级别与高级别之间，细胞较为丰富，且有一定的多形性，既不完全由单纯的低级别肿瘤构成，亦无完全实性的区域，肿瘤细胞多聚集于血管周围生长，显著的细胞异型性，出血、坏死相对少见。

（二）硬化性上皮样纤维肉瘤

既往认为 SEF 是低级别变异型纤维肉瘤，但其复发率和致死率高，现认为其是高级别肿瘤[18]。

SEF 形态特殊，病理组织学特点为硬化胶原间质中上皮样肿瘤细胞呈巢状或条索状分布，类似于分化差的癌、硬化性淋巴瘤或滑膜肉瘤。

1．大体观

SEF 肿瘤大小 1~25cm，平均 8.3cm[75]。

SEF 总是位于组织深部，常贴近骨组织，一般境界清楚，分叶状或多结节状，切面灰白色，质地坚硬，可有黏液样、囊性变及钙化区[116]，坏死少见[117]，少数患者有软骨、骨及神经鞘膜分化[118]。

2．镜下观

SEF 的镜下特点如下：

（1）以小圆形上皮样细胞排列成巢状、束状和腺泡状，上皮样细胞周围有大量玻璃样硬化胶原纤维，可表现骨样、软骨样或黏液样变。

（2）瘤细胞呈上皮样，中等大小，呈圆形、卵圆形、多边形或梭形，以条索状、巢状或腺泡状分布；胞质透亮或淡嗜酸性；核呈圆形、卵圆形或不规则形，淡染，仁居中，体积小，染色质均匀，分裂象少见，可 <1 个/10HPF，亦可≥10 个/10HPF；异型性不明显，仅在细胞丰富区域可见，无瘤巨细胞。

（3）大多数肿瘤内可见到典型纤维肉瘤或黏液纤维肉瘤区域，有时可见到黏液样囊肿、钙化、化生性骨及血管外皮瘤样的血管[116]。

（4）肿瘤坏死少见，可表现为小灶凝固性坏死或大片坏死[118]；肿瘤组织可浸润周围的软组织、血管、骨骼。

3．超微结构

肿瘤细胞具有纤维母细胞和肌纤维母细胞分化的特点，含有粗面内质网，有少量线粒体、脂滴、溶酶体和一些中间丝及张力原纤维，细胞的周围无基膜。

Wang 等[119]用电镜观察 SEF，肿瘤细胞内存在较多粗面内质网，同时也是张力原纤维和桥粒；除了粗面内质网，还可见核糖体和数量不等的线粒体，核分裂象少见，这些超微结构特点提示其具有纤维母细胞分化的特点。

五、免疫组化

根据文献报道，纤维肉瘤免疫组化显示肿瘤缺乏特异性标志物。一般情况下，肿瘤细胞呈波形蛋白（vimentin）弥漫阳性，灶性 MSA 及 SMA 阳性，CD34、HMB-45、CD68、S-100、desmin/GEAP 阴性，大部分上皮类标记也呈阴性[120]。

（一）黏液性纤维肉瘤

目前，黏液性纤维肉瘤尚无特异性的免疫组化标记，波形蛋白（vimentin）阳性，组织细胞标志物（CD68、Mac387、FXⅢα）和 S-100 蛋白阴性，少数病例平滑肌肌动蛋白（SMA）阳性。

所有 EMFS 均弥漫强阳性表达 vimentin，少数可表达 α-SMA、结蛋白和 KP-1，多为部分或局灶阳性。

（二）硬化性上皮样纤维肉瘤

硬化性上皮样纤维肉瘤，免疫组化仅 vimentin 呈强阳性，CD30、CD31、CD45、CD56、CD57、CD68、SMA、GFAP、LCA、CK7、desmin、MyoD1、Mygenin、AE1/AE3、结蛋白、FVIIIRag、actin 及 HMB-45 等均为阴性[121]。田研等[75]报道了 3 例硬化性上皮样纤维肉瘤，瘤细胞 vimentin、MUC4 弥漫强阳性，EMA 阳性，AE1/AE3、melan-A、TFE-3、HMB45、S-100、desmin、CD34、Bcl-2、LCA、CD30、myogenin 和 MyoD1 阴性。

MUC4 是 SEF 区别于其他上皮样软组织肿瘤的一个相对敏感和特异的标志物。近年来，MUC4 和 SATB2 抗体分别被应用于硬化性上皮样纤维肉瘤和骨肉瘤的病理诊断，骨肉瘤中 SATB2 阳性，MUC4 阴性，软组织 SEF 中 SATB2 阴性、MUC4 阳性。Wojcik 等[12]报道，发生于骨的 SEF 中 MUC4 阳性，而 SATB2 阴性，可与骨肉瘤进行鉴别。Dyle 等[122]认为，MUC4 阳性是 SEF 敏感和有用的抗体，MUC4 在双相分化滑膜肉瘤腺上皮分化和其他有限的上皮样软组织肿瘤中可有个别表达。

六、诊断与鉴别诊断

纤维肉瘤的诊断主要依据组织病理及免疫组化，其主要鉴别诊断如下。

（一）未分化多形性肉瘤

未分化多形性肉瘤（undifferentiated pleomorphic sarcoma，UPS）既往称为恶性纤维组织细胞瘤，常见于中老年人，一般发病年龄在 50~70 岁之间，男患者一般多于女患者。

UPS 发病部位亦广泛，最为常见的是四肢的骨骼肌深处，其次是位于腹膜后，约有 90% 的病变位置比较深，10% 的患者其发病位置为比较表浅的区域；处于腹膜后的肿物一般比肢体区域的大，发生在皮下的体积则相对较小。

1. 高级别 UPS

高级别的 UPS 一般发展迅速，快速增大，并伴疼痛感觉；炎症性的 UPS 中，有些会伴发热、白细胞升高、体重降低等症状；UPS 复发率较高，约 42%。

影像学上常显示为边界模糊的不规则形软组织肿块影，没有明显的包膜；肉瘤中常有坏死、囊变等异常改变，其实性部分信号较为混杂，在 CT 上为等低混杂密度表现，MRI 上 T1WI 表现为等低信号，在 T2WI 上如果肉瘤内部的主体是组织细胞，由于细胞的含水量较高，显示为高信号，若以纤维成分为主则表现是等信号。

高级别 UPS 的大体表现为不规则形肿块，在镜下观察可看到多个结构与细胞形态的异质性肉瘤，部分有存在较为明显的纤维性基质，囊变、坏死、出血常见[123]。

当深部软组织内或腹膜后出现卵圆形或者分叶状巨大软组织肿块且合并囊变、坏死、出血时，首先考虑到未分化多形性肉瘤[124]。

2. 巨细胞 UPS

巨细胞 UPS 较多发生于肢体或者躯干的深处软组织上，体积一般较大。

在 CT 上显示为不均匀的略低密度肿块，边界不清，增强扫描结果则表现为不均匀强化。在 MRI 上肿瘤周围的界限模糊，浸润性生长，常合并有出血、坏死等症状。

在 T1WI 上表现为等、低信号或者混杂性高信号，在 T2WI 上表现为混杂高信号，肉瘤病灶的实性部分表现为条片状，可观察到包膜，并可观察到低信号的间隔，增强扫描肉瘤病灶的实质区域和囊壁，表现为结节状或者边缘环形不均匀强化。

镜下可观察到不同状态的椭圆形、梭形细胞，间质中有较明显的破骨反应，并合并有出血、坏死等症状，肿物还可侵犯周边组织的神经、血管。

3. 炎症性 UPS

炎症性 UPS 比较少见，最常见发生于腹膜后，其次是深部软组织。

影像上显示病灶的界限清晰，可见包膜；在 CT 上表现为等或稍低密度，较为均匀；在 MRI 上，T1WI 表现为等、低信号，T2WI 表现为不均匀高信号，没有明显的出血、坏死等，增强扫描结果显示为轻微不均匀强化。

炎症性 UPS，其在组织学中是有较为明显的组织细胞与炎症细胞发生浸润；此外，未分化多形性肉瘤的瘤周水肿一般较纤维肉瘤明显。

（二）低度恶性纤维黏液样肉瘤

低度恶性纤维黏液样肉瘤好发于年轻人，肿块多位于四肢，亦可发生于深部软组织。

镜下见肿瘤组织由纤维性和黏液样区域组成，两者交替分布，梭形区可形成漩涡状结构，40%的病例可见菊形团结构。

黏液区常有分支的毛细血管形成血管网，未见弧线形血管及假脂肪母细胞。

瘤细胞只表达 vimentin，偶局灶性表达 SMA，不表达 desmin、S-100 蛋白、CK、EMA、CD34。遗传学上形成 FUS-CREB3L2 或 FUS-CREB3L1 融合基因。

（三）黏液炎性纤维母细胞肉瘤

黏液炎性纤维母细胞肉瘤主要见于成人，是好发于四肢远端的纤维母细胞性肉瘤。

低倍镜下呈多结节状，病变境界不清，由黏液样区域、纤维化区域和炎症区域组成，其间可见含有大核仁的异型大细胞，形态上类似节细胞、R-S 细胞或病毒包涵体样细胞，在黏液样区域还可见多泡状的脂肪母细胞样细胞。

免疫表型：肿瘤细胞 vimentin 强阳性，部分肿瘤细胞表达 CD68、CD34、α-SMA 阳性，偶见 CK 阳性，CD45、CD15、CD30、病毒检测阴性。

（四）低度恶性肌纤维母细胞肉瘤

肿瘤主要发生于成人，男性多见，好发于头颈部。

镜下见肿瘤由梭形瘤细胞呈束状或席纹状排列，弥漫浸润至周围软组织，肿瘤可浸润于骨骼肌纤维之间，形成类似增生性肌炎中的棋盘样结构。肿瘤内可有许多薄壁血管，基质一般无黏液变性。

免疫组化标记瘤细胞表达 vimentin、actins 和（或）desmin，并可表达 calponin，部分病例可表达 CD34。

（五）脂肪肉瘤

脂肪肉瘤是起源于原始的间充质细胞，并朝着脂肪细胞分化而逐渐形成的较常见的恶性肿瘤，脂肪肉瘤占软组织肿瘤的 16%~18%，发病率仅次于未分化多形性肉瘤，在腹膜后软组织肉瘤中居第一位。男女发病率无差别，好发部位依次是下肢、腹膜后、上肢、躯干及头颈部。

在 2013 年、2020 年 WHO 软组织肉瘤分类标准中，划分成 5 个基本类型，即高分化型、黏液型、去分化型、多形性与非特殊型。

1. 高分化脂肪肉瘤

高分化脂肪肉瘤在 CT 上的表现是肉瘤中脂肪样组织成分大于 75%，多数表现为脂肪密度，界限清晰，可观察到条纹状、云絮状等稍高密度影的间隔。

高分化脂肪肉瘤的 MRI 表现为边界清楚的肿块，肿瘤中有大量的成熟脂肪物质（超过 75%），信号特点与皮下脂肪类似，T1WI 和 T2WI 上均呈高信号，其内信号稍不均匀，脂肪抑制序列上呈低信号，瘤内能观察到较细长的间隔影与肿瘤实质性物质，T1WI 为稍低信号，T2WI 为稍高信号，在进行增强扫描后，明显强化。肉瘤的实质物质与脂肪没有明显的界线区分[125]。

在组织病理上观察，肉瘤呈分叶状，会出现假包膜，切面为黄色。显微镜下观察，瘤细胞的分化程度较高，多数为分化接近成熟的脂肪细胞而构成。

2. 黏液型脂肪肉瘤

黏液型脂肪肉瘤发病高峰年龄为 30~50 岁，好发于下肢深部的软组织。

黏液型脂肪肉瘤在 CT 的平扫上，表现为比较均匀的"囊性"肿块，增强扫描则可见呈网状、岛状等形态强化，CT 值的平均数值为 50HU，表明该肉瘤是实性肿物并非囊性，病灶中具备脂肪密度灶。

黏液型脂肪肉瘤在 MRI 上，黏液成分表现为 T1WI 上为低信号、T2WI 上为高信号，大部分肿瘤内部可见脂肪成分，在 T1WI 呈高信号，T2WI 呈中等、等高信号；另外还可见软组织成分和粗细不均的间隔影，增强扫描可见明显强化，瘤内的非脂肪性成分，在进行增强扫描后明显强化，与瘤内具有大量的毛细血管以及肿瘤细胞密度稍高存在一定关联，而肿瘤内厚薄不均的间隔，主要是由包含胶原纤维的胶原束所构成。

黏液型脂肪肉瘤由一种圆形至卵圆形原始间叶细胞组成，肿瘤内具有特征性的丛状或分枝状的血管网，可见诊断性脂肪母细胞及黏液样基质，AB 染色有助于识别黏液纤维肉瘤中的假脂肪母细胞。

瘤细胞表达 S-100 蛋白，细胞遗传学显示 90% 以上黏液型脂肪肉瘤的病例含有（12；16）（q13；p11），RT-PCR 可检测出 TLS/FUS-CHOP 基因融合。

（六）富于细胞型神经鞘黏液瘤

富于细胞型神经鞘黏液瘤好发于 30~50 岁的成人，可发生于躯体任何部位的皮肤，尤其以手部多见，表现为孤立性、无痛性浅表肿块。

镜下见肿瘤位于真皮内由大小不等的小叶组成，小叶间为纤维结缔组织间隔，瘤细胞呈梭形、星形，细胞无异型，间质含多量黏液基质。偶见肿瘤与周围神经紧密相连，部分区域富含细胞，瘤细胞呈束状、梁状排列。

免疫表型：肿瘤细胞 vimentin、S-100 均阳性。

（七）胃肠道间质瘤

胃肠道间质瘤是胃肠道最常见的间叶性肿瘤，好发于 50 岁以上成人，肿瘤细胞呈梭形或短梭形，多呈交织的短条束状或漩涡状排列，部分肿瘤细胞可呈上皮样，呈巢状或片状分布，胞质透亮，也可呈印戒样。

免疫表型：肿瘤细胞表达 CD117、CD34。

（八）滑膜肉瘤

滑膜肉瘤（synovial sarcoma，SS）好发于青壮年，高发年龄为 20~40 岁，一般男性多于女性，

90%左右的滑膜肉瘤发生于四肢近关节旁，2/3发生于下肢，其中以膝关节最多见，与腱鞘、滑囊和关节囊的关系比较密切，不过很少发生于关节腔内。

滑膜肉瘤作为一种不能确定分化来源的软组织恶性肿瘤，分为非特殊性、梭形细胞型和双向分化。

滑膜肉瘤在CT平扫中，肿瘤密度与肌肉相比，为等、略低密度，瘤内可观察到更低密度的囊变区，部分病灶内可见斑块形状钙化，多数处于肿物的周围，有少部分患者会出现广泛钙化[126]。在CT的增强扫描上，肿瘤通常呈明显不均匀强化，边界较清楚，部分可伴有骨质破坏[127]。

在T1WI图像上，与邻近的肌肉组织信号相比，滑膜肉瘤的肿瘤实体部分一般表现为中等－稍高信号，瘤体内出血则可表现为片状高信号，坏死或钙化区则一般表现为低信号；T2WI图像上，肉瘤表现为和液体相似的高信号、与脂肪信号相似的稍高信号、与纤维组织相似的稍低信号，亦可以3种信号混杂存在[128]；增强扫描肿瘤明显不均匀强化，分隔无强化，组织病理学上证实其为多个瘤分叶间纤维组织，或是瘤内间质胶原纤维。

SEF既有上皮样肿瘤细胞，又可见典型的纤维肉瘤区域，且可见血管外皮瘤样结构，类似于SS。但大多数SS表达多种CK（包括AE1/AE3、CK7、CK19等），常弥漫表达Bcl-2，与SEF不同。

七、治疗与预后

所有类型的纤维肉瘤均以手术切除为基本治疗，但因其呈浸润性生长，局部易复发及远处转移，故需辅以放疗、化疗相结合的综合治疗，以降低复发和转移风险[100]。

肝脏原发性纤维肉瘤，治疗以手术为主，文献报道，大多数患者肿瘤可手术切除，但预后较差[129]。

（一）黏液性纤维肉瘤

MFS是老年人四肢最常见的软组织肉瘤，多发生于皮下；大多数MFS呈高级别，低级别相对少见，后者在复发时可向高级别肿瘤进展。局部复发率较高（50%~60%），而远处转移的概率较低[130]。因此，广泛性手术切除尤为重要，局部完整切除可显著提高MFS的预后[131]。

四肢及躯干的MFS常沿着筋膜平面或血管浸润，使得肿瘤常切除不彻底，术后可能存在切缘阳性，故通常需要辅助放疗；国内推荐术后4~6个周期的辅助化疗，但是否对生存有获益目前尚不明确[132]。

目前，外科手术仍是原发性心脏黏液纤维肉瘤的主要治疗方法[133]，诊断明确后应积极手术治疗，解除血流梗阻、清除心包积液和解除对心脏的压迫，在短期内可延长患者生命，提高生活质量，特别是晕厥发作频繁和有栓塞史者，甚至需急诊手术。

多数文献报道，黏液性纤维肉瘤患者的5年生存率为39%~54%[134]。值得一提的是，黏液性纤维肉瘤局部复发率较高，可达50%~60%，且常有多次复发[27]。Huang等[135]报道，5年术后复发率为41%，死亡率为4.4%，病死率与肿瘤坏死、体积及黏液区域大小相关。邹冰清等[31]报道了8例高级别黏液性纤维肉瘤，6例获得随访，3例死亡，3例存活；2例患者术后复发，1例发生肺转移。死亡患者的总生存期分别为55个月、14个月和2个月。

一般而言，黏液性纤维肉瘤预后不良的危险因素主要有肿瘤区域出血、坏死，瘤体直径大于5cm[135]；肿瘤复发与组织学分级无关。切缘与预后的关系存在争议，有研究认为切缘状态与患者预后无关，甚至有学者认为切缘阳性患者的5年无复发生存率更低[136-139]。

转移率和死亡率与肿瘤分级密切相关，低度恶性肿瘤几乎不发生转移，中、高度恶性肿瘤的转移率为20%~35%[140]；侵犯广泛、体积较大、位置较深、恶性程度高的黏液纤维肉瘤更易发生远处转移，除转移至肺和腹膜后外，少部分转移至淋巴结[141]。

(二) 硬化性上皮样纤维肉瘤

硬化性上皮样纤维肉瘤是一种罕见的侵袭性肿瘤，尚无标准的治疗方案，但目前主要的治疗方法为手术扩大切除，术后放疗、化疗能否降低复发率尚不明确。

虽然 SEF 生物学行为表现为低度恶性，但随着病程延长可进展为高度恶性[91]；如果表现为体积大、远处转移、复发、细胞异型性明显、核分裂活跃、伴有大片坏死、骨及脑脊髓侵犯，提示恶性程度高，预后不佳[142]。

Ossendorf 等[14]报道，超过 27% 的硬化性上皮样纤维肉瘤患者初诊时即发生远处转移，最常转移至肺，其他转移部位包括骨、胸膜/胸壁、肝脏、肾脏、淋巴结、乳腺、腹膜后、头皮、心包、脑及软组织等。Wojcik 等[12]报道了 8 例骨原发性 SEF，7 例获得随访，3 例在确诊 2 年内发生转移，其余 4 例在随访期内(1 个月、5 个月、12 个月和 >84 个月)均未出现局部复发或转移。

Antonescu 等[77]报道了 16 例硬化性上皮样纤维肉瘤，复发率、转移率、病死率甚至分别达到了 50%、86% 和 57%。Chow 等[91]总结分析了 44 例硬化性上皮样纤维肉瘤，其复发率、转移率及死亡率分别为 48%、60% 和 35%。在 Meis – Kindblom 等[10]报道的 25 例中，复发率、转移率、死亡率分别为 53%、43% 和 25%。吴卫平等[76]报道，SEF 局部复发率、转移率和死亡率分别为 65.1%、46.6% 和 27.9%，最常见的转移部位是肺，其次是骨、胸膜、胸壁。陈仕高等[39]报道，SEF 的局部复发率、转移率分别为 53% 和 43%，病死率为 25% ~57%。

头颈部硬化性上皮样纤维肉瘤患者的预后最差[75]。Folk 等[18]报道 5 例口腔颌面部 SEF 均采用外科手术治疗，1 例辅助放射治疗，1 例辅助放疗 + 化疗，1 年后均有复发及转移，辅助放疗 + 化疗无明显获益。

八、婴儿型纤维肉瘤

(一) 概述

婴儿型纤维肉瘤(infantile fibrosarcoma，IFS)又称为先天性纤维肉瘤、侵袭性婴幼儿纤维瘤病和先天性纤维肉瘤样纤维瘤病等，是指婴幼儿发生的非横纹肌肉瘤的恶性间充质肿瘤，为婴幼儿常见的软组织肉瘤之一，占婴儿期肉瘤肿瘤的 5% ~10%[143]，发病率仅次于横纹肌肉瘤。

对于"婴幼儿"的定义目前尚不确切，大部分文献将 2 岁以下作为界定标准[144-146]；WHO 定为 5 岁以下的纤维肉瘤为 IFS，约 80% 的患者在 1 岁内诊断，约 40% 的患者于出生时诊断[147]，约 1/2 的患儿于出生后 3 个月内获得诊断，发病年龄超过 5 岁的报道少见[148-149]。

婴儿型纤维肉瘤是一种罕见的软组织肉瘤，最早由 Stout 于 1962 年报道[150]，美国年发病率为 5/100 万[151]，中国仅见个例报道。36% ~80% 的病例为先天性，男性多于女性，原发部位以四肢多见。张忠德等[152]报道了 12 例婴儿型纤维肉瘤，男 5 例，女 7 例，年龄为 4.7 ~414 个月；邹继珍等[153]报道了 15 例婴儿型纤维肉瘤，男 13 例，女 2 例，年龄为 12 天 ~3 岁，平均年龄 9.3 个月；朱倩等[154]报道了 7 例婴儿型纤维肉瘤，男 1 例，女 6 例，年龄为 2 个月 ~4 岁，其中 6 例 2 岁以下，1 例 2 岁以上，中位年龄 3 个月；李硕等[155]报道了 6 例婴儿型纤维肉瘤，起病年龄均为 2 岁以下，男性发病多于女性(5:1)。

目前 IFS 的病因尚不明确，有报道称与母亲孕期接触石油制品有关[156]。亦有报道[157-159]，与先天性中胚层细胞肾瘤在形态学和遗传学上有一定的相关性。

（二）临床表现

婴儿型纤维肉瘤因发病部位不同，临床表现各异；44%～70% 发生于四肢，约 30% 发生于躯干[160]，9%～10% 发生于头颈部[161]，亦可发生于腹膜后、肠系膜、口腔、肠道等[162-163]。朱倩等[154]报道了 7 例婴儿型纤维肉瘤，5 例病灶位于四肢，1 例位于躯干，1 例位于腹腔。李硕等[155]报道了 6 例婴儿型纤维肉瘤，4 例发生于四肢。邹继珍等[153]报道了 15 例婴儿型纤维肉瘤，发生于四肢 9 例、眼眶及周围 3 例、盆腔腹膜后 2 例及外阴 1 例。杨庆林等[164]报道了 1 例肠道婴儿型纤维肉瘤，并总结了文献报道的 19 例[165-176]，共 20 例，男 11 例，女 9 例；12 例肿瘤位于小肠（回肠 8 例，空肠 3 例，十二指肠 1 例），6 例位于结肠（乙状结肠 3 例，结肠脾曲 2 例，结肠肝曲 1 例），2 例位于回盲部。

发生于四肢者，多以无痛性进行性增大的单发体表肿块为主要临床表现，肿块生长迅速，最大径可达 9～15 cm[177]，边界不清，肿瘤表面皮肤可发红、肿胀、溃烂，或伴浅表静脉曲张；病灶质硬或为囊实性，活动度差；局部浸润多见，远处转移及肢体活动障碍少见。

肠道 IFS，多位于小肠，其次为结肠、回盲部，临床表现以肠穿孔、肠梗阻为主，穿孔可能是肿瘤破裂和肠壁缺血所致，可引发胎粪性腹膜炎；瘤体巨大者，患儿以腹胀为首发表现，多为不全梗阻。杨庆林等[164]报道了 1 例肠道婴儿型纤维肉瘤，并总结了文献报道的 19 例，共 20 例，多发病于生后 7d 内，以肠穿孔和肠梗阻为主要表现。Obayashi 等[168]报道了 1 例回盲部 IFS 引发肠套叠。Zeytun 等[167]报道了 1 例体格检查发现的无症状回盲部 IFS，肿瘤直径 5.5cm，远大于表现穿孔和梗阻的 IFS（平均直径分别为 1.7cm 和 2cm），其阴性症状可能与回盲部的特殊位置有关。此外，Kim 等[166]报道了 1 例结肠 IFS，仅表现为气腹，考虑可能存在肠壁的微小穿孔。

（三）影像学检查

1. 四肢、躯干 IFS

影像学检查无特异性表现，发生于四肢、躯干者通常表现为局部软组织包块影。

IFS 超声表现报道较少[178-179]，朱倩等[154]报道了 7 例婴儿型纤维肉瘤，超声显示病变为形状不规则、内部回声不均质或欠均质的混合回声包块，5 例呈不均质中等偏强回声、2 例呈中等偏低回声，病灶内可探及无回声区，血供丰富。

CT 表现为不均匀软组织密度影，多呈不规则形，与周围组织分界欠清，增强后呈不同程度不均匀强化，可见片状无强化低密度区，可能合并坏死出血。

MRI 表现，MRI 增强检查后呈明显不均匀强化，可伴有出现肿瘤内出血灶，囊变坏死，点状钙化灶，可侵犯邻近骨质，一般无骨膜反应；约 69% 的肿瘤边界清楚，约 50% 的 IFS 肿瘤实质表现为 T1WI 等或稍高信号、T2WI 高信号，脂肪抑制序列呈高信号。约 50% 的病灶在增强扫描中呈明显均匀增强，余 50% 呈不均匀增强[144]。Braun 等[180]报道，四肢 IFS 表现为 T1 低信号和 T2 高信号的软组织包块，周围可见血管信号，注射造影剂后呈不均匀强化。

2. 肠道 IFS

肠道 IFS，常用的影像学检查包括超声、CT 和 MRI，但其特异性差，诊断价值有限。IFS 的超声表现多为低回声或无回声的软组织包块，周围血流信号增加[180]。产检超声有一定的提示作用，Parmar 等[162]报道 1 例长径 13cm 的结肠 IFS，产检超声发现羊水过多；Shima 等[174]报道 1 例肠穿孔致胎粪性腹膜炎的空肠 IFS，产检超声发现羊水过多和胎儿腹水。

杨庆林等[164]报道了 1 例肠道 IFS，增强 CT 后发现肠腔肿物，不规则强化，由肠系膜下动脉分支供血。

（四）组织病理与免疫组化

大体观，婴儿型纤维肉瘤肿瘤组织切面呈灰白色实性，质地细腻鱼肉样，伴不同程度的黏液样变、囊性变、出血、坏死及黄红色褪变区为典型特点。

镜下，肿瘤细胞由致密的、形态较一致的、原始的卵圆形和梭形瘤细胞所构成，瘤细胞交叉呈"人字"或"鲱鱼骨样"排列；核分裂象较显著，胶原纤维较少见，可见出血、坏死及灶状钙化；间质见较丰富的鹿角样血管或血管外皮瘤样裂隙；可见散在的慢性炎细胞浸润，灶状黏液性变，肿瘤浸润并破坏周围的正常组织。

一般而言，IFS 与成人型纤维肉瘤组织学或免疫组化无明显差异，但 Kihara 等[181]对二者增殖及凋亡过程的观察发现，IFS 与成人型纤维肉瘤相比，细胞增殖指数更低、凋亡指数更高。

IFS 免疫组化无特征表型，瘤细胞仅 vimentin 几乎全部呈阳性表达；约 30% 的病例可呈 NSE（35%）、a-SMA（33%）、HHF35（29%）、肌肉特异的 actin（30%）的阳性表达；＜20% 的病例可呈 desmin、S-100、CD34、CD57、CD68、ⅩⅢa 因子和 CAM5.2 阳性表达。

（五）诊断与鉴别诊断

1. 诊断

病理检查是诊断婴儿型纤维肉瘤的金标准，临床表现、影像学检查可供参考。

婴幼儿期便血的常见原因包括坏死性小肠结肠炎、肠扭转、牛奶过敏、梅克尔憩室炎、肠重复畸形等，以肿瘤发病的病例极少，因此对于不明原因的婴幼儿便血，需警惕肠道 IFS 的可能性[182]。

有报道[183]，IFS 绝大部分存在 t(12；15)(p13；25)染色体易位，可将转录调节因子（ETV6）的二聚结构域与膜受体酪氨酸激酶（NTRK3）融合[184]，约在 87.2% 的患者中有表达[185-186]，对于病理诊断困难的患儿，ETV6-NTRK3 融合基因阳性可能会有助于确诊。ETV6-NTRK3 融合基因存在常提示肿瘤具有良好的预后[187]。

但值得一提的是，ETV6-NTRK3 融合基因并不是 IFS 完全特异的标志，杨庆林等[164]报道了 1 例肠道婴儿型纤维肉瘤，并总结了文献报道的 19 例，发现肠道 IFS 的 ETV6-NTRK3 异位阳性率仅为 46.1%。该融合基因在先天性中胚层肾瘤、唾液腺分泌性癌、炎性肌纤维母细胞瘤和部分白血病患者中亦有报道[188-189]。

2. 鉴别诊断

IFS 通常需与其他梭形细胞肿瘤，如炎性肌纤维母细胞瘤、婴幼儿纤维瘤病、梭形细胞横纹肌肉瘤、胃肠道间质瘤等相鉴别。

1）婴幼儿纤维瘤病

两者均为边界不清的肿块，侵及周围软组织，瘤细胞形态为较一致的梭形，间质见散在慢性炎细胞浸润，免疫组化表型也类同，故鉴别起来有相当的难度。

婴幼儿纤维瘤病与婴儿型纤维肉瘤相比，体积较小，镜下细胞相对不丰富，很少有较多核分裂象，一般也无明显坏死区。细胞遗传学和分子遗传学分析，对两者鉴别有用。

2）单形性滑膜肉瘤

滑膜肉瘤主要由交织的短束状或漩涡状排列的梭形纤维母细胞样细胞组成，有时形态上也较难鉴别。

一致的小细胞、核质比例增高、宽广的胶原束、钙化或血管外皮瘤样血管等组织形态支持滑膜肉瘤的诊断；而纤维肉瘤为一致的梭形细胞，没有特殊的分化，细胞束排列成鲱鱼骨样。

临床特点、免疫组织化学标记（CK、EMA、CEA、EMA、AE1/AE3、CAM5.2 等）、染色体分析及分子技术检测有助于两者的鉴别。

单形性滑膜肉瘤常在切片中可见到其他滑膜肉瘤的组织形态，

3）梭形细胞横纹肌肉瘤

梭形细胞横纹肌肉瘤为胚胎性横纹肌肉瘤的一个亚型，常见于睾丸，其次是头颈部，也可见于四肢；肿瘤由一致的嗜酸性纤维原样胞质的梭形细胞组成，核细长深染，胞质丰富，部分见透明性胶原纤维，见细胞内糖原；可在瘤细胞质内发现横纹或横纹肌母细胞，瘤细胞除表达 vimentin 外，还表达 Myo D1、myoglobin、myogenin、Sarcomeric actin 及 desmin 等肌源性抗体。

4）腹部卵黄囊瘤

腹部卵黄囊瘤，表现为体积较大、不规则分叶状肿块，包膜多完整、边界较清，肿瘤实质以低回声及等回声为主，常伴不规则、分布不均的液化坏死而呈囊实混合性包块，罕见钙化，实性成分血供较丰富，结合 AFP 升高可考虑诊断[190]。

5）血管瘤

先天性血管瘤及婴儿型血管瘤，多为单发实性病灶，超声表现为边界清楚的实性病灶，呈低回声，亦有高回声及不均质混合回声，病灶内多不合并出血坏死；CDFI 可见丰富的动静脉血流信号，以低速静脉血流为主[191-192]。

从肿瘤外观上区分，IFS 通常为球形，质地硬、活动度差，而血管瘤斑块状居多，质地软、活动度好[193-194]。

（六）治疗

20 世纪 80 年代，四肢 IFS 的治疗是以手术切除为主，但基于完整切除肿瘤对患者预后的重要价值，其中半数以上为截肢手术[195-196]；目前本病的治疗多为综合治疗，根据疾病的不同阶段（临床分期）制定可行方案，毁形性外科及断肢手术应尽量避免[197]。

活检病理诊断明确后，初次手术的指征为肿物完整切除，切缘无残留，对机体功能和美观程度不遗留长期或显著影响，否则需要术前化疗并延期手术[152]。即使复发仍可再切除治愈，已转移的病例仍有治愈的可能。邹继珍等[153]报道了 15 例婴儿型纤维肉瘤，随访 5 个月～7 年，13 例无事件生存，1 例术后远处淋巴结转移；2 例切除不净，术后肿瘤局部复发，均再次切除后继续化疗。

肠道婴儿型纤维肉瘤，最佳手术方式的选择需结合患者病情及腹部情况综合考虑，如患者病情危重、瘤体过大、腹腔粘连严重，首选开腹手术，必要时行分期手术或肠造瘘术；如不能判定肿物边界，术中务必冰冻病理检查以完整切除。杨庆林等[164]报道了 1 例肠道婴儿型纤维肉瘤，并总结了文献报道的 19 例，共 20 例，14 例行开腹手术治疗，3 例行腹腔镜手术治疗，2 例行开腹肿瘤切除联合肠造瘘术，1 例行开腹手术切除联合二次手术、辅助化疗。

婴儿型纤维肉瘤对化疗敏感，无论是新辅助化疗，还是辅助化疗或舒缓化疗，化疗均是 IFS 综合治疗中的重要组成部分。

当肿瘤影响重要器官或肿瘤因体积过大而不能完整切除时，可行新辅助化疗[198]；若切缘病理为阴性，则无须化疗或放疗[199]。常用的化疗方案，有 VAC（长春新碱、放线菌素 D、环磷酰胺）、AVCP 方案（阿霉素、长春新碱、环磷酰胺、顺铂）等。

欧洲儿童软组织肉瘤协作组已针对 IFS 制定了统一的治疗方案[200]，根据 IRS 分期实行分级管理，IRS I 期、IRS II 期不推荐辅助化疗；IRS III 期推荐 VA 方案新辅助化疗，直至肿物能够完整切除，若肿物缩小不明显，不具备保守手术的条件，则加入烷化剂（VAC/VAI 方案），若肿物对 VA 方案无反应或疾病进展，则加入蒽环类药物（ID 方案）。不推荐截肢手术或外照射放疗。虽然，目前推荐对于肿瘤可广泛切除（IRS I／II 期）的病例可不行常规辅助化疗，但需严格随访[201-202]。

目前，CAV 方案(异环磷酰胺 + 放线菌素 D + 长春新碱)使用最为广泛，而多中心研究推荐使用 VA 方案(长春新碱 + 放线菌素 D)亦可获得较好的肿瘤坏死率，同时可减少烷化剂致畸和性腺影响，蒽环类的心脏毒性，具有较好的远期治疗效果。

意大利协作组推荐的含有烷化剂的方案，即 RMS - 79 方案和 RMS - 88 方案交替给予长春新碱(V)、放线菌素(A)、环磷酰胺(C)或异环磷酰胺(I)(VAC/VAI 方案)化疗[203]，初次化疗时从 50% 剂量开始，逐渐增加至 75% 和 100% 剂量，根据患儿体质量和年龄酌情减量(<8kg/不足 6 月龄减量 30%，<5kg/不足 3 月龄减量 50%)；1 月龄以内的患儿不使用烷化剂。

欧洲多国的临床试验报道，IRS Ⅰ 期和 IRS Ⅱ 期患者几乎全部(18/19)无病生存；IRS Ⅲ 期患者对 VA 方案的反应率为 68.0%，少数疾病进展(5/27)或远处转移(1/27)，部分接受 2 次手术(19/27，其中 3 例截肢)或放疗(1/27)；3 年无事件生存率(EFS)和总体生存率(OS)分别为 84.0% [95% CI(70.5%，91.7%)]和 94.0% [95% CI(82.5%，98.0%)]。李硕等[155]总结了国内文献报道的 10 例患者[204-212]，在经过治疗的 9 例患者中 8 例行初次手术，1 例术后化疗，另有 1 例在术前及术后均接受化疗。在仅接受初次手术的 7 个病例中，5 例无病生存，2 例局部复发，其中 1 例死亡，另有 1 例伴随肢体功能轻度受限；手术联合化疗的 2 例患者均无病生存。李硕等[155]报道了 6 例婴儿型纤维肉瘤，横纹肌肉瘤研究协作组 IRS Ⅰ 期 2 例、IRS Ⅱ 期 2 例、IRS Ⅲ 期 1 例、IRS Ⅳ 期 1 例。2 例行初次手术及术后化疗，其中 1 例行联合放疗；4 例行辅助化疗并延期手术；2 例直接行手术切除肿物，其余 4 例术前化疗全部有效，肿瘤体积缩小 66% ~ 93%。随访中位时间 35 个月(13 ~ 77 个月)，6 例患儿均无病生存。

(七)预后

与成人纤维肉瘤不同，IFS 恶性程度较低，总体预后良好，5 年生存率约为 90%[213]，长期生存率接近 90%[163]。杨庆林等[164]总结了 20 例肠道 IFS 患者，随访 3 ~ 300 个月后，未发现复发和转移。

患儿预后与年龄密切相关，小于 5 岁的纤维肉瘤，转移率低于 10%，而大于 10 岁的病例有超过 50% 的转移率。因 5 ~ 10 岁的病例数少，其转移率难以统计，但临床迹象显示，其生物学行为与低于 5 岁组相似。小于 2 岁者 10 年生存率约为 78.6%[203]。Soule 等[214]发现，5 岁以下患者面临的主要风险是局部复发，而 10 岁以上患者发生远处转移的机会更大。

尽早且广泛切除肿瘤是影响预后的重要因素，依照 IRS 分期，能够获得阴性边缘切除的患者(IRS Ⅰ 期)5 年生存率可达到 100%，而未能够获得阴性边缘切除的患者(IRS Ⅱ 期)，即使术后采取辅助化疗后 5 年生存率仅为 76%[163]。

转移以躯干 IFS 的轴向转移为主，转移率极低，仅 5%，原位复发率为 5% ~ 40%[215]。死亡率很低，通常低于 5%，主要因肿瘤的浸润性生长造成重要器官的破坏或出血而导致死亡。

有报道称[216]，婴儿型纤维肉瘤不完全切除，数年后无复发及转移；更有报道[217]，未经任何治疗的婴儿型纤维肉瘤有显著退化及自动消退。

(史 健)

参考文献

[1] Angervall L, Kindblom L G, Merck C. Myxofibrosarcoma. A study of 30 cases[J]. Acta Pathol Microbiol Scand A, 1977, 85A(2): 127 - 140.

[2] Yoo H J, Hong S H, Kang Y, et al. MR imaging of myxofibrosarcoma and undifferentiated sarcoma with emphasis on tail sign: diagnostic and prognostic value[J]. Eur Radiol, 2014, 24(8): 1749 - 1757.

［3］　蔡庆虎，邱乾德. 软组织黏液纤维肉瘤 1 例［J］. 医学影像学杂志，2011，22(32)：698-707.

［4］　Doylel A. Sarcoma classification：an update based on the 2013 World Health Organization classification of tumors of soft tissue and bone［J］. Cancer，2014，120(12)：1763-1774.

［5］　陈晓东，韩安家，赖日权. 解读 WHO(2013) 软组织肿瘤分类的变化［J］. 诊断病理学杂志，2013，20(11)：730-733.

［6］　Basso C，Rizzo S，Valente M，et al. Prevalence and pathology of primary cardiac tumours［J］. Cardiovasc Med，2012，15(1)：18-29.

［7］　Neagu T P，Sineseu R D，Enache V，et al. Metastatic high-grade myxofibmsarcoma：review of a clinical case［J］. Rom J Morphol Embryol，2017，58(2)：603-609.

［8］　Ferrari A，Sultan I，Huang T T，et al. Soft tissue sarcoma across the age spectrum：a population-based study from the Surveillance Epidemiology and End Results database［J］. Pediatr Blood Cancer，2011，57(6)：943-949.

［9］　Gisselsson D，Andreasson P，Meis-Kindblom J M，et al. Amplification of 12q13 and 12q15 sequences in a sclerosing epithelioid fibrosarcoma［J］. Cancer Genet Cytogenet，1998，107(2)：102-106.

［10］　Meis-Kindblom J M，Kindblom L G，Enzinger F M. Sclerosing epithelioid fibrosarcoma：a variant of fibrosarcoma simulating carcinoma［J］. Am J Surg Pathol，1995，19(9)：979-993.

［11］　Jo V Y，Fletcher C D. WHO classification of soft tissue tumours：an update based on the 2013 (4th) edition［J］. Pathology，2014，46(2)：95-104.

［12］　Wojcik J B，Bellizzi A M，Dal Cin P，et al. Primary sclerosing epithelioid fibrosarcoma of bone：analysis of a series［J］. Am J Surg Pathol，2014，38(11)：1538-1544.

［13］　刘坦坦，王云峰，李静，等. 甲状腺原发性硬化性上皮样纤维肉瘤伴颈内静脉癌栓和淋巴结转移 1 例并文献复习［J］. 临床与实验病理学杂志，2012，28(8)：930-933.

［14］　Ossendorf C，Studer G M，Bode B，et al. Sclerosing epithelioid fibrosarcoma：case presentation and a systematic review［J］. Clin Orthop Relat Res，2008，466(6)：1485-1491.

［15］　Bai S，Jhala N，Adsay N V，et al. Sclerosing epithelioid fibrosarcoma of the pancreas［J］. Ann Diagn Pathol，2013，17(2)：214-216.

［16］　Katsue H，Matsushita S，Sakanoue M，et al. Case of giant sclerosing epithelioid fibrosarcoma with ossification［J］. J Dermatol，2013，40(8)：667-668.

［17］　Monarca C，Fino P，Rizzo M I，et al. The hundredth case of sclerosing epithelioid fibrosarcoma(SEF)［J］. Ann Ital Chir，2013，84(3)：315-318.

［18］　Folk G S，Williams S B，Foss R B，et al. Oral and maxillofacial sclerosing epithelioid fibroscarcoma：report of five cases［J］. Head Neck Pathol，2007，1(1)：13-20.

［19］　Folpe A L. Fibrosarcoma：a review and update［J］. Histopathology，2014，64(1)：12-25.

［20］　Fisher C. The value of electron microscopy and immunohistochemistry in the diagnosis of soft tissue sarcomas：a study of 200 cases［J］. Histopathology，1990，16(5)：441.

［21］　Christopher D，Unni K，Mertens F. Adipocytic tumors. In：WHO classification of tumors. Pathology and genetics：tum ors of soft tissue and bone［M］. Lyon，France：IARC，2002：101.

［22］　Schepper A，Parizel P，Vanhoenacker F，et al. Imaging of soft tissue tumors［M］. New York：Springer Verlag Berlin Heidelberg，2006：195.

［23］　姚宇斌，赵妍，李仲康，等. 成人型纤维肉瘤的 MRI 征象分析［J］. 影像研究与医学应用，2018，2(14)：79-81.

［24］　史芳芳，安维民，董景辉. 肝脏原发性纤维肉瘤的 MRI 表现与分析［J］. 中国医学装备，2018，15(3)：62-65.

［25］　Waalkes M P，Rehm S，Cherian M G. Repeated cadmium exposures enhance the malignant progression of ensuing tumors in rats［J］. Toxicol Sci，2000，54(1)：110-120.

［26］　全冠民，袁涛，高国栋. 肝脏纤维肉瘤 1 例［J］. 临床放射学杂志，2009，28(7)：1036-1037.

［27］　王腾飞，杨金融，邓海军，等. 黏液纤维肉瘤 1 例［J］. 中国现代普通外科进展，2012，15(5)：342.

［28］　李培岭，刘玉珂，赵颖，等. 四肢软组织原发黏液性纤维肉瘤的 MRI 表现［J］. 实用放射学杂志，2017，33(11)：1728-1731.

［29］　王鹤翔，郝大鹏，徐文坚，等. 四肢软组织成人型纤维肉瘤的 MRI 征象分析［J］. 临床放射学杂志，2011，30(4)：561-564.

[30] 金腾,冉君,李小明,等.纤维肉瘤的MRI诊断与鉴别诊断[J].放射学实践,2014,29(11):1315-1318.

[31] 邹冰清,芮俊.高级别黏液性纤维肉瘤8例临床病理分析[J].临床与实验病理学杂志,2020,36(4):458-460.

[32] 王唯伟,赵凡,陈月芹.黏液纤维肉瘤的MRI表现及其病理学基础[J].中国临床医学影像杂志,2019,30(11):807-811.

[33] 王宏琢,吕晓飞,韩路军,等.上颌窦黏液纤维肉瘤的影像表现与临床病理分析[J].实用放射学杂志,2020,36(8):1204-1207,1211.

[34] Clarke L E, Zhang P J, Crawford G H. Myxofibro sarcoma in the skin[J]. J Cutan Pathol, 2008, 35(10):935-940.

[35] Nascimento A F, Bertoni F, Fletcher C D. Epithelioid variant of myxofibrosarcoma: expanding the clinic omorphologic spectrum of myxofibrosarcoma in a series of 17 cases[J]. Am J Surg Pathol, 2007, 31(1):99-105.

[36] 管斌,王立峰,吴湘如.上皮样黏液纤维肉瘤1例并文献复习[J].临床与实验病理学杂志,2013,29(7):793-794.

[37] 喻林,刘丹,刘绮颖,等.上皮样黏液纤维肉瘤十例临床病理分析[J].中华病理学杂志,2016,45(1):10-15.

[38] 许晶晶,王加伟,李百周.枕骨硬化性上皮样纤维肉瘤影像学表现一例[J].中华医学杂志,2015,95(35):2883-2884。

[39] 陈仕高,梅傲男,徐秀英,等.硬化性上皮样纤维肉瘤1临床病理分析[J].华西医学,2013,36(5):1215-1217.

[40] 王红,杨昌伟,杨巧,等.硬化性上皮样纤维肉瘤复发1例的临床病理、免疫组化和电镜观察[J].临床与实验病理学杂志,2011,27(11):1246-1248.

[41] 赵雪,陈钰,薛华丹.胰腺硬化性上皮样纤维肉瘤一例[J].中国医学科学院学报,2014,36(5):572-574.

[42] 怀建国,蒋艳,徐曼,等.肾脏硬化性上皮样纤维肉瘤1例并文献复习[J].临床与实验病理学杂志,2017,33(1):101-103.

[43] Tomimaru Y, Nagano H, Marubashi S, et al. Sclerosing epithelioid fibrosarcoma of the liver infiltrating the inferior vena cava[J]. World J Gastroenterol, 2009, 15(33):4204-4208.

[44] Elkins C T, Wakely P E. Sclerosing epithelioid fibrosarcoma of the oral cavity[J]. Head Neck Pathol, 2011, 5(4):428-431.

[45] Hoos A, Lewis J J, Antonescu C R, et al. Characterization of molecular abnormalities in human fibroblastic neoplasms: a model for genotype-phenotype association in soft tissue tumors[J]. Cancer Res, 2001, 61(7):3171-3175.

[46] Jiao Y F, Nakamura S, Sugai T, et al. Overexpression of MDM2 in a sclerosing epithelioid fibrosarcoma: genetic, immunohistochemical and ultrastructural study of a case[J]. Pathol Int, 2002, 52(2):135-140.

[47] Wang W L, Evans H L, Meis J M, et al. FUS rearrangements are rare in 'pure' sclerosing epithelioid fibrosarcoma[J]. Mod Pathol, 2012, 25(6):846-853.

[48] Yoon N, Kwon J W, Seo SW, et al. Sclerosing epithelioid fibrosarcoma: cytogenetic analysis of FUS rearrangement[J]. Pathol Int, 2012, 62(1):65-68.

[49] Rekhi B, Folpe A L, Deshmukh M, et al. Sclerosing epithelioid fibrosarcoma-a report of two cases with cytogenetic analysis of FUS gene rearrangement by FISH technique[J]. Pathol Oncol Res, 2011, 17(1):145-148.

[50] Stockman D L, Ali S M, He J, et al. Sclerosing epithelioid fibrosarcoma presenting as intra-abdominal sarcomatosis with a novel EWSR1-CREB3L1 gene fusion[J]. Hum Pathol, 2014, 45(10):2173-2178.

[51] Arbajian E, Puls F, Magnusson L, et al. Recurrent EWSR1-CREB3L1 gene fusions in sclerosing epithelioid fibrosarcoma[J]. Am J Surg Pathol, 2014, 38(6):801-808.

[52] Doyle L A, Wang W L, Dal Cin P, et al. MUC4 is a sensitive and extremely useful marker for sclerosing epithelioid fibrosarcoma with FUS gene rearrangement[J]. Am J Surg Pathol, 2012, 36(10):1444-1451.

[53] Ogose A, Kawashima H, Umezu H, et al. Schrosing epithelioid Fibrosarcoma with der(10)t(10;17)(p11;q11)[J]. Cancer Genet Cytogenet, 2004, 152(2):136-140.

[54] 林达,黄晓辉,余捷,等.软组织黏液样纤维肉瘤的病理及MRI表现[J].实用放射学杂志,2018,34(3):411-414.

[55] Tugiura Y, Fujimoto H, Hashizume T, et al. An entire clinicalcourse of mediastinal myxofibrosarcoma treated by surgery and radiation[J]. Gen Thomc Cardiovase Surg, 2018, 66(12):748-752.

[56] Quimby A, Estelle A, Gopinath A, et al. Myxofibrosareoma in head and neck: case report of unusually aggressive presentation[J]. J Oral Maxillofac Surg, 2017, 75(12): 2701 – 2709.

[57] 黄永刚, 顾卵林, 郭吕. 胆囊巨大黏液性纤维肉瘤一例[J]. 中华肝胆外科杂志, 2012, 18(6): 415 – 6.

[58] Sanchez – Uribe M, Retamero JA, Gomez Leon J, et al. Primaryintermediate – grade cardiac myxofibrosarcoma with osseous metaplasia: an extremely rare occurrence with a previously unreported featur[J]. Cardiovasc Pathol, 2014, 23(6): 376 – 8.

[59] Dell'Aversana Orabona G, Iaconetta G, Abbate V. Head and neck myxofibrosarcoma: a case report and review of the literature[J]. J Med Case Reports, 2014, 29(8): 468.

[60] Sanfilippo R, Miceli R, Grosso F, et al. Myxofibrosarcoma: prognostic factors and survival in a series of patients treated at a single institution[J]. Ann Surg Oncol, 2011, 18(3): 720 – 725.

[61] Gugatschka M, Beham A, stamberger H, et al. First case of a myxofibmsarcoma 0f the vocal folds: case report and review of the literature[J]. J Voice, 2010, 24(3): 374 – 376.

[62] Song H K, Mille J I. Primary myxofibmsarcoma 0f the esophagus[J]. J Thorac cardiovasc surg, 2002, 124(1): 196 – 197.

[63] Val – Bemal J F, Rosa Garcfa – Gonzdlez M, Mayorga M, et al. Pdmary renal myxofibmsarcoma[J]. Pathology – Research andPractice, 2015, 21(8): 619 – 624.

[64] Tamas MaIjai, Balazs Tihanyi, Zohansapi. Report of arale case of primary myxofibmsarcoma in the pancreatic head[J]. pancreatology, 2015, 15(3): 120 – 122.

[65] Merckr C, Angervall E, Kindblom L G, et al. Myxofibrosarcoma, A malignant soft tissue tumor of fibroblastic – histicoystic origin. A clinicopathologic and prognostic study of 110 cases using multivariatic analysis[J]. Acta Pathol Microbiol Immunol Scand Suppl, 1983, 91(Suppl 282): 1 – 40.

[66] Kouassi Y M, Tanon Anoh M J, Doukoure B, et al. Thymid localization of myxofibmsarcoma: first case in Africa[J]. Med Tmp(Mars) 2010, 70(1): 70 – 72.

[67] Darouassi Y, Attifi H, Zalagh M, et al. Myxofibmsarcoma of the thymid gland[J]. Eur Ann Otorhinolaryngol Head Neck Dis, 2014, 131(6): 385 – 387.

[68] 宣兰兰, 戴瑜珍, 杨海燕, 等. 甲状腺原发性黏液纤维肉瘤临床病理观察[J]. 诊断病理学杂志, 2016, 23(12): 942 – 945.

[69] 鲁金飞. 左臀部黏液性纤维肉瘤1例[J]. 中国医学影像学杂志, 2015, 15(10): 773 – 774.

[70] Zeng J, Liu H, Liu L, et al. Fibrosarcoma arising in the paranasal sinus: a clinicopathological and radiological analysis[J]. Dentomaxill ofac Radiol, 2018, 47(6): 20170459.

[71] Butany J, Nair V, Naseemuddin A, et al. Cardiac tumours: diagnosis and management[J]. Lancet Oncol, 2005, 6(4): 219 – 228.

[72] Bruce C. Cardiac tumours: diagnosis and management. Heart, 2011, 97: 151 – 160.

[73] Lazaros G A, Matsakas E P, Madas J S, et al. Primary myxofibrosarcoma of the left atrium: case report and review of the literature[J]. Angiology, 2008, 59(5): 632 – 635.

[74] Kuroczynski W, Peivandi A A, Ewald P, et al. Cardiac myxomas: short – and long – term follow – up[J]. Cardiol J, 2009, 16(5): 447 – 454.

[75] 田研, 周军, 马克, 等. 硬化性上皮样纤维肉瘤3例临床病理观察[J]. 诊断病理学杂志, 2016, 23(5): 338 – 341.

[76] 吴卫平, 焦南林, 王海. 硬化性上皮样纤维肉瘤3例临床病理学特征分析[J]. 交通医学, 2017, 31(2): 176 – 177.

[77] Antonescu C R, Rosenblum M K, Pereira P, et al. Sclerosing epithelioid fibrosarcoma: a study of 16 cases and confirmation of a clinicopathologically distinct tumor[J]. Am J Surg Pathol, 2001, 25(6): 699 – 709.

[78] 黄大伟, 曹锐, 邱佳明, 等. 口内颊部硬化性上皮样纤维肉瘤一例[J]. 中国肿瘤外科杂志, 2018, 10(3): 200 – 201.

[79] 宇尧, 刁小莉, 杜心如, 等. 脊柱多发硬化性上皮样纤维肉瘤一例报告[J]. 中国骨与关节杂志, 2015, 4(12): 989 – 992.

[80] Patterson J W, Tchernev G, Chokoeva A A, et al. Sclerosing epithelioid fibrosarcoma[J]. Wien Med Wochenschr, 2017, 167(5/6): 120 – 123.

[81] 胡维维, 赖日权, 王坚, 等. 硬化性上皮样纤维肉瘤的临床病理学观察[J]. 中华病理学杂志, 2004, 33

(4)：337－341.

[82] Abdulkader I，Cameselle－Teijeiro J，Fraga M，et al. Sclerosing epithelioid fibrosarcoma primary of the bone[J].
Int J Surg Pathol，2002，10(3)：227－230.

[83] Hindermann W，Katenkamp D. Sclerosing epithelioid fibrosarcoma[J]. Pathologe，2003，24(2)：103－108.

[84] Massier A，Scheithauer B W，Taylor H C，et al. Sclerosing epithelioid fibrosarcoma of the pituitary[J]. Endocr
Pathol，2007，18(4)：233－238.

[85] Battiata A P，Casler J. Sclerosing epithelioid fibrosarcoma：a case report[J]. Ann Otol Rhinol Laryngol，2005，114
(2)：87－89.

[86] Bilsky M H，Schefler A C，Sandberg D I，et al. Sclerosing epithelioid fibrosarcomas involving the neuraxis：report of
three cases[J]. Neurosurgery，2000，47(4)：956－959.

[87] Smith P J，Almeida B，Krajacevic J，et al. Sclerosing epithelioid fibrosarcoma as a rare cause of ascites in a young
man：a case report[J]. J Med Case Rep，2008，2：248.

[88] Puerta Roldán P，Rodríguez Rodríguez R，Bagué Rossell S，et al. Sclerosing epithelioid fibrosarcoma of the paraver-
tebral column. Case report and literature review[J]. Neurocirugia (Astur)，2013，24(4)：178－182.

[89] Watanabe K，Suzuki T. Epithelioid fibrosarcoma of the ovary[J]. Virchows Arch，2004，445(4)：410－413.

[90] Frattini J C，Sosa J A，Carmack S，et al. Sclerosing epithelioid fibrosarcoma of the cecum：a radiation－associated
tumor in a previously unreported site[J]. Arch Pathol Lab Med，2007，131(12)：1825－1828.

[91] Chow L T，Lui Y H，Kumta S M，et al. Primary sclerosing epithelioid fibrosarcoma of the sacrum：a case report and
review of the literature[J]. J Clin Pathol，2004，57(1)：90－94.

[92] 王哲彦，尉迟浩男，马小兵，等. 硬化性上皮样纤维肉瘤 1 例[J]. 临床与实验病理学杂志，2012，28(2)：
233－234.

[93] 余上海，王丽，唐德羽，等. 硬化性上皮样纤维肉瘤一例[J]. 现代中西医结合杂志，2010，19(3)：348－349.

[94] Wang G，Eyden B. A primary sclerosing epithelioid fibrosarcoma of the pubic bone，with evidence of divergent epi-
thelial differentiation[J]. Ultrastruct Pathol，2010，34(2)：99－104.

[95] Frattini J C，Sosa J A，Carmack S，et al. Sclerosing epithelioid fibrosarcoma of the cecum：a radiation－associated
tumor in a previously unreported site[J]. Arch Pathol Lab Med，2007，131(12)：1825－1828.

[96] Hansen T，Katenkamp K，Brodhun M，et al. Low－grade fibrosarcoma report on 39 not otherwise specified cases and
comparison with defined low－grade fibrosarcoma types[J]. Histopathology，2006，49(2)：152－160。

[97] Yaping L U O，Wendi H U，Huanwen W U，et al. ^{18}F fluorodeoxyglucose PET/CT features and correlations with his-
topathologic characteristics in sclerosing epithelioid fibrosarcoma[J]. Int J Clin Exp Pathol，2014，7(10)：7278－7285.

[98] Weitz J，Klimstra D S，Cymes K，et al. Management of primary liver fibrosarcomas[J]. Cancer，2007，109(7)：
1391－1396.

[99] 马小龙，汪建华，陆建平，等. 黏液纤维肉瘤的 MRI 表现与组织病理学对照[J]. 放射学实践，2011，26
(2)：216－219.

[100] 朱源义，徐丽，童伦兵，等. 多发黏液纤维肉瘤的临床病理特征与影像学分析(附 1 例报告)[J]. 实用放射
学杂志，2014，30(10)：1777－1778.

[101] 张琳，汤光宇，姚建华，等. 纤维组织源性肿瘤的 CT 与 MRI 表现与组织病理学对照[J]. 临床放射学杂志，
2013，32(6)：855－859.

[102] 张慧红，乐洪波，吴先衡，等. 黏液样软组织肿瘤的 CT 和 MRI 表现特征[J]. 中华放射学杂志，2015，49
(12)：883－888.

[103] Lefkowitz R A，Landa J，Hwang S，et al. Myxofibrosarcoma：prevalence and diagnostic value of the 'tail sign' on
magnetic resonance imaging[J]. SkeletalRadiol，2013，42(6)：809－818.

[104] 王海宝，徐丽艳，张瑰红，等. 四肢黏液纤维肉瘤的 MRI 影像特征及病理对照[J]. 安徽医学，2013，34
(9)：1372－1374.

[105] Haverkamp M C，Scholte A J，Holman E R，et al. Contrast echocardiography as a useful additional diagnostic tool
in evaluating a primary cardiac tumor[J]. Eur J Echocardiogr，2005，6(5)：388－391.

[106] 赵培君，李浩杰，潘月影，等. RSNA 2017 心脏 CT 和 MRI[J]. 放射学实践，2018，33(2)：108－112.

[107] Pakala A，Gupta R，Lazzara R，et al. Primary pericardial sarcoma：a case report and a brief review[J]. Cardiolo-

gy Research and Practice, 2011, 4(6): 1 - 4.

[108] Christensen D R, Ramsamooj R, Gilbert T J. Sclerosing epithelioid fiborsarcoma: short T2 on MR imaging[J]. Skeletal Radiol, 1997, 26(10): 619 - 621.

[109] Antonescu C R, Baren A. Spectrum of low - grade fibrosarcomas: a comparative ultrastructural analysis of low - grade myxofibrosarcoma andfibromyxoid sarcoma[J]. Ultrastruct Pathol, 2004, 28(5 - 6): 321 - 332.

[110] Jemal A, Murray T, Samuels A, et al. Cancer statistics, 2003[J]. CA: a cancer journal for clinicians, 2003, 53 (1): 5 - 26.

[111] Mentzel T, Calonje E, Wadden C, et al. Myxofibrosarcoma. Clinicopathologic analysis of 75 cases with emphasis on the low - grade variant[J]. Am J Surg Pathol, 1996, 20(4): 391 - 405.

[112] Qin J, Brennan M F, Antonescu C R. Low - grade myxofibrosarcoma: a clinicopathologic analysis of 49 cases treated at a single in stitution with simultaneous assessment of the efficacy of 3 - tier and 4 - tier grading systems[J]. Hum Pathol, 2004, 35(5): 612 - 621.

[113] 王占东, 杨杰, 杨会钗, 等. 黏液纤维肉瘤 7 例临床病理分析[J]. 临床与实验病理学杂志, 2008, 24(6): 675 - 677.

[114] Nascimento A F, Bertoni F, Fletcher C D, et al. Epithelioid variant ofmyxofibrosarcoma: expanding the clinical omorphologic spectrtrum of myxofibrosarcoma in a series of 17 cases[J]. Am J Surg Pathol, 2007, 31(1): 99 - 105.

[115] Rekhi B, Deshmukh M, Jambhekar N A. Low - grade fibromyxoid sarcoma: a clinicopathologic study of 18 cases, including histopathologic relationship with sclerosing epithelioid fibrosarcoma in a subset of cases[J]. Ann Diagn Pathol, 2011, 15(5): 303 - 311.

[116] 徐红, 杨昌伟, 杨巧, 等. 硬化性上皮样纤维肉瘤复发 1 例的临床病理、免疫组化和电镜观察[J]. 临床与实验病理学杂志, 2011, 27(11): 1246 - 1248.

[117] Eyden B P, Manson C, Banerjee S S, et al. Sclerosing epithelioid fibrosarcoma: a study of five cases emphasizing diagnostic criteria[J]. Histopathology, 1998, 33(4): 354 - 360.

[118] Hanson I M, Pearson J M, Eyden B P, et al. Evidence of nerve sheath diferentiation and high grade morphology in sclerosing epithelioid fibrosarcoma[J]. J Clin Pathol, 2001, 54(9): 721 - 723.

[119] Wang G F, Eyden B. A primary sclerosing epithelioid fibrosarcoma of the pubic bone, with evidence of divergent epithelial differentiation[J]. Uhrastruct Pathol, 2010, 34(2): 99 - 104.

[120] 肖榕, 崔玉敏, 陆非. 软组织纤维肉瘤的影像学诊断(附 20 例分析)[J]. 中国医学影像学杂志, 2008, 16 (4): 308 - 310.

[121] Guillou L, Benhattar J, Gengler C, et al. Translocationpositive low - grade fibromyxoid sarcoma: clinicopathologic and molecular analysis of a seriesexpanding the morphologic spectrum and suggesting potential relationship to sclerosing epithelioidfibrosarcoma: a study from the French Sarcoma Group[J]. Am J Surg Pathol, 2007, 31(9): 1387 - 1402.

[122] Dyle L A, Wang W L, Dal C, et al. MUC4 is a sensitive and extremely useful marker for sclerosing epithelioid fibrosarcoma: association with FUS gene rearrangement[J]. Am J Surg Pathol, 2012, 36(10): 1444 - 1451.

[123] 王建武, 冯学彬, 彭如臣. 软组织未分化多形性肉瘤的 CT 与 MRI 表现与组织病理学对照[J]. 中国 CT 和 MRI 杂志, 2015, 13(9): 22 - 25.

[124] 徐万里, 李凤琪, 黄小燕. 软组织恶性纤维组织细胞瘤的 MRI 特征与病理分析[J]. 中国现代医生, 2013, 51(19): 75 - 77.

[125] 宋亭, 沈君, 丁忠祥, 等. 腹膜后脂肪肉瘤的 MRI 表现及病理学分析[J]. 中山大学学报(医学科学版), 2007, 28(1): 83 - 87.

[126] 郑红伟, 祁佩红, 薛鹏, 等. 滑膜肉瘤的 CT、MRI 影像表现与鉴别诊断[J]. 中国 CT 和 MRI 杂志, 2013, 11(4): 100 - 103.

[127] Frazier A A, Franks T J, Pugatch R D, et al. Pleuropulmonary synovial sarcoma[J]. Radiographics, 2006, 26 (3): 923 - 940.

[128] 李峰, 王仁法, 祁良, 等. 软组织滑膜肉瘤的 CT 和 MRI 诊断[J]. 放射学实践, 2010, 25(12): 1396 - 1399.

[129] Anagnostopoulos G, Sakoras G H, Grigoriadis K, et al. Malignant fibrous histioytoma of the liver: a case report and review of the literature[J]. Mt Sinai J Med, 2005, 72(1): 50 - 52.

[130]　Bahetia D, Tirumanis H, Rosenthalm H, et al. Myxoid soft – tissue neoplasms: comprehensive update of the taxonomy and MRI features[J]. AJR, 2015, 204(2): 374 – 385.

[131]　Rolandc L, Wangw L, Lazara J, et al. Myxofibrosarcoma[J]. Surg Oncol Clin N Am, 2016, 25(4): 775 – 788.

[132]　Eibardissi A E, Derani J A, Daly R, et al. Survival after resection of primary cardiac tumors. A 48 – year experience[J]. Circulation, 2008, 118(Suppl 1): s7 – s15.

[133]　Muller S, Feuchtner G, Bonatti J, et al. Value of transesophageal 3D echocardiography as an adjunct to conventional 2D imaging in preoperative evaluation of cardiac masses[J]. Echocardiography, 2008, 25: 624 – 631.

[134]　Scott S M, Reiman H M, Pritchard D J, et al. Soft tissue fibrosarcoma. A clinicopathologic study of 132 cases[J]. Cancer, 1989, 64(4): 925 – 931.

[135]　Huang H Y, Lal P, Qin J, et al. Low – grade myxofibrosarcoma: a clinicopathologic analysis of 49 cases treated at a single institution with simultaneous assessment of the efficacy of 3 – tier and 4 – tier grading systems[J]. Hum Pathol, 2004, 35(5): 612 – 621.

[136]　郝颖华, 赵兰, 王莉, 等. RT – PCR 法检测低度恶性纤维黏液样肉瘤 FFPE 组织中的融合基因[J]. 临床与实验病理学杂志, 2019, 35(2): 228 – 230.

[137]　Muhlhofer H, Lenze U, Geeing A, et al. Prognostic factors and outcomes for patients with myxofibrosarcoma: a 13 – year retrospec – tive evaluation[J]. Anticancer Res, 2019, 39(6): 2985 – 2992.

[138]　Sambfi A, Bianchi G, Righi A, et al. Surgical mar西ns do not affeet prognosis in high grade myxofibrosarcoma[J]. Eur J Surg Oncol, 2016, 42(7): 1042 – 1048.

[139]　Song B, Lee K, Lee C, et al. Prognostic significance of microscopic tumor extension in local recurrence of myxofibrosareoma and undifferentiated pleomorphic sarcoma[J]. Pathol Int, 2018, 68(9): 509 – 516.

[140]　邓仲瑞. 黏液纤维肉瘤和低级别纤维黏液样肉瘤的诊断和鉴别诊断[J]. 中华病理学杂志, 2007, 36(4): 271 – 273.

[141]　肖秋香, 肖学文, 杨庆春, 等. 结肠低度恶性黏液纤维肉瘤 1 例[J]. 临床与实验病理学杂志, 2015, 31(6): 711 – 712.

[142]　Kanno A, Hatori M, Hosaka M, et al. Multiple bone metastasis of sclerosing epithelioid fibrosarcoma 12 years after initial surgery – increasing ki – 67 labeling index[J]. Sarcoma, 2009, 2009: 953750.

[143]　Kacar A, Paker I, Orhan D, et al. Childhood fibroblastic and myofibroblastic tumors: A multicenter documentation and review of the literature[J]. Turk Patoloji Derg, 2012, 28(1): 24 – 30.

[144]　Ainsworth K E, Chavhan G B, Gupta A A, et al. Congenital infantile fibrosarcoma: review of imaging features[J]. Pediatr Radiol, 2014, 44(9): 1124 – 1129.

[145]　Sulkowski J P, Raval M V, Browne M. Margin status and multimodal therapy in infantile fibrosarcoma[J]. Pediatr Surg Int, 2013, 29(8): 771 – 776.

[146]　Akyuz C, Kupeli S, Varan A, et al. Infantile fibrosarcoma: retrospective analysis of eleven patients[J]. Tumori, 2011, 97(2): 166 – 169.

[147]　Steelman C, Katzensein H, Parham D, et al. Unusual presentation of congenital infantile fibrosarcoma in seven infants with molecular – genetic analysis[J]. Fetal Pediatr Pathol, 2011, 30(5): 329 – 337.

[148]　Khacker M M. Malignant soft tissue tumors in children[J]. Orthop Clin North Am, 2013, 44(4): 657 – 667.

[149]　Adibe O O, Juang D, Valusek P A, et al. Infantile fibrosarcoma: 2 case reports and literature review[J]. Eur J Pediatr Surg, 2011, 21(3): 200 – 202.

[150]　Stout A P. Fibrosarcoma in infants and children[J]. Cancer, 1962, 15(5): 1028 – 1040.

[151]　Riesl A G, Smith M M A, Gurney J G, et al. Cancer Incidence and Survival Among Children and Adolescents: United States SEER Program 1975 – 1995[R]. National Cancer Institute, 1999: 117.

[152]　张忠德, 殷敏智, 奚政君, 等. 婴儿型纤维肉瘤的临床病理分析[J]. 临床与实验病理学杂志, 2007, 23(4): 457 – 460.

[153]　邹继珍, 何促, 白云, 等. 婴儿型纤维肉瘤的临床病理分析[J]. 中国小儿血液与肿瘤杂志, 2017, 22(1): 18 – 23.

[154]　朱倩, 王荞, 钦斌. 婴儿型纤维肉瘤影像学表现[J]. 中国医学影像技术, 2018, 34(1): 99 – 102.

[155]　李硕, 赵卫红, 华瑛, 等. 单中心婴儿型纤维肉瘤六例临床特征及诊疗分析[J]. 中国全科医学, 2019, 22

（24）：2975 – 2978.

[156] Ortega – Garcia J A, Soldin O P, Lopez – Hernandez FA, et al. Congenital fibrosarcoma and history of prenatal exposure to petroleum derivatives[J]. Pediatrics, 2012, 130(4)：e1019 – e1025.

[157] Knezevich S R, Garnet M J, Pysher T J, et al. ETV6 – NTRK3 gene fusion and trisomy 11 establish a histogenetic link between mesoblastic nephroma and congenital fibrosarcoma[J]. Cancer Res, 1998, 58：5046 – 5048.

[158] Rubin B P, Chen C J, Morgan T W, et al. Congenital mesoblastic nephroma t(12；15)is associated with ETV6 · NTRK3 gene fusion：cytogenetic and molecular relationship to congenital(infantile)fibrosarcoma[J]. Am J Pathol, 1998, 153：1451 – 1458.

[159] Gadd S, Beezhold P, Jennings L, et al. Mediators of receptor tyrosine kinase activation in infantile fibrosarcoma：a Children's Oncology Group study[J]. J Pathol, 2012, 228：119 – 130.

[160] Multan I, Casanova M, AI – Jnmaily U, et al. Soft tissue sarcomas in the first year of life[J]. Eur J Cancer, 2010, 46(13)：2449 – 2456.

[161] Bellfield E J, Beets – Shay L. Congenital infantile fibrosarcoma of the lip[J]. Pediatr Dermatol, 2014, 31(1)：88 – 89.

[162] Parmar V, Peters R T, Cheesman E, et al. Congenital infantile fibrosarcoma of the colon：A case series and literature review[J]. Pediatr Surg Int, 2014, 30(10)：1079 – 1085.

[163] Orbach D, Rey A, Cecchetto G, et al. Infantile fibrosarcoma：management based on the European experience[J]. J Clin Oncol, 2010, 28(2)：318 – 323.

[164] 杨庆林，郭卫红，张潍平，等. 肠道婴儿型纤维肉瘤一例报道并文献复习[J]. 临床小儿外科杂志, 2020, 19(12)：1107 – 1112.

[165] Buccoliero A M, Castiglione F, Rossi Degl'Innocenti D, et al. Congenital/Infantile fibrosarcoma of the colon：morphologic, immunohistochemical, molecular, and ultra structural features of a relatively rare tumor in an extraordinary localization[J]. J Pediatr Hematol Oncol, 2008, 30(10)：723 – 727.

[166] Kim H Y, Cho Y H, Byun S Y, et al. A case of congenital infantile fibrosarcoma of sigmoid colon manifesting as pneumoperitoneum in a new born[J]. J Korean Med Sci, 2013, 28(1)：160 – 163.

[167] Zeytun H, Okur M H, Basuguy E, et al. Congenital – infantile fibrosarcoma of the ileocecal region：the first case presentation[J]. Pediatr Surg Int, 2016, 32(1)：97 – 99.

[168] Obayashi J, Koizumi H, HoshiKawa M, et al. A case of congenital infantile fibrosarcoma of the bowel presenting as a neonatal intussusception[J]. Pathol Int, 2017, 67(12)：644 – 648.

[169] Scirè G, Mantovani A, Zampieri N, et al. Transumbilical laparoscopic treatment of Congenital Infantile Fibrosarcoma of theIleum[J]. Pediatr Med Chir, 2014, 36(4)：93.

[170] RizKalla H, Wildgrove H, Quinn F, et al. Congenital fibrosarcoma of the ileum：case report with molecular confirmation and literature review[J]. Fetal Pediatr Pathol, 2011, 30(3)：156 – 160.

[171] Bruno C, Caliari G, Zampieri N, et al. Congenital fibrosarcoma of the bowel：sonographic description of a rare case of neonatal intestinal obstruction[J]. J Clin Ultrasound, 2014, 42(6)：363 – 366.

[172] See W S Q, Cheuk D K L, To K F, et al. Congenital intestinal fibrosarcoma with rapid recurrence requiring adjuvant chemotherapy[J]. Pediatr Int, 2017, 59(6)：733 – 736.

[173] Berrebi D, Fournet J C, Boman F, et al. Intestinal congenital/infantile fibrosarcoma：a new clinico – pathological entity？[J]. Pediatr Surg Int, 2015, 31(4)：375 – 379.

[174] Shima Y, IKegami E, TaKechi N, et al. Congenital fibrosarcoma of the jejunum in a premature infant with meconium peritonitis[J]. Eur J Pediatr Surg, 2003, 13(2)：134 – 136.

[175] Kaiser M, Liegl – Atzwanger B, Nagy E, et al. Congenital In fantile Fibrosarcoma Causing Intestinal Perforation in a Newborn[J]. Case Rep Pediatr, 2017, 2017：2969473.

[176] Shearburn E W, Teja K, Botero L M, et al. Pancreaticoduodenectomy in the treatment of congenital fibrosarcoma of the duodenum[J]. J Pediatr Surg, 1975, 10(5)：801 – 806.

[177] Canale S, Vanel D, Couanet D, et al. Infantile fibrosarcoma：Magnetic resonance imaging findings in six cases [J]. Eur J Radiol, 2009, 72(1)：30 – 37.

[178] Vinnicombe S J, Hall C M. Infantile fibrosarcoma：Radiological and clinical features[J]. Skeletal Radiol, 1994, 23(5)：337 – 341.

[179] 段守兴，李建宏，王广欢，等. 小儿先天性纤维肉瘤一例报道并文献复习[J]. 中华肿瘤防治杂志，2011，18(23)：1887 - 1888.

[180] Braun P, Fernández - Montes J G, Calatayud A V. Congenital infantile fibrosarcoma：Report of four cases and review ofthe literature[J]. Eur J Radiol Extra, 2007, 61(1)：33 - 39.

[181] Kihara S, Nehlsen - Cannarella N, Kirsch W M, et al. A comparative study of apoptosis and cell proliferation in infantile and adult fibrosarcomas[J]. Am J Clin Pathol, 1996, 106(4)：493 - 497.

[182] Romano C, Oliva S, Martellossi S, et al. Pediatric gastrointestinal bleeding：Perspectives from the Italian Society of Pediatric Gastroenterology[J]. World J Gastroenterol, 2017, 23(8)：1328 - 1337.

[183] Loh M L, Ahn P, Perez - Atayde A, et al. Treatment of infantile fibrosarcoma with chemotherapy and surgery：results from the Dana - Farber Cancer Institute and Children's Hospital, Boston[J]. J Pediatr Hematol Oncol, 2002, 24(9)：722 - 726.

[184] Knezevich S R, McFadden D E, Tao W, et al. A novel ETV6 - NTRK3 gene fusion in congenital fibrosarcoma[J]. Nat Genet, 1998, 18(2)：184 - 187.

[185] Ferrari A, Orbach D, Sultan I, et al. Neonatal soft tissue sarcomas[J]. Semin in Fetal Neonat Med, 2012, 17(4)：231 - 238.

[186] Adem C, Gisselsson D, Cin P D, et al. ETV6 rearrangements in patients with infantile fibrosarcom as and congenital mesoblastic nephrom as by fluorescence in situ hybridization [J]. Mod Pathol, 2001, 14(12)：1246 - 1251.

[187] Whittle S, Gosain A, Brown P Y, et al. Regression of a congenital mesoblastic nephroma[J]. Pediatr Blood Cancer, 2010. 55：364 - 368.

[188] Roberts K G, Li Y J, Payne - Turner D, et al. Targetable kinase - activating lesions in Ph - like acute lymphoblastic leukemia[J]. N Engl J Med, 2014, 371(11)：1005 - 1015.

[189] Alassiri A H, Ali R H, Shen Y, et al. ETV6 - NTRK3 Is Expressed in a Subset of ALK - Negative Inflammatory Myofibroblastic Tumors[J]. Am J Surg Pathol, 2016, 40(8)：1051 - 1061.

[190] 叶小剑，徐荣全，黄春燕，等. 卵巢卵黄囊瘤的超声及临床、病理特征[J]. 中国医学影像技术，2017，33(7)：1029 - 1032.

[191] 彭格红，俞松，曹永政，等. 小儿皮肤皮下血管瘤的超声诊断：增生期或退化期的判断[J]. 中国医学影像技术，2007，23(11)：1703 - 1705.

[192] Brisse H, Orbach D, Klijanienko J, et al. Imaging and diagnostic strategy of soft tissue tumors in children[J]. Eur RadioI, 2006, 16(5)：1147 - 1164.

[193] Kanack M, Collins J, Fairbanks T J, et al. Congenitalinfantile fibrosarcoma presenting as a hemangioma：a case report[J]. Ann Plast Surg, 2015, 74(Suppl 1)：s25 - s29.

[194] Jain D, Kohli K. Congenital infantile fibrosarcoma：a clinical mimicker of hemangioma[J]. Cutis, 2012, 89(2)：61 - 64.

[195] Coffin C M, Dehner L P. Soft tissue tumors in first year of life：a report of 190 cases[J]. Pediatr Pathol, 1990, 10(4)：509 - 526.

[196] Blocker S, Koneig J, Ternberg J. Congenital fibrosarcoma[J]. J Pediatr Surg, 1987, 22(7)：665 - 670.

[197] Thebaud E, Mezel A, Leroy X, et al. Fibrosarcoma in children and adolescents：different entities for the same name[J]. Bull Cancer, 2012, 99：715 - 722.

[198] Yalcin B, L eblebicioglu G, Guler E, et al. Congen ital in fantile fibrosarcoma of the thigh in a new born[J]. Tumor, 2001, 87(6)：436 - 438.

[199] Hayes - Jordan A. Recent advances in non - rhabdomyosarcoma soft - tissue sarcomas[J]. Semin Pediatr Surg, 2012, 21(1)：61 - 67.

[200] Ferrari A, Casanova M. New concepts for the treatment of pediatric non rhabdomyosarcoma soft tissue sarcomas[J]. Expert Rev Anticancer Ther, 2005, 5(2)：307 - 318.

[201] Parida L, Fernandez - Pineda I, Uffman J K, et al. Clinical management of infantile fibrosarcoma：a retrospectiv single - institution review[J]. Pediatr Surg Int, 2013, 29(7)：703 - 708.

[202] Orbach D, Brennan B, DePaoli A, et al. Conservative strategy ininfantile fibrosarcoma is possible：theEuropean paediatric soft tissue sarcoma study group experience[J]. Eur J Cancer, 2016, 57：1 - 9.

[203] Cecchetto G, Carli M, Alaggio R, et al. Fibrosarcoma in pediatric patients: results of the Italian Cooperative Group studies(1979—1995)[J]. J Surg Oncol, 2001, 78(4): 225 - 231.

[204] 王金申, 陈新国, 王永康. 先天性纤维肉瘤一例[J]. 中华小儿外科杂志, 2009, 30(6): 413 - 415.

[205] 蒋欣, 刘利君, 彭明惺, 等. 婴儿型纤维肉瘤 1 例[J]. 临床小儿外科杂志, 2011, 10(6): 479 - 480.

[206] 孙汝涛, 宫旭, 佟玲玲, 等. 上肢婴儿型纤维肉瘤二例[J]. 中华手外科杂志, 2012, 28(1): 57 - 58.

[207] 卢迪, 叶桓. 头顶部婴儿型纤维肉瘤一例[J]. 中华小儿外科杂志, 2012, 33(12): 900.

[208] 程志鹏, 冯卫, 李叔强, 等. 婴儿型纤维肉瘤 1 例报告[J]. 中国骨伤, 2013, 26(1): 63 - 64.

[209] 曹学峰, 王西秀, 张兴元, 等. 先天性婴儿型胆管纤维肉瘤一例[J]. 中华消化外科杂志, 2013, 12(9): 714.

[210] 顾华丽, 王一卓, 黄东生, 等. 左颞部婴儿型纤维肉瘤 1 例报道并文献复习[J]. 中国小儿血液与肿瘤杂志, 2016, 21(5): 257 - 261.

[211] 郑传禧, 张世权, 朱智祥, 等. 右上臂婴儿型纤维肉瘤 1 例[J]. 中国肿瘤临床, 2017, 44(16): 839 - 840.

[212] 朱碧溱, 杨运刚, 吴谨准. 食管婴儿型纤维肉瘤一例[J]. 中华小儿外科杂志, 2018, 39(8): 626 - 628.

[213] van Niekerk M L, Nel W A, Slavik T. Infantile fibrosarcoma of the ileum presenting with congenital bowel obstruction[J]. J Pediatr Surg, 2010, 45(2): 461 - 462.

[214] Soule E H, Pritchard D J. Fibrosarcoma in infants and children: a review of 110 cases[J]. Cancer, 1977, 40(4): 1711 - 1721.

[215] Bourgeois J M, Knezevich S R, Mathers J A, et al. Moleculardetection of the ETV6 - NTRK3 gene fusion differentiatescongenital fibrosarcoma from other childhood spindle cell tumors[J]. Am J Surg Pathol, 2000, 24(7): 937 - 946.

[216] Coffin C M, Jaszcz W O, Shea P A, et al. So - called congeniat - lin fantile fibrosarcoma: Does it exist and what is it[J]. Ped iatr Pathol, 1994, 14: 133 - 150.

[217] Pinto A, Dold O R, Mueller D, et al. Pathological case of the month: infantile fibrosarcoma[J]. Am J Dis Child, 1993, 147: 691 - 692.

第三节　纤维黏液样肉瘤

一、概述

(一)基本概念

Evans 于 1987 年首先报道了一种非常少见的、起源于间叶组织的恶性肿瘤[1], 其肿瘤的基质为程度不一的黏液样组织, 含有较多的纤维成分, 故于 1993 年正式命名为"纤维黏液样肉瘤"[2], 其后陆续有相关病例报道。

虽然该肿瘤具有温和的组织学形态, 但其生物学行为常见复发和转移的恶性表现[3], 属低度恶性, 故又称"低度恶性纤维黏液样肉瘤(low - grade fibromyxoid sarcoma, LG - FMS)"[4], 是一种变型的特殊纤维肉瘤, 属于独立类型。当 LG - FMS 中出现较明显的巨大菊形团胶原结构时, 称为伴有巨大菊形团的玻璃样变梭形细胞肿瘤(hyalinizing spindle cell tumor with giant rosettes, HSTGR)。

LG - FMS 和 HSTGR 是同一病变实体的不同谱系, 在组织形态学和生物学行为上相似, 且具有相同的染色体易位 t(7:16)(q34;11), 导致位于 16p11 上的 FUS 基因和位于 7q34 上的 CREB3L2 基因融合, 产生融合基因 FUS - CREB3L2[5-6]。Panagopou 等[7]的研究证实, LG - FMS 存在特异性 CREB3L2 融合性基因。

(二)流行病学

低度恶性纤维黏液样肉瘤好发于身体的躯干和四肢部位, 分为浅度和深度低度恶性纤维黏液样肉瘤，通常认为浅度发病率较高，但预后更好。

LG - FMS 大多发生于四肢、躯干的深部软组织，以下肢为多见，特别是大腿最为常见[8]。国内文献已报道近100例，典型的LGFMS发生于下肢近端或躯干[3]。

除四肢、躯干外，LG - FMS 还可发生于颅内、上颌骨、下颌骨、颧骨、硬腭、鼻腔、颈部、肩部、腋窝、纵隔、椎骨旁、肾包膜、乙状结肠、会阴部、肛旁、小肠系膜及大网膜等少见部位[9-14]。王国华等[15]报道1例发生于颅底的低度恶性纤维黏液样肉瘤，唐杨烽等[16]报道了1例左心房低度恶性纤维黏液瘤样肉瘤。Konecna 等[17]报道了1例LG - FMS，发生于腹腔内并出现腹膜和肝脏转移。Shibata 等[18]报道一例，在左侧乳腺癌放疗9年后发生于同侧胸壁的LG - FMS。

LG - FMS 好发于中青年，以 35～45 岁居多，但发病年龄从8个月婴儿到81岁老年人皆可发生[19-20]。男女发病率基本相当，但也有研究者认为[21-22]，男性发病率稍高于女性。

二、临床表现与影像学特点

LG - FMS，主要表现为局部缓慢增大的无痛性肿块，压迫神经时可出现疼痛，多位于深部软组织，少部分位于皮下组织；术后易复发[23]。

超声及 MRI 显示，LG - FMS 内有信号高低不一的区带性分布现象，但无出血或坏死[24]。CT 检测 LG - FMS 具有类似于肌肉的低密度信号出现，而 MRI 则能证实 LG - FMS 内的纤维和黏液样成分。Sargar 等[25]分析了11例儿童 LG - FMS 的 MRI 和 CT 影像学资料，所有肿瘤均边界清楚且无转移表现。

三、组织病理与免疫组化

(一)病理特点

首先，LG - FMS 在组织学上表现为良性，生物学上表现为恶性[1]。

纤维黏液样肉瘤的基质为程度不一的黏液样组织，含有较多的纤维成分，被定义为纤维母细胞源性的低度恶性肿瘤[26]。

1. 大体观

LG - FMS，肿瘤常较大，直径为 1～23cm，平均 9.5cm，边界清楚或不清，可有完整包膜，质地中等或柔软，切面灰白、灰黄色，多有黏液，出血、坏死少见[27-28]。

2. 镜下观

LG - FMS 呈浸润性生长，但组织学形态温和，主要由漩涡状排列的梭形纤维母细胞样细胞构成并伴有交替排列的胶原样和黏液样区域；弓形血管和血管周玻璃样变性是 LG - FMS 的另外2个组织学特点。

(1)LG - FMS 常表现为胶原样和黏液样区域交替分布，2个区域之间有移行或过渡现象。

(2)瘤细胞散在分布于黏液样间质中，数量不甚丰富，瘤细胞呈梭形或短梭形或星形，形态较为一致，核分裂象少见，排列成束状或杂乱排列，常呈漩涡状排列[29]。

(3)40%的肿瘤中可出现散在分布的类圆形或不规则形巨大菊形团，称为伴巨菊形团的透明样变梭形细胞肿瘤，是 LG - FMS 的一种少见变异型，其中央为胶原纤维，嗜伊红色，双折光性，呈放射状排列；周围环绕也呈放射状排列的圆形或卵圆形细胞，形成单层或复层排列。

（4）间质内血管稀少，呈弧线状或曲线状。

（5）LG－FMS 还可出现贫血性坏死、瘢痕样胶原束、血管侵犯及灶状炎细胞浸润等特点[30]。

（6）在同一个肿瘤中也可同时存在 LG－FMS 和硬化性上皮样纤维肉瘤（sclerosing epithelioid fibrosarcoma，SEF）2 种肿瘤成分，即杂交瘤[31]。

（二）免疫组化

尽管大量研究尝试寻找一种对于 LG－FMS 特异表达的免疫组织化学抗体，但迄今为止仅发现 vimentin、CD99、Bcl－2 及 MUC4 阳性表达，而 Keratin、desmin、SMA、S－100、CD34 等均呈阴性表达[32-33]。

值得一提的是，Thway 等[34]在进行 1 例直肠旁梭形细胞肿瘤鉴别诊断时发现瘤细胞同时表达 DOG－1 和 MUC4，对另外 10 例 LG－FMS 进行了 DOG－1 免疫组织化学染色复查，10 例 LG－FMS 均为 MUC4 阳性表达，且其中 9 例经分子病理检测证实存在 FUS－CREB3L2 融合基因；复查结果显示，其中 5 例有超过 75% 的肿瘤细胞表达 DOG－1。

四、诊断与鉴别诊断

（一）诊断

LG－FMS 在临床中罕见，临床表现和影像学特征缺乏特异性，影像学诊断较困难，其诊断主要依靠组织病理特点和免疫组织化学染色[35-36]。

肿瘤黏液样区和胶原样区交替出现、梭形细胞漩涡状排列及特征性巨菊形团是诊断 LG－FMS 的主要依据，也是与良性软组织肿瘤相鉴别的关键。

WHO 软组织肿瘤分类为了提高低度恶性纤维黏液样肉瘤的准确诊断率，提出了如下标准：

（1）瘤细胞的形态温和，核分裂现象罕见。

（2）肿瘤玻变梭形细胞区和组织黏液结节区交替存在。

（3）在肿瘤组织中，可见小动脉血管和弓形小血管，并且伴有血管硬化现象。

（4）部分病例在局灶会形成不良的胶原菊形团，比例大约占总病例数的 40%。

（二）鉴别诊断

LG－FMS 的组织学形态与多种具有黏液样结构的梭形细胞软组织肿瘤类似，易造成误诊，常需与低度恶性黏液样纤维肉瘤、黏液样脂肪肉瘤、硬化性上皮样纤维肉瘤、孤立性纤维性肿瘤、胃肠间质肿瘤等相鉴别。

1. 低度恶性黏液样纤维肉瘤

低度恶性纤维黏液肉瘤与黏液纤维肉瘤（low grade myxoid fibrosarcoma，LG－MF）由于发病部位雷同且命名相似，极易被混淆[37-42]。

LG－MF 好发于中老年人，多发生于皮下，瘤体结节状呈胶冻状，组织学上可见细长的弧线状血管，少数呈丛状或分枝状；间质广泛黏液样变性，间质内含有大量黏液并可见假脂肪母细胞；梭形或星状的瘤细胞排列呈束状或杂乱排列，异型性较明显，常可见假脂肪母细胞及核分裂象；多数表达 vimentin，少数表达 MSA 或 α－SMA，提示有肌纤维母细胞分化；瘤细胞增殖活性 MIB－1 和 cyclin E LI 明显高于 LGFMS，而 p21 LI 和 p27 LI 明显低于 LG－FMS，且不产生 FUS－CREB3L2 融合基因。

2. 黏液样脂肪肉瘤

在 LG – FMS 的黏液样区域内有时可见到类似黏液样脂肪肉瘤中的分枝状毛细血管网。

黏液样脂肪肉瘤中黏液样区域和去分化的梭形细胞区域不呈交替状排列，而是呈界限清楚的区域性排列。毛细血管较短且分布均匀，缺乏 LGFMS 的特征性弓形血管。脂肪肉瘤去分化区域细胞密集，异型性明显，细胞间缺乏胶原纤维，另外在肿瘤边缘处常可找到高分化脂肪肉瘤区域。

3. 硬化性上皮样纤维肉瘤

硬化性上皮样纤维肉瘤（sclerosing epithelioid fibrosarcoma，SEF）在形态学上与 LG – FMS 有较多相似之处，亦可出现丰富的嗜酸性胶原间质排列成的粗大纤维条带以及细胞稀少的黏液样区域，但总体上 SEF 的硬化性改变更加明显，且还可见上皮样小细胞构成的巢状、条索状和腺泡状结构，而 LG – FMS 的梭形肿瘤细胞主要排列为漩涡状结构。

SEF 常有血管周细胞瘤样的血管结构，而 LG – FMS 显示特征性的弓形血管及血管周玻璃样变性。尽管 SEF 亦可呈 MUC4 免疫组织化学染色阳性，但单纯型 SEF 主要表现 EWSR1 基因重排，而 LG – FMS 主要为 FUS – CREB3L2 基因重排，此有助于鉴别。

需要注意的是，SEF/LGFMS 杂交瘤也可检出 FUS/CREB3L2 基因重排，易造成误诊[43]。

4. 孤立性纤维性肿瘤

孤立性纤维性肿瘤（solitary fibrous tumor，SFT）的形态学特点为细胞稀疏区和丰富区交替分布，之间有粗的似瘢痕样的玻璃变胶原和分枝状血管外周细胞瘤样血管分隔，常见黏液变性。

SFT 免疫组织化学染色，主要表达 CD34、CD99 及 Bcl – 2。但有少数 LG – FMS 病例也可以具有血管外周细胞瘤样血管，易误诊为 SFT。

LG – FMS 不表达 CD34，因此当 CD34 免疫组织化学染色阴性时，要考虑到具有血管外周细胞瘤样血管的 LG – FMS 变异型可能[44]。

5. 胃肠间质肿瘤

少数 LG – FMS 发生于胃肠道，如乙状结肠和横结肠[45]，需要与胃肠道最常见的梭形细胞软组织肿瘤胃肠间质肿瘤（gastro intestinal stromal tumors，GIST）进行鉴别。

GIST 缺乏胶原样区域和黏液样区域交替排列结构以及弓形血管，尽管部分 LG – FMS 也可表达 DOG – 1，但不表达 CD117 和 CD34，而 GIST 一般也不表达 MUC4、CD99 以及 Bcl – 2。此外，GIST 可检出 c – Kit 基因突变，而 LG – FMS 主要出现 FUS – CREB3L2 融合基因。

五、治疗与预后

LG – FMS 治疗应尽可能局部完整切除肿块并达到正常组织安全范围，但有时因为切除范围会涉及某些重要的解剖结构，往往不能达到理想的切除标准，故术后局部复发率较高，且常有远处转移的潜能。

Goodlad 等[46]认为，放疗、化疗对减少 LGFS 的复发、转移及延长 LG – FMS 患者的生存时间无明显益处；但 Alevizopoulos 等[47]指出，放化疗对于防止局部复发和转移是有效的，余笠等[48]亦持同样的观点。

LG – FMS 恶性程度较低，进展缓慢，肿块可持续数年，但可局部复发或发生远处转移，肺部是其转移的最常见部位，已报道的转移灶还包括胸膜、阔韧带、肝脏等[49]。

Folpe 等[5]回顾性分析了文献中报道的 73 例 LG – FMS 患者，局部复发率、转移率、致死率分别为 9%、6% 和 2%，可多年后发生肺转移，应长期随访[40,50]。

（马婕群）

参考文献

[1] Evans H L. Low – grade fibrom yxoid sarcom a. A report of two metastasizing neoplasms having a deceptively benign appearance[J]. Am J Clin Pathol, 1987, 88(5): 615 – 619.

[2] Evans H L. Low – grade fibromyxoid sarcoma. A report of 12 cases[J]. Am J Surg Pathol, 1993, 17(6): 595 – 600.

[3] 张雨涛, 唐云, 周洪园. 低度恶性纤维黏液样肉瘤临床病理分析[J]. 临床与病理杂志, 2017, 37(4): 796 – 801.

[4] 黄照权. 会阴低度恶性纤维黏液样肉瘤1例[J]. 中华病理学杂志, 2001, 30(3): 236 – 237.

[5] Folpe A L, Lane K L, Paull G, et al. Low – grade fibromyxoid sarcoma and hyalinizing spindle cell tumor with giant rosettes: a clinicopathologic study of 73 cases supporting their identity and assessing the impact of high – grade areas [J]. Am J Surg Pathol, 2000, 24(10): 1353 – 1360.

[6] Reid R, de Silva M V, Paterson L, et al. Low – grade fibromyxoid sarcoma and hyalinizing spindle cell tumor with giant rosettes share a common t(7; 16)(q34; p11) translocation[J]. Am J Surg Pathol, 2003, 27(9): 1229 – 1236.

[7] Panangopou I, Storlazzi C T, Fletcher C D, et al. The chimeric FUS/CREB3L2 genes is specific for low – grade fibromyxoid sarcoma[J]. Genes Chromosomes Cancer, 2004, 40(3): 218 – 228.

[8] Vernon S E, Bejarano P A. Low – grade fibromyxoid sarcoma: a brief review[J]. Arch Pathol Lab Med, 2006, 130 (9): 1358 – 1360.

[9] 华国军, 骆宇春. 椎旁低度恶性纤维黏液样肉瘤1例[J]. 颈腰痛杂志, 2006, 27(6): 523 – 524.

[10] 曹海光, 张立华, 赵志环, 等. 鼻低度恶性纤维黏液样肉瘤[J]. 临床与实验病理学杂志, 2000, 16 (3): 255.

[11] 林军, 王坚, 于乐军, 等. 低度恶性纤维黏液样肉瘤的病理学观察[J]. 中华病理学杂志, 2009, 38(5): 302 – 306.

[12] 陈忠, 黄海建, 陈小岩. 低度恶性肌纤维母细胞肉瘤8例临床病理分析[J]. 临床与实验病理学杂志, 2012, 28(9): 987 – 990.

[13] 俞文英, 王爱康. 腹壁低度恶性纤维黏液样肉瘤1例[J]. 诊断病理学杂志, 2005, 12(5): 395 – 396.

[14] 李娟, 陈易华, 胡晓松, 等. 低度恶性纤维黏液样肉瘤3例临床病理分析[J]. 诊断病理学杂志, 2009, 16 (3): 221 – 223.

[15] 王国华, 孔鲁, 刘红云, 等. 颅底低度恶性纤维黏液样肉瘤1例[J]. 中华神经外科疾病研究杂志, 2016, 15 (6): 551 – 552.

[16] 唐杨烽, 徐激斌, 徐志云. 原发性左心房低度恶性纤维黏液瘤样肉瘤一例[J]. 中国胸心血管外科临床杂志, 2010, 17(5): 436 – 437.

[17] Konecna J, Liberale G, Haddad J, et al. Diffuse intra – abdominal low grade fibromyxoid sarcoma with hepatic metastases: Case report and review of the literature[J]. Int J Surg Case Rep, 2015, 14: 40 – 43.

[18] Shibata S, Shiraishi K, Yamashita H, et al. Radiation – induced low – grade fibromyxoid sarcoma of the chest wall nine years subsequent to radiotherapy for breast carcinoma: A case report[J]. Oncol Lett, 2016, 11(4): 2520 – 2524.

[19] 罗育新, 林宇. 婴幼儿低度恶性纤维黏液样肉瘤一例[J]. 中华耳鼻咽喉头颈外科杂志, 2015, 50(12): 1039 – 1040.

[20] Mastoraki A, Strikos T, Tatakis F P, et al. Recurrent low – grade fibromyxoid sarcoma of the neck: report of a case and review of the literature[J]. Indian J Surg Oncol, 2015, 6(3): 296 – 299.

[21] Soma S, Bhat S, Shetty S K. Low grade fibromyxoid sarcoma of the palate: a case report[J]. J Clin Diagn Res, 2015, 9(10): XD01 – XD02.

[22] Mendoza A S, O'Leary M P, Peng S K, et al. Low – grade fibromyxoid sarcoma of the sigmoid colon[J]. Exp Mol Pathol, 2015, 98(2): 300 – 303.

[23] Chien Y C, Károlyi K, Kovács I. Paravertebral low – grade fibromyxoid sarcoma with supernumerary ring chromosome: case report and literature review[J]. Ann Clin Lab Sci, 2016, 46(1): 90 – 96.

[24] Miyake M, Tateishi U, Maeda T, et al. CT and MRI features of low – grade fibromyxoid sarcoma in the shoulder of a pediatric patient[J]. Radiat Med, 2006, 24(7): 511 – 514.

[25] Sargar K, Kao S C, Spunt S L, et al. MRI and CT of low – grade fibromyxoid sarcoma in children: a report from children's oncology group study ARST0332[J]. AJR Am J Roentgenol, 2015, 205(2): 414 – 420.

[26] Fletcher C D M, Unni K K, Mertens F. World Health Organizationof tumors. Pathology and genetics of tumors of soft

tissue and bone［M］. Lyon：IARC Press, 2002：102－103.

［27］ 黄文斌. 低度恶性纤维黏液样肉瘤：33 例临床病理分析和长期随访［J］. 临床与实验病理学杂志, 2011 (11)：1180.

［28］ 董文武, 胡新华, 段志泉, 等. 甲状腺低度恶性纤维黏液样肉瘤一例［J］. 中华外科杂志, 2011, 49 (8)：767.

［29］ Mentzel T, Calonje E, Wadden C, et al. Myxofibrosarcoma. Clinicopathologic analysis of 75 cases with emphasis on the low－grade variant［J］. Am J Surg Pathol, 1996, 20(4)：391－405.

［30］ Kurisaki－Arakawa A, Akaike K, Tomomasa R, et al. A case of low－grade fibromyxoid sarcoma with unusual central necrosis in a 77－year－old man confirmed by FUS－CREB3L2 gene fusion［J］. Int J Surg Case Rep, 2014, 5 (12)：1123－1127.

［31］ Kesrouani C, Zemoura L, Trassard M, et al. A hybrid lesion：Low－grade fibromyxoid sarcoma（LG－FMS）and sclerosing epithelioid fibrosarcoma(SEF)［J］. Ann Pathol, 2016, 36(5)：351－354.

［32］ Chaudhuri K, Kasimsetty C R, Lingappa A, et al. Low－grade fibromyxoid sarcoma involving the mandible：A diagnostic dilemma［J］. J Oral Maxillofac Pathol, 2016, 20(2)：334.

［33］ Hashimoto M, Koide K, Arita M, et al. A low－grade fibromyxoid sarcoma of the internal abdominal oblique muscle ［J］. Case Rep Surg, 2016, 2016：8524030.

［34］ Thway K, Ng W, Benson C, et al. DOG1 Expression in low－grade fibromyxoid sarcoma：a study of 11 cases, with molecular characterization［J］. Int J Surg Pathol, 2015, 23(6)：454－460.

［35］ 尤庆锋. 臀部低度恶性纤维黏液样肉瘤 1 例［J］. 医学影像学杂志, 2018, 28(8)：1281, 1289.

［36］ Ferrari A, Sultan I, Huang T T, et al. Soft tissue sarcoma across the agespectrum：a population－based study from the surveillance epidemiology and end results database［J］. Pediatr Blood Cancer, 2011, 57(6)：943－949.

［37］ Botev B, Casale M, Vincenzi B, et al. A giant sarcoma of the parotid gland：a case report and review of the literature［J］. In Vivo, 2006, 20(6B)：907－910.

［38］ 郭以宝, 倪代华. 低度恶性纤维黏液样肉临床病理分析［J］. 实用临床医药杂志, 2009, 13(19)：135－136.

［39］ 蒙国照, 丁宇, 陆明深, 等. 罕见部位低度恶性纤维黏液样肉瘤 3 例临床病理观察［J］. 诊断病理学杂志, 2016, 23(1)：57－61.

［40］ 张燕绒, 许崇永, 郑汉朋, 等. 软组织低度恶性纤维黏液样肉瘤的病理特征与 MRI 表现［J］. 中华放射学杂志, 2015, 49(12)：889－894.

［41］ 黄晓赤, 罗克枢, 吴蓉宜, 等. 四肢躯干低度恶性纤维黏液肉瘤与黏液纤维肉瘤的临床病理比较分析［J］. 临床与实验病理学杂志, 2009, 25(2)：166－170.

［42］ 詹阳, 崔全才. 低度恶性纤维黏液样肉瘤［J］. 诊断病理学杂志, 2004, 11(3)：193－195.

［43］ Prieto－Granada C, Zhang L, Chen H W, et al. A genetic dichotomy between pure sclerosing epithelioid fibrosarcoma(SEF) and hybrid SEF/low－grade fibromyxoid sarcoma：a pathologic and molecular study of 18 cases［J］. Genes Chromosomes Cancer, 2015, 54(1)：28－38.

［44］ Papp S, Dickson B C, Chetty R. Low－grade fibromyxoid sarcoma mimicking solitary fibrous tumor：a report of two cases［J］. Virchows Arch, 2015, 466(2)：223－228.

［45］ Kim K J, Seo J W. Intra－abdominal low－grade fibromyxoid sarcoma of the transverse mesocolon mimicking lymphoma［J］. Jpn J Radiol, 2014, 32(6)：360－364.

［46］ Goodlad J R, Mentzel T, Fletcher C D. Low grade fibromyxoid sarcom a：clinicopath ological analy sis of eleven new cases in su pport of a distinct entity［J］. His topathology, 1995, 26(3)：229－237.

［47］ Alevizopoulos A, Mygdalis V, Tyritzis S, et al. Low－Grade Fibromyxoid Sarcoma of the Renal Pelvis：First Report ［J］. Case Rep Nephrol Urol, 2012, 2(2)：87－91.

［48］ 佘笠, 谭浩蕾, 刘勇, 等. 喉部黏液表皮样癌的临床分析［J］. 中国耳鼻咽喉颅底外科杂志, 2015, 21(6)：444－446.

［49］ Chatterjee J, Howden S, Saso S, et al. Metastatic low－grade fibromyxoid sarcoma of the broad ligament：A case report and literature review［J］. J Obstet Gynaecol, 2016, 36(7)：852－854.

［50］ Gopal A S, Stathopoulos J A, Arora N, et al. Differential diagn osis of intracavitary tumors obstructing the rig ht ventricular outflow tract［J］. J Am Soc Echocardiogr, 2001, 14(9)：937－940.

第四节　隆突性皮肤纤维肉瘤

一、概述

(一)基本概念

隆突性皮肤纤维肉瘤(dermatofibrosacoma protuberans，DFSP)是一种罕见的起源于真皮层内原始间叶细胞、低级别的皮肤软组织肉瘤(cutaneous soft tissue sarcoma，CSTS)，属于纤维组织细胞源性肿瘤，其生长缓慢，起源于皮肤并可扩展至皮下组织[1-3]，有一定的局限性和侵袭性，具有较高的复发率和较低的远处转移风险[4]。

1890年，Taglor首次报道了此病；Darier和Ferrand在1924年完整描述了该肿瘤的性状特点，定义其为具有侵袭性复发性的皮肤纤维肉瘤；1925年，根据肿瘤晚期形成隆突性凸起的特征，Hoffman将之命名为"隆突性皮肤纤维肉瘤"；该名称被广泛接受，并沿用至今[5]。2013年、2020年，WHO分类将DFSP归属到纤维母细胞/肌纤维母细胞性肿瘤中，为中间性肿瘤[5-6]，定义为一种表浅的、低度恶性的、具有局部侵袭的成纤维细胞来源的肿瘤。

(二)流行病学

隆突性皮肤纤维肉瘤是一种罕见的低度恶性皮肤肿瘤，年发病率为(0.8~5)/100万[7-14]，约占所有软组织恶性肿瘤的0.1%，所有软组织肉瘤的2%~6%[15-16]；但却是皮肤第二常见类型的软组织肉瘤，占CSTS的18.4%[17-18]。

隆突性皮肤纤维肉瘤各年龄段均可发生，包括婴幼儿和老年人，高峰年龄为30~50岁，女性略多于男性[19-22]。部分病例可能开始于儿童时期，青年时期变得明显[23]，甚至还有先天发病的报道[24-25]；发生频率最高的是第二个和第五个十年之间[26-29]。有研究报道[30]，黑色人种发病率高于白色人种。

中国学者报道的性别、年龄与国际报道类似，竺美珍等[31]报道了95例隆突性皮肤纤维肉瘤，男性68例、女性27例；年龄5~73岁，平均年龄(37.86±13.37)岁。洪安澜等[32]报道了43例DFSP，男18例，女25例；田卓[33]报道了90例DFSP，男57例，女33例，平均年龄(44.27±4.56)岁；邹平安等[34]报道了78例DFSP，男34例，女44例，平均年龄45岁；张良等[35]报道了21例DFSP，男9例，女12例；郭虎[36]报道了30例DFSP，男20例，女10例，年龄27~81岁，平均(44.3±11.3)岁；项春等[37]报道了26例DFSP，男17例，年龄21~76岁，女9例，年龄15~86岁；万慧颖等[38]报道了28例DFSP，发病年龄19~64岁，20岁以下1例，20~50岁23例，50岁以上4例，平均发病年龄(38.5±14.3)岁；王凤华等[39]报道了21例DFSP，男性13例，女性8例，年龄7~71岁，中位年龄36岁。翁洁玲等[40]报道了28例隆突性皮肤纤维肉瘤，年龄23~80岁，中位年龄46岁，男性17例，女性11例，男女比例1.54。闫志刚等[41]报道了30例DFSP，男性患者16例，女性患者14例，发病年龄22~60岁，平均年龄(36±4.5)岁。

DFSP的病因目前尚不明确，可能与遗传、疫苗接种、外伤、手术瘢痕和接触放射线等因素有关[42-44]。Snow等[45]指出，隆突性皮肤纤维肉瘤可能出现在健康的皮肤或重复性创伤、疫苗接种部位，经辐射的皮肤或瘢痕等部位。1995年，Hugo根据电镜及免疫组化研究，发现10%~20%的患者发病前曾有创伤史。赖宽[46]报道，约 20% 的病例既往有创伤史。

（三）分子遗传学

DFSP 的组织起源仍无定论，目前在 DFSP 组织中，已发现纤维母细胞、纤维组织细胞、原始间叶细胞和神经周细胞等，认为隆突性皮肤纤维肉瘤的来源具有多向分化潜能的原始间叶细胞。因此，在 WHO 新分类中，隆突性皮肤纤维肉瘤和巨细胞纤维母细胞瘤、非典型纤维黄色瘤、丛状纤维组织细胞性肿瘤、血管瘤样纤维组织细胞瘤归纳到中间型的纤维组织细胞源性肿瘤内。

近年来，随着细胞遗传学及分子病理技术的发展，发现在 90% 以上（＞95%）的 DFSP 病例中，有 t(17；22)(q22；q13) 染色体不平衡易位和环状染色体。

t(17；22)(q22；q13) 易位后，导致 17 号染色体(17q21 - 22)上胶原基因(COL1A1 基因)的 I 型 α 链和 22 号染色体(22q13.1)上的血小板源性生长因子 β（PDGFB 基因）相互融合，产生 COL1A1/PDGFB 融合基因，COL1A1 和它的启动子，取代了 PDGFB 的抑制性调控位点，致使 COL1A1 - PDGFB 的信使 RNA 高水平表达[47-48]。

在基因易位过程中，COL1A1 的长度可变的基因序列与相同的 PDGFB 的基因序列相并列。在 COL1A1 - PDGFB 蛋白裂解后，COL1A1 的片段与 I 型胶原 α2 链（collagentype1 - α - 2chains，COL1A2）形成三聚体，将通过自分泌的方式刺激细胞本身，发生细胞恶性转化，最终导致肿瘤的发生[49-53]。

COL1A1/PDGFB 融合基因具有较高的敏感性和特异性，这个基因被认为是 DFSP 的唯一、特异性的基因[54]，检测 DFSP 中的 COL1A1/PDGFB 融合基因的表达对 DFSP 的诊断具有重要价值[53]。

Segura 等[55]报道，DFSP 中 COL1A1/PDGFB 融合基因的阳性率为 86%；Patel 等[56]报道，DFSP 中 COL1A1/PDGFB 融合基因的阳性率为 96%。Giacchero 等[57]用 RT - PCR 方法检测 DFSP 中的 COL1A1/PDGFB 融合基因，发现 COL1A1 断点的位置在不同的年龄、性别、位置和肿瘤大小等临床参数中无差异。

通过 FISH 或 RT - PCR 检测方法，几乎所有 DFSP 亚型，包括存在高度恶性区域的 DFSP 均能检测出融合基因 COL1A1 和 PDGFB 这种特征性染色体[58]。Liombart 等[59]研究证实，在不同类型的 DFSP 中（如硬化型、含有巨细胞纤维母细胞瘤样区域样型、色素型、黏液样型、颗粒细胞变性型、纤维肉瘤型）均有 COL1A1/PDGFB 基因重排融合，表明该基因与病理类型无关。

二、临床表现

（一）发病部位

隆突性皮肤纤维肉瘤最常见的发病部位是躯干（腰背部、胸壁及腹壁）（50% ~ 60%），其次为四肢（上臂、大腿和小腿）（20% ~ 30%），头面部（10% ~ 15%）[60-68]；四肢近端最多见，四肢远端极少见[69-70]。偶见于女性外阴、乳腺，也可发生于以前的外伤部位（包括烧伤、创伤、免疫接种等）[71]。

孙凯亮等[72]报道了 35 例 DFSP，发生于躯干 26 例，四肢 6 例，头颈部 3 例。翁洁玲等[40]报道了 28 例 DFSP，病变位于躯干 16 例，四肢 8 例，头颈部 4 例。竺美珍等[31]报道了 95 例 DFSP，病变位于躯干 65 例，头颈部 18 例，四肢 12 例。王凤华等[39]报道了 21 例 DFSP，病变位于肩部 4 例，腰部 3 例，背部 3 例，腹部 3 例，面部 2 例，大腿 2 例，下眼 1 例，额部 1 例，右膝盖部 1 例，前臂 1 例。万慧颖等[38]报道了 28 例 DFSP，发病部位为腹部 10 例，腰部 8 例，胸部 5 例，肩部 2 例，上臂、大腿后侧、肘部各 1 例。赵静伊等[73]报道了 40 例 DFSP，病变位于头部 4 例，颈部 2 例，肩部 4 例，背部 2 例，胸部 8 例，腹部 14 例，四肢 6 例。洪安澜等[32]报道了 43 例 DFSP，病变位于躯干 31 例，四肢 9 例，头颈部 3 例。

隆突性皮肤纤维肉瘤多数发生于真皮之内，极少数发生于深部软组织。

（二）一般表现

DFSP 通常进展缓慢，病史几个月至数年，最长达数十年，甚至婴幼儿、儿童期起病，持续数年，最终进展为发育完全的 DFSP。但常经过数月至数十年缓慢进展后，可进入快速生长期[74-76]，发展为凸起于体表的单结节或多结节状增生物，其深部浸润范围可远大于体表所见面积[77]。部分不典型案例也可表现为大面积较为平坦的淡红色斑块[78]。杨凡方等[79]报道了 7 例隆突性皮肤纤维肉瘤，病程 1~25 年，平均 11.5 年。万慧颖等[38]报道了 28 例隆突性皮肤纤维肉瘤，病程 5 个月至10 余年不等。有报道[80]，在妊娠期出现肿瘤加速增长的现象。

DFSP 皮损特点缺乏特异性，临床表现为不规则结节或斑块，结节常为单发，隆起于皮肤表面，形成典型的隆起型肿块，表面皮肤可萎缩或因肿瘤短期迅速增大而破溃疼痛；亦可呈分叶状或串珠样分布[81-84]。早期为质地较硬的无痛性斑块，颜色接近于正常皮肤，也可呈现紫、棕、红蓝色；中后期可出现多个坚实小结节，并可相互融合，形成较大、不规则的隆起结节，表面皮肤多萎缩变薄，血管易见，呈淡红、青紫色，可伴有脓性渗出物或破溃形成溃疡[85]。马爱平等[86]报道了 5 例外阴隆突性皮肤纤维肉瘤，肿瘤生长在小阴唇 2 例，大阴唇 3 例。肿瘤均高于皮肤，3 例呈单结节状，2 例复发者呈多结节状，与皮肤粘连，1 例基底部不能推动，1 例有破溃，均无红、肿、热、痛等症状。郭虎[36]报道了 30 例隆突性皮肤纤维肉瘤，均为无痛性肿块，隆出于皮肤表面，质地坚硬、固定。

肿瘤大小从数毫米到十几厘米，平均直径 5cm，最大者可达 20cm[87]。赵静伊等[73]报道了 40 例 DFSP，肿瘤直径为 0.8~12.0cm，中位最大径为 2.35cm。王凤华等[39]报道了 21 例 DFSP，肿瘤直径为 0.5~6cm。

DFSP 具有局部侵袭性，术后复发很常见，复发次数多者可达 10 余次，随复发次数增多，复发间隔时间缩短，侵袭性变强[88-89]；但极少发生淋巴结或远处转移[90]。

（三）萎缩型皮肤纤维肉瘤

1985 年，Lambert 等[91]首次报道了 DFSP 一种罕见亚型，表现特点为萎缩、凹陷的惰性形态，不具备突出样外观，类似于局灶性硬皮病，称其为"非隆突性"皮肤纤维肉瘤。1987 年，Page 等[92]将这种萎缩或凹陷性形态皮损的 DFSP，命名为萎缩型 DFSP。临床很少见[93]，仅占 DFSP 的1.7%[94]。萎缩型 DFSP 也被认为可能是 DFSP 早期的形态，有作者将早期的 DFSP 根据临床形态分为 4 类，即可触及的真皮结节（进展期会融合形成质硬斑块）、类似瘢痕疙瘩呈皮肤增厚状的均质斑块、肿物、萎缩型斑块[95]。

萎缩型 DFSP 是一种罕见亚型，临床上常被误诊为局灶性硬皮病、斑萎缩、基底细胞癌、瘢痕、皮肤淋巴细胞瘤、色素沉着、皮肤萎缩、脂膜炎、狼疮等[96]。

萎缩型 DFSP 多发生在青壮年，也可发生于儿童，更好发于女性[97]。与大多数 DFSP 一样，萎缩型 DFSP 好发于躯干；表现为棕褐色或红偏灰紫色的萎缩样或凹陷性斑块，呈圆形、卵圆形或不规则形状，隐匿性的病程可长达 20 余年[98]；病灶平均直径为 1.5~2.0cm，目前报道最大径为 13cm[78]。

萎缩型 DFS 皮肤镜下表现，呈微黄背景下的血管分支、无色素网格[99]，有的显示为紫红色背景下的规则棕色线状网格[100]。

三、影像学检查

超声检查虽然不能作为主要的诊断标准，但可作为诊断的辅助方法，并对术前评估十分重要，对指导术中判断肿瘤边缘和评估预后有着积极的作用。Shin 等[19]认为，若超声发现类圆形紧邻皮肤的皮下组织肿块，呈分叶状的低回声或不规则形的混合回声，应考虑隆突性皮肤纤维肉瘤的可能。

有文献报道[101-103]，乳腺隆突性皮肤纤维肉瘤在 X 线上表现为卵圆形边界清晰的高密度肿块，形似良性肿瘤，无钙化及脂肪成分[104]。

CT 检查的密度分辨率和空间分辨率高，可清晰辨认出肿瘤病灶的边界、范围、大小、位置等。DFSP 在 CT 表现为平扫呈等密度或稍低结节或肿块，与周围皮肤及肌肉分界不清[105]，大部分增强后呈较明显强化，部分强化欠均匀，通常表现为延迟持续的增强特点，这可能与丰富的细胞区域和胶原纤维有关[106-107]。Kransdorf 等[5]报道 6 例隆突性皮肤纤维肉瘤的 CT 表现，呈边界清晰的等或稍低密度肿块，不均匀明显强化。

MRI 是软组织肿瘤最常用的影像学检查，但 DFSP 的 MRI 影像征象和临床病理特征的研究报道较少[108-114]。孙俊旗等[115]研究指出，隆突性皮肤纤维肉瘤的 MRI 特征为，在 T1WI 序列呈稍低信号，在压脂 T2WI 序列呈高信号，增强后明显强化。

乳腺 DFSP 发生于真皮及皮下间叶组织，可累及邻近皮肤使之增厚[104,116]。赵正凯等[117]指出，病变较小时 MRI 表现为卵圆形、边界清晰的等、稍低密度或 T1WI 低、T2WI 高信号肿块，形似良性病变，增强均匀明显强化；当病变较大时，肿瘤间质内含大量的胶原纤维或薄层致密结缔组织，恶性程度增高，易出血、坏死、黏液变性，影像表现为形态不规则、边界不清的等、低混杂密度肿块，T1WI、T2WI 信号不均匀，明显不均匀强化。Torreggiani 等[109]认为，乳腺隆突性皮肤纤维肉瘤的典型 MRI 表现为实性的肿块不均匀强化，不均匀的出血、坏死和黏液变性。

四、组织病理

DFSP 大体观为皮下单发或多发性结节，偶尔呈斑片状或略带紫红色；肿块位于真皮层，与表皮紧密粘连，表面皮肤萎缩或溃疡；边界不清、无包膜；切面灰白色，质地中等，个别区域显示凝胶或半透明形态，有时可见出血和囊性变，很少见到坏死。可向深部组织侵袭性生长，甚至侵犯深部筋膜、肌肉和骨组织。

镜下，DFSP 肿瘤位于真皮浅层，呈浸润性生长，侵及真皮全层和皮下组织。肿瘤的浅表部与表皮之间可见一狭窄的肿瘤细胞稀疏区，称分界区。深部多浸润至皮下脂肪层。瘤细胞多沿脂肪小叶间浸润，部分病例可见较为清楚的周界。

肿瘤细胞主要为纤维母细胞样细胞，呈单一的梭形形态，呈席纹状、车轮状、编织状、漩涡状或束状排列，浅表及周边部位的瘤细胞纤细，肿瘤的中心区域细胞密度增加。少数病例可见泡沫细胞、炎性细胞以及类似于巨细胞纤维母细胞瘤的巨细胞等；有时可见独特的黏液样结节，黏液样结构可以是局灶性，有时也可以是肿瘤的显著特点[118]。间质炎细胞较少，偶可见大片淋巴细胞及浆细胞浸润。瘤细胞常紧密包绕在汗管、毛囊等皮肤附属器周围。

瘤细胞核少有异型性，但可有核分裂象，具有较低的核分裂活性。

根据组织学形态，可将 DFSP 分为 10 多个亚型[119-121]，如经典型、黏液型、纤维肉瘤样型、含有巨细胞纤维母细胞瘤样区域型、伴有肌样/肌纤维母细胞样分化型、色素型、萎缩性或斑块样型、硬化样型、颗粒细胞样型、栅栏状和含有较多 Verocay 小体型，以及伴有大量脑膜上皮漩涡的 DF-SP，各亚型诊断标准均不一样，但均可见到经典型的形态[118]。其中以经典型最为多见，赵静伊等[73]报道了 40 例隆突性皮肤纤维肉瘤，经典型占 80.00%，纤维肉瘤样型占 17.50%，黏液型占 2.50%。洪安澜等[32]报道了 43 例隆突性皮肤纤维肉瘤，40 例为经典型 DFSP，2 例为萎缩型，1 例为黏液型。

（一）经典型 DFSP

经典型 DFSP 表皮常萎缩，组织病理学表现为真皮层梭形肿瘤细胞增生，并弥散不规则浸润皮下脂肪组织；肿瘤细胞围绕一个中心呈车辐状或席纹状排列，肿瘤细胞可呈蟹爪样浸润性生长，侵及皮下脂肪、小叶间隔或肌层，形成蜂巢样或呈多层平行排列状。

在浅表部位及周边部位，瘤细胞纤细，多呈不规则的束状排列，瘤细胞还可围绕残存的皮肤附件排列。

肿瘤表面被覆的表皮与肿瘤的浅表部之间常有一条细胞稀疏带，肿瘤向深部脂肪浸润，沿小叶间隔形成特征性的蜂窝样图像，可浸润至周围肌肉和骨组织。

肿瘤细胞丰富，形态单一，异型性不明显，核分裂象少见；偶见凝固性坏死。

（二）纤维肉瘤样型 DFSP

纤维肉瘤样型隆突性皮肤纤维肉瘤（fibrosarcomatous dermatofibrosarcoma protuberan，FS – DF-SP），又称 DFSP 伴纤维肉瘤样改变或伴有纤维肉瘤样改变的 DFSP；占 DFSP 的 5% ~ 16%，与经典型相比，FS – DFSP 的局部复发率和远处转移率显著增加，预后较差。Hoesly 等[123]报道了 188 例 DFSP 发现，FS – PDSF 侵袭性强，预后明显较经典型 DFSP 差，经典型 DFSP 的 1 年和 5 年无瘤生存率分别是 94% 和 86%，而 FS – DFSP 则分别为 86% 和 42%；经典型未发生转移，而 DFSP – FS 的转移率为 18%。

纤维肉瘤样型 DFSP 在组织学上，纤维肉瘤区域的瘤细胞明显异型，核分裂象易见，瘤细胞排列呈人字形或鱼刺状[124]。

在年龄、性别、部位、外观、外伤史及临床表现等方面，DFSP – FS 与 DFSP 几乎没有区别。但相对于 DFSP 而言，DFSP – FS 的病史常超过 5 年，体积常大于 4cm，皮下组织浸润更广泛，且常侵犯横纹肌，CD34 表达缺失，p53 阳性表达，并拥有更高的增殖活性[125]。

1. FS – DFSP 组织病理学诊断标准

Mentzel 等[126]提出的诊断标准如下：

（1）具有典型的 DFSP 组织学特征，包括席纹状生长方式，即"storiform"结构，温和一致的细胞，细胞核拉长、浓染，特征性的蜂窝状样浸润皮下脂肪。

（2）免疫组化 vimentin 和 CD34 阳性。

（3）有确定的纤维肉瘤成分，即瘤细胞密集，核异型性明显，有较多的病理性核分裂象（> 4 个/10HPF），瘤细胞排列成束状或鱼骨状，且纤维肉瘤样区成分比例 > 5%。

（4）纤维肉瘤样区 CD34 明显减弱或阴性，Ki – 67 阳性指数显著高于 DFSP 区。

2. DFSP 向纤维肉瘤的转化

有文献报道[127]，10% ~ 15% 的 DFSP 会向纤维肉瘤转化，纤维肉瘤病变区域不再呈席纹状生长，而呈典型的青鱼骨样；有时 DFSP 可向更加未分化多形性肉瘤或软组织恶性巨细胞瘤发展[128-129]。转化区域占整个肿瘤的 5% ~ 75%[7]。Abbott 等[130]报道，DFSP – FS 病例中 CD34 在

DFSP 区域染色范围和强度均大于 FS 区域，且 TP53 突变和 p53 过表达与 DFSP 转变为 FS 有关。

(三)黏液型 DFSP

黏液型 DFSP 最初由 Frierson 和 Cooper 于 1983 年报道，很少见，多为个案报道[131]。

大体切面呈灰白、灰褐或灰黄色，质软至韧，黏液成分较多时可呈胶冻状。

黏液型 DFSP 的诊断标准如下：

黏液样区域须占肿瘤的 >50%[132]，瘤细胞为短梭形或星状，有大量的黏液样基质背景，肿瘤内可见分支状血管网，部分区域可见经典型 DFSP 的席纹状结构，但全部黏液样型或复发性病例有时无明显经典型的特征性结构[133]。

与经典型 DFSP 相比，黏液 DFSP 中 CD34 标记阳性强度较弱。

(四)色素型 DFSP

色素型 DFSP 又称 Bednar 瘤，由 Bednar 最先报道。

色素型 DFSP 起初被看作是神经纤维瘤的色素亚型，后来研究发现，Bednar 报道的色素型车辐状神经纤维瘤在组织学形态上除了可见黑色素细胞外，还见与 DFSP 相同的肿瘤成分，临床表现和肿瘤生长方式、免疫组化标记也与 DFSP 相同，最终将该肿瘤确定为 DFSP 的一种亚型[134]。

据文献报道，色素型 DFSP 约占 DFSP 的 5%，中青年人多见，>5% 的 DFSP 发生于婴幼儿或呈先天性[135]。

患者病史从数月至数十年，最长可达 23 年[136]。

大体上部分肿瘤可呈浅黑色或黑色斑，镜检除了可见经典型的 DFSP 组织形态特征，还可见多少不等黑色素细胞散在分布[134]。

免疫组化标记，肿瘤细胞 CD34 阳性，色素细胞 CD34 阴性，但 HMB-45、melanA、S-100 蛋白可不同程度阳性[137]。有研究者提出双重起源理论，即 CD34 阳性的梭形间质细胞和神经外胚层的色素细胞[138]。

Ding 等[134] 报道，色素型的复发率较普通型低，其 6 例中仅有 1 例复发。

(五)萎缩性或斑块样型 DFSP

萎缩性或斑块样型 DFSP，1985 年由 Lambert 等首先报道，并被称作硬斑病样型 DFSP；1992 年，被 Ashack 等命名为萎缩型 DFSP[139]。至 2020 年止，英文文献报道 <50 例，国内文献报道不到 10 例[100,140]。

临床表现，萎缩性 DFSP 呈皮肤萎缩，皮肤松垂或紫色斑片或硬化斑片，不呈经典的隆突状或结节状。

镜下梭形细胞形态温和，呈不规则的条索状排列，无明显的席纹状结构，间质胶原化明显，常易误诊为萎缩性皮肤病、硬斑病等。

免疫组化瘤细胞 CD34 阳性。

(六)栅栏状和含有较多 Verocay 小体型 DFSP

栅栏状和含有 Verocay 小体型 DFSP，由 Llatjós 等在 2000 年首先报道 3 例，国内仅报道 1 例，目前国内外报道 <20 例[141]。

镜下可见梭形瘤细胞排列呈栅栏状和形成 Verocay 小体(即核呈双排平行并列，在两排核间为纤细的胞突构成的无核区)，部分区域可见 DFSP 的经典型区域。瘤细胞 CD34 弥漫阳性，S-100 阴性。

(七)伴有肌样/肌纤维母细胞样分化型 DFSP

伴有肌样/肌纤维母细胞样分化型 DFSP 比较少见，据文献报道发生率仅占 DFSP 的 4.8%。肌样/肌纤维母细胞性分化多出现在纤维肉瘤型 DFSP 中。

1996 年，由 Calonje 等[142]首先报道，并认为肿瘤中的肌纤维母细胞样细胞代表肿瘤的组成成分，DFSP 起源于纤维母/肌纤维母细胞。但 Diaz - Cascajo 等[143]认为，肌样细胞与血管壁关系密切，是血管壁的肌样细胞增生，并非肌纤维母细胞分化。

组织学形态上，深伊红色的小结节或短条索状在肿瘤内散在性分布，细胞核空泡状，一端变细或呈钝状，核仁不明显，异型性小，核分裂象不明显，形态上似平滑肌细胞或肌纤维母细胞，部分结节可以发生玻璃样变性，肿瘤内血管相对丰富，有时可见血管壁肌样细胞增生。

经典型区域 CD34 阳性，肌样区域 SMA、actin 可以阳性，desmin、CD34 和 S-100 阴性。

（八）含有巨细胞纤维母细胞瘤样区域型 DFSP

含有巨细胞纤维母细胞瘤样区域型 DFSP 罕见，国内外仅见个案报道，被认为是 DFSP 的幼年型，以杂合瘤的形式出现，可合并色素型或黏液型[144]。

大部分幼年起病，有类似经典型的局部侵袭性生长过程，易复发，形态上为经典型 DFSP 中出现巨细胞。

五、免疫组化

多数文献报道[145-148]，DFSP 的免疫组化具有特异性，几乎所有患者 CD34 和 vimentin 染色呈阳性，FXⅢa 染色呈阴性，SMA 和 S-100 蛋白染色呈阴性。

1993 年，CD34 在 DFSP 中的免疫反应性被发现；CD34 定位在细胞膜上，DFSP 中 CD34 弥漫阳性是其特征之一，CD34 在 DFSP 中表达很强且稳定，CD34 诊断 DFSP 的敏感性为 84% ~ 100%，CD34 和 vimentin 阳性已作为本病诊断的统一标准。有研究表明[149]，在接近 100% 的 DFSP 病例当中 CD34 都表达阳性[104,150]。但值得注意的是，约 10% 的 DFSP 病例 CD34 阴性[7]，孤立性纤维性肿瘤、硬化性纤维瘤、浅表肢端纤维黏液瘤、项型纤维瘤等 CD34 亦有表达[151]。

Bandarchi 等[152]认为，D2-40 可作为一个新的免疫组织化学标志物，可用于区分皮肤纤维瘤和隆突状皮肤纤维肉瘤。

六、诊断

DFSP 临床罕见，早期症状不显著，且部分晚期表现亦不典型，常被误诊为血管瘤、瘢痕疙瘩等其他良性肿瘤[153-154]。首次误诊率为 52% ~87%[155]，许文婧等[156]报道首次误诊为 42.86%，张良等[35]报道的初诊误诊率为 61.90%。洪安澜等[32]报道的 43 例 DFSP 患者中，58% 的患者被误诊。杨凡方等[79]报道了 7 例隆突性皮肤纤维肉瘤，7 例患者临床表现均不典型，曾分别被误诊为瘢痕疙瘩、皮肤纤维瘤、表皮囊肿、神经鞘瘤，误诊时间 1~25 年。

临床上，常因误诊、漏诊，而延误了诊断和治疗的时机，导致确诊时肿瘤体积较大、皮下浸润程度较深。

张良等[35]指出，在下列情况下，需警惕 DFSP 的可能性。

（1）长时间缓慢生长的坚硬包块，突然生长迅速。

（2）好发于躯干和四肢近端。

（3）肿块与皮肤连接紧密，其下可推动或不可推动。

（4）肿块表面光滑，不易发生溃疡，伴血管扩张。

(5)切除后出现复发,并在周围出现类似损害。

DFSP 通常可通过组织病理结合免疫组化明确诊断,分子诊断并不是必要的,仅有 5% 的疑难病例(包括萎缩型 DFSP)需要通过 FISH 或 RT-PCR 进一步分析确认[157-160]。

结合临床表现,NCCN 指南提出了具体的病理及免疫组化诊断。

(1)临床表现特点:DFSP 好发于青壮年,病变部位主要是躯干和四肢近侧端的真皮组织,临床表现为无痛性持续缓慢生长的单个结节,呈隆起状、瘢痕样或斑块状。

(2)病理大体观:DFSP 瘤体大小不一,直径为 0.5~12cm,切面灰白,无包膜,边缘尚清,不与筋膜和肌肉组织粘连。

(3)组织病理特点:DFSP 的瘤细胞较为丰富,呈梭形,大小形态较一致。瘤细胞和胶原纤维常呈席纹状、轮辐状、编织状、漩涡状或束状排列。

(4)免疫组化特点:在免疫组化染色中,DFSP 瘤细胞对波形蛋白(vimentin)呈强而弥漫性的阳性反应;CD34 一般呈强而弥漫性的阳性反应,阳性率为 72%~92%;溶菌酶(ysozyme)呈局灶性阳性反应;平滑肌肌动蛋白(SMA)在 DFSP 的表达阳性率为 50%~95%,但是其表达常不稳定并且常呈局灶性。CD34 阳性表达最常见,XⅢa 阴性表达。

(5)组织学转化:纤维肉瘤恶性转化(FS-DFSP)可通过高级别的细胞结构、细胞异型性、有丝分裂活性度(>5/10HPF)和 CD34 阴性来诊断。

(6)基因检测:对可疑病灶增加免疫标记染色,如巢蛋白、载脂蛋白 D 和组织蛋白酶 K,对于胶原蛋白 Ⅰ 型 α1 移位(COL1A1,17q22)伴有血小板衍生生长因子 β(PDGFβ,22q13)形成致癌融合基因 t(17;22)(q22;q13)进行 FISH 或 PCR 检测。

七、鉴别诊断

前已述及,DFSP 在临床上极易误诊,常需与真皮纤维瘤、神经纤维瘤、韧带样纤维瘤、纤维肉瘤、良性纤维组织细胞瘤、恶性纤维组织细胞瘤、皮肤平滑肌瘤结节性筋膜炎、黏液样脂肪肉瘤等鉴别。

(一)皮肤纤维瘤

皮肤纤维瘤以单个发病为主,临床表现为圆形或卵圆形坚硬结节,境界清楚,呈褐色,与表皮粘连,基底可推动,表面粗糙,与隆突性皮肤纤维肉瘤持续生长的病程、光滑的表面以及临床上的"冰山一角"改变不一致。

(二)皮肤瘢痕疙瘩

瘢痕疙瘩往往发生于瘢痕体质的病人,瘢痕往往持续性生长,表面光滑,伴或不伴血管扩张,但其并无皮下浸润及结节感,也无明显的"冰山一角"外观,且感染后可出现破溃,长时间不愈有癌变可能,这与隆突性皮肤纤维肉瘤可鉴别。

(三)皮肤神经纤维瘤

神经纤维瘤多为多个发生,皮损柔软,有疝囊感,与隆突性皮肤纤维肉瘤鉴别相对简单。肿瘤细胞排列稀疏,呈波纹状,可发现触觉样小体,免疫组化 S-100 阳性,CD34 阴性。

(四)皮肤细胞性蓝痣

细胞性蓝痣好发于臀部和骶尾部,大体上肿瘤切面呈棕黑色或黑色。

镜下见肿瘤位于真皮内,瘤细胞长梭形,核具一定异型性,胞质内含丰富黑色素颗粒;肿瘤浅部瘤细胞常呈不规则束状排列，走向与表皮平行，伴不同程度的纤维化；而在深部瘤细胞常常排列成巢状结构，未见车辐状结构，瘤细胞胞质较丰富，黑色素相对较少。

S-100 阳性，CD34 阴性。

（五）皮肤黑色素瘤

肿瘤细胞在表皮和真皮内增生浸润，形态多样，包括有上皮样细胞和梭形细胞，还有气球样细胞、横纹肌样细胞、淋巴样细胞等。

胞质内含有或不含黑色素，间质内有多少不等的炎细胞浸润，偶见肉芽肿样反应，不同程度的纤维组织增生，瘤细胞 HMB45 阳性，S-100、CD34 阴性。

（六）皮肤未分化多形性肉瘤

多见于老年患者，多见于深部软组织，生长迅速，瘤细胞形态更加复杂，细胞大小不一，异型性明显，可见较多病理性核分裂象。

另外，还可见组织细胞、多核瘤巨细胞、黄色瘤细胞和其他炎性细胞成分，出血、坏死常见，CD34 阴性。

（七）皮肤黏液性脂肪肉瘤

黏液性脂肪肉瘤与黏液性隆突性皮肤纤维肉瘤的区别在于无席纹状或车辐状结构、存在脂肪母细胞、CD34 阴性以及深层软组织侵犯。

（八）皮肤纤维肉瘤

肿瘤多发生于肢体的深部组织，瘤细胞比 DFSP 细胞粗大，异型性更加明显，核分裂象易见。瘤细胞排列呈束状、鱼骨状或人字形，无典型车辐状或席纹状结构；CD34 阴性。

（九）真皮纤维瘤

二者临床表现和组织学形态相似，鉴别诊断比较困难。

镜下不同之处在于真皮纤维瘤可伴各种组织细胞（黄色瘤细胞、泡沫细胞、巨细胞）和其他炎性细胞浸润、出血，表皮可增生，CD34 阴性或灶性阳性，而 DFSP 的形态比较单一，CD34 阳性。

（十）皮肤软组织神经束膜瘤

肿瘤位于真皮及皮下组织或深部软组织，界限常清楚。

镜下瘤细胞梭形，核弯曲或波浪状，具有双极胞突，核分裂象多少不等；瘤细胞排列成栅栏状、束状或车辐状、漩涡状结构，间质呈胶原性或黏液样；瘤细胞 EMA 阳性。

（十一）皮肤神经鞘瘤

多见于深部组织，常见形态有普通型和丛状型，前者包膜完整，由 AntoniA 区和 B 区组成，后者呈结节状或丛状构象；瘤细胞 S-100 弥漫强阳性。

八、治疗

DFSP 是一种低至中度恶性肿瘤，术后复发率较高而远处转移率极低，且多次复发后，恶性程度将会增加，故早期发现、正确诊断和及时治疗尤为关键。

（一）综合治疗原则与注意事项

1. 治疗原则

DFSP 的治疗方法主要包括局部手术切除、放射治疗及系统靶向治疗，而 R0 切除是核心，放射治疗是局部手术切除切缘阳性重要的补充手段。

（1）尽力做到干净的外科切缘（阴性切缘），尽可能地进行完整的外科切缘组织学评价。

（2）肿瘤特征包括较长、不规则、亚临床扩张，切除的样本应该检查以明确是否存在纤维肉瘤恶性转化。

（3）阳性切缘者，再切除直至切缘干净或直至不能再切除；若仍切缘阳性，放疗（首选）或考虑使用伊马替尼。

（4）对复发者，如果可能再切除（首选）和考虑辅助放疗，或如果既往未做放疗且不能切除则可放疗，或不能切除，或术后可能发生不能接受的功能影响或美容损害，考虑使用伊马替尼。

（5）对于转移者，考虑临床试验或使用靶向药物伊马替尼。

2．注意事项

（1）如果纤维肉瘤变异/恶性转化，则按软组织肉瘤进行处理。

（2）制定 DFSP 手术切除计划必须谨慎，肿瘤大小和位置、美容是术前必须考虑的。

（3）不鼓励深部切除，因切缘如果不能达到病理学上的阴性，后续的再切除也是很可能的。

（4）对阳性切缘或接近切缘阳性给予 50～60Gy（每日分割 2Gy）的照射，当临床可能时，照射野要远远超过外科切缘（如 3～5cm）。

（5）当肿瘤缺乏 t(17；22)易位时，可能对伊马替尼无治疗反应。

（6）在给予伊马替尼治疗前，应使用细胞遗传学进行肿瘤分子分析。

（7）对于高危或扩大手术的患者进行影像学检查可较早发现复发。

（8）化疗可选择 AIM（多柔吡星/异环磷酰胺/美司钠）联合方案或单药（多柔吡星、异环磷酰胺、表柔比星、吉西他滨、达卡巴嗪、脂质体多柔吡星、替莫唑胺、长春瑞滨或帕唑帕尼）。

（二）手术治疗

手术切除是 DFSP 首选的治疗方法，根治性切除后可获得治愈。

1．术前三维重建

有研究指出[161]，当治疗侵袭性皮肤肿瘤时，影像学检查为治疗规划和多学科合作提供了重要信息，包括瘤体形态、软组织浸润深度、淋巴结侵犯或远处转移、侵犯周围神经情况，以及指导切除范围等。

1997 年，Haycox 通过 Mohs 显微描记手术，将切除的瘤体逐层切片，并描记肿瘤浸润范围，将众多切片重新拼接后第一次构建出 DFSP 的三维形态，从而证实了其伪足状不规则生长的特性[162]。

目前，CT 和 MRI 影像技术已可较为精确地显示 DFSP 的术前形态，重建 DFSP 精准的三维立体图像有了实施的基础和可能[163]。Serra – Guillén 等[164]报道了 MRI 在评估 DFSP 浸润深度方面的有效性，结果显示，MRI 的敏感性相对触诊更为可靠（67% vs.58%）。Ma 等[165]的报道显示，术前使用增强超声检查可明确 DFSP 的边界，使得原本预计的 3cm 切除边界缩小到 2cm，减小了对正常组织的损伤。

2．手术方式

DFSP 最标准的治疗方法是手术切除[166]，目前主要手术方法为局部扩大切除术（wide local excision，WLE）以及莫氏显微外科手术（Mohs micrographic surgery，MMS）[167-168]。

1）局部扩大切除术

三维重建显示，DFSP 具有不规则边缘和伪足样延展特性，如果手术切除范围不足，则肿瘤细胞残留而极易导致复发[169]。因此，扩大切除结合切缘及基底的病理检查，是 DFSP 最主要的、可行的治疗方式。竺美珍等[31]指出，DFSP 初诊行规范的扩大切除术是降低局部复发率的关键，尽可能达到皮肤切缘阴性。近 20 年的临床数据显示，扩大切除术亦可将复发率降至 7.3%。项春等[37]报道了 26 例隆突性皮肤纤维肉瘤，采用植皮 + VSD 技术封闭隆突性皮肤纤维肉瘤术后创面，可最大限度扩大切除范围，减少供皮区创伤，提高皮片成活率，提高患者术后生活质量，且未发现增加肿瘤复发率。李福生等[170]报道了 10 例 DFSP 患者，均进行广泛切除，术后随访 3 ~ 71 个月，平均（23.8 ± 19.3）个月，随访期间均无肿瘤复发、转移。

2）Mohs 显微外科手术

1972 年，Mohs 首先报道了 7 例通过显微外科手术治疗的 DFSP 患者，其后将这种手术称为 Mohs 显微外科手术。

Mohs 手术是通过原位切除肿瘤，描记冰冻切片检查残留，再定向回原处对肿瘤残留位置继续切除，直至肿瘤彻底切除为止[171]。

Mohs 外科手术具有高治愈率、手术创面小等优势[172-173]，可将 DFSP 局部复发率降至 0% ~ 7%[174]，文献报道[175]，行 Mohs 显微外科手术的患者，其复发率为 0% ~ 15%，平均 1.3%。Lowe 等[176]认为，与广泛性切除相比，MMS 可在切除过程中提供足够的组织病理学证据，从而获得更低的局部肿瘤复发率。Meguerditchian 等[177]的研究表明，Mohs 手术治疗隆突性皮肤纤维肉瘤，术后复发率为 0% ~ 8.3%，中位复发率 <1%。Paradisi 等[175]比较了扩大切除术与 Mohs 手术的治疗疗效，结果显示，38 例扩大切除患者中存在 13.2% 的复发率，而 41 例 Mohs 组中无一复发。Lowe 等[176]报道了梅奥医学院长达 57 年的回顾性研究，结果显示，扩大切除存在 30.8% 的复发率，而 Mohs 手术的患者仅有 3% 的复发率。但有研究表明[178]，局部扩大切除与 MMS 相比，患者的总生存率无差异。

但 Mohs 手术技术复杂、手术精度高，需要高度专业的手术技巧，且耗时长，故很难普遍推广[179]。有学者认为[180]，由于 MMS 手术采用皮瓣关闭创面，容易隐藏残存的肿瘤，从而导致复发。因此，即有改良的 slow - Mohs 手术被提出，该手术方法是先在肿瘤外 1 ~ 1.5cm 范围切除肿瘤组织，再使用 Mohs 方法对肿瘤的切缘进行分析，如果有阳性细胞表达则再切除对应范围的病变组织，直至彻底切除肿瘤。相比传统 Mohs 方案，slow - Mohs 手术仅需 1 ~ 2 次切除就可彻底清除肿瘤[181]。slow - Mohs 手术对确定第一次切缘有非常大的帮助，有助于一期手术便彻底切除，同时尽可能多地保留正常组织，减少了修复重建的困难，有利于患者手术切口的愈合[182]。

另外，传统 Mohs 往往采取冰冻切片术检查结合苏木精 - 伊红染色，现在可通过使用甲苯胺蓝染色提高对于 DFSP 肿瘤组织的检出率，使 Mohs 手术更精确[183]。

3. 手术切缘

DFSP 是一种罕见的中度恶性皮肤软组织肉瘤，极易误诊，且肿瘤通常通过胶原纤维和结缔组织间隔浸润生长，首次切除后极易复发，而反复复发会导致其侵袭性增加[184]。因非计划性手术多为边缘切除，不能达到安全的外科切除边界，且术中易造成瘤体细胞播散，术后局部极易复发。因此，设计合理的切除范围是预防局部复发的关键[185]。

目前，首次手术切除的原则是完整切除皮损，保证切缘阴性[186]，但在手术方式、切缘距离等方面未充分达成共识。文献报道的切缘距离有 1.5 ~ 2cm、2 ~ 3cm、2 ~ 4cm、2 ~ 5cm、>1cm、≥3cm、≥5.0cm，等等。

Monnier 等[187]报道，肿瘤扩大切除时，局部复发率大大降低。Molina 等[188]建议扩切至少 2cm，并建议将 WLE 与 MMS 的完整边缘评估或石蜡块 3D 边缘评估相结合。Harati 等[10]认为，扩切时阴性边缘最好 >1cm，推荐躯干及四肢部位扩切 2 ~ 3cm。Woo 等[189]对病理组织的重新分析发现，

1.5～2cm 的切缘在多数情况下可使边缘无肿瘤细胞残留，建议扩切 1.5～2cm；Hong 等[190]认为，当病变局限时，切缘距肿瘤至少 2cm。

Saiag 等[191]建议扩切 3cm；Molina 等[188]分析了 61 例 DFSP 术后患者，扩大切除边缘 >3cm 的患者均未复发，2～3cm 的患者中有 1 例复发，而 <2cm 的患者中有 4 例复发；因此认为，<2cm 的扩大切除边缘是复发的一个高度相关危险因素。

一般认为，切缘 <3.0cm 的肿瘤切除术后复发率为 50% 左右。Kawaguchi 等[192]将软组织肉瘤的广泛性切除定义为充足的广泛切除（切缘 2.0～4.0cm）和不充足的广泛切除（切缘 1.0cm），根治性切除 ≥5.0cm。Monnier 等[187]发现，扩大切除使肿瘤局部复发率大大降低。冯微等[171]指出，切口线应超出肿瘤边缘 3～5cm，深度达深筋膜或肌膜下层。Monnier 等[187]提出，切缘距离 3.0cm 以上，能将复发率从 46% 降至 7%。Kimmel 等[193]亦指出，周径 3cm 大小的 DFSP 标准切缘距离是 4cm，且认为对于大多数 DFSP，大范围的扩大切除是必要的。Lemm 等[194]报道，切除范围距离肿瘤边缘 5cm 时复发率可 <5%。但 Stojadinovic 等[195]认为，头颈部 DFSP 切缘距离需至少 2cm。

目前，大多数学者认为[33,84,187,196]，首次手术切除的安全边界为 3～5cm，或行 Mohs 手术可有效降低复发率。NCCN 指南对于 DFSP 广泛切除手术切缘的厚度规定为 2.0～4.0cm，欧洲治疗指南建议 DFSP 广泛切除时应达到 3.0cm 的切缘厚度[197]。

Chen 等[198]指出，对于初次切除不彻底的患者，补充实行扩大切除能有效降低复发率，且只需要扩切 1cm 即可较好地控制局部复发。邹平安等[34]报道，补充手术后局部肿瘤残留的概率为 12.82%，复发率为 2.56%；即使首次手术无肿瘤残留，补充手术后仍有 8.51% 的复发率。

（三）放射治疗

1982 年，Rink 等[199]首次报道放射治疗 DFSP。放疗在 DFSP 中的作用尚有争议，但目前多数学者认为[35,198]，术后辅助放疗可有效降低局部复发率，Cai 等[153]研究认为，放射治疗是较好的辅助治疗方案。Ballo 等[200]报道，手术加放疗可使局部控制率达到 95%，且未有严重放射治疗并发症的发生。

对于手术切除范围不够、显微镜下有残留且再次手术有困难、具有较高局部复发和显微镜下无残留但皮损太大的 DFSP 患者，目前推荐进行放疗[84,191,201-202]。陈煜等[203]报道了 112 例 DFSP，随机分为单纯手术组 40 例，手术加放疗组 72 例，随访 1～12 年，单纯手术组复发率为 47.5%，手术加放疗组复发率为 27.8%，差异有统计学意义。Haas 等[204]对 21 例行单纯外科手术，33 例行手术加辅助放疗，结果显示，前者局部控制率为 67%，后者局部控制率为 81%，二者有显著性差异。Sun 等[205]报道了 35 例 DFSP，24 例单纯手术，11 例手术加放疗，中位随访 50 个月，局部控制率单纯手术组 28%，而手术加放疗组 80%，二者有统计学差异。

照射剂量一般为 50～65Gy，平均剂量 50Gy，部分可达到 70Gy。对于镜下残留病灶推荐的放射剂量为 60Gy，肉眼残留病灶为 70Gy，周围有敏感器官的剂量为 50Gy[206]。

（四）化学治疗

DFSP 的肿瘤细胞对化疗很不敏感，对于晚期进展或多发转移性的 DFSP 患者，目前没有推荐的标准化疗方案，有报道使用甲氨蝶呤、长春新碱、放线菌素、异环磷酰胺、脂质体阿霉素等治疗晚期或转移性 DFSP，但均无明显获益。

（五）靶向治疗

研究报道，在 90% 以上的隆突性皮肤纤维肉瘤患者中，存在（17；22）（q22；q13）易位，这导致了 COL1A1 和 PDGFB 基因的融合[207]，该融合基因产物可作用于 Ras－MAPK、PI3K－AKT－mTOR 信号通路，促进 PDGFβ 和 PDGFRβ 增多，从而使酪氨酸激酶信号通路处于持续激活状态，导致 DFSP 的发生和发展。

甲磺酸伊马替尼是一个小分子三磷腺苷类似物，可强效选择性抑制 PDGFRβ 的表达，从而抑制 DFSP 细胞的增生。因此，甲磺酸伊马替尼成为 DFSP 的一种分子靶向治疗药物[186]。

2002 年，Maki 等首次个案报道对晚期 DFSP 用甲磺酸伊马替尼治疗取得了较好疗效。近年来，众多的研究表明[208-212]，伊马替尼对存在 COL1A1 - PDGFB 融合基因的、局部无法手术或转移性隆突性皮肤纤维肉瘤患者，有显著疗效，ORR 可达 65%[50]。Fu 等[212]应用伊马替尼治疗的 95 例患者中，完全缓解、部分缓解和稳定的病例共计 87.4%，疗效较好。目前，NCCN 指南推荐其为治疗晚期不可切除或转移性的 DFSP 的一线治疗方案。

对于一些瘤体巨大的 DFSP 患者，伊马替尼靶向治疗可使肿瘤缩小以降低手术难度[213-215]。

九、预后

隆突性皮肤纤维肉瘤为一种中低度恶性软组织肿瘤，呈惰性，生长极为缓慢，早期发现、早期明确诊断及早期根治性切除，可达到治愈的目的，其预后通常良好。

但隆突性皮肤纤维肉瘤普遍呈现为侵袭性生长，常规手术治疗术后复发率可高达 26% ~ 60%[216-220]。Goldblum 等[221]报道，即使是切除范围距肿瘤边缘 2~3cm，复发率仍达 20%。Cai 等[153]报道 220 例原位切除的 DFSP 患者随访 84 个月后，局部复发者高达 99 例（45%）；如切除不彻底，患者平均在 22 个月内复发。Suman 等[222]报道了 1 例在首次切除 12 年后复发的病例。

影响 DFSP 复发的因素，主要有手术方式、手术切缘、肿瘤部位等，而与患者年龄、性别、发病部位、肿瘤大小及核分裂象的多少无明显关系。切缘阳性或切缘状态不明的 DFSP 复发率高[219]。郝永红等[223]报道，手术切缘 <2.5cm 或病理切缘情况不明的局部复发率为 33% ~66%，手术切缘 >2.5cm 的局部复发率可降至 10% ~25%。通常而言，肿瘤广泛性局部切除的基本复发率极低，但 Benjamin 等[224]分析了过去 20 年的文献，发现在 1443 例接受 WLE 的患者中，106 例出现局部复发，总复发率为 7.3%。Molina 等[188]统计结果显示，皮损部位与预后无关，但也有文献提出发生于头颈部者预后较差，Li 等[74]认为原因可能是头颈部解剖结构复杂，手术切除易破坏组织器官功能，手术对美容及功能要求高，导致切除不彻底，术后易复发。

有报道认为[178,225]，老年患者预后较差；萎缩型 DFSP 的病理类型、复发性皮损、肿瘤较大、扩切宽度不够可能为影响预后的危险因素，肿瘤体积较大亦会导致较差的预后[176,188,226]。

另外，多次复发可导致肿瘤侵袭性增加，约 5% 的患者可出现远处转移[174]，有转移至肺的报道[227]。李秋松等[228]报道 1 例患者虽经多次扩大切除手术，但最终因肿瘤扩散死亡。纤维肉瘤样亚型被认为是中等级别的肿瘤，与普通类型的 DFSP 相比，其远处转移的风险较高[229-231]。

值得注意的是，DFSP 中有 10% ~15% 可转变为与成人纤维肉瘤非常相似的梭形细胞肉瘤，而这种转变常与有丝分裂活动增加和 CD34 表达缺失有关[232]，转化后则恶性度增加，预后更差。

（马婕群）

参考文献

[1] Nakamura I, Kariya Y, Okada E, et al. A novel chromosomal translocation associated with COL1A2 - PDGFB gene fusion in dermatofibrosarcoma protuberans[J]. JAMA Dermatol, 2015, 151(12): 1330 - 1337.

[2] Hegde U, Shetty S K, Sreeshyla H S, et al. Dermatofibrosarcoma protuberans - a recurrent lesion with unusual presentation in the parotid region[J]. J Clin Diagn Res, 2014, 8(3): 130 - 131.

[3] Jo V Y, Doyle L A. Refinements in sarcoma classification in the current 2013 World Health Organization classification of tumours of soft tissue and bone[J]. Surg Oncol Clin N Am, 2016, 25(4): 621 – 643.

[4] Jalali U, Rasul S, Sadiq S, et al. Dermatofibrosarcoma protuberans[J]. J Coll Physicians Surg Pak, 2005, 15(4): 246 – 247.

[5] Kransdorf M J, Meis – Kindblom J M. Dermatofibrosarcoma protuberans: radiologic appearance[J]. AJR, 1994, 163 (2): 391 – 394.

[6] Wu Bin, Peng Chun. Clinicopathologic analysis of 25 cases of dermatofibrosarcoma protuberans[J]. Pract J Cancer, 2013, 28(1): 70 – 72.

[7] Liombart B, Serra – Guillén C, Monteagudo C A, et al. Dermatofibrosarcoma protuberans: a comprehensive review and update on diagnosis and management[J]. Semin Diagn Pathol, 2013, 30 (1): 13 – 28.

[8] 陈志坚, 胡少波, 曾炳亮, 等. 隆突性皮肤纤维肉瘤的临床及影像学表现[J]. 江西医药, 2015, 50(7): 608 – 611.

[9] 方三高. WHO(2020)软组织肿瘤分类[J]. 临床与实验病理学杂志, 2020, 36(9): 1132 – 1134.

[10] Harati K, Lange K, Goertz O, et al. A single – institutional review of 68 patients with dermatofibrosarcoma protuberans: wide re – excision after inadequate previous surgery results in a high rate of local control[J]. World J Surg Oncol, 2017, 15(1): 5 – 10.

[11] Sirvent N, Maire G, Pedeutour F. Genetics of dermatofibrosarcoma protuberans family of tumors: from ring chromosomes to tyrosine kinase inhibitor treatment[J]. Genes Chromosomes Cancer, 2003, 37(1): 1 – 19.

[12] Kericher K L, Kurlander D E, Gittleman H R, et al. Incidence and survival of primary dermatofibrosarcoma protuberans in the United States[J]. Dermatol Surg, 2016, 42 (Suppl 1): S24 – S31.

[13] Bulliard C, Murali R, Chang L Y, et al. Subcutaneous dermatofibrosarcoma protuberans in skin of the breast: may mimic a primary breast lesion[J]. Pathology, 2007, 39(4): 446 – 448.

[14] Haycox C L, Odland P B, Olbricht S M, et al. Immunohistochemical characterization of dermatofibrosarcoma protuberans with practical applications for diagnosis and treatment[J]. J Am Acad Dermatol, 1997, 37(3 Pt 1): 438 – 444.

[15] Bogucki B, Neuhaus I, Hurst E A. Dermatofibrosarcoma protuberans: a review of the literature [J]. Dermatol Surg, 2012, 38(4): 537 – 551.

[16] Yueh – Ju Tsai, Pao – Yuan Lin, Khong – Yik Chew, et al. Dermatofibro – sarcoma protuberans in children and adolescents: clinical presentation, histology, treatment, and review of the literature[J]. J of Plastic, Reconstruction & Aesthetic Surgery, 2014, 67(1): 1222 – 1229.

[17] Rouhani P, Fletcher C D M, Devesa S S, et al. Cutaneous soft tissue sarcoma incidence patterns in the U. S.: An analysis of 12, 114 cases[J]. Cancer, 2008, 113(3): 616 – 627.

[18] Kohlmeyer J, Steimle – Grauer S A, Hein R. Cutaneous sarcomas[J]. J Dtsch Dermatol Ges, 2017, 15(6): 630 – 648.

[19] Shin Y R, Kim J Y, Sung M S, et al. Sonographic findings of dermatofibrosarcoma protuberans with pathologic correlation[J]. J Ultrasound Med, 2008, 27(2): 269 – 274.

[20] Manganoni A M, Pavoni L, Gualdi G, et al. Dermatofibrosarcoma protuberans in an adolescent: a case report and review of the literature[J]. Pediatr Hematol Oncol, 2013, 35(5): 383 – 387.

[21] Kreicher K L, Kurlander D E, Gittleman H R, et al. Incidence and survival of primary dermatofibrosarcoma protuberans in the united states[J]. Dermatol Surg, 2016, 42(Suppl 1): 24 – 31.

[22] 黄曦毅, 蔡金辉, 刘庆余, 等. 隆突性皮肤纤维肉瘤的 CT 和 MRI 影像学分析 - 附 10 例报道[J]. 罕少疾病杂志, 2020, 27(4): 57 – 59.

[23] 叶新青. 隆突性皮肤纤维肉瘤的临床病理学研究进展[J]. 诊断病理学杂志, 2016, 23(5): 390 – 394.

[24] Feramisco J, Larsen F, Weitzul S, et al. Congenital atrophic dermatofibrosarcoma protuberans in a 7 – month – old boy treated with Mohs micrographic surgery[J]. Pediatr Dermatol, 2008, 25(4): 455 – 459.

[25] Tsai Y J, Lin P Y, Chew K Y, et al. Dermatofibrosarcoma protuberans in children and adolescents: clinical presentation, histology, treatment, and review of the literature[J]. J Plast Reconstr Aesthet Surg, 2014, 67(9): 1222 – 1229.

[26] Tom W D, Hybarger C P, Rasgon B M, et al. Dermatofibrosarcoma protuberans of the head and neck: treatment with Mohs surgery using inverted horizontal paraffin sections[J]. Laryngoscope, 2003, 113(8): 1289 – 1293.

[27] Bae S H, Lee J Y. Imaging Features of Breast Dermatofibrosarcoma Protuberans in Various Modalities Including FDG – PET CT[J]. Iran J Radiol, 2016, 13(2): 1 – 10.

［28］Kiratli, Hayyam, Özgür Özkayar, et al. Sequential development of dermatofibrosarcoma protuberans in the forehead and eyelid［J］. Can J Ophthalmol, 2017, 52(6)：e228 - e230.

［29］Millare N, Guha - Thakurta E M, Sturgis, et al. Imaging Findings of Head and Neck Dermatofibrosarcoma Protuberans［J］. American Journal of Neuroradiology, 2015, 35(2)：373 - 378.

［30］Criscione V D, Weinstock M A. Descriptive epidemiology of dermatofibrosarcoma protuberans in the United States, 1973 to 2002［J］. J Am Acad Dermatol, 2007, 56(6)：968 - 973.

［31］竺美珍, 俞洋. 隆突性皮肤纤维肉瘤的预后相关因素分析［J］. 全科医学临床与教育, 2016, 14(1)：53 - 55.

［32］洪安澜, 曹蒙, 王焱乐, 等. 局部扩大切除术治疗隆突性皮肤纤维肉瘤 43 例临床分析［J］. 中国麻风皮肤病杂志, 2020, 36(2)：83 - 86.

［33］田卓. 隆突性皮肤纤维肉瘤的手术治疗及复发因素分析［J］. 皮肤病与性病, 2020, 42(1)：90 - 92.

［34］邹平安, 陶志伟, 熊韬, 等. 隆突性皮肤纤维肉瘤非计划性手术后的补充手术疗效分析［J］. 实用癌症杂志, 2020, 35(10)：1739 - 1740.

［35］张良, 陈娜, 郑亮, 等. 隆突性皮肤纤维肉瘤 21 例临床分析［J］. 中国皮肤性病学杂志, 2018, 32(1)：38 - 41.

［36］郭虎. 30 例隆突性皮肤纤维肉瘤(DFSP)患者的 CT 与 MR 对比分析［J］. 皮肤病与性病, 2018, 40(4)：562 - 563.

［37］项春, 李华, 陈力. 负压封闭引流技术在隆突性皮肤纤维肉瘤治疗中的应用及效果分析［J］. 临床皮肤科杂志, 2018, 47(9)：608 - 612.

［38］万慧颖, 徐敏燕, 吴冬梅. 隆突性皮肤纤维肉瘤 28 例临床病理分析［J］. 实用医院临床杂志, 2018, 15(5)：9 - 12.

［39］王凤华, 沙立娜, 杨江辉. 隆突性皮肤纤维肉瘤 21 例临床病理分析［J］. 现代肿瘤医学, 2018, 26(20)：3300 - 3302.

［40］翁洁玲, 欧阳小明, 郝卓芳, 等. 隆突性皮肤纤维肉瘤的临床病理分析：附 28 例报告［J］. 分子影像学杂志, 2015, 38(4)：356 - 358.

［41］闫志刚, 路喜安. 隆突性皮肤纤维肉瘤 30 例临床病理研究［J］. 中国医药指南, 2016, 14(22)：170 - 171.

［42］Laskin W B. Dermatofibrosarcoma protuberans［J］. CA Cancer J Clin, 1992, 42(2)：116 - 125.

［43］Stivala A, Lombardo G A, Pompili G, et al. Dermatofibrosarcoma protuberans：Our experience of 59 cases［J］. Oncol Lett, 2012, 4(5)：1047 - 1055.

［44］谢宜彤, 郭伟. 隆突性皮肤纤维肉瘤 30 例临床分析［J］. 实用皮肤病学杂志, 2017, 10(2)：88 - 90.

［45］Snow S N, Gordon E M, Larson P O, et al. Dermatofibrosarcoma protuberans：a report on 29 patients treated by Mohs micrographic surgery with long - term follow - up and review of the literature［J］. Cancer, 2004, 101(1)：28 - 38.

［46］赖宽. 隆突性皮肤纤维肉瘤［J］, 岭南皮肤性病科杂志, 2003, 10(4)：283 - 286.

［47］Simon M P, Navarro M, Roux, et al. Structural and functional analysis of a chimeric protein COL1A1 - PDGFB generated by the translocation t(17；22)(q22；q13.1) in Dermatofibrosarcoma Protuberans(DP)［J］. Oncogene, 2001, 20(23)：2965 - 2975.

［48］Young C R, Albertini M J. Atrophic dermatofibrosarcoma protuberans：case report, review, and proposed molecular mechanisms［J］. J Am Acad Dermatol, 2003, 49(4)：761 - 764.

［49］Greco A, Roccato E, Miranda C, et al. Growth - inhibitory effect of STI571 on cells transformed by the COL1A1/PDGFB rearrangement［J］. Int J Cancer, 2001, 92(3)：354 - 360.

［50］Lemm D, Mugge L O, Mentzel T, et al. Current treatment options in dermatofibrosarcoma protuberans［J］. J Cancer Res Clin Oncol, 2009, 135(5)：653 - 665.

［51］Rutkowski P, Debiec - Rychter M, Nowecki Z, et al. Treatment of advanced dermatofibrosarcoma protuberans with imatinib mesylate with or without surgical resection［J］. J Eur Acad Dermatol Venereol, 2011, 25(3)：264 - 270.

［52］孙洋, 蔡灵龙. 隆突性皮肤纤维肉瘤 1 例［J］. 中国中西医结合外科杂志, 2013, 19(2)：213 - 214.

［53］Karanian M, Pérot G, Coindre J M, et al. Fluorescence in situ hybridization analysis is a helpful test for the diagnosis of dermatofibrosarcoma protuberans［J］. Mod Pathol, 2015, 28(2)：230 - 237.

［54］Qiao J, Patel K U, Lopez - Terrada D, et al. Atrophic dermatofibrosarcoma protuberans：report of a case demonstrated by detecting COL1A1 - PDGFB rearrangement［J］. Diagn Pathol, 2012, 7(1)：1 - 5.

［55］Segura S, Salgado R, Toll A, et al. Identification of t(17；22)(q22；q13)(COL1A1/PDGFB) in dermatofibrosarcoma protuberans by fluorescence in situ hybridization in paraffinembedded tissue microarrays［J］. Hum Pathol, 2011, 42(2)：176 - 184.

[56] Patel K U, Szabo S S, Hernandez V S, et al. Dermatofibrosarcoma protuberans COL1A1 – PDGFB fusion is identified in virtually all dermatofibrosarcoma protuberans cases when investigated by newly developed multiplex reverse transcription polymerase chain reaction and fluorescence in situ hybridization assays[J]. Hum Pathol, 2008, 39(2): 184 – 193.

[57] Giacchero D, Maire G, Nuin P A, et al. No correlation between the molecular subtype of COL1A1 – PDGFB fusion gene and the clinico – histopathological features of dermatofibrosarcoma protuberans[J]. J Invest Dermatol, 2010, 130(3): 904 – 907.

[58] 王春萌. 隆突性皮肤纤维肉瘤的靶向治疗进展[J]. 中国肿瘤外科杂志, 2011, 3(5): 302 – 305.

[59] Liombart B, Sanmartin O, Lopez – Guerrero J A, et al. Dermatofibrosarcoma protuberans: clinical, pathological, and genetic (COL1A1 – PDGFB) study with therapeutic implications[J]. Histopathology, 2009, 54(7): 860 – 872.

[60] Sanmartín O, Llombart B, López – Guerrero J A, et al. Dermatofibrosarcoma protuberans[J]. Actas Dermosifiliogr, 2007, 98(2): 77 – 87.

[61] Shah K K, Mchugh J B, Folpe A L, et al. Dermatofibrosarcoma protuberans of distal extremities and acral sites: A clinicopathologic analysis of 27 cases[J]. Am J Surg Pathol, 2018, 42(3): 413 – 419.

[62] Edelweiss M, Malpica A. Dermatofibrosarcoma protuberans of the vulva: a clinicopathologic and immunohistochemical study of 13 cases[J]. Am J Surg Pathol, 2010, 34(3): 393 – 400.

[63] Zheng Z, Piao J, Lee J H, et al. Dermatofibrosarcoma protuberans: a Study of clinical, pathologic, genetic, and therapeutic features in Korean patients[J]. Yonsei Med, 2015, 56(2): 443.

[64] Larbcharoensub N, Kayankarnnavee J, Sanpaphant S, et al. Clinicopathological features of dermatofibrosarcoma protuberans[J]. Oncol Lett, 2016, 11(1): 661 – 667.

[65] 杨朝春. 隆突性皮肤纤维肉瘤 12 例临床治疗分析[J]. 西南军医, 2008, 10(3): 32 – 33.

[66] 王晓阳, 常建民. 隆突性皮肤纤维肉瘤[J]. 临床皮肤科杂志, 2012, 41(10): 581 – 582.

[67] 温斯健, 胡彬, 杨励, 等. 隆突性皮肤纤维肉瘤 50 例临床病理分析[J]. 中华皮肤科杂志, 2015, 48(12): 840 – 843.

[68] Acosta A E, Vlez C S. Dermatofibrosarcoma Protuberans[J]. Curr Treat Options Oncol, 2017, 18(9): 56 – 60.

[69] Jiang J Q, Huang Z, Wang L H, et al. Dermatofibrosarcoma protuberans of the breast: A case report[J]. Oncol Lett, 2014, 8(3): 1202 – 1204.

[70] Fukushima H, Suda K, Matsuda M, et al. A case of dermatofibrosarcoma protuberans in the skin over the breast of a young woman[J]. Breast Cancer, 1998, 5(4): 407 – 409.

[71] Hawk J L. Dermatofibrosarcoma protuberans[J]. Clin Exp Dermatol, 1977, 2(1): 85 – 89.

[72] 孙凯亮, 陈辉, 李玉梅, 等. 隆突性皮肤纤维肉瘤 35 例临床分析[J]. 皮肤性病诊疗学杂志, 2016, 23(6): 367 – 371, 375.

[73] 赵静伊, 刘林嶓, 魏阳. 40 例隆突性皮肤纤维肉瘤临床特点分析[J]. 河南医学研究, 2021, 30(1): 20 – 23.

[74] Li Y, Wang C, Xiang B, et al. Clinical features, pathological findings and treatment of recurrent dermatofibrosarcoma protuberans [J]. J Cancer, 2017, 8(7): 1319 – 1323.

[75] 陶凤英. 色素性隆突性皮肤纤维瘤 1 例[J]. 诊断病理学杂志, 2014, 1(3): 20 – 21.

[76] 李晓飞, 郭海燕. 隆突性皮肤纤维肉瘤中 PTEN 的表达[J]. 岭南皮肤性病科杂志, 2013, 2(23): 9 – 11.

[77] Cotoi O S, Muresan A V, Tilinca M C, et al. Giant dermatofibrosarcoma protuberans – rare form of mesenchymal tissue neoplasm: case presentation[J]. Rom J Morphol Embryol, 2014, 55(4): 1491 – 1495.

[78] Saigusa R, Miyagawa T, Toyama S, et al. Dermatofibrosarcoma protuberans presenting as a large atrophic plaque on the chest[J]. Acta Derm Venereol, 2018, 98(1): 155 – 156.

[79] 杨凡方, 肖婧, 张良, 等. 隆突性皮肤纤维肉瘤 7 例误诊分析[J]. 中国皮肤性病学杂志, 2017, 31(8): 921 – 924.

[80] Parlette L E, Smith C K, Germain L M, et al. Accelerated growth of dermatofibrosarcoma protuberans during pregnancy[J]. J Am Acad Dermatol, 1999, 40(4): 778 – 783.

[81] Jo V Y, Fletcher C D. WHO classification of soft tissue tumours: anupdate based on the 2013 (4th) edition. [J]. Pathology, 2014, 46(2): 95 – 104.

[82] Gloster H M. Dermatofibrosarcoma protuberans[J]. J Am Acad Dermatol, 1996, 35(3): 355 – 374.

[83] 蔡宏, 师英强, 王亚农, 等. 119 例隆突性皮肤纤维肉瘤临床分析[J]. 中国实用外科杂志, 2002, 22(8):

472 – 474.

［84］ 苗小金，隋晓慧，陈星星，等. 整形外科手术联合局部放疗在隆突性皮肤纤维肉瘤治疗中的应用［J］. 中国美容医学，2016，25（1）：10 – 12.

［85］ 练慧斌，姚刚，周芳，等. 36 例隆突性皮肤纤维肉瘤临床诊疗分析［J］. 南京医科大学学报（自然科学版），2009，29（8）：1181 – 1184.

［86］ 马爱平，徐秀兰，龚月宾，等. 外阴隆突性皮肤纤维肉瘤的诊断与治疗［J］. 现代肿瘤医学，2016，24（1）：136 – 137.

［87］ Bernard J, Poulalhon N, Argenziano G, et al. Dermoscopy of dermatofibrosarcoma protuberans：a study of 15 cases［J］. Br J Dermatol, 2013, 169（1）：85 – 90.

［88］ 赵正凯，伍建林，程绍玲，等. 隆突性皮肤纤维肉瘤的影像学诊断［J］. 放射学实践，2017，32（9）：956 – 960.

［89］ 周俊芬，闫卫鹏，王明伟，等. 隆突性皮肤纤维肉瘤的 CT/MRI 表现［J］. 临床放射学杂志，2015，34（11）：1800 – 1802.

［90］ Dimitropoulos V A. Dermatofibrosarcoma protuberans［J］. Dermatol Ther, 2008, 21（6）：428 – 432.

［91］ Lambert W C, Abramovits W, Gonzalez – Sevra A, et al. Dermatofibrosarcoma non – protuberans：description and report of five cases of a morpheaform variant of dermatofibrosarcoma［J］. J Surg Oncol, 1985, 28（1）：7 – 11.

［92］ Page E H, Assaad D M. Atrophic dermatofibroma and dermatofibrosarcoma protuberans［J］. J Am Acad Dermatol, 1987, 17（6）：947 – 950.

［93］ Martin L, Piette F, Blanc P, et al. Clinical variants of the preprotuberant stage of dermatofibrosarcoma protuberans［J］. Br J Dermatol, 2005, 153（5）：932 – 936.

［94］ Xu S, Zhao L, Wang J. Atrophic dermatofibrosarcoma protuberans：a clinicopathological study of 16 cases［J］. Pathology, 2019, 51（6）：615 – 620.

［95］ Martin L, Combemale P, Dupin M, et al. The atrophic variant of dermatofibrosarcoma protuberans in childhood：a report of six cases［J］. Br J Dermatol, 1998, 139（4）：719 – 725.

［96］ Fujimoto M, Kikuchi K, Okochi H, et al. Atrophic dermatofibrosarcoma protuberans：a case report and review of the literature［J］. Dermatology (Basel), 1998, 196（4）：422 – 424.

［97］ Arago S S D C, Leite E J D S, Cardoso A E C, et al. An unusual variant of atrophic dermatofibrosarcoma protuberans［J］. An Bras Dermatol, 2018, 93（2）：282 – 284.

［98］ Hanabusa M, Kamo R, Harada T, et al. Dermatofibrosarcoma protuberans with atrophic appearance at early stage of the tumor［J］. J Dermatol, 2007, 34（5）：336 – 339.

［99］ Güngr S, Büyükbabani N, Büyük M, et al. Atrophic dermatofibrosarcoma protuberans：are there specific dermatoscopic features？［J］. J Dtsch Dermatol Ges, 2014, 12（5）：425 – 427.

［100］ Akay B N, Unlu E, Erdem C, et al. Dermatoscopic findings of atrophic dermatofibrosarcoma protuberans［J］. Dermatol Pract Concept, 2015, 5（1）：71 – 73.

［101］ Kuefner M A, Anders K, Schulz – Wendtland R, et al. Unusual subcutaneous localisation of a dermatofibrosarcoma protuberans of the female breast：a case report［J］. Ultraschall Med, 2008, 29（5）：535 – 537.

［102］ Kim M K, Chang E D, Kim J S, et al. Dermatofibrosarcoma protuberans of the breast［J］. Breast J, 2013, 19（4）：442 – 443.

［103］ Sin F N, Wong K W. Dermatofibrosarcoma protuberans of the breast：a case report［J］. Clin Imaging, 2011, 35（5）：398 – 400.

［104］ Lee S J, Mahoney M C, Shaughnessy E. Dermatofibrosarcoma protuberans of the breast：imaging features and review of the literature［J］. AJR, 2009, 193（1）：64 – 69.

［105］ Lee H J, Kim M J, Choi J, et al. Dermatofibrosarcoma protuberans arising on the skin of the breast［J］. Breast J, 2011, 17（1）：93 – 95.

［106］ Li X, Zhang W, Xiao L, et al. Computed tomographic and pathological findings of dermatofibrosarcoma protuberans［J］. J Comput Assist Tomogr, 2012, 36：462 – 468.

［107］ Chen J, Zhou X, Sun D, et al. Preoperative 3 – Dimensional Reconstruction of Dermatofibrosarcoma Protuberans［J］. Dermatologic Surgery, 2019, 45（6）：848 – 867.

［108］ Liang Zhang, Qing – yu Liu, Yun Cao. Dermatofibrosarcoma Protuberans：Computed Tomography and Magnetic Resonance Imaging Findings[J]. Medicine, 2015, 94(24): 1 - 7.

[109] Torreggiani W C, Al - Ismail K, Munk P L, et al. Dermatofibrosarcoma protuberans: MR imaging features[J]. AJR AmJ Roentgenol, 2002, 178(4): 989 - 993.

[110] Ozmen E, Güne Y, Güve N, et al. Magnetic resonance imaging of vulvar dermatofibro - sarcoma protuberans - report of a case[J]. Radiology & Oncology, 2013, 47(3): 244 - 246.

[111] Michiyuki Hakozaki, Hitoshi Yamada, Osamu Hasegawa, et al. Radiologic - Pathologic Correlations of Fibrosarcomatous Dermatofibrosarcoma Protuberans With Various Histological Features on Enhanced MRI and PET/MRI[J]. Clinical nuclear medicine, 2016, 41(3): 241 - 243.

[112] Steenkiste E V, Laethem A V, Biesemans G, et al. Role of diffusion - weighted magnetic resonance imaging in the evaluation of scalp dermatofibrosarcoma protuberans[J]. International Journal of Dermatology, 2015, 55(2): 226 - 231.

[113] 赵海, 高明勇, 杨明燕, 等. 隆突性皮肤纤维肉瘤的 CT 和 MR 诊断[J]. 现代医用影像学, 2016, 25(3): 491 - 493.

[114] 王同民, 郑红伟. 隆突性皮肤纤维肉瘤的 MRI 表现及病理分析[J]. 实用放射学杂志, 2015, 31(11): 1832 - 1835.

[115] 孙俊旗, 单菲菲, 陈振松. 隆突性皮肤纤维肉瘤的磁共振表现及临床病理特征分析[J]. 中国继续医学教育, 2020, 12(23): 107 - 110.

[116] Kim M S, Kim K S, Han H Y, et al. Fibrosarcomatous transformation in dermatofibrosarcoma protuberans of the breast - a case report[J]. J Clin Ultrasound, 2009, 37(7): 420 - 423.

[117] 赵正凯, 伍建林, 程绍玲, 等. 乳腺隆突性皮肤纤维肉瘤影像表现 2 例并文献复习[J]. 中国临床医学影像杂志, 2017, 28(4): 302 - 304.

[118] Sigel J E, Bergfeld W F, Goldblum J R. A morphologic study of dermatofibrosarcoma protuberans: expansion of a histologic profile[J]. J Cutan Pathol, 2000, 27: 159 - 163.

[119] Gong Qixing, Fan Qinhe, Xie Jun, et al. Myxoid dermatofibrosarcoma protuberans: A clinicopathological analysis of 6 cases[J]. J Diag Pathol, 2013, 20(1): 20 - 23.

[120] 孟祥浩. 隆突性皮肤纤维肉瘤 16 例临床病例分析[J]. 临床与实验病理学杂志, 2014, 2(9): 10 - 11.

[121] Korkolis D P, Liapakis I E, Vassilopoulos P P. Dermatofibrosarcoma protuberans: clinicopathological aspects of an unusal cutaneous tumor[J]. Anticancer Res, 2007, 27(3B): 1631 - 1634.

[122] Zambo I, Vesely K. WHO classification of tumours of soft tissue and bone 2013: the main changes compared to the 3rd edition[J]. Cesk Patol, 2014, 50(2): 64 - 70.

[123] Hoesly P M, Lowe G C, Lohse C M, et al. Prognostic impact of fibrosarcomatous transformation in dermatofibrosarcoma protuberans: a cohort study[J]. J Am Acad Dermatol, 2015, 72(3): 419 - 425.

[124] 张锦, 周晓军, 马捷. 纤维肉瘤样隆突性皮肤纤维肉瘤诊治研究进展[J]. 临床皮肤科杂志, 2014, 43(4): 257 - 260.

[125] Liombart B, Monteagudo C, Sanmartin O A, et al. Dermatofibrosarcoma protuberans: A clinicopathological, immunohistochemical, genetic(COL1A1 - PDGFB), and therapeutic study of low - grade versus high - grade (fibrosarcomatous) tumors[J]. J Am Acad Dermatol, 2011, 65(3): 564 - 575.

[126] Mentzel T, Beham A, Katenkamp D, et al. Fibrosarcomatous ("high - grade") dermatofibrosarcoma protuberans: clinicopathologic and immunohistochemical study of a series of 41 cases with emphasis on prognostic significance[J]. Am J Surg Pathol, 1998, 22(5): 576 - 587.

[127] Sanmartin O, Llombert B, Lopez - Guererro J A, et al. Dermatofibrosarcoma Protuberans[J]. Actas Dermosifiliogr, 2007, 98(2): 77 - 87.

[128] Eisen R N, Tallini G. Metastatic dermatofibrosarcoma protuberans with fibrosarcomatous change in the absence of local recurrence. A case report of simultaneous occurrence with a malignant giant cell tumor of soft part[J]. Cancer, 1993, 72(2): 462 - 468.

[129] Swaby M G, Evans H L, Fletcher C D, et al. Dermatofibrosarcoma protuberans with unusual sarcomatous transformation: a series of 4 cases with molecular confirmation[J]. Am J Dermatopathol, 2011, 33(4): 354 - 360.

[130] Abbott J J, Oliveira A M, Nascimento A G. The prognostic significance of fibrosarcomatous transformation in dermatofibrosarcoma protuberans[J]. Am J Surg Pathol, 2006, 30(4): 436 - 439.

[131] 贡其星, 范钦和, 谢军, 等. 黏液型隆突性皮肤纤维肉瘤 6 例临床病理分析[J]. 诊断病理学杂志, 2013,

20(1)：20 - 24.

[132] 任伟民，盛伟琪，王坚. 黏液样隆突性皮肤纤维肉瘤的临床病理学观察[J]. 中华病理学杂志，2012，41
(7)：456 - 460.

[133] Ren W M, Sheng W Q, Wang J. Myxoid dermatofibrosarcoma protuberans：a clinicopathologic analysis of 16 cases
[J]. Zhonghua Bing Li Xue Za Zhi, 2012, 41(7)：456 - 460.

[134] Ding J A, Hashimoto H, Sugimoto T, et al. Bednar tumor (pigmented dermatofibrosarcoma protuberans). An anal-
ysis of six cases[J]. Acta Pathol Jpn, 1990, 40(10)：744 - 754.

[135] Kim J Y, Yoon S Y, Na S Y, et al. Congenital Bednar tumor over 10 years[J]. J Dermatol, 2012, 39(10)：872 -
873.

[136] Mochizuki Y, Narisawa Y, Kohda H. A case of Bednar tumor recurring after 23 years[J]. JDermatol, 1996, 23
(9)：614 - 618.

[137] Kobayashi T, Hasegawa Y, Konohana A, et al. A case of Bednar tumor. Immunohistochemical positivity for CD34
[J]. Dermatology, 1997, 195(1)：57 - 59.

[138] Goncharuk V, Mulvaney M, Carlson J A. Bednar tumor associated with dermal melanocytosis：melanocytic coloniza-
tion or neuroectodermal multidirectional differentiation[J]. J Cutan Pathol, 2003, 30(2)：147 - 151.

[139] Ashack R J, Tejada E, Parker C, et al. A localized atrophic plaque on the back. Dermatofibrosarcoma protuberans
(DFSP)(Atrophic variant)[J]. Arch Dermatol, 1992, 128(4)：549 - 552.

[140] Xu W J, Wang J S. Atrophic dermatofibrosarcoma protuberans with the fusion gene COL1A1 - PDGFB detected by
RT - PCR using only a single primer pair[J]. Int J Clin Exp Pathol, 2015, 8(6)：7457 - 7463.

[141] Llatjós R, Fernández - Figueras M T, Díaz - Cascajo C, et al. Palisading and verocay body - prominent dermatofi-
brosarcoma protuberans：a report of three cases[J]. Histopathology, 2000, 37(5)：452 - 455.

[142] Calonje E, Fletcher C D. Myoid differentiation in dermatofibrosarcoma protuberans and its fibrosarcomatous variant：
clinicopathologic analysis of 5 cases[J]. J Cutan Pathol, 1996, 23(1)：30 - 36.

[143] Diaz - Cascajo C, Borghi S, Weyers W, et al. Fibroblastic/myofibroblastic sarcoma of the skin：a report of five ca-
ses[J]. J Cutan Pathol, 2003, 30(2)：128 - 134.

[144] 程波，权兰菊，吴西钊，等. 伴巨细胞纤维母细胞瘤样结构的黏液型隆突性皮肤纤维肉瘤 1 报道[J]. 诊断
病理学杂志，2012，19(4)：305 - 306.

[145] Ning L, Jennifer M, Pei H, et al. Differential expression of HMGA1 and HMGA2 in dermatofibroma and dermatofi-
brosarcoma protuberans：potential diagnostic applications, and comparison with histologic findings, CD34, and fac-
tor XⅢa immunoreactivity[J]. Am J Dermatopathol, 2004, 26(4)：267 - 272.

[146] 何翔，李泽民，樊德生，等. 腹壁隆突性皮肤纤维肉瘤 1 例[J]. 临床皮肤科杂志，2014，43(1)：49.

[147] 叶新青，邝晓聪，韦常宏，等. 隆突性皮肤纤维肉瘤免疫表型和 COL1A1/PDGFB 融合基因的临床应用研究
[J]. 中国肿瘤临床，2015，42(21)：1042 - 1046.

[148] Palmerini E, Gambarotti M, Staals E L, et al. Fibrosarcomatous changes and expression of CD34 + and apolipopro-
tein - D in dermatofibrosarcoma protuberans[J]. Clinical sarcoma research, 2012, 2(1)：4 - 6.

[149] 杨连君，司晓辉. 隆突性皮肤纤维肉瘤的病理特点及其鉴别诊断[J]. 临床误诊误治，2005，18(12)：904 - 905.

[150] Aiba S, Tabata N, Ishii H, et al. Dermatofibrosarcoma protuberans is a unique fibrohistiocytic tumour expressing
CD34[J]. Br J Dermatol, 1992, 127(2)：79 - 84.

[151] Larbcharoensub N, Kayankannavee J, Sanpaphant S, et al. Clinicopathological features of dermatofibrosarcoma pro-
tuberans[J]. Oncol Lett, 2016, 11(1)：661 - 667.

[152] Bandarchi B, Ma L, Marginean C, et al. D2 - 40, a novel immuno histemical marker in differentiating dermatofi-
broma from dermatofibrosarcoma protuberans[J]. Modern pathology, 2010, 23(3)：434 - 438.

[153] Cai H, Wang Y, Wu J, et al. Dermatofibrosarcoma protuberans：clinical diagnoses and treatment results of 260 ca-
ses in China[J]. J Surg Oncol, 2012, 105(2)：142 - 148.

[154] Mentzel T. Fibrohistiocytic tumors of the skin：a heterogeneous group of superficially located mesenchymal neoplasms
[J]. Pathologe, 2015, 36(1)：79 - 88.

[155] 宗光全，刘绪舜，王峰. 128 例隆突性皮肤纤维肉瘤临床疗效分析[J]. 中国肿瘤临床与康复，2005，12
(3)：236 - 238.

[156]　许文婧，陈姝，熊艳丽，等. 隆突性皮肤纤维肉瘤 14 例临床分析[J]. 重庆医学，2016，45(6)：818 - 821.

[157]　Liombart B，Sanmartin O，Requena C，et al. Atrophic dermatofibrosarcoma protuberans with the fusion gene COL1A1 - PDGFB[J]. J Eur Acad Dermatol Venereol，2008，22(3)：371 - 374.

[158]　Qiao J，Patel K U，López - Terrada D，et al. Atrophic dermatofibrosarcoma protuberans：report of a case demonstrated by detecting COL1A1 - PDGFB rearrangement[J]. Diagn Pathol，2012，7：166.

[159]　Makino M，Sasaoka S，Nakanishi G，et al. Congenital atrophic dermatofibrosarcoma protuberans detected by COL1A1 - PDGFBrearrangement[J]. Diagn Pathol，2016，11：24.

[160]　Rutkowski P，Van Glabbeke M，Rankin C J，et al. Imatinib mesylate in advanced dermatofibrosarcoma protuberans：pooled analysis of two phase Ⅱ clinical trials[J]. J Clin Oncol，2010，28(10)：1772 - 1779.

[161]　Humphreys T R，Shah K，Wysong A，et al. The role of imaging in the management of patients with nonmelanoma skin cancer：When is imaging necessary? [J]. J Am Acad Dermatol，2017，76(4)：591 - 607.

[162]　Haycox C L，Odland P B，Olbricht S M，et al. Dermatofibrosarcoma protuberans (DFSP)：growth characteristics based on tumor modeling and a review of cases treated with Mohs micrographic surgery[J]. Ann Plast Surg，1997，38(3)：246 - 251.

[163]　Zhang L，Liu Q Y，Cao Y，et al. Dermatofibrosarcoma protuberans：computed tomography and magnetic resonance imaging findings[J]. Medicine，2015，94(24)：e1001 - e1004.

[164]　Serra - Guillén C，Sanmartín O，Llombart B，et al. Correlation between preoperative magnetic resonance imaging and surgical margins with modified Mohs for dermatofibrosarcoma protuberans[J]. Dermatol Surg，2011，37(11)：1638 - 1645.

[165]　Ma C，Sun Y，Yang X，et al. Improving precision of resection by pre - surgery inspections with contrast - enhanced ultrasound for dermatofibrosarcoma protuberans[J]. Dermatol Ther，2016，29 (6)：473 - 475.

[166]　杜大军，任书伟，尚长海. 隆突性皮肤纤维肉瘤的诊治方法及临床预后分析[J]. 肿瘤基础与临床，2008，21(6)：528 - 530.

[167]　Wiesmueller F，Agaimy A，Perrakis A，et al. Dermatofibrosarcoma protuberans：surgical management of a challenging mesenchymal tumor[J]. World J Surg Oncol，2019，17(1)：90 - 95.

[168]　Gloster H M，Harris K R，Rienigk R K. A comparison between Mohs micrographic surgery and wide surgical excision for the treatment of dermatofibrosarcoma protuberans[J]. I Am Acad Dermatol，1996，35(2)：82 - 87.

[169]　Ratner D，Thomas C O，Johnson T M，et al. Mohs micrographic surgery for the treatment of dermatofibrosarcoma protuberans. Results of a multiinstitutional series with an analysis of the extent of microscopic spread[J]. J Am Acad Dermatol，1997，37(4)：600 - 613.

[170]　李福生，王睿，徐绍年，等. 隆突性皮肤纤维肉瘤临床特点与治疗的相关分析[J]. 中国美容整形外科杂志，2020，31(1)：50 - 53.

[171]　冯微，王先成，杨丽嫦，等. 隆突性皮肤纤维肉瘤的临床特点及治疗[J]. 中华整形外科杂志，2013，29 (5)：392 - 394.

[172]　Serra - Guillen C，LIombart B，Nagore E，et al. Mohs micrographic surgery in dermatofibrosarcoma protuberans allows tumour clearance with smaller margins and greater preservation of healthy tissue compared with conventional surgery：a study of 74 primary cases[J]. Br J Dermatol，2015，172(5)：1303 - 1307.

[173]　Kallini J R，Khachemoune A. Dermatofibrosarcoma protuberans：is mohs surgery truly superior? And the success of tyrosine kinase inhibitors[J]. J Drugs Dermatol，2014，13(12)：1474 - 1477.

[174]　McArthur G. Dermatofibrosarcoma protuberans：recent clinical progress[J]. Ann Surg Oncol，2007，14 (10)：2876 - 2886.

[175]　Paradisi A，Abeni D，Ruscaini A，et al. Dermatofibro sarcoma protuberans：wide local excision vs. Mohs micrographic surgery[J]. Cancer Treat Rev，2008，34(8)：728 - 736.

[176]　Lowe G C，Onajin O，Baum C L，et al. A comparison of Mohs micrographic surgery and wide local excision for treatment of dermatofibrosarcoma protuberans with long - term follow - up：the Mayo Clinic experience[J]. Dermatol Surg，2017，43(1)：98 - 106.

[177]　Meguerditchian A N，Wang J，Lema B，et al. Wide excision or Mohs micrographie surgery for the treatment of primary dermatofibrosarcoma protuberans[J]. Am J Clin Oncol，2010，33(3)：300 - 303.

[178] Criscito M C, Martires K J, Stein J A. Prognostic Factors, Treatment, and Survival in Dermatofibrosarcoma Protuberans[J]. JAMA Dermatol, 2016, 152(12): 1365 – 1371.

[179] Veronese F, Boggio P, Tiberio R, et al. Wide local excision vs. Mohs Tübingen technique in the treatment of dermatofibrosarcoma protuberans: a two – centre retrospec tive study and literature review[J]. J Eur Acad Dermatol Venereol, 2017, 31(12): 2069 – 2076.

[180] Goldberg C, Hoang D, McRae M, et al. A strategy for the successful management of dermatofibrosarcoma protuberans[J]. Ann Plast Surg, 2015, 74(1): 80 – 84.

[181] Verbruggen C, Ricard A S, Cogrel O, et al. Dermatofibrosarcoma protuberans: Surgical margins using Slow – Mohs micrographic surgery. A clinical retrospective study about 20 cases[J]. Ann Chir Plast Esthet, 2018, 63(1): 47 – 53.

[182] Serra – Guillén C, Sanmartín O, Llombart B, et al. Correlation between preoperative magnetic resonance imaging and surgical margins with modified Mohs for dermatofibrosarcoma protuberans[J]. Dermatol Surg, 2011, 37(11): 1638 – 1645.

[183] Ahadiat O, Higgins S, Ly A, et al. Toluidine blue stain of dermatofibrosarcoma protuberans: high lighting its use in mohs[J]. Dermatol Surg, 2017, 43(12): 1496 – 1498.

[184] 王焱, 李钊, 刘健华, 等. 隆突性皮肤纤维肉瘤 5 例分析[J]. 中国麻风皮肤病杂志, 2001, 17(1): 56 – 57.

[185] Nahhas A F, Scarbrough C A, Trotter S. A review of the global guidelines on surgical margins for nonmelanoma skin cancers[J]. J Clin Aesthet Dermatol, 2017, 10(4): 37 – 46.

[186] Miller S J, Alam M, Andersen J S, et al. Dermatofibrosarcoma protuberans[J]. J Natl Compr Canc Netw, 2012, 10(3): 312 – 318.

[187] Monnier D, Vidal C, Martin L, et al. Dermatofibrosarcoma protuberans: a population – based cancer registry descriptive study of 66 consecutive cases diagnosed between 1982 and 2002[J]. J Eur Acad Dermatol Venereol, 2006, 20(10): 1237 – 1242.

[188] Molina A S, Duprat Neto J P, Bertolli E, et al. Relapse in dermatofibrosarcoma protuberans: A histological and molecular analysis[J]. J Surg Oncol, 2018, 117(5): 845 – 850.

[189] Woo K J, Bang S I, Mun G H, et al. Long – term outcomes of surgical treatment for dermatofibrosarcoma protuberans according to width of gross resection margin[J]. J Plast Reconstr Aesthet Surg, 2016, 69(3): 395 – 401.

[190] Hong J Y, Liu X, Mao M, et al. Genetic aberrations in imatinibresistant dermatofibrosarcoma protuberans revealed by whole genome sequencing[J]. PLoS One, 2013, 8(7): e69752.

[191] Saiag P, Grob J J, Lebbe C, et al. Diagnosis and treatment of dermatofibrosarcoma protuberans. European consensus – based interdisciplinary guidelin[J]. Eur J Cancer, 2015, 51(17): 2604 – 2608.

[192] Kawaguchi N, Ahmed A R, Matsumoto S, et al. The concept of curative margin in surgery for bone and soft tissue sarcoma[J]. Clin Orthop Relat Res, 2004, (419): 165 – 172.

[193] Kimmel Z, Ratner D, Kim J Y, et al. Peripheral excision margins for dermatofibrosarcoma protuberans: a meta – analysis of spatial data[J]. Ann Surg Oncol, 2007, 14(7): 2113 – 2120.

[194] Lemm D, Mügge L O, Mentzel T, et al. Current treatment options in dermatofibrosarcoma protuberans[J]. J Cancer Res Clin Oncol, 2009, 135(5): 653 – 665.

[195] Stojadinovic A, Karpoff H M, Antonescu C R, et al. Dermatofibrosarcoma protuberans of the head and neck[J]. Ann Surg Oncol, 2000, 7(9): 696 – 704.

[196] 舒敬德, 杨君, 朱巧俐, 等. 隆突性皮肤纤维肉瘤外科治疗和复发因素[J]. 中国中西医结合外科杂志, 2011, 17(3): 308 – 310.

[197] Wiesmueller F, Agimy A, Perrakis A, et al. Dermatofibrosarcoma protuberans: surgical management of a challenging mesenchymal tumor[J]. World J Surg Oncol, 2019, 17(1): 90 – 96.

[198] Chen Y, Tu W, Lee W, et al. The efficacy of adjuvant radiotherapy in dermatofibrosarcoma protuberans: a systemic review and metaanalysis[J]. J Eur Acad Dermatol Venereol, 2016, 30(7): 1107 – 1114.

[199] Rinck P A, Habermalz H J, Lobeck H. Effctive radiotherapy in one case of dermatofibrosarcoma protuberans[J]. Strahlentherapie, 1982, 158(11): 681 – 685.

[200] Ballo M T, Zagars G K, Pisters P, et al. The role of radiation therapy in the management of dermatofibrosarcoma

protuberans[J]. Int J Radiant Oncol Biol Phys, 1998, 40(4)823 – 827.

[201] Mendenhall W M, Zlotecki R A, Scarborough M T. Dermatofibrosarcoma protuberans[J]. Cancer, 2004, 101 (11): 2503 – 2508.

[202] Ugurel S, Kortmann R D, Mohr P, et al. S1 guidelines for dermatofibrosarcoma protuberans (DFSP) – update 2018 [J]. J Dtsch Dermatol Ges, 2019, 17(6): 663 – 668.

[203] 陈煜, 陈伟高, 余智华. 隆突性皮肤纤维肉瘤 112 例临床分析[J]. 实用临床医学, 2011, 12(1): 56 – 57.

[204] Haas R L, Keus R B, Loftus B M, et al. The role of radiotherapy in the local management of dermatofibrosarcoma protuberans[J]. Eur J Cancer, 1997, 33(7): 1055 – 1060.

[205] Sun L M, Wang C J, Huang C C, et al. Dermatofibrosarcoma protuberans: Treatment results of 35 cases[J]. Radiother Oncol, 2000, 57(2): 175 – 181.

[206] 李娅, 杨毅, 赵春芳, 等. 隆突性皮肤纤维肉瘤的术后治疗[J]. 肿瘤基础与临床, 2013, 26(2): 144 – 145.

[207] Noujaim J, Thway K, Fisher C, et al. Dermatofibrosarcoma protuberans: from translocation to targeted therapy[J]. Cancer Biol Med, 2015, 12(4): 375 – 384.

[208] McArthur G A, Demetri G D, van Oosterom A, et al. Molecular and clinical analysis of locally advanced dermatofibrosarcoma protuberans treated with imatinib: imatinib target exploration consortium study B2225[J]. J Clin Oncol, 2005, 23(4): 866 – 873.

[209] Lemm D, Muegge L O, Hoeffken K, et al. Remission with imatinib mesylate treatment in a patient with initially unresectable dermatofibrosarcoma protuberans – a case report[J]. Oral Maxillofac Surg, 2008, 12(4): 209 – 213.

[210] Wright T I, Petersen J E. Treatment of recurrent dermatofibrosarcoma protuberans with imatinib mesylate, followed by Mohs micrographic surgery[J]. Dermatol Surg, 2007, 33(6): 741 – 744.

[211] Ugurel S, Mentzel T, Utikal J, et al. Neoadjuant imatinib in advanced primary or locally recurrent dermatofibrosarcoma protuberans: A multicenter phase II DeCOG trial with long – term follow – up[J]. Clin Cancer Res, 2014, 20 (2): 499 – 510.

[212] Fu Y, Kang H, Zhao H, et al. Sunitinib for patients with locally advananced or distantly metastofibrosarcoma protuberans but resistant to imatinib[J]. Int J Clin Exp Med, 2015, 8(5): 8288 – 8294.

[213] Kosela – Paterczyk H, Rutkowski P. Dermatofibrosarcoma protuberans and gastrointestinal stromal tumor as models for targeted therapy in soft tissue sarcomas[J]. Expert Rev Anticancer Ther, 2017, 17(12): 1107 – 1116.

[214] Fontecilla N M, Kittler N W, Geskin L, et al. Recurrent dermatofibrosarcoma protuberans treated with neoadjuvant imatinib mesylate followed by Mohs micrographic surgery[J]. JAAD Case Rep, 2017, 3(6): 467 – 469.

[215] 段梦莹, 王焱, 方方. 靶向药物伊马替尼治疗隆突性皮肤纤维肉瘤的进展[J]. 实用皮肤病学杂志, 2019, 12(5): 292 – 294.

[216] Yu W, Tsoukas M M, Chapman S M, et al. Surgical treatment for dermatofibrosarcoma protuberans: the Dartmouth experience and literature review[J]. Ann Plast Surg, 2008, 60(3): 288 – 293.

[217] Rutgers E J, Kroon B B, Albus – Lutter C E, et al. Dermatofibrosarcoma protuberans: treatment and prognosis [J]. Eur J Surg Oncol, 1992, 18(3): 241 – 248.

[218] Alam M, Husain S, Ratner D. Discussion of question 21 – 30[J]. Journal of the American Academy of Dermatology, 2001, 45: 486.

[219] Farma J M, Ammori J B, Zager J S, et al. Dermatofibrosarcoma protuberans: How wide should we resect? [J]. Ann Surg Oncol, 2010, 17(8): 2112 – 2118.

[220] 何明媛. 隆突性皮肤纤维肉瘤 72 例临床病理学观察[J]. 临床与实验病例学杂志, 2013, 9(21): 181 – 184.

[221] Goldblum J R. Giant cell fibroblasroma, dermatofibrosarcoma protuberans, and fibrosarcomatous change[J]. Pathology Case Review, 2002, 7: 127 – 132.

[222] Suman S, Sharma P, Jain T K, et al. Recurrent dermatofibrosarcoma protuberans with pulmonary metastases presenting twelve years after initial diagnosis: ^{18}F – FDG PET/CT imaging findings[J]. Clin Nucl Med, 2014, 39(1): 77 – 78.

[223] 郝永红, 宋慧锋, 许明, 等. 隆突性皮肤纤维肉瘤诊断与治疗[J]. 中国美容医学, 2013, 22(20): 2012 – 2015.

[224] Benjamin B, Neuhaus I, Hurst E A. Dermatofibrosarcoma protuberans: a review of the literature[J]. Dermatol Surg, 2012, 38(4): 537 – 551.

[225] Trofymenko O，Bordeaux J S，Zeitouni N C. Survival in patients with primary dermatofibrosarcoma protuberans：National Cancer Database analysis[J]. J Am Acad Dermatol，2018，78(6)：1125 – 1134.

[226] Park S，Cho S，Kim M，et al. Dermatofibrosarcoma protuberans：A retrospective study of clinicopathologic features and related Akt/mTOR，STAT3，ERK，cyclin D1，and PD – L1 expression[J]. J Am Acad Dermatol，2018，79(5)：843 – 852.

[227] Bogucki B，Hurst E A. A case of metastatic dermatofibrosarcoma protuberans[J]. Dermatol Surg，2014，40(6)：708 – 709.

[228] 李秋松，陈翀. 隆突性皮肤纤维肉瘤诊治反思[J]. 临床误诊误治，2014，1(27)：58.

[229] Thway K，Noujaim J，Jones R L，et al. Dermatofibrosarcoma protuberans：pathology，genetics，and potential therapeutic strategies[J]. Ann Diagn Pathol，2016，25：64 – 71.

[230] Stacchiotti S，Pantaleo M A，Negri T，et al. Efficacy and biological activity of imatinib in metastatic dermatofibrosarcoma protuberans (DFSP)[J]. Clin Cancer Res，2016，22(4)：837 – 846.

[231] Liang C A，Jambusaria – Pahlajani A，Karia P S，et al. A systematic review of outcome data for dermatofibrosarcoma protuberans with and without fibrosarcomatous change[J]. J Am Acad Dermatol，2014，71(4)：781 – 786.

[232] Eduardo C，Thomas B，Alexander L，et al. McKee's Pathology of the skin with clinical correlations (4/E)[M]. Amsterdam：Elsevier Limited，2012：1674 – 1678.

第五节　肌纤维母细胞瘤

一、肌纤维母细胞

(一)基本概念

肌纤维母细胞(myofibroblast，MFB)是 1971 年由 Gabbiani 等[1]通过电镜从愈合实验性肉芽组织中发现的，随后对这一细胞类型进行的超微结构、免疫组织化学、药理学和生物化学等相关研究发现，一方面它具有平滑肌细胞的某些特点，如细胞质内有密集的微丝束，免疫组织化学显示有肌源性蛋白的表达等特点；另一方面，其细胞形态又似经典的纤维母细胞，细胞质呈长梭形，嗜酸性，有许多长的突起，细胞核扭曲，细颗粒状的染色质均匀分布于核内，核仁较小。其细胞表面尚有一被称为微肌腱的独特结构，为细胞收缩提供支点。故大部分学者认为，它是介于平滑肌细胞和纤维母细胞之间的一种独立的细胞类型。

一般认为，肌纤维母细胞来源于间充质细胞、纤维母细胞、血管外膜细胞及血管平滑肌细胞，这些细胞在功能需要及局部组织微环境变动下均有可能转变为 MFB，具有产生胶原和收缩功能。

目前已知该细胞广泛存在于人体许多正常组织(消化道黏膜、卵巢、淋巴结、脾、子宫内膜、骨髓、肾小球、血管外皮等)及炎症、损伤、修复的组织中，且不少间叶性肿瘤(各种瘤样组织增生、纤维瘤、未分化多形性肉瘤、滑膜肉瘤、硬化性脂肪肉瘤、上皮样肉瘤、霍奇金淋巴瘤等)及许多以广泛纤维化为特征的浸润性癌(乳腺浸润性导管癌、缩窄性大肠癌、皮革胃、肺瘢痕癌等)的间质中亦可见到增生的肌纤维母细胞。

(二)肌纤维母细胞的形态

肌纤维母细胞的形态与细胞的活动周期有关，一般随着间质的胶原化，肌纤维母细胞的形态向纤维母细胞的形态发展，这种变化反映在各种反应性病变，如结节性筋膜炎的不同病变时期以及肌纤维母细胞肿瘤的不同阶段；肌纤维母细胞主要表现为以下 3 种形态学特征。

1. 星形、羽毛状细胞

其胞质丰富淡红，细胞边界不清，核长梭形，两端尖细。这类细胞常散在分布于纤维黏液样基质中，细胞随机排列，类似于组织培养的细胞生长方式。

2. 长梭形细胞

其胞质丰富淡红，胞质和胞核长梭形，呈波浪状，两端尖细。这类细胞常被包埋在丰富的胶原纤维间质中，呈交叉束状排列。

3. 胖梭形细胞

类似于纤维母细胞，只是体积较大，胞核呈椭圆形，染色质粗，空泡状核，核仁大嗜酸性。这是晚期肌纤维母细胞的形态，间质常有纤维化并玻璃样变，胞质与周围胶原融合。

电镜下，肌纤维母细胞和平滑肌细胞的共同点是胞质中均有肌丝，不同点是前者肌丝分布于胞质周边，且胞质中有丰富的粗面内质网，后者肌丝分布于整个胞质，粗面内质网欠发达。肌纤维母细胞与纤维母细胞相比，两者的共同特征是胞质中均含丰富的粗面内质网，不同点是后者胞质中缺乏肌丝，不具有收缩功能。

二、肌纤维母细胞瘤

（一）命名

肌纤维母细胞瘤是近年来被命名的间叶性肿瘤，由肌纤维母细胞构成的肿瘤称肌纤维母细胞瘤，此肿瘤临床罕见。

Boger 在 1984 年首先描述的一种肿瘤称为"男性乳腺良性梭形细胞肿瘤"，而后 Wargotz 等[2] 报道了 16 例类似病变，改称为"乳腺肌纤维母细胞瘤（myofibroblastoma of the breast）"；因为该瘤在组织学、免疫表型和超微结构上均表现出肌纤维母细胞的特点，因而称之为肌纤维母细胞瘤。

广义上的肌纤维母细胞分化肿瘤包括一组异质性肿瘤，包括传统的结节性筋膜炎和纤维瘤病；此外，某些从性质上比较确定的病变实体如上皮样肉瘤和肉瘤样癌，事实上也皆具有不同程度的肌纤维母细胞分化。

有关肌纤维母细胞瘤的构成细胞性质方面的研究结果存在一些分歧，如过去的看法是该瘤主要由肌纤维母细胞构成；而最近有研究表明，该瘤其实是平滑肌细胞分化的肿瘤；部分研究结果则认为，该肿瘤由平滑肌细胞和肌纤维母细胞共同构成[3]。Eyden 等[4]用电镜观察发现，以前所报道的所谓肌纤维母细胞瘤其实不是肌纤维母细胞分化肿瘤，而是平滑肌细胞分化，应该称为平滑肌瘤的亚型。

（二）组织学特点

肌纤维母细胞瘤主要是由具有平滑肌细胞及纤维母细胞特征的梭形细胞构成的肿瘤，伴程度不同的慢性炎性细胞浸润及黏液血管样基质背景。梭形细胞胞质淡染，核卵圆形或梭形，可见明显嗜酸性核仁，核分裂少见。

Coffin 等[5]通过对 84 例肌纤维母细胞瘤的分析提出 3 种组织学类型，一是以黏液、血管、炎症细胞为主，可类似结节性筋膜炎；二是梭形细胞夹杂炎症细胞，类似纤维组织细胞瘤；三是致密成片的胶原纤维为主时，可类似瘢痕。

（三）电镜特点

一般认为，电镜是肌纤维母细胞瘤的确诊依据。由于肌纤维母细胞兼具纤维母细胞及平滑肌细胞的形态特点，故由其构成的肌纤维母细胞瘤亦具有纤维母细胞及平滑肌细胞超微结构特点。

电镜下，瘤细胞既具有发育良好的粗面内质网、高尔基器、大量的微丝束及分散的线粒体等纤维母细胞的特征，同时具有胞浆内长的突起、密体、密斑，胞浆内细肌丝，不见细胞连接，基板及张力细丝等肌细胞的特征。

（四）免疫组化

一些研究表明，免疫组化多项标志物联合检测，对肌纤维母细胞瘤的诊断和鉴别诊断具有辅助价值。

vimentin、desmin、SMactin 均阳性，阳性率分别为 83%、60%、90%；EMA、Ck18、S-100、GFAP 均阴性；部分肿瘤可表达 CD34[6]。

（五）病理分类

2002 年，WHO 软组织肿瘤分类将其归为纤维母细胞性/肌纤维母细胞肿瘤类（中间型、少数可转移）。

肌纤维母细胞瘤包括炎性肌纤维母细胞瘤、婴儿肌纤维瘤病、淋巴结内栅状肌纤维母细胞瘤、淋巴结外肌纤维母细胞瘤、血管肌纤维母细胞瘤等。

三、栅状肌纤维母细胞瘤

（一）基本概念

栅状肌纤维母细胞瘤又名淋巴结内出血性梭形细胞肿瘤，由 Weiss 等[7]和 Suster 等[8]1989 年首次同时报道，是一种具有独特临床病理特征的肌纤维母细胞瘤，该肿瘤来源于肌纤维母细胞或特殊平滑肌细胞亚型；栅状肌纤维母细胞瘤是一种发生于淋巴结的良性肌纤维母细胞瘤，组织学由具有平滑肌细胞和纤维母细胞特征的梭形肿瘤细胞、石棉样纤维（amianthoid fiber，AF）及间质不同程度出血背景构成；石棉样纤维中心为血管周围胶原的变性，星芒状纤维为增殖的肌纤维母细胞突出的中间丝和微丝。

（二）肿瘤起源

根据免疫组化及电镜形态，多数学者认为该肿瘤来源于肌纤维母细胞或特殊平滑肌细胞亚型，而 Mickel 等[9]认为梭形肿瘤细胞来源于血管平滑肌细胞。前已述及，肌纤维母细胞可来源于间充质细胞、纤维母细胞、血管外膜细胞及血管平滑肌细胞，在功能需要及局部组织微环境的变动下，均可形成肌纤维母细胞。Bigotti 等[10]的研究发现，肌纤维母细胞在腹股沟区淋巴结较多，故栅状肌纤维母细胞瘤多发生于腹股沟区；项晶晶等[11]认为，该肿瘤起源于肌纤维母细胞，肌纤维母细胞可见于正常淋巴结组织，多分布于被膜、小梁及淋巴细胞间，滤泡中心少见。因此，Mickel 等的观点与多数学者的观点并不矛盾。

（三）流行病学

栅状肌纤维母细胞瘤非常少见，截至 1998 年国外报道不到 50 例[12]，国内报道仅 1 例[13]；1999 年国内项晶晶等[11]报道了 3 例栅状肌纤维母细胞瘤。

栅状肌纤维母细胞瘤好发于成人，男、女发病率无差异[9]，多发生于腹股沟区淋巴结，亦可发生于颌下区淋巴结[14]。

（四）组织病理

1. 组织学特点

栅状肌纤维母细胞瘤是一种特殊的肌纤维母细胞瘤，组织学由具有平滑肌细胞和纤维母细胞特征的梭形肿瘤细胞、石棉样纤维（amianthoid fiber，AF）及间质不同程度出血背景构成。

镜下表现为淋巴结内界限清楚的病灶，肿瘤主要由胞质嗜酸性之长梭形细胞构成，呈囊状、栅状排列，肥大细胞散在分布，瘤内血管丰富，并常见出血，间质内常出现均匀一致的嗜酸性胶原小结类，似石棉样纤维。

肿瘤细胞及石棉样纤维 actin、vimentin 呈阳性表达，desmin、S-100、Factor-Ⅷ、cytokeratin 阴性[15]。

项晶晶等[11]总结了如下 4 点特征性组织学表现。

（1）肿瘤组织有较厚包膜，包膜外残存淋巴结结构。

（2）肿瘤细胞呈梭形，排列成束状、编织状，部分呈栅栏状，细胞胞质浅伊红色，胞界不清，核分裂象少或无，核分裂象 <2 个/10HPF，细胞无异型。

（3）间质有较多出血，可见簇状发育不全血，炎症细胞少或无，可见肥大细胞。

（4）肿瘤内有 AF，苏木精-伊红染色中为嗜酸性胶原小结，边缘多呈细星芒状，早期 AF 中心有小血管，部分 AF 可有钙化；Masson 三色中 AF 中心呈绿色，其星芒状突起呈红色[10]。

2. 石棉样纤维

栅状肌纤维母细胞瘤的一个显著的组织学特征为 AF 小体的出现，AF 可见于变性的透明软骨、软骨肉瘤、滑膜肉瘤及脑膜瘤等。

有些学者认为，AF 小体周围可见 actin 呈强阳性，考虑为肿瘤细胞合成胶原的现象，故 AF 的形成应为胶原分泌的动力学过程。多数学者认为，AF 为巨大胶原纤维呈，放射状排列，纤维直径大于 1000nm，但 Eyden 等[16]报道，电镜下 AF 为正常胶原纤维，呈平行排列，直径为 50~83nm。

Suster 等[8]指出，早期 AF 中心有小血管分布，故认为可能是由于缺氧与损伤造成血管周围胶原的变性形成了 AF；Bigotti 等[10]与 Lee 等[17]认为，AF 小体中心为血管周围胶原的变性，星芒状纤维为增殖的肌纤维母细胞突出的中间丝。HE 与硫堇染色显示，肿瘤中有肥大细胞，多分布于 AF 小体周围，苏木精-伊红染色中部分肥大细胞胞质透明，为肥大细胞颗粒释放后状态。Bigotti 等[10]认为，肥大细胞通过分泌肝素和组胺引起肌纤维母细胞增生及间质胶原变性，产生了栅状肌纤维母细胞瘤的特殊组织形态。

3. 组织学鉴别诊断

栅状肌纤维母细胞瘤需与 Kaposi 肉瘤、淋巴结内神经鞘瘤、纤维母细胞性网织细胞肉瘤鉴别。

Kaposi 肉瘤多发生于 AIDS 患者，肿瘤组织沿淋巴窦分布，肿瘤深部仍见残余淋巴组织，细胞异型性大，核分裂多，且肿瘤中无 AF 出现；淋巴结内神经鞘瘤，总能找到较典型的栅栏状结构，Antoni A 或 Antoni B 区可见，不出现 AF，免疫组化 S-100 阳性，电镜显示无肌源分布；纤维母细胞性网织细胞肉瘤，亦为梭形细胞肿瘤，免疫组化 actin、vimentin 阳性，但该肿瘤不局限于腹股沟区和颌下区，可发生于全身各处淋巴结，且细胞异型性大，无 AF 出现，desmin 阳性，可资鉴别。

四、血管肌纤维母细胞瘤

（一）概述

1992 年，Fletcher 等[18]首先报道了一种发生于女性外阴和阴道的肿瘤，该肿瘤即血管肌纤维母细胞瘤（angiomofibroblastoma，AMF），其后国内外逐渐有近百篇报道[19-23]。2002 年，WHO 在软组织肿瘤分类中将其列为独立的病变实体。

文献报道[24-26]认为，AMF 表达 ER、PR，表明肿瘤细胞对激素敏感，可能与激素诱导分泌血管内皮生长因子及血管形成有关。Nielsen 等[27]亦推测，血管肌纤维母细胞瘤可能来自下生殖道皮下的间质细胞或血管周干细胞，并与局部激素环境相关。

血管肌纤维母细胞瘤是一种软组织肿瘤，主要发生于生育期女性的外阴，特别是大阴唇，部分在阴道、子宫颈等浅表组织；少数可见于男性的精索、腹股沟或阴囊等部位[28-29]。郜红艺等[30]报道了 7 例血管肌纤维母细胞瘤，发生在大阴唇 3 例，宫颈阴道部 3 例，腹股沟 1 例。

临床上，血管肌纤维母细胞瘤以 30～50 岁妇女多见，平均年龄 36 岁；临床表现为外阴和阴道无痛性肿块，常被误诊为巴氏囊肿或误诊为其他良性疾病而手术。

AMF 是一种良性软组织肿瘤，手术切除彻底后可治愈，国外文献仅有 1 例恶性变为肉瘤的报道[19]。

（二）组织病理

该肿瘤主要由毛细血管和向平滑肌细胞分化的纤维母细胞构成，因而称之为血管肌纤维母细胞瘤。其组织学图像与侵袭性血管黏液瘤相似，过去的部分血管肌纤维母细胞瘤病例可能被误诊为侵袭性血管黏液瘤[21]。

1. 大体观

血管肌纤维母细胞瘤体积一般较小，平均 3cm，结节状或分叶状，边界较清楚，无明显包膜。切面呈实性灰白或灰红色，质地中等，部分呈胶冻状。

2. 镜下观

瘤细胞分布稀疏不一，组织学常可见细胞密集区和细胞疏松区交替分布，类似神经鞘瘤 A 区与 B 区的特点，此现象是 AMF 重要的镜下特征。

细胞稀疏区间质水肿或黏液样变性，瘤细胞散在分布，肥胖或长梭形。

细胞密集区细胞囊状、巢状排列，常围绕在许多小至中等大小的薄壁血管周围，细胞梭形或上皮样呈条索状、簇状排列，细胞界限不清楚，胞质嗜酸，核仁不明显，核分裂少见，血管丰富，形态不一，内皮细胞肿胀，管壁水肿增厚、玻璃样变，纤细的胶原纤维分布于水肿的黏液间质中，有的可见红细胞外漏。血管周围也常见淋巴细胞浸润。

3. 免疫组化

瘤细胞 vimentin、desmin 弥漫阳性，部分表达 A-SMA 或 MSA，少有表达 CD34，ER、PR 少部分弱阳性，CK 阴性。

免疫表型支持瘤细胞具有纤维母与肌纤维母细胞分化的特点，并提示激素依赖性。

（三）鉴别诊断

AMF 因好发于中年女性，会阴部为主，瘤组织致密区与疏松区交替分布，富于血管生长，间质疏松水肿变性，故应与好发于女性外阴的其他相似形态的肿瘤相鉴别，如侵袭性血管黏液瘤（aggressive angiomyxoma，AA）、富于细胞性血管纤维瘤（cellular angiofibroma，CA）、青春期前外阴纤维瘤（prepubertal vulvar fibroma，PVF）、浅表宫颈阴道肌纤维母细胞瘤（superficial cervicovaginal myofibro - blastoma，SCVM）、纤维上皮性间质息肉（fibroepithelial stromal polyps，FSP）、浅表性血管黏液瘤（superficial angiomyxoma，SA）等，这些肿瘤与 AMF 无论是组织形态还是免疫表型均有重叠，但生物学行为却有很大差异，临床处理也不尽相同，故鉴别诊断十分重要。

1. 侵袭性血管黏液瘤

AA 好发于生育期妇女外阴，体积较大，多大于 5cm，呈弥漫性、侵袭性生长，界限不清，手术切除后易复发[31]；而 AMF 发生部位表浅，界限清，切除后不复发。

AA 组织学见肿瘤由梭形细胞及星形细胞组成，细胞核总能找到核折叠或核中断，不呈上皮样，背景为淡蓝黏液样，有不少肥大细胞，增生的血管大小不一，肿瘤细胞不像 AMF 那样围绕血管分布，有明显的肌样嗜伊红纤维束位于血管旁，而 AMF 的纤维束较纤细，AA 常侵犯周围脂肪组织；外阴富于细胞的血管纤维瘤多见于老年妇女，以梭形细胞、脂肪细胞和玻璃样变的血管为主。

2. 富于细胞性血管纤维瘤

CA 与 AMF 均为境界清楚的浅表性肿块，但 CA 细胞更密集，分布均匀，缺乏 AMF 细胞分布疏密交替特征和细胞链状围绕血管排列的现象，瘤细胞 desmin 阴性可鉴别[32]。

3. 青春期前外阴纤维瘤

青春期前外阴纤维瘤是新近报道的好发于青春前幼女或女童外阴的良性间叶性肿瘤；肿瘤位于真皮内或皮下，境界不清，由疏松的梭形纤维母细胞样细胞组成，间质内含有数量不等的胶原纤维，部分区域可呈黏液样或水肿样。间质内有小到中等大的厚壁血管，梭形细胞常向邻近的脂肪组织浸润生长。梭形细胞无异型，核分裂象罕见。从发病年龄及瘤细胞不表达 desmin 和 actin 可与 AMF 鉴别[33]。

4. 浅表宫颈阴道肌纤维母细胞瘤

也是新近报道的发生在女性阴道和宫颈黏膜下基质内的良性间叶性肿瘤，多呈息肉样外观，切面有光泽或呈胶冻状。镜下见肿瘤位于黏膜下，边界清楚，位于浅表区域内的瘤细胞成分稀疏，间质呈黏液样或水肿样，而位于中心区域的瘤细胞相对密集，间质内见较多的胶原纤维。肿瘤内血管少到中等量，多为小血管或中等大血管。瘤细胞多为梭形或星芒状，胞质淡嗜伊红色，核呈圆形或梭形，核无明显异型。瘤细胞也可表达 desmin 和 CD34，但很少表达 SMA 与 MSA[34]。

5. 纤维上皮性间质息肉

FSP 呈息肉状，没有 AMF 特征性的肥胖的上皮样细胞围绕薄壁血管现象，血管较大，管壁厚、玻璃样变，CD34 阴性可鉴别[35]。

6. 浅表性血管黏液瘤

位置表浅，多呈结节状生长，间质黏液丰富，细胞较少，分布弥散，缺乏围绕血管和疏密交替的现象，desmin 阴性可与 AMF 鉴别。

五、浅表宫颈阴道肌纤维母细胞瘤

（一）概述

女性下生殖道可发生多种软组织肿瘤，根据发生部位的特异性与否，可以分为部位相对特异性和部位非特异性两大类，前者包括血管肌纤维母细胞瘤（angiomyofibroblastoma，AMF）、富于细胞性血管纤维瘤（cellular angiofibroma，CA）、侵袭性血管黏液瘤（aggressive angiomyxoma，AA），后者有纤维上皮性息肉（fibroepithelial stromalpolyp，FSP）、浅表性血管黏液瘤（superficial angiomyxoma，SAM）、乳腺型肌纤维母细胞瘤（mammary - type myofibroblastoma，MM）、平滑肌瘤（Hysteromyoma）等。

浅表宫颈阴道肌纤维母细胞瘤（superficial cervico vaginal myofibroblastoma，SCVM）是一种罕见的发生于女性下生殖道部位相对特异的良性间叶性肿瘤，由 Laskin[36] 等于 2001 年首次提出；因该肿瘤亦可发生于外阴，故 Ganesan 等[37] 建议，使用女性下生殖道浅表肌纤维母细胞瘤命名。吴海波等[38] 指出，截至 2011 年，英文文献共有 36 例报道，国内少有报道[34]。发生于外阴的软组织肿瘤局部呈假肉瘤样的病变常见于 FSP，其原因可能与激素的影响有关[39]。

吴海波等[38] 对 36 例英文报道进行了临床统计分析，年龄 23～80 岁，平均发病年龄 54 岁；多发生于围绝经期或绝经后妇女，少数见于年轻女性，有 1 例发生于怀孕期间[40]；13 例患者有他莫昔芬或激素治疗病史。临床多无明显症状，32 例呈单发结节，4 例有 2 个肿块；肿瘤多发生于阴道，有 30 例报道，另外 4 例位于宫颈、2 例位于外阴。

虽然 SCVM 为良性肿瘤，但因目前发现的病例较少，且为了便于更好地观察其生物学行为，故建议完整切除后随访[41]。Stewart 等[42] 报道，1 例因未完整切除而于 9 年后复发。

（二）组织病理

1. 大体观

SCVM 大体呈息肉状或结节状，境界清楚但无完整包膜。肿瘤直径 0.2～8cm，平均大小 2.6cm，切面灰白或胶冻状。

2. 镜下观

（1）镜下见肿瘤位于黏膜下，部分病例可见黏膜与肿瘤之间有一无瘤细胞的区域，即 Grenz 带。黏膜上皮常无异常，亦可轻度增生，但无非典型性增生。肿瘤内无内陷的脂肪组织。

（2）肿瘤周边区细胞较疏松，而中央区域细胞密度较大，疏松区占肿瘤的 10%～80% 不等。瘤细胞形态较一致，呈梭形或星形，胞质红染，细胞核圆形或椭圆形，有的核呈波浪状。少数病例可见多核巨细胞[43]。

（3）细胞排列结构多样，最常见的是束状和席纹状排列，亦可为网格状、筛状、花边状或杂乱排列，细胞疏松区网格状和筛状结构常较明显。

（4）细胞异型性不明显，核分裂象 <1 个/10HPF，不见坏死。

（5）肿瘤内散布有薄壁血管，在中央区较周边区密集，血管周围没有细胞聚集现象，血管壁一般无玻璃样变性，但在较大的病例偶可见到。

（6）肿瘤内散在有炎细胞浸润，主要为肥大细胞，也可见淋巴细胞和浆细胞。

（7）肿瘤背景为纤细的胶原性间质，有的区域间质较致密呈束状，此区域的瘤细胞常与胶原束排列的方向一致。所有病例内均不见脂肪组织。

（8）在超微结构方面，可见细胞核呈卵圆形或梭形，染色质较均匀，可见小核仁。细胞胞质内见有粗面内质网和线粒体以及微丝成分，显示有肌纤维母细胞分化。

免疫组化，瘤细胞均弥漫性强阳性表达 vimentin，绝大多数病例中等或强阳性表达 ER、PR、CD34、desmin，部分病例散在或弱阳性表达 A‐SMA、MSA、calponin、CD99、Bcl 及 CD10，瘤细胞不表达 S‐100、EMA、CK、CD117、CD31、HMB45 及 h‐caldesmon。

（三）诊断与鉴别诊断

浅表宫颈阴道肌纤维母细胞瘤的诊断主要依据组织病理学检查及免疫组化标记，其鉴别诊断如下。

1. 纤维上皮性息肉

纤维上皮性息肉（FSP）在形态上与 SCVM 可有所重叠，但 FSP 多见于年轻人，组织学上无 Grenz 带，也不见周边细胞稀疏、中央致密的分带现象。此外，FSP 常可见细胞学非典型性，多核巨细胞也较易见，在孕妇甚至可见较多的核分裂象，这些在 SCVM 均不易见到。

免疫表型方面，SCVM 更加弥漫表达 desmin，而 FSP 则为灶性阳性，且 SCVM 可表达 Bcl‐2 及 CD99，尚未见于 FSP。

2. 富于细胞性血管纤维瘤

富于细胞性血管纤维瘤（CA）也多见于中老年人，但常发生于外阴及腹股沟，少数也可见于阴道。组织学 CA 比 SCVM 更易出现厚壁血管，约 1/4 病例其内可见脂肪组织，多位于肿瘤周边，而 SCVM 一般为薄壁血管，且不见脂肪组织。

此外，CA 有时可见较多的核分裂象，甚至局灶出现肉瘤区域[44]，这在 SCVM 均不易见到。CA 一般不表达 desmin，而 SCVM 常 desmin 阳性。

3. 血管肌纤维母细胞瘤

血管肌纤维母细胞瘤（AMF）多见于中青年人外阴，也可发生于阴道；组织学上，也可见细胞稀疏区与致密区交替的现象。但 AMF 更易见到上皮样或浆细胞样的瘤细胞，且瘤细胞有围绕血管生长的倾向[45]，这都不见于 SCVM。AMF 常表达 A‐SMA，而 CD34 多阴性，而 SCVM 多表达 CD34，少数 A‐SMA 阳性。

4. 侵袭性血管黏液瘤

侵袭性血管黏液瘤（AA）中青年人多见，好发于盆腔深部和会阴部的软组织，浸润性生长，境界不清，组织学上其细胞成分和胶原性间质均较 SCVM 少，且其内的血管的大小、分布和管壁的厚度常变化不等，梭形的瘤细胞更倾向于围血管分布[46]。免疫组化很难区别两者，一般 SCVM 的 CD34 和 desmin 的表达较好些。

5. 乳腺型肌纤维母细胞瘤

乳腺型肌纤维母细胞瘤（MM）多见于中老年男性腹股沟区，少数也可见于女性阴道[47]。镜下主要由梭形细胞及细胞之间的胶原纤维束构成，部分病例尚可见脂肪组织，不见 SCVM 的分带现象。有作者认为，发生于阴道的 MM 其实应该为 SCVM。

6. 浅表性血管黏液瘤

浅表性血管黏液瘤（SAM）多发生于年轻人皮下，可见于外阴，但无发生于宫颈及阴道的报道。镜下呈多结节状生长，梭形细胞位于黏液性背景内[48]。瘤细胞可表达 S‐100，但多不表达 desmin、ER 和 PR，可资鉴别。

7. 孤立性纤维性肿瘤

孤立性纤维性肿瘤(solitary fibrous tumor，SFT)罕见于宫颈及阴道，其胶原性间质更加丰富，常可见血管外皮瘤样生长方式和厚壁血管。此外，SFT 虽然 CD34 阳性，但不表达 desmin 也与 SCVM 不同。

六、婴儿肌纤维瘤病

(一)命名

婴儿肌纤维瘤病(infantile myofibromatosis)又称肌纤维瘤/肌纤维瘤病(myofibroma/myofibromatosis)。Stout 于 1954 年首先描述一种发生于婴幼儿的纤维瘤病，称为先天性全身性纤维瘤病(congenital generalized fibromatosis)，此后对该病的描述使用了各种各样的名称，其中包括多发性间叶性错构瘤和新生儿多发性血管平滑肌瘤。

目前，对该瘤已有统一的命名，即单发者称婴幼儿肌纤维瘤(infantile myofibroma)，多发者称婴幼儿肌纤维瘤病(infantile myofibromatosis)[49]。

(二)肿瘤细胞起源

有关婴幼儿肌纤维瘤的细胞起源仍存在争议。有人认为，婴幼儿肌纤维瘤的肿瘤细胞起源于血管周细胞，是肌性分化的血管周细胞，这与血管外皮瘤和血管球瘤相似。

Morettin 用电镜观察发现，瘤细胞具有纤维母细胞和平滑肌细胞的超微结构特点；最近，Benjamin 等用电镜证实，在婴幼儿肌纤维瘤中肿瘤周边区的梭形细胞是肌纤维母细胞；Mentzel 等[50]的研究表明，婴幼儿肌纤维瘤含有血管外皮瘤样排列的不成熟细胞成分，并认为婴幼儿肌纤维瘤和婴幼儿血管外皮瘤是同一疾病的不同发展阶段，婴幼儿血管外皮瘤是婴幼儿肌纤维瘤的早期表现，而婴幼儿血管外皮瘤与成年人血管外皮瘤是不同的病变实体。然而，Mitsuhiro 等用电镜检查显示，该瘤由纤维母细胞和肌纤维母细胞共同构成；Kindblom 的研究则未发现肌源性分化；Lin 和 Svoboda 认为该瘤为平滑肌起源，Fletcher 等[51]用电镜检查也发现该瘤中梭形细胞是平滑肌细胞。蒙国照[52]指出，目前对该瘤的细胞构成还不很确定，原因可能是该瘤存在双相的区域性分化，电镜取材的部位不同可出现不同的结果。此外，该瘤的组织学图像与多种肿瘤相重叠，不同病理学家的纳入标准可能存在差异。有研究表明，婴幼儿肌纤维瘤和婴幼儿血管外皮瘤在组织学和免疫表型上存在重叠。

(三)组织学特点

组织学表现为双相的区域分化，即在肿瘤的周边区表现为梭形的肿瘤细胞呈束状排列，在肿瘤的中央区则表现为椭圆形或圆形的未成熟间叶细胞环绕壁薄的血管生长，呈血管外皮瘤样改变。部分病例可见肿瘤细胞长入血管腔内，类似于血管浸润。

细胞呈明确的带状分布，外周以肌样细胞为主，中央以纤维化为主。核分裂象 0~8 个/10HPF(平均 3 个/10HPF)，约有 1/5 的病例可见慢性炎细胞浸润，瘤体中央可见坏死。

(四)免疫表型

肿瘤细胞表达 vimentin 和 SMA，但 S-100 和 desmin 呈阴性表达。

(五)临床特点

此病多发生于婴幼儿，少数可见于儿童或成人；可单发或多发，在病例数最多的一宗报道中，74% 单发，26% 多发；最常见的发病部位是头颈部，其次是躯干和四肢；也可发生于皮下、肌肉、骨和内脏。肿瘤大小 0.5~15cm，边界尚清楚，质硬韧如瘢痕。

尽管核分裂象高，预后仍很好，术后很少复发，但随年龄的增长可出现新的病变结节。少部分肿瘤可自行消退，尤其是发生于骨组织病例；累及内脏的病例常导致压迫和阻塞而预后不良，至今未见肿瘤转移的报道。

（王颖栋）

参考文献

[1]　Gabbiani G，Ryan G B，Gajno. Presence of modified fibroblasts in granulation tissue and their possible role in wounded ontraction[J]. Experientia，1971，27(5)：549-550.

[2]　Wargotz E S，Weiss S W，Worris H J. Myofibroblastoma of the breast[J]. Am J Surg. Pathol，1987，11：493.

[3]　Nguyen T，Eltorky M A. Intranodal palisaded myofibroblastoma[J]. Arch Pathol& Lab Med，2007，131(2)：306-310.

[4]　Eyden B P，Shanks J H，Ioachim E，et al. Myofibroblastoma of breast：evidence favoring smooth-muscle rather than myofibroblastic differentiation[J]. Ultrastruct Pathol，1999，23(4)：249-257.

[5]　Coffin W M，Watterson J，Priest J R，et al. Extropulmorary inflammatory myofibroblastic tumor：a clinicpathologic and immunohistochemical study of 84 cases[J]. Am J Surg Pathol，1995，19(8)：895-872.

[6]　Thomas T M，Myint A，Mak C K，et al. Mammary myofibroblastoma with leiomyomatous differentiation[J]. Am J Clin Pathol，1997，107(1)：52-55.

[7]　Weiss S W，Gnepp D R，Bratthauer G L. Palisaded myofibroblastoma：benign mesenchymal tumor of lymph node[J]. Am J Surg Pathol，1989，13(5)：341-346.

[8]　Suster S，Rosai J. Intranodal hemorrhagic spindle cell tumor with/amianthoid fibers：report of six cases of a distinctive mensenchy mal neoplasm of the inguinal region that simulates Kaposips sarcoma[J]. Am J Surg Pathol，1989，13(5)：347-357.

[9]　Michel M，Chlumska A，Povysilova V. Intranodal/amianthoido myofibroblastoma：report of six case and immunohisto-chemical and electron microscopic study[J]. Pathol Res Pract，1992，188(1-2)：199-204.

[10]　Bigotti G，Coli A，Mottolese M，et al. Selective location of palisaded myofibroblastoma with amianthoid fibres[J]. J Clin Pathol，1991，44(9)：761-764.

[11]　项晶晶，吴能定，徐如君，等. 栅状肌纤维母细胞瘤 3 例报道及文献复习[J]. 临床与实验病理学杂志，1999，15(5)：393-395.

[12]　何松，韩枋，乐美兆. 肌纤维母细胞肉瘤的诊断[J]. 诊断病理学杂志，1998，5(4)：226-227.

[13]　任永昌，甄洪伟，刘贞贵，等. 淋巴结梭形细胞肿瘤 1 例[J]. 诊断病理学杂志，1998，5(4)：217.

[14]　Rossi A，Bulgarini A，Rondanelli E，et al. Intranodal palisaeded myofibrofibroblastoma：report of three new cases [J]. Tumor，1995，81(6)：464-468.

[15]　Andriko J W，Kaldjian E P，Tsokos M，et al. Reticulum cell neoplasms of lymph nodes：a clinicopathologic study of 11 cases with recognition of a new subtype derived from fibroblastic reticular cells[J]. Am J Surg Pathol，1998，22：1048-1058.

[16]　Eyden B P，Harris M，Greywoode G I，et al. Intranodal myofibrobldastoma：report of a case[J]. Ultrastruct Pathol，1996，20(1)：79-88.

[17]　Lee JY-Y，Abell E，Grant J，et al. Solitary spindle cell tumor with myoid differentiation of the lymph node[J]. Arch Pathol Lab Med，1989，113(5)：547-550.

[18]　Fletcher C D M，Tsang W Y W，Fished C，et al. Angiomyo-fibroblastoma of the Vulva：a benign neoplasm distinct from aggressive angiomyxoma[J]. Am J Surg Pathol，1992，16：373-382.

[19]　Nielsen G P，Young R H，Dickersin G R，et al. Angiomyofibroblastoma of the vulva with sarcomatous transformation (angiomyofibrosarcoma)[J]. Am J Surg Pathol，1997，21(9)：1104-1108.

[20]　Fukunaga M，Nomura K，Matsu moto K，et al. Vulval angiomyofibroblastoma. Clinicopathologic analysis of six cases [J]. Am J Clin Pathol，1997，107(1)：45-51.

［21］ Ockner D M，Sayadi H，Swanson P E，et al. Genital angiomyofibroblastoma. Comparison with aggressive angiomyxoma and other myxoid neoplasms of skin and soft tissue［J］. Am J Clin Patho l，1997，107(1)：36 - 44.

［22］ Wang J，Sheng W，Tu X，et al. Clinicopathologic analysis of angiomyofibroblastoma of the female genital tract［J］. Chin Med J(Engl)，2000，113(11)：1036 - 1039.

［23］ Alameda F，Munn A，Bar T，et al. Vulvar angiomyxoma，aggressive angiomyxoma，and angiomyofibroblastoma：an immunohistochemical and ultrastructural study［J］. Ultrastruct Patho l，2006，30(3)：193 - 205.

［24］ 朱延波，束木娟，肖家诚，等. 血管肌纤维母细胞瘤与侵袭性血管黏液瘤临床病理分析［J］. 临床与实验病理学杂志，2000，16：15 - 18.

［25］ Cullinan Bove K，Kooks R D. Vascular endothelial growth factor/vascular permeability factor expression in the rat uterus［J］. Endocrinology，1993，133：829 - 837.

［26］ Laskin W B F，Etch J F，Tavassoli F A. Angiomyofibroblastoma of the female genital tract：Analysis of 17 cases including a lipomatous variant［J］. Hum Pathol，1997，28：1046 - 1055.

［27］ Nielsen G P，Rosenberg A E，Young R H，et al. Angiomyofibro - blastoma of the vulva and vagina［J］. Mod Pathol，1996，9：284 - 291.

［28］ 金行藻，孟奎，张荣，等. 血管肌纤维母细胞瘤的临床病理与鉴别诊断［J］. 临床与实验病理学杂志，2003，19(1)：18 - 21.

［29］ 刘爽，杨会钗，王小玲. 血管肌纤维母细胞瘤 16 例临床病理分析［J］. 临床与实验病理学杂志，2007，23 (1)：52 - 54.

［30］ 郜红艺，赖日权，张佳立，等. 血管肌纤维母细胞瘤临床病理学观察［J］. 临床与实验病理学杂志，2008，24 (5)：537 - 539.

［31］ 赖日权，郜红艺，黄传胜，等. 侵袭性血管黏液瘤 7 例临床病理分析［J］. 临床与实验病理学杂志，2006，22 (4)：402 - 405.

［32］ Nucci M R，Granter S R，Fletcher C D. Cellularang iofibroma：A benign neoplasm distinct from angiomyofibroblastoma and spindle cell lipoma［J］. Am J Surg Pathol，1997，21：636 - 644.

［33］ Iwasa Y，letcher C D. Distinctive prepubertal vulval fibroma：a hitherto unrecognized mesenchymal tumor of prepubertal girl analysis of 11 cases［J］. Am J Surg Pathol，2004，28(12)：1601 - 1608.

［34］ 郜红艺，杨文涛，王坚. 浅表宫颈阴道肌纤维母细胞瘤的临床病理学观察［J］. 临床与实验病理学杂志，2005，22(5)：414 - 418.

［35］ Nucci M R，Young R H，Fletcher C D. Cellular pseudosarcoma - tous fibroepithelial stromal polyps of the low femal genital tract：An underrcognized lesion often m isdiagnosed as sarcoma［J］. Am J Surg Pathol，2000，24：231 - 240.

［36］ Laskin W B，Fetsch J F，Fattaneh Tavassoli F A. Superficial cervico vaginal myofibroblastoma：fourteen cases of a distinctive mesen - chymal tumor arising from the specialized subepithelial stroma of the lower female genital tract［J］. Hum Pathol，2001，32(7)：715 - 725.

［37］ Ganesan R，Mc Cluggage W G，Hirschowitz L，et al. Superficial myofibroblastoma of the lower female genital tract：report of a series including tumors with a vulval location［J］. Histopathology，2005，46(2)：137 - 143.

［38］ 吴海波，牛俊扬. 浅表宫颈阴道肌纤维母细胞瘤临床病理学分析［J］. 现代肿瘤医学，2011，19(7)：1403 - 1406.

［39］ Olinici C D，Crisan D，Zolog A，et al. Vaginal superficial myofibroblastoma. Case report and review of the literature ［J］. Rom J MorpholEmbryol，2007，48(2)：165 - 170.

［40］ Adams B，Fogarty P，McKenna M，et al. Superficial myofibroblas - toma of the lower female genital tract：first case report of a pregnant patient［J］. J Obstet Gynaecol，2008，28(6)：657 - 658.

［41］ Wang Q F，Wu Y Y，Wang J. Superficial cervicovaginal myofibro - blastoma：report of four cases and literature review［J］. Chin Med J(Engl)，2010，123(8)：1093 - 1096.

［42］ Stewart C J，Amanuel B，Brennan B A，et al. Superficial cervico - vaginal myofibroblastoma：a report of five cases ［J］. Pathology，2005，37(2)：144 - 148.

［43］ Cinel L，OH'ara B，Prestipino A. Superficial myofibroblastoma of the lower female genital tract in the uterine cervix showing focal pseudosarcomatous morphology［J］. Pathology，2009，41(7)：691 - 693.

［44］ Chen E，Fletcher C D. Cellular angiofibroma with atypic or sarcomatous transformation：clinicopathologic analysis of

13 cases[J]. Am J Surg Pathol, 2010, 34(5): 707 – 714.

[45] Stewart C. Angiomyofibroblastoma of the vagina[J]. Pathology, 2009, 41(2): 199 – 200.

[46] Mc Cluggage W G. Recent developments in vulvovaginal pathology[J]. Histopathology, 2009, 54(2): 156 – 173.

[47] Diwadkar G B, Barber M D. Vulvarmammary – type myofibroblastoma: a case report[J]. J Reprod Med, 2009, 54 (6): 404 – 406.

[48] Kim H S, Kim G Y, Lim S J, et al. Giant superficial angiomyxoma of the vulva: a case report and review of the literature[J]. J Cutan Pathol, 2010, 37(6): 672 – 677.

[49] Fletcher C D M, Unni K K, Mertens F. World Health Organization classification of tumours: Pathology and genetics of soft tissue and bone[M]. Lyon: IARC Press, 2002: 59 – 94.

[50] Mentzel T, Calonje E, Nascimento A G, et al. Infantile hemangiopericytoma versus infantile myofibromatosis. Study of a series suggesting a continuous spectrum of infantile myofibroblastic lesions[J]. Am J Surg Pathol, 1994, 18(9): 922 – 930.

[51] Fletcher C D, Achu P, Van Noorden S, et al. Infantile myofibromatosis: a light microscopic, histochemical and immunohistochemical study suggesting true smooth muscle differentiation[J]. Histopathology, 1987, 11(3): 245 – 258.

[52] 蒙国照. 肌纤维母细胞分化肿瘤[J]. 临床与实验病理学杂志, 2011, 27(4): 410 – 414.

第六节　炎性肌纤维母细胞瘤

一、概述

(一) 命名

炎性肌纤维母细胞瘤(inflammatory myofibroblastic tumor, IMT)是一种主要发生于软组织和内脏的少见间叶性肿瘤，表现出低度恶性或交界性肿瘤特点，由肿瘤性肌纤维母细胞性梭形细胞和浆细胞、淋巴细胞、嗜酸性粒细胞等炎细胞构成。

1939年，Brunn[1]报道了2例位于肺部的该肿瘤，当时认为是良性梭形细胞肿瘤；1953年，Umiker等[2]提出肺内的这种梭形细胞增生是炎症后肿瘤的观点；1973年，Bahadori等[3]描述了一种发生于肺部的病变，称之为浆细胞肉芽肿；1990年，Pettinato等[4]明确提出了炎性肌纤维母细胞瘤的概念；此后，根据构成细胞主体的不同，一些相似的名称也被用来描述该病，如炎性假瘤、浆细胞肉芽肿、浆细胞性假瘤、黄色瘤样假瘤、假肉瘤样肌纤维母细胞增生、炎性肌纤维母细胞增生和炎性纤维肉瘤[5-9]。

1994年，WHO将其纳入软组织肿瘤；2002年，WHO将其定义为"由分化的肌纤维母细胞性梭形细胞组成，常伴大量浆细胞和(或)淋巴细胞的一种间叶性肿瘤"，包括浆细胞肉芽肿、组织细胞瘤、纤维黄色瘤、炎性肌纤维组织细胞增生、黏液样错构瘤和炎性假瘤等，其中以炎性假瘤常见。

从最初的个案报道到近年来大宗病例的系列研究，提供了机会探讨其临床表现和病理形态；当人们发现腹腔脏器的某些炎性假瘤样的病变具有潜在恶性，甚至能发生远处转移时，炎性假瘤的命名无疑受到了挑战[10-11]；另外，通过免疫组织化学、细胞遗传学和分子生物学协同研究，发现其有染色体的异常，支持这一病变为"真性肿瘤"而非"假瘤"[12-18]。蒋昭实等[6]通过遗传学和分子学证实了炎性肌纤维母细胞瘤是单克隆增生，王鲁平等[19]发现其有2号染色体长臂和9号染色体短臂的异位。

鉴于肌纤维母细胞肉瘤与部分IMT在生物学行为和组织学上存在相似之处，Meng等[20]建议，部分具有局部侵袭性生长特点、细胞密度高、核呈轻到中度异型的IMT，应归入低度恶性肌纤维母细胞肉瘤，以便与其侵袭性的生物学行为相一致。因此，过去一些生物学行为表现为恶性的 IMT 病例，可能就是低度恶性肌纤维母细胞肉瘤，甚至 Coffin 等[21]认为 IMT 和肌纤维母细胞肉瘤可能是同一种疾病的不同发展阶段。

（二）流行病学

炎性肌纤维母细胞瘤是一种少见肿瘤，2009 年，安伟等[22]查阅近 10 年国内文献发现该病报道不超过 20 例。

炎性肌纤维母细胞瘤儿童及成人均可发生[23]，无明显性别差异，年龄 2 个月到 74 岁，平均 8.5 岁。有报道称 90% 以上患者小于 20 岁[5]；Fletcher 等[24]报道，ITM 多发生于儿童及年轻人，平均年龄 10 岁，中位数为 9 岁；但亦有报道以成年人为主[25]。蔚青等[26]报道了 4 例炎性肌纤维母细胞肿瘤，男性 1 例，女性 3 例，年龄 14~65 岁。

IMT 最常见于肺，亦可见于腹腔、肠系膜、后腹膜、盆腔、肝、胰、泌尿道、四肢及躯干、上呼吸道、中枢神经系统、皮肤及软组织等[27-29]，43% 发生于肠系膜和网膜，肝胆系统炎性肌纤维母细胞瘤发病近年有上升趋势。1995 年，Coffin 等[29]分析了 84 例肺外炎性假瘤的患者，认为脑、眼、鼻咽部、肝脏、膀胱、子宫等均可发生。发生在乳腺、肝脏、膀胱、骨、肾脏、心脏等均有报道[30-35]。

（三）发生机制

1. 病因

IMT 确切病因目前仍不清楚，相关因素有手术、创伤、炎症、异常修复、EB 病毒或特殊细菌感染，亦有报道肿瘤中检出 HHV-8（人疱疹病毒-8）序列及白介素-6 和 Cyclin D1 的过表达及发生于 Wilm 瘤治疗后[36-38]。

牛秋梅等[39]认为，绝大多数发生在肺部的炎性肌纤维母细胞瘤是由于异常的修复反应引起的，某些病例被认为是细菌或病毒感染后非特异性炎症局灶化所致；李斌等[40]指出，发生于肝、脾及淋巴结的炎性肌纤维母细胞瘤可能与 EBV 感染有关。Tarhan 等[41]报道，37%~60% 的肿瘤 ALK 胞质阳性，且 ALK 阳性病例倾向于儿童及年轻患者，阴性病例多见于中、老年患者，故有作者认为[42]，IMT 的发生可能与免疫异常有关，或儿童发病与成人 IMT 的发生有着不同的机制。有报道称部分发生于肝脏、脾脏的炎性肌纤维母细胞瘤，其梭形细胞成分经免疫组织化学证实为滤泡树突状细胞，且伴有 EBV 感染，关于它究竟是 IMT 还是炎性反应性过程或是一种滤泡树突状肿瘤存在较大的争议[43]。

在幼年性肌纤维瘤病[44]、血管内筋膜炎[45]，甚至在血管周肌细胞瘤中，肿瘤细胞均可在血管壁或血管腔内生长，据称这是肿瘤细胞在内皮下生长而膨胀进入血管腔[46]，不能根据肿瘤转移的一般规律推测这种现象为肉瘤的血行转移。

一般认为，血管肌周细胞瘤起源于血管周围有多向分化潜能的肌样细胞，包括肌纤维母细胞、肌周细胞，它们可向平滑肌、周细胞或球细胞分化，也具有向血管腔内凸起生长的特点[46]。因此，IMT 肿瘤细胞是否也是来源于具有多向分化潜能的干细胞值得进一步研究。Nonak 等[47]的研究认为，IMT 与辅助免疫系统的纤维母细胞性网状细胞瘤形态上有交叉，并且有 IMT 复发后成为纤维母细胞性网状细胞瘤的报道[48]。

2. ALK 基因重排

IMT 的发病机制目前有 2 种假说，一种是由机体对病毒、真菌、外源性抗原和炎性假瘤形成的过度免疫应答引起的，最终激活具有增殖潜能的肌纤维母细胞显著增生或失控生长形成肿瘤，伴有 IgG4 沉积；另一种则认为 IMT 的发病是一种肿瘤性过程，有研究显示 IMT 的肿瘤特性与染色体

2p23 的异常有关[49]，染色体克隆异常活化间变性淋巴瘤激酶（ALK）基因或使间变性淋巴瘤激酶与其他基因融合，使其下游蛋白表达异常，间变性淋巴瘤激酶基因重排和蛋白的激活限于肌纤维母细胞而炎性细胞正常，这些基因异常进一步证实 IMT 的本质是一种克隆性、肿瘤性增生。

Brandon 等[50]报道 1 例 5 岁女童肺肿瘤发现大量环状染色体（47，xx，＋C）。纪小龙等[51]在 1 例 30 岁女性的肺炎性肌纤维母细胞瘤中发现 t(1；2)(q21；p23) 和 del(4)(q27) 的克隆性异常改变；该作者[52]研究还发现，6 例膀胱炎性肌纤维母细胞瘤含二倍体 DNA，发生在儿童不同部位的 9 例炎性肌纤维母细胞瘤中，5 例含二倍体，4 例有非整倍体细胞。

近年来不少研究证实[49,15-16]，部分 IMT 中显示间变性淋巴瘤激酶（ALK）的表达和基因重排，ALK 基因重排位点在 2p23。Lawrence 等[10]和 Ma 等[17]分别在部分 IMT 中发现 ALK 的融合基因，包括 TPM4 - ALK、TPM3 - ALK、RANBP2 - ALK 和 CTLC - ALK，且不同的融合基因与 ALK 免疫组化的表达方式相关。Sirvent 等[53]报道，在 32 周胎儿体内（腰椎旁）发现 IMT，肿瘤核型显示染色体 2 与染色体 11 移位，荧光原位杂交证实基因重排；肿瘤还显示，ALK 基因和 Rb - 2 蛋白基因融合，融合部位是原肌球蛋白的 2 个相关基因 TPM3 与 TPM4，网络蛋白重链（CLTC）和半胱氨酰 - tRNA 合成酶（CARS）基因是融合的伙伴；这些基因异常的表现进一步证实了 IMT 的本质是一种克隆性、肿瘤性增生。

ALK 基因扩增见于少数间叶性肿瘤，而 ALK 基因重排仅见于 IMT，可能仅代表间叶肿瘤一个亚型。研究显示[54]，IMT 中 ALK 阳性细胞缺乏肌纤维母细胞表型，提示可能是不成熟的原始间叶细胞。应用 RT - PCR、FISH 等分子生物学技术证实，ALK 的表达还见于其他软组织肿瘤，如横纹肌肉瘤、脂肪性肿瘤、尤文氏瘤、原始神经外胚叶肿瘤、恶性纤维组织细胞瘤、平滑肌肉瘤等，但这些肿瘤 ALK 的表达仅为低水平，且未发现 ALK 基因的融合转录[55]。ALK 基因重排和蛋白的激活限于肌纤维母细胞，炎性细胞正常，肿瘤中浆细胞为多克隆性增生，已被免疫组化和 PCR 证实[56]；ALK 基因重排常见于儿童及年轻人，40 岁以上患者不常见。

Cessna 等[57]报道，发生于不同解剖部位的 IMT 可存在 ALK 基因转位和 ALK 蛋白免疫组织化学异常表达，发生于后腹膜/大网膜的比例较高；但 ALK 表达阳性和阴性的 IMT 病例在组织学特征上没有区别。

（四）临床表现

1. 临床特点

（1）IMT 大多发生于儿童及青年，但 0～87 岁均可发病（平均 29.6 岁），男女比例相当。

（2）IMT 可发生在全身各处，但最常见部位是肺、肠系膜和网膜；肺外 IMT 病变中，43% 发生于肠系膜和网膜，其他发病部位有软组织、纵隔、胃肠道、胰腺、泌尿生殖道、口腔、皮肤、乳腺、神经以及中枢神经系统等。

（3）IMT 发病部位决定其症状，发生于球后的炎性肌纤维母细胞瘤表现为充血、红肿、视力下降、复视、眼球突出及运动障碍[58]；呼吸系统炎性肌纤维母细胞瘤表现为声嘶、发音困难，侵犯喉时有喘鸣；肝、胆和胰的炎性肌纤维母细胞瘤有不同程度的发热、上腹部隐痛、恶心以及黄疸和腹水；发生于肠系膜、腹膜后和鼻旁窦等部位的部分炎性肌纤维母细胞瘤局部易复发，甚至远处转移，直至患者死亡；膀胱炎性肌纤维母细胞瘤表现为血尿、排尿困难和复发性膀胱炎。

（4）肺外 IMT 复发率约为 25%，与肿瘤部位、是否可再次切除和肿瘤是否多结节性有关。少数病例（＜5%）同时有转移，有证据提示，具有细胞异型性、神经节样细胞、TP53 表达和非整倍体核型的 IMT 可能有更强的侵袭性。

（5）实验室检查有贫血、血小板增多、血沉加快及多克隆高丙球蛋白血症等异常发现，多数实验室检查结果正常，少数可有血中白细胞轻度升高，C 反应蛋白升高，ESR 加快，高丙种球蛋白血症。

（6）IMT 在影像学上表现为肿块样病变，和（或）片块状侵蚀周围组织；占位性膨胀软组织影可呈现不同密度影像，提示不同组织类型混合存在。肿物可富含血管，发生粘连，压迫并破坏局部；超声显示肿块为实性、混合性组织结构回声，界限清楚或呈浸润性，多普勒超声显示明显的脉管形成。

2008 年，王维丽等[59]报道了 10 例口腔颌面部炎性肌纤维母细胞瘤，平均年龄 50.1 岁。作者指出，口腔颌面部 IMT 可发生于口腔颌面部的不同部位，常无全身特殊表现，局部有 2 种表现，一种是肿物缓慢长大，无明显不适；颈部、腮腺部位发生的 IMT 常是如此表现。二是起病急，类似急性炎症表现，主要发生于颊、舌等部位，但抗炎治疗无效。有 2 例患者上颌窦和腭部 IMT 的 CT 检查表现出上颌骨和腭骨的破坏，与上颌窦、鼻腔相通，这种临床症状显示出口腔颌面部 IMT 具有恶性肿瘤侵袭性特点。Som 等[60]对 6 例上颌窦 IMT 研究发现，肿瘤可致骨改变，类似恶性肿瘤。

发生于骨内的炎性肌纤维母细胞瘤极为罕见，1997 年 Sciot 等[61]报道了 2 例发生在骨的炎性肌纤维母细胞瘤，但这 2 例病变均为发生于股骨下端的单发病变；作者指出，发生于骨内的炎性肌纤维母细胞瘤实为罕见，肿瘤多呈膨胀性生长，边界较清，但缺少完整的包膜。X 线平片表现为膨胀性溶骨性破坏，高度提示为促结缔组织增生的纤维瘤，但是与纤维发育不良、血管瘤不能区别。

2. 全身症状

（1）临床表现为局部肿块，常有肿物、发热、体重减轻和疼痛，1/3 的患者出现发热、生长停滞、倦怠、体重减轻、贫血、血小板增多症、多克隆体高球蛋白血症、血沉加快；肿瘤切除后症状消失，症状再次出现时提示肿瘤复发[62]。

（2）IMT 瘤可多灶发生，虽然不转移，但可呈局部侵袭性生长[21,63]，少数患者（尤其是不能完整切除者）可以复发，偶尔有恶性转化[64]。因有时呈多灶性而易误认为肿瘤转移[29,65]。

（五）组织病理学

1. 形态特征

（1）肿瘤为局限性或多结节的实性肿块或息肉样肿物，切面呈实性多结节状或分叶状，颜色灰白或黄褐，呈黏液样外观或混杂灶性脂肪及灰白色纤维条索的编织状外观。

（2）一般无出血、坏死及囊性变组织，肿瘤无包膜，也可向周围组织浸润性生长。

（3）肿瘤直径从 <1.0cm 到 20.0cm 以上不等，较大者多见于肠系膜、腹膜后、纵隔和肝脏，而 <2cm 的病变多见于头颈部和膀胱。

（4）头颈部病变一般 <2cm，为软组织内肿物或黏膜广基肿物，表面黏膜完整或溃疡状，切面灰白实性或黏液样，界限不清楚，质地中等。

2. 组织学分型

Gleason 等[66]将其光镜下病理组织学类型分为黏液血管型、梭形细胞密集型及纤维瘢痕型 3 种亚型：

（1）黏液血管型：瘤组织中血管较丰富，间质明显水肿及黏液样变，其间穿插肥胖的梭形细胞及各种炎细胞和黄素化组织细胞，核分裂易见，类似肉芽组织或结节性筋膜炎。

（2）梭形细胞密集型：肿瘤细胞密集排列成束及纵横交错，排列成"人"字形或漩涡状，并见周围血管生长现象，可见正常核分裂，浆细胞散在分布，其他炎细胞聚集成团。此型与纤维组织细瘤、平滑肌肿瘤和胃肠道间质瘤等梭形细胞肿瘤相似。细胞密集异型性明显时还极似梭形细胞肉瘤/癌。

（3）纤维瘢痕型：肿瘤细胞较少，片状纤维化间质中见淋巴细胞和大量浆细胞浸润，即所谓浆细胞肉芽肿样图像，瘤细胞间分布致密成片的胶原纤维类似瘢痕组织。少数肿瘤可出现点状或大片钙化和骨化，亦可出现坏死、局部侵犯甚至转移[67]。

亦有分为假乳头状瘤型、纤维组织细胞瘤型、浆细胞肉芽肿型、假性淋巴瘤型 4 种病理类型。但这种分型是否有临床意义存在争议[68]。

（1）假乳头状瘤型：肺泡上皮细胞和肺泡间毛细血管、纤维母细胞和组织细胞增生，形成乳头，并有慢性炎细胞浸润。

（2）纤维组织细胞瘤型：纤维母细胞和组织细胞混合性增生，肌纤维母细胞产生大量胶原，倾向于硬化和透明变性。

（3）浆细胞肉芽肿型：以成熟浆细胞为主，伴少量淋巴细胞、组织细胞和肌纤维母细胞，毛细血管较多。

（4）假性淋巴瘤型：以淋巴细胞增生为主，形成淋巴滤泡结构，淋巴细胞分化成熟。

3. 镜下特点

（1）IMT 镜下最大的特点是由梭形的纤维母细胞、肌纤维母细胞及炎症细胞构成的基本结构，梭形细胞间及细胞巢间可见钙化，瘢痕样胶原化。

（2）肿瘤中有大量炎细胞弥漫散在分布，主要为成熟浆细胞，胞质外可见卢梭小体，另外淋巴细胞、嗜酸性粒细胞亦可见，中性多形核粒细胞偶见。

（3）电镜下，肌纤维母细胞一方面具有纤维母细胞特点，即发育良好的高尔基复合体、丰富的粗面内质网、细胞内胶原；另一方面具有平滑肌细胞的某些特点，如胞浆内有密集的微丝束，胞膜下密体及胞饮小泡，不见细胞连接、基板及张力细丝。这些细胞伴有成熟的纤维母细胞、胞外胶原、间充质细胞、肥胖的内皮细胞及炎细胞，包括成熟的浆细胞。

（4）炎性肌纤维母细胞瘤组织学表现变化多样，主要病变包括纤维母细胞及肌纤维母细胞混合性增生，排列呈束状、编织状或杂乱无章，增生的纤维母细胞及肌纤维母细胞梭形，不规则，淡染，细胞核嗜酸或双染，可见核仁，细胞有轻度或灶状异型性，核分裂数量不等，缺乏不典型核分裂；细胞的异型性及核分裂数因不同的病例和肿瘤组织不同的区域而异。

（5）超微结构可见梭形细胞有胞质突起、粗面内质网、中间丝、肌丝及致密体、吞饮小泡，有不完整的基膜及细胞间纤维连接复合物（fibronexus）[65]。

（6）肿瘤组织内亦可以出现大量的胶原纤维，类似纤维瘤病或孤立性纤维性肿瘤。

（7）肿瘤组织内可以黏液水肿变性，类似炎性病变；黏液样水肿间质伴多量细小血管形成疏松背景。

（8）肿瘤细胞增生明显，围绕血管或凸向血管腔形似血管腔内转移。

（六）免疫组化

免疫组织化学的意义在于证实肌纤维母细胞的免疫表型，以排除其他诊断。

（1）梭形细胞表达间叶细胞标记 vimentin 和肌源性标记 SMA、MSA，vimentin 通常强阳性，胞质弥漫着色，偶尔为灶性；SMA、MSA 反应为灶性或弥漫性。Coffin 等[29]报道，89% 的 IMT 表达 MSA，92% 表达 SMA，69% 出现 desmin 局灶阳性，36% 表达 CK，24% 表达 KP - 1；Meis 等[5]报道，77% 的 IMT 表达 CK，9% 表达 desmin，87% 表达 KP - 1。王欣等[69]报道了 4 例膀胱炎性肌纤维母细胞瘤，其波形蛋白（Vim）、平滑肌肌动蛋白（SMA）、肌肉特异性肌动蛋白（MSA）、结蛋白（Des）、细胞角蛋白（CK）阳性数分别为 4/4、4/4、4/4、1/4、1/4，肌红蛋白（Myo）、肌球蛋白（actin）、S–100蛋白、ALK1 均为阴性。

（2）部分表达阳性的有 desmin、actin、calponin（肌源性标记）、cytokeratin、EMA（上皮标记）、CD68、CD30、α1–抗胰蛋白酶、α1–抗糜蛋白酶、溶菌酶（组织细胞标记）[70]；表达阴性的有 S–100、myoglobin、CD34、CD117、CD21、CD23、hCaldesmon。极少部分病例还可表现为 keratin（梭形细胞）阳性，易误诊为肉瘤样癌或间皮瘤。

（3）IMT 约有 1/3 的病例 CK 阳性，在纤维母细胞性网状细胞瘤亦有 CK 阳性，因而推测 IMT 很可能与纤维母细胞性网状细胞瘤是同一来源的肿瘤。另一方面，尽管在 IMT 中 CK 阳性细胞的意义尚不明了，但 CK 阳性并不能表明它一定是上皮–间叶分化的肿瘤，或具有上皮样细胞形态的肿瘤，从而将肿瘤解释为滑膜肉瘤、上皮样肉瘤等。此时，一定要以常规染色切片的组织学为基础，才能做出比较正确的诊断。

（4）近年发现，IMT 中 ALK–1 表达率高，免疫组化阳性率可达 89%。国外文献报道，ALK 阳性率可达 60%，国内文献报道[71]炎性肌纤维母细胞瘤患者中 ALK 阳性率 40%。Cook 等[15]研究表明，60% 的 IMT 表达 ALK。众多的学者指出[14,15,17,49,54]，ALK–1 可作为一项诊断指标。

但 ALK 阳性不是 IMT 的特异性表现，在间变性大细胞淋巴瘤等疾病中亦有阳性表达。Fletcher 等[24]报道，肿瘤细胞中只有肌纤维母细胞有 ALK 基因重排和 ALK 蛋白活化，炎性成分的细胞遗传学表现正常。此外，儿童和年轻人 IMT 常有克隆性细胞遗传学重排，激活染色体 2p23 上的 ALK 受体酪氨酸激酶基因，但此种重排不常见于 40 岁以上的成人 IMT[14]。有的 IMT 没有 ALK 癌基因的活性，却表现为 12 号染色体 HMGIC 基因重排。

（七）诊断与鉴别诊断

1. 诊断要点

鉴于 IMT 病变特殊的临床、影像学及组织病理学表现、术中冰冻活检的局限性，以及不当治疗可导致的严重后果，IMT 的诊断不提倡依赖针吸活检或术中冰冻，以避免诊断的片面性；需要取材全面，以至完全切除肿块常规石蜡包埋切片检查，以及借助免疫组化方可确诊。

郭卫等[72]报道 1 例女性，21 岁，全身多发疼痛 4 年，X 线片及 CT 检查示骶骨破坏，伴软组织肿块，穿刺活检未能确诊；后因右股骨中段病理性骨折行肿瘤刮除，术后病理学诊断为骨的炎症性肌纤维母细胞瘤，且经美国著名 Memorial Sloan–kettering Cancer Center 会诊，仍支持骨的炎症性肌纤维母细胞瘤的诊断。高红等[33]报道 1 例女性患者，32 岁，左股骨颈及粗隆间区一肿块，术后病理为"肿瘤组织含有大量的胶原纤维，少量的增生的纤维母细胞或肌纤维母细胞，伴不同程度的炎细胞浸润"；免疫组化，vitmentin（+）、α–action（+++）、muslel（+++）、desmin（–）、S–100（–）。刘光俊等[73]报道 1 例肋骨肌纤维母细胞瘤男性患者，31 岁。作者指出，肋骨肌纤维母细胞瘤极为罕见，X 线平片及 CT 表现上多缺乏特异性，术前定性诊断困难，确诊有赖于病理学检查。

IMT 诊断要点如下：

（1）IMT 临床上，15%～30% 的病例出现系统性症状，如发热、体重减轻、贫血、疼痛和血沉加快[9]；其他症状随部位而异，如胸痛、呼吸困难、肠梗阻等；常见的发病部位是肺、膀胱、肠系膜以及后腹膜等。

（2）肿瘤由梭形肌纤维母细胞、纤维母细胞和炎症细胞构成上述 3 种基本结构。

（3）免疫表型，瘤细胞胞质 Vim 弥漫阳性，SMA、MSA 局灶至弥漫阳性。

（4）ALK－1 可作为一项诊断指标。

2. 鉴别诊断

由于 IMT 临床及影像学缺乏特异性表现，确诊依赖病理学，且需与多种梭形细胞肿瘤鉴别。主要通过免疫组化与平滑肌肉瘤、横纹肌肉瘤、多形性黏液性肉瘤、胃肠道间质瘤、肉瘤样癌、硬化性淋巴瘤、结节性筋膜炎等进行鉴别。

1）纤维瘤病

纤维瘤病常多发，好发于皮肤，它是由分化好的纤维母细胞构成，在增生细胞之间由数量不等的胶原纤维构成，纤维多而弥漫，细胞成分少，常无明显炎性细胞，呈浸润性生长，与炎性肌纤维母细胞瘤不难鉴别。

2）孤立性纤维性肿瘤

孤立性纤维性肿瘤见于身体各部，但肢体罕见；由分布广泛无处不在的纤维母细胞样细胞组成；肿瘤境界清楚，组织学与众不同的特点是多细胞区与少细胞区交替排列、致密瘢痕样胶原的沉积和血管外皮瘤样区域的存在。

3）肌纤维瘤病

肌纤维瘤病主要是胞核嗜碱性，较小的肌样肿瘤细胞围绕血管生长，与血管周肌细胞瘤有交叉，肿瘤呈血管外皮瘤图像，坏死和凋亡多见，一般淋巴细胞和浆细胞不多。

4）肌纤维母细胞肉瘤

肌纤维母细胞肉瘤又称恶性肌纤维母细胞瘤，罕见，是否可作为独立类型尚有争议。与 IMT 形态学难区别，诊断必须具备肯定的梭形细胞肉瘤形态、免疫组化肌源性标记弥漫强阳性，以及电镜兼有纤维母细胞和平滑肌细胞特点。

5）低度恶性肌纤维母细胞肉瘤

绝大多数为成人，最常发生在头颈部，组织形态可类似于纤维瘤病，肿瘤可浸润到骨骼肌。

肿瘤细胞呈弥漫性、浸润性生长，大部分由梭形细胞束构成，排列成编席状结构，胶原化明显，类似神经分化。肿瘤细胞核有明显异型性，核大、深染，不规则，肿瘤内含大量的薄壁毛细血管，淋巴细胞、浆细胞浸润不明显；免疫组化染色，瘤细胞 actin 常阳性，CD34、CD99 局灶阳性。

6）纤维肉瘤

肿瘤排列多呈人字形，主要由纤维母细胞及胶原纤维组成，核分裂较多，异型性明显，一般无炎症细胞浸润；免疫组化，Vim 阳性，而 desmin、actin、A－SMA 阴性。

7）黏液性纤维肉瘤

黏液性纤维肉瘤具有 Touton 氏细胞，细胞异型性明显，可见病理性核分裂，免疫组化肌源性标志物阴性。

8）平滑肌瘤

瘤细胞呈交错束状排列，几乎无核的异型性及核分裂象；免疫组化染色，瘤细胞 actin、Des 阳性，S－100 蛋白可阳性[74]。

9）平滑肌肉瘤

平滑肌肉瘤多发生于中老年人，儿童罕见；好发生于子宫和胃肠道，易出现坏死及囊性变。镜下平滑肌肉瘤细胞胞质丰富、红染、核钝圆，胶原成分少，一般无炎性细胞。免疫组化 smactin、desmin 呈弥漫的强阳性。

IMT 与平滑肌肉瘤的黏液变亚型区别有时比较困难，重要的诊断特点是在镜下常可见其不规则舌状侵入周围组织，部分肿瘤可侵入血管，并且一般无淋巴、浆细胞浸润。

10）炎性恶性纤维组织细胞瘤

患者通常大于40岁，最常见的部位是后腹膜[75]。组织学表现为大量的中性粒细胞、嗜酸性粒细胞及少量淋巴浆细胞伴黄色瘤细胞和多形性异型细胞。异型的肿瘤细胞有时类似Reed-Sternberg细胞，然而与IMT相比，它的异型性更大，不会出现炎症性恶性纤维组织的中性粒细胞"海"样围绕肿瘤细胞的图像。免疫组化，CD-68、A-AACT、Lysozyme阳性，而A-SMA、desmin阴性。

11）胚胎性横纹肌肉瘤

大体表现为息肉样，镜下可见黏液样基质中有小细胞性恶性细胞成簇地紧靠上皮组织，构成所谓的新生层，部分瘤细胞内可见横纹；免疫组化染色，瘤细胞Des、Myo阳性可辅助鉴别。

12）间皮瘤

炎性肌纤维母细胞瘤若发生在肠系膜、网膜而瘤组织缺乏炎细胞时，应与间皮瘤鉴别。但间皮瘤细胞具有双向分化能力，可出现上皮巢及腺样结构，免疫组化vimentin、EMA或CK阳性，电镜下细胞表面常有细长微绒毛。

13）滤泡树突细胞肉瘤

滤泡树突细胞肉瘤（follicular dendritic cell sarcoma tumour）是少见的滤泡树突细胞发生肿瘤性增生，1/2～2/3的病例发生在淋巴结，结外较少见；可见增生的梭形和卵圆形细胞形成束状、漩涡状。

细胞学特征总体温和，瘤细胞周围有破坏的生发中心和炎细胞，肿瘤细胞相互黏着，不像IMT表现为梭形细胞散在分布，核空泡状，可有明显的核仁。

肿瘤细胞一致性表达CD21、CD35和CD23[76]。

14）肉瘤样癌

肉瘤样癌外观呈暗灰色，边缘有浸润，常表现为体积较大的腔内息肉样肿块，镜下肿瘤由具有不同分化程度的上皮成分，如尿路上皮、腺管、小细胞、非特异性梭形细胞或多种形态的肉瘤样成分组成，细胞异型性大，可见病理性核分裂象；免疫组化上皮成分CK阳性，间叶成分Vim阳性[77]。

15）神经鞘瘤或神经纤维瘤

神经鞘瘤有包膜，分束状区和网状区，瘤细胞更长，胞核两端稍尖细，排列呈栅栏状；神经纤维瘤无包膜，瘤体由纤维束组成，有触觉小体或丛状结构，纤维波浪状。两者表达S-100蛋白、MBP等神经源性标记，不表达肌源性标志物。

16）炎性纤维性息肉

胃肠道的IMT与炎性纤维性息肉的不同在于，前者发病年龄更轻，肿瘤较大，更多出现腹痛、发热及体重减轻，更易复发，SMA阳性率高，CD34阴性；而后者纤维化及嗜酸性粒细胞更明显，血管较规则，CD34阳性率高。二者在临床、组织学及免疫组化上都不同，IMT更少见[78]。

17）结节性筋膜炎

一般发生在皮下组织，以上肢、躯干和头颈部最常见，生长迅速，病程大多不超过1～2个月，总体上病变较小，一般2cm或<2cm。

发病年龄较IMT要大，不会出现像IMFT那样的多种组织学形态，炎症细胞亦不十分明显，常见多核破骨样巨细胞、红细胞位于血管外，分裂象可以很多等特点。

（八）治疗方法

手术是IMT的主要治疗手段，肺IMT则应尽量完整切除多个结节，但应避免不必要的根治性手术，通常可通过保守切除治愈[24]，但边缘切除干净后仍可复发。少数病例经皮质甾体类和非甾体类抗炎药物治疗后结节减小或消退[79]。

对于不能切除的病变或复发性肺及头颈部病变可选择皮质激素治疗；现有资料显示，化疗和放疗对 IMT 疗效不明显。因有恶性 IMT、远隔转移和多年后复发的病例，故有必要进行长期追踪随访[80]。

口腔颌面部 IMT 一般采用外科手术治疗，有文献支持可以辅以化疗、放疗、类固醇激素治疗[81-82]。

（九）预后

1. 病理性质

有关炎性肌纤维母细胞瘤的性质一直存在着争论，WHO 分类将本病归为恶性潜能未定的肿瘤。

一般认为，绝大部分 IMT 临床过程表现为良性，病程迁延[83]，也有个别自发消退的病例报道。然而，亦有学者认为这一病变具有侵袭性的生物学行为，其术后局部复发率有时高达 37%，并具有向周围组织浸润和远处转移的特征[84]。Sciot 等[61]报道的病例经细胞遗传学研究发现，具有染色体的改变，支持炎性肌纤维母细胞瘤是一个肿瘤性病变而不单纯是炎性病变。Jeane 等[85]认为，发生在网膜、系膜及腹膜后的肌纤维母细胞增生伴有炎细胞的肿瘤应视为恶性；王鲁平等[19]认为，肌纤维母细胞瘤一般为良性病变，但具有局部复发倾向，应随访观察，当梭形细胞出现异型性核，一种包涵体样核仁及较多核分裂时，应视为恶性。Coffin 等[9]发现，发生在软组织的肌纤维母细胞瘤可进一步发生肉瘤转化。

某些 IMT 存在侵袭性生物学行为[3]，头颈部 IMT 更具有侵袭性，偶有局部淋巴结及远处转移[15,63]，Petridis 等[86]和 Morotti 等[87]分别报道了 1 例 29 岁男性肺部 IMT 转移至脑部和 1 例儿童腹部 IMT 转移至肺部的病例。Horger 等报道[63]，胃肠道、骨骼肌多发性 IMT，患者数周后死于恶病质，经尸体解剖常规病理及免疫组化证实 IMT 诊断。

IMT 组织病理特征和侵袭性行为之间的关系仍不清楚，Hussong 等[12]报道指出，细胞密集程度、核分裂数、炎细胞浸润与预后无关，而神经节细胞样细胞、p53 表达和 DNA 非整倍体的综合分析可能提示部分 IMT 有复发和恶性转化的潜能。

2. 局部复发

IMT 虽是一个惰性的肿瘤，但大约有 25% 的肺外 IMT 患者可发生局部复发，通常见于解剖复杂的部位[9]；Meis 等[5]报道了发生于肠系膜和腹膜后的类似于 IMT 的病例，称炎性纤维肉瘤（inflammatory fibrosaroma），尽管核分裂象少见，这些病例中 37% 局部复发，11% 远处转移，18% 死于肿瘤。

IMT 复发间隔时间短者数月，长者可达 9 年，复发次数 1 次至数次[88]。由此可见，IMT 是一种极其多样化的肿瘤。文献所报道的其实是包括一系列不同类型的肿瘤，单从形态上很难区分，它们不是一个病变实体，而是一组疾病[89]，且仅仅根据组织学表现预测某一病例是否会复发或恶性变是困难的，很有必要进行长期追踪随访。

与局部复发相关的因素包括肿瘤发生部位、多结节性生长、细胞异型性、神经节样细胞、表达 TP53、异倍体核型、局部浸润以及病变相邻重要器官、手术切除的完整性等，位于鼻窦部、肠系膜和腹腔的炎性肌纤维母细胞瘤易复发，具有恶性潜能；当梭形细胞出现异型性和一种包涵体样核仁及较多核分裂象时应视为恶性。

少数病例（<5%）同时有转移，有证据提示，具有细胞异型性、神经节样细胞、TP53 表达和非整倍体核型的 IMT 可能有更强的侵袭性。局部血管侵犯、局部浸润、细胞成分增加，高核分裂率和坏死可能和预后差有关[27]。

具有 ALK 表达的 IMT 与预后的关系有不同的报道，在 Chan 的研究中，ALK 阳性的 IMT 在随访中均未出现复发或转移，亦有其他学者未发现复发与局部侵犯和 ALK 改变相关[67,80]；但在 Cook 等的研究中[15]，提示 ALK 阳性的 IMT 局部复发的倾向更高。

二、肺炎性肌纤维母细胞瘤

（一）概述

肺炎性肌纤维母细胞瘤是以炎症为背景、肌纤维母细胞增生为主的一种少见的肺间叶源性肿瘤，属低度恶性肿瘤；既往被称为肺炎性假瘤（pulmonary inflammatory pseuotumor，PIP）。

IMT 最初报道主要见于肺部[3]，但临床上肺 IMT 亦很少见，占所有肺部肿瘤的 0.04% ～ 1.20%[90-91]。

国外文献报道本病多见于儿童和青壮年[92]，国内文献报道本病多见于 40 岁以上的中年人[93]。李宝重等[94]报道了 7 例肺炎性肌纤维母细胞瘤，占同期胸外科手术的 0.078%；男 3 例，女 4 例；年龄 23～71 岁，平均年龄 48.1 岁。赵云江[95]报道了经手术病理证实的 7 例肺炎性肌纤维母细胞瘤，均为单发病灶，男 5 例，女 2 例，年龄 26～65 岁，平均年龄 41.3 岁。

发生于肺的 IMT 病因尚无定论，部分病例发生于手术、创伤或炎症以后，提示 IMT 起初可能是人体对损伤的一种异常或过度的反应，直至最终发展成肿瘤。

1939 年，Brunn[1]最早报道了 2 例肺的梭形细胞良性肿瘤，Umiker 等[2]提出了肺内的这种梭形细胞增生是炎症后肿瘤（post - inflammatory tumors）的观点。随着时间的推移，病例数的逐渐增多，以及其他部位类似病变的不断报道，人们发现这种"炎性假瘤"并非"假瘤"。临床观察发现，一系列肺外炎性假瘤虽然具有良性的临床过程，但亦有约 25% 的局部复发率[88]。

（二）临床表现

肺 IMT 的临床表现没有特异性，亦有不少病例没有症状，仅在 X 线检查时发现，病程长短不一。赵云江[95]报道了经手术病理证实的 7 例肺炎性肌纤维母细胞瘤，4 例以咳嗽、咳痰就诊，2 例以胸部隐痛不适就诊，1 例无症状，为体检偶然发现。

肺 IMT 的临床症状由肿瘤所在部位、范围和生长方式所决定，常见的临床表现有咳嗽、咳痰、哮喘、胸痛、胸闷、痰中带血、咯血、发热、呼吸困难、反复呼吸道感染、食欲减退、体重减轻、乏力、贫血等，偶尔表现为呼吸道阻塞综合征，进行性肺膨胀不全；通常纤维支气管镜可直接观察到肿瘤。

肿物切除后症状消失，症状再次出现则提示肿瘤复发的可能[96]。

多数实验室检查结果正常，少数可有血白细胞轻度升高，C 反应蛋白升高，ESR 加快，高丙种球蛋白血症。

（三）影像学检查

肺炎性肌纤维母细胞瘤影像学表现缺乏特异性[97-99]，但 CT 检查能够在轴位、冠状位、矢状位等多角度清楚显示肿瘤发生的部位、内部结构、强化特点、与周围组织的关系等，有利于对肺炎性肌纤维母细胞瘤的初步诊断及与其他肿瘤的鉴别。

1. 基本特点

（1）肺炎性肌纤维母细胞瘤 CT 表现多样，可分为浸润型、肿块型及结节型，但多表现为圆形或类圆形肿块影，纵隔窗和肺窗肿块大小无明显差别，部分病例呈磨玻璃状。

（2）多数肿瘤表现为孤立性肿块，两肺各叶均可发生，但右下肺多于其他肺叶，常位于肺周边表浅部位；部分肿瘤有分叶及侵及脏层胸膜等表现，但胸膜凹陷征少见；邻近胸膜常出现炎性反应，表现为局限性的胸膜增厚、粘连。

（3）部分病例可见粗长毛刺及棘状突起，病灶内密度可不均匀，部分见小圆形或椭圆形液性密度坏死影，少数病例可见空洞影及点状钙化影，个别病例呈多囊或蜂窝状。

2. 发生部位

肺 IMT 根据发生部位的不同，可分为中央型和周围型[100]。

（1）中央型 IMT：中央型文献报道较少，病变多数位于肺实质，与支气管关系密切，6.6% ~ 12% 发生于支气管、气管内，约 5% 的患者可见纵隔或胸膜侵犯[101]。中央型病变边界较清楚，可伴肺不张，内部可见形态多样的钙化，肺门淋巴结可肿大，尤以儿童患者更常见[102]。

（2）周围型 IMT：周围型 IMT 多位于肺外周胸膜下，周围型 IMT 表现为不规则肿物，瘤 – 肺界面模糊，可见粗长毛刺或棘状突起，有报道周围可见较大范围的晕征[103]；周围型 IMT 亦可呈膨胀性生长，边界清晰，增强后强化明显[104]。

3. 桃尖征与尖角征

薛鹏等[105]认为，肺 IMT 之 CT 桃尖征、尖角征对其诊断有重要意义，且目前基本公认是肺部 IMT 比较有特殊意义的 CT 表现[106 - 107]。

（1）桃尖征："桃尖征"是指肺 IMT 与周围组织粘连或受邻近结缔组织牵拉时形成的尖角样突起，多呈锐角，可能是病灶周围胸膜粘连及纤维组织增生所致。肺炎性肌纤维母细胞瘤 MSCT 可表现为圆形、类圆形软组织肿块或不规则软组织块影，密度较均匀，边缘清楚，可见分叶及毛刺影，部分病灶边缘可见尖角样突起，呈"桃尖征"。

（2）平直征："平直征"即肿瘤某一层面可见一侧边缘平直呈刀切样改变，即"平直征"，可能是病灶边缘纤维化牵拉所致，也可能与病灶沿肺叶或段的边形成有关。

4. 强化特点

CT 增强扫描病灶多呈明显均匀强化，少数病灶不均匀强化，有坏死或囊性变者强化不均匀，周围部分强化程度高于中心区，部分病例 CT 值可增加 40HU 以上。有学者研究发现[108]，肺炎性肌纤维母细胞瘤内有液化坏死区，增强后呈不均匀强化及条状分隔、斑片状。

5. 局部侵犯与远处转移

国内外文献报道少数病例可侵犯邻近肋骨[109]，甚至发生远处转移，但罕见。

李红兵等[107]分析了 4 例肺炎性肌纤维母细胞瘤的 CT 表现，3 例为中央型，1 例为周围型。3 例中央型 IMT 中 2 例呈浸润性生长，累及胸膜及纵隔，与纵隔内大血管分界不清，邻近肺门及纵隔淋巴结肿大，3 例中 2 例肺不张，1 例支气管受压变窄，2 例出现斑片状及斑点状钙化，增强扫描呈不均匀强化。1 例周围型表现浅分叶，边界清楚，呈"桃尖征"表现，增强扫描可见不均匀强化，可见条状分隔及斑片状强化。该作者指出，肺部 IMT 无特征性的影像表现，可呈浸润性生长，尤其是中央型，CT 检查可明确病变部位、累及范围，初步判断其良恶性倾向。薛鹏等[105]报道了经病理确诊的 8 例肺原发性炎性肌纤维母细胞瘤，分析了患者术前的肺部 CT 表现，2 例位于近肺门区，6 例位于肺周边部；1 例增强扫描呈轻度强化，7 例呈明显强化，5 例强化均匀；6 例边缘较清晰，1 例发生脑转移。

（四）组织病理

肺炎性肌纤维母细胞瘤，镜下可见大量炎性细胞背景中分布着纤维母细胞和肌纤维母细胞。

免疫组化检查发现，肌纤维母细胞瘤的免疫表型是确诊该肿瘤的重要依据，vimentin（＋），SMA、MSA（＋）或灶性（＋），多数患者 desmin 可为灶性、点状或弥漫性（＋），部分患者 ALK（＋），S－100、CD117 及 CD43 常为（－）。

（五）诊断与鉴别诊断

1. 诊断

肺 IMT 诊断主要根据 X 线或 CT 检查，表现为密度较低而均匀、边缘清楚、轮廓完整的球形或斑块阴影；可通过纤维支气管镜活检或经皮肺穿刺活检，但很少能在术前得到确诊，主要原因是通常活检的组织块较小，且病灶有较多炎性细胞浸润有关。李宝重等[94]报道 7 例肺 IMT，术前考虑为癌或癌可能性大的有 5 例，1 例考虑为良性疾病，仅有 1 例在术前得到诊断，指出术前明确诊断困难，确诊需术后病理及免疫组化。

2. 鉴别诊断

郭峰等[68]指出，肺炎性肌纤维母细胞瘤患者 CT 引导下穿刺活检或术中快速冰冻病理切片检查由于取材部位的不同，较难明确诊断，易被误诊为炎性病变或其他间叶源性肿瘤。

1）肺癌

与肺癌比，肺 IMT 之 X 线或 CT 示病变在肺周围，不伴肺门淋巴结肿大，均为单发，边缘清楚，肿块密度均匀。

多数肺炎性肌纤维母细胞瘤边缘无短毛刺或深分叶征，边缘清晰或见粗长毛刺及棘状突起；但少数边缘毛刺状或分叶状，影像学检查难与肺癌区分。

梁世妙等[110]认为，病灶边缘棘状突起，即桃尖征或尖角征对诊断该病有重要意义。虽然炎性肌纤维母细胞瘤好发于肺野周边，但极少见到胸膜凹陷征，可伴随邻近胸膜增厚，增强扫描炎性肌纤维母细胞瘤强化程度较肺癌明显[111]，并且强化较均匀。

2）肺结核球

与结核球比，肺炎性肌纤维母细胞瘤边缘无卫星灶，可见尖角征，钙化少见，增强扫描强化明显，无明显结核病史。

肺结核球临床上多有肺结核病史，有咳嗽、咳痰、低热、午后潮热等症状，好发于上叶尖后段及下叶背段，边缘大多清楚规整，密度较高且均匀，钙化较多见，周围有卫星灶，胸膜可见钙化及粘连，增强扫描不强化或边缘强化。

3）肺错构瘤

肺错构瘤，瘤内可见脂肪密度影及爆米花样钙化等特征性表现，且增强扫描不如炎性肌纤维母细胞瘤强化明显。

（六）治疗方法

手术是肺 IMT 最有效的、最主要的治疗方法，但因术前往往无法明确其病理性质，且术中冰冻病理结果亦无法快速提示其良恶性，故一般以肺叶切除为治疗肺 IMT 的常规手术方式。

陈穗等[112]回顾性分析了 9 例肺炎性肌纤维母细胞瘤患者的临床资料、病理结果及诊治情况，术前病理确诊 1 例。手术切除 7 例，无法切除 1 例，自动放弃治疗 1 例。手术切除组随访 1~7 年，均未见肿瘤复发或转移。

现有资料显示，化学药物治疗和放射治疗对肺炎性肌纤维母细胞无明显疗效。Suet－sugu 等[113]报道 1 例右肺巨大 IMT，侵犯上腔静脉并伴有远处转移，先后用非甾体类抗炎药物、皮质激素和多个方案的化疗均无效。但 Dagash 等[114]报道 1 例原发于胰腺的 IMT，用大剂量的皮质激素治疗获得成功。

美国癌症研究所科研人员报道 1 例有 ALK 易位的 IMT 患者对 ALK 抑制剂克唑替尼产生了持续的部分应答[115]，相比之下，在另外 1 例无 ALK 易位的患者中没有观察到这种活性。这例 ALK 阳性患者虽然曾接受了伊马替尼治疗，但经过 2 个月克唑替尼治疗后，肿瘤仍缩小了 53%，且疗效持续了 >6 个月。该患者因其他 3 处肿瘤生长而接受减瘤手术，术后再次服用克唑替尼仍获得了影像学完全缓解，且仅有轻微不适。研究结果表明，对于有 ALK 基因重排的肿瘤患者，该药是一种很有前景的治疗策略[10,116]。

（七）预后情况

绝大部分肺炎性肌纤维母细胞瘤完全切除预后良好，即使有局部浸润，或有区域淋巴结侵犯的病例，如能切除完全，仍可获得较好的预后。肿瘤完全切除者，5 年生存率为 99%，10 年生存率为 77.7%[117]。Fabre 等[118]报道，将肿块周围组织、胸壁及相应主支气管等切除可使患者实现长期生存。

复发通常发生在切除不完全的病例，1996 年，Biselli 等[119]报道了 9 例肺 IMT 中有 3 例出现了复发；毛成涛等[120]报道 1 例肺 IMT 就诊时已出现淋巴结转移，提示肺 IMT 有局部淋巴结转移的可能。Cerfolio 等[91]认为，切除不完整者 60% 会复发，提示完整手术切除极为重要。

三、乳腺炎性肌纤维母细胞瘤

（一）概述

乳腺炎性肌纤维母细胞瘤（inflammatory myofibroblastic tumor of the breast）是乳腺一种罕见的、来源于原始的间叶组织、具有多种分化潜能、由肌纤维母细胞组成的兼具有纤维母细胞和平滑肌细胞特征的良性或交界性肿瘤，是乳腺肿瘤中极少见的类型。

乳腺炎性肌纤维母细胞瘤，文献报道多发生于老年男性，中年女性患者更少见。Wargotz 等[121]报道了 41 ~ 85 岁 16 例，69% 为男性。国内仅有几例报道且多数为女性，如张文武等[122]报道了 1 例女性患者，56 岁，发现右乳头下方肿块 2 个月，在局麻下手术切除肿块，病理诊断为右乳侵袭型肌纤维母细胞瘤。滕晓东等[123]亦报道了 1 例 40 岁女性，发现左乳腺肿块 2 年，术后病理诊断为"乳腺肌纤维母细胞瘤"。郑成坤等[124]报道了 1 例乳腺巨大肌纤维母细胞瘤，女性，42 岁，发现左乳腺肿块逐渐增大 15 年，检查左乳腺巨大肿块，几乎占据整个乳房，内侧部分呈囊性感，外侧实性，质硬，边界尚清，与皮肤粘连；术中见左乳腺内侧有一脓肿大小为 5cm×6cm×8cm；外侧见一质硬肿块，大小为 15cm×15cm×12cm，包膜不完整，与皮肤粘连，但与胸大肌无明显粘连。病理检查发现有部分包膜，切面呈灰白色，质硬且韧；镜下见肿瘤细胞核为肥胖的短梭形及卵圆形，胞质红染呈小巢状及束状排列，部分区域瘤细胞呈栅栏状排列，其间有较明显的胶原纤维带分隔，间质可见黏液样变性。病理诊断为乳腺肌纤维母细胞瘤。赵巧玲等[125]也报道了 1 例 44 岁女性，发现左乳较大肿块（8cm×6cm），术后病理诊断为左侧乳腺肌纤维母细胞瘤（低度恶性）侵及乳头皮肤真皮层。

（二）临床表现

炎性肌纤维母细胞瘤发生于乳腺者罕见，其发病隐匿，病程数月至数年不等，最长达 7 年。

多由患者无意间发现，常表现为乳腺内边界清楚、质硬、活动度好、一般无痛性包块。临床上多为乳腺实质内肿块，极少位于乳头部及周围，一般为 2cm 左右，一般小于 4cm，亦有大于 10cm 者；可伴有发热、体重减轻、盗汗及淋巴结肿大等全身症状。

一般有四大临床特点，即乳腺肿块；不明原因反复低热，午后为主，有盗汗；外周血白细胞，尤其是中性粒细胞的异常升高；肿瘤区局部炎性反应。

病变以单发或多发性发生，局部浸润性生长，侵犯血管局部复发，少数病程进展快而致死，临床和影像学颇似恶性肿瘤。王鲁平等[19]报道了3例女性肌纤维母细胞瘤，均发现有局部复发倾向，提示女性乳腺炎性肌纤维细胞瘤具有浸润性或侵袭性。何仕远等[126]报道了1例44岁女性患者，体检发现右乳内下象限可触及一个直径约11.5cm的肿块，边界欠清，无压痛，术后病理诊断为右乳侵袭型肌纤维母细胞瘤。

（三）组织病理

1. 大体观

乳腺内质硬、活动度好的肿块，大体标本呈灰白色，实性、边界清楚、无明显包膜，膨胀性生长。

2. 镜下观

组织学显示，炎症背景下不同数量纤维母细胞、肌纤维母细胞、淋巴细胞、浆细胞、嗜酸性粒细胞和组织细胞；病变可类似炎症性反应增生，亦可出现坏死、细胞异型增生，易与梭形细胞肉瘤/癌混淆。

镜下肿瘤由束状杂乱排列的纺锤形细胞组成，核卵圆至尖细，染色质细致，核仁小，胞质嗜伊红染色，被细胞间宽大的玻璃样胶原纤维隔开，胶原纤维可出现玻璃样变或黏液样变，并可出现岛状分布的分化成熟的脂肪细胞；甚至出现软骨和骨组织。

电镜可见质内有束状肌微丝及其密体，粗面内质网较丰富，可见吞饮空泡和不完整基底膜。

（四）鉴别诊断

1. 乳腺腺肌上皮瘤

为乳腺腺肌上皮细胞增生形成的肿瘤，肿瘤细胞可为梭形、多边形、浆细胞样，细胞质透明，S-100、胶质纤维酸性蛋白（GFAP）、calponin阳性，但缺乏胶原化的纤维间质，且梭形细胞巢中央可见腺腔。

2. 乳腺平滑肌瘤

多发生在乳头，乳腺实质内少有发生，瘤细胞纵横交错排列，胞质嗜伊红，细胞分化成熟，无空泡样胞质，内有分化成熟的平滑肌纤维肌丝，电镜下可区分。

3. 乳腺梭形细胞癌

为化生性癌，梭形细胞比较温和，形成丰富的胶原纤维质间质，呈羽毛状、黏液样、血管样和漩涡样形态，但总有梭形细胞和上皮细胞融合区域，免疫组化常见灶状角蛋白阳性反应区。肌纤维母细胞瘤内无上皮成分。

（五）治疗与预后

对于乳腺肌纤维母细胞瘤的治疗，界线清楚者单纯行肿物切除术，界线不清楚者行肿物扩大范围切除术，术后极少复发，预后较好[19]。

何仕远等[126]指出，侵袭型肌纤维母细胞瘤比一般边界清楚的肌纤维母细胞瘤的切除范围要大，以防术后复发。任毅等[127]报道1例女性患者，68岁，因"左乳肿块30余年"入院，肿块生长缓慢，而于入院前1年生长增快，偶有疼痛。入院时乳中、外上部扪及6cm×7cm肿块，质韧，边界不清，局部与皮肤稍有粘连，活动度差，左腋下有肿大淋巴结约1cm×1cm，未融合固定；术前细针穿刺细胞学检查见癌细胞，行左乳腺癌改良根治术，术后诊断为炎性肌纤维母细胞肿瘤。术后 1 月余，于左胸壁切口上方发现皮下肿块，生长速度极快，局部呈炎性反应，穿刺细胞学检查提示肿瘤复发，再行胸壁肿块、胸大小肌切除术，术后病理诊断仍为 IMT；二次术后 1 个月，复查 CT，双肺转移、肋骨转移、病理性骨折、左侧胸腔积液、纵隔淋巴结肿大，2 个月后因呼吸衰竭死亡。

四、胃肠道炎性肌纤维母细胞瘤

（一）概述

胃肠道 IMT 是一种少见而独特的间叶性肿瘤，表现为低度恶性或交界性肿瘤，常见于学龄前儿童及青少年，女性多发[128]。

IMT 主要发生在肺部，腹腔内罕见，胃肠道的发病率更低[129]。胃肠道 IMT 大多为个案报道，缺少大宗病例报道。

胃肠道 IMT 具体病因不明，多发生于手术、创伤或炎症以后，是人体对损伤的一种异常或过度的反应[130]。有研究发现[131]，其可能与 EB 病毒感染有关。

（二）临床表现

胃肠道 IMT 以胃及回盲部多见，其临床表现无特异性，但与发病部位密切相关[132]。胃肠道 IMT 多伴有发热、乏力、消瘦、贫血等全身症状，Qiu 等[133]报道了 1 例以高热为首发症状就诊的胃 IMT 病人。

胃 IMT 以上腹部不适及消化道出血多见，Bjelovic 等[134]报道了 1 例以上腹部痛及恶心、呕吐就诊的胃 IMT 病人；十二指肠 IMT 则以上腹部不适多见，空回肠 IMT 以腹痛、腹胀及腹部包块多见，Oeconomopoulou 等[135]报道了 1 例以右下腹痛、发热等类似急性阑尾炎症状就诊的回肠末端 IMT 病人，Unver 等[136]则报道了 1 例回肠 IMT 合并急性阑尾炎的病例；结肠 IMT 以右下腹疼痛及右下腹包块多见，陈益民等[137]报道了 1 例以右下腹疼痛及右下腹包块就诊的回盲部及升结肠 IMT 病人。直肠 IMT 以大便带血多见。

（三）组织病理学

组织病理学检查主要为梭形细胞、数量不等的胶原以及淋巴细胞、浆细胞组成的炎性成分，其间质中的淋巴细胞及浆细胞等慢性炎症细胞为其病理学特征[138]。

免疫组织化学指标中 S-100、CD34 和 CD117 常表达阴性，梭形细胞胞质标志物 vimentin 以及肌源性标志物 SMA 为 IMT 的特异性标记。

有研究显示[139]，约 50% 的 IMT 具有间变型淋巴瘤激酶（ALK）基因的克隆性重排，导致 ALK 蛋白的激活表达，ALK 阳性说明肿瘤呈中度恶性[140]。李明信[141]通过对 4 例行免疫组织化学的腹腔 IMT 分析显示，CD117、CD34（-）100%，vimentin、SMA（+）100%。孙璐等[142]对 5 例胃 IMT 分析，免疫组织化学显示 CD117、CD34（-）100%，vimentin、SMA（+）100%，ALK（+）100%。李焕萍等[143]对 30 例肺外 IMT 行免疫组织化学显示，CD117、CD34、S-100 阴性 100%，vimentin 阳性 100%，SMA 阳性 70%，ALK 阳性 27%。

（四）诊断及鉴别诊断

1. 诊断

血常规、肝肾功能、肿瘤标志物等实验室检查及 B 超、CT、MRI 等影像学检查对胃肠道 IMT

均无特异性，穿刺活检由于取材较少且存在局限性，确诊仍需靠术后病理及免疫组化检查。

胃肠道 IMT 术前诊断困难，术前易误诊为恶性肿瘤，李明信[141]对 10 例腹腔 IMT 报道显示，其中 7 例术前误诊为恶性肿瘤。因此，对于学龄前及青少年病人，胃肠道肿块，同时伴有发热、贫血、消瘦等全身症状时应考虑到胃肠道 IMT 的可能。

2. 鉴别诊断

胃肠道 IMT 需与间质瘤、平滑肌瘤、息肉、神经鞘瘤及平滑肌肉瘤等鉴别。

胃肠间质瘤（gastrointestinal stromal tumor，GIST）为胃肠道最常见的间质源性肿瘤，多呈外生性或"哑铃"状生长，免疫组织化学中，CD117 和 CD34 强阳性表达，基因检测示 KIT 或 PDGFRA 突变为最重要的特征[144]。

平滑肌瘤少见，通常较小且界限清楚，肿瘤常来源于固有肌层，可向腔内或腔外生长，免疫组织化学中 CD117 和 CD34 阴性，有助于鉴别诊断。

息肉较小，直径小于 1cm，表现为无蒂或有蒂的肿块，病变主要位于黏膜下层，病理检查特点为增生的纤维组织常呈漩涡状围绕血管排列（葱皮样改变）。

神经鞘瘤通常较大，形态欠规则，钙化多见，易见肿块内多发囊变区，镜下主要表现为瘤组织的周围可见淋巴细胞套；平滑肌肉瘤，瘤细胞丰富，异型性明显，核常呈雪茄样，核分裂象多见，并可见病理性核分裂象。

（五）治疗及预后

1. 治疗方法

胃肠道 IMT 的治疗亦以手术切除为主，虽大多为良性肿瘤，但因其具有侵袭生长的特性，故在患者身体状况允许的情况下，可适当扩大手术切除范围。对于胃肠道 IMT 复发患者，再次手术仍是首选。Wang 等[145]报道了 1 例 74 岁病人在原发 IMT 切除 30 个月后同一部位再发 IMT 而再次采用外科手术切除的病例。

有少数病例报道，可通过抗生素[146]、激素[147]或非甾体类抗炎药物[148]治愈，甚至极少数病例无须采用任何治疗而自然消退[149]。

胃肠道 IMT 对放化疗大多不敏感，但 Chen 等[150]报道，1 例腹膜后 IMT 病人在原发肿瘤切除后出现原位复发及远处转移，采用表柔比星、达卡巴嗪、多烯紫杉醇等化疗药物治疗 3 个周期后肿瘤大小明显减小。Tao 等[151]则报道了 1 例不可切除的腹膜后 IMT 病人，经甲氨蝶呤、顺铂等化疗药物治愈长达 3 年之久。

2. 预后

胃肠道 IMT 大多预后良好，但亦可发生复发转移，Gleason 等[152]报道，84 例肺外 IMT 中，21 例（25%）出现复发。Meis 等[5]报道 38 例腹腔及腹膜后 IMT，长期随访 27 例，其中 10 例（37%）复发，3 例（11%）出现肺、脑转移，5 例（19%）最终死于 IMT。

五、膀胱炎性肌纤维母细胞瘤

（一）概述

膀胱炎性肌纤维母细胞瘤临床极为少见，虽可发生于任何年龄，但多为儿童和青少年，女性发病约是男性的 2 倍。王欣等[69]报道了 4 例膀胱炎症性肌纤维母细胞瘤，男 1 例，34 岁；女 3 例，

17～45 岁。

膀胱 IMT 病因目前尚不清楚，Jones 等[153]对 13 个病例进行研究后，认为该病与患者曾进行过膀胱镜检查及相关操作有关，这些患者中有 3 名曾进行过膀胱镜检查；另有学者提出，反复发作的尿路感染可能是一种病因[154]。

（二）临床表现

膀胱 IMT 临床表现无特异性，可有血尿、排尿困难和复发性膀胱炎，肿块常为息肉状，血尿是最常发生的症状（74%），肿物很少能被触到。王欣等[69]报道了 4 例膀胱炎症性肌纤维母细胞瘤，临床表现均为血尿和肿块。

（三）影像学检查

肿块可发生于膀胱任何部位，但以侧壁和底部为多见，三角区少见[155]。大部分肿物发生于膀胱的顶壁，通过彩超、CT 及核磁检查可发现膀胱前壁或上壁有一软组织肿物[156]。李鑫等[157]报道了 1 例 33 岁女性患者，超声示膀胱壁低回声包块，术后病理为膀胱炎性肌纤维母细胞瘤。安伟等[22]报道了 1 例 56 岁的女性，入院前 17 个月因膀胱肿瘤行膀胱肿瘤切除术，术后病理诊断为平滑肌瘤；1 个月前开始出现尿频、5d 前开始出现肉眼血尿，膀胱 CT 增强扫描见前下腹壁皮下脂肪层内可见索条样稍高密度影，其内侧腹壁软组织影明显增厚，形态不规则，突向盆腔内，膀胱充盈欠佳，于其左侧壁见一不规则团块影，向腔内、腔外突出，病灶主体位于膀胱腔外，边界较清，最大层面约 11.5cm×6.7cm，病灶增强扫描可见强化。在全麻下行膀胱部分切除术，术中见肿瘤位于膀胱左外侧，与周围组织广泛粘连，锐性分离后，见肿瘤形态不规则，约 12cm×10cm×8cm 大小，包膜完整，完整分离后，将肿瘤完整切除。术后病理为膀胱炎症性肌纤维母细胞瘤。

（四）诊断与鉴别诊断

1. 诊断

从临床表现、影像学检查结果，其至膀胱镜检查要想把 IMT 与肉瘤样增生（如梭形细胞肉瘤、横纹肌肉瘤或平滑肌肉瘤）鉴别开来是困难的；有学者提出，病变活检是必要的，因为这可以避免不必要的膀胱全切手术[158]；但目前所有报道病例最终诊断均为术后病理学检查。

ALK 标记被认为目前是 IMT 最好的一项诊断指标，Freeman 等报告 9 例膀胱 IMT 中有 8 例 ALK 阳性[49]；但有学者报道，ALK 在 IMT 患者中阳性率不到 20%[159]。

2. 鉴别诊断

膀胱炎性肌纤维母细胞瘤临床极为少见，且临床表现缺乏特异性，以血尿、尿路刺激和排尿困难为主要临床表现，易被误诊为膀胱癌、横纹肌肉瘤、平滑肌肉瘤、梭形细胞肉瘤等恶性病变[160]。

1）膀胱术后梭形细胞结节

膀胱术后梭形细胞结节多发生在经尿道膀胱局部切除后的区域，其大量梭形细胞增生，密集排列成束状，梭形细胞 CK 阳性；但无明显的黏液水肿间质。而 IMFT 的体积通常更大一些，细胞的密度不如前者，有明显的黏液水肿间质和炎症细胞背景，梭形细胞 CK 可阳性或阴性。

2）膀胱平滑肌肉瘤

膀胱平滑肌肉瘤也表现为交错排列的梭形细胞束，平均直径 7cm[161]，有明显的细胞异型性和病理性核分裂象，疏松的血管黏液样背景较少见。

（五）治疗与预后

治疗以切除肿瘤、保留膀胱功能为基本原则，故手术切除是其主要治疗手段。

手术切除方式包括膀胱部分切除术、肿瘤切除术；膀胱炎性肌纤维母细胞瘤是一种中间型并具恶性潜能的肿瘤，但常呈良性过程[160]，故多数学者认为，膀胱部分切除或经尿道切除已足够，术后是否膀胱灌注值得探讨。

膀胱炎性肌纤维母细胞瘤是一种良性肌纤维母细胞增生，伴局部复发倾向。追踪随访，建议3个月到半年复查1次膀胱镜，必要时活检。王欣等[69]报道了4例膀胱炎症性肌纤维母细胞瘤，1例45岁女性患者术后18个月局部复发，其余病例未见复发和转移。

六、肾炎性肌纤维母细胞瘤

泌尿生殖系统发生 IMT 的最常见部位为膀胱，肾发生的 IMT 罕见，国内、外文献只有个别报道[162-164]，截至 2008 年报道不足 40 例。肾 IMT 可发生于任何年龄，6~86 岁，平均 48.8 岁，无明显性别差异。

(一) 临床表现

影像学检查，其病变可累及一侧肾或双侧肾，最多见于肾实质内(56%)，其次是肾盂(38%)，亦有报道发生于肾被膜及被膜旁脂肪组织中(6%)。位于肾盂者，肿瘤可呈息肉状突起或造成肾盂增厚、输尿管移行部狭窄等。

肾 IMT 的常见症状有腰痛、无痛性镜下或肉眼血尿；有些患者，特别是儿童，可出现血沉加快、不明原因发热、血小板增多、多克隆球蛋白增加等症状，临床类固醇激素治疗有效，或一旦肿瘤切除这些症状均能消失；发生于儿童者可有生长阻滞现象[163]；该瘤可多灶发生，虽不转移，但可呈局部侵袭性生长[21]，少数患者(尤其是不能完整切除者)可以复发，偶尔有恶性转化[165]。

(二) 诊断与鉴别诊断

1. 诊断

肾 IMT 的临床表现与其他肾肿瘤无明显差异，影像学上无论 B 超、CT、MRI 等均缺乏特异性；诊断需要依靠病理确定，尤其是免疫组化证实肌纤维母细胞的免疫表型，如 vimentin 呈弥漫强阳性、SMA(53%)或 MSA(86%)阳性、desmin(30%)阳性等，可排除其他诊断。一般而言，需结合临床表现、影像学检查、肿瘤大体检查、显微镜下改变，方能对该肿瘤做出明确诊断。

有报道[166-167]经皮肾肿瘤穿刺可获诊断，但由于穿刺标本量有限，加之 IMT 病变缺乏特异性，易误诊为肉瘤样癌或 Wilms 瘤，故一般不主张穿刺诊断。只有当患者不能耐受手术或临床怀疑肾转移癌时，才考虑穿刺活检，且只能是定性诊断，其敏感性和特异性均很差[162]。

2. 鉴别诊断

由于肾 IMT 伴有炎性背景、细胞形态缺乏特异性，需结合其发病部位、大体形态，与肾的肉瘤样癌、Wilms 瘤以及腹膜后炎性纤维肉瘤、未分化多形性肉瘤、纤维瘤病等相鉴别。

1) 肾肉瘤样癌(梭形细胞癌)

肾肉瘤样癌属高度恶性肿瘤，细胞异型性明显，可见病理性核分裂象；局灶可有明显的透明细胞癌或颗粒细胞瘤的特征，可与 IMT 区别开。

免疫表型，IMT 与肉瘤样癌均表达 Vim，少数 IMT 病例中表达 CK 及 EMA，这可能会导致 IMT 误诊为肉瘤样癌。但 IMT 表达 MSA 和 SMA，以此可将梭形细胞癌排除。

另外，电镜检查示 IMT 呈纤维母细胞性、肌纤维母细胞性分化，也不同于上皮分化的肉瘤样癌。

2）肾 Wilms 瘤

当 IMT 发生于儿童时，需与 Wilms 瘤鉴别。

Wilms 瘤为儿童最常见的肾肿瘤，偶发生于成人。其组织构成除了梭形细胞成分外，还含有胚基幼稚细胞及上皮样细胞成分，大体上呈鱼肉状。

IMT 的主要成分为梭形细胞，有明显的炎症背景，大体上质地较韧。如果多取材，二者不难鉴别。

但是在穿刺标本中，由于形态特征局限，可能需要免疫组化染色辅助鉴别，Wilms 瘤表达 WT，但缺乏 MSA 和 SMA 表达。

3）腹膜后炎性纤维肉瘤

腹膜后炎性纤维肉瘤（inflammatory fibrosarcoma, IFS）可能会累及肾脏，需与肾皮质浅层或肾旁 IMT 鉴别。

多数 IFS 多灶发生，体积较大，约90% 直径 >5cm，而肾 IMT 瘤体多数 <5cm。

组织学上 IFS 与 IMT 都具有梭形细胞、炎细胞成分，但 IFS 瘤细胞形态不规则、多形性，而 IMT 细胞无明显的异型性。

电镜及免疫组化方面二者有很多相似之处，无法用以鉴别，故有人认为，二者分别代表了同一肿瘤谱的良、恶性，p53 可资鉴别，IMT 一般 p53 阴性，IFS 则多为阳性[168]。

（三）治疗与预后

1. 治疗

在治疗上，如果术前或术中能够明确病变可只做单纯肿物切除。但鉴于目前普遍认为炎性肌纤维母细胞瘤是一种真性肿瘤，少部分属低度恶性肿瘤，因此有作者认为[169]，单纯肿物切除治疗效果不确定，在对侧肾可以代偿的情况下，切除患肾是一个可以选择的方法，以尽量减少复发的可能[164]。如果不能手术，可以考虑采用类固醇激素治疗以及化疗亦可达到控制疾病的目的。Williams 等[166]报道 2 例经穿刺确诊的肾 IMT，行类固醇激素治疗痊愈。

金亦等[170]报道 1 例 58 岁女性患者，无明显诱因出现排酱油色尿，呈全程性，伴尿频、尿急、尿痛。CT 提示"右肾盂输尿管交界处占位性病变，考虑低度恶性肿瘤可能性大"。手术见肾周筋膜与腹膜粘连，游离腹膜后向前内侧推开，游离肾周筋膜外间隙，见右肾大小为 20cm×10cm，肿瘤位于肾中部，大小为 9cm×7cm×6cm，肿瘤与周围脏器有轻度粘连，侵犯下腔静脉及肾动静脉表面，仔细分离右肾与下腔静脉、十二指肠，向上右肾与肾上腺分界清楚，分离肾上腺，将肾脏向前内侧翻起，仔细分离出肾动、静脉，给予结扎离断，向下分离输尿管直至膀胱，袖状切除部分膀胱壁，将右肾、右输尿管、部分膀胱壁一并切除。免疫组化结果，vimentine（+），SMA（+），CD68（+），Bcl-2（散在+），CD117（散在+），S-100（灶性+），CD34（血管+），CK（-），desmin（-），HMB45（-），CD99（-），ALK（-）。病理诊断为肾炎性肌纤维母细胞瘤。

2. 预后

IMT 是一种潜在恶性或低度恶性肿瘤，位于腹腔内者由于难以完全切除，具有局部复发倾向，复发率为23% ~37%。肾 IMT 似乎比发生于软组织和泌尿生殖道其他部位（如膀胱）者预后好。

赖日权等[171]总结了 53 例泌尿生殖道炎性假肉瘤（实为 IMT），其中主要发生于膀胱（76%），其次是睾丸、附睾、前列腺、尿道及精索，经随访未见转移或死于 IMT，但具有局部侵袭能力。从已报道的 20 余例随访的肾 IMT 看，单纯发生于肾并无肾外合并病灶者，无论是肾根治切除，还是肿块剜除术，术后均无复发。但 Montgomery 等[67]对 32 例泌尿道 IMT 随访 3 ~120 个月（平均 33 个月），其中 10 例复发，复发与肌层浸润及 ALK 基因突变无关；3 例伴恶性病变，其中 2 例最初均表现为典型的 IMT，分别在 1 个月和 2 个月后发现伴有高级别浸润性尿路上皮的肉瘤样癌，最终 2 例都死于癌，而非 IMT。

一般而言，瘤细胞有异型性，DNA 倍体检测为非整倍体，提示肿瘤可能具有较高的侵袭性。此外，ALK 阳性的 IMT 有较高的复发倾向[172]。少数病例经多次复发后可转化成为肉瘤[173]。

（赵新亮）

参考文献

[1] Brunn H. Two interesting benign lung tumors of contradictory hitopathology[J]. J Thorac Surg, 1939, 9：119 – 131.

[2] Umiker W O, IversonL. Post – inflammatory, "tumors"of the lung[J]. J Thorac Surg, 1954, 28(1)：55 – 63.

[3] Bahadori M, Liebow A A. Plasma cell granulomas of the lung[J]. Cancer, 1973, 31：191 – 208.

[4] Pettinato G, Manivel J C, De Rosa N, et al. Inflammatory myofibroblastic tumor(plasma cell granuloma). Clinicopathologic study of 20 cases with immunohistochemical and ultrastructural observations[J]. Am J Clin Pathol, 1990, 94(5)：538.

[5] Meis J M, Enzinger F M. Inflammatory fibrosarcoma of the mesentery and retroperitoneum. A tumor closely simulating inflammatory pseudotumor[J]. Am J Surg Pathol, 1991, 15：1146 – 1156.

[6] 蒋昭实，陈杰. 炎性假瘤、炎性肌纤维母细胞瘤及相关病变[J]. 诊断病理学杂志，1999，6(4)：255 – 256.

[7] 金眉，王人灵，曾克，等. 炎性肌纤维母细胞瘤（炎性假瘤）2 例并文献复习[J]. 江西医学检验，2004，22(1)：89 – 90.

[8] 武春燕，孟刚. 炎性肌纤维母细胞瘤[J]. 癌变·畸变·突变，2005，17(6)：394 – 396.

[9] Coffin C M, Watterson J, Priest J R, et al. Extrapulmonary inflammatory myofibroblastic tumor(inflammatory pseudotumor). A clinicopatholgic and immumohistochemical study of 84 cases[J]. Am J Surg Pathol, 1995, 19(8)：859 – 872.

[10] Lawrence B, Perez – Atayde A, Hibbard M K, et al. TPM 3 ALK and TPM 4 ALK oncogenes in inflammatory myofibroblastic tumors[J]. Am J Pathol, 2000, 157(2)：377 – 384.

[11] 陈穗，梁永怡. 肺炎性肌纤维母细胞瘤的病理演变及其诊断和治疗[J]. 医学综述，2009，15(3)：471 – 472.

[12] Hussong J W, Brown M, Perkins S L, et al. Comparison of DNA ploidy, histologic, and immunohistochemical findings with clinical outcome in inflammatory myofibroblastic tumors[J]. Mod Pathol, 1999, 12：279 – 286.

[13] Rabban J T, Zaloudek C J, Shekitka K M, et al. Inflammatory myofibroblastic tumor of the uterus：a clinicopathologic study of 6 cases emphasizing distinc tion from aggressive mesenchymal tumors[J]. Am J Surg Pathol, 2005, 29：1348 – 1355.

[14] Chan J K, Cheuk W, Shimizu M. Anaplastic lymphoma kinase expression in inflammatory pseudotumors[J]. Am J Surg Pathol, 2001, 25：761 – 768.

[15] Cook J R, Dehner L P, Collins M H, et al. Anaplastic lymphoma kinase (ALK)expression in the inflammatory myofibroblastic tumor：a compara tive immunohistochemical study[J]. Am J Surg Pa thol, 2001, 25：1364 – 1371.

[16] Tsuzuki T, Magi – Galluzzi C, Epstein J I. ALK – 1 expression in inflammatory myofibroblastic tumor of the urinary bladder[J]. Am J Surg Pathol, 2004, 28：1609 – 1614.

[17] Ma Z, Hill D A, Collins M H, et al. Fusion of ALK to the Ran – binding protein 2 (RANBP2)gene in inflammatory myofibroblastic tumor[J]. Genes Chromosomes Cancer, 2003, 37：98 – 105.

[18] Bridge J A, Kanamori M, Ma Z, et al. Fusion of the ALK gene to the clathrin heavy chain gene CLTC in inflammatory myofibroblastic tumor[J]. Am J Pathol, 2001, 159：411 – 415.

[19] 王鲁平，丁华野. 肌纤维母细胞瘤的病理性研究（附 3 例报告及文献复习）[J]. 诊断病理学杂志，1997，4(1)：19 – 21.

[20] Meng G Z, Zhang H Y, Bu H, et al. Myofibroblastic sarcoma of the nasal cavity and paranasal sinus：A clinicopathologic study of 6 cases and review of the literature[J]. Oral Surg Oral Med Oral Pathol Oral Radiol Endod, 2007,

104(4)：530 - 539.

[21] Coffin C M, DehnerL P, Meis - Kindblom J M. Inflammatory myofibroblastic tumor, inflammatory fibrosarcoma, and related lesions：a historical review with differential diagnostic considerations[J]. Semin Diagn Pathol, 1998, 15(2)：85 - 101.

[22] 安伟, 王伟刚, 高嘉林, 等. 膀胱炎性肌纤维母细胞瘤1例报告并文献复习[J]. 中国实验诊断学, 2009, 13(1)：124 - 125.

[23] 殷敏智, 陈其民, 张忠德, 等. 儿童胸部炎性肌纤维母细胞瘤的临床病理探讨[J]. 临床小儿外科杂志, 2013, 4(12)：97 - 99.

[24] Fletcher C D M, Unni K K, Mertens F. WHO Classification Tumors of Soft Tissue and Bone[M]. Lyon：IARC Press, 2000, 91 - 93.

[25] Kapusta L R, Weiss M A, Ramsay J, et al. Inflammatory myofibroblastic tumors of thekidney：a clinicopathologi-cand immumohistochemical study of 12 cases[J]. Am J Surg Pathol, 2003, 27：658 - 666.

[26] 蔚青, 朱延波, 金晓龙. 炎症性肌纤维母细胞肿瘤4例临床病理分析[J]. 诊断病理学杂志, 2007, 14(4)：275 - 278.

[27] Flectcher C D M, Unni K K, Merfens F. Word Health Organization classifcation of tumors. Pathology and genetics of soft tissue and bon[M]. Lyon：LARC Press, 2002：194 - 951.

[28] Venkataraman S, Semelka R C, Braga L, et al. Inflammatory myofibroblastic tumor of the hepatobiliary system：report of MR imaging appearance in four patients[J]. Radiology, 2003, 227(3)：758 - 763.

[29] Coffin C M, Watterson J, Priest J R, et al. Extrapulmonary inflammatory myofibroblastic tumor(inflammatory pseudotumor)：a clinicopathologic and immunohistochemical study of 84 cases [J]. Am J Surg Pathol, 1995, 19(8)：859 - 872.

[30] 董颖, 李竞贤. 乳腺肌纤维母细胞炎性假瘤[J]. 诊断病理学杂志, 1996, 3(4)：243 - 244.

[31] 丛文铭, 董荣春. 17例肝脏炎性假瘤的临床病理分析[J]. 临床与实验病理学杂志, 1993, 9(3)：195 - 196.

[32] 刘群, 张传森, 刘风军等. 膀胱炎性假瘤——假肉瘤性肌纤维母细胞增生[J]. 临床与实验病理学杂志, 2001, 17(6)：469 - 471.

[33] 高红, 白友贤. 股骨炎性肌纤维母细胞瘤1例[J]. 临床肿瘤学杂志, 2001, 6(1)：34.

[34] 卓忠雄, 徐丽, 高云华. 肾脏炎性假瘤超声显像及病理基础研究[J]. 西部医学, 2003, 1(1)：34 - 35.

[35] Sarker A, Anc, Davis M, et al. Inflammatory pseudotumor of the spleen in a 6 - year - oldchild：a clinicopathologic study [J]. Arch Pathol Lab Med, 2003, 127(3)：e127 - e130.

[36] Alaani A, Hogg R, Warfield A T, et al. Air bag injury as a cause of inflammatory myofibroblastic pseudotumour of the subglottic larynx progressing to myositis ossificans[J]. Acta Otolaryngol, 2005, 125(6)：674 - 677.

[37] Williamson R A, Paueksakon P, Coker N J. Inflammatory Pseudotumor of the temporal bone[J]. Otol Neurotol, 2003, 24 (5)：818 - 822.

[38] Lee S H, Fang Y C, Luo J P, et al. Inflammatory pseudotumour associated with chronic persistent Eikenella corrodens infection：a case report and brief review[J]. J Clini Pathol, 2003, 56(11)：868 - 870.

[39] 牛秋梅, 马花云. 71例肺的炎性假瘤临床病理分析[J]. 河南肿瘤学杂志, 1997, 10(4)：314 - 315.

[40] 李斌, 李甘地. 肺外炎性假瘤的多样性及诊断[J]. 诊断病理学杂志, 1997, 4(4)：229 - 231.

[41] Tarhan F G, lAE, Karadayi N, et al. Inflammatory pseudotumor of the kidney：a case report[J]. Int Urol Nephrol, 2004, 36(2)：137 - 140.

[42] Boo Y J, Kim J, Kim J H, et al. Inflammatory myofibroblastic tumor of the kidney in a child：report of a case[J]. Surg Today, 2006, 36(8)：710 - 713.

[43] Cheuk W, Chan J K, Shek T W, et al. Inflammatory pseudotumor - like follicular dendritic cell tumor：a distinctive low - grade malignant intra abdominal neoplasm with consistent Epstein - Barr virus association[J]. Am J Surg Pathol, 2001, 25：721 - 731.

[44] Beham A, Badve S, Suster S, et al. Solitary myofibroma in adults：clinicopathological analysis of a series[J]. Histopathology, 1993, 22(4)：335 - 341.

[45] Kempson R L, Fletcher C D, Evans H L, et al. Atlas of tumorpathology. Tumors of soft tissues[M]. AFIP：Wash-

ington DC, 2001：83 – 86.

[46] Granter S R, Badizadengan K, Fletcher C D. Myofibromatosis, in adults, glomangiopericytoma, and myopericytoma：a spectrum of tumors showing perivascular myoid differentiation[J]. Am J Surg Pathol, 1998, 22(5)：513 – 525.

[47] Nonaka D, Birbe R, Rosai J. So – called inflammatory myofibroblastic tumor：a proliferative lesion of fibroblastic reticulum cells? [J]. Histopathology, 2005, 46(6)：604 – 613.

[48] Cossu A, Lissia A, Dedola M F, et al. Classic follicular dendritic reticulum cells tumor of the lymph node developing in a patient with a previous inflammatory pseudotumor – like proliferation[J]. Hum Pathol, 2005, 36(2)：207 – 211.

[49] Freeman A, Geddes N, Munson P, et al. A naplastic lymphom akinase (ALK1)staining and molecular analysis in inflammatorymyofibroblastic tumours of the bladder：a preliminary clinico – pathological study of nine cases and review of the literature[J]. Mod Pathol, 2004, 17(7)：765 – 771.

[50] Brandon L, Antonio P, Michele K, et al. TPM3 – ALK and TPM4 – ALK Oncogenes in Inflammatory Myofibroblastic Tumors[J]. Ame J Surg Pathol, 2000, 157(8)：377 – 384.

[51] 纪小龙, 马亚敏. 炎性假瘤的病理学进展[J]. 诊断病理学杂志, 2003, 10(4)：239 – 241.

[52] 纪小龙, 马亚敏. 从炎性假瘤到炎性肌纤维母细胞瘤——浅谈病理形态学发展的过程[J]. 临床与实验病理学杂志, 2003, 19(3)：319 – 320.

[53] Sirvent N, Hawkins A L, Moeglin D, et al. ALK probe rearrangement in a t(2；11；2) (p23；p15；q31) translocation found in a prenatal myofibroblastic fibrous lesion：toward a molecular definition of an inflammatory myofibroblastic tumor family? [J]. Genes Chromosomes Cancer, 2001, 31(1)：85 – 90.

[54] Hisaoka M, Shimajiri S, Matsuki Y, et al. Inflammatory myofibroblastic tumor with predominant anaplastic lymphoma kinasepositive cells lacking a myofibroblastic phenotype[J]. Pathol Int, 2003, 53(6)：376 – 381.

[55] Li X Q, Hisaoka M, Shi D R, et al. Expression of anaplastic lymphoma kinase in soft tissue tumors：an immunohistochemical and molecular study of 249 cases[J]. Hum Pathol, 2004, 5(6)：711 – 721.

[56] Maruya S, Kurotaki H, Hashimoto T, et al. Inflammatory pseudotumour(plasma cell granuloma) arising in the maxillary sinus[J]. Acta Otolaryngol, 2005, 125(3)：322 – 327.

[57] Cessna M H, Zhou H, Sanger W G, et al. Expression of ALK1 and p80 in inflammatory myofibroblastic tumor and its mesenchymal mimics：a study of 135 cases[J]. Mod Pathol, 2002, 15：931 – 938.

[58] 郭海红, 霍建军, 冼美生, 等. 眼眶炎性假瘤病理分型的探讨[J]. 中国实用眼科杂志, 2001, 15(9)：368 – 370.

[59] 王维丽, 张英怀, 张杰英, 等. 口腔颌面部炎性肌纤维母细胞瘤临床病理分析[J]. 现代口腔医学杂志, 2008, 22(2)：120 – 122.

[60] Som P M, Brandwein M S, Maldjian C, et al. Inflammatory pseudotumor of the maxillary sinus：CT and MR findings in six cases[J]. AJR Am J Roentgenol, 1994, 163：689 – 692.

[61] Sciot R, Clin P D, Fletcher C D M, et al. Inflammatory myofibroblastic tumor of bone：report of two cases with evidence of clonal chromosomal change[J]. Am J Surg Pathol, 1997, 21：1166 – 1172.

[62] Gale N, Zidar N, Podboj J, et al. Inflammatory myofibroblastic tumor of the left ventricle in an older adult[J]. Ann Thorac Surg, 2003, 75(1)：1971 – 1973.

[63] Horger M, Pfannenberg C, Bitzer M, et al. Synchronous gastrointestinal and musculoskeletal manifestations of different subtypes of inflammatory myofibroblastic tumor：CT, MRI and pathological features[J]. Eur Radiol, 2005, 15 (8)：1713 – 1716.

[64] Chun Y S, Wang L, Nascimento A G, et al. Pediatric inflammatory myofibroblastic tumor：anaplastic lymphoma kinase (ALK) expression and prognosis[J]. Pediatr Blood Cancer, 2005, 45(6)：796 – 801.

[65] Hojo H, Newton W A, Hamoudi A B, et al. Pseudosarcomatous myofibroblastic tumor of the urinary bladder in children：a study of 11 cases with review of the literature：an intergroup rhabdomyosarcoma study[J]. Am J Surg Pathol, 1995, 19(11)：1224 – 1236.

[66] Gleason B C, Hornick J L. Inflammatory myofibroblastic tumours：where are we now? [J]. J Clin Pathol, 2008, 61：428 – 437.

[67] Montgomery E A, Shuster D D, Burkart A L, et al. Inflammatory myofibroblastic tumors of the urinary tract：a clini-

copathologic study of 46 cases, including a malignant example inflammatory fibrosarcoma and a subset associated with high - grade urothelial carcinoma[J]. Am JSurg Pathol, 2006, 30(12): 1502 - 1512.

[68] 郭峰, 张志庸, 崔玉尚, 等. 胸部炎性肌纤维母细胞瘤的外科治疗[J]. 中国胸心血管外科临床杂志, 2010, 17(3): 202 - 205.

[69] 王欣, 李志娟, 许长江. 膀胱炎性肌纤维母细胞瘤 4 例临床病理分析[J]. 淮海医药, 2008, 26(3): 190 - 191.

[70] 付雪琼, 林军. 肝脏炎性肌纤维母细胞瘤研究进展[J]. 世界华人消化杂志, 2007, 15(11): 1257 - 1260.

[71] 郑杰. 重视疾病的分子病理诊断[J]. 北京大学学报(医学版), 2003, 35(1): 1 - 3.

[72] 郭卫, 燕太强. 骨的炎症性肌纤维母细胞瘤一例[J]. 中华外科杂志, 2002, 40(3): 240.

[73] 刘光俊, 陈卫国, 曾行德. 肋骨肌纤维母细胞瘤 1 例报告[J]. China JMIT, 2001, 17(12): 1184.

[74] Eble J N, Sauter G, Epsrein J I, et al. World Health Organization classifcation of tumors. Pathology and genetics of tumors of urinary system and male genital organs[M]. Lyon: LARC Press, 2004: 191 - 194.

[75] Khalidi H S, Singleton T P, Weiss S W. Inflammatory malignant fibrous histiocytoma: distinction from Hodgkin's disease and non - Hodgkin's lymphoma by a panel of leukocyte markers[J]. Mod Pathol, 1997, 10(5): 438 - 442.

[76] Jaffe E S, Harris N L, Stein H, et al. Follicular dendritic cell sarcoma tumour[A]. WHO classification of Tumours. Pathology and genetics of tumours of haematopoietic and lymphoid tissues[M]. Lyon: IARC Press, 2001: 286 - 288.

[77] Jones E C, Young R H. Myxoid and sclerosing sarcomatoid transitional cell carcinoma of the urinary badder: a clinicopathologic and immunohistochemical study of 25 cases[J]. Mod pathol, 1997, 10(8): 908 - 916.

[78] Makhlouf H R, Sobin LH. Inflammatory myofibroblastic tumors (inflammatory pseudotumors) of the gastrointestinal tract: how closely are they related to inflammatory fibroid polyps? [J]. Hum Pathol, 2002, 33(3): 307 - 315.

[79] Ishioka S, Maeda A, Yamasaki M, et al. Inflammatory pseudotumor of the lung with pleural thickening treated with corticosteroids[J]. Chest, 2000, 117: 923 - 928.

[80] López - Tomassetti Fern ndez E M, Luis H D, Malagón A M, et al. Recurrence of inflammatory pseudotumor in the distal bile duct: lessons learned from a single case and reported cases [J]. World J Gastroenterol, 2006, 12(24): 3938 - 3943.

[81] Karakok M, Ozer E, Sari I, et al. Inflammatory myofibroblastic tumor(inflammatory pseudotumor) of the maxillary sinus mimicking malignancy: a case report of an unusual location (is that a true neoplasm?)[J]. Auris Nasus Larynx, 2002, 29(4): 383 - 386.

[82] Wenig B M, Devaney K, Bisceqlia M. Inflammatory myofibroblastic tumor of the larynx. A clinicopathologic study of eight cases simulating a malignant spindle cell neoplasm[J]. Cancer, 1995, 76: 2217 - 2229.

[83] Koide H, Sato K, Fukusato T, et al. Spontaneous regression of hepatic inflammatory pseudotumor with primary biliary cirrhosis: case report and literature review[J]. World J Gastroenterol, 2006, 12(10): 1645 - 1648.

[84] Biselli R, Terlini C, Fattorossi A, et al. Inflammatory myofibroblastic tumor(inflammatory pseudotumor): DNA flow cytometric analysis of nine pediatric cases[J]. Cancer, 1996, 77: 778 - 784.

[85] Jeane M M, Franz M E. Inflammatory fibrosarcoma of mesentery and retroperitoneum[J]. Am J Suryg Pathol, 1991, 15: 1146.

[86] Petridis A K, Hempelmann R G, Hugo H H, et al. Metastatic low - grade inflammatory myofibro - blastic tumor (IMT) in the central nervous system of a 29 - year - old malepatient[abstract] [J]. Clin Neuropathol, 2004, 23: 158 - 166.

[87] Morotti R A, Legman M D, Kerkar N, et al. Pediatric inflammatory myofibroblastic tumor with late me tastasis to the lung: case report and review of the literature[abstract] [J]. Pediatr Dev Pathol, 2005, 8: 224 - 229.

[88] Cott L, Bjair G, Taylor G, et al. Inflammatory pseudotumors in children[J]. J Pediatr Surg, 1988, 23(8): 755 - 758.

[89] Chan J K C. Inflammatory pseudotumor: a family of lesions of diverse natures and etiologies[J]. Adv Anat Pathol, 1995, 3: 156 - 171.

[90] Mitsudomi T, Kaneko S, Tateshi M, et al. Benign tumors and tumor - like lesion of the lung[J]. Int Surg, 1990, 75(3): 155 - 158.

[91] Cerfolio R J, Allen M S, Nascimento A G, et al. Inflammatory pseudo - tumors of the lung[J]. Ann Thorac Surg,

1999，67(4)：933－936.

[92] Jindal T, Kumar A, Kumar R. Inflammatory myofibroblastic tumour[J]. Eur Respir J. 2010，35(2)：448－450.

[93] 张诗杰，李挺，董颖，等. 新的WTO分类影响临床治疗策略——对炎性肌纤维母细胞瘤的重新认识[J]. 中国全科医学，2006，9(7)：554－556.

[94] 李宝重，何明，陈新，等. 肺炎性肌纤维母细胞瘤临床病理特点与预后分析[J]. 中华肿瘤防治杂志，2014，21(16)：1266－1269.

[95] 赵云江. 肺炎性肌纤维母细胞瘤的MSCT表现[J]. 医学影像学杂志，2017，27(4)：771－773.

[96] 李蒙，吴宁，林冬梅，等. 炎性肌纤维母细胞瘤的多层螺旋CT表现[J]. 中国医学影像技术，2008，24(12)：1995－1998.

[97] 汤茜，李凯，龙莉玲，等. 炎性肌纤维母细胞瘤19例多层螺旋CT表现特征分析[J]. 中国临床新医学，2015，6(8)：520－523.

[98] 孙志强，罗莉漫，阳昱恒，等. 肺部炎性肌纤维母细胞瘤的CT诊断[J]. 临床军医杂志，2012，2(40)：195－197.

[99] 刘宏云，王锡明，吴建华，等. 炎性肌纤维母细胞瘤CT诊断[J]. 医学影像学杂志，2015，9(25)：1653－1655.

[100] Kim J H, Cho J H, Park M S, et al. Pulmonary inflammatory pseudotumor：a report of 28 cases[J]. Korean J Intern Med，2002，17：252－258.

[101] Narla L D, Newman B, Spottswood S S, et al. Inflammatory pseudotumor[J]. Radiographics，2003，23(3)：719－729.

[102] 杨祖文，刘敏，尤琳，等. 肺炎性肌纤维母细胞瘤的CT表现[J]. 中国中西医结合影像学杂志，2013，11(4)：448－449.

[103] 周洪彬，邓宇，蓝日辉，等. 胸部炎性肌纤维母细胞瘤的影像学表现[J]. 罕少疾病杂志，2011，18(4)：19－22.

[104] 戚跃勇，戴书华，邹利光，等. 肺炎性假瘤的CT诊断[J]. 实用放射学杂志，2004，20(6)：503－506.

[105] 薛鹏，刘志，皇甫幼田，等，肺炎性肌纤维母细胞瘤的CT表现[J]. 现代医用影像学，2012，2(1)：16－19.

[106] 王星君. 肺炎性肌纤维母细胞瘤的CT诊断价值[J]. 山东医学高等专科学校学报，2012，34(2)：87－88.

[107] 李红兵，程寿林，李其祥，等. 肺炎性肌纤维母细胞瘤的CT表现[J]. 实用医学影像杂志，2016，3(17)：236－239.

[108] 楼俭茹，张巧莲，栾丽，等. 炎症性肌纤维母细胞瘤的影像学特征分析[J]. 新疆医科大学学报，2015，7(38)：888－895.

[109] Chen C H, Lin R L, Liu H C, et al. Inflammatory myofibroblastic tumor mimicking anterior meiastinal malignancy[J]. Ann Thorac Surg，2008，86(4)：1362－1364.

[110] 梁世妙，张本固. 肺炎性假瘤的诊断与治疗[J]. 实用医技杂志，2002，14(36)：5016－5018.

[111] 张福康，冯仕庭，陈境第，等. 肺结核和炎性假瘤CT动态增强扫描的表现[J]. 中国CT和MRI杂志，2011，9(3)：32－34.

[112] 陈穗，梁永怡. 肺炎性肌纤维母细胞瘤的病理演变及其诊断和治疗[J]. 医学综述，2009，15(3)：471－472.

[113] Suet-sugu S, Yamamoto H, Izumi M, et al. A case of rapidly growing inflammatory myofbroblastic tumor in the lung[J]. Nihon Kokyuki Gakkai Zasshi，2009，47(12)：1156－1160.

[114] Dagash H, Koh C, Cohen M, et al. Inflammatory myofbroblastic tumor of the pancreas：a case report of 2 pediatric cases－steroids or surgery[J]. J Pediatr Surg，2009，44(9)：1839－1841.

[115] Butrynski J E, D'Adamo D R, Hornick J K, et al. Crizotinib in ALK-rearranged inflammatory myofibroblastic tumor[J]. the New England Journal of medicine，2010，363(18)：1727－1733.

[116] Coffin C M, Hornick J L, Flectcher C D. Inflammatory myofibroblastic tumor：comparison of clincopathologic, histologic, and immunohistochemical and aggressive cases[J]. Am J Surg Pathaol，2007，31(4)：509－520.

[117] Takeuchi K, Soda M, Togashi Y, et al. Pulmonary inflammatory myofibroblastic tumor expressing a novel fusion, PPFIBP1-ALK：reappraisal of anti-ALK immunohistochemistry as a tool for novel ALK fusion identification[J]. Clin Canser Res，2011，17(10)：3341－3348.

[118] Fabre D, Fade E, Singhal S, et al. Complete resection of pulmonary inflammatory pseudo tumors has excellent long-term prognosis[J]. J Thorac Cardiovasc Surg，2009，137(2)：435－440.

[119] Biselli R, Ferlini C, Fattorossi A, et al. Inflammatory myofibroblastic tumor (inflammatory pseudo tumor): DNA flowcy - tometric analysis of nine pediatric cases[J]. Cancer, 1996, 77(4): 778 - 784.

[120] 毛成涛, 雷培森. 伴有淋巴结转移的肺炎性肌纤维母细胞瘤 1 例[J]. 现代肿瘤医学, 2010, 18(9): 1847 - 1848.

[121] Wargotz E S, Weiss S W, Norris H J. Myofibroblastoma of the breast[J]. Am J Surg Pathol, 1987, 11(7): 493 - 502.

[122] 张文武, 葛维维. 女性乳腺肌纤维母细胞瘤 1 例报告[J]. 杭州师范学院学报(医学版), 2008, 28(2): 97 - 98.

[123] 滕晓东, 尤启汉. 女性乳腺浸润型肌纤维母细胞瘤一例[J]. 中华病理学杂志, 2005, 34(3): 186.

[124] 郑成坤, 刘芬, 陈维荣, 等. 女性乳腺巨大肌纤维母细胞瘤 1 例[J]. 汕头大学医学院学报, 2005, 18 (3): 191.

[125] 赵巧玲, 李芬, 尹益民. 乳腺肌纤维母细胞瘤超声表现 1 例[J]. 中国临床医学影像杂志, 2009, 20 (12): 949.

[126] 何仕远, 崔锦珠, 叶星江, 等. 乳腺侵袭型肌纤维母细胞瘤 1 例[J]. 广西中医学院学报, 2007, 10(2): 19 - 20.

[127] 任毅, 赵长啸, 钟青. 乳腺炎性肌纤维母细胞瘤一例[J]. 中华乳腺病杂志(电子版), 2009, 3(4): 447 - 449.

[128] Tan H, Wang B, Xiao H, et al. Radiologic and clinicopathologic findings of inflammatory myofibroblastic tumor [J]. Comput Assist Tomogr, 2016, 25: 1 - 8.

[129] Chen W C, Jiang Z Y, Zhou F, et al. A large inflammatory myofibroblastic tumor involving both stomach and spleen: A case report and review of the literature[J]. Oncol Lett, 2015, 9: 811 - 815.

[130] Lai L M, Mc Carville M B, Kirby P, et al. Shedding light on inflammatory pseudotumor in children: spotlight on inflammatory myofibroblastictumor[J]. Pediatr Radiol, 2015, 45: 1738 - 1752.

[131] You Y, Shao H, Bui K, et al. Epstein - Barr virus positive inflammatory pseudotumor of the liver: report of a challenging case and review of the literature[J]. Ann Clin Lab Sci, 2014, 44: 489 - 498.

[132] González M G, Vela D, lvarez M, et al. Inflammatory myofibroblastic duodenal tumor: A rare cause of massive intestinal bleeding[J]. Cancer Biomark, 2016, 16: 555 - 557.

[133] Qiu J F, Shi Y J, Fang L, et al. High fever as an initial symptom of primary gastric inflammatory myofibroblastic tumor in an adult woman[J]. Int J Clin Exp Med, 2014, 7: 1468 - 1473.

[134] Bjelovic M, Micev M, Spica B, et al. Primary inflammatory myofibroblastic tumor of the stomach in an adult woman: a case report and review of the literature[J]. World J Surg Oncol, 2013, 11: 35.

[135] Oeconomopoulou A, de Verney Y, Kanavaki K, et al. Inflammatory myofibroblastic tumor of the small intestine mimicking acute appendicitis: a case report and review of the literature[J]. J Med Case Rep, 2016, 10: 100.

[136] Unver N, Coban G, Onaran O I, et al. Co - existence of acute appendicitis and inflammatory myofibroblastic tumor of the small intestine: Acase report[J]. Ann Med Surg(Lond), 2015, 4: 217 - 220.

[137] 陈益民, 姜伟, 郑奇, 等. 回盲部肠系膜炎性肌纤维母细胞瘤一例报道[J]. 腹部外科, 2009, 22: 210.

[138] Chavez C, Hoffman M A. Complete remission of ALK - negative plasma cell granuloma (inflammatory myofibroblastic tumor) of the lung induced by celecoxib: A case report and review of the literature[J]. Oncol Lett, 2013, 5: 1672 - 1676.

[139] Mohammad Hoseini - Azar M, Mokhtare M, Zare - Mirzaie A, et al. Fever, weight loss and early satiety due to gastric inflammatory myofibroblastic tumor; case report and literature review[J]. Middle East J Dig Dis, 2016, 8: 138 - 142.

[140] Vroobel K, Judson I, Dainton M, et al. ALK - positive inflammatory myofibroblastic tumor harboring ALK gene rearrangement, occurring after allogeneic stem cell transplant in an adult male[J]. Pathol Res Pract, 2016, 212: 743 - 746.

[141] 李明信. 10 例腹腔炎性肌纤维母细胞瘤的诊治分析[J]. 广东医学, 2013, 32: 778 - 780.

[142] 孙璐, 石怀银, 韦立新, 等. 5 例胃炎性肌纤维母细胞瘤的临床病理学分析[J]. 军医进修学院学报, 2012, 33: 353 - 356.

[143] 李焕萍, 沈勤, 夏秋媛, 等. 肺外炎性肌纤维母细胞瘤的临床病理分析[J]. 中华病理学杂志, 2014, 43: 370 - 374.

[144] Wada R, Arai H, Kure S, et al. "Wild type" GIST: Clinicopathological features and clinical practice[J]. Pathol Int, 2016, 66: 431 - 437.

[145] Wang X, Zhao X, Chin J, et al. Recurrent retroperitoneal inflammatorymyofibroblastic tumor: a case report[J].

Oncol Lett, 2016, 12: 1535 - 1538.

[146] Tsou Y K, Lin C J, Liu N J, et al. Inflammatory pseudotumor of the liver: report of eight cases, including three unusual cases, and a literature review[J]. J Gastroenterol Hepatol, 2007, 22: 2143 - 2147.

[147] Koea J B, Broadhurst G W, Rodgers M S, et al. Inflammatory pseudotumor of the liver: demographics, diagnosis, and the case for nonoperative management[J]. J Am Coll Surg, 2003, 196: 226 - 235.

[148] Su W, Ko A, O'Connell T, et al. Treatment of pseudotumors with nonsteroidal antiinflammatory drugs[J]. J Pediatr Surg, 2000, 35: 1635 - 1637.

[149] Zhao J J, Ling J Q, Fang Y, et al. Intraabdominal inflammatory myofibroblastic tumor: spontaneous regression [J]. World J Gastroenterol, 2014, 20: 13625 - 13631.

[150] Chen M, Zhang L, Cao G, et al. Partial response to chemotherapy in a patient with retroperitoneal inflammatory myofibroblastic tumor[J]. Mol Clin Oncol, 2016, 5: 463 - 466.

[151] Tao Y L, Wang Z J, Han J G, et al. Inflammatory myofibroblastic tumor successfully treated with chemotherapy and nonsteroidals: a case report[J]. World J Gastroenterol, 2012, 18: 7100 - 7103.

[152] Gleason B C, Hornick J L. Inflammatory myofibroblastic tumours: where are we now? [J]. J Clin Pathol, 2008, 61: 428 - 437.

[153] Jones E C, Clement P B, Young R. Inflammatory pseudotumor of the urinary bladder. A clinicopathological, immunohistochemical, immunohistochemical, ultrasructural, and flow cytometric study of 13 cases [J]. Am J Surg Pathol, 1993, 17: 264.

[154] Hojo H, Newton W A, Hamoudi A B, et al. Pseudosarcomatous myofibroblastic tumor of the urinary bladder in children: a study of 11 cases with re view of the literature[J]. Am J Surg Path, 1995, 1224.

[155] 俞保柱, 李庆文, 王成勇. 膀胱炎性肌纤维母细胞瘤 4 例报道及文献复习[J]. 蚌埠医学院学报, 2009, 34 (12): 1073.

[156] Albores - Saavedra J, Manivel J C, Essenfeld H, et al. Pseudosarcomatous myofibroblastic proliferations in the urinary bladder of children[J]. Cancer, 1990, 66: 1234.

[157] 李鑫, 赵星星, 贾飞, 等. 膀胱罕见肿瘤两例临床报道[J]. 内蒙古医学杂志, 2011, 43(8): 1020 - 1021.

[158] Scott L, Blair G, Taylor G, et al. Inflammatory pseudotumors in children[J]. J Pediatr Surg, 1988, 23: 755.

[159] Mergan F, Jaubert F, Sauvat F, et al. Inflammatory myofibroblastic tumor in children: clinical review with anaplastic lymphoma kinase, Epstein - Barr virus, and human herpesvirus 8 detection analysis[J]. J Pediatr Surg, 2005, 40: 1581.

[160] 周成, 谢立平. 膀胱炎性肌纤维瘤的诊断与治疗[J]. 中华泌尿外科杂志, 2010, 4(31): 4 - 6.

[161] Eble J N, Sauter G, Epstein J I, et al. WHO classification of tumours. Pathology and genetics of tumours of urinary system and male genital organs[M]. Lyon: IARC Press, 2004: 140.

[162] Ishikawa T, Fujisawa M, Tamada H, et al. Inflammatory pseudotumor of the kidney[J]. Int J Urol, 2004, 11 (5): 337 - 339.

[163] Boo Y J, Kim J, Kim J H, et al. Inflammatory myofibroblastic tumor of the kidney in a child: report of a case[J]. Surg Today, 2006, 36(8): 710 - 713.

[164] 郑建波, 卓育敏, 梁蔚波, 等. 肾炎性肌纤维母细胞瘤 1 例[J]. 广东医学, 2006, 27(11): 1766.

[165] Chun Y S, Wang L, Nascimento A G, et al. Pediatric inflammatory myofibroblastic tumor: anaplastic lymphoma kinase (ALK) expression and prognosis [J]. Pediatr Blood Cancer, 2005, 45(6): 796 - 801.

[166] Williams M E, Longmaid H E, Trey G, et al. Renal failure resulting from infiltration by inflammatory myofibroblastic tumor responsive to corticosteroid therapy[J]. Am J Kidney Dis, 1998, 31(6): e5.

[167] Kobayashi T K, Ueda M, Nishino T, et al. Inflammatory pseudotumor of the kidney: report of a case with fine needle aspiration cytology [J]. Acta Cytol, 2000, 44(3): 478 - 480.

[168] Kapusta L R, Weiss M A, Ramsay J, et al. Inflammatory myofibroblastic tumors of the kidney: a clinicopathologic and immunohistochemical study of 12 cases[J]. Am J Surg Pathol, 2003, 27(5): 658 - 666.

[169] 刘爱军, 王福永, 李维华, 等. 肾炎性肌纤维母细胞瘤临床病理观察[J]. 诊断病理学杂志, 2008, 15(4): 290 - 293.

[170] 金亦, 唐录英, 刘勇, 等. 肾炎症性肌纤维母细胞瘤临床病理分析[J/CD]. 中华腔镜泌尿外科杂志(电子

版),2011,5(6):477-480.

[171] 赖日权,陈晓东.泌尿生殖道炎性假肉瘤[J].临床与实验病理学杂志,2002,18(5):553-554.

[172] Tsuzuki T, Magi-Galluzzi C, Epstein J I, et al. ALK-1 expression in inflammatory myofibroblastic tumor of the urinary bladder[J]. Am J Surg Pathol, 2004, 28(12):1609-1614.

[173] Donner L R, Trompler R A, White R R. Progression of inflammatory myofibroblastic tumor (inflammatory pseudotumor) of soft tissue into sarcoma after several recurrences[J]. Hum Pathol, 1996, 27(10):1095-1098.

第七节　肌纤维母细胞肉瘤

一、概述

(一)基本概念

1. 肌纤维母细胞

肌纤维母细胞是一种在超微结构上同时具有平滑肌细胞和纤维母细胞特征的梭形间质细胞,它不仅存在于人体许多正常组织中,且存在于炎症、损伤、修复的组织中以及部分良性纤维性肿瘤和瘤样病变中。

1969年,Crocker和Murad对肌纤维母细胞肉瘤的形态学特点进行了描述。

1971年,Gabbiani等[1]通过电镜首次提出,肌纤维母细胞是一种在形态上或更准确地说在超微结构上介于纤维母细胞和平滑肌细胞之间的梭形间质细胞,广泛存在于人体许多正常组织及炎症、损伤、修复的组织中。

1975年,Stiller和Katenkamp描述了在高分化的纤维肉瘤中存在肌纤维母细胞。

1978年,Vasudev和Harris首次报道了由肌纤维母细胞构成的恶性肿瘤。

2. 炎性肌纤维母细胞瘤

炎性肌纤维母细胞瘤(inflammatory myofibroblastic tumor,IMT)是一种由分化的肌纤维母细胞性梭形细胞组成、常伴大量炎性细胞浸润的肿瘤。

既往认为,IMT是在炎性病变或创伤后形成的组织增生性反应,而非肿瘤性病变,因而命名混乱(如炎性假瘤、浆细胞肉芽肿、纤维黄色肉芽肿、黏液样错构瘤等)[2],但经过大量的临床和病理学研究,目前认为该病变是一种真性肿瘤。2002年WHO软组织肿瘤分类中将其归为纤维母细胞/肌纤维母细胞肿瘤中间性、少数可转移[3]。

IMT具有中间性的生物学行为,包括从单纯的良性、中间性到明确恶性的肌纤维母细胞分化的肿瘤。部分IMT的组织学与肌纤维母细胞肉瘤(尤其是低度恶性肌纤维母细胞肉瘤)相重叠,因此,文献报道的IMT生物学行为差别较大,大部分IMT呈良性经过,而某些IMT具有侵袭性生物学行为,肿瘤复发率达25%。

3. 肌纤维母细胞肉瘤

肌纤维母细胞肉瘤(myofibrosarcomas,MFS)是一种恶性梭形细胞肿瘤,起源于间叶组织,主要由分化程度不同的肌纤维母细胞组成,具有平滑肌细胞和纤维母细胞的某些特征。

肌纤维母细胞肉瘤罕见,约占软组织恶性肿瘤的1%[4],Fisher[5]选择了200例成人软组织肉瘤进行电镜及免疫组化研究,结果发现,仅3例为肌纤维母细胞肉瘤,占同期软组织肉瘤的1.5%。

1978 年，Vasudev 等[6]首先报道了第 1 例肌纤维母细胞肉瘤的病理特征。1998 年，Mentzel 等[7]再次报道。2001 年，Montgomery 等[8]报道了 15 例肌纤维母细胞肉瘤。2007 年，李海峰等[9]复习了近 30 年的文献，有 54 例关于肌纤维母细胞肉瘤的个案报道。

4. 低度恶性肌纤维母细胞肉瘤

低度恶性肌纤维母细胞肉瘤（low - grade myofibroblastic sarcoma，LG - MS）是间叶组织来源的、由具有肌纤维母细胞性分化细胞所构成的一种罕见肿瘤，1998 年，Mentzel 等[7]报道了 18 例低度恶性肌纤维母细胞肉瘤，作者明确了形态学的诊断标准，并经免疫组织化学检测及超微结构观察证实。2002 年 WHO 软组织肿瘤分类将其明确列为一种独立的病理学病种[10]，2013 年，被正式命名为一种独立的肿瘤类型；LG - MS 近年来被认为是由具有肌纤维母细胞分化特征的细胞所构成的一种恶性肿瘤。

LG - MS 相当于Ⅰ、Ⅱ级或低级别的黏液纤维肉瘤（myxofibrosarcoma，MFS），许多梭形细胞肿瘤易与之混淆[11]；LG - MS 由异型的肌纤维母细胞组成，具有纤维瘤病样特点，常伴有纤维瘤病特征[12-13]，多发生于头颈部的软组织中[14-17]。

5. 上皮样炎性肌纤维母细胞肉瘤

上皮样炎性肌纤维母细胞肉瘤（epithelioid inflammatory myofibroblastic sarcoma，EIMS）起源于间充质细胞，是炎性肌纤维母细胞肿瘤（inflammatory myofibroblastic tumor，IMT）的一种上皮样亚型，2011 年由 Mariño-Enríquez 等[18]首先命名，较之于经典型的 IMT，该亚型肿瘤细胞形态学呈上皮样，免疫组织化学呈特征的 ALK 核膜和核周表达，具有很高的侵袭性，易局部复发，临床经过呈高度恶性，预后差。

EIMS 罕见，迄今为止，国内外文献共报道 30 余例，多为个案报道形式。男性明显多于女性，男女比例 3∶1，平均年龄 34 岁；主要发生在腹腔（如网膜、小肠系膜和腹膜等）和盆腔，个别发生于结直肠、胸腔和肺[19-20]。

（二）发病部位

肌纤维母细胞肉瘤发生部位十分广泛，常见的部位包括头颈部，如耳后、面部、扁桃体、甲状腺、颈部、头皮等，以及乳腺、躯干、四肢等[21-22]。Fisher[23]报道，肌纤维母细胞肉瘤发病年龄为 9～75 岁，平均 40 岁，男稍多于女，好发于头颈部。

1. 低度恶性肌纤维母细胞肉瘤

低度恶性肌纤维母细胞肉瘤，任何年龄均可发生，但主要发生于成年人，年龄为 19～72 岁，男性多见，罕见儿童受累。

LG - MS 可见于人体多种部位，最好发于头颈部（约占 1/3），以舌最多见，其次为四肢和躯干；但发生于鼻腔鼻窦、手掌、心、乳腺、肝脏、胃、腹腔、胰腺、膀胱、外阴、骨（多见于鼻骨、颌骨等头颈部骨骼，而原发于长骨者罕见）等部位的病例亦有文献报道[24-46]。

2. 上皮样炎性肌纤维母细胞肉瘤

与 IMT 类似，EIMS 也好发于腹腔，特别是肠系膜和大网膜，少数病例可发生于肺或胸腔。

彭晚娇等[47]查阅相关文献资料，至 2016 年国内报道的病例共 17 例，15 例原发于腹腔，2 例原发于肺和胸腔，肿瘤直径 8～26cm，平均 15cm；男女发病率之比为 15∶2。

（三）发病年龄、性别

肌纤维母细胞肉瘤发病年龄在 9～75 岁之间（平均 40 岁），男性发病率稍高于女性[23]，但多数文献认为，肌纤维母细胞肉瘤以成年男性多见[48]。Montgomery 等[8]报道，肌纤维母细胞肉瘤可以发生在儿童或成人，患者年龄为 7~85 岁，平均 40 岁，男女比例相等。

LG - MS 患者平均年龄为 40 岁，多为成年男性，既往报道年龄最小患者为 2 岁[49]。曹赢坤等[50]报道了 1 例 4 月龄左侧颞部 LG - MS 并侵及颅内的患儿。

上皮样炎性肌纤维母细胞肉瘤好发于未成年人群，尤以儿童为主，平均年龄和中位年龄分别为 31.6 岁、31 岁[51]，年龄超过 40 岁以上者极少发生[52]，多为男性，男女之比为 12∶1[53]。Marino - Enriquez 等[18]报道的 11 例 EMIS 中，男性 10 例，女性 1 例；发病年龄为 7 个月至 63 岁（平均 39 岁）。

二、临床表现

肌纤维母细胞肉瘤，生长缓慢，发病较为隐匿，逐渐增大的无痛性包块是肌纤维母细胞肉瘤患者最常见的临床症状，病程 4 周至 72 个月，平均为 13 个月；肿瘤直径为 1.4 ~17cm，平均 4cm[9]；一些患者可能出现发热、寒战、白细胞增多或脑膜刺激[54]。

LG - MS 通常表现为缓慢生长的无痛性肿块，LG - MS 具有一定的侵袭性[55]，但极少出现转移[56-59]。

临床表现主要与肿瘤发生部位有关，大多无特异性临床表现，实验室检测亦多未见明显异常[60]。多数病例表现为局部区域无痛性肿胀或增大的肿块，发生于腹/盆腔者，可有部分梗阻性症状。

腹膜后肌纤维母细胞肉瘤与大多数腹膜后肿瘤一样，无明显临床症状，少数患者表现为腹痛、腹部膨隆或腹部可扪及一包块，以及胃肠道压迫症状如腹胀，停止排气、排便，食欲不振等非特异性临床表现。

发生于膀胱的 LG - MS 的主要症状同膀胱其他肿瘤的症状相似，为无痛性肉眼血尿[61-62]。

骨的 LG - MS 多数情况下肿瘤沿结缔组织间隔呈不规则浸润，甚至可侵入肌肉或骨骼，表现为局部无痛性肿胀或增大的软组织肿块。

经典型 IMT（炎性肌纤维母细胞瘤）可发生于任何年龄段，以青年女性多见，最常见部位是肺和腹腔[63]。IMT，临床上 15% ~30% 的病例出现发热、体重减轻、贫血、疼痛和血沉加快等系统性症状[64]。

上皮样炎性肌纤维母细胞肉瘤最常见的临床症状是腹痛伴腹部包块，主要临床症状是腹痛、腹腔肿块和体重减轻等。张春芳等[65]报道了 2 例肠上皮样炎性肌纤维母细胞肉瘤患者，男女各 1 例，年龄分别为 68 岁和 28 岁，均有腹部疼痛，例 1 男性老年患者伴有腹部包块及体重明显减轻，两者原发肿瘤均位于小肠。

三、影像学检查

影像学上，肌纤维母细胞肉瘤无特异性征象，但可明确肿瘤大小、边界、周围血管包绕、远处转移等情况，对制定合理手术方案具有重要价值。

低度恶性肌纤维母细胞性肉瘤好发于头颈部，尤其舌和口腔，其次见于四肢、胸壁、腋下、腹股沟和腹盆腔。肿瘤大多为单发，瘤体直径为 1.2 ~17.0cm，可起自皮下和黏膜下软组织、深部软组织或骨内。

肌纤维母细胞肉瘤多呈分叶状，多数呈膨胀性生长，少数可呈浸润性生长，常有较完整的假包膜，边界清楚，瘤周水肿不明显，偶可转移至肺部。

LG–MS，CT一般可见界限清楚的肿块，呈软组织密度影，且可见不同程度增强；MRI、T1WI和T2WI一般为等信号或稍高信号肿块，可见不均匀强化，^{18}FDG–PET–CT可见肿块FDG摄取，但缺乏特异性征象[66-67]。

但在某些情况下，LG–MS可具有不完整的包膜，可能浸润邻近的纤维组织、脂肪或骨骼肌[68]。

唐浩等[69]分析了8例经病理证实的低度恶性肌纤维母细胞肉瘤的X线、CT、MRI表现，5例发生于软组织，3例发生在长骨；发生于软组织者，在CT上2例边界较清晰，2例可见大量不规则钙化影，3例行增强扫描，动脉期肿瘤均呈明显不均匀强化，仅有1例行静脉期扫描，肿瘤强化程度进一步增高，1例出现双肺转移；在MRI上，肿瘤呈长T1、长T2信号，增强扫描瘤体强化明显；发生于长骨者，在X线平片上呈斑片状、虫蚀样的溶骨性骨质破坏，未见硬化边、钙化及骨膜反应，在MRI上，肿瘤呈长T1、长T2信号，增强扫描肿瘤以外周强化明显，肿瘤中心区域未见强化。该作者总结了LG–MS的影像特点，即软组织LG–MS边界多清晰，可出现形态多样的钙化影，肿瘤在MRI增强中呈明显强化；骨LG–MS以髓内溶骨破坏为主，骨膜反应少见，MRI增强扫描以肿瘤周缘强化明显。班晓华等[70]指出，对于发生于干骺端、范围较长的局限于骨的溶骨性骨质破坏，明显硬化边、骨膜反应及软组织肿块的病灶，应想到LG–MS的可能。

LG–MS，CT平扫呈均匀或不均匀中等密度影，大部分肿瘤中央可见坏死低密度区，并可见点状钙化。LG–MS增强后呈均匀或不均匀轻、中甚至明显强化，其强化方式的多样性与肿瘤细胞的成分、纤维组织的比例有关。

发生于软组织的肌纤维母细胞肉瘤，CT平扫病灶多呈中等稍低密度，内多见大量不规则钙化，偶有出血、坏死、囊变，增强扫描多呈不均匀显著强化。有学者认为[71-72]，肿瘤的强化方式可能与肿瘤间质富含微血管密度和毛细血管通透性有关，也与肿瘤发生黏液变性的程度有关。

张志诚等[73]总结了LG–MS如下之影像学特点：

（1）多为单发的类圆形或不规则软组织团块，呈膨胀性、分叶状生长，边界较清，部分包膜完整。

（2）CT平扫肿瘤呈均匀或不均匀中等密度，多数中央可见坏死低密度区，部分可见钙化；增强CT扫描肿瘤呈均匀或不均匀强化。

（3）多数肿瘤可浸润性生长，侵犯周围组织。

LG–MS，MRI平扫T1WI多呈等或低信号，T2WI呈不均匀较高信号，增强扫描多呈明显厚壁花环样强化[74]。

四、组织病理

早期在对多形性恶性纤维组织细胞瘤的研究中，就发现部分病例具有肌纤维母细胞分化。在恶性纤维组织细胞瘤中，肌纤维母细胞分化的程度部分取决于观察者观察的全面性，通常占肿瘤细胞总数的27%~80%。因此认为，部分多形性恶性纤维组织细胞瘤，其实是多形性肌纤维母细胞肉瘤。此后，对多形性肌纤维母细胞肉瘤又有报道[75]。

组织学上，肌纤维母细胞肉瘤由梭形细胞组成，交织束状排列；肿瘤细胞边界不清，有少到中等量嗜酸性或双嗜色性胞质，细胞核长梭形或胖梭形，伴轻、中度异型性，可见核仁、核分裂象少，平均为 2 个/10HPF，成束的梭形细胞常弥漫浸润至周围的软组织[76]。

1984 年，美国国家癌症研究所提出了软组织肿瘤分级[77]，共如下 3 级。

Ⅰ级：肿瘤细胞核无异型或轻度异型，核分裂象少见，在 0 ~5 个/10HPF，未见肿瘤坏死。

Ⅱ级：肿瘤细胞轻到中度异型，核分裂象 6 ~10 个/10HPF，肿瘤中央可见坏死（<15%）。

Ⅲ级：在Ⅱ级的基础上出现奇异形核浓染肿瘤细胞，中度或显著坏死（>15%）。

低度恶性的病例表现为无或轻度的局部核异型性，核分裂象极少，大部分病例未见核分裂象。

中度恶性者核的异型性通常为轻度至中度，罕见奇异形核和多核巨细胞，核分裂象在 1 ~7 个/10HPF，肿瘤中央有坏死。

高度恶性肌纤维母细胞肉瘤由梭形细胞和多角形细胞构成，排列成漩涡状或束状；大的多角形细胞胞质丰富红染，细胞异型性大，胞核浓染、奇异形，可见巨核及多核细胞，核分裂象易见，坏死明显。

核分裂象和坏死决定肌纤维母细胞肉瘤的级别，核分裂象 >6 个/10HPF 和（或）出现散在坏死灶的肌纤维母细胞肉瘤往往伴有较高的病死率，且有统计学意义[57]。

肌纤维母细胞肉瘤一般以低度恶性为主，中度及高度恶性罕见。高级别肌纤维母细胞肉瘤为多形性恶性纤维组织细胞瘤伴肌纤维母细胞分化，称"多形性肌纤维肉瘤"，在 WHO 分类中未被确认[68]。2012 年版 WHO 新分类没有对应的高度恶性肌纤维母细胞肉瘤命名[78]，但 MFS 的中度和高度恶性病例已有报道[40,57,79]。

与低度恶性肌纤维母细胞肉瘤相比，中度以上肿瘤具有明显的多形性、核分裂活性、局部坏死和显著的侵袭性，伴随更高的局部复发和转移风险。

（一）低度恶性肌纤维母细胞肉瘤

1. 大体观

LG－MS 可起自皮下、黏膜下层或骨内，但通常发生于深部软组织；生长缓慢，常浸润至邻近纤维组织、脂肪组织或骨骼肌。肉眼大部为质硬肿物，无包膜，切面白色纤维性，边界不清，少部分肿瘤呈推进式生长，界限清楚。

2. 镜下观

病理上，LG－MS 是由增生的胖梭形或圆形的成纤维细胞或肌纤维母细胞组成的，呈束状或编织状排列，瘤体分为富含肿瘤细胞的致密区及富含黏液的疏松区[80]。

肿瘤呈浸润性生长，侵及脂肪组织，似纤维瘤病，累及横纹肌时，似增生性肌炎，细胞密度增加时，呈人字形或鱼骨刺样排列，似纤维肉瘤或平滑肌肉瘤，部分病例出现少细胞区，局灶胶原增生，少数还可见黏液样变区或微囊形成。

细胞质界限不清，细胞质嗜酸或弱嗜酸，着色较浅，核比平滑肌细胞更长，且两端变尖、弯曲状呈纺锤形，轻－中度异型，核染色质分布均匀，偶见多形性或略增大而深染胞核，核分裂象数不等（1 ~10 个/10 HPF）。

（1）光镜下：光镜下见瘤细胞为肌纤维母细胞，呈梭形或星形，排列为疏松、不典型的车辐状或束状，亦可形成较致密的束状，少数肿瘤细胞可见核旁空泡，瘤细胞胞质淡嗜伊红色，核形态较一致，核仁多不清楚，核分裂象不等，部分病例可见散在多核瘤巨细胞，肿瘤内至少局灶性显示瘤细胞中度非典型性，核增大、深染、不规则。

肿瘤内可有许多薄壁血管，亦可有明显的胶原性基质，但淋巴细胞和浆细胞很少，一般不见凝固性坏死灶[81]。

（2）电镜下：电镜下可发现肌纤维母细胞基本形态特征，如应力纤维、纤纵融合膜及细胞间的中间连接和缝隙连接，可见瘤细胞的核凹陷，胞质内数量不等粗面内质网，不连续基板，伴密斑细微丝，质膜下附着斑和微饮空泡。

（二）上皮样炎性肌纤维母细胞肉瘤

IMT 由增生的胖梭形纤维母细胞/肌纤维母细胞组成，间质中的炎症细胞多为淋巴细胞和浆细胞，而 EIMS 中的炎症细胞多以中性粒细胞为主。

IMT 病变内除梭形细胞外，可出现不规则形、多形性或奇异形细胞，可有不同程度的异型性和核分裂，部分区域可见坏死。

一般而言，肿瘤大小、核分裂活性、坏死以及核异型性通常不影响患者预后，但 ALK 阳性患者往往具有很高的复发危险。

EIMS 镜下形态表现为水肿、黏液变性背景中，瘤细胞由弥漫或片块状分布的上皮样圆形细胞构成，瘤细胞胞质丰富、嗜酸或嗜双色性，核往往偏位，并呈空泡状，核仁大而明显，间质大量中性粒细胞浸润是其特点之一，部分病例瘤细胞可表现为梭形，部分肿瘤可见坏死，少数肿瘤可形成假包膜。

EIMS 作为 IMT 的一个亚型，其肿瘤细胞呈胖梭形、多边形或圆形，或上皮样形态，异型性大，细胞质丰富、嗜双色胞质，空泡状核、核仁显著，似神经节样细胞，核分裂象易见。经典型 IMT 间质中的炎性细胞多为淋巴细胞和浆细胞，而 EIMS 间质则水肿或黏液样变性更明显，且背景中的炎性细胞也以中性粒细胞为主。

EIMS 的主要病理特征细胞为典型的梭形细胞，同时可见一些不规则并多边形或奇异形状细胞，且其核内可见嗜伊红或嗜碱性的包涵体，形似节细胞或 RS 镜影细胞，部分可见细胞坏死及核分裂象[37]。

上皮样炎性肌纤维母细胞肉瘤的肿瘤病理学诊断依据，主要有弥漫或出现浸润性生长的上皮样细胞，排列上主要为束状，放射状，且间质组织内胶原纤维丰富，对于恶性肿瘤细胞的细胞核存在中度及以上的非典型性细胞核的深染[82]。

五、免疫组化

（一）肌纤维母细胞的免疫标记

有报道，肌纤维母细胞表达 calponin 而不表达 H‑caldesmon，但平滑肌细胞和平滑肌细胞来源的肿瘤则恒定地同时表达 calponin 和 H‑caldesmon。

SMA 在肌纤维母细胞的表达方式上有别于平滑肌细胞，前者是位于胞质周围胞膜下呈线状增强的表达方式，而后者是在整个胞质内呈弥漫性表达，这与电镜下该 2 种细胞的肌丝在胞质中的分布一致。

肌纤维母细胞的另一个重要的免疫表型是弥漫表达 fibronectin，而不表达 laminin、Type Ⅳ 和 collagen，这种免疫表型与其超微结构特点一致，即肌纤维母细胞的 fibronectin 免疫表型与其电镜下所见到的微小联合腱（fibronexus, microtendon）连接结构相符[83]。微小联合腱是电镜下肌纤维母细胞区别于平滑肌细胞的金标准。

肌纤维母细胞不表达 laminin 与其电镜下缺乏基板（lamina）这种结构相符，而基板是平滑肌细胞的特征性超微结构。

（二）LG – MS 免疫标记

所有的肌纤维母细胞肉瘤表达 vimentin，大部分同时表达 vimentin 和 SMA（肌特异性肌动蛋白）。

有研究显示[84]，肌纤维母细胞瘤中 H – caldsemon 呈阴性表达，calponin 呈阳性表达，而平滑肌细胞中的 calponin 和 H – caldesmon 同时阳性表达，可由此与分化好的平滑肌肉瘤进行鉴别；肌纤维母细胞肉瘤弥漫表达 fibronectin，而 laminin、Type Ⅳ 和 collagen 呈阴性表达。

LG – MS 免疫表型多样，表达 vimentin 和至少 1 种肌源性标志物（SMA、desmin 等），亦可表达 calponin、纤维连接蛋白（fibronectin），局灶表达 CD34、CD99，不表达 S – 100、上皮细胞标志物、层粘连蛋白和 caldesmon。

大多数低度恶性肌纤维母细胞肉瘤 SMA 为阳性表达，50% 表达肌间线蛋白且呈局灶性[7,85 – 86]，有些肿瘤会表达纤连蛋白，偶尔还会发现零星表达 CK、EMA 以及 CD34 等[87]；S – 100 的表达罕见[88]。

（三）EIMS 免疫标记

IMT 以表达 ALK（胞质或胞核）和 SMA 为主，极少表达 desmin、CK（AE1/AE3）和 CD30。黄晓赤等[89]报道，vimentin、MSA 和 SMA 在 IMT 中高表达，分别为 100%、90% 和 90%。

EIMS 的免疫表型与经典 IMT 不完全相同，EIMS 以表达 ALK 和 desmin 为主，部分病例还可表达 CK（AE1/AE3），其中 ALK 常特征性显示为核膜或核周表达，少数病例可表达 CD30、INI – 1、CK、EMA，SMA 在 EIMS 中常为阴性或仅为弱阳性。

总之，ALK 是目前诊断 EIMS 最为重要的标志物且核膜着色，波形蛋白、结蛋白和 SMA 常阳性，多呈弥漫阳性[90 – 91]。

六、诊断

肌纤维母细胞肉瘤实验室指标及影像学均无特异性，其诊断主要依据免疫组化。一般认为，超微结构是诊断肌纤维母细胞肉瘤的最好标准，但依照病理学特征及特殊的肌源性标志物，也可对肌纤维母细胞肉瘤做出诊断。

免疫组化中，肌纤维母细胞 vimentin 及至少 1 种肌源性标志物阳性，即 VA 型（vimentin + SMA）、VD 型（vimentin + desmin）和 VAD 型（vimentin + SMA + desmin），若肿瘤细胞呈现弥漫的 SMA 或结蛋白强阳性，h – caldesmon、MyoD1、肌形成蛋白阴性，而超微结构又显示肌纤维母细胞特征，应诊断为侵袭性梭形和多形性肌纤维母细胞肉瘤。

有学者认为[92 – 93]，诊断 LG – MS 的前提是识别肌纤维母细胞，而对肌纤维母细胞的识别必须依靠电镜观察，即出现应力纤维、纤纵融合膜及细胞的中间连接和缝隙连接。基因检测可能有助于诊断 LG – MS，但目前尚无确切结论[94]。

EIMS 病理诊断要点：

（1）圆形至上皮样的肿瘤细胞。

（2）丰富的黏液样基质和中性粒细胞为主的炎性细胞浸润。

（3）免疫组织化学标记，ALK 阳性，因 RANBP2 基因编码相对分子质量为 358kD 的核孔蛋白，EIMS 肿瘤细胞呈现独特的核膜着色。

（4）特征性的 RANBP2-ALK 融合基因表达[95]。

七、鉴别诊断

（一）LG－MS 需鉴别的肿瘤

1. 结节性筋膜炎

典型的结节性筋膜炎（nodular fasciitis）通常出现在皮下，发生突然、生长快速，但体积有限。

结节性筋膜炎在同一病灶的不同区域可见细胞与纤维组织分区，核异型性及坏死少见；在病变区域有多种细胞结构及黏液囊肿形成，包含淋巴细胞和红细胞，不会浸润骨骼肌及骨骼。

然而，肌纤维母细胞肉瘤富含细胞，细胞一致性较结节性筋膜炎强，而且侵犯较广，可以达肌肉甚至于骨骼。

2. 纤维瘤病

纤维瘤病（fibromatosis）是产生胶原蛋白的肌纤维母细胞肿瘤，大体也可为界限不清的结节状肿物，质地较 LG－MS 硬；瘤细胞以纤维母细胞为主，呈平行宽束状排列，无交织的条束状或鱼骨样排列，核分裂象虽可见，但核多无异型性，瘤细胞核表达 β－catenin，依病变时期和肌纤维母细胞分化程度的不同 SMA 呈不同程度阳性，不表达 actin、desmin。

纤维瘤病细胞分散在密实的胶原蛋白中，含有特征性的血管和肥大细胞。当纤维瘤病浸润骨骼肌时，肌纤维会萎缩，而不像在 IMT 浸润时被分隔开来。

3. 纤维肉瘤

纤维肉瘤，瘤细胞丰富，瘤细胞多呈实性的结节状或片状，排列成特征性的连绵束状结构；细胞束排列成角，似人字形或鱼骨刺样排列，核两端渐细、深染，细胞质淡染，多不呈嗜酸性，细胞质少，核异型明显，核分裂活跃，间质含更多的胶原成分。与肌纤维母细胞肉瘤相比，纤维肉瘤含有更多的细胞间胶原。

纤维肉瘤，免疫组织化学除 vimentin 外，多不表达或仅灶性表达 SMA、desmin，或仅为灶性、弱阳性表达。

4. 炎性肌纤维母细胞瘤

IMT 与 LG－MS 同属肌纤维母细胞来源肿瘤，在形态和生物学行为方面二者相似，但 IMT 有完整包膜，界限清楚，瘤细胞密度低、细胞成分杂，除肌纤维母细胞外，还可见纤维母细胞和组织细胞，核胖梭形，半数表达 ALK；炎症性背景是其最具特征性的改变，伴有浆细胞、淋巴细胞、嗜酸性粒细胞等炎症细胞浸润，而 LM－GS 则无明显的炎症成分。

LG－MS 侵袭性生长，细胞密度高，瘤细胞以肌纤维母细胞为主，核轻－中度异型，无明显炎症背景，不表达 ALK。

5. 平滑肌肉瘤

分化好的平滑肌肉瘤，其组织交织排列成束状编织样，细胞界限清楚，异型性明显，细胞质较 LG－MS 更嗜伊红，核居中，呈长杆状，两头钝圆或呈"雪茄"样，核周常有空泡，凝固性坏死常见，最具鉴别意义的是免疫表型[96]，肌源性标志物 desmin、SMA 和 caldesmon（钙调素结合蛋白）弥漫强阳性；LG－MS 的免疫组织化学不表达 caldesmon[84]。

6. 孤立性纤维性肿瘤

孤立性纤维性肿瘤，梭形细胞无异型，呈束状、鱼骨状、栅栏状、席纹状排列，其间可见多少不等的胶原，形成富于细胞的密集区和富于胶原的稀疏区以及混合区；血管丰富，部分存在扩张血管，可见血管外皮瘤样构型。

瘤细胞 vimentin 弥漫阳性，对 STAT6、CD34、CD99、Bcl-2 不同程度地表达，actin 和 SMA 仅局灶阳性。

（二）EIMS 需鉴别的肿瘤

1. 低度恶性肌纤维母细胞肉瘤

肿瘤多发于成人深部软组织中，瘤细胞胞质淡染嗜酸，核卵圆形或梭形，空泡状，细胞胞界不清，瘤细胞呈弥漫侵袭性生长，淋巴细胞和浆细胞等慢性炎细胞浸润不明显。免疫组化 ALK 阴性，CD34 部分阳性表达。

2. 黏液炎性纤维母细胞肉瘤

好发于成人手足部位，肿瘤由梭形细胞、大小不一多空泡脂母细胞样细胞以及具有大的包涵体样核仁的奇异形和大多角形神经节样细胞构成，背景中见明显黏液样变与玻璃样变区域交替排列。免疫组化，CD34、CD68 有程度不等表达，ALK 不表达，SMA 也极少表达。

3. ALK 阳性间变性大细胞淋巴瘤

ALCL 常见的结外部位包括皮肤、骨、软组织等，肠道和中枢神经系统罕见。瘤细胞胞质丰富，多个核可呈花环状排列，类似 R-S 细胞，大细胞胞核内可有多个嗜碱性核仁，肉瘤样型可出现梭形细胞分化。

免疫组化标记，除 ALK 及 EMA 阳性外，CD30、CD3 及细胞毒性相关抗原亦阳性，但无 SMA 和 desmin 阳性以及典型的 ALK 核膜表达模式。

4. 黏液纤维肉瘤

高度恶性的黏液纤维肉瘤大部分由致密的梭形细胞和多形性细胞组成，核分裂象易见，但在局部区域仍可见低度恶性成分，并见移行。

上皮样黏液纤维肉瘤由交替分布的细胞稀疏区和密集区组成，除梭形细胞外，还可见上皮样瘤细胞以及病理性核分裂，但均未见炎细胞浸润，免疫组化标记 ALK 阴性。

5. 滤泡树突细胞肉瘤

结外型滤泡树突细胞肉瘤(follicular dendritic cell sarcoma，FDCS)主要见于肝、脾、扁桃体、小肠及其系膜等部位，肿瘤呈特征性的双相型细胞形态，由梭形至卵圆形的瘤细胞和混杂的大量小淋巴细胞组成，有时可见席纹状和同心圆样排列结构；细胞胞质丰富淡染，境界不清，排列呈束状、编织状或漩涡状，间质可见少量浆细胞或淋巴细胞；瘤细胞免疫组化 desmin 与 ALK 均阴性，而 CD21、CD23 和 CD35 则阳性；遗传学上部分病例 BRAF V600E 基因突变阳性[97]。

6. 胃肠道间质瘤

胃肠道间质瘤(GIST)，该肿瘤为最常见的胃肠道间叶组织源性肿瘤，特别是上皮样细胞型 GIST，免疫组织化学标志物 CD117、DOG1 和 CD34 阳性有助于鉴别[98]。

7. 去分化脂肪肉瘤

去分化成分可类似炎症性肌纤维母细胞肿瘤，特别表现为炎症型恶性纤维组织细胞瘤时。免疫组化标记，MDM2 细胞核阳性，ALK 阴性，广泛取材发现高分化脂肪肉瘤区域或典型的显著异型区域时，可做出去分化脂肪肉瘤的诊断。

八、治疗

一般认为，手术切除是治疗肌纤维母细胞肉瘤的主要手段，但放化疗的疗效尚不能肯定。手术应尽量做到 R0 切除，包括整个肿瘤及邻近受累脏器[99]；但对于腹膜后肿瘤，往往肿瘤巨大，涉及器官众多，解剖复杂，R0 切除十分困难。黄洪军等[40]认为，对中度以上肌纤维母细胞肉瘤，远处转移的概率较高，可选择辅助化疗。

（一）低度恶性肌纤维母细胞肉瘤

LG–MS 多呈局部侵袭性生长，治疗上以完整手术切除为主，并确保切缘阴性。虽然对扩大切除的手术切缘并无明确规定，但建议为 2cm，一般不行预防性淋巴结清扫术[24]。

LG–MS 临床行为显示低度恶性，可能对化疗不敏感，整体生物学行为较纤维肉瘤和平滑肌肉瘤要好，因此是否需要辅助化疗和放疗目前存在争议。

LG–MS 术后有原位复发倾向，术中将肿瘤全切并在必要时选择扩大切除可能有助于减少肿瘤的术后复发率[31]。

值得注意的是，发生于头颈部的 LG–MS 的复发率及转移率均较高，肺转移多见，有关于患者因 LG–MS 出现心脏转移而死亡的文献报道[100]。

（二）上皮样炎性肌纤维母细胞肉瘤

EIMS 为高度恶性肿瘤，易复发与转移。目前，对 EIMS 患者多以手术切除治疗为主，术后辅以放、化疗[47]。

EIMS 具有特征性的 RANBP2-ALK 基因融合，研究发现[101-102]，ALK 抑制剂克唑替尼口服靶向治疗 EIMS，可得到临床缓解。彭全洲等[51]报道了 1 例 EIMS，虽肿瘤于术后 2 个月即复发，但经用 ALK 抑制剂克唑替尼治疗后，随访 1 年多仍无瘤生存。Butrynski 等[103]对 2 例具有上皮样细胞形态的 IMT 分别使用克唑替尼进行治疗，1 例 RANBP2–ALK 融合蛋白阳性并对阿霉素、异环磷酰胺和伊马替尼耐药，但对克唑替尼持续有效；另 1 例 RANBP2–ALK 融合蛋白阴性对克唑替尼无治疗反应。

九、预后

（一）低度恶性肌纤维母细胞肉瘤

低度恶性肌纤维母细胞肉瘤一般呈惰性临床经过，大多数病例预后良好。有研究报道[31]，LG–MS 的 5 年总生存率为 71.6%，疾病特异性生存率为 76.3%。Neuville 等[104]统计了 1 240 例软组织肿瘤患者，低度恶性肿瘤患者 5 年生存率为 91%，中度为 73%，高度为 43%，在腹膜后高度恶性肌纤维母细胞肉瘤 1 例报道中，8 个月后复发，10 个月后死亡[43]。

肌纤维母细胞肉瘤虽为低度恶性，但具有侵袭性，手术后容易复发[105]，其复发率文献报道存在差异，但总体而言，复发率较高，且可能出现远处转移（如肺、舌、心脏），甚至死亡[106]。

Chiller 等[22]报道该肿瘤的复发率为 44% ~75%，转移率可高达 44%。Fisher[23]总结了 39 例患者，手术后有 13 例（33%）复发，3 例（8%）发生转移。Montgomery 等[8]报道 15 例患者，有 13 例复发，其中 1 例复发 2 次，1 例术后 12 个月出现肺转移。Mentzel 等[7]报道了 18 例患者，均行手术切除，4 例行辅助化疗；11 例获随访，时间为 10 ~151 个月，平均为 29 个月，11 例中有 2 例出现局部复发，1 例出现锁骨上区、小腿等部位软组织，股骨、颅骨等骨骼以及肺部转移。李海峰等[9]报道 2 例患者，均行手术治疗，1 例患者出现 2 次复发，1 例患者出现 1 次复发，最终 2 例患者均因为发生肺部转移而死亡。Taccagni 等[92]报道 1 例 55 岁妇女，行乳腺肌纤维母细胞肉瘤切除，1 个月后局部复发，再行乳腺切除及淋巴结清扫，并行 5 个疗程的化疗，10 个月后患者出现广泛的肺转移而死亡。

目前认为，肿瘤大小、肿瘤分级、手术切缘阳性、坏死率和有丝分裂率均是影响肿瘤特异性和无转移生存率的可能预后因素。多形性肌纤维母细胞肉瘤为中级别恶性程度肿瘤，Fisher 等[68]报道的 7 例患者中，有 29% 的复发率，71% 的远处转移，43% 的病死率。有报道称[95]，出现 RAN - BP2 - ALK 融合基因的 IMT 往往发生于腹腔内且预后较差。

（二）上皮样炎性肌纤维母细胞肉瘤

EIMS 是 IMT 中高度侵袭性的亚型，预后不佳。相较于经典的 IMT，EMIS 多在极短时间内可出现复发、转移或死亡，尤其是腹腔的 EIMS，预后极差[107]。

Marino - Enriquez 等[18]随访的 8 例 EIMS 患者，在切除肿瘤后 1～8 个月出现局部复发，其中 5 例多灶性复发，6 例 3 年内多次复发，2 例有远处转移；5 例在术后 3～36 个月（平均 12 个月）死于该病，2 例带瘤生存，1 例采用 ALK 抑制剂治疗而无瘤生存。彭全洲等[52]荟萃分析了 15 例 EIMS，随访 1～40 个月，9 例复发，有的高达 5 次复发，2 例多灶复发，7 例死亡。

（邵　军）

参考文献

[1] Gabbiani G, Ryan G B, Majno G. Presence of modified fibroblasts in granulation tissue and their possible role in wounded contraction[J]. Experientia, 1971, 27: 549 - 550.

[2] Yamamoto H, Watanabe K, Nagata M. Inflammatory myofibroblastic tumor(IMT) of the panereas[J]. J Hepatobiliary Panereat Surg, 2002, 9(1): 116 - 119.

[3] Fletcher C D M, Unni K K, Mertens F. World Health Organization classification of tumors. Pathology and genetics of tumor of soft tissue and bone[M]. Lyon: IARC Press, 2002: 48 - 106.

[4] 唐浩，陈卫国. 软组织原发性低度恶性肌纤维母细胞肉瘤的 CT 与 MRI 表现[J]. 临床放射学杂志, 2014, 33(11): 1729 - 1733.

[5] Fisher C. The value of electron microscopy and immunohistochemistry in the diagnosis of soft tissue sarcomas: a study of 200 cases[J]. Histopathology, 1990, 16(6): 441 - 454.

[6] Vasudev K S, Harris M. A sarcoma of myofbroblasts: an ultrastructural study[J]. Arch Pathol Lab Med, 1978, 102(4): 185 - 188.

[7] Mentzel T, Dry S, Katenkamp D, et al. Low - grade myofibroblastic sarcoma: analysis of 18 cases in the spectrum of myofibroblastic tumors[J]. Am J Surg Pathol, 1998, 22(10): 1228 - 1238.

[8] Montgomery E, Goldlum J, Fisher C. Myofibrosarcoma: a clinicopathologic study[J]. Am J Surg Pathot, 2001, 25(5): 219 - 228.

[9] 李海峰，阮狄克，王鹏建，等. 肌纤维母细胞肉瘤（附 2 例报告并文献复习）[J]. 中国矫形外科杂志, 2007, 15(9): 666 - 668.

[10] Fletcher C D M, Unni K K, Mertens F. World Health Organization classification of tumors. Pathology and genetics of soft tissue and bone[M]. Lyon: IARC Press, 2002, 47: 94 - 95.

[11] 王坚，王丽珍，李江，等. 低度恶性肌纤维母细胞性肉瘤[J]. 临床与实验病理学杂志, 2003, 19(4): 347 - 351.

[12] Fletcher C D M, Bridge J A, Hogendoorn P, et al. Low grade myofibroblastic sarcoma. In: World Health Organization classification of soft tissue and bone[M]. Lyon: IARC Press, 2013: 85 - 86.

[13] Jo V Y, Doyle L A. Refinements in sarcoma classification in the current 2013 world health organization classification of tumours of soft tissue and bone[J]. Surg Oncol Clin N Am, 2016, 25(4): 621-643.

[14] Meng G Z, Zhang H Y, Bu H, et al. Myofibroblastic sarcomas: a clinicopathological study of 20 cases[J]. Chin Med J(Engl), 2007, 120(5): 363-369.

[15] KordaĉP, Nikolov D H, Sma K, et al. Low-grade myofibroblastic sarcoma of the larynx: case report and review of literature[J]. Acta Medica(Hradec Kralove), 2014, 57(4): 162-164.

[16] Maruyama T, Nakasone T, Nimura F, et al. Indolent growth of low-grade myofibroblastic sarcoma of the cheek mimics benignlesions: a case report and literature review[J]. Oncol Lett, 2017, 13(6): 4307-4314.

[17] 王占龙, 王占东, 刘胜辉, 等. 头颈部低度恶性肌纤维母细胞肉瘤13例临床分析[J/CD]. 中华临床医师杂志: 电子版, 2012, 6(1): 242-243.

[18] Mariño-Enríquez A, Wang W L, Roy A, et al. Epithelioid inflammatory myofibroblastic sarcoma: an aggressive intra-abdominal variant of inflammatory myofibroblastic tumor with nuclear membrane or perinuclear ALK[J]. Am J Surg Pathol, 2011, 35(1): 135-144.

[19] 喻林, 王坚. 软组织肿瘤的新类型和新亚型[J]. 中华病理学杂志, 2013, 42(9): 628-633.

[20] Du X, Gao Y, Zhao H, et al. Clinicopathological analysis of epithelioid inflammatory myofibroblastic sarcoma[J]. Oncol Lett, 2018, 15(6): 9317-9326.

[21] Mclaughlin S A, Sehmitt T M, Huguet K L, et al. Myofibrosarcoma of the adrenal gland[J]. Am Surgeon, 2005, 1(3): 191-193.

[22] Chiller K, Parker D, Washington C. Myofibrosarcoma treated with Mohs micrographic surgery[J]. Dermatol Surg, 2004, 30(12): 1565-1567.

[23] Fisher C. Myofibroblastic malignancies[J]. Adv Anat Pathol, 2004, 11(4): 190-201.

[24] Murakami Y, Tsubamoto H, Hao H, et al. Long-term disease free survival after radical. Local excision of low-grade myofibroblastic sarcoma of the vulva[J]. Gynecol Oncol Case Rep, 2013, 5: 34-36.

[25] Saito T, Mitomi H, Kurisaki A, et al. Low-grade myofibroblastic sarcoma of the distal femur[J]. Int J Surg Case Rep, 2013, 4(2): 195-199.

[26] Humphries W E, Satyan K B, Relyea K, et al. Low-grade myofibroblastic sarcoma of the sacrum[J]. JNeurosurg Pediatr, 2010, 6(3): 286-290.

[27] Miyazawa M, Naritaka Y, Miyaki A, et al. A low-grade myofibroblastic sarcoma in the abdominal cavity[J]. Anticaneer Res, 2011, 31(9): 2989-2994.

[28] Eisenstat J, Gilson T, Reimaan J, et al. Low-grade myofibroblastic sarcoma of the heart causing sudden death[J]. Cardiovasc Pathol, 2008, 17(1): 55-59.

[29] Nagata Y, Matsuno T, Hamada N, et al. Low-grade myofibroblastic sarcoma of the palm[J]. Seand J Plast Reconstr Surg Hand Surg, 2008, 42(3): 164-167.

[30] Watanabe K, Ogura G, Tajino T, et al. Myxofibrosarcoma of the bone: a clinicopathologic study[J]. Am J Surg Pathol, 2001, 25(12): 1501-1507.

[31] Chan J Y, Gooi Z, Wong E W, et al. Low-grade myofibroblastic sarcoma: A population-based study[J]. Laryngoscope, 2017, 127(1): 116-121.

[32] Peng L, Tu Y, Li Y, et al. Low-grade myofibroblastic sarcoma of the pancreas: A case report and literature review[J]. J Cancer Res Ther, 2018, 14(Supplement): S796-S799.

[33] Niu R, Wang J F, Zhang D C, et al. Low-grade myofibroblastic sarcoma of gastric cardia on ^{18}F-FDG positron emission tomog raphy/computed tomog raphy: An extremely rare case report[J]. Medicine(Baltimore), 2018, 97(4): e9720.

[34] Katalinic D, Santek F. Giant low-grade primary myofibroblastic sarcoma of the posterior chest wall[J]. World J Surg Oncol, 2017, 15(1): 96.

[35] Hadjigeorgiou G F, Samaras V, Varsos V. Low grade myofibroblastic sarcoma of the thoracic spine: report of an ex treme rare case[J]. Br J Neurosurg, 2017, 31(6): 731-733.

[36] 何容, 王阁, 杨镇州, 等. 胰头低度恶性肌纤维母细胞肉瘤1例[J]. 第三军医大学学报, 2013, 36(13):

1369, 1385.

[37] 陈忠, 黄海建, 陈小岩. 低度恶性肌纤维母细胞肉瘤 8 例临床病理分析[J]. 临床与实验病理学杂志, 2012, 28(9): 987 – 990.

[38] 仇晓菲, 孙保存, 张立华, 等. 9 例低度恶性肌纤维母细胞肉瘤的临床病理观察[J]. 中国肿瘤临床, 2005, 32(10): 130 – 132.

[39] 刘鸽, 仲津漫, 任静, 等. 胰腺肌纤维母细胞肉瘤一例[J]. 放射学实践, 2016, 31(1): 96.

[40] 黄洪军, 吴志明, 孟兴成, 等. 腹膜后中度恶性肌纤维母细胞肉瘤一例[J]. 肝胆胰外科杂志, 2020, 32 (10): 633 – 635.

[41] 付伟金, 颜海标, 米华, 等. 腹膜后低度恶性肌纤维母细胞肉瘤的诊治[J]. 临床泌尿外科杂志, 2012, 27 (10): 744 – 745, 749.

[42] 张渝科, 杨日高, 吴国庆. 腹膜后巨大脂肪瘤合并肌纤维母细胞肉瘤 1 例报告[J]. 重庆医学, 2009, 38 (21): 2776 – 2777.

[43] Geetha J P, Rashmi M V. The myofibroblastic sarcoma of retroperitoneum: A diagnostic dilemma[J]. Indian J Pathol Microbiol, 2015, 58(3): 409 – 410.

[44] 白红松, 单兴利, 王栋. 膀胱低度恶性肌纤维母细胞肉瘤 1 例及文献复习[J]. 癌症进展, 2020, 18(1): 106 – 108.

[45] Demarosi F, Bay A, Moneghini L, et al. Low – grade myofibroblastic sarcoma of the oral cavity[J]. Oral Surg Oral Med Oral Pathol Oral Radiol Endod, 2009, 108(2): 248 – 254.

[46] 郭丹, 刘爱连. 胃肌纤维母细胞肉瘤 1 例[J]. 实用放射学杂志, 2018, 34(5): 810.

[47] 彭晚娇, 朱伟峰, 卢建平, 等. 腹腔上皮样炎性肌纤维母细胞肉瘤临床病理分析并文献复习[J]. 临床与病理杂志, 2016, 36(10): 1589 – 1593.

[48] Fujiwara M, Yuba Y, Wada A, et al. Myofibrosarcoma of the nasal bone[J]. Am J OtolaryngoI, 2005, 26(4): 265 – 267.

[49] Zhang S, Ma Y, Ma T, et al. Low – grade myofibroblastic sarcoma of the orbit: A case report and literature review [J]. Medicine(Baltimore), 2017, 96(51): e9172.

[50] 曹赢坤, 刘利平, 马小山, 等. 婴儿左侧颞部低度恶性肌纤维母细胞肉瘤 1 例报告及文献复习[J]. 吉林大学学报(医学版), 2019, 45(3): 705 – 708.

[51] 彭全洲, 陈灼怀, 王晓玫, 等. 腹腔上皮样炎性肌纤维母细胞肉瘤 2 例临床病理观察[J]. 临床与实验病理学杂志, 2015, 31(5): 547 – 551.

[52] 巩丽, 张力, 刘小艳, 等. 低度恶性肌纤维母细胞肉瘤的临床病理学观察[J]. 现代肿瘤医学, 2009, 17 (10): 1976 – 1978.

[53] 吴惠, 孟宇宏, 宁浩勇, 等. 腹腔上皮样炎性肌纤维母细胞肉瘤临床病理观察[J]. 诊断病理学杂志, 2014, 21(11): 680 – 684.

[54] Niedzielska I, Janic T, Mrowiec B. Low – grade myofibroblastic sarcoma of the mandible: a case report[J]. J Med Case Rep, 2009, 3: 8458.

[55] Vlad D, Albu S. Low – grade myofibroblastic sarcoma of the larynx[J]. J Craniofac Surg, 2016, 27(3): e270 – 271.

[56] Sargar K M, Sheybani E F, Shenoy A, et al. Pediatric fibroblastic and myofibroblastic tumors: A pictorial review [J]. Radiog raphics, 2016, 36(4): 1195 – 1214.

[57] Cai C, Dehner L P, El – mofty S K. In myofibroblastic sarcomas of the head and neck, mitotic activity and necrosis define grade: a case study and literature review[J]. Virchows Arch, 2013, 463(6): 827 – 836.

[58] Qiu J Y, Liu P, Shi C, et al. Low – grade myofibroblastic sarcomas of the maxilla[J]. Oncol Lett, 2015, 9(2): 619 – 625.

[59] Yamada T, Yoshimura T, Kitamura N, et al. Low – grade myofibroblastic sarcoma of the palate[J]. Int J Oral Sci, 2012, 4(3): 170 – 173.

[60] 张正祥, 程静, 石群立, 等. 滤泡性树突状细胞肉瘤的临床病理观察[J]. 中华病理学杂志, 2008, 37(6): 395 – 399.

[61] 张剑飞, 杨为民, 宋晓东, 等. 膀胱肌纤维母细胞肉瘤一例[J]. 临床外科杂志, 2009, 17(2): 116.

[62] 王玮, 李庆元, 张敏, 等. 膀胱低度恶性肌纤维母细胞肉瘤一例报告[J]. 中华泌尿外科杂志, 2018, 39

（5）：392.

［63］黄海建，陈小岩，陈刚. 上皮样炎性肌纤维母细胞肉瘤三例临床病理分析［J］. 中华病理学杂志，2016，45（7）：474 – 475.

［64］Coffin C M，Watterson J，PfiestJ R，et al. Extrapulmonary inflamematory myofibmblastic tumor（inflammatory pseudotumor）：a clinicopathologic and immunohistochemical study of 84 cases［J］. Am J Surg Pathol，1995，19（8）：859 – 872.

［65］张春芳，王红霞，宋姗姗，等. 小肠上皮样炎性肌纤维母细胞肉瘤二例［J］. 中华病理学杂志，2019，48（10）：809 – 811.

［66］Han S R，Yee G T. Low grade myofibroblastic sarcoma occurred in the scalp［J］. J Korean Neurosurg Soc，2015，58（4）：385 – 388.

［67］Ghos H A，Bandopadhyay A，Sarkar R. Low – g rade myofibroblastic sarcoma of maxillary sinus and buccal mucosa：Two rare cases and review of the literature［J］. Indian J Pathol Microbiol，2019，62（1）：119 – 121.

［68］Fisher C. Myofibrosarcoma［J］. Virchows Arch，2004，445（3）：215 – 223.

［69］唐浩，胡桂周，贾铭，等. 低度恶性肌纤维母细胞肉瘤的影像学分析［J］. 临床放射学杂志，2012，31（7）：999 – 1002.

［70］班晓华，梁碧玲. 股骨低度恶性肌纤维母细胞肉瘤一例［J］. 临床放射学杂志，2010，29（10）：1400 – 1401.

［71］夏琼琳，孔伟梁. 低度恶性肌纤维母细胞肉瘤 7 例 CT 表现分析［J］. 现代实用医学，2015，27（7）：954 – 955.

［72］张薇薇，许乙凯. 低度恶性肌纤维母细胞肉瘤的影像学表现［J］. 中国医学影像技术，2012，28（8）：1591 – 1595.

［73］张志诚，郑朝阳，黄永础，等. 低度恶性肌纤维母细胞肉瘤的影像诊断及误诊分析［J］. 临床放射学杂志，2015，34（7）：1122 – 1126.

［74］俞银海，何国梁，陈炳. 低度恶性肌纤维母细胞肉瘤的影像学表现及误诊分析［J］. 浙江临床医学，2016，18（4）：747 – 748.

［75］Bisceglia M，Tricarico N，Minenna P，et al. Myofibrosarcoma of the upper jaw bones：a clinicopathologic and ultra-structural study of two cases［J］. Ultrastruct Pathol，2001，25：385 – 397.

［76］吴晁，王辉，鲁常青，等. 低度恶性肌纤维母细胞肉瘤 3 例临床病理观察［J］. 诊断病理学杂志，2016，23（1）：36 – 39.

［77］Costa J，Wesley R A，Glatstein E，et al. The grading of soft tissue sarcomas. Results of a clinic histopathologic correlation in a series of 163 cases［J］. Cancer，1984，53（3）：530 – 541.

［78］Doyle L A. Sarcoma classification：an update based on the 2013 World Health Organization Classification of Tumors of Soft Tissue and Bone［J］. Cancer，2014，120（12）：1763 – 1774.

［79］克祯彧，杨守京. 侵袭性梭形和多形性肌纤维母细胞肉瘤 14 例临床病理及超微结构观察［J］. 中华病理学杂志，2019，48（12）：961 – 963.

［80］杨斌，李正亮. 腹腔上皮样炎性肌纤维母细胞肉瘤 1 例［J］. 实用放射学杂志，2017，33（4）：649 – 650.

［81］林建韶，张建民，惠京，等. 炎症性肌纤维母细胞瘤及低度恶性肌纤维母细胞肉瘤［J］. 临床与实验病理学杂志，2007，23（4）：385 – 388.

［82］付芳芳，沈海林，王聚宝，等. 胃低度恶性肌纤维母细胞肉瘤［J］. 临床放射学杂志，2011，30（9）：1398 – 1399.

［83］Eyden B，Banerjee S S. Spindle – cell squamous carcinoma exhibiting myofibroblastic differentiation. A study of two cases showing fibronexus junctions［J］. Virchows Arch，2002，440：36 – 44.

［84］Watanabe K. Leiomyosarcoma versus myxofbrosarcoma［J］. Am J Surg Pathol，2002，26（3）：393 – 394.

［85］Montgomery E，Goldblum J R，Fisher C. Myofibrosarcoma：a clinicopathologic study［J］. Am J Surg Pathol，2001，25（2）：219 – 228.

［86］庄明，吴湘如，朱健，等. 源自乳腺的低度恶性肌纤维母细胞肉瘤一例及文献复习［J］. 中华乳腺病杂志（电子版），2017，11（4）：255 – 256.

［87］Eyden B. The fibronexus in reactive and tumoral myofibroblasts：further characterisation by electron microscopy［J］. Histol Histopathol，2001，16（1）：57 – 70.

［88］Eyden B P，Banerjee S S，Harris M，et al. A study of spindle cell sarcomas showing myofibroblastic differentiation［J］. Ultrastruct Pathol，1991，15（4 – 5）：367 – 378.

［89］黄晓赤，罗克枢，赵剑萍，等. 腹腔脏器炎性肌纤维母细胞瘤的临床病理观察［J］. 临床与实验病理学杂志，

2006, 22(1): 45 - 8.

[90] Theilen T M, Soerensen J, Bochennek K, et al. Crizotinib in ALK⁺ inflammatory myofibroblastic tumor – Current experience and future perspectives[J]. Pediatr Blood Cancer, 2018, 65(4): e26920.

[91] Kurihm – Hosokawa K, Kawasaki I, Tamai A, et al. Epithelioid inflammatory myofibroblastic sarcoma responsive to surgery and and ALK inhibitor in a patient with panhypopiluitarism[J]. Intem Med, 2014, 53(19): 2211 - 2214.

[92] Taccagni G, Rovere E, Masullo M, et al. Myofibrosarcoma of the breast: review of the literature on myofibroblastic tumors and criteria for defining myofibroblastic differentiation[J]. Am J Surg Pathol, 1997, 21(4): 489 - 496.

[93] Eyden B. Electron microscopy in the study of myofibroblastic lesions[J]. Semin Diagn Pathol, 2003, 20(1): 13 - 24.

[94] Mikami Y, Fujii S, Kohashi K I, et al. Low – grade myofibroblastic sarcoma arising in the tip of the tongue with intravascular invasion: A case report[J]. Oncol Lett, 2018, 16(3): 3889 - 3894.

[95] Li J, Yin W H, Takeuchi K, et al. Inflammatory myofibroblastic tumor with RANBP2 and ALK gene rearrangement: a report of two cases and literature review[J]. Diagn Pathol, 2013, 8: 147.

[96] 曾博龙, 靳安民, 余斌, 等. 原发性骨平滑肌肉瘤(3例报告及文献复习)[J]. 中国矫形外科杂志, 1999, 6(8): 609.

[97] 宋雪雪, 李楠, 张姗, 等. 滤泡树突状细胞肉瘤10例临床病理分析[J]. 临床与实验病理学杂志, 2018, 34(5): 566 - 568.

[98] Stanek M, Pisarska M, Budzyńska D, et al. Gastric gastrointestinal stromal tumors: clinical features and short – and long – term outcomes of laparoscopic resection[J]. Wideochir Inne Tech Maloinwazyjne, 2019, 14(2): 176 - 181.

[99] 姜鹏, 江勇, 张东, 等. 原发性腹膜后肿瘤46例外科诊疗体会[J]. 肝胆胰外科杂志, 2012, 24(1): 62 - 64.

[100] Oylumlu M, Yildiz A, Ercan S, et al. Cardiac metastasis of a low – grade myofibmblastic sarcoma[J]. Echocardiography, 2014, 31(1): e1 - e5.

[101] 刘秋雨, 张梦阳, 李真, 等. 上皮样炎性肌纤维母细胞肉瘤的临床病理特点及靶向治疗效果[J]. 中华普通外科杂志, 2016, 31(10): 874 - 87.

[102] Fujiya M, Kohgo Y. ALK inhibition for the treatment of refractory epithelioid inflammatory myofibroblastic sarcoma[J]. Intern Med, 2014, 53(19): 2177 - 2178.

[103] Butrynski J E, DAdamo D R, Hornick J L, et al. Crizotinib in ALK – rearranged inflammatory myofibroblastic tumor[J]. N Engl J Med, 2010, 363(18): 1727 - 33.

[104] Neuville A, Chibon F, Coindre J M. Grading of soft tissue sarcomas: from histological to molecular assessment[J]. Pathology, 2014, 46(2): 113 - 120.

[105] Morawietz L, Kuhnen C, Katenkamp D, et al. Unusual sarcomatoid neoplasm of the lung suggesting a myofibrosarcoma[J]. Virchows Arch, 2005, 447(6): 990 - 995.

[106] Keller C, Gibbs C N, Kelly S M, et al. Low – grade myxofibrosarcoma of the head and neck: importance of surgical therapy[J]. J Pediatr Hematol Oncol, 2004, 26(2): 119 - 120.

[107] Cook J R, Dehner L P, Collins M H, et al. Anaplastic lymphoma kinase (ALK) expression in the inflammatory myofibroblastic tumor: a comparative immunohistochemical study[J]. Am J Surg Pathol, 2001, 25(11): 1364 - 1371.

第八节　血管肌纤维母细胞瘤

一、概述

(一)流行病学

血管肌纤维母细胞瘤(angiomy fibriblastoma, AMF)是一种罕见的发生于软组织的良性间叶细胞肿瘤[1-3], 因丰富的血管以及瘤细胞以肌纤维母细胞分化而命名, 由 Fletcher 等[4]于 1992 年首次报道。

AMF 主要发生于生育期女性会阴部，1992 年，Fletcher 等[4]报道了 10 例位于女性外阴的 AMF；1998 年，Laskin 等[5]报道了 11 例位于男性生殖道的 AMF。至 2001 年，世界文献报道总数超过 60例[6]；2010—2017 年，约有 50 篇关于 AMF 的英文文献报道[7-8]；目前，国内报道近 100 例[9-12]。

AMF 发病年龄范围 17 ~ 86 岁，平均 45 岁，最小年龄为 16 岁，但好发于青壮年，儿童罕见，Sims 等[14]于 2012 年对英文文献报道的 71 例外阴 AMF 进行了综述，患者的平均发病年龄为 45 岁（17 ~ 86 岁）；女性明显多于男性，男女比例约为 1∶6[16-17]。张嵩等[12]报道了 27 例血管肌纤维母细胞瘤，女性 24 例、男性 3 例；发病年龄 9 个月 ~ 74 岁（平均 43.88 岁），中位年龄 46 岁。王海燕等[10]报道了 5 例血管肌纤维母细胞瘤，4 例女性，1 例男性，年龄 29 ~ 54 岁，平均年龄 40 岁。尚慧宇等[17]报道了 10 例女性生殖器官血管肌纤维母细胞瘤，平均发病年龄（49.90 ± 7.62）岁。李春颖等[18]报道了 7 例外阴血管肌纤维母细胞瘤，平均年龄 52.5 岁（25 ~ 72 岁），其中 3 例为绝经后妇女。

（二）发生机制

AMF 中的肌纤维母细胞成分是血管肌纤维母细胞瘤的基本组织学特征，几乎所有病例皆含有此成分。

肌纤维母细胞既能向平滑肌分化，又能向纤维组织分化，是纤维结缔组织细胞较为特殊的一种，这种具有收缩功能的细胞具有平滑肌的功能。在病理情况下，肌纤维母细胞见于对损伤的修复性反应及纤维组织增生性病变。

血管内皮周围具有多向分化潜能的干细胞，可向肌纤维分化，这可能是 AMF 肿瘤细胞的起源[19]。Laskin 等[20]和 Fukunaga 等[21]发现，AMF 中可见脂肪组织，有时脂肪组织构成肿瘤的主要成分，似梭形细胞脂肪瘤，因此认为 AMF 和脂肪瘤共同起源于血管周围具有多向分化潜能的干细胞，可向肌纤维母细胞和脂肪细胞分化。

目前，AMF 病因及发病机制尚不清楚。免疫表型支持瘤细胞具有纤维母细胞与肌纤维母细胞分化的特点，激素受体表达，提示肿瘤可能来源于激素依赖性间充质细胞[22]。

AMF 很可能是由于局部损伤、炎性刺激，导致肉芽组织增生，发展到血管内皮周围干细胞向肌纤维母细胞单一分化，以及雌激素等多种因素共同促使肌纤维母细胞异常增殖，或最终形成了一种具有特定形态特征且相对独立的良性肿瘤[10,23]。

有学者认为[24]，病变中的黏液水肿可能与肿瘤细胞在雌激素诱导下分泌血管内皮生长因子有关；Laskin 等[20]指出，肿瘤的红细胞外渗及微血栓形成与血管生成和血流动力学改变有关。

二、临床表现

（一）好发部位

女性 AMF，可发生于女性的外阴、阴道、宫颈、尿道、盆腔或腹股沟，最常见的发生部位为女性的外阴与阴道，发生于宫颈与盆腔少见[25-27]；也有发生在输卵管、腹膜等处的个别报道[28]。尚慧宇等[17]报道了 10 例女性生殖器官 AMF，宫颈与盆腔部位占 40%。李晓燚等[29]报道了 12 例女性血管肌纤维母细胞瘤，肿瘤位于外阴 6 例，阴道 3 例，宫颈 2 例，子宫体 1 例。

男性发生 AMF 更为罕见，可发生于阴囊、睾丸、精索或腹股沟区[30-32]。1998 年，Laskin 等[5]

首次报道了 11 例男性生殖道 AMF，好发于腹股沟和精索。亦有发生于鼻腔[33]、口底[34]等的报道。

（二）一般表现

AMF 是一类来源于间叶组织的特异性的软组织肿瘤，一般为良性肿瘤，发病隐匿，临床上除肿块外无特殊症状，病程为几周到 13 年[35]，一般无疼痛，由于发病位置特殊加上症状不明显，多数患者未予重视。

AMF 病变常较局限，表现为无痛性肿块，质地软，边境清楚，似有包膜，一般直径为0.5~12.0cm[16]。

因肿瘤发生部位而存在差异，位于盆腔的 AMF 随着肿瘤体积增大，一般表现为盆腔压迫症状[27]；位于外阴及阴道者可表现为同房后阴道不规则出血，伴尿频、尿急、尿痛；位于子宫颈因肿物体积大压迫膀胱，可表现为活动后漏尿；位于子宫体可出现月经不调。Sims 等[14]总结了文献报道的 71 例外阴 AMF 临床资料，临床症状主要是外阴逐渐增大的无痛性肿物；病程 2 个月至 10 年，平均 29 个月；肿物平均直径 5.9cm(0.5~30cm)；48% 发生在右侧外阴，52% 发生在左侧外阴。李春颖等[18]报道了 7 例外阴血管肌纤维母细胞瘤，临床症状主要为逐渐增大的无痛性外阴肿物，从发现肿物到就诊平均病程 2.3 年(0.5~8 年)；妇科检查，外阴可触及囊性或囊实性肿物，活动性尚可，无压痛，肿物直径 1~5cm，平均 3cm，3 例位于左侧大阴唇，4 例位于右侧大阴唇。

发生于腹股沟或精索的 AMF，表现为可移动的、有弹性的、渐进性增大的无痛性肿物[36]，肿块质地较韧，生长缓慢，多小于 5cm，但也有病程长未及时治疗而使肿块达 20cm 以上者[37]。

三、影像学检查

AMF 国内外文献对其影像学的报道较少[38]，Wolf 等[39]认为，超声可以辅助诊断，超声下 AMF 呈界限清晰，较均匀中等回声的实性包块，部分在包块中可见血流信号。Kim 等[38]报道，AMF 超声为类圆形、边界清楚的实质性肿块，内部呈均匀中等回声或不均质回声；张嵩等[12]报道，69.2% 为低回声，23.1% 为不均质回声，7.8% 为中等回声。

AMF 超声声像图可反映其病理学特征，肿瘤内纤维母细胞分布疏密不一，有特征性的密集多细胞区和疏松水肿的少细胞区，其细胞分布特点表现为高低混合相间的超声声像图特点，如果同时伴有丰富的血管，大多数为薄壁小血管和毛细血管，则在 CDFI 上表现为血流信号丰富。

AMF，CT 扫描显示界限清楚的低密度肿物，不均匀增强；MRI 在 T2W1 上呈现不均匀高信号，增强的情况下则明显强化[38]。

四、组织病理与免疫组化

（一）组织病理

1. 大体观

血管肌纤维母细胞瘤可能来源于纤维母细胞-肌纤维母细胞，一般为卵圆形或扁圆形肿块，境界清楚，无包膜，直径一般小于 5cm，但也有报道直径可达 12cm，肿瘤切面呈灰白或灰红褐色，质地中等，部分呈胶冻状。

外阴部 AMF 极少数可表现为囊实性，囊内为透明黏液样液体。

2. 镜下观

AMF，显微镜下基本特征为含有间质细胞和血管 2 种成分，间质可黏液样变水肿、玻璃样变及纤维化等。少数病例中含有成熟的脂肪组织成分[40-41]。

（1）光镜下可见大量的黏液水肿背景，其内分布丰富的、薄壁扩张的小血管，如海绵样网状排列，大多充血，肌纤维母细胞分布不均、疏密不一，可见交替分布界限不清的细胞致密区与疏松区。

（2）瘤细胞有明显的密集区和疏松区，密集区的细胞呈梭形或上皮样形，常围绕血管呈条索状、簇状或栅栏样排列。

疏松区黏液水肿，细胞少，细胞呈长梭形或较肥胖，细胞核多为圆形，无核分裂象，胞质嗜伊红，血管丰富，形态不一，多为薄壁小血管、毛细血管，也可有扩张的海绵状静脉，间质可有轻度黏液样变，可见散在的肥大细胞或少量波浪状胶原囊。

（3）瘤细胞梭形、纤细或肥胖、卵圆形，胞质嗜伊红，核卵圆形，核仁不明显，可有双核及多核，核分裂不易见。

瘤细胞大多聚集于血管周围，分布疏密不一，细胞密集区与细胞稀疏区交替分布[42]。有些区域细胞丰富，围绕血管紧密排列，有些区域疏于细胞，散布于疏松水肿的背景上；有些病例可见明显的脂肪细胞。

（4）肿瘤血管丰富，由表现为显著的管腔小、管壁薄和扩张的血管组成，亦有报道为中等大厚壁血管[43]，可见管腔扩张及管壁纤维化，部分管壁呈玻璃样变[44]。

（5）间质内常见肥大细胞浸润，而血管周围常见淋巴细胞浸润。

李晓燚等[29]报道了 12 例女性血管肌纤维母细胞瘤，12 例肿瘤与周围组织界限相对清晰，可见较多薄壁血管，皮下纤维及肌纤维母细胞增生，瘤细胞呈梭形或星形，胞质透亮、无明显异型，核分裂象罕见。

（二）免疫组化

AMF 的瘤细胞 vimentin 和 desmin 阳性，CD34、actin、CD117、S-100、CD31 和 CK 阴性，发生于外生殖器者 ER 和 PR 阳性。Cetinkaya 等[45]报道了一例妊娠期间逐渐增大的外阴 AMF，而患者病理的雌孕激素受体却为阴性。

也有报道 CD34 和 S-100 阳性[46]；Song 等[47]认为，desmin 的阳性是肌纤维母细胞分化的重要证据。

谢慧君等[48]报道了 6 例外阴血管肌纤维母细胞瘤，6 例肿瘤细胞 vimentin、ER、PR 均阳性，其中 vimentin 弥漫强阳性，4 例 desmin 弥漫强阳性，6 例肿瘤细胞 SMA、S-100、CD34、CK 均阴性。

五、诊断与鉴别诊断

（一）诊断

AMF 临床罕见，且无特异性临床症状和体征，术前很难做出明确诊断，易被误诊为平滑肌瘤、侵袭性血管黏液瘤（AA）、富于细胞的血管纤维瘤、前庭大腺囊肿、外阴囊肿或外阴肿物、中肾管残余囊肿、纤维瘤、外阴脂肪瘤、纤维上皮性息肉、宫颈癌等[49-53]，一般须手术切除后经病理学检查才能明确诊断。

因此，只有根据前述病理学与免疫组化特征，才可对其做出正确诊断。

（二）鉴别诊断

1. 侵袭性血管黏液瘤

侵袭性血管黏液瘤（aggressive angiomyxoma，AA）在发病部位、显微镜下特点、免疫表型上与血管肌纤维母细胞瘤极其相似，与 AMF 均系纤维母细胞 – 肌纤维母细胞分化的同一谱系发生的肿瘤，发病年龄 6~77 岁，发病高峰位于 30~40 岁，好发于尿生殖膈区（盆腔、肛周、会阴；女性常见于外阴、阴道、宫腔等；男性可累及阴囊、膀胱、前列腺、精索等），临床表现亦多为无症状的缓慢增大的软组织肿物。

显微镜下，侵袭性血管黏液瘤细胞分布稀疏、弥散，细胞呈星状或梭形，有纤细的胞质突起，无明显的细胞围绕血管现象和分布疏密交替特征；间质呈黏液样，细胞较少，血管大小和分布差异较大，管壁厚者常常伴有玻璃样变。

AA 富于血管与黏液，发生部位较深，肿瘤体积较大（直径常 >5cm），边界不清，呈侵袭性生长，瘤细胞由深染的卵圆形细胞组成，细胞小，呈星芒状、梭形，核小，异型性不明显，核分裂象很少见，瘤细胞均匀分布于黏液样基质内，可见血管壁厚薄不一，有玻璃样变；单纯性切除易复发，属于低度恶性肿瘤，瘤细胞 vimentin、desmin、SMA、CD34、ER 和 PR（+），S-100 及 CK（-）。

AMF 位置浅，境界清楚，体积较小（直径常 <5cm），单纯切除后不复发；细胞较多，明显地围绕血管排列，细胞分布有疏密交替特征，且血管较小、丰富、管壁薄，大多为毛细血管，间质水肿明显，黏液样变不显著可资鉴别。

2. 浅表性血管黏液瘤

浅表性血管黏液瘤（superficial angiomyxoma，SA），好发于躯干、肢体、头颈部，亦可见于外阴或会阴，该肿瘤各年龄均可发病，平均年龄 39 岁。位置表浅，瘤体较小，大多在 1~5cm，偶有 >5cm 者，病变位于真皮网状层，周界欠清，可呈结节状、丘疹样及息肉样，呈局灶性的小叶样或多结节性生长。

SA 镜下肿瘤中丰富的黏液性间质内有形态温和的短梭形和星芒状细胞及较多的纤细薄壁毛细血管，增生的薄壁血管不呈分枝状和丛状结构，伴有多少不等的中性粒细胞；免疫组化显示，肿瘤细胞 vimentin（+）、desmin（-）；电镜示瘤细胞为纤维母细胞；与 AMF 相比，SA 间质黏液丰富，细胞少，分布较稀疏弥散，缺乏细胞围绕血管排列和疏密分布不均匀现象，有复发可能。

3. 富细胞性血管纤维瘤

富细胞性血管纤维瘤（cell angiofibroma，CA）与 AMF 均为境界清楚之浅表性皮下肿块，但富细胞性血管纤维瘤细胞更丰富密集，分布较均匀，缺乏 AMF 细胞分布疏密交替特征和围绕血管排列现象；血管中等大小，管壁较厚，常玻璃样变，间质少有致密的胶原纤维束；CA 瘤细胞 vimentin、CD34 弥漫强阳性，SMA、desmin 阴性，提示瘤细胞为纤维母细胞分化，而非肌纤维母细胞分化。CA 肿瘤手术切除后，无复发或转移。

4. 纤维上皮性间质息肉

纤维上皮性间质息肉(fibroepithelial stromal polyps，FSP)是一种位置表浅的良性病变，多发生于生育期女性。

FSP 呈息肉状，有时为分叶状，由被覆的鳞状上皮和其下的纤维血管性间质组成，病变内有数量不等、中等大小的厚壁血管，少数病例内含有丰富的梭形细胞，并可见核深染的畸形细胞和少量分叶状核或多核巨细胞，缺乏 AMF 特征性的上皮样瘤细胞围绕薄壁血管排列现象，血管比 AMF 大，管壁厚有玻璃样变，梭形细胞主要表达 vimentin，部分可表达 SMA，但一般不表达 desmin。

六、治疗与预后

AMF 是一种良性的软组织肿瘤，手术切除是唯一的治疗方法，局部单纯切除后即可治愈，很少复发[54]。

尚慧宇等[17]报道了 10 例女性生殖器官血管肌纤维母细胞瘤，均采取局部完整切除，术后随访 8 例，中位随访时间 37 个月，无复发。李晓燚等[29]报道了 12 例女性血管肌纤维母细胞瘤，10 例行单纯肿块切除术，1 例行腹腔镜下全子宫 + 双侧输卵管切除术，1 例化疗 2 个周期但肿瘤体积及累及范围未缩小；11 例术后随访 5 年，生存率为 90.9%。谢慧君等[48]报道了 6 例外阴血管肌纤维母细胞瘤，6 例均采取肿块局部切除术，随访 8 ~52 个月，均未复发。张嵩等[12]报道了 27 例血管肌纤维母细胞瘤，27 例患者均采取手术治疗，均为单纯肿物切除术；随访 12 例，中位随访时间为 2 年，无 1 例复发。

目前一般认为，血管肌纤维母细胞瘤是一种良性的软组织肿瘤，生长较缓慢，Ki – 67 平均指数小于 1%，DNA 倍体测定显示为二倍体，显示出肿瘤的良性和惰性特征[55]。因此，手术彻底切除后不复发，预后良好，但有报道术后复发及恶性变的病例[47]。Song 等[47]报道 1 例 AMF 呈侵袭性生长，Wang 等[56]报道了 1 例 AMF 复发病例。Nielsen 等[57]报道了 49 例 AMF 患者，所有患者均完整切除肿物，随访了 3 个月至 25 年，仅有 1 例 80 岁妇女外阴 AMF 切除 2 年后进展为肉瘤。有鉴于少数患者可出现术后复发及恶性变，故当长期随访[47,58]。

（袁胜利）

参考文献

[1] Rajendran R，Sivapathasundharam B. Shafer's textbook of oral pathology. 6th ed. Noida[M]. Elsevier, 2009：188 – 189.

[2] Fletcher C D，Bridge J A，Hogendoorn P C，et al. WHO classification of tumours of soft tissue and bone. 4th ed [M]. Lyon：IARC Press, 2013：124 – 126.

[3] Laiyemo R Disu S，Vijaya G，et al. Post – menopausal vaginal angiomyofibroblastoma：a case report[J]. Arch Gynecol Obster, 2005, 273(2)：129 – 130.

[4] Fletcher C D，Tsang W Y，Fisher C，et al. Angiomyofibroblastoma of the vulva：a benign neoplasm distinct from aggressive angiomyxoma[J]. Am J Surg Pathol, 1992, 16(4)：373 – 382.

[5] Laskin W B，Fetsch J F，Mostofi F K. Angiomyofibroblastomalike tumor of the male genital tract：analysis of 11cases with comparison to female angiomyofibroblastoma and spindle cell lipoma[J]. Am J Surg Pathol, 1998, 22(1)：6 – 16.

［6］　陈建华，范钦和，邱梅. 血管肌纤维母细胞瘤临床病理特征［J］. 临床与实验病理学杂志，2001，17(3)：231 – 233.

［7］　Seo J W, Lee K A, Yoon N R, et al. Angiomyofibroblastoma of the vulva［J］. Obstet Gynecol Sci, 2013, 56(5)：349 – 351.

［8］　张丽华，杨树东，洪建刚. 血管肌纤维母细胞瘤病理诊断及鉴别诊断［J］. 南京医科大学学报(自然科学版)，2013，33(7)：999 – 1001.

［9］　刘爽，杨会钗，王小玲. 血管肌纤维母细胞瘤16例临床病理分析［J］. 临床与实验病理学杂志，2007，23(1)：52 – 54.

［10］　王海燕，王正，李可，等. 血管肌纤维母细胞瘤5例临床病理分析［J］. 诊断病理学杂志，2010，17(4)：257 – 259.

［11］　秦晓平，曲知专，卓育敏. 精索血管肌纤维母细胞瘤一例报告［J］. 中华泌尿外科杂志，2013，34(2)：108.

［12］　张嵩，齐跃，刘水策，等. 血管肌纤维母细胞瘤的临床病理特点(附27例分析)［J］. 现代肿瘤医学，2015，23(8)：1121 – 1125.

［13］　Montella F, Giana M, Vigone A, et al. Angiomyofibroblastoma of the vulva：report of a case［J］. Eur J Gynaecol Oncol, 2004, 25(2)：253 – 254.

［14］　Sims S M, Stinson K, McLean F W, et al. Angiomyofibroblastoma of the vulva：a case report of a pedunculated variant and review of the literature［J］. J Low Genit Tract Dis, 2012, 16(2)：149 – 154.

［15］　汪维佳，廖志波，古建雄，等. 血管肌纤维母细胞瘤两例临床病理分析［J］. 新医学，2018，49(6)：453 – 456.

［16］　刘春媚，张莹，陈伟，等. 血管肌纤维母细胞瘤超声表现2例［J］. 中华超声影像学杂志，2013，22(6)：469 – 474.

［17］　尚慧宇，韩璐，王亚萍，等. 女性生殖器官血管肌纤维母细胞瘤10例诊治分析［J］. 国际妇产科学杂志，2018，45(3)：350 – 354.

［18］　李春颖，史宏晖，樊庆泊，等. 外阴血管肌纤维母细胞瘤临床分析［J］. 癌症进展，2016，14(6)：542 – 543，547.

［19］　Granter S R, Nucci M R, Fletcher C D. Aggressive angiomyxoma：reappaisal of its relationship to angiomyofibroblastoma in a series of 16 cases［J］. Histopathology, 1997, 30(1)：3 – 10.

［20］　Laskin W B, Fetsch J F, Tavassoli F A. Angiomyofibroblastoma of the female genital tract：analysis of 17 cases including a lipomatous variant［J］. Hum Pathol, 1997, 28(9)：1046 – 1055.

［21］　Fukunaga M, Nomura K, Matsumoto K, et al. Vulval angiomyofibroblastoma clinicopathologic analysis of six cases［J］. Am J Clin Pathol, 1997, 107(1)：45 – 51.

［22］　Varras M, Akrivis C, Demou A, et al. Angiomyofibroblastoma of the vagina in a postmenopausal breast cancer patient treated with tamoxifen：clinicopathologic analysis of a case and review of the literature［J］. Int J Gynecol Cancer, 2006, 16(2)：581 – 585.

［23］　Seo J W, Lee K A, Yoon N R, et al. Angiomyofibroblastoma of the vulva［J］. Obstet Gynecol Sci, 2013, 56(5)：349 – 351.

［24］　Cullinan – Bove K, Koos R D. Vascular endothelial growth factor/vascular permeability factor expression in the rat uterus［J］. Endocrinology, 1993, 133(2)：829 – 837.

［25］　张云虹. 盆腔血管肌纤维母细胞瘤1例［J］. 诊断病理学杂志，2010，19(4)：247.

［26］　刘慧丽，党群，李鹏程，等. 子宫血管肌纤维母细胞瘤一例并文献复习［J］. 国际妇产科学杂志，2017，44(2)：173 – 175.

［27］　Mallya V, Sahai K, Rathi K R, et al. Angiomyofibroblastoma：A diagnostic dilemma［J］. J Cancer ResTher, 2015, 11(3)：655.

［28］　Kobayashi T, Suzuki K, Arai T, et al. Angiomyobroblastoma arising from the fallopian tube［J］. Obstet Gynecol, 1999, 94：833 – 834.

［29］　李晓燚，王悦，牟婧祎. 女性血管肌纤维母细胞瘤12例临床分析［J］. 中华实用诊断与治疗杂志，2018，32(11)：1094 – 1095.

［30］　Neilson P G, Rosoenberg A E, Young R H, et al. Angiomyofibroblastoma of the vulva and vagina［J］. Mod Pathol, 1996, 9：284 – 291.

[31]　Fukunaga M，Nomurakmatsumot O K，et al. Vulval Angiomyofibroblastoma：Clinicopathologic Analysis of Six Cases[J]. Am J Clin Path ol，1997，107：45－51.

[32]　Ockner D M，Sayadi H，Swanson P E，et al. Genital Angiomyofibroblastoma：comparison with aggressive angiomyxoma and other myxoid neoplasms of skin and soft tissue[J]. Am J Clin Pathol，1997，107：36－44.

[33]　Poljak N K，Kljajiĉ Z，Petriceviĉ J，et al. Polypoid angiomyofibroblastoma tumor of nasal cavity：case report[J]. Coll Antropol，2013，37(1)：301－304.

[34]　龚飞飞，王来平，李容新，等. 口底区血管肌纤维母细胞瘤一例[J]. 中华口腔医学杂志，2007，42(10)：22.

[35]　Nielsen G P，Young R H. Mesenchymal tumors and tumor－like lesions of the female genital tract：a selective review with emphasis on recently described entities[J]. Int J Gynecol Pathol，2001，20(2)：105－127.

[36]　de Souza L R，Filho E C，Braga W P，et al. Angiomyofibroblastoma－like tumor of the inguinal canal[J]. J Ultrasound Med，2009，28(9)：1269－1272.

[37]　Nagai K，Aadachi K，Saito H. Huge pedunculated angiomyofibroblastoma of the vulva[J]. Int J Clin Oncol，2010，15(2)：201－205.

[38]　Kim S W，Lee J H，Han J K，et al. Angiomyofibroblastoma of the vulva sonographic and computed tomographic findings with pathologic correlation[J]. J Ultrasound Med，2009，28(10)：1417－1420.

[39]　Wolf B，Horn L C，Handzel R，et al. Ultrasound plays a key role in imaging and management of genital angiomyofibroblastoma：a case report[J]. J Med Case Rep，2015，9：248.

[40]　Luis P P，Quionez E，Nogales F F，et al. Lipomatous variant of angiomyofibroblastoma involving the vulva：report of 3 cases of an extremely rare neoplasm with discussion of the differential diagnosis[J]. Int J Gynecol Pathol，2015，34(2)：204－207.

[41]　Upreti S，Morine A，Ng D，et al. Lipomatous variant of angiomyofibroblastoma：a case report and review of the literature[J]. J Cutan Pathol，2015，42(3)：222－226.

[42]　李敏媛，张丽华，杨树东，等. 血管肌纤维母细胞瘤 3 例并文献复习[J]. 临床与实验病理学杂志，2013，29(7)：785－787.

[43]　Zizi－Sermpetzoglou A，Myoteri D，Koulia K，et al. Aggressive angiomyxoma of the vulva：a bizarre perineal lesion[J]. Case Rep Oncol Med，2015，2015：292304.

[44]　Qiu P，Wang Z，Li Y，et al. Giant pelvic angiomyofibroblastoma：case report and literature review[J]. Diagn Pathol，2014，9：106.

[45]　Cetinkaya K，Ragip Atakan A I，Gursan N. Angiomyofibroblastoma of the vulva during pregnancy[J]. J Obstet Gynaecol Res，2011，37(8)：1162－1165.

[46]　Chang A J，Richardson S，Grigsby P W，et al. Split－field helical tomotherapy with or without chemotherapy for definitive treatment of cervical cancer[J]. Int J Radiation Oncology Biol Phys，2012，82(1)：263－269.

[47]　Song S，Rudra S，Hasselle M D，et al. The effect of treatment time in locally advanced cervical cancer in the era of concurrent chemoradiotherapy[J]. Cancer，2013，119(2)：325－331.

[48]　谢慧君，邓再兴. 外阴血管肌纤维母细胞瘤 6 例临床病理分析[J]. 浙江实用医学，2016，21(2)：134－135，151.

[49]　金行藻，周晓军，张建民. 新近认识的几种外阴软组织肿瘤的病理诊断[J]. 诊断病理学杂志，2001，8(5)：257－260.

[50]　潘在轩. 血管肌纤维母细胞瘤的病理诊断[J]. 中华实用诊断与治疗杂志，2005，19(1)：44－45.

[51]　李启松，鲍天辉. 3 例血管肌纤维母细胞瘤病理报道及文献复习[J]. 中华全科医学，2011，9(10)：1657－1658.

[52]　何玉萍，万瑞. 腹腔镜手术治疗子宫恶性肿瘤 20 例疗效分析[J]. 中华实用诊断与治疗杂志，2012，26(2)：170－171.

[53]　杨国美，朱庆强，胡晓华，等. 宫颈血管肌纤维母细胞瘤一例[J]. 临床放射学杂志，2014，33(12)：1867－1868.

[54] Alameda F, Munné A, Baró T, et al. Vulvar angiomyxoma, aggressive angiomyxoma, and angiomyofibroblastoma: an immunohistochemical and ultrastructural study[J]. Ultrastruct Pathol, 2006, 30(3): 193 - 205.

[55] Sasano H, Date F, Yamamoto H, et al. Angiomyofibroblastoma of the vulva: case report with immunohistochemical, ultrastructural and DNA ploidy studies and a review of the literature[J]. Pathol Int, 1997, 47(9): 647 - 650.

[56] Wang Y F, Qian H L, Jin H M. Local recurrent vaginal aggressive angiomyxoma misdiagnosed as cellular angiomyofibroblastoma: A case report[J]. Exp Ther Med, 2016, 11(5): 1893 - 1895.

[57] Nielsen G P, Young R H, Dickersin G R, et al. Angiomyofibrobalastoma of the vulva with sarcomators transformation [J]. Am J Surg Pathol, 1997, 21(9): 1104 - 1108.

[58] Garcia Mediero J M, Alonso Don'ego J M, Nunez Mora C, et al. Scrotal invasive angiomyofibroblastoma First reposed case[J]. Arch EspUrol, 2000, 53(9): 827 - 829.

第一节　神经鞘瘤

一、概述

（一）基本概念

神经鞘瘤（neurilemmoma）又称施旺细胞瘤（Schwannomas），是来源于神经鞘细胞的单发的高分化良性肿瘤[1]，1908 年 Verocay 首次报道，1932 年由 Masson 确认为来源于有髓神经鞘上的施万细胞。

研究发现，神经鞘瘤除可生长在脑神经上外，还在椎管和周围神经上发病，甚至几乎可发生于一切神经丰富的组织内。

周围神经鞘瘤是指发生在脑、脊髓等中枢神经以外的神经鞘瘤，其分布广泛，在良性神经源性肿瘤中发病率最高，约占所有良性软组织肿瘤的 5%[2-5]。

富于细胞神经鞘瘤是由 Woodruff 等[6]于 1981 年首先报道，占所有良性神经鞘瘤的 5%。临床上，富于细胞神经鞘瘤好发于脊柱旁区域，特别是纵隔、腹膜后、盆腔和骶尾部，其次为颈部和四肢；主要见于中年人，女性多见，男女比为 1:1.6；多表现为无痛性孤立性肿块，常在无意中发现，偶可表现为多灶性。林军等[7]报道了 8 例骶骨神经鞘瘤，女性 5 例，男性 3 例，平均年龄 46.4 岁。

恶性外周神经鞘膜瘤（malignant peripheral nerve sheath tumors，MPNSTs）是起源于神经外胚层间质的高度恶性肿瘤，是软组织肉瘤的一种亚型[8]，又称恶性神经纤维瘤、神经纤维肉瘤、神经源性肉瘤等，占所有软组织肉瘤发病率的 5% ~ 10%[9]。

MPNSTs 不包括起源于神经外膜及神经脉管系统的肿瘤，通常为高分级的梭形细胞肿瘤[8]。2002 年，WHO 神经系统肿瘤分类中使用 MPNSTs 来代替原来容易混淆的恶性施万细胞瘤、恶性神经鞘瘤、神经肉瘤和神经纤维肉瘤等名称；2007 年，WHO 神经系统肿瘤分级将恶性外周神经鞘瘤分至 Ⅲ ~ Ⅵ 级。2013 年，WHO 将 MPNSTs 归入软组织肿瘤，包括上皮样 MPNSTs 及恶性蝾螈瘤这 2 种特殊类型，属于神经系统肿瘤分级的 Ⅲ ~ Ⅳ 级[10]。

（二）流行病学

神经鞘瘤是神经系统肿瘤中较为常见的一种疾病，但恶性外周神经鞘膜瘤罕见，发病率仅为 0.001%，占所有软组织肿瘤的 5% ~ 10%[11-13]，在普通人群中发病率约为 1/10 万，而在神经纤维瘤病 I 型患者中发病率高达 10%，是正常人患病风险的 18 倍[14]。

MPNSTs 可发生于任何年龄，但主要发生于成年人，年龄多在 20~50 岁，20 岁之前的发病率为 10%~20%[8]，亦有发生于婴儿时期的病例报道[15]。大部分研究未发现恶性周围神经鞘膜瘤发病具有性别差异[16]，Stucky 等[17]总结了 1985—2010 年的 25 年间恶性周围神经鞘膜瘤的 175 例患者，平均年龄为 44 岁，男女大约各占一半；四肢是最好发部位，占 45%，其次是躯干，占 34%。Demir 等[18]在进行的一项单中心研究中对 13 例患有恶性周围神经鞘膜瘤的儿童进行临床分析，年龄 2 个月至 11 岁，男女之比为 7:6，4 例患者患有 I 型神经纤维瘤病。Longhi 等[19]对 62 例恶性周围神经鞘膜瘤患者进行回顾性研究，女 23 例，男 39 例，平均年龄 38 岁，22 人（35.5%）患有 I 型神经纤维瘤病。

（三）发生机制

关于神经鞘瘤的发生机制，存在有多个假说，如神经丛假说、错构学说、损伤学说和软膜细胞起源学说等。

神经鞘瘤来源于外周神经鞘的施旺细胞，可能与神经纤维瘤病 II 型（NF-2）的基因突变或缺失有关[20]。

对于恶性周围神经鞘膜瘤的发病机制研究较多，但因其复杂的组织病理学表现，明确发病机理尚不能肯定，但 I 型神经纤维瘤病（NF-1）的基因突变与其发生密切相关。

1. NF-1 基因突变

神经纤维瘤病 I 型（neurofibromatosis type 1，NF-1）是由 NF 基因突变导致的功能缺失的一种获得性疾病，为一种常染色体显性遗传疾病，大约一半的患者在成年时可发生恶性变。临床观察发现，约 15% 的神经纤维瘤病 I 型患者可继发恶性神经鞘膜瘤；NF-1 相关的 MPNSTs 占所有患者的 40%~50%，发病平均年龄比散发性患者年轻 10~15 岁，多发生于身体的躯干部位[21]。

I 型神经纤维瘤病基因位于 17 号染色体 q11.2，编码一种具有抑癌作用的神经瘤蛋白，这种蛋白可作用于细胞癌基因 RAS，阻断癌基因的信号转导通路，抑制癌基因的表达[22]，17q11.2 位点基因的突变可导致 RAS 过表达引起恶性神经鞘膜瘤的发生。

从遗传学角度，基因重排参与了 NF-1 型向恶性周围神经鞘膜瘤的发展[23]，点突变导致的抑癌基因失活也参与其中。Gesundheit 等[24]的研究证实，血管发生在 I 型神经纤维瘤病患者的丛状纤维瘤恶性变在恶性周围神经鞘膜瘤中起重要作用。

2. 放疗诱导 MPNSTs

临床观察发现，放疗后恶性神经鞘膜瘤发生率高达 5.5%~11%，但放射诱导 MPNSTs 的风险很难评估。Mavrogenis 等[25]报道，放射诱导的 MPNSTs 在所有接受放疗的患者中发病风险率为 0.006%，多发生于乳腺癌或淋巴瘤放疗后；从放射至发生 MPNSTs 的潜伏时间从 9~26 年，有学者预测最短时间为 1~6 个月，中位潜伏期为 15~16 年[26]。Loree 等[27]报道 4 例头颈部的 I 型神经纤维瘤病患者，放疗后有 2 例发生了恶性周围神经鞘膜瘤。

3. 细胞周期及信号调节蛋白异常

目前已经明确许多细胞周期及信号调节蛋白基因（如 CDKN2A、TP53、RB1、EGFR、CD44、PDGFR、PDGFRA、HGF、MET、SOX9 等）失调参与恶性周围神经鞘膜瘤的发生和发展[28]，Ghadimi 等[29]应用免疫组织化学方法研究了恶性周围神经鞘膜瘤细胞内的存活素蛋白（survivin protein）的水平，发现无论在体内还是体外培养的肿瘤细胞中，细胞核、细胞质中均较高地表达，而存活素被认为可能参与抑制细胞凋亡。

Torres 等[30]的研究发现，激活的 MET 信号蛋白预示着恶性周围神经鞘膜瘤的发生。Schildhaus 等[31]发现，赖氨酸特异性脱甲基酶 -1 在单发的恶性周围神经鞘膜瘤中高表达，可能参与肿瘤的发生和发展。Upadhyaya 等[32]应用微点阵技术发现，NF-1 型患者中鸟苷三磷酸环化酶途径出现基因突变，这可能在神经纤维瘤病恶性变中发挥重要作用。Yan 等[33]研究证实，神经纤维瘤病Ⅰ型中组织蛋白酶 K 的表达与皮肤的恶性周围神经鞘膜瘤有关。Blessmann 等[34]研究发现，与良性神经纤维瘤病相比，在恶性周围神经鞘膜瘤中存在细胞黏附蛋白 L1 下调，可能参与肿瘤的转移。

4. 基因及染色体异常

Wallander 等[35]的研究证实，MDM2 基因异常扩增亦与 P53 基因表达异常相关，可能是恶性周围神经鞘膜瘤的促发因素。Brekke 等[36]研究认为，10 号、16 号和 X 同源染色体组成发生变化是发生恶性神经鞘膜瘤的危险因素。

（四）临床表现

1. 发生部位

神经鞘瘤可单发或多发于身体任何部位的周围神经走行区，但最常见于四肢的屈侧、头颈部、腹膜后及脊神经后根等处，还可生长在胸部、腹部等周围神经组织内[37-43]。

头部的神经鞘瘤大部分来源于交感神经，其他来源于副交感神经，其特征是在颈前三角区出现肿物，触诊时可沿着垂直神经干推移，但不按照神经走向移动[44]。

脑神经内的神经鞘瘤多发生于听神经和桥小脑角，以听神经鞘瘤为主。李嘉瑶等[45]报道了 459 例神经鞘瘤，脑神经鞘瘤发病率占全身发病率的 53.59%，脑神经发病中桥小脑角占 86.99%；椎管内神经鞘瘤排第 2 位，占神经鞘瘤全身发病率的 40.52%。

胸部神经鞘瘤好发于后纵隔，肺内神经鞘瘤罕见，1953 年由 Lane 等[46]首次报道，并通过组织培养研究证实。Bosch 等[47]查阅 1953—1989 年国外文献报道肺实质和支气管良性神经鞘瘤共 13 例。邵江等[48]报道作者医院 1979 年 1 月—2001 年 10 月间手术切除肺部肿瘤共 4678 例，神经鞘瘤 7 例，占 0.15%；作者查阅国内 1979 年 1 月—2002 年 4 月的文献，肺内神经鞘瘤报道共计 27 例，起源于肺实质的 20 例，良性 14 例，恶性 6 例；起源于支气管的 7 例，良性 5 例，恶性 2 例。

2. 一般表现

神经鞘膜瘤最常见的症状是局部疼痛和肿块，可有脊柱侧凸、截瘫等[49-50]。

MPNSTs 的临床表现无特异性，多为无痛性，亦可表现为迅速增大的肿块或伴疼痛，也可能伴有相应的运动及感觉异常的神经症状，多为晚期肿瘤压迫神经所致；亦有些患者可能无症状，仅在影像学检查时偶然发现。

深部肿瘤常为局部受侵所表现出的相应症状，如胸痛、憋气（后纵隔）、腰腿痛（腰椎神经根受侵）、复视（眼球后受侵）等。

起源于支气管的肿瘤主要表现为气道阻塞，常见阻塞性肺炎所致的发热、咳嗽或阻塞性肺不张引起的气促等；起源于肺实质的肿瘤一般症状不明显，肿瘤大时产生压迫症状，如胸痛、气促。邵江等[48]报道了 7 例肺内神经鞘瘤，主要症状为少量咯血、咳嗽、发热、气促、胸痛。

（五）影像学检查

B 超检查可确定肿物大小及其位置，可较好地显示瘤内的囊性变和钙化。CT 对诊断恶性周围神经鞘膜瘤具有较高价值，可精确显示肿瘤位置及与周围脏器的关系；MRI 可鉴别神经源性肿瘤的良恶性。

对于有真性包膜、膨胀性生长的良性神经源性肿瘤而言，形态规则、边界清晰、位于毗邻血管的神经走行区、与神经关系密切是多数神经鞘瘤的共同超声特征[51]；神经鞘瘤在超声下多表现为均质的低回声[52-55]。杨帆等[56]报道，不少神经鞘瘤内可出现簇状、云团状或靶状高回声区。

肺实质神经鞘瘤的形态表现，良性肿瘤多呈圆形，边界光整，包膜完整；恶性肿瘤呈多样性，表现为圆形、分叶和不规则形，边界多较毛糙，伴邻近结构浸润或转移。神经鞘瘤血供较丰富易发生坏死囊变，CT增强扫描有助于观察肿瘤密度，可表现为网格状强化、周边强化和不均质强化3类。

恶性周围神经鞘膜瘤MRI的特点是体积较大、周围强化、瘤周坏死灶及瘤内囊性变，T1加权像信号高度不均一。具有上述4种征象中的2种或以上即可诊断为恶性周围神经鞘膜瘤，敏感性和特异性可分别达到61%和90%[57]。Benz等[58]报道，应用PET-CT可更为精确地鉴别周围神经鞘瘤的良恶性，对MPNSTs的灵敏度可高达89%~100%，特异性为72%~95%。

富于细胞性神经鞘瘤一般肿块体积较大，向华等[59]报道的10例富于细胞性神经鞘瘤，肿瘤直径3~17cm，平均7.3cm。高金莉[60]报道的2例富于细胞神经鞘瘤直径分别为10cm、6.5cm。林军等[7]报道了8例骶骨富于细胞神经鞘瘤，肿块直径7~24.5cm，平均14.1cm。郭卫等[61]报道单中心原发骶骨肿瘤研究中有48例神经鞘瘤，平均最长径12cm。

（六）组织病理

1. 大体观

神经鞘瘤好发于四肢、头颈部、脊柱两侧、盆腔骶前等神经组织丰富部位，肿瘤发现时多>10cm。

肿瘤大小不一，呈圆形、卵圆形或结节状，边界清、包膜完整，位于神经鞘内，可将神经干包绕其中。

肿瘤切面灰白带黄，可见漩涡状结构，常伴有黏液变、囊性变、钙化、坏死及出血。

2. 组织分型

Hurley等[62]在组织病理学上将神经鞘瘤分为Antoni A型（束状型）和Antoni B型（网状型）：Antoni A型，肿瘤细胞呈梭形，细胞核位于中心，密集排列成栅栏状、不完全的漩涡状及编织状，这3种结构统称为Verocay小体。

Antoni B型，肿瘤细胞排列稀疏，呈网状结构，基质含水量高，细胞多形性，常发生囊性变或出血。两者可并存，也可单独存在；瘤体较小时以Antoni A型多见，常为实性，瘤体较大时出现退行性变则以Antoni B型为主，多为囊性[63]。

骶骨富于细胞神经鞘瘤属于一种假肉瘤性病变，是一种少见肿瘤，其形态学和生长方式与骶骨经典型神经鞘瘤有一定的差异[64]。形态学上，富于细胞神经鞘瘤细胞丰富，无明显的A区和B区结构，有时细胞有异型，可见少量核分裂象，但无病理性核分裂象，也不见凝固性坏死。发生在骶骨内的病例由于送检组织破碎，包膜为部分性或局灶性，常常伴有骨质破坏。

林军等[7]报道了8例骶骨富于细胞神经鞘瘤，镜下见富于细胞神经鞘瘤由梭形细胞组成，呈条束状、交织状排列，无明显栅栏状排列和"Verocay小体"结构，未见明显束状区和网状区，伴有骨质破坏。

3. 恶性外周神经鞘膜瘤

目前认为，对于来源于外周神经、神经纤维瘤恶性变或显示神经鞘膜分化的梭形细胞肉瘤采用MPNST一名最为合适。

MPNST 有 3 种发生形式，一半病例系散发性、原发于周围神经干的恶性神经鞘膜瘤，另一半病例系继发于神经纤维瘤病 I 型恶性变，极少数病例系发生在其他肿瘤放射治疗后或神经鞘瘤、节细胞神经瘤的恶性变。

散发病例与继发于神经纤维瘤病 I 型恶性变病例在发病和肿瘤部位上有所差别，前者发病高峰年龄为 50～59 岁，女性较多见，常发生于肢体和躯干，头颈部少见；后者发病高峰年龄为 10～15 岁，男性多见，常发生于躯干和头颈部，肢体少见。

MPNST 的组织形态学多种多样，大多数肿瘤很像纤维肉瘤，但核的形态有所不同，瘤细胞排列更为复杂。

瘤细胞一般都呈长梭形，胞质浅染，胞界不清楚，核呈波浪状、弯曲状、逗点状或不对称卵圆形，核深染，核仁不显，核分裂象易见。

瘤细胞常排列成长弯曲束状、交织束状或鲱鱼骨样，常见致密细胞束状区和细胞稀少黏液样变区间插排列构成大理石花纹构象，有时可见呈结节状、丛状、卷曲状、漩涡状、栅栏状、车辐状、血管外皮瘤样构象，亦可见圆形或短梭形瘤细胞呈无序排列。

有些肿瘤像神经纤维瘤样，然而富于细胞性，核有多形性，重要是见核分裂象。甚至可见恶性纤维组织细胞瘤样图像。

发生于儿童的 MPNST 中可含有原始神经上皮样细胞区，小圆瘤细胞呈索或巢状排列，偶见菊形团[65]。

此外，下面一些特点虽无特异性但在 MPNST 的诊断上具有一定帮助作用。

（1）见透明带和结节，横切面像巨大菊形团。

（2）瘤细胞在血管内皮下增生，似瘤细胞疝入血管腔图像。

（3）瘤细胞在神经周和神经内广泛扩散。

（4）出现其他肉瘤少见的间叶或上皮分化异质性成分，如横纹肌母细胞或横纹肌肉瘤，软骨、骨、血管、脂肪及其所形成的肉瘤，或良性和恶性腺体等，少数 MPNST 可含有黑色素[66]。

MPNST 多位于深部软组织，少数位于真皮深层或皮下；深部型 MPNST 较浅表型者预后差，易复发并远处转移，常转移到肺[67]。

（1）深部型：大体见肿瘤呈多结节状，界限欠清晰。

镜下见瘤细胞较大，呈圆形和多边形，胞质嗜酸性或嗜双色性，核大，泡状核，核仁突出，核分裂象多少不一。瘤细胞排列成密集片状或短条索状，间有黏液样基质。有时可见呈印戒细胞样、透明细胞、多形性上皮样细胞、横纹肌样细胞及梭形的瘤细胞。

（2）浅表型：大体见肿瘤呈单结节状，界限清楚，有包膜。

镜下见瘤细胞形态与深部型者相同，瘤细胞排列成小团状或黏聚成许多细胞巢，有些类似痣细胞巢，瘤细胞相互挤压明显，其间无或少有间质。瘤细胞巢间有纤维或黏液样间质分隔。

4. 良性神经鞘瘤病理亚型

神经鞘瘤的亚型颇多，如细胞性神经鞘瘤、丛状神经鞘瘤、黑色素型神经鞘瘤、良性腺性神经鞘瘤、假腺性神经鞘瘤、神经母细胞瘤样神经鞘瘤、良性上皮样神经鞘瘤等。

神经鞘瘤内如含极丰富血管，可称血管瘤样神经鞘瘤（angiomatoid schwannoma）；如一些瘤细胞胞质内含有嗜酸性颗粒，淀粉酶消化后 PAS 染色呈阳性，可称颗粒细胞神经鞘瘤（granular cell schwannoma）；如完全由 Antoni B 区和丰富黏液样间质构成，可称黏液样神经鞘瘤（myxoid schwannoma）；如瘤细胞呈同心圆状排列，形同 pacinian 小体样结构，可称 pacinian 神经鞘瘤（pacinian schwannoma）。

1）细胞性神经鞘瘤

细胞性神经鞘瘤（cellular schwannoma），发病部位以腹膜后、后纵隔、肢体深部多见，少数病例有局灶性骨侵蚀。肿瘤体积较大，有或无包膜，但界限清楚。

镜下特点为较普通型神经鞘瘤更富有细胞性并有一定的非典型性，肿瘤单纯或主要由 Antoni A 区所组成，瘤细胞排列成交错束状、漩涡状或鲱鱼骨样，栅栏状排列少见，不见 Verocay 小体；可见一些多形性核和深染核瘤细胞，较易见到核分裂象，不见病理性核分裂象。有时可见灶性坏死。

瘤细胞对 S - 100 蛋白表达结果与普通型神经鞘瘤相同呈弥漫强阳性反应，此结果可作为病理诊断和与一些梭形细胞形态肉瘤相鉴别的重要依据。

细胞性神经鞘瘤的预后较好，5 年后复发率低于 5%，无发生转移报道[68-69]。

2）丛状神经鞘瘤

丛状神经鞘瘤（plexiform schwannoma）多发生于躯干，其次为头、颈和上肢等部位。个别病例伴有神经纤维瘤病 I 型，少许病例合并有神经纤维瘤病 II 型、神经鞘瘤病及脑膜瘤。

镜下见肿瘤位于真皮内或皮下，构成大小不一、形状不规则的多结节或丛状。每个结节界限清楚，由胶原、纤维和神经束膜组成的包膜所包绕。

大多数结节为 Antoni A 区结构形态，梭形瘤细胞呈短束状或交错束状排列，时常可见核呈栅栏状排列或 Verocay 小体形成。有些瘤细胞显轻 - 中度多形性，核分裂象偶见。

瘤细胞呈 S - 100 蛋白弥漫强阳性，包绕结节的包膜呈 EMA 阳性、S - 100 蛋白阴性。

3）黑色素型神经鞘瘤

黑色素型神经鞘瘤（melanotic schwannoma）好发于脊神经根和交感神经干，亦见报道发生于脊髓内、听神经、小脑、眼眶、脉络膜、软组织、心脏、口腔、食管、胃、支气管、腹膜后、子宫颈和腮腺；部分病例伴有 Carney 综合征。

镜下见肿瘤由多边形上皮样和梭形瘤细胞混合组成，瘤细胞核稍呈泡状，有核沟，核仁不明显或突出；特征性改变为见一些瘤细胞胞质内含有粗块状或细颗粒状 Fontana 染色阳性的黑色素颗粒。瘤细胞核分裂象可多可少，如多应视为恶性。

某些病例肿瘤内亦见多少不一、呈环形同心圆板层状砂粒体，称为砂粒体黑色素型神经鞘瘤（psammomatous melanotic schwannoma）。

瘤细胞呈 S - 100 蛋白、HMB45 强阳性。

黑色素型神经鞘瘤的预后难以预测，应长期随访；其复发率 15%，转移率 26.3%[70]。

4）良性腺性神经鞘瘤

良性腺性神经鞘瘤（benign glandular schwannoma）多见于侧腹、前臂、胸壁、会阴；肿瘤位于真皮或皮下，直径常小于 2cm。

镜下见肿瘤由普通型神经鞘瘤 Antoni A 区形态成分和腺体成分组成，前种成分瘤细胞无核分裂象；腺体成分大多位于前种成分的深部，腺体可呈实体巢状、腺泡状和巨大囊腔状，腺腔内可含有无定形红染分泌物。腺衬覆上皮可为单层立方状、单层柱状或假复层柱状上皮，无纤毛，不见杯状细胞，难找见核分裂象。

腺上皮呈 CK、EMA 阳性，梭形瘤细胞呈 S - 100 蛋白阳性。

5）假腺性神经鞘瘤

假腺性神经鞘瘤（pseudoglandular schwannoma）多发生于椎管内、眼球后、颌下区及肩部软组织。肿瘤直径为 1.5～5.8cm。

镜下见肿瘤主要由 Antoni A 区结构和多灶分布的腺腔样或囊腔结构组成。腺腔样或囊腔结构大小不等，形状不规则，壁上衬覆细胞可为长形、立方形或柱状，单层或复层，胞质透亮或嗜酸性，可见与其下梭形瘤细胞有移行。一些腔内见含有较多粉红染液。

腺腔样或囊腔壁上衬覆细胞呈 CK、EMA、CEA 阴性，S-100 蛋白强阳性，证实为假腺腔；梭形瘤细胞呈 S-100 蛋白弥漫强阳性。

6）神经母细胞瘤样神经鞘瘤

神经母细胞瘤样神经鞘瘤（neuroblastoma-like neurilemoma）由 Goldblum 等[71]首先报道，常发生于手掌、后颈、侧腹、股部。肿瘤均位于浅表软组织内，直径为 1.3~4.5cm。

镜下见肿瘤由类似普通型神经鞘瘤区（可呈上皮样形态）和含神经母细胞瘤样结构组成，后者瘤细胞体积较神经母细胞瘤所见瘤细胞还要小，呈圆形或稍梭形，胞质少，核固缩状，核分裂象罕见。

瘤细胞主要排列成片状或界限不清团块状，亦可见瘤细胞围绕血管形成假菊形团，瘤细胞围绕胶原纤维核心呈放射状排列形成巨大菊形团，或 Homer-Wright 菊形团样结构。

2 种组成结构的瘤细胞均呈 S-100 蛋白强阳性，少许瘤细胞呈 GFAP 阳性；neurofilament、protein gene product9.5、synaptophysin 为阴性。

7）良性上皮样神经鞘瘤

Kindblom 等[72]报道了 5 例良性上皮样神经鞘瘤（benign epithelioid schwannoma），4 例分别位于耳、股、拇指、中指的皮下，1 例发生于膀胱；肿瘤直径为 1~4.5cm。

镜下特点为肿瘤富于细胞性，除见普通型神经鞘瘤梭形细胞区形态外，上皮样瘤细胞区形态十分突出，其排列成小巢状、梁柱状及索状。电镜观察瘤细胞具神经鞘细胞分化特征。

上皮样和梭形瘤细胞均呈 S-100 蛋白弥漫强阳性，个别呈 GFAP 和 Leu-7 灶性阳性。

5. 恶性神经鞘瘤病理亚型

1）上皮样恶性外周神经鞘膜瘤

上皮样恶性外周神经鞘膜瘤（epithelioid malignant peripheral nerve sheath tumor），发病率占 MPNST 的 5%~17%，个别病例伴有神经纤维瘤病 I 型；肿瘤部位最常见于肢体，躯干和头颈部少见，可位于深部软组织，与大神经干有关联，亦可位于真皮深层或皮下。

大约 80% 的病例瘤细胞呈 S-100 蛋白弥漫强阳性，与普通型 MPNST 不相同；NSE 亦可阳性，CK、HMB45 阴性。

2）伴横纹肌母细胞分化的恶性外周神经鞘膜瘤

伴横纹肌母细胞分化的恶性外周神经鞘膜瘤（malignant peripheral nerve sheath tumor with rhabdomyoblastic differentiation）又称恶性蝾螈瘤（malignant triton tumor），肿瘤部位以头颈部和躯干多见，也见发生于食管、膀胱、尿道、甲状腺、听神经、小脑桥脑角、肺及胸膜的报道。

镜下特点为在普通型 MPNST 图像中见有散在的分化较好的横纹肌母细胞，其主要呈圆形，少许呈梭形或带状，胞质红染。分化的横纹肌母细胞呈 desmin、myoglobin、myoactin 等阳性。

预后极差，高度恶性，常发生转移，5 年存活率低。

3）伴腺分化的恶性外周神经鞘膜瘤

伴腺分化的恶性外周神经鞘膜瘤（malignant peripheral nerve sheath tumor with glands），有些病例既伴有腺分化同时又伴有横纹肌母细胞分化[73]；肿瘤时常发生于大神经，如坐骨神经、正中神经、臂丛神经及脊神经等。

镜下特点为在普通型 MPNST 形态上同时也见分化程度不一的腺体；腺上皮可为单层柱状，多层立方状或假复层柱状，胞质透亮或空泡状，核深染，核分裂象少见。

腺上皮间常混有多少不一产生黏液的印戒样细胞和少许内分泌细胞，有些腺腔内见有黏液。

腺上皮呈 CK、CEA、EMA 阳性，腺上皮间散在的神经内分泌细胞常呈 chromogranin、somatostatin、serotonin 阳性。

预后主要与 MPNST 成分的分化程度有关，而与腺体分化程度无关。

4）神经束膜恶性外周神经鞘膜瘤

神经束膜恶性外周神经鞘膜瘤（perineurial malignant peripheral nerve sheath tumor）由 Hirose 等[74] 首先报道 7 例，肿瘤部位在肢体、躯干、面部、腹膜后、纵隔，仅后者和膈神经有关联；预后较普通型 MPNST 要好。

镜下见肿瘤由一致性梭形瘤细胞组成，大多数瘤细胞呈长梭形，瘤细胞排列成交织束状、大小不一漩涡状或车辐状；有纤细的双极胞突，核大小形状一致，偶可见少许多形性瘤细胞，核分裂象 1～85 个/10HPF。

瘤细胞呈 EMA、vimentin 阳性，部分瘤细胞呈 Leu－7、CD34 阳性，S－100 蛋白、肌标记、CK 阴性。

5）婴儿和儿童丛状恶性外周神经鞘膜瘤

婴儿和儿童丛状恶性外周神经鞘膜瘤（plexiform malignant peripheral nerve sheath tumor of infancy and childhood）由 Meis－Kindblom 等[75]首先报道 9 例，发生部位以肢体常见，肿瘤一般较小，平均直径为 3cm，位于皮下。预后较发生于儿童 MPNST 要好，属低度恶性，局部侵袭性，易复发。

镜下见梭形瘤细胞密集，瘤细胞胞质少，胞界不清，核呈梭形或波浪状，核大，可见嗜碱性小核仁，核分裂象多少不一。

最明显特征是瘤细胞呈丛状（多结节状）或交织束状排列。有时可见瘤细胞核呈栅栏状排列，偶见纤维肉瘤样区和瘤细胞呈车辐状排列。瘤组织内未见异质性成分，不见坏死灶及血管的侵犯。

瘤细胞呈 S－100、Leu－7 阳性。

（七）免疫组化

S－100 蛋白是一种主要存在于星状胶质细胞胞液中的酸性钙结合蛋白，血清 S－100 水平是诊断神经系统损伤较为敏感和特异的标志物。

研究证实，S－100 同样可作为诊断恶性周围神经鞘膜瘤的一项可靠标志物。研究发现，有高达 50%～90% 的恶性周围神经鞘膜瘤细胞表达 S－100[76]。

细胞增殖相关抗原 MIB/Ki－67 对于判断肿瘤的恶性度具有一定帮助，它是一种与细胞增殖有关的蛋白，可反映肿瘤细胞增殖程度甚至增殖数量，当该标志物阳性率高于 5% 时说明肿瘤具有恶性肿瘤的高度增殖特征[77]。

其他免疫标志物，如金属基质蛋白（MMP）、CD34 及白细胞介素－7（IL－7）等，虽对恶性周围神经鞘膜瘤的诊断有帮助，但无特异性。

在分子水平上，NF－1 基因的缺失及 Ras 基因的高表达是 MPNSTs 的公认标志物[78]。

（八）诊断

目前临床上诊断神经鞘瘤主要依靠组织病理及免疫组化，MPNSTs 组织学诊断标准如下：

（1）可见神经梭形细胞肿瘤。

（2）梭形细胞的显微特征即排列呈束状，有不同程度的有丝分裂、坏死及钙化。

（3）组织学常表现为施万细胞分化的超微结构[79]。

（4）免疫组化，S－100蛋白表达阳性；还有其他的一些如神经元烯醇化酶、肌动蛋白、细胞角蛋白、平滑肌肌动蛋白、结蛋白及波形蛋白用来鉴别 MPNSTs 与其他的梭形细胞肿瘤[80]。

（九）鉴别诊断

1. 富于细胞神经鞘瘤与低度 MPNST

富于细胞神经鞘瘤需与低度恶性的恶性周围神经鞘瘤相鉴别，半数以上的 MPNST 有 Ⅰ 型神经纤维瘤病，或肿瘤直接起自神经纤维瘤。

大体上，MPNST 与富于细胞神经鞘瘤也有所不同，MPNST 多起自大神经，被覆一层假包膜，切面多呈灰褐色，常见明显坏死灶。

镜下，MPNST 的坏死灶呈地图状，其周围为具有异型性的分化较差的瘤细胞。缺乏富于细胞神经鞘瘤中常见的包膜下或包膜外淋巴细胞套、血管壁玻璃样变性、血管周围的淋巴细胞聚集灶和瘤细胞间的泡沫细胞等形态。

此外，MPNST 核分裂象较为常见，且常 >10 个/10HPF。

免疫组化标记对两者的鉴别诊断也有帮助。S－100、CD57 和 GFAP 标记在富于细胞神经鞘瘤为弥漫强阳性，而在大多数恶性周围神经鞘瘤中呈灶性阳性或弱阳性[81]。

2. 肺 MPNST 与肺癌

肺恶性神经鞘瘤伴相邻结构浸润多见，易误诊为肺癌或其他恶性肿瘤，但肺癌 CT 上多有毛刺，小棘状突起，胸膜凹陷征，肺门、纵隔淋巴结肿大，恶性神经鞘瘤一般无上述征象，且并发肺门、纵隔淋巴结转移者少见。

另外，恶性神经鞘瘤易发生坏死液化，故 CT 平扫 CT 值较同等大小的肺癌要低，增强扫描因其血供较丰富，故实质部分强化较肺癌明显、密度明显不均，可与之鉴别。

（十）治疗

良性神经鞘瘤单纯手术即可治愈，此主要讨论恶性神经鞘瘤的治疗方法。

骶骨良性神经源性肿瘤，治疗上应根据肿瘤实际发病部位、侵犯骶骨和骶前情况，采用不同入路手术途径，进行边缘性切除，但因骶骨结构的复杂性，难以保证肿瘤完全切除，故易复发。因此，不能将富于细胞神经鞘瘤视为恶性潜能肿瘤。Casadei 等[82]报道的一组 70 例富于细胞神经鞘瘤中有 9 例发生在骶骨，4 例有复发，复发率为 45%，高于平均复发率 11%。林军等[7]报道了 8 例富于细胞型神经鞘瘤，4 例为复发病例，复发率为 50%，从第一次手术到复发的时间为 3~11 年，平均 6.5 年，而 6 例经典型神经鞘瘤中仅 1 例为复发病例，复发时间为 26 年。

MPNSTs 的治疗原则是以手术、化疗和放疗为主的综合治疗，而彻底手术切除是最有效的治疗方法，放化疗疗效不佳，且放疗不能延长患者 5 年生存率。Stucky 等[17]总结了 175 例患者，经过化疗、局部放射治疗或手术切除后局部复发率为 22%，5 年和 10 年生存率分别达到 60% 和 45%，且预后和肿瘤分化程度及瘤体大小有关，高级别肉瘤或肿瘤直径大于 5cm 预示着预后不良。

1. 手术治疗

手术切除是 MPNSTs 的首选治疗方法，手术的最终目的是肿瘤的完全切除并取得切缘阴性[83-84]。

MPNSTs 的可切除性依赖于肿瘤生长部位，切除率为 20%~95%，完整切除的不多，仅为 34%[85]。生长于脊柱的 MPNSTs 的手术切除率为 20%，生长于四肢的 MPNSTs 的手术切除率可高达 95%[86]。

肿瘤的可切除性不仅取决于肿瘤的大小及生长部位，亦取决于肿瘤的神经侵犯范围。对位于如头颈部、胸腔、腹腔及盆腔等脏器的 MPNSTs，由于靠近重要器官、血管和神经，扩大切除范围有限，很难获得真正意义上的扩大切除，而对于肿瘤较大、部位较深及存在远处转移灶的患者，不能实现肿瘤的完整切除。据报道[87]，因靠近主要血管和神经，有 5% ~80% 的 MPNSTs 无法手术完全切除。

放射诱导的 MPNSTs 患者与散发性相比，更难取得阴性的手术切缘，手术切缘阳性率较高，其手术切缘阳性率为 54%，而散发性患者手术切缘阳性率为 21%[88]。

2. 放疗

虽然 MPNSTs 对放疗不敏感，但对远期生存无影响。Kahn 等[89]对 20 例接受放疗的患者随访发现，影响患者预后的因素包括手术切除范围、肿瘤部位及组织学分级，认为放疗不是影响患者总生存率的预后因素。

但多数学者认为，放疗可减少 MPNSTs 的局部复发，改善术后的局部控制率，常与手术联合使用，可作为一种新辅助或辅助手段用于术前、术中及术后[88]，且其相关性报道亦不鲜见。目前对于所有 MPNSTs 均推荐使用放疗，给予 45 ~68Gy 的放疗剂量，可显著改善患者的预后[90]。

Valentin 等[91]回顾性分析了 353 例 MPNSTs 患者，173 例行术后辅助放疗，接受放疗患者的中位无进展生存期为 49.9 个月，未接受放疗的中位无进展生存期为 15.7 个月，结果表明，术后辅助放疗可延长无进展生存期。Wong 等[88]的研究表明，放疗联合手术的 5 年局部控制率明显改善，5 年局部控制率为 65%，而单独手术的局部控制率是 34%。Bishop 等[92]回顾 1965—2012 年接受放疗的 71 例 MPNSTs 患者，其中 23 例接受术前放疗，48 例接受术后放疗，其 5 年局部控制率、远处转移生存率和疾病特异性存活率分别是 84%、62% 和 66%。

3. 化疗

恶性神经鞘瘤恶性程度高，即使行根治性切除，术后亦有较高的复发与转移风险，因此系统治疗具有一定临床意义。

目前大多数临床研究认为，恶性神经鞘瘤对化疗亦不敏感，术后化疗是否能提高患者生存率仍存在一定争议；但化疗在高危原发性 MPNSTs、术后切缘阳性、无法手术切除或已发生转移的病例中有一定疗效。

散发性及 NF - 1 相关的 MPNSTs 对化疗的反应率不同，SARC006 是一项比较 NF - 1 相关和散发性 MPNSTs 对化疗反应的 II 期临床研究[93]，这些化疗方案是在肉瘤中使用的标准方案，该研究显示，NF - 1 患者中总缓解率仅 17.9%，散发性 MPNSTs 的总缓解率为 44.4%，大部分患者获得病情稳定。

目前化疗药物主要有多柔比星、长春新碱、环磷酰胺、放线菌素 D、异环磷酰胺和依托泊苷等[94]，但有效率均不高；欧洲肿瘤研究治疗组织（EORTC）关于多柔比星治疗恶性周围神经鞘膜瘤的一项 II 期临床试验证实，有效率为 10% 左右。

MPNSTs 尚无标准化疗方案，方案的选择多参照软组织肉瘤，研究最多的化疗方案是蒽环类为基础的单药或联合异环磷酰胺的化疗方案，如 MAI（美司钠、阿霉素、异环磷酰胺）方案、IP（异环磷酰胺、顺铂）方案等。Moretti 等[95]的研究表明，联合手术、放疗及多柔比星和异环磷酰胺的化疗，2 年无进展生存率可达 57%，总生存率可达 80%。Hirbe 等[96]对 5 例行异环磷酰胺联合多柔比星方案化疗的 MPNSTs 患者回顾性分析发现，部分缓解率达 60%，临床获益率达 100%。

Kroep 等[97]评估了晚期 MPNSTs 的不同化疗方案的疗效，不同方案的中位无进展生存期分别为单药蒽环霉素类 17 周，多柔比星联合异环磷酰胺 26.9 周，异环磷酰胺单药 9.4 周及 CYVADIC（环磷酰胺 + 长春新碱 + 多柔比星 + 达卡巴嗪）联合化疗 10.4 周；结果表明，多柔比星联合异环磷酰胺方案的治疗有效率最高。

（十一）预后

MPNSTs 是一种高度恶性软组织肿瘤，极易发生局部复发和远处转移，Ducatman[12] 报道，MPNSTs 术后复发率为 42%；尽管积极手术辅以放化疗等多模式治疗，但总体预后仍较差，尤其是那些无法完全切除的肿瘤；相比于其他软组织肉瘤，MPNSTs 的肿瘤相关死亡率最高。

文献报道[98-99]，术后 5 年生存率为 16% ~52%，继发于 I 型神经纤维瘤病者 5 年生存率仅为 10%。Longhi 等[19] 对 62 例恶性周围神经鞘膜瘤患者进行了回顾性研究，平均随访时间 54 个月，5 年生存率为 38%。尹梅等[100] 报道，MPNST 5 年生存率为 53%，10 年生存率为 38%。Fan 等[78] 进行的研究表明，MPNSTs 的 5 年、10 年无进展生存率分别为 24% 和 17%，5 年、10 年总生存率分别为 57% 和 51%。

MPNSTs 的预后与肿瘤初始临床分期、肿瘤部位的深浅、病理分化高低及侵犯范围、手术切除情况等因素相关。

MPNSTs 的转移多经血行转移，淋巴转移少见，最常见的转移部位是肺，其次是软组织、骨、肝脏、腹膜及中枢神经系统等。远处转移的时间从 1 个月至 177 个月不等，中位时间为 13 个月，远处转移主要与肿瘤大小及肿瘤分级有关，肿瘤越大，肿瘤发生远处转移的风险越大。10 年的局部复发及远处转移的累积发病率约为 30%，术后 10 年的疾病特异性死亡率为 43%，治愈的可能性不超过 40%[101]。

手术切缘阳性的患者，局部复发的风险增加 2.4 倍，死亡的风险增加 1.8 倍。局部复发的患者预后较差，发生局部复发的患者，更易发生第二部位复发、远处转移甚至死亡。

在多因素分析中，肿瘤分级不是一个重要的预后因素。高分级的肿瘤与低分级肿瘤相比，死亡风险增加 1.8 倍，高分级的远处转移的风险增加 2 倍[101]。

Ducatman 等[12] 研究表明，不伴 NF-1 的 MPNSTs 的 5 年生存率为 53%，而由 NF-1 恶性变而来的 5 年生存率仅 16%。MPNSTs 的局部复发率为 22% ~42%，远处转移率为 20% ~30%。局部复发时间为 2~159 个月，中位时间为 9 个月。

Ki-67 增殖指数是软组织 MPNSTs 预后的独立因素，当 Ki-67 增殖指数 >20% 时，提示预后差[90]。

TP53 及 MDM2 与肿瘤进展密切相关，两者皆可促进肿瘤转移的发生，从而导致 MPNSTs 的恶性进展，MDM2 高表达者的无进展生存期较短[78]。

S-100 蛋白表达阳性可见于 50% ~70% 的 MPNSTs 患者，而 S-100 蛋白表达阴性的预后较差[102]。

二、面神经鞘瘤

（一）概述

面神经是人体穿过骨管中最长的神经，按其走行路径可分为颅内段及颅外段，颅内段又分为桥小脑角段、内听道段、迷路段、鼓室段（水平段）和乳突段（垂直段），颅外段及颞骨外段则主要指行走于腮腺内的面神经段。

面神经鞘瘤（facial nerve schwannowa，FNS）是起源于面神经的少见良性肿瘤，肿瘤发生于面神经鞘膜的 Schwann 细胞，属神经源性肿瘤，其内混合有运动神经、感觉神经和副交感神经纤维[103]。颈部神经鞘瘤来源神经丰富，以迷走神经及交感神经常见。发生于面部的神经鞘瘤少见，大部分位于颞部。

FNS 的发病率为 0.15% ~0.8%，占全身体表神经鞘瘤的 25% ~40%，主要来源于交感及迷走神经，其次还可发生于臂丛、颈丛、面神经、舌下神经、副神经、膈神经等处[104]。发生在腮腺内的面神经鞘瘤的发生率仅占腮腺肿瘤疾病的 0.2% ~1.5%[105]，国内外报道较少[106-107]。

面神经鞘瘤，男女均可发病且男性稍多，中青年较为多见[108-110]。邵长征等[111]报道了 10 例面神经鞘瘤，6 例为男性，4 例为女性，年龄 8 ~65 岁，平均年龄 41.5 岁，中位年龄 39 岁。杨旭等[112]报道了 25 例颈部神经鞘瘤，男 13 例，女 12 例，年龄 18 ~67 岁，平均年龄 37.8 岁。陈炫霖[113]报道了 16 例腮腺内面神经鞘瘤，男 6 例，女 10 例，年龄 10 ~79 岁，平均年龄（46.3 ±18.5）岁。林群久等[110]报道了 19 例腮腺内面神经鞘瘤，男 5 例，女 14 例，男女比例为 1:2.8；年龄 9 ~80 岁，平均年龄约 39.9 岁。

（二）临床表现

面神经鞘瘤多数发生在颞骨内，只有 9% 位于颅外，表现为腮腺内无痛性肿块[114]。

FNS 最常累及膝状神经节和鼓室段，且常累及两个或两个以上神经段，偶尔也会发生在面神经段上的跳跃性病变[115]。

面神经鞘瘤临床表现以进行性周围性面瘫及面部抽搐、面部麻木等较为常见，也可表现出前庭受累的症状，如听力下降、耳鸣、耳痛等[116]。

面神经鞘瘤的临床特点为生长缓慢，包膜完整，界限清楚，能沿神经干横轴活动，而沿神经长轴方向移动度不佳；肿瘤囊性变时柔软似囊肿，穿刺可抽出褐色不凝血性液体。

发生于腮腺内的面神经鞘瘤，常常表现为腮腺内无症状的活动性肿块，容易被误诊为腮腺多形性腺瘤[117]，偶有疼痛；肿瘤较大，病史较长者可出现面瘫，与腮腺区恶性肿瘤难以鉴别；术前诊断较为困难，大多在术中才能明确诊断，导致术后出现不同程度的面瘫[107]。

位于颈动脉三角区的神经鞘瘤多来源于交感神经及迷走神经，位置较深，部分质地较硬者极易被误判为颈部转移癌；另外，此部位神经鞘瘤常将颈鞘向外侧推移，导致触诊肿块时可扪及强烈的动脉搏动感，极易误诊为颈动脉瘤[118]；颈中部的神经鞘瘤位置相对较浅，极易误判为特异性或非特异性淋巴结炎；锁骨上三角区的神经鞘瘤，因其部位敏感，临床病例极其少见，常误认为乳腺癌、食管癌、胃癌及肺癌颈部转移。

邵长征等[111]报道了 10 例面神经鞘瘤，主要临床症状包括进行性周围性面瘫 7 例、面部麻木伴咀嚼无力 6 例、耳鸣及听力下降 6 例，头晕伴恶心、呕吐 2 例；耳科检查发现，外耳道脓性分泌物 2 例、外耳道肿物 2 例、鼓膜穿孔 1 例。

（三）影像学检查

CT 扫描对显示神经鞘瘤发生部位、大小、形状、侵及范围有重要作用，CT 上肿块密度多不均匀，可见多发低密度区，其密度不均匀的主要原因与瘤体内 Antoni A 区和 Antoni B 区的比例、排列和分布以及纤维成分的比例密切相关。

MRI 在判断神经鞘瘤神经来源及其与相关神经的位置关系方面有其特有优势，可清晰显示肿瘤上下两极与神经干的关系[119]；且具有较高的软组织分辨力，其对病变累及范围以及瘤体内液化坏死的显示较 CT 更为清晰。

依据颈动脉和颈内静脉移位特点及与肿瘤的关系，可判断其神经来源。若肿瘤使颈内静脉、颈动脉向外移位且与之紧贴，血管结构无破坏，考虑为颈交感神经来源的神经鞘瘤可能性较大；若肿瘤将颈动脉挤压移位至其内侧，颈内静脉移位至肿瘤外侧，则为迷走神经来源可能性较大[120]。

因面神经走行复杂且分段较多，而 FNS 又可发生在面神经传导通路上的任何区域，且通常累及两段及两段以上神经，因此其影像学表现亦具有多样性[121]。

（1）桥小脑角段的 FNS，表现为脑池内软组织肿块，常呈圆形或类圆形，伴或不伴内听道扩张。

（2）内听道段 FNS，主要表现为内听道的明显扩大，骨壁受压。

（3）迷路段 FNS，以面神经管扩大为主（>1mm），增强扫描常见明显强化的一段增粗的神经附于迷路骨壁，呈现"迷路尾征"。

（4）膝状神经节 FNS，以膝状神经节窝区骨质破坏为主，可有骨质变薄、骨质缺损、膨胀性骨质破坏等改变，肿块可经颞骨岩部延续至颅中窝底部。

（5）鼓室段（水平段）FNS，多沿面神经横向生长，突入鼓室中耳腔内形成肿块，鼓室内的听小骨常常受累，表现为锤砧关节受压、脱位和（或）骨质破坏，从而引起患者的听力障碍，此段肿块多向周围蔓延，向前至膝状神经节，向上破坏鼓室盾板，向下累及乳突段。

（6）乳突段 FNS，亦表现出面神经管（垂直段）的扩张，充填乳突小房的软组织肿块，小房的骨壁多吸收破坏，且病变多破坏外耳道后壁侵入外耳道，向下则经扩大的乳突孔累及颞骨外段。

（7）局限于颞骨外段的 FNS，多表现为腮腺内软组织肿块，其内面神经多有增粗、强化，病变内部也常见到液化，这些特点是与腮腺内其他良性肿瘤如混合瘤等的鉴别点。

（四）组织病理

神经鞘瘤肿瘤通常生长在神经干上，面神经鞘瘤的病理特征符合良性周围神经鞘瘤的病理学特点，即肿瘤肉眼外观呈灰白色球状，大小不一，瘤体有包膜，内部呈实性且多发囊变，可看到囊腔内有胶冻状物质。

通常情况下，腮腺区的面神经鞘瘤组织与其他部位的软组织神经鞘瘤多是良性肿瘤，呈现恶性的概率仅为 3.7%[107]。

FNS 主要包括 Antoni A 区和 Antoni B 区，Antoni A 区是指大量呈平行排列的束状、长杆状或栅栏状细胞；此外，肿瘤组织中还可见到内皮血管和扩大的管腔，血管壁增厚并呈玻璃样变，大量胶原纤维、网状纤维聚集于血管周围及其被膜下。

Antoni B 区是指疏松排列的细胞呈空泡状、囊状及网状排列，脂肪变性、含铁血黄素及脂褐素多见。

镜下见肿瘤细胞呈梭形，细胞核呈栅栏状排列，间隔以无核的伊红染色均质性胞质，有些成簇聚集的 Schwann 细胞形成细胞漩涡，称为维罗凯体（Verocay bodies）。

含有维罗凯体者称为束状型，即 Antoni A 型；不含维罗凯体者，细胞不聚集成栅栏状，排列疏松、紊乱，细胞因有水肿而形成小囊腔，称为网状型，即 Antoni B 型[122]。

（五）诊断与鉴别诊断

1. 诊断

腮腺内面神经鞘瘤术前较难确诊，一般主要靠术中肿瘤和面神经暴露后，结合冷冻切片才能确诊[107]。

术前主要进行 FNAC、B 超、CT 和 MRI 等，结合病史及临床表现，能够提高确诊率。FNAC 对于腮腺内面神经鞘瘤具有重要诊断价值，徐维萍等[123]报道，颈部神经鞘瘤术前 FNAC 准确率为 61.1%，具有参考意义。但 Marchioni 等[107]认为，术前腮腺内面神经鞘瘤做 FNAC 非常不准确。

B 超是诊断神经鞘瘤的一个重要手段，刘琼[124]认为，超声检查结合观察肿物的活动度、活动方向，了解患者有无触痛、压痛或沿神经进行的放射痛、麻痹感等，有助于神经鞘瘤的诊断和鉴别诊断。

术前 CT 和 MRI 等放射学检查对于颞部面神经鞘瘤的诊断比较容易，但对于腮腺内面神经鞘瘤，影像学上与其他腮腺肿瘤表现无异，故 Shimizu 等[125]认为，术前 MRI 诊断腮腺内面神经鞘瘤十分困难。

2. 鉴别诊断

面神经鞘瘤术前诊断十分困难，诊断时主要需与胆脂瘤、听神经瘤和中耳癌进行鉴别。

1）胆脂瘤

外耳道型胆脂瘤多局限于外耳道内，不侵犯神经；中耳胆脂瘤常发生于鼓室乳突部，周围骨质多呈吸收破坏表现，无明显膨胀性骨质破坏或骨质缺损，病变周围多围绕一层受压变薄的骨质，边缘整齐，可见骨质硬化，呈现出"蛋壳征"[126]。

2）听神经瘤

多位于桥小脑角，伴有内听道的扩张，CT 上呈等或低密度，MRI T1WI 上呈等或稍低信号，在 T2WI 上呈较明显的高信号，脑干及小脑常发生变形移位，增强后瘤体明显强化。

3）中耳癌

不规则的软组织肿块伴明显的骨质破坏，病变多造成中耳、内耳的破坏性空洞，骨质破坏多呈溶骨性，边缘不规整，呈虫蚀状，边界不清，而面神经鞘瘤骨质破坏边缘多较光整，边界较为清楚，这些特征可资鉴别[127]。

（六）治疗

面神经鞘瘤对放、化疗不敏感，手术切除是主要治疗方法。

然而，手术以保护神经为原则，操作时应动作轻柔，减少器械刺激；不随便切断可见的神经束，在肿瘤近远端正常神经干处切开神经鞘膜，采用挤出法把瘤体挤出，保留正常或变成透明薄膜的神经束[128]；为避免损伤神经纤维束，包膜不必缝合[129]；术中一旦发现神经完整性不佳，尽早给予手术治疗，避免相应神经元胞体过多死亡，为再生的轴索建立通道[130]，最好同期或二期行神经吻合术或神经移植术。

目前，手术方式主要有 2 种，一种是神经保留手术（nerve - sparing），沿神经走行切开包膜，将肿瘤剥离、摘除，避免过度牵拉损伤面神经；另一种是神经切除手术，若肿瘤小，切除肿瘤及部分神经，然后行端端吻合术，但修复后神经张力大，影响血供和神经愈合；更好的方法是肿瘤及神经切除后，用耳大神经或腓肠神经移植。

Marchioni 等[107]根据肿瘤在面神经的位置，提出了如下 4 种手术方法：

A 类可以不牺牲面神经而切除肿瘤，即 nerve - sparing；B 类位于面神经末梢，切除肿瘤后牺牲部分面神经；C 类和 D 类不牺牲面神经不能切除肿瘤，主要位于颅外面神经总干及主要分支。

A 类和 B 类术后无面瘫并发症或较轻，而 C 类和 D 类术后发生面瘫，可用耳大神经移植或端端吻合术。若肿瘤与神经无法分离或术前已确诊为恶性神经鞘瘤，则应一并切除，以防术后复发。

Ulku 等[131]报道，面神经鞘瘤约有 25% 可从神经上做完整分离，手术结果与术者的技巧有很大关系。

有学者认为[110,113]，腮腺内的面神经，除茎乳孔外的 1～1.5cm 总干较粗大外，其余的分支纤细；在总干处，受下颌升支和颞骨、乳突之间的空间限制，可操作的手术空间狭小；尤其在肿瘤较大时，往往导致该处神经纤维变性，失去正常面神经总干的弹性和韧性，通过 nerve - sparing 而保留面神经的连续性十分困难；而位于面神经总干远端的神经鞘瘤，即便通过 nerve - sparing 完整剥离了肿瘤，因面神经纤细，在走行过程中往往没有很大张力。肿瘤解剖时，对神经的过度牵拉亦将使其处于断离边缘，损伤不可逆转。

三、腹膜后神经鞘瘤

（一）概述

原发性腹膜后肿瘤主要是指腹膜后间隙的脂肪、疏松结缔组织、肌肉、筋膜、血管、神经、淋巴组织等形成的肿瘤，不包括在腹膜后器官如肾、胰、肾上腺及输尿管来源的肿瘤。

腹膜后肿瘤组织类型多样，恶性肿瘤有脂肪肉瘤、纤维肉瘤、平滑肌肉瘤、胚胎性癌、纤维肉瘤和淋巴瘤等，约占腹膜后肿瘤的 70%；良性肿瘤有畸胎瘤和纤维瘤等。

原发腹膜后神经鞘瘤（retroperitoneal schwannoma）罕见，占所有神经鞘瘤的 0.7% ~3%，占腹膜后肿瘤的 0.3% ~6.0%[132-140]，占全身肿瘤的 0.07% ~2.00%[141]。Gorgun 等[142]回顾分析了 303 例神经鞘瘤，仅 2 例发生在腹膜后。李晋忠等[143]报道，1994 年 4 月至 2010 年 6 月共 16 年收治了 71 例原发性腹膜后肿瘤，其中神经鞘瘤 13 例，占所有组织类型的第 1 位。

腹膜后神经鞘瘤可发生于任何年龄，好发于 20 ~50 岁，也有文献报道其发病年龄为 20 ~60 岁，无明显性别差异[144-145]。常骁等[146]报道了 84 例腹膜后神经鞘瘤，男性 40 例，女性 44 例，中位年龄 45 岁。张建巧等[147]报道了 11 例腹膜后良性神经鞘瘤，女性 6 例，男性 5 例，年龄 37 ~70 岁（平均年龄 47.8 岁）。鲍俊初等[148]报道了 7 例腹膜后神经鞘瘤，男性 2 例，女性 5 例；年龄最大 71 岁，最小 23 岁，平均 49 岁。

腹膜后神经鞘瘤来自脊神经鞘细胞，故好发于脊柱旁、肾脏内侧和盆腔骶前区等神经组织丰富的部位，与腰大肌及髂腰肌关系密切[149]。发生在女性盆腔腹膜后的神经鞘瘤罕见，国内仅报道 3 例[150]。

（二）临床表现

因腹膜后组织疏松及腹腔的高度适应性，肿瘤可隐蔽生长到相当大而无临床症状。

发生于腹膜后的神经鞘瘤瘤体直径很少超过 6cm，且多为单发，故其起病隐匿，临床无特异的症状体征；有研究报道[137,151]，隐匿症状的腹膜后神经鞘瘤占 47.7% ~66.6%。

随着肿瘤增大，压迫或侵及周围脏器及组织时，可出现压迫症状，如腰背痛、腹痛、腹胀及下肢放射痛等[152-153]；肿瘤若侵犯邻近器官，则可能出现骨痛、血尿等症状，则考虑为恶性神经鞘瘤。

常骁等[146]报道了 84 例腹膜后神经鞘瘤，51.2% 的患者无特殊主诉，于体检时发现；41 例有不同程度的腹部症状。常见症状发生比例依次为腹痛 17.9%、腰背痛 13.1%、腹胀 4.8%、腰酸 4.8%、腿麻 4.8%，23.8% 的患者可扪及质软、不易推动的腹部包块。张建巧等[147]报道了 11 例腹膜后良性神经鞘瘤，11 例病例中，5 例因患者无明显临床症状而在体检时发现，6 例的临床症状缺乏特异性。

（三）影像学检查

一般而言，腹膜后神经鞘瘤位置较深，临床症状不明显，发现肿瘤时一般体积较大，直径多大于 5cm[154-156]，其影像学检查有一定价值，但缺乏特异性。鲍俊初等[148]报道了 7 例腹膜后神经鞘瘤，7 例腹膜后神经鞘瘤全部单发，最大径平均约 5.7cm，病灶呈类圆形。

B 超早期多表现为低回声实性占位，回声均匀，边界清或囊实性，无明显血流。随着肿瘤的生长，肿瘤中心出现出血、坏死、液化和囊性变时，可表现为不均质或囊性区域。

CT 和 MRI 对诊断腹膜后神经鞘瘤具有一定的优势，是术前诊断的主要依据。典型的神经鞘瘤为进行性延迟强化，坏死囊变区不强化。肿瘤强化程度变化较大，从轻微强化到显著强化，同一肿瘤的不同区域强化程度亦不同。

　　CT 表现为圆形或椭圆形均质低密度灶，边界光整、规则，增强扫描未见明显强化，内部有囊性变时可见瘤内局部云雾状轻度强化。

　　MRI 比 B 超和 CT 诊断准确，T1 加权为均匀低信号，T2 加权为不均匀的明显高信号。

　　腹膜后神经鞘瘤的密度和信号强度取决于 Antoni A 区和 Antoni B 区的比例、排列和分布，Antoni A 区 CT 多为较高密度，MRI T1WI 上与肌肉等信号，T2WI 上信号较肌肉略高，一般为富血供区，呈中等程度以上强化。

　　Antoni B 区 CT 为水样低密度，MRI T1WI 上为低信号，T2WI 上为显著高信号，一般为少血供，强化不明显[157]。

　　因神经鞘瘤以良性为主，生长较为缓慢，加之腹膜后空间较大、延展性极佳、缺少痛觉传导，因此这个部位的神经鞘瘤在被发现时往往体积较大，且可能出现许多退行性的病理改变，如囊性变、钙化、出血等[158]，这些特点有助于神经鞘瘤的诊断[159]。

　　神经鞘瘤容易囊变，有报道认为[160]，66% 的神经鞘瘤是囊性。Inokuchi 等[161]认为，T1WI 为等信号、T2WI 为高信号的边缘光整的不均质囊性肿瘤应考虑神经鞘瘤。

　　另外，神经鞘瘤还可能出现"靶征"和"丛束征"。靶征指的是 MRI 的 T2 加权像上出现的中央低信号、外周高信号的同心圆样表现；丛束征则是神经瘤表现出来的栅栏样的改变。

　　有报道的[162]，腹膜后神经鞘瘤可能会对其周围的脊椎骨组织造成破坏，有时可见骶骨侵蚀样改变。

（四）组织病理

　　神经鞘瘤孤立生长，有完整包膜，可有囊变、坏死及钙化。当病理上出现囊性变、出血、钙化、玻璃样变等退行性改变时，可将其称为原始型神经鞘瘤[162]。

　　光镜下，神经鞘瘤以鞘细胞为主要成分，可分为 2 种不同形态的结构，即 Antoni A 区和 Antoni B 区[163]。

　　Antoni A 区细胞丰富，由梭形细胞构成，细胞境界不清楚，排列成栅栏状、丛状、编织状、漩涡状，或触觉样小体。

　　Antoni B 区细胞稀疏，排列无序，细胞呈梭形、卵圆形、星状或小淋巴细胞状，疏松地排列在水肿和黏液样脊柱中。

　　此外，还有一种被称为"胃肠型"的特殊神经鞘瘤亦可生长在腹膜后[164-165]；胃肠型神经鞘瘤在病理上缺乏一般神经鞘瘤的 Antoni 分区、玻璃样变性等典型特征，而具有炎性浸润、淋巴细胞以及致密的基质。

（五）诊断

　　腹膜后神经鞘瘤临床罕见，早期缺乏特异性临床表现，加之临床医生对该病认识不足，缺乏特异性诊断方法，术前诊断困难，易造成误诊误治[166]。

　　当神经鞘瘤发生在盆腔腹膜后时，首诊常在妇科，因肿瘤部位深在，妇科双合诊和三合诊仅能触及盆腔肿物，而不能分辨肿物的来源，尤其是当患者肥胖、肿物体积大时常常误诊为阔韧带肌瘤[167]、附件实性肿物[168]，临床误诊率高。

　　目前，神经鞘瘤诊断依赖于术后病理检查，而神经鞘瘤的术中冷冻病理基本没有鉴别良恶性的诊断价值，术前穿刺活检的价值则存在较大争议[169-170]。Xu 等[38]指出，对于肿瘤体积大者可 B 超引导下细针穿刺活检明确诊断，但常因组织量少而诊断不准确。牟一平等[171]认为，盆腔腹膜后解剖复杂，B 超引导下细针穿刺有损伤腹膜后大血管致出血的风险，故不推荐采用。但 Strauss 等[172]的研究显示，在 28 例患者中，15 例能够在术前依靠穿刺取得明确的组织学诊断。

（六）鉴别诊断

腹膜后间隙较大，其内结构松散，可有多种组织来源，如结缔组织的筋膜、脂肪、神经、血管、肌肉及胚胎残留组织的非器官源性肿瘤。

胚胎和神经源性肿瘤多为良性，间叶组织发生的肿瘤多为恶性[141]；对于腹膜后神经源性肿瘤，主要来源于神经鞘及神经束衣、交感神经节、副神经节等。节细胞神经瘤表现为软组织肿块，呈伪足性生长，包绕血管，但无侵犯血管征象，可见点状钙化灶，少有囊变坏死，多为均匀轻度进行性强化[172]。

1. 原发腹膜后副神经节瘤

原发腹膜后副神经节瘤是一种少见的肿瘤，发病率占腹膜后肿瘤的 1%~3%，起源于该区交感神经链密切相关的沿主动脉轴分布的副节组织，其中大部分起源于 Zuckerkandl 器，一般根据其能否产生儿茶酚胺及有无相应临床症状分为功能型和无功能型。

功能型副神经节瘤可在手术的过程中产生血压的波动，且有部分副神经节瘤在术前表现无功能，在手术时亦会出现低血压或高血压风险。

副神经节瘤具有良恶性之分，恶性发生率可达 36%，且以腹膜后为最高[173]。

原发于腹膜后的神经鞘瘤则是起源于周围神经鞘膜的施万细胞，亦非常少见，且多为良性，发生恶性变的概率很小，手术切除具有良好的预后。

就影像学表现而言，原发腹膜后副神经节瘤与神经鞘瘤多表现为圆形、类圆形肿块，边界清楚，包膜完整，密度多不均匀，但神经鞘瘤可表现为哑铃形及葫芦形；两者在发生位置、坏死、囊变、钙化及出血、液平方面表现略有不同，纪仁浩等[162]对此进行了总结。

（1）发生位置：腹膜后副神经节瘤多发生在腹主动脉旁，而腹膜后神经鞘瘤则好发于脊柱旁、肾脏内侧和盆腔骶前区，这与副神经节瘤为腹主动脉旁交感神经副神经节来源的肿瘤、神经鞘瘤则来自脊神经鞘细胞有关。

（2）坏死、囊变：腹膜后副神经节瘤及神经鞘瘤均可见坏死囊变，但副神经节瘤囊壁常欠规整，囊变区常见不规则分隔样结构，完全囊变较少见；而神经鞘瘤囊壁较厚、均匀光整，且可完全囊变。副神经节瘤囊变是因肿块内部出血液化而形成的纤维囊，神经鞘瘤囊变多为肿瘤中心血供不足导致的继发性退行性变。

（3）钙化：副神经节瘤钙化多呈散在斑点状及弧线状，而神经鞘瘤多为囊壁弧线形钙化，小斑点、片状钙化可认为是副神经节瘤的一个特征性的表现，且钙化较神经鞘瘤多见。

（4）出血及液平：副神经节瘤出血多见并可见液平面，此是肿瘤血供丰富，且由纤维血管性间质包绕着细胞球，易反复出血所致，肿瘤内液平是副神经节瘤较为特征性的表现。

（5）强化：副神经节瘤一般呈结节状或斑片状强化；而神经鞘瘤大多呈片、絮状强化，完全囊变者囊壁呈轻至中度强化，显著强化者少见。副神经节瘤在动脉期病灶内及周边可见多发扭曲增粗的血管影；而神经鞘瘤病变周围均未见明显迂曲血管影。

2. 腹膜后神经母细胞瘤

腹膜后神经母细胞瘤多以幼儿多见，形态不规则，密度不均匀，常见囊变坏死，可见斑状及沙砾样钙化，增强扫描呈混杂强化改变。

(七）治疗与预后

1. 治疗

手术切除是目前治疗腹膜后神经鞘瘤的最佳方法，因其多呈膨胀性生长，较少浸润周围组织，多有完整包膜，故手术常能完整切除，预后良好，复发率低[174]。

对某些年龄较大者，因其对手术耐受性差，可能发生严重并发症，可选择保守治疗[175]。

手术切除的难度在于肿瘤与神经干、神经根无明确界限，若要彻底切除肿瘤，术后不可避免出现神经功能障碍；若要保留神经，则肿瘤多不易切除彻底。

手术成功与否的关键在于对神经鞘瘤的正确认识和判断，必要时冰冻切片检查确定其良恶性，采取相应的手术方式。

良性神经鞘瘤多呈膨胀性生长，尽管体积巨大，但不侵及相邻组织器官，局部复发和恶性变罕见，故多主张切除肿瘤时应尽可能保留邻近的重要脏器；术中必须保护腹部大血管及其属支，避免损伤，否则极易造成难以控制的大出血。

恶性神经鞘瘤亦应争取完整切除，评估切缘及切除的彻底性，降低复发风险，术后根据病理组织学检查决定进一步辅助治疗。

因腹膜后神经鞘瘤存在体积较大、与神经相伴而行、与周围脏器位置关系紧密等原因，有学者建议不必过于追求根治程度，亦可对肿瘤进行部分切除术或刨除术[176-177]。有研究显示[178-179]，行部分切除者未见残存肿瘤发生恶性变。Xu 等[40]报道，术后复发率为 5% ~ 10%。

值得一提的是，女性盆腔腹膜后有输尿管和髂内、外动静脉、子宫动脉及分支，闭孔内有闭孔神经、丰富的静脉丛和淋巴管，且有交感和副交感神经构成的下腹下神经丛等，解剖复杂，若神经鞘瘤压迫或浸润周围组织会导致髂血管、神经、输尿管等局部解剖变异，手术难度增加；处理不当会损伤髂血管导致严重失血危及生命，损伤输尿管影响肾功能，损伤周围神经组织导致支配的肢体或脏器功能障碍等严重的并发症。因此，盆腔腹膜后肿瘤切除术无论选择开腹，还是腹腔镜手术均较困难[143]。一般而言，术前髂内动脉栓塞避免术中大出血，膀胱镜下放置输尿管支架可保护输尿管。

1994 年，Targarona 等[180]完成首例腹腔镜下腹膜后肿瘤切除，随着腹腔镜技术的逐步成熟，国内外陆续有腹腔镜下切除腹膜后肿瘤的报道。

腹腔镜手术视野暴露好，解剖更清晰，能够近距离探查肿瘤与周围血管及重要组织脏器的毗邻关系，超声刀在大血管周围分离、切割、止血不会对其产生热损伤，更加可靠地完成对血管、组织结构的精细解剖，创伤小，术后恢复快，手术并发症少，更安全。

腹腔镜手术并没有绝对禁忌证，但并非所有盆腔腹膜后肿瘤都可行腹腔镜手术切除，如何选择术式取决于术前的影像学检查，尽管 CT 或 MRI 诊断率不高，但可初步了解肿瘤大小、位置、来源、性质、是否为囊性、有无完整包膜、血流是否丰富、肿瘤与邻近脏器的关系，判断能否完整切除肿瘤。若术前能够明确肿瘤来自腹膜后，肿瘤直径 >6cm，基底很广、血液供应丰富、恶性可能性大，与重要脏器或大血管粘连紧密，宜选择开腹手术更明智；若肿瘤边界清楚，周围血管、器官无明显受侵，考虑良性肿瘤可能性大，可选择腹腔镜手术。若肿瘤 >10cm、病理提示恶性，有破裂、播散的可能，有周围脏器损伤和出血的风险，或需行血管重建等难以在腹腔镜下完成操作时应及时考虑中转开腹手术[136]。Henry 等[181]指出，后腹腔镜手术不适合肿瘤直径大于 5 ~6cm 的患者。

2. 预后

腹膜后良性神经鞘瘤占绝大多数，其预后良好，复发率低，仅为 1% ~3%[175]。

恶性神经鞘瘤侵袭性强，恶性程度高，切除率低，易复发，对放化疗不敏感，预后极差。

影响腹膜后良性神经鞘瘤复发的因素可能是肿瘤大小与根治程度，常骁等[146]报道了84例腹膜后神经鞘瘤，83例行手术治疗，73例为开放式，10例为腹腔镜辅助；有3例恶性患者行化疗。良性病例根治性切除后5年特异性生存率为100%；3例恶性者预后较差，且对化疗不敏感。

有研究者认为，对于无症状的良性神经鞘瘤不一定需立即手术。Strauss等[172]随访了8例经活检证实但未行手术的腹膜后神经鞘瘤，随访时间为13~63个月（平均32个月），影像学检查提示肿瘤大小无变化。

四、肾上腺神经鞘瘤

（一）概述

肾上腺神经鞘瘤（adrenal schwannoma）的组织起源存在争议，主要有2种观点，一是认为源于腹膜后神经组织，与肾上腺组织并无关系，应称为"肾上腺旁神经鞘瘤"[181-184]；另一种观点认为，肾上腺髓质受2部分有髓神经支配，一部分源于交感神经干，另一部分从膈神经发出，肾上腺神经鞘瘤被认为起源于其中一种。多数学者支持肾上腺神经鞘瘤来源于肾上腺髓质的交感神经纤维，为无功能性肿瘤，且与邻近的肾上腺髓质无明显界限，它们之间无组织分隔，并常常由内向外压迫周围的肾上腺皮质[185-189]。因此，本节将"肾上腺神经鞘瘤"单独列出进行讨论。

肾上腺神经鞘瘤临床罕见，不足0.2%的腹膜后神经鞘瘤发生于肾上腺[175,190-194]；多见于女性，发病年龄14~89岁，平均49岁，左侧多见[195-197]。截至2011年，国外报道符合肾上腺神经鞘瘤的病例仅为33例，女性多发，平均发病年龄49岁；国内报道39例，其中男性18例，女性21例。发病年龄18~65岁，平均43.2岁[198-206]。Strauss等[172]总结了一组28例病例，年龄16~79岁，平均47岁，男女比为1:3；夏丽莹等[207]报道了12例肾上腺神经鞘瘤，男性5例，女性7例，年龄32~62岁，中位年龄52.5岁；王全忠等[208]报道了14例肾上腺神经鞘瘤，男性9例，女性5例，男女比例约为1.8:1，年龄26~63岁，平均（45.9±12.7）岁；王健[209]报道了8例肾上腺神经鞘瘤，女性6例，男性2例，年龄33~64岁，平均年龄（49.1±10.5）岁。

（二）临床表现

肾上腺神经鞘瘤的临床表现无特异性，常无症状，或有轻微的腰痛、腹痛或腹胀；当瘤体体积较大时，可使肿瘤包膜张力增大、压迫周围组织，可有明显的腹背部疼痛、腹部不适等症状；肿瘤坏死吸收会出现发热、贫血等恶病质表现。

临床上，绝大多数患者为意外发现，少部分患者因临床其他疾病检查发现。肿瘤大小与临床表现无明显相关性[210-212]。Strauss等[172]总结了一组28例肾上腺神经鞘瘤，13例为偶然发现或因为不相关的症状就诊（体检、肾结石等），8例有腹盆腔症状，如腰背疼痛，7例表现为可触及肿物；肿瘤直径为5~23cm，平均9cm。

肾上腺神经鞘瘤瘤体生长缓慢，一般认为无内分泌功能，不分泌儿茶酚胺类、皮质醇及醛固酮等物质，血液生化（ACTH、皮质醇、醛固酮、儿茶酚胺及电解质）检查多正常，临床表现为头疼、心慌、高血压及四肢无力等症状一般为阴性，偶有血压升高者。王健[209]报道了8例肾上腺神经鞘瘤，多无临床症状，以体检发现为主，少见的症状有腰痛。

但亦有患者儿茶酚胺升高的报道[198,212]。Hori等[214]曾报道1例腹膜后神经鞘瘤分泌儿茶酚胺；国内仅报道2例伴儿茶酚胺升高和高血压的肾上腺神经鞘瘤[215]，可能与肾上腺髓质和交感神经节有共同胚胎起源及肾上腺髓质中残留少量嗜铬细胞瘤分泌儿茶酚胺有关[197-198]。

肾上腺神经鞘瘤通常为单发的良性肿瘤，但亦有一些恶性的报道[199,216-220]，最年轻者仅 11 岁，目前还没有恶性神经鞘瘤转移的报道。

（三）影像学检查

肾上腺神经鞘瘤的影像学检查主要有 B 超、CT 及 MRI，但均缺乏特异性，典型表现为边界清楚、光滑的类圆形肿物，少数可出现钙化及囊性变改变[221-222]。曹开明等[223]认为，肾上腺神经鞘瘤的影像有一定的特征性，完整包膜、囊变、兔尾征、钙化及渐进强化等影像征象有助于提高肾上腺神经鞘瘤的诊断准确率。

有学者认为，B 超检查方便快捷，可显示肿瘤位置、大小、内部回声状况，对囊性变和钙化较敏感，可作为首选方法[224]。但 Cohan 等[225]报道了 20 例腹膜后神经鞘瘤，其中 19 例包含囊性变改变，因此不能根据肿瘤密度来判断神经鞘瘤的性质。B 超检查，肿瘤呈等回声或混合回声，多有包膜，界限清晰。

1. 强化特点

CT 表现肾上腺区占位性病变，增强可无强化或有轻度强化[226-227]；病程较长者可有囊性变，在 CT 上显示不均质团块或液性暗区，亦可有钙化。

肾上腺神经鞘瘤的 CT 表现具有一定特征性，平扫肿块密度偏低，较大肿块易囊变，增强后动脉期肿瘤实性成分多中重度强化，静脉期进一步强化，即呈渐进性强化的特征性表现[208]。

MRI 显示 T1WI 为低信号，T2WI 为混杂的增高信号，囊性变时有相应的 T2WI 特征性变化。增强后肿瘤的实性成分有强化，且可更好地分辨肿瘤组织的来源，被认为是目前诊断腹膜后神经鞘瘤的最佳影像学手段。

肾上腺神经鞘瘤与其他神经鞘瘤类似，增强扫描一般表现为轻度至中度延迟强化[228-229]，但可因肿瘤细胞的密集/疏松不同而表现为均匀或不均匀强化。

神经鞘瘤存在 AntoniA 区和 B 区，B 区存在丰富的黏液和基质水肿，CT 平扫表现为均匀低密度，MR 平扫 T1WI 表现为均匀低信号，但 T2WI 表现为不均匀高信号，T2WI 不均匀高信号是由于肿瘤细胞分布不同引起；A 区肿瘤细胞密集，T2WI 上呈高信号，B 区由于肿瘤细胞稀疏，肿瘤内黏液丰富所致，T2WI 上较 A 区信号更高[230]，DWI 上表现为高信号为主，内可见低信号[156]。

2. 包膜情况

肾上腺神经鞘瘤具有完整包膜，在 CT 和 MR 影像上一般表现为边界清楚的肿块，与肾脏、肝脏、胃及周边血管分界清楚，肿瘤较大时对周边脏器呈推移改变；一般认为纤维包膜是神经鞘瘤的一个重要影像特征[229,231]，有无纤维包膜可以作为鉴别神经鞘瘤与腹膜后恶性肿瘤的重要征象，Isobe 等[231]报道的 7 例神经鞘瘤中，5 例在增强 MR 扫描中可见包膜。

3. 退行性改变

肾上腺神经鞘瘤的生长过程一般较长，血供缺乏可产生一些继发性退行性改变，如囊变、出血、钙化、玻璃样变等[41,232]。Hughes 等[233]认为，肿瘤内钙化是腹膜后神经鞘瘤的重要征象，一般表现为点状、斑驳、曲线样，与神经母细胞瘤无定型、粗糙的钙化存在差别。

囊性变和钙化是肾上腺神经鞘瘤长期生长演变的终末阶段，大部分的神经鞘瘤有囊性变[230]，囊性变区域在 T2WI 图像上明显高信号，在 CT 或 MR 增强扫描中无强化、可清晰显示；钙化可作为肾上腺神经鞘瘤的一项重要特征[232]，表现为小斑点状或细线状钙化。

总之，肾上腺神经鞘瘤 CT 和 MRI 具有特征性改变，CT 和 MRI 显示肾上腺区病变具有完整包膜、内部囊性变、出血、钙化及渐进式强化等主要影像学特征，可提示肾上腺神经鞘瘤诊断[206]。

王全忠等[208]认为，以下征象可作为 CT 正确诊断神经鞘瘤的较可靠依据：

（1）肿瘤体积较大，多 >5cm。

（2）肿瘤多呈囊实性改变，且囊变多自中心向周边进展，囊变周边实性成分密度多较高，且增强强化程度也较高，多呈虹吸样强化。

（3）少数实性肿瘤平扫密度等于或略低于肾实质，肿块多呈轻度均匀渐进性强化。

（四）组织病理与免疫组化

1. 大体观

肾上腺神经鞘瘤的大体病理，肿瘤呈圆形或卵圆形，或分叶状，边界清楚，包膜完整，表面一般较光滑，质韧/中，切面呈灰黄、灰褐或灰白色，略透明，较大体积的肿瘤内可出现局灶暗红色的出血或囊性变区或钙化。

2. 镜下观

显微镜下，肾上腺神经鞘瘤由 Antoni A 区（实性区，束状型）和（或）Antoni B 区（囊性区，网状型）组成[163]。束状型常见，镜下细胞呈梭形、卵圆形，密集排列呈纤维条索状、漩涡状、栅栏状及束带状，细胞界限不清，核呈椭圆形；网状型细胞稀少，排列较疏松，呈网状结构，胶原纤维很少，细胞间有较多液体存在，常伴各种退行性变。

经典的神经鞘瘤由束状型和网状型交替分布构成，其中束状区常常是术中冰冻病理学诊断神经鞘瘤的形态依据。

Woodruff 等[234]报道，恶性神经鞘瘤的细胞形态异型性明显。

3. 免疫组化

免疫组化上，S - 100 蛋白弥散呈阳性，而 CD34、CD117、HMB - 45、desmin、突触泡蛋白、嗜铬粒蛋白、细胞角蛋白和平滑肌蛋白均为阴性[235 - 236]。无论良性还是恶性神经鞘瘤，其肿瘤细胞免疫组织化学染色 S - 100 均表达阳性。

（五）诊断与鉴别诊断

1. 诊断

肾上腺神经鞘瘤缺乏特异性影像特征及临床表现，术前诊断困难，确诊需依靠术后病理发现梭形细胞以及 Antoni A/B 区、S - 100 蛋白的弥漫阳性表达，Leu - 7 常呈阳性反应，GFAP 灶阳性[237 - 239]。

以下几点对肾上腺神经鞘瘤的诊断有提示作用：

（1）好发于女性，肿瘤边界清楚，体积较大，一般 >6cm。

（2）肿瘤生长缓慢，内部局部可有囊性变、钙化、出血。

（3）肿瘤平扫 CT 呈略显均匀的、与肌肉类似的信号强度，显示瘤节的存在，强化 CT 常无强化改变。

（4）肿瘤多无内分泌功能。

（5）免疫组化 S - 100 蛋白、Leu - 7 常呈阳性反应，GFAP 灶阳性。

2. 鉴别诊断

肾上腺神经鞘瘤主要需与肾上腺无功能性肿瘤相鉴别，包括肾上腺非功能腺瘤、肾上腺非功能性皮质癌、肾上腺转移癌、肾上腺脂肪瘤、神经母细胞瘤及无功能嗜铬细胞瘤。

肾上腺非功能腺瘤和肾上腺脂肪瘤由于含脂肪成分较易区别；神经母细胞瘤通常表现为分叶状

或不规则形较大肿块，瘤内多可见不规则钙化；肾上腺转移癌多为双侧肾上腺肿块并有明确原发瘤，多有其他部位转移；无功能嗜铬细胞瘤在 T2WI 上表现为均匀高信号，具有特征性的"电灯泡"征，嗜铬细胞瘤由于其丰富的血供增强后可明显强化[240]；肾上腺非功能性皮质癌边缘不规整、无包膜，多伴下腔静脉受累、淋巴结转移及其他脏器转移[241]。

（六）治疗与预后

因肾上腺神经鞘瘤临床罕见，缺少大规模研究。目前认为，完整手术切除肾上腺良性神经鞘瘤可获得治愈，预后良好[242]。

由于肾上腺神经鞘瘤多为良性肿瘤，对于肿瘤直径 <4cm、无内分泌功能及临床症状体征者可等待观察，但应密切随访，如肿瘤增大(>1cm/年)，推荐手术治疗。

肿瘤体积 >6cm，可选择开放手术，有利于充分暴露术野。腹腔镜肾上腺切除术具有出血少、组织损伤小、手术时间短、并发症少等优点；但有利用腹腔镜切除 14cm 巨大肾上腺神经鞘瘤的报道[189]。

良性神经鞘瘤生长缓慢，预后较好，复发罕见；恶性神经鞘瘤的预后与是否并发神经纤维瘤有关[243]，并发神经纤维瘤的恶性神经鞘瘤的 5 年生存率为 30%，无并发神经纤维瘤者为 75%；无并发神经纤维瘤的肾上腺神经鞘瘤 5 年、10 年的生存率分别为 53% 和 34%。

（朱栋元）

参考文献

[1] Gündüz K, Shields C L, Günalp I, et al. Orbital schwannoma: correlation of magnetic resonance imaging and pathologic findings[J]. Graefes Arch Clin Exp Ophthalmol, 2003, 241(7): 593 – 597.

[2] Kuo Y L, Yao W J, Chiu H Y. Role of sonography in the preoperative assessment of neurilemmoma[J]. J Clin Ultrasound, 2005, 33(2): 87 – 89.

[3] Verma A, Banerjee K, Verma A, et al. Maxillary neurilemmoma – Rarest of the rare tumour: Report of 2 cases[J]. Int J Surg Case Rep, 2013, 4(11): 1044 – 1047.

[4] Zhang S Q, Wu S, Yao K, et al. Retroperitoneal schwannoma mimicking metastatic seminoma: case report and literature review[J]. Chin J Cancer, 2013, 32(3): 149 – 152.

[5] 宋曼, 洪楠. 腹膜后恶性外周神经鞘瘤 1 例[J]. 中国医学影像技术, 2011, 27(8): 1728 – 1730.

[6] Woodruff J M, Godwin T A, Erlandson R A, et al. Cellular schwannoma: a variety of schwannoma sometimes mistaken for a malignant tumor[J]. Am J Surg Pathol, 1981, 5(8): 733 – 734.

[7] 林军, 杨道华, 华莹奇, 等. 骶骨富于细胞神经鞘瘤 8 例临床病理分析[J]. 临床与实验病理学杂志, 2017, 33(4): 417 – 420.

[8] Bradford D, Kim A. Current treatment options for malignant peripheral nerve sheath tumors[J]. Curr Treat Options Oncol, 2015, 16(3): 328 – 332.

[9] Hajdu S I. Peripheral nerve sheath tumors histogenesis, classification, and prognosis[J]. Cancer, 1993, 72(12): 3549 – 3552.

[10] Doyle LA . Sarcoma classification: an update based on the 2013 World Health Organization classification of tumors of soft tissue and bone[J]. Cancer, 2014, 120(12): 1763 – 1774.

[11] Feng C J, Ma H, Liao W C. Superficial or cutaneous malignant peripheral nerve sheath tumor – clinical experience at Taipei Veterans General Hospital[J]. Ann Plast Surg, 2015, 74(Suppl 2): 85 – 88.

[12] Ducatman B S, Scheithauer B W, Piepgras D G, et al. Malignant peripheral nerve sheath tumors: A clinicopathologic study of 120 cases[J]. Cancer, 1986, 57(10): 2006 – 2021.

[13] 胡文杰, 汪楠, 赵乐丽, 等. 恶性神经鞘瘤 10 例[J]. 肿瘤研究与临床, 2011(8): 558 – 559.

[14] Tucker T, Wolkenstein P, Revuz J, et al. Association between benign and malignant peripheral nerve sheath tumors in NF1[J]. Neurology, 2005, 65(2): 205 – 211.

[15] Ellison D A, Corredor - Buchmann J, Parham D M, et al. Malignant triton tumor presenting as a rectal mass in an 11 - month - old[J]. Pediatr Dev Pathol, 2005, 8(2): 235 - 239.

[16] Yaga U S, Shivakumar R, Kumar M A, et al. Malignant peripheral nerve sheath tumor: A rarity[J]. Indian J Dent, 2015, 6(1): 53 - 56.

[17] Stucky C C, Johnson K N, Gray R J, et al. Malignant Peripheral Nerve Sheath Tumors (MPNST): The Mayo Clinic Experience[J]. Ann Surg Oncol, 2011, 19(3): 878 - 885.

[18] Demir H A, Varan A, Yalçn B, et al. Malignant Peripheral Nerve Sheath Tumors in Childhood: 13 Cases From a Single Center[J]. J Pediatr Hematol Oncol, 2012, 34(3): 204 - 207.

[19] Longhi A, Errani C, Magagnoli G, et al. High grade malignant peripheral nerve sheath tumors: outcome of 62 patients with localized disease and review of the literature[J]. J Chemother, 2011, 22(6): 413 - 418.

[20] Jacoby L B, MacCollin M, Louis D N, et al. Exon scanning for mutation of the NF2 gene in schwannomas[J]. Hum Molec Genet, 1994, 3(3): 413 - 419.

[21] Arshi A, Tajudeen B A, St John M, et al. Malignant peripheral nerve sheath tumors of the head and neck: Demographics, clinicopathologic features, management, and treatment outcomes[J]. Oral Oncol, 2015, 51(12): 1088 - 1094.

[22] Xu G, O'Connell P, Viskochil D, et al. The neurofibromatosis type 1 gene encodes a protein related to GAP[J]. Cell, 1990, 62(3): 599 - 608.

[23] Pasmant E, Vidaud D, Harrison M, et al. Different sized somatic NF1 locus rearrangements in neurofibromatosis 1 - associated malignant peripheral nerve sheath tumors [J]. CORD Conference Proceedings, 2011, 102 (3): 341 - 346.

[24] Gesundheit B, Parkin P, Greenberg M, et al. The role of angiogenesis in the transformation of plexiform neurofibroma into malignant peripheral nerve sheath tumors in children with neurofibromatosis type1[J]. J Pediatr Hematol Oncol, 2010, 32(7): 548 - 553.

[25] Mavrogenis A F, Pala E, Guerra G, et al. Post - radiation sarcomas. clinical outcome of 52 patients[J]. J Surg Oncol, 2012, 105(6): 570 - 576.

[26] Beer T. Malignant peripheral nerve sheath tumor (MPNST): an overview with emphasis on pathology, imaging and management strategies[J]. Mol Pharmacol, 2012, 64(3): 619 - 628.

[27] Loree T R, North J H, Werness B A, et al. Malignant peripheral nerve sheath tumors of the head and neck: analysis of prognostic factors[J]. Otolaryngol Head Neck Surg, 2000, 122(5): 667 - 672.

[28] Upadhyaya. Genetic basis of tumorigenesis in NF1 malignant peripheral nerve sheath tumors [J]. Front Biosci, 2011, 16(1): 937 - 951.

[29] Ghadimi M P, Young E, Belousov R, et al. Survivin is a viable target for the treatment of malignant peripheral nerve sheath tumors[J]. Clin Cancer Res, 2012, 18(9): 2545 - 2557.

[30] Torres K, Zhu Q S, Bill K, et al. Activated MET is a molecular prognosticator and potential therapeutic target for malignant peripheral nerve sheath tumors[J]. Clin Cancer Res, 2011, 17(12): 3943 - 3955.

[31] Schildhaus H U, Riegel R, Hartmann W, et al. Lysine - specific demethylase 1 is highly expressed in solitary fibrous tumors, synovial sarcomas, rhabdomyosarcomas, desmopl - astic small round cell tumors, and malignant peripheral nerve sheath tumors[J]. Hum Pathol, 2011, 42(11): 1667 - 1675.

[32] Upadhyaya M, Spurlock G, Thomas L, et al. Microarray - based copy number analysis of neurofibromatosis type - 1 (NF1) - associated malignant peripheral nerve sheath tumours (MPNSTs) reveals a role for Rho - GTPase pathway genes in NF1 tumorigenesis[J]. Hum Mutat, 2012, 33(4): 763 - 776.

[33] Yan X, Takahara M, Dugu L, et al. Expression of cathepsin K in neurofibromatosis 1 - associated cutaneous malignant peripheral nerve sheath tumors and neurofibromas[J]. J Dermatol Sci, 2010, 58(3): 227 - 229.

[34] Blessmann M, Gröbe A, Quaas A, et al. Adhesion molecule L1 is down - regulated in malignant peripheral nerve sheath tumors versus benign neurofibromatosis type 1 - associated tumors[J]. Oral Surgery, Oral Medicine, Oral Pathology and Oral Radiology, 2012, 113(2): 239 - 244.

[35] Wallander M L, Tripp S, Layfield L J. MDM2 Amplification in Malignant Peripheral Nerve Sheath Tumors Correlates With p53 Protein Expression[J]. Archives of Pathology & Laboratory Medicine, 2011, 136(1): 95 - 99.

[36] Brekke H R, Ribeiro F R, Kolberg M, et al. Genomic Changes in Chromosomes 10, 16, and X in Malignant Peripheral Nerve Sheath Tumors Identify a High - Risk Patient Group[J]. J Clin Oncol, 2010, 28(9): 1573 - 1582.

[37] Koppisetty S, Alessio R C, Rajpurkar A. Breast metastases from a malignant peripheral nerve sheath tumor of the kidney: An unusual presentation[J]. Urol Ann, 2016, 8(3): 387 - 390.

[38] Xu H, Sha N, Li H W, et al. A giant pelvic malignant schwannoma：a case report and literature review[J]. Int J Clin Exp Pathol, 2015, 8(11)：15363 – 15368.

[39] Hide I G, Baudouin C J, Murray S A, et al. Giant ancient schwannoma of the pelvis[J]. Skeletal Radiol, 2000, 29(9)：538 – 542.

[40] Xu S Y, Sun K, Xie H Y, et al. Hemorrhagic, calcified, and ossified benign retroperitoneal schwannoma：First case report[J]. Medicine (Baltimore), 2016, 95(30)：e4318 – e4323.

[41] Rha S E, Byun J Y, Jung S E, et al. Neurogenic tumors in the abdomen：Tumor types and imaging characteristics [J]. Radiographics, 2003, 23(1)：29 – 43.

[42] 刘慧茹, 张浩, 陈学明. 头颈部神经鞘瘤临床分析[J]. 中国耳鼻咽喉头颈外科, 2007, 14(1)：30 – 31.

[43] Kóbori L, Nagy P, Máthé Z, et al. Malignant Peripheral Nerve Sheath Tumor of the Liver：A Case Report [J]. Pathology & Oncology Research, 2008, 14(3)：329 – 332.

[44] 陈洪祥. 面部神经干神经鞘瘤 2 例[J]. 口腔医学纵横, 1996, 12(3)：137.

[45] 李嘉瑶, 戚基萍. 459 例神经鞘瘤多发部位临床分析[J]. 中国初级卫生保健, 2014, 28(1)：120 – 121.

[46] Lane N, Murray M R, Fraser G C. Neurilemoma of the lung confirmed by tissue culture[J]. Cancer, 1953, 6：780 – 785.

[47] Bosch X, Ramirez J, Font J, et al. Primary intrapulmonary benign schwannoma case with ultrastructural and immunohistochemical confirmation[J]. Eur Respir J, 1990, 3：234 – 237.

[48] 邵江, 朱晓华, 史景云, 等. 肺内神经鞘瘤七例临床分析并文献复习[J]. 中华结核和呼吸杂志, 2003, 26 (1)：3 – 6.

[49] 赵世昌, 张春林, 曾炳芳. 周围神经鞘瘤的临床特点和外科治疗[J]. 中国骨肿瘤骨病, 2012, 11(3)：263 – 267.

[50] Yan Qing, Tong Hong, Yang Guo, et al. Retroperitoneal Neurilemmoma Misdiagnosed as Hepatic Tumor：A Case Report[J]. Iranian Journal of Radiology, 2009, 6(4)：203 – 206.

[51] 关莹, 张建辉, 冼少荣, 等. 高频超声对外周神经鞘瘤的诊断价值分析[J]. 中国现代医学杂志, 2012, 22 (35)：88 – 90.

[52] Hoddick W K, Callen P W, Filly R A, et al. Ultrasound evaluation of benign sciatic nerve sheath tumors[J]. J Ultrasound Med, 1984, 3(11)：505 – 507.

[53] Fornage B D. Peripheral nerves of the extremities：imaging with US[J]. Radiology, 1988, 167(1)：179 – 182.

[54] Sintzoff S A J R, Gillard I, Vangansbeke D, et al. Ultrasound evaluation of soft tissue tumors[J]. J Belge Radiol, 1992, 75(4)：276 – 280.

[55] King A D, Ahuja A T, King W, et al. Sonography of peripheral nerve tumors of the neck[J]. AJR Am J Roentgenol, 1997, 169(6)：1695 – 1698.

[56] 杨帆, 陈贤翔, 朱吉发, 等. 周围神经鞘瘤超声表现与病理特征的对照研究[J]. 中国现代医学杂志, 2018, 28(2)：121 – 123.

[57] Wasa J, Nishida Y, Tsukushi S, et al. MRI features in the differentiation of malignant peripheral nerve sheath tumors and neurofibromas[J]. AJR Am J Roentgenol, 2010, 194(6)：1568 – 1574.

[58] Benz M R, Czernin J, Dry S M, et al. Quantitative F18 – fluorodeoxyglucose positron emission tomography accurately characterizes peripheral nerve sheath tumors as malignant or benign[J]. Cancer, 2010, 116(2)：451 – 458.

[59] 向华, 王群, 王坚, 等. 富于细胞性神经鞘瘤的临床病理学观察[J]. 中华病理学杂志, 2005, 34(4)：234 – 235.

[60] 高金莉. 富于细胞神经鞘瘤 2 例临床病理分析[J]. 临床与实验病理学杂志, 2012, 28(3)：341 – 342.

[61] 郭卫, 李大森, 蔚然, 等. 单中心原发骶骨肿瘤 790 例的流行病学分析[J]. 中国脊柱脊髓杂志, 2014, 24 (11)：971 – 978.

[62] Hurley L, Smith J J, Larsen C R, et al. Multiple retroperitoneal schwannoma：case report and review of literature [J]. J Urol, 1994, 151(2)：413 – 416.

[63] Andreu J, Alegret X, Pérez C, et al. Cystic schwannoma mimicking adrenal tumor[J]. Comput Med Imaging Graph, 1988, 12(3)：183.

[64] Fletcher C D, Davies S E, McKee P H. Cellular schwannoma：a distinct pseudosarcomatous entity[J]. Histopathology, 1987, 11(1)：21 – 35.

[65] Meis J M, Enzinger F M, Marte K L, et al. Malignant peripheral nerve sheath tumor(malignant schwannomas) in children[J]. Am J Surg Pathol, 1992, 16：694 – 707.

[66] Morphopoulos G D, Banerjea S S, Ali H H, et al. Malignant peripheral nerve sheath tumor with vascular differentiation: a report of four cases[J]. Histopathology, 1996, 28: 401 – 410.

[67] Laskin W B, Weiss S W, Bratthauer G L. Epithelioid variant of malignant peripheral nerve sheath tumor(malignant epithelioid schwannoma)[J]. Am J Surg Pathol, 1991, 15: 1136 – 1145.

[68] Requena L, Sangueza O P. Benign neoplasms with neural differentiation: a review[J]. Am J Dermatopathol, 1995, 17: 75 – 96.

[69] White W, Shiu M H, Rosenblum M K, et al. Cellular schwannoma. a clinicopathologic study of 57 patients and 58 tumors[J]. Cancer, 1990, 66(6): 1266 – 1275.

[70] Vallat – Decouvelaere A – V, Wassef M, Lot G, et al. Spinal melanotic schwannoma: a tumor with poor prognosis [J]. Histopathology, 1999, 35: 558 – 566.

[71] Goldblum J R, Beals T F, Weiss S W. Neuroblastoma – like neurilemoma[J]. Am J Surg Pathol, 1994, 18: 266 – 273.

[72] Kindblom L G, Meis – Kindblom J M, Havel G, et al. Benign epithelioid schwannoma[J]. Am J Surg Pathol, 1998, 22: 762 – 770.

[73] Ordonez N G. Malignant peripheral nerve sheath tumor with glandular and rhabdomyoblastic differentiation[J]. Int J Surg Pathol, 1998, 6: 37 – 42.

[74] Hirose T, Scheithauer B W, Sano T. Perineurial malignant peripheral nerve sheath tumor(MPNST) a clinicopathologic, immunohistochemical, and ultrastructural study of seven cases[J]. Am J Surg Pathol, 1998, 22: 1368 – 1378.

[75] Meis – Kindblom J M, Enzinger F M. Plexiform malignant peripheral nerve sheath tumor of infancy and childhood[J]. Am J Surg Pathol, 1994, 18: 479 – 485.

[76] Bhattacharyya A K, Perrin R, Guha A. Peripheral Nerve Tumors: Management Strategies and Molecular Insights [J]. Journal of Neuro – Oncology, 2004, 69(1): 335 – 349.

[77] Yamaguchi U, Hasegawa T, Hirose T, et al. Low grade malignant peripheral nerve sheath tumour: varied cytological and histological patterns[J]. J Clin Pathol, 2003, 56(11): 826 – 830.

[78] Fan Q, Yang J, Wang G. Clinical and molecular prognostic predictors of malignant peripheral nerve sheath tumor [J]. Clin Transl Oncol, 2014, 16(2): 191 – 199.

[79] Jo V Y, Doyle L A. Refinements in sarcoma classification in the current 2013 World Health Organization classification of tumours of soft tissue and bone[J]. Surg Oncol Clin N Am, 2016, 25(4): 621 – 643.

[80] John I, Bartlett D L, Rao U. Radiation – induced glandular malignant peripheral nerve sheath tumor[J]. Int J Surg Pathol, 2017, 25(7): 635 – 639.

[81] Memoli V A, Brown E F, Gould V E. Glial fibrillay acidic protein (GFAP) immunoreactivity in peripheral nerve sheath tumors[J]. Ultrastuct Pathol, 1984, 7(4): 269 – 275.

[82] Casadei G P, Scheithauer B W, Hirose T, et al. Cellular schwannoma. A clinicopathologic, DNA flow cytometric, and proliferation marker study of 70 patients[J]. Cancer, 1995, 75(5): 1109 – 1119.

[83] European Sarcoma Network Working Group. Soft tissue and visceral sarcomas: ESMO clinical practice guidelines for diagnosis, treatment and follow – up[J]. Ann Oncol, 2014, 25(Suppl 3): 102 – 112.

[84] 郑眉光, 李诚, 刘安民, 等. 恶性外周神经鞘瘤2例报告并文献回顾[J]. 岭南现代临床外科, 2009, (3): 223 – 224.

[85] Gachiani J, Kim D, Nelson A, et al. Surgical management of malignant peripheral nerve sheath tumors[J]. Neurosurg Focus, 2007, 22(6): 1 – 8.

[86] Baehring J M, Betensky R A, Batchelor T T. Malignant peripheral nerve sheath tumor: the clinical spectrum and outcomes of treatment[J]. Neurology, 2003, 61(5): 696 – 698.

[87] Grobmyer S R, Reith J D, Shahlaee A, et al. Malignant peripheral nerve sheath tumor: molecular pathogenesis and current management considerations[J]. J Surg Oncol, 2008, 97(4): 340 – 349.

[88] Wong W W, Hirose T, Scheithauer B W, et al. Malignant peripheral nerve sheath tumor: analysis of treatment outcome[J]. Int J Radiat Oncol Biol Phys, 1998, 42(2): 351 – 360.

[89] Kahn J, Gillespie A, Tsokos M, et al. Radiation therapy in management of sporadic and neurofibromatosis type 1 – associated malignant peripheral nerve sheath tumors[J]. Front Oncol, 2014, 17(4): 324 – 331.

[90] Wang T, Yin H, Han S, et al. Malignant peripheral nerve sheath tumor (MPNST) in the spine: a retrospective analysis of clinical and molecular prognostic factors[J]. J Neurooncol, 2015, 122(2): 349 – 355.

[91] Valentin T, Le Cesne A, Ray – Coquard I, et al. Management and prognosis of malignant peripheral nerve sheath tumors: The experience of the French Sarcoma Group (GSF – GETO) [J]. Eur J Cancer, 2016, 56(3): 77 – 84.

[92] Bishop A J, Zagars G K, Torres K E, et al. Malignant peripheral nerve sheath tumors: a single institution's experience using combined surgery and radiation therapy[J]. Am J Clin Oncol, 2018, 41(5): 465-470.

[93] Higham C S, Steinberg S M, Dombi E, et al. SARC006: phase II trial of chemotherapy in sporadic and neurofibromatosis type 1 associated chemotheraphy - naive malignant peripheral nerve sheath tumors[J]. Sarcoma, 2017: 8685638.

[94] Kemp J R, Quali M, Gelderblom H, et al. First - line chemotheraphy for malignant peripheral nerve sheath tumor (MPNST) versus other histological soft tissue sarcoma subtypes and as a prognostic factor for MPNST: an EORTC soft tissue and bone sarcoma group study[J]. Ann Oncol, 2011(22): 207-214.

[95] Moretti V M, Crawford E A, Staddon A P, et al. Early outcomes for malignant peripheral nerve sheath tumor treated with chemotherapy[J]. Am J Clin Oncol, 2011, 34(4): 417-421.

[96] Hirbe A C, Cosper P F, Dahiya S, et al. Neoadjuvant ifosfamide and epirubicin in the treatment of malignant peripheral nerve sheath tumors[J/OL]. Sarcoma, 2017, 2017: 3761292.

[97] Kroep J R, Ouali M, Gelderblom H, et al. First - line chemotherapy for malignant peripheral nerve sheath tumor (MPNST) versus other histological soft tissue sarcoma subtypes and as a prognostic factor for MPNST[J]. Ann Oncol, 2011, 22(1): 207-214.

[98] William W, Hirose T, Scheithauer B W, et al. Malignant peripheral nerve sheath tumor: analysis of treatment outcome[J]. International Journal of Radiation Oncology Biology Physics, 1998, 42(2): 351-360.

[99] Doorn P F, Molenaar W M, Buter J, et al. Malignant peripheral nerve sheath tumors in patients with and without neurofibromatosis[J]. European Journal of Surgical Oncology(EJSO), 1995, 21(1): 78-82.

[100] 尹梅, 李志平, 段学燕, 等. 恶性神经鞘瘤 9 例报告及文献复习[J]. 华西医学, 2000, (3): 340-341.

[101] Kim A, Reinke D K, Cichowski K, et al. SARC023: Phase I/II trial of ganetespib in combination with sirolimus for refractory sarcomas and malignant peripheral nerve sheath tumors (MPNST)[J/OL]. J Clin Oncol, 2014, 32 (suppl 15): TPS 10603.

[102] Winslow N, Abode - Iyamah K, Kirby P, et al. Malignant peripheral nerve sheath tumor arising in the setting of cervical nerve root schwannomas[J]. J Clin Neurosci, 2015, 22(10): 1696-1699.

[103] Shirazi M A, Leonetti J P, Marzo S J, et al. Surgical management of facial neuromas: lessons learned[J]. Otol Neurotol, 2007, 28: 958-963.

[104] Shi S C, Schi Y M. Neurilemmoma of the vagus nerve: a case report and brief literature review[J]. Laryngoscope, 1984, 94(7): 946-949.

[105] Sneige N, Batsakis J G. Primary tumors of the facial(extracranial) nerve[J]. Ann Otol Rhinol Laryngol, 1991, 100(7): 604-606.

[106] Chong K W, Chung Y F, Khoo M L, et al. Management of intraparotid facial nerve schwannomas[J]. Aust NZJ Surg, 2000, 70(10): 732-734.

[107] Marchioni D, Alicandri M C, Presutti L. Intraparotid facial nerve schwannoma: literature review and classification proposal[J]. J Laryngol Otol, 2007, 121(8): 707-712.

[108] Alicandri - Ciufelli M, Marchioni D, Mattioli F, et al. Critical literature review on the management of intraparotid facial nerve schwannoma and proposed decision - making algorithm[J]. Eur Arch Otorhinolaryngol, 2009, 266(4): 475-479.

[109] Park S H, Kim J, Moon I S, et al. The best candidates for nerve - sparing stripping surgery for facial nerve schwannoma[J]. Laryngoscope, 2014, 124: 2610-2615.

[110] 林群久, 史俊. 腮腺内面神经鞘瘤 19 例临床分析[J]. 上海口腔医学, 2013, 22(1): 99-103.

[111] 邵长征. 面神经鞘瘤的影像诊断[J]. 中国医学计算机成像杂志, 2016, 22(3): 193-197.

[112] 杨旭, 孙兆瑶. 颈部神经鞘瘤 25 例的诊断与治疗[J]. 现代医学, 2017, 45(5): 701-703.

[113] 陈炫霖. 16 例腮腺内面神经鞘瘤的临床观察[J]. 黑龙江医药科学, 2016, 39(5): 116-117.

[114] Forton G E, Moeneclaey L L, Offeciers F E. Facial nerve neuroma. report of two cases including histological and radiological imaging studies[J]. Eur Arch Otorhinolaryngol, 1994, 251(1): 17-22.

[115] Thompson A L, Aviv R I, Chen J M, et al. Magnetic resonance imaging of facial nerve schwannoma[J]. Laryngoscope, 2009, 119: 2428-2436.

[116] Wilkinson E P, Hoa M, Slattery W H, et al. Evolution in the management of facial nerve schwannoma[J]. Laryngoscope, 2011, 121: 2065-2074.

[117] Fyrmpas G, Konstantinidis I, Hatzibougias D, et al. Intraparotid facial nerve schwannoma: management options[J]. Eur Arch Otorhinolaryngol, 2008, 265(6): 699-703.

[118] 柴林，阎保星，史风琴. 头颈部神经鞘瘤 18 例临床分析[J]. 医药论坛杂志，2005，26(6)：28 - 30.

[119] 饶圣祥，曾蒙苏，王冬青，等. 软组织神经鞘肿瘤的 MRI 诊断[J]. 中华放射学杂志，2005，39(12)：1293 - 1296.

[120] 汤国雄，陶学金，朱声荣，等. 颈鞘内神经鞘瘤的诊治分析[J]. 临床口腔医学杂志，2012，28(7)：433 - 434.

[121] Kirazli T, Oner K, Bilgen C, et al. Facial nerve neuroma: clinical, diagnostic, and surgical features[J]. Skull Base, 2004, 14: 115 - 120.

[122] Richmon J D, Wahl C E, Chia S. Coexisting facial nerve schwannoma and monomorphic adenoma of the parotid gland[J]. Ear Nose Throat J, 2004, 83(3): 166 - 169.

[123] 徐维萍，王弘士，沈铭昌. 颈部神经鞘瘤的细针穿刺细胞学诊断(附 90 例组织病理学对照)[J]. 中国癌症杂志，1999，10(4)：29 - 31，102.

[124] 刘琼. 超声对外周神经鞘瘤的诊断价值[J]. 中国临床医药研究杂志，2008，9(15)：48 - 49.

[125] Shimizu K, Iwai H, Ikeda K, et al. Intraparotid facial nerve schwannoma: a report of five cases and an analysis of MR imaging results[J]. AJNR Am J Neuroradiol, 2005, 26(6): 1328 - 1330.

[126] 王作祥. 多层螺旋 CT 诊断胆脂瘤型中耳炎的价值及临床意义[J]. 中国中西医结合影像学杂志，2007，5：206 - 208.

[127] 张放，沙炎，张礼春，等. 侵及颈静脉孔区的原发性中耳癌的 CT、MRI 诊断[J]. 中华放射学杂志，2011，45：1028 - 1030.

[128] 承翼南，路和平，羊一飞. 颈部臂丛神经鞘瘤 2 例报告[J]. 苏州大学学报：医学版，2003，23(4)：502 - 504.

[129] 杨维良，胡天明，闫朝岐，等. 颈部神经鞘瘤 77 例的诊断与治疗[J]. 中华普通外科杂志，2006，21(12)：874 - 875.

[130] 李峰，穆广态，俞玮，等. 外周神经损伤的显微外科修复[J]. 中华显微外科杂志，2004，27(1)：27 - 29.

[131] Ulku C H, Uyar Y, Acar O, et al. Facial nerve schwannomas: a report of four cases and a review of literature[J]. Am J Otolaryngol, 2004, 25(6): 426 - 431.

[132] Vijayan S K, Shetty S, Bhat S R, et al. Retroperitoneal schwannoma: an atypical presentation[J]. J Clin Diagn Res, 2014, 8(10): ND22 - ND23.

[133] Hoarau N, Slim K, Da Ines D. CT and Mr imaging of retroperitoneal schwannoma[J]. Diagn Interv Imaging, 2013, 94(11): 1133 - 1139.

[134] Wong C S, Chu T Y, Tam K F. Retroperitoneal schwannoma: a com? mon tumour in an uncommon site[J]. Hongkong Med J, 2010, 16(1): 58 - 66.

[135] Petrucciani N, Sirimarco D, Magistri P, et al. Retroperitoneal schwannomas: advantages of laparoscopic resection. Review of the literature and case presentation of a large paracaval benign schwannoma(with video)[J]. Asian J Endosc Surg, 2015, 8(1): 78 - 82.

[136] Goh B K, Tan Y M, Chung Y F, et al. Retroperitoneal schwannoma[J]. Am J Surg, 2006, 192(1): 14 - 18.

[137] Tortorelli A P, Rosa F, Papa V, et al. Retroperitoneal schwannomas: diagnostic and therapeutic implications[J]. Tumori, 2007, 93(3): 312 - 315.

[138] Tortorelli A P, Papa V, Rosa F, et al. Image of the month retroperitoneal schwannoma[J]. Arch Surg, 2006, 141(12): 1259 - 1261.

[139] Kishi Y, Kajiwara S, Seta S, et al. Retroperitoneal schwannoma misdiagnosed as a psoas abscess: report of a case[J]. Surg Today, 2002, 32(9): 849 - 852.

[140] Yorke J, Duduyemi B M, Yifieyeh A C, et al. Schwannoma extending from the umbilical region to the mid - thigh, compressing the major vessels of the right leg: A case report and review of the literature[J]. SAfr Med J, 2016, 106(7): 692 - 694.

[141] 童明敏，史玉振，田迎，等. 腹膜后原发少见肿瘤的 CT 表现及其针对价值[J]. 临床放射学杂志，2012，31：374 - 379.

[142] Gorgun M, Sezer T O, Kirdok O. Laparoscopic resection of retroperitoneal schwannoma near the inferior vena[J]. Ann Vasc Surg, 2010, 24(4): 551.

[143] 李晋忠，修典荣，张同琳. 从开腹到腹腔镜原发性腹膜后肿瘤切除术成功要素分析[J]. 中国内镜杂志，2011，17(7)：741 - 744.

[144] Kim S H, Choi B I, Han M C, et al. Retroperitoneal neurilemoma: CT and MR findings[J]. AJR Am J Roentgenol, 1992, 159(5): 1023 - 1026.

[145] 陆伟忠，钱林清，付引弟. 腹膜后良性神经鞘瘤的 CT 表现分析[J]. 医学影像学杂志，2011，21(7)：1042 - 1044.

[146] 常骁，沈诞，年新文，等. 84 例腹膜后神经鞘瘤的临床分析[J]. 解放军医学院学报，2016，37(9)：952 - 955.

[147] 张建巧，郭丽萍，刘海洋，等. 腹膜后良性神经鞘瘤的 CT 特征及鉴别诊断[J]. 现代肿瘤医学，2017，25 (9)：1459 – 1462.

[148] 鲍俊初，李章柱，黄嘉成，等. 腹膜后神经鞘瘤的 CT 表现特征及诊断价值[J]. 海南医学，2015，26(11)：1619 – 1621.

[149] Liu Q Y, Lin X F, Zhang W D, et al. Retroperitoneal schwannomas in the anterior pararenal space：Dynamic enhanced multi – slice CT and MR findings[J]. Abdominal Imaging, 2012, 38(1)：201 – 210.

[150] 张璐芳，李华. 腹腔镜手术切除盆腔腹膜后神经鞘瘤 2 例报告及文献复习[J]. 中国微创外科杂志，2017，17(6)：571 – 574.

[151] 周海涛，周志祥，梁建伟，等. 53 例腹膜后神经鞘瘤的临床诊治分析[J]. 中华肿瘤杂志，2014，36(11)：867 – 870.

[152] Dawley B. A retroperitoneal femoral nerve schwannoma as a cause of chronic pelvic pain[J]. J Minim Invasive Gynecol, 2008, 15(4)：491 – 493.

[153] Singh M, Kumar L, Chejara R, et al. Diagnostic dilemma of a rare, giant retroperitoneal schwannoma：A case report and review of literature[J]. Case Reports in Oncological Medicine, 2014, 2014(1)：628538.

[154] Tortorelli A, Rosa F V, Rotondi F, et al. Retroperitoneal schwannomas：Diagnostic and therapeutic implications [J]. Tumori, 2007, 93(3)：312 – 315.

[155] 胡彦君，刘小娟，刘建军，等. 腹膜后神经鞘瘤 11 例的 CT 及磁共振成像诊断[J]. 中国药物与临床，2015，15(5)：644 – 646.

[156] 楼俭茹，郑田玲，彭丽，等. 腹膜后良性神经鞘瘤的影像学特征[J]. 中国医学影像学杂志，2012，20(8)：596 – 599.

[157] Theodosopoulos T, Stafyla VK, Tsiantoula P, et al. Special problems encountering surgical management of large retroperitoneal schwannomas[J]. World J surg Oncol, 2008, 6：107.

[158] Kudo T, Kawakami H, Kuwatani M, et al. Three cases of retroperitoneal schwannoma diagnosed by EUS – FNA [J]. World J Gastroenterol, 2011, 17(29)：3459 – 3464.

[159] Beaman F D, Kransdorf M J, Menke D M. Schwannoma：radiologicpathologic correlation [J]. Radiographics, 2004, 24(5)：1477 – 1481.

[160] Lacarriere E, Le L E, Caremel R, et al. Removal of pelvic schwannoma using a retroperitoneoscopic and open double approach：description of an effective novel technique[J]. J Laparoendosc Adv Surg Tech A, 2012, 22(3)：269 – 272.

[161] Inokuchi K, Takiuchi H, Moriwaki Y, et al. Retroperitoneal ancient schwannoma presenting as an adrenal incidentaloma：CT and MR findings[J]. Magn Reson Imaging, 2006, 24(10)：1389 – 1393.

[162] 纪仁浩，樊页川，王斌，等. 原发腹膜后副神经节瘤与神经鞘瘤的 CT 表现对比研究[J]. 中国医学计算机成像杂志，2017，23(3)：207 – 211.

[163] Bindal V, Bhatia P, Kalhan S, et al. Robot – assisted excision of a large retroperitoneal schwannoma[J]. JSLS, 2014, 18(1)：150 – 154.

[164] Nakashima J, Ueno M, Nakamura K, et al. Differential diagnosis of primary benign and malignant retroperitoneal tumors[J]. Int J Urol, 1997, 4(5)：441 – 446.

[165] Chew B H, Knudsen B E, Moussa M, et al. A retroperitoneal gastrointestinal schwannoma presenting as a perinephric mass[J]. Can J Urol, 2005, 12(1)：2555 – 2556.

[166] Zámecník M, Koys F. Retroperitoneal schwannoma with features of gastrointestinal schwannoma. A case report[J]. Cesk Patol, 2003, 39(1)：36 – 38.

[167] Goh B K P, Chow P K H, Tan Y M, et al. Retroperitoneal schwannoma[J]. American J Surgery, 2006, 192 (1)：1356.

[168] Jiang S, Li Q S, Sheng X G, et al. Schwannomas of female genitalia from a gynaecologist's perspective：report of two cases and review of the literature[J]. Eur J Gynaecol Oncol, 2016, 37(2)：254 – 257.

[169] 吕斌，罗国林，陈杰. 腹腔镜下切除盆腔腹膜后神经鞘瘤 1 例[J]. 实用妇产科杂志，2010，26(2)：157.

[170] 战勇，于晓玲，梁萍，等. 超声引导下穿刺活检在腹膜后病变中的应用价值[J]. 解放军医学院学报，2014，35(3)：204 – 207.

[171] 牟一平，李冬. 腹腔镜后腹膜神经鞘瘤切除 1 例报告[J]. 中国微创外科杂志，2005，5(7)：599.

[172] Strauss D C, Qureshi Y A, Hayes A J, et al. Management of benign retroperitoneal schwannomas：a single – center experience[J]. Am J Surg, 2011, 202(2)：194 – 198.

[173] 郭学军，刘鹏程，王成林，等. 腹膜后节细胞神经瘤的影像学表现与病理分析[J]. 中国医学影像技术，2009，25(8)：1443 - 1446.

[174] 黄鑫龙，陈祖华，苏振清，等. 腹部恶性副神经节瘤的CT征象分析[J]. 医学影像学杂志，2012，22：413 - 416.

[175] Li Q, Gao C, Juzi J T, et al. Analysis of 82 cases of retroperitoneal schwannomas[J]. ANZ J Surg, 2007, 77(4)：237 - 240.

[176] 高春涛，李强. 腹膜后神经鞘瘤82例临床分析[J]. 中国肿瘤临床与康复，2005，12(6)：484 - 487.

[177] Daneshmand S, Youssefzadeh D, Chamie K, et al. Benign retroperitoneal schwannoma：a case series and review of the literature[J]. Urology, 2003, 62(6)：993 - 997.

[178] Lopes C V, Zereu M, Furian R D, et al. Retroperitoneal schwannoma diagnosed by endoscopic ultrasound - guided fine - needle aspiration[J]. Endoscopy, 2014, 46(Suppl 1 UCTN)：e287 - e288.

[179] 崔慧鹏，李沛雨，卢灿荣，等. 原发性腹膜后神经鞘瘤109例临床诊治分析[J]. 中华医学杂志，2015，95(22)：1755 - 1758.

[180] Targarona EM, Moral A, Sabater L, et al. Laparoscopic resection of a retroperitoneal cystic lymphangioma[J]. Surg Endosc, 1994, 8(12)：1425 - 1426.

[181] Henry JF, Sebag F, Iacobone M, et al. Results of laparoscopic adrenalectomy for large and potentially malignant tumors[J]. World J Surg, 2002, 26(8)：1043 - 1047.

[182] Behrend M, Kaaden S, Von Wasielewski R, et al. Benign retro - peritoneal schwannoma mimicking an adrenal mass[J]. Surgi Laparosc Endosc Percutan Tech, 2003, 13(2)：133 - 138.

[183] Sameer K, Sharmal F C, Husain A N, et al. Retro - peritoneal schwannom mimicking an adrenal lesion[J]. World J Urol, 2002, 20(4)：232 - 233.

[184] Lau S K, Spagnolo D V, Weiss L M. Schwannoma of the adrenal gland：report of two cases[J]. Am J Surg Pathol, 2006, 30(5)：630 - 634.

[185] Dadkhah F, Salimi M, Kavian A, et al. Benign retroperitoneal schwannoma mimicking adrenal mass[J]. Urol J, 2005, 2(1)：49 - 51.

[186] Suzuki K, Nakanishi A, Kurosaki Y, et al. Adrenal schwannoma：CT and MRI findings[J]. Radiat Med, 2007, 25(6)：299 - 302.

[187] 陈启光，孔垂泽，李振华，等. 肾上腺神经鞘瘤的诊断与治疗[J]. 中华外科杂志，2010，48：75 - 76.

[188] Jakowski J D, Wakely PEJr, Jimenez R E. An uncomm type of adrenal incidentaloma：a case report of a schwannoma of the adrenal medulla with cytological, histological, and ultrastructural correlation[J]. Ann Diagn Pathol, 2008, 12(5)：356 - 361.

[189] Onoda N, Ishikawa T, Toyokawa T, et al. Adrenal schwannoma treated with laparoscopic surgery[J]. JSLS, 2008, 12(4)：420 - 425.

[190] Konstantinos T G, Dimitrios T, Panagiotis K B, et al. Laparoscopic resection of adrenal schwannoma[J]. JSLS, 2012, 16(4)：663 - 667.

[191] Kasperlik - Zaluska A A, Roslonowska E, Slowinska - Srzednicka J, et al. 1 111 patients with adrenal incidentalomas observed at a single endocrinological center：incidence of chromaffin tumors[J]. Ann NY Acad Sci, 2006, 1073(1)：38 - 46.

[192] Fanburg - Smith J C, Miettinen M. Ketatin expression schwannoma：a study of 115 retroperitoneal and 22 peripheral schwannomas[J]. Mod Pathol, 2006, 19(1)：115 - 121.

[193] Korets R, Berkenblit R, Ghavamian R. Incidentally discovered adrenal schwannoma[J]. JSLS, 2007, 11(1)：113 - 115.

[194] Mohiuddin Y, Gilliland M G. Adrenal schwannoma：a rare type of adrenal incidentaloma[J]. Arch Pathol Lab Med, 2013, 137(7)：1009 - 1014.

[195] Dajiram G M, Chinnababu S, Ravikiran M, et al. Retroperitoneal ancient schwannoma[J]. Indian J Surg, 2009, 71(3)：167 - 168.

[196] Yaseen M, Mary G F, Gilliland M D. Adrenal schwannoma a rare type of adrenal incidentaloma[J]. Arch Pathol Lab Med, 2013, 137(6)：1009 - 1014.

[197] 王蕾，王武. 腹部神经鞘瘤1例[J]. 中国医学影像技术，2012，28(7)：1267.

[198] Xiao C, Xu B, Ye H, et al. Experience with adrenal schwannoma in a Chinese population of six patients[J]. J Endocrinol Invest, 2011, 34(6)：417 - 421.

[199] 李响，腾东海，王莉，等. 肾上腺神经鞘瘤(附7例报道)[J]. 华西医学，2004，19(2)：214 - 215.

[200] 刘贤奎，孔垂泽，王平，等. 肾上腺神经鞘瘤四例报告[J]. 中华泌尿外科杂志，2003，24(2)：130.

[201] 董强，袁鹏，魏强，等. 肾上腺神经鞘瘤(附三例报告)[J]. 中华泌尿外科杂志，2000，21(12)：716-717.

[202] 殷长军，眭元庚，徐正铨，等. 肾上腺神经鞘瘤四例报告[J]. 南京医科大学学报，2000，20(6)：457，472.

[203] 胡礼炳，王国民，孙立安，等. 肾上腺神经鞘瘤的临床特点与诊治(附4例报道)[J]. 复旦学报(医学版)，2006，33(1)：71-73.

[204] 刘先东，吴斌. 肾上腺神经鞘瘤的临床诊疗分析(附7例报告)[J]. 现代肿瘤医学，2010，18(10)：1999-2001.

[205] 赵世明，杨锦建，贾占奎，等. 肾上腺神经鞘瘤六例报告[J]. 中华泌尿外科杂志，2012，33(12)：938.

[206] 付伟金，米华，刘德云，等. 肾上腺神经鞘瘤的诊断与治疗[J]. 肿瘤防治研究，2013，40(1)：87-89.

[207] 夏丽莹，王传卓，周大昕，等. 肾上腺神经鞘瘤的CT和MR表现[J]. 中国医学影像技术，2015，31(1)：110-114.

[208] 王全忠，郭华，高剑波，等. 肾上腺神经鞘瘤的CT表现与肾上腺乏脂性皮质腺瘤对比分析[J]. 临床放射学杂志，2017，36(8)：1141-1145.

[209] 王健. 肾上腺神经鞘瘤的CT影像学特点[J]. 医学影像学杂志，2016，26(3)：487-492.

[210] 石双仁，陈宏伟. 肾上腺神经鞘瘤1例[J]. 中国医学影像学杂志，2012，23(3)：224-225.

[211] Toutouzas G, Kekis B, Michalopoulos V, et al. Laparoscopic resection of an adrenal schwannoma[J]. JSLS, 2012, 16: 663-667.

[212] Adas M, Ozulker F, Adas G, et al. A rare adrenal incidentaloma: adrenal schwannoma[J]. Case Rep Gastroenterol, 2013, 7(3): 420-427.

[213] 王娜，刘荣波，朱捷. 功能性肾上腺神经鞘瘤1例[J]. 临床放射学杂志，2005，24(6)：557.

[214] Hori T, Yamagiwa K, Yagi S, et al. Noradrenalin-secreting retroperitoneal schwannoma resected by hand-assisted laparoscopic surgery: report of a case[J]. Surg Today, 2006, 36: 1108-1113.

[215] 刘征，杨为民，叶章群，等. 肾上腺神经鞘瘤并发高血压1例[J]. 临床泌尿外科杂志，2003，18(11)：658.

[216] 胡强. 肾上腺转移性恶性神经鞘瘤一例报告[J]. 中华泌尿外科杂志，1999，20(11)：685.

[217] Kostakopoulos A, Pikramenos D, Livadas K, et al. Malignant schwannoma of the adrenals[J]. A rare case. Acta Urol Belg, 1991, 59(1): 129-132.

[218] Jow W, Satchidanand S, Spinazze E, et al. Malignant juxtadrenal schwannoma[J]. Urology, 1991, 38(4): 383-386.

[219] Fabbro M A, Costa L, D'Agostino S, et al. Juxta-adrenal malignant schwannoma[J]. Pediatr SurgInt, 1997, 12(7): 532-534.

[220] 姚伟根，黄国来，王鸿林，等. 肾上腺神经鞘瘤8例CT和MRI表现分析[J]. 浙江医学，2011，33(5)：758-759.

[221] Garcia G, Anfossi E, Prost J, et al. Benign retroperitoneal schwannoma: report of three cases[J]. Prog Urol, 2002, 12(3): 450-453.

[222] 李苏建，刘斐. 肾上腺神经鞘瘤的CT诊断[J]. 中国医学影像杂志，2009，19(1)：71-73.

[223] 曹开明，王葳，朱晓丽，等. 肾上腺神经鞘瘤的诊断及临床特点并文献复习(附8例报告)[J]. 中国癌症杂志，2016，26(5)：441-446.

[224] 沈华，周鹤同，于洪波，等. 腹膜后神经鞘瘤1例报告并文献复习[J]. 现代泌尿外科杂志，2009，14(3)：265-267.

[225] Cohan R H, Baker M E, Cooper C, et al. Computed tomography of primary retroperitoneal malignancies. [J]. J Comput Assist Tomogr, 1988, 12: 804-810.

[226] 方春，王立章，孙延豹，等. 肾上腺神经鞘瘤的CT诊断[J]. 中国医学影像学杂志，2015，10：751-757.

[227] Sderlund V, Granson H, Bauer H C. MR imaging of benign peripheral nerve sheath tumors[J]. Acta Radiol, 1994, 35: 282-286.

［228］ Liu Q Y, Gao M, Li H G, et al. Juxta‑adrenal schwannoma：dynamic multi‑slice CT and MRI findings［J］. Eur J Radiol, 2012, 81(4)：794 – 799.

［229］ 周建军，丁建国，周康荣，等. 腹膜后良性神经鞘瘤：影像学特征与病理的关系［J］. 临床放射学杂志, 2006, 25(12)：1133 – 1136.

［230］ Li C S, Huang G S, Wu H D, et al. Differentiation of soft tissue benign and malignant peripheral nerve sheath tumors with magnetic resonance imaging［J］. Clin Imaging, 2008, 32(2)：121 – 127.

［231］ Isobe K, Shimizu T, Akahane T, et al. Imaging of ancient schwannoma［J］. Am J Roentgenol, 2004, 183(2)：331 – 336.

［232］ Takatera H, Takiuchi H, Namiki M, et al. Retroperitoneal schwannoma［J］. Urology, 1986, 28(6)：529 – 531.

［233］ Hughes M J, Thomas J M, Fisher C. Imaging features of retroperitoneal and pelvic schwannomas［J］. Clin Radiol, 2005, 60(8)：886 – 893.

［234］ Woodruff J M, Selig A M, Crowley K. Schwannoma(neurilemoma)with malignant transformation：a rare, distinctive peripheral nerve tumor［J］. Am J Surg Pathol, 1994, 18：882 – 895.

［235］ Huang H Y, Park N, Erlandson R A, et al. Immunohistochemical and ultrastructural comparatives study of external lamina structure in 31 cases of cellular, classical, and melanotics schwannomas［J］. Appl Immunohistochem Mol Morphol, 2004, 12(1)：50 – 58.

［236］ Kurtkaya‑Yapicier O, Scheithauer B, Woodruff JM. The patholbiologic spectrum of schwannomas［J］. Histol Histopathol, 2003, 18(3)：925 – 934.

［237］ Zhou J, Zhang D, Wang G, et al. Primary adrenal microcystic/reticular schwannoma：clinicopathological and immunohistochemical studies of an extremely rare case［J］. Int J Clin Exp Pathol, 2015, 8(5)：5808 – 5811.

［238］ 曹利瑞，汤洋，李伟，等. 肾上腺神经鞘瘤的诊治特点［J］. 临床泌尿外科杂志, 2015, 30(1)：26 – 28.

［239］ Marija S, Juozas S, Saulius C, et al. Retroperitoneal giant schwannoma croding lumbal veatebre：A case report with a literature view［J］. Cent Eur J Med, 2008, 3(2)：233 – 244.

［240］ Blake M A, Creonin C G, Boland G W. Adrenal imaging［J］. Am J Roentgenol, 2010, 194(6)：1450 – 1460.

［241］ Blake M A, Holalkere N S, Boland G W. Imaging techniques for adrenal lesion characterization［J］. Radio Clin North Am, 2008, 46(1)：65 – 78.

［242］ Imao T, Seki M, Amano T, et al. Laparoscopic resection of retroperitoneal schwannoma：report of three cases and review of 22 cases in Japanese literature［J］. Hinyokika Kiyo, 2011, 57：491 – 495.

［243］ deSaint AubainSomerhausen N, Valaeys V, Geerts M, et al. Neuroblastoma like schwannoma：a case report and review of the literature［J］. Am J Dermatopathol, 2003, 25(1)：32 – 34.

第二节　神经束膜瘤

一、概述

（一）基本概念

神经周围主要有 3 层结构，即神经内膜、神经束膜和神经外膜。

神经束膜被认为是蛛网膜颗粒从中枢神经系统向周围感觉器官包膜的延伸，是外周神经鞘的特殊组成部分，主要由扁平细胞构成，外周覆以基底膜及胶原纤维；功能上，神经束膜主要是调节来自外界对神经束的压力，其与血管内皮细胞构成了血管‑神经屏障[1]。

神经束膜瘤(perineurioma)是一种罕见的周围神经鞘膜来源的良性肿瘤[2-4]，又称"席纹状神经束膜纤维瘤(storiform perineurial fibroma)"，1978 年 Lazarus 等[5]首次报道，并通过电镜观察证实。

WHO 神经系统肿瘤分类法将神经束膜瘤分为 4 种亚型，即神经内神经束膜瘤、软组织神经束膜瘤、硬化性神经束膜瘤和网状神经束膜瘤。

1. 神经内神经束膜瘤

神经内神经束膜瘤(intraneural perineurioma)一名由 Emory 等提出，过去称局限性肥大性神经病(localized hypertrophic neuropathy)；部位常见于肢体的外周神经，偶见于脊神经。其肿块体积较大，直径最大可达 30cm，多见于青少年和年轻成人。

镜下特征性改变为梭形瘤细胞在轴索周围呈同心圆状排列成洋葱皮样构象，其中央绝大多数都包含着变性的有髓鞘或无髓鞘轴索，个别中央则缺乏。构成洋葱皮样结构梭形瘤细胞呈 EMA 阳性、S-100 阴性。

2. 神经外(软组织)神经束膜瘤

神经外(软组织)神经束膜瘤(extraneural or soft tissueperineurioma)由 Lazarus 和 Trombetta 首先报道，常见于中年人，女性多见；肿瘤常见部位在肢体和躯干，多位于皮下或深部软组织，偶在真皮内。

肿瘤直径为 0.3~14.5cm，以 2~4cm 多见，界限清楚，无包膜，灰白色，质硬。

镜下见肿瘤可富有细胞或细胞少，瘤细胞特点为细长梭形，波浪状，有极长而纤细的双极胞突，胞质浅嗜酸性，胞界清楚，核呈梭形，核分裂象罕见，<1 个/20HPF。瘤细胞排列成短束状、漩涡状、板层状、车辐状。间质有灶性透明变性或黏液样变性。

免疫组化特点为瘤细胞呈 EMA 阳性，vimentin、Ⅳ型胶原和 laminin 阳性，S-100 阴性。

3. 硬化性神经束膜瘤

硬化性神经束膜瘤(sclerosing perineurioma)由 Fetsch 等[6]首先报道了 19 例，年龄 9~55 岁，男多于女。肿瘤部位在手掌和手指。

肿瘤直径为 0.7~3.3cm，界限清楚，无包膜，质硬，位于真皮和(或)皮下。

镜下特点为在丰富伴有透明变性的致密胶原纤维基质中散在分布小的上皮样或短肥胖梭形瘤细胞，胞质浅染，胞界不清，核稍深染，可见小核仁，核分裂象罕见，<1 个/10HPF。

瘤细胞排列成索状、梁状、漩涡状(洋葱皮样)。

免疫组化，瘤细胞呈 EMA、vimentin 阳性，有的还可呈 muscle specific actin、smooth muscle actin(SMA)、Ⅳ型胶原、laminin、CD99 和一组 CK 阳性。

(二)流行病学

神经束膜瘤是一种由神经束膜细胞单一成分组成的少见良性神经鞘膜肿瘤，约占神经鞘和软组织肿瘤的 1%[7-8]；但亦有恶性神经束膜瘤(malignant perineuroma，MP)的报道，且病理诊断较为困难，目前国内外报道有 30 余例[9-13]。Hirose 等[14]于 1989 年报道了 MP，被描述为伴神经束膜分化的恶性外周神经鞘膜瘤。

神经束膜瘤可发生于各个年龄段，但多见于 20~30 岁的青年人，男女比例相当。范大铭等[15]报道，MP 发病年龄 11~76 岁(平均年龄 43.1 岁)，男性略占优势。

目前，神经束膜瘤的发病机制尚不明确，最初被认为是一种反应性病变，如有学者认为，主要是由于四肢神经局部创伤引起神经束膜细胞和施旺细胞增殖，但许多病例并无明确的创伤史，故此观点基本不成立。

细胞遗传学研究发现，神经内神经束膜瘤的染色体组型是 22 号染色体单体异常，同时发现在结构异常的残留染色体 22q11.2 区域存在遗传学物质缺失，神经束膜瘤患者经常有 p53 蛋白的表达及特异性纯系细胞遗传学异常以及染色体 22 上某一节段特异性的缺失或全部缺失，以及 14 号染色体的可能异常，或存在隐匿性缺失 5′–BCR 和 Nf–2 基因位点或 Nf–2 的错译突变，Nf–2 基因可能是引起神经束膜瘤病变遗传学变化的目标和位点[16]。但 Sato 等[9]报道，13 号染色体的丢失可能与 LGMP 有一定的相关性，而 22 号染色体正常。

二、临床表现

（一）发生部位

神经束膜瘤的发生部位十分广泛，但以四肢和躯干部位多见，多为表浅组织，极少数局限于皮下或发生在深部软组织；其他少见部位包括头颈部、支气管、肾脏、前列腺、肾上腺、胃、后纵隔、后腹腔等[17-22]。

原发于脑神经的神经内神经束膜罕有报道[23-26]，朱朋成等[27]报道了 1 例右侧第三脑神经原发神经内神经束膜瘤。罗永标等[28]报道了 1 例声带神经束膜瘤，男，44 岁。杨慧丽等[29]报道了 1 例 28 岁女性，全身多发神经内神经束膜瘤合并妊娠。发生于肾脏的神经束膜瘤罕见，张国强等[30]报道了 1 例肾原发性神经束膜瘤，女性，49 岁。

（二）一般表现

通常，神经束膜瘤的临床表现并不特异，常为无痛性肿块，部分触摸可有疼痛感，发生于体表者皮肤表面无破溃[9,31]。

肿瘤位于四肢部位的皮肤、皮下或深部软组织，以局部的孤立性边界清晰肿块为标志，通常生长十分缓慢，为无痛性生长，常迁延数年之久[32]。据报道，从症状出现到明确诊断为 1~11 年；可出现进行性肌无力，肌萎缩等。其生物学行为是良性过程，没有浸润性及侵蚀性。躯干部位出现神经束膜瘤，双发或多发病变也可能出现。

神经内神经束膜瘤比较特殊，有累及上肢主要神经干的倾向，偶尔累及其他一些神经，如胫神经等；有可能在局部表现出单根神经分布区域的隐匿性起病，呈现慢性、无痛性、进展性运动功能的缺失，出现无力、萎缩等。

局部肿块常累及 1~2 个神经干，累及多神经的病变较少见，累及四肢和内脏神经的多发性者更为少见，亦有累及脊神经跟的病例报道[33]。

硬化性神经束膜瘤作为一种比较特殊的类型，多发生于年轻人的手指（足趾）及手掌部位，常为单发性、无痛性的肿块，尺寸较小；亦有同时累及双手的报道。

三、影像学检查

后纵隔神经束膜瘤的 CT 表现为后纵隔巨大肿块，境界清楚，边缘光滑，密度不均匀，内有不规则坏死区，周围脏器以受压为主，增强后瘤体呈中度强化，内部坏死区无强化。

发生于肾脏的软组织神经束膜瘤罕见，张国强等[30]复习相关文献发现，肾脏神经束膜瘤均发生于肾上极[34-35]，亦有双肾呈黏液样神经束膜瘤的报道[36]。该作者报道了 1 例左肾原发性神经束膜瘤，CT 显示肿块边缘光滑，平扫时肿块密度低于正常肾脏，CT 值 13~32Hu，肿块内未见低密度坏死，亦未见高密度钙化密度表现，动脉期肿块轻微强化，门脉期轻度强化。

神经束膜瘤，MRI 影像学表现为梭形膨大的软组织肿块，呈等 T1、长 T2 信号，增强后明显强化[33]，缺乏特异性。

四、组织病理

神经束膜瘤是由分化良好的神经束膜细胞增殖形成，多以良性为主，少数为非典型性和恶性。良性神经束膜瘤包括神经内神经束膜瘤、软组织神经束膜瘤、硬化性神经束膜瘤、网状神经束膜瘤，Torres – Mora 等[37]还报道了 1 例脂肪母细胞样神经束膜瘤。恶性神经束膜瘤（malignant perineurioma，MP），最初描述为恶性外周神经鞘膜瘤伴神经束膜分化（MPNST showing perineurial cell differentiation）。

神经束膜瘤及 MP 均是罕见的肿瘤，根据其起源不同，形态学上亦有所差异。WHO 将神经束膜瘤分为神经内型、软组织型、硬化型和网状型等亚型[38]，但无论是何种类型的神经束膜瘤，细胞和细胞核异型少见，亦较少发现有丝分裂的表现。

（一）超微结构特征

无论是神经内神经束膜瘤，还是软组织神经束膜瘤，以及神经束膜瘤的亚型或变异体，其超微结构均基本一致，且具有显著的特异性，因此常将超微结构作为诊断依据之一。

电镜下可发现，瘤细胞呈扁平、细长双极样，胞质颗粒状，肿瘤细胞被大量的胶原基质所包围，富于线粒体及少量粗面内质网、肌动蛋白束、显著的波形蛋白丝，同时显示出神经束膜细胞典型的如下特征性表现。

（1）狭长渐细的细胞核同时伴有异染色质的外周凝集。

（2）出现广泛的纤细的细胞质突起，其间存在显著的胞饮小泡，通常是沿着细胞质膜排列。

（3）分散的细胞间数量繁多，基础连接，形成良好的紧密连接。

（4）呈现明显不连续的、多边的纤细基底膜。

（二）神经内神经束膜瘤

神经内神经束膜瘤瘤细胞的超微结构和免疫组化特征同其正常神经束膜细胞相似[39]，发生于神经内，神经束膜细胞贯穿到神经内膜的肿瘤性增生，呈葱皮样结构围绕神经纤维，具有结构复杂、神经内神经束膜细胞明显增殖、伴有独特假洋葱球茎样体等病理特征。

神经内神经束膜瘤通常累及单根神经，造成对称性神经膨大；其纵剖面显示纤维呈粗糙增厚的表现，而横断面上神经束膜细胞围绕每一个单独的神经纤维，呈现特征性涡旋纹样表现。神经束膜瘤形成的涡旋纹与施旺细胞形成的涡旋纹类似，故将其称为"假洋葱球茎样"表现。

神经束膜细胞围绕神经轴索和鞘细胞大量增生，混杂有胶原纤维和小血管，纵切片亦可表现为硬化。

（三）软组织神经束膜瘤

软组织神经束膜瘤通常位于皮肤、皮下或更深层的软组织，常为孤立性肿块，其大小不定，在 1～20cm 内；切面灰白、灰褐色，部分呈编织状，质中；具有明确的边界，伴或不伴易变的少细胞的纤维假包膜，与神经通常无明显联系。

组织学上，软组织神经束膜瘤由纤细的纤维母细胞样梭形细胞组成，呈束状或波浪状排列，可形成疏松的漩涡状和席纹状结构，此型诊断较为困难，极易误诊[40]。但此型神经束膜瘤细胞未贯穿至神经内膜，故无葱皮样结构，亦与神经无关。

皮肤神经纤维束膜瘤包含有典型的梭形细胞特征，伴有狭长的不清晰的细胞核，在细胞基质中伴有纤细狭长的双极细胞胞质突，偶然也会出现零散的微小血管；肿瘤可有纤维性假包膜。镜下，肿瘤细胞呈束状、漩涡状、片状排列，细胞密度差别较大，从细胞稀疏、中等到致密均可见到，以中等密度多见，瘤细胞梭形、胖梭形、上皮样，可有 1~2 个核仁，部分细胞异型性明显，核分裂象多少不等，局部核分裂象多(>5 个/10HPF)，可有坏死。肿瘤细胞浸润性生长，可浸润横纹肌、脂肪等组织；肿瘤间质可玻璃样变性、胶原纤维化、黏液变性等。

（四）硬化性神经束膜瘤

硬化性神经束膜瘤主要累及肢端手指、手掌的皮下或真皮内，一般为年轻患者，平均直径<5cm。

肿瘤组织表现为温和的上皮样小细胞或者肥胖的梭形细胞，排列呈条索状、束状、梁状或洋葱皮样，经常围绕血管形成漩涡状结构，间质通常为致密的胶原纤维或者玻璃样变。

光镜下，常常在少细胞的纤维样基质中存在肥大的上皮样细胞，并呈类器官样排列。

（五）网状神经束膜瘤

网状神经束膜瘤的主要特征为病变呈带状或网状生长，主要由双极梭形细胞组成，胞质淡嗜酸性，核呈中位，卵圆形或梭形，未见有丝分裂相，在所有病例中均可见到向细胞丰富区的移行，基质含不同量的胶原或黏液。

网状型神经束膜瘤表现为花边样生长方式，纺锤状细胞形成网状结构，或梭形细胞分布在黏液样、黏液透明样变的基质中，形成网状或假囊性、囊性区域，其间分布黏液样基质或胶原。

五、免疫组化

神经束膜细胞上皮膜抗原(EMA)、GLUT-1(葡萄糖转运蛋白-1)、Claudin-1 及 vimentin 阳性，GLUT-1、Claudin-1 对诊断神经束膜瘤有特征性，但一般需要联合 EMA 使用，可靠性较高；CD34 和平滑肌肌动蛋白(SMA)对神经束膜瘤的诊断有一定帮助。

脑膜上皮广泛表达 GLUT-1、Claudin-1 及 EMA，提示神经束膜与邻近的脑膜上皮紧密相关[41]。

神经束膜瘤对 EMA 几乎均呈阳性反应；在神经束膜瘤中，CD34 通常表现为阴性[42-43]。

神经内束膜瘤 Vim 和 EMA 呈阳性，轴突、假洋葱球中心和残存的神经鞘 NF 和 S-100 蛋白呈阳性。

Claudin-1 主要表达在那些具有紧密连接结构的细胞类型，如上皮细胞、内皮细胞和神经束膜细胞，正常神经束膜细胞和 90% 以上神经束膜瘤中存在的结构完好的细胞之间紧密连接，具有 Claudin-1 的表达。Claudin-1 对神经束膜瘤的表达是一个高度敏感的相对特异性的标志物，在间叶来源的肿瘤细胞上则不表达。目前，Claudin-1 可以与 EMA 一同作为诊断与鉴别神经束膜瘤的主要指标。

软组织神经束膜瘤肿瘤染色与神经内束膜瘤一致，但 S-100 蛋白为阴性。Hornick 等[44]的研究发现，约 5% 的神经束膜瘤表现为 S-100 蛋白阳性，认为 S-100 蛋白阳性可能代表类似胚胎起源和有神经束膜细胞和上皮细胞功能作用。

有报道称[45-46]，Laminin、Ⅳ型胶原、PGP9.5、CD99、CD34、CK 及 Cam 5.2 亦可表达，但不

具有特异性。

六、诊断与鉴别诊断

（一）诊断

神经束膜瘤的诊断主要依据病损神经束的组织活检、免疫组化、MRI 检查、电生理检查及神经病理学专家的综合评定来确诊[47]。

目前，多数学者主张利用经典的特征性超微结构这一金标准来进行诊断；但亦有学者认为，若无合适的送检标本或无电镜提供时，其生物学特性和组织学特性与那些已经过电镜超微结构明确诊断的病例类似，同时有明确的 EMA 弥漫性免疫组化反应阳性、不同程度波形蛋白以及Ⅳ型胶原染色呈阳性、S - 100 蛋白和细胞角化蛋白的反应呈阴性，则可对神经束膜瘤进行可能性诊断。

2016 年版中枢神经系统肿瘤 WHO 分类中良性神经束膜瘤核分裂象可 0 ~ 13 个/30HPF（平均 1 个），无坏死。

恶性神经束膜瘤细胞增生活跃，富于染色质，核分裂象活跃，一般无坏死，WHO 分级为Ⅱ级，出现凝固性坏死符合 WHO Ⅲ级的特征[48-49]。

一般而言，可根据是否存在肿瘤性坏死、核分裂象多少和细胞的丰富程度将 MP 分为低度恶性和高度恶性。低度恶性者细胞温和，细胞异型性小，核分裂象罕见，常常在肿瘤周边可见一些神经束膜瘤的区域。高度恶性者，细胞异型性大，核分裂象多见，可见肿瘤性坏死[13]。

（二）鉴别诊断

良、恶性神经束膜瘤的临床表现及影像学检查均无特异性，通常需病理检查结合免疫组化方能明确诊断；同时需与如下肿瘤鉴别。

1. 恶性神经鞘膜瘤

部分恶性神经鞘膜瘤（MPNST）病例在免疫组化检测时也发现 GLUT - 1、Claudin - 1 和 EMA 阳性，而 S - 100 阴性。

有报道认为[49]，MPNST 是恶性外周神经鞘膜瘤向神经束膜分化，周边常可见神经纤维瘤及神经鞘瘤的区域，免疫组化 EMA 阳性强度较弱；电镜显示，施旺细胞基底膜是连续的，胞质内罕见胞饮小泡，并可见复杂分枝状指状突起可与之鉴别。

2. 富于细胞性神经鞘瘤（LGMP）

该肿瘤具有完整的包膜，病理学上，肿瘤细胞呈交织条束状排列的梭形细胞，常缺乏栅栏状排列结构，可有退变的细胞，细胞核稍深染，部分病例可见少量的核分裂象。

免疫组化，S - 100、SOX10、PGP9.5 弥漫强阳性，而 LGMP 表达 EMA、GLUT - 1、Claudin - 1，不表达 S - 100，可与之鉴别。

3. 混杂性神经鞘瘤/神经束膜瘤

此由两种瘤细胞成分相互混杂，常呈交织状或席纹状排列。尽管镜下胖梭形细胞提示为施旺细胞，纤细的梭形细胞提示为神经束膜细胞，但常需借助免疫组织化学标记加以识别，其中 S - 100 蛋白和 EMA 双标法更能清晰显示；而单纯性神经束膜瘤 S - 100 蛋白阴性。

4. 孤立性纤维性肿瘤

孤立性纤维性肿瘤好发于胸腔、纵隔、软组织，病理学上肿瘤主要由温和的梭形细胞呈席纹状、短束状排列，细胞疏密不均，可见血管外皮瘤样生长方式和绳索样胶原纤维，免疫组化 CD34、Bcl - 2、CD99、STAT6 阳性，EMA 阴性[50]。

5. 侵袭性纤维瘤病

该肿瘤周界不清，常浸润周边脂肪及横纹肌组织，肿瘤细胞长梭形，细胞质嗜酸性，核分裂象罕见。

免疫组化，肿瘤细胞 β - catenin 阳性。有报道[51]，β - catenin 在低度恶性神经束膜瘤中可表达，呈胞质、胞膜阳性，MP 呈 GLUT - 1、Claudin - 1 及 EMA 阳性，可鉴别。

6. 上皮样纤维组织细胞瘤

上皮样纤维组织细胞瘤属于纤维组织细胞瘤的一个亚型，瘤细胞上皮样，细胞质丰富，核分裂象罕见，免疫组化瘤细胞 CD68 阳性，部分 ALK 阳性[11,49]。

7. 上皮样肉瘤

MP 与上皮样肉瘤好发部位一致，镜下也为上皮样细胞，复发病例还可见到明确的坏死，免疫组化 EMA 阳性，这些均使鉴别诊断非常困难。

Enzinger 等[52]认为，上皮样肉瘤可能是一种恶性神经束膜瘤的亚型，其为恶性神经束膜瘤向纤维母细胞和组织细胞分化。Smith 等[53]在对上皮样肉瘤进行免疫组化检测时发现，其表达 GLUT - 1、Claudin - 1、EMA 和 VE - cadherin，而该抗体在恶性神经束膜瘤中也有表达，提示其可能向神经束膜分化。Quezado 等[54]也检测到 60% 的上皮样肉瘤发生了 22q 染色体的丢失，该染色体的丢失也在神经束膜瘤中检测到。

8. 低度恶性纤维黏液样肉瘤

该肿瘤好发于青年人，大腿、躯干、臀部和腹股沟常见，具有良性的"欺骗性"外观，也有束状、漩涡状和编织状排列，局部有细胞极稀疏区并充满黏液，细胞呈梭形，偶尔呈扭曲状，无明显异型性；黏液区常可见狭长或分支状血管。

瘤细胞可表达 S - 100 蛋白、SMA、结蛋白，但不表达 EMA 有助于两者鉴别。

七、治疗与预后

因神经束膜瘤临床少见，其治疗方案目前尚存在争议，尤其是神经内神经束膜瘤。

软组织神经束膜瘤通常呈现良性的生物学行为，生长十分缓慢，故在没有明显症状时，有学者推荐先行观察，进行定期随访；当出现肿块明显增大或影响相关功能时，可考虑行单纯肿块切除术。

目前，对神经内神经束膜瘤的手术治疗未达成一致意见[55]，主要取决于受累神经功能影响和受累神经功能恢复的难易程度。一些学者认为[56-57]，可通过其他方法治疗以尽可能保护患者相关功能，如肌腱移植或较传统的神经移植方法。

神经束膜瘤是一种良性病变，一般预后颇佳，约 5% 的神经束膜瘤可能出现局部复发，但无转移的报道，复发病例一般表现为细胞学的不典型性及多形性[49]。

神经束膜瘤的恶性变较为少见，迄今文献报道的可能由神经束膜细胞分化的外周神经鞘恶性肿瘤。神经束膜瘤如果存在恶性变时，则与其他间叶来源的恶性肿瘤一样，易于复发和转移。

（罗治彬）

参考文献

[1] Kim J H, Park J A, Lee S W, et al. Blood – neural barrier: intercellular communication at glio – vascular interface [J]. J Biochem Mol Biol, 2006, 39(4): 339 – 345.

[2] Rankine A J, Filion P R, Platten M A, et al, Perineurioma: a Clinicopathological study of eight cases[J]. Pathology, 2004, 36(4): 309 – 315.

[3] Emory TS, Scheithauer B W, Hirose T. et al. Intraneural perineurioma. A clonal neoplasm associated with abnormalities of chromosome 22[J]. Am J Clin Pathol, 1995, 103(6): 696 – 704.

[4] Giannini C, Scheithauer B W, Jenkins R B, et al. Soft – tissue perineurioma. Evidence for an abnormality of chromosome 22, criteria for diagnosis, and review of the literature[J]. Am J Surg Pahtol, 1997, 21(2): 164 – 173.

[5] Lazarus S S, Trombetta L D. Ultrastructural identification of a benign perineurial cell tumor[J]. Cancer, 1978, 41(5): 1823 – 1829.

[6] Fetsch J F, Miettinen M. Sclerosing perineurioma a clinicopathologic study of 19 cases of a distinctive soft tissue lesion with a predilection for the fingers and palms of young adults[J]. Am J Surg Pathol, 1997, 21: 1433 – 1442.

[7] Scheithauer B W, Woodruff J M, Erlandson R A. Atlas of pathology: tumors of the peripheral nerve system[M]. Washington D C: AFIP, 1997: 219 – 235.

[8] 朱延波，金晓龙，朱平. 软组织网状神经束膜瘤1例报道并文献复习[J]. 临床与实验病理学杂志，2003, 19(5): 462 – 464.

[9] Sato K, Ueda Y, Miwa S, et al. Low – grade malignant soft – tissue perineurioma: interphase fluorescence in situ hybridization[J]. Pathol Int, 2008, 58(11): 718 – 722.

[10] Karaki S, Mochida J, Lee Y H, et al. Low – grade malignant perineurioma of the paravertebral column, transforming into a high – grade malignancy[J]. Pathol Int, 1999, 49(9): 820 – 825.

[11] Rosenberg A S, Langee C L, Stevens G L, et al. Malignant peripheral nerve sheath tumor with perineurial differentiation: "malignant perineurioma"[J]. J Cutan Pathol, 2002, 29(6): 362 – 367.

[12] Zámecnik M, Michal M. Malignant peripheral nerve sheath tumor with perineurial cell differentiation (malignant perineurioma)[J]. PatholInt, 1999, 49(1): 69 – 73.

[13] 黄勇，胡海霞，苏红，等. 正中神经恶性神经束膜瘤临床病理观察[J]. 诊断病理学杂志，2010, 17(2): 135 – 138.

[14] Hirose T, Sumitomo M, Kudo E, et al. Malignant peripheral nerve sheath tumor (MPNST) showing perineurial cell differentiation[J]. Am J Surg Pathol, 1989, 13(7): 613 – 620.

[15] 范大铬，黄海建. 低度恶性神经束膜瘤临床病理分析[J]. 诊断病理学杂志，2018, 25(10): 711 – 713.

[16] Lasota J, Fetsch J F, Wozniak A, et al. The neurofibromatosis type 2 gene is mutated in perineurial cell tumors: a molecular genetic study of eight cases[J]. Am J Pathol, 2001, 158: 1223 – 1229.

[17] Debby Rampisela M D, Ludvik R, Donner M D, et al. Perineurioma of the adrenal gland[J]. Ultrastruct Pathol, 2009, 33(4): 165 – 168.

[18] Runjan C, Mbb C H, Frc P, et al, Myxoid perineurioma presenting as a gastric polyp[J]. Ann Diagn Pathol, 2010, 14(2): 125 – 128.

[19] 刘尼军，李朋，张华文. 后纵隔神经束膜瘤1例[J]. 临床放射学杂志，2015, 34(8): 1198 – 1199.

[20] Mototaka M, Ukihide T, Tetsuo M, et al. Computed tomography and magnetic resonance imaging findings of soft tissue perineurioma[J]. Jpn J Radiol, 2008, 26(6): 368 – 371.

[21] Yasumoto M, Katada Y, Matsumoto R, et al. Soft – tissue perineurioma of the retroperitoneum in a 63 – year – old man, computed tomography and magnetic resonance imaging findings: a case report[J]. J Medical Case Reports, 2010, 4(8): 290 – 294.

[22] 周泉，尹满香，雷欢，等. 原发性肾脏软组织神经束膜瘤一例[J]. 中华病理学杂志，2016, 45(5): 349 – 350.

[23] Almefty R, Webber B L, Arnautovic K I. Intraneural perineurioma of the third cranial nerve: occurrence and identification. Case report[J]. J Neurosurg, 2006, 104(5): 824 – 927.

[24] Christoforidis M, Buhhl R, Panlus W, et al. Intraneural perineurioma of the VIIIth cranial nerve: case report[J]. Neurosurgery, 2007, 61(3): E652 – 661.

[25] Giannini C, Scheithauer B W, Paulus W, et al. Intraventricular perineurioma: case report[J]. Neurosurgery,

1998，43(6)：1478－1482.

[26] Kum Y S，Kim J K，Cho C H，et al. Intraneural reticular perineurioma of the hypoglossal nerve[J]. Head Neck，2009，31(6)：833－837.

[27] 朱朋成，杨子萱，晏菲，等. 右侧第三颅神经原发神经内神经束膜瘤1例及文献复习[J]. 中科技大学学报（医学版），2012，41(3)：361－363.

[28] 罗永标，杨剑波，许坚，等. 声带神经束膜瘤1例报告[J]. 中国癌症防治杂志，2016，8(4)：265－266.

[29] 杨慧丽，杨孜，刘朝晖，等. 多发性神经内神经束膜瘤合并妊娠一例及文献复习[J]. 中国妇产科临床杂志，2017，18(5)：460－461.

[30] 张国强，龙德云，陈明安. 左肾原发性神经束膜瘤1例[J]. 武警医学，2017，28(3)：294－296.

[31] Janczar K，Tybor K，Jozefowicz M，et al. Low grade malignant peripheral nerve sheath tumor with mesenchymal differentiation：a case report[J]. Pol J Pathol，2011，62(4)：278－281.

[32] Macarenco R S，Ellinger F，Oliveira A M. Perineurioma：a distinctive and underrecognized peripheral nerve sheath neoplasm[J]. Arch Pathol Lab Med，2007，131(4)：625－636.

[33] Mauermann M L，Amrami K K，Kuntz N L，et al. Longitudinal study of intraneural perineurioma － a benign，focal hypertrophic neuropathy of youth[J]. Brain，2009，132(Pt 8)：2265－2276.

[34] Algros M P，Bernardini S，Gebhard S，et al. Extra neural perineurioma：an unusal renal tumor[J]. Ann Pathol，2002，22(6)：476－479.

[35] Val－Bernal JF，Hernando M，Garijo M F，et al. Renal perineurioma in childhood[J]. Gen Diagn Pathol，1997，143(1)：75－81.

[36] Huang C Y，Tsai J W，Lin V C，et al. Bilateral renal myxoid perineuriomas[J]. Am J Med Sci，2012，343(3)：265－266.

[37] Torres－Mora J，Din N U，Ahrens A W，et al. Pseudolipoblastic perineurioma：an unusual morphological variant of perineurioma that may simulate liposarcoma[J]. Hum Pathol，2016，57(1)：22－27.

[38] Brock J E，Perez－Atayde A R，Kozakewich H P，et al. Cytogenetic aberrations in perineurioma：variation with subtype[J]. Am J Surg Pathol，2005，29(9)：1164－1169.

[39] Tsang W Y，Chan J K，Chow L T，et al. Perineurioma：an uncommon soft tissue neoplasm distinct from localized hyper－trophic neuropathy and neurofibroma[J]. Am Surg Pathol，1992，16(8)：756－763.

[40] 成宇帆，王坚. 硬化性神经束膜瘤一例[J]. 中华病理学杂志，2011，40(9)：635－636.

[41] Agaimy A，Buslei R，Coras R，et al. Comparative study of soft perineurioma and meningioma using a five－marker immunohistochemical panel[J]. Histopathology，2014，65(1)：60－70.

[42] Mentzel T，Dei Tos A P，Fletcher C D. Perineurioma(storiform perineurial fibroma)：clinico－pathological analysis of four cases[J]. Histopathology，1994，25(3)：261－267.

[43] Robson A M，Calonje E. Cutaneous perineurioma：a poorly recognized tumour often misdiagnosed as epithelioid histiocytoma[J]. Histopathology，2000，37(4)：332－339.

[44] Hornick J L，Fletcher C D. Soft tissue perineurioma：clinicopathologic analysis of 81 cases including those with atypical histologic features[J]. Am J Surg Pathol，2005，29(7)：845－858.

[45] Huang Y，Li H，Xiong Z，et al. Intraneural malignant perineurioma：a case report and review of literature[J]. Int J Clin Exp Pathol，2014，7(7)：4503－4507.

[46] Pina－oviedo S，Ortiz－Hidalgo C. The normal and neoplastic perineurium：a review[J]. Adv Anat Pathol，2008，15(3)：147－164.

[47] Dahlin L B，Nennesmo I，Besjakov J，et al. Case report：Intraneuralperineurioma of the sciatic nerve in an adolescent－strategies for revealing the diagnosis[J]. Clin Case Rep，2016，4：777－781.

[48] Louis D N，Perry A. Reifenberger G，et al. The 2016 World Health Organization classification of tumors of the central nervous system：a summary[J]. Acta Neuropathol，2016，131(6)：803－820.

[49] Hirose T，Scheithauer B W，Sano T. Perineurial malignant peripheral nerve sheath tumor (MPNST)：a clinicopathologic，immunohistochemical and ultrastructural study of seven cases[J]. Am J Surg Pathol，1998，22(1)：1368－1378.

[50] 黄海建，曲利娟，郑智勇，等. 恶性孤立性纤维性肿瘤4例临床病理分析[J]. 临床与实验病理学杂志，2010，26(6)：724－727.

[51] Redzepagic J，Skenderi F，Bajrovic J，et al. Low－grade malignant peripheral nerve sheath tumor：a report of the first case in the breast and literature review[J]. APMIS，2016，124(5)：428－430.

[52] Enzinger F M. Epithelioid sarcoma：a sarcoma simulating a granuloma or a carcinoma[J]. Cancer, 1970, 26(5)：
1029 – 1041.

[53] Smith M E, Awasthi R, O'Shaughnessy S, et al. Evaluation of perineurial differentiation in epithelioid sarcoma[J].
Histopathology, 2005, 47(6)：575 – 581.

[54] Quezado M M, Middleton L P, Bryant B, et al. Allelic loss on chromosome 22q in epithelioid sarcomas[J]. Hum
Pathol, 1998, 29(6)：604 – 608.

[55] McMillan H J, Torres C, Michaud J, et al. Diagnosis and outcome of childhood perineurioma[J]. Childs Nerv Syst,
2016, 32(8)：1555 – 1560.

[56] Restrepo C E, Amrami K K, Howe B M, et al. The almost – invisible perineurioma[J]. Neurosurg Focus, 2015,
39(3)：e13 – e16.

[57] Garg R, Merrell G A, Hillstrom H J, et al. Comparison of nerve transfers and nerve grafting for traumatic upper plex-
us palsy：a systematic review and analysis[J]. J Bone Joint Surg Am, 2011, 93(9)：819 – 829.

第三节 颗粒细胞瘤

一、概述

(一)基本概念

颗粒细胞瘤(granular cell tumor，GCT)曾被称为颗粒性肌母细胞瘤(granular cell myoblastoma)，由 Abrikossoff[1]于 1926 年首次报道，它是以形态学特点命名的一类肿瘤，起源于神经外胚层间充质 Schwann 细胞的软组织，其胞质中富含嗜酸性颗粒，多发生于舌、头颈部、消化系统、皮肤及浅表软组织等部位[2]。

颗粒细胞瘤是一种罕见的具有恶性倾向的神经源性软组织肿瘤，绝大多数为良性，少数为恶性[3-4]。

需要注意的是，卵巢的颗粒细胞瘤(ovary granulosa cell tumour，OGCT)是源于卵巢粒层细胞的性索肿瘤，分为成人型(恶性)和幼年型(交界性)2 种，具有与 GCT 完全不同的病理形态和免疫表型，其肿瘤演进、治疗、预后均截然不同[5]；另外，颅内 GCT 其实质是恶性度较高的颗粒细胞样胶质母细胞瘤(granular cell glioblastoma)[6]，与其他部位的 GCT 明显不同。为了查阅、学习方便，本节一并阐述。

(二)流行病学

颗粒细胞瘤临床罕见，其恶性 GCT 更罕见，Behzatoglu 等[7]于 2007 年报道了首例，其发生率约为 2%[8-10]，预后差，局部复发率 32%~70%，转移率 50%~62%，死亡率 39%~65%[11-13]。

颗粒细胞瘤好发于女性和非洲血统人，任何年龄均可发病，但以 30~60 岁多见，儿童少见，女性较男性多见，男女比例约为 1∶2[14-18]。

薛敬玲等[19]报道了 47 例颗粒细胞瘤，有 5 例年轻患者，年龄 11~17 岁。孟群等[20]报道了 20 例颗粒细胞瘤，男、女性患者比例为 1∶2.3，平均年龄约为 35.8 岁。何珏等[21]报道了 43 例颗粒细胞瘤，男性 12 例，女性 31 例，年龄 2~74 岁，平均年龄 38 岁。房惠琼等[22]报道了 37 例颗粒细胞瘤，女性 23 例，男性 14 例，年龄 13~74 岁，平均年龄 42 岁。

GCT 病因不明，但也有多发及家族易感性的报道[23]；有报道称，多发性 GCT 与一些综合征有关。如 Leopard 综合征、神经纤维瘤病、Noonan 综合征和 Watson 综合征。

(三)组织起源

GCT 组织起源一直存在争议,自 1926 年由 Abrikossoff 首次描述以来,已提出几种起源的细胞谱系,包括单核细胞 - 组织细胞/巨噬细胞、神经内分泌细胞、纤维母细胞、肌母细胞/肌纤维母细胞、施旺细胞、未分化的间充质细胞等;目前已有多个学说,包括神经学说、组织细胞学说、雪旺细胞学说以及反应性蜕变学说[24]。

Vered 等[25]检测了 42 例 GCT,结果显示,免疫组化染色多种蛋白呈弥漫性强阳性表达,不能证实 GCT 细胞来源于任何一种特定的细胞来源。Hong 等[26]报道了 1 例盲肠 GCT,免疫组化结果也不能证实 GCT 细胞为任何一种特定的组织细胞来源,其中包括神经鞘细胞。因此,GCT 曾被予以颗粒细胞肌母细胞瘤、颗粒细胞神经纤维瘤、颗粒细胞神经鞘瘤等不同名称[1,27]。樊祥山等[28]通过对消化道 GCT 的观察,提示 GCT 与 Cajal 细胞可能具有一定联系。

更有学者认为[29],GCT 不是真性肿瘤,而是创伤、炎症或病毒引起的退行性变或异常代谢过程。

近年来研究发现,肿瘤细胞表达神经标志物 NSE、S - 100 及组织细胞标志 CD68,超微病理观察到瘤细胞胞质内有特征性的多形性次级溶酶体以及向神经分化的特点,故多数学者认为,GCT 是来源于神经周围的施旺细胞[30-35],但不同于神经纤维瘤和神经鞘瘤的一个特殊类型的神经源性肿瘤[36]。何珺等[21]对 43 例 GCT 中 S - 100、CD68 均强阳性表达,显示出肿瘤细胞来源于神经组织,其胞质内有溶酶体颗粒的存在,同时肿瘤 Syn、CD56、NSE 阳性表达,证实其与神经组织密切相关;GFAP 表达阴性,证明其是一种有别于神经纤维瘤和神经鞘瘤的外周神经源性肿瘤;desmin、SMA 表达阴性排除其肌源性可能。薛敬玲等[19]报道了 47 例颗粒细胞瘤,全部显示 S - 100、NSE 和 CD68 免疫组化强阳性,符合雪旺细胞学说来源。

第 4 版、5 版 WHO 分类明确指出,颗粒细胞瘤来源于周围神经相关细胞,超微结构显示细胞质内可见多量膜包裹的囊泡(溶酶体复合物),内见髓磷脂样小管(船形结晶),即 angu - lated 小体;组织学上,部分病例可见肿瘤细胞包绕周围神经束,可与神经束的施旺细胞在形态学上有过渡现象。

(四)分子遗传学

有学者从分子病理的角度进行研究,发现颗粒细胞瘤存在染色体 9P/17P 的联合缺失,但更多、更深入的研究成果尚未见报道。Goldblum 等[37]报道,多发性 GCT 可伴有 PTPN11 基因突变导致的豹斑综合征(LEOPAR Dsyndrome)。

转录因子 E - 3(translocationfactor E - 3,TFE - 3)基因位于 X 染色体短臂 11.22(Xp11.22),它是螺旋 - 环 - 螺旋转录因子家族成员之一,其编码蛋白与多种转录调节因子等相互作用,调节细胞生长、增殖。一般 TFE - 3 蛋白表达水平很低,无法用免疫组化等方法检测,发生基因重排等情况时 TFE - 3 蛋白异常聚集较容易检测到。

Chamberlain 等[38]认为,TFE3 蛋白具有调节溶酶体/吞噬体与高尔基体应急反应的作用,TFE - 3 高表达可能是 GCT 胞质富含溶酶体的原因。Schloolmeester 等[39]的研究证实,GCT 出现 TFE - 3 高表达的原因并非 Xp11.2 基因重排,推测其原因可能是蛋白降解延迟、转录增强或其他改变。

(五)临床表现

1. 发生部位

颗粒细胞瘤是一种具有神经外胚叶分化的肿瘤,可发生于任何部位,以头颈部、躯干和四肢的皮肤和皮下组织为多见，最常见为舌，其次为乳腺、外阴、子宫、喉、支气管、食管、胃、小肠、阑尾、直肠、肛门、胆囊、胰腺、膀胱、卵巢、睾丸、大网膜、腹膜后、垂体及大脑等处[40-53]。王秋鹏等[54]报道了14例颗粒细胞瘤，肿瘤位于食管6例，腰部及胸背部3例，左下腹壁1例，左上臂1例，阴囊1例，左肺上叶支气管1例，右肺上叶支气管1例。

薛敬玲等[19]报道了47例颗粒细胞瘤，61.7%的颗粒细胞瘤发生于舌部，36.2%发生于皮肤及皮下。房惠琼等[22]报道了37例颗粒细胞瘤，以食管、胸腹壁等部位好发。何珏等[21]报道了43例颗粒细胞瘤，15例发生在口腔，13例发生在躯干四肢皮肤，乳腺8例。有报道[55]，GCT同样可发生于男性乳腺。

2. 一般表现

GCT位于皮肤、软组织或黏膜下者，大多数为孤立、无痛性结节，直径多在3cm以下；仅10%~25%的病例为多发性，病灶数目变化很大，某些患者可出现多达50个肿瘤结节[55-56]。Tsuchida等[57]报道，良性GCT平均直径为1.2cm。王全义等[58]报道了11例颗粒细胞瘤，临床主要表现为真皮、皮下或黏膜下孤立无痛性结节。王秋鹏等[54]报道了14例颗粒细胞瘤，14例均表现为皮下或深部软组织无痛性的孤立性肿块。

恶性颗粒细胞瘤可表现出发生部位的持续性疼痛，常为孤立结节，也可表现为多发结节。

临床症状常因发生部位不同而异，发生于喉、气管、食管、胆管、胆囊、颅内等部位时，可引起相关器官良恶性肿瘤的症状。

舌部是最常见的发病部位，患者多无明显症状，少部分患者可有异物感、轻微酸胀或酸痛感。

喉部GCT不常见，占该病的3%~10%，多发于声带，也可发生于杓状软骨、前连合、室带、声门下和环状软骨板区域。吕丹等[59]报道了3例喉颗粒细胞瘤，肿瘤分别起源于环甲膜、室带及声带。

喉GCT 90%的患者出现声嘶的症状，吕丹等[59]报道了3例喉颗粒细胞瘤，多数患者表现为进行性加重的声嘶、咳嗽，偶有咯血、喘鸣或呼吸困难，甚至因此而被误诊为"哮喘"，但极少因呼吸困难而行气管切开。

下咽GCT往往无特征性临床表现，通常为单个生长缓慢的小结节，可因肿物所在部位和大小不同产生不同临床症状，如声音嘶哑、发音困难、咽异物感、吞咽困难、呼吸困难等。

消化系统GCT生长缓慢，多无任何症状，食管GCT大多在内镜下偶然发现[60]，少见情况下有吞咽、不畅胸骨后不适、早饱、餐后上腹饱胀不适、恶心、呕吐以及上消化道出血等表现[61-62]。王秋鹏等[54]报道了14例颗粒细胞瘤，5例食管GCT中2例具有吞咽不畅及梗阻感，其余均为偶然发现，5例内镜下均表现为结节状或无蒂息肉状孤立性隆起，灰白或黄色。

结肠、盲肠和直肠GCT可出现腹泻、梗阻和消化道出血，肛周和肛门内括约肌的GCT可出现肛周不适和出血，甚至貌似肛周脓肿[60]。林海君等[63]报道了8例结直肠颗粒细胞瘤，4例腹泻，2例便秘，2例无症状。

（六）影像学检查

GCT的MRI表现具有一定的特征性，B-GCT（良性颗粒细胞瘤）与同层邻近肌肉相比，T1WI序列呈等或略高信号，T2WI脂肪抑制序列病灶中心部分呈等信号，周边环绕线状高信号；M-GCT（恶性颗粒细胞瘤）病灶部位显示低密度软组织影，T1WI序列呈等信号，T2WI脂肪抑制序列呈低信号，显示中度均匀的钆增强，可判断肿物侵袭的范围，对评定疾病的复发和转移具有重要意义[64]。

喉GCT增强CT常提示局部肿物呈均匀强化，与周围分界清楚，MRI表现为T1高信号及T2低信号。

（七）组织病理学

2013 年，WHO 软组织与骨肿瘤分类标准中根据肿瘤的病理类型和生物学行为将 GCT 分为 3 种类型[65]，即良性颗粒细胞瘤（benign granular cell tumor，B–GCT）、恶性颗粒细胞瘤（maligant granular cell tumor，M–GCT）、非典型颗粒细胞瘤（atypical granulosa cell tumor，A–GCT）。

1998 年，Funburg 等[66]制定分类标准，即肿瘤坏死、纺锤状细胞、核仁大的泡状核、核分裂象 >2 个 /10HPF、核浆比高、多形性，6 个标准中，符合上述标准 3 个及以上为恶性，不足 3 个则为非典型性，0 个或多形性则为良性。

B–GCT 常呈圆形或椭圆形，细胞体积大，胞质内含有较多的嗜酸性颗粒，细胞核较小[8]。

M–GCT 细胞明显多形性、核浆比例增高、泡状核、核仁明显、核分裂象常有地图样坏死，50% 可发生淋巴结、肺和骨转移[67]。

A–GCT 通常具有良性组织学表现，恶性生物学行为[68]。

房惠琼等[22]报道了 37 例颗粒细胞瘤，组织学上瘤细胞多边形或卵圆形，胞质丰富，嗜酸性颗粒状，可见脓疱卵形小体，核小而圆，排列呈巢状或片状，细胞巢间为宽窄不等的胶原化纤维性间隔；良性颗粒细胞瘤 34 例、不典型颗粒细胞瘤 1 例、恶性颗粒细胞瘤 2 例，其中多发性颗粒细胞瘤 3 例。何珏等[21]报道了 43 例颗粒细胞瘤，38 例光镜下肿瘤细胞为多边形，呈巢片状排列，细胞间为胶原纤维束，胞核小、圆或卵圆形，胞质内见嗜伊红颗粒；5 例细胞呈梭形，丰富密集；肿瘤与周围组织无明显边界；40 例 GCT、3 例非典型 GCT。

1. 大体观

颗粒细胞瘤一般很小（直径 <2cm），生长缓慢，多为良性病变；恶性极少见，约占 2%。肿瘤边界可清晰或有局部浸润，直径多 <3cm，个别可达 6cm；切面均质性，质地较硬，呈灰白、灰黄色或淡黄褐色。

若肿瘤生长速度快、直径 >5cm、核分裂象 >2 个/10HPF、有肿瘤组织坏死，特别是出现转移时，提示为恶性颗粒细胞瘤[69]。

恶性颗粒细胞瘤，肉眼观形态不规则，切面为均质性，灰白至灰黄色，多半呈浸润性生长，境界不清。

2. 组织学特征

1）良性 GCT

GCT 多位于真皮、皮下或黏膜下层，肿瘤细胞呈圆形、多角形或胖梭形，胞质丰富，嗜酸性细颗粒状，常常可以见到带光晕的粗大嗜酸性小球，有文献称之为"Milian 脓疱卵形小体（Pustulo. Ovoid bodies of Milian，POB）"[70]，PAS 染色阳性，耐淀粉酶消化。

细胞核变化较大，从小而浓染到较大的空泡样核均可见到，可见核仁，核分裂象罕见，局灶细胞可出现轻中度异型性；也可出现多核瘤巨细胞。

电镜下，瘤细胞胞质丰富的颗粒为自噬空泡，空泡内充满颗粒髓鞘样物、线粒体粗面内质网及微丝，绝大多数微丝为神经微丝。

2）恶性 GCT

恶性 GCT 常 >5cm，切面浅黄褐色或灰黄色；可出现核增大，核仁明显，核分裂象增多甚至病理性核分裂象；排列方式多样，可呈大片状、带状或巢状，有时见围绕神经生长；也可浸润周围组织（如脂肪、横纹肌等）；出现肿瘤性坏死提示恶性[71]。

Fanburg–Smith 等[34]提出 M–GCT 的形态学诊断标准为：坏死，梭形细胞，空泡状核及大核仁，核分裂象（＞2个/10HPF，200倍），高核质比和多形性，满足≥3个的形态诊断为 M－GCT，满足1个或2个上述形态诊断为不典型性颗粒细胞瘤。王坚等[9]建议，将 M－GCT 的核分裂计数标准修订为＞5个/50HPF。

（八）免疫组化

文献报道[72]，颗粒细胞瘤，肿瘤细胞 S－100、NSE、nestin 及 vimentin 强阳性表达，部分表达 CD68、calretinin、a－inhibin，其余标志包括上皮源性（CK、EMA）、肌源性标志（desmin、actin、SMA 等）、间质瘤标志（CD34、CD117、Dog1）及 GFAP、嗜铬粒、突触素、NF、HMB45 均阴性。

GCT 常用的免疫组化指标主要有 SOX－10、CD68、Ki67 等，SOX－10 是 Schwann cells 的一种标志物，阳性提示 GCT 来源于神经外胚层[73]；SOX－10、CD68 均是在诊断 GCT 方面具有敏感性和特异性的标志物[74]。

大多数 GCT 病例免疫结果中，Ki－67 指标的增殖指数越高，GCT 的恶性程度及预后越差[75]。

TFE3 位于 X 染色体短臂 11.22，属于 MiT 转录因子家族成员[76]。TFE3 阳性的肿瘤都具有共同的细胞形态学特点，如肿瘤细胞较大、呈圆形或椭圆形，部分可呈上皮样、富含嗜酸性颗粒状胞质[77]。Tsuji 等[78]研究的5例颗粒细胞瘤中，有2例 TFE3 阳性。

（九）诊断

目前，GCT 仍缺乏统一诊断标准，而诊断的关键在于良、恶性 GCT 的判断，除组织病理学、免疫组化检测外，通常需结合临床表现（如远处转移）等进行综合分析；如临床肿块较大、近期内生长迅速、早期局部复发及转移、局部引流区域出现肿大淋巴结亦提示恶性的可能[79]。

关于良、恶性 GCT 的判断，目前仍存在争议。肿瘤周围浸润性生长模式、神经周围侵犯、血管壁侵犯，这是常用的恶性组织学指标，但在 GCT 的诊断中并不适用，良性 GCT 也常常出现。Battistella 等[80]观察发现，71%的皮肤 GCT 呈浸润性生长，66%见神经周围浸润，23%见血管壁浸润；此类行为并未对肿瘤的预后产生影响，该作者认为，作为大多数肿瘤恶性特征之一的局部侵袭性，不能作为 GCT 良、恶性的鉴别要点。

在 Simsir 等[81]报道的一组恶性 GCT 病例中，17%不存在肿瘤细胞的异型性，8%未见核分裂象。袁文光等[82]报道1例外阴不典型 GCT，其形态无特殊，未见坏死、核分裂少见，但病情进展快，术后10个月见腹股沟淋巴结转移，该作者认为该例诊断恶性似乎更为妥当。Brooks[83]在复习23例恶性 GCT 后也发现，几乎所有病例组织学上均呈"良性"，仅临床表现为恶性。因此，部分学者[84-85]更是只将"转移"视为恶性 GCT 的唯一标准。Machado 等[56]认为，相同器官、系统同时或间隔发生多个 GCT，且组织学呈"良性"，倾向"多发性 GCT"；但淋巴结、骨骼或内脏（肺、肝）的 GCT 更倾向于"转移性"。尽管转移是恶性 GCT 的明确诊断标准，但仅在转移后才诊断恶性没有临床意义。

Ki－67 的增殖指数被发现与 GCT 临床恶性生物学行为相关，Fanburg－Smith 等[34]的研究表明，56%恶性 GCT 的 Ki－67 阳性细胞数达30%。Brown 等[86]认为，免疫组化标记 Ki－67 指数升高、p53 阳性可为 M－GCT 的诊断提供帮助。

王坚等[9]曾观察到1例恶性 GCT 患者镜下出现了罕见的多核巨细胞；方铣华等[10]也观察到 GCT 中有多核巨细胞的出现。薛敬玲等[19]也报道一恶性 GCT 病例中，镜下出现多个多核巨细胞。

综合相关文献[9]，恶性 GCT 诊断要点如下：

（1）肿瘤性坏死。

（2）梭形细胞。

（3）泡状核及大核仁，核质比增高，细胞的多形性。

（4）有丝分裂活跃，＞2个/10HP。

（十）鉴别诊断

颗粒细胞瘤的鉴别诊断，除良恶性鉴别之外，主要是恶性颗粒细胞瘤需与黑色素瘤、恶性周围神经鞘瘤、隆突性皮肤纤维肉瘤、腺泡状软组织肉瘤等相鉴别。

1. 黑色素瘤

部分恶性黑色素瘤其形态独特，形似GCT，但其免疫组化不仅表达S-100，还表达MelanA和HMB45，不表达CD68、CD56、NSE等。

2. 腺泡状软组织肉瘤

两者的相同点是细胞圆形、多边形，瘤细胞胞质内富于颗粒；但腺泡状软组织肉瘤的瘤细胞排列成巢状或腺泡状，由富于血管的间质包绕，巢与巢之间为互相连通的管腔呈裂隙状或扩大成窦状的毛细血管网。

颗粒细胞瘤腺泡状结构不典型，且不规则，瘤细胞成簇、成片地夹杂于纤维间隔之间，无毛细血管网。

腺泡状软组织肉瘤，免疫组化表达TFE3、MyoD1等。

3. 颗粒细胞基底细胞癌

癌细胞内颗粒PAS染色阳性，免疫组化表达Ber-EP4、CD63（NKI/C3）、CD68，但其胞核偏向一侧，瘤细胞团周边可见排列成栅栏状的基底样细胞[87]。

（十一）治疗

GCT绝大多数为良性肿瘤，临床治疗以手术彻底切除为主；手术切除后一般可达到治愈，少数可能局部复发，但再次手术往往仍能治愈。

对位于食管、喉、胃肠道等黏膜部位的GCT，由于在内镜下往往很难完整切除，但即使存在阳性切缘，其复发率也很小，故多主张切除后密切随访[88]；对于体积较大的GCT，考虑到有潜在恶性或易复发的倾向，一般需要扩大切除。林海君等[63]报道了8例结直肠颗粒细胞瘤，6例肿瘤行内镜下切除术，1例行腹腔镜下楔形切除术，1例为活检咬除，治疗后随访时间2个月至5年（中位数23个月），均未见肿瘤复发和转移。

非典型GCT具有潜在复发可能性，在明确诊断后应采取局部扩大切除，术后密切随访。

M-GCT是恶性度较高的软组织肿瘤，宜采用恶性肿瘤规范性手术方式进行切除，必要时需进行区域淋巴结清扫，术后结合放疗、化疗等进行综合治疗，但化疗、放疗并不能明显改善恶性GCT的临床病程[44,71,85,89-90]。

手术切除是治疗下咽GCT的主要方式，包括咽侧入路肿物切除术、直接喉镜下肿物切除术、显微喉镜下CO_2激光切除术等。对于喉良性GCT切缘阳性、临床和病理认为局部复发或转移风险较高的患者也可联合放疗，可达到局部控制、美观和保存功能的作用[91]。

（十二）预后

前已述及，良性颗粒细胞瘤手术切除即可治愈，预后良好。在Singhi等[50]报道的最大宗的系列报道中，26例结直肠颗粒细胞瘤中仅2例出现局部复发，而复发的肿瘤推测可能与活检切除后切缘不净而肿瘤残留再生长有关。王全义等[58]报道了11例颗粒细胞瘤，手术切除，随访3个月至5年，均无复发和远处转移。房惠琼等[22]报道了37例颗粒细胞瘤，25例有随访资料，23例无复发，1例肝、淋巴结转移，1 例多次复发后肝转移。

恶性 GCT 是一种高度恶性肉瘤，具有较高的复发率、转移率和死亡率，常在转移前复发；从原发灶切除至发生转移，间隔时间长短不一，大多在确诊后 2 年内转移，部分病例需经过多年才出现转移。Fanburg - Smith 等[34]报道，在有随访记载的 90 例恶性颗粒细胞瘤病例中，31 例局部复发（34%），56 例转移（62%），最常转移部位为区域淋巴结和肺，34 例（38%）死于肿瘤，平均生存期为 2.5 年。

不典型颗粒细胞瘤及恶性颗粒细胞瘤的手术切缘阳性是患者预后不良的危险因素，且易局部复发[92-94]。Nasser 等[85]认为，坏死强烈提示预后不良，肿瘤大小 >10cm 提示易进展且预后不良。

二、垂体颗粒细胞瘤

（一）概述

神经垂体颗粒细胞瘤是发生于鞍上区、垂体后叶等部位的一种罕见的、缓慢生长的良性肿瘤[95-98]，Boyce 等于 1893 年首次报道，迄今国内外报道不足百例[99-100]。

与发生于其他部位的 GCT 类似，神经垂体 GCT 多发生于成人，好发于 40 ~ 50 岁，罕见于儿童，女性发病率为男性的 2 倍[96,101]。但 Gagliardi 等[102]对 11 例垂体颗粒细胞瘤研究表明，男性发病率占 63.6%（7/11）。

垂体颗粒细胞瘤起源于神经垂体胶质细胞，曾经被称为迷芽瘤、颗粒细胞成肌细胞瘤、垂体细胞瘤[103]。Mete 等[104]研究发现，神经垂体 GCT、垂体细胞瘤和垂体嗜酸性梭形细胞瘤均 TTF - 1 阳性，且多数 GFAP 阳性，李静等[99]认为这 3 种肿瘤均来源于神经垂体的特殊胶质细胞，神经垂体 GCT 与垂体嗜酸性梭形细胞瘤是垂体细胞瘤的亚型。

（二）临床表现

神经垂体颗粒细胞瘤的临床表现多样，一般症状进展缓慢。

瘤体体积通常非常小且无明显临床症状，多数以视力、视野改变为主，少数出现头痛、头晕症状，且头痛的部位和性质不同；偶有头痛、视觉缺损等症状，有些患者是体检偶然发现，也有些患者因垂体受压出现高催乳素血症；垂体机能减退、性机能减退（泌乳、闭经）、尿崩等其他内分泌激素失调极少见[105-108]。

（三）影像学检查

影像学上，肿瘤通常位于鞍上区、鞍内及鞍上均有，Covington 等[109]回顾性研究文献报道的 45 例垂体颗粒细胞瘤，其中 62%（28/45）的垂体颗粒细胞瘤位于鞍上，38%（17/45）的垂体颗粒细胞瘤同时位于鞍上及鞍内，没有一例单纯位于鞍上。因此，Covington 等认为，单纯鞍内实性病变可排除颗粒细胞瘤。Gagliardi 等[102]对 11 例垂体颗粒细胞瘤研究表明，64% 的垂体颗粒细胞瘤发生在鞍上，27% 的垂体颗粒细胞瘤同时发生在鞍内及鞍上，仅 1 例发生在鞍内。

垂体 GCT 类圆形居多，边界清晰，不包绕颈内动脉生长，体积较大时可以推挤视交叉，对周围组织只有压迫，无明显浸润及破坏征象[110]；病灶与垂体柄分界不清，垂体可见，但正常垂体后叶高信号消失。

CT 平扫，鞍区和鞍上等密度改变，无钙化；病灶与脑实质相比呈略高密度[109]，CT 值为 40 ~ 59Hu，钙化及囊变罕见，有学者认为[111]，CT 上表现为高密度与组织学上较多的病变细胞浸润垂体后叶有关。Covington 等[109]报道了 20 例垂体颗粒细胞瘤，90%（18/20）的颗粒细胞瘤 CT 平扫呈高密度，其中13例进行增强扫描，84%（11/13）呈明显均匀强化，仅1例呈不均匀强化、1例无强化。徐芳芳等[100]报道了3例垂体颗粒细胞瘤，CT平扫3例，均为高密度，CT值为40~59Hu，增强扫描为明显均匀强化。

MRI表现，T1WI像常为等信号或稍低信号，T2WI信号与脑白质大致相仿，呈等信号或低信号；体积较大时，肿块内部信号欠均匀，可见多发点状长T1、短T2低信号，增强后病灶呈均匀或轻度不均匀强化[112]。Covington等[109]分析了文献报道的45例垂体颗粒细胞瘤，24例有T1WI图像，75%（18/24）的垂体颗粒细胞瘤呈等信号，17%（4/24）的垂体颗粒细胞瘤呈低信号，8%（2/24）的垂体颗粒细胞瘤呈高信号；17例有T2WI图像，59%（10/17）的垂体颗粒细胞瘤呈等信号，41%（7/17）的垂体颗粒细胞瘤呈低信号，无一例呈高信号；增强后23例中T1WI 12例呈不均匀强化、11例呈均匀强化。

（四）组织病理学与免疫组化

在有关尸检材料的统计中，体积较小且无症状的GCT细胞巢或小瘤相当常见，发生率甚至>17%[113]。

神经垂体GCT缺乏包膜，境界清楚或浸润性生长，通常呈小叶状，质地软而韧，切面灰黄色或黄褐色。

镜下，肿瘤呈小结节状或片状分布，偶尔形成束状结构。肿瘤细胞体积较大，圆形、卵圆形或多角形，胞质丰富，内富含嗜酸性颗粒，细胞核小，缺乏分裂象；部分病例血管周围可见淋巴细胞聚集[99]。

但有少数病例肿瘤细胞核不典型性明显，出现核仁，还可出现多核细胞，核分裂也增多，可将其称为不典型GCT[114-115]。

神经垂体GCT的超微结构颇具特点[116]，胞质内充满含电子密度不均匀物质或膜碎片的溶酶体，缺乏神经内分泌颗粒，PAS染色可见胞质内丰富的阳性颗粒。

神经垂体GCT免疫组化染色不恒定，多数病例S-100、CD68、vimentin、抗胰蛋白酶、抗糜蛋白酶和NSE等阳性，CK、Syn、CgA、desmin和垂体激素等阴性；少数病例GFAP可阳性。

（五）诊断与鉴别诊断

1. 诊断

虽然垂体颗粒细胞瘤罕见，但通过仔细观察影像学特征，结合激素情况和临床症状，有助于术前做出正确诊断。

中老年女性，病变位于垂体柄[117]，为类圆形孤立的肿块，偶尔伴有催乳素增高，CT平扫呈高密度，增强后病灶明显均匀强化，强化范围在70~140Hu。MRI呈等T1、短或等T2信号，增强后病灶明显均匀或不均匀强化。具有以上特征并且起源于垂体柄的实性肿块应高度怀疑颗粒细胞瘤[100]；文献报道术前极易误诊为其他肿瘤，最多的是垂体腺瘤，其次是颅咽管瘤[102]。因此，垂体颗粒细胞瘤通常需术后病理、免疫组化确诊。

2. 鉴别诊断

1）垂体腺瘤

垂体腺瘤多鞍内生长，体积较大时向鞍上生长，束腰征多见，可囊变并且包绕颈内动脉生长，磁共振上肿瘤多呈等T1、等T2信号，通常正常垂体不可见。

垂体腺瘤通常伴有内分泌激素改变，然而这些特征在垂体颗粒细胞瘤中罕见。因此，具有这些特征的肿瘤可被排除垂体颗粒细胞瘤的可能。

2）颅咽管瘤

颅咽管瘤，完全实性颅咽管瘤少见，好发于 20 岁以前和 50 ~ 70 岁。

影像学上，囊性或囊实性多见，信号特点多变[118]，钙化是颅咽管瘤的典型表现，而以上特点在垂体颗粒细胞瘤中少见或罕见。

3）脑膜瘤

肿瘤形态不规则，多呈宽基底，典型病例通常信号较均匀，钙化可见，不典型病例信号不均，囊变坏死可见，而颗粒细胞瘤信号基本均匀。

脑膜瘤起源于硬脑膜，因此"脑膜尾征"为典型脑膜瘤特征性表现；而垂体颗粒细胞瘤无脑膜附着，且病灶与垂体柄分界不清。

4）颅脑生殖细胞瘤

多见于青少年，T2WI 信号较垂体颗粒细胞瘤高，垂体柄明显增粗，正常垂体后叶短 T1 高信号消失，囊变可见，常具有侵袭性，通常伴有 AFP 或人类绒毛膜促性腺激素异常，尿崩症可见。

5）鞍区黄色肉芽肿

磁共振多表现为短 T1、长 T2 信号改变，增强后病灶无强化，CT 上无钙化[119]。

6）垂体朗格汉斯细胞组织细胞增生症

垂体柄增粗并明显强化，正常垂体后叶短 T1 高信号消失，临床上也可见尿崩症[120]。常伴有全身多处溶骨性破坏。

（六）治疗与预后

多数神经垂体 GCT 为良性病程，病情进展较慢，早期手术是首选的治疗方案[121]，完整切除后即可治愈。

手术方式由肿瘤的位置、大小、临床表现决定，应最大限度地切除肿瘤，残留者可辅以放疗，但多数患者无效[122]。

术后尿崩症状出现时间早且重，应及时予以足量垂体后叶素对症处理。朱明涛等[123]报道了 2 例垂体颗粒细胞瘤，2 例肿瘤均为全切，术后出现昏迷、嗜睡、严重尿崩和电解质紊乱等并发症，因肾炎复发死亡 1 例，随访 1 例，时间 1 ~ 3 个月，恢复良好。

三、乳腺颗粒细胞瘤

（一）概述

颗粒细胞瘤发生于乳腺者极为罕见[124-126]；1931 年，由 Abrikossoff 报道了首例发生于乳腺的颗粒细胞瘤[127]；占所有 GCT 的 5% ~ 15%，约每 1000 例乳腺癌病例中有 1 例是颗粒细胞瘤[126,128]。发病年龄 17 ~ 75 岁[129]，多见于 30 ~ 50 岁的绝经前女性，男性罕见，男女比例约为 1:9[55,130]。郭云泉等[131]报道了 9 例乳腺颗粒细胞瘤，左乳 6 例，右乳 3 例，年龄 40 ~ 69 岁，平均年龄 49.33 岁。

（二）临床表现

乳腺 GCT 通常表现为乳腺实质内的单发、质硬和无痛性包块，可活动，部分肿物有弹性；但表浅肿瘤可致皮肤皱缩，甚至乳头内陷，而位于乳腺深部的 GCT 可继发累及胸壁筋膜[132-133]。位于乳腺深部的肿块可侵犯胸肌筋膜和胸大肌，很难与乳腺癌相鉴别[134]。

郭云泉等[131]报道了 9 例乳腺颗粒细胞瘤，表现为乳腺实质内的单发、质地较硬、界限不清的无痛性包块，病程长短不一，2 个月至 8 年。

（三）影像学检查

乳腺 GCT 影像学检查缺乏特异性，表现各不相同[135-137]，与其他乳腺肿物好发于外上象限不同，GCT 多位于内上象限[126]。

通常情况下，乳腺 GCT 有致密核心、无钙化、呈星芒状轮廓的包块，但常表现多样性，可呈圆形或椭圆形，界限清楚，也可界限不清呈分叶状，有时出现边缘毛刺状假恶性图像，与乳腺癌的影像学特征近似[10,126,134,138-139]。

乳腺 GCT 缺乏特征性的超声表现，且很难与乳腺癌相鉴别，其超声图像往往提示为恶性[140]。一般表现为实性，回声不均匀、边界不清楚的肿块[141]，有时在肿块边缘可以见到丰富的血管回声[136]。

乳腺 GCT 钼靶 X 线表现各异，大多数表现为圆形，边界清楚、密度不均的肿块，有的肿块表现为不规则，密度不均匀、边缘呈毛刺状或星状，甚至有胸大肌侵犯的表现[142]，与乳腺癌钼靶表现极为相似；但乳腺 GCT 钼靶通常没有钙化，如果出现钙化，通常提示为恶性 GCT。

乳腺 GCT 的 MRI 表现多在个案中有报道[143-145]，缺乏共性。大多数乳腺 GCT 的 MRI 表现为形态不规则、边缘毛刺状的肿块影，在 T1 加权像上可见低或中等信号影，T2 加权像呈极低信号影或无信号影[146]；增强检查表现各异，表现为均质或不均质肿块影，伴有或不伴有边缘强化，动态增强曲线呈现出平台型，与浸润性乳腺癌 MRI 表现极其相似[147]。

（四）组织病理学与免疫组化

乳腺颗粒细胞瘤的大体病理特征为肿瘤最大径通常不超过 3.0cm，少数情况不超过 6.0cm；肿物无包膜，边界清楚或不清楚，部分病例可浸润性生长入周围纤维、脂肪及胸大肌组织；肿物切面灰白、灰褐色，实性、沙砾样、均质，通常情况下无坏死[148-149]。

乳腺颗粒细胞瘤的镜下组织学特征和免疫表型具有特征性，可为诊断提供依据。在肿瘤细胞相对比较稀疏的病理切片中，细胞体积大，胞质的颗粒状结构明显，细胞核异型性小，体积也小，核的染色更深，核仁不明显；当细胞丰富时，细胞的体积往往比前者略小，而细胞核体积变大，即核质比增大，同时也会出现一定的异型性，常见比较清楚的核仁，偶尔有多核细胞，并可见到极个别的核分裂象。其特征性表现为胞质内存在嗜酸性颗粒[131]。

乳腺 GCT 可出现类似乳腺癌的表现，如肿瘤边界不清，累及邻近结构及侵犯神经，但即使出现这种情况，也不表示 GCT 为恶性[150-153]。郑闪等[132]认为，当病理图像呈现：肿瘤虽呈浸润性生长，但细胞异型不明显，有丰富的嗜酸性颗粒状胞质，且细胞核仁不突出，核分裂象罕见时，需警惕乳腺颗粒细胞瘤的可能。

郭云泉等[131]报道了 9 例乳腺颗粒细胞瘤，8 例为良性乳腺 GCT，1 例为不典型乳腺 GCT；细胞境界清楚，胞体宽大，胞质丰富，充满小的嗜酸性颗粒，浸润性生长。

多数文献报道，乳腺 GCT，S-100 蛋白、NSE、CD68 呈阳性，细胞角蛋白、desmin、CgA、HMB-45 等阴性[154]。郭云泉等[131]报道了 9 例乳腺颗粒细胞瘤，免疫组化 CD68、S-100、NSE、vimentin 阳性表达，而 EMA、SMA 等阴性表达。

（五）诊断与鉴别诊断

乳腺 GCT 在临床症状与影像学检查上缺乏特异性，临床体检、乳腺影像学及超声检查与乳腺癌极为相似，细针穿刺及术中快速冰冻病理检查无法确诊，往往通过术后常规石蜡病理检查及免疫组织化学检测方能确诊。

发生于乳腺的颗粒细胞瘤与发生于身体其他部位的颗粒细胞瘤具有相似的形态学特征，因而也可沿用身体其他部位恶性颗粒细胞瘤的诊断标准。

需要指出的是，目前较为广泛接受的提示恶性组织学形态特征，如肿瘤边界不清，累及邻近结构以及侵犯神经等均不适用于恶性颗粒细胞瘤的诊断。

乳腺 GCT 易与乳腺大汗腺癌、腺泡状软组织肉瘤、副节瘤、黄色瘤、冬眠瘤等相混淆，诊断时需与它们相鉴别[10,152,155]。

腺泡状软组织肉瘤，细胞呈腺泡状排列，瘤细胞巢索间有窦状血管网，胞质内颗粒较粗，细胞核大，呈空泡状。

副节瘤细胞，呈器官样排列，有窦状血管网间隙分隔，细胞体积略小，胞质嗜酸性，颗粒较细。

如果在病变中发现导管内癌的成分应考虑大汗腺癌。如果黏液染色灶状阳性，免疫组化 CK 和 EMA 阳性支持癌的诊断，而 GCT 缺乏上皮性标记(CK)、ER 阴性、S – 100 蛋白强阳性表达[156]。

(六)治疗与预后

目前，局部切除、必要时(如恶性 GCT)加区域淋巴结清扫仍为乳腺 GCT 最主要的治疗手段。

乳腺 GCT 通常为良性，局部扩大切除即可达到治愈的目的，不主张行腋窝淋巴结清扫或前哨淋巴结活检，预后较好，但切除不彻底可出现局部复发[148]。Papalas 等[148]对 13 例乳腺颗粒细胞瘤患者的手术切缘进行了分析，其中 2 例病变切缘阳性，4 例病变切缘距离病灶 <1mm，但随访 77 个月后，无一例复发。文献报道中只有 1 例男性患者的复发病例[157]。

乳腺恶性 GCT 罕见，临床过程为恶性表现，已被证实化疗和放疗并不能明显改善 M – GCT 的临床病程[87,158]，预后较差。Akahane 等[158]发现在 5 例乳腺恶性颗粒细胞瘤中，4 例发生腋窝淋巴结转移，3 例在术后 34 个月内死亡。

四、食管颗粒细胞瘤

(一)概述

消化道颗粒细胞瘤罕见，占所有 GCT 的 8% ~ 10%，以食管最为常见，其次是大肠和肛周，胃、小肠和胆管亦可发生[159 - 163]。

An 等[164]报道 98 例胃肠道颗粒细胞瘤，73 例位于食管，21 例位于结肠，4 例位于胃。胃颗粒细胞瘤可与其他肿瘤并存，Sailors 等[165]报道，胃颗粒细胞瘤与胃肠间质瘤、腺癌并存；Eguch 等[166]报道胃颗粒细胞瘤与胃腺癌、淋巴瘤并存。

食管是消化道 GCT 最常发生的部位，占所有胃肠道 GCT 的 1/3 ~2/3[167 - 169]，Rubesin 等[170]于 1931 年首次报道，截至 2015 年，国外约报道 200 例[171]。好发于 30 ~60 岁，女性多见[172]。樊祥山等[28]报道了 9 例食管颗粒细胞肿瘤，男女比例为 2:1，发病年龄段在 28 ~71 岁之间。花海洋等[173]报道了 7 例食管颗粒细胞瘤，男性 3 例，女性 4 例，年龄 35 ~57 岁，平均年龄(47.8 ±7.9)岁。

(二)临床表现

食管 GCT(esophageal granular cell tumor，E – GCT)生长缓慢，多数食管 GCT 的患者并无与肿瘤相关的临床症状，亦无特异性症状，往往在内镜检查时偶然发现[174]。

部分患者因反流性食管炎、缺铁性贫血、腹部不适、消化道出血等其他胃肠道症状就诊[175]，也有部分患者因肿瘤较大出现临床症状而被发现；少数患者有吞咽不畅、进食哽噎感、胸骨后不适、餐后上腹部不适、反酸、嗳气、恶心、呕吐等不典型症状。

临床症状的出现与肿块大小有关，肿块超过 1cm 即可出现吞咽困难、胸骨后不适等消化道症状[176]。

（三）影像学检查

1. 发生部位

食管颗粒细胞瘤是一种罕见的软组织肿瘤，约 2/3 的 E－GCT 发生于食管下段，仅 20% 和 15% 位于中段及上段[177-180]。樊祥山等[28]报道了 9 例食管颗粒细胞肿瘤，上、中、下段比率为 2∶3∶4，均为孤立性肿块，肿瘤直径均在 2cm 以下。付万垒等[181]报道了 7 例食管颗粒细胞瘤，6 例位于食管中下段，仅 1 例位于上段。

2. 内镜检查

食管 GCT 可起源于黏膜下层、黏膜肌层，甚至固有肌层，其生长方式多样，可向腔内或腔内外生长，肿瘤边界可清楚也可不清楚，边界是否清楚与肿瘤大小无关而与肿瘤的生长方式及起源有关[182]。

食管 GCT 多为黄白色或灰白色隆起，肿瘤直径多小于 2cm，呈结节状、颗粒状或无蒂息肉状，无分叶、表面黏膜完整、光滑，无糜烂、溃疡，无蒂，触之较息肉、乳头状瘤质韧或硬，钳之易滑脱，与周围组织界限清楚[183-184]。

曹钟等[171]报道了 5 例食管颗粒细胞瘤，内镜下，EGCT 表现为孤立性息肉或无蒂的黏膜下结节，4 例发生在远端食管，直径均不超过 1.0cm。

在绝大多数病例中，E－GCT 表现为孤立性黏膜下结节或无蒂的息肉样物；极少数病例呈多发性，Nie 等[185]回顾性分析了 31 例 E－GCT，其中仅 1 例患者发现 2 个相邻的肿块。但有报道[186-187]，约 10% 的病例表现为多发，表现为食管内或食管内外多发，同一患者可同时或异时出现多达 16 个肿块。一般多发的 GCT，多位于同一发生部位，如先发于食管的 GCT，再发的肿瘤仍位于食管[188]。

另外，据报道[189-190]，约 11% 的 E－GCT 患者可同时并发消化道或其他部位的肿瘤。

超声内镜可通过观察肿瘤回声、起源层次、边界等将颗粒细胞瘤与大多数黏膜下肿瘤相鉴别[191-192]，但与起源于黏膜肌层的间质细胞瘤则难以鉴别。食管 GCT 超声内镜下，多表现为低回声实性肿块，病变边界清晰，内部回声均匀，病灶主体位于黏膜下层，但与黏膜层分解不清，与固有肌层分界一般较好，偶有报道为高回声病变[193]。

（四）组织病理学

1. 大体观

食管颗粒细胞瘤体瘤直径多小于 2cm，呈灰白色至灰黄色实性结节，常位于黏膜下，边界不清，可浸润邻近黏膜层和肌层。

付万垒等[181]报道了 7 例食管颗粒细胞瘤，肿瘤均位于食管黏膜下层，呈灰白至灰黄色，结节状，无包膜；直径 0.4～1.0cm。

2. 镜下观

镜下表现为巢状、条索状或成片排列，肿瘤细胞呈多边形、圆形或梭形，有的呈合体状，细胞间界限不清[194]。

瘤细胞一般体积较大，大小有差异，细胞质丰富，其内充满细小的嗜酸性颗粒，PAS 染色阳性；瘤细胞核小、深染，多位于细胞中央。

瘤细胞排列紧密，呈条索状或巢状，间质稀少，有时肿瘤细胞巢间或肿瘤组织周围可见灶状淋巴细胞浸润。

无明显核分裂象，少数核增大，显异型，但这并不是恶性指征。

胥荣等[42]报道了 4 例 E - GCT，均有明显形态学特征，镜下见肿瘤细胞呈圆形或梭形，胞质丰富，嗜酸性胞质由 PAS 强阳性的颗粒构成，细胞核小，细胞巢间见少量纤维组织分隔。

（五）免疫组化

免疫组化显示，食管 GCT 细胞表达一些神经特异性标记[195-199]，如 S - 100 蛋白、神经特异性烯醇化酶（NSE）、髓磷脂蛋白（myelicbasicprotein，MBP）、CD68（KP - 1）、CD57（Leu - 7）、vimentin、P75、Calretinin、NKI/C3、inhibin、PGP9.5 等；肌源性、组织细胞源性及上皮源性等（CD34、CD117、actin、desmin、SMA、CK）标记阴性[200-201]。

自 1986 年，首次发现 S - 100 在 EGCT 中呈强阳性表达以来，陆续发现 PAS 染色、NSE、nestin 等蛋白在 E - GCT 中呈强阳性。几乎所有的研究均显示，S - 100 蛋白和 PAS 染色阳性。研究表明[202]，良性和非典型 GCT 的免疫表型可能不一致，前者表达 S - 100、NSE、CD56、EMA、inhibin，后者表达 C - Kit（CD117）、RET，而 inhibin 和 CD56 则为阴性。

Ki - 67 阳性细胞数的多少与肿瘤的恶性潜能相关，多数研究显示，GCTs 低表达 Ki - 67[203]。TFE3 是诊断腺泡状软组织肉瘤特异性强、敏感度高的指标，研究显示，大多数 GCT 表达 TFE3 蛋白，其阳性率为 91%[38]。

（六）诊断与鉴别诊断

1. 诊断

食管颗粒细胞瘤是一种罕见的具有恶性倾向地来源于神经施旺细胞的软组织肿瘤，其早期多无典型临床症状，经偶然胃镜检查发现，确诊主要依靠特征性的病理形态学特点及典型的免疫组织化学结果。

一般认为，多数食管颗粒细胞瘤生长缓慢，具有良性生物学行为，但也有恶性颗粒细胞瘤的报道，且良性颗粒细胞瘤和恶性颗粒细胞瘤在病理组织学上极为相似，尚无明确诊断良、恶性的组织学标准。

一般而言，若肿瘤生长速度较快，直径通常 >5cm，可见细胞异型及病理性核分裂，核分裂象 >2 个/10HPF、Ki - 67 表达增高（ >10%），有肿瘤组织坏死，尤其是出现转移时，则可诊断为恶性颗粒细胞瘤[204-208]。

张芳等[169]提出了如下食管 GCT 的诊断要点：

（1）食管 GCT 在内镜下呈边界清楚的淡黄色黏膜隆起，质硬，可随黏膜同步滑动。

（2）超声内镜下 GCT 的回声主要以低回声为主，病变边界清晰，内部回声均匀，病变的主体位于黏膜下层，但与黏膜层分界不清，与固有肌层分界一般较好。

（3）主要由体积较大和胞质内有嗜酸性颗粒的瘤细胞组成，瘤细胞有密集成巢或条索状结构。

（4）瘤细胞质内颗粒 PAS（ + ）。

（5）细胞阳性表达 S - 100。

2. 鉴别诊断

1）食管上皮样平滑肌瘤

上皮样平滑肌瘤，EUS 下回声较 GCT 低，内部回声粗糙，边界回声高[209]；病理表现为细胞界限清楚，胞质嗜酸性颗粒不如 GCT 突出，常见核周透明晕、梭形、核两端钝圆的典型平滑肌细胞，免疫组织化学提示肌动蛋白阳性、S - 100 阴性，而 GCT 与之相反。

2）食管平滑肌瘤

好发于食管，尤其是中上段食管，是最常见的食管良性间叶肿瘤，位于黏膜下层，在内镜下与GCT 极其相似。

平滑肌瘤绝大多数为梭形细胞呈编织状排列，偶见全部或部分呈上皮样改变，无颗粒状细胞质；平滑肌瘤 SMA、dsmin 阳性。

GCT 多为大多角形细胞伴或不伴梭形细胞改变，表现为紧密"巢状"分布，细胞质呈红染颗粒状，S－100 表达阳性，而 SMA、desmin 阴性。

3）食管黑色素瘤

镜下常见黑色素，细胞有明显的异型性，而颗粒细胞瘤镜下一般较温和，核分裂象不易见。

恶性黑色素瘤除 S－100 阳性外，HMB45 和 melanA 也阳性，而颗粒细胞瘤阴性。

GCT 镜下一般较温和，核分裂象不易见，黑色素标志物为阴性。

4）食管上皮样间质瘤

上皮样间质瘤与颗粒细胞瘤一样均可出现多角形的上皮样区域和梭形细胞区，但前者的瘤细胞境界一般比较清楚，胞质嗜酸性染色比后者淡。

虽然部分颗粒细胞瘤可出现 CD117 弱阳性，且伴有神经分化的间质瘤亦可局部表达 S－100 蛋白，但组合性免疫组化标记，如 DOG1、CD34、CD117、NSE、CD68、S－100、nestin 等，以及组织化学 PAS－D 的染色可将二者区分开来。

5）食管神经鞘瘤

神经鞘瘤主要由梭形细胞构成，有时瘤细胞也可呈上皮样，胞质内富含嗜酸性颗粒状改变，且S－100 蛋白为阳性，与颗粒细胞瘤需要鉴别。

但良性神经鞘瘤上皮样改变一般比较局限，仍可见到典型神经鞘瘤的 AntoniA 区和 B 区结构。

神经鞘瘤表面有完整包膜，消化道的神经鞘瘤虽无包膜，但多数病例于肿瘤的周围常可见到淋巴组织组成的淋巴细胞套，时常见生发中心形成，PAS－D 为阴性。

（七）治疗与预后

食管 GCT 多数具有良性生物学行为，且生长相对缓慢，可不予特殊处理，定期随访观察即可。

一些学者提出[210-212]，缺乏临床症状，肿瘤 <1cm，没有恶性变倾向或不符合外科适应证的患者可采取保守治疗，每 1～2 年进行 1 次内镜和病理检查[213]。

1. 治疗

1）内镜治疗

绝大多数 E－GCT 为良性肿瘤，且 GCT 多位于黏膜固有层及黏膜下层，与固有肌层彻底分离。因此，对于 E－GCT 而言，内镜下切除包括内镜下黏膜剥离术（ESD）和内镜下黏膜切除术（endoscopic mucosoal resection，EMR）等是一种安全、可行的治疗方法[214-219]。Buratti 等[220]认为，当肿瘤直径≥1cm，近期快速生长，怀疑恶性变或透壁浸润，或出现吞咽困难等症状时，才行内镜或外科手术。

一般而言，当肿瘤直径 1.0～2.0cm 时，可选择 EMR 或 ESD[221]；当肿瘤直径 >2.0cm 时，需进行食管切除术，但也有学者认为[193]，对于直径 >2.0cm 的肿瘤也可采取 ESD。有学者提出[88]，对于 2cm < 直径 <3cm、位于黏膜下层的病变可采用一种新型的内镜治疗技术，即黏膜下隧道内镜切除术（submucosal tunneling endoscopic resection，STER）。

Kahng 等[200]报道了 ESD，成功整块切除了直径2.8cm 的病例；樊祥山等[28]报道了 10 例上消化道颗粒细胞瘤，均在 2cm 以下，除 1 例位于贲门的肿块采用了外科手术切除外，其他均采用 EMR

进行治疗，术后进行随访 12 ~ 54 个月，均无复发或恶性变。曹钟等[171]报道了 5 例食管颗粒细胞瘤，行内镜黏膜切除术或高频电切术后随访 9 ~ 20 个月均未见复发或转移。

2）外科手术

食管颗粒细胞瘤，外科切除治疗的适应证为怀疑恶性变、深层浸润、有内镜切除禁忌、有多种临床症状[222-224]；对于恶性 GCT 或 EUS 提示肿瘤已侵及肌层手术治疗者，除局部广泛切除外还应行区域淋巴结清扫。胥荣等[225]指出，若肿瘤体积较大，出现明显的梗阻症状或已侵及肌层，应采取手术治疗。Goldblum 等[226]认为，切除的病灶如果没有恶性变，不必辅助治疗及随访。张子兰等[188]报道了 3 例 EGCT 均为良性病变，内镜治疗后，未做任何辅助治疗，随访未见复发及转移。

3）放化疗

目前，对于 M – GCT 的放化疗研究相对较少，且存在争议。Di Tommaso 等[90]认为，放化疗不能明显改善 M – GCT 的临床病程；但有学者报道，60Gy 或超过 60Gy 的照射剂量对 M – GCT 有效；林加忠等[227]报道个例恶性 GCT 联合放化疗获得部分缓解。

2. 预后

食管 GCT 的发病率低，多数具有良性生物学行为，治愈率高，预后好[181]。有报道显示[211]，随访 11 年肿瘤无增大，更有报道显示肿瘤可自行消退。

但食管 GCT 具有恶性变潜能[179,191]，Sonobe 等[228]将恶性 GCT 分为两组，一组是形态学和临床表现均恶性；另一组则是形态学良性，而临床表现为恶性。

切缘阳性的良性 GCT 局部复发率为 15% ~ 20%，但没有转移、浸润性生长等恶性表现；M – GCT 预后差，术后局部复发率可达 32% ~ 59%[9]，局部复发后发生淋巴和血行转移，肝、肺、骨是最常见的转移部位，亦常累及淋巴结，广泛转移是致死的主要原因，平均生存期为 2 年[229]。

五、卵巢颗粒细胞瘤

（一）概述

正常情况下，卵巢颗粒细胞位于生长卵泡的周围，其外围是卵泡膜细胞和纤维母细胞，与卵泡膜 – 纤维母细胞的胚胎来源不同，卵泡膜 – 纤维母细胞来源于中肾的生殖脊，而颗粒细胞来源于体腔上皮的原始性索。

颗粒细胞的功能是在卵泡发育中和排卵后分别分泌雌激素和孕激素以维持卵泡生长。

卵巢颗粒细胞瘤（granulosa cell tumor of the ovary，GCTO；ovarian granulose cell tumor，OGCT）是源于原始性腺中的性索及间质组织，并具有内分泌功能的低度恶性肿瘤，由 Rokitansky 于 1855 年首先描述；1895 年，von Kahldon 充分描述了它的细胞学特征；1914 年，von Werdt 称其为"颗粒细胞瘤"。1994 年，WHO 卵巢肿瘤组织学分类即将卵巢 GCT 归为性索间质肿瘤[230]。

1. 分型

卵巢颗粒细胞瘤是具有粒层细胞形态特征的肿瘤[231]，根据临床和病理特征可将卵巢 GCT 分为成人型颗粒细胞瘤（adult granulosa cell tumor，A – GCT）和幼年型颗粒细胞瘤（juvenile granulosa cell tumor，J – GCT）2 个亚型。

1）卵巢幼年型颗粒细胞瘤

卵巢幼年型颗粒细胞瘤是一种少见的卵巢功能性肿瘤，主要分泌雌激素，最初由 Scully[232]于 1977 年提出，是一种主要发生于 20 岁前的罕见肿瘤；占卵巢性索间质肿瘤的 70% 以上，占所有卵巢肿瘤的 2% ~5% ，仅占卵巢 GCT 的 5% ，98% 为单侧发病[233-237]。约 10% 的 J - GCT 患者发病年龄 <1 岁，50% 的患者 <10 岁，80% 的患者 <20 岁，90% 的患者 <30 岁[238-239]。

幼年型颗粒细胞瘤恶性程度极高，镜下核分裂象多见，根据核分裂象多少分为轻、中、重度；易复发，预后差，5 年生存率较低。

2）卵巢成人型颗粒细胞瘤

根据肿瘤细胞的形状和排列，卵巢成人型颗粒细胞瘤分为大卵泡型、微小卵泡型、腺管型、梁柱型、丝绸型和弥漫型 6 种，但大多数为混合型。

成年型颗粒细胞瘤约占所有卵巢肿瘤的 1% ，占所有颗粒细胞瘤的 95%[240-241]；常见于围绝经期女性（50 ~55 岁），约 30% 发生于育龄妇女[242]。

2. 流行病学

卵巢颗粒细胞瘤是一种罕见、低度恶性的卵巢肿瘤，占卵巢恶性肿瘤的 2% ~5% ，占卵巢间质肿瘤的 70%[243-246]。万虹利等[247]报道了 21 例卵巢颗粒细胞瘤，占同期 2025 例卵巢肿瘤住院患者的 1.04% 。

临床上，95% 的颗粒细胞瘤为成年型，好发于绝经前期和早期绝经后，高峰年龄 45 ~55 岁，平均发病年龄 51 岁[248-249]。万虹利等[247]报道了 21 例卵巢颗粒细胞瘤，成人型 19 例（90.48% ）、幼年型 2 例（9.52% ），平均年龄 49.10 岁。

3. 分子遗传学

AGCT 发病机制尚不明确，研究显示，FOXL2 基因突变具有关键的驱动作用，同时 P13K/AKT、TGF - B、Notch 信号通路，GATA4 等在肿瘤细胞的增殖及凋亡等方面亦起重要作用[250-251]。Wang 等[252]研究发现，FOXL2402C > G 突变决定了颗粒细胞瘤的发展，但 PMS2 突变可能是致癌作用的最初驱动力。Yanagida 等[253]研究报道，97% 的 AGCT 患者存在致病性 FOXL2 基因体细胞错义突变，FOXL2 基因突变导致颗粒细胞增，并促进激素的分泌。

（二）临床表现

1. 一般表现

GCTO 生长较为缓慢，临床上可无明显症状，待其生长较大时压迫周围器官、组织，出现腹胀、腹痛等症状。

若患者自己扪到下腹包块并以此为主诉就诊时，肿瘤实体至少已达 8cm 大小，85% ~95% 的患者接受妇科检查时可扪及肿物，10% 的患者可合并腹水[254]。万虹利等[247]报道了 21 例卵巢颗粒细胞瘤，发现腹部肿块 12 例，腹痛、腹胀 8 例。

GCTO 并发症与其他卵巢肿瘤相似，如肿瘤扭转、出血、破裂等，常表现为急腹症、低血压；年轻患者就诊初期常因腹痛易被误诊为异位妊娠。

2. 内分泌相关表现

GCTO 可表现为排卵期前颗粒细胞正常的形态、生化特征和激素内分泌特点，如合成雌激素和抑制素；在绝经女性中通常表现为与激素内分泌相关的症状，特别是雌激素过度分泌的症状。

70% 的 GCTO 患者表现为内分泌激素相关症状，50% 的患者表现为绝经后阴道出血，80% 的幼稚型 GCTs 患者表现为假性性早熟[255]。

育龄期妇女表现为不规则阴道出血，仅 3% 的患者表现为女性男性化，如多毛症、月经过少和闭经；绝经前妇女以继发性闭经为始发症状。

分泌性激素是 GCTO 的重要特征，其临床表现由非特异性卵巢肿瘤症状与内分泌功能有关的特异性症状组成[256]，表现为月经紊乱、绝经后阴道不规则流血，青春前期患者可有性早熟，少数出现男性化表现，如多毛症、月经过少或闭经。周尚军等[257]报道了 11 例经手术病理证实的卵巢颗粒细胞瘤，5 例出现不规则阴道出血，6 例患者有子宫内膜不同程度增生及外形增大。

综合文献报道[258-269]，GCTO 患者从新生儿至 67 岁不等，平均 13 岁；儿童幼年型颗粒细胞瘤中约 80% 出现女性性早熟，占女性性早熟综合征病例的 10%；较年长患者可有腹痛、腹胀，有时出现月经过多或闭经，常伴随假性早熟，有阴道出血、乳房发育等雌激素增高的体征，少数患者睾酮增高，或伴有内生软骨瘤病[270]，甚至 Maffucci 综合征[271]。

JGCT 典型特征为青春期前发病患者出现女性假性性早熟症状，青春期后发病患者常有月经紊乱，极少数患者因雄激素分泌增多出现男性化表现[272]；部分患者以盆腔包块、腹痛、腹胀和腹腔积液等不典型表现，或因肿瘤扭转、破裂以急腹症就诊[235]。临床病理特点不突出，早期诊断较困难，易误诊漏诊[273-274]。

少数 JGCT 患者可合并多发性内生性软骨瘤和（或）伴血管瘤综合征，且 JGCT 与内生性软骨瘤病变常为同侧。另有文献报道，JGCT 可伴有高钙血症[273-274]。

因高水平雌激素的长期刺激，可发生相关合并症，如子宫体积增大、内膜增生、子宫内膜癌、子宫肌瘤等；有 25% ~50% 的患者可合并子宫内膜增生，5% ~10% 可并存子宫内膜癌[243,275-276]。

（三）影像学检查

腹盆腔超声有助于检出肿物的大小甚至类型，于多数肿瘤内及周边也可探及线条状或斑片状血流信号[277]，但敏感度低，而 CT、MRI 在 GCTO 诊断中发挥重要作用。

典型的卵巢颗粒细胞瘤多为单侧，右侧多见，双侧少见，万虹利等[278]报道了 21 例卵巢颗粒细胞瘤，发生于右侧 13 例、左侧 5 例、双侧 3 例；呈圆形或椭圆形囊性、囊实性或实性肿物，边界清晰，形态规则[242,278-279]。

1. CT 检查

OGCT 的 CT 通常表现为盆腔内单发的囊实性或实性肿块影，部分肿块较大者可延伸至下腹部，边界清晰，包膜完整，对周缘软组织呈推压改变，未见明显侵犯；增强后肿块内实性成分呈轻至中度强化，多合并子宫增大，子宫内膜增厚，并伴有腹腔及盆腔积液[256]。

卵巢颗粒细胞瘤多为单发病灶，肿瘤大小不一，可呈较规则类圆形或明显不规则分叶状肿块，但以不规则状常见[280]，周尚军等[257]报道 11 例患者，10 例有浅分叶或分叶，占 90.9%。

卵巢颗粒细胞瘤是以实性还是以囊性为主，与肿瘤大小相关，肿瘤早期较小时以实性肿块为主，后期肿瘤体积较大时，其内出现多发囊变而以囊实性肿块为主。有学者认为[281]，以实性肿块内多发囊变最常见，其内多发大小不等的囊性变，囊内壁光滑、锐利，其形成机制可能是颗粒细胞瘤不断坏死液化造成的结果[282]。

Kim[278]将其分为 2 型：伴不同程度囊变区的实性肿块和多分隔的囊性肿块。朱正等[242]将颗粒细胞瘤分为 3 型，即实性肿瘤、囊实性肿瘤和厚壁囊性肿瘤。Ko 等[282]将 13 例成人型颗粒细胞瘤超声及 CT 表现分为 5 种影像类型，即多房囊性肿块、薄壁单房肿块、厚壁单房肿块、不均一实性肿块和均一实性肿块。

姬妮娜等[283]认为，增强扫描后的肿瘤强化方式与 OGCT 的供血动脉关系密切，因 OGCT 内部缺乏丰富的血管，其实质部分主要为纤维组织组成，因此增强扫描后仅表现为轻至中度强化改变；但当女性患者出现盆腔单发囊实性混杂密度肿块时，尽管增强后有明显强化，仍不能除外 OGCT 的可能。

2. MRI 检查

肿瘤呈圆形或卵圆形，分叶不明显，有清楚、较厚包膜；肿瘤结构特点为囊实性肿块，实性部分 T1WI 信号稍低于子宫肌层、T2WI 信号高于子宫肌层的软组织信号，增强扫描病变明显强化，但强化程度略低于子宫肌层的信号；T2 轴向可表现为大的、多房性肿物间有实性部分相连的影像，称为葡萄串征(bunch－of－grapes)[284]。

肿瘤均含有多囊，较小的囊分布于实性成分内，呈"蜂窝状"或"海绵状"，增强扫描此特征更为突出。较大的囊与囊之间有较厚、厚薄均匀的间隔，边缘规则，无明显壁结节，多数肿瘤有囊内出血。很少发现与 GCTs 相关的子宫改变[285]。

囊性肿块一般呈长 T1WI 信号、长 T2WI 信号，多囊内见厚薄不一的分隔，较厚为主，囊实性肿块呈等长 T1WI 混杂、长 T2WI 信号，实性肿块呈稍短 T1WI、稍长 T2WI 信号，增强扫描动脉期囊壁、分隔及实性肿块明显强化，延迟期持续强化。OGCT 强化方式与分泌性激素有关，因高水平雌激素刺激，颗粒细胞瘤内可产生大量新生血管及动静脉瘘[286]。

邹玉坚等[286]报道了 12 例卵巢颗粒细胞瘤，肿瘤均为单侧，类圆形，包膜完整的囊实性肿块；11 例行 MR 平扫，实性部分呈等/稍长 T1、稍长 T2 信号。张校双等[287]报道了 15 例经手术病理证实的卵巢颗粒细胞瘤，MRI 表现为附件区边界清晰、形态较规则的囊性、囊实性、实性肿块；囊性肿块呈长 T1WI 信号、长 T2WI 信号，内见厚薄不一分隔，囊内壁光滑，囊实性肿块呈等长 T1WI 混杂 T2 信号，内见出血、纤维变性坏死，囊内壁光滑，实性肿块呈稍短 T1WI、稍长 T2WI 信号，DWI 囊壁、分隔及实性成分呈高信号，增强扫描肿块实性成分明显持续强化，囊性成分未见强化。

(四)基因检测

1. FOXL2 基因

翼状螺旋/叉头转录因子(forkhead activin signal transducer，forkhead box L2，FOXL2)基因只有一个编码翼状螺旋/叉头转录因子的外显子，为颗粒细胞分化和卵泡发育所必需，其可能与调控生长分化因子 9、抑制素及抗苗勒管物质(MIS)的表达有关。

FOXL2 基因突变的患者表现为睑裂狭小综合征，是常染色体显性遗传病，在女性中主要表现为眼睑缺陷、卵巢功能早衰。该基因表达缺失或降低的患者肿瘤细胞的分裂更加活跃，更易出现血性腹水，临床分期更趋向于晚期。

95% ~97%的成人型 GCTs 患者存在 FOXL2 基因突变[288]，如 FOXL2 402C－G 突变[289]，因此该基因的表达异常可作为该肿瘤的预后指标。

2. GATA－4 基因

GATA 是基因启动子中的一段保守序列，通过与不同蛋白结合调控蛋白转录翻译，从而影响细胞功能及生长。

研究显示，转录因子 GATA－4 亦参与卵泡刺激素(FSH)信号通路转导过程。GATA－4 通过过度激活 B 细胞淋巴瘤/白血病－2 基因(B－cell lymphoma/Leukemia－2，Bcl－2)及调控肿瘤坏死因子相关凋亡诱导配体(TRAIL)影响颗粒细胞的凋亡而参与 GCTs 的形成[290]。

3. MIS 基因

MIS 由生育期的卵巢颗粒细胞表达，通过抑制 FSH 对卵泡的过度刺激，进而控制优势卵泡的形成。

MIS 可启动细胞凋亡机制调控细胞增殖过程，但多数 GCTs 患者表现为低表达[291]；MIS 的基因表达与卵巢 GCTs 大小呈负相关。

（五）组织病理学

1. 大体观

肿瘤95%～98%的OGCT为单发，呈圆形或卵圆形，表面光滑，有完整的包膜，包膜厚度不均匀，切面呈囊实性，实性成分质地较韧，囊内为清亮或血性液体，可伴有腹水[292]。

2. 镜下观

1）瘤细胞特征

OGCT镜下特征为肿瘤细胞呈卵泡状，实性成分内见不同比例的卵巢间质成分，由网状纤维组织包绕肿瘤细胞。

OGCT组织学分级可分为高分化、低分化，高分化型微滤泡结构显著，30%～50%的肿瘤表现为Call-Exner小体，即分布在瘤细胞群中的许多囊性小区，由核碎裂或核固缩形成，瘤细胞略呈放射状排列，胞核中央有纵沟形成，咖啡豆样外观，核沟明显，胞核均一，有丝分裂率低。

低分化型分为丝带型（颗粒细胞单行曲折排列）和肉瘤样颗粒细胞增生，但在恶性变过程中，可表现为微滤泡型、滤泡型、梁索型、岛屿型中的某一种或多种组织学类型混合存在。

根据镜下特点分为幼年型和成人型，通常将卵巢颗粒细胞瘤分为成年型和幼年型2种，以成人型多见[293]，幼年型颗粒细胞瘤具有2个与成年型颗粒细胞瘤不同的、最重要的细胞学特征[269]，其病理分型与治疗方案及预后密切相关[294-295]。

2）成年型颗粒细胞瘤

成年型颗粒细胞瘤的占95%，属于低度恶性肿瘤，主要发生在育龄期及绝经后妇女。邹玉坚等[286]报道了12例卵巢颗粒细胞瘤，10例为成年型卵巢颗粒细胞瘤，低分化3例，2例腹膜、肠壁、输卵管见转移灶；中分化2例。

镜下典型特征为CallExner小体和核沟，根据肿瘤细胞的形状和排列分为巨卵泡型、微小卵泡型、腺管型、梁柱型、丝绸型和弥漫型等。

A-GCT肿瘤的细胞特征是瘤细胞小，呈圆形、卵圆形、梭形、多角形。胞质少、嗜淡伊红或中性，胞界不清楚；瘤细胞周围无网织纤维包绕。

肿瘤细胞组织排列形态：瘤细胞可排列成多种形式．如微滤泡型、巨滤泡型、小梁型、丝带型、弥漫型等；有时为数种类型混合。

染色质呈细网状，核中央有核沟，形成咖啡豆样外观。瘤细胞异型性小，核分裂少，一般<3个/10HPF。

3）幼年型颗粒细胞瘤

幼年型颗粒细胞仅占5%，多见于30岁以下妇女，恶性程度高。

镜下肿瘤细胞均匀一致，核分裂象常明显，Call-Exner小体和核沟罕见，其生长方式为弥漫性和巨滤泡型。

幼年型颗粒细胞瘤的典型表现为细胞丰富的实性肿瘤，伴局灶性滤泡结构形成，肿瘤亦可以完全为实性或完全为滤泡。

实性区肿瘤细胞弥漫分布或由纤维间隔分割成结节状，纤维间质中偶尔散在小簇肿瘤细胞；实性区通常以粒层细胞为主，常混有卵泡膜细胞，某些病例中可以卵泡膜细胞为主。硬化和钙化罕见。

滤泡的大小和形状不一，也可是规则的圆形或卵圆形。滤泡内含有嗜酸性或嗜碱性分泌物，约2/3的病例呈黏液卡红染色阳性；滤泡内衬粒层细胞，周围可有卵泡膜细胞包绕。

（六）免疫组化

OGCT 免疫组化 2 种类型均呈 CD99、α - 抑制素、波形蛋白（Vim）、S - 100 及平滑肌肌动蛋白（SMA）阳性，CK7 和 EMA 阴性[296]。

CA125 水平的升高在鉴别卵巢上皮性肿瘤及 GCTs 中不具有特异性，两者的鉴别在于后者抑制素阳性及上皮膜抗原阴性[297]。

抑制素由 2 个同源亚单位构成，一个是 α 亚单位，另一个是 βA 或 βB，分别构成抑制素 A 和抑制素 B。

随着围绝经期卵泡的衰退，正常绝经期妇女血清中抑制素 A、B 的浓度降低，甚至达到监测不到的水平。

抑制素 A 诊断 GCTs 的敏感度为 67%，特异度为 100%，而抑制素 B 分别为 89% 和 100%，抑制素 B 水平在患者出现临床复发前 11 个月即开始升高[297]。

当 A - GCT 病理形态学不典型时，免疫组化染色辅助诊断尤其重要[298]，常用标志物包括 α - inhibin、calretinin、EM，通常前两者阳性，后者阴性。CK 可阳性，EMA 及 CK7 均阴性；α - inhibin 常呈弥漫强阳性，需要注意的是在 AGCT 肉瘤样亚型中 α - inhibin 表达非常局限[299]。

幼年型颗粒细胞瘤，一般可表达 vimentin，大部分表达 pan - CK，不表达 CK7/CK20 和 EMA；α - inhibin 是性索间质肿瘤诊断中特异性和敏感性较高的指标，而 calretinin 敏感性更高但特异性较低，另外还表达 CD99、WT - 1、CD56、CD10 等。

（七）诊断

根据发病年龄、临床特点及组织病理学检查，卵巢成年型颗粒细胞瘤一般诊断较易；幼年型颗粒细胞瘤临床罕见，早期诊断有一定难度[300-301]，诊断标准尚未统一[302]。

组织病理学检查为 JGCT 诊断的金标准，而免疫组化对其诊断与鉴别诊断有重要价值[303]。

JGCT 多为单侧发病，瘤体体积通常较大，直径 3~32cm，有包膜，内含囊实性或实性成分，包膜外侵犯罕见[304]。

镜下瘤细胞呈卵泡样，缺乏核纵沟，胞质丰富，核分裂活跃，极少含 Call - Exner 小体，10%~15% 呈重度异型性[256]。

对 JGCT 最有诊断价值的免疫组化指标为 α - inhibin、CD99 和 calretinin。α - inhibin 和 calretinin 对于 JGCT 具有高度的诊断敏感性，且 α - inhibin 的诊断敏感性更高[305]。

CD99 表达于正常的颗粒 - 支持细胞中，是鉴别 JGCT 和卵巢低分化肿瘤的首选免疫组化指标。另外，在 JGCT 免疫组化中，keratin、WT - 1、CD10、S - 100、CD56 和 SMA 大部分阳性，25%~50% 的其他性索间质肿瘤中 EMA 为局阳性[264]。

其他指标，如 CK（AE1/AE3）、vimentin、ER 均阳性，PR 局阳性，Ki - 67 阳性率为 30%，PLAP、SALL -4、AFP、CD30 均阴性，可能有助于明确卵巢 JGCT 的诊断；PLAP、CD30、HCG 和 AFP 阴性表达有助于排除生殖细胞肿瘤，而 EMA 阴性表达有助于排除上皮性肿瘤。

（八）治疗

1. 手术治疗

手术是目前治疗 GCTO 的首选方法，手术原则为最大限度地切除肿瘤至无病变残留[306]。对于术式的选择，NCCN 指出，卵巢恶性肿瘤必须行包括"全子宫、双附件、大网膜切除、盆腔内多点活检、盆腔及腹主动脉旁淋巴结清扫"在内的全面分期手术。一般而言，对于无生育要求患者，可行全子宫加双侧附件切除术；对于年轻有生育要求的 Ⅰa 期患者，则可考虑先行单侧附件切除术，待生育后再行对侧附件和子宫切除术[233]。

对于围绝经期或绝经后的颗粒细胞瘤患者的最佳治疗方法是全子宫切除 + 双侧输卵管、卵巢切除术，对年轻妇女需要重点考虑保留生育功能。

目前幼年型颗粒细胞瘤治疗上尚存在争议，但到目前为止，手术仍是首选方案，患侧附件切除是对ⅠA期且欲保留生育能力年龄小的患者最主要的治疗方法[238,307]；如对侧卵巢外观正常，则不建议进行活检，保留子宫和对侧卵巢，无瘤生存率可达 80% ~ 90%。

对 GCTO 患者的手术范围目前仍有争议，van Meurs 等[308]研究认为，对于子宫内膜没有病变的 GCTO 患者，可不行子宫切除术。多项研究表明[309 - 312]，对于早期患者，淋巴结是否清扫不影响患者局部复发及远期生存，故对早期患者可不行淋巴结清扫术。Thrall 等[310]认为，早期 GCTs 分期手术中行盆腔及腹主动脉旁淋巴结清扫对于肿瘤的复发意义有限，初治患者全面分期手术时可不予淋巴清扫。Brown 等[311]对 58 例患者肿大或可疑转移淋巴结进行采样，结果未发现淋巴结转移。

术后放疗的作用尚不确定，但对晚期或术后残留的患者，可考虑行术后放疗[313 - 314]。

2. 化学治疗

一般认为，早期 GCTO 患者（Ⅰ、Ⅱ期）预后良好，通常不需要辅助化疗；但对于晚期 GCTO 患者（Ⅲ、Ⅳ期）或复发患者，应考虑行术后辅助化疗[233]。

对成人型和具有高危因素，如术前肿瘤破裂、肿瘤直径大于 10cm、高分裂象或分化差的患者应辅助化疗。

刘畅等[303]报道了 1 例 20 岁巨大卵巢幼年型颗粒细胞瘤，因腹部渐隆起伴腹胀、食欲缺乏、尿频、月经紊乱入院，全腹 CT 检查示腹腔及盆腔内囊性占位性病变，剖腹探查术见一灰白色囊性肿物，底部与左侧输卵管相连，术中快速病理检查考虑为卵巢性索间质肿瘤，行左侧卵巢肿物切除 + 右侧卵巢楔形活检术；术后病理诊断为卵巢 JGCT，术后予 BEP 方案化疗 3 个疗程，随访 4 个月，月经恢复正常，肿瘤无复发。

万虹利等[247]报道了 21 例卵巢颗粒细胞瘤，FIGO 分期为Ⅰ期 13 例、Ⅱ期 1 例、Ⅲ期 6 例、Ⅳ期 1 例。全部行手术治疗，行全子宫及双附件切除术 9 例，行全子宫及单侧附件切除术 8 例，行剖腹探查腹腔肿瘤切除术 4 例；行全子宫及附件切除术后再次手术 3 例；13 例行辅助化疗。术后随访，5 年和 10 年生存率分别是 71.43% 和 52.38%。

目前没有统一化疗方案，文献报道的化疗药物主要有博来霉素、顺铂、依托泊苷、长春新碱、放线菌素 - D、5 - 氟尿嘧啶、阿霉素、环磷酰胺、紫杉类药物等；一般多主张使用以铂类为基础的联合方案，如 CAP、PVB、BEP、BVP、TP 等，联合化疗的治疗反应率为 20% ~ 100%。

目前，幼年型颗粒细胞瘤的化疗方案有 PVB、PE（顺铂 + VP16 + 异环磷酰胺）、PEB（顺铂 + VP16 + 博来霉素）和 PIV（顺铂 + 异环磷酰胺 + 长春新碱）方案等，但幼年型颗粒细胞瘤对其敏感性有待进一步验证，最佳的治疗方案亦还有待确定[315]。

3. 内分泌治疗

对于晚期、复发、化疗耐药及进展的患者，可进行内分泌治疗；甲羟孕酮、甲地孕酮、他莫昔芬、芳香酶抑制药、GnRH 拮抗药等内分泌治疗药物可用于 GCTO 患者治疗，但其疗效并不稳定，不能延长生存期[233]。但 Kourie 等[316]报道 1 例患者术后复发不能再切除，运用芳香酶抑制药来曲唑治疗 2 年，肿块明显缩小。Korach 等[317]报道，使用阿那曲唑治疗 4 例复发的 GCTs 患者，1 例完全缓解，1 例部分缓解，4 例取得 11 ~ 53 个月的肿瘤无进展期。

4. 靶向治疗

有报道[318]，甲磺酸伊马替尼治疗晚期 GCTs 复发患者有效。Xia 等[319]报道，用贝伐单抗治疗

GCTs，反应率达 38%，有效率 63%。

5. 复发后的治疗

GCT 患者可能表现出随着随访时间的延长，GCT 复发率升高、死亡率增加的特点[320]。Pectasides 等[240]认为，患者长期(大于 15～20 年)肿瘤相关的死亡风险可达到 50%。复发或转移常出现在原发性肿瘤切除 5～10 年后；王功伟等[321]报道，25%～30% 的患者切除肿瘤后 3 年内可复发，复发患者的平均存活时间为 5 年。

成人型 GCT 为低度恶性肿瘤，其复发率差异较大，多为 17%～50%[322]，且具有远期复发的特点，文献中尚有 GCT 的复发间隔时间长达 37 年的报道[323]。目前，文献报道最长的 1 例复发时间为 40 年[324]。Fotopoulou 等[325]报道 19 例复发 GCT 患者中，13 例为近期复发，6 例为远期复发。

GCTs 的复发部位多见于腹盆腔，远处转移很少见，可出现肺、肝、脑、骨、横膈膜、腹壁、肾上腺的转移，甚至锁骨上淋巴结的转移也有报道[326]。Lee 等[255]对 149 例复发 GCT 患者进行研究发现，盆腔复发和盆腔外转移的比例分别占 55% 和 47.7%；盆腔外转移的部位包括腹膜种植、腹膜后转移，肝、肺、脾等脏器转移。

腹膜种植可表现在肝周、肠系膜、大网膜的播散性结节或浸润性包块[233]，而腹膜后转移病例中 50% 为淋巴结转移。另外，复发 GCT 转移至盆腔以外部位并非少见，且多以腹腔内扩散为主[324]。

值得一提的是，Boggess 等[327]报道，GCT 患者的血浆抑制素(inhibin)水平明显升高，在肿瘤消退期间持续下降，复发前约 11.5 个月再次升高，升高程度与肿瘤大小直接相关。

目前，复发 GCT 的治疗尚缺乏标准方案，但多数学者认为，肿瘤细胞减灭术是首选的治疗方法，是控制症状和延长生存期的有效方法。

因此，对于复发患者，应争取再次手术，尽可能将复发病灶行减瘤术，并配合放化疗等综合治疗[328]。Fotopoulou 等[325]报道，80% 的复发 GCT 患者可手术切除，并获得满意的减瘤，且复发 GCT 患者的手术切除率要高于复发卵巢癌。Chua 等[329]报道，5 例多次复发的 GCT 患者均接受了多次减瘤手术，其中 1 例接受了 4 次减瘤手术，此 5 例复发患者再次手术治疗后的无瘤生存时间为 10～95 个月。

肖会廷等[330]报道了 13 例复发卵巢成人型颗粒细胞瘤，9 例接受再次手术治疗，3 例接受单纯化疗，1 例接受单纯放疗；接受手术治疗的患者 8 例接受术后辅助化疗，1 例接受术后辅助放疗。13 例患者确诊复发后的中位生存时间为 23 个月(6～49 个月)；接受手术治疗的 9 例患者，确诊复发后的中位生存时间为 27 个月(18～49 个月)；行非手术治疗 4 例患者，确诊复发后的中位生存时间为 10.5 个月(6～16 个月)。

近年来，内分泌治疗及靶向药物在进展期和复发 AGCT 患者中得以应用，但疗效尚需进一步临床验证[331-332]。

(九) 预后

绝大多数卵巢 GCTs 为良性，其预后良好，总的 5 年生存率可达到 85%～95%。

临床分期是影响卵巢颗粒细胞瘤预后的主要因素，多数患者临床分期为 I 期，早期治疗预后较好[281]，晚期则容易复发、转移[333]。MacSweeney 等[334]报道，I 期 GCTs 患者的 5 年生存率为 75%～95%，II 期则降至 55%～75%，III～IV 期仅为 22%～50%。万虹利等[247]报道，临床 I 期患者 5 年和 10 年生存率分别为 92.3% 和 76.9%，III 期和 IV 期 5 年生存率分别为 42.9% 和 14.3%，有显著性差异。

肿瘤细胞组织学分级对预后的评估有一定意义[245]，Farkkila 等[335]认为，抗苗勒激素(AMH)、血浆抑制素(inhibin)有望成为监测病情和预测复发的肿瘤标志物。

1. 幼年型颗粒细胞瘤

幼年型颗粒细胞瘤的预后较好,临床结果一般呈良性,有很高的治愈率,只有5%的肿瘤生物学行为属恶性[336]。

目前多数观点认为,肿瘤破裂、复发、盆腔内蔓延和累及卵巢外组织器官等临床特征均提示GCT预后不良[337]。临床分期可作为评估JGCT预后的重要指标,Ⅰ期患者的5年生存率为90%~95%,而晚期患者5年生存率降低为25%~50%[304]。

Sehouli等[338]的研究证实,核分裂象具有重要的预后价值,核分裂象越高,预后越差。Kalfa等[339]研究认为,FOXL2基因的表达减少或消失显示预后不良。另外,血清抑制素和AMH可作为随访过程中监测复发的可靠标志物。

与A-GCT具有晚期复发的特点不同,JGCT的复发常发生在术后3年内,极少数患者有晚期复发,因此需长期随访。

2. 成人型颗粒细胞瘤

WHO女性生殖系统肿瘤分类指出,A-GCT患者预后不良的因素包括临床分期晚、肿瘤体积大(最大直径超过15cm)、两侧卵巢对称发生、肿瘤破裂;Huo等[340]认为,AGCT中出现高核分裂象以及肉瘤样亚型与肿瘤的复发密切相关。田亮等[341]认为,AGCT均为恶性肿瘤,有"远期复发"的特征,其长期随访尤为重要。肖会廷等[330]报道了13例复发卵巢成人型颗粒细胞瘤,确诊复发距离初次治疗的中位间隔时间为6年(0.5~20年),远期复发(≥10年)患者5例,近期复发(<10年)患者8例,13例患者中单纯盆腔局限复发4例,盆腔合并腹腔广泛转移5例,腹膜后转移4例。

(张彦兵)

参考文献

[1] Abrikossoff A I. Uber Myome, ausgehend von der quer gestreifter willknerlicher Mu skulatur[J]. Virchow Arch Path Anat, 1926, 260(2): 215 - 233.

[2] Cavaliere A, Sidoni A, Ferri I, et al. Granular cell tumor: an immunohistochemical study[J]. Tumori, 1994, 80(3): 224 - 228.

[3] vande L S, Thunnissen E, Postmus P, et al. Granular cell tumor of the oral cavity: a case series including a case of metachronous occurrence in the tongue and the lung[J]. Med Oral Patol Oral Cir Bucal, 2015, 20(1): e30 - e33.

[4] Narra SL, Tombazzi C, Datta V, et al. Granular cell tumor of the esophagus: report of five cases and review of the literature[J]. Am J Med Sei, 2008, 335(5): 338 - 341.

[5] Kurman R J, Carcangiu M L, Herrington C S, et al. WHO Classification of Tumours of Female Reproductive Organs[M]. 4thed. Lyon: IARC, 2013: 50 - 52.

[6] Joo M, Park S H, Chang S H, et al. Cytogenetic and molecular genetic study on granular cell glioblastoma: a case report[J]. Human pathology, 2013, 44(2): 282 - 288.

[7] Behzatoglu K, Bahadlr B. Malignant granular cell tumor with unusual histological features[J]. Pathol Int, 2007, 57(2): 115 - 119.

[8] Cui Y, Tong S S, Zhang Y H, et al. Granular cell tumor: A report of three cases and review of literature[J]. Cancer Biomark, 2018, 23(2): 173 - 178.

[9] 王坚, 朱雄增, 张仁元. 恶性颗粒细胞瘤10例临床病理学观察及文献复习[J]. 中华病理学杂志, 2004, 33(6): 497 - 502.

[10] 方铣华, 张谷, 程晔. 颗粒细胞瘤15例临床病理分析[J]. 临床与实验病理学杂志, 2006, 22(4): 417 - 420.

[11] Jardines L, Cheung L, LiVolsi V, et al. Malignant granular cell tumors: report of a case and review of the literature[J]. Surgery, 1994, 116(1): 49 - 54.

[12] Ordonez N G. Granular cell tumor: a review and update[J]. Adv Anat Pathol, 1999, 6(4): 186 - 203.

[13] Mahoney A, Garg A, Wolpowitz D, et al. Atypical granular cell tumor – apropos of a case with indeterminate malignant potential[J]. Am J Dermatopathol, 2010, 32(4): 370 – 373.

[14] Endo S, Hiraski S, Doi T, et al. Granular cell tumor occurring in the sigmoid colon treated by endoscopic mucosal resection using a transparent cap(EMR – C)[J]. J Gastroenterol, 2003, 38(4): 385 – 389.

[15] Eguia A, Uribarri A, GayEscoda C, et al. Granular cell tumor: report of 8 intraoral cases[J]. Med Oral Patol Oral Cir Bucal, 2006, 11(5): E425 – 428.

[16] 薛敬玲，樊明文，汪说之，等. 口腔颗粒细胞瘤 14 例临床病理分析[J]. 中华口腔医学杂志，2005，40(4): 302 – 306.

[17] Scala W A, Fernandes A M, Duprat Ade C, et al. Granular cell tumor of the larynxin children: a case report[J]. Braz J Otorhinolaryngol, 2006, 74(5): 780 – 785.

[18] Brannon R B, Anand P M. Oral granular cell tumors: an analysis of 10 new pediatric and adolescent cases and a review of the literature[J]. J Clin Pediatr Dent, 2004, 29(1): 69 – 74.

[19] 薛敬玲，刁路明，陈新明，等. 47 例软组织颗粒细胞瘤临床病理分析[J]. 临床与实验病理学杂志，2010，26(5): 556 – 559.

[20] 孟群，卢侠名，叶再元，等. 20 例颗粒细胞瘤临床病理学分析[J]. 肿瘤学杂志，2015，21(4): 346 – 349.

[21] 何珏，王天科. 颗粒细胞瘤 43 例临床病理分析[J]. 诊断病理学杂志，2015，22(11): 692 – 696.

[22] 房惠琼，张良运，刘芳，等. 颗粒细胞瘤 37 例临床病理分析[J]. 诊断病理学杂志，2020，27(7): 459 – 462，467.

[23] Ebecken R, Ebecken K, Motta R N, et al. Multiple colonic granular cell tumors[J]. Gastro intest Endosc, 2002, 55(6): 718.

[24] Moseley I. Granular cell tumour of the orbit: radiological findings[J]. Neuroradiol, 1991, 33(5): 399 – 402.

[25] Vered M, Carpenter W M, Buchner A. Granular cell tumor of the oral cavity: updated immunohistochemical profile [J]. J Oral Pathol Med, 2009, 38(1): 150 – 159.

[26] Hong R, Lim S C. Granular cell tumor of the cecum with extensive hyalinization and calcification: a case report[J]. World J Gastroenterol, 2009, 15(26): 3315 – 3318.

[27] Tran T A, Kallakury B V, Carter J, et al. Coexistence of granular cell tumor and ipsilateral infiltrating ductal carcinoma of the breast[J]. South Med J, 1997, 90(11): 749 – 751.

[28] 樊祥山，张明，吴鸿雁，等. 上消化道颗粒细胞肿瘤 10 例临床病理学分析[J]. 临床与实验病理学杂志，2010，26(2): 158 – 162.

[29] Ordóňez N G, Mackay B. Granular cell tumor: a review of the pathology and histogenesis[J]. Ultrastruct Pathol, 1999, 23(1): 207 – 222.

[30] Bellezza G, Colella R, Sidoni A, et al. Immunohistochemical expression of Galectin – 3 and HBME – 1 in granular cell tumors: a new finding[J]. Histol Histopathol, 2008, 23(9): 1127 – 1130.

[31] Daniel M, Suffin D O, Feroz N, et al. Granular cell tumor of the trachea: a case report and review of the literature [J]. Clin Pulm Med, 2010, 17(1): 53 – 55.

[32] Armin A, Connelly E M, Rowden G. An immunoperoxidase investigation of S – 100 Protein in granular cell myoblastomas evidence for schwann cell derivation[J]. Am J Clin Pathol, 1983, 79(1): 37 – 44.

[33] Newton P, Schenker M, Wadehra V, et al. A case of metastatic non – neural granular cell tumor in a 13 – year – old girl[J]. J Cutan Pathol, 2014, 41(6): 536 – 538.

[34] Fanburg – Smith J C, Meis – Kindblom J M, Fante R, et al. Malignant granular cell tumor of soft tissue: diagnostic criteria and clinicopathologic correlation[J]. Am J Surg Pathol, 1998, 22(7): 779 – 794.

[35] Rekhi B, Jambhekar N A. Morphologic spectrum, immunohistochemical analysis, and clinical features of a series of granular cell tumors of soft tissues: a study from a tertiary referral cancer center[J]. Ann Diagn Pathol, 2010, 14 (3): 162 – 167.

[36] Gomes C C, Fonseca S T, Gomez R S. Evidence for loss of heterozygosity (LOH) at chromosomes 9p and 17p in oral granular cell tumors: a pilot study[J]. Oral Surg Oral Med Oral Pathol Oral Radiol, 2013, 115(2): 249 – 253.

[37] Goldblum J R, Folpe A L, Weiss S W, et al. Enzinger and Weiss's soft tissue tumors[M]. 6th ed. Philadelphia: Elsevier Inc, 2014: 838 – 846.

[38] Chamberlain B K, McClain C M, Gonzalez R S, et al. Alveolar soft part sarcoma and granular cell tumor: an immunohistoche mical comparison study[J]. Hum Pathol, 2014, 45(5): 1039 – 1044.

[39] Schoolmeester J K, Lastra R. Granular cell tumors overexpress TFE3 without corollary gene rearrangement[J]. Hum Pathol, 2015, 46(8): 1242 – 1243.

[40] Aoyama K, Kamio T, Hirano A, et al. Granular cell tumors: a report of six cases[J]. World Journal of Surgical Oncology, 2012, 10: 204 – 209.

[41] Ma'trai Z, Langma'r Z, Szabo' E, et al. Granular cell tumour of the breast: case series and review of the literature [J]. Eur J Gynaecol Oncol, 2010, 31(6): 636 – 640.

[42] 胥荣, 李红霞, 范钦和, 等. 食管颗粒细胞瘤4例临床病理分析[J]. 诊断病理学杂志, 2010, 17(2): 114 – 116.

[43] Lack E E, Worsham G F, Callihan M D, et al. Granular cell tumor: a clinicopathologic study of 110 patients[J]. J Surg Oncol, 1980, 13(4): 301 – 316.

[44] 赵雨占, 何妙侠, 王建军. 消化道颗粒细胞瘤的12例临床病理分析[J]. 临床与实验病理学杂志, 2010, 25 (3): 305 – 307.

[45] Qureshi N A, Tahir M, Carmichael A R. Granular cell tumour of the soft tissues: a case report and literature review [J]. Int Semin Surg Oncol, 2006, 24(3): 21 – 23.

[46] ElAouni N, Laurent I, Terrier P, et al. Granular cell tumor of the breast[J]. Diagn Cytopathol, 2007, 35(11): 725 – 727.

[47] Hùlagù S, Sentùrk O, Aygùn C, et al. Granular cell tumor of esophagus removed with endoscopic submucosal dissection[J]. Turk J Gastroenterol, 2007, 18(3): 188 – 191.

[48] Arevalo C, Maly B, Eliashar R, et al. Laryngea lgranular cell tumor[J]. J Voice, 2008, 22(3): 339 – 342.

[49] 陈剑秋, 朱春生, 赵建华, 等. 喉颗粒细胞瘤1例并文献复习[J]. 山东大学耳鼻喉眼学报, 2009, 23(1): 26 – 27.

[50] Singhi A D, Montgomery E A. Colorectal granular cell tumor: a clinicopathologic study of 26 cases[J]. Am J Surg Pathol, 2010, 34(8): 1186 – 1192.

[51] 李松梅, 黄述斌. 胃颗粒细胞瘤1例[J]. 诊断病理学杂志, 2016, 23(5): 399 – 400.

[52] Kusano J, Iquchi F, Takahashi Y, et al. Neck and superior mediastinal ranular cell tumor excised via a combined approach[J]. Auris Nasus arynx, 2015, 42(1): 72 – 76.

[53] 章宜芬. 恶性颗粒细胞瘤的临床病理特征[J]. 诊断病理学杂志, 2009, 16(5): 385 – 388.

[54] 王秋鹏, 甘梅富, 王四玲, 等. 颗粒细胞瘤14例临床病理学观察与文献复习[J]. 实用肿瘤杂志, 2011, 26 (5): 510 – 513.

[55] Patel H B, Leibman A J. Granular cell tumor in a male breast: Mammographic, sonographic, and pathologic features[J]. Journal of clinical ultrasound: JCU, 2013, 41(2): 119 – 121.

[56] Machado I, Cruz J, Lavemia J, et al. Solitary, multiple, benign, atypical, ormalignant: the "granular cell tumor" puzzle[J]. Virchows Arch, 2015, 468(5): 527 – 538.

[57] Tsuchida T, Okada K, Itoi E, et al. Intramuscular malignant granular cell tumor[J]. Skeletal Radiol, 1997, 26 (2): 116 – 121.

[58] 王全义, 冯彦丽, 赵丽华, 等. 颗粒细胞瘤11例临床病理分析[J]. 诊断病理学杂志, 2015, 22(12): 753 – 756.

[59] 吕丹, 刘世喜, 余蓉, 等. 喉颗粒细胞瘤的临床分析[J]. 临床耳鼻咽喉头颈外科杂志, 2013, 27(3): 116 – 118.

[60] Sohn D K, Choi H S, Chang Y S, et al. Granular cell tumour of colon: report of a case and review of literature[J]. World J Gastroenterol, 2004, 10(16): 2452 – 2454.

[61] Johnston J, Helwing E B. Granular cell tumors of the gastrointestinal tract and perianal region: a study of 74 cases [J]. Dig Dis Sci, 1981, 26(9): 807 – 816.

[62] Canbay A, Gieseler R K, Hoffmann P, et al. Persistently altered visceral perception after resection of an esophageal granular cell myoblastoma: a therapeutic concept revisited[J]. Z Gastroenterol, 2003, 41(9): 917 – 920.

[63] 林海君, 余晶晶, 林琪, 等. 结直肠颗粒细胞瘤8例临床病理分析[J]. 临床与实验病理学杂志, 2016, 32 (8): 921 – 923.

[64] Polasek J B, Yosef L, Fares N, et al. Granular cell tumor of the infundibulum: a systematic review of MR – radiography, pathology, and clinical findings[J]. J Neurooncol, 2018, 140(2): 181 – 198.

[65] Fletcher C D, Bridge J A, Hogendoorn P C, et al. WHO classification of tumors of soft tissue and bone[M]. Lyon: IARC, 2013: 178 – 179.

［66］ Fanburg J C, Meis J M, Fante R, et al. Malignant granular cell tumor of soft tissue: diagnostic criteria and clinico-pathologic correlation［J］. Am J Surg Pathol, 1998, 22(7): 779 - 794.

［67］ Jobrack A D, Goel S, Cotlar A M. Granular Cell Tumor: Report of 13 cases in a veterans administration hospital ［J］. Milmed, 2018, 183(9): e589 - e593.

［68］ Piazza C, Casirati C, Peretti G, et al. Granular cell tumor of the hypopharynx treated by endoscopic CO_2 laser exci-sion: Report of two cases［J］. Head Neck, 2000, 22(5): 524 - 529.

［69］ Angeles R M, Papari M. Malecki Z. Pathologic quiz case: a 43 year - old woman with an incidentally detected poste-rior mediastinal mass［J］. Arch Pmhd Lab Med, 2005, 129(1): e27 - e28.

［70］ Epstein D S, Pashaei S, Hunt E, et al. Pustulo - ovoid bodies of milian in granular cell tumors［J］. J Cutan Pathol, 2007, 34(5): 405 - 409.

［71］ Moten A S, Zhao H, Wu H, et al. Malignant granular cell tumor: clinical features and long - term survival［J］. J Surg Oncol, 2018, 118(6): 891 - 897.

［72］ Althausen A M, Kowals ki D P, Ludwig M E, et al. Granular cell tumors: a new clinically important histologic find-ing［J］. Gynecol Oncol, 2000, 77(2): 310 - 313.

［73］ 张冬梅, 魏建国, 方三高, 等. TFE3 和 SOX10 在颗粒细胞瘤中的表达及其临床意义［J］. 诊断病理学杂志, 2019, 26(1): 35 - 38.

［74］ 郑娇, 马英腾, 李长新. 23 例软组织颗粒细胞瘤临床病理学特征［J］. 现代肿瘤医学, 2018, 245(11): 130 - 134.

［75］ Koltsidopoulos P, Chaidas K, Chlopsidis P, et al. Granular cell (Abrikossoff) tumor in the head and neck: a series of 5 cases［J］. Ear Nose Throat J, 2016, 95(1): 36 - 39.

［76］ Steingrimsson E, Tessarollo L, Pathak B, et al. Mitf and TFE3, two members of the Mitf and TFE family of bHLH - Zip transcription factors, have important but functionally redundant roles inosteoclast development［J］. Proc Natl AcadSci USA, 2002, 99(7): 4477 - 4482.

［77］ 施艳琳, 张新华, 周航波, 等. TFE3 在腺泡状软组织肉瘤诊断中的初步应用［J］. 诊断病理学杂志, 2009, 16(1): 12 - 14.

［78］ Tsuji K, Ishikawa Y, Imamura T. Technique for differentiating alveolar soft part sarcoma from other tumors in paraf-finembedded tissue: comparison of immune - histochemistry for TFE3 and CD147 and of reverse transcription polymer-ase chain reaction for ASPSCR1 - TFE3 fusion transcript［J］. Hum Pathol, 2012, 43(3): 356 - 363.

［79］ Klima M, Peters J. Malignant granular cell tumor［J］. Arch Pathol Lab Med, 1987, 111(11): 1070 - 1073.

［80］ Battistella M, Cribier B, Feugeas J P, et al. Vascular invasion and other invasive features in granular cell tumours o fthe skin: a multicentre study of 119 cases［J］. J Clin Pathol, 2014, 67(1): 19 - 25.

［81］ Simsir A, Osborne B M, Greenebaum E. Malignant granular cell tumor: a case report and review of the recent litera-ture［J］. Hum pathol, 1996, 27(8): 853 - 858.

［82］ 袁光文, 吴令英, 宋艳, 等. 不典型外阴颗粒细胞瘤诊治及预后分析［J］. 中国肿瘤临床, 2012, 39(8): 469 - 471.

［83］ Brooks J J. Malignant granular cell tumors "myoblastomas". In: Wiliams CJ, Krikofian JG, Green MR, eds. Text book of Uncommon Cancer［M］. Sussex: John Wiley&Sons, 1988: 669 - 682.

［84］ Kapur P, Rakheja D, Balani J P, et al. Phosphorylated histone H3, Ki - 67, p21, fatty acid synthase, and cleaved caspase - 3 expression in benign and atypical granular cell tumors［J］. Arch Pathol Lab Med, 2007, 131(1): 57 - 64.

［85］ Nasser H, Ahmed Y, Szpunar S M, et al. Malignant granular cell tumor: a look into the diagnostic criteria［J］. Pathol Res Pratt, 2011, 207(3): 164 - 168.

［86］ Brown A C, Audisio R A, Regitnig P. Granular cell tumour of the breast［J］. Surgical oncology, 2011, 20(2): 97 - 105.

［87］ Jedrych J, Busam K. Multiple lesions of granular cell basal cell carcinoma: a case report［J］. Journal of cutaneous pathology, 2014, 41(1): 45 - 50.

［88］ Chen W S, Zheng X L, Jin L, et al. Novel diagnosis and treatment of esophageal granular cell tumor: report of 14 cases and review of the literature［J］. The Annals of thoracic surgery, 2014, 97(1): 296 - 302.

［89］ 袁晓红, 王风光, 汪育苗, 等. 口腔颗粒细胞瘤 13 例临床病理观察［J］. 北京口腔医学, 2013, 21(6): 341 - 344.

［90］ Di Tommaso L, Magrini E, Consales A, et al. Malignant granular cell tumor of the lateral femoral cutaneous nerve: report of a case with cytogenetic analysis［J］. Hum Pathol, 2002, 33(12): 1237 - 1240.

［91］ Moten A S, Movva S, Von Mehren M V, et al. Granular cell tumor experience at a comprehensive cancer center［J］.

J Surg Res, 2018, 226(6): 1 - 7.

[92] Rose B, Tamvakopouls G S, Yeung E, et al. Granular cell tumours: a rare entity in the musculoskeletal system[J]. Sarcoma, 2009: 765927.

[93] Tsukushi S, Nishida Y, Urakawa H, et al. Prognostic significance histological invasion in high grade soft tissue sarcomas[J]. Springerplus, 2014, 3: 544.

[94] Jungo1, Yasuo Y, Tsuyoshi S, et al. Atypical and malignant granular cell tumor in Japan: a Japanese musculoskeletal oncology up study[J]. Int J Clin Oncol, 2016, 21(4): 808 - 816.

[95] 卢涛, 杨堤, 刘彤华. 鞍区颗粒细胞瘤一例[J]. 中华病理学杂志, 1997, 26(3): 173.

[96] Benites Filho P R, Sakamoto D, Machuca T N, et al. Granular cell tumor of the neurohypophysis: report of a case with unusual age presentation[J]. Virchows Arch, 2005, 447(3): 649 - 652.

[97] Huang B Y, Castillo M. Nonadenomatous tumors of the pituitary and sella turcica[J]. Top Magn Reson Imaging, 2005, 16: 289 - 299.

[98] Mumert M L, Walsh M T, Chin S S, et al. Cystic granular cell tumor mimicking Rathke cleft cyst[J]. J Neurosurg, 2011, 114: 325 - 328.

[99] 李静, 杨光之, 王鲁平. 神经垂体颗粒细胞瘤临床病理观察[J]. 诊断病理学杂志, 2017, 24(2): 108 - 110.

[100] 徐芳芳, 戴平丰, 王超. 垂体颗粒细胞瘤影像学特征分析3例[J]. 临床放射学杂志, 2017, 36(3): 442 - 445.

[101] Cohen - Gadol A A, Pichelmann M A, Link M J, et al. Granular cell tumor of the sellar and suprasellar region: clinicopathologic study of 11 cases and literature review[J]. Mayo Clin Proc, 2003, 78: 567 - 573.

[102] Gagliardi F, Spina A, Barzaghi L R, et al. Suprasellar granular cell tumor of the neurohypophysis: surgical outcome of a very rare tumor[J]. Pituitary, 2016, 19: 277 - 285.

[103] Orning J L, Trembath D G, Zanation A M, et al. Endoscopic Endonasal Approach for Resection of Infundibular Granular Cell Tumor: Case Report and Literature Review[J]. J Case Rep Med, 2013, 2: 235 - 240.

[104] Mete O, Lopes M B, Asa S L. Spindle cell oncocytomas and granular cell tumors of the pituitary are variants of pituicytoma[J]. Am J Surg Pathol, 2013, 37(11): 1694 - 1699.

[105] 徐伟光, 殷利明, 钟德泉, 等. 神经垂体颗粒细胞瘤1例[J]. 中华显微外科杂志, 2009, 32(6): 470.

[106] 杨国强, 乔广宇, 轩爱军, 等. 神经垂体颗粒细胞瘤1例[J]. 中华神经科杂志, 2007, 40(11): 789 - 780.

[107] Gagliardi F, Losa M, Boari N, et al. Suprasellar granular cell tumor of the neurohypophysis in a child: unusual presentation in pediatric age of a rare tumor[J]. Childs Nerv Syst, 2013, 29: 1031 - 1034.

[108] Schaller B, Kirsch E, Tolnay M, et al. Symptomatic granular cell tumor of the pituitary gland: case report and review of the literature[J]. Neurosurgery, 1998, 42: 166 - 170.

[109] Covington M F, Chin S S, Osborn A G. Pituicytoma, spindle cell oncocytoma, and granular cell tumor: clarification and meta - analysis of the world literature since 1893[J]. AJNR, 2011, 32: 2067 - 2072.

[110] Halbauer D J, Meszaros I, Doczi T, et al. Rare sellar region tumors[J]. Pathol Oncol Res, 2003, 9: 134 - 137.

[111] Policarpio - Nicolas M L, Le B H, Mandell J W, et al. Granular cell tumor of the neurohypophysis: report of a case with intraoperative cytologic diagnosis[J]. Diagn Cytopathol, 2008, 36: 58 - 63.

[112] Shizukuishi T, Abe O, Haradome H, et al. Granular cell tumor of the neurohypophysis with optic tract edema[J]. Jpn J Radiol, 2014, 32: 179 - 182.

[113] Tomita T, Gates E. Pituitary adenomas and granular cell tumors. Incidence, cell type, and location of tumor in 100 pituitary glands at autopsy[J]. Am J Clin Pathol, 1999, 111(6): 817 - 825.

[114] Kasashima S, Oda Y, Nozaki J, et al. A case of atypical granular cell tumor of the neurohypophysis[J]. Pathol Int, 2000, 50(7): 568 - 573.

[115] Vogelgesang S, Junge M H, Pahnke J, et al. Sellar/suprasellar mass in a 59 - year - old woman[J]. Brain Pathol, 2002, 12(1): 135 - 136, 139.

[116] Becker D H, Wilson C B. Symptomatic parasellar granular celltumors[J]. Neurosurgery, 1981, 8(2): 173 - 180.

[117] Aquilina K, Kamel M, Kalimuthu S G, et al. Granular cell tumour of the neurohypophysis: a rare sellar tumour with specific radiological and operative features[J]. Br J Neurosurg, 2006, 20: 51 - 54.

[118] Ahmadi J, Destian S, Apuzzo M L, et al. Cystic fluid in craniopharyngiomas: MR imaging and quantitative analysis [J]. Radiology, 1992, 182: 783 - 785.

[119] Kamoshima Y, Sawamura Y, Motegi H, et al. Xanthogranuloma of the sellar region of children: series of five cases and literature review[J]. Neurol Med Chir(Tokyo), 2011, 51: 689 - 693.

[120] Makras P, Samara C, Antoniou M, et al. Evolving radiological features of hypothalamo – pituitary lesions in adult patients with Langerhans cell histiocytosis(LCH) [J]. Neuroradiology, 2006, 48: 37 – 44.

[121] 段兴邦，杨阿敏，康现鑫，等. 鞍区颗粒细胞瘤 1 例的病理分析及相关文献复习[J]. 现代生物医学进展，2014，14(14): 2714 – 2718.

[122] Menon G, Easwer H V, Radhakrishnan V V, et al. Symptomatic granular cell tumour of the pituitary[J]. Br J Neurosurg, 2008, 22: 126 – 130.

[123] 朱明涛，康德智，林元相，等. 神经垂体颗粒细胞瘤 2 例并文献复习[J]. 中国微侵袭神经外科杂志，2012，17(6): 281 – 282.

[124] Ordonez N G, Mackay B. Granular cell tumor: a review of the pathology and histogenesis[J]. Ultrastruct Pathol, 1999, 23(4): 207 – 222.

[125] Althausen A M, Kowalski D P, Ludwig M E, et al. Granular cell tumors: a new clinically important histologic finding[J]. Gynecol Oncol, 2000, 77(2): 310 – 313.

[126] Adeniran A, Al – Ahmadie H, Mahoney M C, et al. Granular cell tumor of the breast: a series of 17 cases and review of the literature[J]. Breast J, 2004, 10(6): 528 – 531.

[127] Abrikossof A I. Weitere untersuchungen über Myoblastenmyome[J]. Virchows Arch Pathol Anat, 1931, 280: 723 – 40.

[128] Le BH, Boyer P J, Lewis J E, et al. Granular cell tumor: immunohistochemical assessment of inhibin – alpha, protein gene product 9. 5, S – 100 protein, CD68, and Ki – 67 proliferative index with clinical correlation[J]. Arch Pathol Lab Med, 2004, 128(7): 771 – 775.

[129] Kommoss F, Mercer L, Schmidt R A, et al. Granular cell tumor of the breast mimicking carcinoma in pregnancy [J]. Obstet Gynecol, 1989, 73(5): 898 – 900.

[130] Kim E Y, Kang D K, Kim T H, et al. Granular cell tumor of the male breast: two case descriptions and brief review of the literature[J]. J Ultrasound Med, 2011, 30(9): 1295 – 1301.

[131] 郭云泉，赵峰，房新志，等. 乳腺颗粒细胞瘤 9 例临床病理分析[J]. 临床与实验病理学杂志，2011，27(5): 495 – 498.

[132] 郑闪，王晓亮，吕宁. 乳腺颗粒细胞瘤[J]. 临床与实验病理学杂志，2014，30(8): 908 – 910.

[133] 宋文哲，郭萌，祝志强，等. 乳腺颗粒细胞瘤 1 例报告及合并文献分析[J]. 实用癌症杂志，2017，32(8): 1361 – 1363.

[134] Brown A C, Audisio R A, Regitnig P. Granular cell tumor of breast[J]. Surg Oncol, 2011, 20(2): 97 – 105.

[135] Gogas J, Markopoulos C, Kouskos E, et al. Granular cell tumor of the breast: a rare lesion resembling breast cancer [J]. Eur J Gynaecol Oncol, 2002, 23(4): 333 – 334.

[136] Yang W T, Edeiken – Monroe B, Sneige N, et al. Sonographic and mammographic appearances of granular cell tumors of the breast with pathological correlation[J]. J Clin Ultrasound, 2006, 34(4): 153 – 160.

[137] Capobianco G, Dessole S, Soro D, et al. Granular cell tumor of the breast[J]. BreastJ, 2005, 11(6): 519 – 520.

[138] 王江芬，席春芳，高润芳. 乳腺颗粒细胞瘤一例[J]. 山西医药杂志，2013，42(20): 1114.

[139] 杨月红，袁修学，袁静萍，等. 一例乳腺颗粒细胞瘤[J]. 中华内分泌外科杂志，2013，7(2): 138 – 140.

[140] Iglesias A, Arias M, Santiago P, et al. Benign breast lesions that simulate malignancy: magnetic resonance imaging with radiologic – pathologic correlation[J]. Curr Probl Diagn Radiol, 2007, 36(2): 66 – 82.

[141] Irshad A, Pope T L, Ackerman S J, et al. Characterization of sonographic and mammographic features of granular cell tumors of the breast and estimation of their incidence[J]. J Ultrasound Med, 2008, 27(3): 467 – 475.

[142] Leo C, Briest S, Pilch H, et al. Granular cell tumor of the breast mimicking breast cancer[J]. Eur J Obstet Gynecol Reprod Biol, 2006, 127(2): 268 – 270.

[143] Okada K, Ozeki K, Isomoto I I, et al. Granular cell tumor of the breast: a case report describing dynamic MR mammography[J]. Breast Cancer, 1998, 5(2): 179 – 182.

[144] Kohashi T, Kataoka T, Haruta R, et al. Granular cell tumor of the breast: report of a case[J]. Hiroshima J Med Sci, 1999, 48(1): 31 – 33.

[145] Hoess C, Freitag K, Kolben M, et al. FDG PET evaluation of granular cell tumor of the breast[J]. J Nucl Med, 1998, 39(8): 1398 – 1401.

[146] Scaranelo A M, Bukhanov K, Crystal P, et al. Granular cell tumor of the breast: MRI findings and review of the literature[J]. Br J Radiol, 2007, 80(960): 970 – 974.

[147] Maki D D, Horne D, Damore L J, et al. Magnetic resonance appearance of granular cell tumor of the breast[J]. Clin Imaging, 2009, 33(5): 395 – 397.

[148] Papalas J A, Wylie J D, Dash R C. Recurrence risk and margin status in granular cell tumors of the breast: a clinicopathologic study of 13 patients[J]. Arch Pathol Lab Med, 2011, 135(7): 890 – 895.

[149] Filipovski V, Banev S, Janevska V, et al. Granular cell tumor of the breast: a case report and review of literature [J]. Cases J, 2009, 2: 8551.

[150] 耿翠芝, 吴祥德, 宋振川, 等. 男性乳腺颗粒细胞瘤 1 例[J]. 中国肿瘤临床, 1999, 22(3): 199.

[151] 杜稼苓. 乳腺颗粒细胞瘤 1 例[J]. 肿瘤研究与临床, 2001, 13(3): 154.

[152] 张杰, 许俊龙, 尹艳华, 等. 乳腺颗粒细胞瘤 2 例临床病理及免疫组化分析[J]. 肿瘤防治研究, 2006, 33 (9): 665 – 666.

[153] 张杰, 王永生, 许俊龙, 等. 乳腺颗粒细胞瘤误诊二例[J]. 临床误诊误治, 2006, 19(4): 82 – 83.

[154] Montagnese M D, Roshong – Denk S, Zaher A, et al. Granular cell tumor of the breast[J]. Am Surg, 2004, 70 (1): 52 – 54.

[155] 王全, 陈飚. 恶性颗粒细胞瘤 11 例临床病理分析[J]. 四川肿瘤防治, 2006, 19(2): 129 – 130.

[156] 张宏图, 刘秀云, 温芃, 等. 颗粒细胞瘤九例临床病理观察[J]. 中华肿瘤杂志, 2002, 22(2): 160 – 162.

[157] Calo P G, Porcu C, Pollino V, et al. Granular cell tumor of the male breast. A case report[J]. Minerva Chir, 1998, 53(12): 1043 – 1046.

[158] Akahane K, Kato K, Ogiso S, et al. Malignant granular cell tumor of the breast: case report and literature review [J]. Breast Cacner, 2015, 22(3): 317 – 323.

[159] 付勇, 岳新华, 张培谊, 等. 食管下段颗粒细胞瘤 1 例[J]. 临床与实验病理学杂志, 2006, 22(5): 639.

[160] 侯英勇, 石园, 周燕南, 等. 食管颗粒细胞瘤 1 例[J]. 临床与实验病理学杂志, 2006, 22(6): 547.

[161] Maekawa H, Maexawa T, Yabuki K, et al. Multiple esophagogastrie granular cell tumors[J] Gastroenterol, 2003, 38(8): 776 – 780.

[162] Nakajima M, Kato H, Muroi H, et al. Esophageal granular cell tumor successfully resected by endoscopic submucosal dissection[J]. Esophagus, 2011, 8(3): 203 – 207.

[163] Narra L, Tombazzi C, Datta V, et al. Granular cell tumor of the esophagus: report of five cases and review of the literature[J]. Am J Med Sci, 2008, 335(5): 338 – 341.

[164] An S, Jang J, Min K, et al. Granular cell tumor of the gastrointestinal tract: histologic and immunohistochemical analysis of 98 cases[J]. Hum Pathol, 2015, 46(6): 813 – 819.

[165] Sailors J L, French S W. The unique simultaneous occurrence of granular cell tumor, gastrointestinal stromal tumor, and gastric adenocarcinoma[J] Arch Pathol Lab Med, 2005, 129(5): e121 – e123.

[166] Eguch S, Matsuo S, Hidaka M, et al. Concomitant triple lesions of adenocarcinoma, malignant lymphoma, and granular cell tumor of the stomach[J]. Clini Gastroenterol, 2002, 35(1): 107 – 109.

[167] Zhang M, Sun Z Q, Zou X P. Esophageal granular cell tumor: clinical, endoscopic and histological features of 19 cases[J]. Oncol Lett, 2014, 8(2): 551 – 555.

[168] Parfitt J R, McLean C A, Joseph M G, et al. Granular cell tumours of the gastrointestinal tract: expression of nestin and clinicopathological evaluation of 11 patients[J]. Histopathology, 2006, 48(4): 424 – 430.

[169] 张芳, 徐永红, 闫领, 等. 食管颗粒细胞瘤的研究进展[J]. 世界华人消化杂志, 2016, 24(17): 2647 – 2653.

[170] Rubesin S, Herlinger H, Sigal H. Granular cell tumors of the esophagus[J]. Gastrointest Radiol, 1985, 10: 11 – 15.

[171] 曹钟, 钟佳良, 岑红兵, 等. 食管颗粒细胞瘤 5 例并文献复习[J]. 临床与实验病理学杂志, 2015, 31(10): 1162 – 1164.

[172] 吴凌, 程明, 李海霞, 等. 食管黏膜下颗粒细胞瘤 1 例报道[J]. 胃肠病学和肝病学杂志, 2013, 22(8): 793 – 796.

[173] 花海洋, 蒋海森, 李建辉, 等. 内镜下治疗 7 例食管颗粒细胞瘤临床报道[J]. 重庆医学, 2019, 48(22): 3845 – 3847.

[174] Huang A T, Dominguez L M, Powers C N, et al. Granular cell tumor of the cervical esophagus: case report and literature review of an unusual cause of Dysphagia[J]. Head Neck Pathol, 2013, 7: 274 – 279.

[175] 孙艾茜, 魏志, 刘长江, 等. 内镜下治疗食管颗粒细胞瘤 4 例临床分析[J]. 现代消化及介入诊疗, 2014, 19: 68 – 69.

[176] 马玉平, 姜琼, 王素平. 食管颗粒细胞瘤的临床影像学及病理特点[J]. 中外女性健康研究, 2017, 24(1):

3 - 9.

[177] Piecuch J, Wiewiora M, Latos W. Surgical treatment of arare case of granular cell tumour of the cervical oesophagus[J]. Wideochir Inne Tech Malo Inwazyine, 2013, 8(2): 166 - 169.

[178] Hammas N, EI Fatemi H, Jayi S, et al. Granular cell tumor of the breast: a case report[J]. J Med Case Rep, 2014, 8(1): 465 - 472.

[179] Xu G Q, Chen H T, Xu C F, et al. Esophageal granular cell tumors: report f 9 cases and a literature review[J]. World J Gastroenterol, 2012, 18(47): 7118 - 7121.

[180 -] 姚光怀, 丁岩冰, 支杰华, 等. 内镜治疗上消化道颗粒细胞瘤5例临床分析[J]. 胃肠病学和肝病学杂志, 2012, 21(5): 427 - 429.

[181] 付万垒, 郭乔楠. 食管颗粒细胞瘤临床病理分析[J]. 局解手术学杂志, 2015, 24(2): 132 - 134.

[182] Kim D U, Kim G H, Ryu D Y, et al. Endosonographic features of esophageal granular cell tumors using a high - frequency catheter probe[J]. Scand J Gastroenterol, 2011, 46: 142 - 147.

[183] 马豫茜, 李国华, 樊淑梅, 等. 消化道颗粒细胞瘤临床特点及疗效分析[J]. 中国医药科学, 2017, 7(6): 154 - 157.

[184] Nakachi A, Miyazato H, Oshiro T, et al. Granular cell tumor of the rectum: a case report and review of the literature[J]. J Gastroenterol, 2000, 35: 631 - 634.

[185] Nie L, Xu G, Wu H, et al. Granular cell tumor of the esophagus: a clinicopathological study of 31 cases[J]. Int J Clin Exp Pathol, 2014, 7(7): 4000 - 4007.

[186] Fried K S, Arden J L, Gouge T H, et al. Multifocal granular cell tumors of the gastrointestinal tract[J]. Am J Gastroenterol, 1984, 79: 751 - 755.

[187] Kawaura A, Nishikawa S, Tanida N, et al. Granular cell tumor of the ascending colon: a case report[J]. Gastroenterol Jpn, 1987, 22: 88 - 91.

[188] 张子兰, 顾学文, 肖芹, 等. 食管颗粒细胞瘤3例临床病理分析[J]. 中国肿瘤临床, 2015, 42(22): 1112.

[189] Bernardis S, Gregorini S D, Lespi P J. Granular cell tumor of the esophagus. Report of a case and review of the literature[J]. Acta Gastroenterol Latinoam, 1997, 27: 87 - 89.

[190] John B K, Dang N C, Hussain S A, et al. Multifocal granular cell tumor presenting as an esophageal stricture[J]. J Gastrointest Cancer, 2008, 39: 107 - 113.

[191] Palazzo L, Landi B, Cellier C, et al. Endosonographic features of esophageal granular cell tumors[J]. Endoscopy, 1997, 29(9): 850 - 853.

[192] 郑晓玲, 潘丹玲, 梁玮, 等. 食管颗粒细胞瘤的内镜表现及内镜治疗[J]. 中国医药导报, 2017, 14(32): 82 - 85.

[193] Zhong N, Katzka D A, Smyrk T C, et al. Endoscopic diagnosis and resection of esophageal granular cell tumors[J]. Dis Esophagus, 2011, 24(8): 538 - 543.

[194] 赵晓红, 黄臻, 徐维盛, 等. 食管下段颗粒细胞瘤一例[J]. 中华病理学杂志, 2001, 30: 238 - 239.

[195] Fei B Y, Yang J M, Zhao Z S. Differential clinical and pathological characteristics of esophageal stromal tumors and leiomyomata[J]. Dis Esophagus, 2014, 27: 30 - 35.

[196] Szumilo J, Dabrowski A, Skomra D, et al. Coexistence of esophageal granular cell tumor and squamous cell carcinoma: a case report[J]. Dis Esophagus, 2002, 15: 88 - 92.

[197] Saito K, Kato H, Fukai Y, et al. Esophageal granular cell tumor covered by intramucosal squamous cell carcinoma: report of a case[J]. Surg Today, 2008, 38: 651 - 655.

[198] 郭智, 朱永学, 黄彩平, 等. 颈段食管颗粒细胞瘤1例报道[J]. 中国癌症杂志, 2007, 17(2): 173 - 174.

[199] Vered M, Carpenter WM, Buchner A. Granular cell tumor of the oral cavity: updated immunohistochemical profile[J]. J Oral Pathol Med, 2009, 38(1): 150 - 159.

[200] Kahng D H, Kim G H, Park do Y, et al. Endoscopic resection of granular cell tumors in the gastrointestinal tract: a single center experience[J]. Surg Endosc, 2013, 27: 3228 - 3236.

[201] 张淑红, 岳冰, 于海云, 等. 消化道颗粒细胞瘤九例分析及文献复习[J]. 临床和实验医学杂志, 2018, 17(11): 1231 - 1233.

[202] Gurzu S, Ciortea D, Tamasi A, et al. The immunohistochemical profiles of granular cell (abrikossoff) tumor suggests an endomesenchymal origin[J]. Arch Dermatol Res, 2015, 307(2): 151 - 157.

[203] Terada T. A clinicopathologic study of esophageal 860 benign and malignant lesions in 910 cases of consecutive e-

sophageal biopsies[J]. Int J Clin Exp Pathol, 2013, 6：191 – 198.

[204]　Angeles R M, Papari M, Malecki Z. Pathologic quiz case：a 43 – year – old woman with an incidentally detected posterior mediastinal mass[J]. Arch Pathol Lab Med, 2005, 129(1)：27 – 28.

[205]　Wei J G, Yuan X J, Sun A J. A case of benign granular cell tumor of bronchus[J]. Chin J Clin Oncol, 2014, 41(5)：354.

[206]　魏建国, 袁晓露, 孙爱静. 原发支气管良性颗粒细胞瘤 1 例[J]. 中国肿瘤临床, 2014, 41(5)：354.

[207]　Soyeon An, Jaejung Jang, Kwangseon Min, et al. Granular cell tumor of the gastrointestinal tract：histologic and immunohistochemical analysis of 98 cases[J]. Human Pathology, 2015, 46(6)：813 – 819.

[208]　Choi S M, Hong S G, Kang S M, etal. A case of malignant granular cell tumor in the sigmoid colon[J]. Clin Endosc, 2014, 47(2)：197 – 200.

[209]　Lowe D L, Chaudhary A J, Lee J R, et al. Four cases of patients with gastrointestinal granular cell tumors[J]. South Med J, 2007, 100：298 – 300.

[210]　Alkhoury F, Martin J T, Fiedler P, et al. Esophageal granular cell tumor colliding with intramucosal adenocarcinoma：a case report[J]. Cases J, 2009, 2：8093.

[211]　Voskuil J H, van Dijk M M, Wagenaar S S, et al. Occurrence of esophageal granular cell tumors in The Netherlands between 1988 and 1994[J]. Dig Dis Sci, 2001, 46：1610 – 1614.

[212]　Fotiadis C, Manolis E N, Troupis T G, et al. Endoscopic resection of a large granular cell tumor of the esophagus[J]. J Surg Oncol, 2000, 75：277 – 279.

[213]　Pertile D, Scabini S, Romairone E, et al. Gastric Abrikosoff tumor(granular cell tumor)：case report[J]. G Chir, 2010, 31：433 – 434.

[214]　Perelman A, Linke C, Sharma N. Endoscopic mucosal resection of granular cell tumors in the esophagus[J]. Am J Gastroenterol, 2015, 1l0(1)：s275.

[215]　De Ceglie A, Gatteschi B, Blanchi S, et al. Esophageal granular cell tumor treated by endoscopic mucosal resection. A case report and review of the literature[J]. Dig Dis Sci, 2005, 50：1875 – 1879.

[216]　Sakamoto Y, Inamori M, Iida H, et al. Esophageal granular cell tumor treated by endoscopic mucosal resection[J]. Digestion, 2009, 80：258 – 259.

[217]　Komori K, Akahoshi K, Tanaka Y, et al. Endoscopic submucosal dissection for esophageal granular cell tumor using the clutch cutter[J]. World J Gastrointest Endosc, 2012, 4：17 – 21.

[218]　Battaglia G, Rampado S, Bocus P, et al. Single – band mucosectomy for granular cell tumor of the esophagus：safe and easy technique[J]. Surg Endosc, 2006, 20：1296 – 1298.

[219]　Wehrmann T, Martchenko K, Nakamura M, et al. Endoscopic resection of submucosal esophageal tumors：a prospective case series[J]. Endoscopy, 2004, 36：802 – 807.

[220]　Buratti S, Savides T J, Newbury R O, et al. Granular cell tumor of the esophagus：report of a pediatric case and literature review[J]. J Pediatr Gastroenterol Nutr, 2004, 38：97 – 101.

[221]　Yasuda I, Tomita E, Nagura K, et al. Endoscopic removal of granular cell tumors[J]. Gastrointest Endosc, 1995, 41：163 – 167.

[222]　Perçinel S, Savaş B, Yilmaz G, et al. Granular cell tumor of the esophagus：three case reports and review of the literature[J]. Turk J Gastroenterol, 2008, 19：184 – 188.

[223]　De Rezende L, Lucendo AJ, Alvarez – Argüelles H. Granular cell tumors of the esophagus：report of five cases and review of diagnostic and therapeutic techniques[J]. Dis Esophagus, 2007, 20：436 – 443.

[224]　Inoue H, Ikeda H, Hosoya T, et al. Submucosal endoscopic tumor resection for subepithelial tumors in the esophagus and cardia[J]. Endoscopy, 2012, 44：225 – 230.

[225]　胥荣, 李红霞, 范钦和, 等. 食管颗粒细胞瘤 4 例临床病理分析[J]. 诊断病理学杂志, 2010, 17(2)：114 – 116.

[226]　Goldblum J R, Rice T W, Zuccaro G, et al. Granular cell tumors of the esophagus：a clinical and pathologic study of 13 cases[J]. Ann Thorac Surg, 1996, 62：860 – 865.

[227]　林加忠, 唐耀华, 吴晓安. 恶性颗粒细胞瘤 1 例报告[J]. 实用癌症杂志, 2003, 18：302.

[228]　Sonobe H, Iwata J, Furihata M, et al. Malignant granular cell tumor：report of a case and review of the literature[J]. Pathol Res Pract, 1998, 194(7)：507 – 513.

[229]　Yoshizawa A, Ota H, Sakaguchi N, et al. Malignant granular cell tumor of the esophagus[J]. Virchows Arch, 2004, 444：304 – 306.

[230] Mahmstrom H, Hogberg T, Risberg B, et al. Granulosa cell tumors of the ovary: prognostic factors and outcome [J]. Gynecol Oncol, 1994, 52(1): 50 – 55.

[231] 纪新强, 尹吉梅. 卵巢颗粒细胞瘤21例临床分析[J]. 中国综合临床, 2001, 17(3): 216 – 217.

[232] Scully R E. Ovarian tumors. A review[J]. Am J Pathol, 1977, 87(3): 686 – 720.

[233] Kottarathil V D, Antony M A, Nair I R, et al. Recent advances in granulosa cell tumor ovary: a review[J]. Indian J Surg Oncol, 2013, 4(1): 37 – 47.

[234] Nikumbh D B, Suryawanshi K H, Chitale A M, et al. Ovarian juvenile granulosa cell tumour in childhood: uncommon gynecological malignancy[J]. J Clin Diagn Res, 2014, 8(10): FL01 – FL02.

[235] Bedir R, Murtezaoglu A R, Calapoglu A S, et al. Advanced stage ovarian juvenile granuloza cell tumor causing acute abdomen: a case report[J]. Arch Iran Med, 2014, 17(9): 645 – 648.

[236] Mansouri – Attia N, Tripurani S K, Gokul N, et al. TGFβ signaling promotes juvenile granulosa cell tumorigenesis by suppressing apoptosis[J]. Mol Endocrinol, 2014, 28(11): 1887 – 1898.

[237] Geetha P, Nair MK. Granulosa cell tumors of the ovary[J]. Aust NZJ Obstet Gynaecol, 2010, 50(3): 216 – 220.

[238] Wang Y, Wang W, Xu C, et al. Childhood ovarian juvenile granulosa cell tumor: a retrospective study with 3 cases including clinical features, pathologic results, and therapies[J]. J Pediatr Hematol Oncol, 2011, 33(3): 241 – 245.

[239] 余健, 张国楠, 田昌英, 等. 卵巢颗粒细胞瘤40例临床分析[J]. 四川肿瘤防治, 2004, 17(4): 215 – 217.

[240] Pectasides D, Pectasides E, Psrri A. Granulosa cell tumor of the ovary[J]. Cancer Treat Rev, 2008, 34(1): 1 – 12.

[241] Wang D, Xiang Y, Wu M, et al. Clinicopathological characteris tics and prognosis of adult ovarian granulosa cell tumor: a single institution experience in China[J]. Onco Targets Ther, 2018, 11: 1315 – 1322.

[242] 朱正, 戴景蕊, 赵燕风, 等. 卵巢颗粒细胞瘤的CT表现[J]. 临床放射学杂志, 2010, 29(4): 478 – 481.

[243] Schumer S T, Cannistra S A. Granulosa cell tumor of the ovary[J]. J Clin Oncol, 2003, 21(6): 1180 – 1189.

[244] Gittleman A M, Price A P, Coren C, et al. Juvenile granulosa cell tumor[J]. Clin Imaging, 2003, 27(4): 221 – 224.

[245] Malmstrom H, Hogberg T, Risberg B, et al. Granulosa cell tumors of the ovary: prognostic factors and outcome [J]. Gynecol Oncol, 1994, 11(1): 50 – 55.

[246] 李秋妹, 于诗嘉, 王鑫璐, 等. 卵巢颗粒细胞瘤的影像学表现与临床病理对照分析[J]. 中国医学影像技术, 2010, 26(7): 1328 – 1330.

[247] 万虹利, 伍治强, 刘志杰. 卵巢颗粒细胞瘤21例诊治分析[J]. 现代肿瘤医学, 2015, 23(4): 544 – 546.

[248] De Giorgi U, Nicolas – Virelizier E, Badoglio M, et al. High – dose chemotherapy fur adult – type ovarian granulosa cell tumors: a retrospective study of the european society fur blood and marrow transplantation[J]. Int J Gyneeol Cancer, 2017, 27 (2): 248 – 251.

[249] Zhang M, Cheung M K, Shin J Y, et al. Prognostic factors responsible for survival in sex cord stromal tumors of the ovary: an analysis of 376 women[J]. Gynecol Oncol, 2007, 104: 396 – 400.

[250] Leung D T H, Fuller P J, Chu S. Impact of FOXL2 mutations on signaling in ovarian granulosa cell tumors[J]. Int J Biochem Cell Bid, 2016, 72: 5l – 54.

[251] Farkkilii A, Andersson N, Bfitzow R, et al. HER2 and GATA4 are new prognostic factors for early – stage ovarian granulosa cell tumora long – term follow – up study[J]. Cancer Med, 2014, 3(3): 526 – 536.

[252] Wang W C, Lee Y T, Lai Y C. PMS2 gene mutation results in I)NA mismatch repair system failure in a case of adult granulosa cell tumor[J]. J Ovarian Res, 2017, 10(1): 22.

[253] Yanagida S, Anglesio M S, Nazeran T M, et al. Clinical and genetic analysis of recurrent adult – type granulnsa cell tumor of the ovary: Persistent preservation of heteruzygous e. 402C > G FOXL2 mutation[J]. PLS One, 2017, 12(6): e0178989.

[254] Jamieson S, Fuller P J. Management of granulosa cell tumor of the ovary[J]. Curr Opin Oncol, 2008, 20(5): 560 – 564.

[255] Lee Y K, Park N H, Kim J W, et al. Characteristics of reeurreaee in adult – type granulosa cell tumor[J]. Int J Gynecol Cancer, 2008, 18 (4): 642 – 647.

[256] 陈本宝, 王泽, 张善华, 等. 卵巢颗粒细胞瘤的CT表现与病理对照分析[J]. 实用放射学杂志, 2008, 24 (7): 931 – 933, 986.

[257] 周尚军, 黄朝晖, 王仙玉. 卵巢颗粒细胞瘤的临床、病理和CT表现[J]. 肿瘤学杂志, 2014, 20(1): 78 – 80.

[258] 孟宪华, 笪冀平. 巨大幼年性颗粒细胞瘤1例[J]. 诊断病理学杂志, 2001, 8(4): 70 – 72.

[259] 高淑丽. 卵巢巨大幼年型颗粒细胞瘤1例[J]. 医药论坛杂志, 2003, 24(22): 77 – 78.

[260] 张晓飞, 赵承洛. 卵巢幼年型颗粒细胞瘤[J]. 临床与实验病理学杂志, 2000, 16(3): 257 – 258.

[261] 王雪莉, 史青. 卵巢幼年型颗粒细胞瘤 1 例[J]. 实用儿科临床杂志, 2010, 25(5): 323 - 332.

[262] 彭萍, 沈铿, 郎景和, 等. 卵巢幼年型颗粒细胞瘤四例临床分析[J]. 中华妇产科杂志, 2002, 37(7): 21 - 23.

[263] 付红霞, 郭宏, 张雯. 卵巢幼年型颗粒细胞瘤一例[J]. 华北国防医药, 2002, 14(2): 133 - 134.

[264] 张江宇, 张宴, 陈文静, 等. 卵巢幼年型颗粒细胞瘤一例及文献复习[J]. 中华临床医师杂志(电子版), 2012, 6(2): 452 - 454.

[265] 郭艳巍, 刘新伟, 刘丽. 妊娠合并卵巢幼年型颗粒细胞瘤破裂 1 例[J]. 中国实用妇科与产科杂志, 2001, 17(8): 464.

[266] 刘默. 双侧卵巢幼年型颗粒细胞瘤 1 例报告[J]. 临床军医杂志, 2010, 38(4): 521.

[267] 王恩杰. 幼年型颗粒细胞瘤 1 例[J]. 中国误诊学杂志, 2007, 7(1): 205.

[268] 刘波, 魏光师, 陈树良, 等. 卵巢颗粒细胞瘤的 MRI 诊断[J]. 临床放射学杂志, 2003, 22(4): 295.

[269] 郭晓霞, 许春伟, 张立英. 卵巢幼年型颗粒细胞瘤临床病理观察[J]. 临床与病理杂志, 2016, 36(6): 868 - 873.

[270] Tamimi H K, Bolen J W. Enchondromatosis (Ollier's disease) and ovarian juvenile granulosa cell tumor[J]. Cancer, 1984, 53(7): 1605 - 1608.

[271] Tanaka Y, Sasaki Y, Nishihira H, et al. Ovarian juvenile granulosa cell tumor associated with Maffucci's syndrome [J]. Am J Clin Pathol, 1992, 97(4): 523 - 527.

[272] Kumar B, Singh R, Bharathi KV, et al. Virilizing cystic juvenile granulosa cell tumour of the ovary: a case report [J]. J Clin Diagn Res, 2014, 8(4): FD03 - FD04.

[273] Rod J, Renard C, Lacreuse I, et al. Hypercalcemia in a child with juvenile granulosa cell tumor of ovary: Report of an unusual paraneoplastic syndrome and review of the literature[J]. Gynecol Oncol Case Rep, 2013, 5: 10 - 12.

[274] Rupprich K, Wimberger P, Wieland R, et al. Paraneoplastic hypercalcemia associated with juvenile granulose cell tumor[J]. Klin Padiatr, 2013, 225(3): 170 - 171.

[275] 莫慧, 李艳芳. 卵巢颗粒细胞瘤 63 例临床分析[J]. 肿瘤学杂志, 2011, 17(5): 375 - 378.

[276] Hashemipour M, Moaddab M H, Nazem M, et al. Granulosa cell tumor in a six - year - old girl presented as precocious puberty[J]. J Res Med Sci, 2010, 15(4): 240 - 242.

[277] Morikawa K, Hatabu H, Togashi K, et al. Granulosa cell tumor of the ovary MR findings[J]. J Comput Assist Tomogr, 1997, 21(6): 1001 - 1004.

[278] Kim S H. Granulosa cell tumor of the ovary: common findings and unusual appearances on CT and MR[J]. J Comput Assist Tomogr, 2002, 26(5): 756 - 761.

[279] Jung S E, Rha S E, Lee J M, et al. CT and MRI Findings of Sex Cord - Stromal Tumor of the Ovary[J]. AJR, 2005, 185(1): 207 - 215.

[280] 邝平定, 张敏鸣, 邵国良, 等. 卵巢颗粒细胞瘤的临床和 CT、MRI 表现[J]. 实用放射学杂志, 2012, 28 (2): 227 - 229.

[281] 王为知, 项剑瑜, 许加峻, 等. 卵巢颗粒细胞瘤的 MRI 诊断[J]. 放射学实践, 2011, 26(8): 866 - 868.

[282] Ko S F, Wan Y L, Ng S H, et al. Adual ovarian granulose cell tumor: spectrum of sonographic and CT finding with pathologic correlation[J]. AJR, 1999, 172(5): 1227 - 1233.

[283] 姬妮娜, 高剑波, 张智栩, 等. 卵巢颗粒细胞瘤的 CT 及 PET/CT 表现[J]. 实用放射学杂志, 2012, 28(5): 721 - 724.

[284] Fine S W, Li M. Expression of calretinin and the alpha subunit of inhibin in granulosa cell tumors[J]. Am J Clin Pathol, 2003, 119(2): 259 - 264.

[285] Schmidt M, Kammereru U, Segerer S, et al. Glucose metabolism and angiogenesis in granulose cell tumors of the ovary: activation of AKT, expression of M2PK, TKTLI and VEGF[J]. Eur Jobstet Gynecol Reprod Biol, 2008, 139 (1): 72 - 78.

[286] 邹玉坚, 郑晓林, 李建鹏, 等. 卵巢颗粒细胞瘤的 MRI 和 CT 特征性表现及与病理对照[J]. 中国 CT 和 MRI 杂志, 2015, 13(7): 87 - 91.

[287] 张校双, 刘伟, 王启荣, 等. 卵巢颗粒细胞瘤的 MRI 诊断[J]. 中国临床医生杂志, 2015, 43(7): 78 - 79.

[288] Jamieson S, Butzow R, Andersson N, et al. The FOXL2 C134w mutation is characteristic of adult granlosa cell tumors of the ovary[[J]. Mod Pathol, 2010, 23(11): 1477 - 1485.

[289] Gershon R, Aviel - Ronen S, Korach J, et al. FOXL2 C402G mutation detection using MALDT - TOF - MS in

DNA extracted from Israeli granulosa cell tumors[J]. Gynecol Oncol, 2011, 122(3)：580 – 584.

[290] Kyronlahti A, Kauppinen M, Lind E, et al. GATA4 protects granulosa cell tumors from TRAIL – induced apoptosis [J]. Endocr Relat Cancer, 2010, 17(3)：709 – 717.

[291] Anttonen M, Farkkila A, Tauriala H, et al. Anti – Mullerian hormone inhibits growth of AMH type Ⅱ receptor – positive human ovarian granulosa cell tumor cells by acticating apoptosis [J]. Lab Invest, 2011, 91(11)：1605 – 1614.

[292] 石一复, 叶大风, 吕卫国, 等. 我国 10288 例卵巢恶性肿瘤的分布及组织学类型[J]. 中华妇产科杂志, 2002, 37(2)：97 – 100.

[293] 彭萍, 沈铿. 卵巢颗粒细胞瘤的诊断治疗进展[J]. 中华妇产科杂志, 2000, 12(12)：49 – 51.

[294] Ayhan A, Salman M C, Velipasaoglu M, et al. Prognostic factors in adult granlosa cell tumors of the ovary：a retrospective analysis of 80 cases[J]. Gynecol Oncol, 2009, 20(3)：158 – 163.

[295] 吴令英, 章文华, 李凌, 等. 卵巢颗粒细胞瘤预后影响因素的分析[J]. 中华妇产科杂志, 2000, 35(11)：32 – 35.

[296] 祝建芳, 无荔香, 王成有. 卵巢颗粒细胞瘤 26 例临床病理分析[J]. 实用妇产科杂志, 2012, 28(12)：1060 – 1063.

[297] Stuart J C E, Dawson L M. Update on granulosa cell tumors of the ovary[J]. Curr Opin Obstet Gynecol, 2003, 15(1)：33 – 37.

[298] 韩义明, 丁莉, 郑杰. 卵巢肉瘤样型颗粒细胞瘤 1 例[J]. 临床与实验病理学杂志, 2020, 36(4)：496.

[299] Zhao C, Bratthauer G L, Bamer R, et al. Comparative analysis of ahemative and traditional immunohistochemical markers for the distinction of ovarian sertoli cell tumor from endometrioid tumors and carcinoid tumor：a study of 160 cases[J]. Am J Surg Pathol, 2007, 31(2)：255 – 266.

[300] 白桂兰, 吕慧明. 卵巢颗粒细胞瘤破裂误诊为宫外孕[J]. 临床误诊误治, 1997, 10(2)：71.

[301] 程雪梅. 卵巢颗粒细胞瘤破裂误诊为异位妊娠[J]. 临床误诊误治, 2005, 18(3)：173 – 174.

[302] 崔华娟, 赖日权, 王卓才, 等. 卵巢幼年型粒层细胞瘤临床病理观察[J]. 华南国防医学杂志, 2012, 26(6)：567 – 571.

[303] 刘畅, 金月梅, 刘珊珊, 等. 巨大卵巢幼年型颗粒细胞瘤一例误诊报告及文献复习[J]. 临床误诊误治, 2017, 30(1)：42 – 44.

[304] Haroon N N, Agarwal G, Pandey R, et al. Juvenile granulosa cell tumor presenting as isosexual precocious puberty：A case report and review of literature[J]. Indian J Endocrinol Metab, 2013, 17(1)：157 – 159.

[305] 谢伟民, 杨佳欣. 卵巢幼年型颗粒细胞瘤的研究进展[J]. 现代妇产科进展, 2016, 25(3)：234 – 236.

[306] Seagle B L, Ann P, Butler S, et al. Ovarian granulosa cell tumor：a national cancer database study[J]. Gynecol Oncol, 2017, 146(2)：285 – 291.

[307] Sivasankaran S, Itam P, Ayensu – Coker L, et al. Juvenile granulosa cell ovarian tumor：a case report and review of literature[J]. J Pediatr Adolesc Gynecol, 2009, 22(5)：e114 – e117.

[308] van Meurs H S, Bleeker M C, van der Velden J, et al. The incidence of endometrial hyperplasia and cancer in 1031 patients with a granulosa cell tumor of the ovary：long – term follow – up in a population – based cohort study [J]. Int J Gynecol Cancer, 2013, 23(8)：1417 – 1422.

[309] Park J Y, Jin K L, Kim D Y, et al. Surgical staging and adjuvant chemotherapy in the management of patients with adult granulose cell tumors of the ovary[J]. Gynecol Oncol, 2012, 125(1)：80 – 86.

[310] Thrall M M, Paley P, Pizer E, et al. Patterns of spread and recurrence of sexcord – stromal tumors of the ovary[J]. Gynecol Oncol, 2011, 122(2)：242 – 245.

[311] Brown J, Sood A K, Deavers M T, et al. Patterns of metastasis in sex cordstromal tumors of the ovary：Can routine staging lymphadenectomy be omitted[J]. Gynecol Oncol, 2009, 113(1)：86 – 90.

[312] Fotopolou C, Savvatis K, Braicu E I, et al. Adult granulosa cell tumors of the ovary：tumor dissemination pattern at primary and recurrent situation, surgical outcome[J]. Gynecol Oncol, 2010, 119：285 – 290.

[313] Taira Y, Hirakawa M, Nagayama C, et al. Successful treatment of adult – type granulosa cell tumor of the ovary by palliative radiotherapy[J]. J Obstet Gynaecol Res, 2012, 38(2)：461 – 465.

[314] Hauspy J, Beiner M E, Harley I, et al. Role of adjuvant radiotherapy in granulosa cell tumors of the ovary[J]. Int J Radiat Oncol Biol Phys, 2011, 79(3)：770 – 774.

[315] Biscoti C V, Hart W R. Juvenile granulosa cell tumors of the ovary[J]. Arch Pathol Lab Med, 1989, 113(1)：40 – 46.

[316] Kourie H R, Kattan J, Antoun J, et al. Letrozole efficacy in the treatment of ganulosa cell tumor of the ovary：A case report[J]. Onkologie, 2013, 36(9)：498 – 500.

[317]　Korach J, Perri T, Beiner M, et al. Promising effect of aromatase inhibitors on recurrent granulosa cell tumors[J]. Gynecol Cancer, 2009, 19(5): 830 – 833.

[318]　Chu S, Alexiadis M, Fuller P J. Expression, mutation analysis and in vitro responsa of imatinib mesylate and nilotinib target genes in ovarian granulosa cell tumors[J]. Gynecol Oncol, 2008, 108(1): 182 – 190.

[319]　Xia T, Anilks S, Michael T D, et al. Antiangiogenesis therapy with bevacizumab for patients with ovarian granulosa cell tumors[J]. Gynecol Oncol, 2009, 114(3): 431 – 436.

[320]　Hardy R D, Bell J G, Niely C J, et al. Hormonal treatment of a recurrence granulosa cell tumor of the ovary: case report and review of the literature[J]. Gynecol Oneol, 2004, 96(3): 865 – 869.

[321]　王功伟, 沈丹华, 谢俊玲, 等. 卵巢囊性颗粒细胞瘤临床病理观察[J]. 中国妇产科临床杂志, 2009, 10 (6): 436 – 438.

[322]　Miller B E, Barron B A, Wan J Y. et al. Prognostic faetom in adult granulosa cell tumor of the ovary[J]. Cancer, 1997, 79(10): 1951 – 1955.

[323]　Hines J F, Khalifa M – A, Moore J L, et al. Recurrent granulose cell tumor of the ovary 37 years aftar initial diagnosis and review of literature[J]. Gynaecol Oncol, 1996, 60(3): 484 – 488.

[324]　East N, Alobaid A, Goffin F, et al. Granulosa cell tumour: a recurrence 40 years after initial diagnosis[J]. J Obstet Gynaecol Can, 2005, 27(4): 363 – 364.

[325]　Fotopoulou C, Savvatis K, Braicu E I, et al. Adult granulosa cell tumors of the ovary: tumor dissemination pattern at primary and recurrent situation, SUrgicat outcome[J]. Gynecol Oneol, 2010, 119(2): 285 – 290.

[326]　Ismi O, Vayisoglu Y, Karabacak T, et al. Supraclavicular metastases from a sex – cord stromal tumor of the ovary [J]. Tumori, 2009, 95(2): 254 – 257.

[327]　Boggess J F, Seules M R, Goff B A, et al. Serum inhibin and disease statu8 in women with ovarian granulosa cell tumors[J]. Gynecol Oncol, 1997, 64(1): 64 – 69.

[328]　Kim Y M, Jung M H, Kim K R, et al. Adult granulosa celltumor of the ovary: 35 cases in a single Korean Institute [J]. Acta Obstet Gynecol Scand, 2006, 85(1): 112 – 115.

[329]　Chua T C, Iyer N G, Soo K C. Prolonged survival following maximal cy · toreductive effort for peritoneal metastases from recurrent granulose cell tumor of the ovary[J]. J Gynecol Oneol, 2011, 22(3): 214 – 217.

[330]　肖会廷, 田菁, 刘文欣, 等. 复发卵巢成人型颗粒细胞瘤 13 例临床分析[J]. 实用妇产科杂志, 2014, 30 (8): 613 – 616.

[331]　Mancari R, Portuesi R, Colombo N. Adult granulosa cell tumours of the ovary[J]. Curt Opin Oncol, 2014, 26 (5): 536 – 541.

[332]　Gareia – Donas J, Hurtado A, Garcfa – Casado Z, et al. Cytochmme P17 inhibition with ketoconazole as treatment for advanced granulo sa cell ovarian tumor[J]. J Clin Oncol, 2013, 31(10): 165 – 166.

[333]　袁海琳, 曾华英, 陈亚梅. 卵巢颗粒细胞瘤研究新进展[J]. 国外医学妇产科学分册, 2007, 34(3): 203 – 206.

[334]　MacSweeney J E, King D M. Computed tomography, diagnosis, staging and follow – up of pure granulose cell tumour of the ovary[J]. Clin Radiol, 1994, 49(4): 241 – 245.

[335]　Farkkila A, Knskela S, Bryk S, et al. The clinical utility of senun anti – Mtillerian hormone in the follow – up of ovarian adult – type granulosa cell tumors – A eumparative study with inhibin B[J]. InI J Cancer, 2015, 137(7): 1661 – 1671.

[336]　Powell J L, Connor G P, Henderson G S. Management of recurrent juvenile granulosa cell tumor of the ovary[J]. Gynecol Oncol, 2001, 81(1): 113 – 116.

[337]　Koukourakis G V, Kouloulias V E, Koukourakis M J, et al. Granulosa cell tumor of the ovary: tumor review[J]. Integr Cancer Ther, 2008, 7(3): 204 – 215.

[338]　Sehouli J, Drescher F S, Mustea A, et al. Granulosa cell tumor of the ovary: 10 years follow – up data of 65 patients[J]. Anticancer Res, 2004, 24(2C): 1223 – 1229.

[339]　Kalfa N, Philibert P, Pate C, et al. Extinction of FOXL2 expression in aggressive ovarian granulosa cell tumors in children[J]. Fertil Steril, 2007, 87(4): 896 – 901.

[340]　Huo Z, Guo L N, Shi X H, et al. A clinicopathological study on stage I ovarian adult granulosa cell tumors with recurrence within 5 years[J]. Chin Med J(Ensl), 2018, 131(23): 2877 – 2879.

[341]　田亮, 刑荣格, 张欣, 等. 卵巢颗粒细胞瘤术后 27 年膈肌转移 1 例[J]. 临床与实验病理学杂志, 2018, 34 (5): 586 – 587.

第四节　恶性蝾螈瘤

一、概述

（一）基本概念

恶性蝾螈瘤（malignant triton tumor，MTT）是一类同时含有横纹肌肉瘤和恶性神经鞘膜瘤成分的肿瘤。

1925 年，Locaetill 在两栖类动物蝾螈肢体实验时，将切断的坐骨神经植入蝾螈背部，诱导产生了含有骨和肌肉成分的赘生假肢。

1932 年，Masson[1] 首先对这种肿瘤进行了描述。

1973 年，Woodruff 等[2] 第一次将其以"蝾螈"命名进行报道，并沿用至今。

2006 年版 WHO 中枢神经系统肿瘤分类中，将 MTT 列为具有横纹肌肉瘤分化的恶性周围神经鞘瘤（malignant peripheral nerves heath tumor，MP－NST）。

2011 年版 WHO 中枢神经系统肿瘤分类将 MPNST 重新分为 3 个亚型，即上皮样 MPNST、伴间质分化的 MPNST 和腺管型 MPNST，将 MTT 列入伴间质分化的 MPNST 中。

2020 年第五版 WHO 软组织肿瘤分类，将"蝾螈瘤"归于周围神经鞘膜肿瘤。

从广义而言，任何含有肌肉和神经成分的肿瘤均可称为"蝾螈"瘤，并可分为良性和恶性；而恶性蝾螈瘤则是指含有横纹肌肉瘤成分的恶性周围神经鞘瘤[3]，即只有恶性周围神经鞘瘤伴横纹肌肉瘤才能称为恶性"蝾螈"瘤。

（二）流行病学

恶性蝾螈瘤临床很罕见，发病率仅为 1/100 万[4]，约占所有恶性神经鞘瘤的不足 5%[5]。迄今为止，全世界报道病例多为个案，约 110 例[6]。

目前，多数学者将 MTT 分为两型[7-8]，即 Ⅰ 型伴神经纤维瘤病，占 70%，好发于年轻男性，以头颈部多见；Ⅱ 型不伴神经纤维瘤病，占 30%，好发于老年女性，以躯干多见。

恶性蝾螈瘤发病年龄跨度较大，从 11 个月至 80 岁，发病高峰年龄为 13～27 岁，平均发病年龄约为 35 岁[9]，男女比例大致相当[10-11]。张树亮等[12] 报道，MTT 好发年龄为 25～46 岁，平均年龄为 39.8 岁。张荷焕等[13] 报道了 1 例发生于婴幼儿的眶内恶性蝾螈瘤，女，1 岁。

（三）组织起源

MTT 的组织发生目前无定论，尚存在争议。有学者认为，MTT 的发生可能与患儿在胚胎期神经嵴移行细胞异向分化成间充质细胞和神经外胚层细胞有关，并认为这些细胞广泛地分布于身体的各个部位，其异向分化的能力可一直保持到成年阶段。

有学者通过实验将坐骨神经移植于蝾螈背部诱发神经和肌肉成分的生长，认为神经纤维瘤中的 Schwann 细胞具有在运动神经刺激下向肌细胞分化的能力，从而揭示 2 种组织的内在发生关系[2]。

研究证实，蝾螈瘤中的神经鞘细胞成分和横纹肌肉瘤成分均来源于神经细胞，因为原始神经脊细胞有多向分化的潜能，不仅能分化成神经鞘细胞，也可分化为骨、软骨及肌肉。

因此，关于恶性蝾螈瘤的组织学起源，许多学者认为，肿瘤内的 2 种瘤细胞成分均来源于原始的神经嵴细胞，原始的神经嵴细胞具有多向分化潜能，其不仅能分化成神经膜细胞，也可分化为骨、软骨及肌肉组织，故在神经源性肿瘤中有时可见骨、软骨及横纹肌等成分[14-15]；甚至上皮和腺体分化亦被发现[16]；这在某种程度上提示 MTT 的 2 种成分具有同源性可能，部分病例可确定其来源于周围神经组织，如视神经、颈丛、臂丛神经、脊椎内神经根、坐骨神经等。

目前，最为广泛接受的理论是恶性蝾螈瘤是起源于外胚叶间充质的神经脊细胞，该细胞具有多向分化的潜能。

（四）发病机制

目前，MTT 的具体发病机制不明。有学者认为[17-18]，放射治疗和手术刺激可导致良性神经纤维瘤在生长过程中出现横纹肌分化的转变而形成恶性肿瘤。

较多的文献报道，MTT 的发生可能与神经纤维瘤的病史相关，尤其是可能与神经纤维瘤病 I 型（neurofibromatosis-1，NF-1）有关，有学者统计发现[19]，70% 的 MTT 伴发 NF-1。

Brooks 等[7]报道了 36 例 MTT，70% 的患者合并有 NF-1，并多为年轻男性，病变主要发生于头颈部；而无 NF-1 合并的患者主要为老年女性，病变主要发生于躯干部；所有患者的预后与发病部位无关。Aldlyami 等[20]也有类似报道。Ducatman 等[21]的研究显示，MPNSTs 患者中有 50% 伴随有 NF-1，而 MPNSTs 中约有 12% 为 MTTs。

有个案报道，MTT 合并骨 Paget 病、嗜铬细胞瘤、LiFraumeni 综合征[22-23]。

目前，对恶性蝾螈瘤的遗传学研究尚不明确。

细胞核型分析发现，超过 50% 的 MTT 有 1 号染色体的缺失和易位[24-25]。有研究者还观察到[26-29]，8q 的等臂染色体形成以及 22 号染色体缺失或出现三倍体；其他异常还涉及 2、7、9、12、13、14、15、16 和 21 号染色体。但 Bridge 等[30]对 21 例 MTT 与恶性周围神经鞘膜瘤的研究发现，两者的遗传学改变没有区别。Haddadin 等[10]的研究结果，同样证实了在 MTT、恶性周围神经鞘膜瘤和横纹肌肉瘤中有相同的染色体断裂位点。

Elisabetta 等[26]的研究表明，所有肿瘤细胞具有相同的细胞遗传学模式，这暗示细胞株显示神经鞘和骨骼肌分化来自一个独特的干细胞，后天 Robertsonian 染色体重组可能是恶性蝾螈瘤发生中的一个早期事件，定位在 8q 基因上的染色体可能参与恶性蝾螈瘤的发展。Velagaleti 等[24]则认为，定位于 9p 基因上的染色体改变可能是恶性蝾螈瘤发生、发展过程中的早期事件。

亚细胞水平上，无论是否伴随 NF-1，MMT 均可发现其与 p53 抑瘤基因的错义突变和杂合性缺失相关[31]，一些病例还可观测到 c-myc 致癌基因的扩增[10]。另外，Hedgehog-Patched 信号通路的异常与该病的发生可能有一定的联系[3]。

二、临床表现

（一）发病部位

MTT 的发生部位十分广泛，体表及内脏器官均可发生[31-39]，但常见于头、颈、躯干和四肢，头颈部的发生比例约为 40%；其次为腹膜后、直肠、纵隔、皮下、口腔及颌面部等处，偶尔亦可发生于肺、乳腺、前列腺、睾丸、附睾、耻骨后、臀部、子宫阔韧带及胸椎等处。1998—2010 年国内报道了 44 例恶性蝾螈瘤，肿瘤位于腹腔内及腹膜后 17 例，躯干及四肢软组织内或皮下(背部、颈部、项部、前臂、腋下、腹壁、大腿根部)8 例，口腔及颌面部 4 例，纵隔 3 例，肺 2 例，骨(耻骨、胫骨)2 例，椎管内及胸椎 2 例，前列腺 2 例，颅内 1 例，阴囊 1 例，鼻旁 1 例及咽侧壁 1 例。

(二)一般表现

MTT 病史可较长，通常在数月以上，有的可达 6 ~ 7 年[8,40]。

MTT 早期可无临床表现，仅肿块增大、压迫或侵犯周围邻近结构时可出现相应临床表现，且 MTT 发生部位不同，表现各异。

患者多于无意中发现肿块，仅于肿块压迫神经、血管或内脏时症状明显，多在 CT 或 MRI 检查时，证实为恶性肿瘤，针穿或手术切除后病理诊断证实为恶性蝾螈瘤。

晚期 MTT 可发生血行和淋巴转移，转移部位多为骨、肺，也可出现在邻近淋巴结和其他部位；复发率约为 43%，转移率为 48%[41 - 42]。

三、影像学检查

恶性蝾螈瘤的影像学表现无特异性，临床诊断极为困难。因病变多数位置深在，且生长迅速，几乎所有文献报道，MTT 发现时体积均较大，直径多在 10cm 左右甚至更大[43 - 44]。

MTT 未见有淋巴结受累的表现[45]；最常见的转移部位为肺，肺外常见部位包括骨、肝、腹膜和中枢神经系统[46]。

(一)CT 检查

MTT 的 CT 影像表现，可呈实性类圆形的软组织影、囊实性肿块、低密度囊性肿块，囊性及囊实性软组织的 CT 值为 2 ~ 37Hu，实性为 24 ~ 68Hu；囊实性肿块的 CT 增强检查肿块内可见迂曲增粗的血管，甚至呈网状[47 - 48]。邻近骨质可见侵蚀、破坏[49]；少数 MTT 病灶可见点状或斑片状钙化[50]。病变多边界清楚，呈不均匀强化，部分病变周围血管可见迂曲、增粗表现[51 - 52]。

发生于脑内的 MTT，Leticia 等[53]曾报道 1 例 3 岁男孩，CT 见肿块位于右顶枕叶，大小约为 5.1cm×3.2cm，形态不规则，增强扫描明显强化。Takahashi 等[28]报道 1 例 57 岁男性患者，CT 扫描见位于左侧脑室的实性肿块，明显强化。

上颌窦恶性蝾螈瘤，CT 可见右上颌窦软组织密度肿块向周围侵犯，窦壁骨质破坏，右面部皮下软组织肿胀。Nicolai 等[54]曾报道 1 例发生于右侧鼻腔的 MTT，CT 增强扫描呈明显的不均匀强化，伴右上颌窦积液。

瞿中威等[48]分析文献后，总结了腹膜后 MTT 的 CT 如下表现特点：

(1)位于腹膜后的肿块通常较大，大部分沿纵轴生长，有包膜，边缘光滑。

(2)肿块平扫密度不均匀，多黏液变，分布无规则，囊变之间为实性密度，增强为轻 - 中度强化，具有延迟强化特点，部分可在肿块外周形成囊变区，类似神经鞘瘤。肿瘤很少钙化出血。

(3)可侵犯邻近脏器，并有转移。

(二)MRI 检查

MTT，MRI 上显示瘤体多数体积较大，在 T1WI 上显示长 T1 或等 T1 信号，在 T2WI 上均可见到高信号肿块影，内有线状、弧形、环形或线样的低信号分隔影，可能与肿瘤迅速生长，产生液化坏死和内部出血有关[39,55-57]。

任静等[39]认为，前列腺恶性蝾螈瘤在 MRI 上有以下表现特点：

（1）前列腺体积增大明显，外形不规则，呈分叶状改变，周围组织受压，矢状位和冠状位显示更佳。

（2）前列腺外周带和中央带无法分辨。

（3）T1 加权像肿块呈稍低信号影，其内可见片状不均匀高信号影，T2 加权像表现为高信号肿块影，内有环形或线样的低信号分隔影；增强扫描呈明显不均匀强化。

（4）易合并多发神经纤维瘤[58]。

四、组织病理学

MTT 为恶性周围神经鞘膜瘤伴有横纹肌母细胞分化，组织学上，肿瘤细胞由恶性周围神经鞘膜瘤及横纹肌肉瘤 2 种成分组成。

（一）大体观

一般而言，位于浅表部位的肿瘤，如位于躯干及四肢皮下的肿瘤常呈结节状及分叶状的肿块，肿瘤的体积相对较小，位于深部，如腹腔及腹膜后的肿瘤常形成不规则形的巨大肿块。

恶性蝾螈瘤的体积大小变化范围极大，在已报道的患者中，肿瘤体积最小的为 1.5cm × 1.0cm × 1.0cm，最大的为 35cm × 20cm × 20cm。

肉眼下，瘤体包膜不完整，边界不清；切面多为灰白色、黄色、暗红色，质地较为细腻，有的呈鱼肉样，有的可呈胶冻状；常与周围的肌肉筋膜相连，可含脂肪组织，亦可见出血、坏死及囊性变；可见周围浸润，形状为椭圆或边缘存在分叶形。

（二）镜下观

显微镜下，肿瘤的特点为瘤细胞的形态和排列呈较为复杂的多样化，在肿瘤内通常具有大片的梭形瘤细胞区域；同时伴有横纹肌肉瘤样的成分。

梭形的瘤细胞区域常为经典的恶性神经鞘瘤，细胞核大小不一，染色深，异型性较明显，核分裂象多见。瘤细胞丰富密集，排列呈束状及漩涡状，偶尔可呈栅栏状排列。

横纹肌肉瘤的成分类似于一般的横纹肌肉瘤，瘤细胞的形态多样，瘤细胞可呈圆形、卵圆形、梭形、蝌蚪状及球拍状等，胞质呈强嗜酸性，在胞质内可见纵纹，偶尔可见横纹，细胞核的异型性及多形性较明显，核分裂象多见，瘤细胞常呈杂乱无序地排列。

肿瘤组织呈束状或网状排列，多形性明显，核分裂象数多，细胞数增多。少数患者伴软骨、骨肉瘤分化[59]。

在束状排列区的为神经鞘瘤成分，肿瘤细胞排列紧密但不规则，细胞呈长梭形，或逗点状，核的大小不一，异型性明显，细胞质稀少，粉染。

在网状排列区散在分布少许的多形性细胞为横纹肌肿瘤成分，细胞呈短梭形或圆形、多边形，间有黏液样基质，胞质丰富，核大，嗜酸性，可见病理性核分裂象。

神经鞘肿瘤成分细胞间的细小纤维银染呈黑色，V、G 染色横纹肌肿瘤成分呈黄色，PTAH 染色可示横纹肌肿瘤成分的横纹，Masson 三色可区分神经源纤维和横纹肌成分。

（三）分型

根据肿瘤中两种细胞成分的比例和临床特征，可分为如下 4 种亚型[60]：

（1）Ⅰ型：发生于患多发性神经纤维瘤病的婴幼儿，组织学以横纹肌母细胞为主，异型性小，其间有少许 S - 100 蛋白阳性的梭形细胞。

（2）Ⅱ型：见于患多发性神经纤维瘤病的成人，组织学仍以横纹肌母细胞成分为主，内有畸形细胞，神经鞘肿瘤成分呈灶性分布。

（3）Ⅲ型：发生于患或不患神经纤维瘤病的青壮年，以无明显异型性的梭形细胞为主，含有少量梭形或带状横纹肌母细胞，可见横纹。

（4）Ⅳ型：好发于无多发性神经纤维瘤的成人，镜下可见明显异型的横纹肌肉瘤成分及呈编织状排列的梭形细胞成分。

（四）超微结构

超微结构显示，肿瘤细胞较幼稚，卵圆形，密集排列，细胞间连接疏松。

梭形细胞中有中等数量的细胞突起和异染的波状核，包括 Schwann 细胞和椭圆的大细胞具有粗肌丝、扩张的粗面内质网、丝状核蛋白复合体、Z 带形成，为横纹肌成分[61]。

另可见散在稀疏细致丝网状结构，核大卵圆或不规则，以常染色质为主，可见核仁，间质成分少。

五、免疫组化

免疫组化染色对 MTT 的诊断帮助很大，尤其是在光镜检查不能看到横纹肌成分时，desmin 阳性及 myoglobin 阳性与否可作为横纹肌肉瘤成分存在的可靠依据。恶性神经鞘膜瘤成分可通过瘤细胞对 S - 100、Leu - 7（CD57）的阳性反应来确定。

免疫组化染色，可见 50% ~ 70% 的肿瘤细胞可 S - 100 蛋白表达阳性，瘤细胞可表达碱性髓鞘蛋白（MBP）及 Leu - 7。

横纹肌肉瘤成分可表达 desmin、myoglobin、MyoD1、骨骼肌 myogenin 及 fast - myosin（骨骼肌 myosin）等肌源性标记。

梭形细胞 Leu - 7、S - 100、MBP、vimentin 阳性，部分呈 NSE、NF、GFAP 阳性；多形细胞 desmin、MyoD1、myoglobin、横纹肌 actin 阳性，部分 CD99、MIC2 阳性。

梭形细胞与多形细胞均呈 Ki - 67、PCNA、P53 强阳性，但 CK、EMA、SMA、CD20 等阴性。

肿瘤细胞对细胞角蛋白（cytokeratin，CK）、CD34、CD117、黑色素瘤抗体（HMB - 45）、B 细胞淋巴瘤/白血病 - 2 基因（Bcl - 2）反应为阴性[62-63]。

六、诊断

恶性蝾螈瘤的临床表现无特异性，影像检查仅可显示病灶的形态、范围，周围组织有无侵犯、转移等，不能确定其组织学来源及恶性程度分级，临床诊断极为困难。

一般而言，对于有多发性神经纤维瘤家族史或合并神经纤维瘤者，临床出现侵袭性肿块时，应考虑到恶性蝾螈瘤发生的可能。

恶性蝾螈瘤的临床病理特点是起源于外周神经或沿周围神经干发生，或发生于周围神经纤维瘤好发部位，神经纤维瘤患者是恶性蝾螈瘤的高发人群；以横纹肌肉瘤为主要成分，伴灶性神经鞘细胞成分肿瘤中的横纹肌肉瘤成分起源于外周神经干肿瘤，既不是外在横纹肌肉瘤的延伸，亦不是外在横纹肌肉瘤的转移；大部分肿瘤细胞呈神经鞘细胞生长。

1973 年，Woodruff 等[2]提出了 MTT 的 3 条如下诊断标准：

（1）肿瘤起源于周围神经，或发生于 I 型神经纤维瘤病。

（2）以恶性周围神经鞘膜瘤的成分，即梭形的肿瘤细胞（Schwann 细胞）为主要成分。

（3）出现真正的肿瘤性的横纹肌母细胞，而非其他部位的横纹肌肉瘤侵犯或转移。

散发病例（即不伴发 NF－1）仅需要符合第 2 条、第 3 条标准即可诊断。

2006 年，Stasik 等[36]提出了如下 4 条标准：

（1）具有恶性周围神经肿瘤成分。

（2）具有散在其间的横纹肌肉瘤成分。

（3）免疫组化染色，S－100、desmin 及 myoglobin 均阳性。

（4）排除瘤组织内残存、萎缩的横纹肌。

2013 年，张荷焕等[13]在综合前人观点的基础上，提出了如下诊断标准：

（1）肿瘤以神经鞘膜细胞生长为主要成分。

（2）出现真正的横纹肌肉瘤细胞，而非邻近部位横纹肌肿瘤的蔓延或转移，并排除瘤组织内残存、萎缩的横纹肌。

（3）免疫组化染色，S－100、desmin 及 myoglobin 阳性。

七、鉴别诊断

恶性蝾螈瘤临床诊断困难，组织病理复杂，有横纹肌母细胞的分化，偶有骨肉瘤分化。因此，恶性蝾螈瘤在临床、病理诊断时，通常需与胚胎性横纹肌肉瘤、促纤维增生性小圆细胞肿瘤、未分化多形性肉瘤、滑膜肉瘤、肌纤维细胞瘤、梭形细胞癌等鉴别，对于儿童尤其是发生在腹部的MTT，还应与肾母细胞瘤鉴别；而 S－100、Desmin 和 MyoD1、Myoglobin 等免疫标记检测有助于鉴别诊断。

（一）横纹肌肉瘤

横纹肌肉瘤主要由未分化的圆形及梭形细胞构成，在肿瘤中仅可见胞质红染，细胞形态多样的横纹肌肉瘤成分，而不含神经源性肿瘤的成分；免疫组化染色见瘤细胞仅表达横纹肌的标记，如 desmin、myoglobin 及 MyoD1 等阳性，瘤细胞不表达神经源性的标记。

在恶性蝾螈瘤中，则可见恶性神经鞘瘤及横纹肌肉瘤 2 种成分，免疫组化染色见 2 种瘤细胞成分，可分别表达神经源性及横纹肌的标记阳性。

（二）恶性神经鞘瘤

恶性神经鞘瘤的特点，为在肿瘤中仅可见由梭形瘤细胞所构成的恶性神经鞘瘤成分，而无横纹肌肉瘤的成分，免疫组化染色见瘤细胞仅表达神经源性的标记如 S－100 蛋白等阳性，desmin 和 myoglobin 均阴性。

（三）纤维肉瘤

纤维肉瘤，肿瘤内瘤细胞的形态较为单一，可见多量梭形的瘤细胞排列呈纵横交错的束状及人字形，在肿瘤的间质内胶原纤维较丰富，免疫组化染色见瘤细胞不表达神经源性及肌源性的标记。

恶性蝾螈瘤则瘤细胞的形态和排列呈较为复杂的多样化，有时在肿瘤内可见瘤细胞致密的 Antoni A 区及瘤细胞疏松的 Antoni B 区，偶尔瘤细胞可排列成栅栏状，肿瘤内横纹肌肉瘤的瘤细胞形态多样，常呈杂乱无序地排列，免疫组化染色见瘤细胞可表达神经源性及横纹肌的标记阳性。

（四）平滑肌肉瘤

平滑肌肉瘤的特点为肿瘤的形态相对较为单一，梭形瘤细胞的核呈两端钝圆的卵圆形，在肿瘤内无瘤细胞较为致密的 Antoni A 区及瘤细胞较为疏松的 Antoni B 区，瘤细胞不呈栅栏状排列；免疫组化染色，见瘤细胞表达平滑肌的标记，如 SMA 等阳性。

八、治疗与预后

（一）治疗

MTT 与其他恶性实体肿瘤一样，手术切除是主要治疗手段，有学者认为化疗疗效不佳，放疗疗效难以肯定。

MTT 恶性程度高，发展快，术后易复发及血行转移，病死率高；虽然 MTT 的治疗首选彻底的外科切除，但常因肿瘤过大或其他原因而不能完整切除肿瘤。因此，多数学者主张以手术为主的综合治疗。有些学者证实[64]，MTT 的根治性切除并辅以放、化疗对延长患者术后生存时间有一定作用。Victoria 等[65]报道，根治性手术后辅以高剂量的异环磷酰胺对延长术后生存时间有一定的疗效，但不具有统计学意义。

放疗剂量为 30 ~ 72Gy，化疗大多采取联合化疗，常用药物有环磷酰胺、长春新碱、依托泊苷、卡铂、顺铂等[16]。

（二）预后

MTT 恶性程度极高，发展快，尽管广泛切除和术后放、化疗，术后亦易复发、转移，预后仍很差，病死率高，复发率达 43% ~ 100%，转移率为 48%，5 年生存率仅 12% ~ 26%[66-70]。当然，也有个别病例带瘤生存达 22 年。沈艳莹等[9]认为，C - myc 的异常表达可能是 MTT 患者预后较差的重要原因之一。

Aldlyam 等[20]指出，大多数恶性蝾螈瘤伴有多发性神经纤维瘤，且伴有多发性神经纤维瘤的恶性蝾螈瘤的侵袭性高于没有多发性神经纤维瘤的恶性蝾螈瘤。沈艳莹等[9]总结了发生于纵隔的 MTT 8 例[71]，前纵隔 2 例，中纵隔 1 例，后纵隔 4 例，1 例部位不明；有 4 例合并 NF - 1，预后普遍不良，有 5 例复发，4 例均在 2 年内死亡，但 1 例复发患者带瘤生存 53 个月；8 例中位生存时间为 15 个月。

Terzic 等[16]报道，头颈部 MTT 的预后较其他部位的预后更好，其 1 年、2 年、5 年生存率分别为 76%、61% 和 49%，且发生于鼻窦的病例预后较头颈部其他部位的好。

（郑 琪）

参考文献

[1] Masson P. Recklinghausen's neurofibromatosis, sensory neuromas and motor neuromas[M]. New York：International Press, 1932：793 - 802.

[2] Woodruff J M, Chernik N L, Smith M C, et al. Peripheral nerve tumors with rhabdomyosarcomatous differentiation (malignant "Triton" tumors)[J]. Cancer, 1973, 32(2)：426 - 439.

[3] Bura M, Musani V, Cretnik M, et al. Hedgehog - Patched pathway aberrations in a malignant triton tumor case study

[J]. OncolRep, 2008, 20(2): 347 - 352.

[4] Malerba M, Garofalo A. A rare case of nerve - sheath sarcoma with rhabdomyoblastic differentiation (malignant triton tumor) [J]. Tumori, 2003, 89(4Suppl): 246 - 250.

[5] 王达飞, 吴建峰. 颅内恶性嵌蝠瘤 1 例并文献复习[J]. 肿瘤基础与临床, 2009, 21(1): 封 3.

[6] 张耀明, 宋玲玲, 段庆红, 等. 颈椎恶性蝾螈瘤 1 例[J]. 山西医科大学学报, 2018, 49(7): 877 - 878.

[7] Brooks J S, Freeman M, Enterline H T. Malignant Triton tumors. Natural history and immunohistochemistry of nine new cases with literature review[J]. Cancer, 1985, 5(11): 2543 - 2549.

[8] 李欣, 刘都礼, 刘莉. 腹膜后巨大恶性蝾螈瘤 2 例及文献复习[J]. 临床与实验病理学杂志, 2005, 20(3): 365 - 366.

[9] 沈艳莹, 殷晓璐. 后纵隔恶性蝾螈瘤的临床病理分析[J]. 上海交通大学学报(医学版), 2007, 27(4): 454 - 456.

[10] Haddadin M H, Hawkins A L, Long P, et al. Cytogenetic study of malignant triton tumor: a case report[J]. Cancer Genet Cytogenet, 2003, 144(2): 100 - 105.

[11] Yakulis R, Manack L, Murphy A I Jr. Postradiation malignant triton tumor. A case report and review of the literature [J]. Arch Pathol Lab Med, 1996, 120(6): 541 - 548.

[12] 张树亮, 吴灿兴, 朱勇, 等. 纵隔恶性蝾螈瘤一例报告并文献复习[J]. 中华胸部外科电子杂志, 2016, 3 (1): 62 - 64.

[13] 张荷焕, 穆学涛, 王宏. MRI 诊断眶内恶性蝾螈瘤一例[J]. 磁共振成像, 2013, 4(6): 448 - 449.

[14] 陈云涛, 张军, 彭涛. 腹膜后恶性蝾螈瘤 2 例[J]. 放射学实践, 2005, 20(1): 91 - 92.

[15] 伍建蓉, 郑玲, 谷焰, 等. 腹膜后恶性蝾螈瘤的诊断及治疗——附 2 例报告[J]. 四川肿瘤防治, 2007, 20 (3): 199 - 200.

[16] Terzic A, Bode B, Gratz K W, et al. Prognostic factors for the malignant triton tumor of the head and neck[J]. Head Neck, 2009, 31(5): 679 - 688.

[17] Ozer E, Erkilic S, Bayazit Y A, et al. Malignant triton tumor of the supraclavicular region arising after radiotherapy [J]. Auris Nasus Larynx, 2002, 29(4): 405 - 407.

[18] Tripathy K, Mallik R, Mishra A, et al. A Rare Malignant Triton Tumor[J]. Case Rep Neurol, 2010, 2(2): 69 - 73.

[19] Bien E, Stachowicz - Stencel T, Sierota D, et al. Sarcomas in children with neurofibromatosis type 1 - poor prognosis despite aggressive combined therapy in four patients treated in a single oncological institution[J]. Childs Nerv Syst, 2007, 23(10): 1147 - 1153.

[20] Aldlyami E, Dramis A, Grimer R J, et al. Malignant triton tumour of the thigh - a retrospective analysis of nine cases[J]. Eur J Surg Oncol, 2006, 32(7): 808 - 810.

[21] Ducatman B S, Scheithauer B W. Malignant peripheral nerve sheath tumors with divergent differentiation[J]. Cancer, 1984, 54(6): 1049 - 1057.

[22] Gupta R, Sharma A, Arora R, et al. Composite phaeochromocytoma with malignant peripheral nerve sheath tumour and rhabdomyosarcomatous differentiation in a patient without von Recklinghausen disease[J]. J Clin Pathol, 2009, 62(7): 659 - 661.

[23] Chao M M, Levine J E, Ruiz R E, et al. Malignant triton tumor in a patient with Li - Fraumeni syndrome and a novel TP53 mutation[J]. Pediatr Blood Cancer, 2007, 49(7): 1000 - 1004.

[24] Velagaleti G V, Miettinen M, Gatalica Z. Malignant peripheral nerve sheath tumor with rhabdomyoblastic differrentiation(malignant triton tumor) with balanced t(7; 9)(q11. 2; p24) and unbalanced translocation der(16)t(1; 16) (q23; q13)[J]. Cancer Genet Cytogene, 2004, 149(1): 23 - 27.

[25] McComb E N, McComb R D, DeBoer J M, et a. lCytogenetic analysis of a malignant triton tumor and a malignant peripheral nerve sheath tumor and a review of the literature[J]. Cancer Genet Cytogenet, 1996, 91(1): 8 - 12.

[26] Elisabetta M, Antonella P, Donatella F, et al. Acquisition of i(8q) as an early event in malignant triton tumors[J]. Cancer Genetics and Cytogenetics, 2004, 154(2): 150 - 155.

[27] Hennig Y, Loschke S, Katenkamp D, et al. A malignant triton tumor with an unbalanced translocation(1; 13) (q10; q10) and an isochromosome(8)(q10) as the sole karyotypic abnormalities[J]. Cancer Genet Cytogenet, 2000, 118(1): 80 - 82.

[28] Takahashi Y, Sugita Y, Abe T, et al. Intraventricu lar m alignan t triton tumour[J]. Acta N eurochir (Wien), 2000, 142(4): 473 - 476.

[29] Travis J A, Sandberg A A, Neff J R, et al. Cytogenetic findings in malignant triton tumor[J]. Genes Chromosomes

Cancer, 1994, 9(1): 1 - 7.

[30] Bridge R S Jr, Bridge J A, Neff J R, et al. Recurren t chromosoma limb a lances and structurally abnormal break points with in complex karyotypes of malignant peripheral nerve sheath tumour and malignant triton tumour: a cytogenetic and molecular cytogenetic study[J]. J Clin Pathol, 2004, 57(11): 1172 - 1178.

[31] Dewit L, Albus - Lutter C E, de Jong A S, et al. Malignant schwannoma with a rhabdomyoblastic component, a so-called triton tumor. A clinicopathologic study[J]. Cancer, 1986, 58(6): 1350 - 1356.

[32] Rose D S, Wilkins M J, Birch R, et al. Malignant peripheral nerve sheath tumour with rhabdomyoblastic and glandular differentiation: immunohistochemical features[J]. Histopathology, 1992, 21(3): 287 - 290.

[33] 沈坤练. CT 诊断腹壁恶性神经鞘瘤 1 例[J]. 中国 CT 和 MRI 杂志, 2008, 6(5): 80.

[34] Sorensen K B, Godballe C, Krogdahl A. Malignant triton tumor(MTT) of the neck[J]. Auris Nasus Larynx, 2006, 33(1): 89 - 91.

[35] 罗乐凯, 任翠萍, 陈晨, 等. 上颌窦恶性蝾螈瘤一例[J]. 放射学实践, 2017, 32(7): 772 - 773.

[36] Stasik C J, Tawfik O. Malignant peripheral nerve sheath tumor with rhabdomyosarcomatous differentiation (malignant triton tumor) [J]. Arch Pathol Lab Med, 2006, 130(12): 1878 - 1881.

[37] 王达飞, 杨黛蒂. 颅内恶性蝾螈瘤 1 例报告并文献复习[J]. 中国误诊学杂志, 2011, 11(32): 7983.

[38] 徐芳, 李果, 刘勇, 等. 恶性蝾螈瘤 2 例报道及文献复习[J]. 中国耳鼻咽喉颅底外科杂志, 2012, 18(6): 451 - 454, 459.

[39] 任静, 常英娟, 宦怡, 等. 恶性蝾螈瘤的 CT 及 MRI 表现(附 3 例报告及文献复习)[J]. 实用放射学杂志, 2008, 24(1): 84 - 86, 96.

[40] Murtaza B, Gondal Z I, Mehmood A, et al. A huge malignant triton tumor[J]. J Coll Physicians Surg Pak, 2005, 15: 728 - 730.

[41] Otani Y, Morishita Y, Yoshida I, et al. A malignant Triton tumor in the anterior mediastinum requiring emergency surgery: report of a case[J]. Surg Today, 1996, 26(10): 834 - 836.

[42] Isla A, Gutierrez M, Casillas M. Malignant triton tumor in the thoracic spine[J]. Child Nerv Syst, 2000, 16(4): 256 - 259.

[43] 马凤华, 赵泽华, 徐嵩森, 等. 咽旁间隙恶性蝾螈瘤一例[J]. 中国医学计算机成像杂志, 2010, 16(4): 355 - 356.

[44] 刘世恩, 郭永存, 王希强, 等. 恶性外周神经鞘膜瘤的 CT 和 MRI 表现[J]. 实用放射学杂志, 2007, 23(2): 208 - 210.

[45] Kamperis E, Barbetakis N, Asteriou C, et al. Malignant triton tumor of the chest wall invading the lung. A case report and literature review[J]. Hippokratia, 2013, 17: 277 - 280.

[46] Kamran S C, Shinagare A B, Howard S A, et al. A - Z of malignant peripheral nerve sheath tumors[J]. Cancer Imaging, 2012, 12: 475 - 483.

[47] 郭欢仪, 刘均澄, 彭振鹏, 等. 恶性蝾螈瘤的 CT 诊断价值[J]. 影像诊断与介入性放射学, 2009, 18: 40 - 42.

[48] 瞿中威, 陈丹. 腹膜后恶性蝾螈瘤 CT 表现(附 1 例分析)[J]. 中国 CT 和 MR 杂志, 2011, 9: 77 - 78.

[49] 华亦实, 江晨艳, 石润杰. 上颌窦恶性蝾螈瘤 1 例并文献复习[J]. 中国中西医结合耳鼻咽喉科杂志, 2014, 22: 350 - 352.

[50] 湛玉晓, 胡倩, 岳铭, 等. 三例小儿恶性蝾螈瘤的诊疗体会及文献复习[J]. 中华小儿外科杂志, 2014, 35: 769 - 773.

[51] 舒仁义, 许海平, 叶孟, 等. 下肢恶性蝾螈瘤二例报告[J]. 中华骨科杂志, 2009, 29: 170 - 171.

[52] 廖欣, 焦俊, 刘静, 等. 纵隔原发恶性蝾螈瘤一例[J]. 中华放射学杂志, 2014, 48: 166.

[53] Leticia B Q, Fabiola P O, Alfonso M B, et al. Cerebral malignant nerves heath tumor, triton tumor variant: case report[J]. Pediatr Dev Pathol, 2003, 6(2): 168 - 172.

[54] Nicolai P, Tomenzoli D, Berlucchi M, et al. Malignant triton tumor of the ethmoidsinus and nasal cavity[J]. Ann Otol Rhinol Laryngol, 2000, 109(9): 880 - 886.

[55] 石士奎, 郭景理, 周育夫, 等. 恶性蝾螈瘤 MR 影像分析(附 1 例报道)[J]. 解剖与临床, 2010, 15: 359 - 361.

[56] 金腾, 吴刚, 李小明, 等. 外周神经源性肿瘤的 MRI 表现与鉴别诊断[J]. 放射学实践, 2014, 29: 1213 - 1216.

[57] Dartnell J, Pilling J, Ferner R, et al. Malignant triton tumor of the brachial plexus invading the left thoracic inlet [J]. J Thorac Oncol, 2009, 4: 135 - 137.

[58] Bridge R S, Bridge J A, Neff J R, et al. Recurrent chromosomalim balances and structurally abnormal breakpoints with in complex karyotypes of malignant peripheral nerves heath tumour and malignant triton tumour: a cytogenetic and

molecularcytogenetic study[J]. J Clin Pathol, 2004, 57(11): 1172 - 1178.

[59] Ballas K, Kontoulis T M, Papavasiliou A, et al. A rare case of malignant triton tumor with pluridirectional differenti-ation[J]. South Med, 2009, 102(4): 435 - 437.

[60] Daimaru Y, Hashimoto H, Enjoji M. Malignant " triton" tumors : a clinicopathologic and immunohistochemical study of nine cases[J]. Hum Pathol, 1984, 15(8): 768 - 778.

[61] Kim S T, Kim C W, Han G C, et al. Malignant triton tumor of the nasal cavity[J]. Head Neck, 2001, 23(12): 1075 - 1078.

[62] Rekhi B, Jambhekar N A, Puri A, et al. Clinicomorphologic features of a series of 10 cases of malignant triton tumors diagnosed over 10 years at a tertiary cancer hospital in Mumbai, India[J]. Ann Diagn Pathol, 2008, 12(2): 90 - 97.

[63] Busam K J, Kucukgol D, Sato E, et al. Immunohistochemical analysis of novel monoclonal antibody PNL2 and com-parison with other melanocyte differentiation markers[J]. Am J Surg Pathol, 2005, 29(3): 400 - 406.

[64] Gao L, Song H, Mu K, et al. Primary epididymis malignant triton tumor: case report and review of the literature [J]. Eur J Med Res, 2015, 20(79): 1 - 4.

[65] Victoria L, McCulloch T M, Callaghan E J, et al. Malignant triton tumor of the head and neck: A case report and review of the literature[J]. Head Neck, 1999, 21(7): 663 - 670.

[66] Abdulmajeed Z, Fahad H, Olivier L, et al. Malignant triton tumour of the sinonasal tract: case report and literature review[J]. Int J Surg Case Rep, 2014, 5: 608 - 612.

[67] Woodruff J M, Perino G. Non - germ - cell or teratomatous malignant tumors showing additional rhabdomyoblastic dif-ferentiation, with emphasis on the malignant Triton tumor[J]. Semin Diagn Pathol, 1994, 11(1): 69 - 81.

[68] 孙毅, 张淼, 田建华, 等. 恶性蝾螈瘤2例报告并文献复习[J]. 河北医科大学学报, 2010, 31(3): 352 - 354.

[69] Bose A K, Deodhar A P, Duncan A J. Malignant triton tumor of the right vagus[J]. Ann Thorac Surg, 2002, 74 (4): 1227 - 1228.

[70] Lang - Lazdunski L, Pons F, Jancovici R. Malignant Triton tumor of the posterior mediastinum: prolonged survival after staged resection[J]. Ann Thorac Surg, 2003, 75(5): 1645 - 1648.

[71] Wong S Y, Teh M, Tan Y O, et al. Malignant glandu lar triton tumor[J]. Cancer, 1991, 67(4): 1076 - 1083.

第五节　异位脑膜瘤

一、概述

　　脑膜瘤是起源于蛛网膜绒毛和颗粒血管周围间隙的间质和脉络丛的蛛网膜上皮细胞的中枢神经系统常见的原发性肿瘤，约占颅内肿瘤的20%。

　　异位脑膜瘤是指正常情况下无脑膜覆盖的组织中发生的具有脑膜瘤形态结构的肿瘤，于1904年由Winkler首先描述。

(一)流行病学

　　脑膜瘤是颅内和椎管内的常见肿瘤，占颅内肿瘤的13%~19%、椎管内肿瘤的25%；而原发于颅外的异位脑膜瘤罕见，发病率仅占脑膜瘤的1%~2%[1-2]。异位脑膜瘤可见于任何年龄，但以中年较多，且女性多于男性。

　　刘玉光等[3]报道了17例异位脑膜瘤，占同期全部脑膜瘤(738例)患者的2.3%，男性9例，女性8例；年龄22个月至66岁，平均31.5岁。高英兰等[4]回顾性分析了中文文献报道的150例及作者医院确诊的1例异位脑膜瘤，共151例，男性68例，女性83例，中位年龄38岁。刘玉光等[3]报道了头部原发性硬膜外脑膜瘤(PEM)19例，PEM占全部脑膜瘤的1.2%，男女比例为1∶0.7，平均年龄36.6岁；黄晓明等[5]报道了10例眼眶异位脑膜瘤患者，均为单眼发病，男性4例，女性6例，就诊年龄7~68岁。杨于力等[6]报道了6例眼眶原发性异位脑膜瘤，男性3例，女性3例，年龄9~54岁，平均年龄36.8岁。

（二）发病部位

自从1904年Winkler报道异位脑膜瘤以来，文献中报道的肿瘤位置几乎遍及颅内外各个部位，如眼眶内、耳、口腔、头皮及皮下组织、鼻窦、鼻腔、扁桃体、舌部、筛板和下颌区、脑实质内、硬脑膜外、腮腺、肺、纵隔、颅盖骨、下颌骨、外周神经、肾上腺、腹膜、肘关节周围、手指、足部肌肉等[7-26]，一般多位于躯体中轴附近[27]。

异位脑膜瘤最常见的部位是头颈部，多发生于眼眶周围、鼻腔鼻窦及头皮组织。高英兰等[4]回顾性分析了中文文献报道的150例及作者医院确诊的1例异位脑膜瘤，共151例，头颈部144例，仅有7例为非头颈部。汪春年等[24]报道了4例原发性异位脑膜瘤，发生部位分别为右额部皮下、左侧鼻腔、右肺上叶及左耳中鼓室。刘玉光等[3]报道头部原发性硬膜外脑膜瘤（PEM）19例，颅穹窿、鼻旁窦腔、眶内与硬膜外腔是常见的发病部位；饶向红[28]报道了16例异位脑膜瘤，其中鼻窦脑膜瘤4例，左侧侧脑室脑膜瘤4例，右侧侧脑室脑膜瘤5例，脑实质脑膜瘤2例，中耳脑膜瘤1例。

肺原发性脑膜瘤（primary pulmonary meningioma，PPM）又称肺异位脑膜瘤（lung ectopic meningioma），是中枢神经系统以外，原发于肺内的异位脑膜瘤，为肺内极罕见的肿瘤[29]；双肺多发者则更为罕见[3]。张文强等[30]报道了1例双肺多发原发性脑膜瘤，男，46岁，胸部CT示右后纵隔肿块并双肺多发结节，PET-CT检查提示右后纵隔见一大小约4.1cm×3.0cm肿块，经多家大型医院病理科会诊，最终确诊为"右肺脑膜瘤，纤维型"。

自Kemnitz等[29]于1982年报道首例PPM至2016年，可完全确定的病例全世界仅有39例[31-40]。李新功等[37]报道了1例50岁男性肺原发性脑膜瘤，右肺下叶后基底段距支气管切线1.5cm处见一球形肿块，7.0cm×7.0cm×6.5cm大小，术后病理诊断为右肺下叶脑膜瘤。张立英等[41]报道1例66岁男性，右肺上叶近胸膜处占位，边缘光滑，大小约4cm×3.5cm。病理诊断（右上叶）肺原发性脑膜瘤。

眼眶内脑膜瘤仅占全部脑膜瘤的1%~2%，占眼眶内肿瘤的4%~8%[42]。肾上腺原发异位脑膜瘤极为罕见，魏灿等[43]报道了1例女性，54岁，体检B超发现右侧肾上腺占位，肾上腺CT平扫检查见右侧肾上腺区一大小为2.7cm×2.3cm的类圆形低密度灶，术后病理诊断为右侧肾上腺脑膜瘤。

脑膜瘤的发生原因目前尚不明了，有学者推测，可能与外伤或手术史有关，且研究发现多发神经纤维瘤的患者和经放射治疗的患者易患脑膜瘤[44]。

（三）组织起源

脑膜分为3层，即硬膜、蛛网膜、软脑膜。蛛网膜向硬膜伸入许多突起称为蛛网膜绒毛，绒毛顶端有帽状蛛网膜细胞，亦称为脑膜上皮细胞，蛛网膜细胞是一种间叶来源的上皮细胞。这些绒毛多集中在大静脉壁中和与静脉窦的分叉静脉有关的各处，以及神经根向外通过的椎间孔的硬膜和蛛网膜衔接处，也可随软脑膜深入脑沟及脑实质中。

颅内脑膜瘤是起源于脑膜及脑膜间隙的衍生物，它们大部分来自蛛网膜细胞，也可发生在任何含有蛛网膜成分的地方。

但一般情况下，中枢神经系统以外组织是不存在蛛网膜细胞的，极少数患者的异位蛛网膜细胞的存在是产生异位脑膜瘤的主要根源[45-46]。

关于异位脑膜瘤的起源，目前说法不一，可能是沿脑神经鞘分布的蛛网膜细胞的颅外种植，亦可能是蛛网膜细胞的异位胚胎巢的种植。

近年来，人们对异位脑膜瘤的认识已经由最初的组织病理层次上升到细胞水平，即由原先认为的异位脑膜瘤是发生在中枢神经系统以外的脑膜瘤，转变到异位脑膜瘤是无脑膜覆盖的组织器官发生的或发生在没有蛛网膜内皮细胞的解剖部位、与正常位置脑膜瘤无关且具有脑膜瘤形态结构特点的肿瘤。

目前，关于异位脑膜瘤的发生机制有如下几种观点[48]：

（1）颅内脑膜瘤的直接侵犯和颅外转移。据报道，颅内脑膜瘤颅外转移的概率为 0.1%，脑膜瘤转移渠道主要为血行转移，其机制为肿瘤破坏静脉窦或与以前手术有关。临床上常常转移到肺，占 60%；其他部位如肝、长骨、椎体、肋骨、胸膜、纵隔及淋巴结，转移概率依次降低[49]。

（2）脊柱和颅骨在发育的过程中，脑膜组织被挟离至颅骨和椎骨之外，成为异位脑膜瘤的始基。

（3）蛛网膜细胞随经颅骨的孔道、缝隙以及脊椎的椎间孔而出的脑神经及脊髓神经鞘向外伸延而成为异位脑膜瘤的基础，即蛛网膜巢伴随周围神经发生异位迁移。

（4）由周围神经鞘细胞化生为异位脑膜瘤[50]。

目前多数学者认为，原发性异位脑膜瘤的组织学发生有 2 种可能，一是沿颅神经鞘分布的蛛网膜细胞的颅外种植，二是蛛网膜细胞的异位胚胎巢的增殖[51]。一般认为，异位脑膜瘤发生于异位的蛛网膜细胞，近年来也有研究表明其源于神经鞘细胞、神经周细胞、神经束膜细胞等[52]。

1. 原发性硬膜外脑膜瘤

关于原发性硬膜外脑膜瘤（PEM）组织起源的观点众多，如有认为起源于异位于脑神经、周围神经鞘及皮下组织的脑膜细胞或蛛网膜细胞；亦有认为起源于胚胎发育过程中颅外错位的蛛网膜细胞，嵌入颅骨内的蛛网膜细胞是骨内脑膜瘤的发病来源；还有认为，在出生和头颅成形过程中，陷入颅缝内的蛛网膜细胞是颅骨脑膜瘤的发病来源；更有认为，脑膜细胞或蛛网膜细胞在外伤时嵌入颅骨骨折缝内而发生颅骨脑膜瘤；亦有推测，PEM 起源于颅外的多潜能细胞，包括成纤维细胞、雪旺氏细胞或其混合细胞。

2. 眼眶异位脑膜瘤

眼眶内的脑膜瘤可能来源于视神经鞘的脑膜、蝶骨嵴的脑膜、骨膜和异位的脑膜细胞，视神经脑膜瘤多由视神经鞘蛛网膜表面的脑膜上皮细胞发展而来；但有研究报道[53-54]，在眼眶脑膜瘤患者中发现了少数与视神经和骨膜均无联系的眼眶脑膜瘤，称之为眼眶异位脑膜瘤[55-56]，由于其来源尚存在争议，亦有人称之为"硬膜外脑膜瘤"。

眼眶异位脑膜瘤的发生机制可能是胚胎发育时期眶周的蛛网膜细胞团发生移位逐渐形成肿瘤，或胚胎发育时有脑膜组织膨出于眼眶，继而发生退化残存于眼眶，形成肿瘤[57]。有报道称[58]，眼眶内的脑膜瘤的发生机制是由于眼眶受到挤压伤使带有脑膜的组织离开视神经鞘从而形成一个脑膜瘤发源的病灶。

3. 肺原发性脑膜瘤

肺原发性脑膜瘤（primary pulmonary meningloma，PPM）的起源不明确，报道多认为其起源于异位的胚胎残余蛛网膜细胞或多潜能间叶细胞[59]，亦有作者认为其属于错构瘤。有学者报道认为[60-61]，PPM 起源于异位于肺内的蛛网膜细胞；也有学者认为[62]，来自向脑膜内皮分化的间质细胞或施雪旺细胞。

还有作者指出，肺原发性脑膜瘤可能起源于肺内的微小脑膜上皮结节[63-65]。Spinelli 等[66] 报道了 1 例肺脑膜瘤和微小脑膜上皮结节共存的病例，为肺脑膜瘤发生于肺内的微小脑膜上皮结节提供了证据；其后 Gomez Aracil 等[67] 经组织病理学、免疫组化以及超微结构的研究进一步证实了此观点。

二、临床表现

异位脑膜瘤一般无明显性别差异，临床表现常无特异性，主要取决于肿瘤发生的部位、大小以及周围组织受侵袭破坏的程度等。发生的部位不同，异位脑膜瘤所引起的继发症状亦不同。

（一）脑实质脑膜瘤

脑实质脑膜瘤患者年龄较小，以儿童多见[68]，好发于大脑外侧裂附近、额叶或颞叶区；病程相对较短，疾病早期临床症状与体征并不明显，通常患者首发症状为头痛、惊厥、癫痫或偏瘫等；少数病例偶然发现，临床表现以癫痫发作最常见，其次为头痛；小型肿瘤一般无神经系统阳性体征，大型肿瘤可出现视盘水肿和神经系统定位征。

临床上，侧脑室脑膜瘤患者由于脑室内空间较大，肿瘤生长时短期内不会引起典型的临床症状，因此患者病程往往较长。

（二）头颈部脑膜瘤

眼眶、鼻腔、耳周等面颈部异位脑膜瘤早期呈隐匿性发展，无自觉症状，一旦出现明显症状时病变范围常较广泛。

眼眶异位脑膜瘤最为多见，约占全部异位脑膜瘤的 24%，占眼眶肿瘤的 5%～7%，其主要的临床表现为眼球突出、视力障碍、复视、眼胀等[3,69]。黄晓明等[5] 报道了 10 例眼眶异位脑膜瘤，平均病程较长，发病年龄从儿童、青中年到老年人均有发生；患者主诉主要为眼睑肿胀（8 例）、眼球突出（7 例）、视力下降（2 例）及查体偶然发现（2 例）。肿瘤位置位于肌锥内 5 例、肌锥外 5 例。杨于力等[6] 报道了 6 例眼眶原发性异位脑膜瘤，左眼 5 例，右眼 1 例，病程最短 1 个月，最长 10 年。

原发性中耳异位脑膜瘤，由于中耳乳突结构复杂，其内部不规则的含气空腔互相贯通，且因发生于中耳的良性肿瘤生长缓慢，临床可表现为耳部流脓、耳鸣等症状，随着病情进展，原发性中耳脑膜瘤可以侵及周边结构，出现阵发性眩晕及听力下降。

鼻腔鼻窦异位脑膜瘤为罕见的发生于异位区域的肿瘤，临床症状和体征无特异性，包括鼻塞、鼻出血、头痛和颜面部尤其是鼻旁和眼的外突或畸形，而鼻塞为最常见的就诊主诉。

鼻窦脑膜瘤患者常表现为鼻塞、头痛等症状，常因眼球突出、眼睛胀痛就诊，而鼻腔检查未见异常。发生于鼻旁窦及鼻腔内的异位脑膜瘤患者可出现鼻塞、鼻出血、嗅觉减退、前额痛等。

（三）肺原发性脑膜瘤

肺原发性脑膜瘤，文献报道的病例发病年龄为 30～72 岁，多为中老年患者，大多数早期无临床症状，常在无意中发现，偶有咳嗽者。但随着病情发展，可有呼吸困难、咳嗽、夜间喘息和吞咽困难等症状；且可侵犯邻近组织，如脏层胸膜、食管平滑肌，侵犯大的血管壁、肺门淋巴结、支气管旁脂肪及支气管软骨等，也可出现肝转移[7,37,61]。

三、影像学检查

影像学检查虽不能确诊本病，但可显示病变的部位、范围、轮廓、密度、坏死情况、生长方式及其与邻近组织器官的关系，对判断原发性与继发性、与部分疾病的鉴别诊断及手术方案的制定等有极大帮助[70-72]。

目前，影像学检查主要包括 X 线片、CT、MRI 及 PET-CT 等。CT 及 MRI 等影像学检查可对异位脑膜瘤患者的病变部位、病变范围、肿瘤生长方式、与周围组织的关系等进行准确显示，对异位脑膜瘤的诊断具有重要作用。

CT 较典型的表现为边界较清楚的圆形或类圆形肿块影，密度可均匀一致，也可呈较高混杂密度影，可有包膜，钙化较常见；出现钙化常提示纤维母细胞型或砂粒体型脑膜瘤。肿瘤血管丰富，注入对比剂后呈均匀一致性增高。

异位脑膜瘤在 T1WI 上呈现等信号或低信号，在 T2WI 上呈高信号、略高信号或等信号。血管呈现流空低信号，钙化也显示为低信号。大部分肿瘤增强扫描后出现均匀持续强化，少数呈现不均匀强化。

PET-CT 结果目前被用来作为诊断良恶性脑膜瘤的主要依据，其灵敏度、特异度、阳性预测率分别可以达到 93%、88% 和 92%；而在 PET-CT 结果显示阴性时，罹患恶性肿瘤的概率则是 4.7%[73]。

因原发性异位脑膜瘤发生部位不同，大小形态多样，其影像学表现不尽相同。

（一）头颈部异位脑膜瘤

1. 颅骨内异位脑膜瘤

颅骨内的异位脑膜瘤靓现为常见的骨质增生及少见的膨胀性改变或溶骨性破坏，骨质增生硬化与破坏；呈膨胀性改变可有完整或不完整的骨性包壳病，病灶内可有不规则的钙化。

呈溶骨性破坏的异位脑膜瘤 MRI 表现为 T1WI 与大脑皮层信号相似的信号强度，也可不均匀，T2WI 为明显高信号，呈增生性的异位脑膜瘤 T1WI 和 T2WI 均表现为低信号[74]。

2. 眼眶内异位脑膜瘤

位于眼眶内的异位脑膜瘤 X 线片可表现有视神经孔扩大，骨化或钙化；CT 可见贴附或包绕视神经的圆形或椭圆形的肿块，平扫呈均匀略高密度，部分可见瘤内钙化，边界清晰锐利。

MRI 表现为 T1WI 呈等或略低信号和 T2WI 为等或略高信号影，信号均匀，边界清晰[75]。CT、MRI 增强扫描，肿块呈均匀明显强化，轴位像上可见"双轨征"。

黄晓明等[5]报道了 10 例眼眶异位脑膜瘤，CT 均表现为形状不规则占位，边界不清，与眼外肌关系密切，视神经无增粗，眶骨壁无增厚；8 例患者 MRI 表现为 T1 加权像中低信号，T2 加权像中高信号；但术前均未做出明确诊断。

3. 鼻腔鼻窦异位脑膜瘤

鼻腔鼻窦异位脑膜瘤，可为圆形或类圆形肿块，或为息肉状，有的可沿着腔隙生长成不规则形，但通常边界清楚。膨胀性生长，病灶周围组织结构受压移位，骨壁变薄或不明显，无骨质破坏或增生。增强扫描病灶明显强化。

如果 CT 平扫发现鼻腔或鼻窦区较高的混杂密度灶，且病灶周围有环形钙化，瘤体内出现条片状不规则的钙化灶，CT 增强扫描病灶明显强化，应高度怀疑脑膜瘤的可能。

（二）肺原发性脑膜瘤

PPM 最简便方法为 X 线平片，多表现为"硬币病变"（球形病变），而胸部 CT 和 MRI 则有助于肿瘤病灶范围、形状、轮廓、密度、钙化及坏死的确定[7]。

PPM 之 X 线和 CT 检查表现为位于胸膜下、肺内大小不等、密度均匀、边界光整、轮廓清楚的圆形或椭圆形孤立性结节或肿块，无明显分叶、长短毛刺及胸膜凹陷等征象。CT 增强扫描肿块有不同程度强化，有别于颅内脑膜瘤的明显强化[72]。

PPM 肿瘤多为肺内孤立性边界清楚结节，肿瘤与肺组织界限清楚，多靠近胸膜[76]。直径 0.4 ~ 12cm，平均 2.4cm[34]；肿瘤最大直径可达 10cm，肿瘤直径 ≥7cm 者称肺巨大脑膜瘤。左右侧发病比率为 1:1。

王文娟等[26]报道 1 例男性，68 岁，因咳嗽就诊，CT 示右肺下叶肿块，9.0cm × 8.0cm × 8.0cm，行右肺下叶切除术，术后病理诊断为右肺下叶原发性脑膜瘤。亦有肺多发者[77-78]。

四、组织病理与免疫组化

(一)组织病理

1. 组织活检

对于 PPM 诊断而言，经皮肺穿刺来定性，但因肿瘤一般较小、定位困难，难获得明确诊断，多为术后病理确诊，一般不主张穿刺活检[79]。

对于 PPM，纤维支气管镜检查可了解管腔情况，但对于 PPM 意义不大，可能与 PPM 一般靠近肺外周，未累及段以上支气管有关。Fidan 等[80]报道的病例中，肿瘤已经突入支气管腔，但仍未有阳性发现。

2. 组织学分型

颅外异位脑膜瘤的组织构象与颅内脑膜瘤完全相同，因此异位脑膜瘤分类按颅内脑膜瘤系统分类方法。

脑膜瘤的组织学类型很多，常见的有上皮型、过渡型、纤维型、砂粒体型，较少见的有血管瘤型、微囊型、分泌型、透明细胞型、脊索型、淋巴细胞丰富型和化生型。

异位脑膜瘤最常见的组织学类型为过渡型脑膜瘤，其次为纤维型脑膜瘤。高英兰等[4]回顾性分析了中文文献报道的 150 例及作者医院确诊的 1 例异位脑膜瘤，共 151 例，以脑膜上皮细胞型及砂粒体型为主。通常，砂粒体型提示肿瘤分化好、生长缓慢，而脑膜上皮细胞型则相对生长较快[81]。刘玉光等[82]报道头部原发性硬膜外脑膜瘤(PEM)19 例，良性与非典型性脑膜瘤分别占 94.7% 和 6.3%，常见的组织亚型亦为上皮型和砂粒型。

3. 大体观

原发性异位脑膜瘤由于其发生部位不同，大体形态多样。发生于鼻腔或鼻窦及内耳的脑膜瘤可为圆形或类圆形肿块，或为息肉状，有的可沿着腔隙生长成不规则形。

原发性异位脑膜瘤可有或无包膜，但通常边界清楚。切面均质状或结节状，颜色多呈暗红色，也可色泽较浅。硬度不等，可为橡皮至骨样硬度。瘤体内部可有变性，如液化、囊性变或钙化等。

4. 镜下观

原发性异位脑膜瘤的细胞组织形态学特征及免疫表型特点与中枢神经系统脑膜瘤一致，大多数组织学类型为 WHO Ⅰ级；少数异位脑膜瘤为非典型脑膜瘤(WHO Ⅱ级)，可表现为细胞密度增高，呈片状生长结构，核分裂象增加(>3 个/10HPF)，出现具有高核浆比的小细胞、显著的核仁，以及地图样坏死等特征。

异位脑膜瘤，组织学方面，各种类型或多或少都具有脑膜瘤的基本结构，即含有脑膜上皮细胞成分，细胞排列具有蛛网膜绒毛及蛛网膜颗粒的一些特点，呈漩涡状或同心圆状，在同心圆的中部出现透明变性或钙化。

光镜下肿瘤细胞簇状聚集呈巢状，形态呈梭形，排列呈片状或漩涡结构，胶原和血管间质交错其间。

电镜下观察排列紧密的肿瘤细胞之间无明确边界，邻近胞膜互相交错，形成细胞间结构桥粒或半桥粒，胞质为淡红色嗜酸性，圆形或椭圆形或梭形核，核仁显示不清。

有时核内可见假胞质包涵体，无有丝分裂象、坏死、出血，可看到砂粒体形成。

异位脑膜瘤具有侵蚀骨的能力，侵犯骨膜不能确定为恶性，此时镜下见破骨细胞较见成骨细胞提示恶性意义，远处转移表明恶性[83]，只有病理诊断中 WHO 分级为唯一客观判断预后的指标。

头皮发生的非典型脑膜瘤，由于在细胞形态及组织结构上缺乏脑膜瘤的典型特征，可类似于恶性皮肤附属器肿瘤，且 2 种肿瘤部分免疫表型存在交叉，因而较易出现误诊。

肺原发性脑膜瘤在病理上可分为上皮型、过渡型和纤维型，多为过渡型，纤维型少见，上皮型最少[84]；也有脊索样脑膜瘤的报道[85-86]。

肺原发性脑膜瘤，形态学上肿瘤细胞一般为梭形，呈漩涡状或洋葱皮样排列，细胞一般无异形性，间质可不同程度地胶原化；而恶性病例可失去其排列方式，细胞有轻度异型性，核分裂数增多，核仁明显，甚至还可出现灶状横纹肌样的表现。

（二）免疫组化

文献报道[87]，绝大多数异位脑膜瘤对 EMA、vimentin 呈阳性反应，CD34 -、CK -、PCNA + / -，PROG 的阳性显示率高于 ESTR，同时对胶质纤维酸性蛋白和平滑肌肌动蛋白反应阴性；S - 100 结果不一，约 50% 呈阳性，主要为纤维母细胞型；细胞角蛋白和 EMA 阳性程度不一。Ki - 67 增殖指数低。汪春年等[24]报道了 4 例原发性异位脑膜瘤，免疫组织化学染色示，4 例瘤细胞均表达 Vim 及 EMA，1 例部分瘤细胞表达 S - 100 蛋白，均不表达 CK、GFAP、NF、CD34、actin、SMA、desmin、Syn、CgA 及 CEA。

研究发现[88]，脑膜瘤可能是女性激素依赖性肿瘤，尤其是 PR 在其发生、发展过程中有突出作用。

五、诊断与鉴别诊断

（一）诊断

1. 分型

2006 年，Bassiouni 等[89]将原发性异位脑膜瘤分为 4 型：

Ⅰ型（硬膜外腔型）：肿瘤位于硬膜外与颅骨内板之间。

Ⅱ型（颅骨型或板障型）：肿瘤位于颅骨内外板之间。

Ⅲ型（颅外型）：肿瘤位于颅骨外板以外。

Ⅳ型（混合型）：肿瘤自硬膜向颅骨外发展。

2. 诊断标准

原发性异位脑膜瘤是一种罕见的良性肿瘤，无特异性临床表现，症状与肿瘤的大小、生长速度、发生部位的解剖特点等因素有关；影像学检查肿瘤信号不典型，给诊断造成了困难，甚至导致误诊[90]。黄晓明等[5]报道了10例眼眶异位脑膜瘤患者，术前得到定性诊断是困难的，10例患者术前均没有得到明确的诊断。原发性中耳异位脑膜瘤极易误诊为慢性中耳炎及内耳疾病等，冯永等[91]报道了1例误诊为中耳胆脂瘤患者，术后病理确诊为脑膜瘤。

因此，诊断原发性异位脑膜瘤，首先必须排除颅内脑膜瘤的颅外扩散或转移，对于发生于无脑膜覆盖的组织器官的肿瘤有类似于脑膜瘤的病理改变，结合临床表现及影像学检查、组织病理与免疫组化检查，并排除正常位置的脑膜瘤即可做出诊断。

根据文献报道[92-93]，原发性异位脑膜瘤的诊断标准总结如下：

(1)发生在没有蛛网膜内皮细胞的解剖部位或无脑膜覆盖的组织器官。

(2)不伴发颅内或椎管内脑膜瘤。

(3)不包括脑室内及松果体区的脑膜瘤。

(4)必须有典型的脑膜瘤的组织结构。

诊断恶性异位脑膜瘤的组织学依据为细胞数量增多，多形性、核分裂数、坏死及其他恶性指标[94]。

黄晓明等[5]对于眼眶异位脑膜瘤的术前诊断提示了以下几点，可供参考：

(1)影像学提示远离眼睑的眶内占位，但患者出现明显的眼睑肿胀，并不伴有其他眼睑病变。

(2)易发生眼球运动障碍，影像学表现为肿物与眼外肌关系密切。

(3)CT多表现为边界不清、形状不规则的占位性病变。

(4)CT可有钙斑，但不符合其他易出现钙斑的肿瘤的影像学特征，如血管性病变、骨瘤等。

(5)MRI呈典型的实体占位信号，T1WI中低信号，T2WI中高信号，脂肪抑制后信号增强。

梁长虹等[16]提出了如下原发于颅骨内的异位脑膜瘤3条诊断标准：

(1)肿瘤具有脑膜瘤的病理特征。

(2)病灶位于硬膜外及颅骨内。

(3)脑组织、蛛网膜及硬膜均未受累。

原发性肺脑膜瘤是一种罕见的原发性异位脑膜瘤，单纯依靠影像学或其他检查无法确诊，其诊断标准如下[64,95]：

(1)发生在没有脑膜组织的肺组织内。

(2)经CT和(或)MRI检查，确定不伴有颅内或椎管内脑膜瘤，并排除脑膜瘤颅外转移的可能性。

(3)必须具有典型脑膜瘤的组织结构和免疫组织化学特征。肿瘤细胞vimentin、EMA呈阳性，CK、CEA、S-100、NSE、ER、PR、CD68和desmin可为阳性。

(二)鉴别诊断

原发性异位脑膜瘤应与原发部位的其他肿瘤相鉴别，如头颈部异位脑膜瘤应与骨化性纤维瘤、神经鞘瘤、黑色素瘤、转移性肿瘤及嗅神经母细胞瘤相鉴别，其鉴别要点是组织病理学与免疫组化检查。

此处重点讨论原发性肺脑膜瘤的鉴别诊断，主要需与肺转移性脑膜瘤、肺脑膜样结节、肺孤立性纤维性肿瘤、肺梭形细胞胸腺瘤、肺纤维组织型炎性假瘤等相鉴别。

1. 肺转移性脑膜瘤

肺原发性脑膜瘤首先需要与颅内脑膜瘤或脊膜瘤转移至肺相鉴别，文献报道[96-97]，颅内良性或非典型脑膜瘤均可转移到肺，尤其是有颅内脑膜瘤病史、肺上为多发结节时，更要首先考虑脑膜瘤肺转移[98]。若影像学新发现有颅内脑膜瘤的表现，需切除肿物后病理进一步证实。也有颅内脑膜瘤、肺脑膜瘤及原发性肺癌并存的报道[99]，此时认为肺脑膜瘤为颅内脑膜瘤转移而来。

2. 肺脑膜样结节

肺原发性脑膜瘤与肺脑膜样结节，二者形态上类似，免疫组织化学 vimentin、EMA、CD56、PR 等均可阳性，鉴于后者体积小，目前认为肺原发性脑膜瘤是肺脑膜样结节的巨型形式[64]。

3. 肺孤立性纤维性瘤

孤立性纤维瘤多发生于胸腔，可附于脏层胸膜。肿瘤大体呈界限清楚的分叶状，肿瘤细胞呈梭形，漩涡状和编织状排列，伴有大量粗大紊乱的胶原纤维，胶原成分常有玻璃样变。CD34、Bcl - 2 阳性，EMA 阴性，可以与肺原发性脑膜瘤相鉴别。

4. 肺梭形细胞胸腺瘤

梭形细胞胸腺瘤可发生于肺内，肿瘤细胞呈梭形，排列成不规则束状，有时呈席纹样或血管外皮瘤样结构，可见淋巴细胞浸润，CK 阳性，vimentin 阴性；脑膜瘤则存在有特征性的漩涡状结构和沙砾体，以此可以鉴别。

5. 肺纤维组织型炎性假瘤

纤维组织型炎性假瘤在肺内呈界限尚清的结节状，由增生的纤维母细胞构成。肿瘤细胞排列成束状，伴有大量浆细胞和淋巴细胞浸润，有时可有较多的黄色瘤细胞。病变区血管增生，可见残存肺泡上皮，但缺乏脑膜瘤的特征性结构，且 SMA、ALK 和 CD68 阳性。

6. 肺炎症肌纤维母细胞瘤

肿瘤显示纤维母细胞或肌纤维母细胞分化的梭形细胞，呈束状或席纹状排列，细胞核卵圆形，核仁不明显，核分裂不常见，细胞异型不明显，含淋巴细胞、浆细胞、组织细胞浸润；免疫组化标记 vimentin、SMA 阳性，desmin 少数阳性。

六、治疗与预后

(一)治疗

异位脑膜瘤多为良性肿瘤，组织学特征、影像学表现皆不能准确预测其预后。其治疗首选手术切除[100 - 103]，但通常需要完整、彻底切除，否则易复发；极少数病例反复多次复发者可有恶性变，已有肺及纵隔恶性脑膜瘤的报道[61,102]。刘玉光等[82]报道头部原发性硬膜外脑膜瘤（PEM）19 例，肿瘤全切率 100%，无围手术期死亡；经 0.25～8.5 年（平均 2.43 年）随访，复发 1 例，无死亡。

异位脑膜瘤对化疗、放疗均不敏感，故一般不推荐[103]，只有对病变广泛浸润、手术无法切除的晚期、复发或恶性脑膜瘤患者可考虑放疗。Adamo 等[104]认为，脑膜瘤可能是女性激素依赖性肿瘤，而采用抗孕激素药物——美雄烷治疗，肿瘤明显缩小，提示抗孕激素治疗可能将成为治疗脑膜瘤的重要方法之一。

异位脑膜瘤一般皆有清楚的边界与完整的包膜，应争取完整切除以达到根治目的，切除不彻底是病变复发的重要因素。但对位置深在，且与重要血管、神经、脑部结构粘连紧密的巨大肿瘤，不可勉强肿瘤全切除，因有可能于术中出现生命危险或损伤重要结构，出现严重并发症，宜行肿瘤次全切除术。

眼眶脑膜瘤对于完整切除有困难或病灶与周围重要血管、神经等结构粘连紧密的，宜行次全切除术，术后对残存肿瘤组织可加用局部放射治疗。黄晓明等[5]报道了10例眼眶异位脑膜瘤，术后视力无明显变化，10例患者术后均有暂时性眼球运动障碍；随访6个月至6年，8例患者无肿瘤复发，2例分别在术后3个月和2年肿瘤复发，行γ刀放射治疗后肿瘤缩小，分别随访2年和6年肿瘤无变化。杨于力等[6]报道了6例眼眶原发性异位脑膜瘤，术后病理诊断证实6例均为上皮型脑膜瘤。手术方式1例采用常规外侧开眶入路，3例内外侧结合开眶入路，2例采用眶内上缘经皮肤入路完整切除肿瘤。术后随访2个月到9年，2例患者复发。

鼻腔鼻窦异位脑膜瘤最有效的治疗方法亦为手术切除。邱前辉等[105]指出，对无眼或颜面部畸形的患者，除采用传统的手术方式如鼻侧切开术等外，采用鼻内镜下鼻腔肿瘤切除术是一个不错的选择，该术式具有损伤相对小，不损坏面部容貌而又能彻底切除肿瘤的优点，但要求术者具有扎实的鼻内镜手术基础。

中耳异位脑膜瘤对放疗与化疗不敏感，手术切除是中耳脑膜瘤的首选治疗方式。但手术可能损伤中耳内重要神经及血管结构导致听力及平衡功能的损害，如果手术切除不彻底易于复发[25]。

肺原发性脑膜瘤罕见，一般为良性肿瘤，手术治疗为首选方案，完整切除可治愈，几乎无复发危险，预后良好。一般应选择肺楔形切除，而对于肺叶切除则需慎重。但需注意，有4例肺恶性脑膜瘤的报道[35]，肿瘤呈侵袭性生长，细胞出现轻度异型，核分裂象15个/10HPF，术后复发，出现淋巴结转移及肝转移。

(二)预后

原发性异位脑膜瘤手术切除彻底后，其预后总体良好[106]。高英兰等[4]回顾性分析了中文文献报道的150例及作者医院确诊的1例异位脑膜瘤，共151例，随访100例中80例未见复发。刘玉光等[3]报道了17例异位脑膜瘤，14例获得随访，失访3例。随访时间为4~72个月，平均32个月；术后1~3个月内临床症状、体征消失，均无肿瘤复发。

肺原发性脑膜瘤大多数为良性肿瘤，肿瘤界限清楚，手术易于切除，切除后预后良好，几乎无复发或转移[40]，最长随访达24年的患者仍健在[35]。但恶性病例则常表现为转移、复发[7,107]，Prayson等[61]报道的1例PPM患者在第一次手术后6个月即发现同侧肺叶转移，再次行残肺切除后4个月再次发现肝脏和胸壁复发，提示病理恶性，极其顽固。

异位脑膜瘤的复发及预后主要与病理分级有关，ki-67增殖指数可作为判断预后及复发的指标，尤其对交界性的病例有意义[108]。一般来讲，Ⅰ型预后最好，Ⅳ型最差。

（李祥攀）

参考文献

[1] García-Purriños F J, Cervilla A R, Lemberg P, et al. Nasal malignant meningioma[J]. Acta Otorrinolaringol Esp, 2005, 56(8): 373-375.

[2] Friedman C D, Costantino P D, Teitelbaum B, et al. Primary extracranial meningiomas of the head and neck[J]. Laryngoscope, 1990, 100(1): 41-48.

[3] 刘玉光, 毛一群, 朱树干, 等. 异位脑膜瘤的临床特点与治疗[J]. 中华外科杂志, 2010, 48(3): 235-236.

[4] 高英兰, 薛霜, 赵跃武, 等. 异位脑膜瘤151例回顾性分析[J]. 临床与实验病理学杂志, 2013, 29(8): 916-918.

[5] 黄晓明, 汪东, 林锦镛, 等. 眼眶异位脑膜瘤临床分析[J]. 中华眼科杂志, 2018, 54(9): 665-670.

[6] 杨于力, 谢汉平, 秦伟, 等. 眼眶原发性异位脑膜瘤6例诊治分析[J]. 中国实用眼科杂志, 2014, 32(5): 663-666.

[7] Moran C A, Hochholzer L, Rush W, et al. Primary intrapulmonary meningiomas. A clinicopathologic and immunohis-

tochemical study of ten cases[J]. Cancer, 1996, 78(11)：2328 - 2333.

[8]　Gokduman C A, Iplikcioglu A C, Kuzdere M, et al. Primary meningioma of the paranasal sinus[J]. J Clin Neurosci, 2005, 12(7)：832 - 834.

[9]　Zhou X, Li J, Peng T. Report of 4 cases ectopic meningioma of maxillary sinus in children and the review of relative literatures[J]. Lin Chuang Erh Pi Yen Hou Ko Tsa Chih Journal of Clinical Otorhinolaryngology, 2005, 19(11)：490 - 491.

[10]　Anderson S E, Johnston J O, Zalaudek C J. Peripheral nerve ectopic meninoma at the elbow joint[J]. Skeletal Radiol, 2001, 30(11)：639 - 642.

[11]　Yadav Y R, Rahman H H, Tandan J K, et al. Primary ectopic meningioma[J]. Journal of the Indian Medical Association, 2001, 99(2)：110, 102 - 103.

[12]　Marthandapillai A, Alappat J P. Ectopic meningioma：a case report[J]. Neurol India, 2000, 48(1)：94 - 95.

[13]　Hanada M, Kitajima K. Primary ectopic meningioma in the right ethmoid sinus：a case report[J]. Auris Nasus Larynx Neurology India, 1997, 24(3)：321 - 324.

[14]　Kaur A, Shetty S C, Prasad D, et al. Primary ectopic meningioma of the palatine tonsil - a case report[J]. J Laryngol Otol, 1997, 111(2)：179 - 181.

[15]　Arai H, Sato K, Matsumoto T. Free - lying ectopic meningioma within the orbit[J]. Brit J Neurosurg, 1997, 11(6)：560 - 563.

[16]　梁长虹, 陈乃楹, 关月欢. 颅骨内的异位脑膜瘤的影像诊断[J]. 中华放射学杂志, 1997, 31(4)：259 - 262.

[17]　Morrison M C, Weiss K L, Moskos M M. Clinical image CT andMRappearance of a primary intraosseous meningioma[J]. J Comput Assist Tomogr, 1988, 12(1)：169 - 171.

[18]　Wain R E Jr, Kingdom T T, Del Gaudio J M, et al. Meningioma of the paranasal sinuses[J]. AM J Rhinol, 2001, 15(1)：27 - 30.

[19]　Kaleem Z, Maureen F M, Jon H, et al. Primary pulmonary meningioma：report of a case and review of the literature[J]. Arch Pathol Lab Med, 1997, 121(6)：631 - 636.

[20]　Sanei M H, Berjis N, Mahzouni P, et al. A case of neckect opic meningioma[J]. Neuropathology, 2008, 28(2)：157 - 159.

[21]　Tomaru U, Hasegawa T, Hasegawa F, et al. Primary extra cranial meningioma of the foot：a case report[J]. Jpn J Clin Oncol, 2000, 30(7)：313 - 317.

[22]　Muzumdar D P, Vengsarkar U S, Bhatjiwale M G, et al. Diffuse calvarial meningioma：a case report[J]. J Postgrad Med, 2001, 47(2)116 - 118.

[23]　孙和国, 尤莉娜, 何毅民, 等. 下肢软组织异位脑膜瘤1例[J]. 诊断病理学杂志, 2007, 14(2)：158.

[24]　汪春年, 何向蕾, 潘登, 等. 原发性异位脑膜瘤4例临床病理分析[J]. 实用肿瘤杂志, 2010, 25(2)：211 - 213.

[25]　张萍, 龙平, 罗五根. 原发性中耳异位脑膜瘤1例[J]. 临床耳鼻咽喉头颈外科杂志, 2016, 30(14)：1159 - 1160.

[26]　王文娟, 闫庆娜, 战忠利. 肺原发性巨大脑膜瘤1例[J]. 临床与实验病理学杂志, 2015, 31(4)：475 - 476.

[27]　Wick M R, Nappi O. Ectopic neural and neuroendocrine neoplasms[J]. Semin Diagn Pathol, 2003, 20(4)：305 - 323.

[28]　饶向红. 异位脑膜瘤的CT及MRI诊断[J]. 中国医药指南, 2012, 10(32)：534 - 535.

[29]　Kemnitz P, Spormann H, Heinrich P. Meningioma of lung：first report with light and electron microscop ic findings[J]. Ultrastruct Pathol, 1982, 3(4)：359 - 365.

[30]　张文强, 陈培楠, 孔晓煌, 等. 双肺多发原发性脑膜瘤一例及文献复习[J]. 郑州大学学报(医学版), 2016, 51(3)：432 - 436.

[31]　Lepanto D, Maffini F, Petrella F, et al. Atypical primary pulmonary meningioma：a report of a case suspected of being a lung metastasis[J]. Ecancermedicalscience, 2014, 8：414.

[32]　Incarbone M, Ceresoli G L, Di Tommaso L, et al. Primary pulmonary meningioma：report of a case and review of the literature[J]. Lung Cancer, 2008, 62(3)：401 - 407.

[33]　张仁亚, 张景玉, 宋化著, 等. 肺原发性脑膜瘤1例并文献复习[J]. 临床与实验病理学杂志, 2005, 21(4)：499 - 501.

[34]　郗洪庆, 刘爱军, 韩方征, 等. 肺原发性脑膜瘤一例并文献复习[J]. 中华肿瘤防治杂志, 2009, 16(17)：

1335 – 1337.

［35］Weber C，Pautex S，Zulian G B，et al. Primary pulmonary malignant meningioma with lymph node and liver metasta-sis in a centenary woman，an autopsy case［J］. Virchows Arch，2013，462（4）：481 – 485.

［36］许越香，张仁元，迟国有，等. 肺原发性脑膜瘤 1 例［J］. 肿瘤，1987，7（2）：57.

［37］李新功，丁洪基，徐志秀. 肺原发性脑膜瘤一例［J］. 中华病理学杂志，2002，31（1）：91 – 92.

［38］Zhang L，Cheng X R，Zhang Y S，et al. Lungeetopic meningioma：a case report［J］. Chin Med J（Engl），1983，96（4）：309 – 311.

［39］周文博，王炯，陈凌杰. 肺原发性脑膜瘤 1 例［J］. 外科研究与新技术，2013，2（2）：133 – 134.

［40］宗文康，闫庆娜，战忠利. 肺原发性脑膜瘤 1 例报道［J］. 诊断病理学杂志，2013，20（12）：786 – 787.

［41］张立英，皋岚湘，于光宇，等. 肺原发性脑膜瘤 1 例并文献复习［J］. 临床与病理杂志，2015，35（5）：890 – 894.

［42］Yeşiltaş Y S，Gündüz K，Okçu H A，et al. Ectopic rhabdoid meningioma of the orbit in a child：case report and re-view of the literature［J］. J Neurosurg Pediatr，2018，5（4）：1 – 7.

［43］魏灿，井俊峰，张艳斌. 肾上腺原发异位脑膜瘤一例报告［J］. 中华泌尿外科杂志，2017，38（10）：797.

［44］Strojan P，Popovic M，Jere B，et al. Secondary intracranial meningiomas after high – dose cranial irradiation：report of five cases and review of the literature［J］. Int J Radiat Oncol Biol Phys，2000，48（1）：65 – 73.

［46］Qutub M F，Haider A，Jawad H A，et al. Fine needle aspiration cytology of eetopic meningioma presenting as a neck mass：a case report and a review of the literature［J］. Cytopathology，2012，23（1）：6l – 64.

［47］Kumar G，Basu S，Sen P，et al. Ectopic meningioma：a case report with a literature review［J］. Eur Arch Oto – Rhino – L，2006，263（5）：426 – 429.

［48］Tampieri D，Pokrupa R，Melanson D. Primary ectopic meningioma of the neck：MR features［J］. J Comput Assist Tomo，1987，11（6）：1054 – 1056.

［49］Figueroa B E，Quint D J，McKeever P E，et al. Extracranial metastatic meningioma［J］. Br J Radial，1999，72（6）：513 – 516.

［50］Kershisnik M，Callender D L，Batsakis J G. Pathology consultation［J］. AnnOtol Rhinol Laryngol，1984，93（12）：282 – 283.

［51］Celik S E，Celik S，Kelten B. Extradural meningioma presenting with severe epistaxis：a case report and review o fthe literature［J］. J Neurosurg Sci，2009，53（1）：27 – 30.

［52］李竞贤，张洵，范英，等. 颅外脑膜瘤（附 6 例报告）［J］. 中华肿瘤杂志，1992，14（4）：284.

［53］Tendler I，Belinsky I，Abramson D H，et al. Primary extradural ectopic orbital meningioma［J］. Ophthalmic Plast Reconstr Surg，2017，33（3S Suppl 1）：S99 – S101.

［54］Verma S K，Satyarthee G，Borkar S A，et al. Orbital roof intradiploic meningioma in a 16 – year – old girl［J］. J Pe-diatr Neurosci，2015，10（1）：51 – 54.

［55］Yang X H，Liu L，Zhang P，et al. An ectopic meningioma in nasal floor［J］. J Craniofac Surg，2015，26（2）：e88 – 90.

［56］Pushker N，Shrey D，Kashyap S，et al. Ectopic meningioma of the orbit［J］. Int Ophthalmol，2013，33（6）：707 – 710.

［57］Decock C E，Kataria S，Breusegem C M，et al. Ectopic meningioma anterior to the lacrimal gland fossa［J］. Oph-thalmic Plast Reconstr Surg，2009，25（1）：57 – 59.

［58］Farah S E，Konrad H，Huang D T，et al. Ectopic orbital meningioma：a case report and review［J］. Ophthalmic Plast Reconstr Surg，1999，15（6）：463 – 466.

［59］Robinson P G. Pulmonary meningloma［J］. Am J Clin Pathol，1992，97（6）：814 – 817.

［60］Kodama K，Doi O，Higashiyama M，et al. Primary and metastatic pulmonary meningioma［J］. Cancer，1991，67（5）：1412 – 1417.

［61］Prayson R A，Farver C F. Primary pulmonary malignant meningioma［J］. Am J Surg Pathol，1999，23（6）：722 – 726.

［62］Lockett L，Chiang V，Scully N. Primary pulmonary meningioma. Report of a case and review of the literature［J］. Am J Pathol，1997，21（4）：453 – 460.

［63］Chumas J C，Lorelle C A. Pulmonary meningioma. A light and e2lectron2microscop ic study［J］. Am J Surg Pathol，1982，6（8）：795 – 801.

［64］Masago K，Hosada W，Sasaki E，et al. Is primary pulmonary meningioma a giant form of a meningothelial – like nodule? A case report and review of theliterature[J]. Case Rep Oncol, 2012, 5(2)：471 – 478.

[65] Marchevsky A M. Lung tumors from ectopic tissue[J]. Semin Diagn Pathol, 1995, 12(2)：172 – 174.

[66] Spinelli M, Claren R, Colombi R, et al. Primary pulmonary meningioma may arise from meningiothelial like nodules [J]. Adv Clio Path, 2000, 4(1)：35 – 39.

[67] Gomez Aracil V, Mayayo E, Alvira R, et al. Fine needle aspiration cytology of primary pulmonary meningioma associated with a minute meningothelial – like nodules[J]. Acta Cytol, 2002, 46(5)：899 – 903.

[68] 林闽江，董海波，姚凤鸣，等. 原发性异位脑膜瘤的影像学诊断[J]. 现代实用医学，2010，22(7)：819 – 821.

[69] Thompson L D, Gyure K A. Extracranial sinonasal tract meningiomas：a clinicopathologic study of 30 cases with a review of the literature[J]. Am J Surg Pathol, 2000, 24(5)：640 – 650.

[70] 姚敏，贺广湘. 中耳脑膜瘤 1 例并文献分析[J]. 现代医药卫生，2009，25(2)：253 – 254.

[71] 古庆家，梁传余. 异位脑膜瘤 3 例[J]. 临床耳鼻咽喉科杂志，2004，18(10)：635.

[72] 田昭俭，庞闽厦，郭东强，等. 胸内原发性异位脑膜瘤二例[J]. 中华放射学杂志，2004，38(6)：664 – 666.

[73] Gupta N C, Maloof J, Gunel E. Probability of malignancy in solitary pulmonary nodules using fluorine – 18 – FDG and PET[J]. J Nucl Med, 1996, 37(6)：943 – 947.

[74] Lee H Y, Prager J, Hah N, et al. Intraosseous meningioma：CT and MR appearance[J]. J Compute Assist Tomogr, 1992, 16(6)：1000.

[75] Gündüz K, Kurt R A, Erden E. Ectopic orbital meningioma：report of two cases and literature review[J]. Surv Ophthalmol, 2014, 59(6)：643 – 648.

[76] Meirelles G S, Ravizzini G, Moreira A L, et al. Primary pulmonary meningioma manifesting as a solitary pulmonary nodule with a falsepositive PET scan[J]. J Thorac Imaging, 2006, 21(3)：225 – 227.

[77] Ueno M, Fujiyama J, Yamazaki I, et al. Cytology of primary pulmonarymeningiorna. Report of the first multiple case [J]. Acta Cytol, 1998, 42(6)：1424 – 1430.

[78] Izumi N, Nishiyama N, Iwata T, et al. Primary pulmonary meningioma presenting with hemoptysis on exertion[J]. Ann Thorac Surg, 2009, 88(2)：647 – 648.

[79] Cesario A, Galetta D, Margaritora S, et al. Unsuspected primary pulmonary meningioma[J]. Eur J Cardiothorac Surg, 2002, 21(3)：553 – 555.

[80] Fidan A, Caglayan B, Arman B, et al. Endobronchial primary pulmonary meningioma[J]. Saudi Med J, 2008, 29 (10)：1512 – 1516.

[81] 林永钊. 颅外脑膜瘤 4 例报告[J]. 福建医药杂志，1999，21(1)：118 – 119.

[82] 刘玉光，张泽立，王宏伟. 头部原发性硬膜外脑膜瘤的临床特点[J]. 中华医学杂志，2014，94(9)：692 – 694.

[83] 袁玉刚，韩德民，于振坤，等. 头颈部异位脑膜瘤(附 10 例报告)[J]. 临床耳鼻咽喉科杂志，1999，13(9)：411 – 412.

[84] 张斌杰，乐涵波，张永奎，等. 肺原发性脑膜瘤 1 例[J]. 中华胸心血管外科杂志，2009，25(4)：230 – 231.

[85] Petscavage J M, Richardson M L, Nett M, et al. Primary chordoid meningioma of the lung[J]. J Thorac Imaging, 2011, 26(1)：W14 – W16.

[86] Rowsell C, Sirbovan J, Rosenblum M K, et al. Primary chordoid meningioma of lung[J]. Virchows Arch, 2005, 446(3)：333 – 337.

[87] 滕映幡，罗人滋，邓天赐，等. 7 例异位脑膜瘤组织病理学和免疫组化观察[J]. 广西医学，1993，15(5)：397 – 399.

[88] Oura S, Sakurai T, Yoshimura G, et al. Regression of a presumed meningioma with the antiestrogen agent mepitiostane. Case report[J]. JNeurosurg, 2000, 93(1)：132 – 135.

[89] Bassiouni H, Asgari S, Hubschen U, et al. Dural involvement in primary extrdural meningiomas of cranial vault[J]. J Neuro Surg, 2006, 105(8)：51 – 59.

[90] Zhang J, Chi L, Meng B, et al. Meningioma without duralattaehment：case report, classiifeat lonrand review of the literature[J]. Surg Nurol, 2007, 67(5)：535 – 539.

[91] 冯永，贺定华，肖健云，等. 误诊为中耳胆脂瘤的脑膜瘤 1 例[J]. 中国耳鼻咽喉颅底外科杂志，2004，10 (3)：168.

[92] Lopez D A, Silvers D N, Helwig E B. Cutaneous meningiomas[J]. Cancer, 1974, 4(3)：728 – 734.

［93］ 周晓红，康全清，郑国玺. 会厌原发性异位脑膜瘤 1 例［J］. 陕西医学杂志，2006，35（2）：255 - 256.

［94］ 李春英，吴翠环. 恶性脑膜瘤 CT 与病理对照分析及 CT 诊断［J］. 实用放射学杂志，1994，10（1）：10 - 13.

［95］ Zhang S，Chen Q，Chen Z，et al. Clinical analysis for an unusual huge recurrent meningioma：a case report［J］. Chinese - German J Clin Oncol，2011，10（5）：300 - 302.

［96］ Fulkerson D H，Horner T G，Hattab E M. Histologically benign intraventricular meningioma with concurrent pulmonary metastasis：case report and review of the literature［J］. Clin Neurol Neurosurg，2008，110（4）：416 - 419.

［97］ Frydrychowicz C，Holland H，Hantmann H，et al. Two cases of atypical meningioma with pulmonary metastases：A comparative cytogenetic analysis of chromosomes 1p and 22 and a review of the literature［J］. Neuropathology，2015，35（2）：175 - 183.

［98］ Asioli S，Senetta R，Maldi E，et al. "Benign" metastatic meningioma：clinico - pathological analysis of one case metastasising to the lung and overview on the concepts of either primitive or metastatic meningiomas of the lung［J］. Virchows Arch，2007，450（5）：591 - 594.

［99］ Cheng Y J，Wu J T，Chen H Y，et al. Coexistence of intracranial meningioma，pulmonary meningiomas，and lung cancer［J］. Ann Thorac Surg，2011，91（4）：1283 - 1285.

［100］ 李新功. 肺原发性脑膜瘤［J］. 临床与实验病理学杂志，2002，18（3）：321 - 322.

［101］ 王佳蓉，张鹏飞. 鼻、眶原发性异位脑膜瘤 5 例报告［J］. 福建医科大学学报，2005，39（1）：98 - 99.

［102］ Yang X，Gao X，Wang S. Primary mediastinal malignant meningioma［J］. Eur J Cardiothorac Surg，2009，36（1）：217 - 218.

［103］ 李文良，朴颖哲，高松源，等. 异位脑膜瘤 5 例［J］. 中国肿瘤临床，2001，28（8）：588 - 590.

［104］ Adamo P F，cantile C，Steingerg H. Evaluation of progesterone and estrogen receptor expression in 15 meningiomas of dogs and cats［J］. Am J Vet Res，2003，64（10）：1310 - 1318.

［105］ 邱前辉，陈少华，韩虹，等. 鼻腔鼻窦异位脑膜瘤的诊治（附 9 例报道）［J］. 中国中西医结合耳鼻咽喉科杂志，2007，15（1）：33 - 36.

［106］ 李清明，彭培宏. 鼻腔鼻窦异位脑膜瘤的诊断和外科治疗［J］. 山东大学基础医学院学报，2003，17（1）：21 - 23.

［107］ Vander Meij J J，Boomars K A，Vanden Bosch J M，et al. Primary pulmonary malignant meningioma［J］. Ann Thorac Surg，2005，80（4）：1523 - 1525.

［108］ Terzi A，Saglam E A，Barak A，et al. The significance of immunohistochemical expression of Ki - 67，p53，p21，and p16 in meningiomas tissue arrays［J］. Pathol Res Pract，2008，204：305 - 314.

第十三章　间　质　瘤

Stromal Tumors

第一节　胃肠间质瘤

间质瘤(stromal tumor)，即由梭形细胞及上皮样细胞组成的、免疫组化表达 CD117 蛋白的、遗传学上存在高频 c-Kit 基因突变，或不表达 CD117 而存在血小板源性生长因子受体-α(platelet derived growth factor receptor apha，PDGFR-α)突变的非上皮性、非肌源性、非神经源性的间叶源性肿瘤。

从发生部位而言，间质瘤可分为胃肠间质瘤(gastrointestinal stromal tumor，GIST)与胃肠外间质瘤(extra-gastrointestinal stromal tumor，E-GIST)，E-GIST 主要指发生于大网膜、肠系膜、后腹膜和胰腺等部位的间质瘤[1]。

一、概述

(一)基本概念

胃肠间质瘤(GIST)的定义为主要发生于消化管道含有梭形细胞、非普通型上皮样细胞或含有 2 种细胞并显示 CD117 活性的间叶细胞瘤；组织学形态有梭形细胞上皮样细胞或多形性细胞，免疫组化表达 KIT 蛋白(CD117)阳性，遗传上存在频发性 c-Kit 基因突变，起源于间叶源性肿瘤。

1940 年，病理学家 Stout 首先使用间质瘤的概念，用以描述某些奇特的消化道平滑肌肿瘤。

1960 年，Martin 对一种"胃奇异形平滑肌瘤"进行了报道，这种胃壁的肿瘤细胞胞质丰富，呈圆形或多角形。

1969 年，WHO 在肿瘤分类中将其归为上皮样平滑肌瘤。

1983 年，美国病理学家 Mazur 等[2]首次提出了胃肠道间质瘤的概念，并将其定义为所有生物学行为及起因不明的胃肠道梭形细胞肿瘤。

1996 年，Rossai 将胃肠道间叶来源的一大类梭形细胞肿瘤总称为 GIST。

1998 年，日本学者 Hirota 等[3]提出 GIST 可能是起源于胃肠道肌间神经丛的间质干细胞的 Cajal 细胞；同年，Kwon 等[4]发现 GIST 中存在 c-Kit 基因功能的获得性突变。

2003 年，Heinrich 等[5]发现，CD117 阴性的 GIST 中有部分存在 PDGFR-α 基因突变，并与 c-Kit 基因突变不重叠，多数 PDGFR 突变的肿瘤主要由上皮样细胞组成，生物学行为提示呈良性，预后较好。

2007 年，"中国胃肠道间质瘤病理共识意见"将 GIST 定义为一类特殊的、通常 CD117 免疫表型阳性的胃肠道最常见的间叶源性肿瘤，组织学上由梭形细胞、上皮样细胞、偶或多形性细胞排列成束状或弥漫状分布，免疫表型上表达 c-Kit 基因蛋白产物 CD117，由突变的 c-Kit 或 PDGFR 基因所驱动[6]。

2013 年，"中国 GIST 诊断治疗专家共识（2013 年版）"[7]指出，GIST 是胃肠道常见间叶源性肿瘤，在生物学行为和临床表现上可从良性至恶性，免疫组织化学检查常表达 CD117，显示 Cajal 细胞分化，多数病例有 c-Kit 或 PDGFR-α 活化突变。

目前比较公认的 GIST 的定义是 GIST 是起源于 ICC 细胞、分化的未定形的间充质细胞，是胃肠道中除平滑肌肿瘤和神经鞘瘤及神经纤维瘤以外的、富于细胞且表达 CD117 的梭形、上皮样或多形性的间叶源性肿瘤。

2002 年、2013 年、2020 年，WHO 将胃肠间质瘤归于软组织肿瘤中。值得一提的是，胃肠道间叶源性肿瘤（gastrointestinal mesenchymal tumor，GIMT）与 GIST 的概念、所含肿瘤范围不同，GIMT 中约 73% 为 GIST，其他 GIMT 还有平滑肌瘤、平滑肌肉瘤、脂肪瘤、神经鞘瘤和胃肠道自主神经肿瘤（gastrointestinal autonomic nerve tumor，GANT）等。

（二）组织起源

随着电镜、免疫组织化学以及分子生物学等技术的不断发展和应用，目前已明确胃肠道间质瘤属于非上皮细胞性肿瘤[8]，起源于 Cajal 间质细胞或与 Cajal 细胞同源的间叶干细胞[9-12]。因 GIST 与胃肠道肌间神经丛周围的 Cajal 间质细胞（interstitial cells of cajal，ICC）相似，均有 c-Kit 基因 D117（酪氨激酶受体）、CD34（骨髓干细胞抗原）表达阳性[13]。

胃肠壁内的 Cajal 细胞为一种胃肠道内的起搏细胞（intestinal pace maker cell），这些细胞 c-Kit 基因和（或）PDGFR-α 基因突变产生 GISTs；Cajal 细胞是胃肠道中唯一一种可表达 CD117 和 CD34 的细胞。

值得注意的是，间质瘤除常发生于胃肠道外，亦可发生于胃肠道外，单纯认为其起源于胃肠 Cajal 细胞，则无法解释胃肠道外的间质瘤起源。因此，间质瘤可能来源于更原始的，具有多潜能分化的中胚叶间质干细胞[14]。

（三）分子遗传学

c-Kit 原癌基因位于染色体 4q11-21，编码产物即为 CD117，一种跨膜酪氨酸激酶受体，其配体为造血干细胞生长因子（SCF），CD117 与配体结合后激活酪氨酸激酶，通过信号转导活化细胞内转录因子从而调节细胞生长、分化、增殖[15]。

c-Kit 原癌基因突变使酪氨酸激酶活化，导致细胞无序增殖失控和凋亡抑制，这是 GIST 发病机理的关键，且与 GIST 恶性程度及预后不良相关。

目前研究发现，CD117 的功能获得性突变在 GIST 中可达到 90%，最常见的是在 c-Kit 基因外显子 11 的突变（57%~71%）；在 4%~17% 的 GIST 患者中发现外显子 13 和 9 的突变；亦有报道发现[16]，外显子 17 的突变。

另外，不显示 c-Kit 基因突变的 GIST 还存在 PDGFR-α 突变。Heinrich 等[17]在其研究的 76 例 GIST 患者中，发现有 14 例患者存在 PDGFR-α 基因的第 18 和 12 外显子突变。

还有不少研究发现，恶性 GIST 的 DNA 拷贝数和高水平扩增大于良性 GIST，14、15、22 号染色体长臂频发丢失，提示 GIST 可能涉及多基因改变。

其他一些重要的细胞周期蛋白，如 Ki-67、P53 和 P16，常与恶性程度更高的 GIST 的发生或进展有关[18]。

(四)流行病学

GIST 的发病率极低,为(1~2)/10 万[19-20],为临床罕见肿瘤,但近年来发病率有上升趋势。美国年新发 6 500 例,中国至少应超过此数目,国内一些医院报告年确诊 GIST 在 5~10 例之间。

GIST 可发生于任何年龄,但好发于中老年,多集中于 55~60 岁人群,平均发病年龄约 53 岁[21],儿童和年轻人少见,往往发病年龄越小,恶性程度越高;性别分布无明显差异[22]。黄海花等[23]报道了 20 例胃肠道及胃肠道外间质瘤,女性 11 例,男性 9 例,平均年龄 59.2 岁(27~80 岁)。

(五)临床表现

1. 发病部位

GIST 在胃肠道的任何部位几乎均可发生,约占全部胃肠道肿瘤的 1%~3%[24];GIST 在恶性胃肠道肿瘤中占 1%,恶性胃肿瘤中占 2.2%,小肠恶性肿瘤中占到 13.9%,结直肠恶性肿瘤中只占 0.1%。

胃肠间质瘤,按其发生部位的多少依次为胃 60%~70%,小肠 20%~30%,结直肠 <5%,食管 <5%[25]。

黄海花等[23]报道了 20 例胃肠道及胃肠道外间质瘤,胃 8 例、小肠 4 例、大肠 2 例、食管 1 例,其余为胃肠外间质瘤。侯毅斌等[35]报道了 42 例胃肠间质瘤,胃、小肠、结肠及直肠分别为 14 例、18 例、6 例和 4 例。李军等[36]报道了 34 例小 GIST 和 16 例微小 GIST,小 GIST 和微小 GIST 好发于胃,其次是小肠和结直肠;58 例临床显著性 GIST(直径 2~5cm)中,男性 29 例,女性 29 例,年龄 25~76 岁,肿瘤位于胃 30 例、小肠 22 例、结直肠 2 例、胃肠道外 4 例。

2. 一般表现

GIST 患者,病程可短至数天、长至 20 年,恶性 GIST 病程较短,多在数月以内,良性或早期者无症状,有症状者也无特殊病征。

GIST 的临床表现与肿瘤部位及大小有关,小肿瘤往往无临床表现,多在体检或腹腔手术中被发现,在影像学检查与术中发现的 GIST 占 21.7%。发生于食管者出现吞咽困难,个别直肠 GIST 患者可见尿频、尿少。

最常见的临床症状为胃肠道出血(65%),这是由于肿瘤黏膜面溃疡所致,患者表现为呕血、黑便以及因隐匿失血导致的贫血;其他还有腹痛(45%)、腹部肿块(15%)和衰弱(5%);还可发生胃肠梗阻、穿孔、腹膜炎。恶性 GIST 可伴有食欲减退、发热和体重减轻。黄海花等[23]报道了 20 例胃肠道及胃肠道外间质瘤,临床症状以腹部包块、腹部不适及消化道出血为主。

转移以腹腔种植及肝脏多见,远处转移多见于骨和肺,淋巴结转移较少见,腹腔播散可出现腹水;有报道称,个别病例以肿瘤自发性破裂并弥漫性腹膜炎为首发表现。

(六)影像学检查

GIST,肿瘤以单发为主,也可多发;大小相差悬殊,直径为 0.8cm~15.5cm。

1. X 线检查

单纯 X 线只在特殊情况下,偶尔能检测到较明显的 GIST 团块,亦很少能检测到含钙化灶的 GIST 肿瘤,故对 GIST 检测作用不大。

胃肠道钡餐造影检测是显示 GIST 累及黏膜面和管腔改变的主要方法,胃间质瘤表现为局部黏膜皱襞变平或消失，可见类圆形充盈缺损、环圈征及龛影；小肠间质瘤有不同程度的肠黏膜局限性消失、破坏，仅累及一侧肠壁，并沿肠腔长轴发展，造成肠腔偏侧性狭窄。

2. 超声检查

腹部超声，GIST 在大肿块中不同程度的不均匀密度可能预示着肿块的坏死、囊性改变和出血。

良性间质瘤超声表现为黏膜下、肌壁间或浆膜下低回声肿物，多呈球形，也可呈分叶状不规则形，黏膜面浆膜面较光滑，伴有不同程度向腔内或壁外突起。

若肿瘤体积较大、内部回声不均匀、伴液化坏死及钙化者常提示高度侵袭危险性[37]。

但因 GIST 肿瘤往往较大，超声视野中不能观其全貌，无法获知肿瘤与周围组织的关系，很难做到准确诊断。

3. CT 检查

GIST，CT 检查可弥补胃肠造影及内镜对部分小肠肿瘤及向腔外生长的肿瘤诊断的不确定性。

无论良恶性 GIST，CT 均表现为黏膜下、浆膜下或腔内的境界清楚的团块；但良性 GIST 患者和恶性 GIST 患者在肿瘤的形态、大小、边界、与周围组织器官之间的关系等方面均有明显的不同，良性肿瘤多比较小，形态规则且边界清晰，无粘连；偶见钙化，增强扫描为均匀中度或明显强化。

恶性肿瘤则正好相反，且肿瘤具有浸润性，局部黏膜或肌层受侵；可见坏死、囊变形成的多灶性低密度区，与管腔相通后可出现碘水和（或）气体充填影，增强扫描常表现为肿瘤周边实体部分强化明显；有部分患者合并转移现象[38]。

侯毅斌等[35]报道了 42 例胃肠道间质瘤，经 CT 检查可见，良性肿瘤患者肿块直径均在 5cm 以下，且肿瘤的密度均匀，未见显著钙化点；恶性肿瘤的患者直径在 5cm 以上，瘤体密度不均匀，且形状多不规则，在肿瘤中心有低密度出血区，边缘与周围组织之间分界不清，经增强扫描可见边缘有明显强化现象，但中心未见强化；部分患者存在淋巴结转移或者肝转移情况，累及肠系膜。

4. MRI 检查

GIST 的 MRI 信号表现复杂，可以是 T1WI 不均匀等低信号，T2WI 不均匀等高混杂信号或低信号，或高低混杂信号[39-40]。

良性实体瘤 T1 加权像的信号与肌肉相似，T2 加权像呈均匀等信号或稍高信号，这与周围组织分界清晰。

恶性者，无论 T1WI 还是 T2WI 信号表现均不一致，这主要是因瘤体内坏死、囊变和出血。

5. 选择性血管造影检查

GIST 的血管造影表现不完全相同，良性者肿瘤染色呈类圆形或圆形，边界锐利，供血动脉稍增粗，肿瘤周围血管呈抱球状。

恶性者的供血动脉明显增粗，血管增多、紊乱、中断，部分血管边缘模糊，整个肿瘤呈乱发状或蜘蛛网状。有时肿瘤中心造影池明显，有时见血管减少或空白，这主要是由于肿瘤中央坏死液化所致。

6. 内镜检查

消化道内镜可在直视下对食管、胃及结直肠的肿瘤进行观察，同时可在内镜下活检进行病理学检查，胶囊内镜还可观察到小肠等部位的肿瘤。

但 GIST 位于消化道黏膜下，内镜检查多描述为黏膜下隆起型病变，难以做出定性诊断，对于腔外型肿瘤更易造成漏诊[41]，且活检取材过浅，检出率较低。

GIST，内镜下可见肿瘤呈球形或半球形自胃肠壁隆起，边界清晰，表面光滑，色泽正常，可有顶部中心凹陷或呈溃疡样，覆白苔及血痂，触之易出血，基底宽，部分可形成桥形皱襞。

原发于胃的 GIST 胃镜检查可见肿瘤呈球形或半球形隆起，表面光滑，色泽正常，基底宽，可有黏膜桥皱襞，肿瘤在黏膜下，质硬可推动，表面黏膜可滑动，常规胃黏膜活检常阴性；内镜下黏膜切除或深凿活检可能获阳性。

对于小肠的 GIST，目前主要可运用推进式小肠镜、双气囊小肠镜、胶囊内镜做出诊断。

超声内镜（endoscopic ultrasonography，EUS）是目前诊断胃黏膜下肿瘤（gastric submucosal tumor，SMT）最准确的方法，它可对肿瘤进行直视下观察，清晰显示消化道管壁各层结构，明确肿瘤来源及部位、测量肿瘤大小、血供及其与周围组织的关系，EUS 还可对胃间质瘤的侵袭危险性进行评估[42]。

GIST 镜下表现为胃肠壁的第 4 层，即固有肌层的低回声团块，肌层完整，不规则的腔外边界、囊性间隙、恶性淋巴结等则是恶性和交界性 GIST 的特点；而良性 GIST 的特点为直径 < 3cm，边界规则、回声均匀。

Kim 等[43]对胃间质瘤内镜超声图像的亮度值及异质性进行数字化定量分析，发现其诊断胃间质瘤的敏感度为 94.0%，特异度为 80%，准确性为 90.8%。

7. 穿刺活检

因 GIST 多位于消化道壁内，为黏膜下肿块，内镜下活检常难以取到肿瘤组织，除非肿瘤累及黏膜或形成溃疡性肿块。

目前除了通过手术获得标本以外，还可通过超声内镜指导下的细针抽吸活检（EUS - FNA）取得足够的标本，诊断准确。

Sekine 等[44]研究发现，EUS - FNA 对 GIST 诊断的敏感性为 82.5%，即便对小间质瘤和微小间质瘤的敏感度也达到了 81.3%，然而其缺点是取材较少，相较于 EUS - FNA 获取的一簇细胞，EUS 引导下中心穿刺活检（EUS - guided core needle biopsy，EUS - CNB）可获取更多的组织和细胞用于免疫组化染色和计算核分裂象，因此理论上 EUS - CNB 对 GIST 诊断的准确性要优于 EUS - FNA，但有研究发现这 2 种方法对 GIST 诊断的准确率无明显差异[45]。

有学者不主张对 GIST 进行 EUS - FNA，主要是因为 GIST 质脆，活检可能会导致肿瘤出血、破溃，从而增加肿瘤播散风险，但 Jenssen 等[46]研究认为，超声引导下穿刺活检安全可行，其发生播散的风险为 0.003% ~ 0.009%，几乎可忽略不计。

中华医学会外科学分会胃肠外科学组提出了如下活检方式[47]：

（1）内镜活检：内镜下活检常难以获取肿瘤组织明确病理诊断，且偶可导致严重出血，仅适用于病变累及黏膜的病例。

（2）空芯针穿刺（core needle biopsy，CNB）活检：多适用于腹盆腔 GIST 和 GIST 肝转移，可在超声或 CT 引导下行 CNB。

（3）细针穿刺活检（fine needle aspiration，FNA）：多适用于空腔脏器 GIST，适合在有经验的单位进行，但获得组织较少，诊断难度常较大。

（4）经直肠穿刺活检：对于盆腔和直肠的病变，推荐此方式。

（5）经皮穿刺活检：对于转移性 GIST，可推荐此方式。

（6）术中冰冻活检：不推荐常规进行。

中华医学会外科学分会胃肠外科学组提出了如下术前活检适应证[47]：

（1）需要联合多脏器切除者，或术后可能明显影响相关脏器功能者，如胃食管结合部、十二指肠、直肠的病变。

（2）无法切除或估计难以获得 R0 切除的病变。

（3）疑似 GIST 者（如需排除淋巴瘤）。

（4）疑似复发转移的 GIST 患者。

（七）组织病理

1. 大体观

肿瘤大小不等，直径 0.8 ~ 20cm，可单发或多发，大多数病例为单个结节，中位直径为 6.0cm。少数病例可为多个结节，多见于 I 型神经纤维瘤病（NF - 1）相关型 GIST 或家族性 GIST。传统上，将直径≤2cm 的 GIST 统称为小 GIST，"中国胃肠间质瘤诊断治疗共识（2013 年版）"则进一步将直径≤1cm 的 GIST 定义为微小 GIST（micro GIST）[7]。

肿瘤大体形态呈结节状或分叶状，肿瘤多为实性，质韧易碎，切面呈灰白色、灰褐色和灰红色，呈编织状、均质状、鱼肉状；黏膜面溃疡形成，可见出血、坏死、黏液变及囊性变[48]。

恶性程度高的 GIST 界限多不清晰，质软，呈鱼肉样外观，可与周围组织发生炎性粘连或直接浸润。

2. 组织形态特征

间质瘤主要由梭形细胞和上皮样细胞组成，根据 2 种细胞成分占有比例多少，分为梭形细胞型、上皮样细胞型和 2 种细胞混合型 3 种类型；3 种类型以梭形细胞型居多（60% ~ 80%），上皮样细胞型次之（10% ~ 30%），混合型最少（15%）；不同细胞类型与肿瘤恶性程度无相关性。另外，即使为同一亚型，其镜下形态在个例之间亦可有很大的差异，可从形态温和、核分裂象稀少的肿瘤直至完全呈高级别肉瘤样。

瘤细胞排列方式多样，如花瓣样排列、假菊形团样排列、漩涡状排列、束状、编织状、车轮状、栅栏状、实性片状和腺泡样或器官样，细胞的排列方式与肿瘤的良恶性无明显关系[49]。

不同部位的 GIST 所含的细胞型不同，胃 GIST 有 70% ~ 80% 为梭形细胞型，20% ~ 30% 为上皮样细胞型，即以往诊断的上皮样平滑肌瘤或平滑肌母细胞瘤或肉瘤；小肠 GIST 通常为梭形细胞型，良性肿瘤细胞呈车轮状排列，有较明显的细胞外胶原纤维，在电镜下呈特征性的"团状纤维"结构；食管和直肠的 GIST 多为梭形细胞型。

值得注意的是，经靶向治疗后的 GIST 可发生坏死或囊性变；部分病例中，瘤细胞的密度明显降低，仅见少量稀疏的瘤细胞，而间质显示广泛的胶原变性，可伴有组织细胞吸收反应、含铁血黄素沉着和多少不等的炎性细胞浸润等[50]；少数病例经靶向治疗后，在镜下形态和免疫表型上可有所改变，如缺失表达 CD117[51]，可呈横纹肌肉瘤样分化[52]，或发生去分化等[53]。

1）梭形细胞型

梭形肿瘤细胞与平滑肌瘤细胞的镜下表现相近，界限不清晰，细胞呈束状、栅栏状或漩涡状排列。

胞质较丰富，轻度或中度嗜伊红染色，细胞核呈胖梭、短梭或长杆状，核两端尖或平钝，可见空泡，胞质弱嗜酸性，核仁不明显。

细胞间质以浆细胞和淋巴细胞炎性浸润为主，伴有玻璃样变性或黏液样变性，部分可见囊性变、坏死及组织出血。

2）上皮样细胞型

上皮样瘤细胞界限清晰，呈圆形、卵圆形、多角形，胞质丰富，轻度嗜伊红染色或透明淡染。

细胞可呈印戒样细胞或脂肪母细胞表现，细胞核可呈多样表现，核膜薄，染色质细，均匀分布，多数细胞内可见 1 个紫红色染色核仁，居中或贴于核膜。

细胞间质可见透明变性、玻璃样变性、黏液样变、钙化、出血及坏死。

3）细胞混合型

混合细胞形态包括有梭形区域和上皮样区域，梭形区域细胞呈椭圆形，胞质嗜酸性；上皮样细胞区，染色质较细，胞质较宽、透亮，可有大而偏心的核。

4）特殊形态

GIST 还有如下特殊形态：

（1）约 5% 的病例可见核端空泡，可帮助诊断 GIST。

（2）少数病例显示有程度不等的多形性，多见于上皮样 GIST。

（3）间质可伴有胶原化和钙化，常见于体积较小的 GIST。

（4）间质偶可呈黏液样。

（5）小肠间质瘤内常可见到嗜伊红色的丝团样纤维小结节等，对 GIST 的诊断有提示作用。

5）超微结构特征

在电镜下，GIST 可显示出不同的分化特点。

（1）有的呈现平滑肌分化的特点，如灶状胞质密度增加、伴有致密小体的胞质内微丝、胞饮小泡、扩张的粗面内质网、丰富的高尔基体和细胞外基底膜物质灶状沉积，此类肿瘤占绝大部分。

（2）有的呈现神经样分化特点如复杂的细胞质延伸和神经样突起、微管、神经轴突样结构以及致密核心的神经内分泌颗粒等。

（3）还有小部分为无特异性分化特点的间叶细胞。

3. 恶性程度

胃肠道恶性间质瘤是一种极少见的消化道肿瘤，是胃肠道间质瘤的主要组成部分，是独立起源于胃肠道间质干细胞的肿瘤，由未分化或多分化的梭形或上皮样细胞组成。

胃肠间质瘤的恶性程度，临床上在诸多情况下很难评估，目前国际上亦缺乏共识。

目前认为，影响间质瘤生物学行为的指标有肿瘤的大小、部位、细胞密集程度、核分裂数、坏死、PCNA 指数、转移、复发及邻近组织的浸润、c-Kit 基因突变等[54-55]及 PDGFR-α 突变[56]。

总体而言，恶性 GIST 表现为肿瘤大、核分裂象易见、细胞密度高、侵犯黏膜及邻近组织和结构、肿瘤内坏死、局部复发和远处转移等；GIST 的预后好坏与肿瘤的大小、有丝分裂指数和完全切除率直接相关。

1992 年，Jewi 等将 GIST 的恶性指标分为肯定恶性和潜在恶性，进而将 GIST 分为良性、潜在恶性和恶性。

肯定恶性指标：

（1）远处转移（需组织学证实）。

（2）浸润邻近器官（大肠肿瘤侵犯肠壁肌层）。

潜在恶性指标：

（1）胃间质瘤 >5.5cm，肠间质瘤 >4cm。

（2）胃间质瘤核分裂象 >5/50HPF，肠间质瘤见核分裂象。

（3）肿瘤坏死明显。

（4）核异型大。

（5）细胞密度大。

（6）镜下可见黏膜固有层或血管浸润。

（7）上皮样间质瘤中出现腺泡状结构或细胞球结构。

判定方法：

良性：无恶性指标。

潜在恶性：仅具备 1 项潜在恶性指标。

恶性：具备 1 项肯定恶性指标或 2 项以上潜在恶性指标。

1996 年，Saulsuster 等提出了如下 GIST 形态学恶性指标：

（1）肿瘤 >5cm；浸润邻近器官。

（2）瘤体内出现坏死。

（3）核质比增高。

（4）核分裂象 >1/10HPF。

（5）肿瘤浸润被覆盖的黏膜。

判定方法：具有 2 项以上者为恶性，具有 1 项者为潜在恶性。

2002 年，Fletcher 等[29]及 Miettinen 等[57]提出了如下 GIST 良恶性判断标准：

恶性指标：

（1）肿瘤具有浸润性，有局部黏膜及肌层浸润和邻近器官的侵犯。

（2）出现远处器官的转移。

潜在恶性指标：

（1）胃部肿瘤直径 >5.5cm，肠道肿瘤直径 >4cm。

（2）核分裂象，胃部肿瘤 >5/50HPF，肠道肿瘤 >1/50HPF。

（3）肿瘤有坏死。

（4）细胞异型性明显。

（5）细胞生长活跃，排列密集。

判定方法：

当肿瘤具备 1 项恶性指标，或 2 项潜在恶性指标时则为恶性。

仅有 1 项潜在恶性指标时，则为潜在恶性。

没有上述指标时，为良性。

肿瘤大小、有丝分裂指数（MI）是判定 GIST 恶性程度众多指标中较经典的指标，一般而言，可根据肿瘤大小、核分裂数及有无肿瘤坏死，将 GIST 分为极低度恶性、低度恶性、中度恶性、高度恶性 4 型；但需注意，GIST 的生物学特性不稳定，即分化良好的 GIST 临床上可表现高度侵袭性的生物学行为。

（1）良性，肿瘤直径 <2cm，MI <5/50 高倍镜视野（HPF）。

（2）低度恶性，肿瘤直径 2～5cm，MI <5/50HPF。

（3）中度恶性，肿瘤直径 <5cm，MI（6～10）/50HPF 或者肿瘤直径 5～10cm，MI <5/50HPF。

（4）高度恶性，肿瘤直径 >5cm，MI >5/50HPF。

亦有学者用估计胃肠间质瘤的复发和转移的危险性高低来代替良恶性：

（1）肿瘤 >5cm，核分裂象 >2/10HPF：有复发和转移的高危险性。

（2）肿瘤 <5cm，核分裂象 <2/10HPF：有复发和转移的低危险性。

大多数致命的 GIST 常常显示核分裂象 >5/10HPF。

表 13-1　GIST 良恶性判定指标

指征	良性	潜在恶性	恶性
最大直径 <2cm	≥5cm，<10cm	>10cm	
境界	清楚	与周围粘连	浸润周围组织或器官
播散与转移	—	—	腹膜播散，肝转移
肿瘤坏死	—	—	常有
脉管浸润瘤栓	—	—	可有
有丝分裂细胞数	<10/50HPF	>10/50HPF(高倍视野)	

(八)免疫组化

绝大部分胃肠道来源的间质瘤 CD117、CD34 和 DOG1 蛋白表达阳性，DOG1 是一种在 GIST 中过表达的蛋白，被用来标记 GIST，其独立于 CD117/PDGFRA 的突变状态[58]。

艾力等[59]采用免疫组织化学 Envision 法发现，73 例 GIST 中 CD117、DOG1、CD34 的阳性率分别为 94.52%、91.78% 和 91.78%；黄湘辉等[60]对 102 例 GIST 进行免疫组织化学检测，CD117、DOG1、CD34 的阳性率分别为 89.2%、86.5% 和 90.4%。

值得注意的是，GIST 免疫表型除 CD117、CD34 外，还有 SMA(α-平滑肌肌动蛋白)、结蛋白(desmin)，S-100 和 NSE(神经元特异性烯醇化酶)、神经巢蛋白(nestin)，波形蛋白(vimentin)等在 GIST 中均有较高的阳性率，其中 S-100 和 NSE 有助于神经源性肿瘤的辅助鉴别，SMA 和结蛋白有助于肌源性肿瘤的辅助鉴别，波形蛋白可用于肿瘤良恶程度的判断等。

黄海花等[23]报道了 20 例胃肠道及胃肠道外间质瘤，CD117、CD34、vimentin、SMA、desmin 及 S-100 表达阳性率分别为 95%、75%、100%、40%、5% 及 25%。侯毅斌等[35]报道了 42 例胃肠道间质瘤，CD34 和 CD117 的阳性率分别达到 90.5% 和 95.6%。

另外，还有部分间质瘤不表达 CD117 及 CD34，但存在 PDGFR-α 基因的突变[61]。

目前尚未证实，免疫组织化学染色结果与间质瘤的生物学行为之间存在必然的关系，因良恶性间质瘤具有基本相同的免疫表型[62-63]。

CD117 阳性率为 94%~98%，DOG1 阳性率为 94%~96%，CD117 与 DOG1 的表达具有高度一致性，但有少数病例可表达不一致。

(1)免疫表型为 CD117(-)/DOG1(+)：在组织学上多为上皮样型，分子检测常显示 PDGFR-α 基因突变，并可为 D842V 突变[64]。

(2)免疫表型为 CD117(+)/DOG1(-)：须排除其他肿瘤，如黑色素瘤、副神经节瘤和精原细胞瘤等。

(3)免疫表型为 CD117(-)/DOG1(-)：如仍考虑为 GIST 时，需加做分子检测，如有 c-Kit 或 PDGFR-α 基因突变时则可诊断为 GIST，如无 c-Kit 或 PDGFR-α 基因突变时则需考虑是否有其他类型肿瘤的可能性，不可轻易诊断为野生型 GIST。

(4)对于 CD117(+)/DOG1(+)：分子检测无 c-Kit 或 PDGFR-α 基因突变者，应考虑是否有野生型 GIST 的可能性。

需注意的是，一些非 GIST 肿瘤亦可表达 CD117 或 DOG1[65]，如 CD117 在 Ewing 瘤、骨巨细胞瘤、黑色素瘤、未分化多形性肉瘤及横纹肌母细胞瘤等许多肿瘤中亦有散在和灶性表达。

因此，目前不主张单独应用 CD117 对间质瘤进行诊断，而应联合应用 CD34、DOG1、S - 100 及 SMA 等指标，联合检测在 GIST 的诊断和鉴别诊断中具有重要的价值[66-68]。

近年来，蛋白激酶 theta 参与神经分化过程被证明是一种确定的 GIST 标志物[69]。

1. CD117

CD117 是 c - Kit 原癌基因蛋白，是一种干细胞或肥大细胞生长因子的跨膜受体，具有内源性酪氨酸激酶成分，为 c - Kit 受体酪氨酸激酶标志物；CD117 存在于造血干细胞、肥大细胞、黑色素细胞、Cajal 细胞等的胞质中。

GIST 表达 CD117 阳性者达到 95% 以上，GIST 的 CD117 阳性特点是普遍的高表达，一般以胞质染色为主，可显示斑点样的"高尔基体"形式，类上皮 GIST 有膜染色，其他许多 GIST 则有核旁染色，梭形细胞肿瘤则有整个胞质染色。

CD117 具有一定的假阳性率以及约 5% 的 GIST 是 CD117 阴性（通常是 PDGFR - α 突变），有研究发现，一些胃类上皮样 GIST 的 CD117 为不均匀或弱阳性。

消化道中的平滑肌瘤、平滑肌肉瘤、神经鞘瘤 CD117 阴性；而 CD117 阳性表达除 GIST 外，还可见于 Ewing 肉瘤、黑色素瘤、血管肉瘤、雪旺氏细胞瘤和软骨肉瘤等。

2. CD34

CD34 是骨髓造血干细胞抗原，分子量约 115kD 的跨膜糖蛋白，除在人体造血干细胞、血管内皮细胞、肌纤维细胞及其肿瘤细胞中表达外，还可在包括间质瘤在内的纤维源性肿瘤及 Kaposi 肉瘤等多种肿瘤中表达。

CD34 在 GIST 中有 70% ~ 80% 的阳性表达，特异性较 CD117 差，通常需与 CD117 联合检测。梭形细胞型大部分表达 CD34，但在上皮样细胞型中的表达不一致[70-71]。

（九）基因检测

GIST 分子检测不仅可用于指导临床治疗和预测分子靶向治疗药物的疗效，还有助于一些疑难病例的诊断和鉴别诊断。

GIST 具有 Cajal 细胞分化特征，免疫组化标记表达 CD117、CD34 和 DOG1，分子检测显示大多数病例具有 c - Kit 或 PDGFR - α 功能获得性突变，少数病例涉及其他分子异常[72-73]；临床上，GIST 可从良性转化为恶性[74]。

检测 GIST 基因突变的位点，至少应包括 c - Kit 基因的第 9、11、13 和 17 号外显子以及 PDGFR - α 基因的第 12 和 18 号外显子，可酌情增加检测 PDGFR - α 的第 14 号外显子。

因大多数 GIST（65% ~85%）的基因突变发生在 c - Kit 基因第 11 或 9 号外显子，因此，可优先检测这 2 个外显子。

对于获得性耐药的患者，宜增加检测 c - Kit 基因的第 14 和 18 号外显子。

在常规检测的 6 个外显子中，c - Kit 基因第 11 外显子突变率最高，约占 75%，其次为 c - Kit 基因第 9 外显子，占 5% ~15%，主要发生于小肠间质瘤，生物学上具较高的侵袭性。

c - Kit 基因 13 和 17 外显子的突变率较低（ <2.5% ），对甲磺酸伊马替尼耐药的 GIST 多由二次突变引起，主要发生于 17 号外显子。

约 1/3 无 c - Kit 突变的 GIST 显示 PDGFR - α 突变，主要发生于 12、14 和 18 号外显子。PDGFR - α 突变的 GIST 主要发生于胃，且常为上皮样 GIST，其中 D842V 突变可导致原发耐药。

（十）诊断

1. 诊断方法

GIST 临床表现缺乏特异性，无特异性影像学检查方法，早期诊断困难，常在肿瘤较大引起明显症状时发现，手术切除后经手术组织病理和免疫组织化学检查确诊[75]。

切除的 GIST 可根据术后组织病理及免疫组织化学明确诊断，无法切除的 GIST 可通过超声内镜引导下细针穿刺和深挖活检等方法获取充足组织进行免疫组织化学检查，是目前术前明确病理诊断的首选方法[76]。

以 CD117、CD34 和 DOG-1 等为代表的免疫蛋白表达阳性在其诊断及鉴别诊断中具有决定性的作用[77]，一般而言，免疫表型 CD117 阳性、CD34 大部阳性，而 esmin、S-100 绝大部阴性，即可做出 GIST 诊断。

CD117 目前是公认的 GIST 特异性免疫表型，阳性表达率高达 95%，有良好敏感性和特异性。

CD34 是一种骨髓造血干细胞抗原，在 GIST 中阳性表达率约 70%，特异性较差，且在纤维源性肿瘤和间叶源性肿瘤中亦有表达。

目前，临床多采用联合检测 CD117 和 CD34，结果均呈阳性对 GIST 诊断有较大意义。

平滑肌肌动蛋白阳性表达率为 40%，结蛋白阳性表达率为 2%，均为肌源性肿瘤标志物，其阳性有助于鉴别肌源性肿瘤；S-100 蛋白由神经鞘膜表达，阳性表达率为 5%，在胃肠道神经鞘瘤中呈弥漫性阳性表达，有助于鉴别神经鞘瘤。

2. 中国 GIST 诊断要求

中华医学会外科学分会胃肠外科学组提出了如下 GIST 诊断要求[47]：

（1）在病理报告中，应描述显微镜下所观察到的肿瘤细胞显著异型、黏膜浸润、肿瘤性坏死等形态学特征。

（2）推荐用于 GIST 诊断、鉴别诊断的免疫组化抗体，包括 DOG1、CD117、CD34、a-SMA、desmin、S-100 蛋白。

（3）在病理报告中，必须准确注明原发部位、肿瘤大小和核分裂象，病理报告中应附有免疫组化和分子检测结果；肿瘤大小的测量应对离体的标本在新鲜状态下进行。

（4）穿刺组织通常 <50 个高倍视野，可客观计数高倍视野以及总的核分裂数目；对一些特殊情况，如囊性变、坏死和碎瘤组织，应注意参考术前影像学检查资料。

核分裂象计数应计数分裂象活跃的区域，至少计数 50 个高倍镜视野（个/50HPF），并根据所使用的显微镜物镜视野直径进行换算。

建议对核分裂象进行如实计数，如 >5 个/50HPF（8 个/50HPF）和 >10 个/50HPF（60 个/50HPF）等。

（5）肿瘤破裂包括自发性破裂和医源性破裂，肿瘤有无破裂需要根据临床和其他辅助检查判断。

3. 基因突变检测

党运芝等[78]对 660 例 GIST 进行了基因突变检测，结果显示，突变率最高为 c-Kit 外显子 11，最常见类型为缺失突变，外显子 9 均为重复插入突变；此外，外显子 13、17 突变相对少见，PDGFR-α 基因突变中，外显子 18 点突变为常见类型。

在以下情况时，应行 GIST 基因检测：

（1）初次诊断的复发和转移性 GIST，拟行分子靶向治疗。

（2）原发可切除 GIST 手术后中-高度复发风险，拟行伊马替尼辅助治疗。

（3）对疑难病例应进行 c－Kit 或 PDGFR－α 突变分析，以明确 GIST 诊断。

（4）鉴别 NF－1 型 GIST 完全性或不完全性 Carneys 三联征、家族性 GIST 和儿童 GIST。

（5）鉴别同时性和异时性多原发 GIST[79]。

4. SDH 缺陷型 GIST 的诊断

野生型 GIST 多指形态学符合 GIST、CD117 和 DOG1 标记均呈阳性表达，但分子检测无 c－Kit 和 PDGFR－α 基因突变者；10%～15% 的成人 GIST 和 85% 的儿童 GIST 为野生型 GIST。

目前，已知的野生型 GIST 主要包括琥珀酸脱氢酶（SDH）缺陷型与非 SDH 缺陷型，非 SDH 缺陷型与 BRAF 基因突变、NF－1 相关等。

SDH 缺陷型 GIST 少见，占 GIST 的 5.0%～7.5%，均发生于胃，并多发生于儿童和青年人（＜20 岁）[80]，偶见于成年人。女性多见，男女之比为 1:2。

临床上，常以综合征的形式表现，如 Carney 三联征（GIST、副神经节瘤和肺软骨瘤）或 Carney－Stratakis 综合征（家族性 GIST 和副神经节瘤）。

组织学上，常呈多结节状，瘤细胞呈上皮样，常见淋巴管侵犯和（或）区域淋巴结转移。

免疫组化标记，可表达 CD117 和 DOG1，但 SDHB 表达缺失，分子检测无 c－Kit 或 PDGFR－α 基因突变，约半数病例显示为 SDH 亚单位之一（SDHA、SDHB、SDHC 或 SDHD）功能丧失性胚系突变。

针对 SDH 缺陷型 GIST 的治疗以手术切除和清扫区域淋巴结为主，SDH 缺陷型 GIST 对 TKI 抑制剂（甲磺酸伊马替尼和舒尼替尼）反应不佳。

TKI 抑制剂多用于病情进展且不能通过手术完整切除者，其他一些可能具有潜在疗效的新激酶抑制剂包括瑞格非尼、尼洛替尼和索拉非尼等。

5. 小 GIST 与微小 GIST 的诊断

中国临床肿瘤学会胃肠间质瘤专家委员会"中国胃肠间质瘤诊断治疗共识（2017 年版）"将直径 ＞1cm 且 ≤2cm 的 GIST 定义为"小 GIST"，直径 ≤1cm 的 GIST 定义为"微小 GIST"[81]。

相对于临床显著性 GIST（直径 ＞2cm），胃肠道小 GIST 和微小 GIST 好发于中老年人，无明显临床症状，多因体检或非特异性消化道症状就诊偶然发现。

大多数小 GIST 和微小 GIST 在临床上呈良性或惰性经过，但有极少数病例显示侵袭性行为[82-83]。

6. 危险度评估分级

虽然行 R0 切除是原发局限性 GIST 唯一可治愈的方式，但术后仍存在复发风险。因此，术后复发风险的评估至关重要，可指导术后是否应用分子靶向药物辅助治疗及提示预后情况。

但 GIST 生物学特性复杂，有多向分化潜能，不同 GIST 患者侵袭危险度不同，即复发转移可能性有差异，目前尚缺乏可完全准确评价 GIST 生物学行为的标准。

Joensuu 等[84]认为，肿瘤大小、核分裂象、具体部位和肿瘤破裂参数的非线性预后等可作为 GIST 危险度评估分级重要的参考。

临床上，对 GIST 的危险度评估标准的完善经历了相当长的时间，包括 Fletcher 分级、Miettinen（美国武装部队病理研究所）标准[85]，以及改良的 Fletcher（美国国立卫生研究院）分级标准。

目前对 GIST 生物学行为的评估系统主要有 2 种，其一为美国国立卫生研究院（NIH）2008 年改良版（见表 2）[86]，其二为美国军事病理研究所（AFIP）或《2013 年版 WHO 软组织肿瘤分类》中采用的预后分组[87]。

1992 年，Lewin[88]提出了 GIST 病理学标准，并根据该标准将 GIST 分为良性、恶性、潜在恶性 3 类；但临床回顾性研究结果发现[89]，部分良性肿瘤术后亦出现转移、复发。

2001 年，美国国立卫生署推荐 Fletcher 分级标准，采用肿瘤直径分裂象计数将 GIST 的危险程度分为极低危险组、低危险组、中度危险组和高度危险组。

2002 年，NIH 统一意见，以 Fletcher 分级标准来评估 GIST 的危险程度。

2006 年，美国军事病理研究所（AFIP）分级标准（Miettinen 分级标准）提出按不同部位对 GIST 进行风险分级[85]。

2008 年，Dematteo 等[90]指出，不同部位 GIST 在相同肿瘤大小和核分裂数下，恶性程度并不完全一致，可见 GIST 的恶性程度与部位相关。因此，2008 年版美国国立卫生署原发 GIST 切除后的风险分级中将肿瘤原发部位作为评估因素[91]。同年，美国 NCCN 指南和欧洲 ESMO 共识均将肿瘤原发部位作为评估 GIST 复发危险度的因素，改良版 NIH 标准（Joensuu 分级标准）则将肿瘤直径、核分裂象、肿瘤部位、肿瘤是否破裂作为主要评价指标[86]。

2010 年，Bosman 等[92]提出 6 类 8 级标准，为《2010 年版 WHO 消化道肿瘤分类》和《2013 年版 WHO 软组织肿瘤分类》采用，可作为一定参考。

表 13－2　原发性 GIST 切除术后危险度分级（NIH2008 改良版）

危险度分级	肿瘤长径/cm	核分裂象 /[个/50 高倍视野（HPF）]	肿瘤原发部位
极低≤2	≤5	任何	
低≥2～5	≤5	任何	
中等	2～5	>5	胃
高	≤2	>5	任何
	5～10	≤5	胃
	任何	任何	肿瘤破裂
	>10	任何	任何
	任何	>10	任何
		>5	任何
	2～5	>5	非胃原发
	5～10	≤5	非胃原发

（十一）鉴别诊断

GIST 的诊断必须从组织形态、免疫组化、超微结构、分子检测等方面进行综合分析，但其涉及多种病变类型，包括良性、中间性和恶性，临床易被误诊，常常需要与如下肿瘤相鉴别。

1. 平滑肌肿瘤

平滑肌瘤仅多见于食管，贲门、胃、小肠、结直肠少见。过去仅从影像与内镜发现胃肠道黏膜下肿物即做出平滑肌瘤临床诊断，实质上大多数是 GIST。

平滑肌瘤病理形态：瘤细胞稀疏，呈长梭形，富含酸性原纤维，免疫组化肌动蛋白（MSA）、SMA、desmin 强阳性，CD34 及 CD117 阴性。

2. 平滑肌肉瘤

发生于胃肠道、肠系膜和腹膜后等处的平滑肌肉瘤，因肿瘤间质内的肥大细胞和（或）Cajal 细胞亦可表达 CD117，故常被误诊为 GIST[93-94]。

除形态学上与 GIST 有所不同外，平滑肌瘤常表达 desmin，而 GIST 通常为阴性。需注意的是，GIST 可不同程度地表达 α - SMA 和 h - CALD。

3. 炎性纤维性息肉

炎性纤维性息肉虽不表达 CD117 和 DOG1，但表达 CD34，分子检测可有 PDGFR - α 基因突变[95]，也可被误诊为 GIST。

与 GIST 不同的是，炎性纤维性息肉的细胞密度低，胞质淡染，间质内常含有较多的嗜酸性粒细胞。

4. 神经鞘瘤

消化道神经鞘瘤极少见，仅占消化道间叶源性肿瘤的 3% ~ 4%，其中发生于胃及结肠较多；起源于固有肌层，无包膜；肿瘤周边常有淋巴细胞套，瘤细胞常呈交织状或梁束状排列；瘤细胞呈梭形或上皮样，富含淋巴细胞，浆细胞浸润。

神经鞘瘤 S - 100 强阳性，desmin、CD34、CD117、SMA 均阴性。

5. 直肠和肛管梭形细胞黑色素瘤

黑色素瘤可表达 CD117，分子检测亦可显示 c - Kit 基因突变[96]，需加用 S - 100 蛋白和 HMB45 等标记加以区分。

（十二）治疗

手术治疗仍是 GIST 的唯一有治愈可能的治疗手段[97]，通常而言，尽力争取彻底切除，复发、转移灶不能切除者，可采取 Imatinib 等靶向药物治疗[98]，而放化疗几乎无效；支持治疗不能控制晚期患者病情进展。

1. 开腹手术

手术切除是 GIST 主要治疗方法，但因 GIST 的特殊生物学行为，手术治疗原则不同于胃癌、结直肠癌根治术[99-100]。

现已证实，GIST 对传统的放疗和化疗均不敏感，手术切除为治疗该病的首选和最有效的方法。

目前，对于偶然发现的直径 <2cm GIST 的处理仍存在争议。由于小间质瘤常表现出良性临床过程，因此 NCCN 治疗指南提出当肿瘤直径 <2cm 且经超声内镜检查没有伴随高危因素时可行 EUS 随访观察，暂不手术。

然而，ESMO 指出 GIST 无绝对良性，即使是直径 <2cm 的肿瘤亦建议手术切除。

1）手术原则

手术基本原则是保证切缘阴性且切缘距肿瘤 2cm 以上即可，不提倡扩大性切除[101]。

GIST 的主要扩散途径为血行转移或直接侵犯，极少发生淋巴结转移，除非有明确的淋巴结转移征象或病理检查结果，术中一般不进行广泛的淋巴结清扫[102]。但有研究发现，对于 SDH 基因缺陷型 GIST 患者，尤其是儿童患者，淋巴结转移发生率较高[103]。

（1）完整切除肿瘤、肿瘤的假包膜和所在器官的部分组织，保持切除组织的完整性和切缘的肉眼及显微镜下阴性。

（2）术中操作避免挤压致肿瘤破裂和术中播散。

（3）一般情况下不必常规清扫淋巴结。

（4）GIST 很少有组织间浸润生长，在完整切除前提下，推荐行所在器官有限的部分切除。

（5）如果 GIST 与邻近器官紧密或浸润，必要时应将肿瘤连同器官受累部分整块切除。

（6）R1 切除后，没有证据说明再次手术可能有生存获益，一般不主张再次补充手术。

2）肿瘤破裂的外科处理

术前或术中肿瘤破裂，腹腔内种植转移不可避免，手术以处理外科急症（出血、梗阻等）和获取病理诊断为主要目的。

对于肿瘤破裂或因肿瘤造成的胃肠道穿孔的患者，术中应当尽量去除破溃肿瘤，手术完成关腹前，应当使用大量温热蒸馏水或温热生理盐水冲洗。

3）复发、转移 GIST 的外科治疗

（1）原则：总体手术原则为控制手术风险，尽可能完成较满意的减瘤手术，尽量保留脏器功能，术前充分备血，输尿管逆行置管可减少输尿管损伤机会。

手术不宜太大或并发症风险过高，否则一旦出现严重的术后并发症（如瘘），患者将无法在术后短期恢复应用靶向药物治疗，则肿瘤很快进展。

有条件者均应尽可能多地切除腹腔转移肿瘤；肠系膜和腹膜种植 GIST 应尽量选择肿瘤剔除，避免切除过多的肠管和壁层腹膜；除非肿瘤可全部切除，否则应尽可能避免联合脏器切除。

如为二次或多次手术，注意分离粘连，辨认解剖结构。复发转移性 GIST 常较原发局限性 GIST 血供更丰富，尤其是耐药肿瘤和位于盆腔的种植肿瘤。沿肿瘤包膜分离，使包膜完整，则可减少出血。

甲磺酸伊马替尼治疗有效的病灶处理常较容易，而进展病灶包膜常欠完整，特别是盆腔病灶，剥离面渗血较多。

尽可能切除全部的腹腔转移或完成较满意的减瘤手术，使残留的腹腔转移病灶均 <1cm。

尚无证据显示，腹腔热灌注治疗可提高晚期 GIST 手术治疗疗效。

（2）适应证：

①分子靶向药物治疗有效，且肿瘤维持稳定的复发或转移性 GIST，估计所有复发转移病灶均可切除的情况下，建议考虑手术切除全部病灶。

②局限性进展的复发转移性 GIST，鉴于分子靶向药物治疗后总体控制满意，只有单个或少数病灶进展，可考虑谨慎选择全身情况良好的患者行手术切除；术中将进展病灶切除，并尽可能切除更多的转移灶，完成较满意的减瘤手术。

③在分子靶向药物治疗过程中，仍然广泛性进展的复发转移性 GIST，原则上不考虑手术治疗。

④减瘤手术只限于患者能够耐受手术并预计手术能提高患者生活质量的情况。

⑤急诊手术适应证为 GIST 引起完全性肠梗阻、消化道穿孔、保守治疗无效的消化道大出血以及肿瘤自发破裂引起腹腔大出血。

4）GIST 并发症的外科处理

（1）肿瘤出血：GIST 造成消化道大出血或肿瘤破裂造成腹腔大出血时，应行急诊手术。术前可考虑采用介入治疗进行血管栓塞控制出血速度；对于无法纠正低血容量休克患者，建议行开腹手术治疗。

（2）胃排空障碍：对于胃小弯侧 GIST（尤其是胃食管结合部 GIST），在保证切缘阴性的前提下，尽量保留迷走神经的完整性。

空肠起始段的 GIST 行手术切除后发生胃肠排空障碍的发生率较高，对此部位直径 2～3cm 的小肠 GIST，如包膜完整、无出血坏死，在保证阴性切缘的前提下可适当减小切缘距离，且尽量避免过于靠近根部切断小肠系膜，进而保护腹膜后自主神经及其功能。

2. 腹腔镜手术

一般而言，腹腔镜手术及内镜手术不作为 GIST 常规推荐，治疗疗效不明确[104]。但近年来，腹腔镜胃间质瘤切除术的报道逐渐增多，相比于开腹手术，腹腔镜胃间质瘤切除术具有出血量少、胃肠道功能恢复快、住院时间短以及术后不良反应发生率低等优点[105]；然而，长期随访显示，术后总体生存率及复发转移率与传统手术比，无明显差异[106]。Wan 等[107]将两组病理危险度分级相近的小肠间质瘤进行对比研究，发现腹腔镜辅助手术比开腹手术术后进食早、住院时间短、术后并发症发生率低，两者术后 5 年无瘤生存率无明显差异。

对于腹腔镜手术 GIST 的肿瘤大小一直存在争议，2004 年 NCCN 及 ESMO 推荐腹腔镜胃间质瘤切除术的肿瘤直径 <2cm，2007 年 NCCN 及 2010 年 ESMO 将肿瘤的直径放宽到 5cm[108]。

但随着医疗技术的进步，国内外对腹腔镜切除直径 >5cm 的胃 GIST 亦有报道，如 Kasetsermwiriya 等[109]报道，腹腔镜切除直径 >5cm 的胃 GIST 亦安全可行；Pucci 等[110]于腹腔镜下顺利切除的胃 GIST 最大直径为 11.5cm。

3. 内镜治疗

通常情况下，对于食管、胃和十二指肠的黏膜下肿瘤(submucosal tumors，SMT)应常规行内镜超声(endoscopic ultrasonography，EUS)检查，以明确病变的层次、特征、边缘、质地均一性、有无完整包膜、囊性变或出血坏死等。

关于内镜治疗 GIST 目前存在争议，有学者指出，GIST 多数是起源于固有肌层的黏膜下肿瘤(SMT)，具有多种生长方式，如内生型、外生型和哑铃型，部分瘤体与周围组织无明确分界或缺乏完整包膜，单纯内镜下黏膜切除术(EMR)、内镜黏膜下剥离术(ESD)很难达到切缘阴性，并具有较高的出血、穿孔等并发症发生率，且切除过程中瘤体破损后有肿瘤细胞进入腹腔播散风险，以及切除深度、范围不够无法确保术后无病灶残留。另外，目前尚缺乏内镜下切除 GIST 的长期随访研究。研究发现，对于直径 >3cm 的肿瘤，ESD 造成胃穿孔的概率约为 8%[113]。因此，认为 EMR、ESD 并不适合 GIST，不推荐作为常规的手术方式[114]；亦不推荐将软管内镜技术作为 GIST 的治疗手段。

但亦有学者认为，由于间质瘤多呈膨胀性生长，界限较清，且以血行转移或直接侵犯为主，极少出现淋巴结转移，完整切除肿瘤即已达到根治目的，这些均为内镜下切除胃及食管间质瘤提供了有利条件。郭花等[111]认为，ESD 是绝大部分直径较小(直径 <3cm)的胃及食管 GIST 的安全、有效、微创方法。

有时单独应用腹腔镜难以对肿瘤进行定位，而 ESD 只适用于较小的肿瘤。因此，腹腔镜联合内镜手术(laparoscopic and endoscopic cooperative surgery，LECS)成为目前一个较好的选择。Tsujimoto 等[112]研究显示，双镜联合技术治疗胃 GIST 安全可行，近远期疗效满意。

4. 系统治疗

临床研究表明，全身系统治疗主要指靶向治疗，而化学治疗无效。伊马替尼是一种分子量较小的酪氨酸激酶抑制剂，其通过作用 KIT、PDGFR-α 和 BCR-ABL 等分子靶点选择性抑制酪氨酸激酶活性，从而阻断细胞信号转导并诱导肿瘤细胞凋亡。

1)新辅助治疗

对于肿瘤较大，且难以切除的患者，酪氨酸激酶抑制剂可用于降低其肿瘤分期的辅助治疗，待肿瘤缩小后再行手术治疗，否则将需要扩大切除[113-115]。

ACRIN 6665/RTOG 0132 试验表明[116-117]，伊马替尼(Imatinib)新辅助治疗在肿瘤缩小和达到完全切除或减少手术并发症方面起到重要的作用。

新辅助治疗的目的主要有：

(1)有效减小肿瘤体积，降低临床分期，缩小手术范围，最大限度地保留器官功能，降低手术风险，提高患者术后生存质量。

(2)使部分术前估计难以完整切除的患者获得根治性手术的机会，尤其对于特殊部位(如十二指肠和直肠)的肿瘤，可最大限度地保留重要脏器的结构和功能。

(3)可降低因瘤体过大所致术中肿瘤破裂、出血的风险，减少医源性播散的可能性[118]。

(4)减少术后复发转移的可能。

近 90% 的 KIT 外显子 11 突变晚期 GIST 患者、近 50% 的外显子 9 突变晚期 GIST 患者可从甲磺酸伊马替尼治疗中有效获益。因此，新辅助治疗前，应行基因检测突变分析，以排除对伊马替尼治疗耐药的基因型(如 PDGFR-α D842V 突变的 GIST 与神经纤维瘤病 1-相关性 GIST)。

检测到 KIT 外显子 9 突变的患者，为提高治疗的有效性、降低不良反应发生率，推荐将甲磺酸伊马替尼剂量从 400mg/d 提高至 600mg/d，达到肿瘤最佳疗效后(通常 6~12 个月)可进行手术。一般认为，术前给予甲磺酸伊马替尼治疗 6 个月左右比较适宜[119]。SGXVIII 研究结果表明[120]，术后高复发风险患者，接受伊马替尼治疗 3 年组 5 年 OS 明显高于 1 年组。

在新辅助治疗期间应及时行影像学基线评估，术前治疗期间，每 1~3 个月内使用 Choi 标准或参考 RECIST 标准进行疗效评价。一旦有手术机会，应尽早行手术治疗；术前何时停药，目前数据有限，建议术前 1~7d 停用甲磺酸伊马替尼。

2)辅助治疗

GIST 单纯完整的肿瘤切除后，复发转移率较高，可达 55%~90%，80% 在术后 1~2 年内有 3/4 的局部复发，半数还同时出现肝转移，虽有可能再切除，但难以提高生存率；原发灶切除彻底无转移灶者 5 年生存率为 54%(50%~65%)，不能彻底切除或转移者 mOS<1 年，5 年 OS<35%，不能切除者 mOS 9~12 个月。

伊马替尼自 2001 年用于治疗首例 GIST 获得显著疗效以来[121]，现已被广泛运用于 GIST 的辅助治疗。文献报道[122]，术后应用以甲磺酸伊马替尼为代表的分子靶向药物进行辅助治疗可明显减少复发转移率。

目前，推荐具有中高危复发风险的 GIST 作为伊马替尼辅助治疗的适应人群。推荐剂量为 400mg/d；对于中危患者，应至少给予甲磺酸伊马替尼辅助治疗 1 年；高危患者辅助治疗时间至少 3 年；发生肿瘤破裂的患者，可考虑延长辅助治疗时间。有研究报道[120]，相比于术后应用伊马替尼辅助治疗 12 个月的高危患者，术后辅助治疗 36 个月的高危患者可获得更高的无病生存率和总生存率。胡玉龙等[123]汇总分析了文献报道的 203 例十二指肠间质瘤病例，高危患者术后服用与未服用伊马替尼者 5 年 OS 分别为 89% 和 62%，差异有统计学意义(P<0.05)，术后伊马替尼辅助治疗所占比例仅为 25.3%(21/83)，主要因为患者经济承担能力差、依从性差及药物无法控制的不良反应所致。对于中危病人，术后服用与未服用伊马替尼者 5 年 OS 分别为 100% 和 84%，差异无统计学意义(P>0.05)。

3)舒缓治疗

对于晚期、复发、转移而无手术机会的 GIST，只可舒缓治疗，仍以靶向治疗药物为首选。

有研究报道[124]，Imatinib 治疗进展转移的 GIST 总有效率为 40%~50%，较传统化疗有效率高 10 倍以上，肿瘤生长控制率达到 80% 以上，起效最快在服药后 24h 之内，出现症状改善如疼痛缓解、出血停止，客观检查如 CT、MRI 及 PET 发现在治疗后 1~3 个月肿瘤缩小，平均起效时间为 13 周。

但随着治疗时间的延长，患者会对伊马替尼产生继发性耐药或疾病进展。研究发现[125]，肿瘤耐药机制的发生与 c-Kit/PDGFR-α 基因酪氨酸激酶结构域的二次突变密切相关。此时，将治疗剂量增加至 800mg/d 可使部分患者疾病得到缓解。2006 年，美国 FDA 批准苹果酸舒尼替尼作为伊马替尼耐药的二线用药。

（十三）预后

1. 总体预后

间质瘤与平滑肌瘤、平滑肌肉瘤、神经鞘瘤、神经纤维瘤等间叶源性肿瘤具有相似的形态学改变，但它们的组织来源、免疫表型、遗传学特征、治疗及生物学行为均不同。

目前被认为，胃肠间质瘤是一种具有潜在恶性倾向的侵袭性肿瘤，术后易复发。

GIST 总的 5 年生存率为 35%，肿瘤完全切除 5 年生存率为 50%~65%，不能切除者生存期 < 12 个月。

2. 预后因素

目前尽管 GIST 相关的复发风险度评估分级标准日趋完善，但仍不能完全对其生物学行为做出准确评价[124,126]。

相关文献报道，GIST 预后与患者年龄、肿瘤部位、大小、核分裂数、恶性程度、基因突变等相关。一般而言，年轻患者预后差。

1）肿瘤部位与预后

肿瘤位于基底部或胃食管连接部、有凝固性坏死、溃疡及黏膜浸润提示预后不良，发生于胃和食管的间质瘤预后较发生于肠道的好，发生于小肠的间质瘤多为恶性[29]。发生于小肠、腹腔的 GIST 多向腔外生长，肿瘤细胞易穿过浆膜造成腹腔种植转移，患者生存率较低。具体而言，食管 GIST 预后最好，其次是胃 GIST、肠道 GIST、网膜 GIST，肠系膜 GIST 预后最差。石素胜等[127]报道，原发于胃的 GIST 患者 5 年生存率（77.7%）明显高于小肠（50.9%）和胃肠外（50.3%）。

2）肿瘤大小与预后

文献报道，GIST 的 5 年转移率与肿瘤的大小呈正相关，直径 5cm 以下者未见转移，而直径 10cm 以上者转移率高达 60%。

小 GIST 和微小 GIST 总体预后较好，形态学上呈非侵袭性，生物学行为亦表现为惰性。2010 年，Rossietal 等[128]通过对 170 例小 GIST 进行回顾性分析，发现仅有 1 例直径为 1.5cm、核分裂象 >5/50HPF 的直肠 GIST 和 1 例直径为 2cm、核分裂象为 0 的小肠 GIST 术后发生复发转移。因此，作者认为，小 GIST，尤其是发生在小肠、直肠且核分裂象 >5/50HPF 的小 GIST，即使手术切除也存在复发、转移的风险，可能有一小部分会进展为恶性 GIST。李军等[36]报道了 34 例小 GIST 和 16 例微小 GIST，58 例临床显著性 GIST（直径 2~5cm），大多数小 GIST 和微小 GIST 的生物学行为表现为惰性，预后相对较好。但仍有极少数小 GIST 具有潜在恶性。

3）核分裂数与预后

核分裂数亦是 GIST 重要的预后因素，核分裂象 >10/10HPF 的 5 年死亡率为 100%，<10/10HPF 的 5 年死亡率 <25%。Miettinen 等[85]通过对 1765 例 GIST 的分析也认为，肿瘤大小和核分裂数是影响肿瘤生物学行为的重要因素。

Tornczy 等[129]认为，Ki-67 是有效的预后判断指标；但有学者则认为，Ki-67 不能对 GIST 的预后提供有效的帮助。Wang 等[130]指出，如果将 Ki-67 和 p53 两者配合使用，可较好地判断肿瘤良恶性和预后，两者同时表达则预后差，均阴性则预后好。

4）基因突变与预后

c-Kit基因突变亦被认为是重要的判断良恶性的指标，有文献报道[131-132]显示，50%~80%的恶性间质瘤有c-Kit基因突变，突变多集中于第11外显子，良性及交界性间质瘤则很少突变。

Lasota等[56]的研究表明，绝大部分有PDGFR突变的GIST形态上主要或全部由上皮样细胞组成，81%的该类GIST（包括直径>5cm者）核分裂数少（5/50HPF），通过平均135个月的随访，83.5%的具有PDGFR-α突变的GIST生物学行为呈良性经过，提示具有PDGFR-α突变的GIST的预后较好。

3. 随访

术后中、高危GIST患者，存在复发风险，推荐腹部超声、全腹部增强CT或MRI扫描作为常规随访项目，必要时可行PET-CT检查。

（1）低危患者，术后6个月行腹部超声检查，1年时行增强CT检查，持续5年。

（2）中、高危患者，术后3个月行腹部增强CT检查，术后6个月及1年行腹部超声、增强CT或MRI检查，持续3年；之后每6个月复查1次腹部CT；5年之后每年复查1次。

（3）如怀疑局部胃肠道内GIST复发，可行胃镜及结肠镜检查；由于肺部和骨转移的发生率不高，故每年可行1次肺部CT检查，如出现相应症状，可行ECT骨扫描。

二、胃间质瘤

（一）概述

胃是GIST最常见的发生部位，占胃肠间质瘤的60%~70%[133-134]，占胃肠道肿瘤的3%[135-136]。

理论上GIST可发生于胃的任何部位，但大多位于胃贲门部或胃底体部[137-139]。梁寒[140]报道了作者医院一组187例胃间质瘤中，远端占8%，胃中占55.1%，胃上占36.9%。杨弘鑫等[141]报道了217例胃间质瘤，术中见肿瘤位于贲门部、胃底、胃体及幽门部分别为24例（11.0%）、103例（47.5%）、59例（27.2%）和31例（14.3%）；男女比例为1.26∶1，年龄13~80岁，平均年龄56.4岁。

（二）临床表现

胃间质瘤（gastric stromal tumor，GST）早期生长缓慢，且因病灶小，通常没有特殊症状，往往在体检或其他疾病手术时无意间发现。

当瘤体继续长大，侵出胃浆膜并与周围组织发生粘连时，上腹部不适、疼痛等症状转而表现固定且持续；肿块巨大时可在腹部扪及肿块。

病程较长者，因肿瘤表面黏膜糜烂、破溃，可有黑便、贫血等表现；若肿瘤破裂，可出现急性上消化道出血。

杨弘鑫等[142]报道了217例胃间质瘤，临床表现主要有腹痛、上腹胀、血便、腹部包块等。

（三）影像学检查

1. X线钡餐

胃间质瘤行X线钡餐检查时，若胃壁肿块属于腔内型或混合型，可引起胃黏膜受压移位、分离或展开，表现为黏膜紊乱、破坏、溃疡形成或黏膜充盈缺损等，但对腔外型肿块诊断存在缺陷，因而灵敏度不高。

2. 胃镜与超声内镜检查

1）胃镜检查

胃镜是最常用来发现胃间质瘤病灶的检查手段，可直接观察病灶，但胃间质瘤在胃镜下并无特异表现，因此与其他肿瘤难以区分，且胃镜对于发现外生性胃间质瘤也存在局限性，因其病灶常位于黏膜下故难以取得活检[142]。

2）超声内镜检查

超声内镜是目前诊断和监测胃间质瘤的最佳手段，GST 具有典型的 EUS 影像学特征，多数表现为发生于胃的圆形或椭圆形黏膜下隆起、起源于固有肌层的低回声团块，表面光滑或可有溃疡，色泽多正常，活检钳推碰可见肿瘤在黏膜下滑动[143-145]。

通过超声内镜可明确肿瘤的起源层次及本身特征，有助于 GST 的诊断。薛倩等[146]报道了 66 例胃间质瘤患者，均由超声内镜诊断为 GST，病变位置多为单发，以胃底病变为主，在超声内镜下表现为均匀低回声，病变主要起源于固有肌层，边界清楚，直径为 3~16mm。杨弘鑫等[141]报道了 217 例胃间质瘤，其中 59 例患者行超声内镜检查，58 例患者发现病灶并考虑胃间质瘤可能，并与术后的病理诊断相符合。

目前，对于 <2cm 的 GST 或肿瘤≥2cm 但 <3cm，预计手术切除并发症较多，且 EUS 回声特点不提示恶性的间质瘤多考虑保守治疗，首选 EUS 随访；一旦 EUS 提示肿瘤直径明显增加、存在囊性空腔或强回声灶以及回声不均匀、腔外边界不规则等提示恶性特点[147]或出现临床症状，可早期给予手术干预治疗。

3. CT 检查

腹部增强 CT 检查除可发现原发病灶外，还可观察肿瘤对邻近器官的侵犯和转移情况，对评估肿瘤的可切除性和制定手术方案有重要意义[148]。

（四）诊断

胃间质瘤的确诊主要通过病理检查、免疫组化检测及基因检测[149-150]。

胃 GST 与其他部位的间质瘤一样，组织学上多由梭形细胞、上皮样细胞或多形性细胞组成，排列成束状或弥漫状，免疫组化检测通常为 CD117 和（或）DOG-1 表达阳性[151]。

CD117 表达阳性是确诊胃间质瘤的重要指标，阳性率可达 95% 以上；对于 CD117 表达阴性的患者，胃间质瘤特异性标志物 DOG-1 有重要作用[152]，有报道[153]称其阳性率甚至高于 CD117。杨弘鑫等[141]报道了 217 例胃间质瘤，14 例 CD117 表达阴性患者行 DOG-1 检查均呈阳性表现，证实了 DOG-1 的重要价。

有研究证实[154]，GIST 的发生与 c-kit 或 PDGFR-α 的基因突变有关，c-kit 及 PDGFR-α 的获得性功能突变是 GIST 发生的主要原因[155]。因此，对于疑难病如 CD117 及 DOG-1 表达均为阴性的患者，可进行 c-kit 及 PDGFR-α 的基因检测以明确诊断[156]。检测 c-kit 至少应包括第 9、11、13 及 17 外显子；而检测 PDGFR-α 应至少包括 12、14 及 18 外显子。

（五）治疗

1. 手术治疗原则

目前，手术切除仍是胃间质瘤主要的治疗手段[157]，完整切除肿瘤，保证切缘阴性，以及避免瘤体破裂是手术应遵循的原则；应该根据肿瘤的具体解剖部位、肿瘤大小、肿瘤与胃壁解剖类型（腔内型、腔外型、壁间型）、有无浸润周围组织脏器、瘤体有无破裂以及术后可能对胃功能造成的影响综合分析后，采用局部切除、楔形切除、胃次全切除、全胃切除或联合脏器切除等术式[47]，开腹切除目前仍是局限性胃间质瘤最常用的手术方法。

Gervaz 等[158]报道，完全切除者预后要优于不完全切除或姑息切除者，而在能够完整切除病灶的情况下，术式对预后并无影响。在胃间质瘤的切缘上，一般距肿瘤 2cm 处进行切除并送病理检查，保证切缘阴性即可。

胃间质瘤很少发生淋巴结转移，故术中并不主张常规进行胃周淋巴结清扫，若术中扪及肿大淋巴结，可一并切除送病理检查。

胃间质瘤病灶通常 <5cm，称为小胃间质瘤。目前包括美国 NCCN 和欧洲 ESMO 指南均推荐对于 >2cm 的小胃间质瘤应直接施行完整手术切除治疗，可采用开腹手术、腹腔镜手术或内镜下治疗。

但对于 <2cm 的小胃间质瘤或肿瘤 2~3cm，预计手术切除并发症较多并且 EUS 回声特点不提示恶性的处理尚存在争议[159]。多数研究结果认为，对小胃间质瘤建议患者采用保守治疗，密切观察随访。

1）直径≤2cm 的局限性 GST

（1）无症状者一旦确诊，应根据其在内镜或内镜超声下是否合并边界不规整、溃疡、强回声和异质性等因素选择治疗方式。

如无上述因素，应定期行内镜或内镜超声随访，如在随访中发现肿瘤增大，应考虑手术切除；对于不能坚持随访者，应与患者讨论是否行早期干预；如合并以上不良因素，应积极手术切除。

（2）伴出血或腹痛等临床症状者，应积极行手术切除。

2）直径 >2cm 的局限性 GST

（1）评估无手术禁忌证、能达到 R0 切除者，可直接行手术切除。

（2）临界可切除或虽可切除但手术风险较大、需要行联合脏器切除或严重影响脏器功能者，术前宜先行甲磺酸伊马替尼治疗，待肿瘤缩小后再行手术。

2. 近端胃切除

食管胃结合部的 GST 无论大小均有可能行近端胃切除，如果在探查过程中不能明确肿瘤与贲门的关系，建议沿肿瘤边缘浆膜面剖开胃壁，明确肿瘤与贲门的关系，对无法行肿瘤局部或胃楔形切除，且预计残胃容量≥50% 的患者可采取近端胃切除。

应尝试以下消化道重建方法，减少或避免食管反流等并发症。

（1）食管 - 残胃前壁吻合：该方法可在残胃残端形成类似胃底结构（His 角），平卧时可以接纳、缓冲反流向残胃近端的消化液。

（2）食管与胃黏膜单层套入式吻合：该方法也可达到防止反流的效果，吻合后胃黏膜宽松，高于食管黏膜，从而保护食管黏膜不受胃液侵蚀。

吻合口套入，接近正常生理食管胃连接状态，使远端食管（长约 3cm）埋藏在胃壁中，吻合口突出于胃腔内形成黏膜瓣环，起到瓣膜作用。

（3）管状胃 - 食管消化道重建：首先于胃小弯侧，幽门上 3cm 处用直线型切割闭合器切除病灶，保留胃右血管。

管状胃管宽度约为 5cm，长度与胃大弯侧残胃相当，最后吻合管状胃与食管下端，该术式被认为是残胃 - 食管吻合的理想术式。

（4）间置空肠吻合。

3. 远端胃切除

对于发生于胃体的巨大 GST 及发生于远端 1/3 胃的 GST，远端胃切除是比较合理的术式。

4. 全胃切除

全胃切除虽然也是治疗 GST 的手术方式之一，但较少应用。

因 GST 多为外生型，肿瘤即使巨大，但是其基底部往往较小，多数情况下可采取胃楔形切除，实际操作中应该充分评估肿瘤位置，尽可能避免行全胃切除手术，以免影响患者的生活质量。

全胃切除后消化道重建方式一般采取 Roux - en - Y 吻合。

5. 局部切除或楔形切除

一般认为，直径 <2cm 的胃间质瘤可予观察，原则上不需要进行手术干预；对于直径≥2cm 的胃间质瘤，应考虑局部切除。

开腹局部切除是局限性胃间质瘤最常用的手术方法，通常手术切缘保留 1cm 即可，切缘切除后可能造成标本回缩，导致病理确定切缘困难。梁寒等[140]报道了一组 132 例胃间质瘤，手术切缘 0.2~5.5cm，其中 73 例切缘 <2cm，未见镜下切缘阳性。预后分析发现，切缘距离、手术方式、淋巴结清扫及大网膜切除对患者预后无影响。

根据胃间质瘤的病理生理学特征，手术时无须行胃周淋巴结清扫，1~3cm 的手术切缘即可以达到根治性切除的目的。

对于最常见的胃体大弯侧间质瘤，即使肿瘤直径 >10cm，也可采取胃壁楔形切除术，可避免创伤性较大的胃次全切除术导致胃功能障碍。

（1）对于直径≥2cm 的 GST，应考虑行局部或楔形切除，切缘距离肿瘤 1cm 即可。

（2）位于胃体大弯侧的小 GST，可采用直线切割闭合器直接闭合切除。

（3）对于胃小弯侧及近胃窦或贲门侧的小 GST，应采用电刀或超声刀剖开胃部，直视下操作，既可以保证切缘完整，同时避免切除过多胃壁。

理论上，只要切缘距幽门（贲门）1~2cm 距离就不会影响功能。在胃小弯操作时，避免损伤迷走神经，如果不能确保迷走神经的完整性，建议同时行幽门成形术。

（4）对于特殊部位，如胃体上部后壁腔内生长型 GST，可采取沿胃体前壁纵轴方向剖开胃壁，经胃腔用 30mm 残端闭合器切除肿瘤，可吸收线加固，最后用直线切割闭合器闭合胃前壁开口。切开胃壁前，应常规以纱垫稳妥保护。

6. 联合脏器切除

1）联合横结肠切除

胃间质瘤常发生于胃体，特别是胃体大弯侧，如果肿瘤未发生溃疡、破溃出血，早期肿瘤较小时不会出现消化功能障碍等症状。

因此，胃体大弯侧肿瘤往往体积巨大，极易侵犯横结肠。根据 GST 外科治疗原则，原发性 GST 应采取 R0 切除。

但因 GST 的假包膜容易破裂，难以与周围脏器分离，若勉强剥离易造成肿瘤破裂及术中播散。在 SSGX - Ⅷ研究[160]中，397 例高度恶性 GST 患者中，肿瘤自发或术中操作不当造成的破裂占 20%。

根据美国国立卫生研究院（NIH）的改良 GST 危险度评价标准，肿瘤破裂是 GIST 复发转移的独立高危因素[86]。因此，对于胃体大弯侧巨大间质瘤同时侵犯横结肠者，应该尽量将包括原发灶的肿瘤一并联合切除。师英强等[161]报道，GST 联合脏器切除的 22 例中，联合脾切除 8 例，横结肠切除 6 例，胰体尾切除 3 例，其他还包括肾切除 5 例，肝部分切除 1 例，十二指肠切除 1 例，卵巢切除 1 例等。联合脏器切除可使患者获益。

2）联合脾胰尾切除

胃大弯侧巨大间质瘤易直接侵犯脾及胰尾。为保证 R0 切除，一般可选择胃大部或楔形切除联合脾胰尾切除，尽量保持胰腺完整性。

该术式虽为联合脏器切除手术，但对胃功能干扰小。术中尽量避免损伤胰腺，原则上应最大限度地保留胰腺组织，对胰腺断端止血确切，防止胰瘘。

7. 复发、转移胃间质瘤的外科治疗

手术在复发和转移胃间质瘤的治疗中所起的作用越来越有限，主要用于治疗复发和转移 GIST 引起的不可纠正的并发症，如持续消化道出血、穿孔、梗阻等。

对于靶向治疗有效的患者，手术干预可能使患者获益。师英强等[161]对 41 例复发转移胃间质瘤患者分为口服伊马替尼 4 周后手术组与单纯口服伊马替尼组，经中位随访期 23 个月后，手术组患者无进展存活率（PFS）为 88.4%，服药组为 57.7%，手术联合靶向治疗优于单纯靶向治疗。Tielen 等[162]回顾性分析了 2001—2010 年间荷兰 4 个肿瘤中心 55 例接受伊马替尼和（或）舒尼替尼治疗后手术的生存情况，对于系统治疗有效的病例，手术干预后 PFS 及总的 5 年存活率分别达到 55% 和 78%，均无对系统治疗耐药的病例。

8. 腹腔镜手术

腹腔镜治疗胃间质瘤一直存在争议，1992 年，Lukaszczyk 等[163]首次报道了腹腔镜手术治疗胃间质瘤。2002 年，Matthews 等[164]报道了腹腔镜下胃间质瘤切除术与传统开腹手术的结果，证实了腹腔镜的可行性。杨弘鑫等[141]报道了 27 例胃间质瘤患者，行腹腔镜切除，均获得成功。

但也有学者认为，胃间质瘤瘤体较脆，容易破裂，腹腔镜手术较开腹手术更易造成肿瘤破裂，导致癌细胞播散。

目前大致达成的共识是肿瘤直径 <2cm，腔内生长者，可行腹腔镜切除；>2cm 者则不推荐使用腹腔镜[165]。

胃间质瘤的腹腔镜手术治疗具体适应证如下：

（1）肿瘤直径为 2～5 cm。

（2）肿瘤位于腹腔镜下易操作的部位（如胃大弯、胃底体前壁）。

（3）辅助检查提示肿瘤边界清晰、质地均匀，呈外生性生长。

（4）无胃外侵犯和腹腔转移征象的原发局限性的胃间质瘤可行腹腔镜手术治疗。

腹腔镜手术切除胃间质瘤方式多种，应根据术中肿瘤位置、肿瘤大小及其生长方式决定。单纯腹腔镜手术方式主要有胃楔形切除、胃大部切除（包括近端胃切除、远端胃切除）和全胃切除；特殊部位的胃间质瘤还可采取经胃前壁切开后壁肿瘤切除术、经胃壁切开部分胃壁及肿瘤切除后胃壁吻合术等。

对于术前不能明确肯定肿瘤位置而影响手术方式选择时，有时需要行术中胃镜帮助确定肿瘤位置及大小。

9. 靶向治疗

目前，伊马替尼用于胃间质瘤完整切除的中高危险度患者，可提高无复发生存率与总生存期，用于胃间质瘤的术前新辅助治疗[166]，可减小肿瘤体积，降低临床分期，缩小手术范围，避免不必要的联合脏器切除，降低手术风险，提高根治性切除机会；对于特殊部位的肿瘤，可保护重要脏器的结构和功能；对于瘤体巨大，术中破裂出血风险较大的患者，可减少医源性播散的可能性。杨弘鑫等[141]报道 1 例胃间质瘤患者，初诊时病灶大，直径15.2cm，CT 检查显示其与胰腺、脾脏粘连，直接手术切除难度高，先服用伊马替尼，服用 18 个月左右至病灶明显缩小后，行手术完整切除肿瘤。

胃间质瘤术后极易出现转移，尤其是肝转移。Gomez 等[167]报道显示，70% ~77% 的原发 GIST 可发生肝转移。

肝转移患者对放化疗均不敏感，有效率＜5%，临床不推荐放化疗，主要使用靶向药物，如伊马替尼、舒尼替尼[168-169]。伊马替尼是治疗复发、转移胃间质瘤的一线药物，推荐剂量为 400mg/d；二线药物为舒尼替尼，推荐剂量为 37.5mg/d。A6181004 研究显示[170]，对于伊马替尼治疗病情有进展或不能耐受的患者，应用舒尼替尼治疗，其能够改善疾病进展时间和总生存期。

三、小肠间质瘤

(一)概述

小肠间质瘤(small intestinal stromal tumor，SIST)的发病率极低，占所有间质瘤的 3% ~5%[86]，占胃肠间质瘤的 25% ~40%，国内外关于十二指肠间质瘤仅有少数报道。

小肠是仅次于胃间质瘤好发部位，SIST 好发于空肠和十二指肠；恶性程度明显高于胃间质瘤；其起病隐匿，没有特异性临床症状，加上小肠检查手段的局限性，早期诊断较为困难。

韩鸿彬等[171]报道了 45 例小肠间质瘤，好发部位最常见依次为空肠、十二指肠和回肠；男性 27 例，女性 18 例；男女比例为 1.5:1；发病年龄 22 ~75 岁，平均年龄 55.4 岁；发生部位：空肠 22 例，十二指肠 14 例，回肠 9 例。胡玉龙等[123]共收集 203 例十二指肠间质瘤病例，男性 101 例，女性 102 例。中位年龄 55 岁。陈斌等[172]报道了 20 例十二指肠间质瘤，男性 11 例、女性 9 例，年龄 21 ~71 岁、中位年龄 53 岁。

(二)临床表现

小肠间质瘤，临床表现缺乏特异性，症状的轻重取决于肿瘤的性质、位置及大小，早期常无任何自觉症状。

临床表现常以腹痛、腹部包块、消化道出血或肠梗阻等为主要表现，也可伴有消瘦、乏力及贫血等伴随症状，慢性失血可出现贫血及黑便，短期内出血出现失血性休克。韩鸿彬等[171]报道了 45 例小肠间质瘤，临床表现无特异性，消化道出血、贫血、腹部包块或小肠梗阻是其主要表现。

十二指肠间质瘤的临床表现无特异性，很大程度上取决于肿瘤大小、位置、生长方式以及有无黏膜溃疡[173]。

十二指肠间质瘤主要发生在十二指肠第二段，其次为第三、四、一段，但很少发生梗阻性黄疸和胆管炎[174]。

对于无黏膜溃疡的十二指肠间质瘤小肿瘤(肿瘤小于 2cm)或肿瘤侵破浆膜向肠腔外播散，这些肿瘤很少产生临床症状，常常在检查时被意外发现。

对于有症状的十二指肠间质瘤，最常见的症状包括消化道出血(黑便、呕血和贫血)、腹部不适[175]。

十二指肠间质瘤起源于十二指肠壁的中央层，向外进展突破浆膜累及周围邻近脏器，也可向黏膜进展形成腔内型肿块并伴有中央溃疡，导致持续性出血。胰腺十二指肠区域血供丰富，间质瘤生长导致黏膜破裂出血或肿瘤增生坏死向肠腔破裂，可导致黑便甚至上消化道大出血。与其他部位的间质瘤相比，十二指肠间质瘤发生消化道出血的比例约为 75%，GST 约为 54%，SIST 约为 28%[176]。

肿瘤体积大者，查体时上腹部可扪及肿瘤；肿瘤也可压迫十二指肠乳头，导致梗阻性黄疸。陈斌等[172]报道了20例十二指肠间质瘤，临床表现为反复黑便、便血11例，右上腹胀、隐痛不适8例，右上腹肿物1例，黄疸1例。

（三）影像学检查

1. 上消化道造影

上消化道造影是最普遍使用的检查方法，胃肠双对比造影技术与数字成像技术的有力结合，可明确肿瘤的部位、大小以及肠黏膜的改变情况，特别是对于胃镜无法达到的十二指肠水平段及以下的部分，还可动态观察局部管壁功能状况。

上消化道钡餐造影，十二指肠 GIST 主要表现为十二指肠黏膜受压推移、局部充盈缺损或出现龛影，黏膜变平、破坏或者消失，管壁僵硬、管腔狭窄和蠕动消失[177]。

但上消化道造影仅仅对于累及黏膜的病变以及腔内生长型病变具有较高的检出率，对于腔外生长型肿瘤或者较小的肿瘤容易出现误诊和漏诊，且难以确定有无淋巴结、脏器转移情况。

2. 超声检查

超声是常用的检查手段，不仅能够动态、多切面扫查 GIST 的形态、大小、轮廓、内部回声等形态学指标，还能够显示肿瘤周围有无肿大淋巴结，同时能够检测肿瘤内部及周边的血流情况[178]。

但是超声对十二指肠间质瘤的早期诊断意义不大，特别是肿瘤直径 <3cm 的肿瘤，因气体或脂肪干扰，常不能明确肿瘤来源[179]，且与其他十二指肠恶性肿瘤的鉴别缺乏特异性。

3. CT 检查

CT 是筛选 SIST 的有效方法之一，无创且操作方便，其分辨率高，对 SIST 诊断具有较高价值。

扫描范围应该包括整个腹盆腔区域，平扫时瘤体显示向腔内、腔外或同时向腔内外突出的圆形或类圆形肿块，部分呈不规则或分叶状；增强扫描时瘤体实质部分静脉期呈中度强化，动脉期瘤体内可见异常走行的强化血管。

螺旋 CT 能够显示胃肠壁层次结构和微小表浅的病灶，可明确显示肿瘤的发生部位、形态大小、生长方式、轮廓边界、密度、有无出血坏死、肿瘤表面情况、内部结构及与周围脏器关系，也能够显示淋巴结、脏器转移等情况，对于肿瘤良恶性鉴别诊断有重要价值，特别是增强 CT 的应用可获得多期增强扫描图像，能反映 GIST 的强化特点，有助于提高病变的定位、定型以及定性。

十二指肠间质瘤的 CT 影像，表现为十二指肠区圆形、类圆形或分叶状软组织肿块，由于肿瘤内部坏死、囊性变或出血可使密度不均匀，增强扫描表现为肿瘤强化或不均匀强化。

（四）内镜检查

胃十二指肠镜检查能显示肿瘤肠腔内形状、部位、肠腔是否狭窄，且可内镜下取组织活检，但内镜下取活检常因取材深度不够难以取到肿瘤组织，病理检查多为慢性炎症表现。

因 GIST 常位于黏膜以下，内镜下多表现为表面光滑的隆起型病变，对于腔内生长的间质瘤诊断性较好，但对壁内型、壁外型及哑铃型诊断性较差。

一般而言，仅凭普通胃镜检查难以确定肿瘤的来源和性质，甚至将十二指肠外病变或正常的器官组织对十二指肠的外压导致的隆起误认为 SIST[180]。

EUS 可清晰显示十二指肠壁的各层结构，并对黏膜下、黏膜外病变及周围结构进行观察，可近距离接近黏膜并提供高分辨率图像，是一种非常敏感的检查方法，可发现直径 <2cm 的肿瘤[181]；有利于判断 SIST 的来源、囊实性以及与周围的关系，具有重要诊断价值。

通过超声内镜检查行肿瘤细针穿刺活检术，穿刺准确，穿刺部位出血少，亦可避免肿瘤破裂引起的肿瘤转移和沿针道种植[182-183]。内镜超声下细针穿刺活检被认为是诊断的金标准，具有很高的敏感性和特异性，SIST 诊断率可达 80%[184]。

（五）组织病理与免疫组化

十二指肠间质瘤的中位直径相对较小，约为 4cm，而胃和小肠间质瘤的中位直径为 6~7cm。

十二指肠间质瘤组织病理、免疫组化与其他部位的间质瘤相同，亦分为 3 种不同的细胞类型，即梭形细胞型、上皮样细胞型、混合细胞型，但多表现为梭形细胞型，频率明显高于上皮样细胞型和混合细胞型[185]。

72%~75% 的十二指肠间质瘤的中位核分裂数为 5/HPF，提示十二指肠间质瘤预后更好[114]。

（六）诊断

十二指肠间质瘤发病率低，无典型的临床症状和体征，常导致部分患者漏诊或误诊，早期确诊率低；如将十二指肠间质瘤误诊为异位胰腺、神经内分泌肿瘤或实性假乳头状肿瘤[186-187]。

消化道内镜检查仍然是诊断十二指肠间质瘤最常用的方法，内镜超声结合针吸活检取材肿瘤标本行细胞学和免疫细胞化学检查，被认为是诊断的金标准，具有高度的敏感性和特异性，诊断率高达 80%[188-189]。

（七）治疗

手术是原发局限性 GIST 治疗的金标准，>50% 的 GIST 患者可通过单纯手术而治愈[190]；但因十二指肠间质瘤的发生率较低、临床表现多样，且胰十二指肠区域解剖较复杂，位置特殊，故其诊断评估和最佳治疗策略极具挑战性[191-192]；相关文献报道，十二指肠间质瘤有较高的恶性潜能，对放化疗不敏感，因此根治性切除是其首选治疗方法[47]。

1. 手术治疗

1）手术原则

（1）依据一些小样本的临床数据，切缘阴性的手术切除是没有转移的原发性十二指肠间质瘤的唯一潜在治愈性治疗方法[193-195]。因此，对于非转移性原发的十二指肠间质瘤，获得显微镜下阴性切缘是手术切除的基本原则[196]。

一般而言，对于间质瘤包膜完整、无破溃或者出血、无周围脏器或器官侵犯者，应争取 R0 切除，保证切缘阴性。尽管对手术切缘的大小还没有严格定义，但还是推荐 1~2cm 的阴性切缘为佳[158]。

（2）根据肿瘤大小、与周围组织结构的关系，采取小肠节段切除，应该切除肿瘤近端和远端足够的肠管以及相应的小肠系膜。

（3）小肠间质瘤一般体积较大，易侵犯或与周围结构粘连，术中应注意避免肿瘤假包膜破裂；若肿瘤已发生相邻结构侵犯、粘连，应采取联合脏器切除，达到 R0 手术目的。

（4）十二指肠间质瘤通常表现为包膜完整的肿瘤，黏膜下的纵向播散非常有限[197]，通常向肠腔相反的方向即向腹腔内生长[158]，很少发生淋巴结转移或浸润性生长。因此，一般无须行淋巴结清扫，距肿瘤边缘 1cm 切除即可达到 R0 切除；但若术中发现局部可疑肿大淋巴结，则应清扫相应肠系膜根部淋巴结[198-199]。

（5）Johnston 等[174]的研究表明，十二指肠间质瘤患者行胰十二指肠切除术并不能有效改善其预后，且术后并发症的发生率会有所提高。因此，对于肿瘤直径较大，且需行胰十二指肠切除术的患者，术前应先行靶向新辅助治疗，待降期以后再行手术。

（6）中、高危险度十二指肠间质瘤的理想治疗方案为手术切除加术后伊马替尼靶向治疗，术中肿瘤破裂、肿瘤残留患者术后亦应服用伊马替尼靶向治疗，以减少术后复发率[200]。

2）手术适应证

（1）肿瘤最大径线＞2cm 的十二指肠间质瘤原则上需要手术切除，但切除风险较大或切除后影响周围器官功能，宜先行靶向药物治疗，待肿瘤直径缩小后进行手术切除。

（2）对于肿瘤最大径线＜2cm 的十二指肠间质瘤，如为内生性生长且出现梗阻、出血等症状应进行手术治疗，如无症状可定期随访，发现肿瘤增大时进行手术治疗。

（3）复发或转移的十二指肠间质瘤，如未经靶向药物治疗，且估计手术能够切除全部病灶，同时不影响重要脏器功能者，可考虑手术切除或应用靶向药物治疗。

（4）对经过靶向药物治疗并且治疗有效，即肿瘤缩小或维持稳定，估计复发转移的病灶可全部切除的情况下，建议手术切除全部病灶。

（5）对经过靶向药物治疗估计总体效果满意，但部分病灶局限性进展，在患者全身状态较好的情况下，可考虑姑息性切除进展的病灶及更多的转移病灶，以达到减瘤效果。

（6）当十二指肠间质瘤出现梗阻、穿孔、保守治疗无效的消化道大出血以及肿瘤破裂引起腹腔内大出血时，须急诊手术治疗。

3）手术方式

十二指肠间质瘤不同于起源于其他消化道部位的 GIST，手术方式的选择不仅取决于肿瘤大小、肿瘤与周围脏器的粘连程度以及有无肿瘤破裂，还取决于位于十二指肠的位置，及是否邻近胰头、胆总管、Vater 壶腹和肠系膜根部。

手术方式有胰十二指肠切除术、十二指肠局部切除、十二指肠节段切除术、胃大部切除术等；当肿瘤位于十二指肠第二段内侧壁和累及十二指肠大乳头、胰腺或胆总管时，一些学者更倾向于根治性手术[201]。小的十二指肠间质瘤可行楔形切除和 Ⅰ 期缝合，甚至可行腹腔镜或腹腔镜联合内镜切除[202]；针对位于十二指肠第三、四段较大的间质瘤，可行十二指肠区段切除和侧端或端端十二指肠空肠吻合[203]；针对位于十二指肠第二、三段对系膜侧的较大间质瘤，可行部分十二指肠切除和十二指肠空肠 Roux – en – Y 吻合。

有文献报道[204-206]，应用达·芬奇机器人行十二指肠区段切除和楔形切除的术式，其在复杂切除和重建方面具有许多技术优势。

因肿瘤质脆以及十二指肠复杂的解剖结构，一般不建议行腹腔镜手术[207-208]。另外，GIST 起源于黏膜下，生长方式多样，内镜下恐难保证阴性切缘，且易出现穿孔等并发症，因此，选择内镜下切除必须慎重，不常规推荐[209]。

（1）一般肿瘤直径≤3cm，只要不累及十二指肠壶腹部，均可考虑局部切除，切缘距离肿瘤边缘 1cm 左右已经足够，不宜单纯将肿瘤剔除，否则易复发。

（2）如果肿瘤为外生性，应尽量争取行局部切除术，切除范围应考虑到肿瘤对肠壁的侵及范围。

（3）系膜侧肿瘤，除累及系膜血管外，还可能累及胰腺，肿瘤直径达到 3cm 时即应考虑行胰十二指肠切除术。或当肿瘤直径≥5cm，或侵犯壶腹部、胆管，甚至胰腺，亦应考虑行胰十二指肠切除术。Bourgouin 等[210]研究提示，只有胰腺侧受累，才是选择胰十二指肠切除术的关键，肿瘤到壶腹部的距离是外科决策要考虑的唯一要素，需要借助术中超声或打开十二指肠第二段肠腔来评估。

（4）位于十二指肠球部的肿瘤，可行局部切除或胃大部切除术。

（5）对于十二指肠降部的肿瘤，如果肿瘤直径＜5cm，距离十二指肠壶腹部＞2cm，或位于十二指肠外侧壁，距离壶腹部在 3cm 以上，无周围组织器官侵犯，可行十二指肠局部切除，如果十二指肠血供不佳，或吻合口张力过大，可行十二指肠空肠吻合。

（6）当肿瘤位于十二指肠水平部或升部，如果肠管可全部游离，可行十二指肠局部切除术或十二指肠节段切除术等。对于十二指肠水平段的小间质瘤，也可尝试十二指肠节段切除，十二指肠与空肠侧侧吻合或端侧吻合[161]。

4）保守手术

保守手术可提供更高的生存质量，保留胰腺的功能和胃肠道连续性，但会增加阳性切缘风险和局部复发风险[211]。

能否取得和胰十二指肠切除术一样的治疗疗效是保守手术的关键[212-214]。Johnston 等[174]统计分析了 5 个中心 96 例十二指肠间质瘤患者，58 例行保守手术，38 例行胰十二指肠切除术，结果表明，肿瘤大小、核分裂数和 NIH 复发风险分级是术后无复发生存的影响因素，而不是手术方式。Tien 等[193]分析了 9 例十二指肠间质瘤患者行胰十二指肠切除术，16 例患者行保守手术，同样发现手术方式与肿瘤复发无关。Duffaud 等[194]回顾分析了法国 16 个中心 114 例十二指肠间质瘤患者，82 例行保守手术，23 例行胰十二指肠切除术，结果表明，保守手术可取得与胰十二指肠切除术相似的生存率，并发症发生率更低。

以上文献报道提示，保守手术对于某些十二指肠间质瘤患者是可靠的治愈性手术方式。不论哪种手术方式，完整切除肿瘤术后 1~3 年的无复发生存率为 82%~100%，表明十二指肠间质瘤的预后要优于胃或小肠间质瘤。

2. 靶向治疗

1）新辅助靶向治疗

应用伊马替尼对原发不可切除的十二指肠间质瘤进行术前治疗已经被证实是安全可行的，目前认为对于出现以下情况的十二指肠间质瘤可以考虑进行术前新辅助靶向治疗。

（1）十二指肠间质瘤完整切除困难，切缘阳性可能性大。

（2）手术风险较大，术后并发症发生率高。

（3）手术切除会严重影响脏器功能。

（4）可能需要联合脏器切除的十二指肠间质瘤。

一般需要待肿瘤体积缩小且下一次复查增强 CT 提示肿瘤体积不再改变或估计手术风险不会因为肿瘤继续缩小而降低时行手术治疗，伊马替尼需要在术前 1d 停药，且在术后尽快恢复用药[215]，但由于伊马替尼常会出现胃肠道水肿等副反应，对于浮肿的患者可停药 1 周之后进行手术。

2）辅助靶向治疗

前已述及，手术切除虽说是 GIST 唯一根治性治疗手段，但术后复发率极高。

已有的研究证明[216-217]，对于中、高复发风险的原发性十二指肠间质瘤根治性切除术后患者接受伊马替尼作为辅助治疗可获得很好疗效，与安慰剂比较，伊马替尼延长了无进展生存期。

目前推荐对中、高度复发风险的十二指肠间质瘤术后患者进行辅助靶向药物治疗；美国外科协会（ASOCOG）Z9001 研究证明，具有复发危险因素的 GIST 完整切除后，应用伊马替尼辅助治疗 1 年可明显改善病人的无复发存活率，但不同基因突变类型的患者对靶向药物治疗的获益程度存在差异[217]。Heinrich 等[218]报道，亚组分子病理学分析显示，第 11 号外显子 KIT 突变的 GIST 患者，部分缓解率（partialresponse，PR）更高；第 11 号外显子 KIT 突变的 GIST 患者的 PR 为 83.5%，而第 9 号外显子 KIT 突变、KIT 或 PDGFRA 没有突变的 GIST 患者的 PR 分别为 47.8% 和 0%。

800mg 与 400mg 伊马替尼的疗效比较研究结果显示[219-220]，PFS 有较小的差异，OS 无差异。故目前伊马替尼辅助性治疗的推荐剂量为 400mg/d，服用时间为 1~3 年，"中国胃肠间质瘤诊断治疗共识（2013 年版）"推荐，对于中危患者至少给予辅助治疗 1 年，高危病人辅助治疗时间至少 3 年[7]。

3）舒缓靶向治疗

复发或转移性十二指肠间质瘤的靶向治疗与手术治疗的原则如下：

（1）未进行分子靶向药物治疗，当估计肿瘤可切除时，则给予手术切除全部病灶并联合靶向药物治疗。

（2）如果已经进行靶向药物治疗并且药物治疗有效估计可切除，则建议切除病灶。

（3）对于部分局限进展性的复发或者转移肿瘤，可完整切除时应考虑手术切除，术后继续服用伊马替尼（原剂量或加量）或者更换舒尼替尼治疗。

（4）对于广泛转移进展者建议伊马替尼加量或更换舒尼替尼治疗。

相关研究表明[221]，晚期转移性 GIST 患者应无持续每日口服 400mg 伊马替尼，直至肿瘤进展，中位 OS 可达到 57 个月。

舒尼替尼为伊马替尼耐药或不耐受的 GIST 患者的二线治疗药物，研究表明[222]，舒尼替尼较安慰剂显示出更长的疾病进展时间（time to progression，TTP）（27.3 周 vs. 6.4 周），且不良反应可耐受；服用方法为每日 50mg，口服 4 周，停服 2 周。

（八）预后与随访

1. 预后

一般而言，十二指肠间质瘤预后良好。胡玉龙等[123]共收集 203 例十二指肠间质瘤病例，术后 1 年、3 年、5 年和 10 年总体存活率分别为 95.0%、88.0%、82.0% 和 82.0%，术后 1 年、3 年、5 年和 10 年无复发存活率分别为 93.0%、87.0%、81.0% 和 75.0%；高复发风险病人术后服用伊马替尼，其 5 年总体存活率明显高于未服药者（89% vs. 62%，$P < 0.05$）。

但 GIST 的转移潜能很难预测，2001 年美国国立卫生研究院（NIH）召开的 GIST 共识研讨会上，提出一个风险分层，基于肿瘤大小、核分裂数，将 GIST 分为极低、低、中、高复发风险[29]。Dematteo 等[90]认为，肿瘤位置也是一个重要的独立预后因素，如小肠和胃间质瘤比十二指肠间质瘤有更高的复发率。与偶然发现的十二指肠间质瘤相比，以临床表现就诊是不良预后的独立相关因素，疾病 5 年生存率更低[158]。

2. 随访

临床观察表明，SIST 手术后存在复发风险，即使是极低危险的间质瘤有时也能复发，最常见的转移部位是肝脏和腹腔内播散。因此，有必要对复发危险进行评估及定期随访。

推荐进行腹、盆腔 CT 或 MRI 扫描作为常规随访项目，低危患者每 6 个月 1 次，持续 5 年；对中、高危患者，应每 3 个月进行 CT 或 MRI 检查，持续 3 年，然后每 6 个月，直至 5 年，5 年之后每年复查 1 次[47,207]。

转移、复发或不可切除以及术前治疗的患者，需应用靶向治疗药物，在开始应用药物后每 3 个月复查 1 次腹部增强 CT 或 MRI。

四、结直肠间质瘤

（一）概述

GIST 的主要发病部位为胃和小肠，其中胃间质瘤占所有 GIST 的 56%，小肠间质瘤占 32%，而结直肠间质瘤相对罕见，仅占 6%[223]。

Miettinen 等[224]研究报道，结直肠间质瘤发病年龄与其他部位间质瘤相似，主要是成年人，大部分发病年龄在 50～70 岁，男性结直肠间质瘤发病率要略高于女性。

直肠间质瘤在胃肠道间质瘤中发病率列于胃、小肠之后居第 3 位，极为罕见，占全部 GIST 的 5%[225]。王庭红[226]报道了 16 例经术后病理证实直肠间质瘤患者，男性 9 例，女性 7 例，年龄 30～70 岁，中位年龄 54 岁。

（二）临床表现与影像学检查

直肠间质瘤症状与肿瘤大小、发生部位、肿物与肠壁的关系以及肿瘤的良恶性有关，无特异性，主要表现为肛周潮湿、无明显原因出现大便困难、便时肛门肿物突出、便血、大便变细等[226]。

MRI 上，直肠间质瘤通常呈单个或多个类圆形或圆形结节，部分较大的病灶可呈多结节分叶状，且可明显压迫推挤周围组织结构[227]；较小的病灶多呈圆形，无分叶。

通常可见假包膜，病灶多数位于肠腔外，少数可位于腔内，发现病灶时，直径较大，最大可达 20cm，大部分介于 3～10cm。

小病灶实质多较均匀，增强后有轻度到中等均匀强化；较大病灶信号不均匀，可见坏死、出血及囊性改变，增强后病灶实质可呈均匀或不均匀强化。

少数报道瘤体内可见气体，极少见钙化。

良性或低风险的病灶边界清晰，与周围结构分界明显；恶性病灶可见部分边缘与周围组织结构分界不清或粘连。

（三）治疗与预后

1. 结肠间质瘤治疗

发生于结肠的间质瘤占全部病例的 2.86%，手术原则是 R0 切除。行结肠部分切除，一般不主张行淋巴结清扫。如果有淋巴结转移，建议行根治性的右半、横结肠、左半或乙状结肠切除术，必要时联合脏器切除。

2. 直肠间质瘤治疗

直肠间质瘤因位置特殊，生物学行为的差异，外科治疗方法有别于直肠的其他恶性肿瘤[228-231]，术前定性诊断极为重要。

目前，直肠间质瘤的最佳治疗方案是手术联合分子靶向药物，手术切除是最主要和最有效的治疗方法[232-235]。

直肠间质瘤，因恶性程度较高，尤其是直肠下段肿瘤一旦增大，保留肛门功能的手术难度相应增大，均倾向于及早进行手术切除，手术目标是 R0 切除，应慎重选择腹会阴联合切除术（Miles 术）。

直肠间质瘤，对于距肛门齿状线 8～10cm 以上（或腹膜返折以上）的病灶，因不涉及肛门功能，建议行根治性的 Dixon 手术。

距肛门齿状线 8～10cm 以内（或腹膜返折以下）的病灶，如因涉及保留肛门功能，推荐如下术式：

（1）直径≤2cm 的病灶，建议尽量行含正常切缘的经肛门直肠肿物局部切除或行 Dixon 手术。

（2）直径 2～5cm 的病灶，可行局部切除或 Dixon、Miles、Hartmann 术。

（3）直径≥5cm 的病灶，可行 Dixon、Miles、Hartmann 术。但强调在术前治疗后仍达不到要求时，才行腹会阴（Miles）手术或联合脏器切除。

初诊直肠间质瘤患者，不能保留肛门括约肌时，一般推荐经肛门病理活检明确诊断，术前给予伊马替尼靶向治疗，用药时间 6 个月左右为宜。Yang 等[236]报道了 6 例直肠间质瘤，术前用药时间为 4～23 个月（平均 9.5 个月），所有患者均获得肿瘤的部分缓解；2 例采取经肛门内镜微创手术，1

例低位切除，3 例 Mile 手术。6 例术后平均随访时间 31 个月，均为无复发生存。

3. 预后

一般而言，结直肠间质瘤的预后较好。王文鹏等[237]通过监测流行病学和最终结果（surveillance，epidemiology，and end results，SEER）数据库获取 1992 年 1 月至 2015 年 12 月 546 例结直肠间质瘤患者，统计分析发现，与结肠间质瘤相比，直肠间质瘤具有更好的预后。Zhu 等[238]分析美国国家癌症数据库（The National Cancer Database，NCDB）中 2006 年至 2013 年 GIST 数据，将 11 302 例胃间质瘤分别与 398 例结肠间质瘤和 393 例直肠间质瘤进行生存预后对比，发现预后最好的间质瘤部位是直肠，其次是胃，最差的是结肠。

黄湘辉等[61]回顾分析了 102 例结直肠间质瘤临床资料及预后，指出发病年龄是影响结直肠间质瘤预后的独立危险因素。Ge 等[239]基于 SEER 数据库分析了 6 089 例 GIST 患者，证实年龄是影响结直肠间质瘤的一个重要预后因素，但没有对结直肠间质瘤患者年龄与预后的关系做进一步分层分析。

婚姻状态、诊断地区被证实与结直肠间质瘤患者预后也有一定相关性，已婚状态明显好于未婚/离婚，这间接提示婚姻状态也是影响身体健康的一个关键因素[240]；美国东部地区患者总生存优于西部地区，这可能与东部地区经济明显好于西部地区，拥有更好的医疗条件有关[239]。

多项研究证实[241-243]，肿瘤直径越大、病理组织学分化越差，结直肠间质瘤预后越差。王文鹏等[237]统计了 546 例结直肠间质瘤患者，多因素生存分析显示，发病年龄 >64 岁、未婚/离婚、结肠间质瘤（与直肠间质瘤相比）、非手术治疗、组织分化级别高、区域淋巴结转移及远处转移具有更差的肿瘤特异性生存和总生存率。

结直肠间质瘤淋巴转移不常见[149]，主要以远处转移常见，以肝脏和腹腔为主。Gaitanidis 等[244]报道，间质瘤区域淋巴结转移率仅为 9.8%，发生区域淋巴转移的患者具有更差的预后。Tokunaga 等[245]分析 57 例行根治手术治疗的 GIST 患者中，有 5 例出现淋巴结转移，淋巴结转移率为 8.8%，发生淋巴结转移的患者生存时间均未超过 5 年。

影响结直肠间质瘤预后的因素除了能否完全切除之外，肿瘤部位、肿瘤大小、肿瘤破裂、核分裂、Kit 基因突变等也是影响预后的重要因素。肿瘤大于 5cm 或 10cm 者预后差；肿瘤破裂，意味腹腔有种植，预后亦很差；核分裂多于 5/50HPF 或 Kit 基因突变明显也预示预后较差。王文鹏等[237]对 546 例结直肠间质瘤患者中有组织学分级和肿瘤部位明确的 174 例患者进行了预后分析，其预后独立影响的变量为年龄、组织学分级、是否行手术治疗和肿瘤部位。

（吴剑秋）

参考文献

[1] Joensuu H, Hohenberger P, Corless C L. Gastrointestinal stromal tumour[J]. Lancet, 2013, 382(9896): 973-983.

[2] Mazur M T, Clark H B. Gastric stromal tumors: reappraisal of histogenesis[J]. Am J Surg Pathol, 1983, 7(6): 507-519.

[3] Hirota S, Isozaki K, Moriyama Y, et al. Gain of function mutations of c-Kit in human gastrointestinal stromal tumors[J]. Science, 1998, 279(5350): 577-580.

[4] Kwon J G, Hwang S J, Hennig G W, et al. Changes in the structure and function of ICC networks in ICC hyperplasia and gastrointestinal stromal tumors[J]. Gastroenterology, 2009, 136(2): 630-639.

[5] Heinrich M C, Corless C L, Duensing A, et al. PDGFRA activating mutations in gastrointestinal stromal tumors[J]. Science, 2003, 299(5607): 708-710.

[6] 中国胃肠道间质瘤病理专家组. 中国胃肠道间质瘤病理共识意见[J]. 中华病理学杂志, 2007, 36(10): 704-707.

[7] CSCO 胃肠间质瘤专家委员会. 中国胃肠间质瘤诊断治疗专家共识: 2013 年版[J]. 临床肿瘤学杂志, 2013,

18(11)：1025 - 1032.

[8] Miettine M, Lasota J. Gastrointestinal stromal tumors[J]. Gastroenterol Clin North Am, 2013, 42(2)：399 - 415.

[9] DeMatteo R P, Lewis J J, Leung D, et al. Two hundred gastrointestinal stromal tumors：recurrence patterns and prognostic factors for survival[J]. Ann Surg, 2000, 231(1)：51 - 58.

[10] 赵勇, 刘巍, 闫郡琴, 等. 胰腺恶性间质瘤病例报道并文献复习[J]. 现代肿瘤医学, 2014, 22(6)：1353 - 1356.

[11] 秦磊, 张金虎, 宋丹丹. 胃肠道良恶性间质瘤 CT 征象及其与临床病理对照研究[J]. 临床合理用药, 2012, 5 (8B)：57 - 59.

[12] 唐军. 胃肠运动起搏器 Cajal 间质细胞研究进展[J]. 国外医学生理、病理科学与临床分册, 2003, 23(1)：81 - 83。

[13] 李金华. 胃肠间质瘤的 CT 和 MRI 诊断价值[J]. 临床医学工程, 2002, 19(1)：5 - 7.

[14] Martin S A, Sears D L, Sebo T J, et al. Smooth muscle neoplasms of the urinary bladder：a clinic - pathologic comparison of leiomyoma and leiomyosarcoma[J]. Am J Surg Pathol, 2002, 26(3)：292 - 300.

[15] Corless C L, Barnett C M, Heinrich M C. Gastrointestinal stromal tumours：origin and molecular oncology[J]. Nat Rev Cancer, 2011, 11(12)：865 - 878.

[16] Yang W L, Yu J R, Wu Y J, et al. Duodenal gastrointestinal stromal tumor：clinical, pathologic, immunohistochemical characteristics, and surgical prognosis[J]. J Surg Oncol, 2009, 100(7)：606 - 610.

[17] Heinrich M C, Corless C L, Duensing A, et al. PDGFRA activating mutations in gastrointestinal stromal tumors[J]. Science, 2003, 299(5607)：708 - 710.

[18] Feakins R M. The expression of p53 and Bcl - 2 in gastrointestinal stromal tumours is associated with anatomical site, and p53 expression is associated with grade and clinical outcome[J]. Histopathology, 2005, 46(3)：270 - 279.

[19] Padhi S, Sarangi R, Mallick S. Pancreatic extragastrointestinal stromal tumors, interstitial Cajal like cells, and telocytes[J]. JOP, 2013, 14(1)：1 - 14.

[20] Duffaud F, Blay J Y. Gastrointestinal stromal tumors：biology and treatment[J]. Oncology, 2003, 65(3)：187 - 197.

[21] Beham A W, Schaefer I M, Schler P, et al. Gastroin? testinal stromal tumors[J]. Int J Colorectal Dis, 2012, 27 (6)：689 - 700.

[22] 张剑, 王昆华, 龚昆梅, 等. 胃肠道间质瘤 35 例诊治体会[J]. 中国普外基础与临床杂志, 2011, 18(11)：1220 - 1221.

[23] 黄海花, 吴秀浅, 郑志超, 等. 胃肠道及胃肠道外间质瘤的临床病理及免疫组化分析[J]. 临床肿瘤学杂志, 2006, 11(1)：95 - 99, 109.

[24] Lamba G, Gupta R, Lee B, et al. Current management and prognostic features for gastrointestinal stromal tumor (GIST) [J]. Exp Hematol Oncol, 2012, 1(1)：14 - 21.

[25] Crosby J A, Cotton L N, Davis A, et al. Malignant gastrointestinal stromal tumors of the small intestine：a review of 50 cases from a prospective database[J]. Ann Surg Oncol, 2001, 8(1)：50 - 59.

[26] 何明颖, 杨毅, 陈渊辉, 等. 间质瘤影像学表现与病理学特点的对比研究[J]. 中国中西医结合影像学杂志, 2013, 11(2)：160 - 162.

[27] Negreanu L M, Assor P, Mateescu B, et al. Interstitial ells of cajal in the gut - a gastroenterologists point of view [J]. World J Gastroenterol, 2008, 14(41)：6285 - 6288.

[28] Sandvik O M, SreideØK, KvalØYJT, et al. Epidemiology of gastrointestinal stromal tumours：single - institution experience and clinical presentation over three decades[J]. Cancer Epidemiol, 2011, 35(6)：515 - 520.

[29] Fletcher C D, Berman J J, Corless C, et al. Diagnosis of gastrointestinal stromal tumors：a consensus approach[J]. Hum Pathol, 2002, 33(5)：459 - 465.

[30] Miettinen M, Lasota J. Gastrointestinal stromal tumors - definition, clinical, histological, immunohistochemical, and molecular genetic features and differential diagnosis[J]. Virchows Arch, 2001, 438 (1)：1 - 12.

[31] Kitamura Y. Gastrointestinal stromal tumors：past, present, and future[J]. J Gastroenterol, 2008, 43(7)：499 - 508.

[32] Nilsson B, Bumming P, Meis - Kindblom J M, et al. Gastrointestinal stromal tumors：the incidence, prevalence, clinical course, and prognostication in the preimatinib mesylate era：a population - based study in western Sweden [J]. Cancer, 2005, 103(4)：821 - 829.

[33] Parab T M, DeRogatis M J, Boaz A M, et al. Gastrointestinal stromal tumors：a comprehensive review[J]. J Gastrointest Oncol, 2019, 10(1)：144 - 154.

[34] 中国胃肠道间质瘤病理共识意见专家组. 中国胃肠道间质瘤诊断治疗专家共识(2017 年版)病理解读[J]. 中华病理学杂志, 2018, 47(1)：2 - 6.

［35］ 侯毅斌，王忠富，陈志军，等. 胃肠道间质瘤的影像学表现与恶性判定依据标志分析［J］. 中国 CT 和 MRI 杂志，2015，13(7): 78 - 79.

［36］ 李军，蔡航航，王渝. 胃肠小间质瘤的临床病理特征及预后［J］. 安徽医科大学学报，2020，55(12): 1945 - 1949.

［37］ 吴俊，赵志军，赵改萍，等. 胃肠道间质瘤的超声征象与病理危险度相关性分析［J］. 医学研究杂志，2015，44(8): 91 - 94.

［38］ 高鹏宇. 30 例胃肠道间质瘤的影像检查分析［J］. 中外医学研究，2011，9(19): 1 - 4.

［39］ Jiang Z X, Zhang S J, Peng W J, et al. Rectal gastrointestinal stromal tumors: imaging features with clinical and pathological correlation［J］. World Gastroenterol, 2013, 19(20): 3108 - 3116.

［40］ Liu B, Ramalho M, Alobaidy M, et al. Gastrointestinal imaging - practical magnetic resonance imaging approach［J］. World Radiol, 2014, 6(8): 544 - 566.

［41］ 丁伟超，张蓬波，张秀忠，等. 胃肠道间质瘤的术前诊断分析［J］. 中国肿瘤外科杂志，2014，6(1): 54 - 56.

［42］ 彭春艳，吕瑛，徐桂芳，等. 术前超声内镜对胃间质瘤的诊断及侵袭危险性评估价值研究［J］. 中华消化内镜杂志，2015，32(6): 361 - 366.

［43］ Kim G H, Kim K B, Lee S H, et al. Digital image analysis of endoscopic ultrasonography is helpful in diagnosing gastric mesen? chymal tumors［J］. BMC gastroenterology, 2014, 14(1): 7 - 11.

［44］ Sekine M, Imaoka H, Mizuno N, et al. Clinical course of gastrointestinal stromal tumor diagnosed by endoscopic ultrasound - guided fine - needle aspiration［J］. Digestive Endoscopy, 2015, 27(1): 44 - 52.

［45］ Fernández - esprrachh G, Sendino O, Sol M, et al. Endoscopic ultrasound - guided fine - needle aspiration and trucut biopsy in the diagnosis of gastric stromal tumors: a randomized crossover study［J］. Endoscopy, 2010, 42(4): 292 - 299.

［46］ Jenssen C, Alvarez - SÛNchez M V, Napplon B, et al. Diagnostic endoscopic ultrasonography: assessment of safety and prevention of complications［J］. World J Gastroenterol, 2012, 18(34): 4659 - 4676.

［47］ 中华医学会外科学分会胃肠外科学组. 胃肠间质瘤规范化外科治疗专家共识［J］. 中国实用外科杂志，2015，35(6): 593 - 598.

［48］ Miettinen M, Sobin L H, Lassta J. Gastroinal stromal tumors of stomach: a clinicopathlogic, immunohistochemical, and molecular genetic study of 1765 cases with long - term follow - up［J］. Am J Surg Pathol, 2005, 29(9): 52 - 68.

［49］ 侯英勇，王坚，朱雄增，等. 胃肠道间质瘤 76 例的临床病理及免疫组织化学特征［J］. 中华病理学杂志，2002，31(1): 20 - 25.

［50］ Suzuki S, Sasajima K, Miyamoto M, et al. Pathologic complete response confirmed by surgical resection for liver metastases of gastrointestinal stromal tumor after treatment with imatinib me? sylate［J］. World J Gastroenterol, 2008, 14(23): 3763 - 3767.

［51］ Pauwels P, Debiec - Rychter M, Stul M, et al. Changing phenotype of gastrointestinal stromal tumours under imatinib mesylate treatment: a potential diagnostic pitfall［J］. Histopathology, 2005, 47(1): 41 - 47.

［52］ Liegl B, Hornick J L, Antonescu C R, et al. Rhabdomyosarcomatous differentiation in gastrointestinal stromal tumors after tyrosine kinase inhibitor therapy: a novel form of tumor progression［J］. Am J Surg Pathol, 2009, 33(2): 218 - 226.

［53］ Antonescu C R, Romeo S, Zhang L, et al. Dedifferentiation in gastrointestinal stromal tumor to an anaplastic KIT - negative phenotype: a diagnostic pitfall: morphologic and molecular characterization of 8 cases occurring either de novo or after imatinib therapy［J］. Am J Surg Pathol, 2013, 37(3): 385 - 392.

［54］ 马大烈，刘晓红，白辰光，等. c - Kit 基因突变对胃肠道间质瘤预后的影响［J］. 中华外科杂志，2004，42(3): 140 - 144.

［55］ 王珏基，丁克峰，陈丽荣，等. 胃肠道间质瘤 32 例的诊断和临床病理特征分析［J］. 中华普通外科杂志，2004，19(6): 340 - 342.

［56］ Lasota J, Dansonka M A, Sobin L H, et al. A great majority of GISTs with PDGFRA mutations represent gastric tumors of low or no malignant potential［J］. Lab Invest, 2004, 84(7): 874 - 883.

［57］ Miettinen M, Elrifai W, Solin L H, et al. Evaluation of malignancy and prognosis of gastrointestin al strom al tum ors: a revie［J］. Hum Pathol, 2002, 33: 478 - 483.

［58］ Miettinen M, Wang Z F, Lasota J. DOG1 antibody in the differential diagnosis of gastrointestinal stromal tumors: a study of 1 840 cases［J］. Am J Surg Pathol, 2009, 33(9): 1401 - 1408.

［59］ 艾力·赛丁，艾克拜尔·艾力，张成，等. DOG1 在胃肠道间质瘤中的表达及其临床意义［J］. 现代肿瘤医学，2016，24(21): 3418 - 3421.

[60] 黄湘辉，裘科跃，袁旦平，等. 102 例胃肠间质瘤外科手术疗效及预后影响因素分析[J]. 解放军医学院学报，2019，40(7)：655-659.

[61] Michael C H，Christopher L C，Amette D，et al. PDGFRA Activating Mutations in Gastrointestinal Stromal Tumors [J]. Science，2003，299：708-710.

[62] Miettinen M，Virolainen M，Rikala MS. Gastrointestinal stromal tumor value of CD34 antigen in their identification and Separation from true leiomyom as and Schwannomas[J]. Am J Surg Pathol，1995，19：207-216.

[63] Franquemont D W，Frierson H F. Muscle differentiation and clincopathologic features of gastrointestinal stromal tumors [J]. Am J Surg Pathol，1992，16：947-954.

[64] Medeiros F，Corless C L，Duensing A，et al. KIT-negative gastrointestinal stromal tumors：proof of concept and therapeutic implications[J]. Am J Surg Pathol，2004，28(7)：889-894.

[65] Hemminger J，Iwenofu O H. Discovered on gastrointestinal stromal tumours 1 (DOG1) expression in non-gastrointestinal stromal tumour (GIST) neoplasms[J]. Histopathology，2012，61(2)：170-177.

[66] Sarlomo R M，Kovatich A J，Barusevicius A，et al. CD117：a sensitive marker for gastro intestinal s trom al tum ors that ism ore sp ecific than CD34[J]. Mod Pathol，1998，11：728-734.

[67] Natkunam Y，Rouse R V，Zhu S，et al. Immunobolt analys is of CD34 expression in histologically diverse neoplasms [J]. Am J Pathol，2000，156(1)：21-27.

[68] Kindblom L G，Rcmotti H E，Aldenborg F，et al. Gastrointestinal pacemaker cell tumor(GIPACT)：gastrointestinal stromal tumors show phenotypie characteristics of the interstitial cells of Cajal[J]. Am J Pathol，1998，152(5)：1259-1269.

[69] Blay P，Astudillo A，Buesa J M，et al. Protein kinase C theta is highly expressed in gastrointestinal stromal tumors but not in other mesenchymal neoplasias[J]. Clin Cancer Res，2004，10(12Pt1)：4089-4095.

[70] Fovelli M，Rossi S，Rodriguez-Justo M，et al. DOGl and CD117 are the antibodies of choice in the diagnosis of gastrointestinal stromal tumours[J]. Histopathology，2010，57(2)：259-270.

[71] CSCO 胃肠间质瘤专家委员会. 中国胃肠间质瘤诊断治疗共识(2013 年版)[J]. 中华胃肠外科杂志，2014，17(4)：393-398.

[72] Gill A J，Chou A，Vilain R，et al. Immunohistochemistry for SD-HB divides gastrointestinal stromal tumors (GISTs)into 2 distinct types[J]. Am J Surg Pathol，2010，34(5)：636-644.

[73] Hostein I，Faur N，Primois C，et al. BRAF mutation status in gastrointestinal stromal tumors[J]. Am J Clin Pathol，2010，133(1)：141-148.

[74] Sepe P S，Moparty B，itman M B，et al. EUS-guided FNA for the diagnosis of GI stromal cell tumors：sensitivity and cytologic yield[J]. Gastrointest Endosc，2009，70(2)：254-261.

[75] 李改芹，徐永涛，李宁. 内镜及 CT 检查术前诊断胃肠间质瘤价值[J]. 中华实用诊断与治疗杂志，2011，25(10)：993-994.

[76] 毛伯能，崔国兴，陈国昌，等. 15 例胃间质细胞瘤临床诊治[J]. 中华实用诊断与治疗杂志，2011，25(1)：90-91.

[77] Vila S A，Pealoza J，González F，et al. Dysphagia，melanosis，gastrointestinal stromal tumors and a germinal mutation of the KIT gene in an Argentine family[J]. Acta gastroenterol lati-noam，2014，44(1)：9-15.

[78] 党运芝，高静，李健，等. 胃肠间质瘤临床病理特征与基因分型：附 660 例分析[J]. 中国实用外科杂志，2013，16(1)：61-65.

[79] Agaimy A，Markl B，Arnholdt H，et al. Multiple sporadic gastrointestinal stromal tumors arising at different gastrointestinal sites：pattern of involvement of the muscular is propria as a clue to independent primary GISTs[J]. Virchow Arch，2009，455(2)：101-108.

[80] Miettinen M，Wang Z F，Sarlomo-Rikala M，et al. Succinate de? hydrogenase-deficient GISTs：a clinicopathologic，immunohistochemical，and molecular genetic study of 66 gastric GISTs with predilection to young age[J]. Am J Surg Pathol，2011，35(11)：1712-1721.

[81] 中国临床肿瘤学会胃肠间质瘤专家委员会. 中国胃肠间质瘤诊断治疗共识(2017 年版)[J]. 肿瘤综合治疗电子杂志，2018，4(1)：31-43.

[82] Nishida T，Goto O，Raut C P，et al. Diagnostic and treatment strategy for small gastrointestinal stromal tumors[J]. Cancer，2016，122(20)：3110-3118.

[83] Kim M Y，Park Y S，Choi K D，et al. Predictors of recurrence after resection of small gastric gastrointestinal stromal

tumors of 5 cm or less[J]. J Clin Gastroenterol, 2012, 46(2)：130－137.

[84] Joensuu H, Vehtari A, Riihimki J, et al. Risk of recurrence of gastrointestinal stromal tumour after surgery：an analysis of pooled population－based cohorts[J]. Lancet Oncol, 2012, 13(3)：265－274.

[85] Miettinen M, Lasota J. Gastrointestinal stromal tumors：review on morphology, molecular pathology, prognosis, and differential diagnosis[J]. Arch Pathol Lab Med, 2006, 130(10)：1466－1478.

[86] Joensuu H. Risk stratification of patients diagnosed with gastrointestinal stromal tumor[J]. Hum Pathol, 2008, 39 (10)：1411－1419.

[87] Miettinen M, Corless C L, Debiec－Rychter M, et al. Gastrointestinal stromal tumours[M]//Fletcher C D M, Bridge J A, Hogendoorn P C W, et al. WHO classification of tumours of soft tissue and bone. 4th ed. Lyon：IARC Press, 2013：164－167.

[88] Lewin K J. Gastrointestinal Pathology and its Clinical Implication[M]. Net York：Lgakushoin, 1992：284－341.

[89] 周业江, 魏仁志, 王元正, 等. 胃肠道间质瘤32例临床分析[J]. 肿瘤防治杂志, 2001, 8(2)：172－174.

[90] Dematteo R P, Gold J S, Saran L, et al. Tumor mitotic rate, size, and location independently prdict recurrence after resection of primary gastrointestinal stromal tumor(GIST)[J]. Cancer, 2008, 112(3)：608－615.

[91] Demetri G D, Benjamin R S, Blanke C D, et al. NCCN Task Force report：management of patients with gastrointestinal stromal tumor(GIST)：update of the NCCN clinical practice guide lines[J]. J Natl Compr Canc Netw, 2007, 5 (7)：21－29.

[92] Bosman F T, Carneiro F, Hruban R H, et al. WHO Classification of Tumors of the Digestive System[M]. 4thed. Lyon：International Agency for Research on Cancer, 2010：74－76.

[93] Aggarwal G, Sharma S, Zheng M, et al. Primary leiomyosarcomas of the gastrointestinal tract in the post－gastrointestinal stromal tumor era[J]. Ann Diagn Pathol, 2012, 16(6)：532－540.

[94] Yamamoto H, Handa M, Tobo T, et al. Clinicopathological features of primary leiomyosarcoma of the gastrointestinal tract following recognition of gastrointestinal stromal tumours[J]. Histopathology, 2013, 63(2)：194－207.

[95] Huss S, Wardelmann E, Goltz D, et al. Activating PDGFRA mutations in inflammatory fibroid polyps occur in exons 12, 14 and 18 and are associated with tumour localization[J]. Histopathology, 2012, 61(1)：59－68.

[96] Ni S, Huang D, Chen X, et al. c－Kit gene mutation and CD117 expression in human anorectal melanomas[J]. Hum Pathol, 2012, 43(6)：801－807.

[97] Corbin K S, Kindler H L, Liauw S L. Considering the role of radiation therapy for gastrointestinal stromal tumor[J]. Onco Targets Ther, 2014, 7：713－718.

[98] Wu P C, Langerman A, Ryan C W, et al. Surgical treatment of gastrointestinal stromal tumors in the imatinib(STI－571) [J]. Surgery, 2003, 134(4)：656－665.

[99] 中国胃肠间质瘤专家组. 中国胃肠间质瘤诊断治疗共识(2008版)[J]. 临床肿瘤学杂志, 2009, 14(8)：746－754.

[100] CSCO胃肠间质瘤专家委员会. 中国胃肠间质瘤诊断治疗共识(2013年版)[J]. 临床肿瘤学杂志, 2013, 18 (11)：1025－1032.

[101] Ei－Hanafy E, Ei－Hermaly M, Hamdy E, et al. Surgical management of gastric gastrointestinal stromal tumor：a single center experience[J]. Saudi J Gastroenterol, 2011, 17(3)：189－193.

[102] NishimuraI J, Nakajima K, Omori T, et al. Surgical strategy for gastric gastrointestinal stromal tumors：laparoscopic vs. open resection[J]. Surg Endosc, 2007, 21(6)：875－878.

[103] Vadakara J, Vonmehren M. Gastrointestinal stromal tumors：management of metastatic disease and emerging therapies[J]. Hematol Oncol clin North Am, 2013, 27(5)：905－920.

[104] Grover S, Ashley S W, Raut CP. Small intestine gastrointestinal stromal tumors[J]. Curr Opin Gastroenterol, 2012, 28(2)：113－123.

[105] Qiu W Q, Zhuang J, Wang M, et al. Minimally invasive treatment of laparoscopic and endoscopic cooperative surgery for patients with gastric gastrointestinal stromal tumors[J]. J Digestive diseases, 2013, 14(9)：469－473.

[106] Pelletier J S, Gill R S, Gazala S, et al. A Systematic Review and Meta－Analysis of Open vs. Laparoscopic Resection of Gastric Gastrointestinal Stromal Tumors[J]. J Clin Medi Res, 2015, 7(5)：289－296.

[107] Wan P, Li C, Yan M, et al. Laparoscopy－assisted versus open surgery for gastrointestinal stromal tumors of jejunum and ileum：perioperative outcomes and long－term follow－up experience[J]. Am Surg, 2012, 78(12)：1399－1404.

[108] Casali P G, Blay J Y. Gastrointestinal stromal tumours：ESMO Clinical Practice Guidelines for diagnosis, treatment

and follow – up[J]. Ann Oncol, 2010, 21(suppl5)：v98 – v102.

[109] Kasetsermwiriya W, Nagai E, Nakata K, et al. Laparoscopic surgery for gastric gastrointestinal stromal tumor is feasible irrespective of tumor size[J]. J Laparoendosc Adv Surgi Tech A, 2014, 24(3)：123 – 129.

[110] Pucci M J, Berger A C, Lim P W, et al. Laparoscopic approaches to gastric gastrointestinal stromal tumors：an institutional review of 57 cases[J]. Surg Endosc, 2012, 26(12)：3509 – 3514.

[111] 郭花, 盛剑秋, 金鹏, 等. 胃肠道间质瘤治疗新方法的探讨[J]. 胃肠病学和肝病学杂志, 2013, 22(8)：777 – 780.

[112] Tsujimoto H, YaguchiA Y, Kumano I, et al. Successful gastric submucosal tumor resection using laparoscopic and endoscopic cooperative surgery[J]. World J Surg, 2012, 36(2)：327 – 330.

[113] Demetri G D, von Mehren M, Blanke C D, et al. Efficacy and safety of imatinibmesylate in advanced gastrointestinal stromal tumors[J]. New Engl J Med, 2002, 347(7)：472 – 480.

[114] Cohen M H, Cortazar P, Justice R, et al. Approval summary：imatinibmesylate in the adjuvant treatment of malignant gastrointestinal stromal tumors[J]. Oncologist, 2010, 15(3)：300 – 307.

[115] Mohiuddin K, Nizami S, Munir A, et al. Metastatic duodenal GIST：role of surgery combined with imatinibmesylate [M]. Int Semin Surg Oncol, 2007, 4(1)：9.

[116] 林振孟, 严明芳, 王益, 等. 术前伊马替尼治疗对局部进展胃肠道间质瘤的远期疗效[J]. 中华普通外科杂志, 2019, 34(4)：315 – 318.

[117] Van den Abbeele A D, Gatsonis C, de Vries D J, et al. ACRIN 6665/RTOG 0132 phase II trial of neoadjuvantimatinibmesylate for operable malignant gastrointestinal stromal tumor：monitoring with[18]F – FDG PET and correlation with genotype and GLUT4 expression[J]. J Nucl Med, 2012, 53(4)：567 – 574.

[118] Eisenberg B L, Trent J C. Adjuvant and neoadjuvant imatinib therapy：current role in the management of gastrointestinal stromal tumors[J]. In J Cancer, 2011, 129(11)：2533 – 2542.

[119] Sjlund K, Andersson A, Nilsson E, et al. Downsizing treatment with tyrosine kinase inhibitors in patients with advanced gastrointestinal stromal tumors improved resectability[J]. World J Surg, 2010, 34(9)：2090 – 2097.

[120] Joensuu H, Eriksson M, Hall K S, et al. One vs Three Years of Adjuvant Imatinib for Operable Gastrointestinal Stromal Tumor：A Randomized Trial[J]. JAMA, 2012, 307(12)：1265 – 1272.

[121] Joensuu H. Treatment of inoperable gastrointestinal stromal tumor (GIST) with Imatinib (Glivec, Gleevec) [J]. Med Klin, 2002, 97(suppl 1)：28 – 30.

[122] Demetri G D, Vonmehren M, Antonescu C R, et al. NCCN Task Force report：update on the management of patients with gastrointestinal stromal tumors[J]. J Nat Compr Canc Netw, 2010, 8(Suppl 2)：S1 – S41.

[123] 胡玉龙, 李乐平, 戴勇, 等. 十二指肠间质瘤预后多中心回顾性分析[J]. 中国实用外科杂志, 2015, 35(4)：430 – 435.

[124] Bachmann R, Strohaker J, Kraume J, et al. Surgical treatment of gastrointestinal stromal tumors combined with imatinib treatment：a retrospective cohort analysis[J]. Transl Gastroenterol Hepatol, 2018, 27(3)：108 – 116.

[125] Gao J, Tian Y, Li J, et al. Secondary mutations of c – KIT contribute to acquired resistance to imatinib and decrease efficacy of sunitinib in Chinese patients with gastrointestinal stromal tumors[J]. Medi Oncol, 2013, 30(2)：1 – 7.

[126] Hou Y Y, Lu S H, Zhou Y, et al. Predictive values of clinical and pathological parameters for malignancy of gastrointestinal stromal tumors[J]. Histol Histopathol, 2009, 24(6)：737 – 747.

[127] 石素胜, 孙耘田, 白月奎, 等. 肠间质瘤多因素预后分析[J]. 诊断病理学杂志, 2006, 13(1)：21 – 25.

[128] Rossietal S, Gasparotto D, Toffolatti L, et al. Molecular and clinicopathologic characterization of gastrointestinal stromal tumors(GISTs) of small size[J]. Am J Surg Pathol, 2010, 34(10)：1480 – 1491.

[129] Tornczy T, Klnn K, Hegeds G, et al. High mitotic index associated with poor prognosis in gastrointestinal autonomic nerve tumor[J]. Histopathology, 1999, 35：121 – 128.

[130] Wang X J, Ichiro M, Tang W H, et al. Gastrointestinal stromal tumors：clinicopathological study of Chinese cases [J]. Pathol Int, 2001, 51：701 – 706.

[131] 朱雄增, 侯英勇. 对胃肠道间质瘤的再认识[J]. 中华病理学杂志, 2004, 33(1)：3 – 5.

[132] 柳萍, 那加, 张剑波. CD117 阳性小肠间质瘤中 Ki – 67 和 P53 蛋白的表达及在预后中的意义[J]. 北京大学学报(医学版), 2003, 35(1)：28 – 33.

[133] 伍小军, 方清靖, 卢震海, 等. 140 例胃间质瘤的外科治疗分析[J]. 中华胃肠外科杂志, 2010, 13(6)：417 – 420.

[134] Bulbul D G. Gastrointestinal stromal tumors: A multicenter study of 1160 Turkish cases[J]. Turk J Gastroenterol, 2012, 23(3): 203-211.

[135] Niinuma T, Suzuki H, Sugai T. Molecular characterization and pathogenesis of gastrointestinal stromal tumor[J]. Transl Gastroenterol Hepatol, 2018, 3: 2.

[136] Szucs Z, Thway K, Fisher C, et al. Molecular subtypes of gastrointestinal stromal tumors and their prognostic and therapeutic implications[J]. Future Oncol(London, England), 2017, 13(1): 93-107.

[137] Huang H, Liu Y X, Zhan Z L, et al. Different sites and prognoses of gastrointestinal stromal tumors of stomach: report of 187 cases[J]. World J Surg, 2010, 34(7): 1523-1533.

[138] Gupta P, Tewari M, Shukla H S. Gastrointestinal stromal tumor[J]. Surg Oncol, 2008, 17(2): 129-138.

[139] Radenković G, Nikolić I, Todorović V. Interstitial cells of Cajal pace makers of the intestinal musculature[J]. Med Biol, 2005, 12(1): 1-5.

[140] 梁寒. 胃肠间质瘤规范化手术原则及注意要点[J]. 中国实用外科杂志, 2015, 35(4): 391-394.

[141] 杨弘鑫, 陈秀峰, 张波, 等. 217 例胃间质瘤的临床特点与诊治[J]. 中国普外基础与临床杂志, 2012, 19(9): 951-956.

[142] Rubin B P, Heinrich M C, Corless C L. Gastrointestinal stromal tumour[J]. Lancet, 2007, 369(9574): 1731-1741.

[143] 朱建伟, 王雷, 郭杰芳, 等. 超声内镜在胃肠道间质瘤诊断中的应用价值[J]. 中华消化内镜杂志, 2014, 31(6): 342-344.

[144] 秦月花, 骆泉, 张凯杰. 超声内镜对胃脂肪瘤及间质瘤的鉴别诊断价值[J]. 中国超声医学杂志, 2014, 30(1): 41-44.

[145] Karaca C, Turner B G, Cizginer S, et al. Accuracy of EUS in the evaluation of small gastric subepithelial lesions[J]. Gastrointest Endosc, 2010, 71(4): 722-727.

[146] 薛倩, 文娟, 晶桐. 超声内镜下胃间质瘤的影像特征及随访研究[J]. 中国超声医学杂志, 2015, 31(11): 991-993.

[147] Shah P, Gao F, Edmundowicz SA, et al. Predicting malignant potential of gastrointestinal tumors using endoscopicul-trasound[J]. Dig Dis Sci, 2009, 54(6): 1265-1269.

[148] 罗小华, 宋彬, 庄雄杰, 等. 直肠间质瘤的 CT/MR 表现及临床病理特征[J]. 中国普外基础与临床杂志, 2011, 18(10): 1109-1113.

[149] Corless C L, Heinrich M C. Molecular pathobiology of gastrointestinal stromal sarcomas[J]. Annu Rev Pathol, 2008, 3(2): 557-586.

[150] Stamatakos M, Douzinas E, Stefanaki C, et al. Gastrointestinal stromal tumor[J]. World J Surg Oncol, 2009, 7: 61.

[151] 项阳, 李青. 胃肠道间质肿瘤临床病理研究进展[J]. 中华临床医师杂志(电子版), 2011, 5(15): 4482-4484.

[152] 董德武, 郭素芬, 安锦丹. DOG1 和 PDGFRA 在胃肠道间质瘤中的表达及意义[J]. 牡丹江医学院学报, 2010, 31(6): 36-38.

[153] Espinosa I, Lee C H, Kim M K, et al. A novel monoclonal antibody against DOG1 is a sensitive and specific marker for gastrointestinal stromal tumors[J]. Am J Surg Pathol, 2008, 32(2): 210-218.

[154] Lasota J, Miettinen M. Clinical significance of oncogenic KIT and PDGFRA mutations in gastrointestinal stromal tumours[J]. Histopathology, 2008, 53(3): 245-266.

[155] 陈慧娟. c-Kit 和 PDGFRA 基因对胃肠间质瘤的影响[J]. 中国生物化学与分子生物学报, 2009, 25(8): 697-701.

[156] Casali P G, Jost L, Reichardt P, et al. Gastrointestinal stromal tumours: ESMO clinical recommendations for diagnosis, treatment and follow-up[J]. Ann Oncol, 2009, 20(Suppl 4): 64-67.

[157] Chaudhry U I, DeMatteo R P. Management of resectable gastrointestinal stromal tumor[J]. Hematol Oncol Clin North Am, 2009, 23(1): 79-96.

[158] Gervaz P, Huber O, Morel P. Surgical management of gastrointestinal stromal tumours[J]. Br J Surg, 2009, 96(6): 567-578.

[159] 王杉, 叶颖江. 胃小于 5 厘米的胃肠间质瘤诊断与治疗[J]. 中华胃肠外科杂志, 2010, 13(7): 477-480.

[160] Joensuu H, Eriksson M, Hartmann J, et al. Twelev vs 36 months of adjuvant imatinib(IM) as treatment of operable GIST with a high risk of recurrence: final results of a randomized trial(SSGX-Ⅷ/AIO) [J]. J Clin Oncol, 2011, 29(suppl 15): LBAI.

[161] 师英强，杜春燕，周烨，等. 胃肠间质瘤联合脏器切除 22 例疗效分析[J]. 中国实用外科杂志，2008，28（4）：273 - 274.

[162] Tielen R，Verhoe C，Coevorden F，et al. Surgery after treatment with imatinib and/or sunitinib in patients with metastasized gastrointestinal stromal tumors：is it worthwhile? [J]. World J Surg Oncol，2012，10：111.

[163] Lukaszczyk J J，Preletz R J Jr. Laparoscopic resection of benign stromal tumor of the stomach[J]. J Laparoendosc Surg，1992，2(6)：331 - 334.

[164] Matthews B D，Walsh R M，Kercher K W，et al. Laparoscopic vs. open resection of gastric stromal tumors[J]. Surg Endosc，2002，16(5)：803 - 807.

[165] 秦新裕，刘凤林. 胃肠外科实验研究的进展[J]. 中国现代普通外科进展，2007，10(3)：188 - 190.

[166] Blesius A，Cassier P A，Bertucci F，et al. Neoadjuvant imatinib in patients with locally advanced non metastatic GIST in the prospective BFR14 trial[J]. BMC Cancer，2011，11(1)：72.

[167] Gomez D，Al - Mukthar A，Menon K V，et al. Aggressive surgical resection for the management of hepatic metastases from gastrointestinal stromal tumours：a single centre experience[J]. HPB(Oxford)，2007，9(1)：64 - 70.

[168] De Giorgi U，Pupi A，Turrisi G，et al. Critical update and emerging trends in imatinib treatment for gastrointestinal stromal tumor[J]. Rev Recent Clin Trials，2007，2(1)：43 - 48.

[169] Paz - Ares L，García del Muro X，Grande E，et al. Cost - effectiveness analysis of sunitinib in patients with metastatic and/or unresectable gastrointestinal stromal tumors（GIST）after progression or intolerance with imatinib[J]. Clin Transl Oncol，2008，10(12)：831 - 839.

[170] Demetri G D，Huang X，Garrett C R，et al. Novel statistical analysis of long - term survival to account for crossover in a phase Ⅲ trial of sunitinib（SU）vs. placebo（PL）in advanced GIST after imatinib（IM）failure[J]. J Clin Oncol，2008，26(Suppl 15)：10524.

[171] 韩鸿彬，王公平，陈晔，等. 小肠间质瘤 45 例临床诊治分析[J]. 中国现代医学杂志，2016，26(17)：121 - 124.

[172] 陈斌，王春华，王小农，等. 十二指肠间质瘤的诊断、治疗及预后影响因素分析[J]. 山东医药，2016，56（31）：80 - 82.

[173] Iorio N，Sawaya RA，Friedenberg FK. Review article：the biology，diagnosis and management of gastrointestinal stromal tumours[J]. Aliment Pharmacol Ther，2014，39(12)：1376 - 1386.

[174] Johnston F M，Kneuertz P J，Cameron J L，et al. Presentation and management of gastrointestinal stromal tumors of the duodenum：a multiinstitutional analysis[J]. Ann Surg Oncol，2012，19(11)：3351 - 3360.

[175] Marano L，Torelli F，Schettino M，et al. Combined laparoscopic - endoscopic "Rendez - vous" procedure for minimally invasive resection of gastrointestinal stromal tumors of the stomach[J]. Am Surg，2011，77 (8)：1100 - 1102.

[176] Hecker A，Hecker B，Bassaly B，et al. Dramatic regression and bleeding of a duodenal GIST during preoperative imatinib therapy：case report and review[J]. World J Surg Oncol，2010，8：47.

[177] Shinomura Y，Kinoshita K，Tsutsui S，et al. Pathophysiology，diagnosis，and treatment of gastrointestinal stromal tumors[J]. J Gastroenlerol，2005，40(8)：775 - 780.

[178] 郑育聪，李健丁，张瑞平. 胃肠间质瘤的影像学研究进展[J]. 世界华人消化杂志，2010，18(1)：49 - 53.

[179] 陈泉宁，彭承宏，王建承，等. 十二指肠间质瘤 16 例临床分析[J]. 肝胆外科杂志，2007，15(4)：108 - 110.

[180] 张国祥，王毅军. 十二指肠间质瘤的研究进展[J]. 医学综述，2010，16(7)：1040 - 1042.

[181] Chhieng D C，Jhala D，Jhala N，et al. Endoscopic ultrasound - guided fine - needle aspiration biopsy：a study of 103 cases[J]. Cancer，2002，96(4)：232 - 239.

[182] 桂臣，陈旭春，成东华，等. 十二指肠间质瘤 29 例的诊治分析[J]. 中国普通外科杂志，2014，23(3)：352 - 356.

[183] 何裕隆. 胃肠间质瘤外科诊治的中国专家共识与 NCCN 指南解读[J]. 中华结直肠疾病电子杂志，2013，2（2）：54 - 57.

[184] Yasuhisa S，Kazuo K，Shusaku T，et al. Pathophysiology，diagnosis，and treatment of gastrointestinal stromal tumors[J]. J Gastroenterol，2005，40(8)：775 - 780.

[185] Buchs N C，Bucher P，Gervaz P，et al. Segmental duodenectomy for gastrointestinal stromal tumor of the duodenum[J]. World J Gastroenterol，2010，16(22)：2788 - 2792.

[186] Kim J Y，Lee J M，Kim K W，et al. Ectopic pancreas：CT findings with emphasis on differentiation from small gastrointestinal stromal tumor and leiomyoma[J]. Radiology，2009，252(1)：92 - 100.

[187] Kwon S H，Cha H J，Jung S W，et al. A gastrointestinal stromal tumor of the duodenum masquerading as a pancreatic head tumor[J]. World J Gastroenterol，2007，13(24)：3396 - 3399.

[188] Hoda K M, Rodriguez S A, Faigel D O. EUS – guided sampling of suspected GI stromal tumors[J]. Gastrointest Endosc, 2009, 69(7): 1218 – 1223.

[189] 陈凛, 李涛. 十二指肠间质瘤临床诊断与治疗[J]. 中国实用外科杂志, 2008, 28(11): 945 – 946.

[190] Joensuu H, DeMatteo R P. The management of gastrointestinal stromal tumors: a model for targeted and multidisciplinary therapy of malignancy[J]. AnnuRev Med, 2012, 63(2): 247 – 255.

[191] Shen C, Chen H, Yin Y, et al. Duodenal gastrointestinal stromal tumors: clinicopathological characteristics, surgery, and long – term outcome[J]. BMC Surg, 2015, 15: 98.

[192] Beham A, Schaefer I M, Cameron S, et al. Duodenal GIST: a single center experience[J]. Int J Colorectal Dis, 2013, 28(4): 581 – 590.

[193] Tien Y W, Lee C Y, Huang C C, et al. Surgery for gastrointestinal stromal tumors of the duodenum[J]. Ann Surg Oncol, 2010, 17(1): 109 – 114.

[194] Duffaud F, Meeus P, Bachet J B, et al. Conservative surgery vs. duodeneopancreatectomy in primary duodenal gastrointestinal stromal tumors (GIST): a retrospective review of 114 patients from the French sarcoma group (FSG) [J]. Eur J Surg Oncol, 2014, 40(10): 1369 – 1375.

[195] Chung J C, Kim H C, Hur S M. Limited resections for duodenal gastrointestinal stromal tumors and their oncologic outcomes[J]. Surg Today, 2016, 46(1): 110 – 116.

[196] Hu Q, Liu S, Jiang J, et al. Potential indicators predict progress after surgical resection of gastrointestinal stromal tumors[J]. Front Med, 2012, 6(3): 317 – 321.

[197] Goh B K, Chow P K, Kesavan S, et al. Outcome after surgical treatment of suspected gastrointestinal stromal tumors involving the duodenum: is limited resection appropriate[J]. J Surg Oncol, 2008, 97(5): 388 – 391.

[198] Chok A Y, Koh Y X, Ow M Y, et al. A systematic review and meta – analysis comparing pancreaticoduodenectomy versus limited resection for duodenal gastrointestinal stromal tumors[J]. Ann Surg Oncol, 2014, 21(11): 3429 – 3438.

[199] Colombo C, Ronellenfitsch U, Yuxin Z, et al. Clinical, pathological and surgical characteristics of duodenal gastrointestinal stromal tumor and their influence on survival: a multi – center study[J]. Ann Surg Oncol, 2012, 19(11): 3361 – 3367.

[200] 邱云峰, 瞿敏, 杜其威, 等. 小肠间质瘤 21 例临床分析[J]. 中国普通外科杂志, 2014, 23(4): 559 – 558.

[201] Machado N O, Chopra P J, Al – Haddabi I H, et al. Large duodenal gastrointestinal stromal tumor presenting with acute bleeding managed by a whipple resection. A review of surgical options and the prognostic indicators of outcome [J]. JOP, 2011, 12(2): 194 – 199.

[202] Orsenigo E, Di P S, Tomajer V, et al. Laparoscopic wedge resection for gastrointestinal stromal tumour of the duodenum[J]. Chir Ital, 2008, 60(3): 445 – 448.

[203] Lorenzon L, Cavallini M, Balducci G, et al. Surgical strategies for duodenal GISTs: Benefits and limitations of minimal resections[J]. Eur J Surg Oncol, 2015, 41(6): 805 – 807.

[204] Vicente E, Quijano Y, Ielpo B, et al. Robot – assisted resection of gastrointestinal stromal tumors (GIST): a single center case series and literature review[J]. Int J Med Robot, 2016, 12(4): 718 – 723.

[205] Downs – Canner S, Van der Vliet W J, Thoolen S J, et al. Robotic surgery for benign duodenal tumors[J]. J Gastrointest Surg, 2015, 19(2): 306 – 312.

[206] 万德培, 梁健涛, 莫伟峰, 等. 56 例原发性十二指肠肿瘤术式选择与分析[J]. 中国医药导报, 2011, 17(8): 41 – 42.

[207] 所剑, 李伟, 王大广. 十二指肠间质瘤诊治策略[J]. 中国实用外科杂志, 2015, 35(4): 403 – 406.

[208] 闫顺笠, 晏仲舒, 廖国庆, 等. 十二指肠间质瘤 46 例临床诊治分析[J]. 中国普通外科杂志, 2013, 22(10): 1324 – 1328.

[209] CSCO 胃肠间质瘤专家委员会. 中国胃肠间质瘤诊断治疗专家共识(2011 年版) [J]. 临床肿瘤学杂志, 2011, 16(9): 836 – 844.

[210] Bourgouin S, Hornez E, Guiramand J, et al. Duodenal gastrointestinal stromal tumors (GISTs): arguments for conservative surgery[J]. J Gastrointest Surg, 2013, 17(3): 482 – 487.

[211] Hoeppner J, Kulemann B, Marjanovic G, et al. Limited resection for duodenal gastrointestinal stromal tumors: Surgical management and clinical outcome[J]. World J Gastrointest Surg, 2013, 5(2): 16 – 21.

[212] Yang F, Jin C, Du Z, et al. Duodenal gastrointestinal stromal tumor: clinicopathological characteristics, surgical outcomes, long term survival and predictors for adverse outcomes[J]. Am J Surg, 2013, 206(3): 360 – 367.

[213] Zhou B，Zhang M，Wu J，et al. Pancreaticoduodenectomy versus local resection in the treatment of gastrointestinal stromal tumors of the duodenum[J]. World J Surg Oncol，2013，11：196.

[214] Liang X，Yu H，Zhu L H，et al. Gastrointestinal stromal tumors of the duodenum：surgical management and survival results[J]. World J Gastroenterol，2013，19(36)：6000－6010.

[215] Eisenberg B L，Harris J，Blanke C D，et al. Phase Ⅱ trial of neoadjuvant/adjuvant imatinib mesylate (IM) for advanced primary and metastatic/recurrent operable gastrointestinal stromal tumor (GIST)：early results of RTOG 0132/ACRIN 6665[J]. J Surg Oncol，2009，99(1)：42－47.

[216] Joensuu H，Eriksson M，Sundby H K，et al. One vs three years of adjuvant imatinib for operable gastrointestinal stromal tumor：a randomized trial[J]. JAMA，2012，307(12)：1265－1272.

[217] Dematteo R P，Ballman K V，Antonescu C R，et al. Adjuvant imatinib mesylate after resection of localised，primary gastrointestinal stromal tumour：a randomised，double－blind，placebo－controlled trial[J]. Lancet，2009，373(9669)：1097－1104.

[218] Heinrich M C，Corless C L，Demetri G D，et al. Kinase mutations and imatinib response in patients with metastatic gastrointestinal stromal tumor[J]. J Clin Oncol，2003，21(23)：4342－4349.

[219] Blanke C D，Rankin C，Demetri G D，et al. Phase Ⅲ randomized，intergroup trial assessing imatinib mesylate at two dose levels in patients with unresectable or metastatic gastrointestinal stromal tumors expressing the kit receptor tyrosine kinase：S0033[J]. J Clin Oncol，2008，26(4)：626－632.

[220] Verweij J，Casali P G，Zalcberg J，et al. Progression－free survival in gastrointestinal stromal tumours with high－dose imatinib：randomised trial[J]. Lancet，2004，364(9440)：1127－1134.

[221] Gastrointestinal stromal tumours：ESMO Clinical Practice Guidelines for diagnosis，treatment and follow－up[J]. Ann Oncol，2014，25(Suppl 3)：21－26.

[222] Demetri G D，Garrett C R，Schöffski P，et al. Complete longitudinal analyses of the randomized，placebo－controlled，phaseⅢ trial of sunitinib in patients with gastrointestinal stromal tumor following imatinib failure[J]. Clin Cancer Res，2012，18(11)：3170－3179.

[223] Soreide K，Sandvik O M，Soreide J A，et al. Global epidemiology of gastrointestinal stromal tumours (GIST)：A systematic review of population－based cohort studies[J]. Cancer Epidemiol，2016，40：39－46.

[224] Miettinen M，Lasota J，Sobin L H. Gastrointestinal stromal tumors of the stomach：A clinicopathologic，immunohistochemical，and molecular genetic study of 1 765 cases with longterm follow－up [J]. Am J SurgPathol，2005，29(10)：1373－1381.

[225] 刘骞. 直肠间质瘤的外科治疗[J]. 实用肿瘤杂志，2009，24(2)：102－103.

[226] 王庭红. MRI 对直肠间质瘤的术前诊断价值[J]. 中国 CT 和 MRI 杂志，2014，12(1)：75－78.

[227] 熊斌，Arnd－OliverSchaefer，Tobias Baumann，等. 滑动多层磁共振成像在直肠间质瘤分期中的应用价值 [J]. 华中科技大学学报(医学版)，2009，38(2)：224－227.

[228] 江晓晖，蒋松琪，高志斌，等. 直肠间质瘤 11 例诊治分析[J]. 临床肿瘤学杂志，2008，13(3)：245－247.

[229] 庞志东. 恶性直肠间质瘤 29 例的诊断和治疗[J]. 广西医学，2008，30(9)：1416－1417.

[230] 万德森，伍小军，梁小曼，等. 19 例结直肠胃肠道间质瘤的外科治疗[J]. 中国肿瘤临床，2005，32(4)：214－217.

[231] 钟宇新，周志祥，裴炜，等. 24 例直肠间质瘤的临床特点与外科治疗分析[J]. 中国肿瘤，2008，17(5)：426－428.

[232] 高德培，王关，封俊，等. 16 层螺旋 CT 对直肠间质瘤的影像诊断[J]. 中国 CT 和 MRI 杂志，2009，7(1)：35－37.

[233] Cao H，Zhang Y，Wang M，et al. Prognostic analysis of patients with gastrointestinal stromal tumors：a single unit experience with surgical treatment of primary disease[J]. Chin Med J(En91)，2010，123(2)：131－136.

[234] A1－Thani H，E1－Menyar A，Rasul K I，et al. Clinical presentation，management and outcomes of gastrointestinal stromal tumors[J]. Int J Surg，2014，12(10)：1127－1133.

[235] 刘合利，廖国庆，晏仲舒. 18 例直肠间质瘤的诊治分析[J]. 中国肿瘤临床，2010，37(6)：336－341.

[236] Yang W，Yu J，Gao Y，et al. Preoperative imatinib facilitates complete resection of locally advanced primary GIST by a less invasive procedure[J]. Med Oncol，2014，31(9)：133－138.

[237] 王文鹏，王捷夫，胡均，等. 结直肠间质瘤临床病理特征及预后分析[J]. 北京大学学报(医学版)，2020，52(2)：353－361.

[238] Zhu R, Liu F, Grisotti G, et al. Distinctive features of gastrointes – final stromal tumors arising from tlle colon and rectum[J]. J Gas trointest Oneol, 2018, 9(2)：231 – 240.

[239] Ge X Y, Lei L W, Ge F, et al. Analysis of risk factors of gastroin – testinal stromal tumors in different age groups based on SEER database[J]. Scand J Gastroenterol, 2019, 54(4)：480 – 484.

[240] Suja A, Lago L, Lago S, et al. Marital status and stage of cancer at diagnosis：A systematic review[J]. Eur J Cancer Care Engl, 2018, 27(20174)：8 – 29.

[241] Varshney V K, Gupta R K, Saluja S S, et al. Analysis of clinicopathological and immunohistochemical parameters and correlation of outcomes in gastrointestinal stromal tumors[J]. Indian J Cancer, 2019, 56(2)：135 – 143.

[242] Ghanem N, Ahehoefer C, Furtwangler A, et al. Computed tomography in gastrointestinal stromal tumors[J]. Eur Radiol, 2003, 13(7)：1669 – 1678.

[243] Tateishi U, Hasegawa T, Satake M, et al. Gastrointestinal stmmal tumor. Correlation of computed tomography findings with tumor grade and mortality[J]. J Comput Assist Tomogr, 2003, 27 (5)：792 – 798.

[244] Gaitanidis A, E1 Lakis M, Alevizakos M, et al. Predictors of lymph node metastasis in patients with gastrointestinal stromal tumors(GISTs)[J]. Langenbecks Arch Surg, 2018, 403(5)：599 – 606.

[245] Tokunaga M, Ohyama S, Hiki N, et al. Incidence and prognostic value of lymph node metastasis on c – Kit – positive gastrointestinal stromal tumors of the stomach [J]. Hepatogastroentemlogy, 2011, 58(109)：1224 – 1228.

第二节　胃肠外间质瘤

一、概述

(一)基本概念

原发性胃肠外间质瘤(extra – gastrointestinal stromal tumour，E – GIST)是指发生于胃肠道外的间叶组织源性肿瘤，与 GIST 具有类似的组织学特征和相似的免疫学表型，最早由 Miettinen 等[1] 于 1999 年报道。

Kindblom 等[2] 首先提出了间质瘤起源于胃肠道 Cajal 细胞这一观点。关于 E – GIST 的组织发生，最早被认为起源于胃肠道的 GIST 向外生长，在外力等因素作用下，最终脱离消化道形成所谓的 EGIST，并非真正的 E – GIST；其后人们推测，E – GIST 可能起源于胃肠道外的间质细胞，而这些间质细胞在肿瘤发生过程中，异常获得 Cajal 间质细胞的表型。

研究发现，E – GIST 与 GIST 有着相似的组织学形态及肿瘤细胞免疫表型。Povstyan 等[3] 在兔门静脉内的皮下和深部肌肉内检测到 2 层 Cajal 间质细胞(interstitial cells of Cajal，ICC)，证实在血管组织中也存在 ICC；Ciontea 等[4] 使用免疫组织化学方法也证实了 ICC 在子宫肌层中的存在，提示 GIST 和 E – GIST 可能来自相同或相似的细胞。

目前认为，E – GIST 与 GIST 均来源于一种多分化潜能的间质干细胞，这些间质干细胞可向 Cajal细胞方向分化[5 – 12]。现已证实[13 – 15]，胃肠道外器官，如子宫、输卵管、膀胱、乳腺、胆囊及胰腺等亦存在 ICC 细胞或 ICC 的前体细胞，与胃肠道间质瘤相似，E – GIST 是既非神经源性、亦非平滑肌源性的一类来源于间叶组织非定向分化的肿瘤。

E – GIST 同大多数 GIST 一样，具有 c – Kit 基因与血小板衍生生长因子受体 – α(PDGFR – α)基因的突变，且这种突变可促进肿瘤发生[9]，虽然突变模式与 GIST 基本相似[16]，但原发性 E – GIST 患者中 c – Kit 和 PDGFRA 基因的突变率明显较低。E – GIST 中，约 44% 的病例存在 c – Kit 基因突变，多为 11 号外显子。

（二）流行病学

原发性胃肠外间质瘤发病率极低，占腹腔软组织肿瘤发病率的 4% ~ 7%[17]，占 GIST 发病率的 5% ~ 10%[18-19]；主要见于中老年人，平均发病年龄为 58 岁，且女性多于男性[20-21]。刘立成等[22] 报道了 40 例胃肠道外间质瘤，男性 24 例，女性 16 例，年龄 20 ~ 75 岁（中位年龄 55 岁）。张德巍等[23] 报道了 8 例原发胃肠外间质瘤，平均年龄 59.9 岁。

（三）临床表现

1. 发病部位

据报道[23-27]，E-GIST 原发部位最多的为腹腔的肠系膜或大网膜，占 78.6%，其次为腹膜后；脾脏、胰腺、胆囊、前列腺、阴道、膀胱、尿道、阴道、子宫、会阴及腹部皮下组织等亦有报道[28-41]，但与肠壁或内脏浆膜表面无连接[42]。

李杜娟等[39] 检索文献发现，迄今发生于外阴、阴道及直肠阴道隔的 E-GIST，国外仅报道 16 例，国内仅报道 4 例[43]，加上作者报道的 3 例，共 23 例，发生于外阴 2 例，阴道 8 例，直肠阴道隔 13 例。周旻雯等[44] 报道了 22 例胃肠道外间质瘤，腹膜后 12 例，大网膜及肠系膜 3 例，食管 5 例，前列腺 2 例。刘立成等[22] 报道了 40 例胃肠道外间质瘤，腹膜后 6 例，网膜及肠系膜 14 例，腹膜 20 例。郭艳敏等[45] 报道了 5 例原发性胃肠外间质瘤，肿瘤原发部位分别为大网膜、腹膜后、腹股沟、盆腔直肠阴道隔。

2. 一般表现

与 GIST 类似，E-GIST 具有生长隐匿且缓慢的特点，常不累及消化道，大部分患者为偶然检查发现。

临床表现上，E-GIST 无明显特异性，多以发现腹部肿块而就诊，肿瘤较大时可有腹部隐痛及恶心等症状。刘立成等[22] 报道了 40 例胃肠道外间质瘤，其中首发症状为腹痛、腹胀痛不适 19 例（47.5%），体检发现腹部包块 16 例（40%），腰背部疼痛 5 例（12.5%）。

因腹腔及腹膜后的解剖学特性，潜在腔隙、组织疏松、血运丰富，为肿瘤的生长提供了足够条件，因此往往肿块直径较大，伴随侵袭或压迫周边器官和组织时，方出现相应的临床症状；罕有消化道出血、梗阻等典型的临床表现[46-49]。

E-GIST 的临床表现与发生部位相关，但均无特异性。膀胱间质瘤，可有肉眼或镜下血尿、尿失禁、腹部肿块、尿路梗阻等症状及体征；发生于阴道及直肠阴道隔的 E-GIST，常表现为阴道出血、便秘、尿频、性交疼痛，或无症状，妇科体检发现，发生于外阴常以触及肿块就诊。

（四）影像学检查

1. 肿瘤大小

E-GIST 多起源于网膜、肠系膜、腹膜后腔、韧带、隐窝、皱襞凹陷处，患者就诊时，通常影像学发现其肿块较大，多数在 10cm 以上。刘立成等[22] 报道，E-GIST 肿瘤平均直径 14cm（2.0 ~ 35.0cm），直径大于 10cm 的占 60%；张德巍等[23] 报道了 8 例原发胃肠外间质瘤，肿瘤平均直径为 16.2cm。发生于外阴及直肠阴道隔的 E-GIST 相对较小，李杜娟等[39] 报道了 1 例外阴及 2 例直肠阴道隔 E-GIST，1 例外阴见一肿物 4.4cm × 3cm × 3cm 大小，另 1 例直肠阴道隔肿块 7.3cm × 6.1cm × 4.6cm 大小；第 3 例直肠阴道隔见一 8.6cm × 7.4cm × 6.7cm 大小肿物。

2. 影像学特点

胃肠外间质瘤在影像学上的典型表现为腹盆腔内软组织占位，有时可见瘤体与胃肠道相通，或可见气体影、气液平，部分病灶内可见囊变坏死，钙化少见，肿块多为富血供，增强后实性部分可见强化。

Kim 等[50]认为，境界清晰的较大分叶状肿块，内含大范围低密度区，中心无气体存在为 E - GIST 的 CT 特征性表现。

（1）因缺乏特异性的临床症状，常导致其生长周期较长，瘤体较大。

（2）E - GIST 多为恶性[51-52]，如为恶性，则生长速度较快，血供分布不均，常不能满足其生长需求，故易出现较大面积的坏死囊变[53-55]。Reith 等[20]指出，无论 E - GIST 的大小如何，均极易发生囊变坏死，肿块越大，囊变坏死越多越大。

（3）增强扫描后，肿块不均匀强化，部分病灶内可见条状的肿瘤血管，因此肿瘤可呈分隔状强化，反映该肿瘤生长较快、恶性可能大的特点，具有一定的特征性[54,56]。

（4）在典型的间质瘤影像学表现中，钙化并不常见，如出现钙化也常为斑点状。Takao 等[57]曾在文献中报道了病灶边缘的环形钙化。周旻雯等[44]认为，钙化的出现可能与间质瘤生长周期较长、瘤体出血机化等有一定关系。

（5）方松华等[58]将 E - GIST 的血管造影改变分为 2 种类型，一是肿瘤紊乱呈卷发状，部分血管边缘毛糙、模糊；二是肿瘤血管呈抱球状，肿瘤染色均匀一致。

3. B 超检查

超声检查可动态、多角度观察 E - GIST 病灶大小、轮廓、边界、内部回声、血供是否丰富及肿块与周围组织关系，对肿瘤良恶性的判断亦有价值。

E - GIST 在 B 超声像图上，可见腹腔内境界清楚的低回声团块，回声可不均匀，内可有大小不等、形态不一的液性暗区，为肿瘤出血、坏死、囊性变所致；多普勒超声表现肿块内可见点条状彩色血流信号[59]。

4. CT 检查

CT 为 E - GIST 最常用的检查方法，文献报道亦较多。其 CT 表现特征如下：

（1）肿块体积一般较大，多为恶性病变表现。

（2）肿块呈球形或分叶状，边界多清晰。

（3）肿瘤坏死液化明显，密度不均，多以囊性成分为主要表现。

（4）由于肿瘤不与胃肠道腔内相通，瘤体内均未见气液平面及钙化，CT 多平面重组图像可显示肿块与相邻消化系统无关。

（5）增强扫描肿块实性部分呈中等不均匀强化，以静脉期为著，液化、坏死区无明显强化。

（6）一般不伴腹腔及腹膜后淋巴结转移。

（7）发生于系膜的间质瘤活动较大，在变换体位后病变活动或在肠管及膀胱充盈前后病变位置可有较大变动。

5. MRI 检查

尽管 MRI 信号无特征性变化，但与 CT 相比，MRI 可多方位成像，多种成像序列联合应用，较 CT 更能显示肿块与周围结构的关系，特别是瘤体较大时，MRI 对肿块定位优势更能显示。

MRI 表现肿块信号不均匀，T1WI 低或稍低信号，出血灶可表现为高信号，T2WI 以高信号为主，内部可见液化坏死，呈混杂信号；病灶周围可见细线样 T1WI、T2WI 低信号包膜。

增强扫描，肿块中度不均匀强化，静脉期较动脉期强化稍显著，坏死、囊变区未见强化，包膜强化或不强化。

(五)组织病理与免疫组化

E-GIST 与 GIST 的病理学特征相似,其肉眼观通常为境界欠清的结节,肿瘤直径 2~10cm,切面灰白、灰红色,实性,质地细腻,鱼肉状,常缺乏平滑肌瘤质韧、编织状结构,有时可因明显的坏死、出血及囊性变,瘤组织常侵犯周围组织。

E-GIST 在细胞类型上有梭形细胞、上皮细胞和混合型细胞 3 种表现,绝大多数瘤细胞为梭形,呈束状交错、漩涡状排列;部分可由上皮样细胞构成,呈弥漫片状或小梁状排列,或出现神经鞘瘤常见的栅栏状排列。

CD117 在 E-GIST 中 100% 表达,且多为弥漫强阳性,真正的平滑肌瘤和神经鞘瘤则呈阴性,是诊断 E-GIST 比较特异的抗体之一[2,60]。CD34 在 E-GIST 中的表达为 50%~80%,表现为强阳性,其他多种肿瘤,甚至平滑肌肿瘤中亦可部分表达,因其特异性受到限制,建议选用 CD34 和 CD117 联合标记。另外,DOG1 在 GIST 中的表达率达到 98.2%[61]。郭艳敏等[45]报道了 5 例原发性胃肠外间质瘤,CD117 阳性 5 例,DOG1 阳性 5 例,CD34 阳性 3 例。

E-GIST 还可表达平滑肌肌动蛋白(SMA)及 desmin 肌源性标志物和 NSE,S-100 等神经源性免疫标志物。

一般而言,以结蛋白和 SMA 强阳性、CD117 阴性诊断为平滑肌瘤;以 S-100 阳性,CD117、结蛋白、SMA 均阴性诊断为神经鞘瘤[62]。

(六)诊断

CD117、CD34、DOG1 在 E-GIST 中的表达同样具有特异性,联合使用 DOG1、CD117、CD34 检测在 E-GIST 诊断及与其他类型胃肠外软组织的鉴别诊断中具有重要作用。

一般而言,E-GIST 的诊断及恶性风险评估通常参照 GIST 进行,即依赖于形态学、临床病理及免疫组化检查。

GIST 的生物学行为及恶性风险评估因肿瘤起源部位不同,判定参数有所差异。一般认为,E-GIST 比一般起源于胃的 GISTs 更具侵袭性,其生物学行为近似于小肠 GIST。

现已明确,肿瘤的大小、有无肿瘤坏死与 E-GIST 的生物学特性呈正相关,核分裂数及有无肿瘤坏死是目前评价肿瘤分级及评估预后的 2 项重要指标。

Reith 等[20]的研究结果显示,E-GIST 恶性潜能的危险因素包括高细胞密度、核分裂象 >2 个/50HPF 及坏死。少于 2 个危险因素的患者仅 5% 具有较差的预后,而 2 个或多于 2 个危险因素的患者中 95% 具有较差的预后。

(七)鉴别诊断

E-GIST 临床及 CT 表现均与发生于腹膜后间隙、肠系膜和网膜、盆腔的其他肿瘤,如平滑肌肉瘤、脂肪肉瘤、纤维肉瘤、未分化多形性肉瘤、神经母细胞瘤、淋巴瘤、间皮瘤及神经源性肿瘤等相似,难以鉴别。

E-GIST 的肿块坏死囊变程度较其他发生于该区域的肿瘤更为明显,有助于鉴别诊断,但最终诊断须依靠病理及免疫组织化学检查定性。

脂肪肉瘤,常可见囊变、坏死和出血,内见脂肪成分为特征性表现;血管周细胞瘤,多发生于青壮年,常可见斑点状钙化灶,强化程度较明显,时间持续较长。胃肠道型神经鞘瘤,为间叶来源肿瘤的一种,绝大部分表现为良性,通常无明显囊变及钙化征象[63];神经鞘瘤一般弥漫表达 S-100 而不表达 CD117 和 CD34。

对于女性生殖道,E-GIST 需要与平滑肌瘤及平滑肌肉瘤鉴别。在组织学上,平滑肌细胞胞质常呈较强嗜酸性染色，E-GIST 细胞胞质呈稍淡嗜酸性染色；平滑肌肉瘤细胞具有更明显的多形性和异型性。免疫组化检测显示，GIST95% 表达 CD117、90% 表达 DOG-1、60%~70% 表达 CD34。DOG-1 可表达于 c-Kit 阴性的 GIST 及 PDGFRA 突变的 GIST。

阴道炎性肌纤维母细胞瘤，常发生于儿童和青少年，主要由增生的胖梭形纤维母细胞和肌纤维母细胞组成，间质伴有大量炎细胞浸润，多为成熟的浆细胞、淋巴细胞和嗜酸性粒细胞，少数为中性粒细胞，可见生发中心形成，病变除梭形细胞外，尚可见类圆形的组织细胞样细胞，部分病例中还可见一些不规则、多边形或奇异形细胞，核内可见嗜伊红性或嗜酸性包涵体，类似节细胞或 RS 细胞。免疫组化，多数病例 SMA 和 desmin 阳性，50% 的病例 ALK 阳性，DOG-1、CD117 和 CD34 阴性。

血管肌纤维母细胞瘤，多发生于中青年女性外阴，部分病例位于阴道和会阴；由交替分布的细胞丰富区和细胞稀疏区所组成，肿瘤内含有大量扩张的小-中等大薄壁血管；瘤细胞之间常有不同程度的胶原化，瘤细胞呈束状排列，并倾向围绕血管生长；免疫组化标记显示，瘤细胞 desmin、vimentin、ER 和 PR 阳性，DOG-1、CD117 和 CD34 阴性。

一组 775 例软组织标本的微阵列检测结果显示[64]，少数平滑肌肉瘤、滑膜肉瘤及黑色素瘤也罕见表达 CD117、DOG-1 及 CD34。

(八)治疗与预后

E-GIST 与 GIST 一样，对放、化疗均不敏感，其治疗主要是手术彻底切除，适当扩大手术范围是必要的，但不主张广泛的淋巴结清扫[65]。

对于中、高风险患者，术后应给予伊马替尼等靶向治疗[66]。

因 E-GIST 通常不累及胃肠道，罕有消化道出血、梗阻等典型的临床表现，故患者大多数因发现腹部肿块就诊，就诊时多已属晚期，往往瘤体巨大，并与邻近脏器粘连或浸润；且由于瘤体质地较脆，缺乏消化道壁的覆盖，部分还可合并瘤体内出血及坏死，极易于术中破裂导致医源性腹腔播散。因此，在手术过程中应该尽量避免过多接触翻动瘤体，防止肿瘤破裂[23]。

周晓亮等[67]指出，对于高度怀疑膀胱间质瘤的病例行膀胱部分切除术是比较合理的手术方式。

刘立成等[22]认为，E-GIST 预后差，手术方式、肿瘤是否破裂、有无复发转移、危险度分级、术后靶向药物治疗等是影响 E-GIST 预后的重要因素。何纯刚等[68]亦指出，E-GIST 的危险度较胃肠道 GIST 更高，且 E-GIST 的预后更差。

相关文献报道[69-70]，肿瘤平均直径大于 10cm，多为高度危险，复发/转移风险较高；Reith 等[20]研究发现，E-GIST 的组织学类型和预后无关。

二、食管间质瘤

(一)概述

食管间质瘤(esophageal stromal tumor，EST)极少见[71-72]，占食管肿瘤的 0.21%，占食管间叶源性肿瘤的 12.5%~25%[73-74]，占 GIST 的 1%~5%[75]。Monges 等[76]报道，约占 GIST 的 0.7%。

梁小波等[46]统计了 2000 年至 2005 年山西 GIST 181 例，EST 仅 12 例，占 7.32%。邱海波等[77]收集了 1998 年至 2015 年国内 4 家医疗中心 18 年收治的 GIST 患者 2 601 例，EST 仅 50 例，占 1.9%。万德森[78]收集国内 2000—2003 年 GIST 文献报道 23 篇，共 879 例，EST 仅 11 例，占 1.3%。

食管间质瘤可发生于任何年龄，但以中老年居多，高发年龄 50~60 岁，男性高于女性。俞清翔等[79]报道了 24 例食管间质瘤，男性 17 例，女性 7 例，年龄 29~69 岁，平均年龄（53.78±9.56）岁，50 岁以上 17 例。王江等[80]报道了 30 例食管间质瘤，男性 22 例，女性 8 例。李国仁[82]总结了 2010 年至 2015 年国内报道手术治疗的 EST 178 例[82-105]，男性 115 例，女性 63 例，年龄 19~77 岁，多发于 40~60 岁，中位年龄 46 岁；食管上段 29 例、中段 68 例、下段 69 例，不详 12 例。

目前多数学者认为，食管间质瘤亦起源于 Cajal 间质细胞（interstitial cells of Cajal，ICC）或向其分化的间充质干细胞。有研究报道[106]，食管 ICC 多分布于环形肌层，以食管下段分布密度最高，中段次之，上段最少。

（二）临床表现

俞清翔等[79]总结了食管间质瘤的临床特点，即食管 GIST 多见于 50 岁以上患者，好发于男性；多见于食管下段，食管中段其次，食管上段最少见；多起源于固有肌层，尤其是食管下段 GIST。

EST 的临床表现与食管癌相似，无特异性，早期难以发现。吞咽哽噎、咽部异物感是食管间质瘤常见的临床症状[107]。首发症状多为进食不适，咽下困难，胸骨后隐痛、胸闷不适等，或经体检发现。俞清翔等[79]报道了 24 例食管间质瘤，患者主要临床症状为吞咽异物感和胸骨后不适 4 例，反酸 7 例，上腹部不适、腹胀 8 例，另 5 例无明显临床症状。

（三）影像学检查

EST 的影像学及内窥镜检查包括食管造影、CT、MRI、胃镜或超声内镜检查等，是术前主要检查方法，在判断肿瘤位置、结构特征、生物学行为等形态学方面有较高价值，对诊断和判断良恶性亦有一定帮助。

82.5% 的 EST 发生于食管中下段；食管造影显示，局部规则的偏心性或中心性外压性弧形充盈缺损，表面光滑，未见龛影，钡剂有分流或涂抹征象，管腔有不同程度的狭窄，扩张度良好，管壁柔软，蠕动正常；肿块较大可见与压迹一致的软组织肿块影。

CT 表现为食管腔内或外膜下类圆形软组织肿块影，多位于肌壁间，境界清楚，密度均匀，增强后均匀强化，管腔受压呈弧形，狭窄。

不同侵袭危险性的 EST，其影像表现有一定差异，有助于分级。当影像显示实质性肿块较大（≥5cm）时，呈不规则分叶状，边界欠清，管壁僵硬，黏膜中断或龛影，密度不均匀，可见囊性变、坏死区、低密度影，不均匀强化，提示为中、高侵袭危险性肿瘤。

有报道[98-99]，食管造影和 CT 检查对良、恶性诊断与病理诊断吻合率分别为 100%、87.5% 和 79.5%；组织来源诊断与病理诊断符合率为 75%。

胃镜或超声内镜是发现和诊断 EST 的主要方法，超声内镜检查能提高 <2cm 肿瘤的检出率，显示起源于食管不同层次的黏膜下肿块，呈半球形隆起，外压性改变，少数息肉样隆起，黏膜表面光整，色泽正常，呈低回声肿块影，境界较清，边缘较光滑，内部回声均匀；如黏膜表面有糜烂或溃疡形成，肿块较大境界不清，回声不均匀，出现液性暗区等，多提示侵袭度增高可能。

李国仁[81]总结了国内文献报道的 178 例食管间质瘤，结果表明，肿瘤多位于黏膜下和肌层，肿瘤直径多为 3~5cm，最小为 0.3cm，最大为 15cm。王江等[80]报道了 30 例食管间质瘤，病变多位于食管下段，63.3% 的病变起源于固有肌层。

（四）组织病理与免疫组化

1. 组织病理

EST 的瘤体大体呈结节状或分叶状，位于肌壁间，大小不一，多为单发。魏秋良等[99]报道，单发病灶占 86.2%，多发占 13.8%。

切面呈灰白色或灰红色，实质性，质地中等，可见出血、囊性变、坏死区。

镜下瘤细胞以梭形细胞为主，占 79.0%，少数上皮细胞占 14.9%，混合细胞型占 6.1%。瘤细胞呈束状、编织状、交错排列，胞质丰富红染，核小，长梭形，偶见核仁；不同数目核分裂象。

EST 具有非定向分化的特征，生物学行为呈多样性，病理组织学上尚无确定指标能准确判断其性质，或作为区分良恶性的标准，主要参照肿瘤最大径、核分裂象和肿瘤细胞有无异型性、坏死及密集等特征评估。

当肿瘤较大时，形状不规则，表面不光整有糜烂或溃疡形成，肿瘤有浸润性，切面呈鱼肉状，间质有明显纤维化，伴出血、囊性变、坏死，肿瘤细胞有明显异型性，显示增生活跃、排列密集；核分裂象 ≥5/50HPF 提示恶性病变；多数认为肿瘤大小和核分裂数目是良恶性划分的最重要的依据。

2. 免疫组化

EST 是一类具有自身形态学特点、特征性免疫学表型和遗传学特征的间叶源性肿瘤，免疫组织化学技术是诊断 EST 最有效的手段，普遍推荐联合检测 CD117、CD34、SMA、S-100、desmin 标记，通常表达率依次为 95%、70%、30%~40%、5%、1%~2%，其中 CD117 是目前公认为最敏感而具特征性的免疫表型标记，是诊断的金标准[108-112]。

有文献报道[113]，EST 的 CD34 阳性表达较高，可达 50%~100%。亦有文献报道[114]，CD34 在食管 GIST 的阳性表达率高于胃和小肠。

李国仁[81]总结了国内文献报道的 178 例食管间质瘤，CD117 阳性表达率为 94.4%，CD34 阳性表达率为 59.9%。王江等[80]报道了 30 例食管间质瘤，CD117、CD34、SMA、desmin 阳性率分别为 93.3%、3.3%、73.3% 和 73.3%。

(五)诊断

1. 诊断方法

目前，食管间质瘤诊断标准参照 GIST 的诊断标准[115]，即食管的非上皮性、非肌源性、非神经源性及淋巴性肿瘤，由梭形及上皮样细胞组成，且表达 CD117 蛋白的间叶性肿瘤。

EST 通常位于黏膜下层，其临床表现、影像学和内镜检查缺乏特异性，与食管平滑肌瘤及食管癌相似，甚至并发，魏秋良等[99]报道了食管癌并发间质瘤 10 例，占 34.5%。

因此，临床诊断十分困难，即使活检和病理组织学检查，也难以与平滑肌瘤鉴别，临床上误诊率很高，国内回顾性病理文献资料报道 25%~26.8% 的间质瘤误诊为平滑肌瘤[116]。郭亚鹏等[71]总结文献报道的 24 例食管间质瘤，虽行胃镜检查活检，误诊率仍为 64.28%。杨昆等[89]报道，术前误诊率为 50%。

通常经内镜或超声内镜和影像学检查，检出具有一定特征性的黏膜下肿块，再根据特定组织学表现和免疫组织化学结果做出诊断；其中超声内镜的应用是发现和诊断 EST 的主要方法之一，可发现直径 <2cm 的肿瘤，提高了 EST 的临床检出率。Kawanowa 等[47]报道，直径 <1cm 的微小 GIST（是临床显性 GIST 的前期形式），超声内镜的检出率可达 35%，超过临床显性发病率。

超声内镜定位下穿刺活检免疫组织化学检测是术前获得诊断的首选方法，其准确性 >90%；但采集标本可引起肿瘤出血、破溃、播散和黏膜穿孔等，故存在争议，应慎重选择。因此，CSCO 对术前活检的原则、适应证及方式已取得共识，不推荐常规进行。

免疫组化检测是 EST 确诊和鉴别诊断的主要手段和依据，在判断起源和分化方向上具有重要意义，其中 CD117 和 CD34 最具特异性，阳性可诊断为 EST。

部分 EST 的诊断需要借助于电镜观察和基因突变检测，因 EST 与其他间质瘤的基因特征上存在差异，80% 存在 c-Kit 基因突变，5%~7% 存在 PDGFRA 基因突变。因此，对 CD117 阴性者推荐检测 Kit 和 PDFRA 基因突变，其中近 35% 的 Kit 突变阴性者，经检测存在 PDFRA 基因活性突变，以辅助诊断。

2013 年，CSCO 提出食管间质瘤诊断思路和标准[80,117-118]，一般可按以下步骤诊断：

(1)CT 扫描或内镜检查证实为实体性肿瘤。

(2)肿瘤组织具有梭形细胞为主，有局灶上皮样细胞成分的病理学特征。

(3)CD117 或 DOG-1 免疫组织化学为阳性，是诊断的"金标准"。

2. 良、恶性判断

目前，EST 良、恶性判断尚无统一标准和确定的指标。大多数学者认为，依据病理形态、临床表现、肿瘤大体、大小、细胞异型性和组织坏死，核分裂象、有无邻近组织器官侵犯和转移等因素做出综合判断；免疫组化标志物不作为判断良恶性和预后的指标。

C-Kit 基因突变者，恶性占 50%~80%，而 PDGFR-α 基因突变者，83.5% 多呈良性经过，预后较好；P53 和 Ki-67 标记指数，其恶性阳性率分别为 50.7% 和 65.71%，同时表达则预后差；端粒酶阳性、非整倍体 DNA 含量增加、PCNA 指数增高、Ki-67 指数增高、MIB-1>4%、c-myc 蛋白、Bcl-2 蛋白高表达等，预示恶性度较高，预后较差；有研究发现，TGF-β1、NF-κB、VEGF 高表达、MVD 计数，亦是预测预后的重要因素。

关于小、微 EST 的生物学行为也有较大的异质性和不可预测性，通常为自限性、惰性生长，良性表现，病理学上不具备恶性特征，但有的最终出现复发和转移。尹小川等[95]报道 5 例食管微小间质瘤，直径为 0.3~0.8cm，均属于高度侵袭危险性肿瘤。因此，目前认为所有 EST 是一种具有恶性潜能、有侵袭性和复发、转移倾向的肿瘤。

近年来，多数学者对 EST 的侵袭性风险度按 Fletcher 等[117]推荐的分类分级原则进行预后评估，分为：

(1)极低风险：肿瘤直径≤2cm，核分裂象<5/50HPF。

(2)低风险：2cm<肿瘤直径<5cm，核分裂象<5/50HPF。

(3)中风险：肿瘤直径<5cm，核分裂象<10/50HPF，或 5cm<肿瘤直径<10cm，核分裂象<5/50HPF。

(4)高风险：肿瘤直径>10cm，任何核分裂象；或核分裂象>10/50HPF，任何大小的肿瘤。

3. 临床病理分期

EST 临床病理分期目前尚无统一的标准，1992 年 Ng 等[119]提出，可参照软组织肿瘤的 TGM 分期系统，分为 I 期(T1G1M0)、II 期(T2G1M0)、III 期(T1-3G2M0)、IV 期(包括 IV A 期为 M1 或原发肿瘤不能切除，IV B 期为肿瘤破裂期)。

目前，多数学者认为以肿瘤大小、核分裂象和远处转移对 GIST 进行临床分期为 4 期(I~IVa、IVb)较为合理，从而将 GIST 大体上分为局限的可切除病变和明确的不可切除/广泛转移性病变。

(六)鉴别诊断

食管间质瘤主要需与食管平滑肌瘤进行鉴别，因为无论是食管平滑肌瘤和非高度侵袭危险性食管间质瘤，还是食管平滑肌肉瘤和高度侵袭危险性食管间质瘤，其年龄、性别、部位、肿物大小、术前钡剂造影检查、术前食管镜检查和苏灸精-伊红染色病理检查均无明显差异，免疫组化检查是区分食管间质瘤和平滑肌肿瘤最有效的主要手段。平滑肌瘤表达 a-SMA，不表达 CD117 及 CD34，无 c-Kit 基因突变；而食管间质瘤表达 CD117 及 CD34，a-SMA 通常阴性，也可阳性，具有 c-Kit 基因突变。

马大烈等[120]报道，通过免疫组化，发现了 14 例原诊断为食管平滑肌瘤的食管间质瘤。张旭等[121]报道，有 5 例原诊断为食管平滑肌瘤，经免疫组化检查后诊断为食管间质瘤。

（七）治疗与预后

1. 治疗原则

（1）对于非转移性的食管间质瘤首选治疗为局部治疗。

（2）对于复发、转移、无手术指征的食管间质瘤使用靶向治疗，可选择伊马替尼及舒尼替尼。

（3）目前主要有 3 种局部治疗方式，即肿瘤摘除术（包括传统开胸术、胸腔镜手术和胸腔镜辅助小切口手术）、食管部分切除术及内镜下切除术（包括内镜黏膜下剥离术 ESD 和内镜黏膜下隧道肿瘤切除术 STER）。应根据肿瘤大小、位置和性质，选择不同的局部治疗方式，但 R0 切除是基本原则。

郭亚鹏等[71]统计发现了文献报道的 23 例食管间质瘤，食管部分切除 15 例，肿瘤摘除 7 例，内镜下摘除 2 例；李国仁[81]发现了文献报道的 178 例食管间质瘤，传统开胸手术 164 例，其中肿瘤摘除 56 例、食管部分切除 41 例、不详 67 例；胸腔镜下摘除 8 例，内镜下摘除 6 例。

（4）EST 淋巴结转移的发生率和规律性缺乏大样本临床病例研究，对预后的影响亦不清楚。多数文献报道，极少发生淋巴结肿大和转移。因此，一般不主张常规淋巴结清扫。

值得注意的是，亦有淋巴结转移的相关报道，卢艳君等[122]统计发现了 1 962 例胃肠道间质瘤，淋巴结转移 30 例，转移率为 1.5%；详细病理报告 425 例，淋巴结转移 16 例，占 3.76%。马驰等[123]检索 GIST 出现淋巴结转移的个案报道 17 例胃肠间质瘤，其中 EST 仅 2 例，均有淋巴结转移。李国仁等[124]报道 EST 6 例，其中恶性 4 例，食管旁淋巴结转移 2 例，占 50%，有 1 例术后 3~5 年内相继出现左锁骨上淋巴结—肝左叶—右锁骨上淋巴结转移，均经手术切除，病理及免疫组织化学证实。曹智理等[125]认为，如病理诊断提示 EST 为恶性或有恶性倾向，应根据恶性食管肿瘤治疗原则行食管肿瘤切除和淋巴结清扫术，一般通常根据肿瘤的侵袭性选择局部淋巴结清扫术。

（5）一般而言，GIST 直径 <2cm、无临床症状者，可密切随访，或内镜摘除；对瘤体较大，或与肌层、黏膜、周围组织粘连或浸润的肿瘤，应行食管部分切除，其他行肿瘤摘除术。

Robb 等[126]认为，直径 <2cm，首选内镜下切除；2.0~6.5cm，首选肿瘤摘除术；6.5~9.0cm，可选择肿瘤摘除术或食管切除术，以完整切除肿瘤为原则；>9.0cm 或出现黏膜溃疡，无论肿瘤大小，首选食管切除术。

刘孟嘉等[82]报道 28 例食管间质瘤，内镜下肿瘤摘除 4 例，手术摘除 13 例，食管切除 11 例，平均肿瘤直径分别为（1.0±0.4）cm、（2.8±1.8）cm、（7.8±3.8）cm；申思宁等[104]报道了 15 例食管间质瘤，肿瘤直径 3~7cm，食管部分切除 13 例，肿瘤摘除 2 例；杨昆等[89]报道 14 例，肿瘤直径 2~10cm，肿瘤切除 10 例，食管部分切除 2 例，内镜下摘除 2 例。吕建发等[91]报道了 22 例食管间质瘤，均经胸切除肿瘤或食管部分切除，肿瘤直径为 0.8~6cm。

（6）微小 EST 应选择内镜下切除为宜，吴宗阳等[127]认为，经胸在胃镜定位下有助于完整切除直径 0.3~0.8cm 的微小 EST。

2. 手术治疗

手术治疗是食管 GIST 的首选治疗方法，通常根据肿瘤部位、大小、外侵程度、侵袭性和患者全身情况等选择手术径路和方式。

目前多数学者认为,EST 恶性居多,临床一旦确诊或瘤体较大、浸润周围组织,应及早手术切除,完全切除、切缘阴性(R0)是原发局限性、无转移 EST 治疗的基本原则;手术径路依肿瘤部位而定,手术方式可根据瘤体大小、有无外侵以及是否与食管黏膜构成广泛致密粘连等决定行局部切除或食管次全切除[127]。凡是没有转移的≤2cm 的 GIST(局限性 GIST)应被切除,完整切除后可达100% 的治愈率[128]。

对非高度侵袭危险性食管间质瘤,肿物局部切除术或部分食管切除术已经足够;对于高度侵袭危险性食管间质瘤,局部侵袭性不如食管癌,境界相对较清,一般手术切缘距肿瘤边缘 2cm 已足够,不在于是否行区域淋巴结清扫,因 GIST 极少发生淋巴结转移。

基于食管的解剖位置、壁薄、缺乏浆膜,内镜下切除有出血、穿孔或渗漏等风险相对较高的并发症,发生率为 15%,可高达 23.9%,导致严重后果,甚至危及生命,故对直径>3cm,位于固有肌层,有恶性潜能征象的 EST 应慎重,宜选择外科手术。

随着胸腔镜技术的发展和经验的积累,已普遍用于食管肿瘤的手术治疗。童向东等[86]报道,EST 经胸腔镜完整切除 6 例,直径为 0.6~4cm,认为胸腔镜应用于食管固有肌层的肿瘤,直径<5cm,核分裂象<5/50HPF 的食管间质瘤是可行和有效的。张志斌等[129]采用电视胸腔镜辅助小切口手术治疗食管良性肿瘤 60 例,其中 EST 10 例,肿瘤直径为 2~5cm。周勇等[102]报道,采用纤维胃镜辅助胸腔镜下行 EST 切除术,简便易行,安全有效,有助于<0.5cm 肿瘤的术中定位切除,是首选手术方式。姚晓军等[87]还报道了 1 例胸腔镜摘除 15cm 巨大 EST,认为对起源于固有肌层的肿瘤具有非常大的优越性,高效、安全、创伤轻。

3. 内镜治疗

食管间质瘤和胃 GIST 在肿瘤位置分布、起源、免疫组织化学和内镜治疗措施上各具特点,内镜下微创治疗目前已成为 GIST 一种新的安全、可靠的治疗手段[130-132],也为食管间质瘤的局部治疗提供了新的选择。

目前认为,对于直径<5cm、边界清楚、质地均匀、无外侵和转移征象的 EST 均可内镜下切除治疗,其中对起源于食管壁黏膜下层和黏膜肌层、直径<2cm、病灶规则、实性、均匀低回声的EST 可选择 ESD,源自固有肌层的亦可选择 ESD 或 STER。

STER 可应用于食管固有肌层肿瘤的治疗,它是一种 ESD 的改良式式,通过 ESD 使黏膜下层与固有肌层分离,在黏膜下层与固有肌层之间形成隧道,然后在隧道内将肿瘤挖除,避免破坏表面正常黏膜,具有创面小、穿孔风险低等优点,对于治疗起源于固有肌层的食管下段间质瘤有明显的优势[133]。俞清翔等[79]认为,ESD 和 STER 治疗食管 GIST 是安全和有效的,与传统手术比较,能最大限度地保留食管正常结构,创伤小,提高患者的术后生活质量。病变直径<4cm、边界清楚、质地均匀、无消化道外侵和转移者行内镜下切除成功率高,起源于固有肌层的食管 GIST 首选 STER治疗。

值得注意的是,消化道壁层薄弱,出血和穿孔是 ESD 最常见的并发症[134]。俞清翔等[79]指出,在剥离过程中应仔细观察有无暴露的血管,对于暴露血管及时应用电刀或电活检钳灼烧电凝处理;在分离黏膜下层时应用电凝电流,完整剥离病变后对创面显露血管应仔细搜寻并严格电凝止血。作者认为,对于位于黏膜肌层/黏膜下层的食管 GIST,采用 ESD 切除通常不会穿孔,但对于位于固有肌层的食管 GIST,因为食管壁薄且缺乏浆膜覆盖,采用 ESD 切除穿孔风险极大。对于术中发生穿孔者,常规应用金属夹夹闭穿孔及创面,且术后严禁食水,应用抑酸药物抑制胃酸分泌等措施,穿孔创面一般均能通过内科保守治疗而愈合。该作者报道了 24 例食管间质瘤,18 例行内镜黏膜下剥离术,6 例行内镜黏膜下隧道肿瘤切除术,术后随访 3~42 个月未发现肿瘤残留和复发。

王江等[80]报道了 30 例食管间质瘤,22 例食管间质瘤行内镜黏膜下剥离术(ESD),8 例行内镜黏膜下隧道肿瘤切除术(STER),病灶均一次性完整切除,1 例患者 ESD 术中发生穿孔。

4. 预后

与食管平滑肌瘤相比,即使是"良性"的 GIST 仍具有潜在恶性的生物学行为,临床上有 10% ~ 30% 的 GIST 表现出恶性潜能[135-136],预后相对较差。

李素琴等[65]认为,经长期随访,没有绝对良性的 GIST,只有转移潜能的不同。有文献报道,恶性间质瘤转移可以发生在原发肿瘤切除之后 30 年。

从已有的文献看,瘤细胞密集程度、出现凝固性坏死、核分裂增多是判断胃肠外间质瘤预后的重要指标,而肿瘤体积的大小、瘤细胞的异型性及瘤组织的生长方式与 E – GIST 的预后亦有相关性[27]。

三、胰腺间质瘤

(一)临床表现及影像学特点

胰腺间质瘤是发生于胰腺的一种罕见的胃肠外间质瘤,查阅国内外文献,目前报道的不足 50 例[137-138],平均年龄 53.5 岁,男女相当。

胰腺间质瘤的临床症状缺乏特异性,多为腹痛、腹胀、贫血、消瘦等,且症状出现时间较晚,发现时肿瘤体积多较大[139];当肿瘤逐渐增大,可引起相应临床症状,如腹胀、腹痛等,有时肿瘤出血、坏死,可出现短时间内突然增大、疼痛、发热等。

胰腺间质瘤常发生于胰体尾部,故一般无黄疸发生;实验室检查肿瘤标志物一般正常[140]。

胰腺间质瘤影像表现亦无特异性,一般不伴有腹膜腔及膜后淋巴结转移[141]。CT 常表现为肿块体积较大,形态多为类圆形,可见浅分叶,常呈囊性、囊实性或不均匀实性;边界多清晰,钙化少见[51,142];CT 增强扫描实性部分呈中度不均匀强化,肝转移灶较多见。

(二)诊断

胰腺间质瘤在超声、CT、MRI 检查无明显特异性表现,术前明确诊断极为困难,大部分病例术前诊断为胰腺癌、实性假乳头状瘤、胰腺内分泌肿瘤等[140],直至手术切除后病理检查才能明确诊断为胰腺间质瘤。

影像学检查对帮助明确肿瘤的位置、大小、边界、周围组织侵袭情况、远处转移情况及明确是否可行手术切除有一定价值,应用超声穿刺诊断胰腺间质瘤可能是目前唯一有效的术前诊断[143],如穿刺组织镜下可见梭形细胞和(或)上皮样细胞及免疫标记发现 CD117 阳性则可基本确诊[137,144]。

(三)治疗与预后

目前,手术仍是公认的治疗胰腺间质瘤的主要治疗手段,手术方式依据肿瘤位置及术中情况而定。

发生在胰头的间质瘤,可行胰十二指肠切除术[145];发生于胰体尾的间质瘤可行胰体尾联合脾切除术、胰体尾切除、胰尾切除术或单纯肿物切除术[146];如术中发现合并其他脏器的转移,条件允许情况下应行联合转移脏器切除,一般情况下不要求对区域淋巴结进行清扫。

若肿瘤较小,边界清楚,或患者不能耐受胰十二指肠切除术,亦可施行保留十二指肠的胰头切除或单纯肿瘤切除。吕雪琰等[138]统计文献已报道的 30 例胰腺间质瘤中,行胰十二指肠切除术 9

例，其中包括联合部分结肠切除 2 例，保留幽门 1 例；胰体尾联合脾切除术 8 例，其中包括腹腔镜手术 1 例，联合切除左半结肠 1 例，联合部分胃切除 1 例，联合十二指肠及部分结肠切除术 1 例；胰腺部分切除术 2 例，胰腺空肠吻合术 1 例，单纯肿物切除 3 例，仅开腹取病理 1 例，未能手术切除 5 例。

肝转移是晚期 GIST 最常见的临床表现之一，M. D. Anderson 肿瘤中心报告 GIST 肝转移发生率为 17%，原发肿瘤与肝转移非同时发现者比同时发现者多见。

手术切除联合甲磺酸伊马替尼辅助治疗是当前可切除 GIST 肝转移的最佳治疗手段，射频消融术、肝动脉化疗栓塞术、肝移植术、联合酪氨酸激酶抑制剂药物治疗亦是有效的治疗方法[147]。

Pauser 等[144]报道，GIST 对放疗的敏感性 <5%，但对胰腺间质瘤可行放射性[125]I 粒子植入。

无转移的原发性胰腺间质瘤在完整手术切除后 5 年存活率为 50% ~65%，术后 85% 的患者最终会复发、转移，15% ~50% 的患者就医时已有转移，不能手术的患者中位生存期仅有 10 ~20 个月，5 年存活率 <35%。

Yang 等[148]对 12 例胰腺间质瘤患者的预后进行了分析，结果发现，只有核分裂象数是决定患者预后的唯一指标，核分裂象数量 >10 个/50HPF 的患者预后明显要比核分裂象数量 ≤10 个/50HPF 的差。

（汪 华）

参考文献

[1] Miettinen M, Monihan J M, Sarlomo – Rikala M, et al. Gastrointestinal stromal tumors/smooth muscle tumors (GISTs) primary in the omentum and mesentery: clinicopathologic and immunohistochemical study of 26 cases[J]. Am J Surg Pathol, 1999, 23(9): 1109 – 1118.

[2] Kindblom L G, Remotti H E, Aldenborg F, et al. Gastrointestinal pacemaker cell tumor (GIPACT): gastrointestinal stromal tumors show phenotypic characteristics of the interstitial cells of Cajal[J]. Am J Pathol, 1998, 152(5): 1259 – 1269.

[3] Povstyan O V, Gordienko D V, Harhun M I, et al. Identification of interstitial cells of Cajal in the rabbit portal vein[J]. Cell Calcium, 2003, 33(4): 223 – 239.

[4] Ciontea S M, Radu E, Regalia T, et al. C – kit immunopositive interstitial cells (Cajal type) in human myometrium[J]. J Cell Mol Med, 2005, 9(2): 407 – 420.

[5] Manin S A, Sears D L, Sebo T J, et al. Smooth muscle neoplasms of the urinary bladder: a clinicopathologic comparison of leiomyoma and leiomyosarcoma[J]. Am J Surg Pathol, 2002, 26(3): 292 – 300.

[6] Hornick J L, Fletcher C D. The role of KIT in the management of patients with gastrointestinal stromal tumors[J]. Hum Pathol, 2007, 38: 679 – 687.

[7] Lucas D R, al – Abbadi M, Tabaczka P, et al. c – Kit expression in desmoid fibromatosis. Comparative immunohistochemical evaluation of two commercial antibodies[J]. Am J Clin Pathol, 200, 119: 339 – 345.

[8] Hornick J L, Fletcher C D. Immunohistochemical staining for KIT (CD117) in soft tissue sarcomas is very limited in distribution[J]. Am J Clin Pathol, 2002, 117: 188 – 193.

[9] Yamamoto H, Oda Y, Kawaguchi K, et al. c – Kit and PDGFRA mutations in extra – gastrointestinal stromal tumor (gastrointestinal stromal tumor of the soft tissue)[J]. Am J Surg Pathol, 2004, 28: 479 – 488.

[10] Oikonomou D, Hassan K, Kaifi JT, et al. Thy – 1 as a potential novel diagnostic marker for gastrointestinal stromal tumors[J]. J Cancer Res Clin Oncol, 2007, 133: 951 – 955.

[11] Wegge J, Bartholomew D M, Burke L H, et al. Pancreatic extra – gastrointestinal stromal tumor masquerading as a bleeding duodenal mass[J]. BMJ Case Rep, 2012, 19: 2012 – 2012.

[12] Padhi S, Sarangi R, Mallick S. Pancreatic extragastrointestinal stromal tumors, interstitial Cajal like cells, and telocytes[J]. JOP, 2013, 14(1): 1 – 14.

[13] Shafik A, El – Sibai O, Shafik I, et al. Immunohistochemical identification of the pacemaker cajal cells in the normal

human vagina [J]. Arch Gynecol Obstet, 2005, 272(1): 13 - 16.

[14] Shafik A, Shafik A A, Sibai O E, et al. Identification of a vaginal pacemaker: an immunohistochemical and morphometric study[J]. J Obstet Gynaecol, 2007, 27(5): 485 - 488.

[15] Miettinen M, Lasota J. Histopathology of gastrointestinal stromal tumor[J]. J Surg Oncol, 2011, 104(8): 865 - 873.

[16] Du C Y, Shi Y Q, Zhou Y, et al. The analysis of status and clinical implication of KIT and PDGFRA mutations in gastrointestinal stromal tumor (GIST)[J]. J Surg Oncol, 2008, 98(3): 175 - 178.

[17] Pisters P W, Patel S R. Gastrointestinal stromal tumors: current management[J]. J Surg Oncol, 2010, 102(5): 530 - 538.

[18] Barros A, Linhares E, Valadao M, et al. Extra - gastrointestinal stromal tumors (EGIST): a series of case reports [J]. Hepatogastroenterology, 2011, 58(107 - 108): 865 - 868.

[19] Monabati A, Safavi M, Solhjoo F. Extra - gastrointestinal stromal tumor presenting as omental cyst[J]. J Gastrointest Surg, 2016, 20(6): 1275 - 1277.

[20] Reith J D, Goldblum J R, Lyles R H, et al. Extra - gastrointestinal (soft tissue) stromal tumors: an analysis of 48 cases with emphasis on histologic predictors of outcome[J]. Mod Pathol, 2000, 13(5): 577 - 585.

[21] Gaopande V L, Joshi A R, Bhayekar P D, et al. Clinicopathologic and immunohistochemical study of gastrointestinal stromal tumor (ten cases) and extra - gastrointestinal stromal tumor (six cases) with review of literature[J]. J Curr Res Sci Med, 2016, 2(2): 84 - 91.

[22] 刘立成, 刘雅刚, 徐文通. 胃肠道外间质瘤临床病理特征、治疗方法对预后的影响[J]. 现代肿瘤医学, 2012, 29(9): 1556 - 1559.

[23] 张德巍, 杨大业, 关维雨, 等. 原发胃肠外间质瘤的诊断与治疗[J]. 现代肿瘤医学, 2013, 21(2): 364 - 367.

[24] Kim K H, Nelson S D, Kim D H, et al. Diagnostic relevance of over expressions of PKC - 0 and DOG - 1 an - d KIT/PDGFRA gene mutations in extra - gastrointestinal stromal tumors: a Korean six - centers study of 28 cases[J]. Anticancer Res, 2012, 32(3): 923 - 937.

[25] Joensuu H, Hohenberger P, Corless CL. Gastrointestinal stromal tumour[J]. Lancet, 2013, 382(9896): 973 - 983.

[26] Peitsidis P, Zarganis P, Trichia H, et al. Extra - gastrointestinal stromal tumor mimicking a uterine tumor. A rare clinical entity. Int J Gynecol Cancer, 2008, 18: 1115 - 1118.

[27] Weppler E H, Gaertner E M. Malignant extra - gastrointestinal stromal tumor presenting as a vaginal mass: report of an unusual case with literature review[J]. Int J Gynecol Cancer, 2005, 15: 1169 - 1172.

[28] Beltrame V, Gruppo M, Pastorelli D, et al. Extra - gastrointestinal stromal tumor of the pancreas: case report and review of the literature[J]. World J Surg Oncol, 2014, 12(4): 105.

[29] Kim H H, Koh Y S, Park E K, et al. Primary extra - gastrointestinal stromal tumor arising in the pancreas: report of a case[J]. Surg Today, 2012, 42(4): 386 - 390.

[30] Rao R N, Vij M, Singla N, et al. Malignant pancreatic extra - gastrointestinal stromal tumor diagnosed by ultrasound guided fine needle aspiration cytology. A case report with a review of the literature[J]. JOP, 2011, 12(3): 283 - 286.

[31] 陶琨, 侯英勇, 袁亚, 等. 脾脏胃肠道间质瘤型间叶源性肿瘤1例[J]. 临床与实验病理学杂志, 2002, 18: 460 - 461.

[32] 俞公煊, 倪型灏, 钱峰, 等. 胃肠、泌尿、会阴部间质瘤临床病理及免疫组织化学分析[J]. 中华病理学杂志, 2003, 32: 111 - 114.

[33] He X, Chen N, Lin L, et al. Extra - gastrointestinal stromal tumor of the abdominal subcutaneous tissue: report of a very rare case at an unusual site[J]. J Int Med Res, 2017, 45(3): 1273 - 1278.

[34] Irving J A, Lerwill M F, Young R H. Gastrointestinal stromal tumors metastatic to the ovary: a report of five cases [J]. Am J Surg Pathol, 2005, 29: 920 - 926.

[35] 高雨农, 蒋国庆, 刘静贤, 等. 恶性胃肠道外间质瘤误诊为卵巢癌三例分析[J]. 中华妇产科杂志, 2005, 40: 339 - 341.

[36] 王占成, 邱娟. 腹内胃肠道外间质瘤六例临床分析[J]. 中华消化杂志, 2005, 25: 172.

[37] Ferchichi L, Kourda N, Zermani R, et al. Extra - gastrointestinal stromal tumors: a report of 4 cases[J]. Ann Chir, 2006, 131: 271 - 275.

[38] 常峰, 岳振营, 张龙云, 等. 阴道内原发性胃肠外间质瘤1例报道[J]. 诊断病理学杂志, 2016, 23(12): 959 - 962.

[39] 李杜娟, 赵跃武, 付芳芳, 等. 外阴及直肠阴道隔胃肠道外间质瘤3例临床病理分析. 临床与实验病理学杂

志，2015，31（4）：376－379.

[40] Fukuda T, Sumi T, Nakano Y, et al. Extra－gastrointestinal stromal tumor originating from the vulva[J]. Oncol Lett, 2011, 2(5): 797－799.

[41] Oqe T, Arik D, Uysal E, et al. Uterine extra－gastrointestinal stromal tumor presenting as intramural leiomyoma [J]. Eur J Gynaecaol Oncol, 2015, 36(2): 231－233.

[42] Jun Ho Yi, Byeong－Bae Park, Jung Hun Kang, et al. Retrospective analysis of extra－gastrointestinal stroma tumors[J]. World J Gas troenterol, 2015, 2l(6): 1845－1850.

[43] 李晶华，冯力民，文巧英，等. 阴道后壁胃肠道外间质瘤一例[J]. 中华妇产科杂志，2005，40（3）：214.

[44] 周旻雯，王坚，徐宇，等. 罕见及少见部位间质瘤的影像学表现[J]. 中国癌症杂志，2016，26（5）：409－413.

[45] 郭艳敏，周梅香，石瑞芳. 原发性胃肠外间质瘤 5 例临床病理分析[J]. 临床与病理杂志，2020，40（7）：1912－1916.

[46] 梁小波，于红宾，王立平. 胃肠道间质瘤的临床流行病学调查[J]. 肿瘤研究与临床，2006，18：505－507.

[47] Kawanowa K, Sakuma Y, Sakurai S, et al. High incidence of microscopic gastrointestinal stromal tumors in the stomach[J]. Hum Pathol, 2006, 37(12): 1527－1535.

[48] 何裕隆. 胃肠间质瘤的流行病学研究现状及其治疗[J]. 中华胃肠道外科杂志，2007，10：8－10.

[49] Rubió J, Marcos－Gragera R, Ortiz M R, et al. Population－based incidence and survival of gastrointestinal stromal tumours (GIST) in Girona, Spain[J]. Eur J Cancer, 2007, 43: 144－148.

[50] Kim H C, Lee J M, Kim S H, et al. Primary gastrointestina stromal tumors in the omentum and mesentery: CT findings and pathologic correlations[J]. AJR Am J Roentgenol, 2006, 182(6): 1463－1467.

[51] 贺敬红，李健丁，张瑞平. 胃肠道外间质瘤的影像诊断新进展[J]. 世界华人消化杂志，2010，18（1）：54－57.

[52] 沈旺，王新允，郑海燕，等. 胃肠道及胃肠道外间质瘤 216 例临床病理学特点分析[J]. 中国实用外科杂志，2011，31（8）：693－695.

[53] Hasegawa S, Swmelka R C, Noon T C, et al. Gastric stromal sarcomas: correlation of MR imaging and histopathologic findings in nine patients[J]. Radiology, 1998, 208(3): 592－595.

[54] Naitoh I, Okayama Y, Hirai M. Exophytic pedunculated gastrointestinal stromal tumor with remarkable cystic change [J]. J Gastroenterol, 2003, 38(12): 1181－1184.

[55] Ding G, Yang J, Cheng S. A rare case of rapid growth of exophytic gastrointestinal stromal tumor of the stomach[J]. Dig Dis Sci, 2005, 50(5): 820－823.

[56] 李小力，寇文超，陈平有. 腹膜后间质瘤的 MSCT 表现及诊断价值[J]. CT 理论与应用研究，2012，21（1）：74－78.

[57] Takao H, Yamahira K, Doi I, et al. Gastrointestinal stromal tumor of the retroperitoneum: CT and MR findings[J]. Eur Radiol, 2004, 14(10): 1926－1929.

[58] 方松华，孟磊，董旦君，等. 胃肠道间质瘤的血管造影诊断[J]. 中华肿瘤杂志，2005，27：496－498.

[59] 孙灿辉，李子平，孟悛非，等. CT 和超声内镜诊断胃肠道间质瘤的价值分析[J]. 中华放射学杂志，2004，38：197－200.

[60] Yamamoto H, Oda Y, Kawaguehi K, et al. c－Kit and PDGFRA mutations in extra－gastrointestinal stromal tumor (gastrointestinal stromal tumor of the soft tissue)[J]. Am J Surg Pathol, 2004, 28(4): 479－488.

[61] 王智辉，张涛. DOG1 在胃肠道间质瘤中的表达及意义[J]. 中华实验外科杂志，2016，33（5）：1336－1338.

[62] Fletcher C D, Berman J J, Corless C, et al. Diagnosis of gastrointestinal stromal tumors: a consensus approaeh[J]. Human Pathology, 2002, 33(5): 459－465.

[63] 吴张欣，彭卫军. 十二指肠神经鞘瘤 1 例报道及文献复习[J]. 肿瘤影像学，2014，23（4）：302－304.

[64] Espinosa I, Lee C H, Kim M K, et al. A novel monoclonal antibody against DOG－1 is a sensitive and specific marker for gastrointestinal stromal tumors[J]. Am J Surg Pathol, 2008, 32(2): 210－218.

[65] 李素琴，李夏，朱晓芸，等. 四种术式治疗胃肠道间质瘤的临床对比研究[J]. 胃肠病学和肝病学杂志，2019，4（28）：400－404.

[66] 谢伟，王阁. 胃肠间质瘤的基因分型及相关研究进展[J]. 现代肿瘤医学，2018，26（19）：3154－3158.

[67] 周晓亮，孙光，刘晓强. 膀胱间质瘤的诊断与治疗（附 1 例报告及文献复习）[J]. 临床泌尿外科杂志，2011，26（1）：11－13.

[68] 何纯刚，陈利生，李君，等. 胃肠道外间质瘤的临床特征、治疗与预后[J]. 中华普通外科杂志，2007，22（8）：579－581.

[69] Zhou J, Yan T, Huang Z, et al. Clinical features and prognosis of extragastrointestinal stromal tumors[J]. Int J Clin Exp Med, 2016, 9(8): 16367-16372.

[70] Yi J H, Park B B, Kang J H, et al. Retrospective analysis of extragastrointestinal stromal tumors[J]. World J Gastroenterol, 2015, 21(6): 1845-1850.

[71] 郭亚鹏, 邝世晏, 曾新艳, 等. 食管间质瘤的诊断和治疗[J]. 现代肿瘤医学, 2011, 19(12): 2446-2447.

[72] Miettinen M, Lasota J. Gastrointestinal stromal tumors (GISTs): definition, occurrence, pathology, differential diagnosis and molecular genetics[J]. Pol J Pathol, 2003, 54(1): 3-24.

[73] Abraham S C, Krasinskas A M, Hofstetter W L, et al. "Seedling" mesenchymal tumors (gastrointestinal stromal tumors and leiomyomas) are common incidental tumors of the esophagogastric junction[J]. Am J Surg Pathol, 2007, 31(11): 1629-1635.

[74] Miettinen M, Sarlomo-Rikala M, Sobin L H, et al. Esophageal stromal tumors: a clinicopathologic, immunohistochemical, and molecular genetic study of 17 cases and comparison with esophageal leiomyomas and leiomyosarcomas[J]. Am J Surg Pathol, 2000, 24(2): 211-222.

[75] Emory T S, Sobin L H, Lukes L, et al. Prognosis of gastrointestinal smooth muscle(stromal) tumors: dependence on anatomicsite[J]. Am J Surg Pathol, 1999, 23(1): 82-87.

[76] Monges G, Bisot-Locard S, Blay J Y, et al. The estimated incidence of gastrointestinal stromal tumors in France. Results. of PROGIST study conducted among pathologists[J]. Bull Cancer, 2010, 97(3): E16-22.

[77] 邱海波, 张鹏, 冯兴宇, 等. 中国四家医疗中心胃肠间质瘤诊断与治疗的18年变迁[J]. 中华胃肠外科杂志, 2016, 19(11): 1265-1270.

[78] 万德森. 提高对胃肠道间质瘤的诊治水平[J]. 中华胃肠外科杂志, 2003, 6(5): 285-286.

[79] 俞清翔, 郑忠青, 王涛, 等. 食管间质瘤的临床特点及内镜下治疗效果评价[J]. 上海交通大学学报(医学版), 2013, 33(5): 636-639, 666.

[80] 王江, 俞清翔, 何占坤, 等. 食管间质瘤与胃间质瘤的临床特点及内镜治疗[J]. 临床荟萃, 2014, 29(5): 490-493.

[81] 李国仁. 食管间质瘤的特征与外科治疗现状[J]. 中国肿瘤临床, 2017, 44(19): 993-999.

[82] 刘孟嘉, 戴维, 王大力, 等. 食管间质瘤手术方式的选择[J]. 癌症进展, 2015, 13(2): 205-208.

[83] 马华玲, 杨为贵, 朱润庆. 食管间质瘤的诊断和治疗[J]. 数理医药杂志, 2015, 28(1): 25-26.

[84] 黄邓君, 陶勇, 李勇, 等. 巨大食管间质瘤一例[J]. 肿瘤研究与临床, 2015, 27(4): 275-276.

[85] 丁雁启, 袁雪芹, 李合友. 胸部孤立性纤维瘤合并食管间质瘤一例[J]. 中华肺部疾病杂志(电子版), 2015, 8(4): 96-97.

[86] 童向东, 许世广, 孟浩. 电视胸腔镜食管间质瘤切除术6例[J]. 临床军医杂志, 2014, 42(5): 526-528.

[87] 姚晓军, 张洪伟, 郑兴龙. 胸腔镜食管巨大间质瘤切除1例报告[J]. 中国微创外科杂志, 2014, 14(6): 572-573.

[88] 马志强, 于健春, 康维明. 486例胃肠道间质瘤的外科治疗[J]. 中华消化外科杂志, 2013, 12(4): 276-279.

[89] 杨昆, 薛奇, 程贵余, 等. 食管间质瘤的临床分析和外科治疗[J]. 中华医学杂志, 2012, 92(41): 2924-2926.

[90] 李琳, 贺宪东, 苗振静. 培美曲塞二钠治疗食管间质瘤多发转移1例[J]. 实用医药杂志, 2013, 30(7): 615.

[91] 吕建发, 邹友成, 宋艾红, 等. 22例食管间质瘤临床分析[J]. 检验医学与临床, 2012, 9(11): 1317-1318.

[92] 刘楷, 王铸, 屈东. 食管间质瘤影像学分析及病理对照[J]. 中国肿瘤临床与康复, 2012, 19(1): 19-23.

[93] 滕飞, 陈东, 商建峰, 等. 食管鳞状细胞癌并发食管胃肠间质瘤临床病理观察[J]. 诊断病理学杂志, 2012, 19(3): 203-205.

[94] 赵文娣, 祁义军, 王岳君, 等. 胃肠道间质瘤临床病理及免疫组化表达的分析[J]. 安徽医科大学学报, 2012, 47(4): 454-457.

[95] 尹小川, 洪志鹏, 太祥, 等. 术中胃镜定位食管微小间质瘤切除5例[J]. 中华胸心血管外科杂志, 2011, 27(10): 622.

[96] 马秉灵, 薛丽蓉, 张沛刚, 等. 食管恶性间质瘤一例[J]. 中国医药, 2011, 6(12): 1451.

[97] 庞鹏, 郑翔, 王辉. 食管间质瘤1例[J]. 中国医刊, 2011, 46(2): 93.

[98] 徐素芳. 食管间质瘤的钡餐、CT表现及其病理[J]. 中国基层医药, 2011, 18(8): 1124-1125.

[99] 魏秋良, 张卫民. 食管间质瘤的CT影像特点及其临床病理[J]. 医学论坛杂志, 2011, 32(1): 55-57.

[100] 吴非, 战学雷, 张景波, 等. 胃肠间质瘤32例临床分析[J]. 实用肿瘤学杂志, 2011, 25(5): 439-441.

[101] 郭亚鹏. 食管良性间质瘤1例[J]. 中华胸心血管外科杂志, 2011, 27(1): 7.

[102] 周勇，王文公，曹彬. 纤维胃镜辅助胸腔镜下食管平滑肌瘤及间质瘤切除术[J]. 中国医师进修杂志，2011，34(32)：12-13.

[103] 王昊，张培龙，吴雪峰，等. 食管恶性间质瘤一例报告[J]. 中华普外科手术学杂志(电子版)，2011，5(2)：239.

[104] 申思宁，李印，秦建军，等. 食管间质瘤的诊治分析[J]. 中国肿瘤外科杂志，2010，2(3)：185-187.

[105] 潘旭峰. 食管间质瘤10例临床病理特征分析[J]. 肿瘤学杂志，2010，16(5)：374-376.

[106] Radenkovic G, Ilic I, Zivanovic D, et al. c-Kit-immunopositive interstitial cells of Cajal in human embryonal and fetal oesophagus[J]. Cell Tissue Res, 2010, 340(3)：427-436.

[107] 王占东，王小玲，王永军，等. 食管胃肠道间质瘤临床病理及免疫组织化学研究[J]. 诊断病理学杂志，2005，12(1)：31-33.

[108] 黄海花，吴秀浅，郑志超，等. 胃肠道及胃肠道外间质瘤的临床病理及免疫组化分析[J]. 临床肿瘤学杂志，2006，11(2)：95-100.

[109] Steigen S E, Eide T J. Trends in incidence and survival of mesenchymal neoplasm of the digestive tract with in a defined population of northern Norway[J]. APMIS, 2006, 114(3)：192-200.

[110] Kim K M, Kang D W, Moon W S, et al. Gastrointestinal stromal tumors in Koreans：i't sincidence and the clinical, pathologic and immunohistochemical findings[J]. J Korean Med Sci, 2005, 20(6)：977-984.

[111] Orosz Z, Tornczky T, Spi Z. Gastrointestinal stromal tumors：a clinicopathologic and immunohistochemical study of 136 cases[J]. Pathol Oncol Res, 2005, 11(1)：11-21.

[112] Alvarado-Cabrero I, Vazquez G, Sierra Santiesteban F I, et al. Clinicopathologic study of 275 cases of gastrointestinal stromal tumors：the experience at 3 large medical centers in Mexico[J]. Ann Diagn Pathol, 2007, 11(1)：39-45.

[113] 耿振宏，孙希印，魏超，等. 24例与癌并发的胃肠间质瘤临床病理分析[J]. 中国肿瘤临床，2014，41(21)：1368-1373.

[114] Miettinen M, Virolainen M, Maarit Sarlomo R. Gastrointestinal stromal tumors-value of CD34 antigen in their identification and separation from true leiomyomas and schwannomas[J]. Am J Surg Pathol, 1995, 19(2)：207-216.

[115] 师英强，杜春燕. 胃肠道间质瘤临床治疗进展[J]. 实用肿瘤杂志，2003，18(4)：263-265.

[116] 梁书增，杨辉，周谦誾，等. 原发性食管间质瘤的诊断和治疗(附2例报告和国内文献复习)[J]. 肿瘤基础与临床，2006，19(6)：508-510.

[117] Fletcher C D, Berman J J, Corless C, et al. Diagnosis of gastrointestinal stromal tumor：a consensus approach[J]. Int J Surg Pathol, 2002, 10(2)：81-89.

[118] CSCO 胃肠间质瘤专家委员会. 中国胃肠间质瘤诊断治疗共识(2013年版)[J]. 临床肿瘤学杂志，2013，18(11)：1025-1032.

[119] Ng E H, Pollock R E, Munsell M F, et al. Prognostic factors influencing survivalin gastrointestinal[J]. leiomyosacomas Ann Surg, 1992, 215(1)：68-77.

[120] 马大烈，刘晓红，白辰光，等. 食管间质瘤的临床病理及免疫组织化学研究[J]. 中华外科杂志，2002，40(3)：237-238.

[121] 张旭，戎铁华，吴秋良，等. 食管间质瘤与平滑肌肿瘤的临床鉴别及治疗[J]. 癌症，2006，25(7)：901-905.

[122] 卢艳君，梁小波，岳亮，等. 胃肠道间质瘤淋巴结转移临床意义文献分析[J]. 肿瘤研究与临床，2012，24(2)：8-10

[123] 马驰，郝少龙，刘新承，等. 空肠胃肠间质瘤术后左锁骨上淋巴结转移一例及文献复习[J]. 中华胃肠外科杂志，2017，20(1)：97-99.

[124] 李国仁，戴建华，王燕青，等. 原发性食管间质瘤六例诊治体会[J]. 中华胃肠外科杂志，2008，11(5)：499-502

[125] 曹智理，李单青，戈烽，等. 食管恶性胃肠道间质瘤的外科治疗[J]. 中华胃肠外科杂志，2008，11(2)：186.

[126] Robb W B, Bruyere E, Amielh D, et al. Esophageal gastrointestinal stromal tumors：Is tumor a lenucleation aviable the rapeutic option[J]. Am Surg, 2014, 261(1)：117-124.

[127] 吴宗阳，宫为一，鲍峰. 食管微小间质瘤1例并文献复习[J]. 安徽医学，2008，29(6)：731.

[128] Casali P G, Jost L, Reichardt P, et al. Gastrointestinal stromal tumours：ESMO clinical recommendations for diagnosis, treatment and follow-up[J]. Ann Oncol, 2009, 20(Suppl 4)：64-67.

[129] 张志斌，朱艳，蒋占新. 电视胸腔镜辅助小切口手术治疗食管良性肿瘤60例效果观察[J]. 世界最新医学信

息文献，2016，16（74）：202.

[130]　周平红，姚礼庆，秦新裕. 内镜黏膜下剥离术治疗 20 例胃肠道间质瘤[J]. 中华胃肠外科杂志，2008，11 （3）：219 – 222.

[131]　He Z，Sun C，Zheng Z，et al. Endoscopic submucosal dissection of large gastrointestinal stromal tumors in the e-sophagus and stomach[J]. J Gastroenterol Hepatol，2013，28（2）：262 – 267.

[132]　徐昕，王邦茂，郑忠青，等. 内镜黏膜下剥离术治疗胃肠道间质瘤的安全性及疗效观察[J]. 中华消化内镜 杂志，2011，28（3）：142 – 145.

[133]　Xu M D，Cai M Y，Zhou P H，et al. Submucosal tunneling endoscopic resection：a new technique for treating up-per GI submucosal tumors originating from the muscularis propria layer （with videos）[J]. Gastrointest Endosc， 2012，75（1）：195 – 199.

[134]　Chun S Y，Kim K O，Park D S，et al. Endoscopic submucosal dissection as a treatment for gastric subepithelial tumors that originate from the muscularis proprialayer：a preliminary analysis of appropriate indications[J]. Surg En-dosc，2013，27（9）：3271 – 3279.

[135]　Miettinen M，Majidi M，Lasota J. Pathology and diagnostic criteria of gastrointestinal stromal tumors（GISTs）：a re-view[J]. Eur J Cancer，2002，38（Suppl 5）：S39 – S51.

[136]　Miettinen M，Lasota J. Gastrointestinal stromal tumors – definition，clinical，histological，immunohistochemical， and molecular genetic features and differential diagnosis[J]. Virchows Arch，2001，438（1）：1 – 12.

[137]　许东奎，赵平，蔺宏伟，等. 胰腺恶性间质瘤一例[J]. 中华肿瘤杂志，2006，28（6）：480.

[138]　吕雪琰，鄂长勇，姚小晓，等. 胰腺间质瘤伴肝转移 1 例报告并文献复习[J]. 中国实用外科杂志，2015， 35（4）：422 – 425.

[139]　Behrame V，Gruppo M，Pastorelli D，et al. Extra – gastrointestinal stromal tumor of thepancreas：case report and review of the literature[J]. World J Surg Oncol，2014，23（12）：105 – 107.

[140]　Akbulut S，Yavuz R，Otan E，et al. Pancreatic extragastrointestinal stromal tumor：a case report and comprehen-sive literature review[J]. World J Gastrointest Surg，2014，6（9）：175 – 182.

[141]　肖平，陈翠芬，黄伟年，等. 胰腺恶性间质瘤一例[J]. 放射学实践，2015，30（9）：969 – 970.

[142]　周智，邢伟，俞胜男，等. 胃肠道外间质瘤的临床病理特点及 CT 表现[J]. 放射学实践，2005，21（11）： 1148 – 1151.

[143]　Tian Y T，Liu H，Shi S S，et al. Malignant extra – gastrointestinal stromal tumor of the pancreas：report of two ca-ses and review of the literature[J]. World J Gastroenterol，2014，20（3）：863 – 868.

[144]　Pauser U，Da S M，Placke J，et al. Cellular hamartoma resembling gastrointestinal stromal tumor：a solid tumor of the pancreas expressing c – Kit （CD117）[J]. Mod Pathol，2005，18（9）：1211 – 1216.

[145]　Karakousis G C，Singer S，Zheng J，et al. Laparoscopic versus open gastric resections for primary gastrointestinal stromal tumors （GISTs）：a size – matched comparison[J]. Ann Surg Oncol，2011，18（6）：1599 – 1605.

[146]　吴国聪，张忠涛. 腹腔镜胃间质瘤的治疗进展[J]. 腹腔镜外科杂志，2011，16（4）：311 – 313.

[147]　Showalter S L，Lloyd J M，Glassman D T，et al. Extra – gastrointestinal stromal tumor of the pancreas：case report and a review of the literature[J]. Arch Surg，2008，143（3）：305 – 308.

[148]　Yang F，Jin C，Fu D，et al. Extra – gastrointestinal stromal tumor of the pancreas：clinical characteristics，diagno-sis，treatment，and outcome[J]. J Surg Oncol，2011，103（7）：739 – 740.

第十四章　其他罕见软组织肿瘤

Other Rare Soft Tissue Tumors

第一节　侵袭性血管黏液瘤

一、概述

（一）基本概念

侵袭性血管黏液瘤（aggressive angiomyxoma，AAM）是一种罕见的、特殊类型的软组织间质肿瘤，具有侵袭性、复发性等特点。

1863 年，Virchow 最早提出"黏液瘤"之名；1983 年，Steeper 等[1]首先命名并报道了侵袭性血管黏液瘤。

1994 年，WHO 将侵袭性血管黏液瘤归为软组织良性肿瘤；2003 年，WHO 命名为"深部血管黏液瘤（deep angiomyxoma）"，但该命名未被广泛采用，目前临床上仍称其为"侵袭性血管黏液瘤"；2013 年，第四版 WHO 软组织肿瘤分类将 AAM 归为良性肿瘤[2]，但局部浸润和复发是其重要的生物学行为[3]，有报道复发率高达 50%[4]。

（二）流行病学

1. 发病情况

侵袭性血管黏液瘤是一种罕见的、来源于间叶组织的软组织肿瘤，到 2014 年为止，国外报道不超过 350 例，国内报道不超过 150 例，超过 12 例的分析总结为国外 3 篇、国内 1 篇，余多为个案报告[5]。北京协和医院自 1986 年 6 月至 2007 年 7 月间收治非上皮性来源的外阴肿瘤 42 例，其中侵袭性血管黏液瘤 2 例，占 5%[6]；目前国内报道样本量最大的是郭瑞江等[7]报道的 16 例侵袭性血管黏液瘤。

侵袭性血管黏液瘤好发于中青年妇女的会阴部、盆腔、臀部软组织，偶可发生于男性，多为个案报道[8-15]，男女发病比例约为 1:6[16-17]。Jing 等[18]回顾分析了 44 篇国内有关 AAM 的文献资料，共 93 例，男性 11 例，女性 82 例，男女性别比为 1:7.45。发病年龄为 6~77 岁[19-20]，在女性发病高峰年龄为 30~40 岁，平均年龄 36.5 岁，82% 的患者年龄为 20~49 岁[21]；在男性则多见于 >50 岁，平均年龄为 49.5 岁[22]。王悦人等[23]报道了 11 例侵袭性血管黏液瘤，男 1 例，女 10 例，中位年龄 36 岁。赖日权等[21]报道了 7 例侵袭性血管黏液瘤，均为女性，年龄 23~54 岁，中位年龄 43.5 岁。唐雪峰等[4]报道了 6 例深部侵袭性血管黏液瘤，6 例患者均为女性，35~48 岁，平均年龄 42.2 岁。郭瑞江等[7]报道了 16 例侵袭性血管黏液瘤，年龄 18~77 岁（平均 42.58 岁），女 14 例，男 2 例。

2. 遗传学

AAM 是一种生长缓慢、组织形态"温和"并有独特结构特征的侵袭性肿瘤，其发生机制尚不明确，可能与 12 号染色体的转位导致参与 DNA 转录的 HMGIC 蛋白异常表达所致有关[24]。

Rabban 等[25]研究提示，位于染色体 12q15 区的一种结构性转录因子 HMGA2 可能参与侵袭性血管黏液瘤的发生过程。Rawlinson 等[26]报道，侵袭性血管黏液瘤患者位于 12q15 的 HMGA2 基因已发生改变。

t（8；12）（p12；q15）可导致 HMGIC 基因异常表达 HMGA2[27]，Micci 等[28]指出，HMGIC（12q15）的改变可能与该病有关。Tsuji 等[29]报道了 4 例 AAM，1 例 t（5；8）（p15；q22）易位，3 例 12q13 - 15 的基因重排，其中 2 例发现 HMGA2 基因异常，1 例 t（11；12）（q23；q15）。Rawlinson 等[26]报道了 1 例 72 岁女性直肠壁 AAM 患者伴有 t（12；21）和 HMGA2 重排，核型为 46，XX，t（12；21）（q15；q21.1）。目前，位于 12q15 的 HMGA2 基因发生了改变已被确定。

CDK4 是细胞周期调控的核心因子，调节多种关键底物的磷酸化、激发 G1 - S 期及 G2 - M 期转化[30]。MDM2 基因异常与多种恶性肿瘤的发生与发展相关，主要异常改变包括 MDM2 启动子区域单核苷酸多态性和基因扩增[31]。但 CDK4 和 MDM2 在 AAM 中的表达及意义目前尚不明确[32]。

二、临床表现

（一）好发部位

AAM 的发生部位与泌尿生殖系统关系密切，好发于尿生殖膈区，如盆腔、肛周、会阴等[33]。女性中主要见于会阴及阴道，其次为盆腔、直肠周围、腹股沟、臀部等[34-35]，亦有报道发生于膀胱、腹膜后及子宫腔、宫颈等[36-39]；男性可发生于阴囊、膀胱、前列腺、精索等[9,40]，罕见于大肠、空肠、喉、肺及眼眶等部位[41-43]。

王悦人等[23]报道了 11 例侵袭性血管黏液瘤，7 例会阴部或臀部皮下肿块穿越盆膈延伸至盆腔，2 例位于外阴，1 例位于会阴部向上延伸至左下腹皮下，1 例位于腹膜后。赖日权等[21]报道了 7 例侵袭性血管黏液瘤，病变部位位于外阴部 3 例，累及阴道 1 例，位于盆腔及髂窝部 2 例，会阴累及坐骨结节 1 例。唐雪峰等[4]报道了 6 例深部侵袭性血管黏液瘤，肿瘤位于外阴部 3 例，臀部 2 例，盆腔 1 例。

发生于膀胱者罕见，多为个案报道，国外文献报道了 5 例[44-47]，国内报道了 2 例[48-49]，7 例膀胱 AAM，发病年龄 14～67 岁，平均年龄 35.5 岁，中位年龄 31 岁；女性 4 例，男性 3 例，均为青年患者。国内陈艳昕等[50]报道了 2 例膀胱侵袭性血管黏液瘤，1 例女性，30 岁；另 1 例为男性，25 岁。

发生于头颈部的 AAM 亦罕见，国内郭艳等[51]报道了 2 例，孙琼等[52]报道了 1 例男性，28 岁，因发现左耳颞部肿块就诊，病理诊断为左侧耳颞部侵袭性血管黏液瘤；王本一等[53]报道了 1 例颈部侵袭性血管黏液瘤，女，55 岁，右颌下触及一 5cm×8cm 大小的椭圆形、表面光滑、质地中等硬、有轻压痛的肿块，术后病理为侵袭性血管黏液瘤。

宫丽华等[54]报道了 1 例 20 岁男性，病理诊断为骨（肩胛骨）内侵袭性血管黏液瘤；荆宏伟等[55]报道了 1 例尿道侵袭性血管黏液瘤，患者女性，69 岁，因排尿疼痛不适就诊，B 超检查显示尿道与阴道间隙可见低回声肿块，术后病理诊断尿道 AAM。

（二）一般表现

AAM 常呈缓慢、隐匿性生长，患者一般无自觉症状，缺乏特异性，常以"无痛性肿物"就诊，部分患者多在体检后才被发现，术前误诊率高达 82% 以上[56]。

临床表现仅为局部缓慢生长的肿块，边界不清，生长期限不等，可数月至数年；部分患者有会阴、阴唇、盆腔不适，性交困难，以及因包块不断增大所致的压迫感和行动不适。

少数患者出现下腹部盆腔隐痛、外阴坠胀感和尿频，亦有随妊娠进程而明显增大者。

妇科检查，大部分患者可查出外阴、会阴或盆腔的肿块，但通常不能通过妇科检查确定侵袭范围。郭瑞江等[5]报道了12例侵袭性血管黏液瘤，患者多无明显症状，主诉多以发现包块逐渐增大（外阴、盆腔及臀部8例），其次为体检发现包块（3例，其中2例后期出现下腹坠痛），1例为尿频。

AAM的肿块大小多为10~20cm，大者甚至可达30cm。唐雪峰等[4]报道了6例深部侵袭性血管黏液瘤，肿瘤最大径6~14cm，平均9.3cm；汪庆余等[10]报道了1例男性侵袭性血管黏液瘤，44岁，体检时偶然发现，自觉大便变细，无其他不适感，肿瘤上、下半部大小分别为15cm×10cm×6.0cm及10cm×6.0cm×5.0cm。外阴区的AAM，常扩散到阴道旁和肛周、坐骨直肠窝及闭孔窝[20]。

三、影像学检查

影像学检查对AAM术前确定肿瘤的范围有重要意义[57]，包括CT扫描、MRI、盆腔或直肠超声、静脉肾盂造影、骨扫描、钡剂灌肠、盆腔血管造影等[58-59]。

超声检查显示，非特异性的不均质低回声团，薄壁，内呈分隔，部分可有血流信号[19,60]；CT可于术前提示病变的部位、累计范围及血供情况，有助于减少术中出血；MRI可提示肿物的组织成分，侵犯范围，有助于术前诊断，同时可考虑行术前病理活检及术中冰冻切片病理检查。Outwater等[58]认为，增强CT及MR显示肿瘤的"漩涡状"和"分层样"结构是AAM特征性表现，具有诊断意义。但强化不均匀[61]。复发肿瘤的CT及MRI特点与原发肿瘤影像学特点类似[62]。

（一）CT检查

CT显示为低密度或等密度影像，常表现为盆腔、会阴或外阴的软组织肿块，多为跨尿生殖膈的生长模式；境界清晰，邻近结构受压移位，直肠、膀胱、阴道等脏器及肌肉组织无明显破坏，而脂肪间隙多保留。

在部分患者增强CT中，可见特有的"漩涡状"或"分层"结构[5]。

（二）MRI检查

在MRI中，AAM之T1WⅠ呈现等同强度的肌肉信号，T2WⅡ呈现高信号，增强后可出现"分层"及"漩涡状"结构[5,62]。在T2加权像上，肿瘤呈高密度信号，类似于疏松的黏液样基质和富含水的成分，很可能与肿瘤中含有水及疏松的黏液有关，高度增强与肿瘤内含有血管有关[13]。

四、组织病理与免疫组化

AAM主要好发于女性会阴及盆腔周围，侵袭性和复发性是其临床病理特征。

（一）组织病理特征

1. 大体观

肿瘤一般体积大，为1~60cm，通常>10cm[63]，明显大于临床估计范围；外形不规则，呈息肉状、分叶状或条索状，肉样感，质软且有弹性，呈粉红色或灰色，发光；肿瘤无包膜或部分包膜，呈球形或分叶状，边界不清；切面呈半透明、黏液胶冻状，质软，滑润，可见囊性变及出血区域，区域可能出现血管充血、出血或纤维化[64-65]。唐雪峰等[4]报道了6例深部侵袭性血管黏液瘤，均行手术切除术，肿瘤表面欠光滑，切面实性、灰褐色，质中偏软、黏液状。

AAM 呈浸润性生长，浸润至邻近脂肪、纤维组织和肌肉[66]，通常可由阴唇向深部延伸至阴道侧壁、坐骨直肠间隙或腹膜后，并与周围脂肪和肌肉粘连或浸润，有时可穿透盆底肛提肌突出于外阴。

膀胱 AAM 肿瘤大体形态，呈分叶状或结节状，在膀胱肌壁内侵袭性生长，或部分突入膀胱腔呈息肉状；肿瘤与邻近组织分界不清，切面灰白色，呈黏液样或胶冻状，可局灶出血，部分可伴有囊性变。

2. 镜下观

组织学上，AAM 起源于肌纤维母细胞。病理切片上，可见形态基本一致的星芒状、卵圆形或短梭形的瘤细胞，基质可见大量黏液，亦可见扩张的薄壁或厚壁血管；AAM 肿瘤细胞具有纤维母细胞、肌纤维母细胞和平滑肌细胞的超微特征[67]。

（1）瘤细胞小而稀疏，呈梭形或星形，胞质边界不清，核小，卵圆形，形态一致，核仁不明显，无明显异型及核分裂，无坏死。

（2）背景呈黏液样，其中含纤细的胶原细丝，黏液基质含透明质酸。

（3）血管增生显著，尤其是毛细血管和肌性小动脉，可见汇集形成血管团，血管壁可增厚或透明变性。厚壁血管常透明变性，其周围常有增生肌纤维束，切面呈"袖套状"。

（4）间质可见肥大细胞和红细胞外渗，少数病例可见多核巨细胞[21]。

（5）肿物边缘常浸润于脂肪组织和骨骼肌中。

（6）电镜下，肿瘤细胞为圆形或梭形，有少量突起，细胞周围无基底层包裹，胞质中有中等量细胞器，以粗面内质网为主；细胞外基质富含胶原和糖胺聚糖。

（二）免疫组化

AAM 无一项特异性的免疫组化标志物，但肿瘤细胞阳性表达 vimentin（波形蛋白）、平滑肌特异性肌动蛋白（SMA）、肌肉特异性肌动蛋白（MSA）等可作为病理诊断的一项指标，这些免疫表型提示，AAM 具有向纤维母细胞和肌纤维母细胞分化的特征。

Chen 等[68]报道，AAM 的 CD34、vimentin、SMA 染色多呈强阳性，desmin、PR、ER 呈弱阳性；不足 25% 的 AAM 其 CD34 为阳性，Ki-67 阳性指数 <10%。Sutton 等[68]报道，AAM 细胞的 CD34、VIM、SMA 染色多强阳，desmin 弱阳，S-100、CD68 阳性率分别仅为 8.89% 和 5.56%。Fetsch 等[20]对 29 例 AAM 患者进行免疫组化测定，desmin 阳性表达 100%（22/22）、SMA 阳性表达 95%（19/20）、MSA 阳性率 84%（16/19）、vimentin 阳性率 100%（17/17）、ER 阳性率 92.8%（13/14）、PR 阳性率 90%（9/10），S-100 均阴性。

多数临床观察发现[69-70]，AAM 女性患者 ER、PR 呈阳性，可能在妊娠期生长，考虑该肿瘤可能为激素依赖性肿瘤。Martinez 等[67]和 McCluggage 等[72]报道的 8 例 AAM 均发现 ER 或 PR 受体，并认为 AAM 是一种激素依赖性肿瘤。Fetsch 等[20]报道了 29 例女性 AAM，ER、PR 受体阳性率分别为 13/14 和 9/10。但对 ER 和 PR 的免疫表达各研究的结果不一致，Fishman 等[73]报道 AAM 的 ER 阳性，PR 阴性；而 Htwe 等[74]报道 ER 阴性，PR 阳性。

有关男性 AAM 病例 ER、PR 的报道较少，仅见 Idrees 等[75]报道 4 例 AAM，其中 1 例 ER 阳性，3 例 PR 阳性。

五、诊断与鉴别诊断

（一）诊断

AAM 临床罕见，缺乏特异性临床症状，术前很难明确诊断，术前误诊率达 80%[76]，常被误诊为外阴肿块、外阴脓肿、前庭大腺囊肿、中肾管囊肿、阴道囊肿、阴道膨出、提肛肌疝、脂肪瘤、纤维瘤、巴氏腺囊肿、脂肪瘤、盆底疝、腹股沟疝、阴道下垂等[77]。

术前穿刺细胞学涂片可明确诊断，但亦可误诊为脂肪瘤、纤维瘤和葡萄状肉瘤等。另外，可能因穿刺区域恰巧是血管丰富区域，造成出血，无法发现瘤细胞，少量黏液又常被忽略，易导致误诊。因此，在肿瘤内多方向进针吸取，应尽可能吸出肿瘤细胞成分。术中可送冰冻切片以明确诊断，尤其是外阴部位无包膜胶样肿瘤时。

一般而言，对于发生在中年女性会阴部、盆腔、臀部的具有黏液背景的软组织肿瘤，均应考虑到本病，诊断需结合病史、形态学和免疫组化。

（二）鉴别诊断

无论从临床、影像学表现上，还是病理学上，AAM 鉴别诊断尤为重要，通常需要与血管肌纤维母细胞瘤、浅表性血管黏液瘤、黏液样脂肪肉瘤、低级别黏液纤维肉瘤、黏液样平滑肌肉瘤、葡萄状横纹肌肉瘤、黏液样神经纤维瘤等相鉴别[77-82]。

1. 血管肌纤维母细胞瘤

血管肌纤维母细胞瘤（angiomyxo fibroblastoma，AMF）是与 AAM 密切相关性的病变，好发于女性，年龄 25~54 岁（中位年龄 36.3 岁），主要位于外阴，亦可发生于女性阴道及男性会阴、腹股沟、精索和阴囊等处；两者瘤组织内均有肌纤维母细胞，在组织学特征上有许多相似之处[83]。

AMF 与 AAM 好发部位相似，但病变表浅，直径常小于 5cm，边界清楚，切除后常不复发；而 AAM 瘤体较大，切除后常复发。

AMF 显示瘤细胞分布有密集区和稀疏区交替，密集区瘤细胞血管周围常有密集呈丛状、条索状现象，很似涎腺组织的肌上皮，无厚壁血管，仅有薄壁血管，具有胞质透亮的外观；而 AAM 由梭形和星状细胞组成呈弥漫性或结节性分布，厚壁血管常可透明变性，血管周有肌纤维束。AMF 多围绕血管排列，黏液基质没有侵袭性血管黏液瘤明显。

间质 AMF 水肿样缺乏黏液，血管丰富，奥辛蓝染色阴性；而 AAM 间质黏液样，常见厚壁血管，奥辛蓝染色阳性。

2. 浅表性血管黏液瘤

浅表性血管黏液瘤（superficial angiomyxoma）好发于 40~50 岁女性，可发生于全身任何部位的软组织，但主要位于躯干、四肢、头部的真皮或皮下组织；肿瘤生长缓慢，直径 <5cm。

浅表性血管黏液瘤组织学上为良性肿瘤，瘤组织不具侵袭性，瘤组织内血管为薄壁小血管，缺乏厚壁血管。肿瘤与周围组织间常有一薄层纤维包膜，延伸至瘤组织内可将其分隔成结节状；瘤组织为黏液性基质（可形成黏液湖或微囊）背景和胶原间隔中散布着血管，细胞成分稀少。可伴/不伴上皮或皮肤附件成分，间质可见中性/嗜酸性粒细胞、淋巴细胞、肥大细胞浸润。

3. 黏液样脂肪肉瘤

黏液样脂肪肉瘤（myxoid liposarcoma）发病年龄较大，好发于四肢、腹膜后或皮下深部软组织，很少发生于盆腔。

肿瘤由圆形、卵圆形至短梭形的原始间叶细胞、大小不等的脂母细胞、分枝状或鸡爪样的毛细血管网和黏液样基质组成。

黏液样脂肪肉瘤含有丰富的嗜酸性黏液基质和丰富的薄壁毛细血管网及树枝状（鸡爪样）血管结构，原始幼稚的间叶细胞及不等的印戒样脂肪母细胞；而 AAM 则无树枝状血管，且管壁较厚[84]。

黏液样脂肪肉瘤，细胞外黏液常形成微囊性淋巴管瘤样的"黏液湖"；免疫组化示，肿瘤细胞表达 S-100，脂肪染色阳性。

4. 低级别黏液纤维肉瘤

低级别黏液纤维肉瘤好发于 50～70 岁的老年人，好发于四肢，其次为躯干，其余为腹膜后、纵隔、头颈部、盆腔、阴囊等部位。

组织学上，可呈多结节状结构，低级别病变瘤细胞呈梭形和星形，异型性低，表现温和，常见大片黏液样变区，其内可见假脂肪母细胞及典型的长而弯曲的薄壁小血管。

5. 黏液样平滑肌肉瘤

黏液样平滑肌肉瘤（myxoid leiomyosarcoma，MLMS）亦可发生于盆腔软组织，但 MLMS 缺乏显著的血管成分及瘤细胞肥胖，且有异型性等平滑肌肉瘤的形态特征。

电镜下，平滑肌肉瘤具有典型的平滑肌细胞特征，而 AAM 细胞显示纤维母细胞、肌纤维母细胞。免疫组化，两者均可表达 desmin 及 SMA。

6. 葡萄状横纹肌肉瘤

葡萄状横纹肌肉瘤（botryoid rhahdomyosarcom，bRMS）好发于 <5 岁的婴幼儿，偶见于年轻女性，甚至绝经后女性。

bRMS 大体呈葡萄状或息肉样，质地柔软，可呈黏液水肿样。瘤细胞由小的、不规则的未分化到不同分化的横纹肌母细胞和与黏膜表面平行瘤细胞浸润带形成的"形成层"，其下为疏松的黏液样区域，其内散在分化程度不一的横纹肌母细胞，可见核分裂象。

免疫组化示，肿瘤细胞 desmin、myoglobin、MSA、MyoD1 和 myogenin 阳性，WT1 也可阳性。

7. 黏液样神经纤维瘤

由于黏液样神经纤维瘤（myxoid neurofibroma）含有疏松的胶原黏液样基质，可类似 AAM，但黏液样神经纤维瘤缺乏明显血管，多为局灶性黏液变性，波浪状或逗点状核，广泛取材多可见典型神经纤维瘤结构；免疫表型 S-100 蛋白及其他神经标记阳性，电镜下可证明其为神经源性肿瘤。

8. 黏液样恶性纤维组织细胞瘤

黏液样恶性纤维组织细胞瘤（myxoid malignant fibrous histiocytoma，MFH）好发于老年人，亦可有血管成分，但 MFH 的血管为丛状毛细血管，细胞明显多形性（组织细胞、梭形细胞、巨核及多核细胞）和明显的异型性易见核分裂象，可见车辐状结构及炎细胞浸润。免疫表型 vimentin、α-ACT、CD68、Mac387 标记阳性。

9. 黏液样软骨肉瘤

黏液样软骨肉瘤主要见于成人，平均年龄 50～60 岁，多发于四肢近端和肢带深部软组织。

组织学上，呈多结节结构，富含黏液样间质，纤维间隔将肿瘤分隔成充满淡蓝色黏液样间质的区域，间质内血管稀少；肿瘤细胞圆形或卵圆形，胞质嗜酸性，胞核圆形，核仁小圆形；黏液样基质中可见分化好的软骨细胞岛。

10. 肌内黏液瘤

肌内黏液瘤好发于 40～70 岁女性，多发生于大腿、肩、臀部和上臂的肌肉内。

肌内黏液瘤由细胞稀少的富含黏液的基质构成，黏液间由纤维束分隔，使肿瘤呈分叶状结构。肿瘤细胞小而少，呈短梭形或星芒状，胞质稀少，核深染，散在分布于黏液基质中，未见明显异型性及多形性；部分区域可以发生多囊变，但缺乏血管结构。

六、治疗

（一）治疗原则

虽然 AAM 在组织学上为良性肿瘤，但肿瘤呈浸润性生长，且尿生殖膈区局部解剖结构复杂，发生于男性会阴/肛周、前列腺、膀胱等部位时，常难以将肿瘤组织完整切除。贺军等[85]报道了1例，女性，30岁，左侧大阴唇、会阴至左侧臀部皮下可见大小约 8cm×15cm 包块，术中见肿瘤大部分位于盆腔，紧邻膀胱、直肠及髂内动脉，肿瘤上部与膀胱粘连，上达髂前上棘水平上方 2cm，下至左侧臀部及会阴部皮下，前达耻骨联合后方，后与骶前筋膜联系紧密，大小约 55cm×25cm×10cm，质软，血供丰富，无明显包膜，与周围组织分界较清，病理诊断盆腔、骶尾部及会阴部侵袭性血管黏液瘤。

AAM 术后极易局部复发，术后局部复发时间可从术后6个月到14年不等，3年内复发率可达 71%[86-87]。Behranwala 等[88]认为，高复发率多系初次诊断不正确，首次外科切除不充分所致。因此，根治性手术切除极为重要，而放疗及化疗对预防复发无效，不主张化疗或放疗辅助治疗[89-90]。

（1）肿块较小而局限时，局部切除术是治疗首选。手术切除后应该行 MRI 评估是否有残留病灶，如果有残留，可使用 GnRH - a（促性腺激素释放激素激动剂）治疗。

（2）对于巨大的侵袭性血管黏液瘤，广泛根治性切除术绝非首选，可先行血管栓塞，如果栓塞有效同时患者症状消失，可继续观察；如果无法行血管栓塞或栓塞失败，可尝试激素治疗。

（3）如果上述2种方法都失败或者症状没有缓解，可考虑 R1 切除或尝试放疗。

（4）对于 ER + /PR + 的绝经前女性患者，如果肿瘤侵袭深部盆腔软组织时，可先尝试新辅助 GnRH - a 治疗并观察疗效，若完全缓解则继续 GnRH - a 治疗，若不能完全缓解，应该考虑外科手术切除，同时辅以动脉栓塞，减少术中出血。

有学者认为[91]，术前进行血管造影可明确肿瘤主要供血血管，有助于评估手术方案，而术中进行相应供血血管结扎，可减少术中出血；而在血管造影基础上进行栓塞可在术前减少肿瘤血供，使肿瘤缺血、缩小，易与周围组织区分，降低手术难度。但亦有学者认为，AAM 是多条小血管而非单一滋养血管血供，血管栓塞操作困难，即使栓塞成功，肿瘤亦可能会形成相应的血供代偿，造成 AAM 复发。Nyam 等[91]报道1例用血管造影栓塞和术前、术中放疗联合治疗，以期减少 AAM 的复发率，但无随访结果。

虽有报道对复发患者使用放疗，随诊2～3年未见肿瘤复发[92]，但放疗可影响生育能力，且有可能由于放疗产生肉瘤变的潜在风险，故放疗需慎重。

（二）手术治疗

手术治疗是 AAM 目前最佳治疗方案[93]，局部广泛切除病灶可防止或减少复发，以完整彻底切除肿瘤为基本原则，完整切除可明显提高治愈率，减少复发率[94]。

但某些部位手术范围增大，手术难度和风险增加，是否一次切尽，尚有争议；因无淋巴或远处转移倾向，通常不需清扫淋巴结。

术前明确病理诊断非常重要，若术前未能明确诊断者，术中应行快速冰冻病理检查，以决定手术方式及手术范围。

郭瑞江等[7]报道了16例侵袭性血管黏液瘤，均行手术治疗，1例术后补充1次化疗，随访10例，1例术后复发，失访6例。

1. 手术方式

女性AAM手术术式的选择应基于肿瘤的位置，对于局限于外阴及阴道的AAM，一般行阴式手术切除；而对于超过盆膈向上延伸至腹盆腔的AAM，阴式手术无法完全切除，多建议经阴+经腹联合途径切除，经腹多为开腹手术。对于深部腹膜后AAM，可以通过经骶部做倒Y字形切口切除，避免对周围器官的损伤。

2. 手术范围

外阴和阴道的局部小肿物可通过局部手术切除，而累及盆腔深部甚至腹腔的AAM体积往往较大，广泛手术治疗需要切除部分或全部邻近的盆腔器官（膀胱、直肠、阴道）以获得切缘阴性。AAM一般不累及子宫和卵巢，因此手术以切除肿瘤为目的，可保留患者的生育功能。

既往认为，在病理诊断明确的情况下，扩大切除且切缘干净能达到治愈，不充分的肿物切除与术后复发有关[95-96]。然而，扩大切除且切缘净的患者术后仍有高达72%的复发率[97]。

因此，目前广泛根治性切除逐渐受到人们质疑，仅切除肿物和受累器官的保守性切除手术亦可获得良好的局部控制[95]。Chan等[17]发现，切缘阴性的患者与切缘阳性的患者相比，术后复发率差异无统计学意义，进而提出当完全切除手术难度巨大或患者需要保留生育功能时，可进行不全切除或部分切除。Bai等[98]指出，对于小而浅表的肿物，可行局部切除；对于体积更大、位置深但与周围正常组织边界清晰的肿物，应尽量完全切除；对于广泛而深部浸润盆腔器官的肿物，如果完全切除不可行或会造成严重的外科损伤，则推荐不完全切除。陈艳昕等[50]指出，膀胱侵袭性血管黏液瘤的治疗原则为膀胱部分切除，若瘤体较大、不易切净或复发可考虑行膀胱全切术。

总体而言，目前关于手术切除范围，逐渐趋向于保守[99]。

（三）内分泌治疗

内分泌治疗药物主要包括促性腺激素释放激素激动剂（GnRH-a）、芳香化酶抑制剂和雌孕激素受体阻断剂；临床观察发现[69,71,74]，大多数AAM患者ER、PR表达阳性，推测可能是激素依赖性肿瘤。因此，GnRH-a治疗作为术前缩小肿瘤、术后治疗微小病灶或不能切除患者的辅助治疗，可使患者获益[100-101]。卢正茂等[102]认为，对于复发性侵袭性血管黏液瘤患者，激素与放疗联合在一定程度上降低该肿瘤局部复发风险。Idrees等[75]认为，对于无法手术的患者，采用激素替代治疗是一种值得探索的治疗方法。崔陶等[3]指出，对广泛的、浸润性生长或波及重要器官的而不能手术或手术不完全的可选择醋酸亮丙瑞林（3.75mg皮下注射）治疗3个月，以期缩小肿瘤，为行再次广泛切除术提供条件。赖日权等[21]报道，对外阴复发病例应用激素治疗替代再次手术取得了一定疗效。

但亦有报道使用GnRH-a治疗后出现复发，且目前尚不清楚长时期使用GnRH-a能否治愈该病或停药后是否出现复发[35]，且长时间使用GnRH-a药物可出现绝经期症状及骨质流失等不良反应。Bagga等[103]认为，激素治疗的疗效有待进一步研究。

七、预后

AAM为良性肿瘤，其预后良好，极少发生远处转移，但由于肿瘤浸润性生长及常常难以完整切除肿瘤，术后复发率高达30%~70%[104-105]，部分患者局部可多次复发，史阳阳等[106]报道1例AAM患者，4年4次手术。陈艳昕等[50]统计分析了发生于膀胱的7例AAM患者临床资料，有1例术后3年复发，再次部分切除膀胱，1年后又复发，且达15cm×12cm×10cm，行膀胱全切术后9年无复发。

复发可在短期内或数年发生，2个月至15年[88]，一般3~10年，文献报道最长的复发时间为17年。术后3年复发率70%[107]。在赖日权等[21]报道的7例AAM中，随访5例，3例术后1~2年复发。Chan等[17]的一项回顾性研究显示，AAM的复发率大约是47%，最早的复发可出现在术后2个月，85%的复发病例出现在术后5年内(71%出现在术后3年内，94%出现在术后7年内)。

虽然大部分研究者认为，AAM侵袭性较低，可局部复发而无转移潜能，但有女性病例肺转移死亡的报道[43,108]。

（王育生）

参考文献

[1] Steeper T A, Rosai J. Aggressive angiomyxoma of the female pelvis and perineum: report of nine cases of a distinctive type of gynecologic soft-tissue neoplasm[J]. Am J Surg Pathol, 1983, 7(5): 463-475.

[2] Fletcher C D, Bridge J A, Hogendoorn P C, et al. WHO classsification of tumors of soft tissue and bone[M]. Lyon: IARC Press, 2013: 198-199.

[3] 崔陶, 方芳. 侵袭性血管黏液瘤临床病理特征及研究进展[J]. 现代妇产科进展, 2007, 16(10): 787-789.

[4] 唐雪峰, 郭乔楠, 王亚丽. 深部侵袭性血管黏液瘤6例临床病理分析[J]. 诊断病理学杂志, 2015, 22(3): 139-141.

[5] 郭瑞江, 齐跃, 刘水策, 等. 侵袭性血管黏液瘤12例临床分析及文献复习[J]. 中国实用妇科与产科杂志, 2014, 30(1): 55-58.

[6] 周慧妹, 郎景和, 朱兰, 等. 非上皮来源外阴肿瘤的临床病理分析[J]. 中华妇产科杂志, 2008, 43(7): 490-492.

[7] 郭瑞江, 齐跃, 刘水策, 等. 侵袭性血管黏液瘤的临床病理特点——附16例病例分析[J]. 现代肿瘤医学, 2014, 22(3): 660-663.

[8] Wiser A, Korach J, Gotlieb W H, et al. Importance of accurate preoperative diagnosis in the management of aggressive angiomyxoma: Report of three cases and review of the literature[J]. Abdom Imagiing, 2006, 31(3): 383-386.

[9] Hong R D, Outwater E, Gomella L G. Aggressive angiomyxoma of the perineum in a man[J]. J Urol, 1997, 157(3): 959-960.

[10] 汪庆余, 苏晓燕, 雷浪. 男性侵袭性血管黏液瘤1例[J]. 临床与实验病理学杂志, 2011, 27(11): 1262-1264.

[11] Morag R, Fridman E, Mor Y. Aggressive angiomyxoma of the scrotum mimicking huge hydrocele: case report and literature review[J]. Case Report Med, 2009: 157624.

[12] Minagawa T, Matsrshita K, Shimada R, et al. Aggressive angiomyxoma mimicking inguinal hernia in a man[J]. Imt J Clin Oncol, 2009, 14(4): 365-368.

[13] Heffernan E J, Hayes M M, Alkubaidan F O, et al. Aggressive angiomyxoma of the thigh[J]. Skeletal Radiol, 2008, 37(7): 673-678.

[14] Tiwari N, Magu S K, Ghoshal U C, et al. Aggressive angiomyxoma of the jejunum: a rare cause of obscure gastrointestinal bleeding[J]. Trop Gastroenterol, 2007, 28(4): 183-185.

[15] Sylvester D C, Kortequee S, Moor J W, et al. Aggressive angiomyxoma of larynx: case report and literature review[J]. J Laryngol Otol, 2010, 124(7): 793-795.

[16] Han-Geurts I J, Van Geel A N, Van D L, et al. Aggressive angiomyxoma: multimodality treatments can avoid mutilating surgery[J]. Eur J Surg Oncol, 2006, 32(10): 1217-1221.

[17] Chan Y M, Hon E, Ngai S W, et al. Aggressive angiomyxoma in females: is radical resection the only option?[J]. Acta Obstet Gynecol Scand, 2000, 79(3): 216-220.

[18] Jingping Z, Chunfu Z. Clinical experiences on aggressive angiomyxoma in China (report of 93 cases)[J]. Int J Gynecol Cancer, 2010, 20(2): 303-307.

[19] Salman M, Kuzey G, Dogan N, et al. Aggressive angiomyxoma of the vulva recurring 8 years after initial iagnosis [J]. Arch Gynecol Obstet, 2009, 280(3): 485 – 487.

[20] Fetsch J, Laskin W, Lefkowitz M, et al. Aggressive angiomyxoma: a clinicopathologic study of 29 female patients [J]. Cancer, 1996, 78(1): 79 – 90.

[21] 赖日权, 郜红艺, 黄传胜, 等. 侵袭性血管黏液瘤 7 例临床病理分析[J]. 临床与实验病理学杂志, 2006, 22 (4): 402 – 406.

[22] 汤玲, 曾红梅, 张秀, 等. 外阴侵袭性黏液血管瘤的组织学表现三例分析[J]. 中华肿瘤防治杂志, 2008, 15 (11): 877 – 878.

[23] 王悦人, 高玉颖, 徐姝, 等. CT 和 MRI 诊断侵袭性血管黏液瘤[J]. 中国医学影像技术, 2013, 29(8): 1336 – 1339.

[24] Magtibay P M, Salmon Z, Keeney G L, et al. Aggressive angiomyxoma of the female pelvis and perineum: a case series[J]. Int J Gynecol Cancer, 2006, 16(1): 396 – 401.

[25] Rabban J T, Dal Cin P, Oliva E. HMGA2 rearrangement in a case of vulva aggressive angiomyxoma[J]. Int J Gyencol Pathol, 2006, 25(4): 403 – 407.

[26] Rawlinson N J, West W W, Nelson M, et al. Aggressive angiomyxoma with t(12; 21) and HMGA2 rearrangement: report of a case and review of the lierature[J]. Cancer Genet Gytogenet, 2008, 181(2): 119 – 124.

[27] Nucci M R, Weremowicz S, Neskey D M, et al. Chromosomal translocation t(8; 12) induces aberrant HMGIC expression in aggressive angiomyxoma of the vulva[J]. Genes Chromosomes Cancer, 2001, 32(2): 172 – 176.

[28] Micci F, Panagopoulos I, Bjerkehagen B, et al. Deregulation of HMGA2 in an aggressive angiomyxoma with t(11; 12)(q23; q15)[J]. Virchhows Arch, 2006, 448(6): 838 – 842.

[29] Tsuji T, Yos hinaga M, Inomoto Y, et al. Aggressive angiomyxoma of the vulva with a sole t(5; 8)(p15; q22) chromosome change[J]. Int J Gynecol Pathol, 2007, 26(4): 494 – 496.

[30] Stewart M C, Kadlcek R M, Robbins P D, et al. Expression and activity of the CDK inhibitor p57 kip2 in chondrocytes under going hypertrophic differentiation[J]. J Bone Miner Res, 2004, 19(1): 123 – 132.

[31] Bond G L, Hu W, Bond E E. A single nucleotide polymorphism in the MDM2 promoter attenuates the p53 tumor suppressor pathway and accelerates tumor formation in humans[J]. Cell, 2004, 119(5): 591 – 602.

[32] Bigby S M, Symmans P J, Miller M V, et al. Aggressive angiomyxoma of the female genital tract and pelvis – clinicopathologic features with immunohistochemical analysis[J]. Int J Gynecol Pathol, 2011, 30(5): 505 – 513.

[33] Sirasagi A, Arakeri S. Deep aggressive angiomyxoma of pelvics of tissue: a rare case report[J]. J bstet Gynaecoll India, 2014, 64(6): 438 – 439.

[34] 卢战凯, 王茜, 王丽萍, 等. 1 例外阴侵袭性血管黏液瘤诊治研究[J]. 中国性科学, 2012, 21(3): 17 – 18.

[35] McCluggage W G, Jamieson T, Dobbs S P, et al. Aggressive angiomyxoma of the vulva: dramatic response to gonadotropin – releasing hormone agonis therapy[J]. Gynecol Oncol, 2006, 100(3): 623 – 625.

[36] Skalova A, Zamecnik M, Michal M, et al. Aggressive angiomyxoma p resenting as polyp of uterine cavity[J]. Pathol Res Pract, 2000, 196(10): 719 – 725.

[37] 于静, 王东晖, 李胜水, 等. 子宫侵袭性血管黏液瘤 1 例[J]. 中国综合临床, 2004, 20(5): 460.

[38] 宋伟青, 付丽媛. 膀胱侵袭性血管黏液瘤一例报道[J]. 医用放射技术杂志, 2004, 8: 46.

[39] 杨述根, 唐光才, 韩福刚, 等. 儿童膀胱巨大侵袭性血管黏液瘤一例[J]. 中华放射学杂志, 2010, 44(10): 1107 – 1108.

[40] Carlinfante G, DeMarco L, Mori M, et al. Aggressive angiomyxoma of the spermatic cord. Two unusual cases occurring in childhood[J]. Pathol Res Pract, 2001, 197(2): 139 – 144.

[41] Blanddamura S, Cruz J, Faure Vergara L, et al. Aggressive angiomyxoma: a second case of metasstasis with patient's death[J]. Hum Pathol, 2003, 34(10): 1072 – 1074.

[42] Bégin L R, Clement P B, Kirk M E, et al. Aggressive angiomyxoma of pelvic soft parts: a clinicopathologic study of nine cases[J]. Hum Pathol, 1985, 16(6): 621 – 628.

[43] Tsang W Y, Chan J K, Lee K C, et al. Aggressive angiomyxoma. A report of four cases occurring in men[J]. Am J Surg Pathol, 1992, 16(11): 1059 – 1065.

[44] López López C, Romero Maroto J, Quílez Fenoll J M, et al. New location of aggressive angiomyxoma: the bladder [J]. Actas Urol Esp, 1993, 17(9): 611 – 613.

[45] Cesarani F, Garretti L, Denegri F, et al. Sonographic appearance of aggressive angiomyxoma of the bladder[J]. J

Clin Ultrasound, 1999, 27(7): 399-401.

[46] May F, Luther A, Mohr W, et al. Recurrent aggressive angiomyxoma of the urinary bladder. Case report and review of the literature[J]. Urol lnt, 2000, 65(1): 57-59.

[47] Sawada Y, Ito F, Nakazawa H, et al. A rare benign genitourinary tumor in a Japanese male: urinary retention owing to aggressive angiomyxoma of the prostate[J]. Rare Tumors, 2010, 2(1): e15.

[48] 刘家骥. 膀胱侵袭性血管黏液瘤1例[J]. 第三军医大学学报, 2006, 28(14): 1516-1522.

[49] 张磊. 膀胱侵袭性血管黏液瘤1例[J]. 诊断学理论与实践, 2008, 7(2): 213.

[50] 陈艳昕, 窦富贤, 马亚琪, 等. 膀胱侵袭性血管黏液瘤2例临床病理观察[J]. 诊断病理学杂志, 2014, 21(5): 270-273.

[51] 郭艳, 胡广艾, 董红, 等. 头颅部侵袭性血管黏液瘤二例[J]. 天津医药, 2009, 37(1): 51.

[52] 孙琼, 秦东梅. 耳颞部侵袭性血管黏液瘤临床病理分析[J]. 实用医技杂志, 2016, 23(7): 764.

[53] 王本一, 陈海飚, 陈贵浩, 等. 颈部侵袭性血管黏液瘤1例报告[J]. 中国实用外科杂志, 2013, 33(5): 430.

[54] 宫丽华, 孙晓淇, 孟淑琴, 等. 骨内侵袭性血管黏液瘤的诊断及与其他黏液性骨肿瘤的鉴别[J]. 临床与实验病理学杂志, 2012, 28(10): 1143-1145.

[55] 荆宏伟, 于鸿远, 孔垂泽, 等. 尿道侵袭性血管黏液瘤1例诊治分析[J]. 现代泌尿生殖肿瘤杂志, 2015, 7(3): 171-172.

[56] 邬玮, 沙玉成, 苏玲. 阴道侵袭性血管黏液瘤1例并文献复习[J]. 中国实用妇科及产科杂志, 2011, 27(4): 314-315.

[57] Boren T, Lapolla J, Martino M, et al. Aggressive angiomyxoma: a case of multiple recurrences and review of the literature[J]. J Pelvic Med Surg, 2006, 12(3): 151-156.

[58] Outwater E K, Marchetto B E, Wagner B J, et al. Aggressive angiomyxoma: findings on CT and MR imaging[J]. Am J Roentgenol, 1999, 172(2): 435-438.

[59] 史讯, 张志勇, 张兴伟, 等. 侵袭性血管黏液瘤的影像诊断[J]. 实用放射学杂志, 2006, 22(12): 1467-1469.

[60] Xubin L, Zhaoxiang Y. Aggressive angiomyxoma of the pelvis and perineum: a case report and review of the literature[J]. Abdom Imaging, 2011, 36: 739-741.

[61] 马小龙, 蒋慧, 汪建华, 等. 侵袭性血管黏液瘤的MRI表现[J]. 中华放射学杂志, 2012, 46(4): 371-372.

[62] Jeyadevan N N, Sohaib S A, Thomas J M, et al. Imaging features of aggressive angiomyxoma[J]. Clin Radiol, 2003, 58(2): 157-162.

[63] 侯培云, 丁文燕. 侵袭性血管黏液瘤2例临床病理特征[J]. 诊断病理学杂志, 2004, 11(3): 191-193.

[64] McCluggage W G. A review and update of morphologically bland vulvovaginal mesenchymal lesions[J]. Int J Gynecol Pathol, 2005, 24(1): 26-38.

[65] 黄钟明, 李汉忠, 纪志刚, 等. 阴囊侵袭性血管黏液瘤1例报告[J]. 现代泌尿外科杂志, 2012, 17(1): 5.

[66] Chen E, Fletcher CD. Cellular angiofihroma with atypia or sarcomatous transformation: clinicopathologic analysis of 13 cases[J]. Am J Surg Pathol, 2010, 34(5): 707-714.

[67] Martinez M A, Ballestin C, Carabias E, et al. Aggressive angiomyxoma: an ultrastructural study of four cases[J]. Ultrastruct Pathol, 2003, 27(4): 227-233.

[68] Chen L N, Schink C, Carabias E, et al. Resection of a giant aggressive angiomyxoma in the Philippines[J]. GynecolOncol, 1998, 70(3): 435-439.

[69] Sutton B J, Laudadio J. Aggressive angiomyxoma[J]. Arch Pathol Lab Med, 2012, 40(3): 389-391.

[70] Havel G, Burian P, K ohrtz M, et al. Aggressive angiomyxoma of the vulva: an unusual, deceptive and recurrence prone tumor with evidence of estrogen receptor expression[J]. APMIS, 1994, 102: 236-240.

[71] Wolf C A, Kurzeja R, Fietze E, et al. Aggressive angiomyxoma of the female perineum in pregnancy[J]. Acta Obstet Gynecol Scand, 2003, 82(5): 484-485.

[72] McCluggage W G, Patterson A, Maxwll P. Aggressive angiomyxoma of the pelvic parts exhibits oestrogen and progesterone receptor positivity[J]. J Clin Pathol, 2000, 53(8): 603-605.

[73] Fishman A, Otey L P, Poindexter A N, et al. Aggressive angiomyxoma of the pelvis and perineum. A case report[J]. J Reprod Med, 1995, 40(9): 665-669.

[74] Htwe M, Deppisch L M, Saint-Julien J S. Hormone-dependent, aggressive angiomyxoma of the vulva[J]. Obstet Gynecol, 1995, 86(4Pt2): 697-699.

[75] Idrees M T, Hoch B L, Wang B Y, et al. Aggressive angiomyxoma of male genital region. Report of 4 cases with immunohistochemical evaluation including hormone receptor status[J]. Ann Diagn Pathol, 2006, 10(4): 197 – 194.

[76] Smith O H, Worrell R V, Smith A Y, et al. Aggressive angiomyxoma of the female pelvis and perineum: review of the literature[J]. GynecolOncol, 1991, 42(1): 79 – 85.

[77] Papachristou D J, B atistatou A, Paraskevaidis E, et al. Aggressive angiomyxom a of the vagina: a case report and review of the literature[J]. Eur J Gynaecol Oncol, 2004, 25(4): 519 – 521.

[78] 刘定云. 膀胱侵袭性血管黏液瘤 1 例及文献复习[J]. 临床与实验病理学杂志, 2005, 21(2): 238 – 239.

[79] 朱延波, 束木娟, 肖宁诚, 等. 血管肌纤维母细胞瘤与侵袭性血管黏液瘤临床病理分析[J]. 临床与实验病理学杂志, 2000, 16(1): 15 – 18.

[80] 左淑英, 唐平, 王瑞莲, 等. 侵袭性血管黏液瘤 2 例[J]. 临床与实验病理学杂志, 2010, 26(6): 766 – 767.

[81] Fine B A, Munoz A K, Litz C E, et al. Primary medicalm anagement of recurrent aggressive angiomyxoma of the vulva with a gonadotrop in – releasing hormone agonist[J]. Gynecol Oncol, 2001, 81(1): 120 – 122.

[82] 李春昭. 侵袭性血管黏液瘤: 16 例报告及与血管肌纤维母细胞瘤的关系[J]. 诊断病理学杂志, 1998, 5(1): 27 – 30.

[83] Granter S R, Nucci M R, Fletcher C D M. Aggressive an giomyxoma: reappais al of its relation ship to angiomyfibroblastoma in a series of 16 cases[J]. Histopathology, 1977, 30(1): 3 – 10.

[84] Zamecnik M, Skalova A, Michal M, et al. Aggressive angiomyxoma with multi nucleated giant cells: a lesion mimicking liposarcoma[J]. Am J Dermatopathol, 2000, 22(4): 368 – 371.

[85] 贺军, 向登, 林杨景, 等. 盆腔及骶尾部、会阴部巨大侵袭性血管黏液瘤一例[J]. 华西医学, 2016, 31(1): 86 – 87.

[86] Lix, Ye Z. Aggressive angiomyxoma of the pelvis and perineum: A case report and review of the literature[J]. Abdom Imaging, 2011, 36(6): 739 – 741.

[87] 蒋敏, 马鹏程, 朱骏, 等. 侵袭性血管黏液瘤临床病理观察[J]. 甘肃科技, 2010, 26(22): 161 – 163.

[88] Behranwala K A, Thomas J M. Aggressive angiomyxoma: a distinct clinical enty[J]. Eur J Surg Oncol, 2003, 29(7): 559 – 563.

[89] 冯燕, 陈秀玲, 陈秀慧, 等. 外阴侵袭性血管黏液瘤 1 例并文献复习[J]. 罕少疾病杂志, 2011, 18(2): 53 – 55.

[90] Nayal B, Rao L, Rao A C, et al. Extragenital aggressive angiomyxoma of the axilla and the chest wall[J]. J Clin Diagn Res, 2013, 7(4): 718 – 720.

[91] Nyam D C, Pemberton J H. Large aggressive angiomyxoma of the perineum and pelvis: analternative approach. Report of a case[J]. Dis Colon Rectum, 1998, 41(4): 514 – 516.

[92] Suleiman M, Duc C, Ritz S, et al. Pelvic excision of large aggressive angiomyxoma in a woman: irradiation for recurrent disease[J]. Int J Gynecol Cancer, 2006, 16(suppl1): 356 – 360.

[93] Stewart S T, Mccarthy S M. Aggressive angiomyxoma[J]. Radiology, 2004, 233(3): 697 – 700.

[94] Erol B, Pelit E S, Beka S, et al. Aggressive angiomyxoma mimiching a bladder mass[J]. Urol J, 2014, 11(3): 1710 – 1713.

[95] Simo M, Zapata C, Esquius J, et al. Aggressive angiomyxoma of the female and perineum: report of two cases and review of the literature[J]. Br J Obstet Gynecol, 1992, 99(11): 925 – 927.

[96] Elchalal U, Lifschitz – Mercer B, Dgani R, et al. Aggressive angiomyxoma of the vulva[J]. Gynecol Oncol, 1992, 47(2): 260 – 262.

[97] Mathieson A, Chandrakanth S. Aggressive angiomyxoma of the pelvis: a case report[J]. Can J Surg, 2007, 50(3): 228 – 229.

[98] Bai H M, Yang J X, Huang H F, et al. Individualized managing strategies of aggressive angiomyxoma of female genital tract and pelvis[J]. Eur J Surg Oncol, 2013, 39: 1101 – 1108.

[99] Haldar K, Martinek IE, Kehoe S. Aggressive angiomyxoma: a case series and literature review[J]. Eur J Surg Oncol, 2010, 36(4): 335 – 339.

[100] Shinohara N, Nonomura K. Medical management of recurrent aggressive angiomyxoma with gonadotropin – releasing hormone agnist[J]. International Journal of Urology, 2004, 11(6): 432 – 435.

[101] Giles D L, Liu P T, Lidner T K, et al. T reatmen t of aggressive angiomyxoma with arom atase inhinbitor prior to surgical resction[J]. Int J Gynecol Cancer, 2008, 18(2): 375 – 379.

[102] 卢正茂, 薛绪潮, 方国恩, 等. 侵袭性血管黏液瘤临床病理观察[J]. 临床误诊误治, 2009, 22(12): 64 – 65.

［103］　Bagga R，Keepanasseril A，Suri V，et al. Aggressive angiomyxoma of the vulva in pregnancy：a case report andre-view of management options［J］. Med Gen Med，2007，9（1）：16 – 17.

［104］　Nakamura T，Miura K，Maruo Y，et al. Aggressive angiomyxoma of the perineum originating from therectal wall［J］. J Gastroenterol，2002，37（4）：303 – 308.

［105］　郭东辉，张慧英，范娜娣. 侵袭性血管黏液瘤［J］. 临床与实验病理学杂志，1998，14（3）：283 – 285.

［106］　史阳阳，彭芝兰. 反复术后复发的外阴侵袭性血管黏液瘤 1 例［J］. 中国循证医学杂志，2005，20（4）：766.

［107］　张昌盛，张新华，张泰和. 男性侵袭性血管黏液瘤（附 1 例报道及文献复习）［J］. 男科学报，1998，4（3）：198 – 20.

［108］　Siassi R M，Papadopoulos T，Matzel KE. Metastasizing aggressive angiomyxoma［J］. NEngl J Med，1999，341（23）：1772.

第二节　磷酸盐尿性间叶性肿瘤

一、概述

（一）基本概念

磷酸盐尿性间叶性肿瘤（混合型结缔组织亚型）（phosphaturic mesenchymal tumor，mixed connective tissue variant，PMT/MCT）是一种罕见的肿瘤，为引起肿瘤源性骨软化症（OOM）的主要肿瘤类型；而肿瘤相关性骨软化症（tumor – induced osteomalacia，TIO）是临床上一种罕见的副瘤综合征，为代谢性骨病，主要是因磷酸盐尿性间叶性肿瘤（phosphaturic mesenchymal tumor，PMT）分泌的成纤维生长因子 – 23（fibroblast growthfactor – 23，FGF – 23）导致肾磷排出显著增加，进而引起血磷降低、尿磷异常升高、骨转换活跃、骨矿化不全、不同程度骨质疏松[1-5]，90% 以上的 TIO 由磷酸盐尿性间叶性肿瘤所致。

1947 年，McCance[6]首次报道了 TIO。1959 年，Prader 等[7]最先报道肿瘤为骨软化症的致病因素，肿瘤切除后，病情缓解。1980 年，张孝骞等[8]报道了我国首例 TIO 病例。

1987 年，Weidner 等[9]首次将 TIO 相关的间叶组织肿瘤命名为 PMT；并总结了既往的病例资料，将磷酸盐尿性间叶瘤分为 4 个亚型，即混合型结缔组织亚型、骨母细胞瘤样、非骨化性纤维瘤样及骨化性纤维瘤样，第 1 种亚型最多见，后 3 种亚型发生于骨组织。

2004 年，Folpe 等[10]报道了 32 例，并重新总结和修正了文献 109 例肿瘤性骨软化的肿瘤诊断，提出大多数引起骨软化症的间叶肿瘤可能为一种独立的组织病理类型——混合型结缔组织亚型。

2013 年版 WHO 软组织肿瘤分类中首次将 PMT 作为新的病种收录；2020 年版 WHO 软组织肿瘤分类中将其归为"分化不确定的肿瘤"。

（二）流行病学

磷酸盐尿性间叶瘤是一种罕见的肿瘤，自 1947 年首次报道以来，截至 2016 年年底全球报道约 350 例[11-12]，至 2018 年尚不足 400 例[13-16]。

据文献报道，PMT 的发病年龄为 3 ~ 73 岁，但 2/3 发生于 30 岁及以上人群，男女比例大致相当，男性稍多见。仅极少数病例在青春期前起病[17]，偶尔发生于儿童者，则可引起佝偻病。

徐奇奇等[16]报道了 14 例肿瘤性骨软化症，男性 8 例，女性 6 例；年龄 23 ~ 61 岁，发病年龄 20 ~ 57 岁。李媛等[18]报道了 16 例中枢 PMT，仅 1 例 8 岁幼童，平均年龄 54.5 岁（8 ~ 72 岁），女性

14 例，男性 2 例，女性显著多于男性。段亮等[19]报道了 13 例肿瘤性骨软化症，男性 8 例，女性 5 例；年龄 32~54(43.0±7.2)岁。

（三）分子遗传学

FGF-23 是一种目前已证实的参与磷代谢的主要调磷因子，且主要由成骨细胞及骨细胞分泌。

目前认为，低血磷抗维生素 D 性骨软化病主要有如下 3 种病因。

（1）X-连锁显性遗传：常引起儿童佝偻病，病因为 X-染色体的内肽酶同源的磷酸盐调节基因（phosphate-regulating gene with homologies to endopeptidases located on the X-chromosome，PHEX）突变失活，对血中 FGF-23 的降解能力下降[20]。

（2）常染色体显性遗传：FGF-23 发生突变，PHEX 编码的内肽酶不能降解突变的 FGF-23，而使其在血中含量增加，多为成年女性发病的骨软化病。

（3）肿瘤性骨软化：即磷酸盐尿性间叶瘤的瘤细胞分泌 FGF-23 发病。

目前已知的调节磷代谢的因子有 FGF-23、人分泌型卷曲相关蛋白-4(secreted frizzled elated rotein，sFRP-4)、细胞外基质磷酸糖蛋白(matrixextra cellular phosphoglyco protein，MEPE)等，其中 FGF-23 是最主要的细胞因子，故有"利磷因子"之称。

磷酸盐尿性间叶瘤的发病机制目前尚不十分明确，多数学者认为，肿瘤患者磷代谢紊乱与肿瘤分泌的 FGF-23 直接相关[21-22]。

临床发现，极少数肿瘤可大量分泌 FGF-23，如果超出体内水解蛋白酶对其灭活，则可导致血液中 FGF-23 水平升高；FGF-23 通过血液循环到达肾脏，作用于肾脏内 Klotho 蛋白（FGF-23 受体结合调节蛋白），调节近端肾小管钠-磷共转运蛋白Ⅱa(Na-PiⅡa)并抑制 1-α 羟化酶功能，进而使 1, 25-二羟基维生素 D3(1, 25(OH)2D3)降低和抑制磷的重吸收，最终导致低磷血症、骨矿化障碍、骨软化[23-33]。

Nelson 等[34]从肿瘤细胞中提取 DNA 进行分析，发现肿瘤细胞的 PHEX 正常，未见突变。Bowe 等[35]通过对由肿瘤衍生的永生性细胞系的研究，发现该细胞系表达 FGF-23 和与位于 X 染色体的内肽酶同源的磷酸盐调节基因（PHEX）的转录物，但 PHEX 编码的内肽酶仅降解野生型 FGF-23，而不降解突变型 FGF-23。姜艳等[36]研究提示，MEPE 可能与 FGF-23 在 TIO 发病中起协同作用；Berndt 等[37]研究表明，sFRP-4 可能具有磷酸化蛋白的功能，可促进尿磷增加和低磷血症，并直接代偿性增加 1α, 25-二羟基维生素 D，影响肾脏磷的代谢。

有观察发现，TIO 与肺小细胞癌[38]、结肠腺癌[39]、前列腺癌[40]及多发性神经纤维瘤病[41]等有关。

一些非肿瘤性疾病亦常引起低磷性骨软化症，如克罗恩氏病、溃疡性结肠炎、乳糜泻和空肠回肠旁路肥胖症等，因吸收不良引起维生素 D 缺乏可能导致骨软化[42]；长期缺乏阳光可导致维生素 D 吸收障碍，发生低磷性骨软化症[43]。

二、临床表现

（一）发生部位

PMT 在全身各处软组织和骨均可发生，四肢骨较躯干骨多见，头颈部多见于鼻腔、鼻窦及下颌骨。国外报道多发生于骨与软组织，偶尔位于头部[44]；而国内报道多发生于大腿，其次为足，也可发生于手、腰部、臀部和背部，罕见于腹膜后、内脏和纵隔[45-46]。张欣等[47]报道了 12 例磷酸盐尿性间叶肿瘤，6 例位于腹股沟、大鱼际、腘窝、咽旁间隙及腮腺、肘部、小腿肌间等软组织内，6 例位于髋臼、跖骨、下颌骨、股骨、上颌骨、髌骨等骨内，均有长期骨痛、关节痛和活动受限病史。

PMT 发生在中枢神经系统者非常少见，至 2018 年仅报道 14 例，10 例位于颅内，4 例位于脊椎[48-60]。

（二）一般表现

磷酸盐尿性间叶性肿瘤，临床表现为低血磷抗维生素 D 性骨软化病。通常成人隐匿起病，表现为不明原因的渐进性乏力、活动障碍、骨痛，肌肉痛等；严重者可出现肢体及身高变矮、牙齿脱落、病理性骨折(尤以髋关节为主)、骨骼畸形[61]。

TIO 的典型临床特征表现为起病缓，病程长。Feng 等[62]对 144 例 TIO 患者进行的一项回顾性研究显示，该病患者从起病至明确诊断的平均时间为 2.9 年，而从起病至手术切除肿瘤的时间平均长达 5.4 年。

实验室检查可有 FGF-23 升高、血磷降低、高尿磷及血清碱性磷酸酶(serum alkaline phosphatase，SAP)水平升高。

段亮等[19]报道了 13 例肿瘤性骨软化症，临床表现为骨痛(尤以髋关节及腰背部、肋间抽痛显著)、双下肢无力、下地自理困难(需拄拐或使用助行器)、身高进行性变矮、病理性骨折、胸廓变形、牙齿脱落。徐奇奇等[16]报道了 14 例肿瘤性骨软化症，病程 6 个月至 20 年，100% 出现骨痛，活动受限占 78.6%，乏力的占 92.9%，身高有明显缩短的占 35.7%。唐宏宇等[63]报道了 4 例磷酸盐尿性间叶瘤，均发生于髋部，均存在不同程度的全身或四肢骨骼、肌肉疼痛、无力，下蹲起立、行走困难。

三、影像学检查

影像学检查发现，PMT 骨密度减低、骨小梁模糊、骨皮质变薄及骨折、假性骨折、骨骼畸形等[64]。

典型 X 线表现为骨小梁模糊、假性骨折、椎体可呈双凹征、骨盆出现三角样改变等，与其他骨软化症无明显区别[65]。

CT、MRI 对发现 PMT 和确定病灶范围有一定价值，但灵敏度较低；且一般肿瘤体积较小，生长缓慢，位置多不典型，CT 和全身 MRI 扫描很难发现[66]。

PMT 可有生长抑素受体存在，可根据生长抑素受体显像定位骨软化肿瘤[67-68]；奥曲肽是生长抑素类似物，可与生长抑素受体结合，用于生长抑素受体显像[69]，^{99m}Tc 标记奥曲肽显像在 TIO 诊断中具有较高的灵敏度。

四、实验室检查

PMT 实验室检查，以低血磷、高尿磷、低血 1,25 二羟维生素 D 为特点，血钙、甲状旁腺激素和 25-羟维生素 D 均正常[11]。

有报道[70]，TIO 患者常伴肿瘤附近静脉内 FGF-23 水平升高，且术后 FGF-23 即可下降至正常水平。

研究发现[71-72]，血清中 FGF-23 浓度可作为 PMT 的一个有效诊断指标和监测预后指标。

徐奇奇等[16]报道了 14 例肿瘤性骨软化症，均出现低磷血症，血清碱性磷酸酶升高患者占 50.0%，92.9% 出现 24h 尿磷相对升高，85.7% 表现为血 25 - 羟基维生素 D₃ 正常或下降，所有患者的血钙基本正常或轻度减少，50.0% 的患者出现甲状旁腺激素升高。

五、组织病理学与免疫组化

（一）组织病理学

通常 PMT 组织学上分为 4 种亚型，即混合结缔组织变异体型（mixedconnec-tive tissue variant，PMT - MCT）、骨母细胞瘤样变异体型（osteoblastoma - like variant）、非骨化纤维瘤样变异体型（non-ossifying fibroma - like variant）和骨化纤维瘤样变异体型（ossifying fibroma - like variant）。Folpe 等[73] 分析了 32 例骨软化相关肿瘤病理学特征，认为几乎所有 PMT 均属于一种独立组织病理学类型，即 PMT - MCT。

在既往文献报道中的病理诊断类型中，有肌纤维母细胞瘤、腱鞘巨细胞瘤、血管内皮细胞瘤、血管外皮细胞瘤、鼻炎血管纤维血管瘤、硬化性血管瘤、血管平滑肌脂肪瘤、牙源性纤维瘤、软骨黏液样纤维瘤、骨肉瘤、滑膜肉瘤、骨母细胞瘤、骨化性纤维瘤、非骨化性纤维瘤等[74]；其病理分型统称为磷酸盐尿性间叶肿瘤（phosphaturic mesenchymal tumor，PMT）[75 - 76]。

肿瘤一般无包膜，常常向周围组织浸润性生长，肿瘤周边往往有膜样骨组织或软骨样组织呈外壳样包绕，该现象多出现于软组织中。

PMT 典型的组织病理学表现[77]，即肿瘤组织主要由肥胖的梭形细胞，伴或不伴有一些破骨细胞样多核巨细胞；间质富于厚壁畸形、鹿角样、血管外皮瘤样等多种类型血管，部分还可见成熟的脂肪组织；细胞常嵌套在软骨样或骨样基质中，形成絮状钙化，称作"污垢样结构"；细胞核分级及有丝分裂活性相对较低。

PMT - MCT 的病理形态存在多样化，主要由弥漫或成束排列的梭形纤维母样细胞或星形细胞构成，也可表现为黏液样及软骨细胞样；其背景基质可为软骨样、黏液样、骨样，可伴有异常钙盐沉积；肿瘤内往往富于血管，可表现为类似血管外皮瘤的"鹿角样"、类似鼻咽血管纤维瘤的"窦隙样"、薄壁血管、血窦样血管、厚壁畸形血管，较大的血管周围往往有黏液变性，肿瘤内可出现脂肪组织。

瘤组织内还可出现多核巨细胞伴陈旧性出血、含铁血黄素沉积及动脉瘤样骨囊肿样形态，该现象多见于骨组织；肿瘤间质内可见骨样组织岛、钙化的软骨样组织岛及脂肪组织岛[15]。

肿瘤组织往往有侵袭性生长的现象，与周围界限不清，但其并不提示恶性。

PMT 通常为良性，恶性 PMT 罕见，组织学上表现为重度异型性，出现坏死，分裂象易见。但恶性及转移性肿瘤也偶有报道[78]。

在大多数情况下，恶性 PMT 表现为肉瘤的特征，如明显的核异型性、较多的核分裂和升高的有丝分裂活性，类似于未分化的多形性肉瘤。

张欣等[47]报道了 12 例磷酸盐尿性间叶肿瘤，肿瘤主要由梭形细胞构成，部分病例伴有破骨样多核巨细胞，血管丰富，可见簇状厚壁畸形血管、薄壁血管、散在脂肪岛及软骨样细胞；7 例伴有不规则钙盐沉积，2 例伴条索状上皮。

（二）免疫组化

免疫组化对诊断磷酸盐尿性间叶肿瘤有一定的辅助作用，肿瘤细胞 vimentin 强阳性，CD56、

NSE 呈不同程度阳性，SMA、CD34、CD99、BCL－2 部分阳性；而 S－100、DES 和 AE1/AE3 均阴性。

Houang 等[79]认为，FGF－23 及 SSTR2A 对诊断磷酸盐尿性间叶肿瘤亦具有重要价值。

六、诊断

临床医生多对此病认识不足，加上 TIO 起病缓慢，肿瘤体积往往很小，且部位隐匿，临床表现不具特异性，故极易漏诊或误诊。徐奇奇等[16]报道了 14 例肿瘤性骨软化症，部分患者曾被误诊为类风湿关节炎、强直性脊柱炎、原发性骨质疏松、纤维性肌炎、范科尼综合征等良性疾病，反复做类风湿因子等检查，按照强直性脊柱炎、骶髂关节炎等给予激素或中成药治疗，效果欠佳，后经影像学检查发现可疑肿瘤后才经病理检查确诊。

该类肿瘤又易被误诊为其他类型的软组织肿瘤，如软骨黏液样纤维瘤、纤维肉瘤、腱鞘巨细胞瘤、硬化性血管瘤、巨细胞修复性肉芽肿、血管外皮瘤、血管平滑肌脂肪瘤、骨化性纤维瘤等。

(一)诊断思路

TIO 的诊断主要依据临床表现、实验室检查、影像学检查等，目前尚无统一的诊断标准，多为排除性诊断。

(1)需明确无低磷血症的家族史，无特殊药物应用史，排除原发性甲状旁腺功能亢进症、肾小管酸中毒等其他引起骨软化症的病因[79]。

(2)通常需要实验室检查，包括 ALP、24h 尿磷、25－羟基维生素 D_3、血钙等。

(3)进行 ^{68}Ga－DOTAPET、X 线、CT、核磁以及超声等影像学检查，以明确肿瘤发生部位。据报道，往往要在患者发病数年后才能找到肿瘤病灶[49]，最长时间可达 19 年[80]。

(4)明确肿瘤发生部位后，广泛取材，仔细观察病理切片，可能会发现该肿瘤的特征性组织学形态[81]。

(5)免疫组化对诊断磷酸盐尿性间叶瘤有一定的辅助作用，CD56、NSE 大多数病例阳性，亦是诊断该肿瘤最主要的免疫组化指标，Bcl－2、CD99、SMA 等免疫组化在诊断方面也具有重要价值[82]。

(二)定位诊断

对肿瘤进行定位及定性诊断是 TIO 治疗的前提和关键[83]；而 TIO 肿瘤多来自间叶组织，而间叶组织来源的肿瘤通常有生长抑素受体(SSTR)存在[84]，目前临床广泛认可的是奥曲肽显像(^{99m}Tc－OCT)[85-86]。Jing 等[87]报道，^{99m}Tc 标记的肼基联氨基烟酰胺奥曲肽(^{99m}Tc－HYNIC－TOC)全身扫描的准确率达 93.4%。

但即使 OCT 阴性，亦不能排除 TIO，还应利用 CT、MRI、PET－CT 进一步排查[88-90]。徐加利等[91]认为，CT、MRI 均可发现及清楚地显示病变，对于已排除其他病因的低磷性骨软化症患者可作为提示性诊断。

近年来有研究显示[92-95]，^{68}Ga－DOTATATEPET 已经成为一种理想的 TIO 肿瘤定位方法，相比于 ^{18}F－FDG－PET/CT 更有优越性，甚至能检测出 ^{111}In－oc-treotide SPECT/CT 未能发现的肿瘤。

另外，肿瘤分泌 FGF－23 是 TIO 的重要致病机制，全身静脉分段取血测定 FGF－23 对于大多数患者的肿瘤的定位具有重要价值[96-97]。

七、鉴别诊断

（一）肿瘤相关性骨软化症的鉴别

1. 遗传性低磷血症

X 连锁显性遗传性低磷性骨软化症（X - linked hypophosphace miarickets，XLHR）是遗传性低磷血症中最常见的类型，以 X 性染色体显性方式遗传；该病致病基因是 X 染色体上内肽酶同源的磷调节基因（phosphate regulating gene with homologi estoendo peptidases on the X chromosome，PHEX）[98]，PHEX 突变导致 FGF - 23 和 MEPE 的表达异常，FGF - 23 升高，肾近端肾小管重吸收障碍引起低血磷性骨软化症。

常染色体显性遗传性低磷性骨软化症（autosomal dominant hypophosphatemic rickets，ADHR）以常染色体隐性遗传的方式遗传，主要与 DMP - 1 基因突变有关[99]，是由于 FGF - 23 基因突变导致其蛋白水解受阻，体内 FGF - 23 水平升高导致的低磷性骨软化症。

XLHR、ADHR、常染色体隐性遗传低磷性骨软化症（autoso-mal - recessive hypophosphatemic - rickets，ARHR）均表现为典型的低磷血症，可有骨软化表现。

TIO 是由肿瘤导致的副瘤综合征，有原发肿瘤的存在，而 XLHR、ADHR、ARHR 是由基因突变引起的遗传性疾病，常有家族史，临床上不难鉴别。

2. 原发性甲状旁腺功能亢进症

原发性甲状旁腺功能亢进症是由于甲状旁腺自身病变，如增生、肿瘤等引起的甲状旁腺激素合成与分泌增多，导致的高血钙及低磷血症。临床表现为反复发作的肾结石、血尿、不明原因的骨痛、消化系统溃疡、高血压、精神神经病变。

通过测定体内甲状旁腺激素含量及临床表现，不难与 TIO 相鉴别。

3. 原发性骨质疏松症

原发性骨质疏松症是一种以骨矿含量降低和骨显微结构破坏为特征，骨脆性增加，易发生骨折的全身代谢性疾病，分为绝经后骨质疏松、老年性骨质疏松和特发性骨质疏松。

此病多是随年龄增长发生的一种生理性退行性变，给予补充钙磷等临床症状可缓解。

4. 多发性骨髓瘤

多发性骨髓瘤是一种浆细胞的恶性克隆性疾病，以骨髓中恶性浆细胞克隆性增生为特征，临床多表现为贫血、溶骨性病变和（或）广泛性骨质疏松，可有高钙血症、骨痛、病理性骨折及神经压迫症状[100]；多有血清异常蛋白增多，尿本周蛋白阳性，结合临床症状不难与 TIO 相鉴别。

5. 症状性 Tarlov 囊肿

症状性 Tarlov 囊肿为常见腰腿痛的原因之一，中年女性患者多见，为好发生于骶管内的神经根囊肿；临床症状多为腰骶部及下肢的疼痛不适，同时伴随轻度大小便功能障碍、会阴区麻木或间歇性跛行；骶尾部 MRI 可发现囊性病灶，生化检查多正常[101]，不难与 TIO 相鉴别。

6. Fanconi 综合征

遗传性 Fanconi 综合征是以肾小球近端小管联合功能受损为主要发病机制的常染色体显性遗传综合征[102]；而获得性 Fanconi 综合征的常见原因，有多发性骨髓瘤、肾病综合征、重金属中毒、药物因素等[103]。

Fanconi 综合征是由多种肾小管功能障碍所致的一组水电解质酸碱代谢紊乱为特征的临床综合征，常有肾性糖尿、多种氨基酸尿、高钙尿症、低磷血症等多种表现。遗传性 Fanconi 综合征多有阳性家族史，获得性 Fanconi 综合征有原发疾病或相关致病因素。

7. 药物性低磷性骨软化症

部分抗惊厥药，可加强肾脏对磷酸盐的重吸收、降低 1α – 羟化酶活性，导致低磷血症骨软化症[104-105]；阿德福韦酯（Adefovirdip-ivoxil，ADV）是成人低磷性骨软化症的重要发病原因，具有肾毒性和剂量依赖性，大剂量或长期低剂量使用可导致药物浓度增加，线粒体 DNA 合成抑制，细胞色素氧化酶缺陷，线粒体功能降低和肾小管上皮细胞凋亡，肾小管重吸收功能异常，最终导致低磷性骨软化症[106-107]。

药物导致的低磷性骨软化症多有明确的药物服用史，一般不难鉴别。

（二）PMT 的鉴别

PMT 的病理形态复杂多变，组织成分多样，血管形态结构丰富，形态学改变不具特征性，以一种形态为主时，易与其他肿瘤混淆，如血管平滑肌脂肪瘤、软骨黏液样纤维瘤、间叶性软骨肉瘤、血管外皮细胞瘤、腱鞘巨细胞瘤、巨细胞修复性肉芽肿、硬化性血管瘤等。

1. 炎性肌纤维母细胞瘤

二者虽均以梭形细胞为主，但炎性肌纤维母细胞瘤往往伴多量浆细胞、淋巴细胞、嗜酸性粒细胞浸润，PMT 则很少伴炎细胞，且 PMT 可伴有特征性血管、骨样组织。

2. 腱鞘巨细胞瘤

腱鞘巨细胞瘤好发于手、足等小关节，很少见于肘部、髋部等大关节，肿物界限清楚，常伴纤维性包膜，PMT 通常界限不清，无包膜，向周围组织浸润性生长。

3. 多形性未分化肉瘤

当 PMT 恶性变时肿瘤细胞异型明显，核分裂象易见，但瘤巨细胞少见，而多形性未分化肉瘤常伴奇异核及瘤巨细胞，仔细观察，PMT 还可伴有其他形态，如残存的脂肪岛、特征性血管等。

4. 骨肉瘤

二者均可见到骨样组织、丰富的血管及梭形细胞，但骨肉瘤细胞异型性大，核分裂多见，可见肿瘤性骨，缺乏良性梭形细胞及特征性血管。

5. 孤立性纤维性肿瘤

二者均有鹿角状分支血管，但后者缺乏磷酸盐尿性间叶性肿瘤中的黏液样或黏液软骨样基质，亦缺乏骨样组织及脂肪组织岛，钙化少见，后者部分 CD34 及 CD99 可阳性。

6. 血管平滑肌脂肪瘤

当 PMT 以脂肪和血管成分为主时，镜下与血管平滑肌脂肪瘤类似，PMT 中 HMB – 45、Melan – A 均阴性，PMT 周边常常可见骨样或软骨样壳包绕。

八、治疗与预后

（一）治疗

1. 局部治疗

TIO 一旦确诊，经手术完整切除肿瘤后，患者血磷、血钙等生化指标一般可迅速恢复正常，临床症状如骨痛等亦可逐渐缓解[108-110]。杨建业等[13]报道了1例女性，48岁，术后病理诊断为右髋部磷酸盐尿性间叶肿瘤，术后第4d血磷即恢复正常，术后3个月症状基本消失，随访2年无复发。

PMT虽然绝大多数为良性，但因为肿瘤无包膜，且具有镜下浸润性生长的特点，因此，在允许的情况下建议扩大切除，以防止肿瘤复发[111]。且有研究显示，即使广泛的肿瘤切除，仍有转移或复发的可能。良性病例局部反复复发者，有恶性变可能[81]。

Kobayashi等[112]认为，3D荧光透视导航技术辅助手术有利于肿瘤的根治性切除，可降低局部复发率。

若患者出现复发及转移情况，目前仍无有效的治疗方法，放疗、化疗对TIO无效[113]。

因中枢神经系统部位的特殊性，扩大切除术可能会引起一系列严重的并发症，部分病例难以完整切除。因此，中枢神经系统PMT较其他部位更易复发，对于无法完整切除的病例可考虑放疗。

李媛等[18]对文献报道的14例中枢神经系统原发性磷酸盐尿性间叶性肿瘤患者进行了总结，12例行手术切除，2例行单纯放疗；8例肿瘤不完全切除或手术切除后1个月至5年肿瘤复发，治疗仍采用扩大切除，1例合并放疗，1例由于位置特殊无法手术，口服磷酸盐和1,25二羟维生素D，血清磷酸盐及碱性磷酸酶水平降低，骨痛缓解。

唐宏宇等[63]认为，对于病灶位于股骨头内者，全髋关节置换是较安全的术式选择。

Cowan等[114]报道了1例TIO的治疗患者，使用冷冻消融实现了生化及临床症状改善，扩大了TIO患者尤其是拒绝手术和不能耐受手术患者的选择范围。

2. 系统治疗

2017年，Nair等[115]首次提出，使用放射性核素肽受体治疗恶性TIO有一定意义。

2014年，一项I期临床试验结果提示，对于XLHR患者，使用抗FGF-23抗体具有良好的安全性和有效性[116]，而TIO与XLHR的发病机制相似，该抗体可能对TIO有一定的治疗价值。Morimoto等[78]研究认为，阿奇霉素可一定程度上抑制肿瘤，对恶性和转移性TIO的治疗有一定价值，但有待进一步研究。

中性磷酸盐制剂是TIO重要的对症治疗手段，同时补充活性维生素D及钙剂等，需终身服药，每日多次服用，以维持有效的血药浓度[117]。

另外，长期服用磷合剂易引起继发性甲状旁腺功能亢进症，其具体机制目前尚不明确[70]；应同时监测血钙、血磷、肾功能等，以避免肾功能衰竭及肾脏钙化等并发症。

(二)预后

磷酸盐尿性间叶肿瘤多为良性或低度恶性，一般而言，完全切除致病肿瘤后，预后良好[118]。

Folpe等[10]对25例患者随诊，21例无病存活，4例带病存活，其中1例伴有肺转移。张欣等[47]报道了12例磷酸盐尿性间叶肿瘤，随访时间2~108个月，其中2例分别于术后72个月、84个月复发，其余病例均未见复发。

（丁富强）

参考文献

[1] Zuo Q Y, Wang H, Li W, et al. Treatment and outcomes of tumorinduced osteomalacia associated with phosphaturic mesenchymal tumors: retrospective review of 12 patients[J]. BMC Musculoskel-et Disord, 2017, 18(1): 403.

[2] Hautmann A H, Hautmann M G, Kölbl O, et al. Tumor – Induced Osteomalacia: an Up – to – Date Review[J]. Curr Rheumatol Rep, 2015, 17(6): 512.

[3] ADHR Consortium. Autosomal dominant hypophosphataemic rickets is associated with mutations in FGF23[J]. Nat

Genet, 2000, 26(3): 345-348.

[4] 夏维波, 刘畅. 肿瘤性骨软化症[J]. 临床内科杂志, 2016, 33(9): 595-597.

[5] Jiang Y, Xia W B, Xing X P, et al. Tumor-induced osteomalacia: an important cause of aduadlt-onset hypophosphatemic osteomalacia in China: reprt of 39 cases and review of the literature[J]. J Bone Miner Res, 2012, 27(9): 1967-1975.

[6] McCance R A. Osteomalacia with Looser's nodes (Milkman's syndrome) due to a raised resistance to vitamin D acquired about the age of 15 years[J]. Q J Med, 1947, 16(1): 33-46.

[7] Prader A, Illig R, Uehlinger E, et al. Rickets following bone tumor[J]. Helv Paediatr Acta, 1959, 14: 554-565.

[8] 张孝骞, 朱预, 刘彤华, 等. 间叶瘤合并抗维生素 D 的低磷血骨软化病一例报告[J]. 中华医学杂志, 1980, 60(3): 150-152.

[9] Weidner N, Stnta Cruz D. Phosphaturic Mesenchymal Tumors-a Polymorphous Group Causing Osteomalacia or Rickets[J]. Cancer, 1987, 59(8): 1442-1454.

[10] Folpe A L, Fanburg-Smith J C, Billings S D, et al. Most osteomalacia associated mesenchymal tumors are a single histopathologic entity: an analysis of 32 cases and a comprehensive review of the literature[J]. Am J Surg Pathol, 2004, 28(1): 1-30.

[11] Chong W H, Molinolo A A, Chen C C, et al. Tumor-induced osteomalacia[J]. Endocr Relat Cancer, 2011, 18(3): R53-R77.

[12] 李佳, 金文胜, 王欣璐. 肿瘤相关低磷软骨病 3 例报道并文献回顾[J]. 解放军医学院学报, 2018, 39(3): 266-271.

[13] 杨建业, 秦磊磊, 李飞龙, 等. 肿瘤相关性骨软化症 1 例报告并文献回顾[J]. 中国矫形外科杂志, 2018, 26(13): 1239-1245.

[14] 钟定荣, 刘彤华, 杨堤, 等. 骨软化或佝偻病相关的间叶组织肿瘤临床病理分析[J]. 中华病理学杂志, 2005, 34(1): 724-728.

[15] 聂秀, 邓仲端, 杨秀萍, 等. 软组织磷酸盐尿性间叶肿瘤的临床病理分析[J]. 临床与实验病理学杂志, 2007, 23(5): 557-561.

[16] 徐奇奇, 孔娜, 崔爱民, 等. 肿瘤性骨软化症: 14 例临床分析[J]. 临床军医杂志, 2017, 45(11): 1168-1170.

[17] Jeon H J, Kwon S H, Kim S W, et al. Evaluation of the parathyroid function in six patients with hypophosphatemic osteomalacia, including a case of tertiary hyperparathyroidism developing during combined oral phosphate and vitamin D therapy[J]. Horm Res, 2003, 60(3): 127-133.

[18] 李媛, 李致远, 钟定荣. 中枢神经系统原发性磷酸盐尿性间叶性肿瘤[J]. 诊断病理学杂志, 2018, 25(6): 401-405.

[19] 段亮, 刘军, 弓立群, 等. 13 例肿瘤性骨软化症诊治分析[J]. 中华实用诊断与治疗杂志, 2017, 31(7): 684.

[20] John M R, Wickert H, Zaar K, et al. A case of neuroendocrine oncogenic osteomalacia associated with a PHEX and fibroblast growth factor-23 expressing sinusoidal malignant schwannoma[J]. Bone, 2001, 29(4): 393-402.

[21] Hautmann A H, Schroeder J, Wild P, et al. Tumor-induced osteomalacia: increased level of FGF-23 in a patient with a phosphaturic mesenchymal tumor at the tibia expressing periostin[J]. Case Rep Endocrinol, 2014, 2014: 729387.

[22] Tarasova V D, Trepp-Carrasco A G, Thompson R, et al. Successful treatment of tumor-induced osteomalacia due to an intracranial tumor by fractionated stereotactic radiotherapy[J]. J ClinEndocrinol Metab, 2013, 98(11): 4267-4272.

[23] Gattineni J, Baum M. Regulation of phosphate transport by fibroblast growth factor 23 (FGF23): implications for disorders of phosphate metabolism[J]. Pediatr Nephrol, 2010, 25(4): 591-601.

[24] Carpenter T O, Imel E A, Holm I A, et al. A clinician's guide to Xlinked hypophosphatemia[J]. J Bone Miner Res, 2011, 26(2): 1381-1388.

[25] Erben R G Andrukhova O. FGF23 regulation of renal tubular solute transport[J]. Curr Opin Nephrol Hypertens, 2015, 24(5): 450-456.

[26] 郭从从, 郭可武, 汪华. 成纤维细胞生长因子-23 与肿瘤源性骨软化症[J]. 国际骨科学杂志, 2009, 30(3): 188-190.

[27] De Beur S M, Finnegan R B, Vassiliadis J, et al. Tumors associated with oncogenic osteomalacia express genes important in bone and mineral metabolism[J]. J Bone Miner Res, 2002, 17(6): 1102-1110.

[28] 吴博，夏维波. 肿瘤性骨软化症病理特点及致瘤基因[J]. 中华骨质疏松和骨矿盐疾病杂志，2016，9(2)：186-192.

[29] Hautmann A H, Hautmann M G, Koelbl O, et al. Tumor - Induced osteomalacia: an Up - to - Date review[J]. Curr Rheumatol Rep, 2015, 17(6): 512-514.

[30] 魏青. 慢性肾脏病患者高磷血症的危害性研究进展[J]. 中华实用诊断与治疗杂志，2014，28(11)：1041-1043.

[31] 曹亮，张寿，陈文远. 海绵状血管瘤诱发低磷性骨软化症1例并文献复习[J]. 中国矫形外科杂志，2016，24(7)：666-668.

[32] 杜艺，钱白英，柯剑婷，等. 慢性肾衰竭患者血液净化治疗前后血清成纤维细胞生长因子23水平变化[J]. 山东医药，2014，54(43)：51-54.

[33] Mirams M, Robinson B G, Mason R S, et al. Bone as a source of FGF23: regulation by phosphate? [J]. Bone, 2004, 35(5): 1192-1199.

[34] Nelson A E, Hogan J J, Holm I A, et al. Phosphate wasting in oncogenicosteomalacia: PHEX is normal and the tumor - derived factor has unique properties[J]. Bone, 2001, 28(4): 430-439.

[35] Bowe A E, Finnegan R, Jan de Beur S M, et al. FGF - 23 inhibits renal tubular phosphate transport and is a PHEX substrate[J]. Biochem Biophys Res Commun, 2001, 284(4): 977-981.

[36] 姜艳，夏维波，孟讯吾，等. FGF23、MEPE和sFRP4在肿瘤性骨软化症发病机制中的作用[J]. 基础医学与临床，2009，17(5)：6500-6505.

[37] Berndt T, Craig T A, Bowe A E, et al. Secreted frizzled - related protein 4 is a potent tumor - derived phosphaturic agent[J]. J Clin Investigation, 2003, 112(5): 785-794.

[38] Tantisattamo E, Ng R C. Dual paraneoplastic syndromes: small cell lung carcinoma - related oncogenic osteomalacia, and syndrome of inappropriate antidiuretic hormone secretion: report of a case and review of the literature[J]. Hawaii Med J, 2011, 70(7): 139-143.

[39] Leaf D E, Pereira R C, Bazari H, et al. Oncogenic osteomalacia due to FGF23 - expressing colon adenocarcinoma [J]. J Clin Endocrinol Metab, 2013, 98(3): 887-891.

[40] Chiam P, Tan H C, Bee Y M, et al. Oncogenic osteomalacia - hypophosphataemic spectrum from "benignancy" to "malignancy" [J]. Bone, 2013, 53(1): 182-187.

[41] Ben - Baruch D, Ziv Y, Sandbank J, et al. Oncogenic osteomalacia induced by schwannoma in a patient with neuro-fibromatosis[J]. Eur J SurgOncol, 1994, 20(1): 57-61.

[42] Dedeoglu M, Garip Y, Bodur H. Osteomalacia in Crohn's disease[J]. Arch Osteoporos, 2014, 9(2): 1-4.

[43] Mittal R, Kalra P, Dharmalingam M. Vitamin D deficiency presenting like hypophosphatemic osteomalacia[J]. Indian J Endocrinol Metab, 2012, 16(4): 413-415.

[44] Mathis D A, Stehel E J Jr, Beshay J E, et al. Intracranial phosphaturic mesenchymal tumors: report of 2 cases[J]. J Neuro Surg, 2013, 118(4): 903-907.

[45] 贡其星，范钦和. WHO软组织肿瘤分类第四版(2013年)的学习体会[J]. 临床与实验病理学杂志，2013，29(6)：587-590.

[46] 王颖倩，巴建明，王先令，等. 颅面部肿瘤所致低磷软骨病2例并文献复习[J]. 解放军医学院学报，2013，34(4)：405-407.

[47] 张欣，钟定荣，邢荣格. 磷酸盐尿性间叶肿瘤12例临床病理分析[J]. 临床与实验病理学杂志，2015，31(4)：426-430.

[48] David K, Revesz T, Kratimenos G, et al. Oncogenic osteomalacia associated with a meningeal phosphaturic mesen-chymal tumorCase report[J]. J Neurosurgery, 1996, 84(2): 288-292.

[49] Gonzalez - Compta X, Manos - Pujol M, Foglia - Fernandez M, et al. Oncogenic osteomalacia: case report and review of head and neck associated tumours[J]. J Laryngol Otol, 1998, 112(4): 389-392.

[50] Reis - Filho J S, Paiva M E, Lopes J M. August 2003: 47 - year - old female with a 7 - year history of osteomalacia and hypophosphatemia[J]. Brain Pathol, 2004, 14(1): 111-112, 115.

[51] Yoshioka K, Nagata R, Ueda M, et al. Phosphaturic mesenchymal tumor with symptoms related to osteomalacia that appeared one year after tumorectomy[J]. Intern Med, 2006, 45(20): 1157-1160.

[52] Andreopoulou P, Dumitrescu C E, Kelly M H, et al. Selective venous catheterization for the localization of phospha-turic mesenchymal tumors[J]. J Bone Miner Res, 2011, 26(6): 1295-1302.

[53] Uno T, Kawai K, Kunii N, et al. Osteomalacia caused by skull base tumors: report of 2 cases[J]. Neurosurgery,

2011，69（1）：e239 - e244.

[54] Bower R S，Daugherty W P，Giannini C，et al. Intracranial phosphaturic mesenchymal tumor，mixed connective tissue variant presenting without oncogenic osteomalacia[J]. Surg Neurol Int，2012，3：151.

[55] Fathalla H，Cusimano M，Di Ieva A，et al. OsteomalaciaInducing tumors of the brain：a case report，review and a hypothesis[J]. World Neurosurg，2015，84（1）：189，e1 - e5.

[56] Ellis M B，Gridley D，Lal S，et al. Phosphaturic mesenchymal tumor of the brain without tumor - induced osteomalacia in an 8 - year - old girl：case report[J]. J Neurosurg Pediatr，2016，17（5）：573 - 577.

[57] Stone M D，Quincey C，Hosking D J. A neuroendocrine cause of oncogenic osteomalacia[J]. J Pathol，1992，167（2）：181 - 185.

[58] Yu G H，Katz R L，Raymond A K，et al. Oncogenous osteomalacia：fine needle aspiration of a neoplasm with a unique endocrinologic presentation[J]. Acta Cytol，1995，39（4）：831 - 832.

[59] Biernat W，Kaniuka S，Stempniewicz M，et al. Phosphaturic mesenchymal tumor of spinal nerve in a patient with osteomalacia and multiple fractures[J]. Acta Neuropathologica，2010，119（3）：379 - 380.

[60] Nakamura T，Aizawa T，Hoshikawa T，et al. Tumor - induced osteomalacia caused by phosphaturic mesenchymal tumor of the cervical spine[J]. J Orthop Sci，2015，20（4）：765 - 771.

[61] 潘青青，罗亚平，李方. 颅底肿瘤性骨软化症一例[J]. 中华核医学与分子影像杂志，2017，37（1）：43 - 44.

[62] Feng J，Jiang Y，Wang O，et al. The diagnostic dilemma of tumor induced osteomalacia：a retrospective analysis of 144 cases[J]. En-docr J，2017，64（7）：675 - 683.

[63] 唐宏宇，王海彬，何伟，等. 髋部磷酸盐尿性间叶瘤致全身低磷性骨软化症4例[J]. 中华关节外科杂志（电子版），2018，12（5）：727 - 729.

[64] 巴建明，桑艳红，陆菊明，等. 12例肿瘤性骨软化症的临床诊治及术后随访[J]. 中华内分泌代谢杂志，2011，27（1）：19 - 23.

[65] 孔西建，刘玉珂，李盈盈，等. 瘤源性骨软化症的影像学诊断[J]. 骨骼肌肉影像学，2014，22（8）：624 - 629.

[66] Bhadada S K，Bhansali A，Upreti V，et al. Hypophosphataemic rickets/osteomalacia：a descriptive analysis[J]. Indian J Med Res，2010，131（3）：399 - 404.

[67] 杨芳，张连娜，冯瑾. 骨软化症核素骨显像影像特征分析[J]. 临床和实验医学杂志，2013，12（9）：656 - 658.

[68] 夏伟，侯仁花，吕中伟，等. 生长抑素类似物 depreotide 的合成与鉴定的实验研究[J]. 中华实用诊断与治疗杂志，2009，23（8）：737 - 740.

[69] 陈佳，田萌萌，李伟，等. 9例肿瘤源性骨软化症诊治分析[J]. 癌症进展，2015，13（4）：439 - 440.

[70] Yasuda S，Wada S，Kono S，et al. Tumor - induced osteomalacia：benign tumor recurrence after two surgical resections at two different medical institutions[J]. Endocr Pract，2013，19（4）：97 - 101.

[71] Larsson T，Zahradnik R，Lavigne J，et al. Immunohistochemical detection of FGF - 23 protein in tumors that cause oncogenic osteomalacia[J]. Eur J Endocrinol，2003，148（2）：269 - 276.

[72] Zimering M B，Caldarella F A，WhiteK E，et al. Persistent tumor - induced osteomalacia confirmed by elevated postoperative levelsofserum fibroblast growth factor - 23 and 5 - year follow - up of bone density changes[J]. Endocr Pract，2005，11（2）：108 - 114.

[73] Folpe ALF - SJ，Billings S D. Most osteomalacia - associated mesenchymal tumors are a single histopathologic entity：an analysis of 32 cases and a comprehensive review of the literature[J]. Am J Surg Pathol，2004，28（1）：1 - 30.

[74] 张楠楠，王晓红，何苗，等. 肿瘤诱发低磷性骨软化症1例并文献复习[J]. 中华骨质疏松和骨矿盐疾病杂志，2011，4（4）：281 - 284.

[75] Imel E A，Peacock M，Pitukcheewanont P，et al. Sensitivity of fibroblast growth factor 23 measurements in tumor - induced osteomalacia[J]. J Clin Endocrinol Metab，2006，91（6）：2055 - 2061.

[76] Agaimy A，Michal M，Chiosea S，et al. Phosphaturic Mesenchymal Tumors：Clinicopathologic，Immunohistochemical and Molecular Analysis of 22 Cases Expanding their Morphologic and Immunophenotypic Spectrum[J]. Am J Surg Pathol，2017，41（10）：1371 - 1380.

[77] Kumar A L F R，Mullan B P. Tumor - induced osteomalacia[J]. Trans-lational Endocrinology Met，2015，7（1）：1 - 24.

[78] Morimoto T，Takenaka S，Hashimoto N，et al. Malignant phosphaturic mesenchymal tumor of the pelvis：a report of two cases[J]. Oncol Lett，2014，8（1）：67 - 71.

[79] Houang M，Clarkson A，Sioson L，et al. Phosphaturic mesenchymal tumors show positive staining for somatostatin receptor 2A（SSTR2A）[J]. Hum Pathol，2013，44（12）：2711 - 2718.

[80] Sakamoto A, Oda Y, Nagayoshi Y, et al. Glomangiopericytoma causing oncogenic osteomalacia. A case report with immunohistochemical analysis[J]. Arch Orthop Trauma Surg, 2001, 121(1-2): 104-108.

[81] Ogose A, Hotta T, Emura I, et al. Recurrent malignant variant of phosphaturic mesenchymal tumor with oncogenic osteomalacia[J]. Skeletal Radio, 2001, 30(2): 99-103.

[82] 李道胜，班媛媛，李纯璞，等. 磷酸盐尿性间叶瘤的临床病理学特征分析[J]. 中华诊断学电子杂志，2014，2(4): 301-305.

[83] Pettifor J M. What's new in hypophosphataemicrickets[J]. Eur J Pediatr, 2008, 167(5): 493-499.

[84] Reubi J C, Wa B, Laissue J A, et al. Somatostatin and vasoactive in-testinal peptide receptors in human mesenchymal tumors: in vitroidentification[J]. Cancerresearch, 1996, 56: 1922-1931.

[85] Paglia F, Dionisi S, Minisola S. Octreotide for tumor-induced osteomalacia[J]. N Engl J Med, 2002, 346(22): 1748-1749.

[86] Sandhu F A, Martuza R L. Craniofacial hemangiopericytoma associated with oncogenic osteomalacia: case report[J]. J Neurooncol, 2000, 46(3): 241-247.

[87] Jing H, Li F, Zhuang H, et al. Effective detection of the tumors causing osteomalacia using [Tc-99m]-HYNIC-octreotide (99mTc-HYNIC-TOC) whole body scan[J]. Eur J Radiol, 2013, 82(11): 2028-2034.

[88] Panagiotidis E, Alshammari A, Michopoulou S, et al. Comparison of the Impact of[68]Ga-DOTATATE and ^{18}F-FDG PET/CT on Clinical Management in Patients with Neuroendocrine Tumors[J]. J Nucl Med, 2017, 58(1): 91-96.

[89] Dupond J L, Mahammedi H, Magy N, et al. Detection of a mesenchymal tumor responsible for hypophosphatemic osteomalacia using FDG-PET[J]. European J Int Med, 2005, 16(6): 445-446.

[90] Jadhav S, Kasaliwal R, Lele V, et al. Functional imaging in primary tumour-induced osteomalacia: relative performance of FDG PET/CT vs somatostatin receptor-based functional scans: a series of nine patients[J]. Clin Endocrinol(Oxf), 2014, 81(1): 31-37.

[91] 徐加利，余卫，王华，等. 肿瘤源性骨软化症责任肿瘤的 CT 和 MRI 表现[J]. 临床放射学杂志，2017，36(8): 1165-1169.

[92] Agrawal K, Mittal BR. Comparison of[18]F-FDG and ^{68}Ga DOT-ATATE PET/CT in localization of tumor causing oncogenic osteomalacia[J]. Clinical Nuclear Med, 2015, 40(1): 6-10.

[93] 易维，刘建，夏秦，等. 肿瘤性骨软化症 1 例并文献复习[J]. 内科急危重症杂志，2014，20(1): 39-41.

[94] Abdulrezzak U, Kurt YK, Kula M, et al. Combined imaging with[68]Ga-DOTA-TATE and ^{18}F-FDG PET/CT on the basis of volumetric parameters in neuroendocrine tumors[J]. Nucl Med Commun, 2016, 37(8): 874-881.

[95] Hofman M S, Lau W F, Hicks R J. Somatostatin receptor imaging with[68]Ga DOTATATE PET/CT: clinical utility, normal patterns, pearls, and pitfalls in interpretation[J]. Radiographics, 2015, 35(2): 500-516.

[96] Ito N, Shimizu Y, Suzuki H, et al. Clinical utility of systemic ve-nous sampling of FGF23 for identifying tumours responsible for tu-mour-induced osteomalacia[J]. J Intern Med, 2010, 268(4): 390-394.

[97] Ledford C K, Zelenski N A, Ardona D M, et al. Thephosphaturic mesenchymal tumor: why is definitive diagnosis and curative surgery often delayed[J]. Clin Orthop Relat Res, 2013, 471(11): 3618-3625.

[98] Consortium T H. A gene (PEX) with homologies to endopeptidases is mutated in patients with X-linked hypophosphatemic rickets[J]. Nature Genetics, 1995, 11(2): 130-136.

[99] Martin A, David V, Laurence J S, et al. Degradation of MEPE, DMP1, and release of SIBLING ASARM-peptides (minhibins): ASARM-peptide(s) are directly responsible for defective mineralization in HYP[J]. J Endocrinol, 2008, 149(4): 1757-1772.

[100] Antonio P, Kenneth A. Multiple myeloma[J]. New Engl J Med, 2011, 374(374): 324-339.

[101] 史良，阎涛. 症状性 Tarlov 囊肿相关疼痛特征分析[J]. 中国疼痛医学杂志，2015，21(7): 513-516.

[102] Klootwijk E D, Reichold M, Helip-Wooley A, et al. Mistargeting of peroxisomal EHHADH and inherited renal Fanconi's syndrome[J]. N Engl J Med, 2014, 370: 129-138.

[103] 叶礼燕. Fanconi 综合征[J]. 福建医药杂志，1995，17(2): 123-130.

[104] Sato K. Drug-induced osteomalacia[J]. Clin Calcium, 2007, 17(10): 1536-1542.

[105] Lau K K, Papneja K. Anticonvulsant-induced rickets and nephro-calcinosis[J]. BMJ Case Rep, 2012, 2012: 53-59.

[106] Zhu S, Yang Y H, Gao R W, et al. Clinical features of hypophospha-temic osteomalacia induced by long-term low-dose adefovir dipivoxil[J]. Drug Des Devel Ther, 2018, 12(1): 41-45.

[107] Wei Z, He J W, Fu W Z, et al. Osteomalacia induced by long-term low-dose adefovir dipivoxil: Clinical charac-

teristics and genetic predictors[J]. Bone, 2016, 93(1)：97 – 103.

[108]　El – Maouche D, Sadowski S M, Papadakis G Z, et al. [68]GaDOTATATE for Tumor Localization in Tumor – Induced Osteomalacia[J]. J Clin Endocrinol Metab, 2016, 101(10)：3575 – 3581.

[109]　Breer S, Brunkhorst T, Beil F T, et al. [68]Ga DOTA – TATE PET/CT allows tumor localization in patients with tumor – induced osteomalacia but negative [111]In – octreotide SPECT/CT[J]. Bone, 2014, 64：222 – 227.

[110]　毛春焕. 瘤原性骨软化症的原因诊断及治疗[J]. 中国实用医药, 2016, 11(8)：110 – 111.

[111]　贺莉, 郑燕, 章振林. 肿瘤性骨软化症 3 例并文献复习[J]. 中华骨质疏松和骨矿盐疾病杂志, 2014, 2：121 – 126.

[112]　Kobayashi H, Akiyama T, Okuma T, et al. Three – dimensional fluoroscopic navigation – assisted surgery for tumors in patients with tumor – induced osteomalacia in the bones[J]. Comput Assist Surg(Abingdon), 2017, 22(1)：14 – 19.

[113]　郭丛丛, 郭可武, 汪华. 成纤维细胞生长因子 – 23 与肿瘤源性骨软化症[J]. 国际骨科学杂志, 2009, 30(3)：188 – 190.

[114]　Cowan S, Lozano – Calderon S A, Uppot R N, et al. Successful CT guided cryoablation of phosphaturic mesenchymal tumor in the soft tissues causing tumor – induced osteomalacia：a case report[J]. Skeletal Radiol, 2017, 46(2)：273 – 277.

[115]　Nair A, Chakraborty S, Dharmshaktu P, et al. Peptide receptor ra-dionuclide and octreotide：a novel approach for metastatic tumorinduced osteomalacia[J]. J Endocr Soc, 2017, 1(6)：726 – 730.

[116]　Carpenter T O, Imel E A, Ruppe M D, et al. Randomized trial of the anti – FGF23 antibody KRN23 in X – linked hypophosphatemia[J]. J Clin Invest, 2014, 124(4)：1587 – 1597.

[117]　Areses – Trapote R, López – García J A, Ubetagoyena – Arrieta M, et al. Hereditary hypophosphatemic rickets with hypercalciuria：case report[J]. Nefrologia, 2012, 32(4)：529 – 534.

[118]　Honda R, Kawabata Y, Ito S, et al. Phosphaturic mesenchymal tumor, mixed connective tissue type, non – phos-phaturic variant：report of a case and review of 32 cases from the Japanese published work[J]. JDermatol, 2014, 41(9)：845 – 849.

第三节　肌上皮瘤与肌上皮癌

肌上皮存在于前列腺、汗腺、乳腺、涎腺、泪腺等多种正常组织；肌上皮细胞存在于人体腺体的分泌部和导管，如大小涎腺、汗腺、乳腺、前庭大腺、前列腺、泪腺和胰腺等，组织来源于外胚层，具有上皮特性[1]。

肌上皮细胞存在有 2 种形式，一种为圆形到卵圆形的细胞，胞质透亮到淡红色，有时细胞学上类似浆细胞样，可呈巢状、索状、束状排列；第二种由形态单一的梭形细胞构成，细胞核小，卵圆形到梭形，胞质淡染。

肌上皮细胞位于基膜上皮侧，具有分枝状的突起，形成篮状结构，围绕于腺腔周围，相邻的肌上皮细胞偶尔见到桥粒样细胞连接。

肌上皮细胞虽有类似平滑肌的收缩功能，但起源于外胚层，形态也与梭形的平滑肌细胞大不相同。

电镜下，虽然可见细胞中有典型的肌丝及密体，但也存在着张力细丝；免疫组织化学染色，细胞角蛋白、肌动蛋白、波形蛋白和 S – 100 蛋白阳性，而结蛋白阴性。

一、肌上皮瘤

（一）基本概念

肌上皮瘤（myoepithelioma，ME）是一种良性上皮性肿瘤，由肌上皮及其衍生细胞组成。

1943 年，由 Sheldon 首次报道肌上皮瘤[2]，称为所谓的"涎腺混合瘤"。1951 年，Laskowski 首次描述了外周性脊索瘤；1977 年，Dabska[3] 详细描述了 10 例该病变，并命名为副脊索瘤，当时描述该组病例为起源于中线旁或外周的脊索瘤，但随着时间的推移，逐渐认识到其组织学结构与真正的脊索瘤不同。

1990 年，WHO 对涎腺肿瘤重新分类[4]，将肌上皮瘤划分为一个独立的肿瘤。1997 年，Kilpatrick 等[5] 描述了 19 例，首次提出"软组织肌上皮瘤/混合瘤（myoepithelioma/mixed tumour of soft tissue，MMT）"的名称，MMT 是一种局限性病变，含有不同比例的上皮和（或）肌上皮成分，间质玻璃样变或为软骨黏液样。多数学者认为，混合瘤是一种有少量导管形成的肌上皮肿瘤[6]。

2002 年版 WHO 软组织肿瘤分类，认为副脊索瘤和混合瘤/肌上皮瘤非常类似，归为一类肿瘤，故命名为"混合瘤/肌上皮瘤/副脊索瘤（mixed tumour/myoepithelioma/parachordoma）"。2013 年版、2020 年版 WHO 软组织肿瘤分类更名为"肌上皮瘤/肌上皮瘤/混合瘤"[7]。

乳腺腺肌上皮瘤（adenomyoepithelioma，AME）于 1970 年由 Hamperl[8] 首先报道，主要表现为围绕腺上皮腔隙的肌上皮呈层状或套状增生，是一种罕见的乳腺肿瘤。乳腺腺上皮和肌上皮同时出现肿瘤性增生并形成界限明显的肿块，即为乳腺腺肌上皮瘤。1991 年，Tavassoli[9] 将乳腺肌上皮来源肿瘤分为 3 类，即腺肌上皮增生、AME 及恶性腺肌上皮，由上皮及肌上皮 2 种细胞增生组成的肿瘤称为乳腺 AME，当腺上皮、肌上皮 2 种成分同时发生恶性变则为 MAME（malignant adenomyoepithelioma）[10]。大多数为良性，少数 AME 病例可发生上皮和（或）肌上皮成分恶性变。

Antonescu 等[11] 采用 FISH 技术检测 66 例不同部位的肌上皮瘤，45% 的病例出现 EWSR1 基因重排，其中 EWSR1 - POU5F1 融合 5 例，主要是儿童和年轻病例；EWSR1 - PBX1 基因融合 5 例。作者指出，EWSR1 基因阴性的多为良性、表浅部位且有明确导管分化的病例，涎腺肌上皮癌、多形性腺瘤、皮肤汗腺腺瘤、骨化性纤维黏液瘤及脊索瘤等均未发现 EWSR1 基因融合。

Antonescu 等[12] 用 cDNA 末端快速扩增（rapidam plification of cDNAends，RACE）检测了 35 例皮肤和软组织肌上皮瘤组织，发现仅有 1 例软组织肌上皮瘤有 LIFR - PLAG1 融合，指出这些软组织肌上皮瘤与涎腺肿瘤类似，常表现为 PLAG1 基因重排。

（二）流行病学

肌上皮增生可见于许多疾病，但肌上皮起源的肿瘤主要见于涎腺，占涎腺肿瘤的 1.0% ~ 1.5%[13]。

肌上皮瘤是一种少见的涎腺肿瘤，发病率约为涎腺肿瘤的 4.68%[14]，其中 70% 位于腮腺，20% 位于下颌下腺；10% 位于小涎腺[15-17]，如唇腺、颊腺、腭腺、舌腺等。

肌上皮瘤多发生于腮腺、颌下腺、腭腺，也可发生于在涎腺以外的部位，如上腭、颌下腺、唇缘、面颊、口腔、鼻咽部、眼眶、中耳、外耳道、上颌骨、手指、肾脏、卵巢、乳腺及软组织等[18-21]。

发生于气管 - 支气管的肌上皮瘤甚为罕见，近 15 年国内外文献报道约 10 例[22]。骨原发性肌上皮瘤罕见，Kurzawa 等[23] 报道了 8 例骨原发性肌上皮瘤，3 例位于髂骨，2 例位于胫骨，上颌骨、骶骨及腰 1 椎体各 1 例。

ME 儿童至老人均可发生，但好发于 20 ~ 60 岁，高峰年龄为 40 ~ 50 岁[24]；无明显性别差异[25]。Kilpatrick 等[26]报道了 19 例 MMT，年龄 2 ~ 83 岁，平均 35 岁，中位年龄 30 岁；男女比为1:1。Hornick 等[6]报道了 101 例 MMT，发病年龄 3 ~ 83 岁，平均 38 岁；男女比为 1.1:1。高立永等[13]报道了 15 例涎腺肌上皮瘤，患者年龄 32 ~ 66 岁，平均 49 岁；男性 7 例，女性 8 例。张学东等[27]报道了 6 例软组织肌上皮瘤/混合瘤，男性 3 例，女性 3 例，年龄 11 ~ 63 岁，平均 44 岁。郁敏等[28]报道了 5 例乳腺腺肌上皮瘤，均为女性，年龄 45 ~ 63 岁，平均 54 岁。

(三)临床表现

肌上皮瘤因发生部位不同，临床表现各异，但均无特异性，多为无痛性缓慢生长肿块，症状与其大小、发病部位、邻近结构受压及侵犯有关。

涎腺肌上皮瘤主要发生在腮腺、上腭处，主要在腮腺、硬腭和软腭的小涎腺，临床表现以缓慢生长的无痛性包块为特征，肿块境界清楚，多数有包膜，与周围组织无粘连，如近期肿块生长过快，并出现疼痛、面瘫、麻木、局部固定等现象，可能为恶性[29]。

鼻腔鼻窦肌上皮瘤，亦通常为缓慢生长的无痛性肿块，多为圆形或椭圆形结节状增生，边界清楚，与周围组织无粘连，主要以鼻出血、鼻塞为首发症状。因无特征性的临床症状，易被误诊。赵锐等[21]报道了 25 例鼻腔、鼻窦肌上皮瘤，3 例误诊为内翻性乳头状瘤，7 例误诊为鼻腔出血坏死性息肉，术后经病理检查确诊。

肺支气管肌上皮瘤的临床症状以咳嗽、咳痰、咯血多见，与支气管肺癌类似。

(四)影像学检查

Hornick 等[6]报道了 101 例 MMT，肿瘤直径 0.7 ~ 20cm，平均 4.7cm；肿瘤一般界清，实性生长，直径通常 <3cm。但发生于软组织部位的肌上皮瘤体积较大，张学东等[27]报道了 6 例软组织肌上皮瘤/混合瘤，肿瘤直径 2 ~ 17.5cm，平均 6.5cm。

Kurzawa 等[23]报道了 8 例骨原发性肌上皮瘤，X 线片显示，骨内有清晰硬化边缘的透亮影，部分病例伴有骨膜增厚及骨质增生。

刘颖等[30]总结了肌上皮瘤 MRI 如下表现特点，可供读者参考：

(1)发病部位：大涎腺 ME 多发生于腮腺，且多位于腮腺浅叶近被膜处；小涎腺 ME 以腭部最常见。

(2)形态及毗邻关系：一般为卵圆形或分叶状，呈实性，边界清晰，多数有包膜，如低度恶性或恶性者包膜不完整或边缘欠规则，形成棘状突起，相邻骨质呈压迫性吸收或侵蚀破坏[31]。

(3)信号特点：与同层面肌肉信号相比，ME 平扫 T1WI 呈等或低信号，信号均匀，合并出血时，根据出血时间不同，信号显示亦不同；T2WI 呈稍高或高信号且信号不均。病变中心磨玻璃样、云絮状低信号区，Monzen 等[25]认为其为细胞间质内水肿区。

(4)强化方式：肿瘤实性部分均呈明显不均匀强化，中心混杂斑点状、磨玻璃样或云絮状稍低信号；强化区域为丰富的瘤细胞巢，内含丰富的血管，强化相对较弱区域为肿瘤基质内黏液样变区或玻璃样变区。

平扫 T2WI 中心呈稍低信号，增强扫描部分仍呈稍低信号，主要是因为肿瘤细胞间质内含有黏液样基质和玻璃样变物质缺乏血管；ME 中细胞成分、黏液样变及玻璃样变含量不同而导致信号及强化方式不同。

（五）组织病理学

1. 组织学特点

从总体的形态学结构角度划分，由不同分化程度的上皮细胞及肌上皮细胞构成的肿瘤称为多形性腺瘤，又称混合瘤。

有 60%～70% 的恶性混合瘤来自多形性腺瘤恶性变，余则为原发病变。组织学上，恶性混合瘤由一种或几种细胞类型构成，如梭形细胞、浆样细胞、上皮样细胞、透明细胞等。

肿瘤细胞或形成多个结节，或形成由透明或黏液样基质分隔的大片肿瘤组织；常呈多结节生长方式[32]。

肌上皮瘤大体多呈圆形或卵圆形，表面粗糙，质地中等或稍硬，边界清楚，可有包膜。多为实性，少数为囊性，切面粉红、灰白或灰褐色。

瘤细胞呈巢片状、条索状排列，巢片状细胞可相互吻合；肿瘤可出现大量黏液或者均质红染的玻璃样物质。

黏液丰富区可形成黏液湖，内漂浮着上皮岛，或出现呈条索状排列的瘤细胞。部分病例间质以红染玻璃样物为主，其 PAS 染色阳性，红染玻璃样物与黏液似有移行；一些病例中可见胶原结晶样结构[33]。

一般瘤组织内不易见腺管样结构，导管结构应小于瘤组织的 5%；如果有明显的腺管结构或小管腔较多，不应诊断为肌上皮瘤；在部分病例中，可见化生的鳞状细胞巢。

光镜下有如下表现：

（1）肿瘤细胞大部分形态呈现为卵圆形、梭形或多角形。

（2）瘤细胞核无异型。

（3）核分裂象少见，无明显出血、坏死。

（4）瘤细胞呈巢片状、条索状排列，细胞间互相连接吻合形成网状结构，其间可见含黏液样物质或均质红染的玻璃样物质的囊性腔隙，基质稀疏，其中黏液成分可形成黏液湖，偶见导管或腺样成分，导管腔小且不明显。

（5）胞质丰富嗜伊红，胞核较大偏于一侧，形态类似于浆细胞。

2. 瘤细胞组成

肌上皮瘤是一类少见的源于肌上皮的良性肿瘤，由肌上皮细胞构成，其内最多含 5%～10% 的导管结构且多位于病变的边缘区域，而肌上皮通常位于外分泌腺的闰管和腺泡的上皮细胞与基膜之间。

肌上皮肿瘤的瘤细胞几乎全部为肌上皮细胞，瘤组织内不易见到真正的导管结构，真性导管结构应小于瘤组织的 5%[34-35]。

肌上皮细胞具有双向分化潜能，以致形态复杂多样；肿瘤组织由 4 种类型细胞构成，即浆细胞样细胞、梭形细胞、上皮样细胞、透明细胞[36]，但有些肿瘤可呈混合型或中间过渡型表现。

根据 4 种类型细胞可将肌上皮肿瘤分为 4 型，即浆细胞样型、上皮样细胞型、梭形细胞型、透明细胞型。梭形细胞型、透明细胞型肌上皮瘤常发生在大涎腺，而浆细胞样型、上皮样细胞型肌上皮瘤常发生于小涎腺；绝大多数浆细胞型肿瘤临床行为呈良性，而梭形细胞型和透明细胞型肌上皮瘤有较高的生长活性，具有潜在恶性可能[37]。

（1）浆细胞样细胞：细胞形态似浆细胞，胞质红染均质，核偏位，细胞境界清楚，核圆形、卵圆形。

（2）梭形细胞：细胞呈梭形，核可呈杆状、丝状，部分似平滑肌细胞呈束、片分布。

（3）上皮样细胞：细胞胞质红染，境界不清，呈巢、片状分布，细胞核可呈空泡状。

（4）透明细胞：胞质空淡，部分细胞核呈多角形或呈瓜子样。

3. 瘤细胞恶性变

部分肌上皮瘤具有恶性潜能，局部包膜有浸润性生长趋势，但尚不足以诊断肌上皮癌，可称之为具有恶性潜能的肌上皮瘤[38]；50 岁以上患者恶性变可能性较大[39]，若肿块突然增大，出现面瘫、麻木、固定，可能为恶性[29]。王桂兰等[40]报道，CD9 在判断肿瘤的良、恶性上有一定的价值。

4. 乳腺腺肌上皮瘤

乳腺腺肌上皮瘤，由增生的腺上皮和肌上皮组成，以肌上皮增生为主。肌上皮呈巢状、片状、条索状或小梁状分布，内含多少不等的腺体。

腺上皮可有乳头状增生、鳞化或顶浆分泌，肌上皮细胞多为梭形或透明肌上皮细胞，亦可出现鳞化。良性 AME 中核分裂无或少见，一般 ＜2 个/10HPF。

郁敏等[28]报道了 5 例乳腺腺肌上皮瘤，镜下见肿瘤由增生的腺上皮和肌上皮组成，以肌上皮增生为主，多为梭形或透明肌上皮细胞。

Tavassoli[9]根据肿瘤结构及肌上皮形态的不同，将乳腺腺肌上皮瘤分为 3 种类型：

（1）梭形细胞型：以肌上皮细胞增生为主，细胞梭形、短梭形，呈巢状或束状分布，增生的梭形细胞可压迫管腔。

（2）腺管型（经典 AME）：肿瘤主要由大小不等的腺管组成，内衬腺上皮细胞，外围为肌上皮细胞。

部分增生的小管延伸进入周围正常乳腺组织中，可引起灶性区域边缘不规则，以至于手术切除不彻底，成为术后复发的原因。

（3）小叶型：增生的肌上皮细胞呈实性、巢状排列，胞质透明或嗜酸并围绕受压的上皮细胞。肿瘤周围的纤维组织向瘤内生长，分隔肿瘤呈小叶状。

伴癌的 AME 罕见，癌变成分可以为腺上皮或肌上皮的任何一种成分，以肌上皮恶性变居多，2 种上皮同时发生恶性变者极为少见[41-42]。伴癌的 AME 中可见肿瘤呈浸润性生长，细胞丰富，异型性明显，核分裂象增多，肿瘤内有坏死。

目前，对伴癌的 AME 尚无统一的诊断标准，除肿瘤出现转移灶外，大多数文献报道的恶性特征主要有以下几点[43-47]：

（1）肿瘤呈浸润性生长，破坏周围正常的乳腺结构或在脂肪组织中弥漫浸润。

（2）腺上皮或肌上皮细胞丰富，异型性明显。

（3）核分裂象明显增多，＞5 个/10HPF。

（4）肿瘤内出现坏死。

（5）DNA 多倍体分析为非整倍体。

值得注意的是，有文献报道[48]，AME 核分裂象数 3～5 个/10HPF，但肿瘤已转移至腋窝淋巴结及骨组织。另外，Nadelman 等[49]曾报道 2 例组织学诊断为良性的 AME 发生肺转移，且转移灶也不具备恶性特征。

（六）免疫组化

肌上皮瘤之间免疫组化的表达存在着一定差异，CK5/6、SMA、S－100、calponin、p63 可在不同类型的肌上皮瘤中有不同的表达。

尽管肿瘤细胞形态多样，但 ＞95% 的病例表达细胞角蛋白 CK、SMA、vimentin 和 S－100 蛋白[50]，阳性率较低的标志物有 calponin、GFAP、desmin 和 EMA。

何蓉等[51]报道了18例涎腺肌上皮瘤，calponin表达率95%、CK14表达率72.2%、P63表达率77.8%、SMA表达率88.9%、S-100表达率95%，Ki-67增殖指数<2%。

（七）诊断与鉴别诊断

1. 诊断

肌上皮瘤的最后诊断仍然依靠组织病理及免疫组化检查，穿刺细胞学在诊断上的价值有待进一步研究[52]。

2. 鉴别诊断

肌上皮瘤主要需与多形性腺瘤、肌上皮癌、基底细胞腺瘤、透明细胞癌、上皮-肌上皮癌等相鉴别。

1）多形性腺瘤

多形性腺瘤镜下主要由腺上皮、肌上皮或间叶成分混合而成，常常有黏液软骨样基质，少数伴有鳞化，骨组织等多种成分，腺管结构明显，腺管外层肌上皮与间质有移行；是肌上皮细胞向多种细胞分化形成的[53]。

肌上皮瘤是肌上皮增生，腺管少（<5%），且腺管结构不明显。

多形性腺瘤呈多结节状改变，信号较混杂，以T2WI为著，早期强化较弱，延迟期出现中度强化；而肌上皮瘤信号较其均匀，囊变较其少见，强化程度较其高。

二者在免疫组织化学上有不同反应，p63、CK18、actin、S-100在肌上皮瘤中均为程度一致的阳性；而在多形性腺瘤中则为程度不等的阳性反应和阴性反应[54]。

2）肌上皮癌

肌上皮癌过去又称恶性肌上皮瘤，是一种具有细胞学的异型性和浸润性生长及转移潜能的恶性肿瘤。肉眼观多呈结节状，可有不完整包膜，剖面呈实质性，灰白色，部分区域可有出血坏死。

瘤细胞弥漫分布，细胞密度大，有明显异型性，核仁较明显，核分裂象易见，并可发生转移，最主要的是呈浸润性生长[55]；Ki-67和P53高表达。

肌上皮瘤境界尚清，未见坏死，缺乏浸润性生长。

3）基底细胞腺瘤

基底细胞腺瘤发病年龄较ME大，囊变较ME常见。T2WI信号较低，常出现壁结节[56-57]。

基底细胞腺瘤由基底样细胞构成，可形成实性、管状或膜状结构，周边细胞排列呈栅栏状，无肌上皮瘤不规则的巢片状结构，易与肌上皮瘤鉴别。

4）腺泡细胞癌

肿瘤细胞为腺泡样细胞，细胞内或细胞间有微囊，免疫组化表达CEA，淀粉酶阳性，肌上皮calponin、P63不表达，可鉴别肌上皮瘤。

5）腺样囊性癌

腺样囊性癌较ME更具侵袭性，可围神经生长，出现一系列神经受累症状[58]；ME可引起邻近骨质侵蚀破坏，但不会围神经生长。

6）透明细胞癌

透明细胞癌是一种低度恶性非肌上皮肿瘤，由单一的胞质透明的多边形细胞构成，细胞有一定异型，细胞界限可见，浸润性生长，呈实性巢、梁索或片状排列，间质常呈玻璃样变性。

透明细胞型肌上皮瘤细胞多边形，细胞界限不清，核较大。

7）腮腺腺淋巴瘤

腮腺腺淋巴瘤可双侧多发，较ME更易出现囊变，信号较ME复杂，贴边血管征是其特异性表现。早期强化明显，中晚期消退，多呈环形强化[59-60]。

8）鼻咽纤维血管瘤

鼻咽纤维血管瘤，临床以反复鼻出血及进行性鼻塞为主要症状，起源于鼻咽顶后壁及蝶腭孔，有沿孔隙生长趋势，T2WI 以高信号为主，可见点、线状血管流空现象，增强扫描强化程度高于 ME。

9）鼻腔内翻性乳头状瘤

鼻腔内翻性乳头状瘤多见于 50~60 岁男性，常单侧发病，一侧鼻腔出现持续性鼻塞，渐进性加重，伴脓涕，偶有血涕，或反复鼻出血；偶有头痛和嗅觉异常。

瘤体大小、硬度不一，外观呈息肉样或分叶状，粉红色或灰红色，表面不平，触之易出血。

鼻窦 CT 表现单侧鼻窦软组织密度影，鼻腔外侧壁可见骨质破坏，鼻窦间隔模糊，肿瘤起源处骨质增生。

10）骨外黏液样软骨肉瘤

骨外黏液样软骨肉瘤（extraske-letalmyxoid chondrosarcoma，EMC）形态学上与 ME 类似，亦呈结节状的生长方式，肿瘤细胞呈梭形交错成条索状，间质为黏液或软骨黏液样基质，免疫组化标记部分 EMC 灶性阳性，S-100 阳性，上皮标志物 CK 和 EMA 以及肌源性标志物常阴性，而 ME 通常为 S-100 和 CK 广泛阳性。

11）软组织骨化性纤维黏液样肿瘤

软组织骨化性纤维黏液样肿瘤（ossifying fibromyxoid tumor of soft tissue，OFT）通常呈分叶状生长，淡染的卵圆形或圆形肿瘤细胞呈束状或巢状排列，间质有多少不等的黏液样或玻璃样变，多数肿瘤边缘有化生性骨构成。

免疫组化标记 S-100 和 desmin 常阳性，GFAP 和 CK 阴性，而 ME 通常为 CK 和 GFAP 阳性，部分病例 desmin 也阳性。

12）黏液样脂肪肉瘤

黏液样脂肪肉瘤（myxoidliposarcoma），肿瘤细胞以梭形为主，通常能找到不同分化程度的脂肪母细胞瘤，免疫组化示上皮标志物阴性。

13）异位错构瘤性胸腺瘤

异位错构瘤性胸腺瘤（ectopichaemartomatousthymoma，EHT）由梭形细胞、上皮细胞岛和脂肪细胞混合构成，只发生在锁骨上、胸骨上和胸骨前表浅或深部软组织。

肿瘤组织主要由梭形细胞、上皮样细胞和成熟的脂肪细胞组成，3 种成分随意混合，其间见少量散在的淋巴细胞浸润。

梭形细胞和上皮样细胞均强阳性表达上皮标志物，梭形细胞不表达 SMA、EMA，所有肿瘤成分 desmin、GFAP 均阴性。

14）乳腺肉瘤

乳腺肉瘤来源于乳腺小叶内或导管周围的间质，或小叶外的一般性支持性间质，当瘤细胞出现以梭形细胞为主的形态时需与伴癌的 AME 相鉴别。

乳腺肉瘤无肌上皮呈套状围绕腺管或腺泡的特殊结构，细胞均不表达上皮性标记 CK、EMA 等。

15）乳腺腺样囊性癌

乳腺腺样囊性癌也具有上皮和肌上皮双层结构，肿瘤细胞可呈巢状、条索状、腺样、筛状及实性团块状或片状排列，在瘤细胞巢内常可见多量大小不一的小圆腔，呈筛孔状，有时肿瘤细胞可形成腺样及囊状结构。

免疫组化标记，腺样囊性癌的肌上皮细胞不表达平滑肌肌球蛋白重链（smooth muscle myosinheavy chain，SMMHC）和 calponin；此外，腺样囊性癌有 PAS 和 AB 染色均为阳性的 2 种细胞外间质成分。

16）乳腺化生性癌

伴癌的 AME 中可出现软骨或骨等异源性成分，易误诊为化生性癌。通过多取材、多制片，伴癌的 AME 通常会出现 AME 的背景特点[61]。

17）乳腺腺肌上皮腺病

肌上皮的增生在乳腺的良性增生性疾病，如腺病中表现明显，形成镜下病变而不形成明显的肿块时，称为腺肌上皮腺病，而 AME 则形成境界明显的肿块。

18）乳腺浸润性癌

AME 增生的细胞多为肌上皮细胞，常类似于乳腺癌的生长方式，较难与乳腺癌鉴别，尤其在冷冻切片时，由于细胞肿胀、切片质量等问题，可能被误诊为乳腺癌。

乳腺癌的病史短，肿物生长快，质硬，常伴淋巴结转移，同时 AME 增生的腺管具有腺上皮和肌上皮双层结构，而浸润性乳腺癌的肌上皮细胞消失。

（八）治疗与预后

1. 治疗

目前，肌上皮瘤主要的治疗方法为手术切除。然因其具有潜在恶性生物学行为，具有一定的复发倾向，长期多次切除可增加其复发率及恶性变率，往往其局部复发与手术切除不彻底、肿瘤残留有关[62]。因此，完整切除肿瘤及邻近正常组织显得尤为重要[63]。

雷祖宝等[64]报道，气管 - 支气管肺肌上皮瘤采取非肺叶切除治疗可见远期复发，而肺叶或全肺切除患者未发现远期复发。有学者认为，辅以术后放疗可在一定程度上减少鼻腔鼻窦肌上皮瘤的复发和恶性变。目前对伴癌的乳腺 AME 的治疗，临床仍以扩大切除 + 前哨淋巴结清扫术为首选治疗方式，术后采取局部放疗，并根据病理结果进一步判断是否需全身化疗。

2. 预后

大部分 ME 表现为良性行为，少数病例可局部复发，极少数病例可发生远处转移，导致死亡。

大多数乳腺 AME 为良性，预后通常较好。郁敏等[28]报道了 5 例乳腺腺肌上皮瘤，3 例 AME 行肿块切除术，2 例伴癌的 AME 行乳房改良根治术，术后未行化、放疗，随访 1~40 个月均无复发。

但因该肿瘤往往无完整包膜，切除不彻底则易复发。伴癌的 AME 具有侵袭性强、易复发和转移等特点，血行转移较淋巴结转移常见[65]，且转移常发生于原发肿瘤直径 >1.6cm 者。伴癌的 AME 由于肿瘤 ER、PR 均阴性，内分泌治疗无效，出现复发转移的患者预后极差，大多数出现转移的病例均在初次治疗后数年内死亡。

二、肌上皮癌

（一）基本概念

1. 肌上皮癌

肌上皮癌（myoepithelial carcinoma，MC、MEC）又称恶性肌上皮瘤（malignant myoepithelioma，MME），是一种罕见恶性肿瘤。

1943 年，肌上皮癌由 Shelchon 首先报道并命名；1991 年，在 WHO《涎腺肿瘤的组织学分型》中将其作为一种类型提出[66]，同时将 MC 与上皮 - 肌上皮癌（epithelial myoepithelial carcinoma，EMC）进行区分，二者同属于恶性上皮肿瘤，其病理区别在于 MC 只有肌上皮成分，而 EMC 除肌上皮成分外还有腺上皮成分。

在2022年WHO第五版软组织肿瘤分类中,将肌上皮瘤、肌上皮癌归为"分化不确定的肿瘤",肌上皮瘤为中间型,即具有局部侵袭性;肌上皮癌为恶性。

肌上皮癌除原发外,亦可由良性肌上皮瘤恶性变而来,60%~70%的MC来自多形性腺瘤(pleomorphic adenoma,PA)[67-69]。

2. 上皮–肌上皮癌

上皮–肌上皮癌(epithelial myoepithelial carcinoma,EMC),已经证实是由腺上皮细胞和肌上皮细胞方向分化的2种细胞成分的腺管状癌,肌上皮细胞广泛存在于人体腺体的分泌部和导管,如大小涎腺、汗腺、乳腺、泪腺和胰腺等,组织来源于外胚层[70],具有上皮特性;光镜下,细胞排列呈管状,腺体较规则,肌上皮细胞增生明显。

(二)流行病学

1. 肌上皮癌

肌上皮癌是一种极为罕见的恶性肿瘤[71-72],绝大多数发生于涎腺,发病率占涎腺恶性肿瘤的0.4%~0.6%[73-76]。Nagao等[77]统计了1 945例大涎腺肿瘤标本,证实为肌上皮癌仅10例,发病率0.45%,在腮腺中发病率为0.43%。

发生于其他部位的MC多见于个案报道,如泪腺、颞下窝、上腭、牙龈、磨牙后区、颊黏膜、喉、咽部、口咽、咽旁、鼻咽、舌根、肺、气管、上颌窦、扁桃体、咽旁隙、皮肤、软组织、胃肠道、海绵窦、乳腺、会阴部等[78-85]。发病年龄多集中在40~60岁,男女发病率相当,或女稍高于男性[86-88]。吕志倩等[89]报道了24例恶性肌上皮瘤,腮腺8例,上颌窦3例,鼻腔2例,面颊部2例,颌下腺2例,乳腺2例,头皮、鼻咽、上腭、牙龈、舌根各1例。

有报道称[90],MEC发生于涎腺及大涎腺的平均年龄分别为56岁和55岁。Xiao等[91]对473例MEC患者进行统计,平均年龄61.7岁,男女比约为1:1。Adnan等[92]报道25例肌上皮癌中,15例位于腮腺;男性13例,女性12例,平均年龄55岁。俞光岩等[75]报道19例中,肿瘤发生于腮腺10例。曹培龙等[93]报道了12例涎腺肌上皮癌,7例发生于腮腺,5例发生于颊部小涎腺。廖秋林等[94]报道了16例涎腺恶性肌上皮瘤,肿瘤主要发生于腮腺和腭部小涎腺。因此,腮腺是最好发的部位[95]。

其他罕见部位的MC亦有报道,如Yokose等[79]报道了1例原发于肩部的皮肤MC,肿瘤侵犯皮肤全层以及皮下组织,发现皮肤MC复发可能性低于皮下软组织来源的MC;原发于肝脏的MC目前仅1例报道,其发生可能与胆道肿瘤有共同来源[96];Tseng等[97]报道1例原发于胃部的低分化MC。

1)鼻腔、鼻窦和鼻咽部MC

虽然都发生于头颈部,但鼻腔、鼻窦和鼻咽部的MC较腮腺来源的MC更为罕见[98-100]。张春艳等[101]报道了11例鼻咽及鼻窦肌上皮癌,男性4例,女性7例,男女比例约为1:1.75。年龄最大者77岁,最小者39岁,平均(57.1±13.8)岁。

2)肺部MC

肺部原发MC属于涎腺性肺癌的一种罕见类型,起源于气管黏膜下层腺体,主要来源于下呼吸道,包括黏液表皮样癌、腺样囊性癌、腺泡细胞癌、嗜酸细胞瘤、EMC和MME/MC[102];因肿瘤组织病理学特征与涎腺肿瘤相似,故又称为肺(支气管)涎腺型癌。

涎腺型肺癌的发病率非常低,在原发性肺癌中的比例不到1%[103-104],而其中MME/MC亚型则更为罕见;国内外文献多为个案报道[105-115]。

彭春燕等[102]综合文献报道,涎腺型肺癌大多数患者为亚洲人,且男性发病率高于女性,年龄在 46～76 岁(平均58.4岁)。

3)乳腺肌上皮癌

乳腺肌上皮癌(myoepithelial carcinoma, MEC)是一种发生于乳腺的罕见恶性肿瘤。

乳腺腺肌上皮瘤(adenomyoepithelioma, AME)最早由 Hamperl[8]报道,是由腺上皮和肌上皮同时增生而形成的肿瘤,具有套管样结构,腺上皮位于管腔中央,周围围绕各种形态的增生的肌上皮细胞。当 AME 的腺上皮和肌上皮分别或同时恶性变时,称其为恶性腺肌上皮瘤(malignant adenomyo epithelioma, MAME)[116-117]。WHO 认为,MAME 可以为源自 AME 的肌上皮癌、上皮癌、肉瘤或癌肉瘤。

2003 年 WHO"乳腺和女性生殖系统肿瘤的病理学与遗传学"[118]将其归类为肌上皮病变(myoepitheliallesions, MEL),命名为恶性肌上皮瘤(malignant myoepithelioma, MME),同义词为浸润性肌上皮瘤(infiltrating myoepithelioma, IME)和乳腺 MEC;美国陆军病理研究所(Armed forces in stitute of pathology, AFIP)[119]与 Rosen[46]分别将其归类为 MEL 和肌上皮肿瘤(myoepithelial neoplasms, MEN)。

2012 年,WHO 乳腺肿瘤分类[120]将 MEC 归入化生性癌(metaplastic carcinoma),只在梭形细胞癌(spindle cell carcinoma, SCC)中提及该名称。

AFIP 对 MEC 的定义是一种由纯梭形的肌上皮细胞组成的具有浸润性肿瘤,有较高的核分裂活性,部分有显著的中央玻璃样变性,梭形细胞由肌上皮组成。

乳腺肌上皮癌属于临床罕见肿瘤之一,其发病率仅为原发性乳腺癌的 1%[121]。目前,国内外文献个案报道不足 30 例[122-127],肿瘤组织学特点为存在腺上皮和肌上皮的双向分化,特别是肌上皮细胞成分的分化。文献报道[42,128],多发于老年女性,年龄范围 26～86 岁[128]。裴炜等[116]报道了 5 例乳腺恶性腺肌上皮瘤,均为女性,发病年龄从 27 岁至 74 岁,中位年龄 53 岁。吕昌新等[129]总结了文献报道的 13 例 MAME,均为女性,发病年龄 27～82 岁,平均年龄 59 岁,肿瘤直径 6～90mm,50% 发生部位为外上象限。张帆等[130]总结了文献报道的 11 例 MEC 患者,发病年龄 45～79 岁,平均 54.66 岁,中位年龄 51 岁;病程 5 天至 15 个月,肿块直径 1.5～6.0cm;位于右侧乳腺者 7 例,4 例位于左侧乳腺。

2. 上皮-肌上皮癌

上皮-肌上皮癌(epithelial-myoepithelial carcinoma, EMC)是一种低度恶性的涎腺肿瘤,主要由肌上皮细胞和腺上皮细胞等组成,是 WHO 涎腺组织学新分类中增添的新类型,最常见于大涎腺,占涎腺肿瘤的 1%～2%,好发于腮腺,小涎腺少见[131-133]。

乳腺的上皮-肌上皮癌在 2012 年 WHO 乳腺肿瘤分类中归属于伴癌的腺肌上皮瘤(恶性腺肌上皮瘤)[134],为乳腺肿瘤中的罕见类型[135]。

(三)临床表现

1. 一般表现

肌上皮癌因发生部位不同,其临床表现多样,肿瘤大小各异;病程长短不一,文献报道短者 6 个月,最长可达 20 年。

MEC 的典型临床表现是隐匿性、无痛性包块,患者往往因大肿块就诊,提示病程较长。

早期无明显恶性征象,肿块生长缓慢,质地中等,边界清楚,无明显功能障碍。随着疾病的发展,晚期肿瘤可广泛侵及周围组织或沿神经生长,导致组织器官功能障碍。

进展或术后复发的患者则表现为浸润性生长,若术后局部肿块复发,其生长速度常较快,可伴有皮肤溃烂、面瘫、疼痛、出血和感染等症状。局部广泛生长,浸润周围正常组织是常见的表现[136]。

2. 生物学行为

目前，肌上皮癌的生物学行为尚存在一定争议。

俞光岩等[75]总结了 19 例涎腺肌上皮癌，发现该瘤具有生长迅速、广泛侵犯周围组织、淋巴结转移率不高、血行转移率高、治疗后易复发、预后差等高度恶性肿瘤的特点；但杨耀武等[137]认为，涎腺肌上皮癌区域淋巴结和远处转移率低，但局部复发率高，是一种低度恶性肿瘤。曾剑等[138]亦指出，涎腺肌上皮癌是一种预后较好的恶性肿瘤，但局部复发率高，早期淋巴结转移率低，晚期淋巴结及远处转移率明显升高。

WHO 分类中认为，肌上皮癌仅局部破坏，很少远处转移，属于低度恶性肿瘤。但亦有研究报道[95]，MEC 大多生长迅速，发生颈淋巴转移者占 30% ~ 40%[75]，远处转移部位包括肺、骨和肝等[136]。Cosentino 等[139]报道了 1 例巨大颌下腺肌上皮癌的病例，合并多发皮肤转移。黄兰柱等[140]报道了 13 例涎腺肌上皮癌，4 例发生于腮腺区，3 例有颈淋巴结转移，2 例发生血行转移。廖秋林等[94]报道了 16 例涎腺恶性肌上皮癌，临床上主要表现为快速生长或生长突然加速的局部包块，可有溃疡形成、骨质破坏和神经侵犯，16 例中 7 例为复发病例，2 例有颌下或颈部淋巴结转移。

俞光岩等[75]总结 19 例涎腺肌上皮癌，认为其生物学行为有以下特点：

(1)部分肿瘤生长迅速，广泛浸润周围组织。

(2)血行转移率高，大多发生于肿瘤晚期，转移部位不仅限于肺部，尚可转移至肝及骨。

(3)颈部淋巴结转移率不高，见于范围广泛的晚期肿瘤。

(4)治疗后极易复发。

(5)预后差。

有学者认为，肿瘤细胞的类型与肿瘤生物学特性有关。Hsiao 等[141]研究发现，浆样细胞型较梭形细胞型侵袭性更强。Nagao 等[77]指出，破骨细胞样巨细胞的出现常常提示高度浸润性、早期转移和预后不良，以巨核或异型核为细胞多形性特征的肌上皮癌的预后较差；完全由透明细胞构成的 CCMC 也很罕见，其恶性度较高，复发率达 50%，转移率可达 40%。Batsakis 等[142]认为，从肿瘤的生物学行为来看，含肌上皮细胞的涎腺癌恶性度较低，而不含肌上皮细胞者恶性度较高。刘娅等[143]研究发现，透明细胞型恶性程度较低，而浆细胞样型恶性度较高。

王洁等[144]认为，由于良、恶性肌上皮肿瘤在核 DNA 含量上存在明显差异，肿瘤性肌上皮细胞由于分化程度不同，可表现出明显不同的生物学行为。Ki - 67 指数 >10% 对鉴别 BM 与 MC 有诊断价值，Ki - 67 的高指数(>50%)提示 MC 复发或转移可能性更大，提示预后较差。

3. 涎腺 MC

MC 常发于涎腺，而腮腺是最大的涎腺，故临床上常以腮腺、口腔或颈部肿块为早期表现，多数肿块生长缓慢、无痛、可活动，初期影像学上亦无恶性征象；随疾病进展，可出现肿块突然生长加速及变为固定性的恶性征象，患者可有疼痛、麻木、吞咽困难及面神经瘫痪等症状，偶尔可有出血及溃疡形成。

4. 气管 - 肺 MC

发生于气管的 EMC 非常罕见，在气管或支气管内常形成无痛性、缓慢增大的肿块。早期无明显症状，易导致漏、误诊；随着病程进展，患者出现阵发性刺激性干咳、胸闷、全身乏力，偶有咳痰或痰中带血；肿瘤逐渐增大可部分阻塞气管引起呼吸困难，呼吸音减低；可有不同程度发热及外周血白细胞升高[145]。

肺肌上皮癌，男女发病无明显差异，中老年人多见，中位年龄 60 岁；临床特征与普通型肺癌相比无明显特异性，患者常表现为咳嗽、咳痰、胸闷、声音嘶哑等，也可伴发热、全身乏力等症状[115]。彭春燕等[102]综合文献报道的 12 例肺肌上皮癌，肿瘤大小为 15～13.0cm（平均 5.07cm）；6 例肿瘤位于支气管内，5 例肿瘤位于外周，发现时 9 例有转移。

5. 乳腺 MAME 与 MC

乳腺恶性腺肌上皮瘤（malignant adenomyo epithelioma，MAME）肿瘤直径 0.6～9.0cm，50% 发生部位为外上象限[146-147]。

乳腺肌上皮癌的临床表现与一般浸润性导管癌无明显差别，好发于 40～60 岁女性，常位于乳腺中心部位，表现为外形不规则的肿物，大小在 1.0～21cm，质地硬，活动度尚可，界限较为清楚，多无橘皮样改变、乳头凹陷；肿块可于短期内增大；部分病例可因伴淋巴结转移，查体触及腋窝肿大淋巴结[148]。

（四）影像学检查

肌上皮癌的影像学表现无特异性，主要影像学检查包括 CT 及 MRI。

Klumpp 等[149]认为，MEC 具有局部破坏性和侵袭性，可累及相邻骨骼。如腭部 MME 可早期即破坏硬腭骨质，并向鼻腔、上颌骨、筛窦等部位侵犯；颊部 MME 则常侵犯口腔黏膜和面部皮肤；腮腺来源 MME，晚期可向咽底、颅底方向生长，侵犯颅内动、静脉及迷走神经或破坏颅底骨质。董娟等[150]分析了 9 例涎腺 MEC，CT 增强后，均呈明显不均匀强化。

周水洪等[151]、傅敏等[152]报道，上颌窦、咽旁间隙 MEC 的 CT 表现为不规则软组织密度肿块、邻近骨质破坏、组织结构被累及。张春艳等[101]报道，鼻咽及鼻窦肌上皮癌在 MRI 上主要表现为单侧鼻咽及鼻窦形态不规则的等或长 T1、稍长或长 T2 信号影，病变信号不均匀，局部骨质破坏，邻近组织广泛受累。增强扫描中，病变主要呈明显不均匀强化。贝天霞等[153]、Soon 等[100]报道，鼻咽 MEC 的 MR 表现为不均匀长 T1、混杂稍长 T2 信号，实性部分明显强化。

气管的 EMC 影像学检查，可见气管腔内不规则软组织肿块影，边界不清，管壁凹凸不平；电子支气管镜检查可见气管腔内实性占位，管腔不规则狭窄。

肺肌上皮癌的影像学表现与其他类型肺癌相似，无特异性。彭春燕等[102]报道了 1 例肺肌上皮癌，CT 示左下肺门影增大，左肺下叶基底段支气管闭塞，局部可见团块状软组织密度影，大小约 7.5cm×6.1cm，可见分叶，密度不均，其内有散在片状、结节样钙化影；术后病理诊断为肺肌上皮癌。肖兰等[114]报道了 1 例，左下肺门影增大，左肺下叶基底段支气管闭塞，局部可见团块状软组织密度影，大小 7.5cm×6.1cm，肿块部分突入舌叶，包绕邻近支气管，可见分叶，密度不均，其内散在片状、结节样钙化影，肿块部分突入舌叶，包绕邻近支气管；术后病理诊断为肺原发性肌上皮癌。

（五）组织病理学

MEC 的肿瘤细胞形态与 ME 雷同，亦表现多样，包括透明细胞、上皮细胞、浆细胞样细胞、梭形细胞等，有时也表现为多种细胞共存[154]。王洁等[144]将肌上皮癌的瘤细胞分为透明细胞为主型、梭形细胞为主型、浆细胞为主型和圆形或立方形细胞为主型 4 种类型。

肌上皮癌是指完全由肌上皮细胞（以梭形为主）组成的一种浸润性肿瘤，肌上皮细胞有明显的核分裂活性，其实质是癌发生过程中异向分化（肌上皮细胞化生）的结果；这种肌上皮细胞具有上皮、肌源性分化的双重分化潜能特征，以致形态复杂多样。

低倍镜下，其特征性为多叶状分布，多形成实性、片状、梁状或网状结构，肿瘤结节常见中心坏死，可发生假囊肿或真性囊性变；还可见小的鳞状上皮分化区。

超微结构研究发现，肌上皮癌是由不同分化程度的肌上皮细胞增殖而成，肿瘤细胞表面有大量的微绒毛突起，细胞质内含有肌微丝束、糖原颗粒和丰富的粗面内质网，细胞间以桥粒结构连接[1]。

事实上，肿瘤浸润周围正常组织以及破坏性生长仍然是鉴别良、恶性肌上皮瘤最重要的组织学特征[132,140]。Zhao 等[155]认为，恶性判断的依据有细胞异型性、区域坏死及浸润性。Skelton 等[156]研究发现，分化差的涎腺恶性肿瘤表现有坏死、核分裂和核多形性，分化好的涎腺恶性肿瘤（包括 MEC 和基底细胞腺癌）缺乏坏死和核多形性。因此，有包膜或神经周围侵犯生长对肿瘤恶性性质的判定非常重要。

Jeffrey 等[157]报道，软组织混合瘤的恶性率为 37%，其共同特点为细胞的异型性，而肿瘤周边浸润、肿瘤细胞坏死及有丝分裂率的增加并不是此类肿瘤必然的恶性行为；约 35% 的恶性混合瘤出现局部复发，40% 的病例出现远处转移。

廖秋林等[94]报道了 16 例涎腺恶性肌上皮瘤，大部分肿物侵犯周围涎腺组织或邻近脂肪、肌肉、骨组织，侵入程度不一；肿瘤细胞形态多样化，有透明、梭形、上皮样、浆细胞样型和混合型，有一定细胞异型性，核分裂象较多。曹培龙等[93]报道了 12 例涎腺肌上皮癌，MEC 组织以透明、淡染细胞多见，部分病例可见浆细胞样细胞、上皮细胞及梭形细胞，癌细胞呈巢团状、实性片状或梁索状排列，核分裂象易见，细胞异型性明显，4 例中可见坏死。

一般而言，肿瘤坏死预示患者无病生存期差，肿瘤坏死的缺乏往往提示远处转移发生率低[158-159]。

1. 气管-肺肌上皮癌

肺肌上皮癌起源于支气管固有腺体，属于涎腺型肿瘤，肺内的涎腺型肿瘤发生于支气管壁腺体。

在正常的大支气管黏膜下层，有许多成簇分布的腺体，呈泡状或管泡状，在腺上皮外围有肌上皮；因气管和支气管黏膜下层的腺体被认为类似于头颈部的涎腺腺体，有发生类似于涎腺肿瘤的潜能，故气管-肺 EMC 具有涎腺 EMC 相同的免疫特性，免疫组化染色呈现上皮和肌上皮的双重表达[55]。

气管-肺肌上皮癌通常无包膜，但可能有较清楚的界限，肿瘤直径 2~10cm。依其主要生长方式可分为实体、管状、筛状和乳头状 4 型。最常见的是肌上皮细胞巢伴有或无上皮细胞成分，分布于玻璃样间质内；肿瘤由内层的腺上皮细胞和外层的透明肌上皮细胞构成。腺上皮细胞呈立方形或矮柱状，胞质嗜酸性红染，核圆形位于中央，此细胞形成腺管；其外层围绕透明的肌上皮细胞，胞质透明，细胞核均有一定异型性，核分裂罕见。

低倍镜下，可见肺肌上皮癌特征性多叶状分布，呈实性、片状、梁状或网状结构排列，肿瘤结节常见中心坏死，可发生假囊肿或真性囊性变。

高倍镜下，见瘤细胞形态复杂多样，常分为梭形样细胞、多形性上皮样、浆细胞样及透明样细胞，细胞中度异型，核仁不明显，核分裂象可不明显。

电镜对 MEC 的肿瘤细胞进行观察，可发现其核周有张力丝，胞质内可见微丝致密体纤维束，中间连接发育不良的桥粒、胞饮小泡、外板片段等肌上皮拥有的超微特征[160]。Alos 等[161]报道，电镜下肿瘤细胞中可见纵行排列的 6~8nm、有致密体的细胞质微丝，吞饮小泡、桥粒、半桥粒、基板和中间丝。胞质中既可见张力微丝，又有肌微丝；免疫表型 CK 和 p63 均呈阳性[162]。

2. 气管上皮-肌上皮癌

肿瘤常呈结节状或分叶状，直径 1.3~3.9cm，最大可达 5.0cm，包膜不完整或仅部分包膜，切面实性，灰白、灰黄色，质韧。

镜下组织学特征与发生于涎腺的 EMC 相似，主要呈实体团块状、管状、筛状和乳头状生长，边缘呈浸润性。

　　腺管样结构以不同比例的腺上皮和肌上皮细胞构成；内层的腺上皮呈立方形或矮柱状，胞质嗜酸性红染，核圆形位于中央；外层为肌上皮细胞，胞质透亮，瘤细胞核均有一定异型性，核分裂罕见。

3. 乳腺肌上皮癌 - 恶性腺肌上皮瘤

　　按照组织来源划分，单纯肌上皮来源的肿瘤称为肌上皮瘤，而由腺上皮和肌上皮 2 种细胞增生组成的肿瘤称为腺肌上皮瘤（adenomyoepithelioma，AME）。单纯肌上皮来源或腺上皮 - 肌上皮混合来源的肿瘤主要存在于腮腺[163]，发生于乳腺者很罕见。

　　Tavassoli[9]将乳腺肌上皮病变分为 3 类，即腺肌上皮增生、腺肌上皮瘤（良性及恶性）、恶性肌上皮瘤（肌上皮癌）。乳腺腺上皮和肌上皮同时出现肿瘤性增生形成境界明显的肿块，称为腺肌上皮瘤（adenomyoepithelioma，AME）；二者分别或同时恶变，则为恶性腺肌上皮瘤。

　　少数情况下，乳腺腺肌上皮瘤的腺上皮、肌上皮或 2 种成分均可转为恶性[164]；乳腺恶性腺肌上皮瘤可单独发生，部分可在腺肌上皮瘤的基础上恶变，还可合并浸润性导管癌[165]；腺肌上皮瘤的恶变可能是从腺上皮增生开始的，且可伴或不伴有肌上皮的增生。李海平等[127]报道的 1 例 MEC，合并对侧乳腺浸润性小叶癌。

1）乳腺肌上皮癌

　　乳腺肌上皮癌，组织学特点为大部分区域为良性 AME 的组织学背景，可见肿瘤的主体结构为增生的肌上皮围绕腺上皮构成的套管结构；小部分区域肿瘤组织呈浸润性生长，腺上皮和肌上皮细胞异型性较明显，肿瘤组织呈片块状、束状排列，瘤细胞多为梭形，呈浸润性生长，核大、异型、深染、核分裂增多，（3~4）个/10HPF，最高达到 15 个/10HPF，有时伴有明显的胶原聚集和显著的中心透明变性；可有肿瘤性坏死，间质可见浸润的腺上皮和肌上皮成分。部分肿瘤细胞为圆形、卵圆形、多边形，胞质透明，核为圆形、卵圆形，核仁明显，核分裂象易见[126]。

　　张帆等[130]报道了 3 例乳腺肌上皮癌，乳腺肌上皮癌的癌组织多由梭形细胞组成，部分病例可见上皮样细胞、浆样细胞和透明细胞，呈实性片状、肺泡样、条索状排列；核分裂象易见，无坏死；可发生腋窝淋巴结转移。

2）乳腺恶性腺肌上皮瘤

　　乳腺恶性腺肌上皮瘤大多见于女性，多数患者表现为乳腺单发无痛性实性结节，如肿块快速增大则高度怀疑恶性改变。

　　乳腺恶性腺肌上皮瘤的大体表现多呈结节状肿瘤，可有不完整包膜，剖面实性，灰白，部分区域可有出血坏死。

　　乳腺恶性腺肌上皮瘤的组织学特点为存在腺上皮和肌上皮的双向分化，但主要为肌上皮细胞成分，同时伴有腺管状分化。

　　乳腺恶性腺肌上皮瘤存在上皮及肌上皮双向分化，2 种细胞比例不一，但上皮成分多于肌上皮成分[166]，均可增大出现明显的团块状染色质，异型性明显，核分裂象常见，呈浸润性生长，瘤细胞可排列成典型的双套层导管结构，极个别病例由透明细胞组成，胞浆丰富，核圆形，浸润性生长[167]。

（六）免疫组化

　　肌上皮癌与正常组织的肌上皮细胞及肌上皮瘤具有相同的免疫特性，含有相同的抗原成分，如肿瘤性肌上皮对 S - 100 蛋白（酸性钙结合蛋白）、平滑肌动蛋白（SMA）、CK（细胞角蛋白）、波形蛋白（vimentin）等呈阳性染色[168-169]。

　　MAME 的免疫表型为双向表达腺上皮与肌上皮标记，腺上皮表达 CK8、CK18、CK7、CK19、

EMA 等，肌上皮表达 SMA、caldesmon、p63、CD10 等。

目前研究认为，S-100、vimentin、CK 是目前肿瘤性肌上皮最灵敏的标志物，100% 地表达于MC 中，已成为肌上皮细胞较权威的标记物，有助于与其他恶性肿瘤相鉴别，如平滑肌肉瘤、纤维肉瘤、浆细胞瘤等 S-100 蛋白常为阴性染色。

恶性肌上皮瘤细胞可呈角蛋白、平滑肌肌动蛋白、EMA（epithelial membrane antigen，上皮膜抗原）、MSA、结蛋白、S-100 蛋白阳性表达，而只有少部分病例 SMA 呈阳性。王丽京等[170]研究认为，肿瘤如果同时表达 PCNA 和 p53 蛋白则多提示为恶性肌上皮瘤。

calponin 是一种平滑肌抗体，被证实对唾液腺肿瘤中的肌上皮细胞具有较好的特异性和敏感性，calponin 于 75% 的肌上皮癌有反应。

曹培龙等[93]报道了 12 例涎腺肌上皮癌，12 例表达 CK，8 例表达 EMA，11 例表达 p63 和 CK5/6，10 例表达 S-100，4 例表达 vimentin，2 例表达 calponin，1 例表达 SMA，Ki-67 增殖指数 5% ~40%。

乳腺腺肌上皮细胞通常位于乳腺导管和腺泡的基底层之间，乳晕区为大乳管汇集区，肌上皮细胞丰富。

乳腺恶性腺肌上皮瘤免疫组化特征，即肌上皮细胞 S-100 阳性，actin、SMA、vimentin 也可阳性；腺上皮细胞 CK、EMA、AE1/AE3（pan-cytokeratin）阳性，而 ER、PR、C-erbB2 多为阴性；故具有基底细胞样癌的表型特点[171]。

乳腺肌上皮癌，由于肌上皮癌与正常组织的肌上皮细胞及肌上皮瘤含有相同的抗原成分，均呈S-100 蛋白、SMA、Vim 等阳性染色。

乳腺上皮-肌上皮癌免疫组化标记，兼有上皮和肌上皮 2 种成分，上皮细胞 CK7 阳性，EMA分泌性腔缘阳性；肌上皮 S-100、p63、CK5/6、CK34βE12、calponin、SMA 均不同程度阳性；雌、孕激素受体通常为阴性或少量弱表达。叶珊等[135]报道了 1 例乳腺上皮-肌上皮癌合并非特殊型浸润性癌，女性，43 岁，肿瘤 95% 区域由异型增生的内层腺上皮细胞及外层肌上皮细胞共同组成，免疫组化腺上皮细胞表达 CK7、EMA，肌上皮细胞表达 p63、CK34βE12、S-100 和 CK5/6，5% 区域仅由异型增生的腺上皮细胞构成，呈条索状、小梁状排列，表达 CK7、EMA、ER、PR 和 HER-2。

（七）诊断

1. 诊断思路

肌上皮癌早期症状不明显，缺乏特征性临床表现，影像学检查仅能提供病灶范围、浸润程度等资料。因此，明确诊断主要依赖组织病理学及免疫组化检查[172]。

但因肿瘤性肌上皮细胞形态变异大，当形态不典型时仅依靠组织形态学不足以确诊，需要结合免疫组化进行诊断；必要时行电镜、DNA 倍体分析等检测技术辅助诊断。

诊断肌上皮癌，需通过免疫组化或电子显微镜检查证实有肌上皮分化，免疫表型需要细胞角蛋白和至少 1 种肌上皮标志物阳性，常用的肌上皮标志物有 S-100、p63、SMA、GFAP、CK34βE12、Calponin、CD10 等。

免疫组化标记，肿瘤性肌上皮细胞 CK、vimentin、p63、calponin、SMA、S-100 等阳性，CK、p63、SMA 的复合表达对肌上皮来源的肿瘤有重要判定价值，vimentin 作为间叶肿瘤的共同标志物，被视为反映肌上皮细胞分化的敏感指标。

据报道，S-100 是最有意义的标志物，但缺乏特异性[173]；PCK、p63、SMA 的复合表达对肌上皮来源的肿瘤有重要判定价值[104]。细胞增殖标志物（Ki-67）常被作为鉴别肌上皮瘤良恶性的依据，一般认为，Ki-67 指数大于 10% 可诊断为 MEC[77]。

应当指出，肌上皮标志物的表达在不同类型肌上皮肿瘤之间存在一定的差异[13]。因此，免疫组化多项标志物联合检查，可为确诊和鉴别诊断提供有价值的依据[174]。

　　有关局灶恶性特征在诊断中的意义存在不同意见，有作者认为，局灶核分裂增多，甚至高达 10 个/10HPF，但肿瘤总体核分裂计数并不是很多，那么就不够诊断恶性的标准[175]。而有文献报道，核分裂象计数高到 16 个/10HPF 也可为良性 AME，然而核分裂象 < 3 个/10HPF 的病例也有被诊断为 MAME 的[176]。

　　诊断肌上皮癌通常需要满足 2 个基本条件，一是肿瘤明确表现为恶性，二是肌上皮来源的唯一性；判断恶性的依据包括浸润性、区域坏死及细胞异型性[155]。若出现显著的细胞异型性，神经周围侵犯，镜下有丝分裂象较多（ > 7/10HPF），Ki - 67 高表达及 P53 蛋白过度表达时，则往往提示患者预后不佳[77]。

2. 乳腺恶性腺肌上皮瘤诊断

目前对于 MAME 的诊断尚无统一标准，文献报道的参考标准如下：

（1）肿瘤呈浸润性生长，并破坏乳腺结构或周围脂肪组织。

（2）腺上皮或肌上皮细胞增生显著，并有明显异型，细胞核大，不规则，可见核仁。

（3）病理性核分裂象 > 5 个/10HPF。

（4）肿瘤内出现坏死。

（5）肿瘤细胞 DNA 多倍体分析为非整倍体。

3. 乳腺上皮 - 肌上皮癌诊断

叶珊等[135]指出，因恶性成分不同，伴癌的 AME 形态学差异较大，当上皮、肌上皮同时发生恶性变时，即可诊断为上皮 - 肌上皮癌，并提出了如下诊断标准：

（1）肿瘤具有上皮、肌上皮的双向分化，2 类细胞均具有异型性。

（2）核分裂象多见，一般良性 < 3 个/10HPF。

（3）可见坏死。

（4）肿瘤呈浸润性生长，破坏正常乳腺结构。

4. 气管 - 肺 EMC 诊断

气管 - 肺 EMC 的最终诊断，是基于上皮细胞和肌上皮细胞的镜下及免疫组化染色特征，其诊断要点如下：

（1）浸润性边界。

（2）由上皮和肌上皮 2 种细胞类型组成的小管。

（3）具有透明胞质的外层肌上皮。

（4）小管可呈现分支状管腔。

（5）筛状结构极少见。

（6）免疫组化染色，呈现上皮和肌上皮的双重表达。

（八）鉴别诊断

1. MEC 需鉴别的肿瘤

1）上皮 - MEC

上皮 - MEC 肿瘤由 2 层细胞构成大量的管腔样结构，内层为导管样上皮细胞，外层细胞胞质透亮淡染为肌上皮细胞，管腔内可含嗜酸性分泌物，双套层导管样结构为其典型特征。

MEC 的主要形态学特征是肿瘤细胞呈片状、岛状分布，无双层管状结构。

上皮 - MEC 导管样结构的内层细胞对 actin、S - 100 等肌特异性抗原呈阴性，而 CEA 呈阳性，与 MEC 可鉴别。

2）透明细胞癌

透明细胞癌由单一的胞质透明的多边形细胞构成，肿瘤细胞呈片状、巢状或条索状排列，细胞异型性不明显，核分裂罕见，其间质富含胶原纤维，并常发生玻璃样变。

透明细胞型 MEC 除透明细胞外，尚可见非透明的上皮样细胞、梭形细胞或浆细胞样细胞，瘤细胞异型性明显，细胞核较大，可见核仁和核分裂象。

另外，透明细胞癌细胞 CK 阳性，不表达肌上皮标记。

3）黏液表皮样癌

黏液表皮样癌，肿瘤内有黏液细胞，黏液细胞的阿辛蓝染色阳性，透明细胞则为阴性，黏液表皮样癌的上皮性标志物，CK、EMA 和 CEA 均呈阳性，而肌上皮细胞标志物阴性。

4）实性腺样囊性癌

实性腺样囊性癌，肿瘤可呈实性上皮巢团伴中心性坏死，但其细胞为基底样细胞，体积小，核分裂少见，有时可见导管上皮增生形成的真性腺管样结构，而 MEC 细胞体积较大，胞质丰富透亮或嗜酸性，可混有浆细胞样细胞或梭形细胞，无真性腺管结构，两者可以鉴别。

2. 乳腺肌上皮癌需鉴别的肿瘤

1）乳腺型肌纤维母细胞瘤

乳腺型肌纤维母细胞瘤的肿瘤境界清楚，无包膜；瘤细胞呈梭形、多边形、卵圆形，胞质较为丰富，嗜双色性；核可为空泡状，核仁明显；排列呈束状，间质中可见较宽的玻璃样变性的胶原。

免疫组化，表达 SMA、CD34、vimentin，而不表达肌上皮标志物，如 p63、CD10 等。

2）乳腺恶性叶状肿瘤

由于 MEC 中存在"陷入"的导管上皮或终末导管小叶单位（terminal duct lobular unit，TDLU），在冷冻切片中可能误诊为恶性叶状肿瘤。

MEC 肉眼观察，可见缺乏叶状结构，叶状肿瘤瘤细胞有分带现象，间质分化能力弱，不显示特化性间质特点，间质过度生长；免疫组化不表达肌上皮标志物，如 p63、actin、S - 100 蛋白等；但如含有异源性成分，则应注意。

3）乳腺纤维瘤病

乳腺纤维瘤病又称为侵袭性纤维瘤病，其生物学行为介于良性纤维母细胞瘤与纤维肉瘤之间，属于交界性肿瘤，由分化良好纤维母细胞组成；无包膜，呈侵袭性生长方式；其染色质呈点彩状，有较小的核仁，可见核分裂象，胞质嗜双色性；完整切除复发率低，不转移。

3. 乳腺上皮 - 肌上皮癌需鉴别的肿瘤

1）导管内癌

导管内仅有 1 种上皮成分组成，肌上皮主要在导管周围呈线状连续排列，不同于上皮 - 肌上皮癌的上皮与肌上皮成分共同增生及在乳腺组织中的浸润性生长。

2）腺样囊性癌

腺样囊性癌也具有上皮、肌上皮双向属性，以肌上皮围绕的筛孔状结构为特征，其内腺上皮细胞和肌上皮细胞密切混合，细胞温和，异型性小，肿瘤组织表达 CD117[177]。

上皮 - 肌上皮癌异型性相对显著，核分裂象易见，且有肿瘤性坏死，CD117 一般阴性。但两者鉴别困难，腺样囊性癌也可伴发于腺肌上皮瘤[178]，提示这 2 种混合性上皮 - 肌上皮瘤之间存在密切联系。

3）肌上皮癌

2012 年 WHO 乳腺肿瘤分类将其重新归类为化生性癌，其特点是完全由肌上皮构成，无腺型上皮，其主要需鉴别的是在伴癌的腺肌上皮瘤中，以肌上皮恶变为主的癌，不过后者可见被覆的腺上皮。

4）浸润性筛状癌

浸润性筛状癌有明显的筛状结构，仅为单一的上皮成分，免疫组化标记显示，肌上皮标记阴性，ER、PR 阳性也可与上皮－肌上皮癌鉴别[179]。

（九）治疗

因 MC 发病率较低，主要治疗手段为手术切除，而综合治疗模式多见于个案报道，手术联合放化疗能否受益，以及如何进行有效的联合，目前无统一标准。

但多数学者认为，肌上皮癌虽以手术治疗为主，但其复发率较高，如口腔、鼻腔、鼻窦等肌上皮癌，为保存术后外形和功能往往难以做到广泛切除，导致术后复发率高。因此，肌上皮癌的治疗原则应是以手术为主的综合治疗，术后辅以放疗、化疗或免疫治疗可能会降低复发率及远处转移率。

1. 手术治疗

手术治疗是延长患者生存时间的主要手段，但手术切除范围非常关键，应以手术扩大切除为主，切除需彻底[180]。如鼻咽及鼻窦 MEC 术前易误诊，其临床治疗及手术方式与鼻咽及鼻窦其他肿瘤有很大不同，MEC 呈浸润性生长，术后易复发，故首次切除术必须彻底，同时要确保足够的安全边缘。肺原发肌上皮癌的治疗以手术为主，因其复发率高，在考虑局部解剖和功能的情况下尽可能扩大切除范围，保证切缘为阴性。

1）涎腺肌上皮癌

对涎腺肌上皮癌，在考虑局部解剖和功能的情况下尽可能扩大切除范围，应该有足够的安全边界。

腮腺肌上皮癌应做腮腺全切，因腮腺肿瘤涉及面神经，如体积小并且远离面神经者，可保留面神经；如肿瘤范围较广，紧贴面神经者可切除受累的面神经分支；如为复发性肿块则需牺牲面神经，但实际操作中腮腺复发性肌上皮癌常累及颅底及咽旁重要的神经血管如颈内动脉、迷走神经等，即使手术切除面神经，其手术彻底性亦较差。

对涎腺肌上皮癌是否应同期行颈淋巴结清扫存在较大争议。Yu 等[181]认为，肌上皮癌颈部淋巴结转移较少发生，认为只需行治疗性颈淋巴清扫术而不做选择性颈淋巴清扫术；但近年来多位学者报道，肌上皮癌颈部淋巴结转移率在 36.7% ~56.3% 之间[75,86,182]。

一般而言，对于分化程度较差、临床分期Ⅲ、Ⅳ期，尤其是出现发展速度快、侵犯周围神经及骨组织者，应考虑行选择性颈淋巴清扫术；如出现淋巴结转移者，更应行根治性颈淋巴清扫术[140]。刘绍严等[183]报道了 5 例颌下腺肌上皮癌，均行手术治疗，2 例行复发灶扩大切除，部分下颌骨切除、胸大肌瓣修复，3 例行局部扩大切除；术后 1 例死亡，1 例失访，3 例长期存活。

2）乳腺恶性腺肌上皮瘤

乳腺恶性腺肌上皮瘤，对于手术方式的选择，目前无明确定论。有研究建议，行乳房单纯切除术或在保证获得安全切缘和追加局部放疗的基础上，行局部扩大切除或保乳手术[116]。

该病局部侵袭性强，极易复发和转移，且易合并影像学检查不能发现的浸润性导管癌等其他病变，如果病理学诊断明确，建议行乳房单纯切除术，而不建议行局部扩大切除术或保乳手术。

乳腺恶性腺肌上皮瘤淋巴结转移较少，Ahmed 等[42]密切随访了 12 例双向分化的病例，其中 3 例出现肺转移，2 例出现脑转移，无淋巴结转移病例。裴炜等[116]报道了 5 例，均行腋窝淋巴结清扫，均无淋巴结转移，术后因胸壁广泛复发和骨转移的 2 例中 1 例死亡，密切随访中亦未发现腋窝淋巴结转移。

但亦有学者认为[184-185]，乳腺 MEC 呈浸润性生长，可伴腋窝淋巴结转移，手术方式应以单纯乳腺切除加腋窝淋巴结清扫或传统根治术为佳。

裴炜等[116]报道了5例乳腺恶性腺肌上皮瘤，Ⅰ期1例，Ⅱ期4例，均行手术治疗，术后随访9～64个月，中位随访时间48个月，术后死亡1例（术后38个月死亡），其余4例仍生存，生存期9～64个月。术后出现复发转移2例，1例术后19个月出现胸壁及同侧腋下复发，其后全身骨转移；另1例为乳腺肿物扩大切除术后1个月出现切口处复发，术后平均生存时间为46个月。

2. 放射治疗

普遍认为，肌上皮癌对放射治疗不敏感，是否术后辅助放、化疗存在较大争议。俞光岩等[75]报道了9例涎腺肌上皮癌，术后放疗患者中，有6例出现局部复发，认为其对放疗不敏感。

Lee等[186]认为，上皮-肌上皮癌，如果肿瘤直径＞4cm，术后应辅助放疗，认为放疗有助于降低肿瘤的复发率。Renate等[187]通过采用三维适形调强技术，治疗1例高龄患者取得较佳效果并带瘤生存3年。

巩合义等[188]建议，头颈部肌上皮癌可采用三维适形调强放疗，预防照射区给予50Gy/25F，局部病灶给予70Gy/35F。

乳腺AME发生恶性转化之后局部切除的肿块常出现复发，复发常发生在初次切除肿块后8个月至5年。Howlett等[189]指出，局部扩大切除，以及前哨淋巴结清扫术应为乳腺MAME的首选手术方式，术后按保乳术后行局部放疗，并根据病理结果进一步判定是否进行全身化疗。

3. 系统治疗

虽然化疗对于肌上皮癌的治疗是否有效，目前仍缺乏足够的证据[190]，但肌上皮癌侵袭性强、易复发和转移，且血行转移率高，文献报道为26.3%～47.0%。Shigeishi等[191]认为，术后给予化疗，可能对于防止血行转移有利。有学者认为[126,192]，对于肿瘤直径＞4cm的头颈部、乳腺肌上皮癌，术后应推荐辅以放化疗来降低肿瘤的复发和转移风险。曾剑等[138]报道，对于无手术指征的肌上皮癌，化疗可表现出良好的近期控制率。

术后化疗方案，可选择吡柔比星＋异环磷酰胺＋达卡巴嗪、顺铂＋博来霉素＋氟尿嘧啶、环磷酰胺＋阿霉素＋顺铂等方案。

另外，乳腺肌上皮癌ER、PR、HER-2多为阴性，无须内分泌治疗[193]；但该肿瘤的生物学行为不同于三阴性乳腺癌。

晚期涎腺MC有效治疗报道少见，Yang等[199]报道1例颌下腺MC复发伴双肺广泛转移的患者，使用重组腺病毒p53（rAd-p53）联合放疗，随访5年，病情稳定。

（十）预后

肌上皮癌，一般生存期较长，大部分病例生存期超过5年。曾剑等[138]采用以手术为主的综合治疗方案治疗16例肌上皮癌患者，得到总的3年生存率为90.9%，总的5年生存率为87.5%，认为肌上皮癌是一种预后较好的恶性肿瘤。因此，WHO在涎腺组织学分类中将肌上皮癌定义为低度恶性肿瘤，认为其一般以局部侵犯为主，而较少出现远处转移。

有学者认为[195]，由多形性腺瘤恶性变的MME恶性程度低，而原发MME可能呈现高侵袭生长的特点。有学者提出[77]，肿瘤细胞生长活跃、广泛浸润周围组织、显著核异型者，原癌基因C-erbB-2和增殖细胞核抗原（proliferating cell nuclear antigen，PCNA）阳性者预后不良。

从文献报道来看，MEC患者预后差异很大，病期长短不一，短者半年，最长可达23年。部分高度恶性患者可带瘤生存很长时间，部分低度恶性患者却在短期内出现了转移[196]。但亦有虽多次复发，仍未出现转移的报道[197]。Cho等[198]统计发现，肿瘤从初次诊断到首次复发间隔4～34年，从确诊到复发平均间隔时间是5年，复发率为30%～40%；而肿瘤从确诊到转移平均间隔时间约15年。

Savera 等[132]报道的 17 例涎腺肌上皮癌，随访 3 年，29% 死于肿瘤，认为肌上皮癌患者预后较差。

多数学者认为，肌上皮癌有较高的局部复发率，Yu 等[181]报道，肌上皮癌复发率为 57.9%；李春桥等[86]报道的复发率高达 72.7%。至晚期时，远处转移率亦不是很低。Savera 等[132]报道的 17 例肌上皮癌患者中，8 例出现远处转移，转移部位包括肺、肾脏、颅内及骨，转移率高达 47%；Yu 等[181]报道的转移率亦达到 22%。因此，有学者认为肌上皮癌应当属于恶性度较高的肿瘤。

肌上皮癌局部复发和转移风险可能与恶性变成分的级别和肿瘤的大小有关，转移通常发生于恶性变级别高和肿瘤直径≥1.6cm 的患者[65]。

1. 头颈部肌上皮癌预后

头颈部肌上皮癌沿神经侵袭性生长，复发率较高，最易发生于远处转移，在广泛的手术切除以及综合治疗 5 年后的复发率仍较高，原发部位得到良好的控制患者在 10 年甚至在 20 年后仍然会发生远处转移。唐万鹏[199]报道了 12 例头颈部肌上皮癌，复发者为 2 例，远处转移 2 例，死亡者 1 例；5 年总生存率为 58.33%；实性型与病理类型的 5 年生存率差异无统计学意义，切缘阳性与阴性及有无神经侵犯患者 5 年生存率差异有统计学意义。

涎腺肌上皮癌局部侵袭性强、治疗后易复发，可发生颈部淋巴结及远处转移。Su 等[91]分析了 32 例涎腺 MC 病例，发现 5 年生存率达 71%，41% 的病例出现局部复发，22% 的病例出现远处转移；数据分析还显示，年龄 <60 岁与肿瘤远处转移存在相关性，同时提示颈部淋巴结转移患者的 OS 更短。俞光岩等[75]总结归纳 19 例涎腺 MC 患者临床特点，部分肿瘤生长迅速，广泛侵犯周围组织；颈部淋巴结转移率不很高，但血行转移率高；治疗后极易复发，患者预后差；生物学行为应属高度恶性肿瘤。黄兰柱等[140]总结分析了 13 例病理确诊的涎腺 MC，3 例颈淋巴结转移，2 例发生血行转移，4 例术后复发，3 例死亡，其观察亦提示涎腺 MC 具有局部侵袭性强，治疗后易复发，可发生颈部淋巴结及远处转移等特征。

古庆家等[87]总结了 7 例鼻腔、鼻窦 MC 患者的情况，患者最长生存时间为 16 个月，术后复发率高达 85.7%，颈部淋巴结转移率较高。

2. 乳腺恶性腺肌上皮瘤/乳腺肌上皮癌预后

相关文献报道[49,200]，乳腺恶性腺肌上皮瘤术后可出现局部复发和远处转移，并可在初次手术后多年才出现，原发肿物直径超过 2cm 者更易发生转移[201-202]；乳腺恶性 AME 转移的途径不是通过淋巴途径而是通过血行，因此血行转移常见，肿瘤常转移至肺，亦可转移至肝、脑、骨及甲状腺等器官；出现复发转移的病例预后非常差，大多数出现转移的病例均在初次治疗后数年内死亡[203]。Ahmed 等[42]回顾了 12 例双向分化的乳腺恶性腺肌上皮瘤，3 例出现肺转移，2 例出现脑转移。Bult 等[41]复习了乳腺恶性腺肌上皮瘤病例，发现 1/3 以上的患者有远处转移和局部复发，多发生在初次诊断后 4 个月至 23 年，且有 1 例乳腺恶性腺肌上皮瘤手术切除后 12 年转移至甲状腺。

乳腺肌上皮癌常呈浸润性生长，易发生腋下淋巴结及血行转移，较浸润性导管癌恶性程度更高，侵袭性更强，预后更差[204]，2 年和 5 年生存率分别为 88% 和 55%[124]。

3. 气管 - 肺肌上皮癌预后

一般认为，气管 - 肺 MC 对放、化疗不敏感，大多数会发生转移，转移部位包括双肺、脑、肝脏等，预后较差。

气管和支气管的 EMC 生长方式为浸润性，镜下破骨细胞样巨细胞的出现，常提示高度浸润性和早期转移[205]。有学者研究认为，核分裂象活跃和坏死出现提示肺部 MC 预后不良[206]。

（严 丽）

参考文献

［1］ 王鸿雁，张学斌. 肌上皮细胞和肌上皮瘤［J］. 西安医科大学学报，1998，19(1)：133 – 135.

［2］ Sheldon W H. So called mixed tumor of salivary glands［J］. ArchPathol，1943，35：1 – 2.

［3］ Dabska M. Parachordoma：a new clinicopathologic entity［J］. Cancer，1977，40(4)：1586 – 1592.

［4］ Seifert G，Brocheriou C，Cardesa A，et al. WHO international histological classification of tumors. Tentalive histological dassification of salivary gland tumors［J］. Pathol Res Pract，1990，186：555.

［5］ Kilpatrick S E，Hitchcock M G，Kraus M D，et al. Mixed tumors and myoepitheliomas of soft tissue：a clinicopathologic study of 19 cases with a unifying concept［J］. Am J Surg Pathol，1997，21(1)：13 – 22.

［6］ Hornick J L，Fletcher C D. Myoepithelial tumors of soft tissue：a clinico – pathologic and immunohistochemical study of 101 cases with evaluation of prognostic parameters［J］. Surg Pathol，2003，27(9)：1183 – 1196.

［7］ Fletcher C D M，Bridge J A，Hogendoorn P，et al. WHO classification of tumours of soft tissue and bone［M］. 4thed. Lyon：IARC Press，2013：208 – 209.

［8］ Hamperl H. The myothelia (myoepithelial cells). Normal state，regressive changes，hyperplasia，tumors［J］. Curr Top Pathol，1970，53：161 – 220.

［9］ Tavassoli F A. Myoepithelial lesions of the breast. Myoepitheliosis，adenomyoepithelioma，and myoepithelial carcinoma ［J］. Am J Surg Pathol，1991，15(6)：554 – 568.

［10］ Tse G M，Tan P H，Lui P C，et al. Spindle cell lesions of the breast – the pathologic differential diagnosis［J］. Breast Cancer Res Treat，2008，109(2)：199 – 207.

［11］ Antonescu C R，Zhang L，Chang N E，et al. EWSR1 – POU5F1 fusion in soft tissue myoepithelial tumors. A molecular analysis of sixty – six cases，including soft tissue，bone，and visceral lesions，showing common involvement of the EWSR1 gene［J］. Genes Chromosomes Cancer，2010，49(12)：1114 – 1124.

［12］ Antonescu C R，Zhang L，Shao SY，et al. Frequent PLAG1 gene rearrangements in skin and soft tissue myoepithelioma with ductal differentiation［J］. Genes Chromosomes Cancer，2013，52(7)：675 – 682.

［13］ 高立永，丁瑾，潘二辉. 15 例涎腺肌上皮瘤临床病理学分析［J］. 临床与实验病理学杂志，2012，28(1)：76 – 78.

［14］ Wang S，Shi H，Wang L，et al. Myoepithelioma of the parotid gland：CT imaging findings［J］. AJNR，2008，29：1372 – 1375.

［15］ Sciubba J J，Brannon R B. Myoepithelioma of salivary glands：report of 23 cases［J］. Cancer，1982，49：562 – 572.

［16］ Nayak J V，Molina J T，Smith J C，et al. Myoepithelial neoplasia of the submandibular gland：case report and therapeutic considerations［J］. Arch Otolaryngol Head Neck Surg，2003，129：359 – 362.

［17］ Politi M，Toro C，Zerman N，et al. Myoepithelioma of the parotidgland：Case report and review of literature［J］. Oral Oncology Extra，2005，41(6)：104 – 108.

［18］ Hikino H，Nagaoka S，Miura H，et al. Benign myoepithelioma of the breast：origin and development［J］. Pathol Int，2009，59(6)：422 – 426.

［19］ Woo V L，Angiero F，Fantasia J E. Myoepithelioma of the tongue［J］. Oral Surg Oral Med Oral Pathol Oral Radiol Endod，2005，99(5)：581 – 589.

［20］ 陈静，涂翔，江红群，等. 鼻腔肌上皮瘤 1 例［J］. 临床耳鼻咽喉头颈外科杂志，2015，29(5)：470 – 472.

［21］ 赵锐，刘海. 鼻腔鼻窦肌上皮瘤临床分析［J］. 临床耳鼻咽喉头颈外科杂志，2015，29(8)：761.

［22］ 李政，周胜年，徐建平. 支气管肌上皮瘤 1 例病例报道及文献复习［J］. 临床肺科杂志，2017，22(1)：190 – 191.

［23］ Kurzawa P，Kattapuram S，Hornicek FJ，et al. Primary myoepithelioma of bone：a report of 8 cases［J］. Am J Surg Pathol，2013，37(7)：960 – 968.

［24］ Yaman H，Gerek M，Tosun F，et al. Myoepithelioma of the parotid gland in a child：a case report［J］. J Pediatr Surg，2010，45(7)：E5 – 7.

［25］ Monzen Y，Fukushima N，Fukuhara T. Myoepithelioma and malignant myoepithelioma arising from the salivary gland：computed tomography and magnetic resonance findings［J］. Australas Radiol，2007，51：B169 – B172.

［26］ Kilpatrick S E，Hitchcock M G，Kraus M D，et al. Mixed tumors and myoepitheliomas of soft tissue：a clinicopathologic study of 19 cases with a unifying concept［J］. Am J Surg Pathol，1997，21(1)：13 – 22.

［27］ 张学东，陈士超，杜然，等. 软组织肌上皮瘤/混合瘤 6 例临床病理学分析［J］. 临床与实验病理学杂志，

2014, 30(7): 755-760.

[28] 郁敏，李小强，李英凤，等. 乳腺腺肌上皮瘤5例并临床病理分析[J]. 临床与实验病理学杂志，2016, 32 (9): 1044-1046.

[29] 侯卫峰，李军红，周会行. 肌上皮瘤17例分析[J]. 中国误诊学杂志，2006, 6(7): 1367-1369.

[30] 刘颖，马隆佰，郭文文. 涎腺肌上皮瘤MRI表现[J]. 临床放射学杂志，2016, 35(4): 524-528.

[31] 陈祖华，余日胜，徐雷鸣. 涎腺肌上皮瘤的CT、MRI表现[J]. 中华放射学杂志，2007, 41: 1330-1333.

[32] Hu Y H, Li J, Li F U. Hanbing malignant pleomorphic adenoma of salivary gland: a clinico pathologic study of 161 cases[J]. J Clinl Expr Pathol, 2007, 23(1): 44-47.

[33] 韩树青，郭瑞峰，陈健，等. 伴胶原结晶结构腭部肌上皮瘤1例[J]. 临床与实验病理学杂志，2007, 23(1): 114-115.

[34] Zormpa M T, Sarigelou A S, Eleftheriou A N, et al. Plasmacytoid myoepithelioma of the palate: case report[J]. Head Neck Pathol, 2011, 5(2): 154-158.

[35] Liu W, Ping F Y. Research progress of parotid myoepithelial carcinoma[J]. International J Stoma, 2008, 35(7): 523-526.

[36] Ferri E, Pavon I, Armato E, et al. Myoepithelioma of a minor salivary gland of the cheek: case report[J]. Acta Otorhinolaryngol Ital, 2006, 26(1): 43-46.

[37] Astarci H M, Celik A, Sungu N, et al. Cystic clear cell myoepithelioma of the parotid gland. A case report[J]. Oral Maxillofac Surg, 2009, 13(1): 45-48.

[38] Gun B D, Ozdamar S O, Bahadir B, et al. Salivary gland myoepithelioma with focal capsular invasion[J]. Ear Nose Throat J, 2009, 88(7): 1005-1009.

[39] Acikalin M F, Pasaoglu O, Cakli H, et al. Malignant myoepithelioma of the palate: a case report with review of the clinicopathological characteristics[J]. Yonsei Med J, 2009, 50(6): 848-851.

[40] 王桂兰，顾晓林，陈莉，等. 涎腺肿瘤中HSP27、HSP70与PCNA、CD9蛋白表达的相关性[J]. 临床与实验病理学杂志，2010, 26(16): 719-723.

[41] Bult P, Verwiel J M, Wobbes T, et al. Malignant Adenomyoepithelioma of the breast with metastasis in the thyroid gland 12 years after excision of the primary tumor[J]. Virchows Arch, 2000, 436(2): 158-166.

[42] Ahmed A A, Heller D S. Malignant adenomyoepithelioma of the breast with malignant proliferation of epithelial elements: a case report and review of the literature[J]. Arch Pathol Lab Med, 2000, 124(4): 632-636.

[43] Rasbridge S A, Millis R R. Adenomyoepithelioma of the breast with malignant features[J]. Virchows Arch, 1998, 432(2): 123-130.

[44] Loose J H, Patchefsky A S, Hollander I J, et al. Adenomyoepithelioma of the breast: a spectrun of biologic behavior [J]. Am J Surg Pathol, 1992, 16(9): 868-876.

[45] Trojani M, Guiu M, Trouette H, et al. Adenomyoepithelioma of the breast: an immunohistochemical, cytophotometric, and ultrastructural study of a case with lung metastases[J]. Am J Clin Pathol, 1992, 98(6): 598-602.

[46] Rosen P P. Rosen's breast pathology[M]. Philadelphia: Lippincott Williams Wilkins, 2008: 137-160.

[47] 杨文君，陈丽荣，吴翔燕，等. 乳腺腺肌上皮瘤临床病理观察及文献复习[J]. 临床与实验病理学杂志，2007, 23(5): 545-548.

[48] Chen P C, Chen C K, Nicastri A D, et al. Myoepithelial carcinoma of the breast with distant metastasis and accompanied by adenomyoepithelioma[J]. Histopathology, 1994, 24(6): 543-548.

[49] Nadelman C M, Leslie K O, Fishbein M C. "Benign" metastasizing adenomyoepithelioma of the breast: a report of 2 cases[J]. Arch Pathol Lab Med, 2006, 130(9): 1349-1353.

[50] Folpe A L, Agoff S N, Willis J, et al. Parachordoma is immunohistochemically and cytogenetically distinct from axial chordoma and extraskeletal myxoid chondrosarcoma[J]. Am J Surg Pathol, 1999, 23(9): 1059-1067.

[51] 何蓉，李艳，陈建萍. 18例涎腺肌上皮瘤临床病理分析[J]. 江西医药，2013, 48(4): 364-365.

[52] Pons Vicente O, Almendros Marqués N, Berini Aytés L, et al. Minor salivary gland tumors: a clinicopathological study of 18 cases[J]. Med Oral Patol Oral Cir Bucal, 2008, 13(9): E582-588.

[53] Kourda J, Ismail O, Smati B H, et al. Benign myoepithelioma of the lung: a case report and review of the literature [J]. Cases J, 2010, 3(1): 25.

[54] 王丽京，朱任之，杨连甲. 涎腺肌上皮瘤的临床病理分型和免疫组化研究[J]. 实用口腔医学杂志，1997, 13 (1): 24-26.

［55］　陈国璋，刘晓红，周晓军．涎腺肿瘤的病理诊断［J］．临床与实验病理学杂志，2007，23（1）：1-5．

［56］　Okahara M，Kiyosue H，Matsumoto S，et al. Basal cell adenoma of the parotid gland：MR imaging findings with pathologic correlation［J］. AJNR，2006，27：700-704．

［57］　赵洪波，王胜裕，蒯新平，等．腮腺基底细胞腺瘤的 MR 特点［J］．临床放射学杂志，2012，31：1652-1654．

［58］　Kato H，Kanematsu M，Sakurai K，et al. Adenoid cystic carcinoma of the maxillary sinus：CT and MR imaging findings［J］. Jpn J Radiol，2013，31：744-749．

［59］　Ikeda M，Motoori K，Hanazawa T，et al. Warthin tumor of the parotid gland：diagnostic value of MR imaging with histopathologic correlation［J］. AJNR，2004，25：1256-1262．

［60］　陈泽文，陈忠，张子钦，等．T2WI 低信号点征或裂隙征在腮腺腺淋巴瘤诊断价值［J］．临床放射学杂志，2014，33：1647-1650．

［61］　Murthy V S. Malignant adenomyoepithelioma of breast masquerading as soft tissue lytic lesion of right iliac bone：a rare entity［J］. J Clin DiagnRes，2014，8（9）：FD03-04．

［62］　黄龙，蒯新春，姚志刚．涎腺肌上皮瘤临床分析［J］．中国现代医学杂志，2004，14（19）：133-134．

［63］　Iguchi H，Yamada K，Yamane H，et al. Epithelioid myoepithelioma of the accessory parotid gland：pathological and magnetic resonance imaging findings［J］. Case Rep Oncol，2014，7：310-315．

［64］　雷祖宝，李业山，操乐杰．气管-支气管肺肌上皮瘤临床分析．临床肺科杂志［J］，2007，12（3）：237-238．

［65］　Petrozza V，Pasciuti G，Pacchiarotti A，et al. Breast adenomyoepithelioma：a case report with malignant proliferation of epithelial and myoepithelial elements［J］. World J Surg Oncol，2013，11：285．

［66］　Graadtvan Roggen JF，Baatenberg-de Jong RJ，Verschuur HP，et al. Myoepithelial carcinoma（malignant myoepithelioma）：first report of an occurrence in the maxillary sinus［J］. Histopathology，1998，32（3）：239-241．

［67］　Dean A，Sierra R，Alamillos F J，et al. Malignant myoepithelioma of the salivary glands：clinicopathological and immunohistochemical features［J］. Br J Oral Maxillofac Surg，1999，37：64-66．

［68］　Bombi J A，Alos L，Rey M J，et al. Myoepithelial carcinoma arising in a benign myoepithelioma：immunohistochemical，ultrastructural，and flow-cytometrical study ［J］. Ultrastruct Pathol，1996，20（2）：145-154．

［69］　刘炜，平飞云．腮腺肌上皮癌的研究进展［J］．国际口腔科学杂志，2008，35（2）：198-200．

［70］　陈良嗣，蒙翠原，张思毅，等．鼻腔鼻窦肌上皮癌的生物学行为及诊治［J］．现代肿瘤医学，2004，12（2）：100-102．

［71］　Subhashraj K. Salivary gland tumors a single institution experience in India［J］. Br J Oral Maxillofac Surg，2008，46（8）：635-638．

［72］　Simpson R H，Pereira E M，Ribeiro A C，et al. Histopathology，2002，41（3）：250-259．

［73］　刘华，李龙江，温玉明，等．涎腺肿瘤 3461 例临床病例分析［J］．实用口腔医学杂志，2004，20（4）：475-477．

［74］　黄晓峰，丁洁，胡勤刚，等．2489 例涎腺上皮性肿瘤临床病理分析［J］．口腔医学研究，2012，28（1）：68-71．

［75］　俞光岩，马大权，孙开华．涎腺肌上皮癌的生物学行为及治疗［J］．中华口腔医学杂志，1997，32（2）：67-69．

［76］　Suba Z，Nemeth Z，Gyulai-Gaal S，et al. Malignant myoepithelioma：Clinicopathological and immunohistochemical characteristics［J］. Int J Oral Maxillofac Surg，2003，32（3）：339-341．

［77］　Nagao T，Sugano I，Ishida Y，et al. Salivary gland malignant Myoepithelioma clinicopathologic and immunohistochemical study of ten cases［J］. Cancer，1998，83（7）：1292-1299．

［78］　Wei J，Yuan X，Yao Y，et al. Primary myoepithelial carcinoma of the lung：a case report and review of literature［J］. Int J Clin Exp Pathol，2014，8（2）：2111-2116．

［79］　Yokose C，Asai J，Kan S，et al. Myoepithelial carcinoma on the right shoulder：Case report with published work review［J］. J Dermatol，2016，43（9）：1083-1087．

［80］　Rohilla M，Bal A，Singh G，et al. Phenotypic and functional characterization of ductal carcinoma in situ-associated myoepithelial cells［J］. Clin Breast Cancer，2015，15（5）：335-342．

［81］　Santhosh R，Padu K，Bipin Singh T H，et al. Myoepithelial carcinoma of the breast［J］. J Clin Diagn Res，2013，7（6）：1191-1193．

［82］　Fritchie K J，Bauman M D，Durward Q J. Myoepithelioma of the skull：a case report［J］. Neurosurgery，2012，71（4）：533-546．

［83］　Vilar-González S，Bradley K，Rico-Pérez J，et al. Salivary gland myoepithelial carcinoma［J］. Clin Transl Oncol，2015，17（11）：847-855．

［84］　Geers C，Moulin P，Gigot J F，et al. Salivary gland myoepithelial carcinoma［J］. Am J Surg Pathol，2006，30

（10）：1243 – 1249.

[85]　陈向军，黄健健，李国义. 耳前肌上皮癌 1 例[J]. 临床耳鼻咽喉头颈外科杂志，2014，28（16）：1262 – 1263.

[86]　李春桥，郭朱明，刘巍巍，等. 头颈部肌上皮癌临床分析[J]. 中华耳鼻咽喉头颈外科杂志，2010，45：124 – 127.

[87]　古庆家，奚玲，冯勇，等. 鼻腔鼻窦肌上皮癌临床分析[J]. 中国耳鼻咽喉头颈外科杂志，2011，18：353 – 355.

[88]　da Silveira E J，Pereira A L，Fontora M C，et al. Myoepithelial carcinoma of the major salivary glands[J]. Rev Bras Otorrinolaringo（Engl Ed），2006，72（4）：528 – 532.

[89]　吕志倩，胡伟汉. 恶性肌上皮癌 24 例临床分析[J]. 现代中西医结合杂志，2011，20（22）：2770 – 2772.

[90]　Su Y X，Roberts D B，Hanna E Y，et al. Risk factors and prognosis for myoepithelial carcinoma of the major salivary glands[J]. Ann Surg Oncol，2015，22（11）：3701 – 3707.

[91]　Xiao C C，Baker A B，White – Gilbertson SJ，et al. Prognostic factors in myoepithelial carcinoma of the major salivary glands[J]. Otolaryngol Head Neck Surg，2016，154（6）：1047 – 1053.

[92]　Adnan T S，Andrew S，Andrew G H，et al. Myoepithelial carcinoma of the salivary glands，a clinicopathologica；Study of 25 patients[J]. Am J Surg Pathol，2000，26（6）：761 – 774.

[93]　曹培龙，张少强，赵继元，等. 涎腺肌上皮癌 12 例临床病理分析[J]. 临床与实验病理学杂志，2017，33（2）：174 – 177.

[94]　廖秋林，李莲花，赖日权，等. 涎腺恶性肌上皮瘤临床病理分析[J]. 中华病理学杂志，2005，34（4）：211 – 214.

[95]　Jain M，Thomas S，Singh S. Myoepithelioma of the nasal cavity[J]. Indian J Pathol Microbiol，2006，49（3）：399 – 401.

[96]　Hassan W，Nishi J，Tomiyasu S，et al. Unusual biliary myoepithelial carcinoma in liver – case report and immunohistochemical study[J]. Int J Clin Exp Pathol，2014，7（5）：2647 – 2653.

[97]　Tseng C E，Hsieh Y H，Wei C K，et al. Myoepithelial carcinoma of the stomach：a diagnostic pitfall[J]. World J Gastroenterol，2015，21（14）：4391 – 4396.

[98]　Nakaya K，Oshima T，Watanabe M，et al. A case of myoepithelioma of the nasal cavity[J]. Auris Nasus Larynx，2010，37（5）：640 – 643.

[99]　何亚平，何愿真，谢宏莲，等. 原发性声带肌上皮癌 1 例临床病理分析[J]. 肿瘤防治研究，2011，38（7）：850 – 851.

[100]　Soon G，Petersson F. Myoepithelial carcinoma of the nasopharynx：report of a rare case and a review of the literature[J]. Head Neck Pathol，2015，9（4）：474 – 480.

[101]　张春艳，程敬亮，张勇，等. 鼻咽及鼻窦肌上皮癌的影像学特征[J]. 临床放射学杂志，2017，36（2）：179 – 183.

[102]　彭春燕，彭清臻，厉银平，等. 肺肌上皮癌 1 例并文献复习[J]. 临床肺科杂志，2015，20（2）：387 – 388.

[103]　Hysi I，Wattez H，Benhamed L，et al. Primary pulmonary myoepithelial carcinoma[J]. Interact Cardio Thorac Surg，2011，13（2）：226 – 228.

[104]　闫风彩，周全，沈兵，等. 肺原发肌上皮癌与原发鳞状细胞癌共存的临床病理学观察[J]. 临床与实验病理学杂志，2014，30（3）：319 – 321.

[105]　卢红阳，马胜林，郭勇，等. 肺肌上皮癌一例报道[J]. 中国肺癌杂志，2007，10（4）：295.

[106]　张宝玉，潘锋. 肺恶性肌上皮瘤 1 例[J]. 实用医药杂志，2008，25（4）：409.

[107]　任明明，孔繁义，宋翔. 肺恶性肌上皮瘤 1 例[J]. 中华胸心血管外科杂志，2012，28（4）：256.

[108]　Higashiyama M，Kodama K，Yokouchi H，et al. Myoepithelioma of the lung：report of two cases and review of the literature[J]. Lung Cancer，1998，20（1）：47 – 56.

[109]　Sekine I，Kodama T，Yokose T，et al. Rare pulmonary tumors – a review of 32 cases[J]. Oncology，1998，55（5）：431 – 434.

[110]　Miura K，Harada H，Aiba S，et al. Myoepithelial carcinoma of the lung arising from bronchial submucosa[J]. Am J Surg Pathol，2000，24（9）：1300 – 1304.

[111]　Masuya D，Haba R，Huang C L，et al. Myoepithelial carcinoma of the lung[J]. Eur J Cardiothorac Surg，2005，28（5）：775 – 777.

[112]　Tanahashi J，Kashima K，Daa T，et al. Pulmonary myoepithelial carcinoma resembling matrix – producing carcinoma of the breast：case report and review of the literature[J]. APMIS，2010，118（5）：401 – 406.

[113]　Sarkaria I S，DeLair D，Travis W D，et al. Primary myoepithelial carcinoma of the lung：a rare entity treated with parenchymal sparing resection[J]. J Cardiothorac Surg，2011，6：27.

[114]　肖兰，刘汉忠. 肺原发性肌上皮癌 1 例[J]. 临床与实验病理学杂志，2015，31（4）：478 – 479.

[115]　曾丽霞，廖芝玲，马韵，等. 肺恶性肌上皮瘤 1 例[J]. 临床与实验病理学杂志，2014，30（9）：1066 – 1067.

［116］裴炜，张海增，石素胜，等. 乳腺恶性腺肌上皮瘤 5 例临床病理分析并文献复习［J］. 中国肿瘤临床，2008，35（19）：1097 – 1099.

［117］Suresh Attili V S，Kamal Saini，Laskshmaiah K C，et al. Malignant adenomyoepithelioma of the breast［J］. Indian J Surg，2007，69：14 – 16.

［118］Tavassoli F A，Devilee P. WHO：pathology and genetics of tumours of the breast and female genital organs［M］. 3th ed. Lyon：IARC Press，2003：86 – 88.

［119］Fattaneh A，Tavassoli F A，Vincenzo E. AFIP atlas of tumour pathology series 4：tumours of the breast gland［M］. Maryland：Silver Spring，2009：256.

［120］Lakhani S R，Ellis I O，Schnitt S J，et al. WHO classification of tumours of the breast［M］. 4th ed. Lyon：IARC Press，2012：48 – 52.

［121］姚少波，张晓红. 乳腺恶性腺肌上皮瘤 1 例并文献复习［J］. 临床与实验病理学杂志，2015，31（9）：1040 – 1041.

［122］Awamleh A A，Gudi M，Shousha S. Malignant adenomyoepithelioma of the breast with lymph node metastasis：a detailed immunohistochemical study［J］. Case Rep Pathol，2012，2012：305858.

［123］吴丽莉，林万和. 乳腺肌上皮癌 1 例［J］. 临床与实验病理学杂志，2000，16（3）：351 – 352.

［124］叶新青，覃思繁，韦常宏，等. 乳腺肌上皮癌 2 例临床病理分析［J］. 疑难病杂志，2010，9（2）：146 – 147.

［125］邵素英. 乳腺肌上皮癌的临床病理分析［J］. 中外医疗，2011，32（11）：6 – 8.

［126］王铁山，南润玲，谷化平. 乳腺肌上皮癌一例并文献复习［J］. 中华临床医师杂志（电子版），2013，7（15）：7265 – 7266.

［127］李海平，赵群，王小玲. 原发性乳腺肌上皮癌一例［J］. 中华肿瘤杂志，2003，25（3）：301.

［128］Kihara M，Yokomise H，Irie A，et al. Malignant adenomyoepithelioma of the breast with lung metastases：report of a case［J］. Surg Today，2001，31（10）：899 – 903.

［129］吕昌新，李良，王新美，等. 乳腺恶性腺肌上皮瘤一例并文献复习［J］. 中华乳腺病杂志（电子版），2012，6（6）：698 – 703.

［130］张帆，张伟，许增祥，等. 乳腺肌上皮癌 3 例临床病理特征分析［J］. 临床与实验病理学杂志，2016，32（1）：34 – 38.

［131］詹阳，崔全才，王玉岳. 高分化上皮 – 肌上皮癌 1 例［J］. 临床与实验病理学杂志，2003，19（3）：341.

［132］Savera A T，Sloman A，Huvos A G，et al. Myoepithelial carcinoma of the salivary glands：a clinicopathologic study of 25 patients［J］. Am J Surg Pathol，2000，24（6）：761 – 774.

［133］Dimitrijevic M V，Tomanovic N R，Jesic S D，et al. Epithelialmyoepithelial carcinoma – review of clinicopathological and immunohistochemical features［J］. Arch Iran Med，2015，18（4）：218 – 222.

［134］刘标，周晓军. 解读 2012 年 WHO 乳腺肿瘤分类［J］. 临床与实验病理学杂志，2012，28（11）：1185 – 1187.

［135］叶珊，吴景，李晓洁，等. 乳腺上皮 – 肌上皮癌合并非特殊型浸润性癌的临床病理分析［J］. 临床与实验病理学杂志，2015，31（11）：1239 – 1242.

［136］Guo C B，Ma D Q，Zhang K H，et al. Br J Oral Maxillofac Surg，2007，45（6）：467 – 470.

［137］杨耀武，毛天球，孙金泉，等. 涎腺恶性肌上皮瘤［J］. 临床口腔医学杂志，2003，19（2）：104 – 106.

［138］曾剑，喻庆薇，柳子川. 涎腺恶性肌上皮瘤 16 例临床分析［J］. 肿瘤防治杂志，2005，12（22）：1738 – 1741.

［139］Cosentino T B，Brazo – Silva M T，Souza K C，et al. Myoepithelial carcinoma of the submandibular gland：report of a case with multiple cutaneous metastases［J］. Oral Surg Oral Med Oral Pathol Oral Radiol Endod，2008，106（2）：e26 – e29.

［140］黄兰柱，丁洁，唐恩溢，等. 13 例涎腺肌上皮癌临床及病理分析［J］. 实用口腔医学杂志，2013，29（2）：257 – 259.

［141］Hsiao C H，Cheng C J，Yeh K L. Immunohistochemical and ultrastructural study of malignant plasmacytoid myoepithelioma of the maxillary sinus［J］. J Formos Med Assoc，1997，96（3）：209 – 212.

［142］Batsakis J G，Regezi J A，Luna M A，et al. Histogenesis of salivary gland neoplasms：a postulate with prognostic implications［J］. J Laryngol Otol，1989，103（10）：939 – 944.

［143］刘娅，郭红光，宁浩勇，等. 侵及鼻腔鼻窦的罕见巨大肌上皮癌病例分析［J］. 临床误诊误治，2014，27（12）：71 – 74.

［144］王洁，吴其光，孙开华，等. 涎腺恶性肌上皮癌的组织学及免疫组织化学研究［J］. 上海口腔医学，1993，2（3）：160 – 162.

［145］郑金锋，马淑芳，景洪标，等. 气管上皮 – 肌上皮癌的临床病理学观察［J］. 临床与实验病理学杂志，2012，

28(3)：261-264.

[146] 王培，杨强，佟杰，等. 乳腺恶性腺肌上皮瘤临床病理观察[J]. 诊断病理学杂志，2010，17(5)：349-352.

[147] 周晓莉，范钦和，鲍永仪，等. 乳腺恶性腺肌上皮瘤临床病理学观察[J]. 临床与实验病理学杂志，2011，27(8)：838-842.

[148] 胡敏，吴强，汤华阳. 乳腺恶性肌上皮瘤的病理诊断[J]. 蚌埠医学院学报，2007，32(5)：595-596.

[149] Klumpp T R, Mohr R M, Silverman C L, et al. Malignant myoepithelioma of the parotid gland：ease report and review of the literature[J]. J Laryngol Otol, 1995, 109：995-998.

[150] 董娟，廖欣，王波，等. 良、恶性涎腺肌上皮瘤的 CT 表现[J]. 临床放射学杂志，2014，33：343-347.

[151] 周水洪，徐盈盈，汪审清，等. 左上颌窦原发性恶性肌上皮瘤一例[J]. 中华耳鼻咽喉头颈外科杂志，2008，43：148-149.

[152] 傅敏，王小冰，吴佩娜，等. 咽旁间隙肌上皮癌的影像学及临床病理分析[J]. 临床耳鼻咽喉头颈外科杂志，2007，21：879-881.

[153] 贝天霞，程敬亮，张勇，等. 鼻咽恶性肌上皮瘤的 MRI 表现 1 例[J]. 实用放射学杂志，2014，30：1771-1772.

[154] Sehgal S, Goyal P, Singh S, et al. Fine-needle aspiration cytology of myoepithelial carcinoma of salivary gland：diagnostic challenge to cytopathologist[J]. J Cytol, 2013, 30(3)：207-210.

[155] Zhao F, Zhu H, Huang Y. Myoepithelial carcinoma inside of maxilla bone：a case report[J]. Mol Clin Oncol, 2013, 1(2)：315-317.

[156] Skelton E, Jewison A C, Ramesar K, et al. Myoepithelial carcinoma of the parotid：a rare tumour that may provide diagnostic difficulty[J]. BMJ Case Rep, 2015, 2：26.

[157] Jeffrey R, Lee M D, David E, et al. Malignant myoepithelial tumor of soft tissue：a report of two cases of the lower extremity and a review of the literature[J]. Ann Dia Pathol, 2007, 11(3)：190-198.

[158] Passador-Santos F, Grnroos M, Irish J, et al. Clinicopathological characteristics and cell cycle proteins as potential prognostic factors in myoepithelial carcinoma of salivary glands[J]. Virchows Arch, 2016, 468(3)：305-312.

[159] Kong M, Drill E N, Morris L, et al. Prognostic factors in myoepithelial carcinoma of salivary glands：a clinicopathologic study of 48 cases[J]. Am J Surg Pathol, 2015, 39(7)：931-938.

[160] Jolicoeur F, Seemayer T A, Gabbiani G, et al. Multifocal, nascent, and invasive myoepithelial carcinoma (malignant myoepithelioma) of the breast：an immunohistochemical and ultrastructural study[J]. Int J Surg Pathol, 2002, 10(4)：281-291.

[161] Alos L, Cardesa A, Bombi J A, et al. Myoepithelial tumors of salivary glands：a clinicopathologic, immunohistochemical, ultrastructural, and flow-cytometric study[J]. Semin Diagn Pathol, 1996, 13(2)：138-147.

[162] Veeramachaneni R, Gulick J, Halldorsson A O, et al. Benign myoepithelioma of the lung：a case report and review of the literature[J]. Arch Pathol Lab Med, 2001, 125(11)：1494-1496.

[163] Seethah R R, Barnes E L, Hunt J L. Epithelial-myoepithelial carcinoma：a review of the clinicopathologic spectrum and immunophenotypic characteristics in 61 tumors of the salivary gland and upper aerodigestive tract[J]. Am J Surg Pathol, 2007, 31(1)：44-57.

[164] Rosen P P. Adenomyoepithelioma of the breast[J]. Hum Pathol, 1987, 18(12)：1232-1237.

[165] Han B, Mori I, Nakamura M, et al. Myoepithelial carcinoma arising in an adenomyoepithelioma of the breast：case report with immunohistochemical and mutational analysis[J]. Pathol Int, 2006, 56(4)：211-216.

[166] Pia-Foschini M, Reis-Filho J S, Eusebi V, et al. Salivary gland-like tumours of the breast：surgical and molecular pathology[J]. J Clin Pathol, 2003, 56(7)：497-506.

[167] Miura Y, Kurose A, Kondo M, et al. Clear cell myoepithelial carcinoma of the breast：a case report[J]. Tohoku J Exp Med, 2003, 200(2)：103-109.

[168] Hu Y H, Li J. Advances in the study of mechanisms of malignant transformation of salivary pleomorphic adenoma[J]. Inter J Stoma, 2007, 34(6)：449-451.

[169] Joseph L D, Ravi Kumar A, Kannan S, et al. Malignant myoepithelioma of the mastoid region-A case report[J]. Indian J Otolaryngol Head Neck Surg, 2007, 59(2)：194-196.

[170] 王丽京，高玉好，杨连甲. p53 蛋白和增殖细胞核抗原在腺恶性肌上皮瘤中的表达[J]. 实用口腔医学杂志，1999，15：367-369.

[171] Papazian M, Kalantzis I, Galanopoulos G, et al. Malignant myoepithelioma of the breast：A case report and review of the literature[J]. Mol Clin Oncol, 2016, 4(5)：723-727.

[172]　周娟，江倩，牛玉明. 颌下腺原发性肌上皮癌 1 例[J]. 广东医学，2016，37(3)：435.

[173]　Simpson R H，Jones H，Beasley P. Benign myoepithelioma of the salivary glands：a true entity[J]. Histopathology，1995，27(1)：1 - 9.

[174]　刘翠云，王木森，王全之，等. 肺良性肌上皮瘤临床病理观察[J]. 诊断病理学杂志，2006，13(5)：343 - 345，387.

[175]　杨光之，李静，丁华野. 乳腺恶性腺肌上皮瘤临床病理观察[J]. 诊断病理学杂志，2009，16(3)：177 - 180.

[176]　Hungermann D，Buerger H，Oehlschlegel C，et al. Adenomyoepithelial tumours and myoepithelial carcinomas of the breast - a spectrum of monophasic and biphasic tumours dominated by immature myoepithelial cells[J]. BMC Cancer，2005，5：92 - 101.

[177]　徐炼，魏兵，步宏，等. 乳腺腺样囊性癌 18 例临床病理分析[J]. 临床与实验病理学杂志，2012，28(7)：717 - 721.

[178]　张璋，步宏. 起源于腺肌上皮瘤的乳腺腺样囊性癌[J]. 临床与实验病理学杂志，2014，30(1)：61 - 63.

[179]　肖晓岚，解娜，李妹. 乳腺腺样囊性癌与浸润性筛状癌的形态及免疫组化比较[J]. 临床与实验病理学杂志，2010，26(3)：293 - 296.

[180]　Wang B，Brandwein M，Gordon R，et al. Primary salivary clear cell tumors - a diagnostic approach：a clinicopathologic and immunohistochemical study of 20 patient with clear cell carcinoma，clear cell myoepithelial carcinoma，and epithelial - myoepithelial carcinoma[J]. Arch Pathol Lab Med，2002，126(6)：676 - 685.

[181]　Yu G，Ma D，Sun K，et al. Myoepithelial carcinoma of the salivary glands：Behavior and management[J]. Chin Med J (Engl)，2003，116(2)：163 - 165.

[182]　冯锦标，陈良嗣，梁健刚，等. 头颈部肌上皮癌 8 例报告[J]. 肿瘤防治研究，2006，33(4)：277 - 279.

[183]　刘绍严，倪松，朱一鸣，等. 颌下腺肌上皮癌诊治分析[J]. 中国医刊，2015，50(6)：28 - 29.

[184]　Raymond W A，Leong A S. Assessment of invasion in breast lesiona using atibodies to basement membrane components and myoepithelioma：report of a case[J]. Patholoty，1991，23(4)：291 - 297.

[185]　Khanttech R，Ben Othman M，Ben Romdhane K，et al. Breast myoepithelioma：report of a case[J]. Ann Pathol，1995，15(2)：138 - 141.

[186]　Lee H M，Kim A R，Lee S H. Epithelial - myoepithelial carcinoma of the nasal cavity[J]. Eur Arch Otorhinolaryngol，2000，257：376 - 378.

[187]　Renate S，Susana L，Marie V，et al. Radiotherapy in malignant myoepithelioma of the soft palate - case report[J]. Case Rep Oncol，2009，2(2)：116 - 120.

[188]　巩合义，马彦丽，杜花庆，等. 鼻咽部腺肌上皮癌一例[J]. 中华肿瘤杂志，2009，31(12)：949 - 949.

[189]　Howlett D C，Mason C H，Biswas S，et al. Adenomyoepithelioma of the breast：Spectrum of disease with associated imaging and pathology[J]. AJR Am J Roentgenol，2003，180(3)：799 - 803.

[190]　Mahdi Y，Zouaidia F，Zouhair A，et al. Combinedmyoepithelial carcinoma and myoepithelioma in soft tissue：a case report and review of the literature[J]. Med Case Rep，2014，8(1)：317.

[191]　Shigeishi H，Mizuta K，Higashikawa K，et al. Correlation of CENPF gene expression with tumor - proliferating activity in human salivary gland tumors[J]. OralOncol，2005，41(7)：716 - 722.

[192]　叶志腾，郭永清. 鼻腔上皮 - 肌上皮癌 1 例报告并文献复习[J]. 临床耳鼻咽喉头颈外科杂志，2012，26：1092 - 1094.

[193]　孙笑非，顾依群，钟萍萍，等. 乳腺腺肌上皮瘤恶变的临床病理观察[J]. 现代肿瘤医学，2015，23(2)：209 - 212.

[194]　Yang L，Chen X，Wang H，et al. Recurrent myoepithelial carcinoma of the submandibular gland treated by rAd - p53 combined with radiotherapy：A case report[J]. Oncol Lett，2016，12(2)：915 - 917.

[195]　Di Palma S，Guzzo M. Malignant myoepithelioma of salivary glands：clinicopathological features of ten cases[J]. Virchow s Arch A Pathol An at Histopathol，1993，423：389 - 396.

[196]　卢若煌，唐瞻贵，苏彤，等. 唾液腺肌上皮癌 13 例临床分析[J]. 上海口腔医学，2011，20(6)：615 - 618.

[197]　陈宇轩，胡敏，温伟生. 涎腺肌上皮癌五例报道并文献复习[J]. 华北国防医药，2004，16(2)：134 - 135.

[198]　Cho KJ，el - Naggar A K，Ordonez N G，et al. Epithelial myoepithelial carcinoma of salivary glands. A clinicopathologic，DNA flow cytometric and immunohistochemical study of Ki - 67 and HER - 2/neu oncogene[J]. Am J Clin Pathol，1995，103(4)：432 - 437.

[199]　唐万鹏. 头颈部肌上皮癌的临床病理综合分析[J]. 中国实用医药，2014，9(24)：42.

[200] Jones C, Tooze R, Lakhani S R. Malignant adenomyoepithelioma of the breast metastasizing to the liver[J]. Virchows Arch, 2003, 442(5): 504 – 506.

[201] Huang C Y, Sheen – Chen S M, Eng H L, et al. Adenomyoepithelioma of the breast[J]. Tumors, 2007, 93(5): 493 – 495.

[202] Zizi – Sermpetzoglou A, Vasilakaki T, Grammatoglou X, et al. Malignant adenomyoepithelioma of the breast: Case report[J]. Eur J Gynaecol Oncol, 2009, 30(2): 234 – 236.

[203] 陈定宝，戴林，宋秋静，等. 乳腺腺肌上皮瘤临床病理观察[J]. 诊断病理学杂志，2006，13(4): 265 – 267.

[204] Behranwala K A, Nasiri N, A'Hern R, et al. Clinical presentation and long – term outcome of pure myoepithelial carcinoma of the breast [J]. Eur J Surg Oncol, 2004, 30(4): 357 – 361.

[205] 赵世英. 腮腺上皮肌上皮癌 1 例[J]. 口腔颌面外科杂志，2009，19(5): 378.

[206] Rosen L E, Singh R I, Vercillo M, et al. Myoepithelial carcinoma of the lung: a review[J]. Appl Immun Mol Morphol, 2015, 23(6): 397 – 401.

第四节 滑 膜 肉 瘤

一、概述

（一）基本概念

滑膜肉瘤（synovial sarcoma，SS）是一种恶性程度相对较高的软组织肉瘤，属于间叶梭形细胞瘤，是由未分化的间叶细胞发生的具有滑膜分化特点的恶性肿瘤，具有向上皮细胞及纤维细胞双相分化特点和不同分化程度[1-2]。

滑膜肉瘤由 Knox[3] 于 1936 年首次报道，2002 年、2013 年、2020 年 WHO 软组织肿瘤分类中，将滑膜肉瘤归类于分化不确定的肿瘤[4-6]。

虽然这种肿瘤被称为滑膜肉瘤，但它并不起源于滑膜组织[7]。

（二）组织起源

SS 的组织学起源一直存在争议，主要有以下 3 种观点。但目前多数学者认为，SS 来源于未分化的多能间充质细胞，具有双重分化能力，可分化为上皮细胞及间充质细胞，而并非来源于滑膜或向滑膜方向分化[8]。

1. 滑膜组织学说

1936 年，Knox 首先提出滑膜肉瘤的名称，继而有学者根据滑膜肉瘤的结构中具有腺上皮的特征，提出了滑膜肉瘤来源于滑膜组织的学说；1954 年 Jernstrom 第一次发现了头颈颌面部 SS[9]，与滑膜的组织形态相似，认为 SS 来源于滑膜组织，因此将其命名为滑膜肉瘤。然而，至今尚未确切证据证实肿瘤来源于正常滑膜组织[10-11]。

近年来，部分学者发现 SS 可发生于与滑膜无关的位置[12]，如滑膜肉瘤可发生在从颅底至下咽的脊柱旁结缔组织，气管、食管及头颈部无滑膜的部位和器官。因此，逐渐倾向于 SS 并非起源于滑膜组织，而是来源于拥有上皮和间质双重分化能力的多潜能未分化间叶组织细胞，或向滑膜方向分化[13]。

2. 多潜能干细胞分化学说

滑膜细胞是纤维母细胞处于表面部位而形态上类似上皮，滑膜细胞与其邻近的结缔组织血管、软骨、骨、组织细胞、破骨细胞在胚胎发育上密切相关的均为间充质成分；又有内衬上皮裂隙伴乳头或绒毛状突起，乃至假腺样结构，颇为多样化，即所谓"双向分化"。因此滑膜肉瘤可以在无滑膜的部位发源，从此多分化潜能得以解释[11]。Roth 等[14]通过电镜下观察，指出滑膜肉瘤为起源于未分化或多能性的间充质细胞，具有滑膜分化的特点。

初级间充质前体细胞分化进入筋膜、腱膜、肌膜及黏液囊壁，而形成滑膜肉瘤。目前多认为，SS 起源于具有上皮分化潜能的多能间叶细胞，而与滑膜组织无关[15-16]。

3. 牙源性来源学说

此学说认为颌骨内存在的一些牙源性间充质细胞，如牙乳头细胞等，有可能是滑膜肉瘤的来源[17]。亦有学者认为[18]头颈部滑膜肉瘤有少数原发于甲状舌骨膜向外扩展成为颈部包块，或向内扩展进入梨状窝或喉附近。

（三）流行病学

滑膜肉瘤是一种罕见的软组织恶性肿瘤，占软组织肉瘤的 7% ~ 10%[19-23]，居软组织肉瘤第 4 位。

滑膜肉瘤各年龄段均可发生，多发生于青壮年，约半数在 20 ~ 40 岁之间，男多于女，男女发病比率约为 2:1[24-25]；5 岁以下的患者很少见，老年患者亦罕见。

郑红伟等[26]报道了 8 例滑膜肉瘤，女性 4 例，男性 4 例，年龄 22 ~ 62 岁，平均 36.7 岁；刘培培等[27]报道了 22 例滑膜肉瘤，男性 14 例，女性 8 例，年龄 17 ~ 63 岁，平均年龄 42 岁；索方方等[28]报道了 15 例下肢滑膜肉瘤，男性 11 例，女性 4 例，年龄 18 ~ 64 岁，平均年龄 32.8 岁。

（四）分子遗传学

自从 1987 年 Smith 等[29]发现 SS 存在 t(X；18)易位以来，该分子生物学异常被认为是 SS 特征性的遗传学改变。

染色体 t(X；18)异常，即 18 号和 X 染色体发生断裂，断裂点分别位于 18 号染色体长臂 1 区 1 带第 2 亚带和 X 染色体短臂 1 区 1 带第 2 亚带，并发生相互易位，18 号染色体长臂一部分与 X 染色体短臂的一部分相互易位[30]。

t(X；18)易位涉及 18 号染色体上的 SS18 基因(编码 SYT 或 SSXT 蛋白)和 X 染色体上的 SSX1、SSX2 和 SSX4 基因；SSX 共有 5 种亚型，即 SSX1、SSX2、SSX3、SSX4 和 SSX5，其中 SSX1 和 SSX2 是 SS 中最常见的与 18 号染色体 SYT 基因融合的亚型。大部分 SS 携带 SYT – SSX1，小部分为 SYT – SSX2，极少数为 SYT – SSX4。单相型滑膜肉瘤基因重排主要产生 SYT – SSX1 融合基因，少部分为 SYT – SSX2 融合基因[31]。

SYT – SSX1 融合基因的滑膜肉瘤的增殖活性更高[32]，携带 SYT – SSX1 的患者更容易转移和复发，预后较差，携带 SYT – SSX2 的患者预后稍好[33-34]。

约 90% 以上的病例存在 t(X；18)(p11.2；q11.2)，形成 SYT – SSX 融合性基因[1]，这一融合基因的表达产物是一种具有转录调节功能的不与任何已知蛋白序列同源的异源蛋白[35]。Guillou 等[36]报道，所检测的 43 例滑膜肉瘤中 81.4% 检测出 SYT – SSX 融合基因，而非滑膜软组织肉瘤均未发现这种异位融合基因。

诸多学者指出[37-40]，检测到肿瘤 SYT – SSX 融合基因的表达是诊断滑膜肉瘤最可靠的指标，且其可作为评估患者转移及预后的重要生物标记。

FISH 技术检测的对象是细胞中的 DNA，其结构相对稳定，不易被外界环境条件干扰，只有在染色体本身发生变异时，才会出现异常，准确性好[41]。目前 SYT – SSX 融合基因的检测多使用 SYT

双色断裂分离探针法，Terry 等[42]的实验结果显示，使用 SYT 双色断裂分离探针进行的 FISH，诊断滑膜肉瘤敏感性和特异性分别为 96% 和 100%。

RT - PCR 在确诊滑膜肉瘤或滑膜肉瘤石蜡包埋组织中检测 SYT - SSX mRNA 的表达产物，其特异性高达 100%，RT - PCR 技术较细胞遗传学方法及 FISH 更为敏感。

（五）临床表现

1. 发病部位

滑膜肉瘤好发于四肢近端深部软组织，如膝关节、踝关节、肩部、肘部、腕部等部位，四肢大关节附近发病者约占 90%，尤以膝关节周围最多[40]，与腱鞘、滑囊和关节囊的关系密切[43-45]。Kirbry 等[46]的研究指出，滑膜肉瘤是足部最常见的恶性软组织肿瘤，滑膜肉瘤多与骨骼关系密切；刘宇亭等[47]报道了 3 例发生在足部；Jones 等[48]报道，50% 的病变邻近骨；Blacksin 等[49]报道，33% 的病例破坏邻近骨质。索方方等[28]报道了 15 例下肢滑膜肉瘤，15 例均位于下肢，邻近关节者占 80%，其中以膝关节居多，占 46.7%。

SS 亦可发生于与关节无关的部位，如头颈部、心脏、肺、肾、前列腺、小肠、胸壁、腹壁、腹膜后、纵隔、脊柱等[50-63]，<5% 的病例可发生于实质脏器；中枢、周围神经系统也有报道[64]。

发生于腹腔的病例仅占 5% ~ 10%[65]，Fisher 等[66]对 300 例滑膜肉瘤进行研究，其中只有 11 例发生在腹腔，仅占 3.7%。

2. 一般表现

临床上，滑膜肉瘤起病隐匿，肿瘤生长缓慢，病程长短不一，多为 2 ~ 3 年。

滑膜肉瘤无特征性临床表现，且与发生部位相关。早期通常表现为深部无痛性肿物，边界不清，活动度差；后期肿瘤逐渐增大，可出现疼痛，严重时压迫或侵犯周围的组织，出现相应的症状与体征。

位于深筋膜深层的软组织肿块，邻近关节处，病程长短不一，常因肿块增大被触及就诊。发生于体表关节者，常为无痛性肿块，一般不引起明显的功能障碍，少数有疼痛及压痛和毗邻关节的功能障碍[67]；位于头颈部的肿瘤通常会引起吞咽困难、呼吸困难和声音嘶哑等。阎俊等[68]统计分析了 9 例原发性前列腺滑膜肉瘤患者，均无特异性临床表现，以不同程度地进行性排尿困难为主，病程相对较短，进展快。郑红伟等[26]报道了 8 例滑膜肉瘤，临床上主要症状以发现肿物或局部疼痛为主诉，病程为 2 周至 5 年，体检时 3 例肿物有触压痛，所有病变局部皮肤均无红肿发热，2 例伴远处转移。刘培培等[27]报道了 22 例滑膜肉瘤，13 例患者因发现包块就诊；3 例患者表现为肢体肿痛；3 例表现为发热咳嗽；3 例表现为腹部不适。

腹腔原发性滑膜肉瘤可发生于肠系膜、大网膜、腹壁、胃肠浆膜面等任何部位，起病隐匿，病程长，多表现为深部组织缓慢生长、界限清楚的肿块，往往形成巨大肿块引起压迫症状时才被发现。

另外，40% ~ 50% 的滑膜肉瘤患者可能会发生转移，最常见的转移部位是肺，有时也可转移到肝和脑，大量的胸膜转移是滑膜肉瘤最主要的死因。

（六）影像学检查

滑膜肉瘤的影像学检查主要包括 X 线、CT 与 MRI，其对于确定肿瘤大小与局部累及范围非常重要。通常表现为邻近关节或其他部位深部的团块状或分叶状的软组织肿块，团块状边界多尚清，而分叶状边界多不清，呈浸润性生长，沿肌腱、腱鞘及组织间隙蔓延，对其形成包绕和浸润，甚至包绕邻近关节生长，可浸润破坏邻近骨质；肿块体积较大，85% 的肿瘤直径大于 5cm，且多伴钙化、囊变、坏死及出血[69]。

但因该肿瘤组织起源复杂，分化程度不一，不同病例甚至同一病例的不同部位差异较大，呈现多样性的组织学形态，影像学检查定性困难[70]。

1. X 线平片

平片对于滑膜肉瘤的诊断虽不是主要的，但平片能发现邻近关节的肿瘤及其周围骨质的改变，还能发现病灶内的钙化，瘤内钙化对病灶的定性诊断有一定价值[71]；20% ~25%的滑膜肉瘤可侵犯邻近骨骼，邻近骨质可发生骨质破坏、受压骨吸收等改变。

少数病例可伴有广泛的骨样组织形成，一般认为，钙化广泛的滑膜肉瘤多提示肿瘤分化好，恶性程度低，预后较好。

2. CT 检查

与 X 线片相比，CT 能更清楚地显示肿瘤内部、肿瘤与周围组织的关系、小的骨质破坏及肿块内钙化灶，同时亦可发现肿瘤的远处转移。因此，CT 是评价局部和远处侵犯程度的重要手段，有助于肿瘤的临床分期。

CT 平扫时，肿瘤密度与肌肉呈等或略低密度，边缘清楚或不清楚，内坏死、囊变区呈更低密度[72]，20% ~30%的滑膜肉瘤可见钙化，多表现为斑块状或斑点状，且多位于肿块的周边，称为"边缘性钙化"，少数病例可表现为广泛的钙化或骨化，肿瘤的钙化有助于滑膜肉瘤与其他软组织肉瘤相鉴别[73]。可侵犯邻近骨质，肿瘤进展缓慢者破坏区周围可出现骨质硬化，骨膜反应少见[67]。

滑膜肉瘤血供丰富，注射对比剂后，在 CT 增强上常表现为明显的不均匀强化，较小的肿瘤可呈明显的均一强化，且多数对少见部位滑膜肉瘤的个案报道中，其在影像学上一般具有与四肢滑膜肉瘤相似的表现[74 - 78]。

3. MRI 检查

MRI 上，SS 病灶信号均不均匀，均伴坏死、囊变及伴出血灶。在 T1WI 上实质部分与周围肌肉呈等或稍高信号，出血呈高信号，而坏死、囊变或钙化区呈更低信号；在 T2WI 上表现为以高信号或稍高信号为主的混杂信号，实质部分呈等或稍高信号，而坏死、囊变呈高信号。

在 T2WI 上，Jones 等[48]认为，肿瘤常表现为混杂信号，这种信号的不均匀性常被描述为"三重信号征"，即与液体类似的高信号、与脂肪信号类似或稍高的中等信号、与纤维组织类似的稍低信号；但并非所有的滑膜肉瘤均出现"三重信号征"。

与病理组织学对比表明，肿瘤内陈旧性出血含铁血黄素沉着、钙化和纤维组织表现为低信号，稍高信号为肿瘤的实质部分，明显高信号区域为肿瘤的大块坏死区和新鲜出血灶[72]。

有文献报道[26]，滑膜肉瘤内可出现液 - 液平面，其发生率为 18% ~73%，并认为是滑膜肉瘤的特异性表现。但亦有学者认为[79]，MRI 上液 - 液平面的表现并不是滑膜肉瘤的特有征象，尽管分隔带非滑膜肉瘤的特征表现，但认为软组织肿块内出现分隔样改变，更多提示为恶性肿瘤。

85%的 SS 肿瘤直径 >5cm，Blacks 等[49]认为，1/3 直径 <5cm 的滑膜肉瘤有良性特征。

索方方等[28]报道了 15 例下肢滑膜肉瘤的 MRI 表现，肿瘤均表现为位置较深的梭形或分叶状软组织肿块，最大直径 4.8 ~16.5cm；T1WI 上与肌肉呈等信号为主，其中 6 例肿块可见斑片状稍高信号区，4 例肿块可见斑点状低信号；T2WI 上表现为以高或稍高信号为主的混杂信号，6 例出现高、中、低"三重信号"；7 例肿瘤内可见低信号分隔征，5 例瘤周可见水肿，5 例瘤周可见不完整假包膜。增强扫描肿块均呈明显不均匀强化。

刘培培等[27]结合文献，总结了 SS 之如下 MRI 表现特点，可供参考：

(1)从形态特点来看，肿瘤体积一般较大，约 85%的肿瘤直径大于 5cm，多表现为邻近关节深部软组织内较大的团块状或分叶状肿块；病灶轮廓一般较为清晰，但亦可弥漫或浸润性生长。

（2）从生长方式来看，肿瘤多呈"包绕样或钻孔样"生长趋势[80]。

（3）从信号特点来看，肿瘤在 T1WI 上多呈稍低或近似于肌肉信号，合并出血时可见斑片状高信号。

有作者认为[81]，一些体积较大、血供丰富的肿瘤由于常合并出血、坏死、纤维化等在 T2Wl 上亦可呈混杂信号。

肿瘤亦可表现为由多个稍高信号结节融合而成的较大肿块，内部可见多发低信号分隔[82]；肿瘤体积较小时信号可较均匀，易误诊为良性肿瘤。

（4）从增强扫描来看，较大的滑膜肉瘤常表现为明显的不均匀强化，而肿瘤体积较小时可呈明显的均一强化。

（七）组织病理

滑膜肉瘤属于间叶性梭形细胞肿瘤，是由未分化间叶细胞发生的具有滑膜分化特点的恶性肿瘤，具有向上皮细胞及纤维细胞双相分化的特点和不同的分化程度。

SS 既有与癌相似的上皮性肿瘤细胞，又有与纤维肉瘤相似的梭形细胞性肿瘤细胞，2 组肿瘤细胞之间常有移行现象，而 2 种细胞成分的比例、分布、分化程度，导致了 SS 的异质性和多样性，诊断困难。

1. 组织学分型

滑膜肉瘤是具有一定程度上皮分化的间叶组织梭形细胞肿瘤，依据肿瘤组织内幼稚的瘤细胞、梭形细胞和上皮细胞的数量及分化程度不同，可分为 3 种类型[83]，即单相型（monophasic）、双相型（biphasic）和低分化型（poorly differentiated），单相型又分为单相梭形细胞型、单相上皮细胞型及单相纤维型 3 种亚型，低分化型又分为低分化梭形细胞型和小细胞低分化型。双相分化型（即向间叶和上皮 2 个方向分化）是滑膜肉瘤的主要组织学特征；单相分化型较常见，由均匀一致的梭形细胞组成。双相型（占 25%）和单相梭形细胞型（70%）最常见；低分化型 SS 被认为是 SS 进展的一种表现，约占 SS 的 5%。

1）双相型滑膜肉瘤

双相型滑膜肉瘤是常见的亚型，特征是肿瘤由上皮样细胞和梭形细胞 2 种成分组成，其比例可有不同。

上皮样细胞呈圆形或卵圆形，界限清楚，胞质丰富、淡染，核大，呈空泡状，排列成腺管样结构或实性条索状、团巢状结构，周围有基底膜包绕。在这些区域里，经常可见一些裂缝，其内含有 PAS 染色阳性的分泌物。构成腺管结构的上皮样细胞呈立方状、高柱状，有时可以向鳞状上皮分化，并可见角化。

有些滑膜肉瘤分化很差，大部分区域呈单相分化，只有灶状的双相分化成分，腺管结构异常，甚至看不到腺样结构，上皮样细胞具有不典型性。有些滑膜肉瘤中可看到许多囊腔，腔内衬覆有上皮样细胞。

梭形细胞成分由大小一致的、核深染的梭形细胞构成，与单相型滑膜肉瘤相似。

2）单相纤维型滑膜肉瘤

单相纤维型滑膜肉瘤是滑膜肉瘤中最常见的类型，亦是最易误诊的 SS。

肿瘤细胞主要由梭形细胞构成，似纤维母细胞，但较其短小，细胞核肥大，为圆形或卵圆形，胞质丰富，核分裂象可见。

细胞可排列呈长条索状、漩涡状或栅栏状。当瘤细胞排列成长条束状、鱼骨状和人字形时，则与纤维肉瘤很相似。

但滑膜肉瘤的瘤细胞密度不均匀，排列密度大的区域细胞界限不清，有看似堆积在一起的叠瓦状细胞核。再者，滑膜肉瘤背景中可见到大量肥大细胞。

间质胶原成分一般稀少，纤细似金属丝，但有些肿瘤可有致密纤维化，亦可伴有黏液样变性、出血和坏死，坏死、出血区周围可见含有含铁血黄素的巨噬细胞。

在纤维基质中常常可看到局灶性钙化，有时亦可看到大量的钙化和骨化现象。

血管多少不等，可见鹿角形血管，部分病例内可呈血管周细胞瘤样结构。有些病例细胞稀少区和细胞丰富区交替分布，形成微囊。有些病例呈囊状，瘤细胞位于囊壁内。

单相纤维型滑膜肉瘤需充分取材，有时可找到上皮样区域。

3）单相上皮型滑膜肉瘤

单相上皮型滑膜肉瘤由上皮样细胞构成，呈腺样排列。

4）低分化型滑膜肉瘤

低分化型滑膜肉瘤被认为是滑膜肉瘤进展的一种表现，占滑膜肉瘤的 10% ~ 15%。肿瘤由双相成分、单相成分及具有高侵袭性的多形性或圆形细胞组成的低分化区域，核分裂象较多（ > 15/10HPF）。细胞异型性明显，核分裂象易见，并常伴有坏死。

镜下形态似高级别纤维肉瘤，及小圆细胞肿瘤（如骨外 Ewing's 肉瘤，周围神经上皮瘤），有时可见血管外周细胞瘤样血管。

少数低分化滑膜肉瘤中可出现横纹肌样形态等罕见形态，其中完全呈横纹肌样形态的滑膜肉瘤目前文献仅报道 6 例[84-87]。袁伟等[88]报道了 1 例肾脏横纹肌样滑膜肉瘤，男性，31 岁。

2. 大体观

滑膜肉瘤的大体病理一般呈灰白或灰黄色外观，瘤内钙化、坏死及出血灶常见。

部分肿瘤内可见分隔样改变，这种分隔是多个瘤结节间残存或增生的纤维组织，或为瘤内出血、坏死及囊变区压迫肿瘤实质而形成的假包膜样组织[72]。

发生在手足小关节的滑膜肉瘤，一般 < 5cm，包膜完整，易于分离，不易与关节腔或腱鞘相通，肿瘤切面呈软肉状实体，无囊腔，可分泌黏液。

在大肢体的深部滑膜肉瘤，恶性程度级别高，肿块周围为水肿的、血管丰富的、炎性组织假包膜包绕，内为软的、红色的肉样物质，分泌胶样液，肿块质地较硬。

3. 镜下观

滑膜肉瘤由含细胞丰富的组织构成，通常有 2 种独特的细胞形态，称为双相形态，其中之一由产生少量胶原基质的恶性纤维细胞构成，排列成鲱鱼状，与纤维肉瘤排列相似；与实质细胞相间存在的是上皮来源的小泡状细胞，排列成腺泡状，在这些区域，经常可见一些裂缝，其内含有黏液，并可见钙化区。

电镜显示，双相型滑膜肉瘤中，上皮样细胞形成的假腺腔内可见微绒毛。上皮样细胞核呈卵圆形或多边形，染色质聚集在核边缘，细胞质丰富，含有粗面内质网、滑面内质网、张力微丝以及发达的基膜。

上皮样细胞间基膜连接处常可见桥粒结构，这种紧密连接只存在于上皮样细胞中，而在梭形细胞中、单向型滑膜肉瘤及低分化型滑膜肉瘤则不存在，这是滑膜肉瘤组织学分型的一个重要依据。

单相型滑膜肉瘤的细胞无特征性表现，偶尔在胞质内可见大量粗面内质网，提示可能为纤维母细胞。细胞有长的、短的胞突，细胞间缝隙不常见，伴有钙化的肿瘤细胞线粒体内可见钙盐沉积。

（八）免疫组化

免疫组织化学染色是诊断滑膜肉瘤的重要手段，如果滑膜肉瘤完全由梭形细胞组成，则与其他类型的梭形细胞肉瘤（纤维肉瘤、恶性间质瘤、恶性神经鞘膜瘤）在光镜下难以鉴别，往往需借助免疫组化和分子遗传学检测。

滑膜肉瘤主要检查的免疫标记有上皮细胞膜抗原（epithelial membrane antigen，EMA）、角蛋白（keratin）、细胞角蛋白（cytokeratin，CK，如 CK7、CK19）、波形蛋白（vimentin）、S-100、CD56、CD59、CD99、Desmin、TLE-1、Bcl-2、calponin 和 h-caldesmon 等，这些标志物在 SS 诊断与鉴别诊断中具有重要作用。

1. EMA

EMA 是上皮样细胞最常见的标志物[89]，分化差的 SS 免疫组化通常 EMA 表达阳性；EMA 亦是 SS 最敏感的指标，敏感度达 91%，特异度为 82%；EMA 的阳性表达率亦高于 CK。

2. TLE1

Transducin-like enhancer 1（TLE1）是哺乳动物的一种转录共抑制分子，滑膜肉瘤与 Wnt 信号通路有关联，而 TLE1 是与这个信号通路有关的基因之一，它是诊断滑膜肉瘤的一个重要指标。

TFEl 在滑膜肉瘤中的表达率为 80.2%，特异性较高[90]，在双相型、单相型、低分化型中的阳性率分别为 88.8%、78.9% 和 68.7%，在恶性神经鞘膜瘤和孤立性纤维瘤中的阳性率分别为 12.5% 和 8.3%[91-92]。Atef 等[93]报道，TLE1 在滑膜肉瘤的诊断中具有特异性的诊断价值，其阳性率为 96%。

3. CK 系列

CK7 和 CK19 既可在上皮样细胞成分中表达，也可在梭形细胞成分中表达[94]。李锋等[95]报道，滑膜肉瘤 CK、EMA 和 vimentin 阳性率分别为 75%、60% 和 90%。

双相型滑膜肉瘤中的上皮样细胞大多都表达角蛋白和 EMA，如广谱角蛋白 AEl/AE3、CK7、CK8、CK18、CK19 等低分子量角蛋白，也表达 CK14、CK17 等高分子量角蛋白，偶尔也会表达 CK13、CK16 和 CK20，如果有向鳞状分化的细胞可表达 CK10。

在单相型滑膜肉瘤中，散在上皮样细胞的 CK7、CK8、CK18 和 CK19 表达阳性，而其他角蛋白在单相型滑膜肉瘤中则很少表达。

4. CD 系列

60%~73% 的滑膜肉瘤 CD99（定位于细胞膜上）阳性[96]，低分化的滑膜肉瘤 CD56 和 CD59 多阳性表达[97]，CD34、CD57 在滑膜肉瘤中弱表达或表达阴性。

5. 其他标记

滑膜肉瘤 Bcl-2 表达具有重要意义，大约 93% 的患者 Bcl-2 表达阳性[98]，其阳性率相对于恶性神经鞘瘤、纤维肉瘤和平滑肌肉瘤要高，呈弥漫阳性。Bcl-2 在判断高度怀疑是滑膜肉瘤的肿瘤的临床和形态学方面具有较高的敏感性（97%），但缺乏特异性（71%），表现为中等强度阳性预测价值（63%）和高度阴性预测价值（98%）[99]。

滑膜肉瘤 calponin 和 h-caldesmon 表达阳性，其中 calponin 对滑膜肉瘤诊断具有一定的价值[100]。

HBMEl（Hector Battifom mesothelial-1）是鉴别双相型滑膜肉瘤的重要指标，其在双相型滑膜肉瘤中腺样上皮细胞表达阳性，而单相型滑膜肉瘤及低分化型滑膜肉瘤中不表达。

Ki-67 是与细胞周期密切相关的增殖细胞核蛋白，反映细胞核的增殖情况，其表达越高，肿瘤潜在的生长能力越强，患者的预后越差，且较易复发。

30% 的滑膜肉瘤 S-100 蛋白的表达阳性，其中包括单相型滑膜肉瘤[101]。

韩春荣等[102]报道，Twist、Snail 在滑膜肉瘤组织中表达部位为细胞核，Twist 高表达者 41.4%，低表达者 58.6%；Snail 高表达者 61.7%，低表达者 38.3%。

（九）诊断

滑膜肉瘤是临床、形态学和遗传学上有独特的病理学改变，具有上皮和间叶双相分化特征的恶性肿瘤，发生部位极为广泛，临床表现、影像学检查无特异性，与其他软组织肉瘤鉴别诊断十分困难，其确诊主要依据病理形态学、免疫表型及滑膜肉瘤特异性 SS18-SSX 融合基因改变[103]。魏永昆等[104]对 66 例原诊断为滑膜肉瘤的病例进行复诊，最终确诊为滑膜肉瘤者 27 例，诊断准确率为40.9%；滑膜肉瘤误诊率高达 59.1%，将 31.8% 的患者恶性周围神经鞘膜瘤误诊为滑膜肉瘤，另有 5 例滑膜肉瘤最初误诊为其他梭形细胞肉瘤。

滑膜肉瘤具有独特的分子特征，肿瘤细胞 X 染色体 p11.2 和 18 号染色体 q11.2 的易位导致 SS18 和 SSX 基因重排[1]，超过 90% 的 SS 有 SS18-SSX 融合基因[105]。因此，通过利用 FISH 或 RT-PCR 检测 SYT-SSX 融合基因及其表达产物，成为诊断滑膜肉瘤的最可靠的方法[106-108]，检测 SS 遗传染色体、基因及相应的蛋白是其诊断的金标准[109]。

孙燕等[110]将 62 例确诊滑膜肉瘤、60 例非滑膜肉瘤与 133 例可疑滑膜肉瘤做成组织芯片，应用 FISH 技术检测这些病例中的 SYT-SSX 融合基因，96.9% 的病例能够进行 FISH 分析。结果显示，FISH 对确诊滑膜肉瘤诊断的灵敏度为 96.7%，排除非滑膜肉瘤诊断的特异度为 100%；另外，78.1% 的可疑滑膜肉瘤经 FISH 检测为 SYTSSX 阳性。作者认为，应用 FISH 技术检测 SYT-SSX 融合基因具有高度的灵敏度和特异度。

（十）鉴别诊断

1. 单相型滑膜肉瘤鉴别诊断

单相型滑膜肉瘤需与纤维肉瘤、平滑肌肉瘤、MPNST 等鉴别，纤维肉瘤梭形细胞呈束状交织排列，核分裂象多见，上皮标志物阴性；平滑肌肉瘤梭形细胞胞质嗜伊红染色较深，免疫组织化学染色肌源性标志物 SMA、desmin 阳性；MPNST 为神经起源，梭形细胞呈波浪状，免疫组织化学染色 S-100 阳性，上皮标记阴性。

2. 双相滑膜肉瘤鉴别诊断

双相分化的滑膜肉瘤需要与恶性间皮瘤鉴别，后者多发于老年人，男性多见，有石棉接触史，好发于胸、腹膜，可通过 SYT-SSX 融合基因检测来鉴别。

此外，还需与血管外皮细胞瘤相鉴别，后者可见大量鹿角形血管，肿瘤细胞为多边形、不规则形，免疫组织化学标记 CD34 阳性，上皮标记阴性。

3. 低分化型滑膜肉瘤鉴别诊断

低分化型滑膜肉瘤还应与 Ewing's 肉瘤相鉴别，两者 CD99 均可表达阳性，但滑膜肉瘤通常 CK7 和 EMA 阳性表达，若表达阴性，则可通过 SYT/SSXl 融合基因检测来辅助诊断。

4. 下肢软组织滑膜肉瘤鉴别诊断

发生于下肢的软组织滑膜肉瘤需与黏液纤维肉瘤、侵袭性纤维瘤、未分化高级别多形性肉瘤、腺泡状软组织肉瘤、恶性外周神经鞘瘤等相鉴别。

（1）黏液纤维肉瘤：好发于 50～80 岁的中老年人，四肢表浅部位的皮下软组织，T1WI 及 T2WI 信号混杂为特征。

（2）侵袭性纤维瘤：好发于 25～35 岁年轻女性，常沿肌肉走行累及多块肌肉，肿瘤中心或边缘可见点片状及条索状低信号为特征。

（3）未分化高级别多形性肉瘤：多见于老年人，好发于四肢深部软组织，边界较清，常见出血、坏死和囊变，易侵犯邻近组织结构和发生远处转移，与远离关节的滑膜肉瘤不易鉴别。

（4）腺泡状软组织肉瘤：好发于年轻人四肢深部软组织，T1WI 呈等或高信号，T2WI 呈高信号，伴有多发的瘤内外血管流空信号为特征。

（5）平滑肌肉瘤：好发于中老年人四肢的深部软组织，多呈边界不清的结节状或团块状，信号混杂，瘤内多见小的坏死囊变区，T1WI 以等信号为主，T2WI 以略高信号为主，与远离关节的滑膜肉瘤不易鉴别。

平滑肌肉瘤主要由平行状或交织束状排列的肥大梭形细胞组成，细胞核平钝，呈雪茄样，细胞质深嗜伊红，SMA、Desmin、h – caldesmon 和 calponin 阳性。

（6）恶性外周神经鞘瘤：好发于成年人及老人，T1WI、T2WI 以等信号为主，瘤内可见囊变、坏死及钙化，瘤围可见水肿带，增强扫描肿瘤周边实性成分呈中等或明显均匀强化，与小细胞低分化型滑膜肉瘤不易鉴别。

恶性神经鞘瘤，组织学形态往往比较多样性，可有瘤细胞密集区、疏松区或黏液样区域。部分细胞表现为施万细胞形态特点，有时还可见具有明显多形性的大细胞以及多核巨细胞。细胞排列呈漩涡状或栅栏状。瘤细胞间血管丰富，多为厚壁血管。

5. 发生在其他部位滑膜肉瘤的鉴别诊断

1）胃肠外间质瘤

对发生在腹腔的、具有单一梭形细胞形态的肿瘤进行诊断时，需仔细将单相纤维型滑膜肉瘤与胃肠外间质瘤相鉴别。

胃肠外间质瘤可发生于腹腔内、盆腔或腹膜后，其中 80% 位于肠系膜和大网膜。临床表现无特异性，部分表现为压迫或梗阻症状。

组织形态学上，往往亦由梭形细胞组成，但可见核旁空泡，有时可有栅栏状结构。大部分病例 CD34 和 CD117 阳性。

c – Kit 基因的类型一定程度上与肿瘤发生的部位和形态相关，c – Kit 基因突变主要发生在外显子 11、9、13、17 上，梭形细胞间质瘤大多为 11 号外显子突变，9 号外显子突变最常见于小肠间质瘤[111]。大约 85% 的 GISTs 有结构性 c – Kit 基因突变[112]。

2）纤维肉瘤

纤维肉瘤有巨大软组织肿块而骨质破坏较轻，无明显钙化；纤维肉瘤发病年龄较滑膜肉瘤大。

纤维肉瘤主要由梭形纤维母细胞构成，瘤细胞间往往可以见到多少不等的胶原纤维，瘤细胞 vimentin 阳性，CD99 和 Bcl – 2 阴性。

3）侵袭性纤维瘤

侵袭性纤维瘤多见于中年，好发于大腿、腹壁及腹膜后，边缘一般清晰，密度低于肌肉，且多均匀，T1WI 及 T2WI 上多因纤维成分高而呈低信号影，增强后多呈渐进性强化。

（十一）治疗

滑膜肉瘤目前还没有明确的最佳治疗方案，根据 NCCN 指南滑膜肉瘤和其他软组织肉瘤的治疗一样，对于局限性的滑膜肉瘤，手术是最重要的治疗方法。

但滑膜肉瘤术后复发率达50%，一般发生在2年以内，约40%的病例转移至肺、骨和局部淋巴结等部位[113]。对已有复发或远处转移者手术治疗效果并不理想，根据Fisher统计，复发性腹膜后滑膜肉瘤（没有远处转移）平均生存期为24个月[114]。

刘爱国等[115]指出，滑膜肉瘤是一种对化疗敏感的肿瘤。有研究表明[116]，MAI（美司纳＋吡柔比星＋异环磷酰胺）化疗可明显改善滑膜肉瘤患者的生存率。有作者认为[117]，儿童滑膜肉瘤对化疗相对敏感，常用于术前新辅助治疗，以异环磷酰胺为基础的化疗对儿童和转移性滑膜肉瘤的疗效非常明显。

目前多数学者认为，滑膜肉瘤新辅助化疗，可使原发灶明显缩小，降低肿瘤细胞活力，有效控制和治疗微小转移灶，降低临床分期，避免肿瘤术后复发及转移。术后辅以放疗可降低局部复发率。

（十二）预后

滑膜肉瘤是一种高侵袭性肿瘤，恶性程度高，多在术后2年内复发。发展到晚期可引起局部复发或通过血行或淋巴远处转移，最常转移到肺。

目前认为[11,53,118-119]，与滑膜肉瘤预后相关因素众多，如原发肿瘤部位、手术切除边缘有无残留肿瘤细胞、有无复发、年龄、肿瘤大小、肿瘤分期和分级、肿瘤细胞核分裂率、融合基因类型、病程长短、对一线化疗药物的反应、有无放疗、就诊时有无转移，等等。

一般而言，年龄＜20岁、肿瘤＜5cm、肿瘤位于外周的患者、分化较好的滑膜肉瘤预后相对较好[120-123]，5年存活率为60%~80%，而有转移、肿瘤＞5cm、分化差的滑膜肉瘤5年存活率低于30%。肿瘤大小与预后直接相关，直径＜5cm者10年生存率可达88%，5~10cm者10年生存率为38%，＞10cm者仅为8%[124]。

目前认为，FN-CLCC分级[125]是最有预测意义的组织学因素，核分裂象＜10/10HPF、无坏死、无低分化区域、患者年龄＜20岁、肿瘤体积＜5cm，广泛钙化、肥大细胞数量＞20/10HPF，肿瘤可完全切除的滑膜肉瘤预后较好[126]；而核分裂象＞15/10HPF，出现横纹肌成分，肿瘤性坏死，低分化区域、临床分期较高，首次手术肿瘤没有完全切除的患者，预后较差。

二、原发性头颈部滑膜肉瘤

（一）概述

原发于头颈部的滑膜肉瘤较为少见，仅占全身SS的3%~5%[127]，于1954年由Jernstorom首次以咽部滑膜肉瘤报道，至2000年，全球该病不足百例[128]，赵雪松等[129]统计1996—2000年国内相关报道，不足30例。

头颈部滑膜肉瘤可发生于咽、喉、颈侧深区、项部、鼻腔上颌窦、颌骨及扁桃体等[130-136]；可发病于各个年龄，以30~50岁多见，男性略多于女性。张辰宇等[137]报道了13例头颈部滑膜肉瘤，男性9例，女性4例，年龄16~77岁，平均33岁；发病部位，颈部4例，颌下区3例，咽旁2例，腮腺区1例，颊部1例，颞部1例，口底1例。

原发性颅内滑膜肉瘤是一种独特类型的软组织肿瘤，存在特异性的染色体异位t（x；18）（p11.2；q11）及融合基因SYT-SSX，是颅内肉瘤中的一种罕见类型[138-140]。检索Pubmed及中国生物医学数据库，国外文献报道原发颅内占位经手术病理诊断为滑膜肉瘤3例[141-143]，中国国内文献报道1例[144]。张松等[145]分析作者医院2000—2010年手术病理记录，共诊治10例滑膜肉瘤，肿瘤发生部位分别为前颅底、中颅底、右额、鞍区、右侧 CPA、枕部、枕大孔、左颈部、腰 1～4 椎管内外。

（二）临床表现

头颈部滑膜肉瘤，早期多生长缓慢，位置较深，难以发现，多因数年后突然增大出现症状时才就诊，此过程可长达 1～4 年。张辰宇等[137]报道的 13 例头颈部滑膜肉瘤，患者就诊时病程最短半个月，最长 3 年 4 个月，平均 8 个月。

临床表现多以局部肿块或病变区域疼痛就诊，质地较硬，多伴有明显触压痛。具体表现与肿瘤生长部位相关，可出现包块、吞咽困难、疼痛、声嘶、头痛及听力下降等症状。张辰宇等[137]报道13 例病例中，2 例发生于口腔内，出现口内出血、张口受限等，1 例发生于咽旁，出现呼吸困难、声音嘶哑、呛咳等症状，2 例侵犯神经，造成下唇、颏部麻木。吕丹等[146]报道了 2 例头颈部滑膜肉瘤，男女各 2 例，发病年龄为 24～59 岁，发病部位为颞下窝、耳后及后颈部，其临床症状主要为发现包块及因包块对周围组织压迫或侵袭而导致的疼痛或功能障碍。

鼻腔、鼻窦滑膜肉瘤初期可无任何表现，之后逐渐出现鼻塞、流涕、鼻出血、涕中带血、鼻部胀痛等症状，累及眼眶可表现为复视、眼球活动受限、视力下降，累及嗅区可表现为嗅觉减退，破坏面部骨质后可出现渐进性增大的面颅包块，向鼻腔后端发展累及咽鼓管可出现耳鸣，耳闷，听力下降等症状，当累及神经时可出现神经痛，并可能出现神经功能障碍，尽管可侵犯邻近区域，但鼻腔滑膜肉瘤一般较少有颈部转移性包块。

（三）影像学检查

1. CT 检查

头颈部滑膜肉瘤 CT 可见肿瘤密度多不均匀，较周围肌肉组织密度低，形状不规则，呈圆形或分叶状；增强 CT 可发现强化不均匀，边缘强化明显，CT 中肿瘤钙化有助于对头颈部 SS 的诊断[45]。

原发性颅内滑膜肉瘤头颅 CT 常显示为占位，肿瘤可伴有囊变、出血、坏死，可表现为大片混杂密度，伴或不伴有瘤周水肿。

2. MRI 检查

MRI 为头颈部软组织肿瘤影像学检查最常用的方法，大部分肿瘤边界在 MRI 上可清楚显示[147]。Hirsch 等[148]认为，当肿块出现分隔、出血、囊性、钙化和多腔结构，并在 T1 加权像与大脑灰质信号强度相同，T2 加权像与脂肪和腺体组织信号强度一致时，应考虑到 SS 的可能。

原发性颅内滑膜肉瘤，MRI 显示 T1WI 为等低信号，表现为均质或非均质的圆形肿块，密度与骨骼肌类似；T2WI 为稍高信号，肿瘤伴有明显的出血和坏死时，可出现三重信号，即等低信号（钙化）、稍高信号（肿瘤组织）、明显高信号（液化囊性变）。

肿瘤内陈旧性出血含铁血黄素沉着和钙化表现为低信号，稍高信号为肿瘤实质部分，明显高信号区域为肿瘤的大块坏死区和新鲜出血灶。

在 T2WI 部分滑膜肉瘤瘤内可见低信号分隔征象，此种分隔可表现为单一肿块内出现低信号条索带，也可表现为多结节或多个囊变区之间的低信号分隔带。Morton 等[149]报道 12 例滑膜肉瘤，有 9 例出现分隔征，认为肿瘤信号不均匀、瘤内有间隔、瘤周有浸润是滑膜肉瘤的特征性 MRI 表现。

（四）组织病理与免疫组化

1. 大体观

原发性颅内滑膜肉瘤肿瘤体积常较大，病理检查呈结节状或分叶状，大部分为实性，切面灰白、灰红色，鱼肉状、质软，可见多处出血、坏死，部分病例可有囊腔形成。

有时伴有不完整的包膜或假包膜包绕，周围组织有水肿，为血管丰富的炎性组织包绕，部分病例因钙化而出现沙砾样斑点，可有出血、坏死及囊腔形成。

2. 镜下观

头颈部 SS 常见于 2 个病理分型，分别为单相型和双相型，以单相梭形细胞型最为常见，同时存在单相上皮细胞型、低分化型及黏液样型，临床少见。

典型双向分化型包含上皮样细胞和梭形细胞 2 种肿瘤细胞成分，呈双向分化，梭形细胞与上皮样细胞之间可有移行。

张辰宇等[137]报道了 13 例头颈部滑膜肉瘤，单相型 10 例，镜下表现多由梭形细胞组成，细胞形态较一致，异型性较小，细胞丰富，呈条索或网状排列紧密，边界不清晰，可见核分裂象；双相型 2 例，在具备相近的梭形细胞形态的同时，还可发现上皮样细胞形态，形成双向分化的典型病理学特征，上皮样细胞可形成腺管状结构，胞间可见裂隙，部分可见钙化。

因双相型 SS 同时具备以上 2 种细胞形态，较单相型易诊断，而单相型 SS 则易与其他类型间质肿瘤混淆[23]。

3. 免疫组化

头颈部 SS 免疫组化特点为大部分患者的 vimentin、CK、CD99、Bcl-2 及 EMA 阳性，部分患者 S-100 灶状阳性[150]。张辰宇等[137]报道的 13 例头颈部滑膜肉瘤中，10 例单相型 SS 中 EMA 和 CK 的阳性率分别为 70% 和 60%，vimentin 阳性率 100%，2 例双相型 SS 中各免疫组化标记亦与单相型 SS 表现一致。

(五)诊断

头颈部滑膜肉瘤临床及影像学表现与其他软组织肉瘤不易区分，病理分型多样，临床极易误诊。确诊主要依靠组织病理学、免疫组化和 RT-PCR 方法检测 SYT-SSX 融合基因 mRNA 表达或 FISH 检测 SYT-SSX 融合基因。

目前认为[151]利用 PCR 方法对该肿瘤中 SYT-SSXmRNA 的检测具有确诊价值。分子遗传学方法 FISH 和 RT-PCR 检测具有重要意义，约 90% 以上的患者具有染色体易位 t(x;18)(p11.2;q11.2)，并形成 SYT-SSX 融合基因[152]，且组织学亚型与融合移位中 SSX1 或 SSX2 受累有明显关系，双相型滑膜肉瘤都有 SYT-SSX1 融合移位，而 SYT-SSX2 阳性均为单相性。

滑膜肉瘤，肿瘤细胞恒定表达 Vim、Bcl-2，常表达 CD99、CD56，常灶性表达或不表达 CK、EMA 等上皮性标志物；不表达 Desmin、SMA、S-100、CD34[153]。

诊断颅内原发性滑膜肉瘤，首先必须排除转移性滑膜肉瘤累及颅内；其次需与颅内其他梭形细胞软组织肉瘤，如纤维肉瘤、平滑肌肉瘤、血管外皮肉瘤、恶性周围神经鞘膜瘤、未分化多形性肉瘤等进行鉴别。

(六)治疗与预后

1. 治疗

头颈部 SS 的治疗是以手术为主的联合放疗、化疗的综合治疗，放疗是其最主要的辅助治疗手段，滑膜肉瘤被认为是一种对化疗敏感的软组织肿瘤[154]，术后辅助化疗对 SS 复发、转移具有重要意义。

张辰宇等[137]报道了 13 例头颈部滑膜肉瘤，12 例患者行病变区域肿物扩大切除，4 例同期行颈淋巴结清扫术；1 例复发病例未行手术治疗；其中 4 例患者于术后行放射治疗，3 例患者术后联合化疗（异环磷酰胺＋多柔比星）；随访 4 个月至 2 年，共 5 例复发，3 例死亡，2 例仍生存，1 例死于肿瘤肺转移，1 例死于咽部鳞癌。

1）手术治疗

手术是治疗头颈部滑膜肉瘤的重要手段，完整切除是减少复发及转移的关键，但单纯手术复发率高达 70%[155]。

头颈部是神经、血管等组织的高度密集部位，头颈部滑膜肉瘤生长特性多为离心式球形增大，形成假包膜致手术不易完整切除，尤其是颅底及颞下窝等部位，使得广泛切除受到极大限制，这是局部易复发的主要原因。

头颈部滑膜肉瘤较少发生淋巴结转移，除非有颈淋巴结肿大，否则不推荐行预防性颈淋巴结清扫术[12]。

对鼻腔滑膜肉瘤的治疗与头颈部滑膜肉瘤的处理方式基本相同，一般以手术扩大切除为主，术后再辅以放疗。

2）放射治疗

放疗对于头颈部 SS 是最主要的辅助治疗手段，尤其对于头颈部恶性程度较高、侵犯范围较广且与重要器官关系密切的 SS[156]。对于高度恶性的、安全界受限的 SS，放疗杀灭其边缘处的肿瘤细胞，控制其发展可能起很好的作用。

有作者报道[157]报道，使用 64Gy 的放射线单独治疗后，滑膜肉瘤的局部控制率仅为 15%，故手术联合术后放疗已成为头颈部滑膜肉瘤治疗的共识。

对于鼻腔、鼻窦滑膜肉瘤的治疗，李彤等[158]认为，若能保证足够安全缘，可行单纯手术治疗，但需保证手术安全缘在 1.5 ~ 2.0cm。然而鼻腔鼻窦腔隙狭窄，除非瘤体非常小，否则难以保证足够安全缘，故对于鼻腔鼻窦滑膜肉瘤，只要伴有血管、神经及骨质破坏，均建议患者术后行放疗，但放疗是否能够提高患者的无瘤生长期并对总体生存率产生积极效应，目前仍无临床数据支持。

3）化学治疗

Fayda 等[159]指出，手术联合放化疗是治疗头颈部滑膜肉瘤的较佳方案，推荐放疗总剂量为 65Gy，化疗药物主要为异环磷酰胺[18]。

有学者报道[160]，滑膜肉瘤的远处转移率为 50%，系统化疗是预防及治疗 SS 转移的主要方法。环磷酸酰胺、蝶甲氨呤的联合方案可提高生存率。Cedars - Sinai 癌症治疗中心研究认为[161]，异环磷酰胺联合多柔比星的化疗方案对于远处转移及多次复发的 SS 有较为明显的治疗作用。

2. 预后

头颈部滑膜肉瘤常侵犯头颈部重要结构，单纯手术切除疗效不理想，术后复发率较高，可达 20% ~ 30%，远处转移率达 30% ~ 50%，肺是最常见的转移部位（97%）。Hirsch 等[148]报道，5 年生存率为 40%，肿瘤分级为 3 级的患者 5 年生存率不足 43.5%，中位生存时间为 56.4 ~ 64.3 个月；Kiatisevi 等[162]报道，5 年生存率为 42% ~ 70%。但 Coindre 等[163]报道，5 年生存率 <20%。

多数学者认为[164]，手术切缘情况及肿瘤大小是影响头颈部滑膜肉瘤预后的关键因素，并将 5cm 作为区分预后好坏的一个界限，且认为广泛钙化者预后较好，单相型预后好于双相型[165]。

滑膜肉瘤在鼻腔、鼻窦中以上颌窦多发，由于发病隐匿，发现时已达中晚期，且受限于鼻腔腔隙狭窄，毗邻诸多重要血管及神经，因此单纯手术往往难以完整切除，术后局部复发及远处转移率较高，预后较差，较之于四肢及关节处滑膜肉瘤，头颈部滑膜肉瘤表现出发病更年轻，恶性程度更高。

鼻腔滑膜肉瘤的预后主要与肿瘤分期、分型、肿块大小，以及患者年龄、环境因素相关，对于有血管侵袭或骨质破坏的患者，或肿块直径 >5cm 的患者，预后较差。

三、原发性心脏滑膜肉瘤

（一）概述

心脏原发性肿瘤很少见，仅占全身肿瘤的 1/10 万~3/10 万[166-167]，其中 3/4 为良性肿瘤，仅有 1/4 为恶性肿瘤；而原发性心脏滑膜肉瘤则更为罕见，约占心脏原发性肉瘤的 4.2%[168]。

原发性心脏滑膜肉瘤（primary cardiac synovial sarcoma，PCSS）于 1978 年首次报道，迄今为止，国内外文献报道不足 100 例[169-181]；好发于青壮年男性，男女之比为 3:1，平均发病年龄为 37.1 岁[168]。朱娜等[182]报道了 7 例原发性心脏滑膜肉瘤，男性 5 例，女性 2 例，发病年龄 16~63 岁；霍真等[183]报道了 4 例原发性心滑膜肉瘤，男性 1 例，女性 3 例，年龄 22~52 岁，平均年龄 41 岁。

（二）临床表现

原发性心脏滑膜肉瘤在发病部位上，Wang 等[168]总结了 58 例 PCSS，其中最常见的发病部位为心包（41.5%），其次为右心房和左心房（24.1% 和 8.6%），再次为三尖瓣、右心室、左心室、二尖瓣和肺动脉瓣。

呼吸困难和气短为原发性心脏滑膜肉瘤临床最常见症状，其次为晕厥、心悸、胸痛、咳嗽等，少数表现为发热、乏力及胃部不适等；最常见的体征有心脏杂音、颈静脉充盈、水肿等。出现症状到确定诊断的时间报道不一，平均 2.3 个月；但这些症状、体征均无特异性。霍真等[183]报道了 4 例原发性心脏滑膜肉瘤，症状上以憋气、胸闷及心前区不适为主，仅有 1 例表现为胃部不适而无其他症状；除 1 例出现症状 3 年后确诊外，其余 3 例从出现症状到确定诊断均 <3 个月，确诊时肿物较大且均伴有心包血性积液。

（三）组织病理与免疫组化

1. 组织病理

原发性心脏滑膜肉瘤，大体表现为实性息肉状或分叶状团块，直径通常 >5cm，表面光滑或被覆包膜，有相对宽广的基底部，并从基底部浸润生长。肿瘤切面质地较细腻，出血、坏死常见。

镜下，文献报道的单相型 PCSS（52.9%）略多于双相型（47.2%）[168]。

2. 免疫组化

大多数滑膜肉瘤肿瘤细胞 CK、EMA、Vimentin 和 Bcl-2 阳性，肌性标志物 calponin 大多数为阳性；此外，62% 的病例 CD99 阳性，30% 则 S-100 阳性，CD34、Desmin、SMA 和 Calretinin 阴性[184]，PCSS 亦不例外。

霍真等[183]报道了 4 例原发性心滑膜肉瘤，4 例 AE1/AE3、EMA、Vimentin 和 Bcl-2 均阳性，3 例 CD99 阳性，3 例 calponin 阳性，1 例 S-100 散在阳性；4 例 Desmin、SMA、CD34 和 Calretinin 均阴性；Ki-67 阳性指数 5%~35%，平均 18%。朱娜等[182]报道了 7 例原发性心脏滑膜肉瘤，均为单相纤维型，6 例表达 EMA，7 例 SS18-SSX 融合基因均阳性。

（四）诊断

滑膜肉瘤发生在心脏罕见，临床表现及影像学检查对心脏恶性肿瘤的诊断与鉴别诊断无判断价值[185]，发生于心脏的滑膜肉瘤术前很难明确诊断，目前所报道的病例均为术后病理而确诊。

诊断心脏原发性肿瘤必须先除外转移性肿瘤，因心脏转移性肿瘤远较原发性肿瘤多见，为原发性肿瘤的 20~40 倍。

PCSS 的诊断主要依据组织病理、免疫组化及 SYT – SSX 融合基因的检测，Sun 等[186] 报道，EMA 具有和 SS18 – SSX 融合基因相近的诊断价值。朱娜等[182] 指出，在心脏滑膜肉瘤 EMA 的判读中，灶性弱阳性的细胞不可忽略。目前，尚未在滑膜肉瘤以外的肿瘤中发现 SS18 – SSX 融合基因，因此 FISH 检测具有较高的诊断价值[187]。

（五）鉴别诊断

原发性心脏滑膜肉瘤在病理学上需与心脏未分化肉瘤、恶性间皮瘤、Ewing 肉瘤、纤维肉瘤、恶性外周神经鞘膜瘤等相鉴别，其鉴别要点是镜下特点、免疫标记、SYT – SSX 融合基因检测。

1. 心脏未分化肉瘤

未分化肉瘤包括圆细胞型、梭形细胞型、多形型及不能分类的肉瘤，其中梭形细胞型未分化肉瘤需与滑膜肉瘤鉴别。

未分化梭形细胞肉瘤部分可表达 CK 和 EMA，故 CK、EMA、CD99 及 Bcl – 2 的组合意义明显，必要时需行 SS18 – SSX 融合基因检测。

2. 心脏恶性间皮瘤

滑膜肉瘤间质成分少，细胞密集，多表达 CK、EMA；而恶性间皮瘤间质丰富，黏液样背景常见，细胞排列疏松；除特异性表达 calretinin、WT – 1、CK5/6 外，上皮表达谱较滑膜肉瘤广，可表达多种角蛋白。

3. 心脏 Ewing 肉瘤

若肿瘤细胞较小，核染色质深染时，易误诊为 Ewing 肉瘤。此外，Ewing 肉瘤与滑膜肉瘤免疫组化表达谱有交叉，CD99 在二者中均有表达。CK 表达不能完全排除 Ewing 肉瘤[188]。但滑膜肉瘤不表达 NSE 等神经标记，无 Homer – Wright 菊形团、玫瑰花结样结构及 EWSR1 基因易位。

4. 心脏纤维肉瘤

滑膜肉瘤分化差时需与纤维肉瘤鉴别，肿瘤呈长条束状、鱼骨样或人字形排列时，HE 形态不能鉴别二者。免疫组化除外具有明显硬化的硬化性上皮样纤维肉瘤外，大多纤维肉瘤不表达 EMA、CK。

5. 心脏恶性外周神经鞘膜瘤

滑膜肉瘤易与恶性外周神经鞘膜瘤（malignant peripheral nerve sheath tumour，MPNST）混淆，尤其是高级别 MPNST，S – 100 蛋白均可阴性或灶性弱阳性。虽然 EMA、CK 在 MPNST 中阳性率极低[189]，但均可表达，尤其在上皮样型 MPNST 中。MPNST 一般在光镜或电镜下可见施万细胞分化，且 FISH 检测 SS18 – SSX 融合基因为阴性。

（六）治疗与预后

目前，心脏滑膜肉瘤的治疗多以姑息性手术切除为主，辅助化疗，经济条件较好的患者可进行心脏移植，但风险较高。

手术治疗虽为首选，但大部分患者发现时肿物已经较大，且不易通过手术完全切除，风险较大[190]，生存有一定获益；另因心脏部位特殊，放疗可能会引起辐射相关的心脏损伤，故应用较少。化疗是其治疗手段之一，目前主要采用以异环磷酰胺为基础的方案。

因原发性心脏滑膜肉瘤治疗方法有限，多数患者难以根治性切除，手术风险较大，因此其预后不佳。朱娜等[182] 报道了 7 例原发性心脏滑膜肉瘤，7 例滑膜肉瘤均为手术切除标本，肿瘤原发于心包 4 例、右心房 1 例、同时累及右心房和右心室 1 例及左右心室交界处 1 例；7 例患者均死亡，存活时间 12～42 个月。霍真等[183]报道了 4 例原发性心滑膜肉瘤，2 例肿瘤位于心包，1 例位于心房，1 例位于心室；肿瘤最大径 6～24cm，平均 12.5cm；均行肿瘤局部切除术，镜下检查 3 例为单相型滑膜肉瘤，1 例为双相型滑膜肉瘤；4 例随访 1 天至 24 个月，3 例死亡，1 例存活。

四、原发性纵隔滑膜肉瘤

（一）概述

滑膜肉瘤多数原发于四肢深组织内，原发于胸腔的 SS 仅占所有 SS 的 1.5%～4.1%[191]。既往有报道滑膜肉瘤转移至纵隔，但原发性纵隔滑膜肉瘤（mediastinal synovial sarcoma，MSS）罕见，最早由 Witkin 于 1989 年报道[192]。2014 年，岳文香等[193]根据 PubMed 及万方数据库文献检索，国外共报道 MSS 60 例，其中心脏部位 SS18 例，而国内心脏部位的 SS 报道仅 11 例，纵隔部位 SS 报道 2例[194-195]。2018 年，黄侃等[196]报道了 1 例纵隔滑膜肉瘤，女性，38 岁。

原发性 MSS 多见于成人，年龄为 3～83 岁，男性发病率高于女性（男女比例约为 2:1）[193]。

（二）临床表现

原发性纵隔 SS 临床表现无特异性，早期多无明显临床症状，严重时压迫或侵犯周围的组织，出现相应的症状与体征，如压迫气管支气管引起呼吸困难，侵犯胸壁引起局部包块、患侧胸痛，压迫上腔静脉引起头面部水肿等。文献报道[197]，部分患者有胸痛、心包压塞、胸腔积液；也可无症状，于体检时偶然发现。

（三）影像学检查

纵隔滑膜肉瘤肿块主体位于纵隔，局部突向肺野，发生于前纵隔的病灶可侵及胸壁形成局部的软组织包块，邻近的骨质可见包绕或破坏，可侵犯心脏大血管、胸壁、肋骨及胸椎[198]，有时伴同侧胸腔积液，可见胸膜转移；肿块内见低密度坏死灶或囊样变，部分病灶内可见钙化。MSS 的主要转移方式是血行转移，很少发生淋巴结转移，通常不会伴有纵隔及肺门淋巴结肿大。

纵隔 SS 影像学检查在 CT 上，大多表现为纵隔内边界清楚、密度不均匀的软组织肿块，密度可稍高于肌肉密度，侵犯、挤压周围组织，当肿瘤体积较大时，多见坏死、出血及囊变，肿瘤内较少出现钙化，增强扫描肿块呈不均质强化[199]，有时伴心包积液、同侧胸腔积液。邓丹等[200]报道了 2例纵隔滑膜肉瘤，1 例病灶挤压、推移气管及上腔静脉，另一例病灶包绕邻近的肋骨，局部形成软组织团块。

纵隔滑膜肉瘤，MRI 上显示肿瘤边界清楚，可见瘤周水肿，T1WI 呈等信号，少部分信号内散在稍高信号，T2WII 呈高低混杂信号，大部分可见线状低信号分隔。如果肿瘤有出血、液化和钙化同时存在，组成低、中、高信号混合区，表现为"三环征"[201]。

（四）组织病理与免疫组化

纵隔滑膜肉瘤，其肿块大小及形态不一，肉眼观察通常呈灰白、灰褐色，边界清楚，大部分有包膜或假包膜，病灶较大时可见坏死、局灶性出血。

镜下见密集的肿瘤细胞交织成束，由梭形细胞和（或）上皮细胞构成，部分细胞异型明显，核分裂可见[202]。

免疫组织化学检查，滑膜肉瘤 Vim、EMA 几乎一致地表达阳性[20]。

（五）诊断与鉴别诊断

1. 诊断

SS 起源复杂，病理形态多样，分化程度不一，前纵隔罕见发生，而老年人 MSS 发病率更罕见。因此，发生于纵隔的 SS 极易误诊为胸腺瘤及其他间叶组织肿瘤，鉴别困难、误诊率高[203-205]。免疫组化有助于诊断，如能结合 FISH 或 PCR 检测 SYT - SXX 融合基因可提高诊断率。

2. 鉴别诊断

纵隔滑膜肉瘤主要需与纵隔型肺癌、淋巴瘤、胸腺瘤、神经源性肿瘤及纵隔原发性的其他肉瘤鉴别。

纵隔型肺癌是肺癌的一种特殊表现型，好发于 40 岁以上的男性，多靠近纵隔胸膜肺门生长，影像学上与纵隔占位性病变较难鉴别，患者早期通常会出现不同程度刺激性干咳以及其他呼吸道症状。

纵隔淋巴瘤多位于中上纵隔，多呈多发结节状，容易融合呈分叶状团块，肿块边缘多不规则，密度不均，有时肿瘤包绕血管，并向四周纵隔浸润。

胸腺瘤是常见纵隔肿瘤，多发生于前纵隔，部分可以合并重症肌无力。

纵隔神经源性肿瘤多发生在中线脊柱旁，多有包膜，边界清楚，易囊变[206]。

（六）治疗与预后

1. 治疗

因 MSS 罕见，目前尚无指南及标准治疗方案，但总以手术切除为主，如切缘阳性建议辅以放射治疗。

对于局限性 MSS，应争取在瘤体尚小（<5cm）时确诊，积极采取肿瘤广泛切除或根治性切除 + 区域肿大淋巴结清除。

目前，多认为对于那些不能完整切除的局限的病灶可先行新辅助化疗和/或 EBRT 以减小肿瘤体积，降低手术时细胞的活力，降低临床分期，以便完整切除肿瘤和避免肿瘤复发和转移[124]。对于不能完整切除或转移性 SS，除切除原发肿瘤外，进行辅助放疗也许能使患者获益[207]。

原发纵隔 SS 的化疗疗效虽未得到临床研究证实，但有报道，阿霉素联合异环磷酰胺作为辅助化疗可预防肿瘤复发，提高无病生存率和总生存率。

2. 预后

MSS 恶性程度高，发展速度快，侵袭性强，易局部复发，远处转移发生率高达 50.0%，最常见的转移部位是肺，有时亦可转移到肝和脑，总体预后较差；中位生存期 36 个月，5 年总生存率只有 35.7%[208]。复发时间多在 2 年以内。

是否完整切除肿瘤是影响 MSS 远期生存率最重要的影响因素[209]，无转移且能完整手术切除的 MSS 患者 5 年生存率可达 71%，5 年无转移生存率可达 51%[204]。Vander Mieren 等[205]报道了 1 例完整切除病灶的纵隔 SS 患者，生存期超过 14 年。

综合治疗可提高患者远期生存，Balieiro 等[124]报道 1 例 30 岁男性，纵隔巨大 SS（近 20cm）患者，通过术前辅助化疗 6 个周期后肿块明显缩小，其后成功切除肿瘤，术后随访 5 年未复发。

MSS 不良预后因素，还包括远处转移、肿瘤直径（>5cm）、组织低分化、病人年龄（>25 岁）、切缘阳性等。

五、原发性肺滑膜肉瘤

（一）概述

原发性肺滑膜肉瘤（primary pulmonary synovial sarcoma，PPSS）是一种罕见的肺部恶性肿瘤，占肺原发恶性肿瘤的 0.5%[210-212]。

肺原发性滑膜肉瘤于 1995 年首次报道，迄今国内外报道亦较少，大多数为个案报道；通常发生在青年到中年成人，以 20~40 岁多见[213]，男女发病率、左右肺发生概率均无明显差异[214-215]。张秀伟等[213]报道了 6 例肺滑膜肉瘤，男性 3 例，女性 3 例，男女比为 1∶1；年龄 20~62 岁，平均年龄 43 岁。田蕾等[216]报道了 5 例原发性肺滑膜肉瘤，女性 4 例，男性 1 例，年龄 13~62 岁，中位年龄 32 岁。

目前，PPSS 组织起源尚无定论，大多数学者倾向来源于初级间充质细胞而不是滑膜组织[217]；与吸烟无确切关系[218]。

（二）临床表现

PPSS 临床表现无特异性，视病变部位不同而不同，多为胸闷、胸痛、咳嗽或咯血，累及气管、支气管可引起呼吸困难[202,219]。

田蕾等[216]报道了 5 例原发性肺滑膜肉瘤，2 例因体检发现，2 例以胸闷入院，1 例以胸痛入院。张秀伟等[213]报道了 6 例肺滑膜肉瘤，均以咳嗽、咳痰带血、不同程度胸痛及呼吸困难为首发症状就诊。

通常 PPSS 起病隐匿，有 3 例报道因体检而发现[150,220-221]，1 例患者精原细胞瘤术后 17 年例行复查发现。个别患者可早期出现反复气胸发作，胸腔镜治疗可见胸膜有异型改变，术后病理可证实[222-223]。出现自觉症状就诊时，肿瘤往往已很大，常伴肺不张或阻塞性肺炎。

（三）影像学检查

影像学上，PPSS 可分为中央型和周围型，以周围型多见[215]；肿块一般较大，直径 >5cm。张秀伟等[213]报道了 6 例肺滑膜肉瘤，肿瘤大小为 2.3~5.6cm，平均直径 3.2cm。田蕾等[216]报道了 5 例原发性肺滑膜肉瘤，所有病灶均位于肺上叶，肿瘤大小由 2.8cm×2.8cm×1.3cm 至 8.5cm×10.5cm×10.4cm 不等；Alcaraz 等[224]报道的原发性肺滑膜肉瘤肿瘤直径 0.6~17cm，18 例患者中直径 5cm 以上的 9 例，占 50%。

病灶较小者，位于胸膜下或纵隔旁，可推压纵隔组织；病变较大者，一侧可紧贴胸膜，呈宽基底相连，与胸膜关系密切。肿块周围可伴磨玻璃样硬化缘。

PPSS 多表现为边界清晰的类圆形实质肿块，亦有文献报道肿瘤形态呈铸形、指状或鹿角状[225]。

类圆形肿块多边缘光整，无毛刺及支气管牵拉，分叶不明显，无空洞形成，无肺不张或阻塞性肺炎。

CT 平扫可见液化坏死，增强 CT 肿块不均匀强化或厚壁环状强化，实性部分中度或明显强化；肿瘤较大者内部液化坏死时，可见团块状、絮状强化的实质部分。肿块边缘增强可能是由于在相邻被压缩的肺、血管肉芽组织中存在密集填充的血管[20]。

肺滑膜肉瘤较少伴钙化，一般无肺门、纵隔淋巴结转移[226-228]，常伴同侧胸膜浸润，临床上可引起胸腔积液或胸痛症状[229]。

（四）组织病理与免疫组化

1. 大体观

肺滑膜肉瘤，肉眼观察多为局限性肿物，圆形或结节状，肿瘤一般与周围组织分界清楚，直径 3～10cm，切面灰白、灰黄色或灰红色，鱼肉状，可有包膜或假被膜，局部有坏死、囊性变；也可偶尔侵及胸膜。

2. 镜下观

肺滑膜肉瘤与发生在软组织的滑膜肉瘤相同，具有向间叶、上皮组织双向分化的特点，以双相型、单相梭形细胞型最常见（占75%）[230]，单相上皮细胞型和低分化型较少。

单相型由卵圆形、梭形细胞构成，相互交织，密集成束，可伴有黏液样区，并显示明显的血管周细胞瘤的结构，以及局灶性少量致密的纤维化区，呈透明样变。

双相型由上皮成分和梭形细胞成分组成，细胞呈立方形，胞质嗜酸性，核圆形，染色质呈颗粒状，偶见核仁，核分裂象多见 [(5～25)/10HPF]。上皮区含有裂隙样间隙，伴有散在的管状 - 乳头状分化。瘤组织大多有局灶性坏死，可见钙化及肥大细胞浸润。

张秀伟等[213]报道了6例肺滑膜肉瘤，6例中5例为梭形细胞型单相型滑膜肉瘤，1例为双相型滑膜肉瘤。肿瘤细胞形态差异小，紧密弥漫排列或交织束状排列，瘤细胞间可有少量胶原纤维，肿瘤细胞周围可见大小不一、扩张的裂隙，核分裂象多见。

3. 免疫组化

肺滑膜肉瘤免疫标记与其他部位的 SS 相似，大多数双相型滑膜肉瘤表达 CK 和 EMA，但 EMA 更常见、更广泛，上皮细胞比梭形细胞染色度更强；单相型病变中的梭形细胞可表达 CK7 和 CK19，梭形细胞通常表达 Vimentin，>30% 的肿瘤胞核及胞质表达 S - 100，部分可灶性表达 Calretinin 及 SMA。另外，Bcl - 2 及 CD99 通常为阳性，Desmin 阴性。

张秀伟等[213]报道的6例肺滑膜肉瘤中，肿瘤细胞 Bcl - 2 全部阳性表达，Vimentin、CK 及 CD99 有5例表达，EMA 呈不同程度灶状阳性表达。

（五）诊断

肺滑膜肉瘤的确诊与其他部位的滑膜肉瘤一样，主要依赖于组织学检查、免疫组化及遗传学检测 SYT - SSX 融合基因。

因90%以上的滑膜肉瘤有 SYT - SSX 融合基因[231]，选用手术标本进行 FISH 或 RT - PCR 分析，检测到 SYT - SSX 融合基因亦是肺滑膜肉瘤诊断的金标准[202]。

徐丽娜等[232]分析文献报道的9例 PPSS 患者，4例检测出 SYT - SSXl[233-234]，3例 SYT - SSX2，1例仅对 t(X；18) 易位进行了描述。

值得一提的是，肺滑膜肉瘤很少侵犯支气管上皮，故痰脱落细胞学检查多为阴性[235]。

（六）鉴别诊断

原发性肺滑膜肉瘤临床罕见，术前诊断困难，需与肺转移性滑膜肉瘤、肺母细胞瘤、恶性间皮瘤、肺梭形细胞癌、肺癌肉瘤等相鉴别。

1. 肺转移性滑膜肉瘤

其他部位的滑膜肉瘤远处转移的最常见部位为肺，肺原发性与转移性滑膜肉瘤的鉴别十分重要。通常需要仔细询问病史，一般而言，肺转移性滑膜肉瘤很少表现为巨大孤立性肿块，结合临床及影像学检查，可找到原发病灶。

2. 肺母细胞瘤

成人型肺母细胞瘤大体可见肿瘤多无包膜或有假包膜，切面多为灰白或灰黄色[236]。

病理类型分为上皮型和双相型，上皮型是一种含有类似于分化好的胎儿腺癌的原始上皮成分而没有原始间叶成分的单相型肿瘤，由分化好的腺管结构构成，腺上皮呈假复层高柱状；免疫组化染色显示神经内分泌分化，CgA 及 NSE 可呈阳性反应。

双相型是由原始恶性上皮成分和间叶成分共同构成的双相肿瘤，上皮肿瘤细胞呈单层柱状或立方状，形成腺管样结构，散在分布于间叶细胞中，间叶细胞呈梭形；免疫组化染色显示原始上皮成分 CK、EMA 可以阳性，原始叶间成分 vimentin、desmin、SMA 可以阳性。

3. 恶性间皮瘤

恶性间皮瘤病变常累及整个胸腔，常伴有胸腔积液等；主要由梭形细胞组成并伴有上皮样区域的恶性间皮瘤，与滑膜肉瘤不易鉴别，但恶性间皮瘤的细胞异型性更为明显，核分裂象多见，免疫组化间皮标记 Calretinin、HBME－1 和 CK5/6 均阳性。

4. 肺梭形细胞癌

肺梭形细胞癌是一类只有梭形细胞组成的癌，呈肉瘤样生长方式，主要由异型增生的梭形细胞组成，细胞核深染，核仁极其明显，排列成巢状或不规则束状，肿瘤细胞间可见散在或局部淋巴细胞浸润，免疫组化 CK 广泛阳性，Vimentin 和 Bcl－2 阴性，而肺滑膜肉瘤 Vimentin 和 Bcl－2 阳性，CK 灶状阳性或阴性。

5. 肺癌肉瘤

肺癌肉瘤由梭形细胞为主的肉瘤样成分及癌成分组成，癌成分可为鳞状细胞癌，腺癌或大细胞癌，2 种成分所占比例差异极大，且 2 种成分分界清楚。

当肉瘤样成分占主体时应与肺滑膜肉瘤进行鉴别，此时应多取材，找到明确癌成分可资鉴别。

6. 原发性肺癌

原发性肺癌多呈类圆形肿块，边缘毛糙，可见毛刺、分叶等，肿块引起肺不张、阻塞性肺炎表现为"S"征等，更倾向于肺癌诊断；肺内肿块伴有肺门淋巴结和纵隔淋巴结肿大者，更支持原发性肺癌诊断。

（七）治疗与预后

1. 治疗

肺滑膜肉瘤治疗亦是采取以手术为主、联合化放疗的综合治疗，肺叶切除术加系统性纵隔淋巴结清扫已被证明有助于提高生存率。

对肿瘤生长较快、瘤体较大者，可先行术前放、化疗，放疗有效剂量不应小于 40Gy，放射野应包括瘤体及周围 2～5cm 正常组织；最常用的化疗方案是 VAC（长春新碱、阿霉素、环磷酰胺）方案。

手术切除是肺滑膜肉瘤主要的有效治疗方法[237-238]，手术则以完整切除为最佳，术前新辅助、术后辅助化疗可提高远期生存率，改善预后[239-242]。Eilber 等[243]对 101 例四肢滑膜肉瘤患者术后随机分为化疗和不化疗 2 组，4 年生存率分别为 88% 和 67%，显示术后辅助化疗可提高生存率。由此可推测，肺滑膜肉瘤术后辅助化疗亦有重要临床意义。

2. 预后

PPSS 的预后差，5 年生存率约为 50%，其不良预后因素包括年龄 >20 岁、女性、手术切除不完全、

肿瘤直径 >5cm、广泛肿瘤坏死、核分裂象多(>10 个/10HPF)、神经血管侵犯和 SYT – SSXl 型[218,244]。

六、原发性肾脏滑膜肉瘤

(一)概述

原发性肾脏滑膜肉瘤(primary renal synovial sarcoma, PRSS)罕见[245]，过去曾诊断为肾脏胚胎肉瘤亚型或成人 Willims 瘤，因具有滑膜肉瘤的免疫组化和染色体突变的特征，2000 年 Argani 等[22]和 Kim 等[246]在同一时间首次报道了原发于肾脏的 SS。至今文献报道 50 例左右[247-248]，国内多为个案报道[249-255]，最大宗的报道有 9 例[40]。

原发性肾脏滑膜肉瘤占肾脏恶性软组织肿瘤的 5.9% ~12.5%，平均 8.7%[256-257]；青壮年，发病年龄在 12 ~71 岁，平均 36 岁，中位发病年龄为 38.5 岁，大部分年龄 <40 岁，男性略多于女性[258]。偶见于儿童[259]，国外有文献报道 1 例 4 岁的女性患者，为目前有报道的最低发病年龄[260]；目前有报道的最高发病年龄为 76 岁[261]。罗静华等[250]报道了 5 例肾脏原发滑膜肉瘤，男性 3 例，女性 2 例，年龄范围 28 ~62 岁。王素英等[40]报道了 9 例肾脏原发性滑膜肉瘤，男性 2 例，女性 7 例，男女比例为 1:3.5，年龄 21 ~48 岁，平均年龄 32 岁。桑海波等[262]报道了 3 例肾脏原发性滑膜肉瘤，男 1 例，女 2 例；年龄 18 ~66 岁。

(二)临床表现

原发性肾脏滑膜肉瘤的临床表现缺乏特异性，与肾细胞癌相似，早期常无明显症状，中晚期可出现腹部包块、腹部疼痛和无痛性肉眼血尿；早期不易被发现，就诊时往往已是中晚期。

罗静华等[250]报道了 5 例肾脏原发滑膜肉瘤，3 例患者有突发腰背痛病史，3 例有血尿病史，1 例患者有肾囊肿和肾结石病史 4 年。王素英等[40]报道了 9 例肾脏原发性滑膜肉瘤，临床症状包括腹部疼痛和血尿，伴或不伴有腹部肿块。王超等[263]报道了 1 例原发性肾脏滑膜肉瘤，发生肿瘤自发性破裂出血，术中发现肿瘤浸润已突破后腹膜，进入腹腔，侵犯肠系膜。

肾脏原发性滑膜肉瘤的复发和转移率较高，最常见的转移部位为肺。

(三)影像学检查

目前，国内外仅见少量病例报道涉及肾脏滑膜肉瘤影像学表现[264-265]。肿瘤体积常较大，直径多 >7cm，常局部侵及肾盂或形成肾静脉瘤栓。

1. B 超检查

目前研究发现，肾脏滑膜肉瘤在 B 超下为多房囊状的占位性病变，主要表现为边缘清晰、不均匀中度强化的较大囊实性肿块，内部呈多房囊变伴不规则分隔表现，囊壁光整。囊性部分呈多房分隔囊变，囊壁光整，分隔厚薄不均；实质部分形态不规则、密度不均匀，增强后实性部分及分隔呈中度不均匀渐进性强化，皮髓质期肿瘤实质内均见较多细小迂曲肿瘤动脉，MPR 三维重建呈现"星点"状，类似超声肿瘤血供表现。Chung 等[266]认为，超声检查有多个囊性回声区为原发性肾 SS 的特点之一，但在早期肿瘤体积较小时易与复杂性肾囊肿相混淆。

2. CT 检查

肾脏原发滑膜肉瘤的 CT 特征，包括边界清晰囊实性肿块，囊性部分壁光整，增强后实性成分不均匀强化，容易破裂合并肾包膜下血肿；囊性部分为肿瘤包埋扩张的肾小管。

罗静华等[250]报道了 5 例肾脏原发滑膜肉瘤，均表现为单发肿块，肿块实性成分增强后不均匀强化，囊性区域壁光整。桑海波等[262]报道了3例肾脏原发性滑膜肉瘤，肿块均为单发，1例病灶CT表现为单纯囊肿伴局部囊壁增厚，2例病灶CT表现为囊实性肿块，囊性区壁光整，内含不规则分隔及不规则软组织影，增强后实性部分不均匀渐进式中度强化，内见较多细小迂曲肿瘤供血动脉。

PRSS，肿瘤易引起出血、部分病灶见点状钙化、较大肿瘤常发生相邻肾实质、肾包膜及周围脂肪浸润，但腹膜后淋巴结转移和肾静脉癌栓发生率低于肾脏其他恶性肿瘤。

3. MRI 检查

PRSS 在 MRI 上主要表现为 T1 加权成像等信号，T2 加权成像可见肿瘤内高信号，可表现为低、中、高3种信号组成的"三环征"，提示肿瘤有出血、钙化和液平。

（四）组织病理与免疫组化

1. 大体观

肿瘤大体观多呈实性，并伴有出血、坏死及囊腔形成，与周围组织分界不清；肿瘤切面灰白、暗红色，呈鱼肉状，质软。

2. 镜下观

PRSS 的 HE 形态、免疫表型与发生在软组织其他部位的 SS 类似，按肿瘤细胞的组成和分化程度，可分为单相型、双相型和低分化型，单相型多见。

单相型最常见，由相对一致的梭形或胖梭形细胞组成，肿瘤细胞密度一致、大小一致，细胞胞界不清，胞质少，胞核较深染、染色质细腻。

双相型由上皮样细胞和梭形细胞组成[40]。

低分化型瘤细胞呈小圆形、大圆形或显著异型的胖梭形，可见未分化的细胞核浓染的圆形细胞，常可见有丝分裂，预后极差[267-271]；少数病例中肿瘤细胞呈横纹肌样[85]。

在有囊腔形成的病例中，有囊性区囊内衬核分裂不活跃的多边形鞋钉样上皮，这可能是内陷的肾小管极度扩张所致[272]。

3. 免疫组化

肾脏原发性 SS 的免疫表型与发生于软组织的 SS 亦相似，常恒定表达 vimentin、Bcl-2、CD99，CK、EMA 等上皮性肿瘤标志物灶性阳性或阴性，不表达 desmin、SMA 及 CD34[273]。

以上标志物中 Bcl-2 在鉴别 SS 与平滑肌肉瘤、纤维肉瘤、恶性外周神经鞘膜瘤上具有重要意义，SS 瘤细胞 Bcl-2 呈阳性，尤其梭形细胞呈强阳性，而其他肿瘤 Bcl-2 阴性。

（五）诊断

原发性肾脏滑膜肉瘤极为罕见，CT 表现仅为参考，术前很难获得正确诊断，既往大部分原发性肾脏 SS 被诊断为肾脏胚胎性癌肉瘤或成人 Wilms 瘤[274]。另外，尚需注意，其他部位的 SS 有转移至肾脏的可能[275]。

肾脏原发滑膜肉瘤的 CT 表现与肾癌十分相似，为较大边缘清晰、不均匀强化的软组织肿块，部分肿瘤以囊性为主伴有强化的壁和结节。

确诊依赖于免疫组化及基因检测[276]；虽然滑膜肉瘤的染色呈多样性，但肿瘤细胞通常恒定表达 vimentin、Bcl-2，而 desmin、SMA、S-100、CD34 则不表达，其他上皮性标志物如 CD99、CD56、CK、EMA 等可表达或不表达。

Bcl-2 是较为敏感的重要指标，滑膜肉瘤呈阳性表达，尤其梭形细胞强阳性，而平滑肌肉瘤、纤维肉瘤等则为阴性。

TLE－1 在 SS 中的阳性率或强阳性率可达 90% 以上，其特异性可达 80% 以上，而 TLE－1 在 E-wing 肉瘤、孤立性纤维性肿瘤、恶性外周神经鞘瘤和隆突性皮肤纤维肉瘤等纤维组织肿瘤中的表达通常为灶性着色或弱阳性，免疫组化标志物 TLE－1 具有 92% 的阳性预测价值和 100% 的阴性预测价值[277]。

细胞遗传学研究发现，95% 以上的 SS 中存在 18 号染色体和 X 染色体的基因易位 t(X；18)(p11；q11)[230,278]，导致 18 号染色体上的 SYT 基因和 X 染色体上的 SSX 家族某个成员基因(SSX1、SSX2、SSX4)发生融合；约 10% 的患者不能检测出该融合基因[279]。

目前，分子学研究已证实原发性肾脏 SS 同样有特征性的 SYT－SSX 基因融合。在一项对以前报道的 45 例肾原发性 SS 的分析中，有 29 例通过 FISH 或 RT－PCR 分析证实存在 SYT－SSX 融合[139]。

SS 融合基因类型与组织学类型有关，双相型 SS 通常与 SYT－SSX1 相关，单相型 SS 可能与 SYT－SSX1、SYT－SSX2、SYT－SSX4 中的任意一种基因融合类型相关[280]。肾脏 SS 形态学主要倾向于单相的梭形细胞型而双相型很罕见，故大多数肾脏 SS 为 SYT－SSX2 基因融合，这种 SYT－SSX 融合很少发生于其他肿瘤类型。

(六) 鉴别诊断

原发性肾脏 SS 的临床表现为腹痛和腹部肿块，影像学表现为囊实性肿块，均不具有特异性，其术前明确诊断十分困难。病理学上，首先需与肾细胞癌(尤其是肉瘤样肾细胞癌)相鉴别[281-282]，其次需与肾脏的梭形细胞肿瘤鉴别，如纤维瘤、良性纤维组织细胞瘤、血管外皮细胞瘤、炎性肌纤维母瘤、平滑肌瘤、主要为梭形细胞平滑肌组成的错构瘤、良性神经鞘瘤、肾混合性上皮/间质瘤、恶性神经鞘瘤、纤维肉瘤、低度恶性纤维肉瘤等，还有肾脏平滑肌肉瘤、成人肾母细胞瘤、原始神经外胚层肿瘤等[261,274,283]。

1. 肾透明细胞癌

肾细胞癌是肾脏最常见的恶性肿瘤，占成人肾脏肿瘤的 85%。常见的透明细胞型肾癌多见于中老年人，肿瘤呈"快进快出"的强化方式，皮髓质期病灶显著强化，局部可超过正常肾皮质，常有动静脉瘘，坏死、囊变常呈中心不规则区域及边界多不清[284]。

约有 15% 的肾细胞癌是囊性，包括原先实性肿块的显著囊变、多发囊性肾癌和囊肿伴有壁结节[285]。因此，肾脏肿块出现囊性区域不是肾脏滑膜肉瘤的特异性征象。

囊性肾癌囊壁早期强化明显，厚薄不均，可有壁结节或结节状增厚。与囊性肾癌不同，滑膜肉瘤内囊性部分壁光整而且没有壁结节，显著坏死的肾癌囊性区域通常是中心性而且不规则，多发囊性肾癌缺乏实性成分等征象，此有助于滑膜肉瘤与肾癌之鉴别[286]。

2. 肉瘤样肾细胞癌

苏灸精－伊红染色形态二者有重叠，且可同时表达 Vimentin 和上皮性标志物。

与 SS 相比，肉瘤样肾细胞癌胞质较丰富，细胞大小差异较大，若取材充分，可发现相对典型的肾细胞癌区域。

免疫组化标记有助于二者鉴别，肉瘤样肾细胞癌可表达 PAX8 和 CD10，而 SS 则不表达。鉴别困难时，可行细胞遗传学异常检测。

3. 肾脏原始神经外胚层肿瘤

低分化型 SS 可呈小细胞形态，在 HE 形态上与肾脏原始神经外胚层肿瘤(primitive neuroectodermal tumor，PNET)有一定重叠性，有文献报道[287]，低分化型 SS 可有 Homer－Wright 菊形团结构，且二者均可表达 CD99，因此低分化型 SS 在诊断时应与 PNET 鉴别。

PNET 表达 NSE、Syn 和 CgA 等神经内分泌标记，不表达 CK7 和 CK19 等上皮性标记；分子遗传学检测有 EWS - FLI - 1 融合性基因的细胞遗传学异常。

4. 肾脏平滑肌肉瘤

肾脏平滑肌肉瘤是肾脏最常见的肉瘤，占肾脏肉瘤的 50% ~ 60%，瘤细胞不具有双向分化的特征，可弥漫性表达 α - SMA、MSA、h - caldesmon，大部分病例表达 Desmin，不表达 CK（AE1/AE3）、CAM5.2、EMA、CK7、CK19 和 Bcl - 2。

5. 肾脏纤维肉瘤

梭形瘤细胞呈鱼骨样或人字形排列，间质内可见多少不等的胶原产物沉积，尽管表达 vimentin，部分病例灶性表达 actins，但不表达 CK（AE1/AE3）、CAM5.2、EMA、CK7、CK19 和 Bcl - 2。细胞遗传学分析显示 2q14 - 22 异常，而无 SYT - SSX 异常。

6. 肾脏混合性上皮 - 间质性肿瘤

肾脏混合性上皮 - 间质性肿瘤是由上皮和间叶 2 种成分构成的肿瘤，应与 SS 鉴别。该类肿瘤细胞形态温和，缺少核分裂象，间叶成分类似卵巢间质，并可表达 ER、PR 和 α - inhibin。有文献报道[288-289]，恶性混合性上皮 - 间质肉瘤中肉瘤样成分似未分化 SS 样，二者鉴别在于恶性混合性上皮 - 间质肿瘤的上皮成分为良性，间质成分可表达 SMA、MSA、ER 和 PR，无 t（X；18）易位。

（七）治疗与预后

1. 治疗

目前尚无针对肾原发性 SS 标准的治疗方案，根治性肾切除术仍然是首选的治疗方法。

手术切除范围与根治性肾切除术类似，包括肾周脂肪、肾筋膜、患肾，若术前 CT 或术中发现同侧肾上腺异常，需同时行同侧肾上腺切除术；若术前 CT 或术中考虑淋巴结转移，可行淋巴结切除术。

单纯手术治疗预后较差，但关于术后是否需要给予辅助化疗曾有争议。在早期的研究中，术后大多单独辅以蒽环类药物化疗，然而对生存率并没有明显改善，因此不推荐化疗[290]。但其后有学者通过回顾性分析后，推荐辅助化疗仅适用于年轻患者和（或）巨大的肿瘤，疗效可预见[291]。Schaalc 等[292]报道，在行肾根治性切除术之前，使用 4 周的异环磷酰胺 + 阿霉素的新辅助化疗，有50% 的肿瘤可缩小。多数学者认为[293]，SS 比其他类型的软组织肉瘤对化疗更敏感，术后予以异环磷酰胺 + 阿霉素的化疗有一定的疗效。Park 等[294]报道 1 例原发性肾脏滑膜肉瘤患者接受根治性肾切除手术后 4 个月出现肺转移，随后予以阿霉素 + 异环磷酰胺方案化疗后病情得到完全缓解。

Kataria 等[295]报道，采用立体定向放射治疗原发性肾 SS 的孤立性肺转移灶，患者完全缓解。

2. 预后

原发性肾脏滑膜肉瘤具有较强的侵袭性，预后较原发于四肢的 SS 还差，大多数患者在诊断后10 年内死于肿瘤复发或转移；根治术后 5 年病死率为 25%[296]。Kreig 等[297]报道了对多中心的 62例 SS 患者的回顾性分析，5 年、10 年、15 年生存率分别为 74.2%、61.2% 和 46.5%。发生局部复发的平均时间为 3.6 年，发生远处转移的平均时间为 5.7 年。

王素英等[40]报道了 9 例肾脏原发性滑膜肉瘤，6 例获得随访资料，随访时间 6 ~ 40 个月，平均14 个月。1 例术后 40 个月死于肺转移，1 例术后 13 个月腹膜后淋巴结转移，1 例术后 5 个月双肺转移，其余 3 例于术后分别随访 13 个月、12 个月和 6 个月，尚无复发和转移。杨其欣等[248]报道了 1例原发性肾脏滑膜肉瘤，男性，33 岁，术后拒绝化疗，术后 4 个月复查彩超提示局部复发，术后患者共生存 9 个月。

原发性肾脏滑膜肉瘤预后不良因素，包括肿瘤体积大（＞5cm）、诊断时存在远处转移、组织学分级高、初次手术切除不充分、SYT－SSX1 基因融合等。

（杨　丽）

参考文献

[1] Crew A J, Clark J, Fisher C, et al. Fusion of SYT to two genes, SSX1 and SSX2, encoding proteins with homology to the Kruppel associated box in human synovial sarcoma[J]. EMBO J, 1995, 14(10): 2333 - 2340.

[2] 付燕飚, 王国凤, 李百周. 发生在舌根的滑膜肉瘤一例[J]. 中华病理学杂志, 2010, 39: 557 - 558.

[3] Knox L C. Synovial sarcoma: report of three cases[J]. Am J Cancer, 1936, 28(3): 461.

[4] 朱雄增. 软组织肿瘤 WHO 最新分类特点[J]. 临床与实验病理学杂志, 2003, 19(1): 94 - 96.

[5] 王坚, 朱雄增. 2013 版 WHO 软组织肿瘤新分类解读[J]. 中华病理学杂志, 2013, 42(6): 363 - 365.

[6] 方三高. WHO(2020)软组织肿瘤分类[J]. 临床与实验病理学杂志, 2020, 36(9): 1132 - 1134

[7] Irassard M, Le Doussal V, Hacene K, et al. Prognostic factors in localized primary synovial sarcoma: A multicenter study of 128 adult patients[J]. J Clin Oncol, 2001, 19(2): 525 - 534.

[8] Wang H, Zhang J, He X, et al. Synovial sarcoma in the oral and maxillofacial region: Report of 4 cases and review of the literature[J]. Oral Maxillofac Surg, 2008, 66(1): 161 - 167.

[9] Yang L, Li W. Zhang H Y. One case of synovial sarcoma extending from hypopharynx to thoracic segment of esophagus [J]. Chin Med J, 2013, 126(6): 1200.

[10] Kotilingam D, Lev D C, Lazar A J, et al. Staging soft tissue sarcoma: evolution and change[J]. CA Cancer J Clin, 2006, 56(5): 282 - 291.

[11] Zagars G K, Ballo M T, Pisters P W, et al. Prognostic factors for patients with localized soft - tissue sarcoma treated with conservation surgery and radiation therapy: an analysis of 225 patients[J]. Cancer, 2003, 97(10): 2530 - 2543.

[12] Kartha S S, Bumpous J M. Synovial cell sarcoma: diagnosis, treatment, and outcomes[J]. Laryngoscope, 2002, 112(11): 1979 - 1982.

[13] Clark M A, Fisher C, Judson I, et al. Soft tissue sarcomas in adults[J]. N Engl J Med, 2005, 353(7): 701 - 711.

[14] Roth J A, Enzinger F M, Tannenbaum M, et al. Synovial sarcoma of the neck: a follow up study of 24 cases[J]. Cancer, 2005, 35: 1243 - 1253.

[15] Arafah M, Zaidi S N. Poorly differentiated monophasic synovial sarcoma of the mediastinum[J]. Indian J Pathol Microbiol, 2011, 54(2): 384 - 387.

[16] 陶立阳, 何妙侠, 白辰光, 等. 原发于心包滑膜肉瘤一例[J]. 中华病理学杂志, 2012, 41(10): 704 - 705.

[17] Baptista A M, Camargo O P, Croci A T, et al. Synovial sarcoma of the extremities: prognostic factors for 20 nonmetastatic cases and a new histologic grading system with prognostic significance[J]. Clinics, 2006, 61(5): 381 - 386.

[18] Bilgic B, Mete O, Ozturk S A, et al. Synovial sarcoma: a rare tumor of larynx[J]. Pathol Oncol Res, 2003, 9(4): 242 - 245.

[19] Mackenzie D H. Synovial sarcoma. A review of 58 cases[J]. Cancer, 1966, 19(2): 169 - 180.

[20] Frazier A A, Franks T J, Pugatch R D, et al. From the archives of the AFIP: Pleuropulmonary synovial sarcoma [J] Radiographics, 2006, 26(3): 923 - 940.

[21] Ferrari A, Gronchi A, Casanova M, et al. Synovial sarcoma: a retrospective analysis of 271 patients of all ages treated at a single institution[J]. Cance, 2004, 101(3): 627 - 634.

[22] Argani P, Faria P A, Epstein J I, et al. Primary renal synovial sarcoma: molecular and morphologic delineation of an entity previously included among embryonal sarcomas of the kidney[J]. Am J Surg Pathol, 2000, 24(8): 1087 - 1096.

[23] Thway K, Fisher C. Synovial sarcoma: defining features and diagnostic evolution[J]. Ann Diagn Pathol, 2014, 18(6): 369 - 380.

[24] Bozzi F, Ferrari A, Negri T. Molecular characterization of synovial sarcoma in children and adolescents: evidence of Akt activation[J]. Transl Oncol, 2008, 1(2): 95 - 101.

[25] Haight J, Caprioli R, Esposito M, et al. Synovial sarcoma involving the calcaneus and plantar compartment of the foot: a case report[J]. J Foot Ankle Surg, 2010, 49(398): e391 - e394.

[26] 郑红伟，祁佩红，薛鹏，等. 滑膜肉瘤的 CT、MRI 影像表现与鉴别诊断[J]. 中国 CT 和 MRI 杂志，2013，11 (4): 100 - 103.

[27] 刘培培，陈高红，吴磊，等. 22 例滑膜肉瘤的影像学分析[J]. 中国 CT 和 MRI 杂志，2017，15(7): 126 - 130.

[28] 索方方，介瑞. 下肢软组织滑膜肉瘤的 MRI 特征[J]. 中国医学计算机成像杂志，2016，22(3): 249 - 253.

[29] Smith S, Reeves B R, Wong L, et al. A consistent chromosome translocation in synovial sarcoma[J]. Cancer Genet Cytogenet, 1987, 26(1): 179 - 180.

[30] Limon J, Mrozek K, Mandahl N, et al. Cytogenetics of synovial sarcoma: presentation of ten new cases and review of the literature[J]. Genes Chromosomes Cancer, 1991, 3: 338 - 345.

[31] Sturgis E M, Potter B O. Sarcomas of the head and neck region[J]. Curr Opin Oncol, 2003, 15(3): 239 - 252.

[32] Dimitriadis E, Rontogianni D, Kyriazodou A, et al. Novel SYT - SSX fusion transcript variants in synovial sarcoma [J]. Cancer Genet Cytogenet, 2009, 195(1): 54 - 58.

[33] Llombart - Bosch A, Lopez - Guerrero JA, Peydro - Olaya A, et al. Synovial sarcoma(SS): new perspectives supported by modern technology[J]. Arkh Patol, 2002, 64: 39 - 47.

[34] Ren T, Lu Q, Guo W, et al. The clinical implication of SS18 - SSX fusion gene in synovial sarcoma[J]. Bri J Cancer, 2013, 9(10): 547 - 550.

[35] 徐治宽，杨堂斗，吴秉铨，等. 滑膜肉瘤的融合基因检测分析[J]. 中华病理学杂志，2001，30(6): 431 - 433.

[36] Guillou L, Coindre J M, Gallgher G, et al. Detection of the synovial sarcoma translocation t(X; 18)(SYT; SSX)in paraffin - embedded tissues using reverse transeriptase - polymerase chain reaction: a reliable and powerful diagnostic tool for pathologists: a molecular analysis of 221 mesenehymal tumors fixed in different fixatives[J]. Ham Pathol, 2001, 32(1): 105 - 112.

[37] He R, Patel R M, Alkan S, et al. Immunostaining for SYT protein discriminates synovial sarcoma from other soft tissue tumors: analysis of 146 cases[J]. MoPathol, 2007, 20(5): 522 - 528.

[38] Clark J, Rocques P J, Crew A J, et al. Identification of novel genes, SYT and SSX, involved in the t(X; 18) (p11. 2; q11. 2)translocation found in human synovial sarcoma[J]. NatGenet, 1994, 7(4): 502 - 508.

[39] 魏秀平，孙燕，赵秀兰，等. SYT - SSX 融合基因 E - 钙粘素及 β - 连接素对滑膜肉瘤转移的影响[J]. 中国肿瘤临床，2010，37(4): 205 - 208.

[40] 王素英，李灿，甘华磊，等. 肾脏原发性滑膜肉瘤 9 例临床病理分析[J]. 临床与实验病理学杂志，2014，30 (3): 288 - 291.

[41] 孙燕，孙保存. 滑膜肉瘤的分子诊断进展[J]. 天津医科大学学报，2009，15(4): 734 - 737.

[42] Terry J, Barry T S, Horsman D E, et al. A novel FISH assay for SS18 - SSX fusion type in synovial sarcoma[J]. Diagn Mol Pathol, 2005, 14(12): 77 - 80.

[43] 张朝晖，孟悛非，张小玲. 四肢滑膜肉瘤的 MRI 诊断[J]. 临床放射学杂志，2006，25(10): 941 - 944.

[44] McCarville M B, Spunt S L, kapek S X, et al. Synovial sarcoma in pediatric patients[J]. AJR, 2002, 179(3): 797 - 801.

[45] O'Sullivan P J, Harris A C, Munk P L. Radiological features of synovial cell sarcoma[J]. Br J Radiol, 2008, 81 (964): 346 - 356.

[46] Kibry EJ, Shereff M L, Lewis M M. Soft - tissue tumors and tumor like lesious of the foot. An analysis of eighty - three cases[J]. J Bone Joint Surg Am, 1989, 4(4): 621 - 623.

[47] 刘宇亭，夏瑞明，胡劲松，等. 四肢滑膜肉瘤的 MRI 诊断分析[J]. 医学影像学杂志，2017，27(1): 128 - 130.

[48] Jones B C, Sundaram M, Kransdorf MJ. Synovial sareoma: MR imaging findings in 34 patients[J]. AJR, 1993, 161(4): 827 - 830.

[49] Blacksin Siegel J R, Benevenia J, et al. Synovial sarcoma frequency of nonaggressive MR characteristics[J]. J Chmput Asisist Tomogr, 1997, 21(3): 785 - 788.

[50] Ozkan E E, Mertsoylu H, Ozardalih I. A case of renal synovial sarcoma treated with adjuvant ifosfamide and doxorubincin[J]. Intern Med, 2011, 50(15): 1575 - 1580.

[51] Peng Z Y, Shi D N, Yu J, et al. Primary monophasic synovial sarcoma of lung: case report[J]. Chin J Med Imaging Technol, 2005, 21(10): 1524.

[52] 唐治蓉，林德广. 咽喉部滑膜肉瘤 1 例报告[J]. 川北医学院学报，2001，16(1): 92 - 93.

[53] Spurrell E L, Fisher C, Thomas J M, et al. Prognostic factors in advanced synovial sarcoma: all analysis of 104 patients treated at the Royal Marsden Hospital[J]. Ann Oneol, 2005, 16(3): 437 – 444.

[54] Grampurohit V U, Myageri A, Rao R V. Primary renal synovial sarcoma[J]. Urol Ann, 2011, 3(2): 110 – 113.

[55] 杨晓坤, 董震, 毛昕. 成人原发性肾脏肉瘤3例报告[J]. 山东医药, 2011, 51(26): 91 – 93.

[56] Cheng Y, Sheng W, Zhou X, et al. Pericardial synovial sarcoma, a potentialfor misdiagnosis: clinicopathologic and molecular cytogenetic analysis of three cases with literature review[J]. Am J Clin Pathol, 2012, 137(1): 139 – 142.

[57] Suster S, Moran C A. Primary synovial sarcomas of the mediastinum: a clinicopathologic, immunohistochemical and ultrastructural study of 15 cases[J]. Am J Surg Pathol, 2005, 29(5): 569 – 578.

[58] Jeganathan R, Davis R, Wilson L, et al. Primary mediastinal synovial sarcoma[J]. Ulster Med J, 2007, 76(2): 109 – 111.

[59] Trupiano J K, Rice T W, Herzog K, et al. Mediastinal synovial sarcoma: report of two cases with molecular genetic analysis[J]. Ann Thorac Surg, 2002, 73(2): 628 – 630.

[60] Yano M, Toyooka S, Tsukuda K, et al. SYT – SSX fusion genes in synovial sarcoma of the thorax[J]. Lung Cancer, 2004, 44(3): 391 – 397.

[61] Chan J A, McMenamin M E, Fletcher C D. Synovial sarcoma in older patients: clinicopathological analysis of 32 cases with emphasis on unusual histological features[J]. Histopathology, 2003, 43(1): 72 – 83.

[62] Salah S, Ibraheem AA, Daboor A, et al. Synovial sarcoma presenting with huge mediastinal mass: a case report and review of literature[J]. BMC Res Notes, 2013, 6: 240.

[63] Gabilondo F, Rodriguez F, Moar AA, et al. Primary synovial sarcoma of the kidney: corroboration with in situ polymerase chain reaction[J]. Ann Diagn Pathol, 2008, 12(2): 134 – 137.

[64] Kageyama S, Tsuru T, Okamoto K, et al. Primary synoial sarcoma arising from a crossed ectopic kindney with fusion [J]. Int J Urol, 2010, 17(1): 96 – 98.

[65] Fetsch J F, Meis J M. Synovial sarcoma of the abdominal wall[J]. Cancer, 1993, 72(2): 469 – 477.

[66] Fisher C, Folpe A L, Hashimoto H, et al. Intra – abdominal synovial sarcoma: a clinicopathological study[J]. Histopathology, 2004, 45(3): 245 – 253.

[67] 李锋, 王仁法, 祁良, 等. 软组织滑膜肉瘤的CT和MRI诊断[J]. 放射学实践, 2010, 25(12): 1396 – 1399.

[68] 阎俊, 贺海峰, 徐宏伟, 等. 原发性前列腺滑膜肉瘤的诊断和治疗(附1例报告及文献复习)[J]. 临床泌尿外科杂志, 2013, 28(2): 136 – 137.

[69] Kransdorf M J. Malignant soft – tissue tumor sina large referral population: distribution of diagnoses by age, sex, and location[J]. AJR, 1995, 164(1): 129 – 134.

[70] 蔡玖明, 王东, 陈武标, 等. 滑膜肉瘤的CT和MRI表现及相关病理改变[J]. 罕少疾病杂志, 2013, 20(2): 18 – 21.

[71] Kyrlakos M. Tumors and tumorlike condition of soft tissue. In: Kissane JM. Anderson's Pathology (9th ed)[M]. St. Louis: CV Mosby Co, 1990: 1860 – 1861.

[72] 陈建宇, 刘庆余, 叶瑞心, 等. 滑膜肉瘤MRI影像特征与组织病理学的相关性研究[J]. 癌症, 2005, 24(1): 87 – 90.

[73] Tateishi U, Hasegawa T, Beppu Y, et al. Synovial sarcoma of the soft tissues: prognostic significance of imaging features[J]. J Comput Assist Tomogr, 2004, 28(1): 140 – 148.

[74] Koehler S M, Beasley M B, Chin C S, et al. Synovial sarcoma of the thoracic spine[J]. Spine J, 2009, 9(12): 21 – 26.

[75] Shaariyah M M, Mazita A, Masaany M. et al. Synovial sarcoma: a rare presentation of parapharyn geal mass[J]. Chin J Cancer, 2010, 29(6): 631 – 633.

[76] 黄婵桃, 陈卫国, 贾铭, 等. T3椎体附件滑膜肉瘤1例报告[J]. 实用放射学杂志, 2006, (12): 1563 – 1564.

[77] 刘飙, 王悦书, 尹维田. 手部滑膜肉瘤1例[J]. 罕少疾病杂志, 2002, 9(2): 59 – 60, 21.

[78] 虞康惠, 成官迅, 刘国顺, 等. 滑膜肉瘤的影像特征分析[J]. 中国CT和MRI杂志, 2011, 9(6): 55 – 57.

[79] 方挺松, 许乙凯, 彭加友, 等. 四肢滑膜肉瘤影像特征分析[J]. 中国临床医学影像杂志, 2009, 22(2): 106 – 109.

[80] 黄丹萍, 江新春, 吴红珍. 软组织滑膜肉瘤的CT与MRI诊断[J]. 实用放射学杂志, 2013, 29(1): 88 – 91.

[81] 李玉清, 吴文娟, 张泽坤, 等. 滑膜肉瘤的影像分析[J]. 实用放射学杂志, 2012, 28: 1079 – 1082.

[82] 夏建东, 江新青, 黄丹萍, 等. 下肢滑膜肉瘤的CT及MRI诊断[J]. 中国CT和MRI杂志, 2013, 11(5): 99 – 103.

［83］　贾志峰，郑丽华，赵亚恒，等.滑膜肉瘤相关发病机制的研究进展［J］.肿瘤防治研究，2015，42（7）：716 -
719.

［84］　Wen P，Prasad M L. Synovial sarcoma with rhabdoid features［J］. Arch Pathol Lab Med，2003，127（10）：1391 - 1392.

［85］　Jun S Y，Choi J，Kang G H，et al. Synovial sarcoma of the kidney with rhabdoid features：report of three cases［J］.
Am J Surg Pathol，2004，28（5）：634 - 637.

［86］　Palau L M，Thu P T，Barnard N，et al. Primary synovial sarcoma of the kidney with rhabdoid features［J］. Int J Surg
Pathol，2007，15（4）：421 - 428.

［87］　樊斌，杨耀华，史河水.肾脏滑膜肉瘤伴横纹肌样瘤 CT 表现一例［J］.临床放射学杂志，2012，31（3）：319 - 320.

［88］　袁伟，陈伶俐，侯英勇，等.肾脏横纹肌样滑膜肉瘤 1 例并文献复习［J］.临床与实验病理学杂志，2017，33
（7）：773 - 777.

［89］　Rossi S，Nascimento A G，Canal F，et al. Small round - cell neoplasms of soft tissues：an integrated diagnostic ap-
proach［J］. Curr Diagn Pathol，2007，13（2）：150 - 163.

［90］　Foo W C，Cruise M W，Wick M R，et al. Immunohistochemical staining for TLE1 distinguishes synovial sarcoma
from histologic mimics［J］. Am J Clin Pathol，2011，135（6）：839 - 844.

［91］　梁海英，张银华，房新志. TFE1 在滑膜肉瘤中的表达研究［J］.新疆医学，2013，43（9）：62 - 64.

［92］　Qassid O，Ali A，Thway K，et al. Synovial Sarcoma With Myoid Differentiation［J］. Int J Surg Pathol，2016，24：
525 - 527.

［93］　Atef A，Alrashidy M. Transducer - like enhancer of split 1 as a novel immuno histochemical marker for diagnosis of
synovial sarcoma［J］. Asian Pac J Cancer Prev，2015，16（15）：6545 - 6548.

［94］　Miettinen M，Limon J，Niezabitowski A，et al. Patterns of keratin polypeptides in 110 biphasic，monophasic，and
poorly differentiated synovialsarcomas［J］. Virchows Arch，2000，437（3）：275 - 283.

［95］　李锋，李新霞，陆天才，等. 34 例滑膜肉瘤分子遗传学改变的诊断学意义［J］.临床与实验病理学杂志，
2003，19（6）：571 - 575.

［96］　Dei Tos A P，Wadden C，Calonje E，et al. Immunohistochemical demonstration of glycoprotein cause of diagnostic
confusion［J］. Appl Immunohistochem，1995，3：168 - 173.

［97］　Madabhavi I，Kataria P，Patel A，et al. Primary Mediastinal Synovial Sarcoma Presenting as Superior Vena Cava
Syndrome：A Rare Case Report and Review of the Literature［J］. Case Rep Oncol Med，2015，2015：651813.

［98］　Basilel E，Hoch B，Dillonj K. Synovial Sarcoma of the tongue：Report of a Case［J］. J Oral Maxillofac Surg，2016，
74：95 - 103.

［99］　Jagdis A，Rubin B P，Tubbs R R，et al. Prospective evaluation of TLE1 as a diagnostic immunohistochemical marker
in synovial sarcoma［J］. Am J Surg Pathol，2009，33：1743 - 1751.

［100］　Fisher C，Montgomery E，Healy V. Calponin and h - caldesmon expression in synovial sarcoma：the use of calponin
in diagnosis［J］. Histopathology，2003，42（6）：588 - 593.

［101］　Guillou L，Wadden C，Kraus M D，et al. S - 100 protein reactivity in synovial sarcomas：a potentially frequent di-
agnostic pitfall［J］. Immunohistochem，1996，4：167 - 175.

［102］　韩春荣，孙燕，韩秀萍，等. Twist 和 Snail 在滑膜肉瘤中的表达［J］.中国肿瘤临床，2010，37（24）：1443 - 1446.

［103］　Neragi - Miandoab S，Kim J，Vlahakes G J. Malignant tumours of the heart：a review of tumour type，diagnosis and
therapy［J］. Clin Oncol，2007，19（10）：748 - 756.

［104］　魏永昆，朱虹光，周平，等.滑膜肉瘤 32 例临床病理分析［J］.诊断病理学杂志，2002，9（2）：73 - 76.

［105］　Singer S，Demetri G D，Baldini E H，et al. Management of soft - tissue sarcomas：an overview and update［J］.
Lancet Oncol，2000，1（2）：75 - 85.

［106］　吴国友，李碧丽，吴岩，等. 免疫组织化学、荧光原位杂交和逆转录 - 多聚酶链反应在滑膜肉瘤诊断中的
价值［J］.中国组织化学与细胞化学杂志，2016，25（2）：179 - 182.

［107］　Miura Y，Keira Y，Ogino J，et al. Detection of specific genetic abnormalities by fluorescence in situ hybridization in
soft tissue tumors［J］. Pathol Int，2012，62：1627.

［108］　Kim G H，Kim M Y，Koo H J，et al. Primary pulmonary synovial sarcoma in a tertiary referral center：Clinical
characteristics，CT，and [18]F - FDG PET findings，with pathologic correlations［J］. Med（Baltimore），2015，94
（34）：e1392.

［109］　黄尚卿，罗皓，邓捷.腹腔滑膜肉瘤 1 例及文献回顾［J］.西南军医，2012，14（5）：733 - 735.

［110］　孙燕，孙保存，赵秀兰，等.滑膜肉瘤患者预后的多因素分析［J］.中国肿瘤临床，2005，32：575 - 578.

[111] Penzel R, Aulmann S, Mock M, et al. The location of KIT and PDGFRA gene mutations in gastrointestinal stromal tumors is site and phenotype associated[J]. J Clin Pathol, 2005, 58(6): 634 – 639.

[112] Corless C I, McGreevey L, Haley A, et al. KIT mutation are common in incidental gastrointestinal stromal tumors one centimeter or less in size[J]. Am J Pathol, 2002, 160: 1567.

[113] 任晓华, 邬晓敏, 金成, 等. 滑膜肉瘤的诊断和治疗进展[J]. 医学综述, 2009, 15(4): 541 – 542.

[114] O'Connell J X, Browne W L, Gropper P T, et al. Intraneural biphasic synovial sarcoma: an alternative "glandular" tumor of peripheral nerve[J]. Mod Pathol, 1996, 9(7): 738 – 741.

[115] 刘爱国, 胡永珍, 谷文光. 滑膜肉瘤的诊断及治疗进展[J]. 现代生物医学进展, 2013, 13(11): 2194 – 2196.

[116] Gmbmyer S R, Maki R G, Demetri G D, et al. Neoadjuvant chemothempy for primary high grade extremity soft tissue sarcoma[J]. Ann Oncol, 2004, 15(11): 1667 – 1672.

[117] Chen Y, Yang Y, Wang C, et al. Adjuvant chemothempy decreasesand postpones distant metastasis in extremity stage IIB/III synovial sarcoma patients[J]. J Surg Oncol, 2012, 106(2): 162 – 168.

[118] Harb W J, Una M A, Patel S R, et al. Survival in patients with synovial sarcoma of the head and neck: association with tumor location, size, and extension[J]. Head Neck, 2007, 29: 731 – 740.

[119] Okcu M F, Munsell M, Treuner J. Synovial sarcoma of childhood and adolescence: a multicenter, multivariate analysis of outcome[J]. J Clin Oncol, 2003, 21(8): 1602 – 1611.

[120] Lewis J J, Antonescu C R, Leung D H, et al. Synovial sarcoma: a multicenter analysis of prognostic factors in 112 patients with primary localized tumors of the extremity[J]. J Clinoncol, 2000, 18(10): 2087 – 2094.

[121] Sultan I, Rodriguez·Galindo C, Saab R, et al. Comparing children and adults with synovial sarcoma in the Surveallance, Epidemilogy, and End Results program, 1983 to 2005: an analysis of 1268 patients[J]. Cancer, 2009, 115(15): 3537 – 3547.

[122] Spillane A J, A'Hem R, Judson I R, et al. Synovial sarcoma: a clinicopathologic, staging, and prognostic assess [J]. J Clinoncol, 2000, 18(22): 3794 – 3803.

[123] Scheer M, DantoneUo T, Hallmen E I, et al. Primary Metastatic Synovial Sarcoma: Experience of the CWS Study Group[J]. Pediatr Blood Cancer, 2016, 163(7): 1198 – 1206.

[124] Balieiro M A, Lopes A J, Costa B P, et al. The surprising outcome of a giant primary mediastinal synovial sarcoma treated with neoadjuvant chemotherapy[J]. J Thorac Dis, 2013, 5(1): 94 – 96.

[125] Nojima T. Classification of soft tissue tumors and current approach to pathologic diagnosis[J]. RinshoByoIi, 2010, 58(41): 352 – 357.

[126] Gui Uou L, Benhattar J, Bonichon F, et al. Histologic grade, but not SYT·SSX fusion type, is an important prognostic factor in patients with synovial sarcoma: A multicenter, retrospective analysis[J]. J Clinoncol, 2004, 22 (201): 4040 – 4050.

[127] 智勇, 蒋曦, 王全. 49例躯体滑膜肉瘤的临床综合治疗分析[J]. 重庆医学, 2012, 40(34): 3492 – 3493.

[128] Komdeur R, Hoekstra H J, vanden Berg E, et al. Metastasis in soft tissue sarcomas: prognostic criteria and treatment perspectives[J]. Cancer Metastasis Rev, 2002, 21(2): 167 – 183.

[129] 赵雪松, 张杰武, 贾金良, 等. 头颈部滑膜肉瘤的治疗及预后分析[J]. 中国肿瘤临床, 2007, 34(20): 1175 – 1177, 1180.

[130] Khademi B, Daneshbod Y, Negahban S, et al. Biphasic parapharyngeal synovial sarcoma: a cytologic and immunocytologic report of a case[J]. Cytojournal, 2006, 3: 20.

[131] Park J K, Ham S Y, Hwang J C, et al. Synovial sarcoma of the head and neck: a case of predominantly cystic mass[J]. AJNR Am J Neuroradiol, 2004, 25(6): 1103 – 1105.

[132] Singh R, Sharma A K, Magu N K, et al. Extraskeletal osteochondroma in the nape of the neck: a case report[J]. J Orthop Surg(Hong Kong), 2006, 14(2): 192 – 195.

[133] 覃纲, 刘水明, 黎万荣, 等. 喉咽部滑膜肉瘤的临床特征[J]. 中国肿瘤临床与康复, 2000, 7(5): 75 – 76.

[134] 江满杰, 刘应万, 杜小真, 等. 咽旁滑膜肉瘤1例[J]. 临床耳鼻咽喉科杂志, 2003, 17(9): 515.

[135] 金立山. 鼻腔滑膜肉瘤1例[J]. 临床耳鼻咽喉科杂志, 2002, 16(2): 92.

[136] 王虎, 张静, 牛玉明, 等. 颌下凹巨大单相性滑膜肉瘤1例[J]. 华西口腔医学杂志, 2006, 24(2): 188 – 189.

[137] 张辰宇, 温伟生, 陶冶, 等. 头颈部滑膜肉瘤13例临床分析[J]. 北京口腔医学, 2016, 24(4): 212 – 215.

[138] Sreekansaiah C, Ladanyi M, Rodriguez E, et al. Chromosomal aberrations in soft tissue tumors: Relevance to diagnosis, classification, and molecular mechanisms[J]. Am J Pathol, 1994, 144: 1121 – 1134.

[139] Guillou L, Coindre J, Gallagher G, et al. Detection of the synovia sarcoma translocation t(X；18)(SYT；ssx)in paraffin – embedded tissues using reverse transcriptase – polymerase chain reaction：a reliable and powerful diagnostic tool for pathologists：a molecular analysis of 221 mesenchymal tumor fixed in different fixatives[J]. Hum Pathol, 2001, 32：105 – 112.

[140] Kawauchi S, Fukuda T, Chochi Y, et al. Reverse transcription polymerase chain reaction in situ hybridization for SYT – SSX fusion gene transcripts in synovial sarcomas[J]. Int J Mol Med, 2005, 16：763 – 766.

[141] Kleinschmidt – DeMasters B K, Mierau G W, Sze C I, et al. Unusual dural and skull – based mesenchymal neoplasms：a report of four cases[J]. Hum Pathol, 1998, 29：240 – 245.

[142] Scheithauer B W, Silva A I, Kattner K, et al. Synovial sarcoma of the sellar region[J]. Neuro Oncol, 2007, 9：454 – 459.

[143] Horbinski C, Cieply K, Bejjani GK, et al. Primary intracranial dural – based synovial sarcoma with an unusual SYT fluorescence in situ hybridization pattern[J]. J Neurosurg, 2008, 109：897 – 903.

[144] 张颉, 杜固宏, 秦智勇. 头颈、颅内滑膜肉瘤诊治经验[J]. 中华外科杂志, 2010, 48：157 – 158.

[145] 张松, 刘晓东, 朱巍, 等. 原发性颅内滑膜肉瘤 1 例报道及文献复习[J]. 中国临床神经科学, 2013, 21 (1)：81 – 86.

[146] 吕丹, 杨慧, 陈飞, 等. 头颈部滑膜肉瘤临床诊治分析[J]. 中国耳鼻咽喉颅底外科杂志, 2015, 21(4)：292 – 295.

[147] Murphey M D, Gibson M S, Jennings B T, et al. From the archives of the AFIP：imaging of synovial sarcoma with radiologic – pathologic correlation[J]. Radiographics, 2006, 26(5)：1543 – 1565.

[148] Hirsch R J, Yousem D M, Loevner L A, et al. Synovial sarcoma of the head and neck：MR finding[J]. Am J Roentgenol, 1997, 169(4)：1185 – 1188.

[149] Morton M J, Berquist T H, McLeod R A, et al. MR imaging of synovial sarcoma[J]. AJR Am J Roentgenol, 1991, 156：337 – 340.

[150] Nakano J, Yokomise H, Huang C L, et al. Progressive growth of primary synovial sarcoma of the lung[J]. Ann Thorac Cardiovasc Surg, 2010, 16(3)：194 – 197.

[151] 张涛, 王继群, 王丽华, 等. 喉部滑膜肉瘤 1 例[J]. 中华耳鼻咽喉科头颈外科杂志, 2006, 41(9)：708 – 709.

[152] Naka N, Takenaka S, Araki N, et al. Synovial sarcoma is a stem cell malignancy[J]. Stem Cells, 2010, 28(7)：1119 – 1131.

[153] 张海芳, 王淑贞, 张海萍, 等. 原发性肾脏滑膜肉瘤 1 例并文献复习[J]. 肿瘤基础与临床, 2008, 21：364 – 366.

[154] Reichardt P, Tilgner J, Hohenberger P, et al. Dose – intensive chemotherapy with ifosfamide, epirubicin, and filgrastim for adult patients with metastatic or locally advanced soft tissue sarcoma：a phase II study[J]. J Clin Oncol, 1998, 16：1438 – 1443.

[155] Lagrange J L, Ramaioli A, Chateau M C, et al. Sarcoma after radiation therapy：retrospective multiinstitutional study of 80 histologicaly confirmed cases. Radiation Therapist and Pathologist Groups of the Federation Nationale des Centres de Lutte Contre le Cancer[J]. Radiology, 2000, 216(1)：197 – 205.

[156] Guadagnolo B A, Zagars G K, Ballo M T, et al. Long – term outcomes for synovial sarcoma treated witll conservation surgery and radiotherapy[J]. Int J Radiat Oncol Biol Phys, 2007, 69(4)：1173 – 1180.

[157] Bentz B G, Singh B, Woodruff J, et al. Head and neck soft tissue sarcomas：a multivariate analysis of outcomes [J]. Ann Surg Oncol, 2004, 11(6)：619 – 628.

[158] 李彤, 马春跃. 头颈部滑膜肉瘤诊治研究进展[J]. 中国实用口腔科杂志, 2012, 5(12)：728 – 732.

[159] Fayda M, Aksu G, Yaman Agaoglu F, et al. The role of surgery and radiotherapy in treatment of soft tissue sarcomas of the head and neck region：review of 30 cases[J]. J Craniomaxillofac Surg, 2009, 37(1)：42 – 48.

[160] Behranwala K A, A'Hern R, Omar A M, et al. Prognosis of lymph node metastasis in soft tissue sarcoma[J]. Ann Surg Oncol, 2004, 11(7)：714 – 719.

[161] Rosen G, Forscher C, Lowenbraun S, et al. Synovial sarcoma. Uniform response of metastases to high dose ifosfamide[J]. Cancer, 1994, 73(10)：2506 – 2511.

[162] Kiatisevi P, Asavamongkolkul A, Phimolsarnti R, et al. The outcomes and prognostic factors of patients with soft – tissue sarcoma[J]. J Med Assoc Thai, 2006, 89(3)：334 – 342.

[163] Coindre J M, Pelmus M, Hostein I, et al. Should molecular testing be required for diagnosing synovial sarcoma? A prospective study of 204 cases[J]. Cancer, 2003, 98(12)：2700 – 2707.

[164] Kawai A，Woodruff J，Healey J H，et al. SYT－SSX gene fusion as a determinant of morphology and prognosis in synovial sarcoma[J]. N Engl J Med，1998，338(3)：153－160.

[165] Agada F O，Murphy J，Sharma R，et al. Biphasic synovial sarcoma of the posterior pharyngeal wall：a case report [J]. Ear Nose Throat J，2005，84(5)：302－306.

[166] Centofanti P，Di Rosa E，Deorsola L，et al. Primary cardiac neoplasms：early and late results of surgical treatment in 91 patients[J]. Ann Thorac Surg，1999，68(4)：1236－1241.

[167] Kim C H，Dancer J Y，Coffey D，et al. Clinicopathologic study of 24 patients with primary cardiac sarcomas：a 10 －year single institution experience[J]. Hum Pathol，2008，39(6)：933－938.

[168] Wang J G，Li N N. Primary cardiac synovial sarcoma[J]. Ann Thorac Surg，2013，95(6)：2202－2209.

[169] Bezerra S G，Brando A A，Albuquerque D C，et al. Pericardial synovial sarcoma：case report and literature review [J]. Arq Bras Cardiol，2013，101(6)：e103－e106.

[170] Kitahara M，Akagi H，Sakai K. Primary cardiac synovial sarcoma arising from the pulmonary valve[J]. J Card Surg，2014，29(2)：216－217.

[171] Guo Q Z，Lu C Y，Guo Y Q. Pulmonary artery obstruction caused by a rare type of primary cardiac synovial sarcoma [J]. J Thorac Cardiovasc Surg，2013，146(4)：980.

[172] Yin L，Chen M，Ye F，et al. A poorly differentiated synovial sarcoma arising from the pulmonary valve[J]. Cardiovasc Pathol，2013，22(6)：501－502.

[173] Wu X，Chen R，Zhao B. Pericardial synovial sarcoma in a dyspnoeic female with tuberculous pericarditis：a case report[J]. Oncol Lett，2013，5(6)：1973－1975.

[174] Ohzeki M，Fujita S，Miyazaki H，et al. A patient with primary pericardial synovial sarcoma who presented with cardiac tamponade：a case report and review of the literature[J]. Intern Med，2014，53(6)：595－601.

[175] Khan H，Chaubey S，Edlin J，et al. Primary cardiac synovial sarcoma. A rare tumor with poor prognosis[J]. Asian Cardiovasc Thorac Ann，2014，22(7)：835－838.

[176] Razzaque I，Khandheria B K，Jain R，et al. Synovial sarcoma invades the left atrium：visualization with three－dimensional transoesophageal echocardiography[J]. Eur Heart J Cardiovasc Imaging，2015，16(2)：189.

[177] Wolf M，Vanden Brande J，Rodrigus I，et al. Giant primary right ventricular synovial sarcoma[J]. Eur Heart J，2014，35(37)：2509.

[178] 刘功汉，李盈禄，马秀丽，等. 右心包滑膜肉瘤 1 例[J]. 诊断病理学杂志，2013，20(11)：727－728.

[179] Varma T，Adegboyega P. Primary cardiac synovial sarcoma[J]. Arch Pathol Lab Med，2012，136(4)：454－458.

[180] Kang M K，Cho K H，Lee Y H，et al. Primary synovial sarcoma of the parietal pleura：a case report[J]. Korean J Thorac Cardiovasc Surg，2013，46(2)：159－161.

[181] Wise K B，Said S M，Clark C J，et al. Resection of a giant primary synovial sarcoma of the inferior vena cava extending into the right atrium with caval reconstruction under cardiopulmonary bypass and circulatory arrest[J]. Perspect Vasc Surg Endovasc Ther，2012，24(2)：95－101.

[182] 朱娜，宿杰·阿克苏，曾海英，等. 原发性心脏滑膜肉瘤 7 例临床病理分析[J]. 临床与实验病理学杂志，2015，31(9)：1044－1046.

[183] 霍真，赵雨，杨堤，等. 原发性心滑膜肉瘤 4 例临床病理分析[J]. 诊断病理学杂志，2016，23(1)：15－18.

[184] Fletcher C D M，Bridge J A，Hogendoorn P，et al. World Health Organization classification of tumors of soft tissue and bone[M]. Lyon：IARC Press，2013：468.

[185] Randhawa K，Ganeshan A，Hoey E T. Magnetic resonance imaging of cardiac tumors：part 2，malignant tumors and tumor－like conditions[J]. Curr Probl Diagn Radiol，2011，40(4)：169－179.

[186] Sun Y，Sun B C，Zhao X L，et al. Roles of immunohistochemistry and detection of SYT－SSX fusion gene in diagnosis of synovial sarcoma[J]. Zhonghua Bing Li Xue Za Zhi，2007，36(7)：480－484.

[187] Kimura T，Sakai M，Tabu K，et al. Human synovial sarcoma proto－oncogene Syt is essential for early embryonic development through the regulation of cell migration[J]. Lab Invest，2009，89(6)：645－656.

[188] Elbashier S H，Nazarina A R，Looi L M. Cytokeratin immunoreactivity in Ewing sarcoma/primitive neuroectodermal tumour[J]. Malays J Pathol，2013，35(2)：139－145.

[189] Pauwels P，Dal Cin P，Sciot R，et al. Primary malignant peripheral nerve sheath tumour of the heart[J]. Histopathology，1999，34(1)：56－59.

[190] Odim J，Reehal V，Laks H，et al. Surgical pathology of cardiac tumors. Two decades at an urban institution[J].

Cardiovasc Pathol, 2003, 12(5)：267 - 270.

[191] Keeling L, Gordon C, Sawaya D, et al. Synovial sarcoma leading to a paraesophageal abscess in a child[J]. Am J Case Rep, 2012, 13：128 - 132.

[192] Witkin G B, Miettinen M, Rosai J. A biphasic tumor of the mediastinum with features of synovial sarcoma[J]. A report of four cases[J]. Am J Surg Pathol, 1989, 13(6)：490 - 499.

[193] 岳文香, 李瑞慧, 谢宝松, 等. 前纵隔滑膜肉瘤 1 例并文献复习[J]. 解放军医学杂志, 2014, 39(12)：987 - 990.

[194] 史小平, 张竟成, 邹子仪, 等. 罕见纵隔滑膜肉瘤并胸膜转移一例[J]. 中华放射学杂志, 2013, 47 (8)：760.

[195] 匡黎, 谢正强, 陈晓蓉, 等. 纵隔巨大滑膜肉瘤 1 例并文献复习[J]. 现代肿瘤医学, 2013, 21(12)：2828 - 2830.

[196] 黄侃, 史敏科, 陈宝俊. 纵隔滑膜肉瘤一例[J]. 临床外科杂志, 2018, 26(5)：399 - 400.

[197] De Zwaan C, Bekkers SC, van Garsse LA, et al. Primary monophasic mediastina, cardiac and pericardial synovial sarcoma：a young man in distress[J]. Neth Heart J, 2007, 15(6)：226 - 228.

[198] Spiros Loggos, Konstandinos Kondrafouris, George Oikonomopoulos, et al. Large monophasic synovial sarcoma of the mediastinum in a 15 - year old boy[J]. Interactive CardioVascular and Thoracic Surgery, 2012, 15(5)：901 - 911.

[199] Zhang W D, Guan Y B, Chen Y F, et al. CT imaging of primary pleuropulmonary synovial sarcoma[J]. Clin Radiol, 2012, 67(9)：884 - 888.

[200] 邓丹, 李春平, 杨帆, 等. 纵隔滑膜肉瘤 2 例报告并文献复习[J]. 川北医学院学报, 2014, 29(2)：170 - 172.

[201] 管帅, 郝大鹏, 刘学军, 等. 滑膜肉瘤 CT 及 MRI 特征[J]. 中国医学影像技术, 2014, 30(9)：1395 - 1398.

[202] Hartel P H, Fanburg - Smith J C, Frazier A A, et al. Primary pulmonary and mediastinal synovial sarconla：a clinicopathologic study of 60 cases and comparison with five prior series[J]. Mod Pathol, 2007, 20(7)：760 - 769.

[203] 戎利民, 蔡道章, 王昆, 等. 滑膜肉瘤误诊研究[J]. 中国误诊学杂志, 2001, 1(6)：837 - 838.

[204] Loggos S, Kondrafouris K, Oikonomopoulos G, et al. Large monophasic synovial sarcoma of the mediastinum in a 15 - year old boy[J]. Interact Cardiovasc Thorac Surg, 2012, 15(5)：909 - 911.

[205] Vander Mieren G, Williems S, Sciot R, et al. Pericardial synovial sarcoma：14 - year survival with multimodality therapy[J]. Ann Thorac Surg, 2004, 78(3)：e41 - e42.

[206] 李培岭, 王萍, 翟昭华. 软组织恶性纤维组织细胞 MRI 表现[J]. 川北医学院学报, 2012, 27(2)：122 - 125.

[207] Henninger B, Freund M, Zelger B, et al. Primary mediastinal synovial sarcoma：a case report and review of the literature[J]. Cases J, 2009, 2(1)：6948.

[208] Salah S, Salem A. Primary synovial sarcomas of the mediastinum：a systematic review and pooled analysis of the published literature[J]. ISRN Oncol, 2014, 2014：412527.

[209] Paquette M, Truong P T, Hart J, et al. Primary sarcoma of the mediastinum：a report of 16 cases referred to the British Columbia cancer agency[J]. J Thorac Oncol, 2010, 5(6)：898 - 906.

[210] Dennison S, Weppler E, Giacoppe G. Primary pulmonary synovial sarcoma：a case report and review of current diagnostic and therapeutic standards[J]. Oncologist, 2004, 9(3)：339 - 342.

[211] 蒋婧瑾, 周建英. 肺原发性滑膜肉瘤[J]. 国际呼吸杂志, 2006, 26(2)：115 - 116.

[212] Bakri A, Shinagare A B, Krajewski K M, et al. Synovial sarcoma：imagng features of common and uncommon primary sites, metastatic patterns, and treatment response[J]. AJR, 2012, 199(2)：w208 - w215.

[213] 张秀伟, 齐凤杰, 于娟瀚, 等. 肺滑膜肉瘤的病理诊断和临床分析[J]. 现代肿瘤医学, 2016, 24(6)：897 - 899.

[214] 蒋婧瑾, 周建英, 丁伟. 肺原发性滑膜肉瘤二例[J]. 中华结核和呼吸杂志, 2006, 29(3)：214 - 215.

[215] 黄亚冰, 汤永飞, 胡健, 等. 肺原发性滑膜肉瘤临床病理观察[J]. 诊断病理学杂志, 2016, 23(8)：616 - 619.

[216] 田蕾, 谢道海. 原发性肺滑膜肉瘤的 CT 表现与病理学对照[J]. 实用放射学杂志, 2017, 33(10)：1528 - 1530, 1583.

[217] Yao H Q, Hu Z B, LIin H P, et al. Primary pulmonary synovial sarcoma with multiple pleural metastases：a case report and review of the literature[J]. Chinese - German Journal of Clinical Oncology, 2011, 10(9)：547 - 550.

[218] Falkenstern - ge R F, Kimmich M, Grabner A, et al. Primary pulmonary synovial sarcoma：a rare primary pulmonary tumor[J]. Lung, 2014, 192(1)：211 - 214.

[219] 魏淑飞, 汪亮亮, 张小容, 等. 肺原发性滑膜肉瘤 1 例[J]. 诊断病理学杂志, 2018, 25(1)：78 - 79.

[220] Watzka S B, Setinek U, Prosch H, et al. Primary synovial sarcoma of the lung as an incidental finding[J]. Interact Cardiovasc Thorac Surg, 2009, 9(6)：1026 - 1028.

[221]　Park J S, Min B R, Park S H, et al. Primary pulmonary biphasic synovial sarcoma confirmed by molecular detection of a SYT – SSX2 fusion gene：report of 1 case[J]. Korean J Intern Med, 2010, 25(3)：331 – 336.

[222]　Cummings N M, Desai S, Thway K, et al. Cystic primary pulmonary synovial sarcoma presenting as recurrent pneumothorax：report of 4 cases[J]. Am J Surg Pathol, 2010, 34(8)：1176 – 1179.

[223]　Esaka E J, Celebrezze J U, Golde S H, et al. Pulmonary synovial sarcoma presenting as a pneumothorax during pregnancy[J]Obstet Gynecol, 2008, 111(2 Pt 2)：555 – 558.

[224]　Alcaraz – Garca P, Daz – Palacios S, Castillo – Canto C. Primary pulmonary biphasic synovial sarcoma：a case report and literature review[J]. Cir Cir, 2012, 80(1)：67 – 71.

[225]　张伟, 王兰荣, 姜黄, 等. 原发性肺滑膜肉瘤的 CT 表现[J]. 临床放射学杂志, 2016, 35(7)：1121 – 1124.

[226]　刘衡, 何世凤, 柏永华, 等. 原发性肺滑膜肉瘤 1 例[J]. 实用放射学杂志, 2012, 28(10)：1663 – 1664.

[227]　孟金丽, 安攀, 温建安, 等. 原发性肺滑膜肉瘤一例[J]. 临床放射学杂志, 2015, 34(12)：2019.

[228]　孙启峰, 田辉, 孙东峰. 原发性肺滑膜肉瘤 1 例报告[J]. 癌症, 2008, 27(7)：784.

[229]　蔡爱群, 陈俊伟, 周修国, 等. 原发性肺肉瘤的 CT 诊断[J]. 罕见疾病杂志, 2004, 11(2)：10 – 12.

[230]　Ladanyi M, Antonescu C R, Leung D H, et al. Impact of SYT – SSX fusion type on the clinical behavior of synovial sarcoma：a multi – institutional retrospective study of 243 patinets[J]. Cancer Res, 2002, 62(1)：135 – 140.

[231]　Zamarrn C, Abdulkader I, Alvarez U C, et al. Primary synovial sarcoma of the lung[J]. Intern Med, 2006, 45(10)：679 – 683.

[232]　徐丽娜, 甄永强, 刘婷, 等. 原发性肺滑膜肉瘤诊断与治疗附 1 例报告及文献复习[J]. 国际呼吸杂志, 2016, 36(11)：833 – 835.

[233]　Devarakonda V S, Lembert I, Entwistle J W, et al. Primary synovial sarcoma of the lung with intracardiac extensionl – J]. Respiration, 2011, 81(3)：249 – 252.

[234]　Chen H H, Huang W T, Kang W Y, et al. Primary pulmonary synovial sarcoma：a case report [J]. Kaohsiung J Med Sci, 2006, 22(11)：590 – 594.

[235]　李金花, 杨文君, 胡向荣, 等. 肺滑膜肉瘤 1 例[J]. 实用医学杂志, 2014, 30(7)：1176 – 1177.

[236]　李学昌, 王伟, 尚立群, 等. 成人型肺母细胞瘤的诊断和预后：附 1 例报道并文献复习[J]. 海军总医院学报, 2011, 24(1)：21 – 24.

[237]　Petrosyan A, Bergeron P. Extensive surgical treatment of primary pulmonary synovial sarcoma after recurrent pneumothorax[J]. Ann Thorac Surg, 2015, 100(5)：1893 – 1895.

[238]　Trassard M, Le Doussal V, Hacène K, et al. Prognostic factors in localized primary synovial sarcoma：a multicenter study of 128 adult patients[J]. J Clin Oncol, 2001, 19：525 – 534.

[239]　Satoh H, Takayashiki N, Shiozawa T, et al. Recurrent pulmonary synovial sarcoma effectively treated with amrubicin：A case report[J]. Exp Ther Med, 2015, 9(5)：1947 – 1949.

[240]　Maekura T, Shimizu S, Kawaguchi T, et al. Intravascular synovial sarcoma of the pulmonary artery with massive pleural effusion：report of a case with a favorable response to ifosfamide chemotherapy and palliative radiation therapy [J]. Intern Med, 2015, 54(9)：1095 – 1098.

[241]　郑珂, 肖泽浦, 王玉名, 等. 滑膜肉瘤的临床综合治疗分析[J]. 辽宁医学杂志, 2004, 18(5)：266 – 267.

[242]　陈煜, 陈伟高, 余智华. 63 例滑膜肉瘤的临床分析[J]. 江西医学院学报, 2005, 45(5)：99 – 101.

[243]　Eilber F C, Brennan M F, Eilber F R, et al. Chemotherapy is associated with improved survival in adult patients with primary extremity synovial sarcoma[J]. AnnSurg, 2007, 246(1)：105 – 113.

[244]　高金莉, 张明智. 肺原发性滑膜肉瘤 2 例临床病理分析[J]. 临床与实验病理学杂志, 2013, 29(8)：921 – 923.

[245]　Mishra S, Awasthi N, Hazras P, et al. Primary synovial sarcoma of the kidney[J]. Saudi J Kidney Dis Transpl, 2015, 26(5)：996 – 999.

[246]　Kim D H, Sohn J H, Lee M C, et al. Primary synovial sarcoma of the kidney[J]. Am J Surg Pathol, 2000, 24(8)：1097 – 1104.

[247]　Ozkan E E, Mertsoylu H, Ozardali H I. A case of renal synovial sarcoma treated with adjuvant ifosfamide and doxorubicin[J]. Intern Med, 2011, 50(15)：1575 – 1580.

[248]　杨其欣, 王无娇, 王德林, 等. 原发性肾脏滑膜肉瘤临床病理特征和治疗（1 例报告并文献复习）[J]. 重庆医学, 2018, 47(19)：2552 – 2555.

[249]　李炯佾, 杨呈伟, 崔久法, 等. 原发性肾滑膜肉瘤及术后复发、转移的影像学表现[J]. 临床放射学杂志, 2012, 31(4)：598 – 601.

[250] 罗静华，龚静山，李肃，等. 肾脏原发滑膜肉瘤CT诊断[J]. 中国CT和MRI杂志，2014（3）：78－80.

[251] 张德清，朱耀丰，孟辉，等. 原发性肾滑膜肉瘤一例报告并文献复习[J]. 中华泌尿外科杂志，2014，7：498－501.

[252] Lv X F, Qiu Y W, Han L J, et al. Primary renal synovial sarcoma：computed tomography imaging findings[J]. Acta Radiologica, 2015, 56(4)：493－499.

[253] 罗显丽，刘盼，黄婷婷，等. 右肾单相纤维型滑膜肉瘤1例[J]. 实用放射学杂志，2016，32(8)：1325－1326.

[254] 陈维翠，成官迅. 右肾原发性滑膜肉瘤1例[J]. 中国医学影像技术，2013，9(3)：361.

[255] 刘倚河，王莉，刘舜辉，等. 原发性肾滑膜肉瘤超声表现1例[J]. 临床超声医学杂志，2016，18(12)：860.

[256] 费翔，宋永胜. 肾原发性肉瘤13例临床诊疗分析并文献复习[J]. 山西医药杂志，2012，41(3)：265－267.

[257] 林健，张小平，黄炳伟，等. 17例原发性肾肉瘤回顾性分析[J]. 北京大学学报（医学版），2013，45(4)：554－557.

[258] Trnkvist M, Wejde J, Ahlén J, et al. A novel case of synovial sarcoma of the kidney：impact of SS18/SSX analysis of renal hemangiopericytoma-like tumors[J]. Diagn Mol Pathol, 2004, 13(1)：47－51.

[259] Scarpato K R, Makari J H, Agaronov M, et al. Primary renal synovial sarcoma in a 13-year-old boy[J]. J Pediatr Surg, 2011, 46(9)：1849－1851.

[260] Radhakrishnan V, Dhanushkodi M, Narayan-Swamy K, et al. synovial sarcoma of the kidney in a child：a rare presentation[J]. J Indian Assoc Pediatr Surg, 2016, 21(2)：75－77.

[261] Vedana M, Fuenfschilling M, Tzankov A, et al. Primarysynovial cell sarcoma of the kidney：case report and review of the literature[J]. Case rep Oncol, 2015, 8(1)：128－132.

[262] 桑海波，葛祖峰，赵振亚，等. 肾脏原发性滑膜肉瘤临床病理与CT特征分析（附3例报告）[J]. 现代实用医学，2018，30(5)：585－587.

[263] 王超，浦金贤，金轶晨，等. 原发性肾脏滑膜肉瘤1例报告并文献复习[J]. 现代泌尿生殖肿瘤杂志，2018，10(2)：73－75.

[264] Erturhan S, Sekiner I, Zincirkeser S, et al. Primary synovial sarcoma of the kidney：use of PET/CT in diagnosis and follow-up[J]. Ann Nucl Med, 2008, 22：225－229.

[265] Zakhary M M, Elsayes K M, Platt J F, et al. Magnetic resonance imaging features of renal synovial sarcoma：a case report[J]. Cancer Imaging, 2008, 25：45－47.

[266] Chung S D, Huang K H, Chueh S C, et al. Primary synovial sarcoma of the kidney[J]. J Formos Med Assoc, 2008, 107(4)：344－347.

[267] Dassi V, Das K, Singh B P, et al. Primarysynovial sarcoma of the kidney：a rare tumor with an atypical presentation[J]. Indian J Urol, 2009, 25(2)：269－271.

[268] Kawahar T, Sekiguchi Z, Makiyama K, et al. Primary synovial sarcoma of the kidney[J]. Case Rep Oncol, 2009, 2(3)：189－193.

[269] Perlmutter A E, Saunderss E, Zaslau S, et al. Primary synovial sarcoma of the kidney[J]. Int J Urol, 2005, 12(8)：760－762.

[270] Koyama S, Morimitsu Y, Morokuma F, et al. Primary synovial sarcoma of the kidney：report of case confirmed by molecular detection of the SYT-SSX2 fusion transcripts[J]. Pathol Int, 2001, 51(5)：385－391.

[271] Nishida T, Inamoto T, Uehar H, et al. Monophasic primary renalsynovial sarcoma accompanied with a hemorrhabic cyst[J]. Urol J, 2011, 8(3)：244－247.

[272] Eble J N, Sauter G, Epstein J I, et al. World Health Organization classification of Tumours：Pathology & genetics：tumours of the urinary system and male genital organs[M]. Lyon：IAPC Press, 2004：63.

[273] Gabilondo F, Rodriguez F, Mohar A, et al. Primary synovial sarcoma of the kidney：corroboration with in situ polymerase chain reaction[J]. Ann Diagn Pathol, 2008, 12(2)：134－137.

[274] Divetia M, Karpate A, Basak R, et al. Synovial sarcoma of the kidney[J]. Ann Diagn Pathol, 2008, 12(5)：333－339.

[275] Stage A C, Pollock R E, Matin S F. Bilateral metastatic renal synovial sarcoma[J]. Urology, 2005, 65(2)：389.

[276] Bakhshi G D, Khan A S, Shaikh A S, et al. Primary renalsynovial sarcoma[J]. Clin Pract, 2012, 2(2)：e44－e47.

[277] Yang L, Wang K J, Hong L, et al. The value of immnohistochemistry in diagnosing primary renal synovial sarcoma：

a case report and literature review[J]. Int Surg, 2012, 97(2)：177－181.

[278] Majumder A, Dey S, Khandkar B, et al. primary renal synovial sarcoma：a rare tumor with an atypical presentation [J]. Arch Iran Med, 2014, 17(10)：726－728.

[279] Pereiraesilva R, Leitao T, Correia L, et al. Primary synovial sarcoma of the kidney with unusal follow up findings [J]. Can J Urol, 2013, 20(2)：6734－6736.

[280] 王兆亮，朱建善，刘强，等. 原发性肾脏滑膜肉瘤临床病理及分子遗传学分析[J]. 临床与实验病理学杂志，2006, 22(6)：684－688.

[281] Kim J K, Kim T K, Ahn H J, et al. Differentiation of subtypes of renal cell carcinoma on helical CT scans[J]. AJR Am J Roentgenol, 2002, 178：1499－1506.

[282] Karlo C A, Di Paolo P L, Chaim J, et al. Radiogenomics of clear cell renal cell carcinoma：associations between CT imaging features and mutations[J]. Radiology, 2014, 270(2)：464－471.

[283] Shannon B A, Murch A, Cohen R J. Primary renal synovial sarcoma confirmed by cytogenetic analysis：a lesion distinct from sarcomatoid renal cell carcinoma[J]. Arch Pathol Lab Med, 2005, 129(2)：238－240.

[284] 林毅，欧阳林，曾思，等. 肾肉瘤样癌的CT诊断[J]. 医学影像学杂志，2016, 26(10)：1944－1946.

[285] Hartman D S, Davis C J Jr, Johns T, et al. Cystic renal cell carcinoma[J]. Urology, 1986, 28：145－153.

[286] Hindman N M, Bosniak M A, Rosenkrantz A B, et al. Multil ocularcystic renal cell carcinoma：comparison of imaging and pathologic findings[J]. AJR Am J Roentgenol, 2012, 198(1)：w20－w26.

[287] Hakozaki M, Hojo H, Tajino T, et al. Poorly differentiated synovial sarcoma showing Homer－Wright rosette structures：a potential diagnostic pitfall[J]. APMIS, 2013, 121(4)：359－361.

[288] Svec A, Hes O, Michal M, et al. Malignant mixed epithelial and stromal tumor of the kidney[J]. Virchows Arch, 2001, 439(5)：700－702.

[289] Bisceglia M, Bacchi C E. Mixed epithelial－stromal tumor of the kidney in adults：two cases from the Arkadi M. Rywlin slide seminars[J]. Adv Anat Pathol, 2003, 10(4)：223－233.

[290] Italiano A, Penel N, Robin YM, et al. Neo/adjuvant chemotherapy does not improve outcome in resected primary synovial sarcoma：a study of the French Sarcoma Group[J]. Ann Oncol, 2009, 20(3)：425－430.

[291] Palmerini E, Staals E L, Alberghini M, et al. Synovial sarcoma：retrospective analysis of 250 patients treated at a single institution[J]. Cancer, 2010, 115(13)：2988－2998.

[292] Schaalc H, Navarrof C, Moraesnetof A, et al. Primary renal sarcoma with morphologic and immunhistochemical aspects compatible with synovial sarcoma[J]. Int Braz J Urol, 2004, 30(3)：210－213.

[293] Wang Z, Zhong Z, Zhu L, et al. Primary synovial sarcoma of the kidney：a case report[J] Oncol Lett, 2015, 10(6)：3542－3544.

[294] Park S J, Kim H K, Kim C K, et al. A case of renal synovial sarcoma：complete remission was induced by chemotherapy with doxorubicin and ifosfamide[J]. Korean J Intern Med, 2004, 19(1)：62－65.

[295] Kataria T, Janardhan N, Abhishek A, et al. Pulmonary metastasis from renal synovial sarcoma treated by stereotactic body radiotherapy：a case report and review of the literature[J]. J Cancer Res Ther, 2010, 6(1)：75－79.

[296] Lacovelli R, Altavilla A, Ciardi A, et al. Clinical and pathological features of primary renal synovial sarcoma：analysis of 64 cases from 11 years of medical literature[J]. BJU Int, 2012, 110(10)：1449－1454.

[297] Krieg A H, Hefti F, Speth B M, et al. Synovial sarcomas usually metastasize after ＞5 years：a multicenter retrospective analysis with minimum follow－up of 10 years for survivors[J]. Ann Oncol, 2011, 22(2)：458－467.

第五节　上皮样肉瘤

一、概述

（一）基本概念

上皮样肉瘤（epithelioid sarcoma，ES）是具有上皮样细胞形态和免疫表型的恶性间叶肿瘤，是一种罕见的、具有向间叶分化和上皮分化的软组织恶性肿瘤，多认为起源于具有多向分化潜能的原始间叶细胞。

1938 年，Berger 即准确描述过上皮样肉瘤的病理学特征，但却被视为是滑膜肉瘤之一种类型。

1941 年，DeSanto 将其描述为非典型滑膜肉瘤。

1968 年，Bliss 和 Reed 称其为"腱鞘大细胞肉瘤"。

1970 年，Enzinger[1] 报道了一组独特的、好发于年轻人上下肢、生长缓慢、以梭形细胞及上皮样细胞构成的肉芽肿样形态为组织学特征、经常复发、晚期可转移的恶性间叶源性肿瘤（62 例患者），将其命名为上皮样肉瘤，并分为经典型和近端型 2 种类型。

1980 年，王兆元等[2] 率先于中国报道了 2 例上皮样肉瘤。

1997 年，Guillou 等[3] 报道，"上皮样肉瘤"常发生于成人会阴部、生殖道、骨盆及臀部等，是由异型性明显的上皮样或横纹肌样细胞构成多结节样结构、侵袭性强的一类肿瘤，命名为"近端型上皮样肉瘤（proximal – type epithelioid sarcoma，PES）"；并发现近端型与远端型在多个方面存在较大差异。

2002 年、2013 年、2020 年 WHO 软组织肿瘤分类中，将"上皮样肉瘤"归于"分化不确定的肿瘤"中，并将其分为远端型（即经典型或普通型）和近端型。

上皮样肉瘤的组织起源目前并不十分清楚，至今仍被归为来源不明的软组织肿瘤。有学者认为[4]，肿瘤来源于滑膜间充质细胞；也有学者认为[5]，是原始间充质细胞向组织细胞和滑膜细胞分化而成；Fisher[6] 指出，来源于原始的间叶细胞，具有多项分化潜能，可向间叶方向（肉瘤）和上皮方向分化。目前多数学者认为，可能源自一种具有多向分化潜能的原始间叶细胞，既可向上皮细胞分化，亦可向肉瘤细胞分化，以上皮分化占优势。

（二）流行病学

上皮样肉瘤是临床上罕见的软组织肿瘤，在软组织肉瘤中上皮样肉瘤的发生率不足 1%[7]，自 1970 年由 Enzinger 首次报道以来，以个案报道居多。在 Sanger 的肿瘤细胞株工程中所汇集了的约 800 种细胞株中[8]，仅有 10 种代表复杂的软组织肉瘤，而上皮样肉瘤在其中比例更是少之又少。国内亦很少有大宗报道[9]。

软组织上皮样肉瘤可发生于任何年龄，多见于中青年，多见于 10 ~ 35 岁（中位年龄 26 岁），男性多见，男女患者比例约为 2:1[10-13]；儿童及老年人较少见[14-16]。

王荣臣等[17] 报道了 17 例软组织上皮样肉瘤，女性 10 例，男性 7 例，年龄 28 ~ 63 岁。郭阳等[18] 报道了 5 例上皮样肉瘤，男性 4 例，女性 1 例；年龄 12 ~ 60 岁，平均 29 岁。崔华娟等[19] 报道了 5 例近端型上皮样肉瘤，男性 3 例，女性 2 例，发病年龄 28 ~ 54 岁。郭阳等[18] 统计了国内外文献报道的 60 例上皮样肉瘤患者临床资料，男女比例为 2:1，初发年龄 2.5 ~ 71 岁，平均 28.5 岁，20 ~ 40 岁为好发年龄段，占总数的 70%。

上皮样肉瘤的病因目前尚不清楚，肿瘤部位外伤史、外科手术和放疗与其发生可能有关[20-21]。

（三）分子遗传学

目前认为，染色体 22q11.2 上 SMARCBl 位点 INI – 1 基因表达缺失在 ES 发病机制中具有重要的作用[22]；Cyclin Dl 作为细胞周期蛋白，其过度表达会改变细胞周期进程，最终导致肿瘤发生。现已证实，INI – 1 表达缺失后，直接或通过 P16NM8 蛋白间接上调了 Cyclin Dl 表达，推动细胞周期由 G1 期进入到 S 期，从而促进瘤细胞增殖[23]。Brenca 等[24] 在 INI – 1 基因缺失的 ES 细胞系中，通过敲除 Cyclin Dl 基因后发现，与细胞周期相关的 p16/RB 和 p14/TP53 这 2 种致瘤信号通路被削弱，从而抑制了瘤细胞的增殖，提示在 ES 细胞系中 INI-1 失表达及 Cyclin Dl 过表达与 ES 的发病机制有关。

近年来，染色体 22q11.2 上 SMARCB1 位点 INI-1 基因表达的缺失，逐步被认为是上皮样肉瘤比较特异性的细胞遗传学特征[25-26]，基因改变表现为纯合性缺失、杂合性缺失或表现为多态性[27]。

研究发现[28-29]，通过 PCR 检测 INI-1 基因表达的缺失，可作为上皮样肉瘤诊断中的一个有力的补充。陶璇等[30]报道了 13 例上皮样肉瘤，近端型及经典型 ES 均出现 INI-1 蛋白缺失，表达缺失率分别为 77.8% 和 75.0%。李莉等[31]认为，INI-1 蛋白在 ES 中的缺失频繁，但在很多与 ES 形态学交叉的肿瘤中仍保留，提示 INI-1 对 ES 的诊断及鉴别诊断非常有帮助。

Modena 等[22]研究表明，近端型上皮样肉瘤具有与肾外横纹肌样瘤相似的 22q11.2 上抑癌基因 Hsnf5/INI11 的等位缺失，提示本病可能为肾外横纹肌样瘤的变异型。Hornick 等[25]的研究显示，在多数上皮样肉瘤（93%）中 INI-1 表达出现明显缺失，而在异型性高的患者中达到 100%，这在鉴别诊断中有着较明显的作用。

二、临床表现

2002 年，WHO 软组织分类将上皮样肉瘤分为"远端型"（即经典型）和"近端型"。远离人体中线者为远端型，多数发生于四肢，尤以上肢远端多见；靠近中线者为近端型，多发生于会阴、骨盆部位[21]；二者在发病年龄、好发部位、组织学形态及预后上均有较大区别。

ES 的临床表现，初期主要表现为浅表皮下或深部肌腱旁的硬结，多数生长缓慢，边界不清，多为无痛性；晚期可逐渐累及皮肤，出现破溃、坏死形成经久不愈的溃疡。较深位置的 ES 可与肌腱、神经或骨粘连，并沿神经束和血管生长浸润，从而引起疼痛或压迫症状[32]。

ES 的生物学行为独特，其恶性程度并不很高，但倾向于沿组织间隙浸润生长，极易局部复发，淋巴扩散和远处转移率也很高，淋巴结转移率为 22%~48%。

临床上，常可见 2 种差异较大的如下典型表现[33]：

（1）局部皮肤隆起，糜烂坏死，溃疡形成，肿瘤呈弥漫性生长，多有血性渗出，可以继发感染，肿瘤边界和形态不明确。

（2）深在的肌腱旁质硬结节或肿块，界限不清，活动性差，切面呈灰白色或棕红色。

陶璇等[30]报道了 13 例上皮样肉瘤，除 1 例发生于肛周外，余 3 例分别位于手掌及额部，肿块最大径为 3~3.6cm；近端型 9 例，除 1 例发生于足背外，余 8 例均位于躯干及肢体近端，肿块最大径为 7~16cm。王荣臣等[17]报道了 17 例软组织上皮样肉瘤，近端型 5 例，远端型 12 例；17 例患者均以扪及体表质硬包块就诊、包块活动度差，7 例无疼痛或压痛，15 例周围皮肤完整、皮温正常，较浅位置的 ES 可沿筋膜或滑膜向周围浸润，出现溃破及坏死。

（一）远端型

远端型好发年龄为 10~35 岁，平均年龄 26 岁。主要发生于四肢末端之浅表部位，有时还集中发生在真皮的网状层，亦见于皮下或深部软组织尤其是筋膜层、腱膜和腱鞘。

远端型肿瘤多发生于手指、手、腕部和前臂的伸侧面，约占 50%；其次为膝、小腿胫前区、踝、足和趾。

临床上，经典型多表现为无痛并缓慢生长的单发质硬结节，直径多为 1.0~1.5cm，少数直径 > 5cm；可位于软组织各层，既可位于皮下，也可位于深层组织，位于皮下时常为单个或多个质硬肿块，结节表面可伴有破溃、坏死和出血；位于深层者，常侵及肌腱、腱鞘或筋膜组织，可与肌腱、深筋膜、神经及骨等粘连，沿神经血管束浸润或压迫性生长引起肢体肿胀、疼痛和功能障碍[35]。

经典型的 ES 多生长缓慢，但可在较短时间内发生淋巴结转移，并可在 1/2 的患者中发现淋巴结转移[36-37]。

（二）近端型

近端型 ES(PES)是一种侵袭性肿瘤，首先由 Guillou 等[38]于 1997 年命名，它较经典型 ES 具有不同的组织学特征与生物学行为，侵袭性较远端更强，多侵犯淋巴管或出现肺部转移，较易出现转移和早期复发，预后更差；其复发率可达 34% ~77%，40% 的病例多次复发后可发生转移，主要转移至肺及淋巴结。

近端型上皮样肉瘤指发生于人体近中线结构的病变[39]，以头颈和躯干为主要发生部位，如盆腔、肠系膜、肋骨、会阴肛旁区、腹股沟、耻骨区、外生殖区、臀部、大腿、腋窝、肩部、腰部、背部、胸壁、腹壁等[40-43]。崔华娟等[19]报道了 5 例近端型上皮样肉瘤，分别位于头部、臀部、腹股沟、胸壁、胸椎；临床均表现为无痛性生长的结节状肿块。

近端型 ES 的平均发病年龄为 40 岁，较远端型者大[44]。Guinou 等[3]报道了 18 例近端型上皮样肉瘤，年龄多为 20 ~40 岁。

近端型上皮样肉瘤，肿瘤位置深，通常为深部多发软组织肿块，体积较大，最大者直径可达20cm，多位于骨盆处并易产生压迫症状。

三、影像学检查

上皮样肉瘤是一种罕见的、高度恶性的软组织肿瘤，但肿瘤生长缓慢，缺乏典型的影像学特点，X 线表现为软组织肿块，可侵蚀邻近骨皮质，极少有骨质破坏[45]。

王荣臣等[17]报道了 17 例软组织上皮样肉瘤，其超声表现为软组织内弱回声团块，边界多不清楚，形态多不规则，内部回声多不均匀，常伴液化，偶伴钙化，血流信号较丰富。

CT 多表现为软组织肿块影，病变周围不规则，呈分叶状、结节状，中心常常伴有液化坏死，与周围软组织分界不清，增强扫描后见不均匀强化。

MRI 可清楚地显示肿块与周围软组织的关系，T1WI、T2WI 均可表现为等信号或稍高信号，与周围组织分界不清楚，增强扫描后可见不均匀强化[46-47]。

四、组织病理

上皮样肉瘤可位于皮下或深层组织，位于皮下多为质硬肿块，位于深层者多侵及周围肌腱、腱膜及较大、界限不清的肿块。

上皮样肉瘤呈多结节或多灶状生长，局部复发性病灶由肢体的远端向肢体近端沿着腱鞘、筋膜、神经鞘等扩散，或以"跳跃"的方式蔓延，因此有时复发病灶与多结节的病灶难以区分。

上皮样肉瘤，切面可见到灰白色斑点，由于灶状出血或坏死，局部可出现褐色或黄色。

（一）组织学特点

1. 低倍镜特点

低倍镜下，可见远端型和近端型 ES 均呈多结节状弥漫性生长，结节由胶原纤维围绕，结节中央有坏死出血及囊性变，坏死周边瘤细胞紧密成簇围绕呈栅栏状排列。有时几个中央有坏死的结节相互融合，结节不规则，形成"地图样"坏死；部分区域呈片状分布[48]。

2. 高倍镜特点

高倍镜下，肿瘤结节由嗜酸性上皮样和纤维母细胞样梭形细胞2种细胞混合而成，2类细胞间可见移行区域，细胞间有明显胶原沉积。

嗜酸性上皮样细胞为卵圆形、多角形细胞或胖梭形，细胞界限不清，胞质丰富，异型性明显，可见明显的核仁，胞质丰富嗜酸性，这是由于其胞质的染色特点和广泛的结缔组织增生所致。

梭形细胞似纤维母细胞形态，细胞质、核的形态与圆形细胞一致，可呈涡纹状排列。

2种瘤细胞核有异型性，核染色质呈空泡状，可见小核仁，核分裂象通常 <5/10HPF。瘤细胞间可见多少不等的胶原纤维形成，神经或血管周围浸润常见。

10%~20%的病例中可见钙化或骨化；多数病例肿瘤结节的周边可见慢性炎细胞，类似慢性炎性病变。

与远端型 ES 相比，近端型 ES 中上皮样癌样细胞更显著，其异型性更明显；核仁较大且明显。有时瘤细胞胞质内可见透明包涵体，类似横纹肌细胞，如果以此细胞为主，HE 切片上与恶性横纹肌样瘤难以区分。此外，虽然近端型 ES 坏死更明显，但很少形成远端型 ES 中的假肉芽肿样结构。

值得一提的是，一般出现横纹肌样细胞提示肿瘤恶性程度较高且预后较差。

3. 超微结构

电镜显示，胞质内可见核周聚集大量漩涡状或同心圆状紧密排列的细胞中间丝，桥粒样细胞连接以及由丝状假足或微绒毛环绕的细胞间的小腔隙，这些分化显示肿瘤细胞向上皮分化的特征。

Guillou 等[3]用电镜研究了7例上皮样肉瘤，4例显示胞质内有显著的中间丝，常聚集于核周，呈漩涡状，与横纹肌样表型一致；5例显示上皮分化特征，如张力丝样结构或桥粒或二者兼有；而1例显示肌纤维母细胞分化特征；经典型与近端型上皮样肉瘤在超微结构方面的表现基本相同。

（二）远端型

在低倍镜下，经典型上皮样肉瘤位于真皮内，瘤细胞呈结节状或花环样排列，结节由胶原纤维围绕，中央常伴有坏死，类似肉芽肿，多个结节可融合呈地图状。

肿瘤由2种瘤细胞混合组成，一种为上皮样细胞，位于结节的中央，呈多边形、卵圆形或胖梭形，胞质丰富，深嗜伊红色，是形成肿瘤性结节的主要成分；另一种为梭形细胞，多位于周边，与上皮样细胞在形态上有移行。瘤结节中央可伴有明显的坏死、出血和囊性变。

Hasegawa 等[49]将远端型上皮样肉瘤分为大细胞亚型与普通型、血管瘤样亚型，大细胞亚型特征为大细胞呈片状分布，有显著的核仁，常有差分化癌或横纹肌样表型；血管瘤样亚型，类似于上皮样血管肉瘤图像。

（三）近端型

近端型 ES 呈多结节状及弥漫片状的生长方式，也可呈巢状，常伴有坏死。

肿瘤由大圆形的上皮样细胞组成，细胞有明显的异型性，染色质空泡状，可见明显核仁，部分区域内瘤细胞呈横纹肌样形态；常见肿瘤性坏死，但很少形成典型的肉芽肿样结构。

五、免疫组化

远端型和近端型上皮样肉瘤在免疫表型、超微结构、遗传学上无明显差别[50]，具有相同的免疫表型，最突出的特点是具有上皮和间叶双向分化的性质。

上皮样细胞和梭形细胞 Vimentin、CK 和 EMA 均为阳性，50% ~ 70% 的病例 CD34 为阳性，MSA、SMA、S-100 和 NSE 阳性，一般 CK20、Desmin、NF、CEA 和 CD31 阴性。上皮标记 CK8 和 CKpan 常阳性，但 CK7、CK5/6 和 p63 很少阳性[51]。Coindre 等[52]报道，CK、EMA 和 CD34 在诊断上皮样肉瘤方面具有较高的特异性，90% 上皮样肉瘤 CK 和 EMA 阳性，50% CD34 阳性。陶璇等[30]报告了 13 例 ES，vimentin 全部阳性，CKpan、EMA 阳性率分别为 69.2% 和 84.6%。

Hasegawa 等[49]研究报道了 20 例 ES，所有病 vimentin 及 CK 均阳性，85% 的病例 EMA 阳性表达，45% 的病例 CD34 阳性表达，25% 的病例 CD99 阳性，15% 的病例表达 desmin 或 SMA。Miettinen 等[53]分析了 112 例 ES 患者的免疫组化结果，发现肿瘤细胞 vimentin、EMA、CK8 和 CK9 阳性率分别为 100%、96%、94% 和 72%。Lee 等[54]报道，PES 瘤细胞 vimentin、CKpan、EMA 和 β-catenin 均表达阳性。Dissemond 等[55]报道，少数病例还可表达 CK5/6、CK14、CK15 和 CK20 等。

通常上皮样区域与梭形细胞区域相比，细胞角蛋白表达更加显著，60% 的病例 CD34 阳性表达，而 S-100 蛋白、癌胚抗原、CD31、神经微丝蛋白均不表达。

Hiroshi 等[56]报道，ES 的肿瘤细胞卵巢相关抗原 CA125 检出率可达 90.9%，而其他软组织肿瘤中则未检出，认为 CA125 可作为 ES 与其他软组织肿瘤鉴别的特异性标记。但高燕飞等[57]报道的 6 例 ES 中 CA125 均不表达。因此，CA125 的诊断价值尚待验证。

六、诊断与鉴别诊断

（一）诊断

因 ES 罕见而且组织形态特殊，位置往往表浅，表皮常常破溃，镜下为结节性病变，炎性反应较明显，临床上易误诊为溃疡和脓肿等，病理上则易被误诊为肉芽肿、类风湿结节和鳞状细胞癌等多种良、恶性病变。

一般而言，结合发病部位、组织形态、免疫组化标记结果（CD34、ERG、S-100、HMB-45、CKpan、Vimentin、EMA、INI-1、P63、CK5/6 等）和分子遗传学检测指标（如 hSNF5/INI1）综合分析，可明确 ES 诊断。

综合文献分析，ES 诊断要点如下：

（1）发病部位：发生于四肢远端或头颈部、躯干、盆腔、会阴等处的皮下或深部软组织。

（2）组织学：上皮样细胞和梭形细胞混合形成多结节状，中央常见坏死，2 种细胞间有移行，可见横纹肌样细胞。

（3）免疫表型：瘤细胞双相表达，Vimentin、CKpan、EMA、β-Catenin 和 CD34 阳性。

（4）排除具有相似形态的其他肿瘤。

（二）鉴别诊断

上皮样肉瘤因病理组织形态表现多样，诊断时需与黑色素瘤、恶性横纹肌样瘤、上皮样血管肉瘤、滑膜肉瘤、鳞状细胞癌、假肌源性/上皮样肉瘤样血管内皮瘤等鉴别[58]。

1. 肾外横纹肌样瘤

二者均具有横纹肌样细胞、上皮样细胞和梭形细胞，有时单纯从形态学上几乎不可能区别，免疫组化又均呈双向分化，侵袭性强，预后差[59-61]。

肾外横纹肌样瘤主要发生于 <10 岁的儿童，免疫表型 CAM5.2 阳性，PAS 染色阳性，瘤细胞 CD34 和 β-Catenin 阴性，而 P53 基因突变。有作者认为，两者有重叠或部分病例难以区分，可称之为具有横纹肌样形态的上皮样肉瘤[62]。

2. 上皮样恶性外周神经鞘膜瘤

临床上表现为疼痛，起源于神经干的常有感觉与运动障碍，光镜下肿瘤间质常有黏液变，免疫组化瘤细胞 PGP9.5 和 S-100 阳性，电镜下显示神经膜细胞分化的特征。

3. 滑膜肉瘤

形态上与上皮样肉瘤较难鉴别，且免疫组化均同时 CK、EMA 和 Vimentin 阳性。但滑膜肉瘤多发生于大关节附近，较少累及皮肤及形成溃疡，免疫组化 CK7 多阳性，而 CD34 阴性。细胞和分子遗传学显示，滑膜肉瘤有特异性的 t(X；18) 和 SYT-SSX1/2 融合性基因。

4. 上皮样血管内皮瘤

上皮样血管内皮瘤与 ES 一样，瘤细胞呈上皮样，胞质较丰富。Billings 等[16]最近报道 7 例上皮样血管内皮瘤，均曾被误诊为上皮样肉瘤；但上皮样血管内皮瘤多中心性生长，瘤细胞具有特征性的内皮细胞分化，细胞常见胞质内管腔或空泡形成（原始血管腔——单个非常幼稚的血管腔，腔内充满红细胞），细胞核呈空泡状，核仁不明显，肿瘤也不形成中心有坏死的结节状结构；瘤细胞 CD31、FLI-1 和 FⅧ阳性，而 ES 则不表达。

5. 上皮样横纹肌肉瘤

上皮样横纹肌肉瘤（E-MRT）主要发生于婴幼儿及儿童，不具有肉芽肿样结构和地图样坏死，vimentin 呈核旁球状染色，有学者提出，在 DNA 水平检测 INI-1 基因位点改变情况及检测 ERG、SAII 的蛋白表达模式能有效地区分 ES 和 E-MRT[62]。

6. 无色素型黑色素瘤

两者均多见于表浅皮肤，瘤细胞呈上皮样，胞核空泡状；但黑色素瘤多累及表皮及黏膜，可见较明显大的嗜酸性核仁，核分裂易见，瘤细胞异型性明显，瘤细胞形态多样，电镜下可见黑色素小体；S-100 弥漫阳性及 HMB-45、MelanA 阳性可资鉴别[63]。

7. 梭形细胞肉瘤

梭形细胞肉瘤，如纤维肉瘤、未分化多形性肉瘤、单相型滑膜肉瘤、恶性外周神经鞘瘤、平滑肌肉瘤和隆突性皮肤纤维肉瘤等，其肿瘤均为单一的梭形细胞而不具有肉芽肿样结构，不表达 CK 和 EMA。

8. 硬化性上皮样纤维肉瘤

瘤细胞在硬化性胶原间质中呈巢状或索状排列，类似分化差的癌或硬化性淋巴瘤，上皮样瘤细胞体积小，形态单一，胞质稀少，透明或嗜酸，无明显异型性及坏死；没有 ES 的结节状生长和明显的中央性坏死及胞浆丰富嗜酸性的上皮样细胞。

9. 坏死性筋膜炎

ES 中可见明显坏死，并可见血管纤维素样坏死，镜下易与坏死性筋膜炎混淆。

坏死性筋膜炎皮下小动脉、小静脉纤维蛋白样血栓形成是其镜下特征，而 ES 无感染性疾病的一般表现，其结节性中心坏死、双向分化细胞及免疫表型也不同于前者。

七、治疗

（一）手术治疗

1. 手术方式

目前，手术切除肿瘤是上皮样肉瘤的首选治疗方法[64]，其手术方式包括肿瘤的边缘切除术、扩大切除和根治性切除[65]。

边缘切除术即切除肿瘤及其周围的反应组织，术中病理检查，以确定边缘有无肿瘤细胞的存留。

上皮样肉瘤侵袭性强，具有侵袭性生长和易复发转移的特点。因此，单纯局部切除术或简单扩大切除术对上皮样肉瘤而言似乎并不充分[66]，因该类手术术后局部复发率极高。

扩大切除术指切除肿瘤及其所在筋膜室内所有的组织结构，或周边≥3cm 的正常组织；根治切除术指切除肿瘤所在邻近关节外的所有组织，或是截肢术。但选择截肢应该十分慎重，此方法对生活质量的影响较大。

将肿瘤及术前活检通道以及肿瘤周边 1cm 范围内正常组织完整切除，同时必须获得阴性切缘才定义为广泛切除[67]。

然而，肉眼判定肿瘤的界限较困难，且肿瘤常包绕肌腱、神经、血管等重要组织，为保全功能，手术范围往往并不充分，很难真正彻底切除肿瘤。

ES 的生长一般较隐匿，早期可能无特异性表现，导致很多患者在肿瘤体积较大时才会就诊，而又与局部的血管神经等相毗邻，这些患者属于局部晚期，如果采取根治性切除，降低复发率则必须截肢致残，降低生活质量，若要采取保肢治疗，则较多地采取广泛切除，此方法至少达到 1cm 的阴性切缘[68-70]。

局部的复发率与手术的切除范围有着很大的关系，而通常以外科边界作为切除范围的边界，关于如何确定外科边界，部分学者[71-72]提出了屏障理论，即把屏障算作组织厚度，从而形成一个相对的肿瘤与边界之间的距离，这包括厚屏障，如关节囊、髂胫束等，可相当于 3cm 的正常组织；薄屏障，即肌筋膜、鼓膜等，可相当于 2cm 的正常组织；黏附屏障：当膜性屏障与肿瘤组织黏附在一起，那么这个屏障需要在原有的厚度上减去 1cm；关节软骨可相当于 5cm 的正常组织，可单独作为屏障；反应区与切缘之间的距离，如果小于 1cm 则按照 1cm 算，1～2cm 的以 2cm 算，以此类推；而肿瘤是个立体的组织，切缘以最小厚度的切缘作为评价局部复发率的标准。

多数 ES 有假包膜[73-74]，而所谓的假包膜是反应区的一种，多数由炎性反应细胞、纤维血管及肿瘤细胞构成，与其周围的组织混合在一起。

如何定义切缘边界可降低局部的复发率到目前为止仍有争议[75]；有些学者以切除的范围及组织质量作为理想切缘[76]，大部分学者[77-78]认为，应该将外科边界分为阴性切缘 R0、肉眼阳性切缘 R2 及显微镜下阳性切缘 R1。

2. 淋巴结清扫

上皮样肉瘤淋巴结转移可出现在早期，其转移发生率为 29.6%～45%[64,79]。De Visscher 等[65]认为，对患者进行术前超声检查有助于临床分期的判断，对可能有淋巴结转移者进行细针穿刺或淋巴结活检有助于分期和治疗方案的选择，对于淋巴结转移者应行淋巴结清扫。

（二）放化疗

临床观察发现[80]，ES 即使广泛切除，复发仍很常见，且复发及转移并不随着时间推移而减少，有的患者甚至 20 年后复发。

1. 新辅助治疗

Zagars 等[81]指出，新辅助治疗在杀灭局部卫星灶及肿瘤局部降期的同时可达到保肢手术的目的。

已有研究发现，术前放疗在软组织肉瘤的治疗效果中已经有了较大的进步[82]，术前放疗用于 ES 保肢术的辅助治疗疗效已初步得到肯定[83]，术前同步推量调强放射治疗（SIS‑IMRT），可降低术前放射治疗的毒性反应；相关随机临床试验亦支持术前放疗[84-85]。

有研究发现[65]，肢体隔离灌注化疗，对于手术难以完整切除的较大肿瘤有较好的疗效。

2. 辅助治疗

术后的辅助治疗是否能降低复发风险提高生存期，目前仍存在争议[86]。有学者认为[87]，辅助性放疗可降低复发及死亡率，辅助化疗作用有限。Argenta 等[87]报道的 PES，术后辅以适当的放化疗可减少复发率和病死率。Callister 等[88]认为对于保守性手术或切除范围小于 5cm 的患者，术后放疗有助于改善预后。

目前多数学者认为，术后辅助性放疗和化疗，对控制局部复发和远处转移临床意义不大[65]。崔华娟等[19]报道了 5 例近端型上皮样肉瘤，5 例 PES 均行肿物局部切除或扩大切除，3 例辅以放疗或化疗，5 年的随访中均有复发和转移。

NCCN 推荐，是否进行辅助治疗主要是看切缘是否足够 1cm，故 ES 的手术应该尽量地达到 1cm，而对于与周围的神经血管重要结构相邻的也可边缘切除，但根据指南，边缘切除需要术后辅助放化疗以减少局部复发的机会。

八、预后

（一）总体预后

ES 的恶性程度并不很高，且生长缓慢，潜伏期长，但易沿组织间隙浸润性生长，临床表现多样，局部复发和远处转移的发生率高。

上皮样肉瘤总体预后尚好，5 年生存率可达到 45%[89]。经典型上皮样肉瘤的 5 年生存率为 50% ~80%，10 年生存率介于 42% ~55%之间[88,90]；近端型为 65%[80,91]。

徐立斌等[33]报道了 14 例上皮样肉瘤，14 例均接受手术治疗，再次手术 11 例，术后 9 例接受辅助性治疗，单纯放疗 6 例，放疗 + 化疗 3 例；12 例出现肿瘤局部复发，4 例发现区域淋巴结转移，9 例术后 3 年内死亡；全组总的 1 年、2 年、5 年、10 年生存率分别为 71.43%、55.56%、27.78% 和 13.89%。

（二）复发、转移

上皮样肉瘤具有侵袭性，往往沿着筋膜、肌腱和神经鞘呈浸润性生长，易局部复发和远处转移[92-93]；其转移及复发主要取决于首次切除的范围是否充分[92]。临床观察发现，ES 即使完整切除，局部复发率仍较高，文献报道淋巴结转移率为 22% ~45%[94]，最高报道可达 77%[11]；最常见的转移部位为肺部和局部淋巴结，其次是中枢神经系统、软组织及皮肤，也可见于头皮、胸膜等部位。

PES 术后更易复发和早期转移，即使手术切除干净，仍有 60% 的病例会复发或远处转移。Hasegawa 等[49]随访 20 例 PES，13 例局部复发，15 例发生转移，13 例死于本病。Hikosaka 等[95]总结了 40 例 PSE，发现约 60% 的患者发生转移，35% 的患者发生局部复发，约 50% 的患者初次治疗后 2 ~188 个月（平均 39 个月）死于 PES。

（三）预后因素

临床研究表明，上皮样肉瘤的预后与性别、年龄、肿瘤大小、位置、组织病理学特征、细胞核异型性、核分裂象、血管神经侵蚀、治疗方式等有关[96]；ES 预后不佳因素包括男性、老年、肿瘤直径 >5cm、淋巴结转移、组织学分级高和广泛的坏死等[34]。

上皮样肉瘤，女性 5 年生存率可达 80%，而男性只有 40%；远端型预后较好，而近端型更有侵袭性，预后较差。

上皮样肉瘤，诊断时年龄较大、肿瘤 >5cm、累及深部组织、细胞核的多型性、高度的核分裂活性、瘤细胞的多倍体性、血管和（或）神经侵犯、多次复发、淋巴结转移者预后不良[97]。

肢体远端的预后要好于肢体近端及躯干部的患者，近端型 ES 的预后差于经典型。肿瘤大于 5cm 可能有着更高的侵袭性，其预后较小于 5cm 的肿瘤差。Chbani 等[36] 报道称，肿瘤的部位、大小、多灶性与患者的整体存活率相关。Hasegawa 等[49] 亦认为，早期出现转移及体积较大肿瘤为 ES 预后不良的指标。

陈勇等[98] 回顾性分析了手术治疗的 50 例上皮样肉瘤患者资料，结果表明，肿瘤位置位于深筋膜以上且未突破深筋膜和复发间隔较短（<6 个月）是影响患者总生存期和无局部复发生存的独立影响因子。

不规范的外科治疗和 R1 切缘是 ES 复发的主要因素，但截肢手术不能改善患者的预后，Chase 等[11] 报道，即便行截肢术后，其复发率仍可高达 20%。

（闫庆国）

参考文献

[1] Enzinger F M. Epitheloid sarcoma. A sarcoma simulating a granuloma or a carcinoma[J]. Cancer, 1970, 26(5): 1029 – 1041.

[2] 王兆元, 王泽兴, 李宗铉. 上皮样肉瘤的临床病理[J]. 中国医科大学学报, 1980, 3: 49 – 52.

[3] Guillou L, Wadden C, Coindre J M, et al. "Proximal – type" Epithelioid Sarcom, a Distinctive Aggressive Neoplasm Showing Rhabdoid Features: Clinicopathologic, Immunohistochemical, and Ultrastructural Study of a Series[J]. Am J Surg Pathol, 1997, 21(2): 130 – 146.

[4] Patchefsky A S, Soriano R, Kostianovsky M. Epithelioid sarcoma: uhrastructural similarity to no dular synovitis[J]. Cancer, 1977, 39(1): 143 – 152.

[5] Bloustein P A, Silverberg S G, Waddell W R. Epithelioid sarcoma: case report with uhra structural review, histogenetic discussion, and chemotherapeutic data[J]. Cancer, 1976, 38(6): 2390 – 2400.

[6] Fisher C. Epithelioid sarcoma: the spectrum of ultrastructural differentiation in seven immunohistochemicaly defined cases[J]. Hum Pathol, 1988, 19(3): 265 – 275.

[7] deVisscher S A, vailGinkel R J. Wobbes T, et al. Epithelioid sarcoma: Stillan only surgically curable disease[J]. Cancer, 2006, 107(3): 606 – 612.

[8] Bignell G R. Signatures of mutation and selection in the cancer genome[J]. Nature, 2010, 463: 893 – 898.

[9] 刘宝岳, 孟淑琴, 丁宜, 等. 上皮样肉瘤 49 例临床病理分析[J]. 诊断病理学杂志, 2011, 18(6): 407 – 410.

[10] Weisskopf M, Muanker R, Hermanns – Sachweh B, et al. Epithelioid sarcoma in the thoracic spine[J]. Eur Spine J, 2006, 15(5): 604 – 609.

[11] Chase D R, Enzinger F M. Epithelioid sarcoma. Diagnosis, prognostic indicators, and treatment[J]. American Journal of Surgical Pathology, 1985, 9(4): 241 – 263.

[12] Prat J, Woodruff J M, Marcove R C. Epithelioid sarcoma. An analysis of 22 cases indicating the prognostic significance of vascular invasion and regional lymph node metastasis[J]. Cancer, 1978, 41(4): 1472 – 1487.

[13] 刘秀美, 程秀英. 上皮样肉瘤的病理诊断与鉴别诊断[J]. 中国骨肿瘤骨病, 2006, 5(6): 364 – 366.

[14] Kodet R, Smelhaus V, Jr N W, et al. Epithelioid sarcoma in childhood: An immunohistochemical, electron microscopic, and clinicopathologic study of 11 cases under 15 years of age and review of the literature[J]. Fetal and Pediatric Pathology, 1994, 14(3): 433.

[15] Casanova M, Ferrari A, Collini P, et al. Epithelioid sarcoma in children and adolescents: a report from the Italian Soft Tissue Sarcoma Committee[J]. Cancer, 2006, 106(3): 708 – 717.

[16] Billings S D, Folpe A L, Weiss S W. Epithelioid sarcoma – like hemangioendothelioma[J]. The American journal of surgical pathology, 2003, 27(1): 48 – 57.

[17] 王荣臣, 唐远姣, 邱逦. 软组织上皮样肉瘤的临床及超声特征分析[J]. 中国超声医学杂志, 2021, 37(1):

114－117.

[18] 郭阳，田光磊，胡溁，等. 上皮样肉瘤的症状和治疗[J]. 中华手外科杂志，2004，20(4)：208－209.

[19] 崔华娟，赖日权，陈晓东，等. 近端型上皮样肉瘤5例临床病理分析[J]. 诊断病理学杂志，2011，18(2)：94－97.

[20] 吴艳，郑丽端，李家文，等. 上皮样肉瘤的临床与病理分析[J]. 临床皮肤科杂志，2005，34(5)：273－275.

[21] 李索妮，姚煜，南克俊. 上皮样肉瘤的研究进展[J]. 现代肿瘤医学，2013，21(5)：1152－1155.

[22] Modena P, Iualdi E, Facchinetti F, et al. SMARCBl/INI1 tumor suppressor geneis frequently in activated in epithelioid sarcomas[J]. Caw Pr Res, 2005, 65(10): 4012－4019.

[23] Imbalzano A N. Jones S N. Snf5 tumor suppressor couples chromatin remodeling, checkpoint tonirol, and chromosomal stability[J]. Camer Cell, 2005, 7(4): 294－295.

[24] Brcnca M, Rossi S, orenzctt O E, et al. SMARCBI/INl－1 genetic in activation is responsible for tumorigenic properties of epithelioid sarcoma cell line VAESBJ[J]. Moller Ther, 2013, 12(6): 1060－1072.

[25] Hornick J L, Dal Cin P, Fletcher C D. Loss of INI1 expression is characteristic of both conventional and proximal－type epithelioid sarcoma[J]. Am J Surg Pathol, 2009, 33(4): 542－550.

[26] Versteege I, Sévenet N, Lange J, et al. Truncating mutations of hSNF5/INI1 in aggressive paediatric cancer[J]. Nature, 1998, 394(6689): 203－206.

[27] Sullivan L M, Folpe A L, Pawel B R, et al. Epithelioid sarcoma is associated with a high percentage of SMARCBI deletions[J]. Mod Pathol, 2013, 26(3): 385－392.

[28] Kohashi K, Izumi T, Oda Y, et al. Infrequent SMARCB1/INI1 gene alteration in epithelioid sarcoma: a useful tool in distinguishing epithelioid sarcoma from malignant rhabdoid tumor[J]. Hum Pathol, 2009, 40(3): 349－355.

[29] 房新志，周梅，赵峰，等. 近端型上皮样肉瘤的临床病理学观察[J]. 临床与实验病理学杂志，2010，26(1)：73－76.

[30] 陶璇，陈林莺，陈虹，等. 上皮样肉瘤的临床病理及免疫组织化学分析[J]. 福建医科大学学报，2016，50(2)：98－101.

[31] 李莉，夏秋媛，饶秋，等. 上皮样肉瘤免疫表型和INI－1基因改变的研究[J]. 中华病理学杂志，2014，43(6)：389－393.

[32] Thway K, Jonesr L, Noujaim J, et al. Epithelioid sarcoma: Diagnostic features and genetics[J]. Advances in anatomic pathology, 2016, 23(1): 41－49.

[33] 徐立斌，于胜吉，邵永孚，等. 上皮样肉瘤14例临床分析[J]. 中国癌症杂志，2007，26(7)：782－784.

[34] Bos G D, Pritchard D J, Reiman H M, et al. Epithelioid sarcoma. An analysis of fifty－one cases[J]. J Bone Joint Surg Am, 1988, 70(6): 862－870.

[35] 焦婷，刘安，李晓莉，等. 上皮样肉瘤1例[J]. 中国皮肤性病学杂志，2005，19(5)：299.

[36] Chbani L, Guillou L, Terrier P, et al. Epithelioid sarcoma: a clinicopathologic and immunohistochemical analysis of 106 cases from the French sarcoma group[J]. American Journal of Clinical Pathology, 2009, 131(2): 222－227.

[37] Sakharpe A, Lahat G, Gulamhusein T, et al. Epithelioid Sarcoma and Unclassified Sarcoma with Epithelioid Features: Clinicopathological Variables, Molecular Markers, and a New Experimental Model[J]. The oncologist, 2011, 16(4): 512－522.

[38] Cuillou L, Waddem C, Coindre J M, et al. "Proximal－type" epithelioid sarcoma, a distinctive aggressive neoplasm showing rhabdoid festure. Clinicopathologic, immunohistochemical, and ultrastructural study of a series[J]. Am Surg Pathol, 1997, 21(2): 130－146.

[39] 吉梦强，陶林. 2例上皮样肉瘤临床病理分析并文献复习[J]. 农垦医学，2013，35(3)：227－230.

[40] 支文雪，张宏图，山灵，等. 上皮样肉瘤的临床病理研究[J]. 中国肿瘤临床与康复，2012，19(6)：528－531.

[41] 廖秋林，陈晓东，赖日权，等. 肋骨原发性上皮样肉瘤临床病理分析[J]. 诊断病理学杂志，2005，12(4)：286－288.

[42] 姚彪，周鸣. 肠系膜上皮样肉瘤1例报告[J]. 实用肿瘤学杂志，2004，18(1)：45.

[43] 陈忠. 右腹壁上皮样肉瘤1例[J]. 中华今日医学杂志，2003，3(11)：73.

[44] 汪春年，安晓静，石立群，等. 近端型上皮样肉瘤临床病理研究[J]. 中华病理学杂志，2009，38(5)：298－301.

[45] Tateishi U, Hasegawa T, Kusumoto M, et al. Radiologic manifestations of proximal－type epithelioid sarcoma of the soft tissues[J]. AJR Am J Roentgenol, 2002, 179(4): 973－977.

[46] 杜勇兴，王显龙，梁力嵩，等. 四肢远端型上皮样肉瘤的 MRI 表现与病理对照[J]. 临床放射学杂志，2016，35(9)：1415 - 1418.

[47] 余洪，吴博，刘衡，等. 上皮样肉瘤 CT 和 MRI 表现及其病理基础[J]. 临床放射学杂志，2016，35(6)：964 - 968.

[48] 胡彬，吴侃，姚煦，等. 上皮样肉瘤九例分析[J]. 中华皮肤科杂志，2015，48(10)：727 - 729.

[49] Hasegawa T, Matsuno Y, Shimoda T, et al. Proximal - type epithelioid sarcoma: a clinicopathologic study of 20 cases[J]. Mod Pathol, 2001, 14(7): 655 - 663.

[50] 李丹，米粲，叶秀峰，等. 上皮样肉瘤的临床病理研究[J]. 重庆医科大学学报，2008，33(4)：490 - 493.

[51] Laskin W B, Miettinen M. Epithelioid sarcoma: new insights based on an extended immunohistochemical analysis [J]. Archives of Pathology & Laboratory Medicine, 2003, 127(9): 1161 - 1168.

[52] Coindre J M. Immunohistochemistry in the diagnosis of soft tissue tumours [J]. Histopathology, 2003, 43(1): 1 - 16.

[53] Miettinen M, Fanburgsmith J C, Virolainen M, et al. Epithelioid sarcoma: an immunohistochemical analysis of 112 classical and variant cases and a discussion of the differential diagnosis[J]. Human Pathology, 1999, 30(8): 934 - 945.

[54] Lee M W, Jee K J, Ro J Y, et al. Proximal - type epithelioid sarcoma: case report and result of comperative genomic hybridization[J]. J Cutan Pathol, 2004, 31(1): 67 - 71.

[55] Dissemond J, Schultewolter T, Goos M, et al. Epithelioid sarcoma: a frequently misdiagnosed neoplasm[J]. Acta Derm Venereol, 2001, 81(2): 139 - 140.

[56] Hiroshi K, Masahito H, Shoichi K. CA125 expression in epithelioid sarcoma[J]. Jpn J Clin Oncol, 2004, 34(3): 149 - 153.

[57] 高燕飞，张雷. 上皮样肉瘤 6 例临床病理分析[J]. 吉林医学，2012，33(29)：6277 - 6279.

[58] 韩安家，阎晓初，王坚. 软组织肿瘤病理诊断免疫组化指标选择专家共识(2015)[J]. 临床与实验病理学杂志，2015，31(11)：1201 - 1204.

[59] Zevallos - Giampietri E A, Barrionuevo C. Proximal - type epithelioid sarcoma: report of two cases in the perineum differential diagnosis and review of soft tissue tumors with epithelioid and/or rhabdoid features[J]. Appl Immunohistochem Mol Morphl, 2005, 13(3): 221 - 230.

[60] Izumi T, Oda Y, Hasegawa T, et al. Prognostie significance of dysadherin expression in epithelioid sarcoma and its diagnostic utility in distinguishing epithelioid sarcoma from malignant rhabdoid tumor[J]. Mod Pathol, 2006, 19(6): 820 - 831.

[61] Oda Y, Tsuneyoshi M. Extrarenal rhabdoid tumors of soft tissue: clinicopathological and molecular genetic review and distinction from other soft - tissue sarcomas with rhabdoid features[J]. Pathol Int, 2006, 56(6): 287 - 295.

[62] Kohashi K, Yamada Y, Hotokebuchi Y, et al. ERG and SALL4 expressions in SMARCBl/INll deficient tumors: a useful tool for distinguishing epithelioid sarcoma from malignant rhabdoid tumor[J]. Hum Pathol, 2015, 46(2): 225 - 230.

[63] 吕春燕，王毅，李进辉，等. 远心型上皮样肉瘤 5 例临床病理分析[J]. 诊断病理学杂志，2009，16(1)：47 - 50.

[64] Wolf P S, Flum D R, Tanas M R, et al. Epithelioid sarcoma: the University of Washington experience[J]. Am J Surg, 2008, 196(3): 407 - 412.

[65] de Visscher S A, van Ginkel R J, Wobbes T, et al. Epithelioid sarcoma: Still an only surgically curable disease[J]. Cancer, 2006, 107(3): 606 - 612.

[66] Matsushita Y, Ahmed A R, Kawaguchi N, et al. Epithelioid sarcoma of the extremities: a dismal long - term outcome[J]. J Orthop Sci, 2002, 7(4): 462 - 466.

[67] Cheng E Y. Surgical management of sarcomas[J]. Hematology/oncology Clinics of North America, 2005, 19(19): 451 - 470.

[68] Sampo M M, Tuomikoski L, Tarkkanen M, et al. Marginal miss or radioresistance? The pattern of local recurrence afteroperation and 3D planned radiation treatment in soft tissue sarcoma of the extremities and the limb girdles: an analysis based on image fusion[J]. Acta Oncologica, 2014, 53(4): 557 - 562.

[69] Potter B K, Hwang P F, Forsberg J A, et al. Impact of margin status and local recurrence on soft - tissue sarcoma outcomes[J]. Journal of Bone & Joint Surgery, 2013, 95(20): e1511 - e1518.

[70] Sugiura H, Nishida Y, Nakashima H, et al. Surgical procedures and prognostic factors for local recurrence of soft tis-

sue sarcomas[J]. Journal of Orthopaedic Science, 2014, 19(1): 141.

[71] Matsumoto S, Kawaguchi N, Manabe J, et al. Surgical treatment for bone and soft tissue sarcoma[J]. Gan to Kagaku Ryoho Cancer & Chemotherapy, 2004, 31(9): 1314 – 1318.

[72] Kawaguchi N, Ahmed A R, Matsumoto S, et al. The concept of curative margin in surgery for bone and soft tissue sarcoma[J]. Clinical Orthopaedics & Related Research, 2004, 419(419): 165 – 172.

[73] Kobys V L, Konovalenko V F, Repina N V, et al. Treatment of large osteosarcoma in children: new approach[J]. Experimental Oncology, 2013, 35(2): 105 – 108.

[74] O'Donnell P W, Manivel J C, Cheng E Y, et al. Chemotherapy Influences the Pseudocapsule Composition in Soft Tissue Sarcomas[J]. Clinical Orthopaedics and Related Research, 2014, 472(3): 849 – 855.

[75] Sampo M, Tarkkanen M, Huuhtanen R, et al. Impact of the smallest surgical margin on local control in soft tissue sarcoma[J]. British Journal of Surgery, 2008, 95(2): 237 – 243.

[76] Dickinson I C, Whitwell D J, Battistuta D, et al. Surgical margin and its influence on survival in soft tissue sarcoma [J]. Anz Journal of Surgery, 2006, 76(3): 104 – 109.

[77] Stojadinovic A, Leung D H, Hoos A, et al. Analysis of the prognostic significance of microscopic margins in 2, 084 localized primary adult soft tissue sarcomas[J]. Annals of Surgery, 2002, 235(3): 424 – 434.

[78] Eilber F C, Rosen G, Nelson S D, et al. High – grade extremity soft tissue sarcomas: factors predictive of local recurrence and its effect on morbidity and mortality[J]. Annals of Surgery, 2003, 237(2): 218 – 226.

[79] Baratfi D, Pennacchioli E, Casali P G, et al. Epithelioid sarcoma: prognostic factors and survival in a series of patients treated at a single institution[J]. Ann Surg Oncol, 2007, 14: 3542 – 3551.

[80] 王晶晶, 许春伟, 张俊, 等. 上皮样肉瘤临床病理特征并文献复习[J]. 临床与病理杂志, 2015, 35(3): 523 – 528.

[81] Zagars G K, Ballo M T, Pisters P W, et al. Prognostic factors for patients with localized soft – tissue sarcoma treated with conservation surgery and radiation therapy: an analysis of 1225 patients. [J]. Cancer, 2003, 97(10): 2530.

[82] Dagan R, Indelicato D J, Mcgee L, et al. The significance of a marginal excision after preoperative radiation therapy for soft tissue sarcoma of the extremity[J]. Cancer, 2011, 118(12): 3199 – 3207.

[83] Riad S, Biau D, Holt G E, et al. The clinical and functional outcome for patients with radiation – induced soft tissue sarcoma[J]. Cancer, 2012, 118(10): 2682 – 2692.

[84] O'Sullivan B, Davis A, Turcotte R, et al. Five – year results of a randomized phase III trial of preoperative vs postoperative radiotherapy in extremity soft tissue sarcoma[J]. International Journal of Radiation Oncologybiologyphysics, 2004, 22(3): 151 – 152.

[85] Wilson A N, Davis A, Bell R S, et al. Local control of soft tissue sarcoma of the extremity: the experience of a multidisciplinary sarcoma group with definitive surgery and radiotherapy [J]. 1994, 30A(6): 746 – 751.

[86] Zhu H, Li H, Wang Y. The expression of survivin and endoglin in breast cancer and its relationship with angiogenesis [J]. Chinese Journal of Clinical Oncology, 2005, 32(17): 1000 – 1003.

[87] Argenta P A, Tomas S, Chura J C. Proximal – type epithelioid sarcoma vs. malignant rhabdoid tumor of the vulva: a case report, review of the literature, and an argument for consolidation[J]. Gynecol Oncol, 2007, 107(1): 130 – 135.

[88] Callister M D, Ballo M T, Pisters P W, et al. Epithelioid sarcoma: result of conservative surgery and radiotherapy [J]. Int J Radiat Oncol Biol Phys, 2001, 51(2): 384 – 391.

[89] Asano N, Yoshida A, Ogura K, et al. Prognostic Value of Relevant Clinicopathologic Variables in Epithelioid Sarcoma: A Multi – Institutional Retrospective Study of 44 Patients. [J]. Annals of Surgical Oncology, 2015, 22(8): 1 – 9.

[90] Herr M J, Harmsen W S, Amadio P C, et al. Epithelioid sarcoma of the hand[J]. Clinical Orthopaedics & Related Research, 2005, 431(431): 193 – 200.

[91] Jawad M U, Extein J, Min E S, et al. Prognostic factors for survival in patients with epithelioid sarcoma: 441 cases from the SEER database[J]. Clin Orthop Relat Res, 2009, 467(11): 2939 – 2948.

[92] Kagami S, Saeki H, Idezuki T, et al. Epithelioid sarcoma associated with lung adenocarcinoma[J]. JDermatol, 2005, 32(11): 904 – 908.

[93] Riad S, Griffin A M, Liberman B, et al. Lymph node metastasis in soft tissue sarcoma in an extremity[J]. Clin Oahop Relat Res, 2004(426): 129 – 134.

[94] Spillane A J, Thomas J M, Fisher C. Epithelioid sarcoma: the clinicopathological complexities of this rare soft tissue sarcoma[J]. Ann Surg Oncol, 2000, 7(3): 218 – 225.

[95] Hikosaka A, Yamada K, Fujita K, et al. Proximal – type epithelioid sarcoma of the perineum: calling attention of urologists[J]. Int J Urol, 2006, 13(12): 1542 – 1544.

[96] Campana L G, Bianchi G, Mocellin S, et al. Electrochemotherapy Treatment of Locally Advanced and Metastatic Soft Tissue Sarcomas: Results of a Non – Comparative Phase II Study[J]. World Journal of Surgery, 2014, 38(4): 813 – 822.

[97] Rekhi B, Gorad B D, Chinoy R F, et al. Clinicopathological features with outcomes of a series of conventional and proximal – type epithelioid sarcomas, diagnosed over a period of 10 years at atertiary cancer hospital in India[J]. Virchows Arch, 2008, 453(2): 141 – 153.

[98] 陈勇, 洪正善, 喻林, 等. 手术治疗上皮样肉瘤 50 例临床分析[J]. 中国肿瘤防治杂志, 2018, 28(8): 572 – 577.

第六节 腺泡状软组织肉瘤

一、概述

(一)流行病学

腺泡状软组织肉瘤(alveolar soft part sarcoma, ASPS)是一类罕见的、组织学来源尚不十分明确的软组织恶性肿瘤, 由 Christopherson 等[1]于 1952 年首次报道了 12 例组织来源不明、呈腺泡状或器官样排列的软组织恶性肿瘤, 并称为腺泡状软组织肉瘤; 2013 年、2020 年第 4 版、第 5 版 WHO 软组织与骨肿瘤分类将其定义为上皮样肿瘤, 组织病理学表现以相对一致、较大且富于嗜酸性和颗粒性胞质的上皮细胞样肿瘤组织呈实性巢状和(或)腺泡状结构为特征。

ASPS 是一种分化方向未定的罕见软组织肉瘤, 据美国、印度、中国学者报道, 其分别占全部软组织肉瘤的 0.5% ~ 1.0%、1.8% 和 0.5%[2-10]。ASPS 可发生于任何年龄, 但多见于年轻人, 发病高峰年龄为 15 ~ 35 岁, 5 岁以下或 50 岁以上均较少见[11-12]; 女性好发, 尤其是青春期女性, 男女比约为 1:2, 但 30 岁以上以男性多见、30 岁以下以女性多见, 30 岁以后无明显性别差异。Lieberman 等[13]分析总结了 102 例 ASPS, 指出性别与发病率有明显倾向性, 女性明显多于男性; 来自 Memorial Sloan – Kettering 癌症中心的 102 例 ASPS 患者的数据显示[13], 男性发病的中位年龄为 27 岁, 女性为 22 岁; Portera 等[14]报道 70 例 ASPS 患者的中位年龄为 26 岁, Ogose 等[15]报道 57 例患者的平均年龄约为 25 岁, 周梅等[16]报道的 21 例软组织腺泡状肉瘤发病平均年龄是 25.9 岁; 景诗学[17]报道了 24 例腺泡状软组织肉瘤, 女性 17 例, 男性 7 例; 年龄 14 ~ 59 岁, 平均年龄(29.5 ± 4.5)岁。刘霞等[18]报道了 16 例 ASPS, 男性 6 例, 女性 10 例, 发病年龄 8 ~ 58 岁, 中位年龄 31.7 岁。金腾等[[19]报道了 11 例腺泡状软组织肉瘤, 男性 6 例, 女性 5 例, 年龄 21 ~ 62 岁, 平均年龄 32.1 岁。刘跃平等[20]报道了 42 例腺泡状软组织肉瘤, 男性 19 例, 女性 23 例, 中位年龄 27 岁。

骨原发性腺泡状软组织肉瘤好发年龄为 10 ~ 30 岁, 年龄最小 13 岁, 年龄最大 69 岁, 男性稍多于女性。张灵艳等[21]报道了 7 例四肢腺泡状软组织肉瘤, 男性 3 例, 女性 3 例, 年龄 11 ~ 79 岁, 平均年龄 37.2 岁。袁亚等[22]报道了 10 例四肢腺泡状软组织肉瘤, 男女各 5 例, 平均年龄 35 岁, 最大 70 岁, 最小 18 岁。

眶部的 ASPS 多发于成年人, 而舌部的 ASPS 多见于儿童及青少年, 颊部 ASPS 的发病年龄较舌晚, 主要发生于中青年[23-26]。王宏伟等[27]报道了 18 例口腔颌面部腺泡状软组织肉瘤, 女性 10 例、男性 8 例；平均发病年龄 20.2 岁（3~61 岁）。

（二）组织起源

ASPS 的组织起源目前尚不十分清楚，一直存在争议，其来源有多种猜测，主要为非嗜铬性副神经节细胞、肾小球旁细胞、肌源性、神经源性等。

既往认为，腺泡状软组织肉瘤是一种非嗜铬细胞性副神经节瘤或器官样恶性颗粒细胞瘤，因其易与副神经节瘤、腺泡状横纹肌肉瘤、颗粒细胞瘤、肾透明细胞癌混淆。

目前，大多数学者支持 ASPS 为肌源性的观点[28-29]。但 2013 年、2020 年第 4 版和第 5 版 WHO 软组织肿瘤分类中，ASPS 仍被归类为来源不明确的一组恶性软组织肿瘤[30]。

支持 ASPS 为肌源性起源的主要证据如下：

（1）超微结构观察，ASPS 肿瘤细胞，细胞质内可见具有诊断意义的细颗粒和杆状结晶体，该结晶体在结构上与肌动蛋白丝相似，这种典型的结晶亦可见于健康人的肌梭中[31]。

Nakano 等[32]通过电镜发现，ASPS 肿瘤细胞的高尔基器中有光滑小管的聚集，而光滑小管的结构与骨骼肌细胞的 T 管极为相似，从超微结构上揭示 ASPS 为肌肉组织起源。

（2）免疫组化研究显示，肌动蛋白、肌调节蛋白、结蛋白、波形蛋白等肌相关标记在 ASPS 中均有表达。

Rosai 等[28]用免疫荧光技术证实在 4 例 ASPS 组织中均有肌调节蛋白（MyoD1）的表达，并进一步通过 Western blot 进行了验证。MyoD1 是一种核磷蛋白，具有控制肌源性细胞谱系发展的作用，从蛋白水平支持 ASPS 为肌肉源性的观点。程丽华等[33]报道的 12 例腺泡状软组织肉瘤中 Myoglobin 25% 阳性，S-100 均为阴性，支持腺泡状软组织肉瘤为横纹肌来源或向横纹肌分化的肿瘤。周梅等[16]报道的 21 例腺泡状软组织肉瘤免疫组化结果显示，MyoD1 10 例阳性，desmin 4 例阳性，亦支持 ASPS 为肌源性或横纹肌分化的肿瘤。

（3）分子水平研究支持 ASPS 为横纹肌源性肿瘤，Nakano 等[29]运用 RT-PCR 技术在 5 例 ASPS 组织中均检测到肌调节蛋白、$\alpha2$-肌动蛋白、原肌球蛋白的 mRNA 表达，其中 2 例肌浆蛋白 mRNA 表达阳性，首次在分子水平提示 ASPS 为横纹肌源性肿瘤。

提出异议的是，免疫组化研究显示肌相关标记在 ASPS 中的表达差异很大[34]，且肌动蛋白的表达仅为 20%~30%，结蛋白的表达为 40%[35]；仅有 50% 的患者 desmin 阳性（尤其是冷冻切片）且常为局限性。王宏等[36]研究发现，Desmin、肌球蛋白（Myosin）、actin 阳性细胞均大于 50%。

（三）分子遗传学

1995 年，Jannie 等通过遗传学方法首次发现 ASPS 中 17 号染色体包括 17q25 的结构异常，其后的更多研究显示，ASPS 中存在特异的染色体易位 t(X；17)(p11.2；q25)[37-38]。

在发生于儿童和青少年的肾细胞癌中亦发现了 t(X；17)(p11.2；q25)染色体易位，肾细胞癌此染色体易位为平衡性易位，形成两条衍生染色体，无遗传物质的获得和缺失，但同样有 TFE3-ASPL 融合基因的转录。

ASPS 的这种染色体易位是非平衡易位，即在染色体断裂区存在染色体的获得和丢失。该染色体易位使得位于 17q25 上的 ASPL 基因 N 端区域与 Xp11.2 上的 TFE3 基因的 C 端相融合，可产生 2 种相应的 ASPL-TFE3 融合基因转录本（1 型及 2 型）。

17q25 的缺失可能包含了肿瘤抑制基因的丢失，17qter 的缺失包含了端粒的丢失，且这种易位使位于 Xp11.2 上的 TFE3 转录因子基因与位于 17q25 上的 ASPL 基因（亦称 ASPSCR1 或 RCC17 基因）融合，产生 TFE3-ASPL 融合基因[39]，形成 ASPL-TFE3 融合蛋白，定位于细胞核，具有异常转录因子功能，该融合基因的异常转录是 ASPS 的发病基础[40-41]。

Ladanyi 等[39]运用 RT-PCR 技术首次在组织中检测到 ASPL-TFE3 融合基因 mRNA 的表达；在 ASPS 肿瘤细胞壁上可检测到异常融合蛋白的表达，该蛋白在 ASPS 中具有高度特异性[42]，对其诊断具有重要意义[43]。

目前研究还发现[44]，ASPSL-TFE3 融合蛋白能够通过 MET 原癌基因信号通路上调 p21 的表达，从而调节细胞周期和诱导细胞凋亡，促进 ASPS 的肿瘤进展。

另外，Saito 等[45]的研究提示，hMSH2/hMLH1 的 DNA 错配修复可能在腺泡状软组织肉瘤抑制基因的失活中发挥着重要作用；除 t(x;17)外，ASPS 还具有 1q、8q、12q 的获得等异常。

二、临床表现

(一)发病部位

腺泡状软组织肉瘤是罕见的且恶性程度极高的肿瘤，多发生于四肢、躯干软组织内，少数亦可发生在脑膜、口腔、眼眶、肺静脉、肺、心脏、纵隔、乳腺、鼻腔、胸膜、肩胛骨、胃、肝、腹膜后、膀胱、肾脏、子宫和阴道等部位[46-62]。刘霞等[18]报道了 16 例 ASPS，肿瘤发生部位包括四肢、肩背部、舌、声带、肺、子宫颈、输尿管。景诗学[17]报道了 24 例腺泡状软组织肉瘤，所有患者均为深部组织出现肿瘤，包括大腿 13 例，足部 2 例，小腿 1 例，胸壁 4 例，腹壁 2 例和颈部 2 例。

头颈部 ASPS 原发病例占全身 ASPS 的 15.8%~27%[63]，国外报道仅有 20 余例发生在口腔颌面部[64]。婴幼儿和儿童病例好发于头颈部，尤其是舌和眼眶[65-74]。首发于鼻腔或鼻窦区的腺泡状软组织肉瘤临床少见[75-76]，张洁等[77]报道 1 例鼻窦腺泡状软组织肉瘤女性，28 岁，前额部隆起 2 个月，头部 MRI 显示，左侧筛窦、额窦和前颅底占位性病变，术后病理诊断为(左侧筛窦、额窦和前颅底)腺泡状软组织肉瘤。

成人好发于四肢软组织深部，尤以下肢常见[78-79]，约占所有腺泡状软组织肉瘤的 60%。袁亚等[22]报道了 10 例四肢腺泡状软组织肉瘤，位于大腿 4 例，小腿 2 例，上臂 2 例，臀肌和髂腰肌 2 例。张灵艳等[21]报道了 7 例四肢腺泡状软组织肉瘤，6 例中分别发生于大腿 2 例，髂腰肌、前臂、腋窝及膝部各 1 例。成人头颈部很少见[80]。刘跃平等[20]报道了 42 例腺泡状软组织肉瘤，肿瘤原发于四肢 35 例，原发于躯干或其他部位 7 例。

原发于骨的腺泡状肉瘤是一种罕见的骨肿瘤，自 1983 年至 2000 年，国内有 20 余例报道[81-89]。郑平频等[90]统计了中国报道的 27 例中，单骨发生 25 例，多骨 1 例，单骨多处 1 例。多数病例(92.6%)累及长骨。

发生在睾丸极为罕见，方立武等[91]报道了 1 例睾丸腺泡状软组织肉瘤，58 岁，发现右侧睾丸肿大 1 年余，术后病理为腺泡状软组织肉瘤。

(二)一般表现

ASPS 临床表现的主要特点是起病隐匿，表现为无痛性深部缓慢生长的包块，且早期症状极不明显，有报道称 ASPS 为"无声肿瘤"[92-94]。景诗学[17]报道了 24 例腺泡状软组织肉瘤，患者就诊时均存在无痛性肿块，且生长缓慢，未见明显症状。但 Wang 等[26]报道了 1 例面部发生的 ASPS，其肿瘤生长迅速。Sarkar 等[95]报道了一年轻女性以全身弥漫分布且高出皮肤无痛性球形包块就诊的病例。王宏伟等[27]报道 18 例口腔颌面部腺泡状软组织肉瘤，患者的平均病程为 7.4 个月(1~36 个月)，较全身 ASPS 明显短，病灶位于舌的 10 例患者平均病程 3.7 个月(1~10 个月)，病变进展尤为迅速。

ASPS 患者早期即可出现远处转移，20%～25% 的患者诊断时已有转移[12-13]，其转移部位极为广泛，如肺、脑、肝、胃肠等[96-103]，但最常见的转移部位是肺（42%～65%），其次是脑（15%）和骨（19%），淋巴结转移（17%）较少[104-108]。

Portera 等[109]认为，腺泡状软组织肉瘤脑转移只是全身播散的表现形式之一，很少有病例为单纯脑转移，故当出现远处转移或中枢神经症状时，应进行颅内影像学评价[110]。Reichardt 等[111]报道，腺泡状软组织肉瘤的脑转移发生率较其他类型的软组织肉瘤高 3 倍。有报道[112-113]，颅内转移性 ASPS 多数转移至脑膜，脑实质内转移少见，且以后颅窝多见。

三、影像学检查

ASPS 影像学上，一般表现为发生在臀部周围或下肢边界清楚的球形或类球形软组织肿块，X 线对本病诊断意义不大，呈阴性或仅表现为软组织肿胀；骨原发性腺泡状肉瘤 X 线特征，非特异性溶骨性病变是 X 线一个明显的表现，常以中心和偏心样式出现，不伴软组织肿块多见，多数病例无骨膜反应。

CT 上呈等或略低密度软组织肿块，边界欠清，可清晰显示邻近骨质有无受累，并可早期发现远处转移[114-115]。

ASPS 在 MRI 上具有一定的特征性表现，T1 加权图像上为等信号或稍高信号影，T2 加权图像上为高信号影且呈不均匀强化，因瘤体内存在大量迂曲的血管，部分可伴动静脉瘘，这些血管在 MRI 表现为流空信号；也可呈高低混杂信号，由肿瘤组织内出血、坏死、瘢痕形成等因素所致[119]。

四、组织病理

（一）大体观

ASPS 好发于年轻人四肢，尤其是下肢的深部软组织内，肿瘤多无包膜，可有假包膜，界限清楚，肿块呈圆形、椭圆形或结节状，肿瘤多较大，直径为 1～24cm。

切面灰褐色、暗红色或灰白色，质实而软，鱼肉状，体积较大者常伴有出血、坏死及囊性变；部分肿瘤呈"蘑菇征"[116]。

对于发生少见部位，如子宫颈肿瘤通常较小，0.2～8cm 不等，切面棕褐色至黄色，边界清楚，呈推挤性或结节性生长，很少出现坏死或侵袭性生长[117]。口腔颌面部 ASPS 病灶大体通常为黄白色，类球形，有的表面呈结节状，质地偏软，剖面多灰白，可见假性包膜，界限尚可，部分病灶中心可出现液化、坏死。发生于舌部位的肿瘤通常瘤体小，边界清[66]。

（二）镜下观

ASPS 是由含有丰富嗜酸性颗粒状胞质的、大的、一致性上皮样细胞构成，肿瘤细胞排列成实性巢和（或）腺泡状结构，细胞巢之间有薄的窦状血管分隔，但其形状及大小可存在明显差异[18]。

在组织学形态上，ASPS 分为经典型和实体型。经典型较常见，实体型少见。

经典型是巢状或器官样生长方式，巢团内细胞黏附性差，去黏附形成腺泡样结构，肿瘤细胞大，呈多角形至圆形，界限清晰，胞质丰富、嗜伊红，也可呈透亮外观，泡状核、核仁明显。

实体型以实性弥漫的生长方式为主，出现索状结构，腺样或腺泡状不明显，瘤细胞核常偏位，实体型多见于婴幼儿和儿童，有学者认为实体型的肿瘤细胞群进一步成熟、去黏附，便形成了经典型[118]。

光镜下，肿瘤排列成器官样或腺泡状，也可为实性。细胞巢间纤细结缔组织间隔内含有扁平内皮细胞衬附的窦状血道，巢中心的肿瘤细胞缺乏黏附性，并有坏死，形成常见的假腺泡状结构，由此而得"腺泡状"，网染可清晰显示腺泡状结构[17]。

高倍镜下，瘤细胞体积大，呈圆形或多角形，胞质丰富，半透明空泡状或嗜伊红颗粒状，核大小不一，单核或双核，核仁大而明显，偶尔同一细胞内核仁可多达 5 个；核分裂象少见；细胞核可有异型性，但不常见；坏死亦不常见[119]。

最有特征的超微结构特点，是存在有膜包绕的或游离的间隔为 10nm 的菱形晶体，70% ~80% 的病例胞质内可见 PAS 阳形的针状或杆状结晶体[120-121]。含有菱形或棒状晶体样包涵体在苏灸精 – 伊红染色的组织上可能不明显，但淀粉酶消化后 PAS 染色可较清楚显示。不同病例包涵体数量差异很大，有的病例几乎可见于每个肿瘤细胞内，而有的病例罕见甚至缺如。

除晶体外，尚有数量不等的糖原和抗淀粉酶颗粒，两者可能是晶体的前体物质。

几乎所有 ASPS 有血管浸润，肿瘤周边常可见静脉扩张，血管内常见瘤栓，是肿瘤早期发生转移的主要原因。

五、免疫组化

长期以来，ASPS 缺乏特异且敏感的免疫组化标记[122]，且标志物众多，如 Vim、Des、MyoD1、S – 100、HMB – 45、Melan – A、CD34、CD68、CD147、NSE、CEA、EMA、CgA、Syn、Ki – 67（MIB – 1）等，这些标志物在不同患者中的表现有所差异，但 Vim、Des、MyoD1、CD34、CD68、CD147 大多呈阳性，S – 100、HMB – 45、Melan – A、NSE 大多呈阴性。

在肌源性标志物中，Desmin 有时阳性（尤其是冷冻切片），MyoDl 经常胞质阳性（而不是核阳性），Myogenin 免疫染色持续阴性。

利用针对融合蛋白中保留的 TFE3 的羧基端部分的抗体进行染色，大部分细胞胞核中度阳性至强阳性，相反大部分正常细胞的细胞核此种抗体染色仅弱阳性或完全阴性。

与晶体形成有关的淀粉酶抗性，PAS 染色的胞质颗粒对 MCTl 和 CD147 有免疫反应。

MyoD1 是一种核磷酸蛋白，是控制细胞向肌源性方向分化的调控基因蛋白。正常肌肉组织内，MyoD1 在细胞核中表达，而 ASPS 则出现细胞质表达，这可能与肿瘤的突变有关。

组织蛋白酶 K 在多种肿瘤细胞中呈不同程度的表达[123]，也有在 ASPS 中表达的报道[124]。

六、诊断

ASPS 临床极为少见，无特异性临床表现及影像学特征，仅可作为辅助诊断[125]；明确诊断需依靠组织病理学、免疫组化检查，但当发生在罕见部位、组织学表现缺乏典型形态时，明确诊断存在一定困难，术前诊断极易误诊，误诊率高达 97%[126]。

ASPS 主要的组织学形态是典型的腺泡状结构，PAS 染色阳性是诊断 ASPS 的重要指标[3,92]。

免疫组化在 ASPS 诊断方面的作用主要是排除其他组织学形态相似的肉瘤和癌；部分病例肿瘤细胞表达 MyoD1，20% ~30% 的病例表达 SMA，30% ~50% 的病例表达 NSE 和 Vim。不表达上皮细胞标志物（CK 和 EMA）、神经内分泌标志物（Syn 和 CgA），以及黑色素细胞标志物（HMB45 和 Melan-A）[127]。

在 ASPS 中，ASPL-TFE3 融合基因是 der（17）（X；17）（p11.2；q25）非平衡易位所致[41,128-129]，这种融合基因产生的 TFE3 蛋白在 ASPS 中特征性高表达，是其辅助诊断和鉴别诊断的一个重要参考指标[34]。施艳琳等[130]检测了 9 例 APSP 和 23 例其他软组织肉瘤中 TFE3 在 ASPS 的表达，结果显示，所有 APSP 肿瘤细胞中均可见到核内 TFE3 中-强表达，其他软组织肉瘤无核 TFE3 表达。Pang 等[108]研究报道，16 例肿瘤细胞均表达 TFE3 敏感性达 100%。有学者报道[131]，对于发生于少见部位且组织病理学表现不典型的腺泡状软组织肉瘤病例，肿瘤细胞胞核 TFE3 亦呈弥漫性强阳性。近年来，TFE3 被越来越多的研究者作为 ASPS 的免疫组化诊断标记。

APSP-TFE3 融合基因产生的融合蛋白 TFE3 可被抗 TFE3 多克隆抗体标记，其诊断 APSP 的灵敏度为 97.50%、特异度为 99.60%[132]。

ASPL-TFE3 基因融合检测技术在 APSP 诊断中具有重要价值，检测方法有 FISH、RT-PCR，RT-PCR 可用于检测 ASPL-TFE3 mRNA 在 APSP 分子诊断中的表达。Martignoni 等[124]发现，24 例 ASPS 中有 2 例不表达 TFE3 蛋白，但在 FISH 检测中发现了 ASPL-TFE3 基因融合。

七、鉴别诊断

石清涛等[133]研究指出，腺泡状软组织肉瘤同颗粒细胞肌母细胞瘤、副神经节瘤、血窦丰富癌、腺泡状横纹肌肉瘤等由于形态较为类似，易发生混淆，其鉴别诊断尤为重要。

（一）腺泡状横纹肌肉瘤

腺泡状横纹肌肉瘤（alveolar rhabdomyosarcoma，ARMS）多见儿童或青少年，好发于口腔、鼻或生殖道等部位。

腺泡状横纹肌肉瘤属于小圆细胞恶性肿瘤，肿瘤同样可出现腺泡状结构，但肿瘤细胞较小，胞质红染、核染色深，呈颗粒状或块状，有些可见胞质红染或带状横纹肌母细胞样分化；此外，肿瘤细胞腺泡状结构间通常出现水肿或黏液样背景，缺乏窦状血管网；肿瘤细胞表达 myogenin 和 MyoD1，不表达 TFE3。

但 ASPS 的瘤细胞呈嗜伊红色的大多边形上皮样细胞，腺泡之间为裂隙状或血窦样毛细血管网，70%~80% 的病例瘤细胞胞质内可见 PAS 阳性的针状或棒状结晶物，血管内常见瘤栓[134]；可呈腺泡状排列，但腺泡之间为纤维血管间隔，缺乏血窦，瘤细胞表达 desmin、MyoD1、MSA 等肌源性标志物。

（二）副神经节瘤

副神经节瘤以中年以上成年人为主，通常发生于膈肌以下部位，腹膜后腹主动脉旁、肾门附近及下腔静脉旁最多见，但少数副神经节瘤可发生于膀胱，2% 可见于颈部及其他少见部位。

副神经节瘤组织形态同样可呈现器官样、腺泡样结构，胞质细颗粒状，通常无坏死，与 ASPS 具有相似的形态。

因副神经节瘤具有神经内分泌肿瘤细胞的分化特征，因此免疫组化标记肿瘤细胞表达 CgA、Syn，特征性肿瘤内支持细胞表达 S-100，PAS 染色多不存在阳性结晶体；再结合免疫标记 TFE3、CK 和组织蛋白酶 K 标志物检查，通常可以鉴别。

腺泡状软组织肉瘤患者主要以年轻女性为主，多见于下肢深部软组织，其腺泡结构大小存在较大悬殊，其细胞体积较大，细胞质主要呈嗜酸性，PAS 染色可见阳性结晶体。

（三）颗粒细胞肌母细胞瘤

颗粒细胞肌母细胞瘤即颗粒细胞瘤，该肿瘤以中老年多见，多位于头颈部、四肢、躯干的皮肤和皮下组织，直径多在 3cm 以下。

大部分颗粒细胞肌母细胞瘤均未发现毛细血管网间质结构，腺泡结构不具有典型性，且呈不规则形态，瘤细胞呈巢状或簇状或片状排列。细胞核深染，小而圆，无异型性；细胞质内颗粒较粗，PAS 染色阴性。

目前研究已证实，颗粒细胞肌母细胞瘤主要为施万细胞发展而来，因此其瘤组织 S-100、NF、NSE 检验呈明显阳性，可作为临床诊断的参考依据。

（四）转移性肾透明细胞癌

远处转移的肾透明细胞癌好发于成人，血尿为其临床常见症状；肿瘤细胞可呈巢状、片状或腺泡状排列，由纤细的分枝状小血管网分隔，胞质透亮，无 PAS 染色阳性的结晶体；肿瘤细胞表达 EMA、PCK、CD10 和肾细胞癌标志物（RCC、Vim）。

（五）Xp11.2 易位/TFE3 融合基因相关性肾癌

Xp11.2 易位/TFE3 融合基因相关性肾癌，好发于儿童和青少年，呈乳头状或巢状结构，肿瘤细胞呈透明状或嗜酸性，伴沙粒体或透明小体；免疫组织化学染色 EMA 阴性或呈局灶性阳性，CAM5.2、Vim 和 CD10、RCC 阳性，TFE3 亦阳性[135]。

腺泡状软组织肉瘤为器官样和腺泡状结构，被血窦样腔隙的纤维结缔组织分隔，肿瘤细胞胞质可见特征性 PAS 染色阳性的菱形或棒状结晶体，MyoD1、SMA 表达阳性，CD10、RCC 和 EMA 阴性。

（六）肾上腺皮质癌

肾上腺皮质癌临床罕见，发病年龄为 40~50 岁，常伴腹部包块或远隔转移；大部分肿瘤细胞分泌激素并伴功能性皮质醇分泌，导致男性化。

肿瘤以较宽的纤维条带分隔为特征，可见实性或腺泡样结构，肿瘤细胞与正常皮脂腺细胞相似，胞核异型性明显，非典型核分裂象多见；肿瘤细胞内可见嗜酸性透明球状小体，PAS 染色阳性；表达 Vim、抑制素-α（inhibin-α）和 Melan-A。

腺泡状软组织肉瘤呈现巢状或器官样结构，被纤细的血窦样腔隙分隔；肿瘤巢中心黏附性较差，可形成腺泡样结构；肿瘤细胞胞质内可见棒状结晶体，PAS 消化后呈阳性，肿瘤细胞不同程度表达 Des，胞质表达 MyoD1，不表达 inhibin-α 和 Melan-A。

（七）血管周上皮样细胞肿瘤

血管周上皮样细胞肿瘤（PEComa）以女性多见，好发于子宫和镰状韧带，其他软组织和内脏少见[136]。

肿瘤富于薄壁血管，管壁与卵圆形上皮样或梭形肿瘤细胞相融合，上皮样肿瘤细胞胞质透明、梭形肿瘤细胞胞质呈嗜酸性颗粒状，组织学形态与腺泡状软组织肉瘤相似；胞核小且居中，可见核仁；肿瘤细胞表达黑色素细胞标志物，95% 以上的病例 HMB45 阳性，并不同程度表达 Melan-A、小眼相关转录因子（MITF）和 S-100，以及肌源性标志物 Des 和 SMA，约有 10% 的病例表达 TFE3[137]。

（八）肝细胞性肝癌

部分肝细胞性肝癌病例癌细胞胞质可透明，排列成腺泡样，间质有丰富的血窦，但 AFP、Hep、CK18、CK20 阳性，不表达 Desmin、MyoD1。

八、治疗

腺泡状软组织肉瘤的治疗主要采取病灶根治性切除手术，术后是否辅助放射治疗和化疗，尚未确定。

（一）手术治疗

手术原则上应施行肿瘤广泛切除术，边缘切除极易复发，复发率可高达 70%。因此，原发肿瘤完整扩大切除是就诊时局限尚无远处转移的腺泡状软组织肉瘤的重要治疗方法[138-139]。

手术切缘肿瘤残存是肿瘤局部复发的根源[92]，若能完整切除原发肿瘤，局部复发极其少见。因此，必须达到足够的手术切缘[140-141]，Marker 等[142]指出，在手术过程中，通常需切除肿瘤边界外 1.0~1.5cm 的健康组织，保证切缘阴性。

在 Ogose 等[15]的报道中，38 例局限期腺泡状软组织肉瘤中 36 例接受原发灶的扩大切除，2 例接受了截肢术，结果随诊 70 个月无局部复发病例出现。一项来自 MD Anderson 癌症中心的研究报告显示[143]，22 例局限期腺泡状软组织肉瘤经局部扩大切除后，中位随诊 108 个月，仅 2 例局部治疗失败。刘跃平等[20]报道，对 37 例局限期腺泡状软组织肉瘤病例原发灶经局部扩大切除后，中位随诊 57 个月，90% 的患者得到了局部控制；5 年、10 年、15 年总生存率分别为 81.7%、63.6% 和 31.8%。总之，早期发现，广泛切除是治疗腺泡状软组织肉瘤的关键[144]。

（二）放化疗

因腺泡状软组织肉瘤对化疗、放疗不敏感，术后辅助放化疗对局部控制率和生存率的影响目前仍存在争议[20]，Lieberman 等[13]和 Kayton 等[55]认为术后辅助放疗无意义，不推荐使用；Ogura 等[145]指出，术后辅助放、化疗无明显疗效；Orbach[146]的研究显示，术后接受化疗者无明显获益。术后放疗也没有显示出它的有效性[55]，Qiao 等[147]认为，放射治疗可降低局部复发，但不影响总体生存率；而 Portera 等[143]和 Ogose 等[15]则建议对局部复发风险较高或切缘不净的进行术后放疗，术后放疗能降低切缘阳性患者的局部复发风险。

因此，对于重要部位的病变，为保证相应器官的功能及术后外形而无法行肿瘤扩大切除时，辅助性放、化疗可在一定程度上控制残余病变，具有一定的积极作用[148]。王宏伟等[27]报道了 18 例口腔颌面部腺泡状软组织肉瘤，所有患者均经病理明确诊断，均以病灶扩大切除为主要治疗手段，术后放疗 3 例，辅助性化疗 1 例；患者平均随访 33 个月（6~75 个月），末次随访时，1 例早期肺转移患者带瘤生存 19 个月，1 例复发伴多处肺转移患者死亡，其余均无复发、转移。

（三）靶向治疗

目前所报道的 ASPS 靶向治疗主要是应用多靶点的抗肿瘤血管生成药物，如舒尼替尼、西地尼布、贝伐单抗、安罗替尼等，不推荐用于辅助治疗，常用于复发、转移的晚期患者[149-150]。有报道指出[151-152]，贝伐单抗、拓扑替康联合口服西地尼布（血管内皮细胞生长因子受体酪氨酸激酶强效抑制剂）可阻碍肿瘤新生血管的形成，降低肿瘤的生长速度，且可显著缩小肿瘤。

有文献报道[153-154]，多靶点酪氨酸激酶抑制剂舒尼替尼对腺泡状软组织肉瘤具有一定疗效。Stacchiotti 等[155]报道给予 5 例晚期转移性 ASPS 患者舒尼替尼每日 37.5mg 治疗后，3 例患者疗效为 PR，1 例为 SD，1 例为 PD。Hanzer 等[156]报道了 1 例 14 岁 ASPS 肺转移的女性患者使用舒尼替尼每日 37.5mg，同时联合沙利度胺及干扰素 α-2b 治疗后，患者肺部包块未见增大，病情稳定。

在 Kumar 等[157]的 Ⅱ 期试验中，给予 46 例不能手术切除的 ASPS 转移患者高效 VEGFR 抑制剂西地尼布（Cediranib）30mg/d，28d 为 1 个周期，在 43 例可评价的患者中，给药 24 周时，客观缓解率为 35%，疾病控制率为 84%。

九、预后

ASPS 生长缓慢，但早期转移率相当高，为高度恶性的软组织肿瘤，总体预后优于其他软组织肉瘤。

Memorial – Sloan – Kettering 癌症中心的大量研究显示，诊断时无转移患者的 5 年存活率为 60%，10 年存活率为 38%，20 年存活率为 15%。孙馨等[158]报道，中位生存时间为 42 个月，5 年生存率为 41.7%。

患者确诊时年龄、原发灶大小、手术是否彻底以及确诊时是否存在远处转移是影响 ASP 预后的重要因素[159]，多次复发、已发生重要器官的转移或不能完整切除时则预后较差，ASPS 肿瘤切除后局部复发率可达 45.9%。

（一）年龄与预后

相关报道发现，确诊时年龄与 ASPS 预后呈负相关，年龄小者优于年龄大者，青少年患者预后相对较好[127]。Casanova 等[138]总结了 19 例青少年腺泡状软组织肉瘤患者，5 年总生存率为 80%。Kayton 等[55]报道了 20 例青少年患者，中位随诊 36 个月，尽管 70% 伴有转移病灶，5 年总生存率仍达 83%。刘跃平等[20]报道，27 岁以下患者的 5 年、10 年生存率明显优于 27 岁及以上患者。Pappo 等[160]报道了 11 例青少年腺泡状软组织肉瘤患者，12 年的总生存率为 74%，明显优于 Memorial Sloan – Kettering 肿瘤中心总结的成人腺泡状软组织肉瘤的生存率（10 年为 34%）[13]。

Lieberman 等[13]、Ogose 等[15]、Casanova 等[138]均认为性别对预后无明显影响，但 Daigeler 等[139]则发现男性预后更差。有学者认为[78]，实体型预后较好，可能是因实体型多发于婴幼儿或儿童，肿瘤部位多表浅，肿瘤体积较小，发现较早等。

（二）肿瘤大小与预后

多数学者认为，原发肿瘤大小是 ASPS 重要的预后相关因素。Evans 等[161]研究发现，直径 >5cm 肿瘤的患者预后较差。Casanova 等[138]亦报道，原发肿瘤大小与生存和远处转移密切相关，凡就诊时原发肿瘤最大直径 >10cm 者皆同时伴有远处转移，原发肿瘤最大直径 >5cm 的患者 5 年总生存率只有 31%，明显低于原发肿瘤最大直径 <5cm 的患者（5 年生存率为 100%）。

Ogose 等[15]总结了日本多中心治疗的 57 例各期腺泡状软组织肉瘤患者，结果显示，原发肿瘤直径 ≤5cm 者，5 年、10 年、15 年生存率分别为 72%、65% 和 65%，而原发肿瘤直径 >5cm 者，5 年、10 年、15 年生存率分别为 46%、9% 和 0%，因此认为，原发肿瘤大小是重要的预后影响因素。Lieberman 等[13]分析了有肿瘤大小记录的 37 例腺泡状软组织肉瘤，发现就诊时肿瘤局限的患者原发肿瘤中位直径只有 5cm，而就诊时存在远处转移的患者肿瘤中位直径则达 10cm，且就诊时原发肿瘤大小与生存率相关。

（三）转移与预后

ASPS 易发生远处转移，转移可发生在病程早期，有时出现在原发肿瘤发现之前，亦可在原发肿瘤切除数十年之后发生转移，不管有无局部复发。据报道，随患者年龄增大转移风险升高，较大肿瘤在诊断时很有可能已发生转移。最常见的转移部位依次为肺、骨和脑，淋巴结转移不常见。

Pennacchioli 等[92]分析认为，腺泡状软组织肉瘤生长较慢，肿瘤越大，生长时间越长，就越有机会发生远处转移，且肿瘤越大，其分裂指数越高，远处转移的风险亦就越大；原发肿瘤直径 <

3cm 的患者随诊期间 30.8% 出现了转移，而原发肿瘤直径 >6cm 的患者 88.9% 在就诊时或随诊期间发生了远处转移。

据报道[162-163]，未发生转移的儿童和青少年 ASPS，5 年生存率达80%，而有转移的患者 5 年生存率明显降低。

（闫庆国）

参考文献

[1] Christopherson W M, Foote F W, Stewart F W. Alveolar soft-part sarcomas: structurally characteristic tumors of uncertain histogenesis[J]. Cancer, 1952, 5(1): 100-111.

[2] Portera C A, Ho V, Patel S R, et al. Alveolar soft part sarcoma: clinical course and patterns of metastasis in 70 patientstreated at a single institution[J]. Cancer, 2001, 91(4): 585-591.

[3] Rekhi B, Ingle A, Agarwal M, et al. Alveolar soft part sarcoma revisited: clinicopathological review of 47 cases from atertiary cancer referral centre, including immunohistochemical expression of TFE3 in 22 cases and 21 other tumours[J]. Pathology, 2012, 44(1): 11-17.

[4] Ferrari A, Sultan I, Huang T T, et al. Soft tissue sarcoma across the age spectrum: a population-based study from the surveillance epidemiology and end results database[J]. Pediatr Blood Cancer, 2011, 57(6): 943-949.

[5] Lieberman P H, Brennan M F, Kimmel M, et al. Aveolar soft-part sarcoma: a clinic-pathologic study of half a century[J]. Cancer, 1989, 63(1): 1-13.

[6] Ordonez N G. Alveolar soft part sarcoma: a review and update[J]. Adv Anat Pathol, 1999, 6: 125-139.

[7] Weiss S W, Goldblum J R. Malignant tumors of uncertain type. Soft tissue tumors[J]. St. Louis: Mosby, 1995: 1067-1074.

[8] 王宏伟，王绪凯，秦兴军，等. 头颈部腺泡状软组织肉瘤临床研究进展[J]. 中国口腔颌面外科杂志, 2016, 14(3): 276-281.

[9] 崔红霞，刘瑶，侯燕，等. 肺原发腺泡状软组织肉瘤1例[J]. 临床与实验病理学杂志, 2016, 32(7): 837-838.

[10] 方志伟，陈勇，宋金纲，等. 796例软组织肉瘤分析[J]. 中国肿瘤临床, 2006, 33(3): 383-386.

[11] Koguchi Y, Yamaguchi T, Yamato M, et al. Alveolar soft part sarcoma of bone[J]. J Orthop Sci, 2005, 10(6): 652-655.

[12] 赵晓娟，伍尧泮，余深平，等. 腺泡状软组织肉瘤的临床及影像学表现[J]. 中山大学学报：医学科学版, 2013, 34(5): 744-749.

[13] Lieberman P H, Brennan M F, Kimmel M, et al. Alveolar soft-part sarcoma. A clinicopathologic study of half a century[J]. Cancer, 1989, 63(1): 1-13.

[14] Portera C A Jr, Patel S R, Hunt K K, et al. Alveolar soft part sarcoma: Clinical course and patterns of metastasis in 70 patients treated at a single institution[J]. Cancer, 2001, 91(3): 585-591.

[15] Ogose A, Yazawa Y, Ueda T, et al. Alveolar soft part sarcoma in Japan: multi-institutional study of 57 patients from the Japanese Musculoskeletal Oncology Group[J]. Oncology, 2003, 65(1): 7-13.

[16] 周梅，赵刚，赵峰，等. 21例腺泡状软组织肉瘤的临床病理分析[J]. 临床与实验病理学杂志, 2010, 26(10): 63-66.

[17] 景诗学. 腺泡状软组织肉瘤的病理诊断[J]. 现代医药卫生, 2016, 32(2): 259-261.

[18] 刘霞，涂频，印洪林. 腺泡状软组织肉瘤16例临床病理分析[J]. 临床与实验病理学杂志, 2015, 31(1): 44-47.

[19] 金腾，彭莉，李小明，等. 腺泡状软组织肉瘤的影像学表现[J]. 临床放射学杂志, 2015, 34(4): 614-618.

[20] 刘跃平，李晔雄，金晶，等. 腺泡状软组织肉瘤的预后影响因素分析[J]. 中国肿瘤临床与康复, 2013, 20(2): 97-100.

[21] 张灵艳，李绍林，魏清柱，等. 四肢腺泡状软组织肉瘤影像学表现与病理组织学研究[J]. 临床放射学杂志, 2014, 33(9): 1404-1407.

[22] 袁亚，鲁宏，冯静，等. 四肢腺泡状软组织肉瘤的MRI表现特征分析[J]. 西部医学, 2018, 30(3): 434-436.

[23] Li X, Ye Z. Magnetic resonance imaging features of alveolar[J]. World J Surg Oncol, 2014, 12: 36.

[24] Fanburg-Smith JC, Miettinen M, Folpe AL, et al. Lingual alveolar soft part sarcoma; 14 cases; novel clinical and

morphological observations[J]. Histopathology, 2004, 45(5): 526 – 537.

[25] 王宏伟, 代炜, 秦兴军, 等. 颊部腺泡样软组织肉瘤 1 例报告及文献复习[J]. 中国口腔颌面外科杂志, 2013, 11(6): 518 – 523.

[26] Wang H W, Dai W, Qin X J, et al. A new clinical manifestation for cheek alveolar soft – part sarcoma: a case report and review of the literature[J]. J Oral Maxillofac Surg, 2014, 72(4): 817 – 822.

[27] 王宏伟, 秦兴军, 杨雯君, 等. 口腔颌面部腺泡状软组织肉瘤 18 例临床分析[J]. 中国口腔颌面外科杂志, 2014, 12(6): 543 – 548.

[28] Rosai J, Dias P, Parham D M, et al. MyoD1 protein expression in alveolar soft part sarcoma as confirmatory evidence of its skeletal muscle nature[J]. Am J Surg Pathol, 1991, 15(10): 974 – 981.

[29] Nakano H, Tateishi A, Imamura T, et al. RT – PCR suggests human skeletal muscle origin of alveolar soft part sarcoma[J]. Oncology, 2000, 58(4): 319 – 323.

[30] Jo V Y, Fletcher C D M. WHO classification of soft tissue tumours: an update based on the 2013 (4th) edition[J]. Pathology, 2014, 46(2): 95 – 104.

[31] van Ruth S, van Coevorden F, Peterse J L, et al. Alveolar soft part sarcoma. A report of 15 cases[J]. Eur J Cancer, 2002, 38(10): 1324 – 1328.

[32] Nakano H, Park P, Ohno T. Ultrastructural studies of tubules, analogous to skeletal cell T – tubules, in alveolar soft part sarcoma[J]. J Orthop Sci, 1998, 3(3): 143 – 149.

[33] 程丽华, 戴瑜珍. 腺泡状软组织肉瘤的临床病理分析[J]. 临床与实验病理学杂志, 2001, 17(3): 227 – 230.

[34] 于洋, 翁泽平, 廖瑜, 等. 腺泡状软组织肉瘤伴脑转移 1 例报告并文献复习[J]. 齐齐哈尔医学院学报, 2018, 39(11): 1364 – 1365.

[35] Weiss S W. Alveolar soft part sarcoma: Are we at the end or just the beginning of our quest[J]. Am J Pathol, 2002, 160(4): 1197 – 1199.

[36] 王宏, 周宁, 李捷, 等. 腺泡状软组织肉瘤肺转移误诊为肺结核报告并文献复习[J]. 临床误诊误治, 2014, 27(11): 38 – 40.

[37] Uppal S, Aviv H, Patterson F, et al. Alveolar soft part sarcoma reciprocal translocation between chromosome 17q25 and Xp11. Report of a case with metastases at presen tation and review of the literature[J]. Acta Orthop Belg, 2003, 69(2): 182 – 187.

[38] Giordano G, D'Adda T, Varotti E, et al. Primary alveolar soft part sarcoma of uterine corpus: a case report with immunohistochemical, ultrastructural study and review of literature[J]. World J Surg Oncol, 2016, 14(1): 24.

[39] Ladanyi M, Lu I M Y, Antonescu C R, et al. The der(17)t(x; 17)(p11; q25) of human alveolar soft part sarcom a fuses the TFE3 transcription factor gene to ASPL, a novel gene at 17 q25[J]. Oncogene, 2001, 20(1): 48 – 57.

[40] 肖浩, 杨慧, 王欢. 喉部腺泡状软组织肉瘤 1 例[J]. 临床耳鼻咽喉头颈外科杂志, 2015, 29(13): 1221 – 1223.

[41] Argani P, Antonescu C R, Illei P B, et al. Primary renal neoplasms with the ASPL-TFE3 gene fusion of alveolar soft part sarcoma: a distinctive tumor entity previously included among renal cell carcinomas of children and adolescents [J]. Am J Pathol, 2001, 159(1): 179 – 192.

[42] Kobos R, Nagai M, Tsuda M, et al. Combining integrated genomics and functional genomics to dissect the biology of a cancer – associated, aberrant transcription factor, the ASPSCR1 – TFE3 fusion oncoprotein[J]. J Pathol, 2013, 229(5): 743 – 754.

[43] Sandberg A, Bridge J. Updates on the cytogenetics and molecular genetics of bone and soft tissue tumors: alveolar soft part sarcoma[J]. Cancer Genet Cytogenet, 2002, 136(1): 1 – 9.

[44] Ishiguro N, Yoshida H. ASPL – TFE3 Oncoprotein regulates cell cycle progression and induces cellular senescence by up – regulating p21[J]. Neoplasia, 2016, 18(10): 626 – 635.

[45] Saito T, Oda Y, Kawaguchi K, et al. Possible association between tumor – suppressor gene mutations and hMSH2/hMLH1 inactivation in alveolar soft part sarcoma[J]. Hum Pathol, 2003, 34: 841 – 849.

[46] Mandal S, Majumdar K, Kumar Saran R, et al. Meningeal alveolar soft part sarcoma masquerading as a meningioma: a case report[J]. ANZ J Surg, 2013, 83(9): 693 – 694.

[47] Argyris P P, Robyn C, Manivel J C, et al. Oral alveolar soft part sarcoma in childhood and adolescence: report of two cases and review of literature[J]. Head Neck Pathol, 2013, 7(1): 40 – 49.

[48] Luo J Melnick S, Rossi A, et al. Primary cardiac alveolar soft part sarcoma. A report of the first observed case with molecular diagnostics corroboration[J]. Pediatr Dev Pathol, 2008, 11(2): 142 – 147.

[49] 华荣，张新华，周航波，等. 5 例罕见部位腺泡状软组织肉瘤临床病理分析[J]. 肿瘤学杂志，2009，15
(10)：956 - 957.

[50] 张新华，石群立，周志毅，等. 左上肺占位[J]. 中华病理学杂志，2006，35(7)：432 - 433.

[51] Williams P W, Brown K B, Westmoreland T, et al. Gastric metastasis from an alveolar soft part sarcoma in a child:
case report and review of the literature[J]. J Pediatr Hematol Oncol, 2014, 36: e173 - e176.

[52] Shaddix K K, Fakhre G P, Nields W W, et al. Primary alveolar soft-part sarcoma of the liver: anomalous presenta-
tion of a rare disease[J]. Am Surg, 2008, 74: 43 - 46.

[53] Van Buren R, Stewart J 3rd. Alveolar soft part sarcoma presenting as a breast mass in a 13-year-old female[J]. Diagn
Cytopathol, 2009, 37: 122 - 124.

[54] Varghese S S, Sasidharan B, Kandasamy S, et al. Alveolar soft part sarcoma - A histological surprise in a male pa-
tient who was suspected to have breast cancer[J]. J Clin Diagn Res, 2013, 7(4): 749 - 751.

[55] Kayton M L, Meyers P, Wexler L H, et al. Clinical presentation, treatment, and outcome of alveolar soft part sar-
coma in children, adolescents, and young adults[J]. J PediatrSurg, 2006, 41(1): 187 - 193.

[56] Amin M B, Patel R M, Oliveira P, et al. Alveolar soft-part sarcoma of the urinary bladder with urethral recurrence:
a unique case with emphasis on differential diagnoses and diagnostic utility of an immunohistochemical panel including
TFE3[J]. Am J Surg Pathol, 2006, 30: 1322 - 1325.

[57] Kim J M, Im S A, Oh S N, et al. Alveolar soft part sarcoma arising from the kidney: imaging and clinical features
[J]. Korean J Radiol, 2014, 15: 381 - 385.

[58] Lee H J. Alveolar soft part sarcoma of the uterine cervix: a case report and review of the literature[J]. Korean J
Pathol, 2014, 48: 361 - 365.

[59] 郭萍，黄菁慧，王柏平，等. 腺泡状软组织肉瘤的 MRI 表现与病理对照[J]. 中国医学影像学杂志，2017，
25(2)：125 - 127.

[60] 吴焕文，钟定荣，张卉. 宫颈腺泡状软组织肉瘤 3 例临床病理观察[J]. 诊断病理学杂志，2012，19(6)：417 - 422.

[61] Zadnik P L, Yurter A, Deleon R, et al. Alveolar soft - part sarcoma in the sacrum: a case report and review of the
literature[J]. Skeletal Radiol, 2014, 43(1): 115 - 120.

[62] Yavuz A, Goya C, Bora A, et al. Primary alveolar soft part sarcoma of the scapula[J]. Case Rep Oncol, 2013, 6
(2): 356 - 361.

[63] Ordonez N, Ladanyi M. Alveolar soft part sarcoma[C]//Fletcher C, Unni K, Mertens F. World Health Organization
classification of tumours, pathology and genetics, tumours of soft tissue and bone[M]. Lyon: IARC Press, 2002
Portera CA Jr, Ho V, Patel SR, et al. Alveolar soft part sarcoma: clinical course and patterns of metastasis in 70
patients treated at a single institution[J]. Cancer, 2001, 91(3): 585 - 591.

[64] Kimi K, Onodera K, Kumamoto H, et al. Alveolar soft - part sarcoma of the cheek: Report of a case with a review
of the literature[J]. Int J Oral Maxillofac Surg, 2000, 29(5): 366 - 369.

[65] Meng N, Zhang X M, Liao A, et al. Management of recurrent alveolar soft part sarcoma of tongue after external beam
radiotherapy with iodine - 125 seed brachytherapy[J]. Head Neck, 2014, 36(12): e125 - e128.

[66] Anbarasi K, Sathasivasubramanian S, Kuruvilla S, et al. Alveolar soft - part sarcoma of tongue[J]. Indian J Pathol
Microbiol, 2011, 54(3): 581 - 583.

[67] Kim H S, Lee H K, Weon Y C, et al. Alveolar soft - part sarcoma of the head and neck: clinical and imaging fea-
tures in five cases[J]. AJNR Am J Neuroradiol, 2005, 26(6): 1331 - 1335.

[68] Casanova M, Ferrai A, Bisogno G, et al. Alveolar soft part sarcoma in children and adolescents: A report from the
Soft - Tissue Sarcoma Italian Cooperative Group[J]. Ann Oncol, 2000, 11: 1445 - 1449.

[69] 蒋萍，徐明芬，姜乃光，等. 4 例腺泡状软组织肉瘤临床病理分析及文献复习[J]. 2014，34(4)：465 - 467.

[70] 胡培安，周正荣，王坚，等. 腺泡状软组织肉瘤的影像学特征及临床病理表现[J]. 中国癌症杂志，2009，19
(1)：12 - 16.

[71] Kanhere H A, Pai P S, Neeli S I, et al. Alveolar soft part sarcoma of the head and neck[J]. Int J Oral Maxillofac
Surg, 2005, 34(3): 268 - 272.

[72] Makino Y. A clinicopathological study on soft tissue tumors of the head and neck[J]. Acta Pathol Jpn, 1979, 29
(3): 389 - 408.

[73] Hunter B C, Devaney K O, Ferlito A, et al. Alveolar soft part sarcoma of the head and neck region[J]. Ann Otol
Rhinol Laryngol, 1998, 107(9): 810 - 814.

[74] Hillyer S, Vicens J C, Levinson H, et al. Alveolar soft – part sarcoma of the tongue in a 17 – month – old[J]. Ear Nose Throat J, 2009, 88：4.

[75] Chatterji P, Purohit G N, Ramdev I N, et al. Alveolar soft part sarcoma of the nasal cavity and paranasal sinuses [J]. J Laryngol Otol, 1977, 91：1003 – 1008.

[76] Singh G, Sharma M C, Suri V, et al. Alveolar soft part sarcoma of the paranasal sinuses masquerading as a giant invasive pituitary adenoma[J]. Ann Diagn Pathol, 2013, 17：276 – 280.

[77] 张洁, 王辅林. 鼻窦腺泡状软组织肉瘤[J]. 中国现代神经疾病杂志, 2015, 15(7)：570 – 577.

[78] Cho Y J, Kim J Y. Alveolar soft part sarcoma：clinical presentation, treatment and outcome in a series of 19 patients [J]. Clin Orthop Surg, 2014, 6(1)：80 – 86.

[79] 程玉书, 沙炎, 黄文虎, 等. 眼眶腺泡状软组织肉瘤的 CT 与 MRI 表现[J]. 中华放射学杂志, 2013, 12：1147 – 1148.

[80] 靳松, 崔世民. 头皮腺泡状软组织肉瘤伴颅内侵犯一例[J]. 中华放射学杂志, 2007, 41(4)：554 – 555.

[81] 韩翼, 王德修, 范源, 等. 骨腺泡状肉瘤的病理形态)附 2 例报告[J]. 北京医学, 1983, 4：220.

[82] 张继增. 骨原发性软组织腺泡状肉瘤——附 3 例报告[J]. 中华病理学杂志, 1983, 12：228.

[83] 赵国元, 吴德平. 骨原发性软组织腺泡状肉瘤 1 例报告[J]. 中华医学杂志, 1985, 65：652.

[84] 蒋玲. 骨腺泡状肉瘤 2 例报告[J]. 中华放射学杂志, 1987, 2：188.

[85] 柳祥庭, 王爱珍, 张志德, 等. 骨原发性腺泡状肉瘤——附 6 例报告[J]. 临床放射学杂志, 1987, 6：310.

[86] 谢青, 朱梅刚, 徐维邦, 等. 右腓骨原发性腺泡状软组织肉瘤 1 例报告[J]. 中华骨科杂志, 1987, 1：7.

[87] 刘兴炎, 葛宝丰, 刘扣有, 等. 原发于骨内腺泡状软组织肉瘤 3 例[J]. 中华肿瘤杂志, 1989, 11(4)：317.

[88] 孙鼎元. 骨原发性腺泡状肉瘤——附 3 例报告并文献复习[J]. 中华放射学杂志, 1994, (9)：604.

[89] 王家瑚. 骨原发性腺泡状肉瘤 3 例报告[J]. 中华骨科杂志, 1994, (11)：698.

[90] 郑平频, 郑慷, 张同侠, 等. 原发于骨的腺泡状肉瘤 2 例[J]. 诊断病理学杂志, 1999, 6(1)：53 – 54.

[91] 方立武, 贺海珍, 朱从伦, 等. 睾丸腺泡状软组织肉瘤一例并文献复习[J]. 现代实用医学, 2016, 28(12)：1662 – 1663.

[92] Pennacchioli E, Fiore M, Collini P, et al. Alveolar soft part sarcoma：clinical presentation, treatment, and outcome in a series of 33 patients at a single institution[J]. Ann SurgOncol, 2010, 17(12)：3229 – 3233.

[93] 潘毅, 张连郁. 腺泡状软组织肉瘤 30 例临床及病理分析[J]. 中国肿瘤临床, 2008, 35(11)：617 – 620.

[94] Selvarajah S, Pyne S, Chen E, et al. High – resolution array CGH and gene expression profiling of alveolar soft part sarcoma [J]. Clin Cancer Res, 2014, 20(6)：1521 – 1530.

[95] Sarkar P, Mukherjee S, Saha M L, et al. Alveolar Soft Part Sarcoma：A Rare Diagnosis[J]. Indian J Dermatol, 2013, 58：244.

[96] 安晓静, 张正祥, 石群立, 等. 骨原发性腺泡状肉瘤 2 例临床病理研究及文献复习[J]. 诊断学理论与实践, 2009, 8(3)：331 – 333.

[97] Falkenstern – Ge R F, Kimmich M, Wohlleber M, et al. Lung metastasis of primary alveolar soft – part sarcoma occurring 20 years after initial treatment[J]. Case Rep Oncol Med, 2013, 2013：690520.

[98] Gavriailidis P, Themeli I, Nikolaidou A. Alveolar soft – part scarcoma with synchronous bone metastasis：rare manifestation of one of the least common soft – tissue sarcomas[J]. Hippokratia, 2013, 17(2)：192.

[99] Isozumi T, Kidooka M, Lee H, et al. Stepwise improvement of visual field after preoperative embolization and tumor resection of cerebral metastasis of alveolar soft part sarcoma[J]. Brain Nerve, 2013, 65(12)：15 – 20.

[100] Shin T H, Jung Y J, Kim O L, et al. Alveolar soft part sarcoma metastasized to both the skull and the brain[J]. J Korean Neurosurg Soc, 2012, 52(1)：55 – 57.

[101] Williams P W, Brown K B, Westmoreland T, et al. Gastric metastasis from an alveolar soft part sarcoma in a child：case report and review of the literature[J]. J Pesiatr Hematol Oncol, 2014, 36(3)：e173 – e176.

[102] Willekens I, Paradisi C, Sarria L, et al. Duodenal metastasis of alveolar soft part sarcoma[J]. JBR – BTR, 2011, 94(5)：287 – 289.

[103] Cykowski M D, Hicks J, Sandberg D I, et al. Brain metastasis of crystal-deficient, CD68-positive alveolar soft part sarcoma：ultrastructural features and differential diagnosis[J]. Ultrastruct Pathol, 2015, 39：69 – 77.

[104] Fanburg – Smith J C, Miettinen M, Folpe A L, et al. Lingual alveolar soft part sarcoma；14 cases：novel clinical and morphological observations[J]. Histopathology, 2004, 45(5)：526 – 537.

[105] Pang L M, Roebuck D J, Griffith J F, et al. Alveolar soft – part sarcoma：a rare soft – tissue malignancy with dis-

tinctive clinical and radiological features[J]. Pediatr Radiol, 2001, 31: 196 – 199.

[106] Ahn S H, Lee J Y, Wang K C, et al. Primary alveolar soft part sarcoma arising from the cerebellopontine angle [J]. Childs Nerv Syst, 2014, 30: 345 – 350.

[107] Akiyama Y, Baba T, Yukihiro I. Alveolar soft part sarcoma in brain with cardiac metastasis: a case report[J]. Int J Cardiol, 2007, 114(3): E93 – E95.

[108] Pang L J, Chang B, Zou H, et al. Alveolar soft part sarcoma: a bimarker diagnostic strategy using TFE3 jmmunoassay and ASPL – TFE3 fusion transcripts in paraffin – embedded tumor tissues[J]. Diagn Mol Pathol, 2008, 17(4): 245 – 252.

[109] Portera Ca Jr, HoVPatel S R. Alveolar soft part sarcoma: clinical course and patterns of metastasis in 70 patients treated at a single institution[J]. Cancer, 2001, 91(3): 585 – 591.

[110] 刘跃平, 李晔雄, 金晶, 等. 腺泡状软组织肉瘤的临床特点和治疗疗效分析[J]. 中国肿瘤临床, 2012, 39 (8): 461 – 464.

[111] Reichardt P, Lindner T, Pink D, et al. Chemotherapy in alveolar soft part sarcoma: What do we know[J]. Eur J Cancer, 2003, 39: 1511 – 1516.

[112] 王志蕙, 石怀银, 王湛博. 颅内转移性腺泡状软组织肉瘤4临床病理分析[J]. 癌症, 2009, 28(11): 1214 – 1218.

[113] 刘宁, 张秀梅, 甘信涛. 腺泡状软组织肉瘤脑转移1例[J]. 医学影像学杂志, 2016, 26(11): 2143 – 2144.

[114] 高文华, 黄玉芳, 雷正军, 等. 腺泡状软组织肉瘤的影像学表现[J]. 中华实用诊断与治疗杂志, 2014, 6 (28): 607 – 608.

[115] 金腾, 刘垚, 李婷, 等. MRI对软组织肿瘤的鉴别诊断价值[J]. 放射学实践, 2015, 30(3): 269 – 274.

[116] 李洋, 郝大鹏, 石祥龙, 等. 颅骨腺泡状软组织肉瘤的影像学表现[J]. 中国临床医学影像杂志, 2016, 27 (8): 584 – 588.

[117] Kang W D, Heo S H, Choi Y D, et al. Alveolar soft part sarcoma of uterine cervix in a woman presenting with postmenopausal bleeding: a case report and literature review[J]. Eur J Gynaecol Oncol, 2011, 32(3): 59 – 61.

[118] Jaber O I, Kirby P A. Alveolar Soft Part Sarcoma[J]. Arch Pathol Lab Med, 2015, 139(11): 1459 – 1462.

[119] 赵利敏, 高杰, 宋欣, 等. 肺转移性腺泡状软组织肉瘤4例临床病理分析[J]. 临床与实验病理学杂志, 2016, 32(10): 1162 – 1165.

[120] Ladanyi M, Antonescu C R, Drobnjak M, et al. The precrystalline cytoplasmic granules of alveolar soft part sarcoma contain monocarboxylate transporter 1 and CD147[J]. Am J Pathol, 2002, 160(4): 1215 – 1221.

[121] Wakely P J, Mcdermott J E, Ali S Z. Cytopathology of alveolar soft part sarcoma: a report part sarcoma: a report of 10 cases[J]. Cancer, 2009, 117: 500 – 507.

[122] 朱思国, 王飞, 余波. 腺泡状软组织肉瘤的针吸细胞学诊断[J]. 中国现代医生, 2015, 53(9): 63 – 66.

[123] Rao Q, Cheng L, Xia Q Y, et al. Cathepsin K expression in a wide spectrum of pervascular epithelioid cell neoplasms (PEComas): a clinicopathological study emphasizing extrarenal PEComas[J]. Histopathology, 2013, 62 (4): 642 – 650.

[124] Martignoni G, Gobbo S, Camparo P, et al. Differential expression of cathepsin K in neoplasms harboring TFE3 gene fusions[J]. Mod Pathol, 2011, 24(10): 1313 – 1319.

[125] 周建功, 马小龙, 汪建华, 等. 腺泡状软组织肉瘤的影像学特征与病理对照[J]. 中华放射学杂志, 2013, 47(2): 162 – 165.

[126] Ordez N G, Mackay B. Alveolar softs – part sarcoma: A review of the pathology and histogenesis[J]. Ultrastruct Pathol, 1998, 22(4): 275 – 292.

[127] Folpe A L, Deyrup A T. Alveolar soft-part sarcoma: a review and update. J Clin Pathol, 2006, 59(11): 1127 – 1132.

[128] 庞丽娟, 李锋. 腺泡状软组织肉瘤组织起源和分子遗传学研究进展[J]. 国外医学(肿瘤学分册), 2003, 30 (6): 472 – 475.

[129] van Ruth S, van Coevorden F, Peterse J L, et al. Alveolar soft part sarcoma, a report of 15 cases[J]. Eur J Cancer, 2002, 38(10): 1324 – 1328.

[130] 施艳琳, 张新华, 周航波, 等. TFE3在腺泡状软组织肉瘤诊断中的初步应用[J]. 诊断病理学杂志, 2009, 16(1): 12 – 14.

[131] Williams A, Bartle G, Sumathi V P, et al. Detection of ASPL/TFE3 fusion transcripts and the TFE3 antigen in formalin-fixed, paraffin-embedded tissue in a series of 18 cases of alveolar soft part sarcoma: useful diagnostic tools in cases with unusual histological features[J]. Virchows Arch, 2011, 458(3): 291 – 300.

[132] Argani P, Lal P, Hutchinson B, et al. Aberrant nuclear immunoreactivity for TFE3 in neoplasms with TFE3 gene fusions: a sensitive and specific immunohistochemical assay[J]. Am J Surg Pathol, 2003, 27: 750 - 761.

[133] 石清涛, 耿敬姝, 冯占军. 腺泡状软组织肉瘤的病理诊断[J]. 哈尔滨医科大学学报, 2008, 42(1): 57 - 59.

[134] 邵馨, 谢军, 范钦和. 成人经典型腺泡状横纹肌肉瘤1例并文献复习[J]. 临床与实验病理学杂志, 2016, 32(12): 1394 - 1396.

[135] Bruder E, Passera O, Harms D, et al. Morphologic and molecular characterization of renal cell carcinoma in children and young adults[J]. Am J Surg Pathol, 2004, 28: 1117 - 1132.

[136] Musella A, De Felice F, Kyriacou A K, et al. Perivascular epithelioid cell neoplasm (PEComa) of the uterus: a systematic review[J]. Int J Surg, 2015, 19: 1 - 5.

[137] Williamson S R, Bunde P J, Montironi R, et al. Malignant perivascular epithelioid cell neoplasm (PEComa) of the urinary bladder with TFE3 gene rearrangement: clinicopathologic, immunohistochemical, and molecular features[J]. Am J Surg Pathol, 2013, 37: 1619 - 1626.

[138] Casanova M, Ferrari A, Bisogno G, et al. Alveolar soft part sarcoma in children and adolescents: a report from the Soft - tissue sarcoma italian cooperative group[J]. Ann Oncolo, 2000, 11: 1445 - 1449.

[139] Daigeler A, Kuhnen C, Hauser J, et al. Alveolar soft part sarcoma: clinicopathological findings in a series of 11 cases[J]. World J Surg Oncolo, 2008, 6: 71 - 78.

[140] Gronchi A, Casali P G, Mariani L, et al. Status of surgical margins and prognosis in adult soft tissue sarcomas of the extremities: a series of patients treated at a single institution[J]. J Clin Oncol, 2005, 23(1): 96 - 104.

[141] Gronchi A, Lo Vullo S, Colombo C, et al. Extremity soft tissue sarcoma in a series of patients treated at a single institution: local control directly impacts survival[J]. Ann Surg, 2010, 251(3): 506 - 511.

[142] Marker P, Jensen M L, Siemssen S J. Alveolar soft - part sarcoma of the oral cavity: report of a case and review of the literature[J]. J Oral Maxillofac Surg, 1995, 53(10): 1203 - 1208.

[143] Portera C A, Ho V, Patel S E, et al. Alveolar soft part sarcoma: clinical course and patterns of metastasis in 70 patients treated at a single institution[J]. Cancer, 2001, 91: 585 - 591.

[144] 刘静, 张琳刚. 腺泡状软组织肉瘤病理诊断及分析[J]. 基层医学论坛, 2017, 21(28): 3984 - 3985.

[145] Ogura K, Beppu Y, Chuman H, et al. Alveolar soft part sarcoma: a single - center 26 - patient case series and review of the literature[J]. Sarcoma, 2012, 2012: 907179.

[146] Orbach D, Brennan B, Casanova M, et al. Paediatric and adoles cent alveolar soft part sarcoma: a joint series from european cooperative groups[J]. Pediatr Blood Cancer, 2013, 60(11): 1826 - 1832.

[147] Qiao P F, Shen L H, Gao Y, et al. Alveolar soft part sarcoma: clinicopathological analysis and imaging results [J]. Oncol Lett, 2015, 10(5): 2777 - 2780.

[148] Sherman N, Vavilala M, Pollock R, et al. Radiation therapy for alveolar soft - part sarcoma[J]. Med Pediatr Oncol, 1994, 22(6): 380 - 383.

[149] Covell D G, Wallqvist A, Kenney S, et al. Bioinformatic analysis of patient - derived ASPS gene expressions and ASPL - TFE3 fusion transcript levels identity potential therapeutic targets[J]. PLo S One, 2012, 7(11): e48023.

[150] Pappo A S, Vassal G, Crowley J J, et al. A phase 2 trial of R1507, a monoclonal antibody to the insulin like growth factor 1 receptor (IGF - IR), in patients with recurrent or refractory rhabdomyosareoma, osteosarcoma, synovial sarcoma, and other soft tissue sarcomas: results of asarcoma alliance for research through collaboration study [J]. Cancer, 2014, 120(16): 2448 - 2456.

[151] Reis H, Hager T, Wohlschlaeger J, et al. Mammalian target of rapamycin pathway activity in alveolar soft part sarcoma[J]. Hum Pathol, 2013, 44(10): 2266 - 2274.

[152] Castelli C, Tazzari M, Negri T, et al. Structured myeloid cells and anti - angiogenic therapy in alveolar soft part sarcoma[J]. J Transl Med, 2013, 11(1): 237 - 240.

[153] Mir O, Boudou-Rouquette P, Larousserie F, et al. Durable clinical activity of single -agent bevacizumab in a nonagenarian patient with metastatic alveolar soft part sarcoma[J]. Anticancer Drugs, 2012, 23: 745 - 748.

[154] Stacchiotti S, Negri T, Zaffaroni N, et al. Sunitinib in advanced alveolar soft part sarcoma: evidence of a direct antitumor effect[J]. Ann Oncol, 2011, 22(7): 1682 - 1690.

[155] Stacchiotti S, Tamborini E, Marrari A, et al. Response to sunitinib malate in advanced alveolar soft part sarcoma [J]. Clin Cancer Res, 2009, 15(3): 1096 - 1104.

[156] Hanzer M, Nebl A, Spendel S, et al. Necrosis of a skin autograft after short - term treatment with sunitinib in a 14 - year

- old girl with metastatic alveolar soft part sarcoma of the thigh[J]. Klin Padiatr, 2010, 222(3)：184 - 186.

[157] Kummar S, Allen D, Monks A, et al. Cediranib for metastatic alveolar soft part sarcoma[J]. J Clin Oncol, 2013, 31(18)：2296 - 2302.

[158] 孙馨，郭卫，杨荣利，等. 15 例腺泡状软组织肉瘤的临床特点及预后分析[J]. 中国癌症杂志, 2012, 2：658.

[159] 韩希然，徐晓艳. 1 例腺泡状软组织肉瘤的临床病理特征[J]. 临床与病理杂志, 2018, 38(8)：1795 - 1801.

[160] Pappo A S, Parham D M, Cain A, et al. Alveolar soft part sarcoma in children and adolescents：clinical features and outcome of 11 patients[J]. Med Pediatr Oncol, 1996, 26：81 - 84.

[161] Evans H L. Alveolar soft - part sarcoma. A study of 13 typical examples and one with a histologically atypical component[J]. Cancer, 1985, 55(4)：912 - 917.

[162] Wang M, Li J, Huan L, et al. Alveolar soft part sarcoma associated with lung and brain metastases：a case report [J]. Oncol Lett, 2016, 12(2)：956 - 958.

[163] 刘巍峰，郝林，王涛，等. 腺泡状软组织肉瘤外科治疗的预后分析[J]. 中华骨科杂志, 2015, 35(2)：148 - 157.

第七节　透明细胞肉瘤

一、软组织透明细胞肉瘤

（一）概述

1965 年，Enzinger[1]首次报道了透明细胞肉瘤（clear cell sarcoma，CCS）；因肿瘤细胞中存在黑色素颗粒，1983 年 Chung 等[2]建议命名为软组织恶性黑色素瘤。然而，分子遗传学研究显示，尽管两者有相似之处，但属于不同的肿瘤[3-6]。

CCS 常见的 t(12；22)(q13；q12)导致位于 22 号染色体长臂上的 Ewing 肉瘤基因（ewing sarcoma，EWS)5′端与位于 12 号染色体长臂上的活化转录因子（ATF1）基因 3′末端融合，形成 EWS/ATF1 融合基因，此易位不发生于黑色素瘤；而在嵌合基因的激活突变的携带 BRAF 的激酶域基则只在皮肤黑色素瘤表达，而透明细胞肉瘤中则没有。

1992 年，WHO 第 2 版软组织肿瘤分类中将 CCS 归为"恶性周围神经肿瘤"的一种特殊类型。后来发现，该类肿瘤与恶性周围神经鞘膜瘤有着不同的细胞遗传学特征，而这些遗传学特征不同于黑色素瘤。

发生于软组织的 CCS 存在特异性的染色体易位，>90% 的病例可检测到 EWSR1 - ATF1/t(12；22)(q13；q12)[7]；约 6% 的软组织 CCS 中存在 t(2；22)(q34；q12)染色体易位，即 EWSR1 - CREB1 基因融合[8]。

2002 年，WHO 软组织肿瘤分类将其归类于分化不确定的肿瘤，正式命名为软组织透明细胞肉瘤。

软组织透明细胞肉瘤的来源目前尚不明确，目前一种观点是，因其具有滑膜肉瘤双向分化特点且常发生于肌腱或腱膜，被认为是滑膜肉瘤的一种；另一种观点，因瘤细胞能生成黑色素及免疫标记 HMB - 45 和 S - 100 均阳性，被认为是胚胎期神经嵴产生黑色素的细胞移行至肌腱或腱膜处的软组织恶性肿瘤。大部分学者支持后一种观点，认为是来源于神经嵴的恶性肿瘤[9]。

透明细胞肉瘤是一种罕见的软组织肿瘤，约占软组织肉瘤的 1%[10]；任何年龄均可发病，大多在 20 ~ 30 岁，中位年龄 27 岁，但也可发生于老年人及儿童[11]，无明显性别差异[12]。

商冠宁等[13]报道了38例透明细胞肉瘤，男性21例，女性17例，年龄10～67岁（中位年龄36岁），60%的患者＜40岁，92%的患者＜60岁。冯旭琴等[14]报道了15例软组织透明细胞肉瘤，男性8例，女性7例，平均年龄35岁。李龙飞[15]报道了12例软组织透明细胞肉瘤，男性10例，女性2例，年龄19～52（36.6±2.8）岁。

软组织CCS可发生于全身各部位，但常位于软组织深部，最常见于足部或踝部，常与肌腱和腱膜相毗邻，其次是膝部和手部，亦可见于头颈、躯干、消化道及阴茎等部位[16-23]；一般不累及表皮和真皮。

李龙飞[15]报道了12例软组织透明细胞肉瘤，下肢8例，包括左膝2例，左踝部2例，右足背4例，上肢4例为右前臂。商冠宁等[13]报道了38例透明细胞肉瘤，35例肿瘤位于四肢，3例肿瘤位于躯干；小腿10例，前臂7例和足5例；近端12例，远端26例。李明等[24]报道了5例软组织透明细胞肉瘤，均位于四肢，表现为进行性增大的肿块。

（二）临床表现

一般情况下，软组织透明细胞肉瘤患者的肿瘤位置较深，且和筋膜、肌腱粘连，多表现为包块缓慢增大，通常无其他症状，肿瘤较大后出现压痛、疼痛等症状。

少数患者有外伤史，患者就诊前往往有较长的生长期，病程由数月到数年，约20%的患者病程超过5年；但亦有肿瘤短期内迅速生长的患者。商冠宁等[13]报道了38例透明细胞肉瘤，患者病史3个月至20年，中位时间12个月；9例疼痛或压痛；转移12例，其中5例肺转移，4例淋巴结转移，3例淋巴结和肺部转移；TNM分期，ⅡA期12例，ⅡB期3例，Ⅲ期11例，Ⅳ期12例。李龙飞[15]报道了12例软组织透明细胞肉瘤，患者临床表现为肿块缓慢增大，2例在短期内肿块增大，并伴有压痛、局部疼痛。

阴茎肉瘤主要表现为阴茎体部肿块，晚期可有排尿困难、血尿、阴茎异常勃起、局部疼痛[23]。

软组织透明细胞肉瘤易发生远处转移，常转移至淋巴结、肺、皮肤、骨骼、肝脏、心脏和脑部[25]。

（三）影像学检查

软组织透明细胞肉瘤多见于青中年的四肢远端的深部软组织，大多数肿瘤相对较小[26-27]，MRI多表现为T1WI与邻近肌组织呈等信号，T2WI脂肪抑制呈高信号或稍高信号，信号不均。

张燕等[28]报道了9例透明细胞肉瘤，MR表现为关节及脊柱旁软组织肿块，与相邻骨骼肌信号比较，7例肿瘤T1WI呈等信号，2例等信号内含斑片高信号，T2WI脂肪抑制序列6例呈明显高信号，3例呈稍高信号，原T1WI高信号的部分T2WI显示低信号，所有病灶T2WI＋FS序列上均信号不均。

（四）组织病理

1. 大体观

报道显示[29]，软组织透明细胞肉瘤多为边界清楚的分叶状、结节状肿块，以浸润性生长为主；大体标本无明显包膜，呈分叶状或多结节状，切面呈灰白色；可见坏死、出血或囊性变。

2. 镜下观

组织形态上，肿瘤由相对一致的上皮样细胞和梭形细胞构成，被纤维性间质分隔成巢状、簇状、片状，胞质嗜酸性或透明。

上皮样细胞和梭形细胞在不同病例的比例不同，或以一种类型为主，或两者混合，有时可见两种细胞类型之间的过渡。

肿瘤细胞为梭形细胞，被纤维组织分隔成巢状或束状，无明显的多形性，常见散在花环状多核巨细胞，胞质透明淡染或嗜酸性；核圆形或卵圆形，空泡状，核仁嗜碱性或嗜双色性，核分裂象不多见；发生复发或转移的病例瘤细胞呈多形性及核分裂象增多，≤(2~3)个/10HPF[30]。

间质常有致密纤维组织增生伴玻璃样变性，部分可黏液变性，少数病例可见黑色素颗粒。

李明等[24]报道了5例软组织透明细胞肉瘤，组织学显示，肿瘤由形态基本一致的上皮样细胞和梭形细胞组成，被纤细的纤维组织分隔呈巢状、片状或束状；瘤细胞胞质嗜酸或透明，核呈一致的圆形或卵圆形，中央可见嗜碱性或嗜双色性大核仁。肿瘤核分裂易见，2~15/10HPF；3例体积较大的可见大片状坏死。李龙飞[15]报道了12例软组织透明细胞肉瘤，极少数见黑色素颗粒，7例为上皮样细胞，胞质呈明显的嗜酸性，见少量的透明细胞区，其余为梭形细胞，胞质透明。

3. 免疫组化

SCC 中 S-100 表达阳性率为 84%~100%，HMB-45 表达阳性率 82%~97%，vimentin 亦阳性表达[28]，部分表达 melan-A、NSE，偶尔可局灶表达 CK、EMA[31-32]。

(五)诊断与鉴别诊断

1. 诊断

软组织透明细胞肉瘤的临床特点缺乏特异性，大多数病例最初诊为良性肿瘤，只有经过病理检查后才能明确诊断，其病理学诊断要点如下[6]。

(1)肿瘤与肌腱、肌膜关系密切。

(2)瘤细胞呈圆形、多边形或梭形，呈实性巢状结构，由宽窄不一的纤维隔包绕。

(3)具有透明轻度颗粒性嗜酸性胞质，核呈空泡状，有明显的核仁，核分裂象少，少见坏死，约有一半的肿瘤中可见多核巨细胞。

(4)约2/3的肿瘤含有多少不等的黑色素，HE 和特殊染色均可看到。

(5)免疫组织化学染色示，大部分肿瘤中 HMB-45、S-100、Vim 及 NSE 表达，只是 S-100 蛋白与 HMB-45 不一定同时在同一肿瘤中表达，PAS 染色多数病例糖原染色阳性。

(6)电镜下，瘤细胞圆形或钝梭形，核仁突出；部分瘤细胞胞质内见黑色素小体成堆存在，或见噬黑色素细胞，胞质内有复合黑色素小体。

2. 鉴别诊断

因透明细胞肉瘤独特的发生部位和多变的病理形态，常常误诊为其他软组织肉瘤，尤其是滑膜肉瘤，因其发生部位和组织形态与透明细胞肉瘤类似；除此之外，还常误诊为黑色素瘤，尤其容易与原发不明的转移性恶性黑色素瘤相混淆[24]。

软组织透明细胞肉瘤主要需与黑色素瘤、恶性外周神经鞘瘤、上皮样肉瘤等软组织肉瘤、骨肉瘤相鉴别[10,33]。

1) 黑色素瘤

皮肤及口腔是黑色素瘤好发部位，皮肤黑色素瘤往往累及表皮，显示明显的瘤组织结构的"多样性"和瘤细胞的"多形性"，核分裂象多见，瘤细胞有嗜表皮现象。瘤细胞多形性及异型性均较明显，呈巢状、腺泡状及弥散分布，核分裂象易见，瘤内常见较多黑色素。

透明细胞肉瘤即使位置浅表，也不侵犯表皮，多数病变位置较深，与肌腱和踺膜相连[34]；瘤细胞较小，相对一致，有巢状生长的特点。

最具鉴别意义的是 CCS 细胞遗传学检查存在互换易位 t(12；22)(q13；q12)，而黑色素瘤不存在此种改变。

2）滑膜肉瘤

软组织透明细胞肉瘤的发病位置独特，且具备梭形细胞、上皮样细胞相混合的特征，再加上部分患者能表达 EMA，易被误诊为滑膜肉瘤，尤其是单相纤维型滑膜肉瘤。

滑膜肉瘤多位于大关节附近，一般不呈结节状分布，多呈分叶状，与肿瘤多中心有关，沿着肌腱、腱鞘生长包绕浸润；多可见双向分化，除表达 vimentin 外，还表达上皮性标志 CK 和 EMA。即使单相型也可发现上皮样分化倾向，滑膜肉瘤细胞较单一，并有较多的裂隙样结构[18]。在免疫组化上，滑膜肉瘤细胞只能表达 EMA、细胞角蛋白（CK）等，不表达 HMB-45；在电镜下，不见黑色素小体。

但 CCS 无双向分化和腺样结构，瘤细胞胞质透明，核仁大而突出，有分隔巢团样结构，免疫组织化学染色 HMB-45、S-100 蛋白阳性反应而不同于滑膜肉瘤。

3）上皮样肉瘤

上皮样肉瘤分为近心型、远心型 2 种类型，位置浅，为结节状结构，呈浸润性生长方式，多累及表面皮肤，并形成溃疡，瘤体组织还见坏死。

镜下常可见地图样坏死，低倍镜下类似肉芽肿结构；免疫组化表达上皮性标志物，S-100、HMB-45 阴性，CK、EMA 阳性。

4）腺泡状软组织肉瘤

肿瘤细胞大，以多角形呈现，巢周围围绕薄壁血管，窦隙样管腔仅有一层薄且扁平的细胞覆盖，具有器官样、腺泡状特征[35]；有丰富的窦状毛细血管，细胞紧贴毛细血管壁排列，内缘较整齐；胞质中存在大量嗜酸性的颗粒，PAS 阳性；免疫组化表达 desmin，不表达 HMB-45、S-100。

5）恶性上皮样周围神经鞘瘤

从形态上看，两者有很多相同之处，但软组织透明细胞肉瘤多存在明显的特征，以卵圆形或圆形为主，中心可见大核仁，结合免疫组化可准确判断[36]。

恶性上皮样周围神经鞘瘤与外周神经干相关，部分来源于神经纤维病变，具备纤维瘤病的条件。细胞呈上皮样，核仁明显，异型性较显著，富含黏液样基质，肿瘤常与粗大神经关系密切；电镜下见不到黑色素小体及前黑色素小体。在免疫组化上，只表达 S-100，不表达 HMB-45。

6）血管周上皮样细胞肿瘤

血管周上皮样细胞肿瘤多发生于腹腔、脏器内，肿瘤内部含有丰富的血管网，且血管周围还存在梭形或上皮样细胞，胞质较透明，有时呈红色。在免疫组化上，免疫表型 HMB-45、SMA 阳性，S-100 阴性。

（六）治疗

软组织透明细胞肉瘤，目前治疗仍以手术切除为主，辅以放疗、化疗和靶向治疗等。商冠宁等[13]报道了 38 例透明细胞肉瘤，36 例患者接受原发肿瘤切除手术，27 例患者行保肢手术，9 例接受截肢/离断，33 例镜下手术切缘阴性；对于转移病灶 8 例进行了区域性淋巴结清扫，2 例行肺转移瘤切除；29 例接受化疗，7 例接受了辅助放射治疗，放疗剂量术前 33Gy、术后 60Gy。全部病例 5 年复发率 23.7%，5 年和 10 年转移率分别为 61.0% 和 68.4%。

1. 手术治疗

手术方式有肿块切除术、根治手术及截肢术，根治手术必须在肿瘤周围正常组织内进行切除；对于病变局限患者，应尽可能行广泛切除术。

对于区域淋巴结清扫目前尚有争论[37]，有作者建议预防性淋巴清扫术，而另一些研究建议临床表现为淋巴结肿大时进行淋巴结清扫[38]。

2. 放化疗

局部残留的肿瘤组织复发是治疗失败的主要原因，多数学者认为[24,39]，以广泛切除原发病灶并辅以放、化疗为最佳治疗方案。李龙飞[15]报道了12例软组织透明细胞肉瘤，12例患者均给予肿瘤切除术，术中发现肿瘤位置深，并与肌腱或深筋膜连接。随访1~3年发现，2例左膝患者术后1年复发，并转移至腹股沟淋巴结；2例左踝部患者术后2年复发，复发率为33.3%。

术后放疗可减少局部复发率，尤其是手术边缘可疑阳性的患者，放疗应在术后3~4周开始，多采用3D-CRT或IMRT技术，剂量60~70Gy。

因软组织透明细胞肉瘤罕见，放疗和化疗只是作为术后的一个辅助手段，但其治疗标准及治疗疗效如何，有待进一步观察[40]。

Takahira等[41]报道，术后联合应用咖啡因、阿霉素、顺铂可取得显著远期疗效。冯旭琴等[14]报道了15例软组织透明细胞肉瘤，所有患者均接受手术，6例患者接受以放化疗、干扰素等为基础的辅助治疗方案，认为手术结合放化疗有一定的治疗疗效。商冠宁等[13]报道了38例透明细胞肉瘤，29例接受化疗，具体化疗方案为阿霉素（60~90mg/m^2）、阿霉素（60mg/m^2）+异环磷酰胺（7~9g/m^2）、阿霉素（60mg/m^2）+顺铂（120mg/m^2）、阿霉素（60mg/m^2）+异环磷酰胺（7~9g/m^2）+达卡巴嗪（900mg/m^2）、顺铂（120mg/m^2）+环磷酰胺（500mg/m^2）、环磷酰胺（500mg/m^2）+长春新碱（1.590mg/m^2）+阿霉素（60mg/m^2）+达卡巴嗪（1200mg/m^2）；在20例可评估的病灶中，PR 5例，SD 9例，PD 6例，ORR达70%。

但亦有报道[42-43]，以阿霉素为主的化疗方案对透明细胞肉瘤的治疗结果令人失望。Mir等[44]，认为，透明细胞肉瘤对传统化疗药物不敏感，作者对膝关节透明细胞肉瘤采用"阿霉素-异环磷酰胺-顺铂"方案进行化疗，仅5.2个月后肿瘤进展。

Stacchiotti等[45]的研究表明，舒尼替尼对进展期的透明细胞肉瘤有一定疗效。

（七）预后

透明细胞肉瘤的预后类似恶性程度较高的其他肉瘤，一般在诊断时多已发生转移，易局部复发，预后极差，5年生存率<60%，治愈率≤20%[46-47]。Lucas等[48]报道，CCS 5年生存率67%，但10年下降至33%。商冠宁等[13]报道了38例透明细胞肉瘤，全部病例5年复发率为23.7%，5年和10年转移率分别为61.0%和68.4%，病情进展多表现为淋巴结转移，32例死于肿瘤转移；转移、局部复发、死亡的中位时间分别为13个月、19个月和20个月。所有患者5年生存率为47%，10年生存率仅为36%。

CCS预后相关因素主要有肿瘤大小与深度、TNM分期、是否有坏死灶、能否根治性切除等[49-51]，预后不良的因素包括肿瘤直径>4cm或5cm，有坏死和局部复发，DNA拷贝数多。有报道称[47]，肿瘤>5cm者预后明显较肿瘤<5cm者差。

二、儿童肾透明细胞肉瘤

（一）概述

1. 基本概念

1970年，Kidd[52]注意到在过去诊断的肾母细胞瘤中，有一种组织形态与肾母细胞瘤不同、具有骨转移倾向的肾肿瘤，并将这类肿瘤称为"骨转移性儿童肾肿瘤"（bone metastasising renal tumor of childhood）。其后的研究表明[53]，肾透明细胞肉瘤（clear cell sarcoma of the kidney，CCSK）与肾母细胞瘤有着完全不同的生物学特征及基因表达特性，CCSK 无 WT1 基因转录因子且 P53 基因突变罕见[54]。基于组织学、超微结构、生物学及临床特点、治疗和预后等区别，现已将其从肾母细胞瘤中划分出来，归类为预后不良的儿童期肾肿瘤和肾软组织肿瘤[55]，称为"肾透明细胞肉瘤"。有学者认为[56-58]，BCOR 基因的表达异常与其发生发展过程有关。有文献报道[59]，CCSK 与 P53 蛋白有关。Rakheja 等[60]发现，CCSK 有特征性染色体 t(10；17)(q22；p13)。

2. 流行病学

CCSK 是一种罕见的儿童肾脏恶性肿瘤，占儿童肾原发肿瘤的 3% ~ 5%，是继肾母细胞瘤后第二位的儿童肾肿瘤[61-63]。美国每年大约有 20 例新发病例[63]，国内报道例数近 100 例[64-82]。

CCSK 好发于 6 个月至 5 岁的婴幼儿，发病年龄平均为 36 个月，小于 6 月龄及成人发病罕见[83-86]。报道最小年龄的病例为孕 31 周胎儿，最年长的 58 岁[87-88]。Fabiola 等[89]统计了 351 例小儿 CCSK，结果表明，好发于 2 月龄至 14 岁，平均年龄为 36 个月，2 ~ 3 岁为发病高峰。

CCSK 以男患儿多见，男女比例为 2:1[63,90]。王冠男等[91]报道了 20 例儿童肾透明细胞肉瘤，男性 11 例，女性 9 例，平均发病年龄 32 个月。王月娥等[92]报道了 11 例儿童肾透明细胞肉瘤，男性 7 例，女性 4 例，男女比例约为 2.25:1，年龄 6d 至 7 岁，平均年龄 3.5 岁。刘峰等[93]报道了 9 例肾透明细胞肉瘤，男性 5 例(55.5%)，女性 4 例(44.5%)，比例约为 1.3:1。发病月龄 21 ~ 85 个月，平均月龄和中位月龄分别为 51 个月和 49 个月。王春宝等[94]统计了国内报道的 73 例患儿，发病年龄从 3 月龄至 12 岁，平均年龄为 41 个月；男性、女性比率为 1.92:1。

(二)临床表现

CCSK 患者的临床表现与 Wilms 瘤相似，多为巨大腹部占位，影像学可证实为肾脏源性，以腹部包块或异常隆起、腹痛、肉眼血尿、贫血等表现多见[95]，可伴随呕吐、食欲减退、便秘、发热及高血压等。王春宝等[94]的研究显示，73 例 CCSK 患儿中 60 例以腹部包块为主要症状，11 例伴血尿。作者认为，CCSK 恶性度极高，具有侵袭性和广泛转移的特点，复发率和死亡率均较高。王冠男等[91]报道了 20 例儿童肾透明细胞肉瘤，左侧 11 例，右侧 9 例。临床表现为肉眼血尿 6 例，腹部包块 10 例，体检行腹部超声发现占位 3 例，腹痛 1 例。合并肾静脉瘤栓 1 例，合并腔静脉及右心房瘤栓 1 例。刘峰等[93]报道了 9 例肾透明细胞肉瘤，主要首发症状包括腹部肿物 5 例，肉眼血尿 3 例，腹痛 1 例。

其肿块生长迅速，患儿就诊时往往肿块最大横径就已经≥10cm，患儿腹部邻近脏器受压，营养状况较差。

肾透明细胞肉瘤是一种易出现骨转移的恶性肿瘤，这也是它与 Wilms 肿瘤最显著的区别，正因如此，肾透明细胞肉瘤在很长一段时间内被称为"儿童骨转移性肿瘤"，这也提示其预后较差、死亡率较高[96]。

肾透明细胞肉瘤其次容易发生转移的部位是肺、后腹腔、脑和肝脏，亦有一些罕见转移灶的报道，如头皮、硬膜外腔、鼻咽部、颈部、腋下和眶周、骨髓和淋巴结等[97]；还有转移至膀胱复发的案例[98]。

国际儿科肿瘤学会(International Society for Pediatric Oncology，ISOP)于 2005 年、北美肾母细胞瘤研究协作组(National Wilms Tumor Study Group，NWTS)于 2006 年分别报道脑转移已成为目前 CCSK 最常见的术后转移部位，其次为骨盆、眼眶、软组织、纵隔、眼睑、骨髓和淋巴结[99-100]。CCSK 的中枢神经系统复发率偏高，且小婴儿 CCSK 的复发率更高，一旦复发治愈率会更低。

CCSK 可侵入下腔静脉并进入右心房，既往文献报道此类病例罕见，仅有 3 例成人和 5 例儿童病例报道[98]。

（三）影像学检查

因 CCSK 临床罕见，故其影像学研究报道较少[72,101-103]。

CCSK 为单侧性、单中心性，左右肾发病率相似，两侧肾脏同时发病尚未见文献报道[95]；肿瘤被发现时往往体积较大。虞崚崴等[101]报道了 7 例儿童肾透明细胞肉瘤，均为单侧肿块，其中 4 例最大径 >10cm，占 57%。

CCSK 的影像表现具有肿块体积偏大、液化明显、血供丰富等特点，其密度/信号不均，不均匀的中等度强化，可有钙化，CT 增强易显示瘤内肿瘤血管，磁共振扩散成像呈高信号[72,101]。

杨玉姣等[104]指出，CCSK 多呈类圆形或椭圆形，体积一般较大，直径多≥10cm；边界多清晰锐利，可见完整包膜，部分可见分叶状；肿瘤呈等低混杂不均匀密度，囊变坏死成分较多；坏死组织周围可见斑片状、线状、点状钙化，病理示为坏死导致的营养不良性钙化；瘤体呈膨胀生长，肾实质及集合系统受压变形分离，残余肾实质受压呈杯口样改变，瘤体较大时跨越中线生长；瘤体可见纤维分隔结构，部分呈条絮状；肿瘤血供丰富，可见多发纤细肿瘤血管，动态增强扫描实质部分呈云絮样、虎斑样、条纹状及斑片状渐进性高程度强化，可能与肿瘤细胞密集、血管丰富使对比剂廓清缓慢有关，坏死和囊变区不强化；肾外转移灶多、出现早，可较早转移至骨，其次可出现淋巴结、肺、肝和软组织转移等。

肖伟强等[105]总结了如下 CCSK 的 CT 增强表现特点，有助于与其他儿童肾脏恶性肿瘤相鉴别。

（1）动脉期常见多发扭曲细小血管影：经典的 CCSK 组织学表现为透明胞质的肿瘤细胞，血供丰富，瘤巢间由细薄的网状纤维组织和有特征性的、丰富的树枝状、"鸡爪样"小血管将其分割，约 90% 的病例在病理上具有该形态特征。

增强 CT 动脉期可表现为瘤体内多发扭曲细小血管，部分病例较丰富而密集。孙记航等[72]报道的 11 例 CCSK 中有 8 例可见此征象，而在 Wilms 瘤、中胚叶肾瘤等常见儿童肾肿瘤中较少见，相对有特征性。

（2）实质期"虎斑样"改变：肿瘤在 CT 平扫上呈高低不等混杂密度，增强扫描呈非均质强化，程度普遍低于邻近肾组织，且可见强化减弱或不强化区，病理显示为坏死及囊变[101]，低等密度为主的条片相间混合影呈"虎斑样"改变。

虞崚崴等[101]、孙记航等[72]的报道中见此征象者分别为 5 例和 6 例，此征象有别于其他肾肿瘤形成的整片坏死或囊变。

（3）常见肾外转移：Chung 等[106]报道，有 5%~18% 的病例出现远处转移，最常见的转移部位是淋巴结（30%），其次是骨（13%~20%），然后是脑、肺和肝。

过往研究认为，骨转移这一特点可区别于其他肾脏恶性肿瘤；近年来的报道中，脑已经超越骨转移成为 CCSK 最常见的转移器官。因此，对于疑诊 CCSK 的病例，除需注意骨转移外，亦需排除脑、肺、肝转移的可能。

肖伟强等[105]对 11 例儿童肾透明细胞肉瘤术前 CT 平扫及增强图像进行了分析、总结，肿瘤血供丰富，强化较明显（程度 31~55Hu），动脉期多发扭曲细小血管影 9 例，实质期"虎斑样"改变 8 例；转移较常见（7 例），NWTSG 分期以 Ⅲ、Ⅳ 期居多，其中腹膜后淋巴结转移 4 例，下腔静脉内瘤栓 3 例，骨转移 1 例，肺转移 2 例，肝转移 1 例。郑英杰等[107]报道了 8 例肾透明细胞肉瘤，均为单侧肾脏发病，肿瘤体积较大，直径均超过 8cm，所有病例均有不同程度液化坏死，6 例病灶内可见散在点状钙化；增强扫描肿瘤实性成分呈中等程度强化，8 例病灶从肾实质向外膨胀性生长；4 例肺实质多发转移结节，5 例出现肋骨、颅底骨质、椎体多发受累。刘峰等[93]报道 9 例肾透明细胞肉瘤，初诊时 CT 测量肿瘤最大直径为 8.0 ~ 19.0cm，平均瘤径 9.4cm。原发病灶位于左肾 6 例（66.6%），右肾 3 例（33.4%）。临床分期Ⅰ期 2 例（22.2%）；Ⅱ期 1 例（11.2%）；Ⅲ期 3 例（33.3%）；Ⅳ期 3 例（33.3%）；无Ⅴ期患儿。发生远处转移为 3 例，包括肺转移 1 例，肱骨转移 1 例，髂骨和肺同时转移 1 例。

（四）组织病理

CCSK 常起源于中央区域，取代正常肾组织或位于肾髓质[108]，组织病理学是 CCSK 诊断的金标准，但其组织学结构复杂，组织学亚型较多，常需结合免疫组化。

1. 大体观

CCSK 大多体积较大，肿瘤直径国外最大报道 135 例为 2.3 ~ 24cm，平均 11.3cm[89]，国内 72 例显示直径 4 ~ 27cm，平均 11cm。

肿瘤多位于肾髓质，界限较清楚，没有明显包膜，包膜或边缘常有血管侵犯[109]；质软，切面实性，灰白色或淡棕色，鱼肉状或黏液透明样，黏液丰富，有的区域比较韧，编织状，可见囊肿样分隔、出血及局灶坏死。

2. 镜下观

CCSK 经典组织学表现为由大小一致、染色很浅的肿瘤细胞构成，瘤细胞呈团片状或实体状分布，瘤细胞界限不清楚，胞质透明呈空泡状；核较小，圆形或椭圆形，大小基本一致；核染色质细呈网点状，染色浅；核仁不清，可见核沟，核分裂象多少不等。

间质为纤细的分枝状血管（"鸡爪样"血管），肿瘤组织内可见大量树枝状小血管形成的网架，将肿瘤细胞分隔成巢状或网状[60,64]。

透明细胞质、核沟和间质"鸡爪样"血管是组织形态学诊断 CCSK 的重要依据，肿瘤细胞排列成特殊的腺泡样结构和形成纤维血管间质支架更具有诊断价值[69]。

CCSK 在光镜下的特征性表现：

（1）基本结构：肿瘤细胞被分枝状纤维小血管分隔成巢状或梁索状，巢状和梁索的宽度在 4 ~ 10 个细胞之间。

（2）细胞特点：肿瘤细胞体积小，界限不清，大小比较一致，核多呈圆形、卵圆形，大小较一致，染色质均匀细腻、粉尘状，核仁不清楚，偶见核沟，核分裂象不定；胞质淡染或呈透明状。

（3）肿瘤与间质的关系：肿瘤的间质由含丰富小血管的少量纤维组织构成，与肿瘤组织常分界不清。

（4）血管特点：丰富的细而规则的分枝状毛细血管，呈"鸡爪样"，血管周围围绕多少不等的纤维母细胞，富含胶原基质为特征。

因肿瘤组成成分的变异与继发改变，组织学表现多样，可分为经典型、硬化型、多形型、富于细胞型、黏液型、上皮样型、梭形细胞型、囊肿型、栅栏型、窦腔型或周细胞瘤样型及多形性或间变型等，梭形细胞型、多形性或间变型预后更差。

90% 表现为经典型，瘤细胞大小一致，界限不清，细胞核呈圆形或卵圆形，空泡状，核仁不明显，细胞质呈透明或嗜酸性，异型性不明显[110]，核分裂象少见。

瘤细胞外黏液形成黏液池者为黏液型；肿瘤细胞间形成无细胞性透明骨样基质为硬化型；肿瘤形成富于细胞的细胞结节称富于细胞型；肿瘤细胞呈明显上皮样或形成类似腺管和腺泡结构，分别称为上皮样梁状型和腺泡状上皮样型；肿瘤组织若排列呈栅栏状或梭形，分别称为栅栏状型及梭形细胞型等。

(五)免疫组化

免疫组化方面，目前无特异的标志物可用于确诊 CCSK，但应用抗体标记 Vim、Bcl - 2 为阳性，而 S - 100、WT1、CK、EMA、Des、SMA 和 CD34 等阴性对鉴别诊断有帮助。CCSK 起源于原始间胚叶细胞，无上皮分化能力，故 CK 阴性、Vimentin 阳性。

Cyclin D 可作为 CCSK 临床病理诊断中相对特异的免疫标志物，同时结合 Bcl - 2、CD99 等标记的联合使用，可有效地鉴别 Bcl - 2 与其他肾脏肿瘤[92]；王春宝等[94]认为，vimentin 阳性是肾透明细胞肉瘤的重要免疫标记特征。王冠男等[91]报道了 20 例 CCSK 患儿，均表达波形蛋白，其他标志，如细胞角蛋白、上皮膜蛋白、结蛋白、肌动蛋白、NSE、S - 100 蛋白、CD34、CD99 等均为阴性。

(六)诊断

肾透明细胞肉瘤在儿童肾脏肿瘤中所占比例很小，在影像学上缺乏特异性，术前很难明确诊断，其确诊依赖病理检查及免疫组化[111 - 114]。但 CCSK 缺乏特异性的免疫标志物，其组织学表现和其他几种儿童肾脏肿瘤有较大重叠，在临床上易造成误诊。因此，CCSK 是肾脏肿瘤尤其是儿童肾脏肿瘤诊断中的难点之一。

目前，肾透明细胞肉瘤的活检方式均倾向于开放活检，因细针穿刺活检往往容易导致肿瘤的扩散或瘤体的破裂出血。

Vim、Bcl - 2 为阳性及 S - 100、WT1、CK、EMA、desmin、SMA 和 CD34 等阴性对鉴别诊断有帮助[64,94]。

(七)鉴别诊断

1. 肾母细胞瘤(Wilms 瘤)

Wilms 瘤是儿童最常见的肾脏恶性肿瘤(约占 90%)，峰值年龄 2 ~ 3 岁，可多中心起源，双侧性亦有 4% ~ 10%，可发生于肾脏的任何部位，但大多开始于肾包膜下的皮质内，这与单侧性、髓质发生的 CCSK 不同。

Wilms 瘤以实性为主，常伴坏死和陈旧出血，钙化约占 15%，增强后肿瘤实质部分可见轻度强化，肿瘤的实性成分 CT 值平均提高约 40Hu，可侵入肾静脉。

Wilms 瘤肿瘤强化程度较 CCSK 低，与肿瘤血管成分较少，液化坏死较多有关，且 Wilms 瘤通过直接蔓延侵犯邻近结构，很少包绕或推压腹主动脉等；肿瘤成侵犯肾周血管及下腔静脉，这与 CCSK 肿瘤边界清晰，腹膜后血管受压推移不同，且 CCSK 可包绕周围血管，但未侵犯周围血管。

影像上较之 Wilms 瘤，CCSK 的瘤体内更易显示增强动脉期细小的肿瘤血管、肿瘤实体的明显强化和密度/信号夹杂形似虎斑样条纹较有特征，较大的肿块有对肾门部血管的包绕常见；CCSK 早期转移多见，尤其骨骼系统如脊柱骨、肋骨、颅骨的转移，而典型的 Wilms 瘤一般不出现骨转移。

肾母细胞瘤起源于后肾母细胞，可见原始肾小管及肾胚芽形成，免疫组化染色 CK、EMA、WT1 可呈阳性；而 CCSK 起源于原始间胚叶细胞，无上皮分化的能力，仅 Vim 阳性而 CK 等上皮标记阴性[66]。

2. 肾恶性横纹肌样瘤

肾恶性横纹肌样瘤(rhabdoid tumour of kidney，RTK)是发生于低龄儿童的高侵袭性恶性肿瘤，罕见，峰值年龄为 11 个月；起源于髓质，中心性生长，70% 可见钙化、包膜下积液，见分叶状结构。

RTK 组织学上由密集排列的具有明显的嗜酸性胞质和突出的核仁的肿瘤细胞构成，肿瘤细胞核大，有丰富的嗜酸性胞质，细胞质内可见 PAS 阳性包涵体，瘤细胞核偏位、染色质空泡状，可见明显的大核仁；CCSK 的肿瘤细胞核染色质较疏松，无红染的胞质或核内包涵体，"鸡爪样"血管丰富。

3. 先天性中胚叶肾瘤

先天性中胚叶肾瘤（congenital mesoblastic nephroma，CMN）也发生于小儿，CMN 临床生物学行为表现低度恶性，多见于 1 岁以下，特别是 6 个月以下的小儿，1 岁以内者约占 90%。

CMN，瘤体以实性成分为主，细胞型中胚叶肾瘤可含囊性成分，经典型中胚叶肾瘤超声下可见环形征。

肿瘤细胞呈车辐状、束状排列的纤维束，主要由具有成纤维细胞、肌纤维母细胞及平滑肌细胞特性的梭形细胞构成，瘤细胞胞质淡红染，胞核细长，两头稍钝圆，核分裂象常见[115]。无明显透明细胞分化，肿瘤中可见少量残留的肾小管和肾小球，有时可见玻璃样软骨小岛和灶状髓外造血现象。

CMN 主要由温和的梭形细胞构成，细胞无明显的分化方向，间质多为扩张的"鹿角样"血管；缺乏 CCSK 特征性的组织结构和血管特点，免疫组化染色 CMN 常常显示 actin、Des 阳性[116]。

4. 软组织透明细胞肉瘤

软组织透明细胞肉瘤常见于 20～40 岁青年人，通常见于深部软组织，组织学上由丰富的透明细胞构成，肿瘤细胞核相当一致，呈泡状，核仁突出，细胞通常有突出的嗜酸性核仁，部分细胞内可见黑色素颗粒；免疫组化显示 S-100、HMB45、MelanA 呈阳性。

（八）治疗

目前，国内外对于肾透明细胞肉瘤的治疗，均倾向于肾根治性切除术联合术后化疗，这种治疗方案可使 CCSK 的治愈率显著提高，患者术后长期生存率可达到 60%～70%[117]。

目前，国内外尚未有明确的 CCSK 诊疗指南，但应用较广泛的为美国肾母细胞瘤研究组（National Wilms Tumor Study Group，NWTSG）与国际儿科肿瘤学会（the International Society of Paediatric Oncology，ISOP）制定的临床分期，二者因手术时期的不同而存在部分差异，ISOP 常采用手术前化疗，而 NWTSG 方案则对术前化疗较为谨慎[118]。

肾透明细胞肉瘤，术前化疗必须建立在明确的病理诊断基础上，否则使患者的预后变差[97,119]。目前常用的化疗药物主要有环磷酰胺、异环磷酰胺、依托泊苷、卡铂、长春新碱、阿霉素等。有研究表明[120]，异环磷酰胺、卡铂和依托泊苷化疗有较好疗效。有研究报道[121]，加入多柔比星、环磷酰胺及依托泊苷等化疗药物的加强化疗方案可提高肾透明细胞肉瘤的治愈率。

美国儿童肿瘤协作组（Children's Oncology Group，COG）高危肾肿瘤临床试验（AREN0321）治疗方案首先是手术切除，之后 Ⅰ～Ⅲ 期患儿给予长春新碱、环磷酰胺、阿霉素、依托泊苷化疗 24 周；Ⅳ 期患儿在上述药物的基础上，加入卡铂，化疗周期更强化。Ⅰ 期患儿是否给予放疗目前尚有争议，Ⅱ～Ⅳ 期患儿均接受放疗（10.8Gy）。ISOP 的治疗方案是 Ⅰ 期患儿使用长春新碱、放线菌素 D 及阿霉素化疗，Ⅱ～Ⅳ 期患儿使用阿霉素、环磷酰胺、卡铂及依托泊苷化疗并联合放疗。

NWTSG 的治疗方案是先手术切除，之后使用长春新碱、环磷酰胺、阿霉素与异环磷酰胺、依托泊苷交替化疗，并予以放疗，5 年无复发生存率和总生存率分别为 79% 和 89%[122]。王冠男等[91]报道了 20 例儿童肾透明细胞肉瘤，均行瘤肾切除术，按 NWTSG 进行肿瘤分期，Ⅰ 期 11 例、Ⅱ 期 1 例、Ⅲ 期 6 例、Ⅳ 期 2 例；4 例患儿接受术前长春新碱＋放线菌素 D 化疗，19 例患儿接受术后长春新碱、环磷酰胺、阿霉素、依托泊苷化疗＋放疗。20 例患儿中，19 例回访，随访时间 1.5～123.0 个月，平均 56.1 个月，存活最长的 2 例分别为 108 个月和 85 个月，6 例死亡，1 例失访。作者认为，儿童肾透明细胞肉瘤恶性度高、预后差，需采用手术 + 化疗 + 放疗的强化治疗。

中国抗癌协会小儿肿瘤专业委员会制定的儿童肾母细胞瘤 CCCG - WT - 2009 方案[123]，主要借鉴美国 NWTSG 方案，认为在条件允许情况下，尽可能先手术切除肿瘤，之后Ⅰ~Ⅳ期患儿均给予长春新碱、环磷酰胺、阿霉素、依托泊苷化疗 24 周，并在术后 9d 内开始放疗。盛琦等[121]报道了 7 例儿童肾透明细胞肉瘤，采用 CCCG - WT - 2009 方案治疗，Ⅰ~Ⅲ期患儿按 WT - 2009(3)方案治疗，2 例Ⅳ期 CCSK 按 CCCG - WT - 2009 方案治疗，总体治愈率达 85.7% (6/7)，Ⅰ~Ⅲ期 5 例 CCSK 治愈率达 100% (5/5)，2 例Ⅳ期 CCSK 治愈率达 50.0% (1/2)。刘峰等[93]报道 9 例肾透明细胞肉瘤，经综合治疗后 9 例患儿均完全缓解(100%)，随访满 3 年的 6 例患儿，3 年总生存率 100%，3 年无事件生存率 83.3%，未见明显治疗相关不良反应，认为 WT - 2009 治疗方案近期疗效好。

Rodulescu 等[120]应用 Topotecan + ICE、SCT 等治疗 8 例有脑转移、复发的 CCSK，其中有 6 例获得无病生存。

（九）预后

多数学者认为，肾透明细胞肉瘤是一种不同于肾母细胞瘤且恶性程度更高的肿瘤，易发生骨转移；存活率明显低于肾母细胞瘤，预后差。

文献报道，CCSK 复发率很高，有 14% ~78% 的患儿复发，且有晚期复发的特点，从 5 个月到 8 年不等，平均 24 个月[98]。NWTSG 的临床研究中，仅 21 例在确诊 3 年后复发[117]。

CCSK 的预后与年龄、临床分期等密切相关，临床上患者出现转移、年龄 >4 岁、肿瘤内出现坏死、肿瘤临床分期较高者，预后更差[124]，患者确诊 CCSK 的年龄在 2 ~4 岁，较小于 2 岁或大于 4 岁预后好。Ⅰ期患者生存期显著高于分期较晚者，晚期 CCSK 的预后明显不理想[125]。

三、胃肠道透明细胞肉瘤

（一）概述

胃肠道透明细胞肉瘤(clear cell sarcoma of the gastrointestinal tract，CCS - GI)是一种罕见的特殊类型胃肠道肿瘤，1993 年 Ekfors 等[126]首次报道 1 例发生于十二指肠的 CCS。

胃肠道透明细胞肉瘤组织学特征类似于软组织透明细胞肉瘤，肿瘤组织内含有数量不等的破骨细胞样巨细胞，是一种罕见的、虽有透明细胞肉瘤特征但又与透明细胞肉瘤有明显差异的独立实体。

1985 年，曾有 1 例形态学符合 CCS - LGT 的空肠肿瘤被报道为"具有破骨样巨细胞的恶性神经内分泌肿瘤"[127]。

2003 年，Zambrano 等[128]报道了 6 例发生于胃肠道的具有软组织透明细胞肉瘤特点的含有大量破骨巨细胞的肿瘤，并首次对其进行详细的描述。

2010 年，Kosemehmetoglu 等[26]首次根据其组织形态学特点推荐将其分为胃肠道透明细胞肉瘤样肿瘤型(clear cell sarcoma - like gastrointestinal tumor，CCS - LGT)、软组织型透明细胞肉瘤型(clear cell sarcoma of soft tissue，CCS - ST)，CCS - LGT 又称为具有软组织透明细胞肉瘤特点的胃肠道富于破骨细胞的肿瘤。同年，WHO 消化系统肿瘤分类中增加了这一特殊肿瘤类型[129]。

目前文献报道近 40 例 CCS - GI 患者[130 - 131]，发病年龄 10 ~85 岁，中位年龄 40 岁，平均年龄 41 岁，男性 18 例、女性 19 例，性别差异不明显；发生于回肠 13 例[132 - 135]，空肠 12 例，胃 4 例，结肠 3 例，十二指肠[127]、盲肠、直肠[136]、肠系膜及胰腺[137]各 1 例。

（二）临床表现

胃肠道透明细胞肉瘤的临床表现与其他胃肠道肿瘤无明显差别，主要表现为腹部疼痛不适或大便带血，可伴有不同程度的贫血、肠梗阻、恶心、呕吐、体重减轻及乏力等。

（三）组织病理

胃肠道透明细胞肉瘤可发生于胃、小肠、回肠、结肠，肿块直径多为 2～5cm 或更大，可伴有溃疡[26,133]，常可侵犯至浆膜甚至穿透浆膜层累及周围脏器。

肿块表面多呈溃疡型，切面灰白色或灰褐色，实性。

胃肠道透明细胞肉瘤具有特殊的临床病理学特征，肿瘤细胞中等大，形态相对一致，呈圆形、卵圆形、短梭形，胞质丰富，透明或嗜酸，核卵圆形或略不规则形，核仁明显。

肿瘤细胞弥漫片状、巢状分布，其间有宽窄不一的纤维组织分隔，呈明显浸润性生长，且最具特征的是在瘤细胞间有破骨细胞样多核巨细胞散在分布或局灶性聚集。值得一提的是，破骨样巨细胞最常见于骨肿瘤，其次为恶性上皮性肿瘤，如甲状腺、肺、胰腺、十二指肠壶腹部和乳腺等部位的未分化癌中。

CCS－LGT 亚型的瘤细胞呈圆形或卵圆形，中等大小，细胞质透亮或嗜酸性，核仁较小，核分裂象及坏死少见，瘤细胞排列通常呈片状或假乳头状。

黄会粉等[130]对 14 例胃肠道透明细胞肉瘤报道的电镜观察结果进行了总结[138－139]，均显示细胞分化较差，富含线粒体、溶酶体、多聚核糖体等细胞器；细胞核不规则，核仁浓缩、明显，可见原始的细胞连接，部分细胞内可见数量不等的糖原，具有 CCS－LGT 组织学特征的病例均未查见黑色素小体，仅 2 例细胞内查见致密颗粒[128]，具有经典 CCS－ST 组织学特征的部分病例中可查见黑色素小体。推测胃肠道透明细胞肉瘤可能起源于胃肠道内一类失去黑色素分化潜能的神经外胚叶前体细胞，是一种具有外周神经分化特征而缺乏黑色素表型的独立肿瘤类型。

黄会粉等[130]分析了文献报道的 37 例 CCS－GI，18 例具有 CCS－LGT 的组织学特征，其中 8 例见散在分布的破骨细胞样多核巨细胞；19 例具有 CCS－ST 的组织学特征，且 5 例见花环状多核瘤巨细胞，1 例 CCS－LGT 伴有 IgG4 相关的硬化性病变[141]，肿瘤周围可见大量 IgG4 阳性的浆细胞。

（四）免疫组化

文献报道[142]，免疫组化标记结果均显示 S－100 是最有价值的标志物，而 HMB45、Melan－A 及其他间叶源性、上皮源性标记均为阴性[141]。黄会粉等[130]统计了文献报道的 36 例胃肠道透明细胞肉瘤，均弥漫表达 S－100 蛋白，18 例 CCS－LGT 中 HMB－45 及 Melan－A 的阳性率分别为 0% 和 6.7%，19 例 CCS－ST 中 HMB－45 及 Melan－A 的阳性率分别为 50% 和 50%，CD117、PCK 及 CD1a 等均阴性。

（五）诊断与鉴别诊断

胃肠道透明细胞肉瘤的临床表现无特异性，术前诊断困难，其诊断主要依据前述的组织病理学检查及免疫组化检测；其诊断时，需要与如下肿瘤相鉴别。

1. 胃肠道间质瘤

胃肠道间质瘤（gastrointestinal stromal tumor，GIST）是胃肠道最常见的间叶源性肿瘤，梭形细胞 GIST 的瘤细胞呈短梭形或梭形，多呈交织的束状或漩涡状排列，部分区域可排列成鱼骨样，可见核旁空泡[143]；上皮样 GIST 的瘤细胞常排列成片状或簇状，胞质透亮、空泡状。

约 90% 的 GIST 特征性表达 CD117 及 DOG－1，部分病例表达 CD34，约 90% 的病例可检测出

c－Kit 或 PDGFRα 基因突变，有助于与 CCS 的鉴别。

2. 上皮样恶性外周神经鞘膜瘤

上皮样恶性外周神经鞘膜瘤（malignant peripheral nerve sheath tumor，MPNST）是 MPNST 的罕见亚型，肿块多与神经相连，可由神经纤维瘤病 1 型恶性变而来。主要由片状、巢状或结节状分布的多边形、卵圆形或胖梭形上皮样细胞组成，可伴有或不伴有经典型 MPNST 成分，核染色质较浓，核分裂象较明显。

免疫组化，MPNST 瘤细胞多表达 MBP、S－100、NSE、Vim，亦可表达 CK、EMA 等上皮性标记。

S－100 在胃肠道透明细胞肉瘤和 MPNST 均呈阳性表达，但有不同的分布特点，S－100 在前者呈弥漫强阳性表达，在后者常为局灶性表达。

3. 血管周上皮样细胞肿瘤

血管周上皮样细胞肿瘤（perivascular epithelioid cell neoplasms，PEComa），肿瘤细胞多为上皮样细胞形态，梭形细胞相对少见，瘤细胞具有丰富的透明或嗜酸性胞质，细胞核空泡状并可见明显核仁，主要呈巢状排列，也可伴有束状或弥漫排列，间质较少，可见丰富的毛细血管、血窦以及厚壁血管；缺乏破骨细胞样多核巨细胞。

PEComa 通常共表达黑色素（如 HMB－45 与 Melan－A）及肌分化标记（如 SMA 等），但 S－100 蛋白多为阴性[144]。

遗传学上，PEComa 无 t(12；22)(q13；q12) 或 t(2；22)(q34；q12) 染色体易位。

（六）治疗与预后

目前，CCS－GI 最有效的治疗是肿瘤扩大切除加淋巴结清扫，化疗及放疗等治疗效果欠佳。

胃肠道透明细胞肉瘤具有高度侵袭性，肿瘤常转移至肠系膜淋巴结、肝脏和腹膜，多于确诊后 2～3 年内死亡，总体预后很差。黄会粉等[130]对文献报道的 37 例 CCS－GI 中 23 例进行了统计分析，随访时间 1～60 个月（平均 17 个月，中位 15 个月），8 例死亡，9 例发生肝脏转移，6 例未见肿瘤复发和转移。18 例 CCS－LGT 中，5 例在手术时即发生淋巴结或肝脏转移，在有详细随访资料的 10 个病例中，随访时间 6～60 个月（平均 19.4 个月，中位 13.5 个月），3 例死于该肿瘤，6 例发生肝脏转移，1 例未见肿瘤复发或转移，1 例发生局部复发[145]。

（朱栋元）

参考文献

[1] Enzinger F M. Clear－cell sarcoma of tendons and aponeuroses：An analysis of 21 cases[J]. Cancer, 1965, 18 (18)：1163－1174.

[2] Chung E B, Enzinger F M. Malignant melanoma of soft parts：a reassessment of clear cell sarcoma[J]. Am J Surg Pathol, 1983, 7：405－413.

[3] Langezaal S M, Graadt J F, Cleton－Jansen A M, et al. Malignant melanoma is genetically distinct from clear sarcoma of tendons and aponeuroses(malignant melanoma of soft parts)[J]. Br J Cancer, 2001, 84(4)：535－540.

[4] Panagopoulos I, Mertens F, Debiec－Rychter M, et al. Molecular genetic characterization of the EWS/ATF1 fusion gene in clear sarcoma of tendons and aponeuroses[J]. Int J Cancer, 2002, 99(4)：560－569.

[5] 胡维维，崔华娟，石海燕，等. 软组织透明细胞肉瘤 11 例临床病理分析[J]. 临床与实验病理学杂志，2014，30(6)：678－680.

[6] 马平，魏谨，高福平. 原发性拇指透明细胞肉瘤临床病理分析及文献复习[J]. 现代肿瘤医学，2013，21(4)：

862 - 863.

[7] Fletcher C D M, Bridge J A, Hogendoorn P, et al. WHO classification of tumours of soft tissue and bone[M]. 4th ed. Lyon：IARC Press, 2013：221 - 222.

[8] Hisaoka M, Ishida T, Kuo T T, et al. Clear cell sarcoma of soft tissue：a clinicopathologic, immunohistochemical, and molecular analysis of 33 cases[J]. Am J Surg Pathol, 2008, 32(3)：452 - 460.

[9] 丁敏, 王晓秋, 陈柯, 等. 透明细胞肉瘤临床病理分析[J]. 临床与实验病理学杂志, 2007, 23(5)：570 - 573, 577.

[10] 丁宜, 孟淑琴. 透明细胞肉瘤的病理诊断与鉴别诊断[J]. 中国骨肿瘤骨病, 2005, 4(5)：267 - 268.

[11] 高珍, 仲秀秀, 曹猛, 等. 儿童软组织透明细胞肉瘤 1 例[J]. 诊断病理学杂志, 2018, 25(11)：760, 775.

[12] Chung E B, Enzinger F M. Malignant melanoma of soft parts：a reassessment of clear cell sarcoma[J]. Am J Surg Pathol, 1983, 7(5)：405 - 413.

[13] 商冠宁, 孙平, 邢浩, 等. 透明细胞肉瘤的临床治疗与预后分析[J]. 中国骨肿瘤骨病, 2010, 9(6)：17 - 20.

[14] 冯旭琴, 荣丽雯, 蔡丽君, 等. 15 例软组织透明细胞肉瘤的临床病理分析[J]. 四川大学学报（医学版）, 2015, 46(6)：934 - 936.

[15] 李龙飞. 软组织透明细胞肉瘤的病理特点分析[J]. 临床合理用药, 2018, 11(10A)：34 - 35.

[16] Patel R M, Downs - Kelly E, Weiss S W, et al. Dual - color, breakapart fluorescence in situ hybridization for EWS gene rearrangement distinguishes clear cell sarcoma of soft tissue from malignant melanoma[J]. Mod Pathol, 2005, 18(12)：1585 - 1590.

[17] 商冠宁, 孙平, 赵岩, 等. 软组织透明细胞肉瘤临床进展[J]. 现代生物医学进展, 2010, 10(16)：3166 - 3168.

[18] 高志国. 软组织透明细胞肉瘤 1 例[J]. 中国医学影像学杂志, 2013, 14(2)：124 - 125.

[19] 肖玉辉. 软组织透明细胞肉瘤一例[J]. 临床放射学杂志, 2011, 30(8)：1245.

[20] 胡超, 蔡林, 雷军, 等. 右肩胛部巨大透明细胞肉瘤一例报告[J]. 中国骨肿瘤骨病, 2011, 10(5)：528 - 529.

[21] 倪恩珍, 王亚非. 左侧膝部透明细胞肉瘤一例[J]. 中华放射学杂志, 2009, 43(6)：584.

[22] 李福生, 徐绍年, 杜振广, 等. 臀部软组织透明细胞肉瘤一例报告[J]. 中国骨与关节杂志, 2013, 2(11)：659 - 660.

[23] 黄鸿源, 李跃辉, 洪传芳, 等. 阴茎海绵体透明细胞肉瘤 1 例报告并文献复习[J]. 中华男科学杂志, 2016, 22(12)：1149 - 1151.

[24] 李明, 石麒麟. 软组织透明细胞肉瘤临床病理诊断[J]. 浙江实用医学, 2013, 18(4)：261 - 265.

[25] Ito T, Melamed J, Perle M A, et al. Clear cell sarcoma of the penis：A case report[J]. Am J Clin Exp Urol, 2015, 3(1)：43 - 47.

[26] Kosemehmetoglu K, Folpe A L. Clear cell sarcoma of tendons and aponeurose, and osteoclast - rich tumour of the gastrointestinal tract with features resembling clear cell sarcoma of soft parts：a review and update[J]. Journal of Clinical Pathology, 2010, 63(5)：416 - 423.

[27] Kazakos C J, Galanis V G, Giatromanolaki A, et al. Clear cell sarcoma of the scapula. A case report and review of the literature[J]. World Journal of Surgical Oncology, 2006, 4(1)：48 - 52.

[28] 张燕, 唐猛, 王静. 软组织透明细胞肉瘤 MRI 表现及文献复习[J]. 医学影像学杂志, 2016, 26(1)：185 - 187.

[29] Verbeke S L, Bertoni F, Bacchini P, et al. Active TGF - β signaling and decreased expression of PTEN separates angiosarcoma of bone from its soft tissue counterpart[J]. Modern pathology, 2013, 26(9)：1211 - 1221.

[30] Charhi H, Malihy A, Lamalmi N, et al. Clear cell sarcoma of soft tissues：a case report[J]. Archives De Pédiatrie：Organe Officiel De La Societe Francaise De Pédiatrie, 2010, 17(9)：1304 - 1307.

[31] Hantschke M, Mentzel T, Rtten A, et al. Cutaneous clear cell sarcoma：a clinicopathologic, immunohistochemical, and molecular analysis of 12 cases emphasizing its distinction from dermal melanoma[J]. The American Journal of Surgical Pathology, 2010, 34(2)：216 - 222.

[32] Hisaok M, Ishida T, Kuo T T, et al. Clear cell sarcoma of soft tissue：a clincopathologic, immunohistochemical, and molecular analysis of 33 cases[J]. Am J Surg Pathol, 2008, 32(3)：452 - 460.

[33] 王彩霞, 章林培, 王晓, 等. 透明细胞肉瘤 4 例病理分析[J]. 中国误诊学杂志, 2008, 8(22)：5301 - 5303.

[34] 于胜吉, 赵振国, 藏磊, 等. 透明细胞肉瘤的治疗和预后[J]. 中华医学杂志, 2008, 88(21)：1458 - 1461.

[35] 毛丹, 胡红, 韩国敬, 等. 组织细胞肉瘤 6 例临床分析及文献复习[J]. 疑难病杂志, 2017, 16(2)：148 - 151.

[36] 嵇学仙, 方铣华, 程晔. 软组织透明细胞肉瘤 5 例临床病理分析[J]. 临床与实验病理学杂志, 2005, 21(6)：746 - 747.

[37] Ferrari A, Casanova M, Bisogno G, et al. Clear cell sarcoma of tendons and aponeuroses in pediatric patients[J]. Cancer, 2002, 94(12): 3269 - 3276.

[38] Montgomery E A, Meis J M, Ramos A G, et al. Clear cell sarcoma of tendons and aponeuroses: a clinicopathologic study of 58 cases with analysis of prognostic factors[J]. Int J Surg Pathol, 1993, 1(2): 89 - 100.

[39] 张亮, 陈统一. 透明细胞肉瘤诊断与治疗[J]. 国际骨科学杂志, 2008, 29(2): 89 - 90.

[40] Kuiper D R, Hoekstra H J, Veth R P, et al. The management of clear cell sarcoma[J]. Eur J Surg Oncol, 2003, 29(7): 568 - 570.

[41] Takahira T, Oda Y, Tamiya S, et al. Alterations of the p16INK4a/p14ARF pathway in clear cell sarcoma[J]. Cancer Science, 2004, 95(8): 651 - 655.

[42] Deenik W, Mooi W J, Rutgers E J, et al. Clear cell sarcoma (malignant melanoma) of soft parts: a clinicopa - thologic study of 30 cases[J]. Cancer, 1999, 86: 969 - 975.

[43] 商冠宁, 郑珂, 王玉名. 软组织肉瘤补充广泛切除术的疗效分析[J]. 中国骨肿瘤骨病, 2007, 6: 193 - 195.

[44] Mir O, Boudou - Rouquette P, Larousserie F, et al. Objective response to sorafenib in advanced clear - cell sarcoma [J]. Ann Oncol, 2012, 23(3): 807 - 809.

[45] Stacchiotti S, Grosso F, Negri T, et al. Tumor response to sunitinib malate observed in clear - cell sarcoma[J]. Ann Oncol, 2010, 21(5): 1130 - 1131.

[46] Mackey S L, Hebel J, Cobb M W. Melanoma of the soft parts (clear cell sarcoma): A case report and review of the literature[J]. J Am Acad Dermatol, 1998, 38(5Pt2): 815 - 819.

[47] 陈静, 方志伟. 软组织透明细胞肉瘤的研究进展[J]. 中华肿瘤防治杂志, 2008, 15(2): 156 - 159.

[48] Lucas D R, Nascimento A G, Sim F H. Clear cell sarcoma of soft tissues: Mayo Clinic experience with 35 cases[J]. Am J Surg Pathol, 1992, 16: 1197 - 1204.

[49] Kawai A, Hosono A, Nakayama R, et al. Clear cell sarcoma of the tendons and aponeuroses: a study of 75 patients [J]. Cancer, 2007, 109(1): 109 - 117.

[50] Sara A S, Evans H L, Benjamin R S. Malignant melanoma of soft parts (clear cell sarcoma): a study of 17 cases, with emphasis on prognostic factors[J]. Cancer, 1990, 65: 367 - 374.

[51] El - Naggar A K, Ordonez N G, Sara A, et al. Clear cell sarcomas and metastatic soft tissue melanomas. [J]Cancer, 1991, 67: 2173 - 2179.

[52] Kidd J M. Exclusion of certain renal neoplasms from the category of Wilms tumor[J]. Am J Pathol, 1970, 58(1): 1916 - 1921.

[53] Huang C C, Cutcliffe C, Coffin C, et al. Classification of malignant pediatric renal tumors by gene expression[J]. Pediatr Blood Cancer, 2006, 6(7): 728 - 738.

[54] Brok J, Treger T D, Gooskens S L, et al. Biology and treatment of renal tumours in childhood[J]. Eur J Cancer, 2016, 68: 179 - 195.

[55] Marsden H B, Lawler W, Kumar P M. Bone metastasizing renal tumour of childhood. Morphological and clinical features and differences from Wilms' tumor[J]. Cancer, 1978, 42(4): 1922 - 1928.

[56] Uenoyokohata H, Okita H, Nakasato K, et al. Consistent in - frame internal tandem duplications of BCOR characterize clear cell sarcoma of the kidney[J]. Nature Genetics, 2015, 47(8): 861 - 866.

[57] Aargni P, Pawel B, Szabo S, et al. Diffuse Strong BCOR Immunoreactivity Is a Sensitive and Specific Marker for Clear Cell Sarcoma of the Kidney (CCSK) in Pediatric Renal Neoplasia[J]. Am J Surg Pathol, 2018, 42(8): 1128 - 1131.

[58] Astolefi A, Melchionda F, Perotti D, et al. Whole transcriptome sequencing identifies BCOR internal tandem duplication as a common feature of clear cell sarcoma of the kidney[J]. Oncotarget, 2015, 6(38): 40934 - 40939.

[59] Cheah P L, Looi L M. Implications of p53 protein expression in clear cell sarcoma of the kidney[J]. Pathology, 1996, 28(3): 229 - 231.

[60] Rakheja D, Weinberg A G, Tomlinson G E, et al. Translocation t(10; 17)(q22; p13): a recurring traslocation in clear cell sarcoma of kidney[J]. Cancer Genet Cytogenet, 2004, 154(2): 175 - 179.

[61] Gooskens S L, Furtwangler R, Vujanic G M, et al. Clear cell sarcoma of the kidney: a review[J]. Eur J Cancer, 2012, 48(14): 2219 - 2226.

[62] Kababri M, Khattab M, El Khorassani M, et al. Clear cell sarcoma of the kidney. A study of 13 cases[J]. Arch Pediatr, 2004, 11(7): 794 - 799.

[63] Argani P, Perlman E J, Breslow N E, et al. Clear cell sarcoma of the kidney: a review of 351 cases from the National Wilms Tumor Study Group Pathology Center[J]. Am J Surg Pathol, 2000, 24(1): 4-18.

[64] 何乐健, 伏利兵, 王琳, 等. 肾透明细胞肉瘤的临床病理研究[J]. 中华病理学杂志, 2001, 30(6): 422-425.

[65] 李海霞, 王伟. 肾透明细胞肉瘤伴肾蒂周围淋巴结转移1例[J]. 临床小儿外科杂志, 2008, 7(5): 36.

[66] 丁洁, 马修平, 吴鸿雁, 等. 肾透明细胞肉瘤临床病理观察[J]. 诊断病理学杂志, 2010, 17(3): 216-219.

[67] 杨金花, 陶菁杨, 广英. 儿童肾透明细胞肉瘤临床病理及免疫表型研究[J]. 中国现代药物应用, 2010, 4(15): 157.

[68] 王凤华, 张美德, 夏健清, 等. 上皮样型肾透明细胞肉瘤1例[J]. 诊断病理学杂志, 2003, 10(6): 382.

[69] 吴湘如, 张忠德, 殷敏智, 等. 儿童肾透明细胞肉瘤3例临床病理分析及文献复习[J]. 诊断病理学杂志, 2003, 10(3): 147-149.

[70] 熊朝晖, 黄健, 江春, 等. 肾透明细胞肉瘤1例[J]. 临床泌尿外科杂志, 2003, 18(9): 518.

[71] 王震, 司海鹏, 范钦和, 等. 肾透明细胞肉瘤的临床病理及免疫表型特征[J]. 临床与实验病理学杂志, 2005, 21(5): 539-542.

[72] 孙记航, 彭芸, 伏利兵, 等. 儿童肾透明细胞肉瘤的增强CT诊断特征[J]. 放射学实践, 2011, 26(4): 376-378.

[73] 吴学振, 周权, 赵声龙, 等. 小儿右肾透明细胞肉瘤误诊1例分析[J]. 中国误诊学杂志, 2011, 11(13): 3119.

[74] 殷敏智, 张忠德. 肾透明细胞肉瘤2例[J]. 诊断病理学杂志, 2000, 7(2): 160.

[75] 谢波, 凌家俊. 肾透明细胞肉瘤1例[J]. 中国肿瘤临床, 2006, 33(6): 313.

[76] 王彩红, 赵文英, 潘晋兵, 等. 儿童肾透明细胞肉瘤一例及文献复习[J]. 山西医药杂志, 2012, 6: 591-592.

[77] 韦苇, 黄仲奎. 肾透明细胞肉瘤一例[J]. 临床放射学杂志, 2012, 12: 1821.

[78] Geng P Q, Liu T H, Ye Q B. Adult clear cell sarcoma of kidney. Case report and review of literature[J]. Chin Med J (Engl), 1989, 102(6): 457.

[79] 郑璐滢, 刘强, 许雁萍. 成人肾透明细胞肉瘤1例[J]. 临床实验病理学杂志, 2005, 20(3): 376.

[80] 刘真喜, 余力. 成人肾透明细胞肉瘤临床病理分析[J]. 国际医药卫生导报, 2006, 12(24): 15.

[81] 战伟, 姚敏, 何洋洋, 等. 成年人肾透明细胞肉瘤1例及文献复习[J]. 中国实验诊断学, 2009, 13(7): 982-984.

[82] 韩新巍, 吴刚, 黄孝立, 等. 右肾巨大透明细胞肉瘤影像学诊断一例[J]. 中华放射学杂志, 2004, 38(5): 549-550.

[83] Nag D, Nandi A, Mandal P K, et al. Clear cell sarcoma of the kidney: a case report[J]. J Cancer Res Ther, 2014, 10(4): 1104-1106.

[84] Zekri W, Alfaar A S, Yehia D, et al. Clear cell sarcoma of the kidney: patients' characteristics and improved outcome in developing countries[J]. Pediatr Blood Cancer, 2014, 61(12): 2185-2190.

[85] 徐红艳, 吴湘如, 陈磊, 等. 儿童肾透明细胞肉瘤6例临床病理分析[J]. 临床与实验病理学杂志, 2015, 1: 78-80.

[86] Oda H, Shiga J, Machinami R. Clear cell sarcoma of kidney. Two cases in adults[J]. Cancer, 1993, 71(7): 2286-2291.

[87] Hung N. Congenital "clear cell sarcoma of the kidney"[J]. Virchows Arch, 2005, 446(5): 566-568.

[88] Adnani A, Latib R, Bouklata S, et al. Clear cell sarcoma of the kidney in an adult: a case report[J]. J Radiol, 2006, 87(2Pt1): 136-138.

[89] Fabiola S Balarezo, Vijay V Joshi. Clear cell sarcoma of the pediatric kidney: detailed description and analysis of variant histologic patterns of a tumor with many faces[J]. Advances in Anatomic Pathol, 2001, 8(2): 98-107.

[90] Zhuge Y, Cheung M C, Yang R, et al. Pediatric non-Wilms renal tumors: subtypes, survival, and prognostic indicators[J]. J Surg Res, 2010, 163(2): 257-263.

[91] 王冠男, 孙宁, 张潍平, 等. 儿童肾透明细胞肉瘤诊治分析[J]. 中华小儿外科杂志, 2018, 39(9): 670-675.

[92] 王月娥, 晏菲, 高雨彤, 等. 11例儿童肾透明细胞肉瘤的临床病理分析[J]. 华中科技大学学报(医学版), 2016, 45(6): 656-660.

[93] 刘峰, 赵强, 闫杰, 等. 儿童肾透明细胞肉瘤的临床分析[J]. 中国肿瘤临床, 2017, 44(24): 1258-1261.

[94] 王春宝, 陈广生, 李娟, 等. 儿童肾透明细胞肉瘤临床病理分析及文献复习[J]. 现代肿瘤医学, 2014, 22(10): 2417-2420.

[95] Sebire N J, Vujanic G M. Paediatric renal tumours: recent developments, new entities and pathological features[J]. Histopathology, 2009, 54(5): 516-528.

[96] Furtwangler R，Gooskens S L，Vantinteren H，et al. Clear cell sarcomas of the kidney registered on International Society of Pediatric Oncology（SIOP）93－01 and SIOP 2001 protocols：a report of the SIOP Renal Tumour Study Group [J]. Eur J Cancer, 2013, 49(16)：3497－3506.

[97] Ozdemir Z C，Ayvaci B，Kar Y D，et al. Renal clear cell sarcoma presenting as a spontaneous renal hematoma：A rare presentation[J]. North Clin Istanb, 2018, 5(1)：60－63.

[98] Weaver J，Ho T，Lang A，et al. Bladder Recurrence of Clear Cell Sarcoma of the Kidney Seven Years After Initial Presentation[J]. Urology, 2017, 106(12)：193－195.

[99] Lang A，Dehner L P. Delayed metastasis of clear cell sarcoma of kidney to bladder after 7 disease－free years[J]. Fetal Pediatr Pathol, 2018, 37(2)：126－133.

[100] Gooskens S L，Furtwängler R，Spreafico F，et al. Treatment and outcome of patients with relapsed clear cell sarcoma of the kidney：a combined SIOP and AIEOP study[J]. Br J Cancer, 2014, 11(2)：227－233.

[101] 虞峻崴，李惠民，涂备武，等. 儿童肾透明细胞肉瘤的 CT 与 MRI 表现[J]. 临床放射学杂志, 2016, 35(3)：438－440.

[102] 朱明水，唐文伟，李小会，等. 儿童肾透明细胞肉瘤的 CT 表现[J]. 实用放射学杂志, 2016, 32(9)：1418－1421.

[103] Glass R B，Davidson A J，Fernbach S K. Clear cell sarcoma of the kidney：CT, sonographic, and pathologic correlation[J]. Radiology, 1991, 180(3)：715－717.

[104] 杨玉姣，梁盼，刘硕，等. 肾透明细胞肉瘤 CT 及病理表现[J]. 中国医学影像技术, 2018, 34(3)：464－466.

[105] 肖伟强，刘鸿圣，黄莉. 儿童肾透明细胞肉瘤 CT 及临床病理特点分析[J]. 中国临床医学影像杂志, 2018, 29(8)：599－601.

[106] Chung E M，Graeber A R，Conran R M. Renal Tumors of Childhood：Radiologic－Pathologic Correlation Part 1. The 1st Decade：From the Radiologic Pathology Archives[J]. Radiographics, 2016, 36(2)：499－522.

[107] 郑英杰，刘铁军. 儿童肾脏透明细胞肉瘤的影像学表现[J]. 影像研究与医学应用, 201, 2(14)：171－173.

[108] Balarezo F S，Joshi V V. Clear cell sarcoma of the pediatric kidney：detailed description and analysis of variant histologic patterns of a tumor with many faces[J]. Adv Anat Pathol, 2001, 8(2)：98－108.

[109] 杨金花，陶菁，杨广英，等. 儿童肾透明细胞肉瘤临床病理及免疫表型研究[J]. 中国现代药物应用, 2010, 15(4)：157－158.

[110] 张美德，王凤华，熊敏，等. 小儿肾透明细胞肉瘤[J]. 临床与实验病理学杂志, 2003, 19(3)：321－322.

[111] Hadley G P，Sheik－Gafoor M H. Clear cell sarcoma of the kidney in children：experience in a developing country [J]. Pediatric Surg Int, 2010, 26(4)：345－348.

[112] Mirkovic J，Calicchio M，Fletcher C D，et al. Diffuse and strong cyclin D1 immunoreactivity in clear cell sarcoma of the kidney[J]. Histopathology, 2015, 67(3)：306－312.

[113] Hirose M，Mizuno K，Kamiswa H，et al. Clear cell sarcoma of the kidney distinguished from synovial sarcoma using genetic analysis：a case report[J]. BMC Res Notes, 2015, 8(2)：129.

[114] 陈铌，周桥. 肾细胞癌的病理诊断与研究进展[J]. 现代泌尿外科杂志, 2016, 5(3)：164－169.

[115] 周峥珍，陈卫坚，姜楠，等. 儿童非肾母细胞瘤肾脏肿瘤 15 例临床病理分析[J]. 临床与实验病理学杂志, 2014, 30(4)：415－418.

[116] Argani P，Sorensen P H B. Congenital mesoblastic nephroma[A]. Eble J N，Sauter G，Epstein J I，et al. World Health Organization classification of tumors. Pathology and genetics，the urinary system and male genital organs[M]. Lyon：IARC Press, 2004：60－61.

[117] Seibel N L，Li S，Breslow N E，et al. Effect of duration of treatment on treatment outcome for patients with clear－cell sarcoma of the kidney：a report from the National Wilms' Tumor Study Group[J]. J Clin Oncol, 2004, 22(3)：468－473.

[118] Furtwangler R，Gooskens S L，Vantineren H，et al. Clear cell sarcomas of the kidney registered on International Society of Pediatric Oncology（SIOP）93－01 and SIOP 2001 protocols：a report of the SIOP Renal Tumour Study Group[J]. Eur J Cancer, 2013, 49(16)：3497－3506.

[119] Das I，Das R N，Dalal B S，et al. FNAC aided diagnosis of clear cell sarcoma of kidney：Report of two cases in infants[J]. Diagn Cytopathol, 2017, 45(8)：761－765.

[120] Radulescu V C，Gerrard M，Moertel C，et al. Treatment of recurrent clear cell Saroma of the kidney with brain metastasis[J]. Pediatr Blood Cancer, 2008, 50(2)：246－249.

[121] 盛琦，刘婷婷，何珂骏，等. 儿童肾透明细胞肉瘤的多学科诊治与随访[J]. 上海交通大学学报（医学版），

2017, 37(2): 225 - 229.

[122] Kalapurakal J A, Perlman E J, Seibel N L. Outcomes of patients with revised stage I clear cell sarcoma of kidney treated in National Wilms Tumor Studies 1 - 5[J]. Int J Radiation Oncol Biol Phys, 2013, 85(2): 428 - 431.

[123] 中国抗癌协会儿科专业委员会, 中华医学会儿科学分会血液学组. 儿童肾肿瘤多中心协作方案诊治随访报告[J]. 中华儿科杂志, 2016, 54(11): 808 - 813.

[124] Sotelo - Avila C, Gonzalez - Crussi F, Sadowinski S, et al. Clear cell sarcoma of the kidney: a clinicopathologic study of 21 patients with long - term follow - up evaluation[J]. Hum Pathol, 1985, 16(12): 1219 - 1230.

[125] Green D M, Breslow N E, Beckwith J B, et al. Treatment of children with clearcell sarcoma of the kidney: a report from the National Wilms' Tumor Study Group[J]. J Clin Oncol, 1994, 12(10): 2132 - 2137.

[126] Ekfors T O, Kujari H, Isomki M. Clear cell sarcoma of tendons and aponeuroses (malignant melanoma of soft parts) in the duodenum: the first visceral case[J]. Histopathology, 1993, 22(3): 255 - 259.

[127] Alpers C E, Beckstead J H. Malignant neuroendocrine tumor of the jejunum with osteoclast - like giant cells. Enzyme histochemistry distinguishes tumor cells from giant cells[J]. Am J Surg Pathol, 1985, 9(1): 57 - 64.

[128] Zambrano E, Reyes - Mugica M, Franchi A, et al. An osteoclastrich tumor of the gastrointestinal tract with features resembling clear cell sarcoma of soft parts: reports of 6 cases of a GIST simulator[J]. Int J Surg Pathol, 2003, 11(2): 75 - 81.

[129] 周晓军, 樊祥山. 解读2010年消化系统肿瘤 WHO 分类[J]. 临床与实验病理学杂志, 2011, 27: 341 - 346.

[130] 黄会粉, 刘倩, 步宏, 等. 胃肠道透明细胞肉瘤临床病理分析并文献复习[J]. 临床与实验病理学杂志, 2014, 30(4): 383 - 388.

[131] 周洁, 王艳芬, 丁永玲. 原发性胃肠道透明细胞肉瘤一例及文献复习[J]. 中华临床医师杂志(电子版), 2013, 7(13): 5850 - 5851.

[132] Donner L R, Trompler R A, Dobin S. Clear cell sarcoma of the ileum: the crucial role of cytogenetics for the diagnosis[J]. Am J Surg Pathol, 1998, 22(1): 121 - 124.

[133] Taminelli L, Zaman K, Gengler C, et al. Primary clear cell sarcoma of the ileum: an uncommon and misleading site[J]. Virchows Arch, 2005, 447(4): 772 - 777.

[134] Comin C E, Novelli L, Tornaboni D, et al. Clear cell sarcoma of the ileum: report of a case and review of literature[J]. Virchows Arch, 2007, 451(4): 839 - 845.

[135] Lyle P L, Amato C M, Fitzpatrick J E, et al. Gastrointestinal melanoma or clear cell sarcoma? Molecular evaluation of 7 cases previously diagnosed as malignant melanoma[J]. Am J Surg Pathol, 2008, 32(6): 858 - 866.

[136] 胡晓丽, 王学文, 宁培儒, 等. 直肠透明细胞肉瘤一例[J]. 中华病理学杂志, 2001, 30(1): 77.

[137] Covinsky M, Gong S, Rajaram V, et al. EWS - ATF1 fusion transcripts in gastrointestinal tumors previously diagnosed as malignant melanoma[J]. Human Pathol, 2005, 36(1): 74 - 81.

[138] Pauwels P, Debiec - Rychter M, Sciot R, et al. Clear cell sarcoma of the stomach[J]. Histopathology, 2002, 41(6): 526 - 530.

[139] Venkataraman G, Quinn A M, Williams J, et al. Clear cell sarcoma of the small bowel: a potential pitfall[J]. APMIS, 2005, 113(10): 716 - 719.

[140] Granville L, Hicks J, Popek E, et al. Visceral clear cell sarcoma of soft tissue with confirmation by EWS - ATF1 fusion detection[J]. Ultrastruct Pathol, 2006, 30(1): 111 - 118.

[141] Joo M, Chang S H, Kim H, et al. Primary gastrointestinal clear cell sarcoma: report of 2 cases, one case associated with IgG4 - related sclerosing disease, and review of literature[J]. Ann Diagn Pathol, 2009, 13(1): 30 - 35.

[142] Quinn J M, Elliott J, Gillespie M T, et al. A combination of osteoclast differentiation factor and macrophagecolony stimulating factor is sufficient for both human and mouse osteoclast formation in vitro[J]. Endocrinology, 1998, 139: 4424 - 4427.

[143] Thway K, Fisher C. Tumors with EWSR1 - CREB1 and EWSR1 - ATF1 fusions: the current status[J]. Am J Surg Pathol, 2012, 36(7): e1 - e11.

[144] Folpe A L, Kwiatkowski D J. Perivascular epithelioid cell neoplasms: pathology and pathogenesis[J]. Human Pathol, 2010, 41(1): 1 - 15.

[145] Antonescu C R, Nafa K, Segal N H, et al. EWS - CREB1: a recurrent variant fusion in clear cell sarcomaassociation with gastrointestinal location and absence of melanocytic differentiation[J]. Clin Cancer Res, 2006, 12(18): 5356 - 5362.

第八节 促纤维增生性小圆细胞瘤

一、概述

(一)基本概念

促纤维增生性小圆细胞瘤(desmoplastic small round cell tumor，DSRCT)是一种罕见的、高度恶性、预后极差的软组织肿瘤，由组织起源未定的小圆形肿瘤细胞构成，伴有明显间质硬化和多种表型分化。

1987 年，Sestenhenn 等[1]描述了一种发生于青年男性阴囊及腹腔浆膜表面的未分化恶性上皮性肿瘤。

1989 年，Gerald 等[2]报道了 1 例 8 岁女孩的腹腔内多发性肿瘤，伴不同分化的瘤细胞呈小圆形，Vimentin、Desmin 和 S - 100 阳性，称其为"伴异向分化的促纤维组织增生性小圆细胞肿瘤"。

1990 年，Gonzalez - Crussi 等[3]报道了 3 例腹腔具有多样分化特性的 DSRCT。

1991 年，Gerald 等[4]总结了 19 例原发于腹腔的 DSRCT 特征，包括好发于青少年男性、腹腔内占位为主、较少累及第二器官及特征性的病理组织学改变等，并正式命名为"腹腔内促纤维组织增生性小圆细胞肿瘤"。

1992 年，Sawyer 等[5]证实了 DSRCT 具有特异性的染色体易位 t(11；22)(p13；q12)。

目前认为 DSRCT 是小圆细胞恶性肿瘤家族(成神经细胞瘤、横纹肌肉瘤、尤因肉瘤、原始神经外胚层瘤和滑膜肉瘤)成员之一，它具有特征性的免疫组织化学检查结果和染色体易位改变；2003 年、2020 年，WHO 软组织和骨肿瘤病理学和遗传学分类将 DSRCT 列为分化不确定的肿瘤[6]。

(二)流行病学

DSRCT 临床罕见，迄今共计报道约 400 例[7-8]，其发病率仅为 0.2% ~ 0.5%[9]。

DSRCT 主要起源于腹腔、盆腔，可累及腹膜表面、大网膜、肠系膜、腹膜后及盆腔软组织，分布于腹腔和盆腔的 DSRCT 占报道病例的 95% 以上[10]；也有学者认为，生长于盆腔的肿瘤易累及膀胱后间隙的软组织[11]。

极少数 DSRCT 亦可发生于睾丸旁、胸膜、颅内、眼眶、舌根、鼻腔、软组织、骨、卵巢、肺、腮腺、肝脏、胰腺、肾脏、膀胱和肾[12-26]。

DSRCT 主要发生于青少年，年龄 6 ~ 49 岁，平均 22 岁，男性多见，男女发病之比为 2:1 ~ 5:1[27-30]。徐可等[31]对 1998 年至 2012 年国内发表的文献 53 篇、国外发表的文献 37 篇中具有完整临床病理及诊疗资料的 126 例 DSRCT 患者进行统计分析，男性 90 例，女性 36 例，年龄 2 ~ 83 岁，中位年龄 22 岁。男性多见，男女发病之比约为 3:1。

(三)组织起源与分子遗传学

DSRCT 的组织发生尚未明确，大多数学者可能来源于具有多潜能分化的原始间叶细胞，或神经外胚叶和原始间叶组织共同起源[32]。

Hurlimann 在间皮细胞、恶性间皮瘤和肺癌的一项研究中发现，胸、腹水涂片间皮细胞和间皮瘤细胞的免疫组化染色除 CK、Vimentin 和 Desmin 表达外，还有 NSE、CgA 和 S - 100 蛋白的表达，与 DSRCT 免疫表型有相同的表达，认为两者有可能为同一细胞来源[33]。

DSRCT 遗传学和形态学特征迄今为止尚未被清楚地阐明[34]；但遗传学分析显示，DSRCT 有特殊的染色体断裂并发生易位 t(11；22)(p13；q12) 和 EWS 及 WT1 融合性基因[35-36]，对 EWS/WT1 融合性基因和嵌合蛋白转录体进行检测是一种既敏感又特异的 DSRCT 标志物，可通过 RT - PCR、FISH 等进行检测。融合基因使 WT1 蛋白过表达，而 WT1 蛋白是肾脏、性腺分化相关基因的转录激活因子，参与肾脏发育过程中间质向上皮转化的调节[37]。有研究提示，EWS - WT1 融合蛋白可激活胰岛素样生长因子 1 的转录。

二、临床表现

DSRCT 缺乏特异性临床表现，患者常很长一段时间内没有症状，发现时多是晚期[38]。因大多数肿瘤发生在腹腔和盆腔，且常沿着腹膜表面播散，故典型者表现为腹腔内一个较大肿块，同时伴多个腹腔播散灶，肿块不直接与任何腹腔器官有关联，类似不明原发灶的多结节腹膜受累及的转移性病变；也可血行转移至肝、肺和骨髓等[39]。

临床上患者多以腹胀、腹部不适、腹痛和腹部包块就诊，通常 DSRCT 发展迅速，易发生种植性播散及血行和淋巴转移，主要转移到肝、肺、骨和淋巴结[40-41]。

肿瘤压迫周围组织器官可引起相应的症状，如机械性肠梗阻引起的恶心、呕吐、停止排气排便，泌尿系统梗阻引起的少尿、无尿及膀胱压迫引起的尿频、尿急等[4]。部分患者以少见的腹水、肝肿大、咳嗽、咳痰等起病[42]，少数患者是以颈部和腋下淋巴结为首发症状；亦可出现副肿瘤综合征，如肿瘤分泌肾素引起严重的高血压、低钾血症及代谢性碱中毒。发生在中枢神经系统的病例，患者可出现头疼、呕吐和眩晕症状。

魏志敏等[43]报道了 4 例 DSRCT，均为男性，平均 22.3 岁；病变部位以腹腔为主，累及盆腔和腹股沟；临床症状主要为腹胀、腹部包块，伴有便秘、血尿，3 例伴有腹水。Cummings 等[21]报道了 6 例发生在睾丸的 DSRCT，在阴囊、附睾和睾丸出现疼痛性或无痛性包块，其中 3 例分别同时存在颈部及腹膜后淋巴结和肺转移。徐可等[31]对 126 例 DSRCT 患者进行统计分析，其常见临床症状为腹痛、腹胀，常伴随体征为消瘦，可触及腹部包块、腹部膨胀和肝肿大，少见症状为排便困难、黄疸、胸痛、咳嗽、尿频、腰背部疼痛等。

DSRCT 实验室检查 NSE、CA125 可升高，但均为非特异性表现。

三、影像学检查

DSRCT 的影像学表现复杂多样，B 超、CT 相对特征性的表现为腹腔、盆腔及腹膜后多发性分叶状无明确器官来源的软组织肿块[44]。部分肿瘤直接侵犯邻近脏器，可发生腹膜多发种植转移，也可发生肝脏转移及腹膜后、腹股沟的多发淋巴结转移[45]。徐可等[31]总结了 126 例 DSRCT 患者肿瘤大小，原发肿瘤的最大直径范围为 0.8~33cm，平均 8.87cm。

CT 可准确显示病变的部位，病灶的数量、大小、密度、形态，以及增强后强化情况和病变对周围器官、组织的侵犯情况，故 CT 是诊断腹盆腔 DSRCT 最常用的检查方法，但缺乏特异性，典型表现为腹、盆腔起源不明的软组织密度肿块，腹膜、网膜或肠系膜等处多发肿块，但最常见于盆腔，其次为腹膜后、网膜及肠系膜。单发或多发，大小不一。体积较小者呈圆形、类圆形，密度均匀，边界清楚，强化相对均匀；较大者肿瘤呈分叶状，多黏附生长于肠系膜、网膜及腹膜，主体部分不位于腹腔内任何脏器内，属于非腹腔脏器起源性肿瘤；密度多不均匀，常合并出血、坏死，偶有钙化。

肿块体积通常较大，直径最大可达40cm，这与位于腹腔的肿瘤产生的症状较轻、肿瘤恶性程度高、生长速度较快有关。因肿瘤生长速度较快、体积较大，血供不足，故肿块内常出现坏死。陈丽君等[46]报道了6例腹盆部促纤维组织增生性小圆细胞瘤，多出现腹盆腔内巨大软组织肿块，均可见多发小斑片状低密度坏死灶。但亦有少数病例的CT仅表现为腹膜弥漫性增厚而无肿块形成[47]。

增强CT，DSRCT表现为轻到中度或不均匀强化，一些较大肿块可能只出现边缘强化[48-49]。动脉期呈明显强化者可能与肿瘤间质中富含血管、毛细血管及小血管有关。Shen等[50]认为，DSRCT的强化方式与其成分有关，若肿瘤以实质为主且间质血管丰富，则强化明显，若间质纤维成分较多，则强化程度轻。

王汝佳等[51]总结了DSRCT如下相对特异性的CT表现，可供读者参考。

（1）腹、盆腔内单发或者多发分叶状软组织肿块，边界清晰，但与肠系膜、网膜及腹膜分界不清。

（2）病灶与其周围脏器关系密切，但病灶主体部分常不位于任何实质或者空腔脏器内，因此难以判断其组织来源。

（3）部分患者肿块内可见多发斑点或小斑片状高密度钙化灶。

（4）一旦出现腹膜种植转移，腹膜则呈局限性或弥漫性增厚改变，可见团块状软组织肿物影附着于腹、盆壁。

（5）有些病灶可出现肝脏的多发转移，出现腹水的症状。如果压迫输尿管，可引发肾盂积水的表现；压迫髂血管可导致下肢不适等一系列继发表现[52]。

DSRCT，MRI影像学检查往往表现为T1加权像不均一的等或低信号，T2加权像不均匀的高信号，增强扫描呈不均匀轻度强化。

四、组织病理

组织学特征是DSRCT诊断的主要依据，基本特征即由大量纤维间质包围的轮廓分明的巢状、岛状或带状分布的小圆细胞组成[53-54]，肿瘤内部可见出血区和坏死区，出血区存在明显增生肥大的基质肿瘤血管有助于本病的病理学诊断。目前，国际公认的DSRCT病理组织学表现为肿瘤细胞被大量致密的纤维组织间质分隔为团状、条索状排列的结构小圆细胞，并嵌在增生的纤维组织中。

DSRCT的病理表现为小圆细胞排列成巢状，被丰富的促纤维组织基质分隔开，细胞巢大小各异，含有浓染的细胞核，稀疏的细胞质，胞质呈弱嗜酸性[55]。

（一）大体观

DSRCT，肿瘤为大小不一的实性多结节状肿块，通常较大，一般是单个较大的肿瘤伴随着许多腹膜小结节。

有时是多个肿瘤结节散布在腹腔，有时是单个瘤块，肿瘤直径1~40cm。

肿瘤外观通常呈圆凸状，也可为多结节状或分叶状，表面光滑或凹凸不平。切面实性，灰白色至淡黄色，部分肿瘤可见局部出血、坏死及囊腔形成，有时还可发生黏液样变。偶见肿瘤呈多囊状，其内充满血性液体。

（二）镜下观

镜下见体积小的肿瘤细胞构成轮廓清楚、大小和形状不等的细胞巢，周围有明显硬化的间质；细胞巢中心细胞可见坏死。

肿瘤细胞大小一致，核小而深染，核分裂象易见，胞质稀少、边界不清。硬化性间质由纤维母细胞或肌纤维母细胞及分泌的细胞外胶原构成，可伴有玻璃样变性。

典型的形态学特点是小至中等大小的小圆或卵圆形细胞，被大量致密的纤维组织间质分隔为大小不一、界限清楚的巢状结构。

肿瘤细胞和纤维间质大致相当，也可比例不等，在纤维组织较多的区域，肿瘤细胞排列呈索状、小梁状或单一列兵状，少数病例可见腺管状排列、乳头形成及菊形团样结构，个别病例的少部分区域形成假菊形团样或腺囊样结构，有的出现细胞球或器官样结构。

在一些较大的瘤细胞巢内，中央可见坏死，肿瘤细胞外周呈栅栏状排列。

肿瘤细胞大小相对一致，排列紧密，细胞边界不清楚。有时呈梭形，肿瘤细胞胞质较少，嗜酸性。有时可见嗜酸性的胞质内包涵体，个别病例肿瘤细胞巢由胞膜相对清楚的透明细胞组成，有的细胞胞质透明，核偏位似印戒样细胞。

细胞核染色质浓密、深染，有时呈杆状，可见核仁，小而不明显；核分裂象多少不等，一般容易见到；偶见瘤巨细胞。

肿瘤纤维组织间质显著增生，主要为纤维细胞和肌纤维细胞，致密并产生大量胶原纤维，可伴有黏液样变性、玻璃样变性和钙化。

间质富含血管、毛细血管及增生的小血管，也可伴有内皮细胞和外皮细胞增生，有时可见血管周围明显纤维化，部分肿瘤细胞巢可浸润至周围脂肪组织内。

根据肿瘤大小不同，取材范围不同，在同一肿瘤内可以出现各种不同形态的组合，也可以某一种形态为主，但或多或少地会出现典型的诊断结构。

网状纤维染色瘤细胞间缺少网织纤维，淀粉酶消化后 PAS 染色呈弱至强阳性，亲银和嗜银染色为阴性。

有学者报道，少数病例的局部瘤细胞可见上皮、横纹肌和神经内分泌分化。一些瘤细胞呈透明空泡状、印戒细胞样、横纹肌样、Home – right 菊形团、腺样、小管状、乳头状、腺泡状与梭形细胞灶。

还有一些学者报道，少数病例肿瘤位于皮肤，有皮脂腺和基底细胞分化；位于舌根者有腺泡细胞癌的分化，位于腹腔者有腺样及间皮分化，提示肿瘤可因部位不同呈不同的分化特点[56]。

（三）超微结构

瘤细胞较小，细胞紧密聚集，胞质稀少，细胞间可见短的微绒毛的小腔，细胞膜较光滑，细胞核形状各异，大多外形光滑，核仁不明显；细胞连接少见。

最具特征的是免疫组化染色 Desmin 核旁区点状阳性处电镜下显示由漩涡状排列的中间丝组成的小球状结构，不同的病例还存在特殊的细胞连接、神经内分泌颗粒，一些病例中还可见到管腔内的短绒毛样结构，含微管的树枝样突起、脂滴、糖原和致密的核心颗粒[29]。

Ordonez 等[57]对 11 例 DSRCT 作了 DNA 分析，9 例为二倍体，1 例为四倍体，1 例为非整倍体。1 例肿瘤转移到肺的二倍体患者，其转移瘤也为二倍体；肿瘤转移至肝脏的非整倍体患者，其转移瘤显示非整倍体。

五、免疫组化

DSRCT 具有异向分化的特点，免疫组化显示为具有多向分化潜能，可同时表达上皮性、间质性及神经源性标志物，如上皮源性（Keratin 和 EMA）、神经源性（NSE 和 CD56）、间质性（Vimentin）和肌源性（Desmin）标志[58]，DSRCT 还存在 Desmin 和 Vimentin 的核周、点状染色[59]。

因其他类型的小圆细胞恶性肿瘤 CK 和 Desmin 很少同时阳性，故这 2 项指标被认为是 DSCRT 最具特异性的免疫指标。

DSRCT 中 CD99 也经常为阳性，为胞质染色，不同于 Ewing 肉瘤/PNET 的膜阳性；文献报道 DSRCT 呈阳性表达的抗体还有 CD57、Syn、actin（HHF35）、S－100 蛋白、CgA 和 LeuM1[60-62]，而 NF、CEA、GFAP、HMB45、MG 等染色均阴性。

近年发现，肾母细胞瘤（Wilm 瘤）基因蛋白（WT1）在 DSRCT 细胞核 100% 表达[63-65]。

六、诊断

目前，对 DSRCT 的诊断应密切结合临床特征、影像学表现、组织学形态与免疫组化检测。

绝大多数 DSRCT 好发于年轻人与儿童，肿瘤绝大多数位于腹腔与盆腔，其 CT 表现有一定特征性，当青少年患者腹盆部出现多发大小不等肿块、密度多不均匀、增强扫描肿瘤呈轻至中度强化，此信息对 DSRCT 的诊断有一定帮助；通常可在超声或 CT 引导下穿刺活检，以进行免疫组化、细胞学检查[66]。

该肿瘤由小细胞构成细胞巢与梁索，其间有丰富的结缔组织围绕，瘤细胞的免疫组化染色特点为 EMA、Desmin，NSE 等阳性，而不表达 MyoDl、Myogenin、WT1 和 Calretinin，可与其他小细胞肿瘤相鉴别[67-70]。

目前，国际公认的 DSRCT 病理组织学诊断标准如下。

（1）有大量致密纤维组织增生。

（2）肿瘤细胞呈团状、索状排列的小圆细胞。

（3）少数小圆细胞伴有多向分化潜能。

（4）免疫组化染色显示，肿瘤细胞不同程度地表达上皮、间叶及神经内分泌标志。

目前 DSRCT 的分期系统尚未确立，应用国际抗癌联盟（UICC）关于肉瘤的分期可以为几乎所有 DSRCT 患者分类。

根据肿瘤大小、受累病变的数量及解剖学部位，DSRCT 的分期方法有 Gilly 分期[69]及腹膜癌指数（peritoneal cancer index，PCI）分期[70]2 种，MD Anderson 癌症中心的研究者将肝脏受累及腹外病变亦纳入其中。

七、鉴别诊断

DSRCT 缺乏特异的临床特征及影像学检查特点，易误诊为 Ewing 肉瘤、胚胎性横纹肌肉瘤、Wilms 肿瘤、神经母细胞瘤、成神经管细胞瘤、滑膜肉瘤或淋巴瘤[36]。

（一）Ewing 肉瘤/PNET

与 DSRCT 相似，Ewing 肉瘤/PNET 亦是由叶状或巢状排列的小圆细胞组成，部分病例中可见瘤细胞呈较明显的菊形团结构，但无明显促纤维组织增生的间质。PAS 染色显示瘤细胞内含有丰富的糖原。

Ewing 肉瘤/PNET 呈典型的 CD99 和 Vimentin 阳性，而细胞角蛋白和肌上皮来源的标志物为阴性。Ewing 肉瘤/PNET 中特征性的染色体移位 t(11；22)q(24；q12) 发生于 11 号染色体长臂，相反，DSRCT 的染色体移位发生在 11 号染色体短臂[71]。

(二)神经母细胞瘤

神经母细胞瘤多发生于 <5 岁儿童，好发部位为颅底至骨盆中线两旁，以腹膜后、肾上腺多见。

神经母细胞瘤的影像表现与腹膜后 DSRCT 相似，为密度不均匀软组织肿块，常见坏死及囊变，大部分可见钙化，增强扫描呈轻至中度不均匀强化，但神经母细胞瘤多见于婴幼儿，常位于脊柱旁，与肾上腺或交感神经紧密相连，常为单发肿块[72]，其囊变范围常较 DSRCT 大，80% ~90% 的神经母细胞瘤患者尿中儿茶酚胺及其代谢物明显升高。而 DSTCT 较常见于青少年。

神经母细胞瘤，瘤细胞弥漫分布，间质少，分化程度不一；未分化者为小圆形、卵圆形，核深染，易见核分裂象；低分化者瘤细胞稍大，染色质颗粒状，似胡椒盐。

NSE、Syn、S – 100、CgA 和 NF 阳性，其中以 NSE 最敏感；CK、EMA、Desmin 和 WT1 阴性[73]。

(三)胚胎性横纹肌肉瘤

肿瘤细胞肌源性 Myogenin、MyoD1 和 Desmin 阳性，尽管大多数 DSRCT 少量 Desmin 阳性，但 Myogenin 和 MyoD1 阴性[74]，有助于鉴别。

(四)淋巴瘤

淋巴瘤有时在细胞学和组织学上与 DSRCT 相似，但淋巴瘤经常呈弥漫性的生长方式，缺少大小不一的细胞巢、梁索状结构及增生的纤维组织间质。

免疫组化染色有助于两者的鉴别诊断，淋巴细胞显示淋巴标记阳性，而上皮、神经内分泌和肌上皮的标记则为阴性。

(五)小细胞间皮瘤

尽管小细胞型间皮瘤也发生在腹膜，但发病年龄高，多为 40 岁以上，组织形态学无巢状结构，缺少促纤维组织增生性的间质，免疫组化染色 CK 可呈阳性，但 desmin、NSE、Syn 常为阴性，CR 和 MC 阳性，电镜下瘤细胞有细长的微绒毛等。

间皮瘤患者常有石棉接触史，血行转移多见(50% ~70%)[75]，肿瘤实质强化明显，而 DSRCT 发病年龄小，血行转移少见，肿瘤强化程度低。

八、治疗

(一)治疗原则

因 DSRCT 罕见，通常为个案及小样本临床研究，较少研究涉其生存期和预后影响因素，目前尚未对其标准治疗方法达成共识[76]。

DSRCT 为高度侵袭性肿瘤，发生发展迅速，复发、转移率较高。早期诊断，争取根治性手术及积极接受全身化疗、放射治疗是目前延长生存期的最佳治疗模式[77-79]。

单纯手术可能有助于改善不典型的原发于腹外或外周的 DSRCT，但复发率高，无法获得长期的生存益处；而手术联合化疗和放疗的综合治疗，可提高有效率，延长患者生存时间[80]，因此，即使对于那些早期、非典型的腹外及外周 DSRCT 患者亦应给予多学科联合治疗[7]。邢锴元等[81]结合文献对 53 例 DSRCT 患者进行的一项回顾性研究表明，采用根治性手术切除、全身化疗或放疗均可延长 DSRCT 患者生存期，但采用根治性手术联合化疗或放疗以及化疗联合手术或放疗的疗效更好。Goodman 等[82]报道一组 21 例患者应用全腹盆腔外照射治疗，联合手术和化疗，具有一定疗效。

对于难以手术切除的经典的腹、盆腔内或转移性 DSRCT，手术作为姑息性治疗的手段对于改善症状，如肠梗阻、尿路梗阻等仍然具有应用价值。

（二）手术切除

积极手术治疗是 DSRCT 患者所有治疗方法的基石，有效的减瘤术被认为可达到解除 90% 及以上的肿瘤负荷。

然而，DSRCT 恶性程度高，就诊时往往已有腹腔、盆腔弥漫性浸润，难以完全切除，术后易于复发，故 R0 切除的研究少有报道，多数研究为部分至绝大部分（90% 以上）切除的减瘤术[83]。Gil 等[84]报道了 1 例生存期达 8 年多的病例，亦为早期接受了根治性手术。胡贵强[85]报道了 1 例在行根治性手术后生存 10 年的 DSRCT 罕见病例。

Biswas 等[86]的研究支持根治性的手术切除有益于提高生存率，但主要见于原发于外周的或腹外器官的无转移的 DSRCT。Honoré 等[80]亦指出，对于腹膜外转移者手术获益有限。

Hassan 等[87]的研究提示，外科切除与外科活检的 DSRCT 的中位生存期分别为 34 个月和 14 个月；7 例患者中，3 例行 R0 切除术，4 例行减瘤术，7 例患者全部在随访中出现复发或远处转移，6 例接受 2 次手术，最长存活 72 个月，其余生存 32 个月。

Lal 等[77]的研究入组了 66 例患者，63 例发病部位为腹盆腔，27 例伴有远处转移，29 例接受了减瘤手术，3 年生存率在手术组与未手术治疗组比较分别为 58% 和 0%，提示减瘤手术和 R0 切除术均能改善 DSRCT 患者预后[38]。邢锴元等[81]对 53 例 DSRCT 患者临床资料进行统计分析，发现行根治性手术者的 1 年和 3 年生存率分别为 70.5% 和 53.7%；而行姑息性手术者 26 例，1 年和 3 年生存率分别为 37.2% 和 4.8%。徐可等[31]总结了 126 例 DSRCT 患者的临床资料，接受根治性手术的患者平均生存期为 82.8 个月，中位生存期为 63 个月；未接受根治性手术的患者平均生存期为 18.6 个月，中位生存期为 17 个月。两组比较，差异有统计学意义。多因素分析结果显示，根治性手术是影响预后的独立因素，未接受根治性手术的患者死亡风险是接受根治性手术的 13.25 倍。

（三）化学治疗

因 DSRCT 恶性程度高，易局部浸润及远处转移，故系统化疗是 DSRCT 的主要治疗手段之一。Zhang 等[38]的研究表明，化疗可延长病人生存期，化疗患者的中位生存期为 22.8 个月，未接受化疗的患者中位生存期为 19.1 个月。徐可等[31]分析了文献报道的 126 例 DSRCT 患者临床资料，研究结果显示，接受化疗的患者平均生存期为 44.6 个月，中位生存期为 26.0 个月；未接受化疗的患者平均生存期为 30.3 个月，中位生存期为 9.0 个月。两组比较，差异有统计学意义。多因素分析结果显示，是否接受化疗是影响预后的独立因素，未接受化疗的患者死亡风险是接受化疗者的5.7 倍。

目前，DSRCT 没有标准的化疗方案，目前主要选择以烷化剂及植物碱为基础的化疗方案。Kushner 等[88]报道，用长春新碱、阿霉素、环磷酰胺、异环磷酰胺和依托泊苷联合化疗对 10 例患者均有效。Kurre 等[89]制定了 P6 化疗方案，第 1、2、3、6 周期具体方案为：环磷酰胺 2100mg/（m² · d），d1 ~ 2；阿霉素 25mg/（m² · d），d1 ~ 3；长春新碱 0.67mg/（m² · d），d1 ~ 3；q3w。第 4、5、7 周期具体方案为：异环磷酰胺 1.8g/（m² · d），d1 ~ 5；依托泊苷 0.1g/（m² · d），d1 ~ 5；q3w，现已证实 P6 方案提高了 DSRCT 患者的无进展生存期，但此方案不良反应明显，临床治疗过程中大部分患者无法耐受该方案化疗，通过对国内外大量病例的分析，此种情况下可改用 CAE 方案（卡铂 + 阿霉素）、EVAIA 方案（依托泊苷 + 长春新碱 + 阿霉素 + 异环磷酰胺 + 放线菌 – D）、IVA 方案（异环磷酰胺 + 长春新碱 + 放线菌 – D）均可获得较好疗效。

Bertuzzi 等[90]研究中的 28 例患者，14 例为原始神经外胚瘤，7 例横纹肌肉瘤，7 例 DSRCT。给予 IFO + 表柔比是（EPI）+ VCR 联合化疗并放疗或手术治疗，DSRCT 较其他小圆细胞恶性肿瘤治疗反应差，为 43%：85%。Biswas 等[86]的研究中 18 例患者接受了联合化疗，IE 与 VAC 方案交替诱导 4 个周期后，VAC 与 VAD 交替共计 12 个周期维持治疗，获得了 39% 的治疗反应率，其中完全缓解 1 例，局部缓解 6 例。

1. 新辅助化疗

新辅助化疗在 DSRCT 的治疗中具有重要地位，Shimazaki 等[91]的研究提示，高强度放化疗并骨髓移植后患者可能获得根治性手术机会，即使减瘤术亦可明显改善患者症状，2 次手术仍然是可耐受患者的治疗选择。

Al Balushi 等[92]报道了 5 例 DSRCT 患者，3 例接受了放、化疗并造血干细胞移植后，肿瘤缩小后接受根治性手术治疗；2 例接受了放、化疗后行手术治疗。

Kushner 等[88]应用 P6 方案治疗 12 例 DSRCT 后辅以手术治疗，后续治疗包括清髓性骨髓移植及放疗。所有患者化疗后均达到部分缓解，但无病理学完全缓解；7 例患者无病生存至 38 个月，全组患者中位生存期为 19 个月，其中完全缓解组为 22 个月，提示 P6 方案化疗并辅以根治性手术是提高 DSRCT 的有效疗法。

2. 造血干细胞移植

1998 年，Mazuryk 等[93]报道了 1 例 DSRCT 接受放、化疗并自体干细胞移植治疗及手术治疗，获得了 26 个月无病生存期。

Cook 等[94]基于国际血液骨髓移植调查中心登记数据的一项回顾性分析表明，对于完全缓解及未获完全缓解的患者，自体造血干细胞移植的 1 年无病生存率分别为 75% 和 35%，3 年生存率分别为 57% 和 28%，全部患者中位生存期为 31 个月，对于完全缓解及未获完全缓解的患者分别为 36 个月和 21 个月，治疗相关死亡率低，提示自体造血干细胞移植是可以耐受的，可提高无病生存期和总生存期，特别是对于化疗后获得完全缓解的患者疗效更佳。但由于造血干细胞移植治疗的同时患者均接受了大剂量的化疗和放疗，这些生存获益本质上可能得益于高强度的联合治疗[95]。

3. 腹腔热化疗

对于外科手术镜下残留阳性的患者，腹腔内热化疗（hyperthermic intraperitoneal chemotherapy，HIPEC）是一种可选择的局部治疗措施。Msika 等[96]应用手术联合 HIPEC 治疗了 3 例 DSRCT 患者，至文章发表时 1 例存活，其余 2 例分别于术后 4 个月和 5 个月死亡。Lauridant – Philippin 等[97]应用化疗联合手术，术后 HIPEC 治疗了 1 例 51 岁的 DSRCT 患者，患者总生存时间为 4 年。

Hayes – Jordan 等[98]的研究入组了 24 例 DSRCT 患者，8 例患者应用了减瘤术联合 HIPEC，16 例患者仅接受了化疗 + 放疗或手术，2 组的 3 年生存率分别为 71% 和 26%，但联合 HIPEC 者肾功不全、胃瘫发生率高于对照组。德州大学癌症研究中心对 24 例 DSRCT 患者进行 HIPEC 治疗分组研究[99 – 100]，其中接受 HIPEC 治疗组 3 年中位生存率为 71%，而单纯接受化疗组为 26%，单独手术组为 62%。

Hayes – Jordan 等[100]的研究中纳入了 27 例腹膜肉瘤性疾病(含 13 例 DSRCT),患者在接受细胞减灭术后应用 150mg/m² 顺铂腹腔化疗 90min,温度控制在 40.5 ~ 41℃。结果显示,顺铂最大耐受剂量为 100mg/m²,手术及围手术期死亡率分别为 0% 和 18%,患者存在术后并发症,随访 6 ~ 60 个月,7 例无病存活,研究提示,HIPEC 是儿童腹膜转移性肉瘤性疾病可供考虑的治疗选择,但尚需进一步研究证实。

(四)靶向治疗

因 DSRCT 临床罕见,靶向治疗仅为个案报道。

Tang 等[101]报道,DSRCT 患者存在 VEGFR – 2 和 VEGFA 过表达,DSRCT 对于抗血管生成药物如贝伐单抗十分敏感。Chao 等[102]对 7 例过表达 PDGFR 及 C – KIT 者应用伊马替尼治疗,1 周期治疗后 4 例患者疾病稳定。George 等[103]应用舒尼替尼治疗 1 例 DSRCT,获得部分缓解并疾病稳定达 56 周。

有研究发现[104],DSRCT 细胞存在持续 PI3K/Akt/mTOR 信号通路活化。Naing 等[105]应用 mTOR 抑制剂西罗莫司联合 IGFR 单抗治疗了 17 例尤因肉瘤和 3 例 DSRCT 患者,7/20(35%)获得了疾病稳定超过 5 个月或达到完全缓解/部分缓解,29% 的患者肿瘤退缩超过 20%。

另外,Fine 等[106]报道,应用雄激素阻断疗法治疗雄激素受体表达阳性的 DSRCT,3/6 的患者临床治疗反应良好,尤其是在那些原本睾酮水平正常者。亦有报道对于 HER – 2 过表达的 DSRCT,可从含曲妥珠单抗的治疗中获益[107]。

(五)放射治疗

放疗对于缩小肿瘤和缓解症状有一定作用,对失去根治性手术的部分 DSRCT 患者可考虑放射治疗。

Lal 等[77]报道,联合应用手术、化疗、放疗 3 种疗法与单用某一种疗法,3 年生存率分别为 55% 和 27%,随访 2 年 4 个月时,前者有 34.5% 无病生存。Pinnix 等[108]报道了在 2006—2010 年间治疗的 8 例 DSRCT 患者,给予全腹盆腔外照射治疗,全部患者接受了多药联合化疗和减瘤手术,7 例接受了术后顺铂 HIPEC,放疗总剂量为 30Gy,4 例患者对于残留病灶局部加量(6 ~ 10Gy),7 例患者接受了同步化疗。中位随访 15.2 个月,WAP – IMRT 治疗后中位局部复发(63%)及远处转移(37.5%)时间为 8.73 个月,1 例患者随访 20 个月时仍无病生存,提示 WAP – IMRT 与放疗增敏的同步化疗耐受良好,是提高局部控制率的有效措施。Goodman 等[109]报道了 21 例 DSRCT 接受放疗的患者,在最大程度的减瘤手术后,患者接受 30Gy 的腹部和骨盆放射治疗,平均随访期是 28 个月,3 年生存率以及 3 年无复发存活率分别是 48% 和 19%,中位生存期是 32 个月,复发的平均时间为 19 个月;复发的部位大多是腹腔内或肝。

徐可等[31]分析了文献报道的 131 例 DSRCT 患者临床资料,接受放射治疗的患者平均生存期为 68.1 个月,中位生存期为 49.9 个月;未接受放射治疗的患者平均生存期为 31.3 个月,中位生存期为 17 个月。两组比较,差异有统计学意义。多因素分析结果显示,放射治疗是影响预后的独立因素,未接受放射治疗的死亡风险是接受放射治疗患者的 7.5 倍。

九、预后

DSRCT 是一种进展性快和侵袭性强、预后差的高度恶性肿瘤,绝大多数患者因腹腔内广泛种植与转移,在诊断后数月至数年内死亡[110]。肖蔚等[67]报道了 3 例 DSRCT,2 例分别随访 5 个月及 16 个月死于广泛转移,另外 1 例 2 年后第二次复发,扩大切除后 18 个月,局部未再复发。

Thway 等[30]报道，DSRCT 3 年和 5 年的生存率分别是 44% 和 15%。其中位生存期为 1.5 ~ 2 年[8]。徐可等[31]报道国内外 DSRCT 的生存预后情况，平均生存期为 39.2 个月，中位生存期为 21 个月。Ordoez 等[29]随访 39 例 DSRCT 患者，25 例就诊后 8 ~ 50 个月内死于广泛转移，平均生存期为 25.2 个月。

DSRCT 的发生部位、肿瘤数目、肿瘤大小、是否伴随脏器转移与 DSRCT 患者的生存预后明显相关，Saab 等[111]报道，腹部以外的 DSRCT 较腹腔内的预后好，随访时 3 例腹部以外 DSRCT 存活者生存期分别达 23 个月、8 年及 10 年。

（张 兵）

参考文献

[1] Sestenhenn I, Davis C J, Mostofi F K. Undifferentiated malignant epithelial tumors involving serosal surfaces of scrotum and abdomen in young males[J]. J Urol, 1987, 137(Suppl): 214A.

[2] Gerald W l, Rosai J. Case 2. Desmoplastic small cell tumor with divergent differentiation[J]. Pediate Pathol, 1989, 9(2): 177 – 183.

[3] Gonzalez – Crussi F, Crawford S E, Sun C C. Intra – abdominal desmoplastic small – cell tumors with divergent differentiation: observations on three cases of childhood[J]. Am J Surg Pathol, 1990, 14(7): 633 – 642.

[4] Gerald W L, Miller H K, Battifora H, et al. Intra abdominal desmoplastic small round cell tumor: report of 19 cases of adistinctive type of high grade polyphenotypic malignancy affecting young individuals[J]. Am J Surg Pathol, 1991, 15(6): 499 – 513.

[5] Sawyer J R, Tryka A F, Lewis J M. A novel reciprocal chromosome translocation t(11; 22)(p13; q12) in an intra – abdominal desmoplastic small round – cell tumor[J]. Am J Surg Pathol, 1992, 16(4): 411 – 416.

[6] Fletcher C D M, Unni K K, Mertens F, et al. World Health Orgnization classifiction of tumours. Pathology and genetics of tumours of soft tissue and bone[M]. Lyon: IARC Press, 2002: 216 – 218.

[7] 许霄，张凤春，徐迎春. 促纤维增生性小圆细胞瘤的治疗进展[J]. 上海交通大学学报(医学版), 2016, 36(5): 747 – 751.

[8] Chang F. Desmoplastic small round cell tumors: cytologic, histologic, and immunohisto chemical features[J]. Arch Pathol Lab Med, 2006, 130(5): 728 – 732.

[9] Reisner D, Brahee D, Patel S, et al. A Case of Desmoplastic Small Round Cell Tumor[J]. J Radiol Case Rep, 2015, 9(8): 1 – 7.

[10] Ostermeier A, McCarville M B, Navid F, et al. FDG PET/CT imaging of desmoplastic small round cell tumor: findings at staging, during treatment and at follow – up[J]. Pediatr Radiol, 2015, 45(9): 1308 – 1315.

[11] 吕晓飞，张雪林，苏欢欢，等. 腹部促纤维结缔组织增生性小圆细胞瘤 CT 表现及病理对照[J]. 放射学实践, 2010, 25(12): 1380 – 1383.

[12] 袁勇，赵征，王晓敏，等. 小腿软组织促纤维组织增生性小圆细胞肿瘤临床病理观察(附 1 例)[J]. 现代肿瘤医学, 2011, 19(3): 560 – 563.

[13] Ouarssani A, Atoini F, Lhou F A, et al. Desmoplastic small round cell tumor of the pleura[J]. Thoracic Cancer, 2011, 2(3): 117 – 119.

[14] Khachaturov V, Christopher R W, Hodge J R, et al. Primary intraosseous desmoplastic small round cell tumor of the calvarium: case report and review of the literature[J]. Human Pathology Case Reports, 2015, 92(1): 9 – 15.

[15] García – González J, Villanueva C, Fernández – Acero MJ, et al. Paratesticular desmoplastic small round cell tumor: case report[J]. Urol Oncol, 2005, 23(2): 132 – 134.

[16] Ariza – Prota M A, Pando – Sandoval A, Fole – Vázquez D, et al. Desmoplastic small round cell tumor of the lung: a case report and literature review[J]. Respir Med Case Rep, 2015, 16: 112 – 116.

[17] Wang L L, Perlman E J, Vujanic G M, et al. Desmoplastic small round cell tumor of the kidney in childhood[J]. Am J Surg Pathol, 2007, 31(4): 576 – 584.

[18] Adsay V, Cheng J, Athanasian E, et al. Primary desmoplastic small cell tumor of soft tissues and bone of the hand[J]. Am J Surg Pathol, 1999, 23(11): 1408 – 1413.

[19] Parkash V, Gerald W L, Parma A, et al. Desmoplastic small round cell tumor of the pleura[J]. Am J Surg Pathol, 1995, 19(6): 659 – 665.

[20] Tison V, Cerasoli S, Morigi F, et al. Intracranial Desmoplastic Small – Cell Tumor: Report of a Case[J]. Am J Surg Pathol, 1996, 21(1): 112 – 117.

[21] Cummings O W, Ulbright T M, Young R H, et al. Desmoplastic small round cell tumors of the paratesticular region: a report of six cases[J]. AmJSurgPathol, 1997, 21(2): 219 – 225.

[22] Elhajj M, Mazurka J, Daya D. Desmoplastic small round cell tumor presenting in the ovaries: report of a case and review of the literature[J]. Int J Gynecol Cancer, 2002, 12(6): 760 – 763.

[23] Syed S, Haque A K, Hawkins H K, et al. Desmoplastic small round cell tumor of the lung[J]. Arch Pathol Lab Med, 2002, 126(10): 1226 – 1228.

[24] Wolf A N, Ladanyi M, Paull G, et al. The expanding clinical spectrum of desmoplastic small round – cell tumor: a report of two cases with molecular confirmation[J]. Hum Pathol, 1999, 30(4): 430 – 435.

[25] Imamura M, Mizutani Y, Yamada H, et al. Two cases of small cell carcinoma of the urinary bladder[J]. HinyokikaKiyo, 1996, 42(8): 595 – 599.

[26] Su M C, Jeng Y M, Chu Y C. Desmoplastic small round cell tumor of the kidney[J]. Am J Surg Pathol, 2004, 28(10): 1379 – 1383.

[27] Weiss S W, Goldblim J R. Desmoplastic small round cell tumor. Enzinger and Weiss' soft tissue tumours: malignant soft tissue tumour of uncertain type[M]. 4th ed. 北京: 人民卫生出版社, 2002: 1538 – 1545.

[28] 何乐健, 李佩娟. 腹腔内促纤维性小圆细胞肿瘤一例[J]. 病理学杂志, 998, 27(5): 336.

[29] Ordonez N G. Desmoplastic small round cell tumor. A histopathologic study of 39 cases with emphasis on unusual histological patterns[J]. Am Surg Pathol, 1998, 22(11): 1303 – 1313.

[30] Thway K, Noujaim J, Zaidi S, et al. Desmoplastic small round cell tumor: pathology, genetics, and potential therapeutic strategies[J]. Int J Surg Pathol, 2016, 24(8): 672 – 684.

[31] 徐可, 杨春康. 促纤维组织增生性小圆细胞肿瘤临床特征及预后因素分析[J]. 肿瘤防治研究, 2013, 40(4): 362 – 367.

[32] Armstrong J F, Pritchard – Jones K, Bickmore W A, et al. The expression of the Wilms' tumour gene, WT1, in the developing mammalian embryo[J]. Mech Dev, 1993, 40(1 – 2): 85 – 97.

[33] Hurlimann J. Desmin and Neural marker expression in mesothelial cells and mesotheliomas[J]. Hum Pathol, 1994, 25(8): 753 – 757.

[34] Ashrafi M, Saffar H, Mirsharifi S, et al. Intra – abdominal desmoplastic small round cell tumor in A 45 – year – old man: a case report[J]. Acta Medica Iranica, 2013, 51(8): 583 – 586.

[35] 高冬霞, 廖松林, 石雪君, 等. 促纤维化小圆细胞肿瘤5例临床病理、免疫组化及电镜观察[J]. 临床与实验病理学杂志, 2000, 16(5): 353 – 356.

[36] Arnold M A, Schoenfield L, Limketkai B N, et al. Diagnostic pitfalls of differentiating desmoplastic small round cell tumor (DSRCT) from Wilms tumor(WT): overlapping morphologic and immunohistochemical features[J]. Am J Surg Pathol, 2014, 38(9): 1220 – 1226.

[37] Scharnhorst V, vander Eb A J, Jochemsen A G. WT1 proteins: functions in growth and differentiation[J]. Gene, 2001, 273(2): 141 – 161.

[38] Zhang J, Xu H, Ren F, et al. Analysis of clinicopathological features and prognostic factors of desmoplastic small round cell tumor[J]. Pathol Oncol Res, 2014, 20(1): 161 – 168.

[39] deAraújo R A, Araújo B J. Desmoplastic small round cell tumor: report of 2 cases treated with chemotherapy alone or in combination with bevacizumab[J]. Case Rep Oncol, 2014, 7(1): 102 – 108.

[40] Kretschmar C S, Colbach C, Bhan I, et al. Desmoplastic small cell tumor: a report of three cases and a review of the literature[J]. J Pediatr Hematol Oncol, 1996, 18(3): 293 – 298.

[41] Perna M J, Streck C J. A large solitary desmoplastic small round cell tumor[J]. Am Surg, 2012, 78(6): E316 – E317.

[42] Gerald W L, Ladanyi M, deAlava E, et al. Clinical, pathologic, and molecular spectrum of tumors associated witht (11; 22)(p13; q12): desmoplastic small round – cell tumor andit variants[J]. J Clin Oncol, 1998, 16(9): 3028 – 3036.

[43] 魏志敏, 赵鹏, 孙玲玲, 等. 促纤维组织增生性小圆细胞肿瘤4例报道[J]. 诊断病理学杂志, 2012, 19(3): 222 – 224.

[44] Pickhardlt P J, Fisher A J, Balfe D M, et al. Desmoplastic small round cell tumor of the abdomen: radiologic – histopathologic correlation[J]. Radiology, 1999, 210(3): 633 – 638.

[45] 许霄, 吕杰财. 腹盆腔促纤维增生性小圆细胞瘤的 CT 表现(附 2 例报告)[J]. 中国临床医学影像杂志, 2017, 28(8): 603 – 605.

[46] 陈丽君, 陈卫国, 唐浩, 等. 腹盆部促纤维组织增生性小圆细胞瘤的 CT 表现[J]. 临床放射学杂志, 2012, 31(6): 841 – 844.

[47] Chouli M, Viala J, Dromain C, et al. Intra – abdominal desmoplastic small round cell tumors: CT findings and clinicopathological correlations in 13 cases[J]. Eur J Radiol, 2005, 54(3): 438 – 442.

[48] Kis B, O'Regan K N, Agoston A, et al. Imaging of desmoplastic small round cell tumour in adults[J]. Br J Radiol, 2012, 85(1010): 187 – 192.

[49] Zhang W D, Li C X, Liu Q Y, et al. CT, MRI, and FDG – PET/CT imaging findings of abdominopelvic desmoplastic small round cell tumors: correlation with histopathologic findings[J]. Eur J Radiol, 2011, 80(2): 269 – 273.

[50] Shen X Z, Zhao J G, Wu J J, et al. Clinical and computed tomography features of adult abdominopelvic desmoplastic small round cell tumor[J]. World J Gastroenterol, 2014, 20(17): 5157 – 5164.

[51] 王汝佳, 沈桂权, 高波, 等. 腹盆腔促纤维组织增生性小圆细胞肿瘤 1 例[J]. 医学影像学杂志, 2018, 28(1): 5.

[52] 杨林, 陈燕萍. 腹腔及盆腔促纤维组织增生性小圆细胞瘤的 CT 表现[J]. 中华放射学杂志, 2007(7): 724 – 726.

[53] Jordan A H, Pappo A. Management of desmoplastic small round – cell tumors in children and young adults[J]. J Pediatr Hematol Oncol, 2012, 34(Suppl 2): S73 – S75.

[54] Miliauskas J, Abbott R, Sarre R. Intra – abdominal desmoplastic small round cell tumour[J]. Australian & New Zealand Journal of Surgery, 1993, 63(2): 157 – 159.

[55] Ali A, Mohamed M, Chisholm J, et al. Solid – Pattern Desmoplastic Small Round Cell Tumor[J]. Int J Surg Pathol, 2017, 25(2): 158 – 161.

[56] Cerald W L, Ladanyi M, de Alana E, et al. Clinial pathologic, and molecular spectrum of tumor associated with t(11; 22)(p13; q12): desmoplastic small round cell tumor and its varrant[J]. J Chin Oncol, 1998, 16(9): 3028 – 3036.

[57] Ordonez N G, el – Naggar A K, Ro J Y, et al. Intra abdominal desmoplastic small cell tumor: a light microscopic, immunocytochemical, ultrastructural, and flow cytometric study[J]. Hum Pathol, 1993, 24(8): 850 – 865.

[58] 张仁亚, 刘飞飞, 朱鹏. 促纤维组织增生性小圆细胞肿瘤的临床病理特征与研究进展[J]. 临床与实验病理学杂志, 2008, 24(1): 99 – 102.

[59] 周晓军, 黄文斌. 免疫组化在小圆细胞肿瘤未分化恶性肿瘤中的应用[J]. 临床与实验病理学杂志, 2009, 25(3): 232 – 235.

[60] 卢宝健, 张卫, 尚芝群, 等. 腹膜后促纤维组织增生性小圆细胞瘤的临床诊治分析[J]. 中华肿瘤杂志, 2015, 37(9): 686 – 689.

[61] 邢镨元, 秦燕, 刘鹏, 等. 促纤维组织增生性小圆细胞肿瘤 1 例报告[J]. 北京医学, 2009, 31(9): 554 – 557.

[62] De Araújo R A, Araújo B J. Desmoplastic small round cell tumor: report of 2 cases treated with chemotherapy alone or in combination with bevacizumab[J]. Case Rep Oncol, 2014, 7(1): 102 – 108.

[63] Barnod R, Sabourin J C, Pasquier D, et al. Immunohistochemical expression of WT1 by desmonplastic small round cell tumor: a comparative study with other small round cell tumors[J]. Am J Surg Pathol, 2000, 24(6): 830 – 836.

[64] Zhang P J, Goldblum J R, Pawel B R, et al. Immunophenotype of desmoplastic round cell as detected in cases with EWS – WT1 gene fusion product[J]. Mod Pathol, 2003, 16(3): 229 – 235.

[65] Hill D A, Pfeifei J D, Marley E F. WT1 staining reliably differentiates desmoplastic small round tumor from Ewing sarcoma/primitive neuroectodermal tumor. An immunohisto chemical and molecular diagnostic study[J]. Am J Clin Pathol, 2000, 114(3): 345 – 353.

[66] Walton W J, Flores R R. Desmolastic small round cell tumor of the kidney: AIRP best cases in radiologic – pathologic correlation[J]. Radiographics, 2016, 36(5): 1533 – 1538.

[67] 肖蔚, 吕翔, 石群立, 等. 促纤维组织增生性小圆细胞肿瘤临床病理研究[J]. 诊断病理学杂志, 2008, 15(1): 30 – 33.

[68] 郭立新. 腹腔内促结缔组织增生的小圆细胞肿瘤[J]. 临床与实验病理学杂志, 1995, 11(3): 232 – 235.

[69] Mainenti P P, Romano L, Contegiacomo A, et al. Rare diffuse peritoneal malignant neoplasms: CT findings in two cases[J]. Abdom Imaging, 2003, 28(6): 827 – 830.

[70] Harmon R L, Sugarbaker P H. Prognostic indicators in peritoneal carcinomatosis from gastrointestinal cancer[J]. Int

Semin Surg Oncol, 2005, 2(1): 3 – 10.

[71] Ladanyi M, Gerald W. Fusion of the EWS and WT1 genes in the desmoplastic small round cell tumor[J]. Cancer Res, 1994, 54(11): 2837 – 2840.

[72] 雷延成, 王娅宁, 段顺生, 等. 小儿腹膜后神经母细胞瘤的 CT 特征及鉴别诊断[J]. 实用医学杂志, 2010, 26: 90 – 93.

[73] 杨吉龙, 徐维萍, 王坚, 等. 促结缔组织增生性小圆细胞肿瘤的临床病理学研究[J]. 中华病理学杂志, 2005, 34(10): 650 – 655.

[74] Lae M E, Roche P C, Jin L, et al. Desmoplastic small round cell tumor: a clinicopathologic, immunohistochemical, and molecular study of 32 tumors[J]. Am J Surg Pathol, 2002, 26(7): 823 – 835.

[75] Sugarbaker P H, Acherman Y I, Gonzalez – Moreno S, et al. Diagnosis and treatment of peritoneal mesothelioma: The Washington Cancer Institute experience[J]. Semin Oncol, 2002, 29(1): 51 – 61.

[76] 洪朝金, 高亮, 卢丽琴. 骨促纤维组织增生性小圆细胞肿瘤 1 例报告[J]. 肿瘤学杂志, 2016, 22(10): 872 – 873.

[77] Lal D R, Su W T, Loh K C, et al. Results of multimodal treatment for desmoplastic small round cell tumour[J]. J Paediatr Surg, 2005, 40: 251 – 255.

[78] Atallah V, Honore C, Orbach D, et al. Role of adjuvant radiation therapy after surgery for abdominal desmoplastic small round cell tumors[J]. Int J Radiat Oncol Biol Phys, 2016, 95(4): 1244 – 1253.

[79] Hayes – Jordan A, LaQuaglia M P, Modak S. Management of desmoplastic small round cell tumor[J]. Semin Pediatr Surg, 2016, 25(5): 299 – 304.

[80] Honoré C, Amroun K, Vilcot L, et al. Abdominal desmoplastic small round cell tumor: multimodal treatment combining chemotherapy, surgery, and radiotherapy is the best option[J]. Ann Surg Oncol, 2015, 22(4): 1073 – 1079.

[81] 邢镨元, 石远凯, 冯奉仪, 等. 促纤维组织增生性小圆细胞肿瘤的临床特征及治疗模式探讨[J]. 中华肿瘤杂志, 2010, 32(2): 139 – 142.

[82] Goodman K A, Wolden S L, La Quaglia M P, et al. Whole abdominopelvic radiotherapy for desmoplastic small round cell tumor[J]. Int J Radiat Oncol Biol Phys, 2002, 54(1): 170 – 176.

[83] Kallianpur A A, Shukla N K, Deo S V, et al. Updates on the multimodality management of desmoplastic small round cell tumor[J]. J Surg Oncol, 2012, 105(6): 617 – 621.

[84] Gil A, Gomez P A, Brun E A, et al. Clinical perspective on desmoplastic small round – cell tumor[J]. Oncology, 2004, 67(3): 231 – 232.

[85] 胡贵强. 反复多次清除术治疗后腹膜促结缔组织增生性小圆细胞瘤一例报告[J]. 中国现代普通外科进展, 2007, 10(4): 367 – 368.

[86] Biswas G, Laskar S, Banavali S D, et al. Desmoplastic small round cell tumour: extra abdominal and abdominal presentations and the results of treatment[J]. Indian J Cancer, 2005, 42(2): 78 – 84.

[87] Hassan I, Shyyan R, Donohue J H, et al. Intraabdominal desmoplastic small round cell tumours: a diagnostic and therapeutic challenge[J]. Cancer, 2005, 104(6): 1264 – 1270.

[88] Kushner B H, LaQuaglia M P, Wollner N, et al. Desmoplastic small round – cell tumor: prolonged progression – free survival with aggressive multimodality therapy[J]. J Clin Oncol, 1996, 14(5): 1526 – 1531.

[89] Kurre P, Felgenhauer J L, Miser J S, et al. Successful dose – in – tensive treatment of desmoplastic small round cell tumor in three children[J]. J Pediatr Hematol Oncol, 2000, 22(5): 446 – 450.

[90] Bertuzzi A, Castagna L, Nozza A, et al. High – dose chemotherapy in poor – prognosis adult small round cell tumours: clinical and molecular results from a prospective study[J]. J Clin Oncol, 2002, 20(8): 2181 – 2188.

[91] Shimazaki J, Motohashi G, Nishida K, et al. Removal of an intraabdominal desmoplastic small round cell tumor by repetitive debulking surgery: a case report and literature review[J]. Oncol Lett, 2014, 7(5): 1464 – 1468.

[92] Al Balushi Z, Bulduc S, Mulleur C, et al. Desmoplastic small round cell tumor in children: a new therapeutic approach[J]. J Pediatr Surg, 2009, 44(5): 949 – 952.

[93] Mazuryk M, Paterson A H, Temple W, et al. Benefit of aggressive multimodality therapy with autologous stem cell support for intra – abdominal desmoplastic small round cell tumor[J]. Bone Marrow Transplant, 1998, 21(9): 961 – 963.

[94] Cook R J, Wang Z, Arora M, et al. Clinical outcomes of patients with desmoplastic small round cell tumor of the peritoneum undergoing autologous HCT: a CIBMTR retrospective analysis[J]. Bone Marrow Transplant, 2012, 47(11): 1455 – 1458.

[95] Forlenza C J, Kushner B H, Kernan N, et al. Myeloablative chemotherapy with autologous stem cell transplant for desmoplastic small round cell tumor[J]. Sarcoma, 2015, 2015: 269197.

［96］　Msika S，Gruden E，Sarnacki S，et al. Cytoreductive surgery associated to hyperthermic intraperitoneal chemoperfusion for desmoplastic round small cell tumor with peritoneal carcinomatosis in young patients［J］. J Pediatr Surg，2010，45（8）：1617 - 1621.

［97］　Lauridant - Philippin G，Ledem N，Lemoine F，et al. Optimal treatment with systemic chemotherapy，complete surgical excision and hyperthermic intraperitoneal chemotherapy for a desmoplastic small round cell tumor in an adult male patient［J］. Gastroenterol Clin Biol，2010，34（4 - 5）：321 - 324.

［98］　Hayes - Jordan A，Green H，Fitzgerald N，et al. Novel treatment for desmoplastic small round cell tumor：hyperthermic intraperitoneal perfusion［J］. J Pediatr Surg，2010，45（5）：1000 - 1006.

［99］　Hayes - Jordan A，Anderson P，Curley S，et al. Continuoushy - perthermic peritoneal perfusion for desmoplastic small round cell tumor［J］. J Pediatr Surg，2007，42（8）：e29 - e32.

［100］　Hayes - Jordan A，Green H，Ludwig J，et al. Toxicity of hyperthermic intraperitoneal chemotherapy（HIPEC）in pediatric patients with sarcomatosis/carcinomatosis：early experience and phasel results［J］. Pediatr Blood Cancer，2012，59（2）：395 - 397.

［101］　Tang Y，Song H，Bao Y，et al. Multimodal treatment of abdominal and pelvic desmoplastic small round cell tumor with relative good prognosis［J］. Int J Surg，2015，16（PtA）：49 - 54.

［102］　Chao J，Budd G T，Chu P，et al. Phase II clinical trial of imatinib mesylate in therapy of KIT and/or PDGFRα - expressing Ewing sarcoma family of tumors and desmoplastic small round cell tumors［J］. Anticancer Res，2010，30（2）：547 - 552.

［103］　George S，Merriam P，Maki R G，et al. Multicenter phase II trial of sunitinib in the treatment of nongastrointestinal stromal tumor sarcomas［J］. J Clin Oncol，2009，27（19）：3154 - 3160.

［104］　Subbiah V，Brown R E，Jiang Y，et al. Morphoproteomic profiling of the mammalian target of rapamycin（mTOR）signaling pathway in desmoplastic small round cell tumor（EWS/WT1），Ewing's sarcoma（EWS/FLI1）and Wilms' tumor（WT1）［J］. PLoS One，2013，8（7）：e68985.

［105］　Naing A，Lorusso P，Fu S，et al. Insulin growth factor - receptor（IGF - 1R）antibody cixutumumab combined with the mTOR inhibitor temsirolimus in patients with refractory Ewing's sarcoma family tumors［J］. Clin Cancer Res，2012，18（9）：2625 - 2631.

［106］　Fine R L，Shah S S，Moulton T A，et al. Androgen and c - Kit receptors in desmoplastic small round cell tumors resistant to chemotherapy：novel targets for therapy［J］. Cancer Chemother Pharmacol，2007，59（4）：429 - 437.

［107］　Chalasani P，Shtivelband M I，Cranmer L D. Advanced desmoplastic small round cell tumor：near complete response with trastuzumab based chemotherapy［J］. Clin Adv Hematol Oncol，2009，7（7）：473 - 475.

［108］　Pinnix C C，Fontanilla H P，Hayes - Jordan A，et al. Whole abdomi？nopelvic intensity - modulated radiation therapy for desmoplastic small round cell tumor after surgery［J］. Int J Radiat Oncol Biol Phys，2012，83（1）：317 - 326.

［109］　Goodman K，Wolden S L，La Quaglia M P，et al. Whole abdominopelvic radiotherapy for desmoplastic small round cell tumor［J］. Int J Radiat Oncol Biol Phys，2002，54（1）：170 - 176.

［110］　Lee H J，Hyun J S，Jang H S，et al. Paraneoplastic secondary hypertension due to a renin - secreting desmoplastic small round cell tumor：A case report［J］. Oncol Lett，2014，8（5）：1986 - 1992.

［111］　Saab R，Khoury J D，Krasin M，et al. Desmoplastic small round cell tumor in childhood：the St. jude children's research hospital experience［J］. Pediatr Blood Cancer，2007，49（3）：274 - 279.

第九节　血管周上皮样细胞分化肿瘤

一、概述

（一）基本概念

1992 年，意大利病理学家 Bonetti 等[1] 提出了血管周上皮样细胞（perivascular epithelioid cell，PEC）这一概念。

血管周上皮样细胞肿瘤(parivascular epithelieid cell sarcoma，PEComa)则是极其少见的具有血管周上皮样细胞特征的间叶源性肿瘤。

1996年，Zamboni等[2]描述了1例胰腺来源的HMB-45(+)透明上皮样细胞肿瘤时，首先使用了PEComa的名称。

2002年、2013年、2020年，WHO软组织肿瘤分类中将PEComas定义为"一种在组织学和免疫表型上具有血管周上皮样细胞特征的间叶性肿瘤"；这一类型细胞具有上皮样形态，胞质透明或嗜酸性，主要分布于血管周围，常表达肌源性和黑色素细胞源性标志物，电镜观察胞质内可见黑色素小体或前黑色素小体。

血管周上皮样细胞分化肿瘤是一组组织学和免疫表型上具有血管周上皮样细胞特征的间叶肿瘤，包括血管平滑肌脂肪瘤(angiomyolipoma，AML)、肺透明细胞"糖"瘤(clear cell "sugar" tumour of the lung，CCST)、淋巴管平滑肌瘤病(lymphangioleio-myomatosis，LAM)、肝镰状韧带或圆韧带的透明细胞肌黑色素细胞性肿瘤(clear cell myomelanocytic tumor，CCMMT)，以及皮肤、四肢、乳腺、骨、子宫、直肠、腹膜、胰腺、外阴、阴道、大腿和心脏等特殊的透明细胞肿瘤[3-5]。

PEComa包括特殊类型PEComa和PEComa-NOS，特殊类型PEComa包括肾及肾外AML、肺CCST、LAM和CCMMT，而PEComa-NOS指发生于腹盆腔、消化道、泌尿生殖道、周围软组织和皮肤等部位不能完全归入上述几种特殊类型的PEComa，PEComa-NOS患病率较低，以女性生殖系统、腹盆腔及胃肠道相对多见[6]。

(二)流行病学

PEComa是一种极其少见的肿瘤，具体发病率目前无明确的数据。通常发生于女性，年龄分布较广，中位年龄11岁。

文献报道[7]，恶性PEComa患者年龄最小的为2岁女童。Hornick等[8]报道了43例PEComa，男女比为1:6。徐晓艳[9]报道了15例具有血管周上皮样细胞分化肿瘤，13例为女性；黄述斌等[10]报道了14例PEComa，男性5例，女性9例。陈玉芳等[11]报道了3例血管周上皮样细胞分化肿瘤，均为中老年女性。

户彦龙等[12]统计分析了2007—2017年国内外报道原发性腹膜后PEComa 22例，中年女性占52%；子宫PEComas患者的发病年龄分布较广，9~82岁，平均年龄50.5岁，多为中老年女性；但也有病例报道[13]，PEComas发生于8岁女童的阴道。

(三)组织发生与分子遗传学

1. 组织发生

PEComa的组织发生和相对应的正常组织结构至今未明确，主要有3种假说，一种假说认为PEC来源于未分化的神经嵴细胞，这些细胞成倍地表达平滑肌和黑色素标志物；第二种假说认为，PEC是成肌细胞[14]，平滑肌成肌细胞源于一些分子的改变而表达黑色素标志物；第三种假说认为[15]，PEC是一种血管周细胞，这一种假说更好地解释了PEC与结节性硬化症(tuberous sclerosis complex，TSC)的相关性，结节性硬化症是一种由于缺失TSC1(9q34)或TSC2(16p13.3)基因引起的常染色体显性遗传病，许多PEComa病例也发现了类似改变。

2. 分子遗传学

结节性硬化症(TSC)是一种常染色体显性遗传性疾病，是由TSC1(19q34)或TSC2(16p13)基因突变、缺失所致的全身一系列良性肿瘤性或错构瘤性病变，根据致病基因定位的不同将该基因分为TSC1型和TSC2型。

TSC1、TSC2 位于常染色体上，在体内作为抑癌基因广泛表达，有调节 Rheb/mTOR/p70S6K 通路的作用[16]。

TSC1/TSC2 的缺失导致 Rheb/mTOR/p70S6K 通路负性调节失控，从而导致肿瘤细胞无限生长。

分子遗传学发现，PEComa 的发生可能与 TSC1 和 TSC2 基因突变有关[17-18]。在前期研究中，超过半数的血管平滑肌脂肪瘤存在 TSC 基因缺失[19]，部分淋巴管平滑肌瘤病亦存在 TSC2 基因缺失[20]。

发生于肝、肾、肺的 PEComas 常伴发 TSC 基因突变，妇科来源的 PEComas 也可合并 TSC 突变[21]，但较少见。

在内脏 PEComa 中，TSC 基因的改变可激活 mTORC1 通路[22]，在部分软组织 PEComa 中，虽无 TSC 基因的异常，但免疫组化可呈现 TFE3 阳性[23-24]。

但至目前为止，在原发皮肤 PEComa 中尚未发现该基因异常，故有学者认为原发皮肤 PEComa 与结节性硬化综合征之间无明确的联系[25]。

TFE3 位于 X 染色体短臂 11.22，是小眼畸形相关转录因子(microphthalmia - associated transcription factor，MiTF)家族成员之一，目前已证实多种肿瘤可发生 TFE3 基因融合，如 TFE3 基因相关的肾细胞癌、腺泡状软组织肉瘤、软组织透明细胞肉瘤以及黑色素瘤。

有研究认为[26]，PEComas 与转录因子 E3(TFE3)基因的易位融合或扩增有关，部分 PEComas 不同程度地表达 TFE3 蛋白，表达率为 30%~100%。Argani 等[27]报道，几乎 100% 的 PEComa 有异常的 TFE3 蛋白表达，极少数病例有 TFE3 基因融合。Argani 等[27]分析了 29 例 PEComa，发现有 4 例存在 TFE3 融合基因，1 例存在 TFE3 基因扩增，同时免疫组化染色显示肿瘤细胞强阳性表达 TFE3 蛋白，这 5 例具有 TFE3 基因异常的均属年轻患者(平均年龄约 24 岁)。

在原发皮肤 PEComa 中，既未发现 TSC 基因异常，也不呈现免疫组化 TFE3 阳性。因此，有学者认为在组织学方面原发皮肤 PEComa 不同于内脏及软组织 PEComa[28]。

TFE3 相关的 PEComa 均具有相似的形态特点，即宽大的上皮样细胞排列呈巢状或腺泡样结构。

女性激素在肿瘤的发生和(或)细胞表型上可能起到一定的作用，有文献报道孕激素和雌激素在以梭形细胞成分的 PEComa 中受体表达阳性[29]。Froio 等[30]报道了 1 例伴有 TSC 的多病灶 PEComa，并认为其与弥漫性的子宫内膜异位症及子宫内膜非典型增生有关。

二、临床表现

(一)发生部位

临床观察发现，PEComas 可发生于任何器官组织，但多发生在子宫、肾、肝等部位，其次为颅内、心脏、气管、淋巴结、乳房、胰腺、结肠、直肠、腹膜、盆腔、阴道、前列腺、膀胱、大腿、皮肤和中枢神经系统[31-46]。

Hornick 等[8]报道了 43 例 PEComa，10 例发生于胃肠道和肠系膜，8 例发生于腹膜后，4 例发生于骨盆，3 例发生于子宫，14 例发生于躯干软组织(大部分发生在四肢)，4 例发生于皮肤。赵敏等[47]统计了文献报道的 29 例 PEComa，发生于子宫 13 例，镰状韧带 8 例，大肠和小肠 3 例，胰腺、盆腔侧壁、阴道、大腿和心脏各 1 例。

恶性 PEComa 可发生于肺、子宫、肝脏、腹膜后、肠系膜及骨等部位；肝恶性 PEComa 罕见[48-54]，多发生于中老年，以右叶多见，患者多因发现腹部肿块或疼痛不适而就诊，均可见一定程度的异型性，多呈浸润性生长。Parfitt 等[55]报道了 1 例肝 PEComa，组织学表现为良性，但 9 年后肿瘤复发且发生颈部、肺及胰腺多部位转移。

发生于肾脏的 PEComa 以血管平滑肌脂肪瘤最为多见，而上皮样 PEComa，尤其是上皮样血管平滑肌脂肪瘤因有小部分病例可发生转移复发，因此，被认为是具有恶性潜能的一类肿瘤。Shi 等[56]曾报道了 1 例发生于 48 岁中年男性的肾恶性上皮样 PEComa，肿瘤巨大，体积约 14cm×11cm ×8cm，有明显的出血坏死，分别在术后 5 年和 5.6 年出现肺转移和回肠转移。

发生在膀胱的 PEComas 少见，国内外文献报道 10 余例[57-69]，主要发生于中青年，女性多见，年龄范围 19~58 岁，中位年龄 36 岁。

女性生殖系统 PEComas 多发于子宫，好发于子宫体肌层、浆膜下，少数发生于黏膜下、宫颈、阴道、外阴、阔韧带、圆韧带及卵巢等处[70-74]，肿瘤直径个体差异很大，0.6~30.0cm 不等，平均直径 5~10.4cm。肿瘤多为单发、结节状，个别多发，实性或囊实性，恶性者质地软，鱼肉状，易坏死、出血、破裂，引起腹腔积血，甚至失血性休克。

原发皮肤 PEComa 较为少见，仅占 PEComa 的 8%，现已报道病例中仅有 34 例[75]。

（二）一般表现

一般而言，患者大多数无明显临床症状，常常体检时发现；且不同部位的 PEComa 所表现的临床症状有所不同。

降结肠血管周上皮样细胞分化肿瘤最常累及子宫，其次是镰状韧带，临床表现为肿块，常伴疼痛。

户彦龙等[12]统计国内外文献报道的原发性腹膜后 PEComa 22 例，大多数患者就诊前有腹痛或腹部不适病史（74%），好发部位以盆腔多见（43%），中腹部次之（39%）。

肾脏 PEComa，彩超中可发现肾脏占位，亦可有腰部轻微腰酸、腰胀、腰痛，或肉眼血尿[76]。

子宫是女性生殖系统中 PEComa 最常见的发生部位，临床症状多为不规则阴道出血，腹部肿块，下腹疼痛或在术中偶然发现；肿块大小多为 2~5cm，也可达 10cm 以上。阴道 PEComa，常表现为不规则阴道出血、月经过多、腹部肿块或下腹疼痛等，临床也可无症状，于手术或体检时偶然发现。

原发皮肤 PEComa 好发于中年女性，多见于小腿，也可发生于前臂及后背，皮损常为无痛性的、界限清楚的粉红色丘疹、结节，中央常有硬痂[77]；一般为良性病变，但也有少数为恶性病变。另外，原发皮肤 PEComa 一般只有皮损表现，而不会同内脏 PEComa 一样出现结节性硬化综合征的表现[16]。

三、影像学检查

文献报道[48,78]实性 PEComa，其肿块超声检查多呈稍低回声，并可见彩色血流信号。

术前 CT 检查大多表现为境界相对清楚的病灶，内部密度不均匀，增强后强化明显，易误诊为恶性肿瘤，但仔细检查测量 CT 值，大多都能见到不等量的脂肪密度区有助于术前诊断[79-80]。CT 平扫示实性肿瘤或囊实性肿瘤的实性成分 CT 值低于软组织密度（30Hu 左右），密度可均匀或不均匀，增强扫描呈不均匀明显强化；囊性肿瘤内囊性成分不强化，囊壁呈明显强化[81]。LAM 多呈现为囊性[82-85]或囊实性[86-87]。

实性肿瘤行 MRI 检查，呈等 T1、稍长 T2 信号，其内可见流空血管影，DWI 呈高信号，增强扫描呈不均匀明显强化。

腹膜后 PEComa 以实性肿瘤居多，亦可为囊性或囊实性，通过影像检查即可明确定性[12,88]。中腹部以肾周居多，当与周围组织粘连分界不清时，可能会误诊为肾上腺肿物[89]。

四、组织病理学

(一)大体观

肉眼观，肿瘤大多表现为界限较清楚的包块或有假包膜形成，部分可伴有囊性变；多合并结节性硬化症。

子宫 PEComa 通常无包膜，边界多清晰，大体切面色灰白、灰红或灰黄，部分鱼肉状，质地细嫩或软，可伴出血、坏死及囊性变。

(二)组织学特点

多数病例肿瘤界限清楚，体积 $<5cm^3$，瘤细胞异型性不明显，核分裂象罕见，无坏死、浸润或仅局灶浸润，呈良性或低度恶性 PEComa 的组织学特征。但少数病例也可见明显深染的不规则核，核仁增大，核分裂象增多，局灶性坏死和血管内瘤栓，提示预后不佳[90]。

PEComa 组织形态学虽有细胞的异型性、核分裂象、淋巴结"转移"和远处"转移"，但其生物学行为属于良性肿瘤[31]。

部分肿瘤可出现间质的胶原化或玻璃样变，瘤细胞嵌埋其中，称硬化性 PEComa[91]。文献报道，有少数病例出现明显深染的异型核，大而明显的核仁，核分裂象多见，伴局灶坏死和血管内瘤栓，提示预后差。

PEComa 的组织学形态上由血管、梭形或上皮样肿瘤细胞、脂肪 3 种成分构成，呈疏松弥漫的不规则巢状、束状排列，膨胀性或浸润性生长，与周围组织分界清或不清[3]。

梭形或上皮样肿瘤细胞围绕血管呈放射状排列，与血管的关系密切，邻近血管的肿瘤细胞呈上皮样，远离血管的肿瘤细胞呈梭形，似平滑肌细胞。

增生的上皮样细胞体积大，异型，呈多边形或梭形，有丰富的颗粒状胞质，部分胞质透明，细胞核较大，核仁明显，呈蜘蛛样；核分裂少见。

特征性的病理表现为肿瘤细胞围绕扩张的血管呈放射状或袖套状排列，血管数量不等，形态不规则，壁厚，伴透明变性。

血管穿插在肿瘤细胞间，数量不等，厚壁血管缺乏正常动脉的弹力层，薄壁血管似血窦。

脂肪成分多为成熟脂肪细胞，部分区域见散在或呈岛样分布的成熟脂肪成分[10]。

超微结构，可见糖原颗粒、微束丝、线粒体和纤维状膜包被颗粒，Gaffey 等[92]应用电子显微镜证实了肿瘤细胞内存在黑色素颗粒。

上皮样 PEComa 是一种具特殊形态的亚型[93]，肿瘤绝大部分由弥漫的、形态多样的上皮样细胞组成，肿瘤细胞排列成弥漫片状、不规则或血管外皮瘤样。上皮样 PEComa 肿瘤实质以多角形的上皮样细胞为主，胞质丰富，嗜酸性或淡染空亮，可为单核、多核，或者瘤巨细胞，核仁明显，局灶区域可见梭形细胞；肿瘤间质裂隙样的薄壁血管丰富，可将肿瘤分隔成巢状或腺泡状，有些病例中可见色素沉着[94]。

有报道称，低于 10% 的上皮样细胞成分的 PEComa 肿瘤通常不会进展；而高于 80% 的上皮样细胞成分则使肿瘤具低危险度，约有 5% 的肿瘤发生进展；高于 95% 的上皮样细胞成分，肿瘤则具有高危险度，约有 51.5% 的肿瘤发生进展[95-97]。因此，2016 年 WHO 将具有 80% 以上上皮样细胞成分的 PEComa 定义为上皮样 PEComa[98]。

原发皮肤 PEComa 典型的组织病理表现为肿瘤细胞多位于皮肤的真皮层，可延伸至皮下组织，表皮层多未受侵犯；肿瘤由大量的上皮样细胞组成，其细胞的胞质透亮或呈颗粒状，中央的细胞核呈巢状或骨小梁状排列，并且围绕毛细血管以及小动脉呈网状排列。少于 15% 的原发皮肤 PEComa 在结缔组织间质中可出现束状赘生细胞，也有部分 PEComa 可出现空泡细胞，或出现一定程度核多形性的多核巨细胞，其中也有少数 PEComa 的深部组织会出现变形的梭形细胞，这些梭形细胞通常夹杂在上皮样细胞中。

五、免疫组化

血管周上皮样细胞分化的肿瘤是一组少见的在组织学和免疫表型上具有血管周上皮样细胞特征的间叶肿瘤，瘤细胞胞质透明或嗜酸性颗粒状。

免疫组化显示，PEComas 常表达肌源性和黑色素细胞源性标志物，如人黑色素瘤标志物 45（HMB-45）（常强阳性）、平滑肌肌动蛋白（SMA）、肌特异性肌动蛋白（MSA）、人黑色素瘤标志物 A（Melan-A）、小眼相关转录因子（MiTF）、肌动蛋白（actin）、人上皮膜抗原（EMA），亦表达肌间线蛋白（desmin），而上皮细胞标志如不同分子质量的细胞角蛋白（CK）、癌胚抗原（CEA）和 S-100 蛋白常呈阴性[67]。其免疫标记提示，此细胞有双向分化特点，既可向平滑肌细胞分化，又可向黑色素细胞分化[11,99]。

Folpe 等[100]回顾性分析了 61 例 PEComa，100% 表达 HMB-45，41% 表达 Melan-A，59% 表达 SMA，31% 表达 desmin，CK 全阴性。Martignoni 等[3]研究发现，当血管周上皮样细胞呈梭形细胞形态时，其免疫表型主要为平滑肌细胞的特点，SMA 的阳性要强于 HMB-45；当血管周上皮样细胞呈上皮样细胞形态为主时，则 HMB-45 的阳性表达要强于 SMA；而当血管周上皮样细胞胞质呈现空泡化（vacuolized），则表现出一些脂肪细胞的特点；部分病例可以表达小眼转录因子。

Argani 等[27]认为，几乎 100% 的 PEComas 有异常 TFE3 的蛋白表达，极少数的病例有 TFE3 基因融合。

有研究报道[101-102]，PEComas 的大部分细胞对组织蛋白酶 K 的表达阳性率平均为 91%，从 80% 至 100% 不等，明显高于 HMB-45（78%）、Melan-A（87%）及 SMA（87%）。张品南等[103]报道，孕激素受体（PR）在梭形形态的细胞中有表达，提示 PR 在 PEC 形态学分化中起一定调节作用。

六、诊断

（一）PEComa 诊断要点

PEComa 主要依靠组织病理学免疫组化进行诊断，其病理诊断要点如下：

（1）特征性的细胞组织学形态：血管周上皮样细胞（PECs）环绕血管呈放射状排列，紧邻血管周围的 PECs 为上皮细胞样，离血管较远的呈梭形类似平滑肌细胞，胞质呈透明至细颗粒状微嗜酸，染色质密度中等，核位于中央，呈圆形或卵圆形，核仁小，但可见明显深染的不规则核。细胞有明显的多形性及异型性。

（2）免疫组化特点：PEComas 最敏感的黑色素细胞标志物为 HMB-45、Melan-A 和小眼转录因子，细胞角蛋白（CK）、癌胚抗原（CEA）和 S-100 蛋白常呈阴性。

（二）恶性 PEComa 的诊断

PEComa 的生物学行为通常表现为良性，偶尔表现为侵袭性行为甚至可以类似于高度恶性的肿瘤[104-105]。

关于 PEComa 的良恶性的判定问题，一直存在争议[106-107]；迄今为止，仍无统一确定的 PEComa 良恶性诊断标准。

2005 年，Folpe 等[100]在研究 26 例发生在软组织和妇科生殖器的 PEComas 时，提出了一系列有参考意义的指标，将其分为良性、恶性潜能未定、恶性 3 种，这些标准包括肿瘤直径、浸润性生长方式、核异型性、坏死和核分裂象以及后期的侵袭性临床表现；仅有核多形性或仅是肿瘤大而无其他恶性特征视为"不确定恶性潜能"，有 2 项或更多的恶性特征视为"恶性"，肿瘤小且无任何其他恶性特征视为"良性"。

(1) 恶性 PEComas，肿瘤直径 >5cm、浸润性生长、高度核异型性和富于细胞、坏死、核分裂象 >1/50HPF 及血管侵犯。

(2) 恶性潜能未定的 PEComas，为瘤细胞仅显示多形性/多核状巨细胞或仅为肿瘤直径 >5cm，而无其他组织学异常。

(3) 良性 PEComas，为肿瘤直径 <5cm，且无其他组织学异常。

这个标准正被逐渐应用于各部位 PEComa 的诊断中，但此标准仍有局限性，在对待特殊部位的病例时未必适用，如肺的淋巴管肌瘤病累及范围广泛，所引起的肺间质纤维化对患者预后的影响丝毫不亚于恶性肿瘤；上皮样 PEComa 的复发和转移概率明显高于普通的 PEComa。

2013 年版 WHO 骨和软组织肿瘤分类标准中，未明确提出恶性 PEComas 的诊断标准，但指出有浸润性生长、细胞明显丰富、核增大深染、分裂活性高、不典型核分裂象及凝固性坏死可视为恶性。

七、鉴别诊断

经典的 PEComa 如形态典型，诊断一般不难；若 PEComa 发生在少见部位或形态不典型则常常误诊，如以梭形细胞为主的 PEComa 可被误诊为平滑肌瘤、平滑肌肉瘤或透明细胞肉瘤，发生于腹腔的 PEComa 还可被误诊为胃肠道间质瘤，以上皮样细胞为主的 PEComa 可被误诊为上皮性肿瘤[108]。

原发性或转移性透明细胞癌，发生于腹腔者，可被误认为副神经节瘤；发生在肝脏易与平滑肌肉瘤、未分化多形性肉瘤及肝细胞癌相混淆，但髓外造血是肝脏 PEComa 的特征性病变，借助 HMB-45、Melan-A 和 SMA 等免疫组化染色也可区分；发生于肾脏的 PEComa 与肾细胞癌，从组织学及影像学检查上鉴别较困难，通常采用免疫组化来鉴别。

(一) 恶性 PEComa 的鉴别

恶性 PEComa 组织学改变复杂，易误诊，需与以下肿瘤鉴别[109]。

(1) 滑膜肉瘤：多位于大关节附近，呈双向分化，HMB-45 阴性。

(2) 透明细胞肉瘤：好发于躯干及四肢软组织，肿瘤细胞大多为短梭形，不构成明显巢状或索状，血管不丰富，Desmin 阴性可与透明细胞型 PEComa 鉴别。

(3) 上皮样肉瘤：好发于四肢、手腕和前臂，也可发生于外阴、脊柱。

瘤组织结节状或多个结节融合成地图状。结节中心常见坏死，坏死周围肿瘤细胞呈栅栏状排列，上皮样肉瘤胶原较丰富，肿瘤细胞胞质大多不透明，HMB-45、Desmin 均阴性等特点较易与 PEComa 鉴别。

(4) 上皮样恶性外周神经鞘瘤：有神经鞘分化的特点，HMB-45 阴性。

（5）黑色素瘤：好发于皮肤，可见明显核仁，且 Desmin 阴性。

（6）透明细胞型腺泡状软组织肉瘤：能见到经典的腺泡状软组织肉瘤成分，肿瘤细胞有时肌源性标志物阳性，但 HMB-45 阴性。

（7）未分化多形性肉瘤：肿瘤细胞呈编织状排列，可见多核巨细胞，Desmin、HMB-45 及 S-100 均阴性。

（8）透明型大细胞性神经内分泌癌：免疫组化染色示表达上皮标记，且 HMB-45 阴性。

（9）肝细胞癌：患者常有长期肝炎、肝硬化病史，血 AFP 一般升高；免疫组化上皮源性标记物阳性，而 HMB-45、Actin 和 Desmin 阴性。

（10）转移性肾透明细胞癌：常常有肾原发病变，肿瘤细胞常排列成巢状、腺泡状，也可见乳头状、假乳头状或腺管状结构；瘤细胞 EMA 和 AE1/AE3 上皮性标记阳性，HMB-45、Melan-A 阴性。

（二）原发皮肤 PEComa 鉴别诊断

1. 黄瘤病

其发生与高脂血症有关，它的组织病理学特征是真皮层大量的泡沫细胞聚集、CD68、CD163 阳性，部分还可见亲脂蛋白阳性，因此易于与原发皮肤 PEComa 进行鉴别[110]。

2. 颗粒细胞瘤

其特征是胞浆内充满嗜酸性物质，PAS 实验阳性，免疫组化呈现 S-100 蛋白、PGP9.5、NKIC3、CD68、神经生长因子受体 75 和 SOX10 阳性，易与原发皮肤 PEComa 进行鉴别[111]；但罕见的先天性颗粒细胞肿瘤与皮肤 PEComa 均呈现 MiTF-1 免疫表型阳性，且皆有丰富的血管间质，故在少数病例中仍很难鉴别，此时可以通过颗粒细胞肿瘤可出现明显的透明细胞区域来进行鉴别。

3. 肌上皮瘤

其是由多边形细胞组成，免疫表型为 EMA、calponin、AE1/AE3、SMA、结蛋白和 S-100 蛋白阳性，但 HMB-45、黑色素细胞、酪氨酸酶和 MiTF 阴性，由此可做出鉴别诊断。

4. 皮肤脑膜瘤

其组织病理的表现为孤立的透明细胞，与原发皮肤 PEComa 较易区分。另外，皮肤脑膜瘤呈现典型的 EMA 阳性、HMB-45 阴性、S-100 蛋白阳性[112]。

5. 上皮样肉瘤

其是一种恶性肿瘤，它的特征性表现是多角形细胞，胞质丰富，嗜酸性，免疫表型为细胞角蛋白、EMA 及波形蛋白阳性，S-100 蛋白以及 HMB-45 阴性，且上皮样肉瘤的细胞核中可见 INI-1 的缺失。

6. 黑素细胞肿瘤

其典型表现为常侵及表皮，细胞异型及核分裂明显，免疫表型显示 S-100 蛋白等黑色素标志物阳性；另外，在肿瘤局部甚至是全部肿瘤组织中可见细胞气球样变，而 PEComa 一般表现为 S-100 蛋白阴性、HMB 阳性、SMA 阳性，较易鉴别[113]。

但在部分间质黑色素瘤中也可出现平滑肌免疫表型 SMA 阳性，此时不易与原发皮肤 PEComa 进行鉴别。

近年报道的 1 例色素沉着的原发皮肤 PEComa 为局灶性的色素沉着以及 HMB-45 强阳性，呈现类似黑色素瘤的表现，故在对原发皮肤 PEComa 进行诊断时要与黑色素瘤进行鉴别[114]。

7. 透明细胞肉瘤

其特点常附着于腱鞘或腱膜，表达 S‑100 蛋白等黑色素标志物，而结蛋白肌源性标志物阴性[113]。

大部分病例可检测到 EWSR1‑ATF1/t(12；22)(q13；q12)染色体异位；另外一些报道的特殊的胃肠道透明细胞肉瘤案例可出现 EWSR1‑CREB1 染色体异位，因此对于明确 EWSR1 基因重排的类型，荧光原位杂交技术对于鉴别诊断具有较大意义。

8. 皮肤透明细胞间质肿瘤

皮肤透明细胞间质肿瘤通常好发于成年人的腿上，组织病理表现为椭圆形以及多边形的细胞，胞质有大量 PAS 染色阴性的颗粒，NKIC3、CD68 以及波形蛋白阳性，而黑素细胞以及肌细胞的免疫学标志阴性[115]。

虽然既往有学者认为，皮肤透明细胞间质肿瘤与 PEComa 有一定关联，但由于其黑素细胞及平滑肌细胞免疫表型阴性，故仍认为该肿瘤是一个独立的疾病[116]。

八、治疗与预后

(一)治疗

无论良性还是恶性 PEComa，手术切除均是目前认为最直接有效的治疗手段，其目标为完全分离切除肿瘤组织。

良性 PEComa 根治性手术切除，即可治愈，其预后良好。王蔚等[69]对 14 例膀胱血管周上皮样细胞肿瘤均行肿物扩大切除术，11 例获随访 3～72 个月，均未见复发和转移。

大多数学者认为，子宫 PEComas 可行子宫全切术或全子宫加双附件切除术；对于有生育要求的良性或恶性潜能未定的 PEComas 患者，可行单纯肿瘤切除术，术后密切随访。Yamamoto 等[117]报道了 1 例 24 岁未婚女性因子宫 PEComas 行单纯肿瘤切除术，2 次复发后反复行局部肿瘤切除术，第 3 次复发行肿瘤切除术后随访 1 年无异常，因此认为，对于低度恶性的 PEComas 可行保留生育功能的治疗。

恶性 PEComa 的治疗仍以手术切除为主，放、化疗对其作用有待于进一步观察。吴文铭等[88]总结文献报道，原发性腹膜后血管周上皮样细胞瘤，术前随访肿瘤缓慢增大，因腹膜后空间相对宽松，就诊时肿瘤直径大多数(21/23)已超过 5cm，达到性质未定或恶性病理诊断标准，符合手术指征，除个别患者发现时即存在其他脏器转移、术后短期发生远处转移及广泛包绕大血管外[118‑120]。张爱兵等[121]报道了 1 例子宫恶性具有血管周上皮样细胞分化的肿瘤，43 岁，B 超报发现盆腔见一肿块，术中见腹腔内血性液体约 200mL，子宫前壁见一巨大分叶状肿块，(17×13×8)cm，肿块质脆，表面布满血管与肠系膜、网膜粘连并有血管相通，双侧附件外观正常，右侧髂血管淋巴结肿大，遂行全子宫＋双附件＋盆腔淋巴结清除术；术后病理诊断为子宫恶性 PEComa，侵犯网膜，盆腔淋巴结未见肿瘤转移。因此，对于术中可疑恶性者，可进一步行大网膜、淋巴结、阑尾切除，术后辅助放、化疗。

恶性上皮样 PEComa 的治疗亦以手术切除为主，因无确切的辅助性治疗方式，术后多予随访，但大部分患者术后发生复发和转移，预后较差。

临床观察发现，目前对一些因肿块巨大而不能手术者，以及 PEComa 发生播散或多处转移患者的治疗尚缺乏有效手段，但 Dimmler 等[122]认为，对于复发、转移的患者单纯手术切除亦可获得较好的效果，术后可辅助放疗和化疗，但其疗效并不确定。

　　Jeon 等[123]报道，恶性 PEComa 术前辅助化疗可缩小肿瘤体积；常用化疗方案有顺铂＋多柔比星＋异环磷酰胺及多柔比星＋异环磷酰胺＋长春新碱等方案，Osei 等[124]认为，在术后使用异环磷酰胺及阿霉素联合化疗可防止复发及恶变。

　　研究表明[125]，内脏 PEComa 可出现基因 TSC1 或 TSC2 的异常，引起 mTOR 通路的激活，导致肿瘤的发生，使用 mTOR 抑制剂可抑制该通路活性。体外研究发现[67]，活化的 mTORC1 对 PEComa 的治疗有明显作用，在动物 TSC 模型进行的临床前期阶段的研究中，西罗莫司（一种 mTOR 抑制剂）取得了显著的疗效。临床上，Bissler 等[126]将 mTOR 抑制剂（西罗莫司）用于血管平滑肌瘤及淋巴管肌瘤病患者；Italiano 等[127]将 mTOR 抑制剂（西罗莫司）用于 2 例子宫恶性上皮样 PEComa 患者，Starbuck 等[128]将 mTOR 抑制剂（西罗莫司）用于 3 例子宫恶性上皮样 PEComa 患者，皆取得了肯定的疗效。Wangner 等[129]采用口服 mTOR 抑制剂（西罗莫司）治疗 3 例恶性 PEComa，影像学结果显示肿瘤对其有反应；但也有对 mTOR 抑制剂耐药的相关报道[130]。

（二）预后

　　PEComa 临床罕见，大多数表现出良好的生物学行为及预后，仅有少数预后不良，显示为恶性行为，预后不佳。

　　复发及转移患者以低度恶性或恶性 PEComas 居多[131]。Folpe 等[100]随访 12 例 PEComa，3 例局部复发，5 例发生远处转移；局部复发或转移与肿瘤直径 >5cm、浸润性生长、核分级高及核分裂象 >1 个/50HPF 等有关。

　　恶性 PEComa 是具有侵袭性的肉瘤，易出现局部复发和远处转移，预后较差，常导致患者死亡[35]；最常见的转移部位为肺，其次为肝、骨、肾，也可见累及卵巢、阴道、腹股沟及大肠、小肠等部位。蔡俊娜等[67]报道的 19 例恶性 PEComas，16 例获随访，局部复发 5 例，转移 6 例，死亡 3 例，符合恶性肿瘤的生物学行为。伍健等[132]统计分析文献报道的 17 例子宫恶性 PEComa，淋巴结转移 3 例，卵巢转移 3 例，7 例远处转移至肺、骨，死亡 5 例。Baek 等[133]报道的 1 例结肠 PEComa，术后 20 个月出现腹腔肿瘤转移，术后 38 个月死亡。石峰等[109]报道了 2 例恶性血管周上皮样细胞肿瘤，1 例术后行 1 个疗程的放疗，术后 40 个月发现肺转移，遂行肺叶切除术，于术后 2 个月死亡；2 例术后 1h 死于心脏衰竭。Karin 等[134]报道了 1 例发生于头皮的恶性 PEComa，随后转移到淋巴结。

　　复发及转移多发生于术后 1～2 年内[132]，也有报道术后 7 年发生肾、肺转移[126]，个别转移出现在 10 余年后[135]，如 Sale 等[136]报道 1 例肺良性 PEComa 10 年后出现远处转移。因此，无论采用何种治疗方案，术后应坚持长期随访[137]。

　　刘飞飞等[138]报道了 1 例伴有 TFE3 蛋白表达强阳性的宫颈 PEComa，在术后仅 2 个月即出现复发转移。Williamson 等[139]报道了 1 例膀胱恶性 PEComas 伴有 TFE3 基因重排，并因广泛转移而致死。Argani 等[27]报道了 1 例伴 TFE3 扩增的 PEComa 病例出现远处转移。由此，TFE3 基因扩增可能与不良预后有关。

（张　兵）

参考文献

[1]　Bonetti F, Pea M, Martignoni G, et al. PEC and sugar[Letter]. Am J Surg Pathol, 1992, 16: 307 - 308.

[2]　Zamboni G, Pea M, Martignoni G, et al. Clear cell "sugar" tumor of the pancreas. A novel member of the family of lesions characterized by the presence of perivascular epithelioid cells[J]. Am J Surg Pathol, 1996, 20(6): 722 - 730.

[3] Martignoni G, Pea M, Reghellin D, et al. PEComas：The past, the present and the future[J]. Virchows Arch, 2008, 452(2)：119 - 132.

[4] Anna C, Conrad D M, Cuneyt T, et al. Primary cutaneous PEComa[J]. America Dermatopathol, 2010, 32(3)：310 - 312.

[5] Fadare O, Parkash V, Yilmaz Y, et al. Correction：Perivascular epithelioid cell tumor (PEComa) of the uterine cervix associated with intraabdominal "PEComatosis"：A clinicopathological study with comparative genomic hybridization analysis[J]. World J Surg Oncol, 2005, 3(1)：25 - 32.

[6] Armsh H B, Parwani A V. Perivascular epithelioid cell tumor[J]. Arch Pathol Lab Med, 2009, 133(4)：648 - 654.

[7] Alaggio R, Cecchetto G, Martignoni G, et al. Malignant perivascular epithelioid cell tumor in children：description of a case and review of the literature[J]. J Pediatr Surg, 2012, 47(6)：e31 - e40.

[8] Hornick J L, Fletcher C D M. PEComa：what do we know so far[J]. Histopathology, 2006, 48(1)：75 - 82.

[9] 徐晓艳. 15 例具有血管周上皮样细胞分化的肿瘤临床病理分析[J]. 临床与实验病理学杂志, 2011, 27(11)：1206 - 1209.

[10] 黄述斌, 李松梅, 王志强, 等. 14 例血管周上皮样细胞分化肿瘤临床病理分析[J]. 安徽医药, 2013, 17(6)：997 - 999.

[11] 陈玉芳, 周林艳, 万美珍, 等. 血管周上皮样细胞分化肿瘤 3 例并文献复习[J]. 现代肿瘤医学, 2015, 23(6)：853 - 855.

[12] 户彦龙, 张晖, 吴清武, 等. 原发性腹膜后血管周上皮样细胞瘤临床病理及影像特征分析[J]. 实用癌症杂志, 2018, 33(11)：1791 - 1793.

[13] Ong L Y, Hwang W S, Wong A, et al. Perivascular epithelioid cell tumour of the vagina in an 8 year old girl[J]. J Pediatr Surg, 2007, 42(3)：564 - 566.

[14] Stone C H, Lee M W, Amin M B, et al. Renal angiomyolipoma：further immunophenotypic characterization of an expanding morphologic spectrum[J]. Arch Pathol Lab Med, 2001, 125：751 - 758.

[15] Pea M, Bonetti F, Martignoni G, et al. Apparent renal cell carcinoma in tuberous sclerosis are heterogeneous：the identification of malignant epithelioid angiomyolipoma[J]. Am J Surg Pathol. Am J Pathol, 1998, 22(2)：180 - 187.

[16] Walsh S N, Sangüeza O P. PEComas：a review with emphasis on cutaneous lesions[J]. Seminars in Diagnostic Pathology, 2009, 26(3)：123 - 130.

[17] Van Slegtenhotst M, De Hoogt R, Hermans, et al. Identification of the tuber ot E sclerosis gene TSCI on chromosome 9qi34[J]. Science, 1997, 277(5237)：805 - 808.

[18] Henske E P, Neumann H P, Scheithauer B W, et al. Loss of heterozygosity in the tuberous sclerosis(TSC2) region of chromosome band 16p13 occurs in sporadic as well as TSC - associated renal angiomyolipomas[J]. Genes Chromosomes Cancer, 1995, 13(4)：295 - 298.

[19] Rakowski S K, Winterkorn E B, Paul E, et al. Renal manifestations of tuberous sclerosis complex：Incidence, prognosis, and predictive factors[J]. Kidney Int, 2006, 70(10)：1777 - 1782.

[20] Pan C C, Jong Y J, Chai C Y, et al. Comparative genomic hybridization study of perivascular epithelioid cell tumor：Molecular genetic evidence of perivascular epithelioid cell tumor as a distinctive neoplasm[J]. Hum Pathol, 2006, 37(5)：606 - 612.

[21] Bonetti F, Martignoni G, Colato C, et al. Abdominopelvic sarcoma of perivascular epithelioid cells. Report of four cases in young women, one with tuberous sclerosis[J]. Mod Pathol, 2001, 14(6)：563 - 568.

[22] Cyril F. Unusual myoid, perivascular, and postradiation lesions, with emphasis on atypical vascular lesion, postradiation cutaneous angiosarcoma, myoepithelial tumors, myopericytoma, and perivascular epithelioid cell tumor[J]. Seminars in Diagnostic Pathology, 2013, 30(1)：73 - 84.

[23] Mio T, Keisuke K, Kiyoshi G, et al. Perivascular epithelioid cell tumor with SFPQ/PSF - TFE3 gene fusion in a patient with advanced neuroblastoma[J]. American Journal of Surgical Pathology, 2009, 33(9)：1416 - 1420.

[24] Pedram A, Sebastian A, Illei P B, et al. A distinctive subset of PEComas harbors TFE3 gene fusions[J]. American Journal of Surgical Pathology, 2010, 34(34)：1395 - 1406.

[25] Pan C C, Chung M Y, Ng K F, et al. Con stant allelic alteration on chromosome 16p (TSC2 gene) in perivascular

epithelioid cell tumour（PEComa）：geneticevidence for the relationship of PEComa with angiomyolipoma［J］. Journal of Pathology, 2008, 214(3)：387 - 393.

［26］ Malinowska I, Kwiatkowski D J, Weiss S, et al. Perivascular epithelioid cell tumors（PEComas）harboring TFE3 gene rearrangements lack the TSC2 alterations characteristic of conventional PEComas：further evidence for a biological distinction［J］. Am J Surg Pathol, 2012, 36(5)：783 - 784.

［27］ Argani P, Aulmann S, Illei P B, et al. A distinctive subset of PEComas harbors TFE3 gene fusions［J］. Am J Surg Pathol, 2010, 34(10)：1395 - 1406.

［28］ Llamas - Velasco M, Mentzel T, Requena L, et al. Cutaneous PEComa does not harbour TFE3 gene fusions：immunohistochemical and molecular study of 17 cases［J］. Histopathology, 2013, 63(1)：122 - 129.

［29］ Martignoni G, Pea M, Reghellin D, et al. Perivascular epithelioid cell tumor（PEComa）in the genitourinary tract ［J］. Adv Anat Pathol, 2007, 14(1)：36 - 41.

［30］ Froio E, Piana S, Cavazza A, et al. Multifocal PEComa（PEComatosis）of the female genital tract associated with endometriosis, diffuse adenomyosis, and endometrial atypical hyperplasia［J］. Int J Surg Pathol, 2008, 16(4)：443 - 446.

［31］ 王占东, 王小玲. 血管周上皮样细胞分化肿瘤的进展［J］. 临床与实验病理学杂志, 2005, 21(1)：115 - 116.

［32］ 赖日全, 冯晓冬, 胡维维, 等. 具有上皮样细胞形态软组织肿瘤的诊断与鉴别诊断［J］. 诊断病理学杂志, 2005, 12(4)：241 - 244.

［33］ Selvaggi F, Risio D, Claudi R, et al. Malignant PEComa：a case report with emphasis on clinical and morphological criteria［J］. BMC Surg, 2011, 11：3.

［34］ Kazzaz D, Khalifa M, Alorjan M, et al. Malignant PEComa of the lumbar vertebra：a rare bone tumour［J］. Skeletal Radiol, 2012, 41(11)：1465 - 1468.

［35］ Ciarallo A, Makis W, Hickeson M, et al. Malignant perivascular epithelioid cell tumor（PEComa）of the uterus：serial imaging with F - 18FDG PET/CT for surveillance of recurrence and evaluation of response to therapy［J］. Clin Nucl Med, 2011, 36(4)：e16 - e19.

［36］ Lai C L, Hsu K F, Yu J C, et al. Malignant perivascular epithelioid cell tumor of the mesentery：a case report and literature review［J］. Onkologie, 2012, 35(3)：114 - 117.

［37］ Darling T N, Pacheco - Rodriguez G, Gorio A, et al. Lymphangioleiomyomatosis and TSC2 - / - cells［J］. Lymphat Res Biol, 2010, 8(1)：59 - 69.

［38］ Miji Lee, Kyung - Ja Cho, Changsik Yu. Perivascular epithelioid cell tumor of the sigmoid colon with transcription factor E3 expression［J］. Annals of Diagnostic Pathology, 2012, 16(4)：306 - 311.

［39］ 王星星, 胡勇, 徐军, 等. 子宫血管周上皮样细胞肿瘤临床病理特征［J］. 安徽医药, 2011, 15(11)：1377 - 1379.

［40］ 张彩, 潘飞豹, 赵纯全, 等. 血管周上皮样细胞肿瘤的临床病理研究进展［J］. 重庆医学, 2014, 43(16)：2081 - 2083.

［41］ Karpathiou G, Barral F G, Habougit C, et al. The eight year evolution of an osseous PEComa［J］. Pathol Int, 2017, 67(3)：181 - 182.

［42］ Hyrcza M D, Winer D A, Shago M, et al. TFE3 - expressing perivascular epithelioid cell neoplasm（PEComa）of the sella turcica［J］. Endocr Pathol, 2017, 28(1)：22 - 26.

［43］ Creti S, Romagnoli D, Severini E, et al. Primary perivascular epithelioid cell tumor（PEComa）of the bladder：A case report with 2 - years of follow - up and review of current literature［J］. Clin Genitourin Cancer, 2017, 15(1)：e79 - e81.

［44］ Mizuuchi Y, Nishihara K, Hayashi A, et al. Perivascular epithelial cell tumor（PEComa）of the pancreas：A case report and review of previous literatures［J］. Surg Case Rep, 2016, 2(1)：59.

［45］ Schoolmeester J K, Dao L N, Sukov W R, et al. TFE3 translocation - associated perivascular epithelioid cell neoplasm（PEComa）of the gynecologic tract：Morphology, immunophenotype, differential diagnosis［J］. Am J Surg Pathol, 2015, 39(3)：394 - 404.

［46］ Gana S, Morbini P, Giourgos G, et al. Early onset of a nasal perivascular epithelioid cell neoplasm not related to tuberous sclerosis complex［J］. Acta Otorhinolaryngol Ital, 2012, 32(3)：198 - 201.

［47］ 赵敏，王瑾. 腹膜后具有血管周上皮样细胞分化的肿瘤1例报道及文献复习［J］. 中国实用医药，2010，5 （21）：45－47.

［48］ Zhang X G，Wang L，Jiang Y，et al. Hepatic perivascular epithelioid cell tumors － not otherwise specified：a case report［J］. Nan Fang Yi Ke Da Xue Xue Bao，2014，34（1）：1－4.

［49］ 叶郁红，张声，王行富. 肝脏恶性血管周上皮样细胞瘤临床病理观察［J］. 中国现代医生，2009，47（32）：98－100，封3.

［50］ Deng Y F，Lin Q，Zhang S H，et al. Malignant angiomyolipoma in the liver：a case report with pathological and molecular analysis［J］. Pathol Res Pract，2008，204（12）：911－918.

［51］ Nguyen T T，Gorman B，Shields D，et al. Malignant hepatic angiomyolipoma：report of a case and review of literature［J］. Am J Surg Pathol，2008，32（5）：793－798.

［52］ Rouquie D，Eggenspieler P，Algayres J P，et al. Malignant － like angiomyolipoma of the liver：report of one case and review of the literature［J］. Ann Chir，2006，131（5）：338－341.

［53］ Dalle I，Sciot R，de Vos R，et al. Malignant angiomyolipoma of the liver：a hitherto unreported variant［J］. Histopathology，2000，36（5）：443－450.

［54］ 况丽平，周厚强，沈金辉，等. 肝恶性血管周上皮样细胞肿瘤临床病理观察［J］. 诊断病理学杂志，2016，23 （9）：680－683.

［55］ Parfitt J R，Bella A J，Izawa J I，et al. Malignant neoplasm of perivascular epithelioid cells of the liver［J］. Arch Pathol Lab Med，2006，130（8）：1219－1222.

［56］ Shi H，Cao Q，Li H，et al. Malignant perivascular epithelioid cell tumor of the kidney with rare pulmonary and ileum metastases［J］. Int J Clin Exp Pathol，2014，7（9）：6357－6363.

［57］ Pan C C，Yu I T，Yang A H，et al. Clear cell myomelanocytic tumour of the urinary bladder［J］. Am J Surg Pathol，2003，27（5）：689－692.

［58］ Kalyanasundaram K，Parameswaran A，Mani R. Perivascular epithelioid tumour of urinary bladder and vagina［J］. Ann Diagn Pathol，2005，9（5）：275－278.

［59］ Parfitt J R，Bella A J，Wehrli B M，et al. Primary PEComa of the bladder treated with primary excision and adjuvant interferonalpha immunotherapy：a case report［J］. BMC Urol，2006，6：20.

［60］ Pianezza M L，Slatnik J，Evans H J. Clear cell myomelanocytic tumour：minimally invasive treatment of a rare bladder tumour［J］. Can Urol Assoc J，2008，2（3）：230－234.

［61］ Sukov W R，Cheville J C，Amin M B，et al. Perivascular epithelioid cell tumor （PEComa） of the urinary bladder：report of 3 cases and review of the literature［J］. Am J Surg Pathol，2009，33（2）：304－308.

［62］ Huang Y，Lu G，Quan J，et al. Primary perivascular epithelioid cell tumor of the bladder［J］. Ann Diagn Pathol，2011，15（6）：427－430.

［63］ Kyrou D，Staios D，Papatsoris A G. Bladder perivascular epithelioid cell tumor：a novel rare neoplasm［J］. Urol Int，2012，88（4）：480－482.

［64］ Chan A W，Chan C K，Chiu Y，et al. Primary perivascular epithelioid cell tumour （PEComa） of the urinary bladder ［J］. Pathology，2011，43（7）：746－749.

［65］ 张芬，刘艳辉，骆新兰，等. 膀胱具有血管周上皮样细胞分化的肿瘤［J］. 中华病理学杂志，2009，38（2）：131－132.

［66］ 曹赘杰，何小舟，徐仁芳，等. 膀胱血管平滑肌脂肪瘤一例［J］. 中华外科杂志，2010，48（23）：1840.

［67］ 蔡俊娜，施旻，王坚. 非特殊性血管周上皮样细胞肿瘤31例的病理学观察［J］. 中华病理学杂志，2011，40 （4）：240－245.

［68］ 王功伟，王颖，陈云新，等. 泌尿系统血管周上皮样细胞肿瘤临床病理学分析［J］. 中华病理学杂志，2012，41（7）：443－447.

［69］ 王蔚，陈晓东，赖日权，等. 膀胱血管周上皮样细胞肿瘤临床病理观察［J］. 诊断病理学杂志，2013，20 （5）：296－299.

［70］ Zhang C，Pan F，Qiao J，et al. Perivascular epithelioid cell tumor of the cervix with malignant potential［J］. Int J Gynecol Obstet，2013，123（1）：72－73.

［71］ Natella V，Merolla F，Giampaolino P，et al. A huge malignant perivascular epithelioid cell tumor （PEComa） of the uterine cervix and vagina[J]. Pathol Res Pract, 2014, 210(3): 186 – 188.

[72] Mentzel T, Reisshauer S, Rutten A, et al. Cutaneous clear cell myomelanocytic tumour: a new member of the grow-ing family of perivascular epithelioid cell tumours(PEComas). Clinicopathological and immunohistochemical analysis of seven cases[J]. Histopathology, 2005, 46(5): 498 – 504.

[73] Fink D, Marsden D E, Edwards L, et al. Malignant perivascular epithelioid cell tumor (PEComa) arising in the broad ligament[J]. Int J Gynecol Cancer, 2004, 14(5): 1036 – 1039.

[74] Sikora – Szcze niak D L. PEComa of the uterus – a case report[J]. Ginekol Pol, 2013, 84(3): 234 – 236.

[75] Charli – Joseph Y, Saggini A, Vemula S, et al. Primary cutaneous perivascular epithelioid cell tumor: a clinicopatho-logical and molecular reappraisal[J]. Journal of the American Academy of Dermatology, 2014, 71(6): 1127 – 1136.

[76] 张醇, 陈春燕, 胡瀚予, 等. 肾恶性血管周上皮样细胞肿瘤的临床病理特征[J]. 现代肿瘤医学, 2018, 26(16): 2556 – 2560.

[77] Mar Llamas – Velasco, Luis Requena, Thomas Mentzel. Cutaneous perivascular epithelioid cell tumors: A review on an infrequent neoplasm[J]. World J Methodol, 2016, 6(1): 87 – 92.

[78] Rekhi B, Sable M, Desai SB. Retroperitoneal sclerosing PEComa with melanin pigmentation and granulomatous in-flammation – a rare association within an uncommon tumor[J]. Indian J Pathol Microbiol, 2012, 55(3): 395 – 398.

[79] Tan Y, Xiao E H. Hepatic perivascular epithelioid cell tumor(PEComa): dynamic CT, MRI, ultrasonography, and pathologic features – analysis of 7 cases and review of the literature[J]. Abdom Imaging, 2012, 37(5): 781 – 787.

[80] 刘俊华, 赵光明, 强金伟, 等. 肝脏血管平滑肌脂肪瘤的 CT 诊断(附 12 例报告)[J]. 实用放射学杂志, 2011, 27(11): 1693 – 1694.

[81] Qiang W, Xu C, Chen F. Primary retroperitoneal perivascular epithelioid cell neoplasm: A case report[J]. Oncol Lett, 2015, 10(1): 469 – 472.

[82] Phukan C, Prabhu S, Venkatramani V. Incidental detection of retroperitoneal lymphangioleiomyomatosis (LAM) – CT and MRI findings with relevance to the urologist[J]. Int Braz J Urol, 2014, 40(4): 574 – 575.

[83] Gupta C, Malani A K, Gupta V. Metastatic retroperitoneal epithelioid angiomyolipoma[J]. J Clin Pathol, 2007, 60(4): 428 – 431.

[84] Kebria M, Black D, Borelli C. Primary retroperitoneal lymphangioleiomyomatosis in a postmenopausal woman: a case report and review of the literature[J]. Int J Gynecol Cancer, 2007, 17(2): 528 – 532.

[85] Fukunaga M1, Mistuda A, Shibuya K, et al. Retroperitoneal lymphangioleiomyomatosis associated with endosalpingi-osis[J]. APMIS, 2007, 115(12): 1460 – 1465.

[86] Abdelkader A, Lam C A, Shahir K S, et al. Retroperitoneal lymphangioleiomyoma with lymph node involvement: A pathologic – radiologic correlation of a rare form of myomelanocytic tumor[J]. Ann Diagn Pathol, 2017, (27): 69 – 73.

[87] Lee H J, Park H S, Kim Y J, et al. Retroperitoneal lymphangioleiomyomatosis: sonography, computed tomography, magnetic resonance imaging, and positron emission tomography with pathologic correlation[J]. J Ultrasound Med, 2010, 29(12): 1837 – 1841.

[88] 吴文铭, 邱辉忠, 吴斌, 等. 原发性腹膜后血管周上皮样细胞瘤合并肾错构瘤及结节性硬化 1 例报告并文献复习[J]. 中国实用外科杂志, 2010, 30(1): 50 – 52.

[89] Kumar S, Lal A, Acharya N, et al. Perivascular epithelioid cell tumour (PEComa) of the inferior vena cava presen-ting as an adrenal mass[J]. Cancer Imaging, 2010, 16(10): 77 – 79.

[90] Beak J H, Chung M G, Jung D H, et al. Perivascular epithelioid cell tumor (PEComa) in the transverse colon of an adolescent a case report[J]. Tumori, 2007, 93: 106 – 108.

[91] Hornick J K, Fletcher C D. Sclerosing PEComa: Ckinicopathologic analysis of a distinctive variant with a predilection for the retroperitoneum[J]. Am J Surg Pathol, 2008, 32(4): 493 – 501.

[92] Gaffey M J, Mills S E, Zarbo R J, et al. Clear cell tumor of the lung. Immunohistochemical and ultrastructural evi-dence of melanogenesis[J]. Am J Surg Pathol, 1991, 15(7): 644 – 653.

[93] Mete O, Theodorus H, vander Kwast. Epithelioid Angiomyolipoma: a Morphologically Distinct Variant That Mimics a Variety of intraabdominal Neoplasms[J]. Arch Pathol Lab Med, 2011, 135(5): 665 – 670.

[94] Du H, Zhou J, Xu L, et al. Pigmented perivascular epithelioid cell tumor (PEComa) arising from kidney: A case

report[J]. Medicine (Baltimore), 2016, 95(44): e5248.

[95] Aydin H, Magi - Galluzzi C, Lane B R, et al. Renal angiomyolipoma: Clinicopathologic study of 194 cases with emphasis on the epithelioid histology and tuberous sclerosis association[J]. Am J Surg Pathol, 2009, 33(2): 289 - 297.

[96] Nese N, Martignoni G, Fletcher C D, et al. Pure epithelioid PEComas(so - called epithelioid angiomyolipoma) of the kidney: A clinicopathologic study of 41 cases: Detailed assessment of morphology and risk stratification[J]. Am J Surg Pathol, 2011, 35(2): 161 - 176.

[97] He W, Cheville J C, Sadow P M, et al. Epithelioid angiomyolipoma of the kidney: Pathological features and clinical outcome in a series of consecutively resected tumors[J]. Mod Pathol, 2013, 26(10): 1355 - 1364.

[98] Martignoni G, Cheville J, Fletcher C D M, et al. Epithelioid ngiomyolipoma. In: Moch A, Humphrey PA, Ulbright TM, Reuter VE, eds. World Health Organization classification of tumours of the urinary system and male genital organs[M]. 4th edn. Lyon: IARC Press, 2016: 65 - 66.

[99] Sangüeza O P, Walsh S N, Sheehan D J, et al. Cutaneous epithelioid angiomatous nodule: a case series and proposed classification[J]. American Journal of Dermatopathology, 2008, 30(1): 16 - 20.

[100] Folpe A L, Mentzel T, Lehr H A, et al. Perivascular epithelioid cell neoplasms of soft tissue and gynecologic origin: A clinicopathologic study of 26 cases and review of the literature[J]. Am J Surg Pathol, 2005, 29(12): 1558 - 1575.

[101] Rao Q, Cheng L, Xia Q Y, et al. Cathepsin K expression in a wide spectrum of perivascular epithelioid cell neoplasms(PEComas): a clinicopathological study emphasizing extrarenal PEComas[J]. Histopathology, 2013, 62(4): 642 - 650.

[102] 李卫华, 杨佳欣. 女性生殖系统血管周上皮样细胞肿瘤的研究进展[J]. 国际妇产科学杂志, 2015, 42(4): 453 - 456.

[103] 张品南, 陈琼秋, 周素英, 等. PEComa研究进展[J]. 实用医学杂志, 2011, 27(20): 3811 - 3813.

[104] Waters P S, Mitchell D P, Murphy R, et al. Primary malignant gastric PEComa - diagnostic and technical dilemmas[J]. Int J Surg Case Rep, 2012, 3(2): 89 - 91.

[105] Bandhlish A, Leon Barnes E, Rabban J T, et al. Perivascular epithelioid cell tumors (PEComas) of the head and neck: Report of three cases and review of the literature[J]. Head Neck Pathol, 2011, 5(3): 233 - 240.

[106] Kato I, Inayama Y, Yamanaka S, et al. Epithelioid angiomyolipoma of the kidney[J]. Pathol Int, 2009, 59(1): 38 - 43.

[107] Lane B R, Aydin H, Danforth T L, et al. Clinical correlates of renal angiomyolipoma subtypes in 209 patients: classic, fat poor, tuberoussclerosis associated and epithelioid[J]. J Urol, 2008, 180(3): 836 - 843.

[108] Varma S, Gupta S, Talwar J, et al. Renal epithelioid angiomyolipoma: a malignant disease[J]. JNephrol, 2011, 24(1): 18 - 22.

[109] 石峰, 昌红, 王莉. 恶性血管周上皮样细胞肿瘤2例并文献复习[J]. 临床与实验病理学杂志, 2013, 29(7): 791 - 792.

[110] Ostler D A, Prieto V G, Reed J A, et al. Adipophilin expression in sebaceous tumors and other cutaneous lesions with clear cell histology: an immunohistochemical study of 117 cases[J]. Modern Pathology An Official Journal of the United States & Canadian Academy of Pathology Inc, 2010, 23(4): 567 - 573.

[111] Pérez - González Y C, Liliana P, Mar L V, et al. Primary cutaneous malignant granular cell tumor: an immunohistochemical study and review of the literature[J]. American Journal of Dermatopathology, 2015, 37(4): 334 - 340.

[112] Brantsch K D, Metzler G, Maennlin S, et al. A meningioma of the scalp that might have developed from a rudimentary meningocele[J]. Clinical & Experimental Dermatology, 2009, 34(8): 792 - 794.

[113] 张永胜, 眭怡群, 涂健, 等. 原发皮肤血管周上皮样细胞肿瘤一例[J]. 中华病理学杂志, 2014, 43(4): 280 - 281.

[114] Pooja N, Masoud A, Sheng C. Pigmented Perivascular Epithelioid Cell Tumor of the Skin: First Case Report[J]. American Journal of Dermatopathology, 2015, 37(11): 866 - 869.

[115] Eleni I, Alistair R. Cutaneous PEComa: a rare entity to consider in an unusual site[J]. American Journal of Dermatopathology, 2014, 36(12): 198 - 201.

[116] Carlo T, Dieter M, Simona O, et al. Eruptive dermal clear cell desmo - plastic mesenchymal tumors with perivascular myoid differentiation in a young boy. A clinical, histopathologic, immunohistochemical and electron microscopy study of 17 lesions[J]. Journal of Cutaneous Pathology, 2014, 41(2): 123 - 133.

[117] Yamamoto E, Ino K, Sakurai M, et al. Fertility – sparing operation for recurrence of uterine cervical perivascular epithelioid cell tumor[J]. Rare Tumors, 2010, 2(2)：e26.

[118] Oh H W, Kim T H, Cha R R, et al. A case of malignant perivascular epithelioid cell tumor of the retroperitoneum with multiple metastases[J]. Korean J Gastroenterol, 2014, 64(5)：302 – 306.

[119] Wu J H, Zhou J L, Cui Y, et al. Malignant perivascular epithelioid cell tumor of the retroperitoneum[J]. Int J Clin Exp Pathol, 2013, 6(10)：2251 – 2256.

[120] Wahid S, Chiang P C, Luo H L, et al. Pelvic lymphangioleiomyomatosis treated successfully with everolimus：Two case reports with literature review[J]. Medicine (Baltimore), 2017, 96(10)：4562.

[121] 张爱兵, 李俊. 子宫恶性具有血管周上皮样细胞分化的肿瘤 1 例病理分析[J]. 华北理工大学学报(医学版), 2016, 18(6)：451 – 453, 457.

[122] Dimmler A, Seitz G, Hohenberger W, et al. Late pulmonary metastasis in uterine PEComa[J]. J Clin Pathol, 2003, 56(8)：627 – 628.

[123] Jeon I S, Lee S M. Multimodal treatment using surgery, radiotherapy, and chemotherapy in a patient with a perivascular epithelioid cell tumor of the uterus[J]. J Pediatr Hematol Oncol, 2005, 27(12)：681 – 684.

[124] Osei D A, Alvandi F, Brooks J S, et al. PEcoma of the upper extremity：A unique case and description of an initial response to neoadjuvant chemotherapy[J]. Sarcoma, 2007, 2007：53056.

[125] Julia W, Maki R G, Noroff J P, et al. Cutaneous metastasis of a perivascular epithelioid cell tumor[J]. Cutis, 2014, 93(4)：20 – 21.

[126] Bissler J J, McCormack F X, Young L R, et al. Sirolimus for angiomyolipoma in tuberous sclerosis complex or lymphangioleiomyomatosis[J]. N Engl J Med, 2008, 358(2)：140 – 151.

[127] Italiano A, Delcambre C, Hostein I, et al. Treatment with the mTOR inhibitor temsirolimus in patients with malignant PEComa[J]. Ann Oncol, 2010, 21(5)：1135 – 1137.

[128] Starbuck K D, Drake R D, Budd G T, et al. Treatment of advanced malignant uterine perivascular epithelioid cell tumor with mTOR Inhibitors：Single – institution experience and review of the literature[J]. Anticancer Res, 2016, 36(11)：6161 – 6164.

[129] Wangner A J, Malinowska – Kolodziej I, Morgan J A, et al. Clinical activity of mTOR inhibition with sir limus in malignant perivascular epithelioid cell tumors：Targeting pathogenic activation of mTORC1 in tumuers[J]. J Clin Oncol, 2010, 28(5)：835 – 840.

[130] Scheppach W, Reissmann N, Sprinz T, et al. PEComa of the colon resistant to sirolimus but responsive to doxorubicin/ifosfamide[J]. World J Gastroenterol, 2013, 19(10)：1657 – 1660.

[131] 张淑红, 黄受方, 陆鸣. 血管周上皮样细胞肿瘤的命名来源、病理诊断及鉴别诊断[J]. 诊断病理学杂志, 2008, 15(3)：238 – 240.

[132] 伍健, 李媛, 贺玉洁. 子宫体恶性血管周上皮样细胞肿瘤 1 例并文献复习[J]. 临床与实验病理学杂志, 2012, 28(3)：333 – 335.

[133] Beak J H, Chung M G, Jung D H, et al. Perivascular epithelioid cell tumor(PEComa) in the transverse colon of an adolescent a case report[J]. Tumori, 2007, 93：106 – 108.

[134] Karin G, Winnepenninckx V J L, Nagtzaam I F, et al. Malignant perivascular epithelioid cell tumora case report of a cutaneous tumor on the cheek of a male patient[J]. Journal of the American Academy of Dermatology, 2013, 69(5)：e262 – e264.

[135] Nguyen Knudsen K Q, Winter P E, Lykkebo A W, et al. Perivascular epithelioid cell tumours of the uterus[J]. Ugeskr Laeger, 2013, 175(17)：1194 – 1195.

[136] Sale G E, Kulander B G. 'Benign' clear – cell tumor (sugar tumor) of the lung with hepatic metastases ten years after resection of pulmonary primary tumor[J]. Arch Pathol Lab Med, 1988, 112(12)：1177 – 1178.

[137] 李燕, 石怀银, 韦立新. 4 例胃肠道血管周上皮样细胞肿瘤临床病理学分析[J]. 临床与实验病理学杂志, 2009, 25(1)：58 – 61.

[138] 刘飞飞, 饶秋, 张仁亚, 等. 伴有 TFE3 扩增的宫颈血管周上皮样细胞肿瘤[J]. 临床与实验病理学杂志, 2013, 29(12)：1361 – 1363.

[139] Williamson S R, Bunde P J, Montironi R, et al. Malignant perivascular epithelioid cell neoplasm (PEComa) of the urinary bladder with TFE3 gene rearrangement：clinicopathologic, immunohistochemical, and molecular features [J]. Am J Surg Pathol, 2013, 37(10)：1619 – 1626.

第十节 未分化多形性肉瘤

一、概述

（一）基本概念

未分化多形性肉瘤（undifferentiated pleomorphic sarcoma，UPS）既往称为恶性纤维组织细胞瘤（malignant fibrous histiocytoma，MFH），是指组织学来源及分化方向不明确的一类软组织恶性肿瘤。

1961 年，Kauffman 等[1]首先提出了纤维组织细胞瘤的命名，报道了 2 例发生于儿童的组织细胞性肿瘤，即纤维黄色瘤和组织细胞瘤，二者的纤维细胞成分含量不同。

1964 年，O'Brien 等[2]发现该肿瘤家族成员中具有恶性成分，但还没有可靠的诊断标准，于是提出了"恶性纤维组织细胞瘤"这一名称。

1972 年，Feldman 首先报道原发于骨的 MFH[3]。

1978 年，由 Weiss 正式命名为 MFH，并将其分为车辐状 – 多形性、黏液性、巨细胞性、炎性和血管瘤样 5 种组织学亚型[4]。

1985 年，Huvos 等[5]认为，UPS 这一诊断术语仅适用于那些无法识别特异性分化谱系的多形性肉瘤，其车辐状及多形性结构被认为是许多恶性肿瘤的共有形态，是所有去分化肉瘤的最终通路。

1986 年，Enzinger[6]指出，在诊断 MFH 前需排除其他类型的肿瘤，只有很少数尚不能确定分化方向的多形性肉瘤可使用多形性 MFH 这一名称。

1992 年，Fletcher 指出[7]，多形性 MFH 是 MFH 的原始类型，所谓多形性 MHF 的形态结构可见于多种低分化恶性肿瘤，且这种肿瘤没有真性组织细胞性分化的证据。

（二）组织起源

早期认为，MFH 是纤维组织细胞起源的多形性肉瘤[8]；其后针对 UPS 组织来源的探讨一直未曾停止过，但目前仍无定论，主要学说有未分化间叶细胞学说、纤维母细胞学说、组织细胞学说[9-14]。研究发现，MFH 可出现波形蛋白、肌动蛋白、CD – 68、抗胰蛋白酶和抗胰糜蛋白酶的表达，而这些抗原也常在其他肿瘤中发现，包括平滑肌肉瘤、脂肪肉瘤、横纹肌肉瘤、恶性周围神经鞘瘤、肉瘤型癌和黑色素瘤；且没有发现 MFH 表达组织细胞特异性抗原，这间接证明了 MFH 不是真正的组织细胞肿瘤。因此，组织细胞起源说已不再被接受，支持率较高的为纤维细胞来源说和原始间叶细胞来源说[15-16]。目前，大多数学者认为，MFH（即现在的 UPS）是一种由成纤维细胞或原始间叶细胞起源的肉瘤，其具有向成纤维细胞和组织细胞分化的特点。

UPS 是形态多样性及细胞异质性最显著的肿瘤之一[7]；有研究指出[17-18]，UPS 是一种起源于成纤维细胞或原始间叶细胞的肉瘤，可向成纤维细胞和组织细胞双向分化[19-21]。

目前，未分化多形性肉瘤的病理诊断标准为没有任何特异性分化方向的高级别肉瘤[15,22-24]。Mertens 等[25]建议，病理诊断应寻找适当标志物进一步界定其分化谱系。Nakayama 等[16]运用寡核苷酸芯片技术研究了 UPS 的异质性，认为多数 UPS 可被重新分类到其他肉瘤的多形性亚型。

实际上，未分化多形性肉瘤是一种排除性诊断，未来随着免疫组化和超微结构的技术进步，当有纤维母细胞或肌纤维母细胞性分化高级别肉瘤的诊断标准能确定时，未分化多形性肉瘤这一名称则将完全消失。

（三）分类演变

自 20 世纪 60 年代中期发现及命名以来，UPS 的概念及分类标准不断变迁，一直是病理学者研究和争论的焦点。

1964 年，O'Brien 等最早指出，MFH 是指具有席纹状或车辐状排列生长方式的、由组织细胞分化而来的一组软组织肿瘤。

1992 年，Fletcher[7] 按照当时最新诊断标准重新评价了 159 例多形性肉瘤，发现 74% 的病例有特定的分化方向，只有 13% 的病例可符合多形性 MFH 的诊断。

1994 年，WHO 将 MFH 分为 4 个亚型，即多形性型、黏液样型、巨细胞型和炎症型[26]。

2002 年，WHO 对 MFH 的术语及分类方法进行了重新评估，并用 UPS 代替了 MFH，将其分为 3 个亚型，即多形性 MFH/UPS、巨细胞型 MFH/伴有巨细胞 UPS、炎症型 MFH/伴有显著炎症 UPS；黏液型 MFH 更名为黏液纤维肉瘤，归入纤维母细胞性肿瘤[27-29]。

2013 年、2020 年，WHO 软组织和骨肿瘤分类删除了 MFH 代之以 UPS，并归入新设立的未分化/未能分类软组织肿瘤（undifferentiated soft tissue sarcoma，USTS），此乃一组无明确分化方向的多形性异质性间质肉瘤[30-34]。

未分化软组织肉瘤（undifferentiated soft tissue sarcoma，USTS），根据肿瘤细胞形态将其分为 5 种亚型，即未分化多形性肉瘤、未分化圆形细胞肉瘤、未分化梭形细胞肉瘤、未分化上皮样肉瘤及未分化肉瘤非特殊型；部分软组织肿瘤因无法明确的分化方向或目前技术水平不能确定肿瘤的分化方向，统称为未分化软组织肉瘤，未分化多形性肉瘤只是其中之一。

（四）分子遗传学

目前，对于 UPS 基因表型的研究显示，该病不形成独特的基因表达谱[16]。染色体畸变及不稳定基因组阵列比较基因组分析检测发现[35-36]，UPS 存在广泛的染色体改变，且 UPS 和平滑肌肉瘤具有相似的基因组改变。Kresse 等[37] 的研究发现，UPS 和平滑肌肉瘤 7 个显著差异性表达的染色体区域 1p36.32～p35.2、1p21.3～p21.1、1q32.1～q42.13、2q14.1～q22.2、4q33～q34.3、6p25.1～p21.32 和 7p22.3～p13，可作为两者鉴别的辅助手段。

有研究表明[38]，UPS 标记染色体，端粒联合、双微体和环状染色体存在结构和数值的变异，p16INK4A（CDKN2A9p21）和 RB1（位于 13q14）抑癌基因缺失频繁，以及 TP53 基因丢失和 MDM2 基因扩增。

通过预测基因分析，发现一些潜在的分子靶向治疗分类基因，如胰岛素样生长因子（insulin-like growth factor 1，IGF-1）、过氧化物酶体增殖物激活受体 γ（peroxisome proliferator-activated receptor γ，PPARγ）、神经生长因子 β（nerve growth factor β，NGF-β）、成纤维细胞生长因子受体（fibroblast growth factor receptor，FGFR）[39]。

（五）流行病学

UPS 年发病率仅（1～2）/10 万，属于罕见肿瘤，但占所有软组织肉瘤的 20%～30%[40-41]，且近年来发病率有上升的趋势。

UPS 是老年人最常见的软组织肉瘤，占中老年人软组织肉瘤的首位，发病年龄高峰为 50～70 岁，男多于女，男女之比为 1.2:1。王建武等[42] 报道了 32 例软组织未分化多形性肉瘤，男性 18 例，女性 14 例，年龄 26～71 岁，中位年龄 53.2 岁，≥50 岁的 19 例，占 59.38%。杨自力等[43] 报道了 22 例未分化多形性肉瘤，男性 5 例，女性 17 例，年龄 30～80 岁，平均年龄 53.4 岁。李娴等[44]报道了 11 例多形性未分化肉瘤，男 5 例，女 6 例，年龄 38 ~ 84 岁，平均年龄 53 岁。王水等[45]报道了 8 例肾脏原发性未分化多形性肉瘤，男性 6 例，女性 2 例，年龄 37 ~ 89 岁，平均年龄（67 ± 3.25）岁，中位年龄 63 岁，50 岁以上 7 例。

二、临床表现

（一）发病部位

UPS 好发部位为四肢、躯干的骨骼肌，其次为腹膜后，也可发生于肺、肝脏、胰腺、胆囊、肾脏、膀胱、阴囊、卵巢、心脏、血管、胃、小肠、鼻窦、鼻咽部等部位[46-51]。

90% 的病变位于深部软组织，75% 的病变发生于四肢，特别是下肢，尤以大腿多见，其次是腹膜后、躯干等[31,52-53]。王建武等[42]报道了 32 例，四肢的病变占 71.9%（位于下肢者约占 62.5%），腹膜后病变占 12.5%。

浅在型 UPS 则局限于皮下[54]。皮肤多发性 UPS 在国外亦偶有报道[55]，Suzuki 等[56]曾报告 1 例多发性 UPS，患者出现右侧下颌及右侧颞部皮损，影像学检查发现有骨骼及脏器多处转移。

1. 鼻腔及鼻窦 UPS

发生于鼻腔及鼻窦的 UPS 极少见，向银洲等[57]报道了 11 例鼻腔鼻窦恶性纤维组织细胞瘤，男性 6 例，女性 5 例，年龄 20 ~ 60 岁，平均年龄 39 岁。

2. 原发性心脏 UPS

心脏原发性肿瘤罕见，尸检报道发病率仅为 0.0017% ~ 0.28%[58]，且多数是良性肿瘤，其中 75% ~ 95% 为黏液瘤[59]。原发性心脏肉瘤极其少见，以血管肉瘤最为常见，其他多见的肉瘤包括横纹肌肉瘤、UPS、骨肉瘤、纤维肉瘤、脂肪肉瘤、滑膜肉瘤、Ewing 肉瘤/PNET 及恶性外周神经鞘瘤[47]。

原发性心脏 UPS 罕见[60]，所占心脏恶性肿瘤 < 3%[61]，好发于左心房，最常见于后壁和房间隔[62]，也可发生于左心室（二尖瓣）、右心房、下腔静脉、右心室（右心室隔缘肉柱/右心室流出道）、心包等。何霞等[63]报道了 3 例心脏原发性 UPS，2 例患者为女性，1 例为男性，年龄 20 ~ 60 岁，平均年龄 35 岁；均发生在左心房。

3. 原发性肺 UPS

原发性肺肉瘤（primary pulmonary sarcoma，PPS）起源于肺间质、支气管基质，占肺内原发性恶性肿瘤的 1% ~ 4%，是极少见的恶性肿瘤[64-65]。

虽然 75% 的深部 UPS 可转移到肺部[4]，但肺原发性 UPS 罕见，占肺原发恶性肿瘤的 0.02% ~ 0.30%[66]。黄崇标等[67]报道作者医院 1986—2008 年间共收治肺部恶性肿瘤 13 000 余例，肺原发 UPS 占肺部恶性肿瘤的 0.21%。检索文献，国内仅报道百余例[68-70]。

4. 胃肠道 UPS

发生于消化道的恶性肿瘤一般以上皮源性多见，间叶肿瘤一般以肌源性、神经源性及血管源性多见，发生于消化道的原发未分化肉瘤可见散在病例报道，且未分化肉瘤的常见转移部位是肺、肝。

黎美仁等[71]查询 2003—2013 年国内报道共 29 例，包括作者报道 2 例，共 31 例，其中食管 18 例、胃 2 例、小肠 3 例、结肠 6 例、直肠 2 例。仅从该数据可看出，消化道 UPS 好发于食管，其次为结肠，而胃、小肠及直肠则相差不大；且男性多见，男女之比为2:1，年龄36~81岁，平均年龄59岁。

空肠原发或转移性未分化多形性肉瘤的病例仅见散在个案报道[72-74]，许艳梅等[72]、张永健等[73]、Agaimy等[74]做过小肠原发性未分化多形性肉瘤的报道。崔铭等[75]回顾国内外文献报道的结肠未分化多形性肉瘤共23例[76-98]，男性15例，女性8例，男女性别比为1.9:1；发病年龄12~74岁，平均55岁；部位：盲肠6例，升结肠7例，横结肠7例，降结肠2例，乙状结肠4例；肿瘤长径为2~19cm，平均8.3cm。

5. 肾脏 UPS

原发于肾脏的UPS极其罕见，国内外文献多数为个案报道[99-101]，发生率占成人所有恶性肾肿瘤的1%~3%[102]。

6. 精索 UPS

成人精索肉瘤罕见，好发于老年人，最常见的组织学类型为脂肪肉瘤，其次为平滑肌肉瘤和精索UPS。

精索UPS更为罕见，国内外共报道约60例[103-110]。卢善明等[111]检索英文文献报道的34例，日文文献报道的19例，中文文献报道的5例，结果显示，精索UPS好发于50岁以上老年患者（80%），一般表现为实性无痛或轻压痛性肿块，但炎症型和巨细胞型UPS可伴有明显疼痛。

7. 骨 UPS

骨未分化高级别多形性肉瘤(primary undifferentiated high-grade pleomorphic sarcoma of bone, BUPS)曾被称为骨MFH，于1972年Feldman等首次报道原发于骨的MFH[112]；第4版WHO骨肿瘤分类中更名为骨未分化高级别多形性肉瘤，且将其调整至杂类肿瘤项下[113]。

BUPS为一种罕见的高度恶性骨肿瘤，约占原发性恶性骨肿瘤的3.97%[114]，病灶绝大多数位于长管状骨，30%~45%发生于股骨，且多位于骨端或干骺端，少数位于骨盆及肩胛骨，亦可见于脊柱、肋骨等，位于骨端者，但很少达到软骨下骨性关节面[115]。胡振彬等[116]报道了22例骨未分化高级别多形性肉瘤，15例发生在四肢骨，3例发生在骨盆，左肩胛骨、第6肋骨、下颌骨、第5腰椎各1例；主要表现为溶骨性骨质破坏，可合并膨胀改变，伴软组织肿块。

BUPS好发于男性，多见于中老年人（大于40岁），而仅10%~15%的患者年龄小于20岁。方三高等[117]报道了8例骨未分化高级别多形性肉瘤，男性4例，女性4例，患者年龄21~69岁，平均47.5岁。

BUPS病因不明，多为原发，也可继发于骨病放疗区、骨梗死、骨内脂肪瘤、骨纤维异常增殖症、Paget病、慢性骨髓炎及关节置换等[118]。多数学者[119-120]认为，骨UPS可能来源于骨内原始多潜能间叶细胞，向组织细胞样细胞和纤维母细胞双向分化，非真性组织细胞起源，不具备产生肿瘤骨的能力。

(二) 一般表现

临床表现主要是局部增大的软组织肿块；高级别UPS进展快，常迅速增大产生压迫症状，可伴有疼痛。炎症型较其他型罕见且发病年龄较轻，有发热及白血病样反应等特征性临床表现。

李娴等[44]报道了11例多形性未分化肉瘤，病程最短2d，最长1.5年；临床症状均表现为软组织肿块，10例为无意中发现，其中5例肿块后期生长较快，并伴有疼痛不适；1例表现左下腹部及左下肢疼痛，活动跛行，伴有发热、腹胀、纳差。王建武[42]指出，UPS主要表现为局部增大的软组织肿块和疼痛；高级别UPS常迅速增大，进展性快，只有生长迅速的肿瘤伴有疼痛。炎症性UPS

部分可伴有发热、体重减轻、白细胞升高。

UPS 的临床表现常因发生部位不同而有明显差异，当肿瘤发生在四肢时，表现为无痛性包块，持续时间为数月至数年；腹腔与后腹膜腔 UPS 通常体积较四肢的大。BUPS 好发于下肢，股骨多见，也可见于胫骨、肱骨，以干骺端或骨端为最多见；常见临床症状多为疼痛、肿胀，持续时间 1 周至 3 年，平均 7~9 个月，也有以骨折为首发症状者。

1. 心脏 UPS

心脏原发性肿瘤早期通常无症状，只有肿瘤影响到心脏搏动时才会出现症状。临床表现有呼吸困难、胸闷、晕厥、咳嗽、疲劳、头晕、恶心、呕吐、心功能衰竭及栓塞引起的中风等[121-125]，呼吸困难最常见，但均非特异性，故临床诊断非常困难。

大多数原发性心脏肉瘤的表现为难治性充血性心功能衰竭、心律失常或上腔静脉闭塞，少数病例以转移性病变为第一表现，心脏 UPS 亦不例外，此与肿瘤多数发生在左心，引起肺充血、二尖瓣狭窄和肺静脉梗阻的相关体征和症状有关。

2. 肺 UPS

原发性肺未分化多形性肉瘤临床症状无明显特异性，临床主要症状可表现为咳嗽、血痰、胸痛、低热、消瘦乏力等[126]；一些少见症状，如肺栓塞、低血糖、肥大性肺性骨关节病及粒细胞缺乏症等也有报道[127]，但这些均无特异性，加之影像学检查也无特异性表现，因此，一般术前较难诊断，易误诊为原发性肺癌。黄崇标等[67]报道了 20 例肺原发恶性纤维组织细胞瘤，临床症状主要有咳嗽咳痰、痰中带血、胸痛、发热和胸闷。

UPS 起源于间叶组织，在气管及肺泡外生长，因此，痰脱落细胞学检查及气管镜刷片细胞学检查结果一般为阴性。

3. 结肠 UPS

崔铭等[75]指出，结肠未分化多形性肉瘤可发生于结肠的各个部位，与结肠癌好发部位不同，结肠未分化多形性肉瘤多发生于右半结肠。作者统计了 23 例结肠未分化多形性肉瘤，多数病例发现时瘤体已较大，直径为 2~19cm，平均 8.3cm，多数为单发。最常见的临床表现依次为腹痛（38.5%）、腹部肿块（30.8%）及发热（23.1%），无特征性临床表现。

4. 肾脏 UPS

肾脏原发性未分化多形性肉瘤的临床表现无特异性，因肾脏位置较深，肿块较小时难以发现；肿块增大，压迫附近组织，出现腰背疼痛、肾区叩痛时方引起注意，但这些表现缺乏特异性。影像学检查仅提示占位性病变，与肾其他类型肿瘤无明显区别，通常不具特异性[128]。

肾脏 UPS 早期通常无明显症状，部分可表现进行性消瘦、血尿、发热、腰腹部疼痛，晚期则表现为腹部包块[129]。

相较于肾癌，肾脏 UPS 出现肉眼血尿的概率较低，多数学者认为这与肾 UPS 来自肾被膜的结缔组织，逐渐生长进而压迫肾实质有关。因此，多数患者通常无血尿症状[130]。

三、影像学检查

通过影像学检查，可判定 UPS 肿瘤的生长部位、大小、侵犯程度、是否累及周围组织器官来制定合理的手术方案；但肿瘤衰减值、信号强度与增强特点的表现多种多样，影像学征象特异性较低[131]。

不同的 UPS 亚型，其影像学表现有一定差异。王建武等[42]指出，高级别 UPS 及巨细胞 UPS 肿块较大、生长较快，巨细胞 UPS 肿块常见出血、囊变；炎症性 UPS 较少见、不典型；对于位于四肢肌肉深部、腹膜后肿瘤，边缘呈卵圆形或体积较大分叶状或有大片液化坏死的囊实性肿块，瘤周可有或无水肿带，周围组织受侵犯，增强扫描肿块实质呈轻、中度强化等，再结合患者好发年龄、病程进展较快，临床出现局部疼痛或功能障碍等表现，可提示 UPS 可能。

（1）高级别 UPS：该亚型最多见，大多发生在四肢（尤其下肢），其次腹膜后，大多位于深部（筋膜下方）软组织。

影像学上，呈边界不清的类圆形或不规则团块状影，无明显包膜；肿瘤内常伴坏死、囊变，病灶实性部分密度/信号混杂，CT 呈等低混杂密度；T1WI 呈等低信号，T2WI 上若瘤体以组织细胞为主，细胞含水量高，则呈高信号，以纤维成分为主呈等信号；增强扫描肿瘤实性部分呈中度不均匀强化。

（2）巨细胞 UPS：巨细胞 UPS 是指大多发生在肢体或躯干深部软组织的较大肿物，CT 呈不均匀略低密度、境界模糊，常含有低密度的坏死灶；增强扫描呈不均匀强化。

MRI 肿瘤局部边界不清，呈浸润性生长，合并出血、坏死及囊变；T1WI 呈等、低信号或混杂高信号（出血），T2WI 呈混杂高信号，肿瘤实性部分呈片、条状稍低 T1、稍高 T2 信号，有包膜，其内可见低信号间隔；增强扫描肿瘤实性部分及囊壁呈结节状或环状不均匀强化。

出血囊变区可见液 - 液平面，亚急性出血呈短 T1、长 T2 信号，陈旧性出血含有含铁血黄素，T2WI 呈低信号；有时出血区较大掩盖了邻近的肿瘤组织；肿瘤周围见水肿区。

（3）炎症性 UPS：炎症性 UPS 比较少见，最常见于腹膜后，其次见于深部软组织，位于前胸壁少见。

影像上边界清楚，有包膜；CT 呈等或稍低密度，密度较均匀；MR T1WI 呈等、低信号，T2WI 呈不均匀高信号，无明显囊变、出血等征象；增强扫描呈轻微不均匀强化。

（一）超声检查

超声心动图是早期发现心脏肿瘤的首选方法，可明确肿瘤的大小、位置、活动度及与心内各结构的关系，但难以全面显示肿瘤向心腔内外扩展的情况及与周围组织的关系[47]。

经食管超声心动图（TEE）可更好地显示左心房后壁、房间隔、右心和降主动脉，对心脏肿瘤的敏感性是 96%[132]。

虽然，精索恶性肿瘤在超声常表现为实性富于血管的不均匀高回声肿块，但精索 UPS 表现为与良性肿瘤相似的低回声肿块[111]。

（二）X 线检查

X 线检查对软组织肿瘤的诊断价值有限，除非肿瘤组织内有钙化，否则 X 线平片几乎没有任何表现。

UPS 若发生于骨组织，应以 X 线检查为首选，结合 CT、MRI 影像进行综合分析。X 线下表现以各种形态的溶骨性骨质破坏为主，骨皮质变薄，边界不清，骨膜反应轻微或线状骨膜反应，可发生病理性骨折[25]。索方方等[133]报道了 18 例长骨未分化高级别多形性肉瘤，发生于股骨 11 例、胫骨 5 例、肱骨 2 例；位于骨端或干骺端 15 例，骨干 3 例。X 线及 CT 表现为膨胀性溶骨性骨质破坏，部分伴病理性骨折，较少发生骨膜反应；MRI 表现为 T1WI 多呈稍低信号，T2WI 均呈混杂高信号，内可见条索状及斑片状低信号，病灶周围常见不完整的低信号环，增强扫描病变呈不均匀强化，骨质破坏周围多伴有软组织肿块。

（三）CT 检查

UPS 之 CT 表现通常为较大的具有分叶的软组织肿块，一般呈等密度，钙化与骨化的概率为 5%

~20%。

一般情况下，UPS 之 CT 平扫可见大小不一、边界清楚、不均匀的实性软组织密度影；肿瘤中心由于坏死、出血或黏液质改变呈现低衰减区[134]；增强扫描显示病灶不均匀性强化，而中央坏死区不强化[42]；团状肿瘤血管影可在少数患者的肿块内及周围被发现；病变一般不累及相邻骨组织[135-136]。赵磊等[137]分析 12 例恶性纤维组织细胞瘤患者 CT/MRI 影像学资料，结果表明，肿瘤边界大多数清晰，肿瘤密度/信号均匀性差，肿瘤毗邻结构受推挤居多，肿瘤不均匀强化，肿瘤形态呈分叶状或椭圆形。

肾脏原发性 UPS 好发于肾上极，多数肾 UPS 起源于肾被膜，侵犯肾实质或肾窦，少数可直接起源肾窦结缔组织，向外周侵犯。肾脏原发性 UPS 肿瘤体积通常较大，长径一般在 8cm 以上[138]。

肾脏原发性 UPS 其 CT 平扫通常表现为不均匀等/低混杂密度，伴有不同程度的囊变、坏死及出血，少数可伴有钙化。

肿瘤发生于骨组织，CT 扫描可以更清晰地展示偏心性溶骨性骨质破坏，骨皮质膨胀、变薄或连续性中断。可有低密度的骨质破坏，区内见斑点状的高密度影，边界清楚，囊状病灶边缘硬化，有时会发现线状骨膜反应，可伴有局限性的软组织肿胀或软组织肿块，骨质硬化多见于发生病理性骨折的患者[139]。

(四)MRI 检查

UPS 组织学成分相当复杂，对应的 MRI 信号可出现多种变化，可清楚显示 UPS 与周围结构的关系以及浸润性生长情况。

研究表明，UPS 预后与肿瘤大小、深度、有无包膜、瘤周组织侵犯及治疗方式密切相关，而 MRI 对于软组织肿瘤定位、成分、血供情况及邻近组织受累情况评估有着绝对优势，分析肿瘤的 MRI 征象对于临床治疗及预后判断均有所帮助。

UPS 之 MRI 表现具有一定特征性，如瘤内坏死、囊变及出血常见，且具有特征性的"纤维分隔征""假包膜征""尾征"及瘤周水肿，可提高该病术前诊断的准确性。

杨自力等[43]总结了 UPS 之 MRI 如下表现特点，可供参考。

1. 肿瘤信号特征

T1WI 多呈等或低信号，其中坏死囊变区域信号更低，而出血区呈高信号；T2WI 上肿瘤多呈混杂高信号，其中肿瘤实质成分呈稍高信号，成熟纤维成分或陈旧性出血含铁血红素沉积呈低信号，而坏死、囊变区呈明显高信号。

UPS 富含胶原纤维，胶原纤维构成其间质成分，当 T2WI 呈等信号或低信号时多以纤维细胞为主，T2WI 为高信号时多以组织细胞为主；T1WI 呈高信号、T2WI 上出现低信号环是肿瘤内出血的特征性表现。

徐万里等[141]研究结果表明，UPS 易出现坏死、囊变，囊变率为 63.1% ~84%。因 UPS 肿瘤生长较迅速，血供相对不足，故易出现坏死、囊变及出血。

肿瘤在 DWI 呈明显高信号，ADC 图呈低信号，可能与恶性肿瘤细胞排列紧密，细胞外间隙小，自由水弥散受限有关[44]，但软组织肿瘤的 ADC 值受许多因素的影响，包括肿瘤细胞构成、肿瘤基质、坏死、囊变。因此，DWI 需要结合常规 MRI 及增强扫描，对肿瘤进行诊断。

增强扫描时，UPS 肿瘤实质成分呈明显强化，提示肿瘤血供丰富，坏死、囊变区未见明显强化，可能与 UPS 中胶原纤维成分有关。周建军等[142]报道，坏死几乎见于所有肿瘤。

2. 纤维分隔征

UPS 出现分隔征，即表现为 T1WI 及 T2WI 低信号的分隔样结构，分隔可表现为单条索带，也可表现为多个囊变区或多个结节之间的低信号分隔带。增强扫描分隔未见明显强化，组织病理学证实为单一肿块内出现的纤维组织或多个瘤结节及囊变区被残存、增生的纤维组织包绕，汪颖姝等[143]的研究表明，纤维分隔征并非 UPS 的特征性表现，亦可见于滑膜肉瘤、脂肪肉瘤等恶性肿瘤，但在恶性肿瘤中的发生率明显高于良性肿瘤，因此出现此征象，则高度提示恶性肿瘤可能。

3. 假包膜

UPS 出现"假包膜"，其病理基础是肿瘤周围的正常组织被挤压，形成一层包裹肿瘤的纤维包膜，在 T1WI 及 T2WI 上均呈低信号，此征象亦与肿瘤的恶性程度有关[144]。

4. 瘤周水肿

瘤周水肿，T2WI 呈高信号，增强扫描呈轻度不均匀强化，边界不清，其病理学基础为肿瘤细胞破坏假包膜侵犯邻近组织，引起周围组织水肿、炎性细胞浸润及新生血管增生等改变[145]，Win 等[146]研究证实，软组织肉瘤新生成的肿瘤血管，可抑制肿瘤细胞的凋亡，从而促进肿瘤快速生长，侵犯邻近组织，进而造成瘤周水肿。

5. "尾征"

肿瘤向肌间隙内延伸、生长，肿瘤受到邻近肌肉的压迫和肌膜的限制，其边缘可形成"尾征"[147]。

6. 周围侵及改变

较大肿瘤多呈浸润性生长，易侵犯邻近组织，边界欠清。

骨 UPS 的 MRI 表现为 T1WI 呈低信号或等信号，T2WI 呈明显高信号，内可见斑片状或条索状等低信号；不同程度的偏心性溶骨性骨质破坏是骨 MFH 的主要影像表现，多呈虫蚀状或大片状；骨质破坏可有膨胀，可伴病理骨折和边缘硬化。骨质破坏周围的软组织肿块是骨 MFH 的另一个特征，肿块一般较大，范围超过骨破坏区，肿块内可有液化坏死，甚至钙化。有时软组织肿块，在 T1WI 上表现为等信号或低信号，T2WI 上表现为等高信号或以高信号为主的混杂信号[8]。

四、组织病理

UPS 是一种高度恶性肿瘤，具有纤维母细胞或成肌细胞分化和明显细胞多形性区域，以成纤维细胞样细胞和组织细胞样细胞为主要成分，排列呈席纹状或车辐状结构，异型性非常明显，伴有数量不等的单核和多核巨细胞，间质散在多少不等的炎症细胞，肿瘤无明确分化的特征[148]，细胞形态及组织结构表现多样化。

（一）大体观

UPS 大小及形态变异较大，质地可硬可软，境界较清，亦可有假包膜，多数呈灰白、灰红、灰黄或棕褐色，炎症型以黄瘤细胞为主可表现为黄色，为结节状、分叶状、鱼肉样肿块；部分肿块伴有局灶性出血、坏死、囊变[149]。

心脏原发性未分化多形性肉瘤，巨检典型的未分化多形性肉瘤表现为心内膜上柔软或坚硬的息肉样肿物。肿瘤可使心房扩大，影响到二尖瓣；也可延伸到肺静脉和肺组织。肿瘤呈单一的灰白色，或因出血、坏死而呈杂色。

原发性肺未分化多形性肉瘤大体呈膨胀性生长，有假包膜。肾脏 UPS 手术病理标本常见肿瘤呈浸润性生长，无明显包膜，常浸出肾周筋膜与周围组织粘连，质软，呈实性或囊实性，切面灰白、灰黄色为主，多数伴有出血、坏死，少数可伴有钙化[150]。子宫未分化多形性肉瘤，肿瘤边界相对清楚，体积较大，无明显包膜，常伴出血、坏死，切面灰红、灰黄、质软，烂鱼肉状。

（二）镜下观

UPS 是可分化为组织细胞和成纤维细胞为主要成分，伴有数量不等黏液样细胞、巨细胞、致密炎细胞浸润的多形性肉瘤，包含有不同的病理组织亚型，以车辐状 – 多形性多见[151]。

UPS 组织学特点是细胞成分复杂性、肿瘤细胞多形性及组织结构多样性，瘤组织包括纤维母细胞、组织细胞、巨细胞、黄色瘤细胞和炎症细胞混杂，呈无定向排列；瘤细胞最常见的形式由席纹状区域和多形性区域混合而成，多形性区域出现大量富于染色质、核不规则的多核巨细胞可视为一个特征性的表现[152]；瘤细胞异型性明显，核分裂象多见[153]；WHO 将 UPS 分为高级别 UPS、巨细胞 UPS、炎症性 UPS 三型。

UPS 超微结构研究发现，它是由纤维母细胞、组织细胞、肌纤维母细胞、原始间叶细胞、多核巨细胞、黄色瘤细胞等多种细胞组成，且主要以纤维母细胞为主。在光镜下所见的具有异型性的组织细胞样细胞和多核巨细胞，电镜下多为具有多形性的纤维母细胞和肌纤维母细胞[154]。多形性未分化肉瘤可以伴有骨化和软骨化或骨肉瘤和软骨肉瘤成分[155]。

1. 高级别 UPS

呈大的团块状或不规则形肿物，镜下显示是一类有多种结构和细胞形态的异质性肿瘤，有的有明显的纤维性基质，无明显包膜；肿瘤内常伴渗出、坏死、囊变。

2. 巨细胞 UPS

巨细胞性 UPS 以破骨细胞为主，由多核巨细胞、组织细胞、纤维母细胞样细胞呈多结节状增生。镜下见不同程度的高级别椭圆形至梭形细胞以及间质有明显的破骨性巨细胞反应，常伴出血、坏死；肿块可向周围侵犯邻近的神经、血管。

破骨样巨细胞，其形态独特，细胞多形性和核分裂象显著，具有一定程度的多结节分布，不产生骨质破坏。巨细胞呈强嗜酸性，常提示肌母细胞分化。

3. 炎症性 UPS

在病理上是有明显组织细胞和炎症细胞浸润的未分化多形性肉瘤，其形态既有间叶性肿瘤，又有上皮性肿瘤的特点，有完整包膜，边缘不规则，与周围有粘连，镜下含有大量良性和恶性黄瘤细胞、非典型性梭形细胞和急、慢性炎症细胞；镜下中性粒细胞、淋巴细胞以及巨噬细胞广泛的炎性浸润为其重要特征。

炎症型 UPS 中央由黄色瘤细胞、泡沫细胞和罕见的巨细胞席纹状排列而成，可见大量中性粒细胞浸润[154]。

五、免疫组化

UPS 细胞成分复杂，缺乏特异性免疫组织化学标记[23 – 24]，大部分肿瘤对波形蛋白（vimentin）、巨噬细胞（CD68）呈阳性，少部分对抗胰蛋白酶（α1 – AT）、结蛋白（desmin）、平滑肌肌动蛋白（SMA）及 S – 100 表达呈阳性，其中 vimentin 是诊断 UPS 的极为重要的标志物[156]。有些 UPS 的病例，甚至还有角蛋白阳性[157 – 158]。

CD68 已成为近年来常用和特异性的组织细胞标志物；有作者报道[159 – 160]，Vimentin 是唯一恒定表达的抗体，约 1/2 骨 UPS 局灶性表达 SMA，提示向肌纤维母细胞分化。目前文献报道，多形性未分化肉瘤和骨肉瘤 SMA 均呈不同程度阳性，前者表达率较高[161]，而后者呈局灶性弱阳性[162]。

六、诊断

未分化多形性肉瘤恶性程度高，缺乏特征性临床表现，影像学检查亦很难确定组织学类型[44,163]，易于误诊。杨自力等[43]报道了22例未分化多形性肉瘤，有13例出现误诊，误诊率约59%，其中6例误诊为纤维肉瘤。

心脏肿瘤的临床表现复杂多样，无特殊的典型症状，缺乏特异性，早期诊断比较困难，误诊率较高，常在体检或因其他疾病常规影像学检查时发现而诊断[164]。

原发性肺未分化多形性肉瘤根据临床症状和影像学表现确诊难度很大[165-166]，其原因是症状和体征与肺癌相似，影像学检查缺乏与肺癌鉴别的特异性表现；有假包膜，细胞数量丰富，排列密集，瘤细胞不易脱落，痰检常为阴性，电子纤维镜刷片常为阴性；呈膨胀性生长，电子纤维镜活检阳性率低，且大多数仅能作为恶性肿瘤的诊断。电视胸腔镜下肺活检，对确诊有一定价值[167]。

结肠未分化多形性肉瘤多起源于深筋膜或肌层，且多向腔外生长，因此黏膜层一般完整，肠梗阻症状少见，肠镜可无异常发现；术前患者检测CEA等肿瘤标志物多为正常。因此，术前明确诊断极为困难。

肾脏UPS的临床症状主要表现为腰腹部肿块、腰部疼痛及血尿，CT上可呈密度不均匀表现，可有出血、坏死及钙化，增强期肿瘤实性部分明显强化，但这些特点与其他肾肿瘤相比无特异性。因此，根据临床症状和影像学表现确诊难度很大。

骨UPS诊断，其"车辐状"排列方式对于排除软组织UPS累及或转移至骨，具有重要的鉴别意义。缺乏钙化一般不考虑软骨源性肿瘤，无瘤骨形成可排除成骨性肿瘤，虽为梭形细胞，但缺乏纤维肉瘤的"人字形"排列方式及平滑肌肉瘤的漩涡状结构，且不弥漫表达相应的纤维源性或肌源性表型。有时UPS病灶的边缘可出现反应性或化生性骨，但无肿瘤性成骨现象，一旦出现，应诊断为骨肉瘤。

综上所言，UPS诊断主要依据组织病理学及免疫组化[168-169]。标记异形纤维母/肌纤维母细胞常用参考免疫表型有Vimentin、Actin和Desmin等，标记异型组织细胞参考免疫表型有Vimentin、CD68、CD1a、AAT、AACT和Lysozyme。但不能仅依据肿瘤细胞表达Vimentin即诊断为UPS，亦不能只做一种排他性诊断。

七、鉴别诊断

UPS形态学上呈多形性且分化方向不明确，组织病理学诊断亦较困难，诊断时需排除其他恶性多形性肉瘤，尤其是肌源性和神经源性肉瘤，如多形性平滑肌肉瘤、多形性脂肪肉瘤、多形性横纹肌肉瘤及恶性外周神经鞘瘤。

（一）多形性平滑肌肉瘤

多形性平滑肌肉瘤，镜下可见大量胞质深嗜酸性的多形性巨细胞，瘤细胞胞质嗜酸性和末端钝圆的胞核，偶见核旁空泡，形成核的轻微压痕，使核的轮廓呈凹陷状，并混杂有形态较一致的梭形细胞和圆形细胞。

多形性平滑肌肉瘤，可见破骨细胞样巨细胞，具有组织细胞标志物（CD68），而无肌源性标志物，这是该肿瘤的一个特征；与UPS不同，在多形性不明显的区域可证明其肌源性标记，如平滑肌肌动蛋白、肌动蛋白35、desmin、H-caldesmon[170]。

相较肿瘤经典区域而言，在平滑肌肉瘤多形性区域其肌源性标志物的分布和强度较弱，这一特征有助于鉴别[171]。

平滑肌肉瘤分子遗传学与 UPS 相似存在广泛染色体畸变，与预后相关 4 处染色体片段获得包括 1q21.3、11q12.3 ～ 12.3、16q11.2、19q13.12，经多变量分析认为 1q21.3 可作为平滑肌肉瘤的独立预后因素[172]。

（二）多形性脂肪肉瘤

多形性脂肪肉瘤是含数量不等的多形性脂肪母细胞的高度恶性肉瘤，由多形性梭形肿瘤细胞、梭形或小圆细胞簇以及多核巨细胞混合组成，亦可见到多形性多空泡的脂肪母细胞，核奇异形、浓染呈扇贝样。在缺乏异常深染、细胞核呈贝壳状的巨型母细胞及强嗜酸性胞质和嗜伊红的透明小脂滴时，难以和 UPS 鉴别。

瘤细胞的免疫表型 vimentin 呈阳性，尽管有明确的脂肪分化，但只有不到一半的病例 S-100 阳性，超过一半的病例局灶表达平滑肌肌动蛋白和 CD34，Pan-CK、Desmin、上皮膜抗原和高迁移率族蛋白也可阳性，鼠双微体 2 癌基因蛋白（murine double minute 2，MDM2）和细胞周期依赖性激酶 4 为阴性[173]。

细胞遗传学具有复杂的核型重排，目前无可识别的特异性重排，与高分化脂肪肉瘤相较而言无一致性 12q14 ～ 15 和 MDM2 基因扩增[174]，基因表达谱差异较大。

（三）多形性横纹肌肉瘤

该肿瘤发生于 45 岁以上成人，仅占成人 STS 的 2% ～ 5%，好发于成人四肢骨骼肌，尤其是大腿[53]；具有高度侵袭性，镜下瘤细胞排列疏松、无极向，体积较大的圆形或多角形细胞，胞核深染，胞质深嗜伊红；最具特征的组织学表现为出现胞质深红染的奇异性肿瘤大细胞。

研究显示，约 100% 的多形性横纹肌肉瘤弥漫强阳性表达 desmin[175]；大部分不表达 α-平滑肌肌动蛋白，具有鉴别诊断意义；大部分表达肌动蛋白、Myo D1、myogenin、myoglobin[176-177]。

（四）恶性外周神经鞘瘤

恶性外周神经鞘瘤占 STS 的 5% ～ 10%，25% ～ 50% 发生于 I 型神经纤维瘤病的基础上，经过较长的潜伏期发展而来[178]。

恶性外周神经鞘瘤起源于外周神经，最常累及坐骨神经。镜下密集排列的梭形细胞胞质浅染、模糊，胞核深染、扭曲、波纹状、逗点状，呈不对称卵圆形；瘤细胞紧密和疏松的束状结构交替出现，呈漩涡状和指状交叉，瘤细胞栅栏状排列不是该肿瘤的特点，大部分肿瘤有地图样坏死和丰富的核分裂。

50% ～ 90% 的恶性外周神经鞘瘤呈灶性表达 S-100[179]，具有诊断意义；部分灶性表达 CD56、CK、SyN、高迁移率族蛋白 2、蛋白基因产物 9.5、Nestin、actin，其他肌源性标志物阴性[180]。

恶性外周神经鞘瘤，分子遗传学改变常见染色体缺失、结构重排，多累及 17、22 染色体，17 染色体 NF-1、TP53 基因最常受累。

恶性外周神经鞘瘤，细胞周期抑制分子 p16 的 CDKN2A 出现纯合缺失（约 50%），许多恶性外周神经鞘瘤表达 TP53 阳性而不表达 p16（INK4a）[180]。

（五）消化道 UPS 需鉴别的肿瘤

1. 恶性胃肠道间质瘤

该肿瘤界限清楚，细胞中-重度密度，多数位于肌壁间，主要由梭形和上皮样瘤细胞呈束状和弥漫性排列而成，小肠的胃肠道间质瘤可表现为血管外皮瘤样和围绕血管呈簇状生长，免疫组化多表达

CD117、CD34、DOG1 等，琥珀酸脱氢酶缺陷型胃肠道间质瘤可缺乏 c – Kit 和 PDGFRA 基因突变。

2. 平滑肌肉瘤

平滑肌肉瘤瘤细胞胞质嗜伊红色，细胞核呈梭形或卵圆形，可见核端空泡，免疫组化标记 SMA、Desmin 等肌源性标志物阳性。

（六）骨 UPS 需鉴别的肿瘤

1. 骨肉瘤

好发于 10～20 岁及 40 岁以上的成年人，骨膜反应几乎见于绝大多数患者，软组织肿块巨大，瘤内和软组织肿块内常见成骨，T2WI 信号极为混杂，动态增强扫描肿瘤周边首先强化，逐步向内充填，且强化很不均匀[182]。

2. 尤因肉瘤

病变范围较广，粗细、长短较一致的短针状新生骨以及横断面长骨病灶同心圆状改变为尤文氏肉瘤较特征性的 X 线、CT 表现；MRI T1WI 呈低信号，T2WI 呈稍高信号，信号不均匀，增强不均匀强化[183]。

3. 嗜酸性肉芽肿

X 线常形成洞套洞征象，病变沿纵轴扩展，一般边界清楚，部分边缘硬化，部分可出现"小钻孔样骨质破坏"；MRI T1WI 呈低或等信号，T2WI 呈高信号，增强扫描可出现皮质旁软组织肿块及骨膜反应明显强化，呈"袖套征"为特征性表现[184]。

4. 骨巨细胞瘤

X 线示溶骨性破坏，一般不形成软组织块影，肿瘤多累及骨骺端，镜下见异型瘤巨细胞、多核巨细胞，缺少纤维母细胞。肿瘤多呈偏心性、膨胀性生长，轮廓清晰。常发生于骨端，以横向骨皮质膨胀变薄为主，形成肥皂泡样为其典型表现，无恶性软组织肿块。无"车辐状"结构。核无多形性，缺乏核分裂。

恶性骨巨细胞瘤，在骨巨细胞瘤良性巨细胞及基质细胞背景上，可见梭形细胞肉瘤区域，二者之间有渐进性过渡，不存在突然转变现象。单核基质细胞数量增多，逐渐变梭形，出现一定的异型性；而巨细胞数量逐渐减少，甚至消失。最终全部由核大深染，并见病理性核分裂象、异型性明显的梭形细胞构成。

5. 骨纤维肉瘤

X 线呈纯粹的溶骨性病变，软组织肿块相对较少，细胞大小一致，较密集，胞质稀少。可见细长核，两端渐细，深染。细胞间胶原丰富，常呈特征性的"人字形"或"鲱鱼骨"样排列，缺少典型的车辐状结构，而 UPS 细胞肥硕、巨细胞多而显著，无组织细胞样及其他背景细胞[185]。

6. 去分化软骨肉瘤

肿瘤由 2 种成分组成，一种是低级别软骨肉瘤成分，细胞分化较好，异型性小，间质富含透明软骨基质，有时可见钙化；另一种是高级别间叶肉瘤成分，瘤细胞呈梭形或多边形，交织排列，似UPS。2 种成分截然分界而又相连在一起，或是二者逐渐移行，但 UPS 缺乏软骨分化。

（七）皮肤 UPS 需鉴别的肿瘤

1. 不典型纤维黄色瘤

瘤体较小，起源于真皮，较少出现转移，无向深部组织侵袭的趋势，组织病理表现上具有多形性，但无席纹状结构。

2. 隆突性皮肤纤维肉瘤

表现为隆起性硬性肿块，其上发生多个结节，呈淡红、青紫色，通常与表皮附着，而很少与深部组织附着，组织病理：异形性小，有较明显席纹状结构，常无明显较粗大的胶原纤维，常无炎性细胞和多核巨细胞，核分裂象较少。免疫组化，胞质 Vimentin、CD34 呈弥漫性阳性，因子ⅩⅢa（F13a）阴性，CD68 部分患者阳性。

3. 上皮样肉瘤

皮损可为丘疹、结节及斑块，浅表结节可形成糜烂、溃疡，深部结节则固着于浅表筋膜或肌腱；瘤细胞呈不规则聚集，中央明显坏死，周围瘤细胞排列成栅栏状，无泡沫细胞和畸形的多核巨细胞。免疫组化，EMA 和角蛋白（Keratin）呈阳性表达。

八、治疗

多形性未分化肉瘤为高度恶性肿瘤，侵袭性强，早期即易转移。虽然目前对未分化多形性肉瘤的治疗尚无统一规范[186-187]，但当采用以手术为主的综合治疗方法[188-189]。

（一）手术治疗

对于 UPS 的治疗，目前仍以手术治疗为主，依据切除范围手术可分为边缘切除术、广泛切除术（包括边缘外 2~5cm）、根治性切除术及截肢术，以及广泛淋巴结清扫以避免淋巴结转移[190-193]。研究认为[194]，UPS 早期彻底手术切除可减少局部复发率，改善预后[195]。

目前对手术范围仍存争议，一般认为镜下切缘阴性或切除瘤体边缘未受侵组织≥2cm 是安全的。Win 等[146]的研究表明，手术切缘距肿瘤边缘 3cm 以内局部复发率高达 86%，广泛切除术（距肿瘤边缘 3cm 外）局部复发率为 66%，而根治切除术（区域淋巴结清除或截肢术）局部复发率只有 27%。Peiper 等[196]认为，肿瘤直径 >5cm 可显著增加远处转移风险，且易局部复发；UPS 肿瘤周围的纤维假包膜是阻碍肿瘤浸润的屏障，而当肿瘤细胞破坏假包膜侵犯邻近组织，引起水肿、炎性细胞浸润及新生血管增生时，便形成了瘤周反应区，复发率高达 55.9%，是导致外科手术阳性边缘残留及局部复发的主要因素。伍洲炜等[197]指出，治疗皮肤 UPS 最好的方法可能是广泛手术切除，但复发率仍较高。

目前，心脏肉瘤的最佳治疗方案标准尚未统一，大多学者推荐手术切除辅以化疗或放疗的综合治疗方法[198]。一般认为，多种治疗方法联合应用优于单一方法治疗[199]。如无明显转移、明显手术禁忌证，根治性手术被认为是最重要的治疗方法[200]。

手术切除是肾脏 UPS 治疗的首选方法[169]，应尽可能施行广泛性或根治性切除术，对邻近器官受肿瘤侵犯的病例，需切除肿瘤组织及周围浸润组织、筋膜和腹膜等[201]。

骨 UPS 术式依发病位置及肿瘤大小而定，主要采用肿瘤扩大切除术及自体骨或异体骨移植、肿瘤切除瘤骨壳灭活再植术，直至截肢；对于肿瘤侵犯重要神经血管、病理性骨折伴骨折端重度移位、不恰当的活检造成肿瘤扩散者应行截肢术[202]。广泛性切除要求将肿瘤及肿瘤活检通道及周围 1cm 的正常组织完整切除并获得阴性切缘[203]，一般要求截骨平面在肿瘤边缘 3~5cm，软组织切除范围在肿瘤组织反应区外 1~2cm[204]。对于病理性骨折伴骨折端轻度移位的患者可先行化疗，待肿瘤与周围组织分界清楚、骨折趋于愈合后再行保肢术。对于缺损范围较大的创面，可采取局部植皮、带蒂皮瓣或游离皮瓣覆盖[205]。

精索 UPS 罕见，最佳手术治疗和辅助治疗策略尚未达成共识，可参考其他精索肉瘤，如脂肪肉瘤或平滑肌肉瘤的治疗原则。根治性腹股沟睾丸切除术并广泛切除周围软组织是目前推荐的治疗方法，然而因受限于解剖位置和肿瘤常侵犯周围组织，广泛而足够远的肿瘤切缘常很难完成，约30%的精索肉瘤术后仍能在显微镜下发现肿瘤残留[206]。一般很少侵犯区域性淋巴结，常通过对周围软组织的浸润而导致肿瘤复发和扩散。因此，一般不建议行预防性腹膜后淋巴结清扫[207-208]。

（二）新辅助、辅助治疗

目前，UPS 新辅助、辅助治疗存在争议。但众多学者一致认为，边缘切除术仅切除假包膜以内的组织，遗留了恶性肿瘤"反应区"内的卫星结节和活跃转移灶，术后复发率很高；即使广泛切除或根治性切除，仅对局部控制和清除肿瘤病变有一定效果，但不能避免远处转移。UPS 单纯手术切除的局部复发率高，可达80%～100%。值得一提的是，腹膜后解剖位置特殊，其 UPS 手术很难全部切除干净，造成比其他部位的 UPS 的复发率和死亡率更高[209]。结肠未分化多形性肉瘤呈外生性生长，常常浸润周围组织或脏器，因此在部分病例中即使施行广泛切除或根治性切除，也不能阻止肿瘤局部复发或远处转移。

对于术前肿瘤体积较大以及部位特殊的病例，术前能否先行放疗或辅助化疗，目前尚未达成共识。

1. 放射治疗

尽管 UPS 对放疗敏感性相对欠佳，但放疗仍然是控制局部复发的主要辅助治疗手段。Sheplan等[210]指出，放疗已成为无法完整切除肿瘤或不能获得切缘阴性的情况下的重要辅助治疗方法。研究显示[211]，术前放疗可使肿瘤体积缩小，间接扩大了肿瘤切除范围，提高广泛切除率，从而提出了术前放疗、手术、术后放疗的"三明治"疗法。Hui 等[212]指出，术前放疗可有效控制软组织肉瘤的局部复发。Raut 等[213]认为，术后辅助放疗可降低局部复发率，尤其对于手术切除不充分、临床分期较高的患者更应补充放疗。一般四肢 UPS 的推荐剂量为60Gy（低级别）和65Gy（高级别），阳性切缘需补量5～10Gy，但总量不超过75Gy[212]。

Gutierrez 等[214]对1981年至2004年的8 249例软组织肿瘤进行了预后相关因素分析，其中 UPS 为2 896例（31.5%），UPS 手术治疗组和未行手术治疗组的中位生存时间分别为30个月和11个月（$P < 0.001$），放疗组 UPS 与未放疗组 UPS 的中位生存时间分别为26个月和22个月（$P = 0.020$），放疗使 UPS 中位生存时间提高了4个月；化疗组 UPS 中位生存时间为16个月，未行化疗组为26个月（$P = 0.009$）。多变量分析结果显示，手术切除和放疗是提高生存率的独立预后相关因素，而化疗是可能增加死亡率的非独立预后相关因素。

头颈部重要器官较多，手术范围易受限制，很难达到彻底切除，常需行术后辅助放疗，尤其是手术切缘不够充分或组织学分级较高的病灶。魏来等[215]认为，作为鼻腔鼻窦 UPS 手术前后的辅助治疗或晚期或拒绝手术者的舒缓治疗，术后辅助放疗可减少肿瘤的复发，提高患者生存率。Fayda等[189]对1987年至2000年30例头颈部软组织肉瘤（UPS 占20%）的治疗进行了回顾性分析，行手术及术后放疗患者的中位生存时间（36个月）比未接受手术治疗患者的13.3个月明显延长；术后放疗剂量≥60Gy 患者的局部控制率明显高于术后放疗剂量<60Gy 的患者，表明头颈部软组织肉瘤的最佳治疗方式是彻底的手术切除，术后辅助放疗可显著提高局部控制率。

周宗玫等[216]认为，肺 UPS 术后辅助放疗的作用有限，但可用于病变侵及胸壁及非根治性手术的术后治疗。聂小蒙等[187]认为，原发性肺未分化多形性肉瘤尚无标准治疗方案，手术切除是最主要治疗方法，可辅以放化疗。

四肢 UPS 根治性切除主要指肿瘤的间室切除和截肢等术式，但术后患者肢体功能影响较大，生活质量差。保肢手术与截肢术相比显示出更高的局部复发趋势，但 5 年无病生存率和总生存率大致相同，保肢手术很大程度上已被切缘包括 2cm 范围未受侵组织在内的整块切除术所取代。但实际上，切缘外 2cm 切除范围常受到邻近的神经血管等重要组织所限制，当手术切缘不充分时，需补充术后放疗，当肿瘤 <5cm 且可行广泛根治性手术切除时，可不考虑行术后放疗[217]。Sabesan 等[218]通过比较单纯行手术治疗的 54 例头颈部 UPS 患者和 77 例躯干、四肢 UPS 患者的手术清除程度、局部复发率和 5 年生存率，头颈部 UPS 组和躯干四肢 UPS 组行边缘切除术患者的局部复发率分别为 86% 和 75%，行广泛切除术患者的局部复发率分别为 66% 和 71%，行根治切除术患者的局部复发率分别为 27% 和 18%，2 组 5 年生存率分别为 48% 和 77%（$P = 0.03$）。

2. 化学治疗

UPS 为高度恶性肿瘤，除术后局部易复发外，亦易发生远处转移[219]，因此系统治疗也是其综合治疗的重要组成部分。

有研究报道[220-223]，虽然化疗对总生存率无明显改善，但可降低局部复发率。Akai 等[224]报道了 1 例发生于颅颈连接处的 UPS，术后行放化疗，在放射野外出现肿瘤复发，予异环磷酰胺、顺铂、依托泊苷化疗后肿瘤体积显著缩小，但停止化疗后肿瘤复发，作者认为术后辅助放化疗在 UPS 的治疗中有一定价值。美国国立癌症中心报道[225-226]，术前和术后采取静脉灌注化疗方法能有效地提高肿瘤的坏死率，再联用 DNA 修复抑制剂，可增强化疗疗效，有效降低转移率和局部复发率。

对软组织肉瘤敏感的化疗药物有异环磷酰胺和蒽环类（表柔比星、阿霉素）药物，单药有效率为 17% ~33%，而二者大剂量联合化疗的有效率可高达 55% ~66%；其他中度敏感的如甲氨蝶呤、达卡巴嗪、顺铂等多用于联合化疗。

一项关于表柔比星和异环磷酰胺联合化疗或未行化疗的四肢 UPS 患者的随机对照试验结果表明[227]，治疗组的中位无病生存率和中位总生存期均有提高。多项临床试验发现[228-231]，吉西他滨联合多西他赛对于难治和复发、转移性肉瘤（包括骨和软组织肉瘤）有效，且有协同作用，是可供选择的化疗方案之一。有研究认为[232]，顺铂联合放疗可能对不能手术切除的 UPS 有效。张平等[233]对采用皮下埋植式动脉介入化疗，用阿霉素和顺铂联合咖啡因、去甲斑蝥素治疗的 44 例软组织 UPS 患者的临床观察结果显示，平均随访 32 个月，术后无肿瘤局部复发，肺转移 3 例，2 例死亡。作者认为，术前动脉灌注化疗治疗软组织 UPS 可有效抑制或控制肿瘤的浸润范围，缩小肿瘤边界，降低了手术的局部复发率，提高了生存率，是一种有效的治疗方法。

心脏原发性 UPS 最主要的治疗方式是手术切除，对于无法手术或无法彻底手术者，可考虑放疗、化疗[217]；对已发生转移的患者，术前化疗有助于缩小肿瘤及清除微小转移灶，化疗后再行手术切除的疗效优于局部肿瘤切除[234]。

根治性肾切除术是治疗肾脏 UPS 的经典术式，但术后易复发、转移[235]。魏峰等[236]研究指出，肾脏 UPS 术后接受辅助化疗可预防复发及转移。

在骨肉瘤中，UPS 的病理分级属于 Ⅲ 级，易发生血行转移，最常见的部位是肺，占 45% ~50%。局部复发率约为 44%[237]，新辅助化疗及分割外照射放疗，可消灭残存病灶，防止复发，巩固手术疗效[188]。汝触会等[46]指出，单纯广泛性或根治性切除 BUPS 对局部控制和清除肿瘤病变有一定疗效，但不能避免其复发和转移，术后应行以化疗为主的辅助治疗。

九、预后

(一)总体预后

UPS 恶性程度高,形态学具有多形性且分化差,误诊率较高,且复发和转移常见,总体预后较差。约 90% 的 UPS 可转移到肺,其次是骨和肝[238-239],区域淋巴结转移少见,为 4%~17%[240]。

UPS 通过手术、化疗等积极综合治疗,5 年生存率为 50% 左右[241-244]。Sabesan 等[218]报道,UPS 的 5 年生存率为 58%~77%。Adrien 等[245]报道,UPS 患者 5 年无复发、转移生存率为 39%~64%,总生存率为 50%~70%,10 年总生存率降为 43%;局部复发和远处转移主要出现在术后 2 年内。

(二)预后相关因素

一般而言,肿瘤原发部位、年龄、肿瘤大小和浸润深度、组织学类型、转移和手术方式、外科边界等与 UPS 预后相关[246-248]。

原发于非四肢、年龄 ≤60 岁、肿瘤直径 >5cm 及有远处转移的 UPS 患者预后差[245,249],大部分学者认为[4],黏液型 UPS 的预后要好于其他类型,黏液型 UPS 可能是一个独立的肿瘤,就如同血管瘤样 UPS 被重新分类为独立的肿瘤一样[149]。

1. 肿瘤大小、深度、部位与预后

研究已明确[222],肿瘤的直径大小与患者的预后呈负相关,直径 >10cm 肿瘤的转移率为 57%,而直径为 5~10cm 肿瘤的转移率为 37%。Belal 等[242]报道的 Cox 多因素分析结果显示,肿瘤分期和转移与预后相关,肿瘤分期越高、转移部位越多,死亡风险越大。

Engellau 等[52]研究报道,肿瘤深度是软组织肉瘤的一个重要危险因素,位于筋膜下的肿瘤易出现局部复发,且预后不良,局部复发可造成肿瘤浸润深度增加,另外多次复发切除可造成肿瘤细胞去分化,再转移概率升高。

通常而言,表浅部位的肿瘤较深部肿瘤有较高的复发率,肢体远端肿瘤的 5 年生存率较近端肿瘤的高,而腹膜后 UPS 的 5 年生存率较低[250]。郑志坚等[249]分析了 113 例软组织肉瘤术后影响预后的主要因素,结果显示,位于头颈四肢、躯干、腹腔盆腔患者的 5 年生存率分别为 70.88%、57.46% 和 33.33%,总体比较差异有统计学意义($x^2=11.00$,$P<0.05$);Cox 多因素分析亦提示肿瘤位于四肢时,其 5 年生存率高于原发于非四肢者;单因素分析显示 >60 岁者预后优于 ≤60 岁者,差异有统计学意义。

鼻腔鼻窦 UPS 的发病部位较深且隐蔽,早期症状及体征不典型,缺乏特异性,出现症状时多为中晚期,且肿瘤有较强的侵袭性,治疗难度大,疗效差,易复发,复发率高达 45%~62.5%,预后较差。

心脏原发性 UPS,预后很差,平均生存期仅 1 年。有研究发现[123],年龄、性别、组织学类型对心脏原发性 UPS 的预后没有影响,而位于左心、低核分裂指数、没有转移的患者预后相对较好。

肺原发 UPS 的预后文献报道相差较大,但远期有 50% 的患者发生远处转移,预后较差[250-251]。徐志龙等[252]报道肺原发 UPS 的 1 年生存率为 60%,3 年生存率为 42%,5 年生存率为 33%;黄崇标等[67]报道了 20 例肺原发 UPS,患者 1 年、3 年及 5 年生存率分别为 55.0%、10.0% 和 5.0%,大部分患者于 2 年内死亡;Janssen 等[253]报道,5 年生存率为 30%;而 Rzyman 等[51]报道,大部分患者于术后 1 年内死亡。

在现有的少数病例中，UPS 发生在消化道的预后与其他部位基本相同[52]。崔铭等[75]统计了 23 例肠未分化多形性肉瘤，除 1 例外均行手术治疗，有 2 例术后行化疗，有 15 例术后未行辅助治疗，有 6 例未明确报道。16 例有随访结果，随访时间 1~53 个月，平均随访时间 18.5 个月，有 9 例无复发转移，7 例死亡。

肾脏 UPS 恶性程度高，易复发和转移，预后差，多数患者 1 年内死亡[254]。

精索肉瘤的预后与组织学类型、分化程度、淋巴结转移和远处转移相关，5 年和 10 年生存率最高为脂肪肉瘤（95% 和 90%），其次为平滑肌肉瘤（77% 和 66%）。精索 UPS 具有较高的复发和转移潜能，预后最差，5 年和 10 年生存率分别为 77% 和 61%[255]。Lin 等[103]对 33 例精索 UPS 的随访中，12 例出现术后复发或转移；精索 UPS 较平滑肌肉瘤和脂肪肉瘤更易出现淋巴结转移，转移率分别为 40%、27% 和 21%。

BUPS 进展快，预后差，术后易复发和转移，最易发生肺转移，其次为淋巴结、骨、肝脏等。骨 UPS 预后的因素包括肿瘤部位、是否转移及转移部位、对化疗的组织学反应、年龄、肿瘤大小、部位、位置深浅、初复治、是否伴有显著慢性炎性浸润和广泛纤维组织生成等，预后较好的因素包括年龄 <40 岁、适当的外科手术边界。肿瘤细胞是否表达肌源性标志物与预后无关。

手术前后化疗能明显降低 BUPS 的复发率和转移率，并显著提高生存率。放疗对 BUPS 的疗效尚存争议，但有研究表明术后放疗较术后不放疗的预后要好[159,256]。

病理性骨折与 BUPS 的预后关系密切，陈勇等[257]治疗 42 例 BUPS 后发现，伴病理性骨折者死亡风险较无病理性骨折者增加 3.2 倍，同时肿瘤远处转移率也显著增加。

皮肤 UPS 属高度恶性肿瘤，具有较强的局部浸润性和转移性，肺转移最为常见[196]。Engellau 等[52]统计了 338 例患者，发现其中分化差的高度恶性肿瘤占 97%，平均存活时间 7 年，而发生远处器官淋巴结转移的患者平均存活时间仅为 14 个月。

2. 其他因素与预后

层粘连蛋白受体（lamin in receptor，LN－R）和组织蛋白酶 D（Cathepsin D，Cath－D）与某些恶性肿瘤的侵袭性有关。王玉学等[258]采用原位杂交和免疫组化法检测层粘连 LN－R 和 Cath－D 在 65 例 MFH 组织的表达发现，LN－R 和 Cath－D 在 UPS 发生、发展中起重要作用，是判断 UPS 侵袭力和恶性进展、转移及预后的重要指标。

近年来，P16 和 MDM 2 被认为是反映恶性肿瘤生物学行为及预后的重要生物学标志物。王玉学等[259]分析了 P16 mRNA 和 MDM 2 mRNA 在 66 例 UPS 中表达的临床意义，认为 P16 和 MDM 2 在 UPS 发生、发展中起重要作用，且可能是预测 UPS 预后的生物学指标。

早幼粒细胞性白血病（PML）小体在调控细胞增殖、凋亡及衰老中扮演着重要角色，Matsuo 等[260]通过荧光免疫检测方法在 63.9% 的 UPS 标本中检测到 PML 小体的表达，认为 PML 小体的表达可作为比其他预后相关临床因素更重要的一个致死性危险因素，UPS 中 PML 小体表达提示预后较差。

高密度脂蛋白（HDLg）是一种抑癌蛋白，Niimi 等[22]研究了 46 例 UPS 标本中 HDLg 的表达与预后的相关性，单变量及多变量分析结果表明，HDLg 表达阴性或弱阳性者的无转移生存率及无瘤生存率均比 HDLg 阳性或强阳性者低，单变量分析结果显示，HDLg 表达阴性或弱阳性者的总生存率也比 HDLg 阳性或强阳性者低。

（赵亚宁）

参考文献

[1] Kauffman S L, Stout A P. Histiocytic tumors (fibrousxanthoma and histiocytoma) in children[J]. Cancer, 1961, 7 (14): 469 – 482.

[2] O'Brien J E, Stout A P. Malignant fibrousxanthomas[J]. Cancer, 1964, 13(17): 1445 – 1455.

[3] Feldman F, Norman D. Intra – and extraosseous malignant histiocytoma (malignant fibrous xanthoma)[J]. Radiology, 1972, 104: 497 – 508.

[4] Weiss S W, Enzinger F M. Malignant fibrous histiocytoma: Ananalysis of 200 cases[J]. Cancer, 1978, 41(6): 2250 – 2266.

[5] Huvos A G, Heilweil M, Bretsky S S. The pathology of malignant fibrous histiocytoma of bone. A study of 130 patients [J]. Am J Surg Pathol, 1985, 9(12): 853 – 871.

[6] Enzinger F M. Malignant fibrous histiocytoma 20 years after Stout[J]. Am J Surg Pathol(suppl), 1986, 10(Suppl1): 43 – 53.

[7] Fletcher C D. Pleomorphic malignant fibrous histiocytoma: fact or fiction? A critical reappraisal based on 159 tumors diagnosed as pleomorphic sarcoma[J]. Am J Surg Pathol, 1992, (16): 213 – 228.

[8] 张振勇. 骨原发性恶性纤维组织细胞瘤影像分析[J]. 中国 CT 和 MRI 杂志, 2013, 11(1): 92 – 94.

[9] Liarmakopoulos E, Lampropoulos P, Marinis A, et al. Soft tissue paraspinal inflammatory malignant fibrous histiocytoma presenting as a lumbar abscess[J]. Case Reports in Oncology, 2011, 4(2): 343 – 349.

[10] Wood G S, Beckstead J H, Turner R R, et al. Malignant fibrous histiocytoma tumor cells resemble fibroblasts[J]. Am J Surg Pathol, 1986, 10(5): 323 – 335.

[11] Merkow L P, Frich J C Jr, Slifkin M, et al. Ultrastructure of a fibroxanthosarcoma(malignant fibroxanthoma)[J]. Cancer, 1971, 28(2): 372 – 383.

[12] Fu Y S, Gabbiani G, Kaye G I, et al. Malignant soft tissue tumors of probable histiocyticorigin(malignant fibroushistiocytomas): general considerations and electron microscopic and tissue culture studies[J]. Cancer, 1975, 35(1): 176 – 198.

[13] Yamate J, Ogata K, Yuasa T, et al. Adipogenic, osteogenic and myofibrogenic differentiations of a rat malignant fibrous histiocytoma (MFH) – derived cell line, and a relationship of MFH cells with embryonal mesenchymal, perivascular and bone marrow stem cells[J]. Eur J Cancer, 2007, 43(18): 2747 – 2756.

[14] Matushansky I, Hernando E, Socci N D, et al. Derivation of sarcomas from mesenchymal stem cells via in activation of the Wnt pathway[J]. J Clin Invest, 2007, 117(11): 3248 – 3257.

[15] Al – Agha O M, Igbokwe A A. Malignant fibrous histiocytoma: between the past and the present[J]. Arch Pathol Lab Med, 2008, 132(6): 1030 – 1035.

[16] Nakayama R, Nemoto T, Takahashi H, e tal. Gene expression analysis of soft tissue sarcomas: characterization and reclassification of malignant fibroushistiocytoma[J]. Mod Pathol, 2007, 20(7): 749 – 759.

[17] 薛瑞峰, 方志伟. 恶性纤维组织细胞瘤研究进展[J]. 实用肿瘤杂志, 2011, 26(3): 311 – 313.

[18] Satomi T, Watanabe M, Kaneko T, et al. Radiation induced malignant fibrous histiocytoma of the maxilla[J]. Odontology, 2011, 99(2): 203 – 208.

[19] 杨立业, 陈辉, 郑佳坤. 间充质干细胞的恶性转化[J]. 分子诊断与治疗杂志, 2012, 4(5): 54 – 57.

[20] Tang N, Song W X, Luo J, et al. Osteosarcoma development and stem cell differentiation[J]. Clin Orthop Relat Res, 2008, 466(9): 2114 – 2130.

[21] Ptochos A, Karydas G, Iosifidis N, et al. Primary renaI malignant fibrous histioeytoma[J]. Urol Int, 1999, 63 (4): 261 – 264.

[22] Niimi R, Matsumine A, Iino T, et al. The expression of hDlg as a biomarker of the outcome in malignant fibrous histiocytomas[J]. Oncology Reports, 2010, 23(3): 631 – 638.

[23] 郭华, 熊焰, 农琳, 等. 33 例恶性纤维组织细胞瘤病理学重新诊断评估[J]. 北京大学学报(医学版), 2008, 40: 374 – 379.

[24] 黎美仁, 王丽丽, 徐晓, 等. 食管原发性未分化多形性肉瘤 1 例[J]. 临床与实验病理学杂志, 2014, 30(7): 827 – 828.

[25] Mertens F, Romeo S, Bovée J V, et al. Reclassification and subtyping of so – called malignant fibrous histiocytoma of bone：comparison with cytogenetic features[J]. Clin Sarcoma Res, 2011, 1(1)：10 – 11.

[26] Coindre J M. Histologic classification of soft tissue tumors (WHO, 1994)[J]. Ann Pathol, 1994, 14(6)：426 – 427.

[27] Fletcher C D M, Unni K K, Mertens F. World health organization classification of tumors. Pathology and genetics of tumours of soft tissue and bone. In：so – called fibrohistiocytic tumours[M]. Lyon：IARC Press, 2002：120 – 125.

[28] Fletcher C D. Theevolving classification of soft tissue tumours：an update based on the new WHO classification[J]. Histopathology, 2006, 48(1)：3 – 12.

[29] Rechl H, Wörtler K, Weirich G, et al. Soft tissue sarcoma – epidemiology, diagnosis and treatment[J]. MMW Fortschr Med, 2006, 148(17)：26, 28 – 30.

[30] 王坚, 朱雄增. 2013 版 WHO 软组织肿瘤新分类解读[J]. 中华病理学杂志, 2013, 42(06)：363 – 365.

[31] Fletcher C D M. The evolving classification of soft tissue tumours – an update based on the new 2013 WHO classification[J]. Histo – pathology, 2014, 64(1)：2 – 11.

[32] Jo V Y, Fletcher C D. WHO classification of soft tissue tumours：an update based on the 2013 (4th) edition[J]. Pathology, 2014, 46(2)：95 – 104.

[33] 贡其星, 范钦和. WHO 软组织肿瘤分类第四版(2013 年)的学习体会[J]. 临床与实验病理学杂志, 2013, 29 (6)：587 – 590.

[34] 王坚, 喻林. 腹膜后软组织肿瘤病理学类型和组织学特征[J]. 中国实用外科杂志, 2013, 33(10)：821 – 825.

[35] Silveira S M, Villacis R A, Marchi F A, et al. Genomic signatures predict poor outcome in undifferentiated pleomorphic sarcomas and leiomyosarcomas[J]. PLoS One, 2013, 8(6)：e67643.

[36] Kurywchak P, Kiefer J, Lenkiewicz E, et al. Elucidating potentially significant genomic regions involved in the initiation and progression of undifferentiated pleomorphic sarcoma[J]. Rare Tumors, 2013, 5(1)：e14.

[37] Kresse S H, Ohnstad H O, Bjerkehagen B, et al. DNA copy number changes in human malignant fibrous histiocytomas by array comparative genomic hybridisation[J]. PLoS One, 2010, 5(11)：e15378.

[38] Simons A, Schepens M, Jeuken J, et al. Frequent loss of 9p21 (p16(INK4A)) and other genomic imbalances in human malignant fibrous histiocytoma[J]. Cancer Genet Cytogenet, 2000, 118(2)：89 – 98.

[39] Kelleher F C, Viterbo A. Histologic and genetic advances in refining the diagnosis of "undifferentiated pleomorphic sarcoma"[J]. Canc – ers (Basel), 2013, 5(1)：218 – 233.

[40] Zhu Y, Hao D, Tang X, et al. Undifferentiated high – grade pleomorphic sarcoma of ethmoid sinus：a case report and literature review[J]. Braz J Otorhinolaryngol, 2017, 13(10)：4 – 5.

[41] Coindre J M, Terrier P, Guillou L, et al. Predictive value of grade for metastasis development in the main histologic types of adult soft tissue sarcomas：a study of 1240 patients from the French Federation of Cancer Centers Sarcoma Group[J]. Cancer, 2001, 91(10)：1914 – 1926.

[42] 王建武, 冯学彬, 彭如臣. 软组织未分化多形性肉瘤的 CT 与 MRI 表现与组织病理学对照[J]. 中国 CT 和 MRI 杂志, 2015, 13(9)：22 – 25.

[43] 杨自力, 王唯伟, 陈海松. MRI 对软组织未分化多形性肉瘤的诊断价值[J]. 医学影像学杂志, 2018, 28 (10)：1740 – 1744.

[44] 李娴, 孙新海, 朱来敏, 等. 多形性未分化肉瘤的 MR 表现[J]. 医学影像学杂志, 2014, 24(8)：1354 – 1357.

[45] 王水, 赵惠芳. 肾脏原发性未分化多形性肉瘤 MSCT 诊断及病理对照研究[J]. 现代肿瘤医学, 2017, 25 (19)：3104 – 3107.

[46] 汝触会, 吴晓晖, 徐俭朴. 肺转移性恶性纤维组织细胞瘤 3 例[J]. 肿瘤学杂志, 2013, 19(5)：404 – 407.

[47] 孟嫦娟, 张鸿瑞, 张建刚, 等. 心脏原发性未分化多形性肉瘤临床病理观察[J]. 诊断病理学杂志, 2014, 21 (1)：693 – 695.

[48] 刘燕, 王勇, 李鸣. 胆囊原发性未分化多形性肉瘤 1 例报告[J]. 临床肝胆病杂志, 2014, 30(3)：276 – 277.

[49] Daugaard S. Current soft – tissue sarcoma classifications[J]. Eur J Cancer, 2004, 40(4)：543 – 548.

[50] Sato M, Suenaga E, Senaha S, et al. Primary malignant fibrous histiocytoma of the heart[J]. Gen Thorac Cardiovasc Surg, 2007, 55(1)：29 – 31.

[51] Rzyman W, Jaskiewicz K, Murawski M, et al. Primary malignant fibrous histiocytoma of the lung[J]. Thorac Cardiovasc Surg, 2007, 55(3)：186 – 189.

[52] Engellau J, Anderson H, Rydholm A, et al. Time dependence of prognostic factors for patients with soft tissue sarcoma：a Scandinavian Sarcoma Group Study of 338 malignant fibrous histiocytomas[J]. Cancer, 2004, 100(10)：

2233 – 2239.

[53] 方志伟，滕胜，陈勇，等. 软组织肉瘤 1118 例临床病理分析[J]. 中华肿瘤防治杂志，2009，16(4)：305 – 307.

[54] 王林娜，马东来，王宝玺，等. 恶性纤维组织细胞瘤 1 例[J]. 临床皮肤科杂志，2005，34(7)：454 – 456.

[55] 崔晶，董正邦，王飞. 皮肤未分化多形性肉瘤[J]. 临床皮肤科杂志，2016，45(6)：438 – 440.

[56] Suzuki S, Watanabe S, Kato H, et al. A case of cutaneous malignant fibrous histiocytoma with multiple organ metastases[J]. Kaohsiung J Med Sci, 2013, 29(2): 111 – 115.

[57] 向银洲，余林，魏莲枝. 鼻腔鼻窦恶性纤维组织细胞瘤 11 例临床分析[J]. 济宁医学院学报，2015，38(5)：336 – 338.

[58] Morphet J A. A 30 – year analysis of cardiac neoplasms at autopsy[J]. Can J Cardiol, 2006, 22(1): 80 – 82.

[59] Debourdeau P, Gligorov J, Teixeiral, et al. Malignant cardiac tumors[J]. Bull Cancer, 2004, 91(suppl3): 136 – 146.

[60] Sereno M, Merino M, Aguayo C. A major response to trabectedin in metastatic malignant fibrous histiocytoma of the vertebra: a case report and review of the literature[J]. Tumori, 2013, 99(2): e43 – e48.

[61] Urías – Báez R, dela Cerda – Belmont G, Cuevas – Domínguez A, et al. Intracardiac malignant fibrous histiocytoma. A case report[J]. Cir Cir, 2012, 80(2): 182 – 185.

[62] Balaceanu A, Mateescu D, Diaconu C, et al. Primary malignant fibrous histiocytoma of the right ventricle: case report and review of the literature[J]. J Ultrasound Med, 2010, 29(4): 655 – 658.

[63] 何霞，季军，令文萍，等. 心脏原发性恶性纤维组织细胞瘤 3 例临床病理观察[J]. 诊断病理学杂志，2015，22(4)：197 – 199，211.

[64] 李裕军，赵子文，李晓岩. 肺肉瘤样癌 5 例误诊分析[J]. 广东医学，2012，3(2)：278.

[65] Etienne M B, Falchero L, Chalabreysse L, et al. Primary sarcomas of the lung: a clinicopathologic study of 12 cases [J]. Lung Cancer, 2002, 38(3): 283 – 289.

[66] Hsiu J G, Kreuger M, D'Amato N A, et al. Primary malignant fibrous histiocytoma of the lung. Fine needle aspiration cytologic features[J]. Acta Cytol, 1987, 31(3): 345 – 350.

[67] 黄崇标，辛亮，崔焱，等. 肺原发恶性纤维组织细胞瘤 20 例[J]. 中国肺癌杂志，201，14(5)：414 – 417.

[68] Jiang L, Chen X F, Yi X H, et al. Clinical analysis of 15 patients with pulmonary malignant fibrous histiocytoma [J]. Chin J Lung Cancer, 2007, 10(4): 313 – 315.

[69] 蒋雷，陈晓峰，易祥华，等. 15 例肺恶性纤维组织细胞瘤临床分析[J]. 中国肺癌杂志，2007，10(4)：313 – 315.

[70] Yu Y, Li X M, Sun L C, et al. Clinical analysis of 10 patients with primary malignant fibrous histiocytoma of the lung[J]. Chin J Oncol, 2004, 26(3): 185 – 190.

[71] 黎美仁，徐晓，钱坤，等. 消化道原发性未分化多形性肉瘤 2 例临床病理观察[J]. 诊断病理学杂志，2014，21(11)：685 – 688.

[72] 许艳梅，武培敬，武卫华，等. 小肠恶性纤维组织细胞瘤一例[J]. 中华普通外科杂志，2002，17(2)：751.

[73] 张永健，李文录，王粹，等. 原发小肠恶性纤维组织细胞瘤 1 例[J]. 中国肿瘤临床，2004，31(2)：130.

[74] Agmmy A, Gaumann A, Schroeder J, et al. Primary and metastatic high – grade pleomorphie sarcoma/malignant fibrous histiocytoma of the gastrointestinal tract: all approach to the differential diagnosis in aseries offive cases with emphasis on myofibmblastic differentiation[J]. Virchows Arch, 2007, 451(5): 949 – 957.

[75] 崔铭，廖泉，王文泽，等. 结肠未分化多形性肉瘤诊治分析（附 3 例报道及文献复习）[J]. 中国普外基础与临床杂志，2018，25(4)：410 – 415.

[76] Sewell R, Levine B A, Harrison G K, et al. Primary malignant fibrous histiocytoma of the intestine: intussusception of a rare neoplasm[J]. Dis Colon Rectum, 1980, 23(3): 198 – 201.

[77] Levinson M M, Tsang D. Multicentric malignant fibrous histiocytomas of the colon. Report of a case and review of the subject[J]. Dis Colon Rectum, 1982, 25(4): 327 – 331.

[78] Rubbini M, Marzola A, Spanedda R, et al. Primary malignant fibrous histiocytoma of the sigmoid colon: a case report. Ital J Surg Sci, 1983, 13(4): 299 – 302.

[79] Waxman M, Faegenburg D, Waxman JS, et al. Malignant fibrous histiocytoma of the colon associated with diverticulitis[J]. Dis Colon Rectum, 1983, 26(5): 339 – 343.

[80] Kukora J S, Bagnato J, Gatling R. Fibrous histiocytoma of colon and pancreas: report of 2 unusual cases and review of the literature[J]. Dig Surg, 1985, 2: 180 – 184.

[81] Baratz M, Ostrzega N, Michowitz M, et al. Primary inflammatory malignant fibrous histiocytoma of the colon[J]. Dis

Colon Rectum, 1986, 29(7): 462 - 465.

[82] Yahagi K, Arai T, Matsumoto J, et al. Malignant fibrous histiocytoma of the colon with marked stenosis report of a case[J]. Stomach Intestine, 1986, 21: 215 - 219.

[83] Satake T, Matsuyama M. Cytologic features of ascites in malignant fibrous histiocytoma of the colon[J]. Acta Pathol Jpn, 1988, 38(7): 921 - 928.

[84] Katz R N, Waye J D, Batzel E L, et al. Malignant fibrous histiocytoma of the gastrointestinal tract in a patient with neurofibromatosis[J]. Am J Gastroenterol, 1990, 85(11): 1527 - 1530.

[85] Murata I, Makiyama K, Miyazaki K, et al. A case of inflammatory malignant fibrous histiocytoma of the colon[J]. Gastroenterol Jpn, 1993, 28(4): 554 - 563.

[86] Huang Z, Wei K. Malignant fibrous histiocytoma of the ascending colon in a child[J]. Am J Gastroenterol, 1993, 88(6): 972 - 973.

[87] Makino M, Kimura O, Kaibara N. Radiation - induced malignant fibrous histiocytoma of the transverse colon: case report and review of the literature[J]. J Gastroenterol, 1994, 29(6): 767 - 771.

[88] Hiraoka N, Mukai M, Suzuki M, et al. Malignant fibrous histiocytoma of the cecum: report of a case and review of the literature[J]. Pathol Int, 1997, 47(10): 718 - 724.

[89] Udaka T, Suzuki Y, Kimura H, et al. Primary malignant fibrous histiocytoma of the ascending colon: report of a case [J]. Surg Today, 1999, 29(2): 160 - 164.

[90] 周建平, 苏东明, 李继光, 等. 结肠恶性纤维组织细胞瘤一例[J]. 中华胃肠外科杂志, 2001, 4(4): 227.

[91] 武海生. 回盲部恶性纤维组织细胞瘤 1 例[J]. 承德医学院学报, 2005, 22(1): 78 - 78.

[92] Gupta C, Malani A K. Primary malignant fibrous histiocytoma of the colon[J]. Clin Gastroenterol Hepatol, 2006, 4 (6): 431 - 435.

[93] Bosmans B, de Graaf E J, Torenbeek R, et al. Malignant fibrous histiocytoma of the sigmoid: a case report and review of the literature[J]. Int J Colorectal Dis, 2007, 22(5): 549 - 552.

[94] Fu D L, Yang F, Maskay A, et al. Primary intestinal malignant fibrous histiocytoma: two case reports[J]. World J Gastroenterol, 2007, 13(8): 1299 - 1302.

[95] 柳维军, 陈泽, 奉孝荣. 回盲部恶性纤维组织细胞瘤临床病理观察[J]. 实用医院临床杂志, 2010, 7(3): 130 - 131.

[96] 刘波, 王聪, 王琳. 结肠恶性纤维组织细胞瘤伴腹膜后巨大脂肪瘤 1 例[J]. 医学信息(中旬刊), 2011, 24 (3): 970 - 971.

[97] 徐晓, 欧阳斌燊, 路名芝, 等. 横结肠原发多形性恶性纤维组织细胞瘤/未分化高级别多形性肉瘤 1 例[J]. 临床与实验病理学杂志, 2012, 28(2): 231 - 232.

[98] 张逸, 张继, 田为中. 结肠恶性纤维组织细胞瘤一例[J]. 中华临床医师杂志(电子版), 2013, 7 (15): 7288.

[99] Pathrose G, John N T, Manojkumar R. A rare case of malignant fibrous histiocytoma/pleomorphic undifferentiated sarcoma of the kidney[J]. J Clin Diagn Res, 2015, 9(01): PD27 - PD29.

[100] 林志春, 陈燕萍, 王蜀燕, 等. 左肾巨细胞性恶性纤维组织细胞瘤一例[J]. 放射学实践, 2004, 19(08): 615 - 615.

[101] 宋彦, 王东耀, 宋永胜. 肾原发性恶性纤维组织细胞瘤的临床特征(附 3 例报告并文献复习)[J]. 临床泌尿外科杂志, 2007, 22(01): 45 - 47.

[102] Sigua - Rodriguez A, Goulart D R, Manzano A C, et al. Renal pleomorphic undifferentiated sarcoma: A rarity[J]. Saudi J Kidney Dis Transpl, 2012, 23(6): 1241 - 1242.

[103] Lin B T, Harvey D A, Medeiros L J. Malignant fibrous histiocytoma of the spermatic cord: report of two cases and review of the literature[J]. Mod Pathol, 2002, 15(1): 59 - 65.

[104] Demir L, Can A, Dirican A, et al. Malignant fibrous histiocytoma of the spermatic cord in a patient with polycyctic kidney disease: review of the literature[J]. Clin Genitourin Cancer, 2012, 10(4): 280 - 283.

[105] Xu L W, Yu Y L, Li G H. Malignant fibrous histiocytoma of the spermatic cord: case report and literature review [J]. J Int Med Res, 2012, 40(2): 816 - 823.

[106] 卞琦, 杨林军, 傅国平, 等. 精索多形性恶性纤维组织细胞瘤一例报告[J]. 第二军医大学学报, 2007, 28 (12): 137.

[107] 陶然, 张春宇, 邓飞, 等. 精索巨大恶性纤维组织细胞瘤一例报告[J]. 中华泌尿外科杂志, 2004, 25(10):

703.

[108] 黄宏伟，谢庆祥，韩聪祥，等. 精索原发性恶性纤维组织细胞瘤 1 例报告[J]. 现代泌尿外科杂志，2012，17(2)：137.

[109] 卢培明，夏仲军，宋协芹，等. 精索恶性纤维组织细胞瘤 1 例[J]. 中国综合临床，2001，7(3)：16.

[110] 田学武. 原发性精索肉瘤临床病理分析[J]. 国际医药卫生导报，2005，11(4)：66 - 67.

[111] 卢善明，邓汪东，陈智林. 精索恶性纤维组织细胞瘤 2 例报告并文献复习[J]. 临床泌尿外科杂志，2015，30(12)：1083 - 1085.

[112] 吴志圣，李菊明，韦永中. 骨未分化高级别多形性肉瘤诊治进展[J]. 国际骨科学杂志，2014，35(5)：316 - 318.

[113] 张景峰，王跃. WHO 骨肿瘤分类第四版：解读与比较[J]. 中华骨科杂志，2015，35(9)：975 - 979.

[114] 王连唐，刘子君. 5444 例原发性恶性骨肿瘤组织病理学统计分析[J]. 中国肿瘤临床，2007，34：457 - 461.

[115] 周建军，丁建国，王建华，等. 原发性骨骼恶性纤维组织细胞瘤影像表现与病理对照研究[J]. 中华放射学杂志，2008，42：396 - 400.

[116] 胡振彬，陈卫国，文婵娟，等. 骨未分化高级别多形性肉瘤的影像表现及病理特征[J]. 临床放射学杂志，2016，35(4)：607 - 610.

[117] 方三高，李艳青，马强，等. 骨未分化高级别多形性肉瘤 8 例临床病理观察[J]. 临床与实验病理学杂志，2014，30(2)：171 - 174.

[118] 罗振东，郑彤，陈卫国，等. 骨原发恶性纤维组织细胞瘤的影像诊断[J]. 广东医学，2010，31：613 - 615.

[119] Hoffman M A, Dickersin G R. Malignant fibrous histiocytoma: an ultrastructural study of eleven cases[J]. Hum Pathol, 1983, 14(10): 913 - 922.

[120] Iwasaki H, Isayama T, Ohjimi Y, et al. Malignant fibrous histiocytoma. A tumor of facultative histiocytes showing mesenchymal differentiation in cultured cell lines[J]. Cancer, 1992, 69(2): 437 - 447.

[121] Chen H S, Wang W, Hong C Y. Malignant fibrous histiocytoma of right atrium[J]. Chin Med J, 2013, 126(10): 1994 - 1995.

[122] Yaliniz H, Salih O K, Tokcan A. Malignant fibrous histiocytoma of the heart[J]. Tex Heart Inst, 2008, 35(1): 84 - 85.

[123] Fontana A, Sciuchetti J F, Boffil L, et al. Unusual localization of a malignant fibrous histiocytoma on the mitral valve[J]. Eur J Echocardiog, 2010, 11(1): 77 - 79.

[124] Tamenishi A, Matsumura Y, Okamoto H. Malignant fibrous histiocytoma originating from right ventricular outflow tract[J]. Asian Cardiovasc Thorac Ann, 2012, 20(6): 702 - 704.

[125] Matsukuma S, Yamaguchi H, Hamawaki M, et al. Primary pericardial malignant fibrous histiocytoma causing cardiac tamponade[J]. Ann Thorac Surg, 2008, 86(2): 646 - 649.

[126] Mc Donnell T, Kyriakos M, Roper C, et al. Malignant fibrous histiocytoma of the lung[J]. Cancer, 1988, 61(1): 137 - 145.

[127] Lessel W, Erbstosser E. Malignant fibrous histiocytoma of the lung[J]. Z Erkr Atmungsorgane, 1984, 163(1): 70 - 74.

[128] Kim S J, Ahn B C, Kim S R, et al. Primary maligant fibrous histiocytoma of the kidney[J]. Yonsei Med J, 2002, 43(3): 399 - 402.

[129] Mc Coppin H H, Christiansen D, Stasko T, et al. Clinical spectrum of atypical fibroxanthoma and undifferentiated pleomorphic sarcoma in solid organ transplant recipients: A collective experience[J]. Dermatol Surg, 2012, 38(2): 230 - 239.

[130] 姚欣，李文录，张莉，等. 原发性肾脏恶性纤维组织细胞瘤(附 4 例报告)[J]. 中国肿瘤临床，2001，28(7)：545 - 548.

[131] Munk P L, Sallomi D F, Janzen D L, et al. Malignant fibrous histiocytoma of soft tissue imaging with emphasis on MRI[J]. Journal of Computer Assisted Tomography, 1998, 22: 819 - 826.

[132] Meng Q, Lai H, Lima J, et al. Echocardiographic and pathologic characteristics of primary cardiac tumors: a study of 149 cases[J]. Int J Cardiol, 2002, 84(1): 69 - 75.

[133] 索方方，介瑞. 长骨未分化高级别多形性肉瘤的影像表现[J]. 实用医学影像杂志，2017，18(2)：117 - 119.

[134] 蔡香然，贾小娟，刘斯润，等. 软组织恶性纤维组织细胞瘤的临床病理与影像学分析[J]. 临床放射学杂志，2010，29：793 - 796.

[135] Faizi N A, Thulkar S, Sharma R, et al. Magnetic resonance imaging and positron emission tomography - computed

tomography evaluation of soft tissue sarcoma with surgical and histopathological correlation[J]. Indian J Nucl Med, 2012, 27(4): 213 – 220.

[136]　刘伟娟. 软组织恶性纤维组织细胞瘤影像诊断与鉴别诊断[J]. 当代医学, 2014, 28: 70 – 71.

[137]　赵磊, 海玲, 王玉芳, 等. 恶性纤维组织细胞瘤的 CT/MRI 表现[J]. CT 理论与应用研究, 2015, 24(5): 739 – 745.

[138]　谌丹丹, 魏新华, 刘国顺, 等. 肾脏恶性纤维组织细胞瘤的 CT 与病理表现[J]. 临床放射学杂志, 2015, 34 (12): 2006 – 2009.

[139]　Matsuo T, Shimose S, Kubo T, et al. Alternative lengthening of telomeres as a prognostic factor in malignant fibrous histiocytomas of bone[J]. Anticancer Res, 2010, 30(12): 4959 – 4962.

[140]　陈琳, 马晨阳, 胡明华, 等. 肠系膜未分化多形性肉瘤 1 例报告[J]. 中国实用外科杂志, 2017, 37(8): 935 – 936.

[141]　徐万里, 李凤琪, 黄小燕. 软组织恶性纤维组织细胞瘤的 MRI 特征与病理分析[J]. 中国现代医生, 2013, 51(19): 75 – 77, 161.

[142]　周建军, 曾蒙苏, 王建华, 等. 多形性未分化肉瘤动态增强 MR 的诊断价值[J]. 实用放射学杂志, 2008, 24(4): 512 – 515.

[143]　汪颖姝, 王立峰, 刘翠翠, 等. 常规 MRI 联合 DWI 在软组织未分化多形性肉瘤诊断中的价值[J]. 河南医学研究, 2015, 24(10): 11 – 13.

[144]　胡军, 胡凯, 赵宇红, 等. 骨与软组织恶性纤维组织细胞瘤的 MRI 表现[J]. 医学影像学杂志, 2014, 24 (7): 1214 – 1216, 1227.

[145]　张九龙, 熊祚刚, 张峰, 等. 未分化多形性肉瘤 MRI 特征及 Ki – 67 表达与预后相关性[J]. 实用放射学杂志, 2016, 32(3): 396 – 399.

[146]　Win T T, Jaafar H, Yusuf Y. Relationship of angiogenic and apototic activities in soft – tissue sarcoma[J]. South Asian J Cancer, 2014, 3(3): 171 – 174.

[147]　Yoo H J, Hong S H, Kang Y, et al. MR imaging of myxofibrosarcoma and undifferentiated sarcoma with emphasis on tail sign: diagnostic and prognostic value[J]. Eur Radiol, 2014, 24(8): 1749 – 1757.

[148]　Qiu S Q, Wei X L, Huang W H, et al. Diagnostic and therapeutic strategy and the most efficient prognostic factors of breast malignant fibrous histiocytoma[J]. Sci Rep, 2013, 3: 2529.

[149]　任长庆, 童明超, 祝庆孚. 恶性纤维组织细胞瘤[J]. 实用肿瘤杂志, 1987, 2(3): 54 – 56.

[150]　Delisca G O, Mesko N W, Alamanda V K, et al. MFH and high – grade undifferentiated pleomorphic sarcoma – what's in a name[J]. J Surg Oncol, 2015, 111(2): 173 – 177.

[151]　Fletcher C D M. Pleomorphic malignant fibrous histiocytoma: factor fiction A critical reappraisal based on 159 tumors diagnosed as pleomorphic sarcoma[J]. Am J Surg Pathol, 1992, 16(3): 213 – 228.

[152]　Crisman G, Margiotta G, Calabresi M, et al. Malignant fibrous histiocytoma of the penis[J]. Pathologe, 2015, 36 (4): 385 – 388.

[153]　杨小秋, 谈顺. 多形性未分化肉瘤的临床病理诊断及分子病理学进展[J]. 医学综述, 2015, 21(15): 2741 – 2744.

[154]　Cvjetko I, Kocman B, Sitic S. Inflammatory malignant fibrous histiocytoma of the retroperitoneum[J]. Coll Antropol, 2011, 35(1): 1 – 4.

[155]　Bhagavan B S, Dorfman H D. The significance of bone and cartilage formation in malignant fibrous histiocytoma of soft tissue[J]. Cancer, 1982, 49(3): 480 – 488.

[156]　Choi B H, Yoon S H, Lee S, et al. Primary malignant fibrous histiocytoma in mediastinum: imaging with (18)F – FDG PET/CT[J]. Nucl Med Mol Imaging, 2012, 46(4): 304 – 307.

[157]　Rosenberg A E, O'Connell J X, Dickersin GR. Expression of epithelial markers in malignant fibrous histiocytoma of the musculoskeletal system: an immunohistochemical and electron microscopic study[J]. Hum Pathol, 1993, 24 (3): 284 – 293.

[158]　周海滨, 汪亮亮, 付强, 等. 膀胱恶性纤维组织细胞瘤 1 例报告并文献复习[J]. 临床泌尿外科杂志, 2015, 30(4): 302 – 305.

[159]　Antonescu C R, Erlandson R A, Huvos A G. Primary fibrosarcoma and malignant fibrous histiocytoma of bone – a comparative ultrastruc tural study: evidence of a spectrum of fibroblastic differentiation[J]. Ultrastruct Pathol, 2000, 24(2): 83 – 91.

[160]　Ueda T, Araki N, Mano M, et al. Frequent expression of smooth muscle markers in malignant fibrous histiocytoma

of bone[J]. J Clin Pathol, 2002, 55(11): 853－858.

[161] Hasegawa T, Hasegawa F, Hirose T, et al. Expression of smooth muscle markers in so called malignant fibrous histiocytomas[J]. Clin Pathol, 2003, 56(9): 666－671.

[162] Hemingway F, Kashima T G, Mahendra G, et al. Smooth muscle actin expression in primary bone tumours[J]. Virchows Arch, 2012, 460(5): 525－534.

[163] 陈涛, 严静东, 雷贞妮. 未分化多形性肉瘤的影像诊断与鉴别51例[J]. 实用医学杂志, 2016, 32(5): 789－792.

[164] Maraj S, Pressman G S, Figueredo V T. Primary cardiac tumors[J]. Int J Cardiol, 2009, 133(2): 152－156.

[165] 蔡执敏, 王天佑, 佟玉筠. 7例原发性肺肉瘤的临床治疗体会[J]. 中华胸心血管外科杂志, 1998, 14(3): 174－175.

[166] 陈利娜, 曾庆思, 刘勇彬, 等. 肺肉瘤样癌的CT表现[J]. 中国CT和MRI杂志, 2012, 10(4): 15－17.

[167] 林勇, 林钢. 原发性肺肉瘤8例的临床分析[J]. 中国肿瘤临床与康复, 2000, 1(7): 63－66.

[168] Henderson M T, Hollmig S T. Malignant fibrous histiocytoma: changing perceptions and management challenges [J]. J Am Acad Dermatol, 2012, 67(6): 1335－1341.

[169] 唐振, 付伟金, 彭姣, 等. 肾盂原发性未分化多形性肉瘤一例报告并文献复习[J]. 中华肿瘤防治杂志, 2015, 22(14): 1153－1155.

[170] Hisaoka M, Wei－Qi S, Jian W, et al. Specific but variable expression of hcaldesmon in leiomyosarcomas: an immunohistochemical reassessment of a novel myogenic marker[J]. Appl Immunohistochem Mol Morphol, 2001, 9 (4): 302－308.

[171] Oda Y, Miyajima K, Kawaguchi K, et al. Pleomorphic leiomyosarcoma: clinicopathologic and immunohistochemical study with special emphasis on its distinction from ordinary leiomyosarcoma and malignant fibrous histiocytoma[J]. Am J Surg Pathol, 2001, 25(8): 1030－1038.

[172] Larramendy M L, Gentile M, Soloneski S, et al. Does comparative genomic hybridization reveal distinct differences in DNA copy number sequence patterns between leiomyosarcoma and malignant fibrous histiocytoma? [J]. Cancer Genet Cytogenet, 2008, 187(1): 1－11.

[173] Wang L, Ren W, Zhou X, et al. Pleomorphic liposarcoma: a clinicopathological, immunohistochemical and molecular cytogenetic study of 32 additional cases[J]. Pathol Int, 2013, 63(11): 523－531.

[174] Marino－Enriquez A, Hornick J L, Dal Cin P, et al. Dedifferentiated liposarcoma and pleomorphic liposarcoma: a comparative study of cytomorphology and MDM2/CDK4 expression on fine－needle aspiration[J]. Cancer Cytopathol, 2014, 122(2): 128－137.

[175] 喻林, 王坚. 多形性横纹肌肉瘤的临床病理学观察[J]. 中华病理学杂志, 2013, 42(3): 147－152.

[176] Furlong M A, Mentzel T, Fanburg－Smith J C, et al. Pleomorphic rhabdomyosarcoma in adults: a clinicopathologic study of 38 cases with emphasis on morphologic variants and recent skeletal muscle－specific markers[J]. Mod Pathol, 2001, 14(6): 595－603.

[177] Schurch W, Bochaton－Piallat M L, Geinoz A, et al. All histological types of primary human rhabdomyosarcoma express alpha－cardiac and not alpha－skeletal actin messenger RNA[J]. Am J Pathol, 1994, 144(4): 836－846.

[178] Jemal A, Tiwari R C, Murray T, et al. Cancer statistics, 2004[J]. CA Cancer J Clin, 2004, 54(1): 8－29.

[179] Stasik C J, Tawfik O. Malignant peripheral nerve sheath tumor with rhabdomyosarcomatous differentiation(malignant triton tumor) [J]. Arch Pathol Lab Med, 2006, 130(12): 1878－1881.

[180] Guo A, Liu A, Wei L, et al. Malignant peripheral nerve sheath tumors: differentiation patterns and immunohistochemical features－a mini－review and our new findings[J]. J Cancer, 2012, 3: 303－309.

[181] Brekke H R, Kolberg M, Skotheim R I, et al. Identification of p53 as a strong predictor of survival for patients with malignant peripheral nerve sheath tumors[J]. Neuro Oncol, 2009, 11(5): 514－528.

[182] 史景丽, 沈丹华. 成人原发性骨肉瘤的临床病理特征: 98例30岁以上患者的报告[J]. 肿瘤, 2015, 35 (8): 883－888.

[183] 赵振江, 孙英彩. 尤文氏肉瘤的影像学诊断[J]. 实用放射学杂志, 2013, 29(3): 494－499.

[184] 陈韵, 周永红, 林琼燕. 骨嗜酸性肉芽肿CT和MRI表现及其病理基础[J]. 实用放射学杂志, 2011, 27 (6): 917－920.

[185] Romeo S, Bovée J V, Kroon H M, et al. Malignant fibrous histiocytoma and fibrosarcoma of bone: a reassessment in the light of currently employed morphological, immunohistochemical and molecular approaches[J]. Virchows Arch, 2012, 461(5): 561－570.

[186] Dineen S P, Roland C L, Feig R, et al. Radiation associated li B – differentiated pleomorphie sarcoma is associat-edwithworse clinical outcomes than sporadic lesions[J]. Ann Surg Oncol, 2015, 22(12): 3913 – 3920.

[187] 聂小蒙，白辰光，孙沁莹，等. 吉非替尼治疗肺肉瘤样癌一例及文献复习[J]. 中国呼吸与危重监护杂志，2012，11(2)：172 – 174.

[188] Tsuchiya H, Takeuchi A, Yamamoto N, et al. High – grade undifferentiated pleomorphic sarcoma of pelvis treated with curettage and bone graft after complete remission following caffeine – potentiated chemotherapy[J]. J Orthop Sci, 2011, 16(4): 476 – 481.

[189] Fayda M, Aksu G, Yaman A F, et al. The role of surgery and radiotherapy in treatment of soft tissue sarcomas of the head and neck region: review of 30 cases[J]. J Craniomaxill of ac Surg, 2009, 37(1): 42 – 48.

[190] Otsuka T, Harada A, Wakida K, et al. Resection of malignant fibrous histiocytoma through a combined thoracic and abdominal wall approach[J]. Kyobu Geka, 2012, 65(5): 389 – 392.

[191] Bosmans B, deGraaf E J, Torenbeek R, et al. Tetteroo Malignant fibroushistiocytoma of the sigmoid: a case report and review of the literature[J]. Int J Colorectal Dis, 2007, 22(5): 549 – 552.

[192] 蔡慧华，王雪峰. 外阴恶性纤维组织细胞瘤1例及文献复习[J]. 重庆医学，2012，41(9)：934 – 935.

[193] Lehnhardt M, Daigeler A, Homann H H, et al. MFH revisited: outcome after surgical treatment of undifferentiated pleomorphicor not otherwise specified(NOS)sarcomas of the extremities – ananalysis of 140 patients[J]. Langenbecks Arch Surg, 2009, 394(2): 313 – 320.

[194] 彭瑛，李昉. 恶性纤维组织细胞瘤的预后因素分析[J]. 中华肿瘤防治杂志，2006，13(19)：1504 – 1506.

[195] Halyard M Y, Camoriano J K, Culligan J A, et al. Malignant fibrous histiocytoma of the lung. Report of four cases and review of the literature[J]. Cancer, 1996, 78(12): 2492 – 2497.

[196] Peiper M, Zurakowski D, Knoefel W T, et al. Malignant fibrous histiocytoma of the extremities and trunk: an institutional review[J]. Surgery, 2004, 135(1): 59 – 66.

[197] 伍洲炜，朴英兰，施伟民. 复发性恶性纤维组织细胞瘤[J]. 临床皮肤科杂志，2007，36(6)：381 – 382.

[198] Mayer F M, Aebert H, Rubert M, et al. Primary malignant sarcomas of the hesrt and great vessels in adult patients – a singlecenter experience[J]. Oncologist, 2007, 12(9): 1134 – 1142.

[199] Nakamura – Horigome M, Koyama J, Elizawa T. Successful treatment of primary cardiac angiosarcoma with docetaxel and radiotherapy[J]. Angiology, 2008, 59(3): 368 – 371.

[200] Erpolat O P, Icli F, Dogan O V, et al. Primary cardiac angiosarcoma: a case report[J]. Tumori, 2008, 94(6): 892 – 897.

[201] 王伟英，李英，李海金，等. 原发性舌体恶性纤维组织细胞瘤一例并文献复习[J]. 中华肿瘤防治杂志，2013，20(15)：1200 – 1202.

[202] Vasileios K A, Eward W C, Brigman B E. Surgical treatment and prognosis in patients with high – grade soft tissue malignant fibrous histiocytoma of the extremities[J]. Arch Orthop Trauma Surg, 2012, 132(7): 955 – 961.

[203] Cheng E Y. Surgical management of sarcomas[J]. Hematol Oncol Clin North Am, 2005, 19(3): 451 – 470.

[204] 王永贵，刘江涛. 旋转铰链型膝关节置换术在膝部骨肿瘤中应用的临床研究[J]. 中国医药导报，2013，10(7)：85 – 87，90.

[205] 刘志艳，王军，王平，等. 软组织恶性纤维组织细胞瘤术后辅助放化疗预后因素分析[J]. 中华放射肿瘤学杂志，2009，18(5)：398 – 401.

[206] Coleman J, Brennan M F, Alektiar K, et al. Adults permatic cord sarcomas: management and results[J]. Ann Surg Oncol, 2003, 10(6): 669 – 675.

[207] Ballo M T, Zagars G K, Pisters P W, et al. Spermatic cord sarcoma: outcome, patterns of failure and management [J]J Urol, 2001, 166(4): 1306 – 1310.

[208] Catton C N, Cummings B J, Fornasier V, et al. Adult paratesticular sarcomas: a review of 21 cases[J]. J Urol, 1991, 146(2): 342 – 345.

[209] Guo J, Cui Q, Liu C, et al. Clinical report on transarterial neoadjuvant chemotherapy of malignant fibrous histiocytoma in soft tissue[J]. ClinTranslOncol, 2013, 15(5): 370 – 375.

[210] Sheplan L J, Juliano J J. Use of radiation therapy for patients with soft – tissue and bone sarcomas[J]. Cleve J Med, 2010, 77(Suppl 1): 27 – 29.

[211] Murphey M D. World Health Organization classification of bone and soft tissue tumors: modifications and implications

for radiologists[J]. Semin Musculoskelet Radiol, 2007, 11(3): 201－214.

[212] Hui A C, Ngan S Y, Wong K, et al. Preoperative radiotherapy for soft tissue sarcoma: The Peter Mac Callum Cancer Centre experience[J]. Eur J Surg Oncol, 2006, 32(10): 1159－1164.

[213] Raut C P, Pisters P W. Retroperitoneal sarcomas: Combined modality treatment approaches[J]. J Surg Oncol, 2006, 94(1): 81－87.

[214] Gutierrez J C, Perez E A, Franceschi D, et al. Outcomes for soft tissue sarcoma in 8249 cases from a large state cancer registry[J]. J Surg Res, 2007, 141(1): 105－114.

[215] 魏来, 皮正超. 32 例头颈部恶性纤维组织细胞瘤的临床治疗及疗效分析[J]. 肿瘤防治研究, 2002, 29(2): 143－144.

[216] 周宗玫, 王绿化, 张志贤, 等. 10 例肺原发恶性纤维组织细胞瘤临床分析[J]. 中华放射肿瘤学杂志, 2004, 13(3): 184－186.

[217] Nascimento A F, Raut C P. Diagnosis and management of pleomor－phicsarcomas (so－called "MFH") In adults [J]. J Surg Oncol, 2008, 97(4): 330－339.

[218] Sabesan T, Wu X X, Qi Y F, et al. Malignant fibroushistiocytoma: Outcome of tumours in the head and neck compared with those in the trunk and extremities[J]. Br J Oral Maxillofac Surg, 2006, 44(3): 209－212.

[219] 王建文, 韩志友, 高居忠, 等. 肾脏和膀胱恶性纤维组织细胞瘤(附三例报告)[J]. 中华泌尿外科杂志, 2001, 22(9): 541－543.

[220] Gibbs J F, Huang P P, Lee R J, et al. Malignant fibrous histiocytoma: an institutional review[J]. Cancer Invest, 2001, 19(1): 23－27.

[221] Palumbo R, Neumaier C, Cosso M, et al. Dose－intensive first－line chemotherapy with epirubicin and continuous infusion ifosfamide in adult patients with advanceds of tissue sarcomas: a phase II study[J]. Eur J Cancer, 1999, 35(1): 66－72.

[222] Patel S R, Vadhan－Raj S, Burgess M A. Results of two consecutive trials of dose－intensive chemotherapy with doxorubicin and ifosfamide in patients with sarcomas[J]. Am J Clin Oncol, 1998, 21(3): 317－321.

[223] Tierney J F, Stewart L A, Parmar M K B, et al. Adjuvant chemotherapy for localized resectable soft－tissue sarcoma of adults: meta－analysis of individual data[J]. Lancet, 1997, 350(9092): 1647－1654.

[224] Akai T, Yamamoto K, Iida T, et al. Malignant fibrous histiocytoma in the craniocervical junction presenting with severe occipitalgia[J]. Brain Tumor Pathol, 2006, 23(2): 101－105.

[225] Kocer B, Gulbahar G, Erdogan B, et al. A case of radiation－induced sternal malignant fibrous histiocytoma treated with neoadjuvant chemotherapy and surgical resection[J]. World J Surg Oncol, 2008, 6: 138.

[226] Hugate R R, Wilkins R M, Kelly C M, et al. Intraarterial chemotherapy for extremity osteosarcoma and MFH in adults[J]. Clin Orthop, 2008, 466(6): 1292－1301.

[227] Frustaci S, Gherlinzoni F, DePaoli A, et al. Adjuvant chemotherapy for adult soft tissue sarcomas of the extremities and girdles: Results of the Italian randomized cooperative trial[J]. J Clin Oncol, 2001, 19(5): 1238－1247.

[228] Robert G M. Gemcitabine and docetaxelin metastatic sarcoma: past, present, and future[J]. Oncologist, 2007, 12(8): 999－1006.

[229] Hartmann J T. Systemic treatment options for patients with refractory adult－type sarcoma beyond anthracyclines[J]. Anti Cancer Drugs, 2007, 18(3): 245－254.

[230] Kasper B, Gil T, D'Hondt V, et al. Novel treatment strategies for soft tissue sarcoma[J]. Crit Rev Oncol Hematol, 2007, 62(1): 9－15.

[231] Wolf M, El－Rifai W, Tarkkanen M, et al. Novel findings in gene expression detected in human osteosarcoma by cDNA microarray[J]. Cancer Genet Cytogenet, 2000, 123(2): 128－132.

[232] Abe T, Yamanaka K, Nakata W, et al. A case of retroperitoneal malignant fibrous histiocytoma with marked response to concurrent cisplatinand radiation therapy: a case report[J]. Hinyokika Kiyo, 2007, 53(4): 241－246.

[233] 张平, 李鼎峰, 刘蜀彬, 等. 软组织恶性纤维组织细胞瘤化疗的临床观察[J]. 中国肿瘤临床与康复, 2008, 15(1): 58－61.

[234] Luk A, Nwachukwu H, Lim K D, et al. Cardiac angiosarcoma: a case report and review of the literature[J]. Cardiovasc Pathol, 2010, 19(3): e69－e74.

[235] Ozcelik M, Seker M, Eraslan E, et al. Evaluation of prognostic factors in localized high－grade undifferentiated

pleomorphic sarcoma: Report of a multi – institutional experience of Anatolian Society of Medical Oncology[J]. Tumour Biol, 2016, 37(4): 5231 – 5237.

［236］ 魏峰，李永禄，李金红，等. 肾脏原发性恶性纤维组织细胞瘤2例诊治报告并文献复习［J］. 现代泌尿生殖肿瘤杂志，2014，6(4)：203 – 206.

［237］ Jeon D G, Song W S, Kong C B, et al. MFH of bone and osteosarcoma show similar survival and chemosensitivity [J]. Clin Orthop Relat Res, 2011, 469(2): 584 – 590.

［238］ Gazziola C, Cordani N, Wasserman B. Maligant fibrous histiocytoma: a proposed cellular origin and identification of its characterizing gene transcripts[J]. Int J Oncol, 2003, 23(2): 343 – 351.

［239］ 黎美仁，徐晓，钱坤，等. 消化道原发性未分化多形性肉瘤2例临床病理观察［J］. 诊断病理学杂志，2014，21(11)：685 – 688.

［240］ Weiss S W, Goldblum J R. Enzinger and weiss's soft tissue tumors[M]. 5th ed. St. Louis MO: Mosby inc, 2008: 403 – 427.

［241］ Osama M, Agha A. Malignant fibrous histiocytoma between the past and the present[J]. Arch Pathol Lab Med, 2008, 132(6): 1030 – 1035.

［242］ Belal A, Kandil A, Allam A, et al. Malignant fibrous histiocytoma: a retrospective study of 109 cases[J]. Am J Clin Oncol, 2002, 25(1): 16 – 22.

［243］ Koplas M C, Lefkowitz R A, Bauer T W, et al. Imaging findings, prevalence and outcome of de novo and secondary malignant fibrous histiocytoma of bone[J]. Skeletal Radiol, 2010, 39(8): 791 – 798.

［244］ Natarajan M V, Mohanlal P, Bose J C. Limb salvage surgery complimented by customised mega prostheses for malignant fibrous his tiocytomas of bone[J]. J Orthop Surg (Hong Kong), 2007, 15(3): 352 – 356.

［245］ Adrien D, Ludger K H, Ingo S, et al. Malignant fibrous histiocytoma – pleomorphic sarcoma, NOS gene expression, histology, and clinical course. A pilot study[J]. Langenbecks Arch Surg, 2010, 395(3): 261 – 275.

［246］ 李广学，郭卫，杨荣利，等. 骨恶性纤维组织细胞瘤预后因素分析［J］. 中华外科杂志，2011，49(8)：733 – 736.

［247］ Pobirci D D, Bogdan F, Pobirci O, et al. Study of malignant fibrous histiocytoma: clinical, statistic and histopatological interrelation[J]. Rom J Morphol Embryol, 2011, 52(1): 385 – 388.

［248］ 李华明，吕淑华，罗彦英，等. 多形性未分化肉瘤复发为骨外骨肉瘤临床病理观察［J］. 诊断病理学杂志，2016，23(5)：365 – 368.

［249］ 郑志坚，刘建华，张汉雄，等. 113例软组织肉瘤临床分析［J］. 肿瘤基础与临床，2010，23(1)：65 – 67.

［250］ Alldinger I, Yang Q, Pilarsky C, et al. Retroperitoneal soft tissue sarcomas: Prognosis and treatment of primary and recurrent disease in 117 patients[J]. Anticancer Res, 2006, 26: 1577 – 1581.

［251］ Maki R. Sarcoma[J]. The Oncologist, 2001, 6(4): 333 – 337.

［252］ 徐志龙，丁嘉安，王妙珍. 13例肺原发恶性纤维组织细胞瘤临床分析［J］. 中华胸心血管外科杂志，1999，15(1)：30 – 32.

［253］ Janssen J P, Mulder J J, Wagenaar S S, et al. Primary sarcoma of the lung: A clinical study with long – term follow – up [J]. Ann Thorac Surg, 1994, 58(4): 1151 – 1155.

［254］ 赵惠明，周艳，张千山，等. 肾脏原发性恶性纤维组织细胞瘤2例［J］. 临床与实验病理学杂志，1998，14(5)：463 – 463.

［255］ Rodriguez D, Olumi A F. Management of spermatic cord tumors: a rare urologic malignancy[J]. Ther Adv Urol, 2012, 4(6): 325 – 334.

［256］ 千建荣，李建民，谢飞彬，等. 骨的恶性纤维组织细胞瘤诊治分析［J］. 中国矫形外科杂志，2007，15(5)：351 – 354.

［257］ 陈勇，杨蕴，赵军，等. 高度恶性骨恶性纤维组织细胞瘤预后分析(附42例报告)［J］. 中国肿瘤临床，2010，37(24)：1396 – 1400.

［258］ 王玉学，刘贵秋，郝克强，等. 恶性纤维组织细胞瘤LN – R与Cath – D的表达及临床意义［J］. 中国肿瘤临床，2007，34(20)：1164 – 1167.

［259］ 王玉学，刘贵秋，高峥嵘，等. p16mRNA和MDM 2mRNA在恶性纤维组织细胞瘤中的表达及意义［J］. 中国肿瘤，2008，17(1)：59 – 61.

［260］ Matsuo T, Sugita T, Shimose S, et al. Immunohistochemical ex – pression of promyelocytic leukemia body in soft tissue sarcomas[J]. J Exp Clin Cancer Res, 2008, 23(27): 73 – 79.

第十一节　横纹肌样瘤

一、概述

(一)基本概念

横纹肌样瘤(rhabdoid tumor, RT)是一种罕见的、好发于儿童的高度恶性软组织肿瘤,主要发生于肾脏、大脑或软组织[1-3],易复发与远处转移,预后较差。

1978 年,Beckwith 等[4]首次报道了一种细胞形态类似肌母细胞、含有丰富嗜酸性胞质、突出核仁及胞质包涵体的肾恶性肿瘤,认为是肾脏 Wilms 瘤的一个特殊亚型;但 1981 年,Haas 等[5]通过电镜发现,此类肿瘤缺乏横纹肌的超微结构特征,未见粗细肌丝结构和 Z 线,亦不具有 Wilms 瘤的特征,而是一种独立的肿瘤,将其命名为肾脏恶性横纹肌样瘤(malignant rhabdoid tumor of the kidney, MRTK)。目前,已定义其为一种独立的实体肿瘤[6-8]。

随着研究的深入,逐渐发现 RT 可原发于全身多种组织器官中。根据肿瘤原发部位不同,分为 3 种类型[9],即肾脏恶性横纹肌样瘤(malignant rhabdoid tumor of the kidney, MRTK)、中枢神经系统非典型性畸胎瘤样/横纹肌样瘤(atypical teratoid/rhabdoid tumor, AT/RT)与肾外非中枢神经系统横纹肌样瘤(extrarenal extracranial rhabdoid tumor, EERT),MRTK、EERT 和 AT/RT 分别占比为 20%、45% 和 35%[10]。

目前,横纹肌样瘤的组织起源尚不清楚,有肌源性、神经外胚层源性、上皮源性、间质源性、肾髓质细胞源性、组织细胞源性等学说,但均缺乏有力证据[11]。肌源性及组织细胞源性学说因免疫组化特征性标志物多为阴性表达,且电镜检查缺乏某些细胞连接的存在,故很少有学者支持此观点。

大多数学者认为[12-13],该肿瘤可能源于一种独立的具有向横纹肌分化的多潜能细胞,但目前 WHO 软组织肿瘤分类仍将其列为组织分化不明的肿瘤[14]。

(二)流行病学

RT 是一种罕见的好发于婴幼儿的高度恶性软组织肿瘤,在所有儿童恶性肿瘤中,肾脏肿瘤约占 7%[15-16],而 MRTK 仅约占儿童肾脏肿瘤的 0.9%~2.0%[17-19];与 MRTK 相比,EERT 更为罕见,发病率仅约为 0.32/100 万[20]。李艳华等[21]统计了作者医院儿童恶性实体肿瘤 823 例,16 例 RT,占 1.9%,EERT、MRTK 和 AT/RT 占比分别为 75%、12.5% 和 12.5%。

AT/RT 是中枢神经系统罕见的恶性肿瘤,但为婴儿期最常见的恶性中枢神经系统肿瘤,其发病率随着年龄的增长而降低[22-25]。欧洲横纹肌样瘤登记中心资料显示[26],起始于小脑和第四脑室者占 49%,发生于大脑半球者占 34%,其次为中脑和松果体区域及脊髓,分别占 4% 和 1.7%。

横纹肌样瘤是一组主要好发于婴幼儿的罕见恶性实体肿瘤,其中位发病年龄仅为 11 月龄[27]。儿童 RT 原发于中枢神经系统者占 10%~15%,中枢神经系统外儿童 RT 中,最常见好发部位为肾脏,约占 18%,其次分别为软组织(14%)和肝脏(9%)[28]。

MRTK 多发生于婴幼儿,新生儿及成年人发病少,平均发病年龄 13 个月,61% 的病例发生在 1 岁以下的婴幼儿,80.0% 的患儿小于 2 岁,95% 发生于 3 岁以下,男女比例为(1.5~1.8):1[29-32];欧洲肿瘤协作组[29]和 Tomlinson 等[33]报道,MRTK 的中位发病年龄分别为 13 个月和 10.6 个月。

Tomlinson 等[33]通过分析 142 例 MRTK 患儿发病情况，发现其中位发病年龄为 10.6 个月，男女患儿比例为 1.37:1。薛潋滟等[34]报道了 10 例 MRTK，男性 7 例，女性 3 例，年龄 9 个月至 15 岁，平均 3.875 岁。潘俊涛等[35]报道了 15 例儿童肾脏恶性横纹肌样瘤，男性 8 例，女性 7 例，年龄 3～19 个月，中位发病年龄 9 个月。肖伟强等[36]报道了 35 例儿童肾横纹肌样瘤，男 22 例，女 13 例，年龄 1～71 个月。

但亦有极少数 MRTK 患者为青少年及成年人[37-38]，成人 MRTK 发病好发于 36～70 岁，男女发病率基本相同。黄鸣文等[39]报道了 11 例成人肾恶性横纹肌样瘤，男性 5 例，女性 6 例，年龄 21～71 岁，平均年龄 59 岁。杨雄等[40]报道了 15 例成人肾恶性横纹肌样瘤，男性 7 例，女性 8 例；发病年龄 21～73 岁，平均年龄 56.7 岁。

MRTK 患儿部分有家族史，少数为先天性[41]。

颅内非典型畸胎瘤样/横纹肌样瘤亦以婴幼儿多见，极少数发生于成人[42]。童成文等[43]报道了 5 例颅内非典型畸胎瘤样/横纹肌样瘤，男 4 例，女 1 例，年龄 9 个月至 1 岁。

肾外非中枢神经系统横纹肌样瘤（extrarenal extracranial rhabdoid tumor，EERT）可见于肾外许多器官，文献报道有发生于脑、眼眶、鼻腔、舌、胸腔、消化道、乳腺、肝、软组织、前列腺、膀胱、盆腔、子宫体、外阴、阴囊、脊柱旁、皮肤等，部位广泛，但趋于中轴位置，且肾外 MRT 可见于任何年龄，老年人也多见[44-51]。

横纹肌样瘤多为单部位孤立发生，部分也可多个部位同时发生。文献报道[52]有 10%～21% 的 RTK 患者可同时/异时发生后颅窝中线处非典型畸胎瘤/横纹样肿瘤[53]。

（三）分子遗传学

SMARCB1（SWI/SNF related，matrixassociated，actin-dependent regulator of chromatin，subfamily b，member 1）是一种抑癌基因，又被称为 hSNF-5、INI-1 及 BAF-47，位于 22q11.2，包含 9 个外显子，其编码的 INI-1 蛋白（integrase interaetor 1，INI-1；整合酶相互作用分子 1）是 SWI/SNF 染色质重塑复合体的核心亚基。

SWI/SNF 复合物是人类胚胎干细胞多能性的一个重要调节因子，在细胞周期、程序性死亡、分化、基因转录和 DNA 修复等过程中起重要调控作用[54]。

SMARCB1 基因失活方式，主要有全基因缺失、基因内大/小缺失或插入/重复、无义变异、剪切点变异，而错义变异少见[55]。

SMARCB1 基因失活严重影响 SWI/SNF 功能，阻碍细胞分化而维系人类胚胎性干细胞的干性及高增殖活性，导致细胞增殖分化失控，是 RT 的关键发病机制[56-59]。

SMARCB1 基因失活，一方面可促使细胞周期蛋白 D1/CDK4 的表达上调，激活 SSH（sonic hedgehog）及 WNT/β-Catenin 信号通路，导致 RT 的发生[60]；另一方面，INI-1 蛋白阻遏癌蛋白转录因子 MYC 与 DNA。SMARCB1 基因失活后 INI-1 蛋白表达缺失，促进 MYC-DNA 结合，促发下游靶基因转录，并使转录起始位点远端位点染色质处于关闭状态，导致发育和分化相关基因转录受抑，最终出现细胞恶性转化并维持恶性横纹肌样状态[61-62]。

众多研究报道[63-65]，虽然原发部位各异，但 RT 普遍具有特征性的抑癌基因 SMARCB1/INI-1 异常及 INI-1 蛋白表达缺失。

极少数缺乏 SMARCB1 基因变异的 AT/RT 存在 SMARCA4 基因（又称 BRG1 基因）变异，该基因位于 19p13.2 染色体（19 号染色体的短臂），编码的 BRG1 蛋白是 SWI/SNF 染色质重塑复合体催化异二聚体中的一个亚单位，提示 RT 的发生与 SWI 染色质重塑复合物的功能完整有关[66]。

二、临床表现

横纹肌样瘤缺乏特异性临床表现，其发病部位不同，症状、体征各异，但通常表现为恶性软组织肿瘤生物学行为，如局部侵袭与远处转移，晚期表现为恶病质，如发热、消瘦等。

（一）MRTK 表现

MRTK，肿瘤多位于肾中央，浸润髓质和肾盏，并常累及集合系统，96.0% 为单发。

1. 一般症状

临床症状以肉眼血尿最为典型，有研究报道[67]，血尿占 43% ~ 84%。儿童常表现为可触及的腹部肿块、血尿、腹痛、发热等，成人主要表现为腰腹部肿块、血尿和腰腹痛。潘俊涛等[35]报道了 15 例儿童肾脏恶性横纹肌样瘤，肉眼血尿 10 例，腹部包块 3 例，发热 1 例。

2. 伴发症状

MRTK 可伴发血清甲状旁腺素升高的表现，如 4.5% 的患者有高血压症状，3.6% ~ 26.0% 的患者出现特发性高钙综合征[28,67]。薛澂滟等[34]报道了 10 例 MRTK，2 例伴高血钙、低血磷，血清学检查可见铁蛋白和乳酸脱氢酶不同程度增高。

Agrons 等[68]发现，超过 2/3 的 MRTK 患儿瘤体周围有新月形液性区，考虑为包膜下出血或周围肿瘤坏死；MRTK 破裂罕见报道[69]。成海燕等[70]报道了 35 例儿童肾恶性横纹肌样瘤，有 11 例出现肿瘤破裂。

值得一提的是，Seeringer 等[26]报道，发生 SMARCB1 胚系变异的儿童 RT 临床上可呈现多部位同时出现非转移性肿瘤病灶。Weeks 等[71]通过总结 111 例 MRTK 病例发现，有 10% ~ 15% 的 MRTK 患儿会伴发颅内肿瘤，大部分为 AT/RT，后续也有报道发现 MRTK 会伴发颅内第二肿瘤，如髓母细胞瘤、原始神经外胚层肿瘤[72]。Luo 等[73]报道，MRTK 常伴发后颅窝中线区的原始神经上皮瘤以及室管膜瘤、脑干及小脑星形细胞瘤等。

3. 远处转移

MRTK 恶性程度高，早期即可发生远处转移，80% 的患者发生转移，常见于肾周淋巴结、脉管等，亦可见于肺、肝、脑、淋巴结和骨骼等[29]。Brennan 等[28]报道，就诊时约 44.0% 的 MRTK 患者已有转移，27.1% 有肺转移、8.3% 有肝转移、8.3% 有脑转移。

肺转移多表现为多发肺转移病灶，肺和颅脑转移是导致死亡的主要原因。

（二）AT/RT 表现

AT/RT 的临床表现相较于其他中枢神经系统肿瘤无特异性，常以头痛、呕吐、烦躁等高颅内压症状为首发表现。病灶累及小脑可出现共济失调，头部倾斜及眼球震颤，而脑神经麻痹症状的出现与小脑脑桥角受累相关；发生于后颅窝者步态不稳，部分患儿肢体乏力。

值得注意的是，20% ~ 30% 的儿童 AT/RT 初诊时即出现脑脊液播散。

（三）EERT 表现

RT 的发病部位非常广泛，在全身软组织、心脏、肌肉骨骼系统、泌尿生殖系统、中枢神经系统、肝、肺、胸腺、甲状腺和胃肠道等均有报道[74]。

EERT 可发生于肝脏、软组织、周围神经、胸腺、唾液腺、胃肠道及泌尿生殖道等器官[28]，虽然发病部位广泛，但趋于累及中轴深部，如颈部或椎旁区等；其临床表现和影像学特点因受累器官不同而有所不同。

三、影像学检查

(一) MRTK

MRTK 起源于肾髓质近肾门部，影像学表现缺乏特异性。B 超检查可作为初步筛查手段，对肾脏占位诊断敏感性高，可探及肿瘤内血流信号，但缺乏特异性，诊断价值不大。CT、MRI 是其主要影像学检查手段，均表现为质地不均匀的肿瘤，瘤内含有液化坏死囊变、钙化、出血、脂肪变等；增强扫描后，肿瘤呈不均匀强化，MRI 增强扫描强化程度更明显。

有学者发现[75]，MRTK 在 CT、MRI 等影像学检查中，早期小瘤灶偏均质性以及肾包膜下血肿/积液这 2 个特点被认为具有相对特异性，尤其在 Agrons 等[68] 的报道中，有 2/3 的患者存在新月形液性暗区。

薛潋滟等[34] 报道了 10 例 MRTK，病灶呈起源于肾脏的巨大肿块，平均直径约 9cm，肿瘤侵蚀肾脏实质，破坏肾盂，可见"抱球征""融冰征"，伴肾被膜受侵及肾周积液；肿瘤内可见多发坏死囊变区，囊变部分密度不均，增强扫描肿瘤呈明显不均匀强化；部分伴肺、肝、腹膜及骨转移。MRI 与 CT 比较，肿瘤强化更显著。

1. CT 检查

CT 平扫，表现为肾实质不规则混杂密度肿物影，体积较大，肿瘤无包膜，边界模糊；肿瘤内有坏死液化，囊实性并存，坏死囊变多靠近肾被膜区，二者间分界模糊，密度逐渐减低，称为"融冰征"[76]。

肿瘤边缘呈新月形液性密度影，可能为肿瘤密度不均匀及包膜出血。包膜下出血在其他肾脏肿瘤中是很罕见的，而 MRTK 的发生率可高达 44% ~71%[77-78]，故当肾脏肿物影像学上出现包膜下出血的表现时，须及时排查 MRTK[79-82]。

CT 强化扫描呈不均匀强化改变，且强化程度不明显。Chung 等[79] 报道，66% 的 MRTK 病例 CT 检查可见钙化，较其他儿童肾肿瘤多见，典型的线性钙化，往往勾勒出肿瘤小叶。

肖伟强等[36] 报道了 35 例儿童肾横纹肌样瘤 CT 表现，瘤内出血 12 例(34.29%)、坏死 31 例(88.57%)、囊变 9 例(25.71%)、钙化 12 例(34.29%)，包膜下积液 12 例(34.29%)、增强其实质部分呈不均匀轻中度强化，坏死及囊变区不强化。

2. MRI 检查

MRTK，MRI 示 T1WI 呈稍低信号，T2WI 呈稍高信号，出血、坏死、囊状改变多见[83]，但缺乏特征性，囊变多分布在瘤体周边。

(二) AT/RT

颅内非典型畸胎瘤样/横纹肌样瘤(atypical teratoid/rhabdoid tumor，AT/RT)以幕下多见，其次是幕上、脊髓等部位[84]。童成文等[43] 报道了 5 例颅内非典型畸胎瘤样/横纹肌样瘤，肿瘤位于幕上 4 例，幕下 1 例，最大径 3.0~10cm。

AT/RT 的 CT 表现为稍高密度肿块，边界不清，密度不均匀，囊变及坏死常见，部分可见钙化及出血；在 MRI 上，表现为囊实性肿块，伴或不伴瘤周水肿。若发生于松果体区或后颅窝会压迫脑室系统引起脑积水，增强扫描，肿瘤实性部分明显强化，囊性成分不强化[85]。余天平等[86] 认为，肿瘤囊性区位于肿瘤边缘可能是其影像学特点之一。沈文婷等[23] 认为，瘤周水肿较其他颅内肿瘤无明显特异性。

CT 检查常发现肿瘤病灶呈高密度改变，其中 40% 可出现钙化灶。肿瘤灶在 MRI 图像上表现为等信号改变，增强后肿瘤灶强化不均匀。肿瘤密度不均匀，囊变、坏死、钙化、出血较常见，这种不均质征象反映出其复杂的病理组织学特性[87]。

AT/RT 具有易经脑脊液途径播散转移的特点[88]，但脑脊液细胞学的显著特点为仅部分患者可发现横纹肌样细胞，其他为非特异性的小细胞[89]。

（三）EERT

非中枢神经系统横纹肌样瘤发生部位广泛，通常瘤体较大，呈类圆形、分叶状或梭形；密度/信号不均匀，囊实性边界不清，CT 特征性表现为"融冰征"；实性部分 DWI 高信号影，ADC 为低信号影；瘤内常见钙化及出血，钙化多为沿肿瘤边缘勾画瘤叶轮廓的弧线样或条片状，包膜下见"新月征"；脊柱旁病灶易发生邻近骨质破坏及向椎管内延伸；转移及局部侵犯较常见[89]。

徐守军等[90]总结了 EERT 的如下影像学特点，可供参考。

（1）形态及大小：瘤体多较大，呈类圆形、分叶状或梭形。

（2）密度/信号：CT 平扫主要表现为以实性为主的不均质囊实性肿块，囊实性分界不清，呈渐变性改变，即所谓"融冰征"[91]；MRI 表现为不均匀 T1WI 低信号影，T2WI 高信号影，实性部分 DWI 呈高信号影，ADC 图低信号影，提示肿瘤扩散受限，为恶性病变。

（3）瘤内钙化及出血：多为沿肿瘤边缘勾画瘤叶轮廓的弧线样或条片状钙化影。

（4）"新月征"：MRTK 病灶边缘多有偏心性新月形液体密度影，提示包膜下出血及肿瘤组织坏死。

（5）脊柱旁病灶易发生邻近骨质破坏及向椎管内延伸等。

（6）转移及局部侵犯较常见[92]。

四、组织病理学

RT 体积通常较大，无包膜，质地较软，呈鱼肉状，多有出血、坏死及囊性变，呈浸润性生长。

RT 的主要病理表现以横纹肌样细胞为特征，伴或不伴有 PNET 样胚胎性小细胞区域、肿瘤性上皮组织和间叶成分[93]；部分病例主要由原始的未分化"小蓝圆细胞"构成，仅有少量或单个散在的横纹肌样细胞；另有部分病例可见破骨细胞样巨细胞散在分布，且可出现明显的黏液样背景，瘤细胞间缺乏黏附性，细胞排列较疏松。

经典肿瘤细胞为横纹肌样细胞，光镜下见形态一致的多角形肿瘤细胞弥漫侵袭性生长，细胞体积中等或较大，核质比高，核仁明显，含嗜酸性胞质，内常见嗜酸性包涵体，坏死及核分裂象常见。

网织纤维染色显示，单个瘤细胞及细胞巢周围包绕网织纤维；瘤组织间质多硬化；部分病例间质中小血管丰富，瘤细胞周围血管呈放射状排列，或小血管包绕瘤细胞呈巢状。

电镜下，细胞质内包涵体由相互缠绕的中间丝构成，直径 8～10nm。且不同分化的瘤细胞有不同的电镜表现，多数见到粗面内质网扩张，有的见到张力丝微束，发育不良的细胞连接，核仁明显。

金汝佳等[19]报道了 9 例儿童横纹肌样瘤，肿瘤细胞排列成不相黏附的巢状或实性片状。瘤细胞体积大，呈圆形或卵圆形，胞质丰富，嗜伊红色，内含 PAS 阳性的球形毛玻璃样包涵体，类似横纹肌细胞。核偏位，染色质呈空泡状，可见明显核仁，核分裂象常见。

五、免疫组化

RT 可具有不同程度的上皮、原始神经外胚层和间叶组织分化特征，具有高度组织病理学多样性[94]。

RT 免疫组化染色显示肿瘤细胞呈上皮源性、间叶源性及神经源性的多向分化表达，明确表达上皮来源的 CK、上皮膜抗原（EMA），间充质起源的波形蛋白（vimentin），神经源性标记 Syn 及 NSE，Ki-67 增殖指数高。Weeks 等[95]解释了 RT 组织化学抗原表达如此多样化，与其本身具有多向分化潜能有关。

中枢神经系统或神经外胚层的横纹肌样瘤可表达神经元标志物 Syn 蛋白、细胞质标志物 CD99 以及神经胶质标志物 GFAP[96]。

肌调节蛋白 1（MyoD1）、细胞内结合蛋白（desmin）、肌生成素（myogenin）和 CD34 等均不表达，整合酶相互作用分子 -1（INI-1）表达缺失是 RT 的特异性标记[97-100]。部分病例有 NSE、S-100 和 Leu-7 表达，偶见 CD99 表达阳性[101-102]。

刘予等[103]对 15 例儿童 MRTK 进行免疫组化染色分析，结果显示，vimentin 全部阳性，EMA 和 CK 部分阳性，myoglobin、desmin 分布有 1 例和 2 例表现包涵体伴胞质阳性。杨雄等[40]报道了 15 例成人肾恶性横纹肌样瘤，间叶源性标志物 vimentin 阳性率为 100%，且既可在包涵体又可在胞质表达；上皮源性标志物 EMA 阳性率为 73%；肌源性标志物 myoglobin、desmin 均未见阳性表达；神经源性标志物 NSE 和 S-100 多有较强表达，NSE 阳性率 87%，S-100 阳性率为 80%。金汝佳等[19]报道了 9 例儿童横纹肌样瘤，瘤细胞 CK（AE1/AE3）、EMA、vimentin 和 Syn 均阳性，MyoD1、desmin 和 INI-1 均阴性；Ki-67 增殖指数 30%~70%，平均 56.3%。李艳华等[21]报道了 16 例儿童横纹肌样瘤，肿瘤组织中 INI-1 蛋白表达缺失 14 例，肿瘤组织中 CK、EMA、vimentin 阳性表达率为 80%~100%。

六、诊断

（一）诊断要点

RTs 的确诊是以组织病理和免疫组织化学染色检查为基础，同时应尽可能完善相关分子遗传学检查。

RTs 肿瘤细胞类似横纹肌母细胞，肿瘤细胞体积大，卵圆形至多角形，胞质丰富，可见嗜酸性包涵体，核偏心位，核仁明显，但无横纹肌母细胞分化特征。

RT 组织细胞成分复杂多样，因而肿瘤细胞呈现多种免疫组织化学表型，常表达平滑肌肌动蛋白、上皮细胞膜抗原、波形蛋白及突触素，不同程度表达细胞角蛋白、神经特异性烯醇、CD56 及 S-100，但缺乏骨骼肌发育相关蛋白的表达，如结蛋白及肌浆蛋白，通常 MIB-1 指数偏高。

细胞核 INI-1 表达缺失为诊断 RT 的敏感指标，研究发现[104]，在几乎所有的 RT 病例中，均存在 INI-1 表达缺失；但 INI-1 缺失亦常见于未分化肉瘤、滑膜肉瘤等[105]，因而 INI-1 缺失并非诊断 RT 的特异性指标，还可见于脉络丛癌、髓母细胞瘤、中枢神经系统的原始神经外胚层肿瘤、多形性胶质母细胞瘤、横纹肌肉瘤、上皮样肉瘤、神经鞘瘤、脊索瘤、肌上皮癌和鼻窦癌等，但这些肿瘤临床特征不同，结合病理组织学、免疫组织化学和分子诊断的多模式方法可进行区分[106]。

另外，值得注意的是，极少数 RT 肿瘤细胞可表达 INI-1，其发病机制与 SMARCA4 失活密切相关，因而明确 BRG1 蛋白的表达情况或是否存在 SMARCA4 突变对于 INI-1 表达阳性的 AT/RT 诊断十分重要[107]。

分子遗传学和基因组学检测有助于 RT 的诊断，需警惕横纹肌样瘤易感综合征（rhabdoid tumor predisposition syndrome，RTPS），此综合征患者在儿童期倾向于发生 RT，成年患者则倾向于发生遗传性神经鞘瘤病[108]。有学者建议对 RT 患者进行基因检测筛查 SMARCBl 突变的个体，并对其家族进行遗传咨询[109]。

SMARCBl 的突变和失活已被确定为导致儿童 MRT 的潜在机制[110]。余天平等[86]认为，确诊 RT 的最佳方法是通过 FISH 法检测 INI－1 基因或 BRG1 基因的缺失。

（二）临床分期

目前，MRTK 的临床分期标准多采用美国肾母细胞瘤研究协作组（National Wilms Tumor Study Group，NWTSG）制定的肾母细胞瘤分期标准[15]，分为Ⅰ、Ⅱ、Ⅲ、Ⅳ及Ⅴ期。

Ⅰ期：肿瘤局限在肾内，能完全切除，肿瘤未浸润肾窦和肾门。

Ⅱ期：肿瘤侵犯肾包膜但能完全切除，未发现血行 和淋巴转移。

Ⅲ期：肿瘤不能完全切除，肉眼观肿瘤已侵犯腹膜或腹腔淋巴结。

Ⅳ期：肿瘤已发生血行转移或腹腔外扩散。

Ⅴ期：双侧肾均有原发性肿瘤。

AT/RT 可采用髓母细胞瘤的 TNM 分期标准进行临床分期[111]，EERT 可采用国际抗癌协会（Union for International Cancer Control，UICC）的 TNM 分期标准[112-113]。

七、鉴别诊断

（一）MRTK 的鉴别诊断

MRTK 应与肾母细胞瘤（即 Wilms 瘤）、透明细胞肉瘤、肾细胞癌等鉴别，其关键是 MRTK 有 INI－1 的表达缺失。

1. 肾母细胞瘤

肾母细胞瘤为儿童最常见的肾肿瘤，发病年龄略大，大多发生于 5 岁以下，新生儿较少，双侧发病者较 MRTK 多；一般包膜完整，但部分肿瘤亦可突破包膜，CT 平扫钙化少见，增强后肿瘤实质部分轻中度强化[81]，也可见囊变坏死及"抱球征"；少数肾母细胞瘤内可见脂肪密度，常以血栓形式侵入血管，进入肾静脉、下腔静脉甚至右心房内[114]；但 MRTK 钙化较肾母细胞瘤常见，典型的钙化表现为勾画瘤叶轮廓的弧线样高密度影[115]。

组织学上，肾母细胞瘤一般有巢状的原始胚芽组织或原始的肾小管及肾小球成分。

2. 肾透明细胞肉瘤

肾透明细胞肉瘤是发病率仅次于肾母细胞瘤的儿童肾肿瘤，发病高峰年龄为 2 岁左右，单侧单发、实性，瘤体直径常 >10cm，包膜一般完整，平扫密度不均，见液化、出血，钙化较少；增强扫描瘤体内多发扭曲小血管影或"虎斑样"改变是其较具特点表现之一[116]，侵犯周围血管少见，转移以淋巴结为主，早期可出现骨、脑转移。

组织学上，肾透明细胞肉瘤肿瘤细胞胞质淡染，核仁小，染色质呈颗粒状，黏液多亦可以见到鸡爪样分支血管，这些形态特征有利于鉴别于 MRTK。

3. 肾细胞癌

肾细胞癌的影像学可有坏死、出血、钙化等，但罕见于小儿，20 岁以后发病率较高。

肾细胞癌在儿童中最常见的亚型是 Xp11.2 转录因子 E3（TFE3）相关性肾细胞癌，其特征是 Xp11.2 染色体上的 TFE3 基因易位；组织学特征为透明细胞组成的乳头状结构，细胞核大，可见核仁，间质可见玻璃样变性，免疫组织化学显示该肿瘤可见细胞核 TFE3 阳性。

4. 先天性中胚叶肾瘤

先天性中胚叶肾瘤为低度恶性，多发生于 6 月龄内，是 3 月龄以下婴儿最常见的肾脏肿瘤，胎儿期即可发现，瘤体以实性为主，侵袭性表现少见；影像学检查，实质期及延迟期出现典型的边缘环形强化为其特点。

(二) AT/RT 鉴别诊断

AT/RT 需与原始神经外胚层肿瘤（primitive neuroectodermal tumor，PNET）、髓母细胞瘤、室管膜瘤、毛细胞星形细胞瘤、生殖细胞瘤、恶性星形细胞瘤、转移瘤鉴别。

1. PNET

发病年龄为 6 岁左右，表现为颅内实性或囊实性肿块，瘤体与周围正常脑组织分界清晰，可有钙化及瘤周水肿，增强表现为明显均匀或不均匀强化[117]。

2. 髓母细胞瘤

发病年龄为 6~8 岁，肿块呈实性，密度（信号）均匀，囊变、坏死及钙化少见，增强明显均匀强化；而 AT/RT 密度不均匀，坏死囊变多见，增强不均匀强化。

3. 生殖细胞瘤

好发于松果体区，部分患儿有尿崩症及轻偏瘫，生殖细胞瘤密度较 AT/RT 均匀，钙化较 AT/RT 常见，而囊变较 AT/RT 少见[118]。

4. 室管膜瘤

多位于脑室系统内，发生于幕下者以第四脑室最多见，幕上者多发生于侧脑室三角区，肿瘤呈膨胀性生长，易导致梗阻性脑积水，部分可见囊变及钙化。

(三) EERT 的鉴别诊断

1. 横纹肌肉瘤

发生于软组织及盆腔内的 ERT 需要与 RMS（rhabdomyo - sarcoma，RMS）相鉴别，横纹肌肉瘤为儿童最常见的软组织肉瘤，发病年龄稍大，好发部位与之有所区别，发生在肾和脑者少，主要在头颈部、泌尿生殖道、四肢；CT 平扫为不均匀软组织密度，增强可见不均匀中度强化，内见较多小血管影及坏死[119]，结合相关免疫标记（desmin、myogenin、MyoD1 均阳性）可资鉴别。

2. 上皮样肉瘤

近端型上皮样肉瘤（proximal epithelioid sarcoma，PES）平均发病年龄 40 岁，生长方式呈多结节状，INI-1 标记呈阴性，但 50%~70% 的病例表达 CD34，且更具侵袭性，再结合发病年龄及部位，应能予以鉴别[120-121]。

3. 横纹肌样型脑膜瘤

横纹肌样型脑膜瘤（rhabdoid meningioma），免疫表型亦呈上皮和间叶的双向表达，但通常会表达 PR 和 INI-1，且 Syn 不会呈现很强的阳性。ERRT 具有侵袭性，相当于 WHO Ⅲ级，可挤压、侵犯脑组织及颅骨。

4. 骨外黏液样软骨肉瘤

骨外黏液样软骨肉瘤（extraskeletal myxoid chondrosarcoma，EMC），多起源于四肢近端深部软组织和肢体环带部位，偶可发生于头颈部。

EMC 镜下，呈特征性的多结节结构，富含黏液样间质；瘤细胞排列呈条索状、簇状或纤细网状结构；部分病例细胞丰富，并含有横纹肌样细胞。但其免疫组化标记 vimentin 持续性阳性，EMA 偶尔表达，且仅为局灶阳性。

5. 神经源性肿瘤

神经源性肿瘤和 EERT 的发病部位相似，但 EERT 趋于累及中轴深部，如颈部或椎旁区，而椎旁、腹膜后等部位正是神经源性肿瘤的好发部位，且发病率明显高于 EERT。

6. 肝母细胞瘤

发生于肝内的小儿 EERT 需要与肝母细胞瘤（hepatoblastoma，HB）鉴别，HB 是小儿肝脏最常见的恶性肿瘤，钙化发生率明显高于 EERT，且一般边界清楚，很少发生自发性破裂但伴有全身症状，约 90% 的患儿甲胎蛋白升高[122]。

7. 滑膜肉瘤

约 90% 以上的滑膜肉瘤具有 SYT – SSX 融合基因，可通过 FISH 或 RT – PCR 技术检测[123]。

八、治疗

目前，RT 尚无统一的标准治疗方案，一般根据受累部位确定治疗方案，多推荐手术、化疗、放疗及自体造血干细胞移植的多学科综合性治疗模式，但横纹肌样瘤通常对化疗、放疗不敏感[124]。

MRTK 及 EERT 的治疗可分别参照肾脏肿瘤、软组织肉瘤指南，AT/RT 的治疗可遵循中枢神经系统肿瘤指南。

根据文献报道，MRTK 治疗上基本皆是采用手术加术后放、化疗的综合治疗方案，但肿瘤完全切除被认为是术后长期存活的前提和基础[125]。有报道称，化疗后手术治疗的患儿预后差于先期手术治疗，故 MRTK 应尽早手术。

目前，AT/RT 的治疗方案有 2 种，一种为手术切除瘤灶，诱导化疗 2 周期后进行大剂量化疗联合干细胞移植，之后予以放疗；另一种为手术切除后，予以放疗和时长 1 年的静脉化疗，化疗药物选择基于横纹肌肉瘤相关药物。

（一）手术切除

RT 无论发生于何部位，如果能手术切除，则手术为首选。

目前，MRTK 的主要治疗方案仍是根治性肾切除术，术前对肿瘤分期准确地评估、术中能彻底切除病灶对减少术后肿瘤局部复发、转移至关重要。

肿瘤较大或无法完整切除的患者，术前 48h 可先行肾动脉栓塞术或化疗，待肿瘤缩小后再行手术[39]。

目前，肾恶性肿瘤常规行腹膜后淋巴结清扫的必要性一直存在争议。有学者认为[126]，术前影像学等检查提示有淋巴结转移时，建议行保留神经的腹膜后淋巴结清扫。

由于婴幼儿患者难以接受术后放疗，故 AT/RT 的治疗以手术完整切除肿瘤为主。

（二）放射治疗

既往研究认为，放疗对 RT 预后有明显获益。Tomlinson 等[33]通过分析 142 例 MRTK 患儿预后特征发现，100 例进行放疗与 36 例未进行放疗患儿的 4 年 OS 分别为 28.5% 与 12.0%；Sultan 等[10]利用美国 SEER 数据库（Surveillance，Epidemiology，and End Results，SEER）对 RT 患儿信息进行多因素分析发现，放疗对于生存率提高具有重要意义。Buscariollo 等[127]认为，放疗是改善 AT/RT 患者预后的最重要手段，延迟放疗、适形放疗、全脑脊髓放疗均可延长 AT/RT 的生存期。

但儿童颅脑放疗也可能出现脑白质病及放射性坏死的风险，因此，儿童放疗的可能益处很难确定[127]。即使是中枢神经系统以外的儿童 RTs 是否需放疗亦存在争议，在对 229 例 RT 进行回顾性分析中发现，接受放疗者预后更好[128]，但不能提高远期生存率。潘俊涛等[35]报道了 15 例儿童肾脏恶性横纹肌样瘤，全部行带瘤肾脏切除术，14 例行一期肿瘤切除术，1 例予以诱导化疗后未见瘤灶缩小，行延期肿瘤切除术，术后化疗 14 例，均未放疗。15 例患儿均获得随访，除 1 例 19 个月患儿术后 11 个月未见肿瘤复发且存活外，其余 14 例均在术后 2~9 个月死亡。

为了将放疗的不良反应降至最低，近年来开展了质子束放射治疗 AT/RT 的临床研究，但远期效应需进一步随访[129]。

另外，有研究发现[130]，高表达 ASCL1 的 AT/RT 即使不接受放疗亦具有良好的预后。

（三）化学治疗

RT 是一类临床罕见的具有高度侵袭性的软组织恶性肿瘤，易复发及远处转移[131]。因此，系统化疗在 RT 综合治疗中占有举足轻重的地位。

手术完全切除肿瘤病灶，可提高 AT/RT 患者长期生存率[132]；Horazdovsky 等[133]报道，手术完整切除联合放线菌素治疗可提高 RT 患者远期生存率。Ahmed 等[134]认为，对于影像学诊断倾向 MRTK、体积巨大、初始无法 R0 切除的患者，可于穿刺活检后行术前化疗，可能会提高手术切除率及近远期疗效。Furtwängler 等[135]的研究发现，MRTK 患者术前采用 AVD（放线菌素 D、长春新碱、阿霉素）方案较 AV 方案（放线菌素 D、长春新碱）能更有效地缩小肿瘤病灶，显示 MRTK 肿瘤细胞对蒽环类药物敏感。Ettinger 等[136]报道，MRTK 患儿术前给予 VDC 联合化疗，3 个疗程后（每个疗程 21d），肝转移灶消失，肺、肾上腺及肾的肿瘤明显减小，再行肾的根治性切除术并术后给予氟尿嘧啶化疗，术后 5 年无肿瘤复发，疗效显著。

Reinhard 等[32]认为，若肿瘤无法完全切除，大剂量化疗和局部伽马刀治疗也可改善 AT/RT 患者预后。

通常对于术后患者需辅助化疗，但 Furtwngler 等[137]指出，辅助化疗不能改善患者预后。发生转移的晚期患者综合治疗疗效差，包括舒缓化疗[138]。

关于 RT 细胞毒性药物的选择及化疗方案的推荐，目前仍无标准，因其临床罕见，大样本的临床试验亦很少。

因早期认为，MRTK 是肾母细胞瘤的一种特殊类型，故多选择长春新碱、放线菌素 - 0、阿霉素（即 VAD 方案）等药物进行化疗，但疗效欠佳。

2005 年，美国儿童肿瘤协作组（Children's Oncology Group，COG）及欧洲儿童软组织肉瘤协作组（European Pediatric Soft Tissue Sarcoma Study Group，EpSSG）分别开展了手术、放疗联合以长春新碱、阿霉素、环磷酰胺、依托泊苷和卡铂等化疗药物为主的多中心前瞻性临床试验，EpSSG 研究结果显示，该治疗模式下，MRT 患儿 3 年 OS 为 38.4%[139]。

近年来，COG、SIOP 开展了针对 RT 的临床试验，一定程度上改善了 RT 的预后，尤其是 AT/RT 的预后[140]。

COG 推荐以长春新碱、阿霉素、环磷酰胺/异环磷酰胺、依托泊苷和卡铂组成的 UH - 1 化疗方案[15]。Kerl 等[8]报道，异环磷酰胺、依托泊苷与长春新碱、阿霉素、环磷酰胺交替化疗方案（AREN0321，UH - 1 方案）对于 MRTK 有效；其后，该方案得到了众多学者的普遍认同，如 Furtwngler 等[137]报道，应用长春新碱 + 多柔比星 + 环磷酰胺和异环磷酰胺 + 卡铂 + 依托泊苷交替方案可改善肾脏恶性横纹肌样瘤的预后。

VDC 方案最早用于治疗尤因肉瘤，后用于治疗 MRTK，多个病例报道应用 VDC 与 ICE 交替方案治疗能明显改善 MRTK 患者的预后。Yamamoto 等[141]指出，Ⅳ期 MRTK 的标准方案为联合使用 ICE（异环磷酰胺，卡铂和依托泊苷）或 VDC（长春新碱，阿霉素和环磷酰胺）。

有作者报道[142]，ICE 方案化疗对于不能完全切除的肾母细胞瘤有效，总有效率为 82%。Koga 等[143]的研究亦发现，VDC 与 ICE 交替化疗联合自体造血干细胞移植治疗 MRTK，能改善预后。胡慧敏等[144]报道了 3 例儿童恶性肾横纹肌样瘤，均为Ⅲ期，均行手术、化疗及放疗治疗；化疗以 ICE 与 VDC 交替方案为主，化疗周期分别为 6、6、15 周期，放疗采用外放疗，随访时间分别是 8 个月、14 个月、8 个月，2 例获 CR，1 例复发后经手术、化疗及放疗后病情获 PR。

有研究报道[145-146]，软组织肉瘤方案、大剂量化疗（HDCT）及自体造血干细胞移植、鞘内注射甲氨蝶呤、替莫唑胺口服维持可改善 AT/RT 患儿的预后。但一项来自美国儿童肿瘤协作组的临床研究表明[147]，即使手术、放疗、化疗序贯自体造血干细胞移植也仅能提升 AT/RT 患者生存率至 43%；且有作者认为[111,137,148]，过度强烈化疗不能改善 AT/RT 的预后，反而增加治疗相关死亡率。

另外，鞘内注射治疗是否能替代放疗或用于预防 AT/RT 复发仍不明确[22]。

（四）靶向治疗

组蛋白甲基化（EzH2）抑制剂、组蛋白脱乙酰基酶抑制剂、细胞周期依赖蛋白激酶抑制剂、Aurora - A 激酶抑制剂等皆是目前横纹肌样瘤靶向治疗的研究重点[149-150]，但多为体外实验研究，临床上未取得明显进展，如在体外实验和小鼠模型中的研究证实[151]，低剂量组蛋白脱乙酰基酶抑制剂可使 RT 的肿瘤细胞生长停滞并诱导其分化。Hu 等[152]在 MRTs 小鼠模型中发现，单独使用端粒酶抑制剂（伊美司他）即可有效抑制肿瘤细胞的生长。

临床研究发现[153]，选择性 EzH2 口服抑制剂 Tazemetostat 有持续的临床作用和良好的耐受性。Italiano 等[154]报道，Tazemetostat 用于治疗 INI - 1 阴性的软组织肉瘤和脊索瘤的Ⅰ期临床试验中，5 例患者中 1 例完全缓解、1 例部分缓解、3 例疾病稳定。

九、预后

（一）总体预后

RT 恶性度高，侵袭性强，易经血行早期转移，80% 的患者为Ⅲ、Ⅳ期，预后极差，死亡率高，大部分患者 1 年内死亡[155]。国外报道 3 年总体存活率为 12% 和 38.4% 不等；国内仅有 1 篇报道，5 年随访 35 例中仅 1 例存活[70]。

儿童 RTs 临床上呈现高侵袭性，目前仍无统一的标准治疗方案，即使采用手术、放疗、化疗等综合治疗方法，其总体预后亦很差，死亡率仍高达 80% 以上[156-157]，发生肺转移的患儿，一般在确诊后 6 个月内死亡；5 年总体生存率仅 20% ~ 40%[32,158]。NWTS 总结了 1969—2002 年间 142 例 MRTK 患儿临床资料发现，其 4 年 OS 仅为 23.2%；Sultan 等[10]分析了 SEER 数据库 1986—2005 年间的 229 例 RT（包括 45 例 MRTK）患儿的预后情况，其 5 年 OS 为 33% ±3.4%。2005 年，欧洲软组织肉瘤协作组开展了手术、放疗联合以长春新碱、阿霉素、环磷酰胺、依托泊苷和卡铂等化疗药物为主的多中心前瞻性临床试验，共纳入 100 例非中枢 RT，3 年的 OS 为 38.4%[139]。2019 年，北京儿童医院回顾分析了 2007—2017 年治疗的 53 例非中枢 MRT，3 年 OS 为 23.7%[159]。

李艳华等[21]报道了 16 例儿童横纹肌样瘤，就诊时即发生远处转移 7 例，随访期内 13 例死亡，疾病进展中位时间为诊断后 5 个月，完全缓解 2 例，1 例治疗达部分缓解后复发，5 年总体生存率及无事件生存率分别是 18.8% 和 12.5%。顾华丽等[16]报道了 8 例儿童恶性横纹肌样瘤，接受包括化疗、手术、放疗及靶向治疗的综合治疗，中位随访时间 11.5 个月，5 例死亡，中位生存时间 8 个月。

MRTK 是儿童肾脏肿瘤中预后最差的一种类型[82,160]，极易转移及复发[77]，确诊后生存时仅 6 ～ 19 个月。张磊等[161]报道，AT/RT 患儿术后通常 11 ～ 24 个月内因肿瘤复发或转移死亡。EERT 预后更差，18 个月生存率约为 20%[77]，3 年生存率仅约为 9%[162]，因其罕见，目前尚无关于 5 年生存率的具体数据[163]。

（二）预后相关因素

RT 预后主要与发病年龄及临床分期等因素相关，与原发部位、是否进行术前化疗、肿瘤体积大小等关系不甚密切[32,52,164-165]。

Sultan 等[10]在一项关于 229 例横纹肌样瘤（MRTK 45 例）的研究中指出，年龄、分期和放射治疗影响 RT 患者的预后，而不是肿瘤原发部位。

NWTSG 的监测、流行病学和最终结果数据库及欧洲横纹肌样瘤注册中心的多项临床研究显示[65]，发病年龄与肿瘤分期为儿童 RT 的独立预后影响因素，Ⅰ、Ⅱ 期大年龄组患儿预后更好。Cheng 等[159]的研究证实，肿瘤晚期和确诊年龄 ≤12 个月与较差的生存期显著相关。但 Brennana 等[139]认为，对于局限性疾病，分期不是预后的主要评估因素。

Feinhard 等[166]指出，确诊时肿瘤是否发生转移是影响 RT 预后的唯一因素。值得注意的是，除 RT 易发生侵袭性转移外，约 13.5% 的 MRTK 常伴发中枢神经系统肿瘤[167]，伴有颅脑转移的患儿预后更差。

一般而言，发病年龄越小，预后越差，尤其在 <5 个月的患儿，5 年生存率约为 22%[10,160,168]。Vanden Heuvel - Eibrink 等[29]的研究证实，<6 个月和 >2 岁的患儿 2 年生存率分别为 15% 和 48%。Tomlinson 等[33]的观察发现，发病年龄是 MRTK 预后的独立影响因素，6 月龄以下患儿 4 年 OS 仅为 9%，而 2 岁以上患儿为 41%；发生于婴幼儿的 MRTK 往往是致死性的，病死率高达 80%。顾华丽等[16]报道了 8 例儿童恶性横纹肌样瘤，在随访期内，3 例 ≤1 岁的患儿均死亡，5 例 >1 岁患儿死亡 2 例。

RT 的发生部位及切除情况也可能与预后相关，有报道[131,169]，浅表部位的肿物经过根治切除术可长期生存，预后较好。

近年来，研究证实了一些与 MRTK 预后相关的基因改变[170]，如伴有 SMARCB1、SMARCA4 基因胚系突变的 MRTK 患儿预后极差[171-173]。

另外，RT 常可伴其他恶性肿瘤同时发生，如透明细胞癌、乳头状细胞癌、移行细胞癌、集合细胞癌等，但肿瘤伴横纹肌样瘤改变提示预后很差，易误诊[174]。

（李索妮）

参考文献

[1]　Geller J I, Roth J J, Biegel J A. Biology and treatment of rhabdoid tumor[J]. Crit Rev Oncog, 2015, 20(3/4): 199 - 216.

[2]　Furtwlingler R, Kager L, Melchior P, et al. High - dose treatment for malignant rhabdoid tumor of the kidney: No evidence for improved survival - The Gesellschaft fur Padiatrische Onkologie und Hamatologie (GPOH) experience[J].

Pediatr Blood Cancer, 2018, 65：e26746 – e26752.

[3]　焕民，成海燕. 儿童恶性横纹肌样瘤的治疗现状与研究前景[J]. 中国小儿血液与肿瘤杂志，2018, 23(1)：2 – 6.

[4]　Beckwith J B, Palmer N F. Histopathology and prog nosis of Wilms tumors：results from the first national Wilmg tumor study[J]. Cancer, 1978, 41(5)：1937 – 1948.

[5]　Haas J E, Palmer N F, Weinberg A G, et al. Ultra – structure of malignant rhabdoid tumor of the kidney. Adistinctive renal tumor of children[J]. Hum Pathol, 1981, 12(7)：646 – 657.

[6]　Calandrini C, Schutgens F, Oka R, et al. An organoid biobank for childhood kidney cancers that captures disease and tissue heterogeneity[J]. Nat Commun, 2020, 11(1)：1310 – 1311.

[7]　Hugosson C, Nyman R, Jacobsson B, et al. Imaging of solid kidney tumours in children[J]. Acta Radiol, 1995, 36 (3)：254 – 260.

[8]　Kerl K, Holsten T, Frühwald M C, et al. Rhabdoid tumors：clinical approaches and molecular targets for innovative therapy[J]. Pediatr Hematol Oncol, 2013, 30(7)：587 – 604.

[9]　Uwineza, Alice, Gill H, Buckley P, et al. Rhabdoid tumor：the Irish experience 1986 – 2013[J]. Cancer Genetics, 2014, 207(9)：398 – 402.

[10]　Sultan I, Qaddoumi I, Nassan A A, et al. Age, stage, and radiotherapy, but not primary tumor site, affects the outcome of patients with malignant rhabdoid tumors[J]. Pediatr Blood Cancer, 2010, 54(1)：35 – 40.

[11]　Neuwelt A J, Nguyen T, Wu Y J, et al. Preclinical high – dose acet-aminophen with N – acetylcysteine rescue enhances the efficacy of cisplatin chemotherapy in atypical teratoid rhabdoid tumors[J]. Pedi- atr Blood Cancer, 2014, 61(1)：120 – 127.

[12]　高宝辉，赵志光，姚荣欣，等. 肾恶性横纹肌样瘤临床病理分析及超微结构观察[J]. 肿瘤研究与临床，2004, 16(3)：168 – 170.

[13]　Tamboli P, Toprani T H, Amin M B, et al. Carcinoma of lung with rhabdiod features[J]. Hum Pathol, 2004, 35 (1)：8 – 13.

[14]　Deisch J, Raisanen J, Rakheja D. Immunohistochemical expression of embryonic stem cell markers in malignant rhabdoid tumors[J]. Pediatr Develop Pathol, 2011, 14：353 – 359.

[15]　Dome J S, Fernandez C V, Mullen E A, et al. Children's Oncology Group's 2013 blue print for research：renal tumors[J]. Pediatr Blood Cancer, 2013, 60：994 – 1000.

[16]　顾华丽，王一卓，黄东生，等. 儿童恶性横纹肌样瘤8例临床分析[J]. 中国小儿血液与肿瘤杂志，2020, 25 (4)：214 – 219.

[17]　Farmakis S G, Siegel M J. Rhabdoid tumor：an aggressive renal medullary tumor of childhood[J]. J Comput Assist Tomogr, 2015, 39(1)：4446 – 4451.

[18]　何利丽，武海燕，唐英姿. 肾恶性横纹肌样瘤临床病理特征分析[J]. 中华泌尿外科杂志，2018, 39(12)：945 – 946.

[19]　金汝佳，王青杰，马怡晖. 儿童恶性横纹肌样瘤9例临床病理分析[J]. 临床与实验病理学杂志，2020, 36 (10)：1209 – 1211.

[20]　Heck J E, Lombardi C A, Cockburn M, et al. Epidemiology of rhabdoid tumors of early childhood[J]. Pediatr Blood Cancer, 2013, 60：77 – 81.

[21]　李艳华，蒋莎义，廖雪莲，等. 16例儿童横纹肌样瘤的临床特点及其诊治分析[J]. 山东医药，2020, 60 (16)：72 – 74.

[22]　Frühwald M C, Biegel J A, Bourdeaut F, et al. Atypical teratoid/rhabdoid tumors – current concepts, advances in biology, and potential future therapies[J]. Neuro Oncol, 2016, 18(6)：764 – 778.

[23]　沈文婷，沈全力，乔中伟. 颅内非典型畸胎瘤样/横纹肌样瘤的影像学表现(6例报道)[J]. 放射学实践，2015, 30(6)：38 – 42.

[24]　许新科，李军亮，陈程，等. 儿童非典型畸胎瘤样/横纹肌样瘤15例诊治体会[J]. 中华神经外科疾病研究杂志，2018, 17(3)：265 – 267.

[25]　李成龙，张欣贤，李钱程，等. 儿童后颅窝非典型畸胎瘤样/横纹肌样瘤一例[J]. 临床放射学杂志，2017, 36(6)：811 – 812.

[26]　Seeringer A, Reinhard H, Hasselblatt M, et al. Synchronous congenital malignant rhabdoid tumor of the orbit and a- typical teratoid/rhabdoid tumor – feasibility and efficacy of multimodal therapy in a long – term survivor [J]. Cancer

Genet, 2014, 207(9): 429 - 433.

[27] Chun H E, Lim E L, Heravi - Moussavi A, et al. Genome - wide profiles of extra - cranial malignant rhabdoid tumors reveal heterogeneity and dysregulated developmental pathways[J]. Cancer Cell, 2016, 29(3): 394 - 406.

[28] Brennan B, Stiller C, Bourdeaut F. Extracranial rhabdoid tumours: what we have learned so far and future directions [J]. Lancet Oncol, 2013, 14(8): e329 - e336.

[29] Vanden Heuve - l Eibrink M M, vanTinteren H, Rehorst H, et al. Malignant rhabdoid tumours of the kidney (MRTKs), registered on recent SIOP protocols from 1993 to 2005: a report of the SIOP renal tumour study group [J]. Pediatr Blood Cancer, 2011, 56(5): 733 - 737.

[30] 周军, 段玲, 高燕, 等. 儿童肾恶性横纹肌样瘤的临床及病理分析[J]. 检验医学与临床, 2021, 18(10): 1404 - 1406.

[31] 焦丽丽, 宋宏程, 孙宁, 等. 婴幼儿肾脏恶性横纹肌样瘤诊治分析[J]. 临床小儿外科杂志, 2016, 15(4): 368 - 370.

[32] Reinhard H, Reinert J, Beier R, et al. Rhabdoid tumors in children: prognostic factors in 70 patients diagnosed in Germany[J]. Oncol Rep, 2008, 19(3): 819 - 823.

[33] Tomlinson G E, Breslow N E, Done J, et al. Rhabdoid tumor of the kidney in the National Wilms, Tumor Study: age at diagnosis as a prognostic factor[J]. J Clin Oncol, 2005, 23(30): 7641 - 7645.

[34] 薛潋滟, 朱铭, 钟玉敏, 等. 儿童肾恶性横纹肌样瘤的影像特征及病理学对照[J]. 实用放射学杂志, 2015, 31(3): 454 - 457.

[35] 潘俊涛, 张大, 宋东健, 等. 儿童肾脏恶性横纹肌样瘤临床诊治经验分析[J]. 肿瘤基础与临床, 2020, 33(1): 51 - 54.

[36] 肖伟强, 刘鸿圣, 刘振清, 等. 儿童肾横纹肌样瘤的 CT 诊断与鉴别诊断[J]. 中国临床医学影像杂志, 2022, 33(1): 24 - 27.

[37] Seifer G, Bmcheriou C, Cardesa A, et al. WHO intemational histological classification 0f tumours. Tentative histological classification of salivary gland tumours[J]. Pathol Res Pract, 1990, 186(5): 555 - 581.

[38] Shannon B, Stan Wisniewski Z, Bentel J, et al. Adult rhabdoid renal cell carcinoma[J]. Arch Pathol Lab Med, 2002, 126(12): 1506 - 1510.

[39] 黄鸣文, 刘利维, 王金铸, 等. 成人肾恶性横纹肌样瘤 11 例临床分析[J]. 山东医药, 2014, 54(23): 37 - 39.

[40] 杨雄, 孙二琳, 杨宇明, 等. 成人肾恶性横纹肌样瘤 15 例临床病理及免疫表型分析[J]. 临床泌尿外科杂志, 2011, 26(1): 7 - 13.

[41] Ginat D T, Cipriani N A, Pumkal A, et al. Disseminated Malignant Rhabdoid Thmor of the Head and Neck[J]. Head Neck Pathol, 2017, 11(2): 224 - 227.

[42] 朱才娣, 肖新兰, 尹建华. 成人颅内非典型畸胎瘤样/横纹肌样瘤的 MRI 表现与病理对照(附 2 例报告及文献复习)[J]. 临床放射学杂志, 2011, 8(35): 1237 - 1240.

[43] 童成文, 兰姗, 李胜, 等. 颅内非典型畸胎瘤样/横纹肌样瘤的影像表现(附 5 例报道)[J]. 医学影像学杂志, 2020, 30(9): 1558 - 1561.

[44] Szymanski K M, Tabib C H, Idrees M T, et al. Synchronous perivesical and renal malignant rhabdoid tumor in a 9 - year - old boy: a case report and review of literature[J]. Urology, 2013, 82: 1158 - 1160.

[45] Pedman E J, Ali S Z, Robinson R, et al. Infantile extrarenal rhabdoid tumor[J]. Pediatr Dev Pathol, 1998, 1(2): 149 - 521.

[46] Tth L, Nemes Z, Gomba S, et al. Primary rhabdoid cancer ofthe ileum: a case report and review of the literature [J]. Pathol Res Praet, 2010, 206(2): 110 - 115.

[47] Robbens C, Vanwyek R, Wilms G, et al. An extrarenal rhabdoid tumor of the cervical spine with bony involvement [J]. Skeletal Radiol, 2007, 36(4): 341 - 345.

[48] Hecht S L, Walker J P, Treece A L, et al. Isolated pure malignant rhabdoid tumor(MRT) of the bladder: case report and lessons learned[J]. Urology, 2019, 137(14): 164 - 167.

[49] Falconieri G, Moran C A, Pizzolitto S, et al. Intrathoracic rhabdoid carcinoma: a clinicopathological, immunohistochemical, and ultrastructural study of 6 cases[J]. Ann Diagn Pathol, 2005, 9(5): 279 - 283.

[50] Cobb A R, Sebire N J, Anderson J, et al. Congenital malignant rhabdoid tumor of the scalp[J]. J Craniiomaxillofac Surg, 2012, 40(8): 258 - 260.

[51] Abe T, Oguma E, Nozawa K, et al. Maligant rhabdoid tumor of the liver: a case report with US and CT manifestation[J]. Jpn J Radiol, 2009, 27(10): 462 – 465.

[52] Wagner L, Hill D A, Fuller C, et al. Treatment of metastatic rhabdoid tumor 0f the kidney[J]. J Pediatr Hematol Oncol, 2002, 24(5): 385 – 388.

[53] 戴望春, 刘鸿圣, 陈希文, 等. 小儿中枢神经系统非典型畸胎瘤样/横纹肌样瘤的影像表现[J]. 中华放射学杂志, 2017, 51(8): 612 – 615.

[54] Chapman – Ferdricks J R, Herrera L, Bracho J, et al. Adult renal cell carcinoma with rhabdoid morphology represents a neoplastic dedifferentiation analogous to sarcomatoid carcinoma[J]. Ann Diagn Pathol, 2011, 15(5): 333 – 537.

[55] Pawel B R. SMARCB1 – deficient tumors of childhood: a practical guide[J]. Pediatr Dev Pathol, 2018, 21(1): 26 – 28.

[56] Nemes K, Frühwald M C. Emerging therapeutic targets for the treatment of malignant rhabdoid tumors[J]. Expert Opin Ther Targets, 2018, 22(4): 365 – 379.

[57] Kohashi K, Yoshinao O. Oncogenic roles of SMARCBl/INl l and its deficient tumors[J]. Cancer Sci, 2018, 108: 547 – 552.

[58] 饶秋, 夏秋媛, 周晓军, 等. 2016 版 WHO 肾脏肿瘤新分类解读[J]. 中华病理学杂志, 2016, 45(7): 435 – 441.

[59] Kohashi K, Tanaka Y, Kishimoto H, et al. Reclassification of rhabdoid tumor and pediatric undifferentiated/unclassified sarcoma with complete loss of SMARCBl/INll protein expression: three subtypes of rhabdoid tumor according to their histological feature[J]. Mod Pathol, 2016, 29(10): 1232 – 1242.

[60] Kim K H, Roberts C W. Mechanisms by which SMARCB1 loss drives rhabdoid tumor growth [J]. Cancer Genet, 2014, 207(9): 365 – 372.

[61] Weissmiller A M, Wang J, Lrey S L, et al. Inhibition of MYC by SMARCB1 tumor suppressor[J]. Nat Commun, 2019, 10(1): 2014 – 2020.

[62] Fujita M, Sato M, Nakamura M, et al. Multicentric atypical teratoid/rhabdoid tumors occurring in the eye and fourth ventricle of an infant[J]. J Neuro Surg, 2005, 102(3): 299 – 302.

[63] Wang X, Wang S, Troisi E C, et al. BRD9 defines a SWI/SNF sub – complex and constitutes a specific vulnerability in malignant rhabdoid tumors[J]. Nat Commun, 2019, 10(1): 1881 – 1887.

[64] Kohashi K, Oda Y. Oncogenic roles of SMARCBl/INll and its deficient tumors[J]. Cancer Sci, 2017, 108: 547 – 552.

[65] Farber B A, Shukla N, Lim I I, et al. Prognostic factors and survival in non – central nervous system rhabdoid tumors[J]. J Pediatr Surg, 2017, 52(3): 373 – 376.

[66] Rao Q, Xia Q Y, Wang Z Y, et al. Frequent co – inactivation of the SWI/SNF subunits SMARCB1, SMARCA2 and PBRM1 in malignant rhabdoid tumours[J]. Histopathology, 2015, 67(1): 121 – 129.

[67] Amar A M, Tomlinson G, Green D M, et al. Clinical presentation of rhabdoid tumors of the kidney[J]. J Pediatr Hematol Oncol, 2001, 23(2): 105 – 108.

[68] Agrons G A, Kingsman K D, Wagner B J, et al. Rhabdoid tumor of the kidney in children, a comparative study of 21 cases[J]. AJR Am J Roentgenol, 1997, 168(2): 447 – 451.

[69] Kachanov D, Teleshova M, Kim E, et al. Malignant rhabdoid tumor of the liver presented with initial tumor rupture [J]. Cancer Genet, 2014, 207: 412 – 414.

[70] 成海燕, 杨深, 蔡思雨, 等. 35 例儿童肾恶性横纹肌样瘤临床及预后特征[J]. 中国小儿血液与肿瘤杂志, 2018, 23(3): 118 – 123.

[71] Weeks D A, Beckwith J B, Mierau G W, et al. Rhabdoid tumor of kidney. A report of 111 cases from the National Wilms Tumor Study Pathology Center[J]. Am J Surg Patrol, 1989, 13: 439 – 458.

[72] Savla J, Chen T T, Schneider N R, et al. Mutations of the hSNF5/INll gene in renal rhabdoid tumors with second primary brain tumors[J]. J Natl Cancer Inst, 2000, 92: 648 – 650.

[73] Luo C C, Lin J N, Jaing T H, et al. Malignant rhabdoid tumour of the kidney occurring simultaneously with a brain tumour: a report of two cases and review of the literature[J]. Eur J Pediatr, 2002, 161(6): 340 – 342.

[74] D'Amico F, Bertacco A, Cesari M, et al. Extraordinary disease – free survival in a rare malignant extrarenal rhabdoid tumor: a case report and review of the literature[J]. J Med Case Rep, 2018, 12: 39 – 44.

[75] Ahmed H U, Arya M, Levitt G, et al. Primary malignant non – Wilms' renal tumours in children[J]. Lancet Oncol, 2007, 8(8): 730 – 737.

[76] 卢光明, 冯亮, 印红林. 肾恶性横纹肌样瘤的 CT 诊断[J]. 临床放射学杂志, 1991, 10(6): 295 – 296.

[77] Abdullah A，Patel Y，Lewis T J，et al. Extrarenal maligIlant rhabdoid tumor：radiologic findings with histopathologic correlation[J]. Cancer Imagin，2010，10(1)：97 - 101.

[78] Chung E M，Gmeber A R，Conmn R M. Renal Tumors of Childhood：Radiologic - Pathologic Correlation Part 1. The 1st Decade：From the Radiologic Pathology Archives[J]. Radiographics，2016，36(2)：499 - 522.

[79] Chung C J，Lorenzo R，Rayder S，et al. Rhabdoid tumors of the kidney in children：CT findings[J]. Air Am J Roentgenol，1995，164：697 - 700.

[80] 温洋，彭芸，段晓岷，等. 儿童肾恶性横纹肌样瘤的临床与影像特征[J]. 中国医学影像学杂志，2016，24：662 - 665.

[81] Winger D I，Buyuk A，Bohrer S，et al. Radiology - pathology conference：rhabdoid tumor of the kidney[J]. J Clin Imaging，2006，30(2)：132 - 136.

[82] Chang C J，Yeh M L，Chen C C. Rhabdoid tumor of the kidney with spontaneous rupture：case report and review of literature[J]. Pediatr Surg Int，2008，24(4)：451 - 453.

[83] 吕星星，韩素芳，朱美娇，等. 儿童肾脏横纹肌样瘤的 CT 诊断价值[J]. 实用放射学杂志，2021，37(12)：2043 - 2046.

[84] Niwa T，Aida N，Tanaka M，et al. Diffusion - weighted imaging of an atypical teratoid/rhabdoid tumor of the cervical spine[J]. Magn Reson Med Sci，2009，8(3)：135 - 138.

[85] 辛小燕，朱斌. 中枢神经系统非典型畸胎瘤样/横纹肌样瘤的影像学表现及研究进展[J]. 医学影像学杂志，2009，19(3)：356 - 358.

[86] 余天平，尹晓雪，杨喜彪. 中枢神经系统非典型畸胎样/横纹肌样瘤 19 例临床病理分析[J]. 诊断病理学杂志，2018，25(9)：615 - 619.

[87] Han L，Qiu Y，Xie C，et al. Atypical teratoid/rhabdoid tumors in adult patient：CT and MR imaging features[J]. AJNR，2011，32(1)：103 - 108.

[88] Lu L，Wilkinson E J，Yachnis A T. CSF cytology of atypical teratoid/rhabdoid tumor of the brain in a two - year - old girl：a case report[J]. Diagn Cytopathol，2000，23(5)：329 - 332.

[89] Huang E C，Guzman M A，De Girolami U，et al. Cytologic characterization of atypical teratoid/rhabdoid tumor in cerebrospinal fluid[J]. Cancer Cytopathol，2014，122(12)：903 - 908.

[90] 徐守军，干芸根，杨春兰，等. 小儿非中枢神经系统恶性横纹肌样瘤 CT 和 MRI 误诊分析[J]. 中国医学计算机成像杂志，2022，28(2)：177 - 182.

[91] 孔磊，杨深，成海燕，等. 5 例儿童纵隔恶性横纹肌样瘤临床及影像学特征[J]. 中国小儿血液与肿瘤杂志，2018，23：199 - 204.

[92] 温洋，彭芸，张楠，等. 儿童肾外非中枢神经系统恶性横纹肌样瘤临床与影像分析[J]. 中华实用儿科临床杂志，2019，34：47 - 50.

[93] 李方，桂秋萍. 儿童非典型畸胎样/横纹肌样瘤临床病理分析[J]. 临床合理用药，2013，6(7)：39 - 41.

[94] Margol A S，Udkins A R. Pathology and diagnosis of SMARCB1 - deficient tumors[J]. Cancer Genet，2014，207(9)：358 - 364.

[95] Weeks D A，Beckwith J B，Mierau G W，et al. Renal neoplasms mimicking rhabdoid tumor of kidney. A report from the national Wilms，tumor study pathologY center[J]. Am J Surg Pathol，1991，15(11)：1042 - 1054.

[96] Bourdeaut F，Leguin D，Brugières L，et al. Frequent hSNF5/INI1 germline mutations in patients with rhabdoid tumor[J]. Clin Cancer Res，2011，17(1)：31 - 38.

[97] 沈无名，张忠德，马靖，等. 小儿恶性横纹肌样瘤 33 例临床病理分析[J]. 诊断病理学杂志，2013，20(9)：531 - 534.

[98] 张楠，何乐健. 儿童恶性横纹肌样瘤临床病理学特点[J]. 中国小儿血液与肿瘤杂志，2018，23(3)：113 - 117.

[99] Rekhi B，Jambhekar N A. Immunohistochemical validation of INll/SMARCBl in a spectrum of musculoskeletal tumors：an experience at a tertiary cancer referral centre[J]. Pathol Res Pract，2013，209(12)：758 - 766.

[100] 李玲妹，齐丽莎，王雅蕾，等. 肾脏及肾外横纹肌样瘤 4 例报告并文献分析[J]. 中国肿瘤临床，2015，42(1)：53 - 55.

[101] Kusafuka T，Miao J，Yoneda A，el al. Novel germline deletion of SNF5/INll/SMARCBl gene in neo nate presenting with congenital malignant rhabdoid tumor of kidney and brain primitive neuroectodermal tumor[J]. Genes Chromosomes Cancer，2004，40(2)：133 - 139.

[102] Hoot A C，Russo P，Judkins A R，et al. Immunohistochemical analysis of hSNF5/INll distinguishes renal and extra - re-

nal malignant rhabdoid tumors from other pediatric soft tissue tumors[J]. Am J Surg Pathol, 2004, 28(11): 1485 – 1491.

[103] 刘予，李佩娟，刘淑荣，等. 肾恶性横纹肌样瘤 15 例临床病理及免疫组织化学分析[J]. 中华病理学杂志，1995, 24: 72 – 74.

[104] Julie G, Caroline L, Denis S, et al. Malignant rhabdoid tumor of soft tissue: arising after 25 years remission[J]. Pediatr Dev Pathol, 2017, 20(3): 262 – 266.

[105] Schaefer I M, Hornick J L. Diagnostic immunohistochemistry for soft tissue and bone tumors: an update [J]. Adv Anat Pathol, 2018, 25(6): 400 – 412.

[106] Bruce B R. SMARCB1 – deficient Tumors of Childhood: A Practical Guide[J]. Pediatr Dev Pathol, 2018, 21(1): 6 – 28.

[107] Bookhout C, Bouldin T W, Ellison D W. Atypical teratoid/rhabdoid tumor with retained INI1 (SMARCB1) expression and loss of BRG1(SMARCA4)[J]. Neuropathology, 2017, 38(3): 305 – 308.

[108] Kordes U, Bartelheim K, Modena P, et al. Favorable outcome of patients affected by rhabdoid tumors due to rhabdoid tumor predisposition syndrome(RTPS)[J]. Pediatr Blood Cancer, 2014, 61: 919 – 921.

[109] Swensen J J, Keyser J, Coffin C M, et al. Familial occurrence of schwannomas and malignant rhabdoid tumour associated with a duplication in SMARCBl[J]. J Med Genetics, 2009, 46: 68 – 72.

[110] Jonatan D, Agnes K, Sara I, et al. Phosphopmteomie analysis reveals smarebl dependent EGFR signaling in malignant rhabdoid tumor cells[J]. Mol Cancer, 2015, 15(14): 167.

[111] Zaky W, Dhall G, Ji L, et al. Intensive induction chemotherapy followed by myeloablative chemotherapy with autologous hematopoietic progenitor cell Rescue for young children newly – diagnosed with central nervous system atypical teratoid/rhabdoid tumors: he Head Start III Experience[J]. Pediatr Blood Cancer, 2014, 61(1): 95 – 101.

[112] Louis D N, Perry A, Reifenberger G, et al. The 2016 World Health Organization classification of tumors of the central nervous system: a summary[J]. Acta Neuropathologica, 2016, 131: 803 – 820.

[113] Kaba H, Fukuda H, Yamamoto S, et al. Reliability at the National Cancer Institute – Common Toxicity Criteria version 2. 0[J]. Gan to Kagaku Ryoho, 2004, 31: 1187 – 1192.

[114] Sharma R, Brenda J, Kitchen R M, et al. A report of renal artery embolization for hematuria facilitating neoadjuvant chemotherapy in an unresectable malignant renal rhabdoid tumor[J]. Pediatr Surg Int, 2013, 29(5): 533 – 535.

[115] 王秋艳，高煜，金彪，等. 儿童肾母细胞瘤的 CT 诊断和鉴别诊断[J]. 实用放射学杂志，2001, 17(5): 333 – 335.

[116] 肖伟强，刘鸿圣，黄莉. 儿童肾透明细胞肉瘤 CT 及临床病理特点分析[J]. 中国临床医学影像杂志，2018, 29(8): 599 – 601.

[117] 浦智韬，金中高，陈松平. 颅内原始神经外胚层肿瘤的 CT 和 MRI 影像学表现[J]. 医学影像学杂志，2017, 27(1): 165 – 167.

[118] 夏正荣，刘明，曹雯君，等. 儿童及青少年颅内生殖细胞瘤的临床和影像学特点[J]. 中国临床医学影像杂志，2017, 28(8): 542 – 545.

[119] Casey D L, Wolden S L. Rhabdornyosarcoma of the Head and Neck: A Multimodal Appmach[J]. J Neuml SuB SkuU Base, 2018, 79(1): 58 – 64.

[120] Tholpady A, Lonerganc L, Wick M R. Proximal type epithelioid sarcoma of the vulva: relationship to malignant extrarenal rhabdoid tumor[J]. Int J Gynecol Pathol, 2010, 29(6): 600 – 604.

[121] 梅佳，曹晓卉，王新玲，等. 近端型上皮样肉瘤 3 例临床病理分析[J]. 临床与实验病理学杂志，2019, 35 (11): 1349 – 1351.

[122] Kapral N, Melmer P, Druzgal C H, et al. Pediatric hepatic rhabdoid tumor: a rare cause of abdominal mass in children. Radiol Case Rep, 2018, 13: 724 – 727.

[123] 袁伟，陈伶俐，侯英勇，等. 肾脏横纹肌样滑膜肉瘤 1 例并文献复习[J]. 临床与实验病理学杂志，2017, 33(7): 773 – 777.

[124] Che R H, Hyoung J K, Hee Y J, et al. Extra cranial malignant rhabdoid tumor in children: asingle institute experience[J]. Caneer Res Treat, 2015, 47(4): 889 – 896.

[125] Fidani P, De Ioris M A, Serra A, et al. A multimodal strategy based on surgery. radiotherapy. ICE regimen and high dose chemotherapy in atypical teratoid/rhabdoid tumours, a single institution experience[J]. J Neurooncol, 2009, 92(2): 177 – 183.

[126] 王玲，刘学文，李卉，等. 胚胎型横纹肌肉瘤的影像学表现[J]. 中国医学影像技术，2013, 29(5): 791 – 794.

［127］ Buscariollo D L, Park H S, Roberts K B, et al. Survival Outcomes in Atypical Teratoid Rhabdoid Tumor for Patients Undergoing Radiotherapy in a Surveillance, Epidemiology, and End Results Analysis［J］. Cancer, 2012, 118(17): 4212 – 4219.

［128］ Sultan I, Qaddoumi I, Rodriíguez – Galindo C, et al. Age, stage, and radiotherapy, but not primary tumor site, affects the outcome of patients with malignant rhabdoid tumors［J］. Pediatr Blood Cancer, 2010, 54(1): 35 – 40.

［129］ Weber D C, Ares C, Malyapa R, et al. Tumor control and QoL outcomes of very young children with atypical teratoid/rhabdoid tumor treated with focal only chemo – radiation therapy using pencil beam scanning proton therapy［J］. J Neurooncol, 2015, 121(2): 389 – 397.

［130］ Torchia J, Picard D, Lafay – Cousin L, et al. Molecular subgroups of atypical teratoid rhabdoid tumours in children: an integrated genomic and clinicopathological analysis［J］. Lancet Oncol, 2015, 16(5): 569 – 582.

［131］ Allam – Nandyala P, Bui M M, DeConti R, et al. Squamous cell carcinoma with rhabdoid phenotype of skin/soft tissue in a transplant patient: an exceptional case and review of the literature［J］. Diagn Cytopathol, 2013, 41(2): 159 – 163.

［132］ Hollmann T J, Hornick J L. INI1 – deficient tumors: diagnostic features and molecular genetics［J］. Am J Surg Pathol, 2011, 35(10): e47 – e63.

［133］ Horazdovsky R, Manivel J C, Cheng E Y. Surgery and Actinomycin Improve Survival in Malignant Rhabdoid Tumor ［J］. Sarcoma, 2013(5): 315170.

［134］ Ahmed H U, Arya M, Levitt G, et al. Part II: treatment of primary malignant non – Wilms renal tumours in children［J］. Lancet Oncol, 2007, 8(9): 842 – 848.

［135］ Furtwängler R, Nourkami – Tutdibi N, Leuschner I, et al. Malignant rhabdoid tumor of the kidney: significantly improved response to pre – operative treatment intensified with doxorubicin［J］. Cancer Genet, 2014, 207(9): 434 – 436.

［136］ Ettinger L J, Goodell L A, Javidian P, et al. Long – term survival in an adolescent with widely metastatic renal cell carcinoma with rhabdoid features［J］. J Pediattric Hematol Oncol, 2000, 22(2): 173 – 175.

［137］ Furtwngler R, Kager L, Melchior P, et al. High – dose treatment for malignant rhabdoid tumor of the kidney: No evidence for improved survival – The Gesellschaftfür Pdiatrische Onkologieund Hmatologie(GPOH) experience［J］. Pediatr Blood Cancer, 2018, 65(1): e26746.

［138］ Meir K, Wygoda M, Reichman O, et al. Puerperal renal rhabdomyo – sarcoma: case report and review of the literature［J］. Urol Oncol, 2006, 24(1): 40 – 43.

［139］ Brennan B, De Salvo G L, Orbach D, et al. Outcome of extracranial malignant rhabdoid tumours in children registered in the European Paediatric Soft Tissue Sarcoma Study Group Non · Rhabdomyosareoma Soft Tissue Sarcoma 2005 ［J］ Study – EpSSG NRSTS 2005. Eur J Cancer, 2016, 60: 69 – 82.

［140］ Wetmore C, Bendel A, Gajjar A. Activity of Alisertib(MLN8237) as single agent in recurrent atypical teratoid rhabdoid tumor(AT/RT) in four children: A single patient treatment plan pilot study［J］. Cancer genetics, 2014, 207: 453 – 460.

［141］ Yamamoto M, Suzuki N, Hatakeyama N, et al. Treatment of stage IV malignant rhabdoid Tumor of the kidney (MRTK) with ICE and VDC. A case report Pedialr Hematol Oncol, 2006, 28(5): 286 – 289.

［142］ Green D M, Bmslow N E, Beckwith J B. Treatment with nephrectomy only for small stage I/favorable histology Wilms'tumor: a report from the National Wilms Tumor Study Group［J］. Jain Oncol, 2001, 19: 3719 – 3724.

［143］ Koga Y, Matsuzaki A, Suminoe A, et al. Long – term survival after autdogous peripheral blood stem cell transplantation in two patients with malignant rhabdoid tumor of the kidney［J］. Pediatr Blood Cancer, 2009, 52(7): 888 – 890.

［144］ 胡慧敏，张伟令，黄东生，等. 儿童恶性肾横纹肌样瘤 3 例临床分析及文献回顾［J］. 中国小儿血液与肿瘤杂志, 2013, 18(6): 274 – 276.

［145］ Lee J, Kim D S, Han J W, et al. Atypical teratoid/rhabdoid tumors in children treated with multimodal therapies: The necessity of upfront radiotherapy after surgery［J］. Pediatr Blood Cancer, 2017, 64(12): e26663.

［146］ Benesch M, Bartelheim K, Fleischhack G, et al. High – dose chemotherapy (HDCT) with auto – SCT in children with atypical teratoid/rhabdoid tumors (AT/RT): a report from the European Rhabdoid Registry (EU – RHAB) ［J］. Bone Marrow Transplant, 2014, 49(3): 370 – 375.

［147］ Reddy A T, Strother D R, Judkins A R, et al. Efficacy of high – dose chemotherapy and three – dimensional conformal radiation for atypical teratoid/rhabdoid tumor: a report from the children's oncology group trial ACNS0333［J］. J Clin Oncol, 2020, 38(11): 1175 – 1185.

[148] Hong C R, Kang H J, Ju H Y, et al. Extra – Cranial Malignant Rhabdoid Tumor in Children：A Single Institute Experience[J]. Cancer Res Treat, 2015, 47(4)：889 – 896.

[149] Darr J, Klochendler A, Isaac S, et al. Phosphmteomic analysis reveals smarcbl dependent EGFR signaling in malignant rhabdoid tumor cells[J]. Mol Cancer, 2016, 14：167.

[150] Yenkataraman S, Alimova I, Tello T, el al. Targeting aurora kinase a enhances radiation sensitivity of atypical teratoid rhabdoid tumor cells[J]. J neurooncol, 2012, 107：517 – 526.

[151] Muscat A, Popovski D, Jayasekara W S, et al. Low – dose histone deacetylase inhibitor treatment leads to tumor growth arrest and multi – lineage differentiation of malignant rhabdoid tumors[J]. Clin Cancer Res, 2016, 22(14)：3560 – 3570.

[152] Hu Y, Bobb D, Lu Y, et al. Effect of telomerase inhibition on preclinical models of malignant rhabdoid tumor[J]. Cancer Genet, 2014, 207(9)：403 – 411.

[153] Gounder M, Schoffski P, Villalobos V, et al. A phase Ⅱ, multicenter study of the EZH2 inhibitor tazemetostat in adults：Epithelioid sarcoma cohort (NCT02601950)[J]. Ann Oncol, 2018, 10(29)：581 – 582.

[154] Italiano A, Soria J C, Toulmonde M, et al. Tazemetostat, an EzH2 inhibitor, in relapsed or refractory B – cell non – Hodgkin lymphoma and advanced solid tumours：a first – in – human, open – label, phase 1 study[J]. Lancet Oncol, 2018, 5(19)：649 – 659.

[155] 张淑敏，畅继武，王馨，等. 肾恶性横纹肌样瘤三例报告[J]. 中华泌尿外科杂志, 2005, 26：404.

[156] Geller J I. Current standards of care and future directions for "high risk" pediatric renal tumors：Anaplastic Wilms tumor and Rhabdoid tumor[J]. Urol Oncol, 2015, 34(1)：50 – 56.

[157] Fischer – Valuck B W, Chen I, Srivastava A J, et al. Assessment of the treatment approach and survival outcomes in a modern cohort of patients with atypical teratoid rhabdoid tumors using the National Cancer Database[J]. Cancer, 2017, 123(4)：682 – 687.

[158] Ladan F, Susan J H. INI – l negative hepatoblastoma, a vanishing entity representing malignant rhabdoid tumor[J]. Hum Pathol, 2018, 12(2)：42 – 47.

[159] Cheng H, Yang S, Cai S, et al. Clinical and Prognostic Characteristicsof 53 Cases of Extracranial Malignant Rhabdoid Tumor in Children. A Single – Institute Experience from 2007 to 2017[J]. Oncologist, 2019, 24(7)：551 – 558.

[160] Lowe L H, Isuani B H, HeIler R M, et al. Pediatric renal masses：Wilms tumor and beyond[J]. Radiographics, 2000, 20(6)：1585 – 1603.

[161] 张磊，陆珍凤，马恒辉，等. 中枢神经系统非典型畸胎样/横纹肌样瘤临床病理观察[J]. 中华肿瘤防治杂志, 2013, 20(14)：1117 – 1120.

[162] Horazdovsky R, Manivel J C, Cheng E Y. Successful salvage and long – term survival after recurrent malignant rhabdoid tumor[J]. Sarcoma, 2007, 2007：53549.

[163] Garling R J, Singh R, Harris C, et al. Intradural lumbosacral malignant extrarenal rhabdoid tumor：a case report [J]. Childs Nerv Syst, 2018, 34：165 – 167.

[164] 立华，张娟，张谦，等. 儿童恶性肾横纹肌样瘤临床病理特征及诊治分析[J]. 中华小儿外科杂志, 2015, 36(10)：787 – 790.

[165] Chun H, Lim E L, Heravi – Moussavi A A, et al. Genome – wide profiles of extra – cranial malignant rhabdoid tumors reveal heterogeneity and dysregulated developmental pathways[J]. Cancer Cell, 2016, 29(3)：394 – 406.

[166] Feinhard H, Reinert J, Beier R, el al. Rhabdoid tumors in children：prognostic factors in 70 patients diagnosed in Germany[J]. Oncol Rep, 2008, 19(3)：819 – 823.

[167] Shet T, Viswanathan S. The cytological diagnosis of paediatric renal tumours[J]. J Clin Pathol, 2009, 62 (11)：961 – 969.

[168] Zhuge Y, Cheung M C, Yang R, et al. Pediatric non – Wilms renal tumors：subtypes, survival, and prognostic indicators[J]. J Surg Res, 2010, 163：257 – 263.

[169] Mitrofanova A M, Roshchin V Y, Kislyakov A N, et al. Extrarenal rhabdoid tumor：A review of literature and a report of cases with atypical morphology[J]. Arkhiv Patol, 2017, 79：34 – 41.

[170] Nodomi S, Umeda K, Saida S, et al. CD146 is a novel marker for highly tumorigenic cells and a potential therapeutic target in malignant rhabdoid tumor[J]. Oncogene, 2016, 35：5317 – 5327.

[171] Janson K, Nedzi L A, David O, et al. Predisposition to atypical teratoid/rhabdoid tumor due to an inherited INll mutation[J]. Pediatr Blood Cancer, 2006, 47：279 – 284.

[172] Gigante L, Paganini I, Frontali M, et al. Rhabdoid tumor predisposition syndrome caused by SMARCBl constitutional deletion: prenatal detection of new case of recurrence in siblings due to gonadal mosaicism[J]. ram Cancer, 2016, 15: 123 – 126.

[173] Boudjemaa S, Petit A, Dainese L, et al, Congenital Disseminated Extrarenal Malignant Rhabdoid Tumor[J]. Pediatr Dev Pathol, 2015, 18: 401 – 404.

[174] Zhao G, Na R, Yang Y, et al. Pure malignant rhabdoid tumor of the left kidney in an adult: A case report and review of the literature[J]. Oncol Lett, 2013, 5(5): 1481 – 1484.

第十二节　骨外黏液样软骨肉瘤

一、概述

骨外黏液样软骨肉瘤(extraskeletal myxoid chondrosarcoma, EMC)是一种发病率极低的有多方向分化潜能的间叶源性肿瘤,既往被称为"骨外软骨肉瘤、脊索样瘤、脊索样肉瘤、腱鞘肉瘤";2013版、2020版 WHO 骨和软组织肿瘤分类将其归为分化不确定的软组织恶性肿瘤,并定义其特征为多结节状结构,梭形细胞排列成条索状、簇状和网状,背景见丰富的黏液样间质[1-6]。

长期随访研究表明,EMC 与骨组织无关,恶性程度一般低于软骨源性软骨肉瘤,为低度恶性肉瘤[7-10]。

(一)流行病学

软骨肉瘤除经典型外,还包括间叶型、去分化型、透明细胞型、黏液型等变型,在 WHO 骨与软组织肿瘤分类中,前 3 种亚型是独立的肿瘤实体。黏液型软骨肉瘤是软骨肉瘤的一个罕见变型,不足软组织肉瘤的 3%[11]。

1953 年,Stout 等[12]首次描述了骨外黏液样软骨肉瘤;1972 年,Enzinge 等[13]首先提出"骨外黏液样软骨肉瘤"之名,并报道了 34 例 EMC 患者。目前文献报道的 EMC 多为个案或小样本资料,迄今仅有 200 余例报道[14-18]。

EMC 主要见于成年人,平均发病年龄 50~60 岁,男女比例为 2:1[17],偶可发生于儿童及青少年,也有发生于婴儿(21 个月)的报道[19];男性多于女性[15,17,20-21]。邵睿等[22]报道了 28 例骨外黏液性软骨肉瘤,男 16 例,女 12 例,年龄 16~72 岁。叶秀峰等[23]报道了 9 例骨外黏液样软骨肉瘤,男 7 例,女 2 例,年龄 31~69 岁(中位数 52.78 岁)。邓雪英等[24]报道了 6 例骨外黏液样软骨肉瘤,男、女各 3 例,年龄 26~62 岁,平均年龄 47.5 岁。

颅内原发性黏液型软骨肉瘤(primaryintracranial myxoid chondrosarcoma, PIMCS)极为罕见,曾英等[25]复习了国外文献报道的 6 例颅内原发性黏液型软骨肉瘤,年龄 0~55 岁,平均年龄 34.25 岁,男女之比为 1:1[26-31];原发于肺的骨外黏液样软骨肉瘤亦非常罕见,刘有等[32]报道了 8 例,年龄 35~69 岁,平均年龄 55.6 岁。男性 7 例,女性 1 例,男女比为 7:1。

(二)分子遗传学

EMC 是一类罕见的恶性软组织肿瘤,其组织学类似于早期发育的软骨细胞及骨组织发生的软骨肉瘤,具有特征性组织病理学和细胞遗传学改变,具有多方向分化的潜能。

研究表明[3,33],通过 FISH 检测,有 75% 以上的骨外黏液样软骨肉瘤病例含有 t(9;22)(q22 – 31;q11 – 12),65% 可检测到 EWSR1 – NR4A3 融合性基因;少数病例(15%)以 t(9;17)(q22;

q11)为特征，产生 TAF15 - NR4A3 融合性基因，提示 EMC 是具有遗传学改变的软组织肉瘤。

染色体 t(9；22)(q22 - 31；q11 - 12)易位，产生新的融合蛋白 EWS/NOR1，即 EWS 的 5′氨基末端反式激活区与核受体 NOR1 完整的氨基酸序列融合；染色体以 t(9；17)(q22；q11)易位，产生融合蛋白 TAF2N/NOR(TAF15/NR4A3)，即 EWS 相关基因 TAF2N 的氨基末端与 NOR1 融合[6]；融合蛋白促进了细胞的生长和分化[34]。

染色体 t(9；17)(q22；q11)易位被认为是 EMC 伴有神经内分泌分化的遗传学基础[35-36]。Sjogren 等[3]指出，尽管不同组织学改变可检测出不同的融合基因，但通过基因芯片检测发现 EMC 的全基因谱系存在高度一致性，与 26 种肉瘤的全基因谱系比较，发现有 86 种基因在 EMC 与其他肉瘤中差异有统计学意义，其中 NMB、DKK1、DNER、CLCN3 和 DEF6 五种基因差异最为显著。Subramanian 等[37]指出特异性转录因子及肿瘤特异性基因可作为 EMC 特异性标记用于临床病理诊断。

二、临床表现

(一)发病部位

EMC 的发病部位无明显规律，可发生于任何部位，但约 80% 的 EMC 发生于四肢近端深部软组织[5]，69% 发生于下肢，20% 发生于躯干[38]，主要位于骨骼肌、肌腱或皮下深部，极少累及皮肤及骨组织[39-40]；足、头颈部、脊柱、颅内、腹部、乳腺及阴囊、睾丸、腹股沟、臀部、骶尾部、盆腔、腹膜后、胸膜、脊柱旁、骨及手指等极少见[41-45]。

叶秀峰等[23]报道了 9 例骨外黏液样软骨肉瘤，肿瘤发生在四肢 5 例(56%)。方三高等[15]报道了 7 例骨外黏液样软骨肉瘤，病变发生于下肢 6 例(小腿 2 例，膝关节、踝关节、足跟及足背各 1 例)，腋窝 1 例。邵睿等[22]报道了 28 例骨外黏液性软骨肉瘤，11 例发生于大腿，4 例发生在臀部，前臂、腹股沟区、肩部各 2 例，会阴部、小腿、骶尾部、胸部、背部、腹壁和腮腺部各 1 例。张鋆歆等[42]报道了 2 例 EMC，分别发生于左侧腹壁和右臀部。

曾英等[25]复习了国外文献报道的 6 例颅内原发性黏液型软骨肉瘤，发生部位为右侧桥小脑角、硬膜内、颅后窝、脑膜和第四脑室[46-47]。颅底黏液样软骨肉瘤是一种由软骨细胞转化而来的，生长缓慢且具有局部侵袭性的肿瘤[48]，多见于鞍旁、蝶筛骨、蝶枕(斜坡)和颞枕骨等颅骨软骨结合部；目前尚未见大宗的颅底黏液样软骨肉瘤的病例报道，国内以天坛医院曹晓昱等[49]报道的 3 例最多，国外则以美国麻省总医院 Rosenberg 等[45]报道的 59 例最多。

肺原发的骨外黏液样软骨肉瘤亦极为少见，目前有 8 例报道[50-54]。

(二)一般表现

EMC 的临床表现不具特异性，因发生部位不同，表现各异。

发生于四肢的 EMC，肿瘤生长缓慢，病程最长可达数年，邓雪英等[24]报道了 6 例骨外黏液样软骨肉瘤，病程 2 个月至 5 年。临床症状不明显，主要表现为缓慢增大的软组织肿物，大部分肿瘤位置深，可伴有局部疼痛，近关节处肿物可致活动受限；肿瘤大小不等，从 4cm 至最大的 11cm(中位数 7cm)；Meis - Kindblom 等[5]报道，肿瘤大小为 1.1~25.0cm，中位数 7cm。浅表部位肿瘤还可引起皮肤张力增高，浅表静脉曲张，甚至皮肤溃疡[55]。有发生转移的报道[56-57]。

颅底黏液样软骨肉瘤的临床表现无特异性，临床表现主要取决于肿瘤所在部位、大小及生长速度。由于肿瘤位于颅底，颅底骨质常受破坏，相应脑神经常受损，这与其他颅内常见肿瘤以颅内高压性头痛为主要症状不同,脑神经损害症状通常为该病患者就诊的主要原因。

原发性肺黏液样软骨肉瘤,初期可无明显症状,肿瘤生长缓慢,后期会出现咳嗽、胸闷等不适症状,这期间肿瘤生长迅速,恶性度较高,易复发及转移;肿瘤通常肺内复发及转移,亦可转移到骨骼、皮下、软组织、淋巴结和肾脏。刘有等[32]总结了8例EMC患者,临床主要表现为咳嗽、咯血、胸痛及呼吸困难,部分病例无明显症状。右肺5例,左肺3例,肿瘤直径1.1～15cm。

三、影像学检查

目前,国内外对EMC的影像特征认识不足,影像学报道较少,且多以个例报道为主[58-60]。

EMC影像学上无明显特异性,多伴有骨质破坏、钙化[61],密度常高于液体,低于软组织,增强扫描呈分隔或斑片状强化,并可见延迟强化[62-63]。

X线多表现为肿瘤呈多结节状,可有包膜,瘤内呈分叶状或呈多结节状,黏胶样,可有囊变区,也可见肿块内多发散在钙化影[64]。

CT上表现为分叶状密度与黏液密度相似的肿块,一般不侵犯骨组织,中间可混杂软骨或骨密度,大多数肿瘤平扫时表现为低密度团块,增强后可见轻度不均匀强化。

MRI对肿瘤内出血显示更清晰,T1WI示瘤内片状高信号,增强扫描间隔部分呈明显环形强化,不同于骨黏液样软骨肉瘤[65-66];TIW2呈均质的高密度信号,伴有出血坏死的肿瘤则具异质性[67]。

MRI上因肿块内黏液信号丰富,T1呈低信号,T2呈多房样高信号,增强后呈不均匀强化,周边及房间隔强化,而囊变区不强化,局部可伴有出血坏死。但肿瘤体积较小时,呈边界清楚的圆形或椭圆形结节,密度/信号尚均匀,病理示内部无明显出血及坏死囊变,增强扫描呈较均匀强化。

邓雪英等[24]报道了6例骨外黏液样软骨肉瘤,EMC影像学表现有一定特征,多表现为密度/信号不均、无钙化的较大分叶状软组织肿块,增强后病灶边缘、内部分隔及实性部分呈明显强化,其CT、MRI影像学特征与病理学表现关系密切。

发生在肺的骨外软骨肉瘤在影像上有一定特点,内环状钙化是诊断与鉴别诊断的关键点[68];但Parker等[69]报道了1例在CT和MRI表现类似于支气管囊肿的肺原发性骨外软骨肉瘤,也有部分病例[70-71],病灶内未见明显钙化灶。

颅底黏液样软骨肉瘤体积常较大,主要向颅内生长,可压迫推移邻近的脑结构[72]。

四、组织病理

骨外黏液样软骨肉瘤是有明显黏液样形态特征的独特而罕见的软组织肿瘤,主要由具有恶性特征的软骨细胞及软骨基质构成;其组织学类似于早期发育的软骨细胞及骨组织发生的软骨肿瘤。

(一)大体观

骨外黏液样软骨肉瘤,平均直径为7cm,最大径为25cm,触之质韧,局部可因细胞丰富而质软;肿瘤圆形或椭圆形,与周围组织界限清楚,由假包膜包裹;切面灰白、灰褐色,多结节状,结节为胶冻状由纤维隔分割,其内可见囊性变、出血和坏死,局部黏液样透明[73]。肿瘤主要侵及骨骼肌、肌腱,极少累及皮肤及骨组织。

黏液型软骨肉瘤发生于硬脑膜外者,晚期或复发时广泛浸润硬脑膜,也可初始便浸润硬脑膜,边界欠清。

邵睿等[22]报道了28例骨外黏液性软骨肉瘤,肿瘤直径1～19cm,切面呈灰白色,胶冻样,境界不清。镜下肿瘤细胞由纤维组织分割排列成结节状，瘤细胞体积中等大小，胞质丰富，间质富含黏液，部分病例可见出血、坏死。

（二）镜下观

1. 光镜下表现

镜下可见黏液背景下由纤维分隔形成多结节结构，结节内可见瘤细胞排列成条索状、纤细交织的缎带状、梁状、花边状或网状、成群或小巢状；小叶内瘤细胞呈圆形或短梭形，由周边向中心放射状分布，周围细胞较多，中心部位较稀少，包埋于黏液样基质中[74]。可见透明软骨分化，可形成软骨母细胞样陷窝[75]。

瘤细胞胞质量中等，呈深染嗜伊红色，少部分胞质空泡状，胞核圆形，染色质匀细，可见小核仁，核分裂象（0～1）个/10HPF。

当病史较长或多次复发，可导致肿瘤局部出现退变或"去分化"而呈现复杂的组织学图像。"去分化"的肿瘤细胞表现为多形性，呈上皮样、横纹肌样或长梭形等。

2. 电镜下表现

电镜下，可见特征性的池内微管呈束状或平行排列，胞质内可见丰富的线粒体、发达的高尔基氏器、大量的微管及光滑囊泡和部分基板等[76]；长而平行排列的微管和许多线粒体是EMC典型且鲜明的特点[77]。

约20%的肿瘤可伴有神经或神经内分泌分化，此时肿瘤细胞相互连接成网状，或围血管排列成玫瑰花结样[78]，肿瘤细胞体及突起内还见直径140～180nm的膜被致密核心颗粒及伴随的神经内分泌颗粒[76,79-80]。

（三）病理分型

病理上，一般可将EMC分为经典型、富于细胞型、实性非黏液型和高级别或差分化型4种类型。

经典型EMC的特征表现为原始软骨细胞在富含黏液的背景中，胞质丰富，纤维组织将其分隔成多房状。

在原发或复发病变中可出现缺乏黏液样基质的实性细胞区域，称之为富于细胞型EMC[81]，与经典EMC相比，肿瘤体积偏大，最大径均>5cm，细胞呈上皮样，异型性大，核分裂象易见，核仁明显，并可见肿瘤性坏死。

与低度恶性区域的形态相比较，高度恶性区域的肿瘤由更大和更不典型或多形的细胞组成，表现为上皮样、横纹肌样或梭形并有高度活跃的核分裂和坏死，这种高度恶性形态往往伴有密集的细胞和丰富的血管，高度恶性形态的EMC可能比一般的EMC预后更差[81-83]。

EMC预后不良的病理特征，包括肿瘤大小超过10cm、细胞密度高以及Ki-67>10%，提示肿瘤存在间变、横纹肌样特征以及高有丝分裂活性[84]。

五、免疫组化

EMC唯一恒定表达的标志物是vimentin，S-100通常可表现为阳性，少数表达CK及EMA，个别患者可表达神经内分泌及横纹肌标志物[85-86]，表明其多向分化的特点。

S-100仅部分肿瘤局灶性表达，CK和EMA可局灶性表达于上皮样分化区；伴有神经及神经内分泌分化的病例除表达NF、NSE、Syn及CgA外[36]，还可表达微管相关蛋白-2（84%）及Ⅲ类β微管蛋白(52%)[87]。邵睿等[22]报道了28例骨外黏液性软骨肉瘤,瘤细胞 vimentin 均为阳性,8例 S-100、9例 Syn、3例 EMA 和2例 NS 阳性;Ki-67 阳性指数大部分<10%,只有2例富细胞型为 30%。

黄海建等[55]报道,INI-1 阳性率高,可协助诊断与鉴别诊断。Sangoi 等[88]报道,瘤细胞 D2-40 可呈阳性。Shon 等[89]报道,与 FLi-1 同属 ETS 家族的 ERG 可在骨外黏液样软骨肉瘤中表达,表达率达44%,提示 ETS 家族抗体可能在具有软骨分化的肿瘤中有表达。

另外,Akihiko 等[90]报道,细胞遗传学检查可见75%的患者 EWSR1 基因异位和90%的患者 IN-SM1 基因表达,但与其他类型肉瘤有部分重叠。

六、诊断

EMC 的临床诊断困难,术前影像学检查仅能提示为软组织肿块,确诊常需病理学检查,但约 29%的病例由于反复的局部复发等原因导致部分肿瘤细胞间变或肿瘤体积过大而使大部分细胞退变,从而呈现多种肿瘤组织像,造成诊断困难;其病理诊断要点如下。

(1)界限清楚的软组织分叶状肿块,可有假包膜,切面灰白色胶冻状。

(2)光镜下,肿瘤被纤维组织分割为小叶结构,小叶内瘤细胞排列成丝带状由小叶周边向中心放射状分布;核分裂象一般小于2个/10HPF。

(3)间质为富于硫酸糖蛋白的黏液,奥新兰染色阳性,并抗透明质酸酶。

(4)电镜下,肿瘤细胞胞质内可见丰富的线粒体、发达的高尔基氏器及大量的光滑囊泡,少数病例肿瘤细胞内还可见致密核心颗粒及神经内分泌颗粒。

(5)免疫表型,波形蛋白为 EMC 唯一恒定阳性的指标,S-100 仅少数(约17%)病例阳性,部分肿瘤 CK、EMA 可灶性阳性;约20%的病例可伴有神经内分泌分化,表现为 NSE、Syn、CgA 及 NF 灶性阳性。

七、鉴别诊断

(一)骨黏液性软骨肉瘤

骨黏液性软骨肉瘤(skeletal myxoid chondrosarcoma,SMC)的主要发病部位为髋关节及肩关节周围的骨组织,其组织学表现为95%的黏液样基质中分布极少量的透明软骨。由于其临床病程缓慢、平均发病年龄及肿瘤形态学改变均与 EMC 相似,过去认为两者属于发病部位不同的同一种肿瘤。

通过电镜观察、免疫组化及细胞遗传学分析发现[8,91],SMC 细胞内仅有少量不发达的细胞器,S-100 标记肿瘤细胞均阳性;通过原位杂交未能检测出特异性融合蛋白;且 SMC 的转移率远远低于 EMC。因此,两者为性质完全不同的肿瘤,SMC 为传统软骨肉瘤的特殊亚型。

(二)软骨黏液样纤维瘤

软骨黏液样纤维瘤见于长骨干骺端或肋骨等扁骨,位于髓内偏心性生长,典型者 X 线呈"扇贝样"低密度区。

镜下富含黏液及分叶状结构与 EMC 相似,但特征性表现为小叶中心富于黏液样基质,梭形细胞蓝染或透明,细胞质突起明显,呈星芒状,形态温和,无核分裂。

可见散在少数星形细胞,小叶边缘为增生带,细胞密集,其中有纤维母细胞、软骨母细胞及多核巨细胞；肿瘤不浸润周围组织，此肿瘤恶性者极罕见。

（三）黏液样脂肪肉瘤

黏液样脂肪肉瘤，肿瘤呈结节状或分叶状生长，结节的周边细胞相对丰富。

肿瘤由大量的"肺水肿"样黏液性间质和成熟性脂肪细胞样肿瘤细胞组成，其间可见丰富的分枝状薄壁毛细血管，少许脂肪母细胞散布其中。

肿瘤除了圆形、卵圆形至梭形细胞外，还有大小不等的印戒样脂肪母细胞；间质内的薄壁毛细血管网呈丛状、分枝状或鸡爪样，是此瘤的特征形态之一。

（四）横纹肌肉瘤

EMC 发生间变时，肿瘤细胞可呈横纹肌样，表现为细胞明显异型性，短梭形或网球拍样，胞质深嗜伊红色，胞核增大偏位，核仁明显。基质内可缺乏黏液，颇似横纹肌肉瘤。因此，免疫组化肌源性表达阴性时，应考虑到 EMC 的可能性。

（五）脊索瘤

脊索瘤通常发生在骶尾部、颅底、颈椎；无纤维包膜，浸润破坏骨及邻近的神经组织。

当 EMC 含有大量黏液性基质，肿瘤细胞单个或成团飘浮于基质内时，形态学颇似脊索瘤，两者均可表达 S－100、CK 和波形蛋白。研究发现，神经型钙黏蛋白（neural－typecadherin，NCAD）在脊索瘤中高表达（100%），而不表达于 EMC[92]。

八、治疗与预后

（一）治疗

目前，MEC 最有效的治疗方法是手术切除，对于肿块较大者可截肢，术后可辅以放、化疗。

多数文献报道[93-94]，EMC 对放化疗均不敏感；但亦有文献报道[95]，蒽环类药物有一定疗效。Stacchiotti 等[96]报道，使用舒尼替尼治疗了 2 例进展期 EMC，均获得明显疗效，有可能通过抗血管生成活性或是自分泌－旁分泌 PDGFR/VEGFR 激活环抑制肿瘤生长。

虽然手术切除为首选治疗方法，但肿瘤切除不彻底是局部反复复发的最主要因素[17,97]。因此，对可手术的 EMC 以扩大范围的手术切除为主，对于无法手术的局部晚期或转移性 EMC，可给予三维适形、调强适形等放疗为主的放化综合治疗，可明显减轻 EMC 患者痛苦，提高生活质量。

（二）预后

因临床病程漫长、生长缓慢，EMC 被归类为低度恶性软组织肿瘤，但有研究表明，EMC 具有较高的局部复发率、远处转移率，故认为其是具有一定侵袭性的中度恶性肿瘤；局部复发率在35%～48%，远处复发率高达 50%[98]。尽管 EMC 可局部复发、转移，但其患者的 5 年、10 年、15 年生存率分别为 82%、65% 和 58%[17]，因此，其整体预后良好。

Meis－Kindblom 等[5]报道了 117 例 EMC 的临床结果，局部复发率达 48%，其中 58% 为局部多灶性复发，远处转移率为 46%，最常转移的部位分别为肺、软组织、淋巴结、骨，预后分析提示高龄、肿瘤直径>10cm、肿瘤转移、组织学出现间变、核分裂象>2 个/10HPF 及 Ki－67≥10% 为预后不良因素。

Drilon 等[97]对 87 例 EMC 的治疗及预后进行分析，结果发现，初诊无转移的 EMC，随访中 37% 的患者在中位 3.3 年后出现局部复发，26% 的患者在中位 3.2 年后出现远处转移，5 年、10 年生存率分别为 82% 和 65%，其中 21 例接受可评价的化疗患者，中位 TTP 为 5.2 个月，6 个月 PFS 为 40%。

Kawaguchi 等[17] 分析了 42 例 EMC 的治疗预后，35 例初诊无远处转移的给予根治性手术切除，7 例初诊有肺转移的给予术前放化疗 + 手术切除或姑息手术切除，中位随访 7.4 年，结果表明，41% 出现局部复发，31% 出现远处转移，其中 14.3% 为新发转移，5 年、10 年 DFS 分别为 45% 和 36%，5 年、10 年生存率分别为 100% 和 88%。多因素分析表明，手术不彻底是独立预后因素。

EMC 最常转移的部位依次为肺、软组织、淋巴结、骨及脑组织[99]，亦有转移至胰腺的报道[39]，以及有转移至十二指肠远端和空肠及肠系膜脂肪并引起肠套叠的报道[100]。

目前报道的原发性肺黏液样软骨肉瘤患者术后随访存活时间最长的为 7 年半[52]，最短为术后 45d 死亡[51]。刘有等[32] 报道了 1 例男性，66 岁，左肺上叶原发的骨外黏液样软骨肉瘤，术后 4 个月内死亡，死于胸腔内蔓延。

EMC 患者的预后受多因素影响，高龄（>60 岁）、肿瘤体积较大（最大径 >10cm）、突破包膜、伴有坏死、周围水肿及 Ki-67 高阳性率（≥10%）均为其预后差的危险因素[101]；但也有研究报道[17]，组织学分级和临床参数与无病生存、转移及复发之间无显著的差异。

约 29% 的病例出现细胞丰富、缺乏黏液、"去分化"及"横纹肌样细胞"等间变现象，如果肿瘤细胞少、异型性小且黏液丰富者，预后较好，具有横纹肌样形态的则提示预后不佳。

儿童和青少年患者目前有 15 例报道，临床观察发现，更具侵袭性的临床经过[34]。

(王启鸣)

参考文献

[1] Christopher D M. Fletcher, Julis A, et al. WHO Classification of Tumours of Soft Tissue and Bone[J]. WHO, 2013：239 – 294.

[2] Wang W L, Mayordomo E, Czerniak B A, et al. Fluorescence in situ hybridization is a useful ancillary diagnostic tool for extraskeletal myxoid chondrosarcoma[J]. Mod Pathol, 2008, 21(11)：1303 – 1310.

[3] Sjogren H, Meis – Kindblom J M, Orndal C, et al. Studies on the molecular pathogenesis of extraskeletal myxoid chondrosarcoma – cytogenetic, molecular genetic, and cDNA microarray analyses[J]. Am J Pathol, 2003, 162(3)：781 – 792.

[4] Coindre J M. New WHO classification of tumours of soft tissue and bone[J]. Ann Pathol, 2012, 32(5 Suppl)：S115 – S116.

[5] Meis – Kindblom J M, Bergh P, Gunterberg B, et al. Extraskeletal myxoid chondrosarcoma：a reappraisal of its morphologic spectrum and prognostic factors based on 117 cases[J]. Am J Surg Pathol, 999, 23(6)：636 – 650.

[6] Hisaoka M, Hashimoto H. Extraskeletal myxoid chondrosarcoma：updated clinicopathological and molecular genetic characteris tics[J]. Pathol Int, 2005, 55(8)：453 – 463.

[7] Brody R I, Ueda T, Hamelin A, et al. Molecular analysis of the fusion of EWS to an orphan nuclear receptor gene in extraskeletal myxoid chondrosarcoma[J]. Am J Pathol, 1997, 150(3)：1049 – 1058.

[8] Antonescu C R, Argani P, Erlandson R A, et al. Skeletal and extraskeletal myxoid chondrosarcoma：a comparative clinicopathological, ultrastructural, and molecular study[J]. Cancer, 1998, 83(8)：1504 – 1521.

[9] Letson G D, Muro – Cacho C A. Genetic and molecular abnormalities in tumors of the bone and soft tissues[J]. Cancer Control, 2001, 8(3)：239 – 251.

[10] 郭春花, 杨海涛. 颈部巨大骨外黏液样软骨肉瘤一例[J]. 临床放射学杂志, 2018, 37(3)：549 – 550.

[11] Unni K K, Inwords C Y, Bridge J, et al. Tumors of the bone and joints[M]. 4th ed. Washington DC：Armed Forces Institute Pathology, 2005：73 – 90.

[12] Stout A P, Verner E W. Chondrosarcoma of the extraskeletal soft tissues[J]. Cancer, 1953, 6(3)：581 – 590.

[13] Enzinger F M, Shiraki M, Extraske L, et al. myxoid chondrosarcoma. An analysis of 34 cases[J]. Hum Pathol,

1972，3（3）：421 - 435.

[14]　廖谦和，谭诗平，安慧敏. 巨大骨外黏液样软骨肉瘤 1 例［J］. 诊断病理学杂志，2017，24（7）：559，封 3.

[15]　方三高，李昱，马强，等. 骨外黏液样软骨肉瘤的临床病理分析［J］. 中国癌症杂志，2013，23（9）：728 - 732.

[16]　Ye X F，Mi C，Li Y，et al. Clinicopathological features of extraskeletal myxoid chondrosarcoma：an analysis of 9 cases［J］. China J Cancer Res，2008，20（3）：230 - 236.

[17]　Kawaguchi S，Wada T，Nagoya S，et al. Extraskelet al myxoid chondrosarcoma：a multi - institutional study of 42cases in Japan［J］. Cancer，2003，97（5）：1285 - 1292.

[18]　Alexander G E，Henderson E R，Rodiguez A R，et al. Extraskeletal myxoid chondrosarcoma：rare presentation in the knee joint space［J］. Orthopedics，2009，32（12）：919 - 920.

[19]　Yi J M，Park Y K，Choi Y M，et al. Bulbous urethra involved in perineal extraskeletal myxoid chondrosarcoma in a child［J］. Int J Urol，2004，11（6）：436 - 439.

[20]　徐红，杨昌伟，王映梅，等. 骨外黏液样软骨肉瘤的临床病理学观察［J］. 中华病理学杂志，2014，43：30 - 33.

[21]　岳振营，庞闽厦，田昭俭，等. 胼胝体原发性骨外黏液样软骨肉瘤 1 例并文献复习［J］. 临床与实验病理学杂志，2018，34（6）：688 - 690.

[22]　邵睿，范钦和. 骨外黏液性软骨肉瘤 28 例临床病理分析［J］. 诊断病理学杂志，2016，23（5）：321 - 323，364.

[23]　叶秀峰，米粲，刘琼. 骨外黏液样软骨肉瘤的临床病理研究［J］. 重庆医科大学学报，2009，34（5）：645 - 646.

[24]　邓雪英，唐景龙，王颖，等. 骨外黏液样软骨肉瘤 CT、MR 特征及病理基础［J］. 临床放射学杂志，2015，34（9）：1458 - 1462.

[25]　曾英，方三高，李艳青，等. 桥小脑角原发性黏液型软骨肉瘤临床病理观察［J］. 诊断病理学杂志，2014，21（7）：444 - 447.

[26]　Shivapathasundram G，Sammons V，Darwish B. Spinal intradural myxoid chondrosarcoma［J］. J Neurosurg Spine，2012，17（4）：280 - 284.

[27]　Arpino L，Capuano C，Gravina M，et al. Parasellar myxoid chondrosarcoma：a rare variant of cranial chondrosarcoma［J］. J Neurosurg Sci，2011，55（4）：387 - 389.

[28]　Sorimachi T，Sasaki O，Nakazato S，et al. Myxoid chondrosarcoma in the pineal region［J］. J Neurosurg，2008，109（5）：904 - 907.

[29]　Sala F，Talacchi A，Beltramello A，et al. Intracranial myxoid chondrosarcoma with early intradural growth［J］. J Neurosurg Sci，1998，42（3）：159 - 163.

[30]　Smith T W，Davidson R I. Primary meningeal myxochondrosarcoma presenting as a cerebellar mass：case report［J］. Neurosurgery，1981，8（5）：577 - 581.

[31]　Scott R M，Dickersin R，Wolpert S M，et al. Myxochondrosarcoma of the fourth ventricle. Casereport［J］. J Neurosurg，1976，44（3）：386 - 389.

[32]　刘有，张晓欢，宋志刚，等. 肺原发性骨外黏液样软骨肉瘤临床病理观察［J］. 诊断病理学杂志，2019，26（8）：523 - 527.

[33]　Sandberg A A. Genetics of chondrosarcoma and related tumors［J］. Curr Opin Oncol，2004，16（4）：342 - 354.

[34]　Boyd A S. Chromosomal translocation - negative cellular extraskeletal myxoid chondro - sarcoma in an adolescent female［J］. J Cutan Pathol，2012，39（9）：872 - 876.

[35]　Domanski H A，Carlén B，Mertens F，et al. Extraskeletal myxoid chondrosarcoma with neuroendocrine differentiation：a case report with fine - needle aspiration biopsy，histopathology，electron microscopy，and cytogenetics［J］. Ultrastruct Pathol，2003，27（5）：363 - 368.

[36]　Harris M，Coyne J，Tariq M，et al. Extraskeletal myxoid chondrosarcoma with neuoendocrine differentiation：a pathologic，cytogenetic，and molecular study of a case with a novel translocation t（9；17）（q22；q11. 2）［J］. Am J Surg Pathol，2000，24（7）：1020 - 1026.

[37]　Subramanian S，West R B，Marinelli R J，et al. The gene expression profile of extraskeletal myxoid chondrosarcoma［J］. J Pathol，2005，206（4）：433 - 444.

[38]　白云鹏，董扬. 骨外黏液样软骨肉瘤一例并文献复习［J］. 中国骨与关节杂志，2012，1（2）：212 - 214.

[39]　Fotiadis C，Charalambopoulos A，Chatzikokolis S，et al. Extraskeletal myxoid chondrosarcoma metastatic to the pancreas：a case report［J］. World J Gastroenterol，2005，11：2203 - 2205.

［40］ Gupta Sushilkumar Satish, Khanna Neha, Jacobi Adam. Curious case of extraskeletal myxoid chondrosarcoma［J］. Lung India, 2017, 34（2）: 170 – 172.

［41］ Santacruz M R, Proctor L, Thomas D B, et al. Extraskeletal myxoid chondrosarcoma: a report of a gynecologic case［J］. Gynecol Oncol, 2005, 98: 498 – 501.

［42］ 张鋆歆, 陈妹琼, 张荣山, 等. 骨外黏液样软骨肉瘤 2 例临床病理学特征［J］. 诊断病理学杂志, 2014, 21（5）: 308 – 310.

［43］ Drilon A D, Popat S, Bhuchar G. Extraskeletal myxoid chondrosarcoma: a retrospective review from 2 referral centers emphasizing long – term outcomes with surgery and chemotherapy［J］. Cancer, 2008, 113（12）: 3364 – 3371.

［44］ Siehel JY, Monteil J R, Elidan J. Skull base chondroma of extracranial origin［J］. Head Neck, 1994, 16（6）: 578 – 581.

［45］ Rosenberg A E, Nielsen G P, Keel S B, et al. Chondmsarcoma of the base of the skull: a clinicopathologic study of 200 cases with emphasis on its distinction from chordoma［J］. Am J Surg Pathol, 1999, 23（11）: 1370 – 1378.

［46］ Angiero F. Extraskeletal myxoid chondrosarcoma of the left buccal mucosa［J］. Anticancer Res, 2012, 32（8）: 3345 – 3350.

［47］ Park J H, Kim M J, Kim C J, et al. Intracranial extraskeletal myxoid chondrosarcoma: case report and literature review［J］. J Korean Neurosurg Soc, 2012, 52（3）: 246 – 249.

［48］ Geldarblom H, Hogeadoom P C, Dijkstra S D, et al. The clinical approach towards ehondrosareoma［J］. Oncologist, 2008, 13（3）: 320 – 329.

［49］ 曹晓昱, 张俊廷, 张力伟, 等. 颅内软骨肉瘤的诊疗和预后分析［J］. 中华神经外科杂志, 2012, 28（9）: 923 – 926.

［50］ Jiang J, Shen Q, Ding W, et al. Primary pulmonary chondrosarcoma and a fast – growing mass that accidentally mimicked teratoma［J］. Journal of thoracic disease, 2016, 8（9）: E947 – E951.

［51］ Kalhor N, Suster S, Moran C A. Primary pulmonary chondrosarcomas: a clinicopathologic study of 4 cases［J］. Human pathology, 2011, 42（11）: 1629 – 1634.

［52］ Ichimura H, Endo K, Ishikawa S, et al. Primary chondrosarcoma of the lung recognized as a long – standing solitary nodule prior to resection［J］. The Japanese journal of thoracic and cardiovascular surgery: official publication of the Japanese Association for Thora, 2005, 53（2）: 106 – 108.

［53］ 张国亮, 米丽丽, 曾辉, 等. 肺原发性软骨肉瘤 1 例报道［J］. 诊断病理学杂志, 2018, 25（03）: 218 – 219.

［54］ 方应国, 章格宁, 蝗国铮, 等. 肺原发性软骨肉瘤 2 例及文献复习［J］. 临床与实验病理学杂志, 2000, 16（5）: 374 – 376.

［55］ 黄海建, 陈小岩, 郑智勇. 骨外黏液样软骨肉瘤七例临床病理分析［J］. 中华病理学杂志, 2016, 45（1）: 25 – 30.

［56］ 邰艳红, 耿明. 骨外黏液样软骨肉瘤研究进展［J］. 中华肿瘤防治杂志, 2007, 14: 463 – 466.

［57］ Okamoto S, Hisaoka M, Ishida T, et al. Extraskeletal myxoid chondrosarcoma: a clinicopathologic, immunohistochemical, and molecular analysis of 18 cases［J］. Hum Pathol, 2001, 32（10）: 1116 – 1124.

［58］ Ibrahim Z A, Chan W H, Wong S L, et al. Extraskeletal myxoid chondrosarcoma of the thigh in a child: a case report［J］. J Orthop Surg（Hong Kong）, 2014, 22: 423 – 426.

［59］ Zhang G W, Wang A J, Zhang G H, et al. Extraskeletal myxoid chondrosarcoma: A report of two cases［J］. Oncol Lett, 2014, 7: 1289 – 1291.

［60］ Bhamra J S, Alorjani M, Skinner J A, et al. Intra – articular extraskeletal myxoid chondrosarcoma of the ankle［J］. Skeletal Radiol, 2012, 41: 1017 – 1020.

［61］ 杨艳红, 李颖, 施宏萍, 等. 骨外黏液样软骨肉瘤 1 例 CT 表现并文献复习［J］. 影像研究与医学应用, 2018, 2（24）: 135 – 136.

［62］ 齐滋华, 王鲁仲, 李传福. 骨外黏液样软骨肉瘤一例［J］. 中华放射学杂志, 2004, 38（11）: 1126.

［63］ 梁晓超, 赵振华, 王伯胤. 骨外黏液样软骨肉瘤 1 例［J］. 医学影像学杂志, 2016, 26（3）: 565 – 566.

［64］ 涂圣旭, 涂汉军. 左颞顶骨外黏液样软骨肉瘤 1 例［J］. 中国临床神经外科杂志, 2018, 23（1）: 63.

［65］ 亢延卿, 杜联军, 丁晓毅, 等. 髋臼软骨肉瘤的影像表现及病理相关性分析［J］. 实用放射学杂志, 2011, 27: 571 – 575.

［66］ 张芳, 段小慧, 温学花, 等. 颅底颌面部黏液型软骨肉瘤 CT 和 MRI 表现［J］. 实用放射学杂志, 2014, 30: 44 – 48, 68.

［67］ Meis – Kindblom J M, Bergh P, Gun terberg B, et al. Extraskeletal myxoid chondrosarcoma: a reappraisal of its morphologics pectru m and prognostic factors based on 117 cases［J］. Am J Surg Pathol, 1999, 23（6）: 636 – 650.

[68] 曹殿波，许冰，赵阳，等. 一例左肺上叶间叶性软骨肉瘤的影像表现[J]. 中华放射学杂志，2010，44（3）：326.

[69] Parker L A, Molina P L, Bignault A G, et al. Primary pulmonary chondrosarcoma mimicking bronchogenic cyst on CT and MRI[J]. Clin Imaging, 1996, 20(3)：181 – 183.

[70] 贾铭，黄婵桃，陈卫国，等. 肺软骨肉瘤1例[J]. 中国医学影像技术，2006（02）：208.

[71] 潘宝艳，李辉，杨丰才. 肺内软骨肉瘤一例[J]. 临床放射学杂志，2001，20（11）：889.

[72] 张文德，韩昆，王峰，等. 颅底软骨肉瘤[J]. 中华神经外科杂志，2003，19（6）：429 – 431.

[73] 郭文若，杨钰斌，吴春林，等. 骨外黏液样软骨肉瘤临床病理学观察[J]. 国际医药卫生导报，2020，26（17）：2562 – 2566.

[74] Almefly K, Pravdenkova S, Colli B O, et al. Chordoma and chondrosarcoma：similar, but quite different, skull base tumors[J]. Cancer, 2007, 110(11)：2457 – 2467.

[75] 彭泽峰，夏宇，陈风华，等. 颅底软骨肉瘤CT、MRI与病理表现[J]. 中国医学影像技术，2006，22（3）：398 – 400.

[76] Goh Y W, Spagnolo D V, Platten M, et al. Extraskeletal myxoid chondrosarcoma：a light microscopic, immunohistochemical, ultrastructural and immuno – ultrastructural study indicating neuroendocrine differentiation[J]. Histopathology, 2001, 39(5)：514 – 524.

[77] DeBlois G, Wang S, Kay S. Microtubular aggregates within rough endoplasmic reticulum：an unusual ultrastructural feature of extraskeletal myxoid chondrosarcoma[J]. Hum Pathol, 1986, 17(5)：469 – 475.

[78] Zamecnik M, Michal M, Gomolcak P, et al. Extraskeletal myxoid chond rosarcom a with neuroendocrine differentiation[J]. Cesk Patol, 1999, 35(3)：90 – 93.

[79] 邢晓皖，蟑国铮，胡闻，等. 具有神经内分泌分化的肺黏液软骨肉瘤[J]. 临床与实验病理学杂志，2000，16（6）：458 – 460.

[80] Harris D, Coyne J, Tariq M, et al. Extraskeletal myxoid chondrosarcoma with neuronendocrine differentiation[J]. Am J Surg Pathol, 2000, 24：1020 – 1026.

[81] Fletcher C D M, Unni K K, Mertens F. World Health Organizition of tumors. Pathology & genetics tumors of soft tissue and bone[M]. Lyon：IARC, 2002：213 – 215.

[82] Lucas D R, Fletcher C D M, Adsay N V, et al. High – grade extraske letalmyxoid chondrosarcoma：high – grade epithelioid malignancy[J]. Histopathology, 1999, 35(3)：201 – 208.

[83] Oshiro Y, Shiratsuchi H, Tamiya S, et al. Extraskeletal myxoid chondrosarcoma with rhabdoid features, with special reference to its aggressive behavior[J]. Int J Surg Pathol, 2000, 8(2)：145 – 152.

[84] You Qin, Hai – bo Zhang, Chang – Shu Ke, et al. Primary extraskeletal myxoid chondrosarcoma in cerebellum[J]. Medicine, 2017, 96(47)：1 – 6.

[85] Oliveira A M, Sebo T J, Mcgrory J E, et al. Extraskeletal myxoid chondrosarcoma：a clinicopathologic, immunohistochemical and ploidy analysis of 23 cases[J]. Mod Pathol, 2000, 13(8)：900 – 908.

[86] 黄文斌，李青，周晓军. 骨外黏液样软骨肉瘤的临床病理学与分子遗传学研究进展[J]. 诊断病理学杂志，2006，13（5）：385 – 387.

[87] Hisaoka M, Okamoto S, Koyama S, et al. Microtubule – associated protein – 2 and class Ⅲ beta – tubulin are expressed in extraskeletal myxoidchondrosarcoma[J]. Mod Pathol, 2003, 16(5)：453 – 459.

[88] Sangoi A R, Dulai M S, Beck A H, et al. Distinguishing chordoid meningiomas from their histologic mimics：an immunohistochemical evaluation[J]. Am J Surg Pathol, 2009, 33(5)：669 – 681.

[89] Shon W, Folpe A L, Fritchie K J. ERG expression in chondrogenic bone and soft tissue tumours[J]. Journal of clinical pathology, 2015, 68(2)：125 – 129.

[90] Akihiko, Yoshida, Naohiro, et al. INSM1 expression and its diagnostic significance in extraskeletal myxoid chondrosarcoma[J]. Modern Pathology, 2018, 31(5)：744 – 752.

[91] Demicco E G, Wang W L, Madewell J E, et al. Osseous myxochondroid sarcoma：a detailed study of 5 cases of extraskeletal myxoid chondrosarcoma of the bone[J]. Am J Surg Pathol, 2013, 37(5), 752 – 762.

[92] Laskin W B, Miettinen M. Epithelial – type and neural – type cadherin expression in malignant noncarcinomatous neoplasms with epithelioid features that involve the soft tissues[J]. Arch Pathol Lab Med, 2002, 126(4)：425 – 431.

[93] Saleh G, Evans H L, Ro J Y. et al. Extraskeletal myxoid chondrosarcoma. A clinicopathologic study of ten patients with long – term follow – up[J]. Cancer, 1992, 70(2)：2827 – 2830.

[94] Han K, Sun Y J, Shen Z. Extraskeletal myxoid chondrosarcoma: a case report of complete remission by chemotherapy and review of the literature[J]. BMJ Case Rep, 2010, 2010: 2009 - 2128.

[95] Stacchiotti S, Dagrada G P, Sanfilippo R, et al. Anthracyclinebased chemotherapy in extraskeletal myxoid chondrosarcoma: a retrospective study[J]. Clin Sarcoma Res, 2013, 3(1): 16 - 20.

[96] Stacchiotti S, Dagrada G P, Morosi C, et al. Extraskeletal myxoid chondrosarcoma: tumor response to sunitinib[J]. Clin Sarcoma Res, 2012, 2(1): 22 - 33.

[97] Drilon A D, Popat S, Bhuchar G, et al. Extraskeletal myxoid chondrosarcoma: a retrospective review from 2 referral centers emphasizing long - term outcomes with surgery and chemotherapy[J]. Cancer, 2008, 113(12): 3364 - 3371.

[98] Kapoor N, Shinagare A B, Jagannathan J P, et al. Clinical and radiologic features of extraskeletal myxoid chondrosarcoma including initial presentation, local recurrence, and metastases[J]. Radiol Oncol, 2014, 48(3): 235 - 242.

[99] Neena Kapoor, Atul B, Shinagare, et al. Clinical and radiologic features of extraskeletal myxoid chondrosarcoma including initial presentation, local recurrence, and metastases[J]. Radiology and Oncology, 2014, 48(3): 235 - 242.

[100] Bustinza - Linares E, Socola F, Emani V, et al. Extraskeletal myxoid chondrosarcoma with small bowel metastasis causing bowel obstruction[J]. Case Rep Oncol Med, 2012, 2012: 621025.

[101] Oliveria A M, Sebo T J, MeGrory J E, et al. Extraskeletal myxoid chondrosarcoma: a clinicopathologic, immunohistochemical, and pliody analysis of 23 cases[J]. Mod Pathol, 2000, 13(8): 900 - 908.

第十三节　原发性肺动脉肉瘤

一、概述

(一)流行病学

内膜肉瘤是具有纤维母细胞或肌纤维母细胞等分化的高度恶性间叶组织肿瘤[1-3],原发性肺动脉肉瘤(primarypulmonary artery sarcoma, PPAS)是一种极为罕见的起源于肺动脉的恶性肿瘤[4-7],1923年,Mandelstanm通过尸体解剖首先发现并报道了PPAS[8]。

原发性肺动脉内膜肉瘤的发病率为0.00039%~0.001%[9-15],Pubmed检索,截至2019年约400例报道[16-21],国外文献累计报道<200例[22]。我国自1999年开始有报道以来,迄今手术病理证实的病例有30余例,大多数术前被误诊为肺嗜酸性粒细胞浸润症(pulmonary infiltration with eosinophilia, PIE)[23-24]。

原发性肺动脉肉瘤以女性稍多见,男女之比为1:1.3[25-28];发病年龄跨度很大,从2个月至9岁,但80%集中在36~70岁,平均年龄49.3岁[29-32];仅有1例报道发生在2岁的儿童[33]。郭凌川等[34]对国内公开发表的原发性肺动脉内膜肉瘤进行文献检索,结果发现,截至2012年5月,共有19篇文献报道了20例肺动脉内膜肉瘤[35-51],男性8例,女性12例,年龄21~75岁,平均年龄(46±13)岁。陈鑫等[52]报道了17例肺动脉肉瘤,男性7例,女性10例,年龄15d至65岁,平均年龄(48.9±10.6)岁;周锦桃等[19]报道了12例肺动脉肉瘤,男性7例,女性5例,男女比例为1.4:1,年龄范围21~73岁,中位年龄54岁。高元明等[24]报道了11例原发性肺动脉肉瘤,男性4例,女性7例,平均年龄(44.3±9.1)岁。

(二)组织起源

PPAS可发生在心脏瓣膜及右心室流出道,主要在肺动脉主干腔内生长[53-55];但其组织起源目前尚不明确,Bhagwat等[14]认为,PPAS可能起源于肺动脉干或心球肌原基具有多向分化能力的(胚胎)心球肌原基的原始多潜能间质细胞,可向多个方向分化;有研究证实[56],在小动脉内膜中确实存在此类细胞。

目前,多数学者认为[57-58],PPAS起源于肺动脉内膜或内膜下层有多向分化潜能的原始间充质细胞。Vasuri等[59]报道了1例未分化肺动脉内膜肉瘤,表达血管分化不同阶段的标志物,如RUNX-1、nestin、WT1、CD44,提出了未分化内膜肉瘤可能起源于突变的血管壁中的干细胞。

肺动脉内膜肉瘤组织发生的分子机制尚不明确,CDK4基因突变在其发病过程中可能具有一定作用[60];目前研究显示[61],肺动脉肉瘤中罕见APC/β-连锁蛋白突变,存在PDGF-RA、MDM2、CKD4、SAS等基因的过表达和扩增以及EGFR的活化,其中血管内膜肉瘤常见PDGFRA扩增,其扩增与此基因的持续活化相关[62-63]。Dewaele等[62]发现,81%的内膜肉瘤存在α-血小板源性生长因子受体(PDGFR-A)基因扩增;而EGFR可与PDGFR-A同时活化以及伴随mdm2的扩增和过表达。Bode-Lesniewska等[63]采用比较基因组(CGH)方法研究肺动脉内膜肉瘤发现,75%(6/8例)的内膜肉瘤在12q13-14区有基因获得和扩增,基因SAS/CDK4、MDM2、GLI、PDGFRA及EGFR的扩增与肿瘤发生发展密切相关。

二、临床表现

PPAS多起病隐匿,临床表现均为非特异性,主要病理生理改变为肺循环进行性阻塞导致肺动脉高压和右心衰竭;大部分患者有肺动脉瓣区第二心音亢进和大循环瘀血体征[15]。最常见的是肺动脉区闻及收缩期杂音[64]。有长期无症状的过程和肺动脉高压及右心衰竭的渐进性症状,且通常发生在疾病的终末阶段[65]。

肺动脉内膜肉瘤临床表现与反复性肺动脉栓塞性病变(PE)有关,早期临床无特异性表现,与PE临床表现相似,均可表现为呼吸困难、胸痛、咳嗽和咯血或痰中带血、晕厥、体重减轻、发热等[66-67]。高元明等[24]报道了11例原发性肺动脉肉瘤,临床主要表现有活动性呼吸困难、胸痛、咳嗽、咯血、晕厥等。

血管症状的发生,仅在管腔受压或侵犯时,出现血栓形成或动脉重度狭窄的结果;通常显示心脏收缩期杂音,包括其他右心衰竭和慢性肺动脉高压的症状,如发绀、水肿、颈静脉扩张、肝肿大及杵状指。Pewarchuk等[68]报道,主要症状有胸闷及呼吸困难/急促、胸背部疼痛、咳嗽、咯血及体重下降等,均与肺循环进行性阻塞的病理生理有关[69]。陈鑫等[52]报道了17例肺动脉肉瘤,呼吸困难/气短10例、咳嗽8例、胸闷6例、胸痛4例、发热3例、咯血3例、痰中带血3例、心悸3例,其他症状包括头晕、恶心、上腹胀满、气促、消瘦、双下肢水肿及乏力等。

Sebenik等[70]报道,40%的PPAS病例肿瘤可直接浸润或转移至肺,约20%的病例胸腔外扩散累及肺、肾、淋巴结、脑和皮肤;而发生于主动脉的内膜肉瘤常通过动脉血栓播散,向远处转移至骨、腹膜、肝和肠系膜淋巴结。Pewarehuk等[68]研究发现,原发性肺动脉肉瘤确诊时50%已有肺转移,16%已有远处转移。也有报道转移到胰腺、肾脏、脑、淋巴结、皮肤和骨,转移到脊柱可导致caudaequina综合征[58]。

三、影像学检查

原发性肺动脉肉瘤影像学检查主要包括超声心电图、X线胸片、CT肺动脉造影、MRI肺动脉造影、X线肺动脉造影等,其典型影像学表现为肺门影扩大、肺内结节影、心影扩大及肺血减少的

"三叶草"征，并可见与肿瘤转移一致的胸膜浸润或肺内结节。

（一）超声心动图检查

心脏彩超为无创检查，安全方便，可作为诊断原发性肺动脉肉瘤的辅助检查，并可测定肺动脉压、监测肺动脉肉瘤复发情况，可与肺栓塞等引起的右心室增大、肺动脉高压的疾病鉴别。

超声心动图检查简便、价廉，经胸或食管超声心动图可辅助诊断 PPAS，但应用食管超声心动图诊断 PPAS 还不确定[71]。

超声心电图可检测出右心室流出道、肺动脉及其分支处病变，PPAS 超声表现为内部回声多不均匀，可有包膜回声，或囊性无回声区，证明肿瘤内部有坏死；早期肿瘤有一定的活动度，可观察到肿瘤内的血流信号，当肿瘤侵犯肺动脉瓣时可见肿物随血流摆动；而肺血栓栓塞（PTE）肿块固定，无血流信号，亦无"摆动现象"。因此，超声心电图可鉴别 PPAS 与 PTE[72]。熊长明等[73]报道，原发性肺动脉肉瘤主要累及主肺动脉及左、右肺动脉，其中近 90% 有 2 个以上部位受累，85% 的患者主肺动脉有病变，71% 右肺动脉有病变，65% 左肺动脉有病变，10% 累及右室流出道。高元明等[24]报道了 11 例原发性肺动脉肉瘤，超声心动图显示，右心室扩大、肺动脉高压、右室流出道及主肺动脉内占位性病变，下肢静脉超声正常。

（二）X 线检查

X 线胸片，PAS 主要表现为肺门阴影扩大、肺动脉增宽、外周血管纹理稀疏、肺内结节影、心影扩大等。

典型的 PPAS 具有肺门影增大、肺内结节影、心影扩大的"三叶草"征[64]。

（三）CT 检查

CT 检查，可发现 PAS 包括不同的肿瘤性衰减由于缺乏充盈即累及主要为肺动脉主干近端的完全腔内径，伴有不同程度地向一到两侧肺动脉血管内延伸，有时可见血管外侵犯。

增强 CT 是诊断 PPAS 的主要影像学方法，对肺动脉原发肿瘤的临床诊断意义较大[74]。

CT 肺动脉造影（CTPA），可显示肺动脉不均匀性扩张和管腔内软组织充盈缺损，密度常不均匀，对 PPAS 的临床诊断意义较大。

CT 肺动脉造影在鉴别肺动脉肉瘤与肺栓塞之间往往不能提供充分的依据，给诊断肺动脉肉瘤带来了很大的挑战。两者均可见肺动脉扩张，管腔内充盈缺损，管腔狭窄，其主要鉴别要点如下：

肺动脉肉瘤往往侵占整个肺动脉近端或主干管腔的直径，并呈膨胀性生长；由于肉瘤组织的出血、坏死和偶尔的骨化，肺动脉肉瘤组织往往密度不均匀；钙化见于慢性肺栓塞；增强 CT 上肉瘤组织可出现强化，而血栓则密度均匀；肺动脉肉瘤晚期可出现向管腔外的侵袭或远处转移。

PPAS 与 PTE 均有血管内的充盈缺损，PPAS 表现的多是主、肺动脉甚至右心室流出道内大块充盈阴影，表面不规则，呈分叶或分隔现象，由于肿瘤内可有出血坏死，增强 CT 时可出现不均匀强化；PTE 表现为偏心、附壁的充盈缺损，强化均一[75]。

（四）MRI 检查

MRI 检查具有良好的空间分辨率和组织分辨率，是肺动脉肉瘤的重要检查方法[76-78]。MRI 增强显像及动态扫描，PPAS 表现为中心肺动脉腔内异常信号，肺动脉肉瘤病灶可出现强化，而肺栓塞无强化征象。

四、组织病理学

内膜肉瘤的发生最常见部位是右肺动脉，其次为左肺动脉、肺瓣膜，最少见的是右心室流出道[27]。

PAS 好发于肺动脉主干，肿瘤多沿血流方向延伸至肺动脉各级分支，有时也可以逆血流方向生长；少见病例累及肺动脉瓣及右室流出道[9,79]。据统计，90% 的脉动性肉瘤累及 2 个以上部位，85% 有肺主动脉受累，65% 有左肺动脉受累，32% 侵及肺动脉瓣，10% 侵及右室流出道。

内膜肉瘤主要在血管腔内生长并阻塞血管腔，可形成肿瘤性栓子，从而导致外周血管栓塞或种植转移[6]；肿瘤还可浸透血管壁直接侵犯肺组织或转移至肺组织，甚至转移至远处脏器[80]。

原发性肺动脉肉瘤的病理表现多样，可简单分为内膜肉瘤和管壁肉瘤，但内膜肉瘤占绝大多数，故肺动脉肉瘤一般即指内膜肉瘤，肺动脉内膜肉瘤（pulmonary artery intimal sarcoma）等同于肺动脉肉瘤（pulmonary artery sarcoma，PAS），大多数内膜肉瘤细胞显示纤维母细胞或肌纤维母细胞分化。

肺动脉内膜肉瘤是指发生在肺循环大动脉壁的恶性间叶肿瘤，目前认为，PAS 是起源于内皮下的内膜间叶细胞[26]。光镜下肿瘤组织学模式范围从间变的未分化圆形细胞到漩涡状的梭形细胞[81]；形态学上，至少已报道 10 种亚型，如未分化肉瘤、平滑肌肉瘤、横纹肌肉瘤、纤维肉瘤、黏液肉瘤、恶性间叶瘤、软骨肉瘤、血管肉瘤、骨肉瘤和未分化多形性肉瘤[82]。

Sebenik 等[70]将内膜肉瘤中能够区分出组织分化方向的肿瘤归入分化型内膜肉瘤（differentiated intimal sarcoma，DIS），反之则归入未分化型内膜肉瘤（undifferentiated intimal sarcoma，UIS）。

分化型内膜肉瘤形态学可表现为肌纤维母细胞肉瘤、未分化多形性肉瘤、血管肉瘤、上皮样血管内皮瘤、平滑肌肉瘤、横纹肌肉瘤、黏液样软骨肉瘤等，因此在分化型内膜肉瘤中可观察到多种肿瘤成分，其中最多见者为血管肉瘤成分，其他如横纹肌肉瘤成分、平滑肌肉瘤成分、纤维肉瘤成分、未分化多形性肉瘤样成分、骨肉瘤成分、软骨肉瘤成分等亦可见到[53,83]。

未分化型内膜肉瘤的肿瘤细胞之间黏附性差，核浆比例高，细胞核明显异型伴较多病理性核分裂象，单个肿瘤细胞类似透明细胞肉瘤细胞或间变性大细胞性淋巴瘤细胞。

组织病理学检查发现，多数原发性肺动脉内膜肉瘤呈低分化或未分化的恶性梭形细胞肉瘤，具有成纤维细胞或肌纤维母细胞分化特征，瘤细胞异型性、核分裂象及坏死在各个病例之间有较大差异，部分肿瘤组织内可见明显的黏液变性或瘤细胞呈上皮样。临床上，未分化型内膜肉瘤最常见，Sebenik 等[70]复习文献报道的 180 例大动脉原发肉瘤，61% 分类为内膜肉瘤，仅 26% 为分化型。Han 等[84]报道 20 例 PAS 中，有 13 例为内膜肉瘤（65.0%），6 例为高级别肉瘤（30.0%）；甘辉立等[85]的回顾性研究显示，最常见的病理类型为内膜肉瘤（36.8%）及平滑肌肉瘤（21.1%）。WHO 软组织肿瘤分类中定义的内膜肉瘤主要指的是未分化型，但归于"分化不确定的肿瘤"之中。

（一）大体观

肿瘤直径 1～10cm，肿块与血管壁相连，不易脱落；呈管腔内息肉状生长，有时可发现肿瘤组织呈黏液样或呈血管型；肿块切面多为灰白、灰黄色，质地中等，有光泽，出血、坏死及囊性变少见；如果肿瘤有骨肉瘤分化，则可呈较硬的质地。

（二）镜下观

肺动脉内膜肉瘤的组织学表现为低分化或未分化的恶性间叶组织肿瘤，肿瘤可由梭形细胞、上皮样细胞构成，细胞异型性、核分裂活性、坏死、核多形性程度不等；可出现高度间变的多形性肿瘤细胞；低级别和高级别区域可同时存在，分级绝大多数为 2～3 级[61]。肿瘤不同区域细胞密度不等，斑片状富含梭形细胞与富含胶原的少细胞区域交替存在。电镜检查提示，肿瘤细胞起源可能为内皮源性、肌纤维母细胞源性、脂肪源性或平滑肌源性。

UIS 在镜下常与富含纤维成分的血栓非常相似，表面覆盖一薄层弥漫排列的梭形细胞，肿瘤细胞之间黏附性差，核质比例高，核明显异型，伴较多病理核分裂象，胞质稀少，偶尔呈空泡状；单个瘤细胞类似黑色素瘤或间变淋巴瘤的肿瘤细胞；同时可见上皮样细胞和多核瘤巨细胞散在分布。

UIS 一旦突破血管壁浸润外膜及邻近组织，其组织学呈现出多形性肉瘤或 DIS 的特点，具有血管肉瘤、平滑肌肉瘤、横纹肌肉瘤、脂肪肉瘤、骨肉瘤或软骨肉瘤等一种或多种分化区域。

五、免疫组化

原发性肺动脉肉瘤的免疫表型缺乏特异性，大多数的肿瘤细胞显示纤维母细胞或肌纤维母细胞分化。

Vimentin 和 osteopotin 常阳性[86-87]，当肿瘤显示平滑肌或血管分化时，肌源性标记 actin、SMA 及 desmin 可显示不同程度的阳性，血管标志物 CD34、CD31、FⅧRAg 和 Fli-1 在血管肉瘤分化区可阳性[88-89]。Sebenik 等[70]认为，CD31 和 Fli-1 为未分化血管内膜肉瘤较特异的表达指标。张云岗等[67]分析了文献报道的 30 例肺动脉 UIS，结果发现，所有病例为间叶性表型，vimentin 阳性，内皮细胞标志物阴性。

Tamborini 等[90]报道，EGFR、PDGFA 及 PDGFB 在 8 例肺动脉内膜肉瘤中弥漫强表达。侯君等[5]报道，HMB45 可呈散在阳性，部分肿瘤可 ER、PR 阳性。

NSE、S-100、EMA、lysozyme、myoglobin、LCA、CK 和 Ulex 阴性[81]。

肺动脉内膜肉瘤常见高增殖率和坏死，增殖指数范围 5%~80%，核分裂活性 1~35/10HPF[61]。

六、诊断

原发性肺动脉内膜肉瘤的临床症状、体征、影像学检查和实验室检查均无特异性。在发病早期，肿瘤尚未发生透壁转移至肺组织和淋巴结时误诊为肺血栓栓塞性疾病非常常见[9,24,27,65,91-93]。周锦桃等[19]报道了 12 例肺动脉肉瘤，7 例患者在确诊前被误诊，主要误诊为肺血栓栓塞症。高元明等[24]报道了 11 例原发性肺动脉肉瘤，11 例患者术前全部被误诊，多数被误诊为肺血栓栓塞症。

心脏超声、胸部 CT、MRI 及 PET-CT 对 PAS 临床诊断有一定帮助。高分辨 CT 可显示，PAS 低衰减充盈缺损占据近端或整个肺动脉管腔，病变处动脉扩张或肿瘤向腔外扩展[94]。陈鑫等[52]指出，增强 CT 对诊断肺动脉肉瘤有显著优势，不仅可清晰显示病变的范围、程度及流出道的受累情况，且可同时检测肺、支气管及纵隔情况；若病变累及肺动脉瓣、右室流出道并分叶/分隔表现，应高度怀疑肺动脉肿瘤的可能。钆增强磁共振可通过检测的血管腔内充盈缺损的深度来鉴别肿瘤与血栓[27]，PET-CT 亦可用于区分血栓与肉瘤的鉴别诊断[26,68,95]，通常情况下，血栓 FDG 摄取呈阴性，而肉瘤 FDG 摄取呈阳性[96]。经支气管镜超声引导下支气管针吸活检术（EBUS-TBNA）可用于PAS 诊断[97]，该方法可获得较高的确诊率；右心导管检查并血管内导管肿块活检是诊断肺动脉肉瘤的有效方法。

根据相关病例报道，大多数患者在手术或尸检中发现。Kruger 等[98]在 1990 年文献复习肺动脉肉瘤共 93 例，60% 为尸检诊断；Cox 等[27]1997 年报道 42 例 PAS 病例，90% 在临死前明确诊断。

目前认为，肺动脉内膜肉瘤的诊断以尸体解剖和术后组织病理学检查结果为"金标准"[22]，免疫表型缺乏特异性，但一般 vimentin 多呈弥漫强阳性，当向平滑肌或血管分化时，可表达 desmin 或CD31、CD34 等内皮细胞标志物[88]。郭凌川等[34]分析了国内报道的 20 例肺动脉内膜肉瘤，通过介入手段确诊 2 例、开胸手术确诊 18 例；12 例临床均诊断为肺血栓栓塞症而给予溶栓和或抗凝治疗但无效。

一般而言，若起病缓慢，病程长；缺乏血栓形成的各种危险因素，CTPA 表现为主肺动脉及左、右肺动脉甚至右心室流出道内大块充盈阴影，肿块密度不均匀、边界不规则，可见分叶或分隔现象，甚至管腔外浸润影；抗凝或溶栓治疗无效甚至加重，应高度怀疑肺动脉肉瘤，进一步获得肿瘤组织，进行病理学检查，可获得明确诊断[80,99]。

七、鉴别诊断

原发性肺动脉肉瘤主要需与肺栓塞相鉴别，其次为肺动脉平滑肌肉瘤、肺转移性血管肉瘤等。

(一)肺栓塞

肺栓塞多起病较急，突发的气短、胸痛、咯血甚至晕厥等，D - 二聚体多明显升高，血清肿瘤标志物正常，抗凝或溶栓治疗效果好。但肺动脉肉瘤的 CT 表现与肺栓塞相似[100]，均可表现为肺动脉内充盈缺损和肺动脉扩张；二者鉴别要点如下[101-102]。

(1)肺动脉内膜肉瘤起病缓慢、隐匿。

(2)肺动脉内膜肉瘤通常无血栓高危因素，而肺栓塞表现为血液高凝状态；肺栓塞经充分抗凝或溶栓治疗后，病灶往往缩小甚至消失，而肺动脉肉瘤则无明显改变。

(3)肺动脉内膜肉瘤侵占肺动脉主干的占 85.0%，侵占右肺动脉的占 71.0%，侵占左肺动脉的占 65.0%，侵占肺动脉瓣的占 32.0%，侵占右心室流出道的占 10.0%，2 个部位以上受累的近90.0%，肺和纵隔转移的病例占 50.0%，远处转移的占 16.0%。

(4)肺动脉肉瘤表现为主肺动脉及左、右肺动脉，甚至右心室流出道内大块充盈阴影，肿块密度不均匀、边界不规则，可见分叶状、结节状或分隔现象。

(5)单侧中央型肺动脉血栓极难见到，肺栓塞一般均可于相应段及亚段肺动脉管腔内见低密度充盈缺损影。

与栓塞类病变的血管突然狭窄、隔断和狭窄后的局部扩张相比，肉瘤的形成是持续性软组织充盈肺动脉，有时可见扩张的血管外壁的不规则，提示肿瘤组织的浸润和播散。

(6)肺动脉肉瘤多呈息肉状或结节状，表面形态不规则，部分肉瘤有完整包膜[75]；进展期肉瘤呈膨胀性生长，可突破肺动脉向腔外生长，以致肺动脉远段充盈缺损影较同级肺动脉增粗，甚至可见管腔外浸润影；而肺栓塞与血流的接触面较为平整。

(7)肺动脉肉瘤瘤体内部常伴血管形成及出血、坏死等，因此密度多不均匀，增强 CT 可有强化，而肺栓塞栓子成分相对简单，密度较均匀，增强 CT 无强化[103]。

(8)CT 所见的钙化影像常见于慢性肺栓塞钙化[104]，而肺动脉肉瘤除了少数骨肉瘤病例可出现骨化外，一般不会出现钙化[105]。

(二)肺动脉平滑肌肉瘤

肺动脉平滑肌肉瘤大多发生于心脏根部，末梢长入左、右肺主动脉。

表现为息肉样或结节状肿块。肿瘤细胞细长，胞质丰富、红染，细胞核中位，末端钝圆或为"雪茄烟形"。分化较差，肿瘤中瘤细胞核较大、浓染且常偏位，常见多核巨细胞。

细胞可呈编织状、栅栏状排列，核分裂象易见，通常无明显的出血或坏死。

免疫组化染色 desmin 和 actin 阳性。

（三）具有血管浸润的肺多形性癌

多表现为有蒂或无蒂的支气管内肿瘤，通常浸润肺实质；镜下显示传统的非小细胞癌，即腺、鳞或大细胞亚型，至少存在 10% 密切相关的恶性梭形细胞和（或）巨细胞。

肿瘤具有核分裂活性，梭形细胞呈束状或席纹状排列，间质可以是纤维样或黏液样。

八、治疗与预后

（一）治疗

据目前所报道的病例中，约一半的肺动脉肉瘤患者曾被误诊为肺血栓栓塞症而延误治疗[21,106]。但一旦肺动脉肉瘤确诊后，应及时完整切除手术，手术方式包括肺动脉内膜剥脱术或肺切除术；外科手术可增加生存时间至 12 ~ 18 个月[31]。治疗的关键是早期诊断和外科手术切除[107]。高元明等[24]报道了 11 例原发性肺动脉肉瘤，11 例患者中 10 例行手术切除治疗，9 例缓解出院，1 例死亡；另 1 例内科治疗死亡。Kim 等[108]成功地为 9 例 PAS 患者进行了外科手术，术后平均存活期为 19.2 个月，其中 1 例达 45 个月以上。

放疗和化疗的作用尚存在争议，但目前倾向于手术联合化疗和（或）放疗，尤其对于无法完全手术切除或术后复发者更推荐尝试[14,109-110]。有报道称[111]，20% 的患者对化疗或放疗有较好反应。有学者认为，术后辅以化疗和（或）放疗，有助于改善患者预后。周锦桃等[19]报道了 12 例肺动脉肉瘤患者，11 例行肺动脉内膜剥脱术或肺动脉 + 肺叶切除术，或术后放化疗，成功随访 10 例，均为手术患者，中位生存期为 18 个月。

临床发现，多数患者在确诊时已属疾病晚期或一般状况差，不能耐受手术，可行化疗或放疗，但疗效仍存争议[16]。一般而言，化疗对于无法切除或复发转移的肉瘤病例是一种选择[9]。Manso 的综述中报道[112]，对于舒缓性化疗，蒽环类和异环磷酰胺类为基础的化疗是可选的方案，在进展期和无法切除的 PAS 中 50% 有治疗反应。有学者认为[89,113]认为，对于肺动脉肉瘤患者的治疗，放化疗有潜在价值。

（二）预后

肺动脉内膜肉瘤恶性程度高，侵袭性较强，可局限侵犯血管壁，转移早，易出现肺及纵隔转移[114-115]，与其他软组织肉瘤相比，脑转移的发生率较高[33]，患者通常死于肿瘤转移性疾病；症状体征缺乏特异性，易误诊，若干预延迟，预后极差，复发率高。

PPAS 平均生存期均为 20 个月[16-17]，1 年、2 年生存率分别为 22% 和 7%，目前最长的无病生存期报道为 27 年[70]。

UIS 患者患病的平均年龄一般晚于 DIS 患者 10 年，其生存期常短于 DIS 患者 50%[70]。

PPAS 最常见的死因是严重的恶病质、脓毒症和多器官衰竭[116]。

PPAS 预后与是否手术、能否被完全切除、病理类型、患者年龄及是否存在转移等密切相关；若无手术干预，平均生存期为 1.5 个月，术后 50% 以上患者存活时间不到 1 年，术后平均存活时间约为 12 个月[15,105,108,117-119]。

PPAS 预后与病理类型有一定相关性，平滑肌肉瘤预后最佳，横纹肌肉瘤预后最差，生存期最短，患者多在术后 3 个月死亡，未分化肿瘤的恶性程度介于两者之间[103,120]。

（廖　娟）

参考文献

［1］ Ebaugh J L, Yuan M, Hu J, et al. Intimal sarcoma of the superficial femoral artery with osteosarcomatous differentiation［J］. Vasc Surg, 2011, 53（5）: 1394 - 1397.

［2］ Scheidl S, Taghavi S, Reiter U, et al. Intimal sarcoma of the pulmonary valve［J］. Ann Thorac Surg, 2010, 89（4）: e25 - e27.

［3］ Jiang W X, Gao C R, Sun J H, et al. Sudden cardiac death caused by a primary intimal sarcoma of the left coronary artery［J］. Int J Legal Med, 2009, 123（6）: 503 - 506.

［4］ Neuville A, Collin F, Bruneval P, et al. Intimal sarcoma is the most frequent primary cardiac sarcoma: clinicopathologic and molecular retrospective analysis of 100 primary cardiac sarcomas［J］. Am J Surg Pathol, 2014, 38（4）: 461 - 469.

［5］ 侯君, 侯英勇, 谭云山, 等. 肺动脉内膜肉瘤 1 例并文献复习［J］. 临床与实验病理学杂志, 2007, 23（3）: 337 - 341.

［6］ 樊祥山, 王益华, 乐美照, 等. 原发性肺动脉内膜肉瘤的临床病理观察［J］. 诊断病理学杂志, 2007, 14（2）: 105 - 109.

［7］ Fatima J, Duncan A A, Maleszewski J J, et al. Primary angiosarcoma of the aorta, great vessels, and the heart［J］. J Vasc Surg, 2013, 57（3）: 756 - 764.

［8］ Mandelstamm M. Uber prim are neubildung endesherzens［J］. Virchows Arch, 1923, 245: 43 - 54.

［9］ Shah D K, Joyce L D, Grogan M, et al. Recurrent pulmonary intimal sarcoma involving the right ventricular outflow tract［J］. Ann Thorac Surg, 2011, 91（3）: e41 - e42.

［10］ Shuster T A, Dall' Olmo C A, Spadone D, et al. Abdominal aortic sarcoma: report of a case with long - term survival and review of the literature［J］. Ann Vasc Surg, 2002, 16（5）: 545 - 549.

［11］ Mattoo A, Fedullo P F, Kapelanski D, et al. Pulmonary artery sarcoma: a case report of surgical cure and 5 - year follow - up［J］. Chest, 2002, 122（2）: 745 - 747.

［12］ Levy E, Korach A, Amir G, et al. Undifferentiated sarcoma of the pulmonary artery mimicking pulmonary thromboembolic disease［J］. Heart Lung Circ, 2006, 15（1）: 62 - 63.

［13］ Li B, Zhang Y, Cai L, et al. Primary pulmonary artery sarcoma differentiated from pulmonary thromboembolism by ventilation perfusion scan. Long survival of the patient［J］. Hell J Nucl Med, 2015, 18（2）: 166 - 168.

［14］ Bhagwat K, Hallam J, Antippa P, et al. Diagnostic enigma: primary pulmonary artery sarcoma［J］. Interact Cardiovasc Thorac Surg, 2012, 14（3）: 342 - 344.

［15］ Dornas A P, Campos F T, Rezende C J, et al. Intimal sarcoma of the pulmonary artery: a differential diagnosis of chronic pulmonary thromboembolism［J］. Bras Pneumol, 2009, 35（8）: 814 - 818.

［16］ Blackmon S H, Rice D C, Correa A M, et al. Management of primary pulmonary artery sarcomas［J］. Ann Thorac Surg, 2009, 87（3）: 977 - 984.

［17］ Kim J B, Kim S H, Lim S Y, et al. Primary angiosarcoma of the pulmonary trunk mimicking pulmonary thromboembo lism［J］. Echocardiography, 2010, 27（2）: e23 - e26.

［18］ 王密, 郜峰, 陈余朋. 肺动脉内膜肉瘤的临床病理学特征: 病例报告及文献综述［J］. 中国现代医生, 2012, 50（2）: 123 - 127.

［19］ 周锦桃, 叶伶. 12 例肺动脉肉瘤患者的临床分析［J］. 临床肿瘤学杂志, 2018, 23（2）: 168 - 170.

［20］ Deng L, Zhu J, Xu J, et al. Clinical presentation and surgical treatment of primary pulmonary artery sarcoma［J］. Interact Cardio Vasc Thorac Surg, 2018, 26（2）: 243 - 247.

［21］ Bandyopadhyay D, Panchabhai T S, Bajaj N S, et al. Primary pulmonary artery sarcoma: a close associate of pulmonary embolism - 20 - year observational analysis［J］. J Thorac Dis, 2016, 8（9）: 2592 - 2601.

［22］ 汪静皎, 杨国仪, 张丽华, 等. 原发性肺动脉肉瘤临床病理观察［J］. 诊断病理学杂志, 2012, 19（2）: 129 - 131.

［23］ 孙海明. 原发性肺动脉肉瘤 1 例并文献复习［J］. 吉林医药学院学报, 2018, 39（1）: 30 - 32.

［24］ 高元明, 刘双. 原发性肺动脉肉瘤 11 例临床分析［J］. 临床肺科杂志, 2010, 15（5）: 671 - 673.

［25］ Ozbek C, Emercan B, Calli A O, et al. Intimal sarcoma of the pulmonary artery with retrograde extension into the pulmonic valve and right ventricle[J]. Tex Heart Inst J, 2007, 34: 119 – 121.

[26] Nonomura A, Kurumaya H, Kono N, et al. Primary pulmonary artery sarcoma: Report of two cases autopsy cases studied by immunohistochemistry and electron microscopy, a nd review of 110 cases reported in the literature[J]. Aeta Pathol Jpn, 1988, 38(7): 883 – 896.

[27] Cox J E, Chiles C, Aquino S L, et al. Pulmonary artery sarcomas: a review of clinical and radiologie features[J]. Comput Assist Tomogr, 1997, 21(5): 750 – 755.

[28] Ote E L, Oriuchi N, Miyashita G, et al. Pulmonary artery intimal sarcoma: the role of 18 F – fluorodeoxyglucose positron emission tomography in monitoring response to treatment[J]. Jpn J Radiol, 2011, 29(4): 279 – 282.

[29] Terra R M, Fernandez A, Bammann R H, et al. Pulmonary artery sarcoma mimicking a pulmonary artery aneurysm [J]. Ann Thorac Surg, 2008, 86(4): 1354 – 1355.

[30] Jiang S, Li J, Zeng Q, et al. Pulmonary artery intimal sarcoma misdiagnosed as pulmonary embolism: A case report [J]. Oncology Letters, 2017, 13(4): 2713 – 2716.

[31] Timmers L, Bové T, De Pauw M. Intimal sarcoma of the pulmonary artery: a report of two cases[J]. Acta Cardiol, 2009, 64(5): 677 – 679.

[32] Lee Y, Kim H J, Yoon H, et al. Clinical characteristics and treatment outcomes of primary pulmonary artery sarcoma in Korea[J]. J Korean Med Sci, 2016, 31(11): 1755 – 1760.

[33] Chappell T, Creech C B, Parra D, et al. Presentation of pulmonary artery intimal sarcoma in an infant with a history of neonatal valvular pulmonic stenosis[J]. Ann Thorac Surg, 2008, 85(3): 1092 – 1094.

[34] 郭凌川, 陈延斌. 原发性肺动脉内膜肉瘤 1 例报告并国内 20 例回顾性分析[J]. 苏州大学学报(医学版), 2012, 32(6): 872 – 875.

[35] 孙丹丹, 任卫东, 陈昕. 超声心动图诊断原发性肺动脉肉瘤 1 例[J]. 中国医学影像技术, 2008, 24 (12): 1862.

[36] 赵婷婷, 张蕴, 陈燕. 肺动脉内膜肉瘤 1 例[J]. 实用放射学杂志, 2008, 24(4): 575 – 576.

[37] 郑芳, 李玉兰, 王琴. 肺动脉内膜肉瘤 1 例[J]. 中国民康医学, 2008, 20(4): 337 – 338.

[38] 林东岩, 杨炳昂, 林凌. 肺动脉内膜肉瘤超声表现 1 例[J]. 中国超声医学杂志, 2011, 27(9): 858 – 859.

[39] 崔洁, 潘翠珍, 舒先红. 肺动脉血管内膜肉瘤的超声心动图表现 1 例[J]. 中国超声医学杂志, 2005, 21(9): 678.

[40] 朱杰, 朱新健, 胡文娟, 等. 肺动脉血管内膜肉瘤一例[J]. 临床放射学杂志, 2011, 30(8): 1247 – 1248.

[41] 龙洪清, 梁辰, 钟亚华, 等. 罕见肺动脉内膜肉瘤一例报告[J]. 中华肿瘤防治杂志, 2008, 15(7): 559 – 560.

[42] 方苏榕, 孙丽华, 谷伟, 等. 介入抽吸术诊断肺动脉内膜肉瘤[J]. 中华结核和呼吸杂志, 2011, 34(8): 634 – 635.

[43] 彭利军, 许峰, 李蕾. 以长期发热为主要表现的肺动脉内膜肉瘤[J]. 临床误诊误治杂志, 2008, 21(3): 26.

[44] 殷国玮. 右肺动脉内膜肉瘤 1 例[J]. 医学创新研究, 2006, 3(6): 145.

[45] 吴东平, 魏启春. 原发性肺动脉内膜肉瘤 1 例[J]. 解放军医学杂志, 2010, 35(7): 894 – 895.

[46] 贾支俊, 樊祥山, 申景涛, 等. 原发性肺动脉内膜肉瘤伴肺动脉栓塞一例[J]. 中华核医学杂志, 2007, 27 (6): 384.

[47] 方立武, 朱从伦, 贺海珍, 等. 原发性肺动脉内膜肉瘤的临床病理组织学观察[J]. 现代实用医学, 2010, 22 (5): 512 – 513.

[48] 李蓓蕾, 朱玮珉, 蔡良, 等. 原发性肺动脉肉瘤肺通气/灌注显像表现为肺栓塞一例[J]. 中华核医学杂志, 2011, 31(5): 350 – 351.

[49] 韩力, 时国朝, 朱雪梅, 等. 原发性肺动脉肿瘤一例[J]. 中国呼吸与危重监护杂志, 2005, 4(6): 475 – 477.

[50] 曹黎君, 朱英娟, 钱大钧. 主肺动脉内膜肉瘤超声表现 1 例[J]. 中华超声影像学杂志, 2009, 18(6): 540.

[51] 冀振春, 沈振亚, 余云生, 等. 原发性肺动脉肉瘤 1 例[J]. 中华胸心血管外科杂志, 2011, 27(4): 252.

[52] 陈鑫, 彭志远, 马小静, 等. 多排螺旋 CT 诊断原发性肺动脉肉瘤的临床价值[J]. 实用放射学杂志, 2013, 29(8): 1258 – 1261.

[53] Burke A P, Virmani R. Sarcomas of the great vessels. A clinicopathologic study[J]. Cancer, 1993, 71(5): 1761 – 1773.

[54] Bleisch V R, Kraus F T. Polypoid sarcoma of the pulmonary trunk: analysis of the literature and report of a case with leptomeric organelles and ultrastructural features of rhabdomyosarcoma [J]. Cancer, 1980, 46(2): 314 – 324.

[55] 聂玮, 诸兰艳. 肺动脉肉瘤的诊疗进展[J]. 国际呼吸杂志, 2017, 37(11): 863 – 867.

[56] Iwasaki H, Isayama T, Johzaki H, et al. Malignant fibroushistiocytoma. Evidence of perivascular mesenchymal cell origin

nimmunocytochemical studies with monoclonal anti – MFH anti bodies[J]. Am J Pathol, 1987, 128(3): 528 – 537.

[57] 唐慕湘, 王代忠, 刘平, 等. 原发性肺动脉肉瘤 1 例[J]. 临床与实验病理学杂志, 2011, 27(8): 908 – 909.

[58] Yamasaki M, Sumi Y, Sakakibara Y, et al. Pulmonary Artery Leiomyosarcoma Diagnosed without Delay[J]. Case Rep Oncol, 2011, 4(2): 287 – 298.

[59] Vasuri F, Resta L, Fittipaldi S, et al. RUNX – 1 and CD44 as markers of resident stem cell derivation in undifferentiated intimal sarcoma of pulmonary artery[J]. Histopathology, 2012, 61(4), 737 – 743.

[60] Gao F, Liu Q C, Wang M, et al. Novel mutation of the cyclin – dependent kinase 4 gene in a Chinese patient with intimal sarcoma of the pulmonary artery[J]. Chin Med J (Engl), 2009, 122(9): 1107 – 1109.

[61] Gaumann A, Bode – Lesniewska B, Zimmermann D R, et al. Exploration of the APC/beta – catenin (WNT) pathway and a histologic classification system for pulmonary artery intimal sarcoma. A study of 18 cases[J]. Virchows Arch, 2008, 453(5): 473 – 484.

[62] Dewaele B, Floris G, Finalet – Ferreiro J, et al. Coactivated platelet – derived growth factor receptor (alpha) and epidermal growth factor receptor are potential therapeutic targets in intimal sarcoma[J]. Cancer Res, 2010, 70(18): 7304 – 7314.

[63] Bode – Lesniewska B, Zhao J, Speel E J, et al. Gains of 12q13 – 14 and overexpression of mdm2 are frequent findings in intimal sarcomas of the pulmonary artery[J]. VirchowsArch, 2001, 438(1): 57 – 65.

[64] 陈兢兢, 众志成, 李静. 原发性肺动脉肉瘤的诊疗现状[J]. 中华结核和呼吸杂志, 2016, 39(10): 818 – 821.

[65] Halank M, Jakob C, Kolditz M, et al. Intimal pulmonary artery sarcoma presenting as severe dyspnea and right heart insufficiency[J]. Onkologie, 2010, 33(6): 313 – 316.

[66] Wong H H, Gounaris I, McCormack A, et al. Presentation and management of pulmonary artery sarcoma[J]. Clin Sarcoma Res, 2015, 5(1): 3 – 6.

[67] 张云岗, 金木兰, 赵宏颖, 等. 原发性肺动脉内膜肉瘤临床病理特征及诊断[J]. 诊断病理学杂志, 2014, 21(5): 297 – 300.

[68] Pewarchuk J A, Nassaradla C L, Midthun D E. A 39 – year – old woman with cough, chest pressure, and worsening dyspnea[J]. Chest, 2007, 131(3): 934 – 937.

[69] Parish J M, Rosenow E S, Swensen S J, et al. Pulmonary artery sarcoma: clinical features[J]. Chest, 1996, 110(6): 1480 – 1488.

[70] Sebenik M, Ricci A Jr, Dipasquale B, et al. Undifferentiated intimal sarcoma of the rhoracic blood vessels: report of 14 cases with Immunohistochemical profile and review of the literature[J]. Am J Surg Pathol, 2005, 29(9): 1184 – 1193.

[71] Chen Y B, Guo L C, Yang L, et al. Angiosarcoma of the lung: 2 cases report and literature reviewed[J]. Lung Cancer, 2010, 70(3): 352 – 356.

[72] 冯天鹰, 李治安, 何怡华, 等. 4 例原发性肺动脉肉瘤超声心动图诊断及回顾[J]. 临床超声影像学杂志, 2010, 12(增刊): 243 – 245.

[73] 熊长明, 程显声. 柳志红. 等. 肺动脉肉瘤误诊为肺血栓栓塞症三例原因分析[J]. 中华结核和呼吸杂志, 2004, 27(1): 737 – 739.

[74] 宋修芹, 隋星, 李传红, 等. 原发性肺动脉肉瘤彩色多普勒超声表现 1 例[J]. 中华超声影像学杂志, 2012, 21(1): 48.

[75] 金敬琳, 戴汝平, 杨志强, 等. 原发性肺动脉肿瘤的影像学诊断[J]. 中华放射学杂志, 2003, 37(2): 120 – 123.

[76] Nijjar P S, Iqbal F M, Alries M C, et al. Primary pulmonary artery sarcoma masquerading as pulmonary embolism: role of cardiac MRI[J]. Eur Heart J, 2016, 37(18): 1479.

[77] Schuler P K, Weber A, Bode P K, et al. MRI of intimal sarcoma of the pulmonary arteries[J]. Circ Cardiovasc Imaging, 2009, 2(5): e37 – e39.

[78] Viana – Tejedor A, Mario – Enríquez A, Sánchez – Recalde A, et al. Intimal sarcoma of the pulmonary artery: diagnostic value of different imaging techniques[J]. Rev Esp Cardiol, 2008, 61(12): 1363 – 1365.

[79] Huo L, Lai S, Gladish G, et al. Pulmonary artery angiosarcoma: a clinicopathologic and radiological correlation [J]. Ann Diagn Pathol, 2005, 9(4): 209 – 214.

[80] Penel N, Taieb S, Ceugnart L, et al. Report of eight recent cases of locally advanced primary pulmonary artery sarcomas: failure of doxorubicin – based chemotherapy[J]. JThorac Oncol, 2008, 3(8): 907 – 911.

[81] Majeski J, Crawford E S, Majeski E I, et al. Primary aortic intimal sarcoma of the endothelial cell type with long – term survival[J]. Vasc Surg, 1998, 27(3): 555 – 558.

[82] Le Roux P Y, Robin P, Delluc A, et al. Performance of 18F fluoro – 2 – désoxy – D – glucose positron emission tomography/computed tomography for the diagnosis of venous thrombo – embolism[J]. Thromb Res, 2015, 135(1): 31 – 35.

[83] Spirtas R, Connelly R R, Tucker M A. Survival patterns for malignant mesothelioma: the SEER experience[J]. Int J Cancer, 1988, 41(4): 525 – 530.

[84] Han H W, Gounaris I, Mccormack A, et al. Presentation and management of pulmonary artery sarcoma[J]. Clin Sarcoma Res, 2015, 5(1): 1 – 8

[85] 甘辉立, 张健群, 黄小勇, 等. 肺动脉 CT 造影检查对肺动脉肉瘤鉴别诊断的意义[J]. 心肺血管病杂志, 2015, 34(6): 480 – 485.

[86] Gaumann A, Petrow P, Mentze I T, et al. Osteopontin expression in Primary sarcoma of the pulmonary artery[J]. Virchows Arch, 2001, 439: 668 – 674.

[87] Rossi G, Cavazza A, Sturm N, et al. Pulmonary carcinomas with pleomorphic, sarcomatoid, or sarcomatous elements: a clinicopathlolgic and immunohistochemical study of 75 cases[J]. Am J Surg Pathol, 2003, 27(3): 311 – 324.

[88] Govender D, Pillay S V. Right pulmonary artery sarcoma[J]. Pathology, 2001, 33(2): 243 – 245.

[89] Hirose T, Ishikawa N, Hamada K, et al. A case of intimal sarcoma of the pulmonary artery treated with chemora?diotherapy[J]. Intern Med, 2009, 48(4): 245 – 249.

[90] Tamborini E, Casieri P, Miselli F, et al. Analysis of potential receptor tyrosine kinase target in intimal and mural sarcoma[J]. J Pathol, 2007, 212: 227 – 235.

[91] Yamamoto K, Nozue T, Tsuchida M, et al. Pulmonary embolism caused by intimal sarcoma of the pulmonary artery [J]. Inter Med, 2012, 51(21): 3031 – 3034.

[92] Hoiczyk M, Iliodromitis K, Bauer S, et al. Intimal sarcoma of the pulmonary artery with unusual findings: a case reprt[J]. Clin Res Cardiol, 2012, 101(5): 397 – 401.

[93] Rashid A, Molloy S, Lehovsky J, et al. Metastatic pulmonary intimal sarcoma presenting as cauda equina syndrome: first report of a case[J]. Spine (Phila Pa 1976), 2008, 33(15): e516 – e520.

[94] Young R J, Brown N, Reed M W, et al. Angiosarcoma[J]. Lancet Oncol, 2010, 11(10), 983 – 991.

[95] Bahaaldin A, Matthew S, PAamela P S, et al. Pulmonary artery sarcoma mimicking massive pulmonary embolus: a case report[J]. Asian Cardiovasc Thorac Ann, 2006, 14(4): e71 – e73.

[96] Mayer E, Kriegsmann J, Gaumann A, et al. Surgical treatment of pulmonary artery sarcoma [J]. J Thorac Cardiovasc Surg, 2001, 121(1): 77 – 82.

[97] Hou L, Maron C A, Fuller G N, et al. Pulmonary artery sarcoma a clinicopathologic and immunohistochemical study of 12 cases[J]. Am J Clin Pathol, 2006, 125(3): 419 – 424.

[98] Kruger I, Borowski A, Horst M, et al. Symptoms, diagnosi, and therapy of primary sarcomas of the pulmonary artery[J]. Thorac Cardiovasc Surg, 1990, 38: 91 – 95.

[99] 丁利国, 周凤, 张科东. 肺动脉肉瘤误诊为肺血栓栓塞症 1 例病例报道并文献复习[J]. 临床肺科杂志, 2019, 24(3): 566 – 568.

[100] Singla Long S, Johnson P T, Hruban R H, et al. CT features of Pulmonary artery sarcoma critical aid to a challenging diagnosis[J]. Emerg Radiol, 2010, 17(2): 153 – 155.

[101] Goyard C, Sanchez O, Mourin G, et al. Angiosarcoma mimicking recurrent pulmonary embolism[J]. Rev Mal Respir, 2016, 33(5): 377 – 382.

[102] 关青艳, 何秀超, 于迎春, 等. 原发性肺动脉内膜肉瘤误诊为肺动脉栓塞 1 例报告[J]. 中国癌症防治杂志, 2018, 10(5): 415 – 416.

[103] Huo L, Moran C A, Fuller G N, et al. Pulmonary artery sarcoma: a clinicopathologic and immunohistochemical study of 12 cases[J]. Am J Clin Pathol, 2006, 125(3): 419 – 424.

[104] Remy – Jardin M, Remy J, Wattinne L, et al. Central pulmonary thromboembolism diagnosis with spiral volume tric CT with the single – breath – hold technique comparison with pulmonary angiography[J]. Radiology, 1992, 185 (2): 381 – 387.

[105] Kauczor H U, Schwickert H C, Mayer E, et al. Pulmonary artery sarcoma mimicking chronic thromboembolic disease: computed tomography and magnetic resonance imaging findings[J]. Cardiovasc Intervent Radiol, 1994, 17 (4): 185 – 189.

[106] Mussot S, Ghigna M R, Mercier O, et al. Retrospective institutional study of 31 patients treated for pulmonary artery sarcoma[J]. Eur J Cardiothorac Surg, 2013, 43(4): 787 – 793.

[107] 陈伟, 甘辉立, 张健群, 等. 14 例肺动脉肉瘤的外科治疗[J]. 中华胸心血管外科杂志, 2015, 31(1): 5 – 9.

[108] Kim H K, Choi Y S, Kim K, et al. Su rgical treatment for pulmonary arotery salconla[J]. Eur J Cardiothorac Surg, 2008, 33: 712 – 716.

[109] Xu Y, Wang K, Geng Y, et al. A case of intimal sarcoma of the pulmonary artery successfully treated with chemotherapy[J]. Int J Clin Oncol, 2011, 17(5): 522 – 527.

[110] Long H Q, Qin Q, Xie C H. Response of pulmonary artery intimal sarcoma to surgery, radiotherapy and chemotherapy: a case report[J]. J Med Case Rep, 2008, 2(1): 217.

[111] Hsing J M, Thakkar S G, Borden E C, et al. Intimal pulmonary artery sarcoma presenting as dyspnea: case report [J]. Int Semin Surg Oncol, 2007, 4(14): 1 – 4.

[112] Manso L, Alvarez E, Quintela M, et al. Primary pulmonary artery sarcoma: report of three cases and review of the literature[J]. Clin Lung Cancer, 2007, 8(4): 277 – 281.

[113] Carillo G A O, Pampín R C, Calderón J J L, et al. Primary pulmonary artery sarcoma: a new surgical technique for pulmonary artery reconstruction using a self – made stapled bovine, pericardial graft conduit[J]. Eur J Cardiothorac Surg, 2015, 47(1): 188 – 190.

[114] Yoshino S, Minagoe S, Yu B, et al. Cardiac tamponade due to rupture of coronary artery fistula to the coronary sinus with giant aneurysm of coronary artery: usefulness of transthoracic echocardiography[J]. Heart Vessels, 2013, 28(4): 536 – 540.

[115] Blackmon S H, Reardon M J. Pulmonary artery sarcoma[J]. Methodist Debakey Cardiovasc J, 2010, 6(3): 38 – 43.

[116] Nicotera S P, Simosa H F, Campbell D R. Postoperative outcomes in intimal aortic angiosarcoma: a case report and review of the literature[J]. Vasc Surg, 2009, 50(1): 186 – 189.

[117] Krugrr I, Borowski A, Horst M, et al. Symptoms, diagnosis, and therapy of primary sarcomas of the pulmonary artery[J]. Thorac Cardiovasc Surg, 1990, 38(2): 91 – 95.

[118] Flavell R R, Behar S C, Brunsing R L, et al. The incidence of pulmonary embolism and associated FDG – PET findings in IV contract – enhanced – PET – CT[J]. Acad – Radiol, 2014, 21(6): 718 – 725.

[119] Ferreira J S S M, Moreira N, Ferreira M J, et al. Angiosarcoma arising from the main pulmonary artery mimicking pulmonary thrombo? embolism[J]. Arq Bras Cardiol, 2017, 109(1): 90 – 91.

[120] 刘阳祥, 王进, 吴晓虹, 等. 肺动脉肉瘤 4 例临床分析并文献复习[J]. 国际呼吸杂志, 2018, 38(1): 10 – 14.

第十四节 子宫内膜间质肉瘤

一、概述

(一)基本概念

子宫内膜间质肉瘤(endometrial stromal sarcoma, ESS)是一种罕见的子宫内膜间质来源的子宫间叶性恶性肿瘤, 由 Doran 和 Tocher 于 1909 年首先报道。

1966 年, Norris 和 Taylor 首先将 ESS 分为良性子宫内膜间质结节、低度恶性子宫内膜间质肉瘤与高度恶性子宫内膜间质肉瘤; 1976 年, Clement 等[1]报道了一组特殊形态的子宫肿瘤, 镜下出现类似卵巢性索样结构, 遂命名为类似卵巢性索肿瘤的子宫肿瘤, 包括 2 种形态, 即 I 型为 ESS 伴性索样分化，Ⅱ型表现为肿瘤主要（＞50%）或几乎全部呈性索样分化。

2003年，WHO乳腺及女性生殖器官肿瘤病理学和遗传学分类中，将子宫内膜间质肿瘤分为子宫内膜间质结节（endometrial stromal nodule，ESN）、低度恶性子宫内膜间质肉瘤（low grade endometrial stromal sarcoma，LG-ESS）和未分化子宫内膜肉瘤（undifferentiated endometrial sarcoma，UES）三大类；2014年，WHO女性生殖器官肿瘤分类[2-3]将子宫内膜间质肿瘤分为子宫内膜间质结节（ESN）、低度恶性（低级别）子宫内膜间质肉瘤（LG-ESS）、高度恶性（高级别）子宫内膜间质肉瘤（high grade endometrial stromal sarcoma，HG-ESS）及未分化子宫内膜肉瘤（UES）四大类，子宫内膜间质结节为良性病变。

LG-ESS的病理学特征是肿瘤细胞大小较一致，近似于增殖期子宫内膜间质细胞，可见子宫内膜间质"螺旋小动脉样血管"，肿瘤边缘呈"蠕虫样"浸润；细胞核轻度异型、核分裂象＜10个/10HPF；HG-ESS，分化差，丛状血管少见、核异型多见，核分裂象＞10个/10HPF。

LG-ESS约占ESS的80%，其临床过程偏良性，患者尽管可能肿瘤复发与转移，但仍可长期存活；而HG-ESS生长迅速，常早期转移，多数患者预后极差。

一般而言，LG-ESS与HG-ESS的区别并不完全依据核分裂的数目，同时还应依据诸如细胞核的多形性及坏死等特征来判定[4]。

未分化子宫内膜肉瘤（UES），相当于原分型中的高度恶性子宫内膜间质肉瘤，但使用"UES"一词代替"HG-ESS"，可更好地反映肿瘤的性质和特点，因这些肿瘤分化程度很低，预后很差，许多并不出现子宫内膜间质的组织学特点。

Kurihara等[5]对不伴核多形的未分化子宫内膜肉瘤（UES-U）与伴有核多形的未分化子宫内膜肉瘤（UES-P）进行了研究，即将WHO分类中的UES按肿瘤细胞是否具有明显多形性分成2组，结果显示，UES-U和UES-P的病死率差异无统计学意义，但UES-P的遗传学特征与UES-U不同，UES-P有p53基因的表达及突变，UES-U存在JAZF1-JJAZ1融合基因。此结果提示，同为高级别ESS，UES-P并不具有子宫内膜间质肿瘤的分化，而UES-U保留了子宫内膜间质的分化。

ESS通常起源于子宫，但临床可见不伴子宫受累的子宫外的ESS（extrauterine endometrial stromal sarcoma，E-ESS），发病部位主要见于卵巢、输卵管、胃肠道、阴道、盆腔、腹腔及腹膜后，大部分位于腹膜内。

关于E-ESS的组织学起源尚不完全明确，目前主要有2种观点。一是E-ESS起源于子宫内膜异位，有较多的学者支持这一观点[6-9]，但也有学者报道的ESS病例未发现有子宫内膜异位病史[10-11]；另一种观点认为，ESS来源于间皮下多潜能Müllerian细胞（苗勒氏细胞），因Müllerian细胞广泛分布于腹部和盆腔[12]，该观点亦缺乏直接的证据。

另外，盆腔恶性肿瘤的发生通常与子宫、膀胱及直肠的恶性肿瘤放射治疗有关，有报道E-ESS可源于原发肿瘤治疗5~20年后[13]。

（二）流行病学

1. 子宫内子宫内膜间质肉瘤

子宫内膜间质肉瘤是一种罕见的恶性肿瘤，年发病率为1/100万~2/100万，约占全部子宫恶性肿瘤的0.2%[14]；在西方国家及日本，其发生率占子宫肉瘤的7%~18%[15-19]，中国比例高于国外，为44.3%~46.7%[20]。E-ESS则更为罕见，多为个案或小样本报道。

子宫内膜间质肉瘤好发于围绝经期妇女，发病年龄多在42~53岁之间，大约50%发生于绝经前，偶尔有报道发生于年轻女性[21]。Sutton[22]综合文献报道，ESS的平均诊断年龄为41~48岁。

Arrastia 等[23]统计子宫肉瘤患者共 864 例，子宫内膜间质肉瘤的平均年龄约为 41.6 岁。金滢等[24]报道了 1983—2005 年于北京协和医院治疗的 37 例 ESS，中位年龄为 42（18 ~ 61）岁，33 例（89.2%）诊断时为绝经前。蔡凤梅等[25]报道了 15 例子宫内膜间质肉瘤，中位年龄为 50 岁（38 ~ 74 岁），发生于 50 岁以下的患者 9 例，占 60%。王迎春等[26]报道了 30 例子宫内膜间质肉瘤，患者年龄为 27 ~ 74 岁，中位年龄 45 岁，平均（45.2 ± 10.2）岁；已绝经 7 例（23.3%），绝经前 23 例（76.7%）。

低度恶性子宫内膜间质肉瘤，发病率约占子宫恶性肿瘤的 0.2%，占子宫体恶性肿瘤的 4.3%，占子宫肉瘤的 40%；多见于育龄妇女，发病年龄 40 岁左右，青春期及儿童很少发生，绝经后偶有发生[27-28]。

2. 子宫外子宫内膜间质肉瘤

子宫内膜间质肉瘤主要发生在子宫内，发生于子宫外者极为罕见[29-32]。原发性子宫外的子宫内膜间质肉瘤是指原发于子宫外且不合并子宫内病灶的一类特殊的子宫内膜间质肉瘤。

卵巢是最常见的子宫外原发部位（占 30.2%）[33]，其次为小肠（20.9%）、盆腔（18.6%）[34]，还可见于阴道[35-37]，以及网膜、肺等[38-39]。

丁彩霞等[9]报道了 4 例子宫外子宫内膜间质肉瘤，3 例发生于盆腔，1 例发生于阴道及盆腔，1 例伴有卵巢子宫内膜异位，其余 3 例的发生与子宫内膜异位症无关。王富强等[29]报道了 6 例子宫外子宫内膜间质肉瘤，盆腔 3 例，腹膜后、肠系膜、阴道后穹窿各 1 例。

（三）分子遗传学

目前，分子遗传学研究证实[40]，大部分 LG - ESS 通过 t（7；17）（p15；q21）染色体易位形成 JAZF1 - SUZ12 融合基因；而 HG - ESS 往往通过 t（10；17）（q22；p13）基因重排，该基因重排导致 YWHAE 与 2 个高度同源基因 FAM22A 和 FAM22B 中的一个基因形成框内融合（YWHAE - FAM22）。伴 YWHAE - FAM22 基因融合的 ESS 较伴 JAZF1 - SUZ12 或等效基因重排的 ESS 组织学级别更高，临床更具侵袭性。Lee 等[41]报道，13 例伴有 YWHAZ - FAM22 重排的 ESS 是一种组织学上呈高级别特征和临床具有侵袭性的肿瘤；伴有 JAZF1 重排的 ESS 肿瘤细胞的细胞核较小（2 ~ 4 倍于背景中正常的淋巴细胞），圆形或椭圆形，轮廓光滑，核分裂象通常 <5 个/10HPF。

不同于良性肿瘤和 LG - ESS，大多数 UES 并未发现一种特定的染色体易位，而是伴有染色体获得或/和丢失的复杂的染色体核型。UES 多为异倍体或多倍体，只在 UES - U 中发现了 JAZF1 - JJAZ1 融合基因，染色体改变主要涉及 2q、4q、6q、7p、9q 和 20q 的获得及 3q、10p 和 14q 的缺失[42-43]。

研究发现[44]，子宫外 ESS 有 33% ~ 80% 的病例具有 t（7；17）（p15；q21）基因易位，并与 JAZF1 及 JAZ1 基因融合密切相关。

ESS 向性索分化的机制尚不清楚，ESS 肿瘤细胞 PHF - 1 基因的重排可能与此有关[45]。

二、临床表现

ESS 无特异性临床表现，阴道不规则出血，月经血量增多，腹痛或闭经后阴道流血；查体见子宫不同程度增大或盆腔包块、腹痛、宫颈赘生物等是其主要临床体征，部分患者可无任何症状；与一般妇科疾病如子宫肌瘤、子宫腺肌病、卵巢肿瘤、宫颈息肉等症状体征相似，晚期易误诊为子宫内膜癌、子宫平滑肌肉瘤、宫颈癌、卵巢癌等生殖系恶性肿瘤。

乔海国等[46]报道了9例子宫内膜间质肉瘤，临床主要表现为阴道流血及子宫增大/占位，肿瘤直径2.3~11cm，平均4.6cm。

ESS常见的发病部位是子宫体，偶尔可发生于子宫外，如输卵管、卵巢、阴道、直肠、乙状结肠、网膜、腹膜后等部位[47-48]。主要临床症状为不同程度的阴道不规则出血或月经过多，盆腔包块，伴有腹痛、里急后重等；部分病例可同时伴有子宫内膜异位症（EMs）。

王富强等[29]报道了6例子宫外子宫内膜间质肉瘤，患者临床主要表现阴道出血、盆腔及腹部坠胀不适等症状。张国瑞等[32]报道了11例子宫外ESS，最常见的临床表现为盆腔包块，发生率为45.5%；其次表现为疼痛，发生率为27.3%。

三、影像学检查

（一）B超检查

B超检查的敏感度与特异性较低，极易误诊为子宫肌瘤等病变，尤其是合并其他肿块时其超声表现更为多样，增加了超声诊断的误诊率[49]。关军等[50]认为，应用二维超声与彩色多普勒血流显像相结合，可提高ESS的诊断正确率。

LG-ESS的超声特点为子宫明显增大，瘤体边界不规则，与肌层分界不清，其回声为均匀的低回声（比子宫肌瘤更低），或呈网格状蜂窝样强弱不均回声，类似葡萄胎，病灶内常见较丰富低阻血流，血流阻力指数（RI）<0.42时，要高度怀疑LG-ESS。

目前宫腔镜联合超声检查，不仅可见宫腔、宫壁回声增强，且可直接清晰地观察宫腔的形态和结构，发现病变处并电切取材至一定的深度，可提高诊断准确率。

（二）MRI检查

CT/MRI及肿瘤标志物筛查在目前仍为主要筛查诊断手段，但术前诊断率不足40%[51-52]。张洁等[53]发现，MRI弥散加权成像对子宫肉瘤及良性肌瘤的鉴别诊断具有一定帮助。

LG-ESS，MRI表现为在T1和T2加权序列可见混合性回波和不均匀的信号强度，尤其在T2加权像可观察到肌层受累的低信号强度带，MRI不仅可用于LG-ESS与子宫良性病变鉴别，还可与子宫内膜癌鉴别[54]。

另外，PET/CT可发现早期肿瘤，区分肿瘤的性质，并对肿瘤恶性程度进行分级，检查准确率优于MRI、彩色多普勒超声，尤其在淋巴结转移方面，有报道其敏感度、特异度分别为60%和98%[55]。

四、组织病理

子宫内膜间质肉瘤，虽然目前分为ESN、LG-ESS、HG-ESS及UES，但某些ESS病例兼有LG-ESS和UES双重组织学形态特点[56]；少数ESS病例可伴有多种组织（如平滑肌、性索样、腺样、上皮样、纤维性或黏液样、骨样、横纹肌、脂肪化生等）成分分化，其中以腺样、平滑肌样及性索样分化常见[57]，各种成分可呈局灶性，亦可占肿瘤的绝大部分或全部，从而造成肿瘤组织形态的多样性和各种变异型，给诊断带来困难。如肿瘤可伴平滑肌样分化，当平滑肌成分>30%时称为"混合性子宫内膜间质和平滑肌肿瘤"[58]，如伴性索样分化的肿瘤又被称为"类似于卵巢性索肿瘤的子宫肿瘤"。约30%的子宫内膜间质肉瘤，伴有上皮样分化，可以表现为巢状、腺样、小梁状、条索状，甚至为乳头状结构。这些不同的诊断名词不但可掩盖病变的本质，还可造成诊断和治疗上的困惑[59]。

子宫内膜间质肉瘤，一般体积较大，界限不清，切面质地细腻，鱼肉状，中央有囊性变，部分病例肉瘤呈息肉状或簟状突向宫腔。

目前认为，ESS 中核分裂数并没有实际的临床预后意义，决定肿瘤恶性程度的是肿瘤细胞的异型性、坏死及临床分期[46]。

（一）子宫内膜间质结节

子宫内膜间质结节是最罕见的子宫内膜间质肿瘤，与子宫内膜间质肉瘤鉴别的唯一特征是有宽而光滑的推挤性边缘，明显不同于肉瘤匐行性参差不齐的浸润性边缘。

（二）低度恶性子宫内膜间质肉瘤

1. 大体观

LG – ESS 多自子宫内膜突向宫腔甚至宫颈口外。多蒂宽，质软脆，表面呈光滑状或破溃甚至继发感染。肿瘤可浸润子宫肌层，部分可至浆膜下。

LG – ESS 大体形态多样，有宫内型、壁间型、弥漫型，甚至 2 种以上形态混合存在。

宫内型子宫内膜增厚，呈息肉或结节样，切面淡黄色，松软；壁间型见肌壁间肿块，大小不等，切面淡黄色或至少部分淡黄色，鱼肉状，松软，无平滑肌瘤的漩涡状结构，边界不清，可突向浆膜面，部分可有囊性变，但很少发生坏死；弥漫型见子宫肌层弥漫性增厚，肌壁多处散在细小瘤结节。

2. 镜下观

瘤组织内血管丰富，毛细血管、静脉以及类似子宫内膜的螺旋动脉样的厚壁血管均可见，以至于某些肿瘤的组织学形态更近似血管外皮瘤。

少部分肿瘤内有上皮或上皮样分化区域，形成子宫内膜样腺体、小管、细胞巢、条索、小梁以及像 Call Exner 小体样结构。

LG – ESS 表现为有尖锐边缘的界限清楚的肿瘤岛浸润肌层，常伴有血管、淋巴管侵犯，可侵犯宫旁血管。无坏死或坏死不明显，通常缺乏或仅有轻微的细胞异型。

肿瘤通常由类似于正常增殖期子宫内膜间质的细胞构成，瘤细胞呈卵圆、短梭形，大小及形态较一致，弥漫成片分布；间质中多见特征性的弥漫薄壁丛状血管（小螺旋动脉），且具有浸润性边缘和（或）大体经常可见的血管内肿瘤突入，据此可明确 LG – ESS 的诊断。

瘤组织内可有成堆含脂质的组织细胞和玻璃样变的胶原纤维带，网织纤维染色显示，在单个瘤细胞或小群瘤细胞周围有丰富的网织纤维包绕。

在 LG – ESS 中，肌层浸润形态常独特，由随意穿插于平滑肌束之间的不规则形舌状或岛状肿瘤细胞群构成，泡沫细胞和蜕膜样反应可见到[60]。

瘤细胞异型性程度低，多数核分裂象≤5 个/10HPF，高核分裂指数虽然是不良预后的指征，但低度恶性子宫内膜间质肉瘤有时也可多达 10 个/10HPF 或更多[61]。

仰晨总结了 LG – ESS 的镜下特点[61]：

（1）肿瘤组织呈不规则舌状或岛状浸润。

（2）特征性生长方式是突入淋巴管内生长。

（3）肿瘤细胞与子宫内膜增生期细胞相似，细胞异型性小，核分裂象较少见，但偶可多达 10 个/10HPF 或更高，因而不能仅凭核分裂指数高就改变诊断。

（4）肿瘤内有丰富的网状纤维和纤细的分枝状血管网。

（5）少数肿瘤可见平滑肌分化、腺样和（或）性索样分化。

乔海国等[46]报道了9例子宫内膜间质肉瘤，8例为LG-ESS，均由类似增殖期子宫内膜间质肿瘤细胞构成，细胞密集，异型性不明显，呈不规则舌状或岛状浸润肌层，并伴较多薄壁螺旋小血管。

（三）高度恶性子宫内膜间质肉瘤

HG-ESS又称普通的未分化肉瘤或高级别ESS，为高度进展性肿瘤[62]，具有更强的侵袭性行为，常广泛弥漫浸润子宫肌层。

HG-ESS大体形态与LG-ESS相似，但体积较大，出血坏死明显。

HG-ESS肿瘤细胞缺乏特异性分化，不具有类似子宫内膜间质的组织学表现，缺乏典型的生长方式和子宫内膜螺旋样小动脉的特征，可出现血管腔的侵犯。肿瘤浸润子宫肌层，最深处浸润达深肌层。

镜下瘤细胞呈梭形或多角形，大小不等，可排列呈上皮样的细胞巢、梭和片块；呈非典型性，核异型性明显；有丰富的核分裂，包括不典型核分裂，多数核分裂象≥10个/10HPF，但核分裂多者78个/10HPF，平均为25个/10HPF[21]。

在临床工作中，HG-ESS的诊断往往比较困难，因肿瘤组织缺乏典型的组织构型和明显的核异型性，若看不到在内膜的特异性生长（即肿瘤在子宫内膜间质内生长，瘤周常可见残留的子宫内膜样腺体）则可误认为子宫转移性癌[63-64]。

Sciallis等[65]总结了高度恶性子宫内膜间质肉瘤的如下形态特点，可供参考。

（1）可见出血坏死灶。

（2）肿瘤组织存在低级别向高级别转变的成分。

（3）肿瘤组织缺乏一致性高级别细胞核的特点，但具有渗透性浸润的生长方式。

（4）肿瘤细胞较低度恶性子宫内膜间质肉瘤更大，圆形或卵圆形，核膜光滑，染色体清晰，但无明显的核仁。

（四）未分化子宫内膜肉瘤

未分化子宫内膜肉瘤可伴有骨和软骨分化，S-100可阳性，但罕见[66]。

UES有类似子宫平滑肌肉瘤（Leiomyosarmas，LMS）或恶性苗勒混合型肿瘤（malignant Mullerian mixed tumor，MMMT）的弥漫性和破坏性浸润模式，因此，UES的诊断应排除平滑肌肉瘤和MMMT以及所有形态相似的肿瘤。

未分化子宫肉瘤缺乏特异性分化，不具有子宫内膜间质样丛状血管，无典型的浸润性方式及LG-ESS特征性小螺旋动脉；常表现为息肉样子宫内膜肿物，并向周围组织呈破坏性浸润，常伴有广泛的出血、坏死。

镜下除了浸润性边缘，还有显著的细胞异型性，核深染，粗块状，常有大的核仁，核分裂象多见，总是>10个/10HPF，有时多达40~50个，并常见病理性核分裂象，患者预后差。

（五）子宫外子宫内膜间质肉瘤

子宫外子宫内膜间质肉瘤，最小者直径2cm，最大者直径50cm，结节状或息肉状，大部无明确包膜，少数包膜较完整[67]。

切面呈囊实性或实性，实性区灰白色、灰白灰黄色或灰褐色，质细，裂隙状，少数呈胶冻样，伴平滑肌分化者切面灰白色；肿瘤呈膨胀浸润性或弥漫浸润性生长。

光镜下肿瘤细胞弥漫或呈巢状分布，细胞卵圆形、圆形或梭形，胞质稀少，略嗜酸性，细胞核大小一致，轮廓光滑，核染色质均匀，核仁不清，核分裂象少，无多形性或巨核细胞，显著的丛状分枝状血管易见，血管壁可透明变性，肿瘤细胞围绕血管呈漩涡状排列，子宫内 ESS 血管和淋巴管侵犯常见。

五、免疫组化

ESS 特征性的免疫表型，包括 CD10、vimentin、ER、PR 阳性，CD117、SMA 和 CK 阴性[8]。乔海国等[46]报道了 9 例子宫内膜间质肉瘤，免疫组化检测显示，肿瘤细胞 CD10、vimentin 均阳性，PR、ER 大部分阳性，SMA 和 desmin 及 h‑Caldesmon 为极少数局灶阳性，S‑100、CD34 均阴性。

CD10 是一种淋巴母细胞性白血病抗原，可通过调节局部肽水平来刺激细胞的应答和介导[68]。因此，许多对激素敏感的细胞常出现 CD10 表达，常见的有正常的子宫内膜间质细胞以及 ESS 细胞。

CD10 主要应用在诊断前驱 B 细胞淋巴瘤、滤泡性淋巴瘤及 Burkitt 淋巴瘤，也可用于鉴别肾来源的透明细胞癌，同时 CD10 在鉴别子宫内膜间质肉瘤、平滑肌瘤及平滑肌肉瘤是一个很有用的阳性标志物[69]。

CD10 几乎在所有 ESS 病例中均呈不同程度的阳性表达，有较高的特异性，因此近年来，CD10弥漫阳性作为 ESS 诊断的一个有效标志物已被广泛应用。Chu 等[70]报道，100% 的 ESS 肿瘤有 CD10 表达。He 等[71]的研究发现，CD10 与 vimentin 在 ESS 中比其他所研究的分子标志物表达更频繁。余茂武等[72]报道了 27 例子宫内膜间质肿瘤，均有不同程度表达 CD10，且 CD10、PR 在子宫内膜间质结节、低度恶性子宫内膜间质肉瘤、高度恶性子宫内膜间质肉瘤和未分化子宫肉瘤中的表达强度逐渐减弱，而 Ki‑67 则逐渐增强。

但 Xue 等[73]认为，CD10 敏感性高却不是子宫内膜间质分化的特定标志，仅仅依靠 CD10 还不能鉴别 ESS 及其相似肿瘤。Rekhi 等[74]指出，有少数 ESS 肿瘤缺乏 CD10 弥漫阳性表达，但此类肿瘤 Cyclin D1 和 p16INK4 阳性有助于鉴别。

Lee 等[75]报道，Cyclin D1 在低度恶性子宫内膜间质肉瘤中核阳性率小于 50%，而在高度恶性子宫内膜间质肉瘤中核阳性率大于 70%。Ohta 等[76]认为，高表达 P53 蛋白的 LG‑ESS 者往往易发展为 HG‑ESS。

ER、PR 的表达与肿瘤的生物学行为有关，可作为区分低级别和高级别的一种方法[77]。一般而言，LG‑ESS 其 ER、PR 多阳性，HG‑ESS 多阴性。

子宫外 ESS，免疫组化染色结果显示起源于子宫内膜异位的 ESS，vimentin 阳性，desmin、平滑肌肌动蛋白(SMA)、FactorⅧ、上皮膜抗原(EMA)和白细胞共同抗原(LCA)均为阴性。丁彩霞等[9]报道了 4 例子宫外 ESS，4 例肿瘤 CD10、vimentin 均阳性，ER3 例阳性，PR3 例阳性，2 例伴平滑肌分化 desmin 及 SMA 局灶阳性，Her‑2、CD99、S‑100、CKpan、inhibin、CD34 均阴性。

六、诊断

（一）误诊分析

因 ESS 临床罕见，缺乏特异性临床表现，与发生于子宫的其他良恶性肿瘤相似，可出现不规则阴道出血、月经过多、下腹痛，偶可触及包块，有的甚至无症状。早期常误诊为子宫平滑肌瘤、子宫肌瘤、子宫肌腺症、子宫内膜息肉及功能性子宫出血等，晚期又易误诊为子宫内膜癌、子宫平滑肌肉瘤、宫颈癌、卵巢癌等生殖系恶性肿瘤[78-80]。

从组织病理而言，该肿瘤具有高分化的特点，形态多种多样，免疫标记缺乏特异性，故病理诊断难度亦较大[16,47,81]。

在术前诊断性刮宫标本中，虽然可见弥漫的子宫内膜间质样细胞，但并不能确定有无周围肌层浸润，故很难区别 ESN 和 LG-ESS，只能提示子宫内膜病变。少数 ESS 可向性索样、平滑肌、横纹肌、脂肪等分化，易与其他病变相混淆。因此，ESS 术前诊断率很低，仅 30%~39%，误诊率高达 80% 以上。

另外，ESS 除主要发生于子宫外，还可发生于子宫外，如腹膜后、盆腔等，给临床诊断带来了困难。

低级别 E-ESS 的组织形态、免疫组化标记与子宫内的子宫内膜间质肉瘤类似，但因其发生在非生殖系统部位的临床表现，高级别 E-ESS 存在多样性的组织学结构特点，伴组织学形态不同分化，并缺乏典型的子宫内子宫内膜间质肉瘤舌状浸润或免疫表型，极易误诊为其他间叶源性肿瘤[75]。

(二)诊断思路与方法

1. 根据临床表现进行初步判断

ESS 的临床表现以子宫肌瘤、绝经前/后不规则阴道出血居多，因此年龄在 45 岁左右，处于围绝经期的子宫肌瘤、不规则阴道出血伴子宫内肿物或子宫内肿物突然增大、月经异常及绝经后阴道出血的患者，应高度警惕此病[26]。

2. 诊刮与腔镜下活检

对高度怀疑的 ESS 患者进行诊断性刮宫及宫颈赘生物活检，可提高术前诊断率。分段诊断性刮宫是早期诊断 LG-ESS 的常用方法之一，但容易漏刮；阴道镜、宫腔镜检查更直观，尤适于早期微小病灶，可在腔镜下行子宫内膜活检术。

对有异常子宫出血患者行子宫切除术或肌瘤摘除术时应立即切开手术标本，仔细辨认有无恶性可能。

3. 术中快速冰冻切片

术中快速冰冻切片有助于诊断，虽文献报道例数不多，但其准确率较高，可达 89.3%。但取材时一定要取肿瘤与肌层组织交界处，以确定有无浸润。多部位取材，选择质地较细软、编织状排列不显著的瘤结节以及正确识别核分裂等尤为重要。

4. 根据组织病理特点、免疫组化进行诊断

最后诊断需要依靠组织病理及免疫组化，电镜检查可直接观察到肿瘤组织的形态学特点，为临床诊断提供可靠的依据，在鉴别肿瘤类型中更是具有重要的作用[82-83]。

ESS 一般体积较大，界限不清，切面质地细腻，鱼肉状，中央可以有囊性变，部分病例肉瘤呈息肉状突向宫腔，子宫内膜呈息肉样改变，组织软脆。

LG-ESS 的组织病理特点为瘤细胞似子宫内膜间质细胞，在肌层内结节状浸润，最为特殊的是肿瘤细胞可沿淋巴管生长，甚至突入淋巴管内，其表面可为内皮细胞所覆盖。

HG-ESS 的组织学诊断标准必须具备以下 3 点，一是肿瘤呈明显浸润性生长；二是瘤细胞有明显异型性；三是核分裂象多、异型性明显。

管春鸾[84]提出了如下诊断要点。

LG - ESS 诊断要点：

（1）边界模糊，浸润肌层。

（2）组织内可见螺旋小动脉或脉管瘤栓。

（3）无出血和坏死倾向。

（4）核分裂象 < 10 个/10HPF。

HG - ESS 诊断要点：

（1）多为结节状，且广泛浸润子宫内壁。

（2）肿瘤细胞大小不一且异型显著。

（3）存在出血、坏死倾向。

（4）核分裂象 > 10 个/10HPF。

值得注意的是，ESS 恶性程度主要根据肿瘤细胞的异型性和累及范围以及是否有坏死、出血等，单纯根据核分裂数确定该肿瘤的恶性程度是不可靠的[85-86]。

免疫组化标记 CD10、ER、PR、desmin、H - caldesmon 阳性表达有助于 ESS 的诊断[87]，当子宫肿块弥漫性 CD10 阳性时，可认为是子宫内膜间质来源，CD44v3 的表达则可辅助鉴别 ESS 和富于细胞型平滑肌瘤。He 等[71]研究发现，与其他分子标志物相比，CD10 与 vimentin 在 ESS 中表达更频繁。

ER、PR 在 83% 的 LG - ESS 中阳性表达，在 10% 伴核一致性的未分化子宫内膜肉瘤中阳性表达，而在伴核多形性的未分化子宫内膜肉瘤中不表达。有报道[88]高级别子宫内膜间质肉瘤中 Cyclin D1 呈弥漫强阳性，可与低级别子宫内膜间质肉瘤进行分级。

ESS 伴有性索样分化肿瘤的病理组织学特点是 ESS 瘤内可见性索样成分，免疫组化标记对此尚无特异性指标，ESS 主要表达 CD10 阳性，性索样分化成分主要表达 calretinin、α - Inhibin 和 CD99 等。

目前，诊断 E - ESS 尚无特异性的免疫组化标记。E - ESS 肿瘤细胞中 vimentin、CD10 均呈阳性，提示 CD10 在 EESS 辅助诊断中较为敏感但并无特异性，CD10 在许多子宫间叶性肿瘤及性索间质肿瘤均可以或多或少表达。低级别 EESS 的瘤细胞保持子宫内膜间质样细胞的抗原性，大多表达激素类抗体；高级别 EESS 失去分化的子宫内膜样间质细胞造成激素类抗原丢失，造成 ER、PR 均呈阴性。

原发于阴道的 ESS 组织学形态与原发于子宫和其他部位的极为相似，其诊断必须在排除转移性的子宫内膜间质肉瘤后，根据组织学形态结合多项免疫组化标记方可做出正确诊断[29,30,31,35,36,37,89]；通常需加做多项免疫组化标记综合分析，排除其他相关肿瘤，如 desmin、SMA、CD34、CD117、Ki67、Vim、EMA、Bcl - 2、CK、S - 100、caldesmon、calpomin、CD10、ER、PR、STAT6、CD99、CyclinD 等。低级别子宫内膜间质肉瘤 PR、ER、CD10 和 vimentin 阳性，肿瘤伴上皮分化时 CK 灶性阳性，伴平滑肌分化时可局限性肌性标志物阳性。

5. 基因诊断

研究发现，80% 的子宫内膜间质肿瘤存在 t(7；71)(p15；q21)易位，50% ~60% 的低级别子宫内膜间质肉瘤伴 JAZF1 基因融合。常彬等[90]报道，低级别 ESS 中 JAZF1 - SUZ12 融合基因 mRNA 表达率为 30.8%，高级别 ESS 中 YWHAE - FAM22 融合基因阳性比例为 25%。

因此目前多数学者认为[91-92]，对于形态学诊断困难的 ESS 可采用 RT - PCR 方法检测 JAZF1 - SUZ12 和 YWHAE - FAM22 融合基因，有助于病理特征不典型的 ESS 的诊断和鉴别诊断；且对于子宫外的 ESS 形态学和免疫组化检查不能达到最终诊断时，基因检测特殊位点的融合可能成为诊断 ESS 的潜在工具[93]。

然而并非所有基因均有阳性重排，阴性仍不能除外子宫内膜间质肉瘤的诊断[44,90,94]。

目前，Cyclin D1 被认为是 YWHAE – FAM22ESS 敏感而特异的诊断标志物，对 ESS 的初步诊断有帮助[95]。

七、鉴别诊断

子宫内膜间质肉瘤的临床诊断极易误诊，某些情况下病理学诊断亦存在一定的难度，因此其鉴别诊断尤为重要。

（一）子宫内膜间质结节

子宫内膜间质结节（ESN）的发病年龄为 23 ~ 75 岁，但多数为绝经前妇女，由类似增殖期子宫内膜间质的细胞构成的良性子宫内膜间质肿瘤，为子宫肌壁内孤立的结节，呈膨胀式生长，边界清楚，与邻近子宫肌层有推挤性界面，无坏死、脉管内瘤栓和间质玻璃样变性，肿瘤无肌层内浸润，即使有浸润，也限于 3mm 范围内。

MIB – 1 在子宫内膜间质肉瘤中的阳性表达率明显高于子宫内膜间质结节，但 ER 的阳性表达率却往往低于子宫内膜间质结节，此有助于鉴别诊断。

（二）子宫高度富于细胞平滑肌瘤

子宫高度富于细胞平滑肌瘤（HCL），其内厚壁大血管是它的特征，并可见裂隙样间隙，瘤细胞丰富，梭形或卵圆形呈束状排列，与邻近的子宫肌层平滑肌间有不规则延伸，但无浸润性生长，无坏死；免疫组化有助鉴别，CD10、SMA、desmin 和 h – Caldesmon 联合应用，综合分析；CD10 是鉴别二者之间差别的有效标志物，富于细胞型平滑肌瘤多为阴性。

一般而言，子宫内膜间质细胞可分化并衍生成为平滑肌和上皮组织细胞，存在肌源性和上皮性抗体表达。而因 ESS 与平滑肌肿瘤的免疫组化染色存在一定的相同性，单独使用可能无法有效鉴别[96]。

HCL 诊断要点：

（1）实质性肿瘤，多为弥漫性分布。

（2）浸润肌壁出现移行改变。

（3）肿瘤细胞的异型性不明显。

（4）SMA、MSA 以及 desmin 呈高表达水平。

（三）子宫癌肉瘤或腺肉瘤

子宫癌肉瘤和腺肉瘤均为同一肿瘤中具有上皮和间质 2 种成分，前者的 2 种成分均为恶性，肿瘤细胞明显异型，核分裂多见，可见异源性分化的软骨、骨和其他成分；后者肿瘤中具有良性上皮成分而间质成分为恶性。2 种肉瘤均不具有 ESS 细胞围绕螺旋小动脉的特征，ESS 伴有性索样分化肿瘤中无扩张和异型的癌性腺体。

（四）低分化子宫内膜腺癌

该肿瘤瘤细胞呈梭形、圆形，常为巢状或片状排列，缺乏螺旋小动脉样血管，网状纤维染色可见网状纤维围绕在癌巢周围，免疫组化 CK（ + ）、EMA（ + ）、vimentin（ – ）[97]。

（五）子宫平滑肌肉瘤

有的平滑肌肉瘤几乎与 UES 不能区分，需做免疫组化以鉴别，OTR 及 HDAC8 在平滑肌肿瘤中均有极高的阳性率，而在 ESS 中不表达。

八、治疗

子宫内膜间质肉瘤的治疗以手术为主，辅以化疗、放疗、内分泌治疗、靶向治疗等；对不能手术的患者可行放射治疗和(或)化疗或内分泌治疗。

综合治疗、个体化治疗是其基本原则，通常综合治疗可提高患者远期生存率。NCCN 指南提出 ESS 的治疗原则是：Ⅰ期可仅观察或内分泌治疗(2B 类证据)；Ⅱ、Ⅲ和ⅣA 期行内分泌治疗 ± 放疗；ⅣB 期行内分泌治疗 ± 姑息性放疗，对于复发、转移的患者可行化疗 + 姑息性放疗或内分泌治疗。

王迎春等[26]报道了 30 例子宫内膜间质肉瘤，手术病理分期，Ⅰ期 18 例，Ⅱ期 5 例，Ⅲ期 3 例，Ⅳ期 4 例；低度恶性 26 例，高度恶性 4 例；治疗方法以手术为主，联合化疗、放疗和孕激素治疗，结果显示，均减少了复发和提高存活率。金滢等[24]报道了 37 例 ESS，手术病理分期Ⅰ + Ⅱ期 21 例，Ⅲ + Ⅳ期 9 例，不详 7 例。初次手术时有 24 例患者切除了双侧附件，13 例患者仅行肌瘤剔除或全子宫切除，保留了双附件；24 例在初次手术后接受了辅助治疗，其预后均较好。

(一)手术治疗

手术切除是子宫内膜间质肉瘤的主要治疗方法，但不同病理类型的 ESS，手术方式有所差异。手术前通常需考虑的因素包括绝经前妇女是否保留卵巢功能、年轻有生育要求患者的处理、常规淋巴结切除术的问题及辅助治疗的选择。

子宫内膜间质结节为良性肿瘤，手术剔除即可；而 LG – ESS、HG – ESS 及 UES 均宜行全子宫 + 双附件切除术。

目前认为，行全子宫 + 双侧附件切除是最有效的治疗方法[98-99]。

对是否进行淋巴结清扫存在争议，但多数学者不主张淋巴结清扫，NCCN 指南亦不推荐淋巴结清扫。早期、低级别子宫内膜间质肉瘤患者淋巴结转移率不高，淋巴结转移率仅 7%，预后较好；晚期、高级别患者预后差，术后生存期短，淋巴结清扫意义不大。Signorelli 等[100]统计了 64 例接受手术治疗的子宫内膜间质肉瘤患者，其中 19 例行全子宫 + 双侧附件 + 双侧盆腔淋巴结清扫，平均淋巴结清扫 20 枚(11~30 枚)；19 例患者中，只有 3 例淋巴结阳性，16 例患者中仅有 1 例是早期，其余相对非早期患者均无淋巴结转移。

对于年轻的患者，是否行卵巢切除，切除卵巢后围绝经期症状的出现以及激素替代药物增加该病复发的风险均使患者难以忍受。Bai 等[101]认为，保留卵巢的手术可用于无宫颈浸润的年轻女性，但需长期随访，且在充分知情的情况下可行包块剔除术，待妊娠分娩后手术治疗。Delaney 等[102]报道 1 例 16 岁女孩，因子宫 17cm 的肿块，行子宫局部切除加子宫重建术，术后病理为低度恶性子宫内膜间质肉瘤，术后每日大剂量"醋酸甲地孕酮"治疗，无病 8 年后实现自然妊娠，行剖宫产产下一活婴，术后没有证据表明疾病复发。Chan 等[55]对 831 例子宫内膜间质肉瘤患者随访研究发现，切除卵巢和保留卵巢相比，5 年生存率无显著差异。Shah 等[103]认为，初次手术时保留卵巢功能并不影响总生存期。

但亦有学者认为，子宫内膜间质肉瘤因其表达 ER，卵巢黄体激素可刺激肿瘤生长，术中保留双侧卵巢为复发的高危因素，应常规切除卵巢。Yoon 等[104]的研究发现，双侧输卵管卵巢切除术(bilateral salpingo – oophorectomy，BSO)与无复发生存率(recurrence – free survival，RFS)密切相关，尤其是绝经前期妇女。王迎春等[26]报道了 30 例 ESS，均行手术治疗；2 例保留双侧卵巢，术后 14 个月、17 个月复发再次手术，复发率 100.0%；2 例保留一侧卵巢，平均随访 68 个月，1 例复发；

10 例同时行双侧附件切除，平均随访 46 个月，2 例复发，复发率 20.0%；认为切除双侧卵巢可有效抑制 ESS 复发或转移。有少数研究报道，子宫内膜间质肉瘤复发后再行双侧卵巢切除术并辅以放疗、化疗等综合治疗，患者仍可长期生存。

另外，有学者不主张使用腹腔镜手术，因粉碎瘤体时可能致肿瘤转移[105-106]。

(二)化学治疗

ESS 具有血行转移的临床特点，术前、术后辅助化疗，对于 ESS 亚临床转移和盆腔外扩散均具有重要意义[107]。Tanz 等[108]认为，术后化疗可获得良好的预后；复发、转移及激素受体表达阴性的患者亦首选化疗。

目前尚无标准的化疗方案，但阿霉素为首选药物，其他药物有顺铂、达卡巴嗪(DTIC)等。目前推荐以多柔比星为基础的联合方案化疗，CAVP 方案(CTX + ADM + DDP + VCR)可延长晚期和复发患者的生存期。

(三)放射治疗

ESS 对放疗较敏感，近年来手术联合放疗也逐渐广泛应用[109-110]。Gabriel 等[111]通过单因素分析发现，术后放疗可提高患者无进展生存期。

对于术中无肉眼癌灶残留者术后放疗是否有作用，目前存在分歧，但多数学者认为，放疗可降低局部复发率、延长无瘤生存期，但对长期生存意义不大。

术前放疗易导致局部组织纤维化，可增加手术难度及并发症，并影响化疗疗效，故术前一般不主张术前放疗[26]。

Malouf 等[111]研究发现，肿瘤复发的高位因素包括手术未切除双侧卵巢及肿瘤有深肌层浸润。因此，多数学者认为[112-113]，术后辅助放疗可延缓盆腔局部复发，但不改善远期生存。一般而言，放疗联合化疗可提高疗效，推荐照射剂量为 50~60Gy。

(四)内分泌治疗

LG-ESS 是 ESS 的主要而常见的亚型，而 LG-ESS 的激素受体呈高表达，ER、PR 阳性率可达 70%~75%[61,114]。Brechot 等[115]的研究表明，低度恶性子宫内膜间质肉瘤是激素依赖性或激素反应性肿瘤。

因此，内分泌治疗是 ESS 综合治疗的重要组成部分，无论是术后辅助治疗，还是晚期患者的舒缓治疗均可获得显著疗效[24]。术后内分泌治疗可能会降低疾病复发的风险，但通常用于 LG-ESS。有学者认为，小于 35 岁的年轻女性，肿块小于 2~3cm 的 LG-ESS，可考虑单纯使用内分泌治疗。

目前，内分泌治疗药物主要选择甲地孕酮或甲羟孕酮，其剂量分别为 160~320mg/d、250~500mg/d，持续 6~24 个月。有研究报道[116-117]，甲地孕酮联合醋酸亮丙瑞林对于复发性 ESS 以及晚期 LG-ESS 有很好的疗效，有效率可达 50%。Pink 等[118]报道，孕激素治疗的客观反应率为 48%。

Leunen 等[119]认为，第三代芳香化酶抑制剂(AI)也有较好的疗效，且副反应小。Reich 等[120]的研究亦证实，当一、二线肿瘤治疗药物效果不佳时，AI 和促性腺激素释放激素类似物(GnRHa)可成为有效的替代治疗药物，且 AI 的疗效较孕激素的不良反应更小，耐受性更好。

但他莫昔芬因对子宫内膜有刺激增殖的作用，一般禁用于 ESS[121]。Pink 等[118]报道 10 例转移复发性 LG-ESS，有 5 例在诊断前用雌激素替代疗法，有 3 例服用他莫昔芬，判定肿瘤复发后，立即停用上述激素疗法而改用孕激素或芳香化酶抑制剂，用药后，肿瘤完全缓解或部分缓解，10 例中有 9 例已存活 33~255 个月。

九、预后

一般而言，ESS 预后与亚型、临床病理分期、病理分级、细胞异型程度、核分裂指数及坏死等相关[122-123]。

ESS 有 4 个亚型，不同的级别类型，其恶性程度相差很大，预后差异亦极大。乔海国等[46]报道了 9 例子宫内膜间质肉瘤，术后随访 7 例（平均 53 个月），只有 1 例 HG – ESS/UES 死亡。

LG – ESS 的临床过程偏良性，预后良好。Ⅰ期的 LG – ESS 切除全子宫和双附件后 5 年生存率为 69% ~84%，10 年生存率可达 65% ~76%。LG – ESS 虽然呈浸润性生长，可有转移和子宫外播散，但 1/3 ~1/2 的病例为盆腔或腹腔复发[124]，复发的间隔平均为 3 年，亦有间隔 23 年复发者。远处转移如转移至肺、骨和其他部位很少发生。即使复发后治疗疗效仍较好，患者可长期存活。金滢等[24]报道了 37 例 ESS，在 12 ~393 个月（中位 78 个月）的随访时间中，仅 1 例患者于诊断后 325 个月死亡，有 17 例患者复发，但疾病复发的中位时间为 122.1 个月，绝大多数为盆腔复发（14 例），远处转移者仅 7 例；与肿瘤复发相关的多因素分析显示，手术切除双侧卵巢可显著延缓复发，而患者年龄、绝经状况、FIGO 分期及术后是否辅助治疗对肿瘤复发无显著性影响，但初次手术后给予内分泌治疗可显著延长患者的无瘤生存期。

高度恶性子宫内膜间质肉瘤恶性度高，常早期复发，多在 3 年内死于血行转移及局部复发[125]，5 年生存率仅为 25% ~55%[126]。

未分化子宫肉瘤侵袭性更强，发现时多已广泛浸润和远处转移，患者预后极差，多数病例在 2 ~3 年内死亡[97]。

有学者对 ESS 进行长期随访[127-128]，发现附件保留 ESS 患者的复发率要高于附件切除 ESS 患者。

子宫外 ESS 预后一般较好，较高级别子宫 ESS 存活时间更长，但两者长期生存相似[129]；但高级别子宫外 ESS 预后差，5 年存活率 55%。罗祎等[130]总结了文献报道的 14 例阴道子宫内膜间质肉瘤，多为低级别子宫内膜间质肉瘤，未见局部复发病例。

另外，具有 YWHAE – FAM 基因重排的肿瘤细胞在形态学上具有侵袭性，该类患者预后相对较差[131]。

（廖　娟）

参考文献

[1] Clement P B, Scully R E. Uterine tumors resembling ovarian sex – cord tumors: a clinicopathologic analysis of fourteen cases[J]. Am J Clin Pathol, 1976, 66(3): 512 – 525.

[2] Kurmsn R J, Carcangiu M I, Herrington C S, et al. WHO classification of tumours of female reproductive organs[M]. 4th ed. Lyon: IARC Perss, 2014: 121 – 154.

[3] Ali R H, Rouzbahman M. Endometrial stromal tumours revisited: an update based on the 2014 WHO classification [J]. J Clin Pathol, 2015, 68(5): 325 – 332.

[4] Hrzenjak A, M oinfar F, Tavassoli F A, et al. JAZF1/JJAZ1 gene fusion in endometrial stromal sarcomas: molecular analysis by reverse transcriptase – polymerase chain reaction optimized for paraffin – embedded tissue[J]. J Mol Diagn, 2005, 7(3): 388 – 395.

[5] Kurihara S, Oda Y, Ohishi Y, et al. Endometrial stromal sarcomas and related high – grade sarcomas: immunohisto-chemical and molecular genetic study of 31 cases[J]. Am J Surg Pathol, 2008, 32(8): 1228 – 1238.

［6］ Young R H, Prat J, Scully R E. Endometrioid stromal sarcomas of the ovary. A clinicopathologic analysis of 23 cases [J]. Cancer, 1984, 53(5): 1143 - 1155.

［7］ Bosincu L, Massarelli G, Cossu Rocca P, et al. Rectal endometrial stromal sarcoma arising in endometriosis: report of a case[J]. Dis Colon Rectum, 2001, 44(6): 890 - 892.

［8］ 梁莉, 丁彦青. 子宫外子宫内膜间质肉瘤 2 例临床病理观察[J]. 诊断病理学杂志, 2010, 17(5): 339 - 342.

［9］ 丁彩霞, 黄颖楠, 张娟, 等. 子宫外子宫内膜间质肉瘤 4 例临床病理分析[J]. 现代肿瘤医学, 2013, 21(10): 2309 - 2313.

［10］ 高霭峰, 李丹, 杨向红. 子宫外子宫内膜间质肉瘤临床病理分析[J]. 现代肿瘤医学, 2012, 20(2): 363 - 365.

［11］ 阮洁, 杨诗源, 沈铿. 原发性子宫外子宫内膜间质肉瘤 1 例报道及文献复习[J]. 现代妇产科进展, 2012, 21 (6): 503 - 504.

［12］ Baiocchi G, Kavanagh J J, Wharton J T. Endometrioid stromal sarcomas arising from ovarian and extraovarian endometriosis: report of two cases and review of the literature[J]. Gynecol Oncol, 1990, 36(1): 147 - 151.

［13］ Hoffman M, Roberts W S, Cavanagh D. Second pelvic malignancies following radiation therapy for cervical cancer [J]. Obstet Gynecol Surv, 1985, 40: 611 - 617.

［14］ Jibiki M, Inoue Y, Sugano N, et al. Tumor thrombectomy without bypass for low - grade malignant tumors extending into the inferior vena cava: report of two cases[J]. Surg Today, 2006, 36(5): 465 - 469.

［15］ Puliyath G, Nair V R, Singh S, et al. Endometrial stromal sarcoma[J]. Indian J Med Paediatr Oncol, 2010, 31 (1): 21 - 23.

［16］ 顾芸, 张新华, 石群立, 等. 子宫内膜间质肿瘤 35 例临床病理分析[J]. 临床与实验病理学杂志, 2008, 24 (2): 166 - 169.

［17］ Bodner K, Bodner - Adler B, Obermair A, et al. Prognostic parame - ters in endometrial stromal sarcoma: a clinicopathologic study in 31 patients[J]. Gynecol Oncol, 2001, 81: 160 - 165.

［18］ Sagae S, Yamashita K, Ishioka S, et al. Preoperative diagnosis and treatment results in 106 patients with uterine sarcoma in Hokkaido, Japan[J]. Oncol, 2004, 67: 33 - 39.

［19］ 李玲, 汤清清, 王茜, 等. 18 例子宫内膜间质肉瘤的临床分析[J]. 现代妇产科进展, 2012, 21(8): 659 - 660.

［20］ Ying Jin, Ling - ya Pan, Xue - qing Wang, et al. Clinical charac - teristics of endometrial stromal sarcoma from an academic medi - cal hospital in China[J]. Int J Gynecol Cancer, 2010, 20(9): 1535 - 1539.

［21］ Leath C A, Huh W K, Hyde J Jr, et al. A multi - institutional review of outcomes of endometrial stromal sarcoma [J]. Gynecol Oncol, 2007, 105(3): 630 - 634.

［22］ Sutton G P. Endometrial stromal sarcomas - clarification[J]. Gynecol Oncol, 2008, 111(1): 158 - 161.

［23］ Arrastia C D, Fruchter R G, Clark M, et al. Uterine carcinosarcomas: incidence and trends in management and survival[J]. Gynecol Oncol, 1997, 65(1): 158 - 163.

［24］ 金滢, 潘凌亚, 王雪卿, 等. 子宫内膜间质肉瘤术后辅助治疗方式探讨[J]. 中国实用妇科与产科杂志, 2011, 27(5): 371 - 373.

［25］ 蔡凤梅, 郅玲然, 王卉芳, 等. 子宫内膜间质肉瘤 15 例临床病理研究[J]. 陕西医学杂志, 2018, 47(2): 256 - 258.

［26］ 王迎春, 卢锦, 王金华. 子宫内膜间质肉瘤 30 例临床分析[J]. 肿瘤学杂志, 2016, 22(5): 433 - 435.

［27］ Diesing D, Cordes T, Finas D, et al. Endometrial stromal sarcoma a retrospective analysis of 11 patients[J]. Anticancer Res, 2006, 26(6): 655 - 661.

［28］ 谷旸, 周欣. 620 例子宫内膜间质肉瘤临床特征的系统评价[J]. 中国现代医学杂志, 2012, 22(10): 88 - 92.

［29］ 王富强, 谭改民. 子宫外子宫内膜间质肉瘤 6 例临床病理分析[J]. 临床与实验病理学杂志, 2017, 33(5): 565 - 567.

［30］ 李焱, 孙丽芳, 秦翔娟, 等. 子宫外子宫内膜间质肉瘤的临床特征和累及部位分析[J]. 河北医药, 2017, 39 (3): 361 - 363.

［31］ 惠延平, 程虹, 王映梅. 子宫外子宫内膜间质肉瘤的组织形态学与免疫组化观察[J]. 诊断病理学杂志, 2006, 13(2): 89 - 91.

［32］ 张国瑞, 于昕, 冷金花, 等. 子宫外子宫内膜间质肉瘤临床病理特点: 11 例分析[J]. 生殖医学杂志, 2016, 25(11): 968 - 972.

［33］ Oliva E, Egger J F, Young R H. Primary endometrioid stromal sarcoma of the ovary: a clinicopathologic study of 27 cases with morphologic and behavioral features similar to those of uterine low - grade endometrial stromal sarcoma[J].

Am J Surg Pathol, 2014, 38(3): 305 – 315.

[34] Lan C, Huang X, Lin S, et al. Endometrial stromal sarcoma arising from endometriosis: a clinicopathological study and literaturereview[J]. Gynecol Obstet Invest, 2012, 74(4): 288 – 297.

[35] Rivard C, Carter J S, Downs L S Jr. Low – grade endometrial stromal sarcomaprimarily arising in the vagina: acase report[J]. J Reprod Med, 2015, 60(9 – 10): 433 – 435.

[36] 王蓓, 刘霞, 赵恭华. 原发于阴道的子宫内膜间质肉瘤临床病理观察[J]. 诊断病理学杂志, 2016, 23(10): 772 – 774.

[37] 陶淑芸, 李小毛, 刘穗玲, 等. 原发性阴道低度恶性子宫内膜间质肉瘤的病例分析[J]. 中国实用妇科与产科杂志, 2001, 17(11): 702.

[38] Vered B, George K, Markus T, et al. An unexpected diagnosis of primary omental endometrial stromal sarcoma in a patient with acute right abdominal pain: a case report and review of literature[J]. Int J Surg Case Rep, 2017, 36: 8 – 14.

[39] Lara A, Francesco S, Giulio B, et al. Primary extragenital endometrial stromalsarcoma of the lung: first reported case and review of literature[J]. Diagn Pathol, 2017, 12: 36.

[40] Conklin CM, Longacrc A. Endomctrial stromal tumors: the new WHO classification[J]. Adv Anat Pathol, 2014, 21(6): 383 – 393.

[41] Lee C H, Adrian M E, Ou W, et al. The clinicopathologic features of YWHAE – FAM22 endometrial stromal sarcomas: a histologically high – grade and clinically aggressive tumor[J]. Am J Surg Pathol, 2012, 36(5): 641 – 653.

[42] Huang H Y, Ladanyi M, Soslow R A. Molecular detection of JAZF1 – JJAZ1 gene fusion in endometrial stromal neoplasms with classic and variant histology: evidence for genetic heterogeneity[J]. Am J Surg Pathol, 2004, 28(2): 224 – 232.

[43] Halbwedl I, Ullmann R, Kremser M L, et al. Chromosomal alterations in low – grade endometrial stromal sarcoma and undifferentiated endometrial sarcoma as detected by comparative genomic hybridization[J]. Gynecol Oncol, 2005, 97(2): 582 – 587.

[44] Amador – Ortiz C, Roma A A, Huettner P C, et al. JAZF1 and JJAZ1 gene fusion in primary extrauterine endometrial stromal sarcoma[J]. Hum Pathol, 2011, 42(7): 939 – 946.

[45] D'Angelo E, Ali R H, Espinosa I, et al. Endometrial stromal sarcoma with sex cord differentiation are associated with PHF – 1 rearrangement[J]. Am J Surg Pathol, 2013, 37(4): 514 – 521.

[46] 乔海国, 张昶, 庄一林, 等. 子宫内膜间质肉瘤 9 例临床病理分析[J]. 临床与实验病理学杂志, 2012, 28(2): 154 – 158.

[47] 汪勤, 刘辉, 赵彩霞, 等. 低度恶性子宫内膜间质肉瘤 7 例临床病理分析[J]. 临床与实验病理学杂志, 2014, 30(5): 558 – 559.

[48] Masand R P, Euscher E D, Deavers M T, et al. Endometrioid stromal sarcoma: a clinicopathologic study of 63 cases[J]. Am J Surg Pathol, 2013, 37(11): 1635 – 1647.

[49] 张凌, 刘艳萍. 子宫内膜间质肉瘤的超声表现[J]. 江苏医药, 2012, 38(16): 1964 – 1965.

[50] 关军, 张颜青. 子宫内膜间质肉瘤超声误诊 12 例原因分析[J]. 临床误诊误治, 2014, 27(1): 97 – 99.

[51] 古雅丽, 李新敏, 陈慧萍. 子宫内膜间质肉瘤的临床病理观察[J]. 中国妇幼保健, 2012, 27(3): 2107 – 2109.

[52] 陈晓露, 曾祥麟, 吕红樱. 子宫内膜间质肉瘤 24 例的特异性标志物及临床病理分析[J]. 现代预防医学, 2011, 38(11): 2194 – 2195.

[53] 张洁, 薛华丹, 金征宇. 弥散加权成像对子宫肉瘤及良性肌瘤的鉴别诊断[J]. 实用放射学杂志, 2013, 29(11): 1790 – 1793.

[54] Furukawa R, Akahane M, Yamada H, et al. Endometrial stromal sarcoma located in the myometrium with a low – intensity rim on T2 – weighted images: report of three cases and literature review[J]. J Magn Reson Imaging, 2010, 31(4): 975 – 979.

[55] Chan J K, Kawar N M, Shin J Y, et al. Endometrial stromal sarcoma: a population – based analysis[J]. Br J Cancer, 2008, 99(8): 1210 – 1215.

[56] 牛多山, 陈海玲, 杨杰, 等. 未分化子宫内膜肉瘤 6 例临床病理观察[J]. 临床与实验病理学杂志, 2011, 27(8): 820 – 822.

[57] 黄文涛, 杨文涛. 子宫内膜间质肿瘤病理学进展[J]. 中华病理学杂志, 2006, 35(12): 752 – 754.

[58] 丁粉干, 张新华, 周航波. 低级别子宫内膜间质肉瘤伴腺样、卵巢性索样和平滑肌分化 1 例[J]. 诊断病理学杂志, 2011, 18(2): 109 – 120.

[59] 任颖，银平章．子宫类似卵巢性索肿瘤的研究进展[J]．临床与实验病理学杂志，2011，27(5)：530-532.

[60] 刘敏丽，张生军，惠起源，等．子宫内膜间质肉瘤病理观察和免疫组化分析[J]．现代肿瘤医学，2008，16(8)：1383-1384.

[61] 仰晨．低度恶性子宫内膜间质肉瘤临床病理特征及误诊原因探析[J]．现代肿瘤医学，2015，23(11)：1568-1570.

[62] Brooks S E, Zhan M, Cote T, et al. Surveillance, epidem iology, and end results analysis of 2677 cases of uterine sarcoma 1989-1999[J]. Gynecol Oncol, 2004, 93(1)：204-208.

[63] Bucella D, Engohan-Aloghe C, Nol JC. Multiple epitheloid plexiform tumourlet leiomyoma of the uterus with focal vascular invasion[J]. Eur J Gynaecol Oncol, 2010, 31(4)：443-445.

[64] Haberal A, Kay ikcioglu F, Boran N, et al. Endometrial stromal sarcoma of the uterus：analysis of 25 patients[J]. Eur J Obstet Gynecol Reprod Biol, 2003, 109(2)：209-213.

[65] Sciallis A P, Bedroske P P, Schoolmeester J K, et al. High-grade endomctrial stromal sarcomas, a clinicopathologic study of a group of tumors with heterogenous morphologic and genetic features[J]. Am J Surg Pathol, 2014, 38(9)：1161-1172.

[66] Wang Z, Yang S, Wang L, et al. Primary extrauterine undifferentiat? ed endometrial sarcoma with osseous and carti-laginous differentiation[J]. Pathology, 2009, 41(5)：503-505.

[67] 凌晓娟，王慧萍．子宫外子宫内膜间质肉瘤1例及文献复习[J]．中华妇幼临床医学杂志，2012，8(5)：675-676.

[68] Park J Y, Kim D Y, Kim J H. et al. The impact of tumor morcellation during surgery on the outcomes of patients with apparently early low-grade endometrial stromal sarcoma of the uterus[J]. Ann Surg Oncol, 2015, 18(12)：3453-3461.

[69] Peiguo G, Chu M D. Utility of CD10 in distinguishing between endometrial stromal sarcoma and uterine smooth muscle tumors：an immunohistochemical comparison of 34 cases[J]. Mod Pathol, 2001, 14(5)：465-471.

[70] Chu P G, Arber D A, Weiss L M, et al. Utility of CD10 in distinguishing between endometrial stromal sarcoma and uterine smooth muscle tumors：an immunohistochemical comparison of 34 cases[J]. Mod Pathol, 2001, 14(4)：465-471.

[71] He L, Li J D, Xiong Y, et al. Clinicopathological and molecular markers associated with prognosis and treatment ef-fectiveness of endometrial stromal sarcoma：a retrospective study in China[J]. Archives of gynecology and obstetrics, 2014, 289(2)：383-391.

[72] 余茂武，丁顺，汤艳婷．子宫内膜间质肿瘤27例的临床病理分析[J]．中外医学研究，2017，15(21)：11-13.

[73] Xue W C, Cheung A N Y. Endometrial stromal sarcoma of uterus[J]. Best Practice & Research Clinical Obstetrics & Gynaecology, 2011, 25(6)：719-732.

[74] Rekhi B, Motghare P. Cyclin D1 and p16INK4 positive endometrial stromal sarcoma：a case report with new insights [J]. Indian J Pathol Microbiol, 2014, 57(4)：606-608.

[75] Lee CH, Ali RH, Rouzbahman M, et al. Cyclin Dl as a diagnostic immunomarkcr for cndomctrial stromal sarcoma with YWHAE-FAM22 rearrangement[J]. Am J Surg Pathol, 2012, 36(10)：1562-1570.

[76] Ohta Y, Suzuki T, Omatsu M, et al. Transition from low-grade endometrial stromal sarcoma to high-grade endom-etrial stromal sarcoma[J]. Int J Gynecol Pathol, 2010, 29(4)：374-377.

[77] Fukunaga M, Ishihara A, Ushigome S. Extrauterine low-grade endometrial stromal sarcoma：report of three cases [J]. Pathol Int, 1998, 48(4)：297-302.

[78] Gonzalez-Bosquet E, Suol M, Cortes L, et al. Hysteroscopic diagnosis of a high-grade endometrial sarcoma in a 41-year-old woman[J]. Eur J Gynaecol Oncol, 2010, 31(5)：579-581.

[79] 张靖，杨茹．子宫肉瘤误诊原因及预后因素分析[J]．中国实用医刊，2016，43(7)：125-128.

[80] Devi J C, Laxmi P B, Aabha D, et al. Low-grade endometrial stromal sarcoma in young age：a clinicopathological report[J]. J Obstet Gynecol India, 2012, 62(1)：73-75.

[81] 马绍康，张宏图，吴令英，等．低度恶性子宫内膜间质肉瘤41例临床分析[J]．中华肿瘤杂志，2014，29(1)：74-78.

[82] 李静，韦立新．低度恶性子宫内膜间质肉瘤临床病理分析[J]．临床与实验病理学杂志，2005，21(1)：58-61.

[83] Ramondetta L M, Johnson A J, Sun C C. et al. Phase 2 trial of mifepristone (RU-486) in advanced or recurrent en-dom? etrioid adenocarcinoma or low-grade endometrial stromal sarcoma[J]. Cancer, 2015, 115(9)：1867-1874.

[84] 管春鸾．病理组织形态学及免疫组化在子宫内膜间质肉瘤诊断中的应用价值[J]．实用癌症杂志，2018，33

（5）：763 – 765.

[85]　Geller M A, Argenta P, Bradley W, et al. Treat ment and recur – rence patterns in endometrial stromal sarcomas and the relation to c – Kit expression[J]. GynecolOncol, 2004, 95(3): 632 – 636.

[86]　陈新妹，刘美娜，张群，等. 低级别子宫内膜间质肉瘤伴平滑肌分化的病理学分析[J]. 中国实验诊断学，2015，34(12): 2033 – 2035.

[87]　黄世勇，黄传胜，梁远龙. 子宫内膜间质肉瘤特异性标志物及临床病理分析[J]. 中国当代医药，2010，19(17): 9 – 10.

[88]　Attygalle A D, Vroobel K, Wren D, et al. An Unusual Case of YWHAE – NUTM2A/B endometrial stromal sarcoma with confinement to the endometrium and lack of high – grade morphology[J]. Int J Gynecol Pathol, 2016, 36(2): 165 – 171.

[89]　Kurman R J, Carcangiu M L, Herrington S C, et al. WHO classification of tumors of female reproductive organs [M]. Lyon: IARC Press, 2014: 141 – 145.

[90]　常彬，卢立霞，涂小予，等. 子宫内膜间质肉瘤的病理形态学观察及 JAZF1 – SUZ12 和 YWHAE – FAM22 融合基因检测[J]. 中华病理学杂志，2016，45(5): 308 – 313.

[91]　郎志强. 子宫内膜样间质肉瘤：63 例临床病理分析[J]. 临床与实验病理学杂志，2013，29(12): 1293 – 1295.

[92]　王玉民，张洁，李玉军. 伴有 YWHAE – FAM22 融合基因的子宫内膜间质肉瘤的临床病理学特征：一种呈高级别组织学分级和更具有临床侵袭行为的肿瘤[J]. 临床与实验病理学杂志，2012，28(7): 802 – 805.

[93]　Oliva E, de Leval L, Soslow R A, et al. High frequency of J AZF1 – JJ AZ1 gene fusion in endometrial stromal tumors with smooth muscle differentiation by interphase FISH detection[J]. Am J Surg Pathol, 2007, 31(8): 1277 – 1284.

[94]　Ali R H, Al – Safi R, Al – Waheeb S, et al. Molecular characterization of a population – based series of endometrial stromal sarcomas in Kuwait[J]. Hum Pathol, 2014, 45(12): 2453 – 2462.

[95]　曹芳芹. Cyclin D1：子宫内膜间质肉瘤伴 YWHAE – FAM22 重排的诊断性标志[J]. 临床与实验病理学杂志，2013(2): 189 – 192.

[96]　Park JY, Kim KR, Nam JH, et al. Immunohistochemical analysis for therapeutic targets and prognostic markers in low – grade endometrial stromal sarcoma[J]. Int J Gynecol Cancer, 2013, 23(1): 81 – 89.

[97]　Chew I, Oliva E. Endometrial stromal sarcomas: a review of poten? tial prognostic factors[J]. Adv Anat Pathol, 2010, 17(2): 113 – 121.

[98]　林仲秋，谢玲玲，林荣春.《2016NCCN 子宫肿瘤临床实践指南》解读[J]. 中国实用妇科与产科杂志，2016，32(2): 117 – 122.

[99]　高立永，丁瑾，潘二辉. 低度恶性子宫内膜间质肉瘤临床病理分析[J]. 南通大学学报医学版，2012，15(9): 375 – 377.

[100]　Signorelli M, Fruscio R, Dell'anna T, et al. Lymphadenectomy in uterine low grade endometrial stromal sarcoma: an analysis of 19 cases and a literature review[J]. Int J Gynecol Cancer, 2010, 20(8): 1363 – 1366.

[101]　Bai H, Yang J, Cao D, et al. Ovary and uterus – sparing procedures for low – grade endometrial stromal sarcoma: A retros pective study of 153 cases[J]. Gynecologic oncology, 2014, 132(3): 654 – 660.

[102]　Delaney A A, Gubbels A L, Remmenga S, et al. Successful pregnancy after fertility – sparing local resection and uterine reconstruction for low – grade endometrial stromal sarcoma[J]. Obstetrics & Gynecology, 2012, 120: 486 – 489.

[103]　Shah J P, Bryant C S, Kumar S, et al. Lymphadenectomy and ovarian preservation in low grade endometrial stromal sarcoma[J]. Obstet Gynecol, 2008, 112(5): 1102 – 1108.

[104]　Yoon A, Park J Y, Park J Y, et al. Prognostic factors and outcomes in endometrial stromal sarcoma with the 2009 FIGO staging system: A multicenter review of 114 cases[J]. Gynecol Oncol, 2014, 132(1): 70 – 75.

[105]　Della Badia C, Karini H. Endometrial stromal sarcoma diagnosed after uterine morcellation in laparoscopic supracervical hysterectomy[J]. J Minim Invasive Gynecol, 2010, 17(6): 791 – 793.

[106]　Amant F, Van Calsteren K, Debiec – Rychter M, et al. High – grade endometrial stromal sarcoma presenting in a 28 – year – old woman during pregnancy: a case report[J]. J Med Case Reports, 2010, 4: 243.

[107]　Puliyath G, Rajasekharan N, Singh S. Endometrial stromal sarcoma[J]. Indian J Med Paediatric Oncol, 2010, 31(1): 21 – 23.

[108]　Tanz R, Mahfoud T, Bazine A, et al. Endometrial stromal sarcoma: prognostic factors and impact of adjuvant therapy in early stages[J]. Hematol Oncol Stem Cell Ther, 2012, 5(1): 31 – 35.

[109]　D'Angelo E, Prat J. Uterine sarcomas: a review[J]. Gynecol Oncol, 2010, 116(1): 131 – 139.

[110] Malouf G G, Lhommé C, Duvillard P, et al. Prognostic factors and outcome of undifferentiated endometrial sarcoma treated by multimodal therapy[J]. International Journal of Gynecology & Obstetrics, 2013, 122(1): 57-61.

[111] Malouf G G, Duclos J, Rey A, et al. Impact of adjuvant treatment modalities on the management of patients with stages I - II endom - etrial stromal sarcoma[J]. Ann Oncol, 2010, 21(10): 2102-2106.

[112] Gadducci A, Sartori E, Landoni F, et al. Endometrial stromal sarcoma: analysis of treatment failures and survival [J]. Gynecol Oncol, 1996, 63: 247-253.

[113] Li N, Wu L Y, Zhang H T, et al. Treatment options in stage I endometrial stromal sarcoma: a retrospective analysis of 53 cases[J]. Gynecol Oncol, 2008, 108: 306-311.

[114] 蔡妙田, 张修石, 郑建, 等. 子宫内膜间质肉瘤的 MRI 表现[J]. 现代肿瘤医学, 2015, 23(12): 1731-1734.

[115] Brechot J M, Kamboucher M, Brauner M, et al. Pulmonary metastases from endometrial stromal sarcoma may benefit from hormone therapy[J]. Rev Mal Respir, 2007, 24(1): 69-72.

[116] Dupont N C, Disaia P J. Recurrent endometrial stromal sarcoma: treatment with a progestin and gonadotropin releasing hormone agonist[J]. Sarcoma, 2010, 2010: 353679.

[117] Lim M C, Lee S, Seo S S. Megestrol acetate therapy for advanced low - grade endometrial stromal sarcoma[J]. Oncologic, 2010, 33(5): 260-262.

[118] Pink D, Lindner T, Mrozek A, et al. Harm or benefit of hormonal treatment in metastatic low - grade endometrial stromal sarcoma: single center experience with 10 cases and review of the literature[J]. Gynecoloncol, 2006, 101 (3): 464-469.

[119] Leunen M, Breugelmans M, De Sutter P, et al. Low - grade endometrial stromal sarcoma treated with the aromatase inhibitor letrozole[J]. Gynecol Oncol, 2004, 95: 769-771.

[120] Reich O, Reqauer S. Hormonal therapy of endometrial stromal sarcoma[J]. Curr Opin Oncol, 2007, 19(4): 347-352.

[121] Reich O, Regauer S. Estrogen replacement therapy and tamoxifen are contraindicated in patients with endometrial stromal sarcoma[J]. Gynecol Oncol, 2006, 102: 413-414.

[122] Garg G, Shah J P, Toy E P, et al. Stage IA vs. IB endometrial stromal sarcoma: does the new staging system predict survival?[J]. Gynecol Oncol, 2010, 118(1): 8-13.

[123] Nam E J, Kim J W, Lee D W, et al. Endometrial stromal sarcomas: a retrospective analysis of 28 patients, single center experience for 20 years[J]. Cancer Res Treat, 2008, 40(1): 6-10.

[124] 马骏. 子宫内膜间质肉瘤预后及复发转移相关因素分析[J]. 山东医药, 2010, 50(6): 44-45.

[125] Ohta Y, Suzuki T, Kojima T, et al. High - grade endometrial stromal sarcoma with smooth muscle and skeletal muscle differentiation: report of a case with cytomorphologic and immunocytologic analysis[J]. Diagn Cytopathol, 2011, 39(4): 301-305.

[126] Rauh - Hain J A, del Carmen M G. Endometrial stromal sarcoma: a systematic review[J]. Obstet Gynecol, 2013, 122(3): 676-683.

[127] 吴伟强, 彭真年, 杨杰斌, 等. EGFR、WT-1、CD10 和 OTR 在子宫内膜间质肉瘤中表达研究[J]. 重庆医科大学学报, 2015, 34(7): 837-840.

[128] 史景丽, 成宁海, 郭丽娜, 等. 子宫内膜间质肉瘤 55 例临床病理特点和预后分析[J]. 中华病理学杂志, 2015, 40(8): 517-522.

[129] Kim L, Choi S J, Park I S, et al. Endometrial stromal sarcoma of the small bowel[J]. Ann Diagn Pathol, 2008, 12(2): 128-133.

[130] 罗祎, 尹楠林, 曹毅, 等. 阴道子宫内膜间质肉瘤 5 年后局部复发病例临床病理观察(病例报道 + 文献复习)[J]. 重庆医科大学学报, 2018, 43(3): 473-476.

[131] Gremel G, Liew M, Hamzei F, et al. A prognosis based classification of undifferentiated uterine sarcomas: identification of mitotic index, hormone receptors and YWHAE - FAM22 translocation status as predictors of survival[J]. Int J Cancer, 2015, 136(7): 1608-1618.

中文名词索引

A

ALK 阳性间变性大细胞淋巴瘤　638
Askin 瘤　156，320
Cajal 间质细胞　751，790
Doege-Potter 综合征　519，520
Fanconi 综合征　824，825
Xp11.2 易位/TFE3 融合基因相关性肾癌　911

B

伴横纹肌母细胞分化的恶性外周神经鞘膜瘤　659
伴腺分化的恶性外周神经鞘膜瘤　659
膀胱炎性肌纤维母细胞瘤　606，619
鼻部平滑肌肉瘤　466，467
鼻腔鼻窦异位脑膜瘤　739，740
表皮样横纹肌肉瘤　293，300
不典型纤维黄色瘤　978

C

成人型纤维肉瘤　303，540
垂体颗粒细胞瘤　698，699
垂体腺瘤　179，699
丛状神经鞘瘤　211，657
丛状纤维组织细胞瘤　210，511
促结缔组织增生性纤维瘤　4，9
促结缔组织增生性小圆细胞肿瘤　156，158
促纤维增生性小圆细胞瘤　938

D

单相上皮型滑膜肉瘤　863
单相纤维型滑膜肉瘤　527，862
胆道横纹肌肉瘤　298
德奥瑞骨肉瘤协作组　46
低度恶性肌纤维母细胞肉瘤　448，549
低度恶性子宫内膜间质肉瘤　1034，1035

低分化型滑膜肉瘤　863，865
低分化子宫内膜腺癌　1043
低级别黏液性纤维肉瘤　546
动脉瘤样骨囊肿　4，30
多发性骨髓瘤　7，114
多形性横纹肌肉瘤　211，216
多形性平滑肌肉瘤　303，976
多形性腺瘤　664，832
多形性脂肪肉瘤　208，250
多中心骨巨细胞瘤　105，106

E

恶性孤立性纤维性肿瘤　209，464
恶性骨巨细胞瘤　4，105
恶性间叶瘤　97，1026
恶性间叶源性肿瘤　96，893
恶性腱鞘巨细胞瘤　502，504
恶性蝾螈瘤　300，304
恶性外周神经鞘膜瘤　97，526
恶性血管球瘤　211，438
恶性血管外皮瘤　158
儿童肾透明细胞肉瘤　924，925

F

法国儿童肿瘤学会　35
非典型脂肪肉瘤　250
非骨化纤维瘤　9
肺 UPS　971，980
肺癌肉瘤　876，877
肺动脉平滑肌肉瘤　1028
肺栓塞　1025，1028
肺母细胞瘤　876，877
肺内皮样血管肉瘤　389
肺上皮样血管内皮细胞瘤　387
肺梭形细胞癌　876，877

肺透明细胞"糖"瘤　952
肺血管球瘤　439
肺炎性肌纤维母细胞瘤　606，613
肺炎性假瘤　613
肺硬化性肺泡细胞瘤　389
肺原发性脑膜瘤　737，738
肺原发性血管肉瘤　424
分化型内膜肉瘤　1026
富于细胞的血管纤维瘤　647，598
腹部孤立性纤维瘤　521
腹膜后副神经节瘤　669
腹膜后骨外骨肉瘤　92，96
腹膜后精原细胞瘤　263
腹膜后淋巴瘤　264，470
腹膜后神经母细胞瘤　669
腹膜后神经鞘瘤　667，668
腹膜后神经源性肿瘤　263，264
腹膜后炎性纤维肉瘤　621，622

G

肝上皮样血管内皮瘤　385，390
高度恶性子宫内膜间质肉瘤　1034，1035
高分化脂肪肉瘤　208，214
高级别骨表面型骨肉瘤　30
高级别黏液性纤维肉瘤　540，542
孤立性纤维性肿瘤　209，222
孤立性纤维肿瘤　157
骨化性肌炎　91，96
骨化性纤维黏液性肿瘤　178
骨巨细胞瘤　4，6
骨膜软骨肉瘤　4，9
骨膜型原发性骨肉瘤　30
骨黏液性软骨肉瘤　1017
骨旁型原发性骨肉瘤　31
骨平滑肌肉瘤　10，484
骨肉瘤　3，4
骨上皮样血管内皮瘤　398
骨上皮样血管肉瘤　411，417
骨外骨肉瘤　90，91

骨外黏液样软骨肉瘤　178，212
骨外尤因肉瘤　320，333
骨未分化高级别多形性肉瘤　970
骨样骨瘤　4，7
骨尤因肉瘤　320，321
骨原发性平滑肌肉瘤　484，485
关节外弥漫型腱鞘滑膜巨细胞瘤　512
国际横纹肌肉瘤研究组　301
国际抗癌联盟　228，942

H

海绵状血管瘤　389，414
黑色素型神经鞘瘤　657，658
横纹肌肉瘤　96，97
横纹肌样瘤　212，217
横纹肌样型脑膜瘤　1001
滑膜肉瘤　17，96
滑膜软骨瘤　3，18
黄色瘤　497，503

J

肌内黏液瘤　269，813
肌上皮癌　212，218
肌上皮瘤　212，222
肌纤维母细胞　338，596
肌纤维母细胞瘤　209，525
肌纤维母细胞肉瘤　209，604
基底细胞腺瘤　836
急性骨髓炎　324
脊索瘤　5，7
脊索样肉瘤　178，1013
纪念斯隆－凯特琳癌症中心　49，50
继发恶性骨巨细胞瘤　105，106
假肌源性血管内皮瘤　384，385
假腺性神经鞘瘤　657，658
间叶性软骨肉瘤　4，150
间质瘤　5，410
腱鞘黄色瘤　503
腱鞘巨细胞瘤　448，497

腱鞘纤维瘤 209，502

结肠 UPS 971

结肠系膜脂肪肉瘤 271

结节性筋膜炎 209，214

结直肠间质瘤 778，780

近端型上皮样肉瘤 893，894

精索平滑肌肉瘤 475

巨细胞修复肉芽肿 115，116

具有血管浸润的肺多形性癌 1029

K

颗粒细胞肌母细胞瘤 693，910

颗粒细胞瘤 212，216

颗粒性肌母细胞瘤 692

L

良性腺性神经鞘瘤 657，658

淋巴管平滑肌瘤病 952，953

磷酸盐尿性间叶肿瘤 822，823

隆突性皮肤纤维肉瘤 191，209

颅底脊索瘤 13，169

颅内孤立性纤维瘤 520

颅内间叶性软骨肉瘤 150，151

颅内上皮样血管内皮瘤 386

颅内原发性黏液型软骨肉瘤 1013，1014

颅咽管瘤 179，699

滤泡树突细胞肉瘤 611，638

卵巢成人型颗粒细胞瘤 707，714

卵巢颗粒细胞瘤 706，707

卵巢幼年型颗粒细胞瘤 706，712

M

毛细血管扩张型骨肉瘤 4，30

美国儿童骨肉瘤协作组 46

美国骨骼肌肉系统肿瘤协会 32，36

面神经鞘瘤 663，664

N

黏液纤维肉瘤 17，209

黏液型脂肪肉瘤 179，251

黏液性软骨肉瘤 157

黏液性纤维肉瘤 540，541

黏液样平滑肌肉瘤 477，811

黏液样软骨肉瘤 812，1026

黏液样神经纤维瘤 811，812

O

欧洲骨骼肌肉肿瘤学会 34

欧洲骨肉瘤协作组 48，50

胚胎性横纹肌肉瘤 157，212

P

皮肤平滑肌肉瘤 460，461

皮肤透明细胞间质肿瘤 959

皮肤血管肉瘤 412，421

脾脏血管肉瘤 410，412

葡萄状横纹肌肉瘤 296，298

普通型骨肉瘤 4，30

普通型软骨肉瘤 157

Q

气管－肺肌上皮癌 843，850

前列腺横纹肌肉瘤 296，297

前列腺平滑肌肉瘤 475，476

浅表宫颈阴道肌纤维母细胞瘤 598，599

浅表性血管黏液瘤 598，599

侵袭性垂体瘤 179

侵袭性血管黏液瘤 212，597

青春期前外阴纤维瘤 598

去分化软骨肉瘤 4，6

去分化脂肪肉瘤 208，214

R

肉瘤样癌 389，474

肉瘤样间皮瘤 96，418

肉瘤样肾细胞癌 527，880

乳腺恶性腺肌上皮瘤 840，842

乳腺恶性叶状肿瘤 847

乳腺化生性癌　838

乳腺肌上皮癌　840，842

乳腺颗粒细胞瘤　700，701

乳腺肉瘤　90，837

乳腺梭形细胞癌　617

乳腺腺肌上皮瘤　617，832

乳腺腺样囊性癌　837

乳腺型肌纤维母细胞瘤　599，600

乳腺炎性肌纤维母细胞瘤　616

乳腺原发骨肉瘤　90，98

乳腺原发平滑肌肉瘤　482

乳腺脂肪肉瘤　270，271

软骨肉瘤　3，6

软骨黏液样纤维瘤　4，115

软组织骨化性纤维黏液样肿瘤　837

软组织肌上皮瘤　448，832

软组织巨细胞肿瘤　508

软组织肉瘤　11，15

软组织透明细胞肉瘤　214，221

S

色素沉着绒毛结节性滑膜炎　497，502

上颌窦黏液纤维肉瘤　542，544

上皮 - 肌上皮癌　836，839

上皮型胃肠道间质瘤　449

上皮样恶性外周神经鞘膜瘤　217，659

上皮样横纹肌肉瘤　898

上皮样间皮瘤　384，418

上皮样肉瘤　17，210

上皮样肉瘤样血管内皮瘤　418，897

上皮样血管瘤　4，9

上皮样血管内皮瘤　4，210

上皮样血管肉瘤　382，384

上皮样炎性肌纤维母细胞肉瘤　215，221

神经母细胞瘤　97，156

神经母细胞瘤样神经鞘瘤　657，659

神经内神经束膜瘤　684，685

神经鞘瘤　17，110

神经束膜恶性外周神经鞘膜瘤　660

神经束膜瘤　211，212

神经外（软组织）神经束膜瘤　684

神经纤维瘤病 1 型　932

肾 Wilms 瘤　622

肾恶性横纹肌样瘤　928，995

肾肉瘤样癌　621

肾上腺皮质癌　911

肾上腺神经鞘瘤　671，672

肾上腺髓质脂肪瘤　263，264

肾透明细胞癌　237，880

肾外非中枢神经系统横纹肌样瘤　994，995

肾血管平滑肌脂肪瘤　263，264

肾炎性肌纤维母细胞瘤　621，622

肾脏 UPS　970，971

肾脏混合性上皮 - 间质性肿瘤　881

肾脏间叶性软骨肉瘤　151，152

肾脏平滑肌肉瘤　471，472

肾脏纤维肉瘤　881

肾脏血管肉瘤　410，420

肾脏原始神经外胚层肿瘤　344，348

肾脏脂肪肉瘤　274，275

石棉样纤维　595，596

食管黑色素瘤　705

食管间质瘤　765，794

食管颗粒细胞瘤　702，703

食管平滑肌瘤　705，796

食管上皮样间质瘤　705

食管上皮样平滑肌瘤　704

食管神经鞘瘤　705

嗜铬细胞瘤　263，264

嗜酸性肉芽肿　233，324

双相型滑膜肉瘤　212，862

斯堪的纳维亚肉瘤协作组　46

髓内高分化型骨肉瘤　30

梭形细胞/硬化性横纹肌肉瘤　211，216

梭形细胞横纹肌肉瘤　211，292

梭形细胞血管内皮瘤　382，384

T

头颈部横纹肌肉瘤　293，295
透明细胞肉瘤　212，214

W

外周型原始神经外胚层肿瘤　357，343
网状神经束膜瘤　684，686
未分化多形性肉瘤　5，106
未分化软组织肉瘤　968
未分化型内膜肉瘤　1026
未分化子宫肉瘤　1039，1040
胃肠道透明细胞肉瘤　215，930
胃肠道炎性肌纤维母细胞瘤　618
胃肠间质瘤　260，417
胃肠外间质瘤　235，750
胃间质瘤　439，440
胃血管球瘤　439，440
胃脂肪肉瘤　271，272
萎缩型皮肤纤维肉瘤　573

X

席纹状神经束膜纤维瘤　684
细胞性神经鞘瘤　657，658
先天性中胚叶肾瘤　216，929
纤维黏液样肉瘤　209，215
纤维肉瘤　3，4
纤维肉瘤样型隆突性皮肤纤维肉瘤　575
纤维上皮性间质息肉　598，649
涎腺肌上皮癌　832，839
腺泡状横纹肌肉瘤　211，214
腺泡状软组织肉瘤　17，116
小肠间质瘤　753，756
小肠血管肉瘤　410，411
小细胞间皮瘤　943
小细胞型骨肉瘤　30
心包黏液样纤维肉瘤　544，545
心脏 Ewing 肉瘤　872
心脏 UPS　969，971

心脏恶性间皮瘤　872
心脏恶性外周神经鞘膜瘤　872
心脏骨肉瘤　90，91
心脏黏液瘤　96
心脏未分化肉瘤　872
心脏纤维肉瘤　872
心脏血管肉瘤　413，417
胸壁软骨间叶性错构瘤　5，9
胸膜孤立性纤维瘤　519，520
胸膜外孤立性纤维性肿瘤　519
血管肌纤维母细胞瘤　209，595
血管瘤样纤维组织细胞瘤　212，214
血管球　438，439
血管球瘤　211，438
血管肉瘤　4，8
血管外皮细胞瘤　156，158
血管外周细胞瘤　526，528

Y

炎性恶性纤维组织细胞瘤　611
炎性肌纤维母细胞瘤　209，214
炎性纤维性息肉　611，763
眼眶异位脑膜瘤　737，738
胰腺间质瘤　800，801
遗传性低磷血症　824
异位错构瘤性胸腺瘤　837
异位脑膜瘤　736，737
意大利肉瘤协作组　36，46
婴儿和儿童丛状恶性外周神经鞘膜瘤　660
婴儿肌纤维瘤病　595，601
婴儿型纤维肉瘤　210，540
婴幼儿纤维瘤病　554
硬化性上皮样纤维肉瘤　215，539
硬化性神经束膜瘤　684
硬纤维瘤　233，235
尤因肉瘤　7，17
尤因肉瘤肿瘤家族　320，341
釉质瘤　6，10
原发性肺动脉肉瘤　1023，1024

原发性肺滑膜肉瘤 875，876

原发性肺平滑肌肉瘤 483，484

原发性肺肉瘤 969

原发性腹膜后平滑肌肉瘤 468

原发性腹膜后脂肪肉瘤 257，259

原发性骨淋巴瘤 10

原发性骨质疏松症 824

原发性甲状旁腺功能亢进症 823，824

原发性甲状腺平滑肌肉瘤 467，468

原发性肾平滑肌肉瘤 471，472

原发性肾脏滑膜肉瘤 878，879

原发性输尿管平滑肌肉瘤 474，475

原发性头颈部滑膜肉瘤 867

原发性心脏滑膜肉瘤 871，872

原发性硬膜外脑膜瘤 736，737

原发性中枢神经系统平滑肌肉瘤 465

原发性纵隔滑膜肉瘤 873

原始神经外胚层肿瘤 320，321

远端型上皮样肉瘤 896

Z

栅状肌纤维母细胞瘤 595，596

肢体脂肪肉瘤 268，269

脂肪肉瘤 96，97

中间型黏液性纤维肉瘤 546

中枢神经系统非典型性畸胎瘤样/横纹肌样瘤 994

子宫癌肉瘤 1043

子宫高度富于细胞平滑肌瘤 1043

子宫内膜间质肉瘤 222，353

子宫内子宫内膜间质肉瘤 1035，1041

子宫黏液性平滑肌肉瘤 477，478

子宫平滑肌肉瘤 222，237

子宫外子宫内膜间质肉瘤 1036，1037

英文名词索引

A

AA 598, 599
ADCC 188
Adrenal schwannoma 671
AF 595, 596
Aggressive angiomyxoma 599, 648
ALT 250, 251
Alveolar rhabdomyosarcoma 292, 299
Alveolar soft part sarcoma 905
AMF 597, 598
Amianthoid fiber 595, 596
Angiomatoid fibrous histiocytoma 447
Angiomofibroblastoma 597
Angiosarcoma 4, 409
Antibody – dependent cell – mediated cytotoxicity
  188
ARMS 292, 293
AS 208, 409
ASPS 238, 905
AT 994, 995
Atypical lipomatous tumor 250
Atypical teratoid/rhabdoid tumor 994, 997

B

Benign glandular schwannoma 658
Botryoid rhahdomyosarcom 812
bRMS 812
BUPS 970, 981

C

CA 598, 599
CCS 920, 921
CCS – GI 930, 931
CCST 952
Cellular angiofibroma 210, 598
Cellular schwannoma 658

Chondrosarcoma 150
Chordoma 168
Clear cell "sugar" tumour of the lung 952
Clear cell sarcoma 920
Clear cell sarcoma of the gastrointestinal tract 930
CMN 929
CNS – PNET 341, 342
COG 46, 307
COSS 46, 47
CSTS 571
Cutaneous leiomyosarcoma 460
Cutaneous soft tissue sarcoma 571

D

DD – LPS 250, 251
Dedifferentiated LPS 250
Dermatofibrosarcoma protuberans 239
Desmoplastic small round cell tumor 938
DFSP 239, 571
DHFR 54
Differentiated intimal sarcoma 1026
DIS 1026, 1027
DSRCT 237, 938

E

E – ESS 1035, 1041
E – GCT 702, 703
E – GIST 750, 790
EAS 409, 410
Ectopicb haemartomatous thymoma, EHT 837
ED – TGCT 512
EERT 994, 996
EGFR 187, 188
EHE 380, 381
EIMS 631, 635
Embryonal rhabdomyosarcoma 299
EMC 837, 838

Endometrial stromal nodule   1035

Endometrial stromal sarcoma   1034

EOI   50

Epidermal growth factor receptor   187

EpiRMS   293, 295

Epithelial myoepithelial carcinoma   838, 839

Epithelioid angiosarcoma   409

Epithelioid inflammatory myofibroblastic sarcoma   631

Epithelioid malignant peripheral nerve sheath tumor   659

Epithelioid rhabdomyosarcoma   293

Epithelioid sarcoma   892

ERMS   292, 293

ES   320, 323

ESB   320

ESFT   320, 325

ESN   1035, 1037

Esophageal granular cell tumor   702

Esophageal stromal tumor   794

ESOS   90, 91

ESS   1034, 1035

EST   794, 795

European Musculosk eletal Oncology Society   34

European Osteosarcoma Intergroup   50

Ewing's sarcoma family of tumors   320, 341

Ewing's sarcoma of bone   320

Extra – gastrointestinal stromal tumor   750

Extra – skeletal Osteosarcoma   90

Extraarticular diffuse type tenosynovial giant cell tumor   512

Extrarenal extracranial rhabdoid tumor   994, 995

Extrauterine endometrial stromal sarcoma   1035

F

Facial nerve schwannowa   663

Fibroepithelial stromal polyps   598, 649

Fibrosarcomatous dermatofibrosarcoma protuberan   575

FNS   663, 664

Follicular dendritic cell sarcoma tumour   611

French Society of Pediatric Oncology   35

FS – DFSP   575, 578

FSP   598, 599

FSPO   35

G

GANT   751

Gastric stromal tumor   768

Gastrointestinal autonomic nerve tumor   751

Gastrointestinal mesenchymal tumor   751

Gastrointestinal stromal tumors   238

GCT   6, 7

GCT – ST   508, 509

GCTTS   497, 499

Giant cell tumor   6, 497

Giant cell tumor of tendon sheath   497

Giant cell tumour of soft tissue   508

GIMT   751

GIST   214, 217

Glomus tumor   438

Granular cell myoblastoma   692

Granular cell tumor   692, 695

GST   768, 769

GT   438, 439

H

H – EHE   382, 383

Haemangiopericytoma   528

Hemangiopericytoma   155, 516

Hepatocyte growth factor receptor   187

HG – ESS   1035, 1036

HGFR   187

High grade endometrial stromal sarcoma   1035

HMGB1   55

HPC   155, 516

HSTGR   565

Hyalinizing spindle cell tumor with giant rosettes   565

I

ICC　751，790

IFS　552，553

IGF　28，235

IMC　150，151

IMT　604，605

Infantile fibrosarcoma　552

Inflammatory myofibroblastic tumor　604，616

Inflammatory myofibroblastic tumor of the breast　616

Insulin – like growth factor　190，235

International rhabdomyosarcoma study group　301

Interstitial Cells of Cajal　751，795

Intracranial mesenchymal chondrosarcoma　150，151

Intraneural perineurioma　684

IRSG　301，302

ISG　46

Italian Sarcoma Group　46

L

LAM　952，954

LG – ESS　1035，1036

LG – FMS　566，585

Liposarcoma　207，250

LMS　207，208

Low grade myofibroblastic sarcoma　448

Low – grade fibromyxoid sarcoma　565

LPS　207，250

Lymphangioleio – myomatosis　952

M

M – GCT　105，106

M – LPS　250，251

Malignant giant cell tumor　105

Malignant glomus tumor　438

Malignant peripheral nerve sheath tumor with glands　659

Malignant peripheral nerve sheath tumor with

rhabdomyoblastic differentiation　659

Malignant peripheral nerve sheath tumors　653

Malignant rhabdoid tumor of the kidney　994

Malignant solitaryfibroustumor　517

Malignant triton tumor　659，727

Mammalian target of rapamycin　187

MC　150，151

MC – GCTB　105，106

MDR　54

Median progression – free survival　236

Melanotic schwannoma　658

Memorial Sloan Kettering Cancer Center　49，50

Mesenchymal chondrosarcoma　4，150

MFB　593

MFS　539，540

MGT　438，439

MLMS　812

MLS　179，269

mPFS　236，239

MPNSTs　653，654

MRTK　994，995

MSFT　517，518

MSTS　32，36

mTOR　17，55

MTT　727，728

Multicentric giant cell tumor of bone　105

Multidrug resistance　54

Muscul oskeletal Tumor Society　32

Myoepithelial carcinoma　838，840

Myoepithelioma　832，840

Myoepithelioma of soft tissue　448

Myofibroblast　593

Myofibromatosis　601

Myofibrosarcomas　630

Myxiodliposarcoma　179

Myxofibrosarcoma　539，545

Myxoid leiomyosarcoma　812

Myxoid LPS　250

Myxoid neurofibroma　812

N

Neurilemmoma　653

Neuroblastoma - like neurilemoma　659

NF - 1　654，655

O

OFT　837

OGCT　692，706

Ossifying fibromyxoid tumor of soft tissue
　osteclastoma　837

Ovarian granulose cell tumor　706

P

P - EHE　382，387

P - gp　54

PA　839

PDGF - R　235

PDGFR - β　187，191

PE - Coma　222

PEC　951，952

PEComa　911，952

Perineurial malignant peripheral nerve sheath
　tumor　660

Perineurioma　684

Perivascular epithelioid cell　951

PES　893，895

PFT　511

Phosphaturic mesenchymal tumor　819，822

PIMCS　1013

PIP　613

Platelet derived growth factor receptor　187，235

PLCNS　465

Pleomorphic adenoma　839

Pleomorphic LPS　250

Pleomorphic rhabdomyosarcoma　299

Plexform fibrohistiocytic tumors　511

Plexiform malignant peripheral nerve sheath tumor
　of infancy and childhood　660

Plexiform schwannoma　658

PLS　250，252

PMT　819，820

PNET　151，302

POB　90，91

PPAS　1023，1024

PPL　483

PPM　737，738

PPS　969

PPSS　875，876

PR - LPS　259，260

Prepubertal vulvar fibroma　598

Primary leiomyosarcoma of bone　484

Primary leiomyosarcoma of the central nervous
　system　465

Primary osteosarcoma of the breast　90

Primary pulmonary leiomyosarcoma　483

Primary pulmonary meningioma　737

Primary pulmonary sarcoma　969

Primary pulmonary synovial sarcoma　875

Primary renal synovial sarcoma　878

Primary retroperitoneal leiomyosarcoma　468

Primary retroperitoneal liposarcoma　259

Primary undifferentiated high - grade pleomorphic
　sarcoma of bone　970

primaryintracranial myxoid chondrosarcoma　1013

Primarypulmonary artery sarcoma　1023

Primitive neuroectodermal tumor　341，1001

PRLS　468，469

PRMS　292，295

Proximal - type epithelioid sarcoma　893

PRSS　878，879

Pseudoglandular schwannoma　658

PTEN　55，91

Pulmonary epithelioid hemangio endothelioma　387

Pulmonary inflammatory pseuotumor　613

PVF　598

R

Receptor tyrosine kinase　187

Renal mesenchymal chondrosarcoma　151

Rhabdoid tumor 994,997

RMC 151

RT 994,995

RT-PCR 158,214

RTK 159,187

S

SA 598,648

Sarcoma 26

SBC 171,191

Scandinavian Sarcoma Group 46,230

Sclerosing epithelioid fibrosarcoma 539,568

Sclerosing perineurioma 684

SCRM 292,293

SCVM 598,599

Secondary malignant giant cell tumor 105

SEF 539,540

SFT 447,516

SIST 773,774

Skeletal myxoid chondrosarcoma 1017

Skull base chordomas 171

SLMS 459,460

SM-GCT 105,106

Small intestinal stromal tumor 773

SMC 1017

Soft tissue sarcomas 207,208

Solitary fibrous tumor 516,601

Spindle cell rhabdomyosarcoma 292

SRT 187

SS 207,208

SSG 46,230

Stereotactic radiotherapy 187

Storiform perineurial fibroma 684

STS 98,207

Superficial angiomyxoma 598,599

Superficial leiomyosarcoma 460

Synovial sarcoma 550,858

Synovialsarcoma, SS 207

T

The Children's Oncology Group 46

The Cooperative Osteosarcoma Study Group 49

TNR 46,47

Tumor necrosis rate 46

U

UES 1035,1036

UICC 228,942

UIS 1026,1027

Undifferentiated endometrial sarcoma 1035

Undifferentiated intimal sarcoma 1026

Undifferentiated pleomorphic sarcoma 207,303

Undifferentiated soft tissue sarcoma 968

Union for International Cancer Control 228

UPS 207,208

USTS 968

V

Vascular endothelial growth factor receptor 235

VEGFR 235,237

W

WD-LPS 250,253

Well-differentiated LPS 250